珍本医书集成

（第三册）方书类

裘庆元 辑

（精校本）

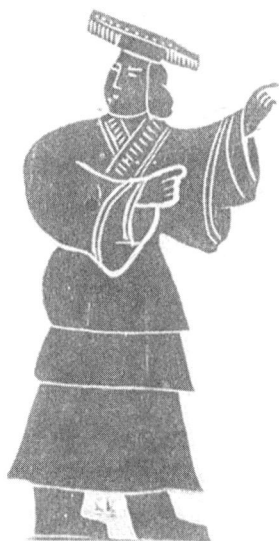

中国医药科技出版社

内 容 提 要

《珍本医书集成》是裘庆元先生晚年所辑的一部医学巨著，共收录古今医书 90 种，均是从其所藏的 3000 余种中医古籍文献中，精选实用的孤本、善本、珍本等。本书将 90 种医籍分隶 12 类，即医经、本草、脉学、伤寒、通治、内科、外科、妇科、儿科、方书、医案、杂著。这种分类既符合中医的学术特点，又便于后人对中医理、法、方、药的学习与掌握。全书内容丰富，校勘严谨，具有非常重要的文献和实用价值。

图书在版编目（CIP）数据

珍本医书集成：精校本. 1~4/裘庆元辑. —北京：中国医药科技出版社，2016.7

ISBN 978 - 7 - 5067 - 8513 - 6

Ⅰ.①珍… Ⅱ.①裘… Ⅲ.①中国医药学 – 古籍 – 汇编 Ⅳ.①R2 – 52

中国版本图书馆 CIP 数据核字（2016）第 122441 号

美术编辑　陈君杞

版式设计　郭小平

出版　中国医药科技出版社

地址　北京市海淀区文慧园北路甲 22 号

邮编　100082

电话　发行：010 - 62227427　邮购：010 - 62236938

网址　www. cmstp. com

规格　787 × 1092mm $^1/_{16}$

印张　294

字数　6431 千字

版次　2016 年 7 月第 1 版

印次　2016 年 7 月第 1 次印刷

印刷　三河市万龙印装有限公司

经销　全国各地新华书店

书号　ISBN 978 - 7 - 5067 - 8513 - 6

定价　**488. 00 元**（全四册）

出版者的话

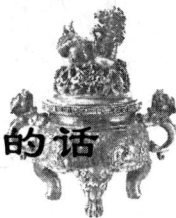

《珍本医书集成》是近代医家裘庆元1935年所辑的一部医学丛书。裘氏从其所藏的3000余种中医古籍文献中，精心选择切合临床的孤本、善本、珍本、稿本、精刻本、精校本、批注本等90种，分为12类（即医经5种、本草5种、脉学3种、伤寒4种、通治8种、内科12种、外科3种、妇科4种、儿科2种、方书17种、医案15种、杂著12种）汇编而成，内容丰富，校勘严谨，具有非常重要的文献和实用价值。

裘庆元（1873～1947年），字激声，后改吉生，浙江绍兴人，近代著名医家。16岁因患肺病，遂闲暇时间自学中医，后转而从医。1908年与著名医家何廉臣、曹炳章创办"绍兴医药学报"。1923年在杭州成立"三三医社"，组织杭州施医所。编纂了《国医百家》《医药杂著》《医药集腋》《古今医学评论》《三三医书》《杏林文苑》等书。还曾积极参加反对废止中医药的救亡事业，在我国近代中医史上贡献卓著。

本次整理，底本为1936年上海世界书局刊本，校本为1986年上海科技出版社重印本及2008年中国中医药出版社重印本。有文字互异处，择善而从。

1. 采用简体横排，底本中繁体字、异体字改为简化字，方位词左、右改为上、下。

2. 书中凡例、各书提要、插图等遵循原貌，予以保留。

3. 底本中明显讹字，经核实无误后予以径改，不再出注。

4. 底本中《内经素问校义》《难经古义》《难经正义》《古本难经阐注》《伤寒括要》《伤寒捷诀》《伤寒法祖》《松崖医径》《湿温时疫治疗法》《重订温热经解》《疯门全书》《医便》《丛桂草堂医案》《黄澹翁医案》《也是山人医案》《药症忌宜》等原无目录，今据正文厘定目录。

5. 书中中医专用名词规范为目前通用名称。如"藏府"改为"脏腑"、"龟板"改为"龟甲"、"白藓皮"改为"白鲜皮"、"兔丝子"改为"菟丝子"、"淮牛膝"改为"怀牛膝"等。

1

6. 底本中"症""证"混用，不影响原意者，保留原貌。

7. 凡入药成分涉及国家禁猎和保护动物的（如犀角、虎骨等），为保持古籍原貌，原则上不改。但在临床运用时，应使用相关的代用品。

书中难免出现疏漏之处，敬请读者指正。

中国医药科技出版社

2016 年 4 月

凡　　例

1. 编者搜求医书四十余年，积三千数百种。兹于三千数百种中，选定九十种，辑成本集。名曰《珍本医书集成》。

2. 珍本包括孤本、精刻本、精抄本、批校本、稀有本、未刊稿。当时因搜求一书，有费时累年，费银四五百金者，皆海内不可多得之书。其中土已佚者，往往从日本求得之。

3. 本集中，间有数种曾收入《三三医书》中，皆以初印不多，为四方学者来函要求再版之书。又在坊间或有同样名目之本数种，皆已重加校订。且增补关于各书之文字。

4. 本集选辑，全以切合实用与可供参考为主。其不切实用者，即版本名贵，如《玄珠密语》《子午流注经》《绀珠经》《素女经》等，概不选入。

5. 本集凡辑入医经类五种，本草类五种，脉学类三种，伤寒类四种，通治类八种，内科类十二种，外科类三种，妇科类四种，儿科类二种，方书类十七种，医案类十五种，杂著类十二种。各科皆备，为学医者必读之书。即使不知医者家庭，亦可备参考检查之用。

6. 本集诸书，均经详细校订，并加句读，俾免鲁鱼帝虎之讹。惟孤本遗稿，无对勘之书，间有阙疑，幸祈读者有以匡政之。

7. 本集各书。卷帙浩繁，校雠厘订相助为理者，有周毅人、董志仁、沈仲圭、谢诵穆、包元吉、蔡燮阳、汤士彦、蒋抡元、桂良溥、陆清洁、刘淡如、马星樵、李锦章、徐志源、袁韵初、袁吟五诸医士，合志感纫。

8. 编者藏书尚多珍本，仍当陆续选辑，以饷学者。区区提倡国医之意，幸鉴及焉。

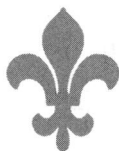

总目录

第一册

医经类 （凡五种）

本草类 （凡五种）

脉学类 （凡三种）

伤寒类 （凡四种）

1

外科类（凡三种）

妇科类（凡四种）

儿科类（凡二种）

第三册

方书类（凡十七种）

第四册

医案类（凡十五种）

杂著类（凡十二种）

珍本
医书
集成

总目录

5

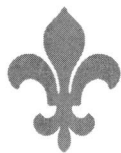

第三册　目录

方书类（凡十七种）

方　书　类

（凡十七种）

惠直堂经验方

（清）陶东亭　辑

内容提要

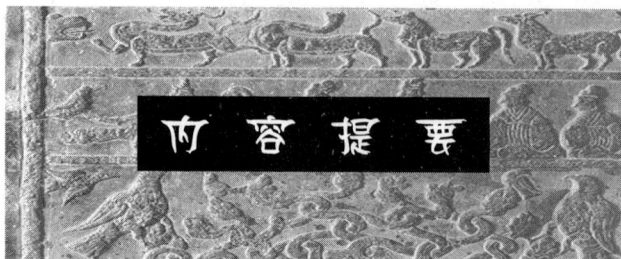

本书四卷，会稽陶东亭辑。陶氏清嘉庆时人。将祖父修合施送，外祖父平生所集录，并二十年各处见闻所得，择药味和平，用有成验之方九百余条，分为四十七门，名之曰《经验方》。又取怪疾、急救、救荒三门附于卷末，为备急方，共计一千余条，为一部最切实用之方书也。

序

昔仓公挟方术周行天下，历久而术益工，方益多，是知治病不可无方，而方尤不可不蓄之富也。予髫年，先大夫之任蠡吾，适民苦疫病，先大夫出箧中所藏辑效方三帙，命从兄慕庄按方制药，详病施治，无不应手而愈。丐药者如趋市，民赖存活，不可数计，予益信医之不可无方也如是夫。越数年归里，复得外祖大来李公生平所集验方若干卷，一见欣然，如获奇珍。厥后每于见闻之余，偶得一方辄录而藏焉，人或秘不与，亦必多方购求，务期必得。如是者几二十年而方略备，往往集同志者修合施舍以为快。岁甲寅，客东粤，以所携膏丹药济人，屡获奇效。王子殷玉见是书，即欲梓之以公世。予因择其药味和平用有成验者九百余方，分为四十七门，名之曰《经验方》；又取怪症、急救、救荒三门，附于卷末，以备采用，名之曰《备急方》，共四卷，计方一千有奇，参考究订，凡五越月书始成，而王子已仙逝矣。其友孙子聚五，好义乐施，笃于交情，慨然欲竟其志，因为捐赀以付剞厥焉。吁！是书也，先外祖暨先大夫集之数十年之前，而予复搜罗博采，历举而试之，至数十年之久，时时以有志未逮为忧，今孙子乃能相与有成，俾阅是书者，遇病了然，不啻取怀而予，宁非予与孙子之所大快耶。虽然，病有虚实阴阳，方有温凉补泻，故病不一方，方必对病。古人因病立方，今人以方凑病。苟不详审病情，揣摩方诣，而概而用之。倘有弗验，必咎立方之未善，是有方反不若无方矣。岂予集方之心，并孙子镌方之心哉，所望于用方之君子，为之神明变化于其间也可。

雍正十二年岁次甲寅冬至日会稽青山学士陶承熹题于乐昌客馆

5

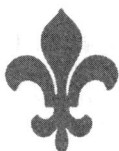

目　录

惠直堂经验方卷一

会稽陶承熹东亭甫集
山阴孙后奎聚五甫订
绍兴裘诗福吟五重校

通治门

原方紫金锭一名玉枢丹。每一料加雄黄三钱，朱砂三钱。治法同下，而不及原方更灵，惟用敷痈胜于原方。

当门子三钱，生麝，拣去皮毛　山文蛤二两，去瓤净　千金子一两，即续随子，去油壳　山慈菇二两，有毛者佳，去皮毛　红芽大戟一两五钱，去芦，洗净，杭州紫大戟为上，江南者次之，北方绵大戟勿用

上为极细末。糯米粉煮糊，入臼同捣千余下，印锭，锭重一钱。每服一锭，重者连服二锭，取通利后，以温粥补之。孕妇忌服。一切饮食，药毒，虫毒，烟雾瘴疠，水磨服，吐利即安。痈疽，发背，对口，疔疮，天蛇，无名肿毒，蛀节，红丝等疔，及杨梅，痔疮，无灰酒磨服，外以水磨涂疮上。阴阳二毒，伤寒瘟疫发狂，喉风，薄荷汤冷磨服。赤白痢，吐泻霍乱绞肠，及诸痰喘，姜汤磨服。男妇急中颠邪，鬼交鬼胎，失心狂乱，羊儿猪癫等风，石菖蒲汤磨服。缢溺惊压鬼魅，但心头微温者，生姜续断酒磨服。蛇蝎疯犬咬伤，酒磨灌下，再服葱汤，被盖取汗。新久疟疾，临发时，东流水煎桃柳枝汤磨服。急慢惊风，五疳五痢，脾病黄肿，瘾疹疮瘤，薄荷浸水磨浓汁，加蜜服，仍搽肿处，年小者分数次服。牙痛，酒磨涂肿处，仍含少许，良久咽下。小儿因父母遗毒，皮踢烂斑，谷道眶烂，清水磨涂。打扑损伤，无灰酒研服。久年头胀头痛，偏正头风，葱酒研服，仍磨涂太阳穴。妇人经闭，红花汤下。天行疫气，桃根汤磨浓汁，搭入鼻孔，次服少许，得不传染。传尸痨瘵，为虫所噬，磨服一钱，或吐或下恶物小虫，其病顿失。

卫生宝丹修合法治法同前玉枢丹，而此药又胜之。

山慈菇　川文蛤　红芽大戟　千金子各二两　麝香　西牛黄　珍珠　明雄黄　滴乳香去油　没药去油　朱砂　琥珀蜜珀不用　丁香　沉香各三钱　金箔十帖

为细末，糯米粉煮糊，木臼捣，印锭，每重一钱。

菩提丸

前胡　薄荷　苍术　厚朴　枳壳　香附　黄芩　砂仁　木香　槟榔　神曲　麦芽　山楂　陈皮　甘草　白芍　藿香　紫苏　羌活　半夏

各等份，用薄荷叶煎汤，拌各药匀，晒干为末。蜜丸弹子大，每一丸，小儿量减。瘟疫，时病，感寒，姜汤下。暑症，香薷汤下。疟疾，姜汤下。伤风，咳嗽，百部三钱，煎汤入姜汁下。赤白痢，车前子汤下。水泻，姜茶汤下。霍乱吐泻，胡椒四十九粒，绿豆四十九粒，煎汤下。心腹痛，姜汤下。

一粒金丹

雄精　乳香去油　没药去油　砂仁　羌活各一钱　半夏姜汁炒　乌药各二钱　巴豆去心衣，炒黑，一两五钱　山豆根五钱　苍术米泔浸，四钱　杏仁四十九粒，去皮尖　麝香三分

共为细末，蜜泛为丸，梧桐子大，辰砂为衣。每服一丸，病在上部研碎服。中风痰厥暴死，但心头有微热，服之立苏，用清汤下。心气疼痛，艾醋汤下。痢疾，甘草汤下。气不顺，木香汤下。身热，白汤下。肚胀，香附汤下。口眼歪斜，麻黄汤下。诸般肿毒，老酒下。蛇伤，雄黄汤下。身肿，荆芥汤下。疯犬咬，斑蝥七个炒，防风汤下。疟疾，井水下。小儿惊风，薄荷汤下。头痛，川芎汤下。酒肉食积，盐汤下。喉症，薄荷汤下。痄腮红肿，赤芍汤下。孕妇忌服，又忌猪、羊、鹅、牛、鸡、糟、面、生冷、油煎。服后勿饮冷茶水，饮则无效。

太玄丹

白犀角　山慈菇　玄明粉　麻黄去节　血竭　甘草　黄连各末一钱　雄黄三分

治伤寒外感，瘟疫痧毒，哮喘，冷气攻心，乳吹，兼治痘疹初起，诚神方也。上为极细末，姜汁拌湿，乌金纸包，外用红枣肉捣如泥，包半指厚，作二团，入砂罐内，又用盐泥固之。上下加火，候烟将尽离火，少顷取出，去枣肉，每药一钱，加冰片二分半，麝一分，研极细末，磁瓶收贮，黄蜡塞口。每用以簪脚蘸麻油点药入眼，重者吹鼻，俱男先左，女先右，立刻汗出愈。忌生冷面食，煎炒腥浊之物，兼能和七情。若病人神脱者，勿点。此药能去病，不能活命也。

混元丹

混元衣即人胞，二钱　牛黄三分　麝香三分　黄芪二钱　远志甘草汁泡，二钱　金箔三帖，为衣　天竺黄三钱　白茯苓二钱五分　白茯神二钱五分　甘松去毛，四钱　砂仁去壳，三钱　梅花瓣一两

益智仁去壳，六钱　山药姜汁炒，二钱五分　滑石丹皮二两水同煮干，去皮，六两　粉甘草去皮，一两　莪术面包煨，三钱　人参去芦，一钱　木香二钱　香附酒浸一日，盐水炒，一两　桔梗去芦，二钱　辰砂甘草一两，水泡，同煮干，去草，一两，为衣

此丹治男妇诸虚百损，五劳七伤，小儿百病。二十二味药为细末，蜜丸如龙眼大。量人大小，加减照引下。中风痰厥，不省人事，姜汤研下。伤寒夹惊，发热无汗，葱姜研下取汗。停食呕吐，大便酸臭，腹胀，姜汤下。霍乱转筋，紫苏木瓜汤下。赤白痢疾，里急后重，陈仓米汤下。大便出血，槐花汤下。小便不通，车前子汤下。盗汗，自汗，浮小麦汤下。发热，薄荷汤下。痘仍不发，升麻汤下。中暑，烦热发渴，灯心汤下。喘急咳嗽，麻黄杏仁汤下。肚腹积聚，陈皮姜汤下。虫痛，苦楝树根皮汤下。小儿夜啼，灯心汤下。夜啼，盘肠内吊，钩藤汤下。疝气，偏坠大小，茴香汤下。急惊搐搦，薄荷汤下。慢惊，人参白术汤下。诸病，无精神，少气力，减饮食，卧不稳，姜枣汤下。胎寒，手脚冷，口气凉，腹痛肠鸣刺痛，姜葱汤下。两目浮肿，四肢俱肿，面黄，茯苓、桑白皮、大腹皮、陈皮、姜皮，名曰五皮汤下。疟疾，槐柳枝各五寸，姜三片，葱煎汤，露一宿，发日五更温热研下。赤白浊，淡竹叶灯心汤下。疳积发热，肚大身瘦，手脚细枯，大便或泻或闭，小便如泔如淋，陈仓米汤下。小儿初生粪不出，口吐白沫，脐风撮口，腹胀，葱姜汤下。此药大人每服三丸，小人每服半丸至一丸，三岁至十岁每服二丸，量大小加减。常服进饮食，宽中宁心，消惊养神，百病俱效。

先天一气丹

水中金一钱　滑石研细，丹皮汤煮过，六两　粉甘草二钱　益智仁六钱　人参一两　木香不见火，二钱　砂仁三钱　香附童便制，一两　甘松四钱　莪术煨，三钱　桔梗二钱　黄芪蜜炙，二钱

山药二钱　茯神二钱五分　茯苓二钱五分　远志肉净，一钱五分　牛黄五分　天竺黄三钱　麝香三分　朱砂飞，二两

为细末，蜜丸重一钱，金箔七十张为衣。治远年痰火，中风喘逆，癫痫谵语，惊悸怔忡，胃脘痛，噎膈，膨胀，气满，瘰疬，诸无名怪症，俱淡姜汤下。小儿吐泻，惊疳积滞，米汤调下。急慢惊风肚腹痛，姜汤下。危急痘症，灯心汤下。

无价宝珠丹

琥珀四钱　牛黄三钱　珍珠二钱　犀角一钱　羚羊角一钱　水中金二钱

琥四牛三珠二，灵犀一点无差，先天神水二分加，天月德合丸他。文蛤煎汤为糊，金箔为衣豆大，依方修合用心查，百病自绝根芽。不怕风劳蛊膈，诸虚百损交加，一丸服下妙无涯，返本还元功大。吐血骨蒸立止，还魂救死堪夸，任他国手广如麻，可比金丹无价。

二气灵砂丹 胃虚呕吐，伤暑霍乱，肺热生痰，心虚有火，神魂不宁，俱不可用。

水银一斤　硫黄四两

入锅炒断星，入阳城罐升打五香，开出成束针纹赤色为佳。桑灰醋淋汁煮，制米糊丸芥子大，每服三分或一分。治诸虚痼冷，厥逆，及上盛下虚，痰涎壅盛。此丹能升降阴阳，和五脏，助元气，下逆气，杀精魅鬼邪，扶危救急之神也。孕妇忌服。常服，每用人参汤空心送下，或枣汤下。疝气，木肾偏坠肿痛，茴香汤下。白浊遗精，白茯苓汤下。虚劳咳嗽，生姜乌梅苏梗汤下。腰腹满痛，莪术汤下。盗汗溺多，牡蛎煅少许，煎汤下。疟疾不已，桃柳枝汤下。吐逆反胃，丁香藿香汤下。中风痰厥，面青，木香汤下。走注风痛，遍身作痛，葱白汤下。脚膝痛，木瓜汤下。气滞，生姜陈皮汤下。妇人血气作痛，延胡索、五灵脂、酒、醋各半下。小儿慢惊沉困，胃虚呕吐，神脱，

人参丁香汤下。

寸金丹

川芎　防风　羌活　白芷　苏叶　陈皮　赤茯苓　厚朴　苍术米泔浸　半夏姜制　白豆蔻去皮各二两　藿香　砂仁去壳　香附　木香忌火　前胡　薄荷　台乌药以上各三两　枳壳　炙甘草各一两五钱　草果仁一两　神曲炒，五两

以上药共研细末，又用生神曲二十五两为末，姜汁打糊为丸，每丸重二钱，朱砂漂过，四两为衣。治男妇老幼中风，中气，中寒，中暑，口眼歪斜，牙关紧急，不省人事，霍乱吐泻，转筋内伤，饮食生冷，胃口停痰，胸膈胀满，不思饮食。或出远方，不服土水。作泻心痛，腹痛，恶心水泻，疟疾。四时感冒，伤寒头痛，发热，遍身疼痛，恶寒无汗，服此发汗。伤风咳嗽，山岚瘴气，嗳气吞酸，红白痢疾。妇人产后昏迷，恶露不尽，小儿急慢惊风。一切诸症，俱用淡姜汤研下。大人每服一丸，重者二三丸，小儿半丸。孕妇忌服。

蒸脐法

用桑木，做一小甑，上口如酒杯大，下眼如笔管大，甑高三四分，以便藏药，另用银打一小锅，如甑上口之大，底钻细孔。先以麝香二三厘，掺入脐中，以荞麦面和作一圈，将甑坐上，勿走气，以药末填入甑内，对脐盖以银锅，用指头大艾炷烧之。俟腹内微痛，身上微汗，鼻有香气即止，不拘壮数。

人参　红铅　金刚子即脐带中血　胎发余煅存性　鹿茸酥炙　大附子制　白附子　沉香　母丁香　乳香炙　大茴香　朱砂　雄黄　石钟乳煅，白色中空者佳　鹁鸽屎煅　龙骨煅　青盐煅　桂心　椒红　夜明砂淘去泥沙　虎骨炙　穿山甲整用，生漆涂封，挂起。照病之上下左右、背腹手足取用。其爪尖无所不达，尤攻痔漏，无此则不效　龟甲炙　秋石各等份

上为细末。治下元虚冷，遗精白浊，腰膝

酸痛，血崩淋带，经行不调，产后久不生育，痿痹、脾泄、痢疾、食积、中满、气滞、血盅、鼓胀、反胃、湿痰、心疼，有虫者不宜。疯疾、大麻疯，加硫黄、蛇骨。筋骨疼痛。穿山甲可照疼痛处取甲用。凡属虚寒之症，须用桂附者，无不立效。若骨蒸内热多火，大肠燥结，及肚痛有虫之症，皆非所宜。

嵝峒丸

山羊血四钱　郁金一钱　真西牛黄不见火，一钱　腾黄用清水重汤顿化，滤净渣，再于磁器内重汤煮三炷香，如干，可少加水，俟香尽取出，用绢布盖好，埋土七日取出，又煮埋七次，晒干，四钱　雄黄不见火，一钱　儿茶　天竺黄各四钱　生大黄锦纹者，六钱　血竭微烘，四钱　阿魏一钱，烧酒浸，重汤煮过，晒干，同雄黄先研　冰片五分　麝香去毛皮净，五分，二味俱勿见火　三七微烘，四钱　乳香　没药各四钱，此二味用滚水浸化，拣去滓秽，放铜杓内微火缓缓煮干，置地上候燥，用刀刮下

上药研细末，炼蜜为丸，每重五分。此丸功力甚捷，一丸必救一人，百发百中，一效不可再服。内服具用无灰酒磨送下。外敷俱用细茶汁磨敷。须留出疮口，止敷肿痛处。凡磨药忌生冷水，用药并忌一切毒物。痈疽发背，及无名肿毒，每用一丸，半服半敷。肺痈、肠痈、内溃，研服一丸，病重二丸。惊恐、吐血成痨，磨服。血积、癥瘕、血瘀、虫胀、磨服。跌打折伤，筋断骨折，并刀箭伤，刑杖重伤，俱内服外敷。马刀瘰疬，远年不愈，磨敷不服。产后恶血攻心，昏迷不醒，并横生逆产，胎衣不下，磨服。妇人乳吹，磨服。小儿急慢惊风，初生月内者，每丸分四次服。一周者，三次服。二三岁，二次服。五六岁者，一次服。蛇伤、蜂蝎、蜈蚣，一切毒螫所伤，及癫犬咬，毒气入内，俱内服外敷。凡服药，三日内忌冷水生物，一切寒物犯之。害不可当，慎之。

利生丸

茅苍术　乌药二味俱米泔浸一宿，晒干　香附

一半童便浸炒，一半米醋浸炒　藿香　纯苏叶　厚朴姜汁炒　陈皮　青皮醋炒　赤芍酒炒　砂仁去壳　小茴微炒　木香　草果面裹煨，去壳，各二两　川芎微炒　归身微炒　黄芩微炒　枳壳麸炒　白茯苓　木通　鸡心槟榔各一两　粉甘草五钱

上药不可烘，须日晒干为末，陈早米糊为丸，每重一钱五分，亦须晒干，不可见火，约干，药每丸九分，每服一丸。心痛，灯心二分，姜一片，煎汤送下。肚痛，姜一片，捣碎，入炒盐三分，开水冲服。胸腹膨胀，姜皮五分，大腹皮一钱，煎汤下。疟疾，发日，用东向桃脑七个，姜一片，煎汤下。风痰喘嗽，苏叶薄荷汤下。赤痢，白蜜二钱，米汤调下。白痢，红糖二钱，姜汁一匙，同米汤调下。疝气，小茴川楝汤下。隔食呕酸，小儿痞积，姜汤下。血崩，恶露不净，当归一钱煎汤下。身面黄胖，湿痰流注，无名肿毒，俱陈酒下。

乌金丸

木鳖子，不拘多少，以麻油煮，浮为度，以小麦麸炒去油气，用磁锋刮去毛皮，研为末，面糊丸，绿豆大。每服三分，小儿一分。未服药之先，去大小便，服药后，盖被出汗，不可见风。犯之寒战，须嚼生姜解之。伤寒，葱汤下。霍乱，藿香汤下。痰火，姜汤下。疟疾，桃枝汤下。火眼，菊花汤下。瘟疫，凉水下。流注，花粉汤下。白浊，胡椒汤下。红痢，细茶下。白痢，姜汤下。吐血，京墨磨井水下。结胸，姜汤下。心痛，香附汤下。肿毒，雄黄汤下。便毒，葱汁下。水泻，神曲茶汁下。头风，川芎汤下。呕吐，姜汤下。血崩，红花汤下。重舌，吹药五厘，凉水咽下。胁胀，陈皮汤下。食盅，山楂麦芽汤下。食膈，陈曲、麦芽，夜壶水煎汤下。锁喉风，以火酒漱口，用药掺之。疝气，橘核大茴汤下。气逆水盅，芫花汤下。月经不调，红花汤下。便血盗汗，黑豆汤下。大便不通，枳壳汤下。反胃膈食，枣子汤下。驱邪辟瘟，砂仁汤下。痔痈杨梅，酒

下。胎衣不下，石灰打水澄清下。小便不通，槟榔汤下。喉痹，喉癣，吹药五分。寒热气，火酒下。小儿惊风，朱砂金箔汤下。筋骨疼痛，黄芩或火酒下。

黑龙丹

珍珠一钱　蜜蜡二钱　沉香三钱　白丑四两　黑丑四两，二味俱各半生半炒，各研细，取第一次细末各二两，余不用　槟榔取第一次细末，一两　茵陈五两，将叶研细末五钱，余留后熬膏用　三棱一两，去皮毛，醋浸一宿，锉，炒研末，取五钱　莪术一两，制同上，亦取末五钱

上药各照分秤过，不可多少，共为末，将剩下茵陈，用水三碗半煎两碗，以好纸滤过渣，再煎成膏，量调前药，临调加醋一小杯，丸如梧子大。合药须用辰戌丑未日，疗病日，端午日更妙。如合好，即用炭火烘干。服时每药一钱，加丹砂一厘。此药能治五劳七伤，山岚瘴气，水肿腹痛，脾胃心肺诸疾，齁鮯咳嗽，痰涎壅滞，酒食气积，气块，反胃吐食，十膈五噎，呕逆恶心，肠风痔漏，脏毒疟痢，积热上攻，头目疮癫肿痛，下部淋沥，及妇人血瘕气蛊，寒热往来，肌体瘦弱，面色萎黄，月水不调，赤白带下，肚生血鳖，血鼠，传尸穿心，诸般皮里膜外之症，鬼胎，产后诸疾，小儿五疳虫积，误吞铜铁等物，并食恶毒等物，并宜服之。每服五钱或三钱，于五更鸡鸣时，用好茶一钱五分，滚水冲之，候茶冷，分药作五口送下。至药力行动时，用马桶盛粪一二次，是粪未见病源，看第三四次下来，即是病源，或虫，或是鱼冻，或作五色等积。有积消积，有气消气，有虫消虫，有块消块。若病源浅，一服见效，深者二三服，病根尽除矣。亦能宣导四时蕴积，春道积滞，不生疮毒，夏宜暑热，不生热病，秋宜痰饮，不生瘴疟，冬宜风寒，不生春瘟。此药泻几次，不用解补自止，不伤元气，种种功效，不能尽述。但服药之日，终日不可进饮食，亦不得饮米汤等物，务要饿一

周时，至次日黎明，方可进稀粥一碗，午间吃饭一碗，止可吃素，忌荤腥油腻并烟，三日方好。孕妇忌服。

如意丹

苍术米泔浸一宿，晒，十二两　厚朴姜汁炒，十二两　甘草去皮，八两　木通去皮，八两　莪术醋炒，六两　陈皮十二两　三棱去毛，六两　枳壳去穰，十两

共为细末，将三年陈晚米一斗，巴豆四百九十粒同炒，至黄色拣去巴豆，碾米为末，同前药，水发为丸，如梧子大。小儿一岁服一分，至十五岁服二钱五分，十六岁以上服三钱。不能服丸者，可研化服。孕妇忌。肚腹痛，枳壳汤下。食伤气滞腹痛，砂仁汤下。隔食风寒，胸膈饱满，头痛发热，生姜葱头汤下。心腹时常作痛，或大便不实，姜汤下。嗳气吞酸作胀，姜汤下。水泻及白痢，姜汤下。红痢，甘草汤下。红白痢，甘草生姜汤下。痞积气块作痛，姜汤下。停食，槟榔汤下。逆气上升噎满，姜汤下。气塞痛，陈皮汤下。其余诸病，俱滚汤下。

夺命丹

番木鳖磁片刮去毛，真麻油煎枯　穿山甲土炒甘草各一两　朱砂一钱

共为细末，面糊丸，如粟米大，分为三分，各安开一分，再用朱砂为衣一分，用雄黄为衣一分，不用衣俱每服五分。忌风并咸酸物。

不用衣者，咳嗽痰火，火眼虚劳，绞肠痧，冷茶下。小儿急慢惊风，薄荷汤下。

朱砂衣者，胸膈饱胀，反胃膈食，火酒下。气膈，木香火酒下。

雄黄衣者，伤寒伤风，寒湿，头痛发热，姜汤下。偏正头风，川芎汤下。痈疽，发背对口，槐花一合炒黑煎酒下。杨梅，鱼口疔疮，虎蛇伤，瘫痪半身不遂，湿痰流注，白酒下。痰迷心窍，竹沥姜汤下。

化滞丸

南木香　丁香去苞，不见火　陈皮去白　黄连去毛　半夏姜汁煮透，阴干，以上各一两　三棱莪术各一两九钱二分　乌梅肉二两，一两晒干为末，一两醋煮烂　槟榔一两　黄芩一两　青皮去穰，一两　巴豆仁去壳不去油，加醋高一指，重汤煮燥，研膏，一两一钱

将青皮、陈皮、黄连、三棱、莪术切片，加米醋，用磁瓶煮干勿焦，晒研为末，以乌梅肉、巴豆仁膏，捣为丸，如黍米大，如干，加蒸饼，打糊炼匀。每服十五丸，小儿量减。孕妇忌服。理一切气，化一切积。夺造化有通塞之功，调阴阳有补泻之妙。久坚沉痼，磨之自消，暴积乍留，导之立去。食积作泻，及霍乱呕吐，冷水下。白痢，姜汤下。赤痢，冷姜汤下。杂色痢，甘草姜汤下。九种心痛，菖蒲芍药汤下。诸般气痛，生姜陈皮汤下。小肠疝风，茴香汤下。肚腹疼痛，陈皮紫苏汤下。吐虫反食，乌梅茶叶汤下。风痰症，麻黄汤下。伤风咳嗽，杏仁桑皮汤下。时气，诃子汤下。头痛，川芎汤下。大小便闭，灯心汤下。小儿疳积诸积，米汤下。死胎，茱萸汤下。产后痢，当归汤下。月经不通，艾叶汤下。诸般血气痛，芎归汤下。脾痛，陈皮汤下。诸般积食，木香磨汤下。消磨积滞，须数日一进。如不欲泻，以津唾咽下。因食呕吐不止，津咽下立止。中酒，即以酒下。若欲宣通，则用热姜汤下。若欲止泻，则饮冷水，或冷粥一口即止。

壬水金丹

专治痰迷风瘫，蛊膈虚损，立止痰火，哮喘痰壅，噫气吞酸，降火宽中，消滞，噙丹舌下，满口生津。并治各般风症，羊颠，醉醒，消渴诸项大病。至于下元虚弱者，尤宜常用。

绵纹川大黄五斤，切薄片，滴烧酒一斤，白蜜四两，拌匀，用柳木甑一口，下铺柳叶寸余厚，以绿豆二升，水浸一夜，黑铅二斤，打作薄片剪碎，同绿豆拌匀，一半铺柳叶上，盖新夏布一块，将大黄铺上，又盖新夏布一块，将所留一半铅豆铺，上面再将柳叶盖满，蒸七炷大线香，待冷起甑，去柳叶铅豆不用，只将大黄晒干露之。如此九次听用。

再用乌梅肉一两　薄荷叶一两　枳壳麸炒，一两　广木香不见火，一两　陈皮一两　九制胆星一两　文蛤去穰，炒黄，四两　贝母去心，二两　檀香不见火，一两　枸杞子一两　沉香不见火，五钱　茯苓五钱

水十数斤熬汁，约三斤去渣，取净汁浸前九制大黄，至汁尽晒干，以磁罐收贮。听配后药。

九制玄明粉八钱　七制青礞石五钱　官白硼砂五钱　真血琥珀八钱　角沉香净末，八钱　郁金五钱　乌犀角二钱　羚羊角净末，五钱　钟乳粉研细末，水飞净，三钱

上药九味，共为极细末，将前九制大黄，秤准一斤研末和匀，用文蛤膏捣为丸，金箔和朱砂为衣。如遇前症，用药一丸，噙舌下化咽，大病即愈。

制文蛤膏法：文蛤八两，锅内炒黄色研末，入平底磁瓶中，以细茶浓汁熬一日，不住手搅，再用糯米汤，熬三日，以味不涩，满口生津为度，再用白茯苓　归身酒洗　嫩黄芪蜜炙　枸杞人参　郁金各五钱　麦冬二两

以上药熬汁二大钟，入蛤膏，再煎成膏，以丸前药。

计开

共用好烧酒九斤　白蜜二斤四两　绿豆一斗八升　黑铅十八斤　柳叶五斤

制药功夫，须两月有余，要耐烦如法炮制。其效甚速，常服清心益智，永无中风之患，功难尽述，幸珍秘之。合药，忌鸡犬妇女、孝服不洁之物。

人马平安散

朱砂　枯矾　硼砂另研　火砂另研，各二钱　雄黄五分　冰片三厘　麝香二厘　赤金二十张

上药为细末，贮磁瓶内，勿令泄气。男左女右，用骨簪点入大眼角眵肉上，或用鼻吸上亦可。牲口并用，孕妇忌点。治四时感冒，伤寒时气，瘴气瘟疫，霍乱痧胀，水泻疟痢，小儿惊风，及驴马，骡牛，瘟气草结等症，大能发汗散邪。

夏枯扶桑丸　治一切疮疡，并内伤阴虚，痨瘵咳嗽，喘血症诸病。

金银纯花二斤　百合一斤　真阿胶八两，炒　川贝母去心，八两，为末

用夏枯草、桑叶各二十斤，熬汁煎膏，捣丸重三钱。

肺痿肺痈，百合汤下。心颤，朱砂麦冬汤下。久嗽，五味汤下。肠痈乳痈，带壳瓜蒌仁汤下。肝中少血，烦躁不宁，白芍地骨皮汤下。痹瘅，雄黄冲开水下。疔疮，醋磨敷患处，仍用引经药服之。阴疮不可言者，痛痒难当，车前子牡蛎粉煎汤下。目疾亦可用引而治。此方力量甚大，治病甚多，略举几件，其余可随症用引。

补虚门

三才葆真丸

背阴草即豨莶草。五月五日，六月六日，七月七日，不见日色处，用竹刀去根一尺割采嫩尖叶，阴干，每用老酒白蜜拌匀，九蒸九阴干，取净末一斤　白蒺藜去刺，用食乳婴儿童便浸三日，清水淘净，阴干，再浸再淘三次，阴干，取净末十六两　天冬　熟地　人参各八两　黄芪　茯神　枣仁　枸杞　牛膝　杜仲　续断　五加皮　山药　山萸　白术　菟丝　沉香　朱砂　南星　沙苑　半夏　鹿茸　虎胫各四两　乳香　没药　黄芩　山楂　龙骨　地龙　土鳖　甜瓜子　骨碎补　肉桂　附子　炙甘草各二两

共为末，炼蜜为丸，如梧子大，老酒盐汤

任下。凡五痨七伤，左瘫右痪，服之无不神效。

全鹿膏

鹿肉全一只，去油筋净，用杞子十斤，米泔水五十斤，井水五十升，熬至半滤出，再入泔水，各三十五斤，熬至半滤出，再入泔水，各二十五斤，熬至半去渣，合三次汁，共熬至一斗，余用绵子滤过，入真龟胶一斤收之。每日五钱，陈酒下。

煮猪肺法　虚损初起，一服复元。

人乳　萝菔汁　梨汁　藕汁　童便各一宫碗　六月雪根捣汁，半宫碗　醒头草连根捣汁，半宫碗

上七味，共和匀，黑枣肉四两，桂圆肉四两，核桃肉四两，三味共捣匀，铺锅底，取不曾落水大猪肺一个，安放药上，再徐徐加入前汁，文武火煮干为度，取起不用盐淡吃，须一二日吃完，即可复元。

三才丸

天冬去心，一斤，蜜拌，九蒸晒　淮生地一斤，蜜拌，九蒸晒　茯苓人乳拌晒，至重二斤为度

共捣匀，少加炼蜜，丸如弹子大，嚼化。

肾虚阳痿方

当归一钱二分，酒洗　生地八分，酒炒　熟地一钱二分，酒炒　枸杞八分　怀山药八分　泽泻八分　丹皮八分　杜仲姜汁炒，一钱　菟丝子一钱，酒蒸晒　炙甘草三分　山萸肉八分　五味子十粒　茯苓七分　远志肉八分，甘草水煮晒干水煎服。

宝精丸　添精补髓，滋阴壮阳，明目延年。

白鱼胶八两，蛤粉炒　茯苓四两　人参二两　熟地四两　山药三两　沙苑蒺藜八两　鹿胶二两

牛膝三两　枸杞四两　当归二两　菟丝三两　黄
肉四两

　　共为末蜜丸，早晚盐汤下。

全鳖丸　治男妇一切骨蒸，虚损劳热。

　　当归　生地　熟地　丹皮　杜仲　益母草
地骨皮各三两　天冬去心　白芍　麦冬去心　贝
母去心　牛膝　白茯苓　续断　陈皮各二两　甘
草一两五钱　五味子一两

　　上药拌匀，分为两处，以一半置大砂锅内，
用水八碗，煎至四五碗，将渣滤出，再入水五
碗，煎二三碗滤出，将渣晒干，同未煎一半药，
共研为末听用。再用甲鱼一个，重一斤者，如
多少，俱不可用，将甲鱼后足吊起，过一日候
渴极，放入药汁内一时许，用砂锅煮之。陆续
添药汁，须剩一碗许听用。其鳖煮烂，剔出骨
甲，醋炙黄脆为末，入前药末内和匀，以鳖肉
捣烂，并汁和药为丸，如梧子大，阴干，磁器
收贮。每服三钱，空心清汤下。

罗真人活命丹　此丹服两月后，精神百
倍，行走如飞，发白变黑，妙难尽述。

　　熟地　生地　枸杞　肉桂　肉苁蓉　菟丝
人参　巴戟天　天冬　巨胜子　枣仁　补骨脂
覆盆子　山药　楮实子　续断　木香　韭子
芡实　莲肉　附子　鹿茸　生首乌　五味子

　　上药各二两，如法炮制，研末米糊为丸，
梧子大。每服二三十丸，空心淡盐汤下。

桑椹河车丸

　　河车二具，酒净焙干　鹿茸一对，酥炙　黑驴
肾连腰子肾子切片，酥炙，四具　黄狗肾连腰子肾
子酒煮焙干，十具　熟地九蒸晒　枸杞酒蒸　生首
乌各八两　巴戟天酒蒸　补骨脂核桃拌炒　山药
盐水炒　黄肉　骨碎补炒　鱼鳔蛤粉炒　五味子
菟丝子酒煮　仙茅米泔浸三次，去皮　肉苁蓉去鳞
肠　锁阳　茯苓各四两　人参二两

　　上为末，桑椹熬膏，加炼蜜为丸，梧子大，

空心清汤下五钱。

猴姜丸

　　鲜猴姜数十斤去毛，洗净，晾去水气，捣烂揉
汁听用　远志肉一斤二两择肥大者，以甘草四两煎
汤泡拌，晒干，加猴姜汁拌透晒干，再拌再晒，如是
数十次，候远志肉至二斤四两为度　鲜何首乌三斤
用竹刀切片，晒干，浓黑豆汁拌蒸，晒干，再拌再晒，
直待首乌心内黑透为度　补骨脂一斤以青盐一两，
水拌透，炒干　石菖蒲一斤蜜酒拌透，炒干　枸杞
子一斤蜜酒拌炒

　　以上五味，如法制就为细末，用黑枣肉为
丸，如桐子大。早晚各三钱，盐汤下。久服宁
神喜睡，益记性，补下元，功难尽述。

九制牛膝葆真丸

　　牛膝去头尾，三斤　分作九分，听制。

　　一分用补骨脂、巴戟肉各一两，黄酒三斤，
煎至斤半，将汁泡牛膝，拌透晒干，俟汁尽为
度，其二味渣不用。

　　一分用川椒、狗脊各一两，亦用酒煎，如
上法。

　　一分用肉苁蓉三两，洗净去甲，制如上法。

　　一分用蛇床、覆盆子各一两五钱，制如
上法。

　　一分用紫梢花、天门冬各四两，制如上法。

　　一分用五加皮、菟丝子各一两，制如上法。

　　一分用熟地、五味各一两，制如上法。

　　一分用天雄二枚，切片，用童便十碗，煎
汁两碗，拌晒，如上法。

　　一分用小茴一两，煎汁一碗，鹿茸血尖一
两研末，入小茴汁，拌牛膝晒干。

　　上共为末，用核桃肉四两，去皮捣烂，加
炼蜜为丸，如梧子大。清晨好酒送下三钱，少
壮者只服六两，衰弱者八两，老迈者亦不过十
两，诸症皆愈，精神强健，妙难尽述。

坎离既济丸　治四十岁之前，阴虚火动，

将成痨瘵之症。

当归六两　川芎一两　白芍三两　熟地酒蒸
生地　天冬去心　麦冬去心，各四两　五味子
山药各三两　山萸　牛膝各四两　龟胶三两，酒化
知母二两，盐水炒　黄柏九两，三两蜜水浸炒，三
两盐水浸炒，三两酒浸炒

共为末，炼蜜丸。每服三钱，空心盐汤下。
四十以后者，减黄柏。

交泰丸

文蛤八两，饭上蒸　熟地九蒸晒　五味子
远志肉甘草煮　牛膝酒洗，去头尾　蛇床子去土，
酒浸炒　茯神　柏子仁炒去油　菟丝子酒煮　肉
苁蓉酒洗，去鳞甲　青盐各四两　狗脑骨一个，煅
存性

上制为末，酒糊丸，梧子大，朱砂为衣。
每服五七十丸，淡盐汤或酒下，随吃干物压之。
此药能治五脏真气不足，下元冷惫，二气不调，
荣卫不和，保神守中，降心火，益肾水，男子
绝阳无嗣，女人绝阴不育，及面色黧黑，神志
昏愦，寤寐恍惚，自汗盗汗，烦劳多倦，遗精
梦泄，淋浊如膏，大便滑泄，膀胱邪热，下寒
上热，服之功效甚捷。但须用雄狗，黑者为上，
黄者次之。

自汗不止方

郁金，未卧时，津调，抹两乳上，即止。

保真丸

何首乌二十两，愈大愈妙，赤白各半，米泔浸
一宿，磁片去皮，竹刀切碎，以牛膝十两，黑豆三升，
同蒸，九蒸、九晒、九露，豆凡九易，首乌、牛膝俱
用　熟地黄六两，择怀庆大者，酒洗，拌砂仁、白
茯苓末各五钱，蒸至透熟为度　人参去芦，三两
山药四两　菟丝淘净，八两，酒浸蒸一炷香　天冬
去心，六两　麦冬去心，六两　生地酒洗，六两
归身酒洗，六两　枸杞去蒂，六两　柏子仁八两，
汤泡七次，去油净　茯苓六两，人乳拌蒸　茯神六

两　补骨脂四两，核桃肉研碎拌炒　杜仲四两，盐
水炒

共为末，炼蜜丸，梧子大。每日清汤下三
五钱。如年四十以上，阳气弱而精不固者，加
山萸肉、锁阳、苏蓉各四两。如健忘者，加九
节菖蒲、远志肉各三两。如思虑过度不睡者，
加枣仁炒黑三两。

地黄酒　治虚证不睡。

熟地八两　枸杞四两　首乌四两，黑豆蒸
米仁四两，炒　当归三两　白檀香三钱，或沉香末
一钱　龙眼肉三两

陈酒三十斤，浸七日可服。饮完渣捣碎再
浸，临卧温服，随量多少，如一升之量，止可
饮二合，不可过。

龟鹿二仙膏　治虚损遗泄，瘦弱少气，

目视不明。久服大补精髓，益气养神。

鹿角胶四两　龟甲胶四两　枸杞子四两　人
参一两

先用龙眼肉半斤，煎浓汁，将二胶化开，
入杞子、人参末搅匀，冷定，打成小块。初服
一钱五分，渐加至二三钱，空心老酒下。

养生酒　补心肾，和血气，益精髓，壮筋

骨，安五脏，旺精神，润肌肤，驻颜色。

当归一两，酒洗　圆眼肉八两　枸杞四两
甘菊花去蒂，一两　白酒浆七斤　滴烧酒三斤

上药用绢袋盛之，悬放坛中，入酒封固，
窨月余。不拘时随意饮之，妙甚。

痨病仙方　此方传自外国，得之者，当广

施济众。

雄精　朱砂　硫黄去沙泥，各一钱　麝香
一分

各研极细末，磁罐收贮。于端午日午时，
用滴烧酒调和，用独囊大蒜头去蒂蘸药，从尾
闾脊骨，徐徐逐节擦上，如有肿处，即知痨虫
所在其上，多擦数次，其虫自灭。不拘新久，

一切痨病，皆能除根。如病重者。须择天医吉日，总以午时擦之为妙。忌戊日、破日、己日、除日。此药能开背后三重关窍，即虚怯疰夏之人，于端午擦之，亦能神清气爽，经络流通，大有裨益。

水芝丸　治气血两虚，饮食少进。

莲子去心不去皮，八两，酒浸一宿　大猪肚一个，打磨净，又用白糖擦极净，入莲子于内，缝口，清水煮烂，捣饼焙干为末，酒打面糊为丸，梧子大。空心温酒服三五钱。

又方

大乌母猪肚一个，擦净入白莲子去心，六两，缝口，蒸熟焙干，加茅山苍术六两，米泔水浸起霜，白茯苓三两　陈皮三两　厚朴麸炒，三两　小茴香三两

共为末，神曲糊丸，梧子大。酒送五钱。能补中去湿，除痰消积，腹痛酒积并效。一云：以猪肚蒸莲子，治遗精白浊，不拘送酒送饭，吃三四个即效。盖脾气坚，自能摄精，不必用止精药也。

痨瘵骨蒸方

白蒺藜炒，春去刺，一盅　水二盅，煎一盅，分二次食后温服。至七日后，上用蒺藜半盅煎服。一年痊愈，三年身轻健旺。

痨瘵有虫方

食腌鳗鱼，并细嚼其骨。盖鳗肉最补阴，其骨髓最能杀虫，且其髓流入牙齿间，并杀牙虫，能止牙痛。但切忌鲜鳗。

五痨七伤方　无论男女通用

好烧酒二斤，白饴糖四两，核桃肉七枚，装入磁瓶内，不可令太满，滚汤煮一炷香，埋土七日，去火毒，随便取用，有大奇效，真仙

方也。

天冬膏

天冬，不拘多少，滚汤泡去皮，取起晒干，半捶去心，捣如泥，入沙锅内，水煮成稀糊，布滤过，再入蜜糖，和匀煮稠，磁罐收贮。早晚日中，随意滚水或酒送下三五钱。润肺补肺，止咳定喘，消痰退热，兼治肺痈，吐脓血。久服补五脏，养肌肤。或加松香，炼过为丸，可以健脾胃，止梦遗，精滑，大壮筋骨。

旱莲膏

旱莲草二十斤，捣汁滤过，沙锅内熬成膏，入蜜少许收贮。早晚水酒任下二三钱。虚寒者，加姜汁少许，同煎更好。能乌须黑发，益肾，止吐血泻血，疗痔病及血痢，通小肠，明目固齿，滋阴补血，大有奇效。

秘传豆黄丸　治湿痹膝痛，五脏不足，脾胃气结积滞。久服壮气力，润肌肤，填骨髓，补虚损，开胃进食，令人肥健。

黑豆一斗浸透，甑上蒸熟铺席上，用荷叶或蒿，覆如造酱法，七日黄透，取出晒干，去黄为末，入炼猪油为丸，或加蜜少许。每服百丸神验。

长生酒　清心神，生精血，益气力，壮下元。

枸杞　茯神　生地　熟地　萸肉　牛膝远志　五加皮　石菖蒲　地骨皮各六钱

放绢袋内，用好酒浸十四日，每早服二三杯。忌萝卜并铜铁器，大有补益。

水火既济丹　养心血，益心气，滋肾水。

茯苓四两　山药　柏子仁去油，各三两　归身酒洗　生地酒洗　五味　圆眼肉捣膏　枸杞盐炒　秋石　麦冬去心　莲肉去心　元参各二两

丹参一两五钱

共为末，用芦根捣汁，打芡实粉糊为丸，桐子大。每服一钱，渐加至二钱，早晚白汤送下。

六神粥 治精血不足，神气虚弱，益脾健胃。

芡实肉三斤 米仁炒 粟米炒 白糯米炒，各三斤 莲肉去皮心，炒，一斤 山药炒，一斤 茯苓四两

共为末，每日煮粥服。

健脾方

陈米锅焦二斤 腿术麸炒，三两 白芍醋炒，三两 干佛手八钱

共为末，加白糖开水调服。

先天大造丸 一七十老人传云：服后须白再黑，齿落重生，七旬之外，并不畏冷，筋骨强健，真仙方也。

棉花子十二两，青盐酒拌浸一宿，去壳，炒黄色 杜仲八两，青盐酒拌浸一宿，炒断丝 芡实蒸 茯苓 薏苡仁微炒，各四两 补骨脂五两，青盐酒浸炒 山药四两，炒 枸杞子炒，五两 虎骨酥炙，二两 金钗石斛八两，熬膏

上药研末，炼蜜同膏为丸，如桐子大。空心盐汤下四钱，渐加至五钱。

鳗鲤丸

当归酒洗 杜仲盐水炒 生地酒洗 熟地酒蒸 枸杞人乳浸 菟丝酒蒸 女贞人乳浸蒸 红枣肉 莲子去心 山药炒 丹皮炒 藕节 川贝去心 百合 龟胶酒化 苍术米泔浸，炒 豆仁炒 石菖蒲炒 诃子面裹煨，去核，取肉 金樱子去毛刺，炒

上药各等份，入鳗灰加倍，共炼蜜为丸，梧子大。每服五七十丸，米汤下。

煅鳗灰法：觅年远瓦夜壶一个，须择其人

中白最多而厚，不能多容小便者。用大鳗一条，重一斤外，放入夜壶内，瓦片盖口，铁丝扎之，外用盐水黄泥，加羊毛涂一指厚，以糠炭火煅之二日，以臭气过为度，冷定开出，其鳗成炭，连人中白研匀用。

卫生膏 治五劳七伤，及一切远年痼疾，无不神效。

人参一斤 枸杞一斤 牛膝一斤 天冬去心，一斤 麦冬去心，一斤 黄芪二斤，蜜炙 生地二斤，九蒸九晒 圆眼肉一斤 五味子十二两，俱各熬成膏 鹿角胶一斤 虎骨胶八两 龟胶八两 炼蜜二斤 梨胶一斤 霞天胶一斤

上诸膏俱贮磁瓶内，熔化搅匀。每日早晚，开水或无灰酒化服三钱。或半料，或四分之一，俱可愈病，至重者不过一料痊愈。

百补膏 治心血，肾水不足及诸虚。

玉竹 枸杞 圆眼肉 核桃肉 女贞子各一斤

砂锅内多水煎一汁、二汁、三汁，合熬用文武火，俟滴水成珠，加白蜜一斤，再熬成膏，磁瓶收贮。每日早晚，滚水调服三钱。

头眩晕倒方 老年人更妙。

鲜白果二个，去壳衣。研烂空心开水冲服。至重者，不过三五服愈。

痨嗽方 并治一切弱疾。

鸡冠油一个，砂锅内少加水，熬出油去渣，入净白洋糖二斤，同熬，化匀。每日不拘时服，吃数个愈。

种子门

太乙金锁丸 男服。

五色龙骨五两　覆盆子五两　莲蕊四两，未开者，阴干　芡实百粒　鼓子花三两，即单叶缠枝牡丹

共为细末，用金樱膏为丸，捣千余丸，桐子大。每早盐酒送下三十丸。百日永不泄。如欲泄，以冷水调车前子末半合服之，即成男孕。忌葵菜。

延寿获嗣酒

此青城霍氏家传，能补真阴，或素性弱不耐风寒劳役，或思虑太过，致耗气血，或半身不遂，手足痿痹，或精元虚冷，久而不孕，及孕而多女，或频堕胎俱宜。服之能添精益髓，乌须明目，聪耳延年，男女俱可服。

生地十二两，酒浸一宿，切片，用益智仁二两同蒸一炷香，去益智仁　覆盆子酒浸一宿，炒　山药炒　芡实炒　茯神去木　柏子仁去油　沙苑酒浸　萸肉酒浸　肉苁蓉去甲　麦冬去心　牛膝各四两　鹿茸一对，酥炙

上药用烧酒五十斤，无灰酒二十斤，白酒十斤，圆眼肉半斤，核桃肉半斤，同入缸内，重汤煮七炷香，埋土七日取起，勿令泄气。每晚男女各饮四五杯，勿令醉。至百日后，健旺无比。忌房事月余，入室即成男胎。有力者，加人参四两更妙。

种子神方　男服。

人参二两，晒干，酒浸透　古墨一两六钱，愈久愈佳　补骨脂盐水泡，炒香　肉苁蓉酒浸一宿，去甲蒸　山药盐水炒　米仁炒　白归身酒洗浸　茯苓乳拌蒸晒　远志肉各一两　甘草水浸一宿，晒干　沉香三钱，不见火　荜澄茄一钱，勿误用山胡椒　何首乌一两，黑豆拌蒸九次，去豆　巴戟天八钱，酒浸一宿，晒干　北细辛五钱，洗去土　淫羊藿八钱，油少许拌炒，油干为度　土木鳖三个，忌油者

上药须拣选上品，如法制就，为末蜜丸，桐子大。每日空心，酒或淡盐汤送下五钱。忌

房事一月，服药忌食猪肉。

金锁十益大安丸

顶熟地一斤，人乳拌蒸九次　顶生地六两，酒洗　菟丝子五两，酒煮吐丝　黄芪蜜炙　麦冬去心　天冬去心　女贞子人乳拌蒸，九次　白术米泔浸，炒　白芍酒炒　芡实　归身酒洗　杏仁各三两，炒　杜仲盐水炒断丝　茯苓各三两，乳拌蒸晒　萸肉二两　山药炒　牡蛎各四两，童便和黄泥裹煨　鱼胶八两　蛤粉炒

以上俱如法制过，照分两秤准，为末听用。

圆眼肉一斤　青核桃肉一斤，二味捣如泥　莲子八斤，去心，焙研　真木枣肉五两

以上四味，共捣匀，将药末和炼蜜为丸。早晚各服五钱，男女俱可用。至半料必孕。若加人参一两五钱更妙。

衍庆丸　男服。

当归酒洗　肉苁蓉酒洗　山药乳拌蒸　枸杞各四两，酒蒸　鱼胶一斤，麸炒　核桃肉十两，去皮捣烂　补骨脂一斤，米泔水加盐浸，春二，夏一，冬五　菟丝子八两，酒浸一宿，煮吐丝　熟地四两，酒洗　吴茱萸三两，酒蒸炒　杜仲二两，酒姜盐炒　覆盆子四两，酒浸　人参五钱，黄芪煎汤浸透晒干

上药择天月德日合炼蜜为丸。空心淡盐汤送下，初服一钱，次服一钱五分，三服二钱，四服二钱五分，五服三钱。初服禁房事三七日，便觉药力有效，至三月后，当佳期连晚，用酒送下三钱，即可得孕。忌食猪、鸡、鹅、鸭等血，并君达菜。久服身体康健，饮食加进，兼治偏坠疝气等症。

太极丸　种子黑须，驻衰颜，延年益寿。男服。

茯苓四两，乳浸，日晒夜露至重八两止　赤石脂二两，川椒末四两和炒，去椒　胎发四五团，先将发溶化，入血竭三钱搅匀　朱砂三钱，用黑牛胆汁煮，焙干　肉苁蓉　补骨脂炒　巴戟　龙骨煅，

水飞，各三钱　鹿角霜四两

上共为末，鹿角胶四两为丸，梧子大。酒下九丸，渐加至十五丸。至一七日，神清气壮。欲种子，车前一两，煎汤饮之。

制米法　返老为童，种子如神，男服。

白糯米整粒者，二三斗，于二月初八日，壬癸亥子日，取长流水锅内煮开水，徐徐入米，一滚即捞起，不可太熟，筐内摊晒，不可堆厚，日对日光，夜对月光，不时手翻，积算共得日色月光有几个时辰，至日色晒得有一百四十七时，月光有九十八时为满。将满之时，以净水冲去米上灰土，再晒至数足，磨细粉，每粉一官升加鳇鱼胶一两，去两头黄黑者，取中间明亮者，剪成豆大，炒黄色，另研细末，入米粉和匀。每清晨盐水调二三合，或五合。若止生女而未得男者，以淡姜汤冲服。

女人种子方　无子得子，生女转男。

取明亮雄黄，要纯红一毫无清色者为细末，俟妇人月经至时，以雄黄末用黄酒送下五分，每日一服，经止为度。

桐叶仙方　此方试无不验，孕必生男。女人服。

香附十两去毛，分作五股，每股二两，一红花汁浸，一童便浸，一酒浸，一醋浸，一盐水浸，各一日一换酒醋等，或三日五日浸透，各炒干弗焦，捣末，取净末五两　益母草净叶，酒蒸晒为末，三两　艾叶要蕲艾，醋炒，捣如绵，以黄米粉薄糊拌透，晒研末，七钱　阿胶一两二钱，面炒成珠，研末　当归二两，酒炒晒干　川芎二两，酒洗晒　熟地二两，九蒸九晒　生白芍二两，酒炒　白术一两五钱，土炒　元胡索一两二钱，盐水炒　条芩一两五钱，酒炒　牛膝一两二钱，酒洗蒸　陈皮一两　木香二钱　茯苓二两　炙甘草三钱　砂仁三钱去壳　丹皮一两二钱，酒洗蒸

上药各照分两，称净末，醋糊为丸，如桐

子大。每服三十丸。

固本种子丸

九香虫五十对，黄酒洗净，焙　五味子四两　百部酒浸一宿，焙　肉苁蓉酒洗　远志去心　杜仲炒　枸杞子　防风　茯苓　蛇床　巴戟酒洗，去心　柏子仁去油　山药各一两

为细末，炼蜜丸，桐子大。每服五十丸，食前温酒或盐汤下。

神效种子鱼肚丸

鱼肚蛤粉炒至无声为度，去蛤粉，加酥少许炒过，一斤　菟丝酒水煮成饼，晒，二两　真北沙苑隔纸炒，三两　真白莲须三两　归身酒洗，三两

各秤准净末，同研千余，炼蜜为丸，梧子大。每日清晨，开水下三钱，男女皆服。二十以上者服四两受孕，三十者半斤，四十者一斤，五十者一料，六十者多服亦能生子。忌食鱼、羊、火酒。但服药之时，以保精为上，二十外者五日一御女，三十者十日，四十者一月，五十者一季，愈久愈妙。此方出自仙传，切勿轻视。

灸鸡子法　治妇人肥胖，不受孕者。子宫有痰之故。

鸡子一个，用艾包裹，香火点着，俟艾烧尽无烟，去艾灰，去蛋壳吃之。并吃无灰酒三五合，日进一服，至四十九个，无有不孕者。

胜金丹　和经益精，补诸虚种子，并治胎前产后，月经不调，淋浊赤白带下等症。女服。

香附一斤，四制，童便、酒、盐、醋浸，春七、夏三、秋八、冬十日，炒　人参一两五钱　白薇四两，去芦　赤芍一两五钱　白芍一两五钱　当归一

21

两五钱　白芷一两五钱　川芎一两五钱　熟地四两
五钱　藁本三两　白茯苓　丹皮　牛膝　杜仲各
二两五钱　甘草七钱五分

以上十四味，俱用好酒浸，春五、夏三、秋七、冬十日，淘洗净，晒干为末，再用白石脂一两，赤石脂一两，醋浸三日，煅红，醋淬七次，烘干研末，入前药末和匀，再用乳香、没药各一两，朱砂、琥珀各五钱，将四味用好酒研成膏，和前药炼蜜为丸，弹子大，金箔为衣。每服一丸，酒送。如妇人行经腹痛，于经前五日服之。不过三月即愈，如素未受孕，服药数月即孕。

秃鸡丸　治色欲过度，下元虚损，服之能种子。男服。

河车一具，酒洗净，银针挑去血丝，焙干　肉苁蓉酒洗　菟丝子酒洗　蛇床子酒浸　五味子　沉香　莲蕊　远志肉　山药　木香各五钱　益智仁一两

上为末蜜丸，梧子大。每日温酒下三十丸，空心服。

经验种子丸　男服。

甘枸杞八两，酒洗　白当归四两，酒洗　莲蕊四两　沙苑蒺藜四两，微炒　鱼鳔切如豆，蛤粉炒，四两　牛膝四两，酒洗

共为末蜜丸，梧子大。空心下五十丸。

经验广嗣丸　治男子痨损羸瘦，中年阳事不举，精神短少，未至五旬，须发早白，步履艰难，并妇人下元虚冷，久不孕育。

人参　山萸　茯苓　天冬　石菖蒲　车前子　赤石脂另研　当归各一两　生地　熟地　杜仲　地骨皮　川椒　牛膝各二两　枸杞肉　苁蓉　远志各三两　菟丝四两　覆盆子　泽泻　柏子仁　山药　五味子　巴戟天　木香各一两

为末蜜丸，梧子大。初服六十丸，渐加至百丸，空心盐汤或酒下。

十子奇方　男服。

凤仙花子三两，井水浸一宿，新瓦焙干　金樱子竹刀切开，去毛子，水淘净，春碎熬膏，三两　五味子三两，酒浸蒸，晒干　石莲子研碎，用茯苓、麦冬各一两煎汁拌蒸，晒干净，三两　菟丝子三两，酒浸三宿，煮一昼夜，吐丝为度　女贞子三两，酒浸，九蒸九晒　枸杞子四两，一半乳拌蒸，一半酒浸，微炒　小茴香一两，微炒为末　白菊花二两煎汁拌，晒干　桑子四两，极黑肥大者，取汁，以磁盆盛之，每日晒成膏　大附子一个，重一两，蜜煮一日，换水煮半日，人参二两，煎汁拌附子，晒干，附子须切片

上金樱子、菟丝、桑椹三味为膏，入诸药末，用怀山药四两，煮糊为丸，梧子大。每空心服一钱五分，临卧服二钱。此药能治九种不育，四般精泄，健脾壮筋，清痰理气。服之十日，觉腹中微热，小便微黄，此为精血半周。久之神气加旺，饮食倍进，阳物坚举，精暖能贯。值妇人行经三日投之。中年验者不可胜指，七十外老人亦验。

魏国公红颜酒　滋阴壮阳，种子奇方。男服。

莲子去心　松子仁　胡桃肉　白果肉　龙眼肉

各等份，浸烧酒，随用一二杯。

仙茅油　治男子精血虚损，阳痿无嗣。

仙茅米泔浸出赤水，四两　淫羊藿去边，四两　五加皮四两

上药咀片，入生绢袋，浸酒一月，随意取饮。

固精酒　助阳多子有奇效。

杞子四两　当归二两，酒洗切片　熟地六两

上药绢袋盛入坛内，好酒五六大壶，重汤煮二炷香，埋土中七日。每日早晚饮三五杯，勿可太多。

龙虎小还丹 治一切手足拘挛，血气凝滞，阳事不举，齿豁目昏，心神散乱，种子延年，功难尽述。

鹿角胶 虎掌酒炙，虎胫尤妙 川萆薢酒洗 肉苁蓉各四两 熟地八两，牛膝三两拌蒸 金钗石斛一斤 川续断 补骨脂研碎，拌胡桃肉蒸炒 龟甲酥炙 茯苓人乳拌蒸 山萸肉 山药各四两 天冬去心，三两 巴戟肉三两 沉香五钱 枸杞六两

上为末，将石斛酒水煎膏，入鹿胶调化，神曲六两，为糊和丸，梧子大。早晚淡盐汤或酒下百丸。如精薄，加龟胶四两。如男妇同服，加当归四两。

九仙丸

黑驴肾并肾子腰子全切片，以伏龙肝为末，铺锅底，将前物铺上，再用伏龙肝末盖之。慢火焙干，去伏龙肝 枸杞子二两 巴戟去心 核桃肉去皮，各四两 莲蕊 白芍酒洗 当归酒炒 补骨脂炒 茯苓 胡芦巴酒炒 芡实 肉苁蓉酒洗 牡蛎煅 牛膝酒蒸 龙骨煅，童便淬 杜仲盐水炒 沙苑蒺藜各二两炒 大茴一两

上为末，酒糊为丸。每清晨开水下二钱。如欲种子，可日三服，先忌房事三七日效。此药须长服为妙。

伤寒门

神仙粥 专治伤寒，阴阳两感，初起发寒热。

葱白七条，连根叶，生姜五大片捣碎，加白糯米一撮，水三碗，煎清粥二碗，入老醋半小盏，乘热饮之。待汗大出而愈。但未食粥前，必问病人，肚内饱胀不思饮食者，即不可用糯米，单以葱姜煎服可也。

姜熨法 治伤寒，胸膈不宽作痛，一切寒

结热结，食结痰结，癖结水结等症。

生姜捣烂去汁，将渣炒热绢包，渐渐揉熨心胸胁下，其痛豁然自开。如姜冷再添汁，炒热再熨。如热结，微炒。如大小便结，熨脐腹。又华陀救卒病方，用葱白炒热熨脐，再以葱白三寸研烂，用酒煎灌之。阳气即回，兼治阳脱。

阴毒伤寒四肢逆冷方

吴茱萸一升，酒拌湿，绢袋二个，包蒸极热，更换熨足心，候气透即止。

阴证伤寒方

葱八两，麦麸一斤，盐一斤，干姜四两，共炒热，青绢或布包熨脐，稍冷再炒热熨，以手足暖，至有脉为度。

阴阳易方 伤寒愈后，男女交感，而无恙者反得病，其症手足俱急，名曰阴阳易。

干姜为末，调服数钱，覆被出汗愈。

发汗方

干姜 黄丹 枯矾 胡椒各三钱

上共为末，用滴烧酒为丸。一服分作二丸，男左女右，置手心上，按会阴穴，片时即出汗，足心有汗方止，去药。凡一切病不能发汗者。皆可用此方，会阴在谷道前，肾囊后，正中间即是。

消跗散 治脚气伤寒，其症两跗忽然红肿，因而发热，两胫俱浮作痛。盖因感染湿热，先从下受，但消其湿热，从膀胱下行，则身热自退，切不可用风药散之。恐致上升，不可救矣。

茯苓八钱 薏苡八钱 茵陈 防己 栀子各八分 泽泻二钱五分 木瓜八分

上用水煎服三剂，便利热退，五剂肿消，

十剂痊愈。

顺导汤　治同前。

茯苓　泽泻各五钱　肉桂三分　木瓜　胆草各一钱　车前子去谷净，三钱

水煎，六七剂愈。

阴证方

老油松节七两，捶极碎　胡椒每岁七粒　鸡蛋二个

水三四大碗，同蛋煮熟，先将汁半茶杯，与病者服之，次将蛋一枚，磨其胸腹，冷则易之。二蛋互换，以胸膈爽快为度，能变阴为阳。

又方

丁香油涂其前心，后心，脐轮，丹田，腰眼，并小腹两边，顶门，会阴，涌泉各处。大能驱阴中之邪，发汗。

感冒门

姜茶散

姜五片　细茶一钱　冰糖二钱

水煎热服，被盖取汗。

五神汤

荆芥二钱　苏叶二钱　细茶一钱　姜三钱冰糖三钱

水煎服，被盖取汗。

葱姜煎

葱十枝，去根叶　姜三钱

煎一大碗，入酒一小钟，取汗。

武当救世丸　治天时不正，伤风伤寒，初起瘟疫时气，头痛身热，咳嗽骨痛，并恶毒

生发，身上寒热等症。

生何首乌赤色　川芎　羌活　川乌　草乌　细辛　生甘草　全蝎　荆芥　防风　天麻　当归　石斛　麻黄各一两　茅山苍术八两

上各依古法炮制，为末蜜丸，再用朱砂、雄黄各五钱为衣，每丸重一钱五分。大人二丸，小儿一丸或半丸，姜二片，葱白五根，煎汤调服。被盖取汗，甚有功效。孕妇忌服。

瘟疫门

凡遇疫染，以初病人衣放甑上蒸之，则一家不染。

内庭奇方

苍术　良姜　枯矾

各等份，为末，每用一钱，以葱白一个，捣匀涂手心，男左女右，掩脐上，药勿着肉，又以一手兜住外肾前阴，女子亦如之。煎绿豆汤一碗饮之。点线香半炷，可得汗，如无汗，再饮绿豆汤催之。必汗出而愈，然后调理。

内府解瘟丹　端午夏至前后，烧一二丸，能远疫鬼及蛇蝎毒物。

苍术八两　明雄黄二两　白芷四两　肉桂一两　艾叶四两，三月三日收者佳　乳香　芸香　甘松　三奈　俺叭香各一两　硫黄五钱

共为细末，用榆面三合，加红枣煮烂去核同煮，如糊捣丸，阴干收好。遇有时行，日焚一二丸极妙，须端午制。

疫症方　治身热发狂。

苦参十斤，上好烧酒十六斤，小缸内拌贮盖好，过夜炒燥，或烘干磨末，水发为丸，绿豆大。每服二钱或一钱五分，滚水下。一方：用苦参二两，酒煎热服，或吐或不吐，或汗或不汗，俱愈。

解邪丹

虎头骨二两　朱砂　雄黄　雌黄　鬼臼　芫荑　鬼箭羽　藜芦各一两

上为末蜜丸，弹子大。囊盛一丸，系右臂上，或于病人户内烧之。一切邪祟远避。

疫毒下痢方

松花二钱　薄荷叶煎汤，入蜜一匙调服。

四时瘟疫方

黑砂糖一盅　姜汁一盅　滚水一盅

搅匀，令病人乘热服之。当即增寒热，发汗而愈。

福靛散　治大头瘟，项肿腮大，形如蛤蟆。

靛青花三钱　鸡子清一个　烧酒一碗

共打匀，吃下即愈，真神方也。

中风门

释麻丸　专治指麻臂冷，忽觉一时昏瞆，及头晕眼花，服此以预防。

白术二两，荷叶包蒸三次　广皮八钱　山楂五钱　川连五钱，吴茱萸拌炒，去萸　炙甘草八钱　黄芩酒炒，七钱　木香一钱　枳实八钱，麸炒　苍术二两，茅山者佳，米泔浸晒三次，盐水拌匀　茯苓一两，人乳拌蒸　人参七钱　半夏八钱，白矾汤姜同煮　当归一两，酒洗　白芍一两，酒拌炒　经霜桑叶四两，去筋

为细末，竹沥、姜汁、荷叶汁，打神曲糊为丸，梧子大。空心服二钱，开水送。忌猪首、鹅肉，发风动痰物。一年后，可免中风之患。

白虎散　治中风，兼治小儿急惊。

生石膏十两　辰砂五钱

共研细和匀。大人每服三钱，小儿一岁至三岁一钱，四岁至七岁一钱五分，八岁至十二岁二钱，十三岁至十六岁二钱五分，俱用生蜜调下。

中风方　治口噤痰厥，不省人事。

辰砂　白矾

等份，共为末，三伏时内装入猪胆，挂透风处阴干。每服豆许一粒，凉水溶化灌下，即愈，然后可加调治。

又方

荆芥穗略焙干为末，酒下二钱，立愈。

礞石化痰丸　治中痰，并一切痰症。

大黄二两，九蒸　礞石二两，煅，乳淬　沉香一两　半夏二两，姜矾制　陈皮二两　黄芩二两，酒制

为末，陈米糊为丸，绿豆大，每服三钱。

中风口㖞方

皂角五两，去皮　为末，三年陈醋和之。左㖞涂右，右㖞涂左，干更涂之。

救右汤　治中风后，右手不仁，或口角流涎，不能言语等症。

白术五钱　人参二钱五分　黄芪五钱　半夏八分　茯苓一钱五分　炙甘草三分　附子三分　陈皮三分

水煎服。三剂出声，五剂收涎，连服二十剂痊愈。此方亦治女子左手不仁。

救左汤　治中风后，左手不仁，或目不识人等症。

熟地一两　白芍五钱　柴胡三分　花粉一钱五分

水煎服。四五剂效，十剂大效，一月痊愈。

此方亦治女子右手不仁。

理气化痰汤　治无故身倒，肉跳心惊，口不能言，足不能动，痰声如雷，此气虚中痰也。

人参二钱　黄芪四钱　归身二钱　白芍一钱五分　茯苓二钱　白术二钱　炙甘草四分　熟地四钱　川芎八分　肉桂八分

水煎服。二剂能言，再二剂而痰声息，再二剂而手足活动，一月痊愈。

熨法　治阴阳脱症，凡吐泻之后，四肢厥冷，不省人事，或男女交合，小腹疼痛，外肾缩入，冷汗大出，须臾不救。又中风昏迷不醒，又阴毒腹痛，厥逆唇青，卵肿脉绝，皆治之。

生葱一二斤，截去其叶须，留中段四寸许，用绳缚之，分二束，放锅内蒸热，不见水取起，患人脐上熨之。又将次束置锅内，此束冷则换之。如此数次，病人鼻气略闻葱气即醒。一切急中风，阴脱风寒，无有胜此者。如无葱，以蒜代，如上法亦好。又用生姜捣烂，加盐四两，炒热布包熨，亦作二包换之。

中暑门

黄金丹　治中暑发痧，霍乱痢疾等症神效。

川连二两四钱　黄芩二两一钱，酒炒　干姜一两二钱　香附醋制　砂仁　丁香　木香各三钱　槟榔六钱　车前六钱　泽泻三钱，盐水炒川贝六钱　荜茇　陈皮　麦芽炒　荆芥穗各三钱

共为细末，用新荷叶捣汁，或干者煮汁亦可，打面糊为丸，每料作一百丸。每丸可治二人，冷水调服。房事者用温汤下。忌炭火铁器，百发百中。

中暑方

街上热土，童便搅匀灌之即苏。又地浆水服之愈。将地掘一坑，入清水搅之即是。又以热土围脐四周，令人溺脐上即苏。

香薷丸

香薷三两　薄荷叶二两　硼砂二两　柿霜二两　粉甘草一两　乌梅肉二两　藿香二两

共为细末，白糖白蜜为丸，每丸重一钱。嚼化或冷水下。

中暍方

青蒿五钱　茯神　白术各三钱　香薷　知母干葛各一钱　甘草五分

水煎服。一剂气通，二剂热散。

又方

香薷　茯苓各二钱　甘草　黄连各七分　白术五钱　白扁豆二钱　白豆蔻一粒

水煎服，一剂即愈。

吐血门

吐血不止方

白茅草根一握，水煎服之。

又方

百草霜五钱　槐花米二两　每服二钱，茅根汤下。

百草霜，即人家锅底煤也。乡外人家长烧百草，要住居山场更好。止一切吐血衄血，取其红见黑即止。此药火中有水性，轻浮无毒，不伤脏腑。

又方

白薄纸五张　烧灰水服，效不可言。此方极奇。

又方　上下诸血通治，或吐血，或心衄，或内崩，或舌上出血，如簪孔，或鼻衄，或下便出血并用。

乱发烧灰，水服二钱，一日三服。

又方

韭菜捣汁一盏，童便半盏，顿热服一二次，立止。

男妇吐衄不止方

益母草捣汁一盏，童便半盏，炖热服。无鲜者，以干者一二两，煎汤和童便服。

又方

藕汁一盅　萝卜汁一盅　温服亦治血痢。

血不归经方　治血从口鼻耳眼出。

用现弹过新棉花五两，烧存性为末，淡酒送下。

引血归经方

当归酒洗，三钱　白芍酒炒，二钱　熟地五钱川芎一钱　荆芥穗一钱，炒黑　生地酒浸，五钱麦冬二钱　茜草一钱　甘草一钱

水煎服。

治吐血仙方

柿霜　陈棕灰各一钱　清汤下。

止血方

生地一两　当归蒸熟，三钱　元参五钱　荆芥炒黑，三钱　三七一钱

水煎服，一剂止血。肺热咳嗽，加茅根一两，麦冬三钱。胃热者加石膏五钱，同煎服，无不立效。

吐狂血方

生地捣汁　藕汁　人乳　茅根捣汁　梨花蜜

童便各一碗　京墨六分，磨入　姜汁十四匙

上共熬成膏，每日清晨服五六钱，如临吐时亦可服。

疟疾门

丹阳治药三方　不拘阴阳，一日、二日、三日，及非时疟，人无老幼，病无久近，按方依次服之，应手而愈，切勿增减。药有首功，有后效，故分一二三，而第二方实为主，既不刻削，又不峻补，而功独归之第一方。

陈皮　半夏姜汁制　茯苓　威灵仙各一钱苍术米泔浸，切片，炒　厚朴姜汁炒　柴胡　黄芩各八分　青皮六分　槟榔六分　生甘草三分

生姜三片，河井水各一盅，煎八分，空心服。如头痛，加白芷一钱。无汗，加麻黄一钱，只服一剂后去之。此方平胃消痰，理气除湿，有疏导开先之功，轻者二剂即愈。若三五剂后，病虽减而不愈者，必用第二方。

第二方

生何首乌三钱　陈皮　茯苓　柴胡　黄芩各八分　白术　当归　威灵仙各一钱　炙甘草三分知母　鳖甲醋炒，各二钱

生姜三片，河井水各一盅，煎熟入酒半杯，煎数沸空心服。久疟加蓬术一钱。此方补泻互用，不用参芪，屏去常山、草果，平平无奇，却有神效，即人弱症重，十剂立起。切勿早用参芪，须待疟止，扶元再用第三方。贫家只用此方，多多益善。

第三方

人参一钱　黄芪炙，一钱二分　归身一钱二分白术炒，一钱　陈皮八分　炙甘草三分　柴胡八分　升麻四分　或加麦冬一钱　青蒿子八分　此二味临时酌用。

加姜一片，枣二枚，水煎。半饥服，三五

27

剂元气充实矣。初愈宜节饮食。

疟疾验方　治四日两头尤妙。

川贝　半夏

各等份，研末，姜汁为丸，如小龙眼大，先一时姜汤送下。

四日两头方　发过三四巡后，一服即愈。

愈后宜服补药数剂，则不复发。

常山　槟榔　苍术　陈皮各三钱　鸡头梢一对

水二碗，煎七分，入酒一盏，煎数沸，露一宿，临发日，五更，汤炖热，面东服。如不能饮者，水煎亦可。一方加人参一钱治之。

治疟方　须发三五次后，方可用。

生姜一块捣烂，入净锅焙成饼，如茶杯底大，厚二分许，取置桌上，略退火气，贴风门穴，外用碗口大新膏药一张，四围以手按，紧贴不可丝毫走气，中间姜饼处勿按，恐其散碎，万宜仔细，或丝毫不紧，必有冷水流出，即不效。俟下期，再治风门穴，在颈后第二骨节与第三节交缝处，临发黎明，贴之即愈，膏药勿揭，听其自下。

截疟方

香附去毛，米泔浸，锉碎，微火炒熟，六两　草乌老姜自然汁浸，切片，拌炒，去姜，三两

二味俱拣成个完整者方用，破碎半个者去之。用石臼捣为末，磁器收贮勿泄气。每服一分四厘，滚水下，须在将发未发时服，如迟早俱不应，应时服之即愈。

海上仙方

番木鳖二两，面炒三次至黑，去油净，用银刀或磁片刮去毛　朱砂一钱　雄黄一钱　甘草一钱

共为末，每服一分，临发日清晨，温酒送下，

服后吃半饱，睡一觉即愈。治四日两头神效。忌铁器，服药后须要避风，如不避风，令人发抖，急嚼生姜咽汁，或米汤，或圆眼汤热饮解之。

治诸疟效方　专治隔日疟。

当归二钱　黄芩一钱　柴胡一钱　陈皮一钱　半夏六分　泽泻八分　茯苓一钱　甘草五分　生姜三片　木枣三个　桃脑七个，向东者

勿令人见，用水酒各一碗，煎八分，露一宿温服。分两不宜加减。

绝疟膏

斑蝥一个，去头足翅　红枣一个，去核

同捣烂，包在眉心，先发时半日包上，过时即除下，迟则起泡矣。但须发过三五次后方可用，此药倘早用之，恐风邪未净，终有后患。

疟疾不二饮

常山二钱，鸡油炒　槟榔雌雄各一钱，尖者雄，平者雌　知母　贝母各一钱五分

酒水各半盏，煎七分，不可过熟，熟则不效，露一夜，临发日五更天温服，勿令妇人煎药，一服即止。

信雄丹　屡试屡验。吟按：此方白砒，须放瓦上火煅，出烟尽净，否则极毒，杀人。

白砒二钱　明雄黄八钱　朱砂水飞过，为衣

研细末，端午午时，用七家粽尖为丸，绿豆大，朱砂为衣。大人五丸，小儿三丸，无根水于发时早半日朝东，男左手，女右手，持药服之。忌茶水，半日即愈，四日疟亦愈。

一两金　治疟如神。

首乌五钱　当归　牛膝各一钱　陈皮　青皮各一钱五分

水酒各一盏，煎露一夜，发日五更用，重

汤炖热服。

又方 治久疟人虚。

鸡子二个打散，入白糖一两打匀，蒸熟食之立止。

四日疟方 治四日疟效。

斑蝥每岁一个，去头足翅　密陀僧三钱

研末，用软柿饼二个同捣烂，临发日五更贴脐上，一日足去之。

又煎药方

生首乌八钱　沙参三钱　归身三钱　夏枯草一钱　青皮八分　生甘草三分

酒水各半盏煎，发之次日，服二帖愈。

又方

白术四两　半夏二两

为末，姜汁打米粉糊为丸，每服三钱，服完痊愈。

又方 治四日两头。

常山三钱　陈皮三钱　槟榔三钱　子丁香五分　乌梅三个　白丁香五分

酒水各半盏煎，鸡鸣时服之。止后须服补中益气汤，此药可为末施舍。

截三阴疟方

胡椒三钱　研为细末，用砂糖少许和匀，先一夜入脐内，用布包紧，至次日去之即愈。一方：椒末入脐内膏盖，十六岁用五分，年小递减，至六十外亦递减，神效。

疟后怪症方 治口鼻中气出，盘旋不散，凝如黑盖色，过十日渐至肩与肉相连，坚如金石，无由饮食。泽泻煎汤，日饮三五次，连服五日愈。

代赭膏 治小儿疟不能进药。

代赭石五钱，煅，醋淬　朱砂五钱　人言豆大一粒

纸包六层，打湿煨干，入麝香少许，研末，香油调，少许涂鼻尖、眉心、手脚心，神效。

痢疾门

淳于丸

大黄八两　白芍四两　车前子四两　莱菔子八两

俱生用为末，水打为丸，每服三钱，滚水送下。虚弱及老人，人参一分，煎汤送下。

丹阳治痢三方

川连　黄芩　括芍　山楂肉各一钱二分　枳壳　厚朴姜汁炒　槟榔　青皮各八分　当归　生甘草　地榆各五分　红花三分，酒洗　桃仁一钱，去皮尖，研细　木香二分，为末

上药水煎，空心服。不论红白，身热腹痛，并用此方。纯白者。去地榆、桃仁，加橘红四分，木香三分。涩滞甚者，加酒炒大黄二钱，服二帖，仍服此方。初起三五日神效，旬日内亦可。若十日半月后，当有加减法，另详于后。

第二方

川连　黄芩　芍药酒炒　桃仁粉各六分　括生芍四分　山楂一钱　厚朴姜炒　青皮　槟榔各四分　橘红四分　生甘草二分　炙甘草三分　当归五分　地榆四分　红花三分　木香二分

水煎，空心服。若延至月余，脾胃虚弱而虚滑者，更立一方。

第三方

黄芩酒炒　白芍各六分　橘红　厚朴姜汁炒

木香各三分　地榆醋炒，四分　红花二分　人参　白术炒　当归　炙甘草各五分

水煎，空心服。以上三方，取效最奇。妇人有孕，去桃仁、红花、槟榔。大凡痢症，一忌温补，一忌大下，一忌发汗，一忌分利小水。禁口者，毒在胃口也。用首方煎熟，分五六次缓缓服完，使胃口毒解，不惟药可进，即饮食亦可进，不必用他药也。

忍冬散

金银花，入铜锅内，焙枯存性，五钱，红痢以白蜜水调服，白痢以砂糖水调服，一服即愈。否则亦必渐出黑粪，次日霍然，真神方也。

太和丸

红丹二两，飞净　杏仁一百粒，去皮尖　巴豆仁四十粒，去衣油　乳香去油　没药各二钱，去油

各为细末，黄蜡一两二钱，化开搅药末丸，如绿豆大，每服十五丸。红痢，甘草汤下。红白痢，甘草姜汤下。白痢，姜汤下。里急后重，白汤下。水泻，米汤下。如人小或虚弱人，须减少用，孕妇忌服。

姜葱饮

凤尾草连根一大握，老米一勺，姜三片，葱白三根连须，水三大碗，煎至一碗，去渣，入烧酒一小杯，蜜三茶匙，乘热服一小杯，移时再服一杯，一日服尽为度。忌酸味、生冷、煎炒等物。不分男妇老幼，红白久近，一服即愈，效验如神。如白多者。量加葱姜二味。

椿皮丸　治下痢危笃，或色如羊肝者，服之可起死回生。

白臭椿根皮，红香椿根皮，俱要在土内者，方可用。去土净，刮去粗皮，微焙为末，清米汤打丸，如芥子大。每服三钱，分四五次，以清米汤，徐徐送下。

热痢方　治便血腹痛，或如鱼脑五色者。

干丝瓜一枚，连皮煅研，空心酒服二钱。一方煨食之。

泻痢不止方　亦治久痢。

五倍子一两，半生半熟，为末糊丸，梧子大，每服三十丸。

红痢，烧酒下。白痢，水酒下。水泻，米汤下。

又方

山楂不拘多少，去核为粉，每用五钱，红痢加蜜，白痢加黑砂糖，俱用滚水调服，立止。

一粒丹　止痢疾水泻，脾泄尤效。

巴豆十粒　半夏十粒　丁香一钱　雄黄一钱，醋煮研　朱砂五分，为衣　麝香五厘，为末

酒糊捣丸，红豆大，朱砂为衣，以茶汁润脐纳药，上盖膏药良久，有积即行，无积则止。

马钱散

木鳖　母丁香各五个　麝香一分

研末，米汤调，作膏纳脐中，以膏药贴上护住，噤口痢亦效。

封脐丹　治痢疾水泻，并妇人白带。

丁香七个　肉果一个　牙皂二两，去筋　大倍子一个，炒　麝香五厘

为末，醋调为丸，绿豆大，入脐，外贴膏药。

点眼膏　赤白痢疾，及噤口痢危笃者，皆神效。

初胎粪炙干，一钱　雄黄四分　片脑少许

为极细末，水调，点两眼背。

封脐膏

大黄　黄芩　黄柏　枳实各一两　槟榔八钱
黑白牵牛各三钱　当归　槐花各五钱　地榆一两
木香三钱，后入　生姜　麻油八两　黄丹四两

以上熬成膏，摊贴脐上。忌油腻酒浆，烟
面荤腥。白多者，先用姜三片，茶叶一钱，红
糖三钱，煎服。赤多者，或口噤者，用川连一
钱，地榆一钱，茶叶八分，煎服。服后贴膏药，
无不效。

药梅方　治痢神效。

青梅一斗　砂仁四两　甘草四两　川木通八
两　紫苏四两　黄芩八两　防风八两

上好烧酒一斗，将药拌匀，青梅浸酒一月，
每用二三枚神效。

金华散

椿白皮一两，须臭气者，去粗皮，取向东南者
松花三钱

共为末，红痢蜜调，白痢砂糖调，红白痢
糖蜜兼调，滚水空心送下三钱。忌厚味。

久痢不止方　或噤口病势欲绝者。

金色鲤鱼一个或一二斤，如常用盐、酱，
葱必用，加胡椒三四钱为末，煮透盛于病者前，
令嗅其香气，欲食，即令随多少食之。和汤连
肉一饱，即除根。此方屡治多效，惟久痢为宜。

噤口痢方

莲肉炒为末，粥饭调食，数次即愈。

又方

鹿角煅存性，为末三钱，小人二钱，好酒
送下，立时即思饮食。

又方

鸡肫皮焙研，乳汁服之。

水仙散　治噤口痢。

五谷虫洗净，瓦焙干为末，每服二钱或一
钱，米汤调下，即思饮食。

痢疾丸方

鸦片净，一两　鸦胆三钱五分，即苦参子剥净
肉，去油　人参三钱五分，要顶好原枝　白石榴皮
烧灰存性，二钱五分　上好沉香一钱　枯矾五分

上共研细末捣匀，用陈米一两，以荷叶包
蒸极熟，去荷叶，用饭捣药为丸，重二三厘。
如新起者，每日服三丸，三四日即愈。如半月
后者，只用一丸。红色，用蜜冲滚水下。白色，
白洋糖冲开水下。红白兼有，用蜜、白糖各一
钱，冷水一茶匙和匀，滚水冲下。忌鱼腥苦茶
七日。孕妇勿服。

惠直堂经验方卷二

会稽陶承熹东亭甫集
山阴孙俊奎聚五甫订
绍兴裘诗福吟五重校

诸风门

豨莶丸

五月五日、六月六日、九月九日，采草单取叶茎入甑，层层洒酒与蜜水九蒸九晒，为末蜜丸。每服二三钱，米汤下，百日见效。此药专治周身瘫痪风疾，口眼歪斜，痰涎壅塞，久卧不起，又能明目黑发。

加味养生方　主治手足麻木疼痛。

牛膝　枸杞　生地　杜仲　菊花　萸肉　白芍各二两　五加皮　桑寄生各四两　圆眼肉八两　木瓜　归身各一两　桂枝三钱

火酒三十斤，浸七日服。

风痛酒方

防风　秦艽　鳖甲　晚蚕蛾　虎胫骨　牛膝各七钱　羌活三钱　当归一两二钱　油松节一两　草薢一两　枸杞一两五钱　茄根二两五钱　苍耳子一两二钱

烧酒十斤，浸一日，煮一二炷香，埋一宿服。

大夫酒　治风腰脚疼痛，不可践地，并治中风，口眼歪斜，及历节痛风，俱宜久服。

松叶捣一斤　酒三升，浸七日，每服一合，日二服，或切细为末，酒下二钱，或蜜丸俱可。

祛风药酒方

生地　当归　枸杞　丹参各一两　熟地一两五钱　茯神　地骨皮　丹皮　川芎　白芍　女贞子各五钱　米仁　杜仲　秦艽　续断各七钱五分　牛膝四钱　桂枝二钱五分　圆眼肉四两

黄酒二斗，绢袋盛药，浸七日随用。

三因胜骏丸　治元气虚弱，血脉凝滞，以致筋骨痿痹，或因风湿侵袭，致成鹤膝漏蹄等症，或因跌打损伤，瘀血未散，以致脉络拘挛，走注疼痛，步履艰难。以此治之，百试百效。久服筋骨壮健，行走如飞，妙难尽述。

附子一枚，一两之外，制　明天麻　牛膝　枣仁　当归　熟地　防风　木瓜四两　麝香一钱　乳香　木香　没药　羌活　炙甘草各五钱　槟榔　川草薢　肉苁蓉　补骨脂　巴戟去心　苍术　全蝎净身，各一两

上为细末，蜜丸梧子大。每服七十丸，空心淡盐汤、温酒任下。病近者七日，年深者半月见效。

扶桑煎　治风热臂痛。

桑枝一斤，切片炒，水三升，煎一升半，一日服尽。

简易方　治一切手足风痛，及酒脚风痛。

姜汁　葱汁各一碗　醋一小碗　牛皮胶八两

慢火同三味煮成膏，青布摊贴痛处即愈。

一方加蒜汁，急性花汁，各一碗，更佳。

忍冬膏　治湿气流注之处，痛不可忍。

金银花并叶，和酒糟研烂，用净瓦摊火上，烘热敷患处。

凤仙酒　治风痛。

白凤仙花四两，晒干，浸火酒一埕，饮完愈。又方，用白凤仙花九朵，每朝嚼烂，温酒送下。

七味无价仙方

雄黄、南星、半夏、川乌、草乌、朱砂，再加一味白天麻，每服三分酒下。不论手足顽麻，不论口眼歪斜，浑身风痹，自堪夸万两黄金无价。

千金不换饼　治手足拘挛，虽跛至十余年者俱效。

雄黄五分　细辛　官桂　牙皂　川乌　羌活　骨碎补　白附子各一钱　苍术一钱　麝香三分

水和作饼，棋子大，先将筷头点患处，凡遇酸痛异常，即系受病之源，或一二处以墨记之。用药饼安上，以艾灸之。以筋脉能动而止。

半身不遂方

白蒺藜半斤，微炒去刺，捶碎，水煮一滚，放鸡蛋十个再煮，视鸡蛋浮起为度，单吃鸡蛋，数服即愈。

治鹤膝风方　兼治痢后鹤膝。

用虎食余狗头，煅存性，陈糟捣敷神效。

又方

甘菊花、蕲艾，作踝膝，用久，其病自除。

鸡苏丸　治男妇诸风上攻，头目昏重，偏正头风风痛。

鸡苏薄荷叶八两　川芎　荆芥各四两　羌活　防风　香白芷　炙甘草各二两　细辛一两

为末，蒸饼糊为丸。每服二钱，清茶下。

半边头风方

石菖蒲根捣汁，酒冲服，至多不过三四服愈。如无鲜者，即以干者。水捣汁亦可。

又方

金银花　桑叶　茄杆俱要经霜雪者　夏枯草各八两

煎汤一锅，患人于不通风房内，浴盆盛洗，淋得爽快，冷则换汤，自愈。

偏正头风方

白槿树花子三钱　僵蚕　升麻　款冬花天麻各一钱半　葱头三个　姜皮三片

水二杯，煎八分。先熏鼻眼，待温即服。如头痛甚者，须发汗，轻者不必发汗，四服愈。

内府头风方

萝卜捣汁用一匙，入麝少许，仰卧注鼻孔，左痛注右，右痛注左，两边俱痛，二孔俱注即愈。

又方　治偏正头风。

老鼠洞口泥，炒热，乘热绢帕包头上，即愈。

半肢风方

半边身冷，用真正广西桑寄生，缓则浸酒温服，急则酒煎服。

忘痛汤　治遍身骨痛，时止时痛。

黄芪一两　当归五钱　肉桂一钱，有火者用桂

枝　元胡索五分　花粉五分　秦艽五分

水煎服，二三帖愈。

鬼箭风方　身痛有青痕，以乱发擦之。发卷成团而硬者方是，如不卷硬者非是。

金银花一两

煎汤饮之立愈，兼治鬼击。

五龙针　治鹤膝半肢风，并无名肿毒，初起跌闪，神效。

硫黄五钱　皂角一钱　朱砂一钱　雄黄一钱五分

上药为末，惟将硫黄烊化，入药末在内，再加麝香三分，倾出，绵纸揿薄片，用钱一个，以药四五厘，放钱孔内，香火点灸之。三五次愈。

厚皮风方

苦参不拘多少，用无灰酒煎汤，去渣洗之。数日而愈。或用前汁，将末调敷患处，其效尤速。

大麻疯方

龙吞虎，即以竹削尖拴定，勿令吐出，活浸火酒坛中，盖好过一宿，重汤煮三炷香，埋一日，去火气。每饮三五杯，数日即愈。一坛酒可治数十人，不独大麻疯，诸风并效。即赤蠊蛇吞蛤蚆。

煮鸭方　治大麻疯，手足拘挛，发眉尽落。

大雄鸭一只，火蠊蛇长尺余者三四条，将鸭饿一二日，次早将蛇寸断与食，俟鸭腹蛇化尽，即杀鸭，干拔毛去肠，留肫血等。用酒加作料煨熟吃之。再饮数杯，令微醺护暖，取汗令透，避风数日。至重者，不过吃二三只愈。

麻疯下法

大黄一两，煨

为末，每服三钱，空心温酒下，泻恶物如鱼脑，或有虫如乱发，候虫尽乃止此药。

醉仙散　治风痰，遍身瘾疹，瘙痒麻木，毛发脱落，杨梅疮，误服轻粉，而成此症者并效。

胡麻子　牛蒡子　枸杞　蔓荆子各一两，同炒　白蒺藜　苦参　栝楼根　防风各五钱

共为末，每末一两，加轻粉一钱和匀，每服一钱，茶调下，晨午夕，各进一服。后五七日，牙缝流出臭黄涎，及浑身疼痛，昏闷如醉，勿讶，次后再利下脓血恶臭之物，病根乃除。

鹅掌疯方

桐油三钱　盐卤和匀搽之。外用纸板火熏之。

又方

轻粉　槐子　核桃肉　枣仁各一钱

共捣为丸，分二十一丸，每服七丸。第一日公鸡汁送，次酒，次开水送，三日药尽即愈。

又方

生桐油抹上，用牙香熏之数次，即皮脱手好，永不再发。

又方

黄丹　轻粉各三钱

用猪脏头烧油，调药搽之。风癣即除。或用生猪油，捣赤石脂末为丸，擦之即愈。

又方

鲜蟹水，洗手即愈。又用明天麻煮汁，热洗擦效。

又方 并治寒湿血风。

水龙骨即旧船缝拆下油灰　煅研末，麻油调涂立愈。

红白癜风

硫黄末　白附子　姜汁和匀

茄子带，蘸药擦之。红癜用红茄，白癜用白茄，二三次即愈。

白癜风方

雄黄　硫黄各五钱　南星　黄丹各三钱　枯矾　密陀僧各二钱

共为细末，先以姜汁擦患处，后以姜蘸药末擦之。肉渐黑，次日再擦，黑散即愈。

紫癜风方

宫粉五钱　硫黄三钱

为末，鸡子清调擦。

癫痫门

逐痫丸

灵砂九钱　乳香二钱　胆南星四钱　川连一钱

上为末，以南蛇胆二分，入猪心血，研开和丸，如粟米大。每服五分，临卧时，橘皮汤下。

救痫丸

山药　人参　远志　防风　紫石英　茯神虎骨　虎睛　龙齿　丹参　石菖蒲　细辛五味子各二钱五分　珍珠四分　辰砂二钱，为衣

以上各照古制为末，神曲糊丸，如绿豆大。每服五六十丸，清汤早晨送下。

安神丸

附子三分　人参三钱　白术三钱　陈皮一钱

归身五钱　朱砂一钱　铁衣水飞，一钱　茯神三钱远志一钱　半夏一钱　薄荷一钱　花粉一钱　胆星一钱　川连二钱

上为末，蜜丸。姜汤送下一钱，日进一服，药完愈。

镇神丹

人参二两　白术二两五钱　归身　生枣仁生地　茯神　麦冬去心，各一两五钱　熟地四两远志　虎睛一对，煅　龙骨煅　白芥子　柏子仁各五钱，去油　陈皮一钱五分

上蜜丸。早晚清汤下五钱。

心肾两交汤　彻夜不眠用之。

熟地五钱　黄肉　枣仁各四两　人参　当归白芥子　麦冬各二钱五分　肉桂　黄连各二分

水煎服。

灵砂安神丸　兼治心肾不安，怔忡恍惚，妄事惊悸恐怖。常服日记万言。又治吐血劳瘵怯弱，神效。

灵砂一两，一半留为衣　茯神乳制　远志枣仁炒　生地　麦冬　石菖蒲　熟地　天冬各二两　熊胆八钱

上为末，蜜丸，如梧子大，灵砂为衣，酒下五十丸。一方加川连五钱，益智仁盐水炒去壳，乳霜、人参各一两，如无参，加黄芪二两，柏子仁二两去油，当归二两，以圆眼膏和蜜丸，朱砂金箔为衣亦佳。

失心方　治痰入心窍。

黄连二钱　郁金二钱

煎浓汁，矾三钱为末，将前汁送下。三服后，服补中益气汤十帖愈。

又方　治失心。

虾蟆煅存性　朱砂等份为末，每用一钱，水

调服，神效。

猪羊痫方

牙皂八两，去弦 取不落水猪肝一具，同煮一二炷香，取出猪肝，将牙皂晒干为末，明矾四两，槟榔二两，共为末，神曲糊为丸，如绿豆大。每早晚各一钱，细雨前茶送下。羊痫用羊肝。

化痰丸 治风痰痫病。

生白矾一两，入猪胆内，阴干 细辛五钱

为末，蜜丸，桐子大。一岁十丸，茶汤下，大人五十丸。久服痰自大便中出。

痫病神方 昔一妇人，病狂十年，遇异人授此方。初服心间如有物脱去，神气洒然，至再服而愈。亦治男妇抑郁颠狂及风痰迷闷。

郁金七两 明矾三两

为末，面糊为丸。滚水下三钱，药完愈。

醒迷至宝丹 白真人方 治痰迷心窍，呆痴狂癫，不论新久，多服除根，至效如神。

胆星三钱 朱砂三钱，水飞为衣 金箔十张 生枣仁三钱 远志 茯神三钱 柴胡三钱 半夏曲二钱 川贝母二钱 广皮一钱 天花粉三钱 生甘草一钱 木香一钱 砂仁一钱

共为末，蜜丸，梧子大，朱砂为衣。每日清晨，清汤下三四十丸。

青筋门

备急丸 治痧肚痛。

真茅术去皮尖 母丁香 雄黄 朱砂各净末，六分 蟾酥六分

将蟾酥火酒开化，共研成丸，如芥子大。每用一粒，置舌尖上，药化痛止。重者二服。

乌沙胀方

真麻油一盅 温服即止。

马土散

白马粪煅存性，每用五钱 入黄土新五分。能饮者，温酒调服。不能饮酒，温汤调服。即刻止痛。

绞肠沙方

用好明矾末，温水调服，三五钱即愈。或用胡椒、绿豆各二十四粒，同研，酒调服即愈。

干霍乱方

用千里马煎汤，饮之即吐。

急治转筋霍乱法

上不吐，下不泻，肚痛脚筋吊者是也。急将病人顶发分开，以绿豆粉调井水，不住手拍顶心上。又将滑石、绿豆粉，调水服即愈。

绞肠痧法 凡阴痧，则腹痛而手足冷，看身上有红点，以灯火爆之。阳痧则手足热，用针刺指甲，出血即痊。

用炒盐一两，或数钱，以阴阳水一盅调服，或吐或泻即止。

平沙丸 治痧胀，霍乱吐泻转筋，并伤暑，心胃痛等症。

藿香叶一两 茅术三钱，米泔浸 陈皮五钱，炒 枳壳一两，炒 厚朴八钱，姜汁炒 生半夏五钱 生甘草三钱 滑石水飞，二两 苏叶一两，姜汁炒 二蚕沙二两 草紫河车一两，炒

以上诸药，再用青蒿汁浸三四次：

青皮五钱，炒 川贝去心，五钱 麝香一钱

上药共为末，姜汁为丸，约重二钱，朱砂为衣。每服一丸，灯心汤下。小儿量减，孕妇忌服。

消渴门

加减四物汤 丹溪云：三消多属血虚，不生津液，宜四物汤为主。间服缫丝汤更妙。

熟地 当归 白芍 川芎各三钱

上消者，加人参、五味子、麦冬、天花粉，煎入生藕汁、生地黄汁、人乳，饮酒人加葛根汁。中消者，加知母、石膏、寒水石，以降胃火。下消者，加黄柏、知母、熟地、五味，以滋肾水。

缫丝汤

即蚕茧做丝汤，如无即以原茧壳丝绵煎汤皆可代，渴则饮之大效。盖此物属火，有阴之用，能泻膀胱伏火，引阴水上潮于口，而治消渴也。

清凉水

田螺五升 水一斗浸过夜，渴则饮水，每日换水浸饮。

二冬汤 治肺消，气喘痰嗽，面红虚浮，口烂咽肿，饮水过多，饮讫即溺。

麦冬一两 天冬四钱 茯苓一钱五分 车前子一钱

用水煎服。一二十剂愈。

平胃滋肾汤 治胃消，大渴多饮，嘈杂易饥，得食稍减。

熟地 元参 麦冬各八钱 石膏三钱 青蒿二钱

水煎服。十剂渴减，一月痊愈。

引龙汤 治肾消，多饮多溺，口吐清痰，投水即散，面热唇红，口舌不峭。此下部虚寒，逼火上升，故作大渴。水泛为痰，故痰清而易散。

元参一两 肉桂一钱 萸肉一钱五分 麦冬三钱

水煎。连进三剂渴减，十剂痊愈。

止气汤 治同上。

熟地一两 肉桂七分 茯苓三钱 丹皮三钱 麦冬六钱

水煎服。五六剂即愈。

痰喘门

涤痰散 此药清肺，消痰定嗽，解酒除毒，一切痰火神效。

广陈皮，先用泉水洗净，每一斤入食盐四两，同入水浸过一指，锅内煮干，略去筋膜，切作小片炒干。每陈皮一两，入甘草二钱，共为末。每日早晚服二匙，白汤调下。

莱子丸 治风痰咳喘，或吐脓血，并老人痰喘。

莱菔子一两，炒，研细末 杏仁五钱，去皮尖

共捣烂，加蜜丸，梧子大。每服一钱，清汤下。

化痰止嗽方 治阴虚火嗽。

丝瓜，烧存性为末，枣肉和丸，弹子大。每服一丸，酒化下。

如神汤 治肺热气喘。

生茅草根一握，打碎，水二盏，煎一盏，食后温服。甚者三服止。

又方 白果煨食，大能降痰，定喘温肺。

天虫散 治风痰咳嗽，夜不能卧。

白僵蚕炒研，好茶各一两，为末，每用五

钱，卧时泡汤服。

久嗽方 不论老少，无不奇验，五六岁时服之，终身可无嗽病。

大萝菔一个，去皮切作四块，不可切到底，下留蒂，用砂锅煮熟捻碎，和顶白洋糖再炖极烂，空心服。隔二三日，用柚子一大个，先切一盖，去瓤留壳，损鸡一只，去四足毛血肝肠等，顶装入柚子内，即以柚顶盖之。外用泥裹，白炭火煮熟，秋石蘸鸡食之。久年病重者，不过二三服，无不立效。

青白散 治痰火，并治童子痨。

人中白，在露天者，不拘多少，炭火煅过，用布包放青靛缸内，浸七日，取起晒干为末。每服三钱，蜜汤送下，十日即愈。

热嗽不止方

熟瓜蒌一个，入浓茶一盅，洗去子，再加蜜一盅，以碗盛于饭上蒸熟，取出，时时挑三四匙咽之。立愈。

久嗽不止方 治三十年，久嗽不止，诸药不效，服此神验。

百部一味，熬膏入蜜，不时服。

玉屑润金丸 治远近咳逆不已，发热不退神效。

人参 知母 贝母 五味子 桑皮炒 地骨皮炒，各一两 甘草炙，五钱 麻黄炒，去节 杏仁去皮尖，面炒，各二两 罂粟壳去筋膜，炒，一两 半夏姜汁拌七次，微炒，一两五钱 薄荷七钱 桔梗一两，微炒

共为末，炼蜜丸，圆眼大。每噙一丸，徐徐咽下，日噙三丸，夜含一丸。神效。

感寒咳嗽方

款冬花研细末，三钱 姜汁五钱 黄米糖三

两 顿化热服

服鳖甲法 治上气急满，坐卧不得。

鳖甲一两 炙令黄，细捣为散，灯心一握，水一升，煎五合，食前服一钱七分，食后蜜水服一钱七分。

清金丸 治痰喘咳嗽。

枇杷叶去毛，蜜炙 桑皮 冬花 木通 紫菀 杏仁各等份 大黄减半

共为末，梨汁、竹沥、白蜜，熬膏为丸。食后夜卧，俱可噙化。

定金丸 清肺止嗽，定喘化痰。

薄荷四两 桑皮 天冬去心 麦冬去心 知母去皮毛 百部 川贝 柿霜各二两 枇杷叶去毛，蜜炙 诃子肉 橘红 阿胶 紫菀 冬花各一两五钱 杏仁霜 茯苓 玄明粉 铅霜 桔梗各一两 马兜铃 五味子各七钱五分 硼砂五钱 真冰片一钱 瓜蒌仁 瓜蒌皮穰各一两

上为末，竹沥、梨汁，蜜煎膏为丸，弹子大，亦可噙化。

神烟 治久嗽。

石黄 冬花 月经衣带瓦焙存性 旧茅屋上尘

共为末，以水和涂茅草上，待干，纳新竹筒，内烧一头，以口吸一头，令烟气咽下，无不愈。即如吃烟法。

哮病方

蕲艾一两 神曲二钱

酒水各半，煎服三帖即愈。

蛤青散 治久嗽。

真蛤粉瓦煅 入青黛少许淡菹菜汁滴入麻

油数点，调服二钱。

冬花烟　治久嗽。

冬花二两　于无风处烧之。用芦管吸咽，以食压之。

薏苡散　治咳嗽吐脓。

薏米仁三两　为末，水一升，煎三合，入黄酒一合，作五次温服，或炒为散服。凡人咳嗽吐脓，腥臭及有血者。并胸膈上隐隐有痛处，非痰火乃肺痈也，宜用此方。

八仙丹　治冷喘哮嗽如神。

雄黄水飞，一两，一半为衣　鹅管石煅，一两　礞石　硝各一两，二物合煅如金色　款冬蕊一两　胆星二两　半夏白矾水煮透，一两五钱　天竺黄五钱　白矾一两，入白矾二两，用银罐二个，一盛一盖，上面钻一大孔出气，煅出青烟尽为度，止重一两，加麝一分

上共为末，甘草三钱煎汁，和绿豆粉糊丸，如绿豆大。每服八丸，临睡津咽，或桑白皮汤冷透送下。小儿量减，孕妇忌服。

治肾虚咳嗽方　水泛为痰，诸药不效。

熟地一两　元参五钱　麦冬　萸肉各三钱　茯苓　山药各二钱　白芥子研，五分　五味子七分

水煎服。如胸胁疼痛，加白芍二钱，柴胡三分，五六剂效，多服除根。

黄疸门

鸡子散　治黄疸三十六证。

鸡蛋一个　连壳烧研，醋一合温服，鼻中虫出为效。重者不过三服，神效。时行发黄，酒醋浸蛋一宿，吞蛋白数枚。

茱萸饮　治黄疸痧。

半楂叶，即山茱萸叶。采取水净捣烂，滤汁一碗，同白酒各半，温服。三次必愈，以小便白为度。

又方

蚯蚓泥，煅存性，为末，黄酒下三钱。

黄疸痧方

猪胆一个，如小用二个　将胆汁冲入白酒娘内，每日空心服，或嫌苦用米粉和胆汁为丸，白酒下亦可。务在每日服一胆，五日服五胆，药完病愈。

又方

只用生面糊围脐，鸡子开孔去黄白合脐上，四围封固露顶，另用黄蜡拖荆川纸为筒，直竖鸡子顶上，烧尽再换。初着系青烟，久久起黄烟，以病人面色及眼白黄退为度。用药时恐当不起，须多服参药。此药专治实证，黄疸痧有大虚证，须用参芪附桂等药。

肿胀门

试臌法

盐四两炒热，绢包放脐上，水臌盐化水，食臌红色，血臌紫红色，气臌紫黑色。气虚中满，盐本色。

千金散　治一切鼓胀。

千金子取白仁，去油，约一两　枳实炒　青皮炒　陈皮　香附　山楂肉　木香　砂仁　云术土炒，各五钱　沉香三钱

九味为末，秤五分，加千金子霜八分，入生蜜调丸。五更尽，用淡姜汤下，天明利三四次不甚泻。每日一服，连服七日为止。如人虚，

两日一服。病浅者，三五服能愈。愈后除千金子外，九味末以陈米糊为丸，每服一钱，空肚清汤下。忌生冷、牛、羊、猪、鹅、油腻、煎炒、糟、面、盐、醋等物两个月。终身忌团鱼、河豚、骡、马、母猪、牛肉、王瓜、南瓜、荞麦，犯之立复。

雄鸭酒

鸭一只，绿头雄者，退洗去杂，候用　南苍术三两　防风一两　荆芥五钱　雄黄三钱　砂仁三钱　广木香三钱　米仁三两

上为末，酒拌，装鸭内线缝，入磁瓶，用无灰陈酒三四斤浸之，封口入锅重汤煮，四柱香去药，止将鸭酒八九次热服完即愈，以放屁为验。忌一切盐味、气恼、生冷百日，其效如神。

治鼓胀验方

过山龙即土牛膝　土枸杞根即地骨皮，挫碎

童子鸡一只，去毛杂，装入前药，贮砂锅内，酒水各半，煮熟去药吃鸡，至重不过三只。

消河饼　治水肿，小便闭淋。

大田螺四个　大蒜去皮，五个　车前子三钱，为末

三味，共捣研成饼，贴脐中，以手帕缚之。贴药后少顷，小便渐渐自出，其肿立消。

妇人血臌方

马鞭草同刘寄奴煎汤服，或为末服，神效。

治遍身黄肿方

取百部洗捣罨脐上，以糯米饭半升拌酒，半合盖在药上，以布包住，一二日后口中有酒气，则从小便出，肿自消矣。

治水臌方

用大鲫鱼一个，去肠，入建莲子，去心蒸烂，淡食一个，即小便利。二个痊愈。

五脏点眼方

麝香一钱　珍珠一钱

胎粪，初胎者，收贮磁瓶内，以泥封口，埋土中三七日，共研匀，取贮小磁瓶内。常置暖处，不可令坏。临用依后法，一罐可活百人。

上药治六脉沉伏，脐翻，眼突无纹。男左女右，点大眼角，一次眼有泪，鼻有涕，二次胸作响，三次小便利下黄黑水。如收敛还元，以老米饭锅焦汤服之。五六日收功矣。

半边金蟾散

大虾蟆一个　稻草烧灰存性，去左边，只用右边，为末，大蒜一个捣如泥，同虾蟆灰拌匀为丸，火酒下。

火枣散

夜壶一个，内有人中白厚一寸以上者。将红枣填满，盐泥封固一寸厚，三钉架起，用火煅一日夜，取枣加麝少许为末，每服二钱，清汤下。

金蟾散　治气胀如神。

大虾蟆一个　以砂仁填腹令满，用泥罐封固，火煅透，红烟尽，取出待冷，去泥研末，作一服，或酒或陈皮汤下。候撒尿多为效。

水肿秘方

虾蟆一个　装猪肚内，好酒煮一伏时，去虾蟆，将酒肚尽服，大便屁自多，或水下，其肿自消。一方加砂仁一钱，胡椒一岁一粒，同煮更妙。

膈证门

反胃神方

白鹅一只杀死，不可下水，即拔全毛煅灰，

无灰陈酒送下，即愈。

丹崖祖传狗宝丸

硫黄一钱　水银一钱

同炒成金色，加狗宝三钱为末，以鸡蛋一个，去白留黄，和药搅匀，纸封泥固，火煨半日，取出研细。每用火酒调五分，三服效。

噎膈方

患此证，胸前必有二小骨渐渐交合，则不能食而死。

热鹅血，不加盐水饮之，则胸前二骨俱化，饮食可进。

又方

梨一个，四方钻七孔，每孔纳川椒、巴豆各一粒，又将顶切一盖去心，入真阿魏一分半，麝一分，仍盖好，纸糊三层，碗盖饭上蒸熟，去椒、豆，竹刀切作两半，每日空心吃一半。重者二枚愈。

又方

生姜，刮去皮，切厚片，以竹丝穿成一串，于五月尽日，入厚粪内七日，于六月初六日取出，去粪，以水冲净，阴干为末。每服一钱，火酒下，即愈。至重不过数次效。

反胃虎肚丹

虎肚一个，水略洗，瓦上焙干，不可焦，配辰砂、雄黄、丁香、狗宝各一钱，麝三分，共为末，陈粳米饭和丸，如梧子大。初服七丸，黍米汤下，次日十四丸，每日加一丸，至二十一丸即愈。如不愈胃气散矣。

枳壳丸

整枳壳去穣四两，每个入巴豆三粒，麻线十字扎定，用水五六碗煮透，去豆，切碎晒干；

橘红一两　青皮去穣，一两　木香三钱

共为细末，陈老酒，陈粳米粉打糊丸，临卧酒服五十丸。

真阴散　治噎膈。

妇人指甲、脚指甲，二味并用，新瓦火上炒黄，待冷出火气研碎。初服三厘，渐至一分，白滚水下。

七红丹　治膈食。

牛黄　麝香　狗宝各一分半　沉香　朱砂　赤石脂醋煅　松香各一钱

为细末，饭捣为丸，豆大，金箔为衣。每服七丸，清汤送下，两服愈。

反胃奇方

莲藕一枝，风干三四日，去其头两段，单吃藕梢一段，吞汁吐渣，一日一枝，二日服完即愈。

膈食验方

大豆即罗汉豆　或炒或煮，频频食之，久则自愈。盖此证诸物不能下咽，惟食此无碍，以其相畏也。

痞积门

平肝消瘕汤

白芍五钱　归身二钱五分　白术五钱　柴胡五分　鳖甲一钱五分　神曲　山楂　枳壳　半夏各五分

水煎服。十剂块小，二十剂全消。

化鳖汤　治胃中生鳖，有时乱动，痛不可忍，得食则解，日渐壮大，久久虽食亦痛，以手按之。宛如鳖形。

榧子十个　白薇　雷丸　神曲各三钱　槟榔二钱　使君子肉十个　白术一两　人参三钱

上药水煎服。服后腹必大痛，不可饮食，坚忍半日，渴则再吃二煎，少顷必有虫秽之物打下而愈，不必二剂也。然分两不可加减。

阿魏散

天竺黄二钱　阿魏二钱五分　芦荟煅，二钱　番木鳖去毛，一个，面裹煨　僵蚕炒　儿茶　甘草各二钱　大黄一两　穿山甲炒，三钱

上为细末。每服三钱，好酒调服。约重车行十里时，化下脓血之物即愈。

神效方

大蒜数个捣烂，加大黄、皮硝各一两，共捣成膏，贴患处即消。

如神膏

阿魏　朴硝　硫黄　甘草　甘遂各一钱　麝香三分　青皮三钱

上为末，独蒜一个，葱头七个捣烂，入前药末捣匀，摊布上，隔布贴患处。

王家鳖甲方　治左胁右痞积，内生鳖者神效。吃得人参，用此方。不吃得人参，不可用此方。

九肋大鳖甲一个洗净，米醋三斤，文火煮干，不许甲焦，坐东朝西，制成粗末，每服五钱，水二碗半，煎至一碗半，加人参二钱半，煎至八分，屋上露一宿，空心温服，其积自消。重者三服痊愈。忌怒气房劳，煎炒面蛋发物。

七磨散

人参　枳壳　川贝　乌药　郁金　木香　沉香

上药用清汤磨，各一分服，能消胸膈积食，不伤正气。老年虚弱之人，用之甚妙。

淋浊门

白浊方

黄柏为末，鸡子清为丸，每服三钱，肉桂汤送下，三四服即效。

又方

石莲子　茯神各三钱

上为末，清晨用黄酒冲服三钱，睡片时，二服即止，三四服断根。

白浊茎痛方

韭菜子五钱　车前子三钱

白酒煎，露一宿，空心热服。

散精汤　治行房忍精，致成白浊，便短刺痛，或大便后急等症。

刘寄奴一两　车前五钱　黄柏五分　白术一两

水煎服，一剂即愈。

玄车丹　治血淋。

玄参一两　车前子一两

水煎服，二剂愈。

化石汤　治砂石淋。

熟地一两　茯苓　玄参　萸肉各五钱　米仁　麦冬　泽泻各二钱五分

水煎服，五剂轻，十剂愈，二十剂痊愈。

禹治汤　治湿热下注成淋。

白术　茯苓　米仁各五钱　车前子一钱五分

上水煎服。至重者十剂必愈。

秋石丸　治真元不足，下焦虚冷，白浊便数，凝白如油，光彩不定，澄下如糊如膏，及诸淋症。

秋石人中白代亦可　鹿角胶豆粉炒成珠　桑螵蛸炙，各二两　白茯苓四两

为末，米糊丸，梧子大。每服七十丸，虚者人参汤下，或麦冬汤下。

螵蛸丸　治诸淋。

桑螵蛸微炒，一两　菟丝子酒煮，一两　泽泻五钱

上为末，蜜丸，梧子。每服二三十丸，米汤下。

淋症方

石苇一钱　萆薢一钱　石莲肉一钱　山慈菇二钱　杏仁八分　生甘草三分　川连五分　葶苈子二钱

水煎服愈。

气化汤　治气虚湿坠成淋。

黄芪　白术各一两　茯苓　猪苓　车前各三钱　升麻五分

水煎服。三五帖愈。

散淋汤　治湿热肾虚成淋。

白术一两　杜仲　茯苓各五钱　豨莶草一钱　黄柏五分　肉桂半分

水煎服。三五帖愈。

助胆导水方　治肝胆虚弱，感湿成淋。

柴胡　黄芩各二钱　白芍　车前各五钱　茯神　泽泻　栀子　苍术各三钱

水煎服。三剂愈。

疝气门

疝气方　疝气有五：寒、热、气、血、湿。又有房劳、气滞、木肾、筋疝、癫疝、狐疝。狐疝者，日缩而夜出。种种不同，择方治之。

荔枝全用五六枚，捣烂，滚火酒冲，纸盖片刻，饮之立愈。

偏坠方

胡椒一两　为末，面打厚糊，离火搅入椒末，摊成膏，贴阴子患处，一时小便如涌，贴一日去膏即愈。

水瓜散　治小肠气痛，绕脐冲心。

连蒂老丝瓜，烧存性，研末。每服三钱，热酒调下，甚者不过二三服即消。

疝气肿痛方　不论老少新久俱效。

旱莲草，捣汁一盏，黄酒和匀，顿热服，立效。

又方

小茴一钱　荔枝核研碎　橘核研碎

酒煮，露一宿，次日空心温服。

立消斗大疝气方

沉香　紫苏　苏木　南星各五钱

多年香橼一个，切碎，雄猪尿胞，洗净入药扎紧，好酒四五斤，煮烂捣面糊丸，桐子大。酒送四五十丸，药尽胞缩。

疝气丸方

硫黄　荔枝核　陈皮

共为末，蜜饭丸，如豆大。好酒下十五丸，空心服。不论撞上坠下，服之除根。狐疝不治。

偏坠灸法

在两脚大拇指甲下骨节上艾灸，用独头蒜切片，瓜子厚七片，黄豆大艾七壮，两脚齐灸

二次，左坠右指多灸一壮，右坠左指多灸一壮，即愈。

化木汤　治木肾。

白术一两　附子　肉桂　柴胡各五分　野蓝菊花根五钱

水煎服。服后被盖取汗，至睾丸之外，汗出如雨为度，一帖即愈。如病重者，加倍煎服。

逐狐汤　治狐疝，日则缩而痛，夜则出而安，且能强阳善战，是真狐疝也。

人参五钱　白术三钱　茯苓三钱　肉桂三分　橘核五分　白薇五分　荆芥一钱五分　半夏一钱　甘草五分

上水煎服。五六剂愈。

梦遗门

梦遗方

黄柏三两　熟地　麦冬　枸杞　萸肉　天冬各一两五钱　鱼鳔三两，炒　莲须　五味各八钱　车前五钱

上为末，蜜丸，或金樱膏丸，梧子大。空心清汤下三钱，药完病愈。

又方

归身酒洗　白茯苓　川芎　白芍　甘草　熟地　杜仲　金樱子　淫羊藿去边，炙酥　金钗石斛各二钱

上药，水浸半日，临卧煎服。能七日不遗

荆公散　治梦遗失精，并惊悸郁结。

黄芪二两　山药二两　远志一两，去心　茯苓　茯神各一两　桔梗　炙甘草各三钱　麝香一分　木香二分五厘　砂仁二钱

共为末，酒下二钱。有力者去黄芪，加人

参一两更效。

心肾两交汤　治劳心过度而遗者。

熟地　麦冬各一两　山药　芡实各五钱　川连五分　肉桂三分

水煎服。

安心绝梦汤　治同上

人参一钱五分　麦冬三钱　茯神　白术　菟丝子各一钱五分　熟地五钱　元参五钱　芡实　山药各二钱五分　五味五分　丹参　莲子心　枣仁　沙参　归身各一钱五分　陈皮二分

水煎服。二三十剂愈。

又方

菟丝子一两　车前子三钱

水煎代茶，长服自愈。

眼目门

补肾磁石丸

磁石二两，煅，醋淬七次，水飞净　菟丝子二两，酒制　北五味五钱　建石斛一两　枸杞子一两，米泔浸一日夜，去泔，人乳拌晒　熟地一两五钱　车前一两，酒炒　覆盆子一两，酒炒　楮实子一两　肉苁蓉一两，酒洗，去鳞肠　沉香五钱　青盐五钱　槐子五钱

上为末，炼蜜为丸。每早空心服三钱，盐汤送下。此方专治肾气不足，瞳神昏暗，渐成内障。切戒郁怒，始得有效。

还睛补肝丸　专治羞明多泪，翳膜侵珠，时歇时作，久病不瘥。久久服之，永不再发。

白芍酒炒　熟地　当归酒洗　天冬　五味子　炙甘草　白术　白茯苓　官桂　车前子微炒　白菊花　青葙子　元参各二两　川芎　羌活去芦

防风去芦　人参　骨皮　黄芩酒炒　柴胡　细辛
决明子　苦参各一两　黄连姜汁炒，五钱

上共为末，蜜丸，梧子大。每服三钱，临睡白汤下。

胜金散　治眼流冷泪，乌珠痛及羞明怕日。

夏枯草　香附末　夏桑叶

上药等份为末。每服三钱，麦冬汤下。

草香散　治目疼，至夜则甚，或点苦寒反重者。亦治肝虚冷泪，怕日羞明等症。

夏枯草四两　香附子四两　甘草八钱

上共为末，清汤下一钱五分。

蝉花无比丸　治大人个儿，远近风眼气眼，睑上风疹痛痒，翳膜侵睛，头风牵搐，两目渐小，眼眶赤烂，或白睛带青，黑珠带白，黑白之间，赤环如带，谓之抱轮红瘴。视物如雾，睛白高低，或口干舌苦，泪多羞涩，及小儿痘疹眼病并效。

蜂蜕一两，去土翅足，微炒　蛇蜕六钱，微炒
羌活　当归　川芎　防风　白茯苓研末，水飞
炙甘草　石决明东流水浸一宿，盐水微炒，各四两
赤芍药十三两　山栀子炒黑，二两　白蒺藜米拌炒
黄，去刺，米不用，半斤　黄芩　甘菊花各三两
苍术米泔浸半日，晒干，用芝麻一斤拌炒，去辣味，
净，十五两，去芝麻　生地　熟地　香附　草决
明　夏枯草各四两

上为末，蒸饼糊丸。晚食后睡时，清茶下二钱。忌发风之物。

内瘴神方　治神水宽大渐散，或空花二体，亦治心火乘金，水衰反制，久病累发者。服之可除根，服后仰视见星月，此其验也。

磁石二两，火煅，醋淬七次　朱砂一两　生神曲八两

共为末，另用神曲一两，煮糊为丸，梧子大。每服二十丸，空心米汤下。

日精月华丹　治一切星障努肉，瞳神昏花，拳毛倒生等症。

炉甘石轻松不夹石如羊脑者佳，四两，用三黄汤煅淬五次，如粉净末用，一两三钱　黄丹飞去土，九钱七分　川连一两，去毛，切，童便浸一宿，晒干，取头末三钱四分　归身水洗，晒干，七分四厘
朱砂飞，五分　月石五分　白丁香壮直者为雄，水飞去砂，三分四厘　轻粉真，三分四厘　海螵蛸去皮，水泡去咸味，晒干，取净末，三分四厘　卤砂重汤，取碗沿浮白，三分四厘　熊胆一钱，箸炙勿焦
乳香炙　没药炙　麝香　片脑各一分七厘　珍珠
琥珀各五分

上各碾千万如尘，加蜜四两，滚数沸去沫，煎熟，绢滤净三两，入碗，重汤文武火熬，柳条不住手搅，至紫色滴水如珠，捻丸不粘手，牵蜜有丝，是其候也。即离火，渐入丹内搅匀为丸。如蜜老不必晒，蜜嫩放箸上晒干，金箔为衣，绿豆大。井水少许化，加米饮，软鸭毛蘸点。

风火眼点药方

用缸一口，大砖一方，放皮硝二三斤，每日叫童子以尿浇之。过数月取出。放于静室，到九日砖上出硝，扫下。每一两入冰片一分，收之点眼，大效。至于出砖之时，另入砖在缸内，可转换扫硝。

黄连养目膏　治风热，时眼赤肿，迎风流泪，畏日羞明等症。

黄连六钱　当归三钱　防风二钱

水煎浓汁半碗，用丝绵滤净，加白蜜半小钟，重汤煎成膏，磁器贮。牙簪点大眦，神效。

点眼方

炉甘石二两，三黄汤淬　海螵蛸　月石各一

两　朱砂五分

上为极细末，炼老蜜为丸化点。

二百味花草膏　治火风赤眼，及一切痛痒流泪，畏日羞明，诸般眼症。

羯羊胆汁和白蜜等份蒸熟，研成膏点之。一日泪止，二日肿消，三日痛定。

一抹膏　治眼弦湿烂。

蚕沙，真麻油浸三日取起，研细末，拭目皮上，不论久远，隔宿痊愈。

飞丝入目方　不拘三五日，红肿如桃者，俱可治。

细刮指甲末，唾津和点，其丝自然拔出。一治物入眼中，用灯心点指甲末于上即出。又头垢泥少许，点入即出。

点眼秘方

猪胆一个　用银器内重汤炖成膏，入冰片少许，点之能退翳膜。又胆皮晒干，捻成条子，烧灰点翳，重者亦效。

洗眼方时眼

龙胆草　杏仁　归尾　防风　荆芥　甘草各三分

上药加胆矾少许，开水冲，带热熏洗三四次愈。

青盲数十年方

白母狗待生子时，即以犬乳频频点之。小犬目开，人目亦开。

明目方　治眼目昏暗不明。

十二月桑叶不下地者，煎汤洗之，自亮。留数片至九月二十三日洗之，能令一生无目疾。

眼中起星方

取老荸荠捶碎，绢滤汁纸上，待干成粉，刮取点数次即去。

小儿瞳神转背方

亲父右手中指尖刺血滴入，即如旧。

龙乳膏　治一切目疾

龙胆草一斤　铜锅煎成膏，用上号白蜜收之，每两入冰片五分，磁器盛之，勿泄气。临时取出，用壮健妇人乳，调开点之。

立效散　治一切风火热毒，羞明多泪，疼痛难开，并左右头风等症。

羊踯躅花五分　鹅不食草一两　苏州薄荷五分　风花硝五分　青黛一钱　细辛一钱　白芷一钱　黄连三分　荆芥五分　石膏煅，一钱　当归一钱

上为极细末。先吸冷水一口，后吹入药末，左患吹左鼻孔，右患吹右鼻孔，日二三次，打嚏而愈。

时眼仙方

甘蔗一节，连皮挖一孔，入川连三分，人乳倾满，炙至里面滚时，入明矾少许，抹眼三次即愈。

落星障方

鹅不食草　塞鼻中，星障自落，七日无不效。

又方

番尾草即黄狗尾草子　入眼中，转下翳障，取出，用水湿剥去皮，可再用。

鸡盲眼方

萝卜子一两，猪肝半斤，不见水，用布袋包，卜子锤碎，同肝入罐内，煮熟去萝卜子，加莲肉四十九颗，灯心一圆，煮一炷香取出，空心淡食，不过二三服愈。如童子用牛肝，妇

人用羊肝。

又方 小儿不肯吃，焙干为丸。

谷精草一两，羊肝一具，入瓦罐煮熟食。羊肝忌铁器。

耳病门

耳出脓方

蛇蜕多少不拘 新瓦焙黑存性，研细末，先将竹丝绞绵絮，捻净脓水，吹入蛇蜕少许，二三次愈。

又方

油胭脂水粉同拌匀，用手捻碎成末，吹入三四次，其效如神。

耳闭作痛方

田螺去盖，入麝香五厘，自化成水，滴耳即愈。

耳聋方 治肾虚耳聋数年久者俱效。

小蝎四十九个 姜切片如蝎大四十九片 同炒，以姜干为度，研成细末，温酒调服。至二更时，再进一服，令醉亦妙。一二日耳中似笙簧之声，耳便通矣。

年久耳聋方

雄鼠胆汁，入麝少许，倾耳中，能开三十年耳闭。如不得，用龟尿滴之。亦大有奇效。

透铁关法 治耳聋。

活磁石二块 锉如枣大，一头略尖，抹麝少许于尖上，塞两耳孔中，口噙生铁一块，候一时，两耳气透，飒飒有声为度，用三五次愈。

耳底毒方

番木鳖仁，麻油磨，滴入耳内，觉热即换。

耳疔方

荔枝，煅存性，为末，麻油调敷耳外，内疔即消。

鼻证门

鼻衄方

纸数十层，水浸湿，安项中，以火熨之。纸干立止。

又方

用线扎中指根节上，左鼻孔血出，则扎左手指，右鼻孔血出，则扎右手指，两鼻孔出血，则左右并扎之。随扎随止。

又方 兼治虚火上升，眼目肿胀，大有神效。

大蒜二个 捣，贴足心，患左贴右足心，患右贴左足心，两管出血，并贴为妙。

又方

山栀子烧灰吹之。

又方

血余烧灰吹之立止，永不再发。男用母发，女用父发。

又方

萝卜菜干二两 猪精肉四两 浓煎饮之。即止，累效。

又方

栗壳，烧存性，研末，粥饮下二钱立止。

鼻红方

蓼草根一团，塞鼻孔内一时辰，则终身不发。

鼻痔方

明矾一两　蓖麻子七个　盐梅五个　麝香少许，捣为丸，绵裹塞鼻内，令着息肉，候化，清水出，四边玲珑息肉自下。

又方

轻粉一钱　杏仁去皮尖，一钱　雄黄五分　麝香少许

为末，蜜调点息肉上，夜卧时用。

鼻血不止方

侧柏叶二两，用明矾四钱，河水一碗，煮干地榆炒，六钱　败棕灰煅存性，一两

为末，红枣肉捣成丸，每日服三钱。

鼻塞不知香臭方

皂角　辛夷　石菖蒲

等份为末，绵裹塞鼻中。

辛夷散　治脑漏如神。

辛夷　川芎　防风　木通去节　细辛　藁本　升麻　白芷　甘草各一钱

共为末，清茶调下三钱。

鼻中瘜肉有毛方

藕节一块　烧灰存性，为末，竹筒吹之。化为水。

瓮鼻塞内方　乃肺气大盛所致。

枯矾末，绵裹塞鼻，数日自消。如鼻中肉坠，痛不可忍，枯矾加硇砂少许，吹鼻中，化为水。

脑泻流涕　鼻中时时流臭黄水，脑痛，名

曰控脑痧。有虫食脑中也。

丝瓜藤，近根三五尺，烧存性，为末，每服一钱，温酒下，以愈为度。

鼻渊方

辛夷五钱　苍耳子二钱五分　甘草一两，生薄荷一钱

共为末，葱茶汤下，每服一钱。

口齿门

口疮方

黄柏　五倍子各一钱

微炒为末，加冰片少许擦之。

颊车不能开合方

醉之睡中，用皂角末吹其鼻，嚏透自合。

人咬舌断方

蟹一只，煅存性，没药和匀，先用木贼草煎汤洗，后将药敷，即长如旧。

止舌血方　治舌上出血，如簪孔者。

香薷一握　煎浓汁饮，治心烦躁热并效。或用槐花炒为末掺之。

重舌方　兼治牙关紧急。

金钱薄荷焙干，一钱　青黛三分　冰片一分二厘　火硝二分　硼砂五分　僵蚕一大条，瓦焙干，去火毒　壁钱即喜子窠，陈久者妙，火煅，一分

共为末，吹舌上下，立消。

口疳方

人中白八分　青黛五分　雄黄二分　冰片五厘

上药，共研末，敷患处。

收舌方　治舌胀出口外。

雄鸡冠刺出血，以盏盛浸，或用笔蘸涂，或用百草霜敷之。又真冰片研末，敷舌上，即收。

齿缝出血方

麦冬，不拘多少，煎汤，频漱以止为验。

千金一笑散　治牙疼不可忍。登时即止。

巴豆一个，入火略烧，去壳胡椒三粒，同捣烂，用薄帛包药入口，上下痛齿咬定，流出涎水勿咽，良久取出即止。若是一二个牙痛，多是虫牙，去胡椒，加花椒妙。

牙痛煎方

甘草五分　防风　青皮　荆芥各一钱　丹皮　生地　升麻各二钱

上七味为主，再看何牙痛，加入何药，煎服。如上门牙痛，加麦冬、黄连之类，余仿此。

上牙左尽胆羌活、胆草　下牙左尽肝柴胡、栀子　左中胃石膏、白芷　左中脾白术、白芍　正门牙心麦冬、黄连　正门牙肾黄柏、知母　右中胃石膏、白芷　右中白术、白芍，属脾　右尽大肠大黄、枳实　右尽黄芩、桔梗，属肺

上药，竹叶、姜为引。二帖愈，如满口痛，加人参五分。

牙痛立止方

辛夷　花椒　蜂房　防风各等份

上药，煎汤漱之。立止。

又方

蟾酥一分　冰片少许

上研细末，擦之神效。

又方

蜂房不去子，入盐于内，煅红　研末，擦牙止痛。

又方

蜂房一个　花椒一撮

煎汤漱之。

哭来笑去散

川芎　雄黄　乳香去油　没药去油　生石膏各二钱　硝五钱

上药共为末，左牙疼，以半匙吹入右鼻孔，右牙疼，则吹入左鼻孔，急解奇方也。

蚕硝散　治牙疼，兼治喉痹。

焰硝一两　官硼五钱　冰片五分　僵蚕一钱

上为末，掺患处。

赴筵散　治口疮，及小儿走马牙疳并效。

五倍子　青黛　枯矾　黄柏　硼砂　人中白　褐子灰

上为细末，先用清米泔漱口，敷药立效。

马鸣散　兼治小儿痘疹后余毒，走马牙疳，黑烂流血，漏颊穿喉，落牙损命之症。百发百中。

人中白五钱　蚕退纸二钱五分，烧灰　五倍子生用一钱，又一钱入白矾二钱，打碎，入倍子，炒枯用

上为末，先用米泔漱口净，敷药。

樟冰散　一方川椒、樟冰、薄荷等份，升如下法亦效。

艾五分　川椒七粒，开口者　樟脑三钱

上药盛碗内，上用一碗对合扣紧，用纸封固，下以炭火一小块，如鸡子大炙之，佛香一寸为度，冷定开取，升上碗内，白霜少许，纳牙内立愈。火不可过猛，猛则霜红，以白者为妙。

治虫牙痛方

用磨房驴粪泥烧灰，趁热将青布包，咬牙痛处，流涎入碗内如水，视之见虫在碗上，神效。

取牙虫法

杨梅根皮，韭菜根白，厨房案板上刮下泥，三味相等捣匀，贴两腮上，半时，其虫从眼角而出。

又虫牙方

五倍子一个 钻一小孔，填盐满，火煅研末，擦数次，永不发。

火牙方

用大蒜一个，入水粉同捣如泥，做成一饼，罨外面腮颊上贴牙处，如左下牙第几个疼，则贴右上牙第几个之外面脸上，贴后觉热似火灸，待燥起去，即愈。有疤，数月方无痕迹。

又方

砒为末，用黄蜡熔化，入砒末半分，加棉花丸，如丁香大，竹丝寸许作柄，临卧时，塞耳内，右痛塞左，左痛塞右，一宿愈。

清胃散 治胃火盛牙疼。

升麻二钱 生地 丹皮 黄连 当归各一钱 细辛三分 黄芩一钱 细茶一钱

如牙痛甚，加石膏一钱，如肿者。加荆、防各一钱，水煎服。

治牙痛仙方

乌梅一个 生甘草七分 冰片五厘

上捣为丸，含口中，少时涎出，即好。

风牙肿痛方

荔枝，干，连壳烧存性，研末，擦牙即止。

牙泻方 治牙出血，兼治牙漏，有腐骨

者，甚效。

用草决明煎水，含漱一二次，即止血，一日即断根。

复生牙齿方

鼠骨一具，水浸去肉净，打碎微炒，晒干，入饭上蒸，又晒，如此三次，用何首乌二斤，煎汁，浸一夜，又晒，以汁干为度，将骨收贮为细末听用。

补骨脂四两 盐水浸炒 当归二两 酒炒 川椒四两

俱为末，用羊胆三个，蜜等份共熬，将前药末入白内，捣千余下，如干加蜜，丸绿豆大，每日饭后，用盐汤下三钱，药完齿生。

落牙重生方

嫩老鼠未开眼者，三四个 外用白及 白芷 青盐 细辛 当归 熟地各五钱

共捣烂和匀，一并包鼠，外用湿纸包裹，煅烟尽，研末擦牙即生。

虫牙方

五灵脂 白薇各三钱 骨碎补 细辛各五分

共捣成粗末，水煎，微温漱之。至气喘为度，少停再漱，药尽病愈。须连渣用，不可澄清。

牙痛通治方

玄参 生地各一两

如系心火，加黄连五分；肝火，加炒栀子二钱；胃火，加石膏五钱；脾火，加知母一钱；肺火，加黄芩一钱；肾火，加熟地一两。煎服，三四剂愈。

咽喉门

喉症十八种方

牙皂七根，去弦 水二盅，煎六分去渣，入

蜜少许，或鸡子清少许，温服，即吐出风痰，毒气即泄，胜用刀针。

喉痹方

野木莲藤，米醋磨汁含漱，取出浓痰数口，即愈。

冰梅

大南星鲜，三十五个　大半夏鲜，三十五个　皂角去弦净，四两　白矾　白盐　防风　朴硝各四两　桔梗净，一两　甘草一两，各为末　大梅子半熟，百个

先将硝盐水，浸梅一周时后，入各药末，入水拌匀，将梅子放水中，其水要浸高三指，至七日取，晒干又浸，以汁尽为度，将梅子入磁瓶内密封，如起白霜愈佳。用时以绵子裹，噙口中，令生津液，徐徐咽下，痰出即愈。

龙脑散

薄荷　山豆根各五钱　青黛飞净，三钱　硼砂一钱五分　儿茶一钱

上研细末，每一钱，加冰片一分，吹之立消。

喉症通治方

金灯笼二三个　煎汤待冷，慢慢咽下，不过两顿饭时，化痰吐出即愈。如未愈，再进一服，神效。或摘破捻出水，滴喉亦可。

冰瓜散

用八月半后西瓜青皮，不见日色，阴干为末，每用一钱，加冰片少许，吹入喉中即愈。

锁喉风仙方

降香七个　大黄一钱五分

共为末，入沉香少许，金银花、夏枯草各一钱五分，煎汤送下。

又方

用明矾末钱许，将绵子包扎定于筷头，放口内小舌处，牙齿咬定，面向地下，流涎碗余，即愈。

青金锭

治锁喉风，双单蛾，并男妇痰厥，牙关紧闭，难以进药，小儿惊风痰厥。此药一锭，井水磨化，用绵纸蘸药汁入鼻中，进喉内，痰响取出。风痰一刻即愈。

元胡索三钱　麝香一分　青黛六厘　牙皂十四枚，煨

共研细末，清水调做锭，重五分，阴干用。

喉肿方

土牛膝根，捣汁，左边痛滴在右鼻孔三四点，右痛滴左鼻孔内，流入咽喉痛处，其肿即消，屡验如神。

如人身上四肢痛，将汁煮酒服，一碗即止。

土牛膝即鼓槌草

咽中生痈方

文蛤　僵蚕　生甘等份

为细末，用霜梅肉和丸，弹子大。含咽之自破。

走马喉痹方

巴豆去皮　绵纸微裹，左肿塞左鼻孔中，右肿塞右鼻孔中，立透。如左右俱肿，用二枚塞左右鼻。此药乃斩关夺门之将，热则流通故也。

双单蛾方

用桑螵蛸，烧存性，以竹筒吹入，即穿破，血出立愈。

又方

山豆根，不拘多少，加麝少许为末，吹入

51

喉中自愈。

又方　兼治喉疗

将头发打开，单蛾必有红丝瘰，双蛾有两红丝瘰，以银针挑破血出，噙无根水不住吮咽，先觉顶凉，后觉喉凉如冰，则病已去。

蟾酥丸　治双单蛾。

蟾酥二钱，人乳化　雄黄一两　人指甲不拘多少，焙研　麝二分

为极细末，入蟾酥内，和匀成丸，如粟米大，噙化一丸，立愈。恐口舌麻木，用人乳化开，鸡翎扫患处更妙。如治疮毒，量症大小，多则五六丸，酒煎葱白二寸送，外用葱汤调敷，无不奏效。

提痰药

白矾三钱　磁器盛水少许化开，巴豆仁三粒分六块投入矾内，用罐盛煅，矾枯取起，去豆研细密收。每用一二分，醋水调匀，鹅毛蘸扫喉内，其痰尽出，然后用药吹之妙。

针法　专治喉闭，并大头风，虾蟆瘟。

少商穴，用三棱针，出血即愈。穴在大指内侧，去甲角如韭叶，左肿针右，右肿针左，口噤不开，急针两指。

喉风急救方　噤口不开，用乌梅肉泡软，擦牙根及两颊即开。

胆矾半枯半生，五分　熊胆三分　广木香三分

共为细末，用番木鳖子磨，井水调之，鸡翎蘸扫患处。如势急口噤，以箸启之，用药扫下即消。

通窍烟　治喉痹，牙关紧急，兼治中风口噤。

巴豆仁，纸裹，笔管研取油，去豆作燃，燃火吹灭，取烟入鼻或熏口内，霎时流痰涎即开，或吐出瘀血立愈，或少掺牙皂末尤妙，能口吸烟更易通。

吹药方　治喉癣喉痹。

鹅管石　蒲黄各二钱　青黛三钱　儿茶五钱冰片　麝香各一钱　熊胆一钱　牛黄五分　乳香没药各一钱

上为细末，吹入即愈。

喉癣便方

孵退已有小鸡蛋，童便浸七日，煅灰，吹入立好。

喉癣验方　凡喉症，忌用当归。

番木鳖，去毛切片，麻油炒焦黄，入白面一把，炒至干，去面为末，吹入五七厘立愈。

喉癣神效方

牛黄　琥珀　熊胆各一钱　麝香　乳香去油没药去油，各五分　珍珠煅，二钱　冰片一钱五分血竭五钱　儿茶一两　龙骨煅，三钱　五倍子煅，三钱

上为极细末，铜管吹患处，效验如神。

缠喉风方

皂角为末，米醋调涂外颈上，干则易之。其乳蛾即破而愈。

又方

皂角一条，醋炙七次，研末吹入，吐痰而愈。

又方

生矾于五月五日午时盛猪胆内，以满为度，挂风处阴干，愈久愈妙。用少许研末，吹入喉中，清痰吐出立好。

诸骨鲠方

威灵仙五钱　砂糖一匙

酒煎服，即消。又象牙磨浓汁饮立愈。

鱼骨鲠喉方

独头蒜，男左女右，塞鼻中自出。

误吞木屑方　抢喉不下，死在须臾。

铁斧磨水灌下即效。

误吞针方

蚕豆同韭菜食之。针自大便出。

又方

灵磁石，为末，黄蜡为丸，绿豆大，清水下七八丸，能穿针，从大便出。

误吞枣核方　兼治吞针。

蛤蚆眼珠一对，井水吞服，次日大便出，枣核两头，各眼珠一个。

误吞铜铁金银不化

以砂仁浓煎服之，其物自下。

误吞金银方

误吞金银，胸膈痛甚，以羊胫骨烧灰，米饮汤下二钱，立从大便出。

误吞田螺方　鲠喉不下，死在须臾。

鸭一只，以水灌入口中，少顷将鸭倒悬，令吐出涎水，与患人服之，其螺即化。

心胃门

九龙丹　治九种心痛，五月五日，七月七日修合。

枳壳一两　红花　五灵脂各三钱　良姜　木香　巴豆　母丁香　胡椒　雄黄各五钱

为细末，烧酒丸如芥子大。每服七厘，男则将药放左手心，女则放右手心，舌舐咽下，空心服更妙。服药后不可即服茶汤，少刻其痛立止。如远年久病，三服永不再发矣。

胃痛方

陈年葵扇去筋，烧灰存性，一钱　乳香五分　沉香三分　郁金五分

各为末，金银汤，入酒半盅，调服立愈。

心气痛方

香附子一两　白矾二钱

为末，面糊丸豆大，空心服七丸，好酒下，服毕即睡，使汗出，即除根。忌青菜、生姜、鱼、肉七日。

陶真君心痛方

胡椒七粒　枣子十四个，去核

用水同煮干，去椒服之。

又方　治失饥伤饱成病，每痛则吐酸水。

陈曲，炒黄为末，清晨酒下五钱，再睡片时，十余服痊愈，可除根。

心痛方　此药消痰，兼杀虫。

青色鸭蛋壳四个，煅存性，为末，黄酒下，立愈。

又方

荔枝核，慢火烧存性，为末，酒调下即愈。

国老散　治心腹疼痛，呕吐不止，或是虫咬，服此立愈。

粉甘草生，三钱　研末，艾叶、乌梅煎汤，缓缓送下。

胡麻散 一人心痛八九年，百药不效，服此而愈。

胡麻一二两，炒研，黄酒下三钱，日数服而愈，后竟不发。

虫痛方 治心胃急痛昏仆，牙关紧急欲绝。

老葱白五茎，去皮须捣膏，以匙送入咽中，灌以麻油四两，但得少咽即苏，少顷虫积皆化黄水而下，永不再发。屡屡救人有效。

真心痛方 盖因寒邪直入心经，心火衰弱，反为寒气所劫故也。如手足青至节，寒至节，不救即死。

猪心一个，煮熟，去心留汤，待用 麻黄 官桂 干姜 附子各一钱

用前汤煎服，乃死中救活法也。

又真心痛方

桑叶捣烂，滚水送下立愈。

心漏方 胸前有孔，常出血，曰心漏，人多不晓。又能治腰痛神效。

鹿茸去毛，炙 附子炮，去皮 盐花各等份

为末，枣肉丸，每服二十丸，空心酒下。

又方

凤凰衣灰 乳香去油

等份，吹入愈。

芍药香连汤 治心胁穿痛如神。

白芍一两 香附二钱 炙甘草三分 川连一钱 灯草一钱 柴胡三分 莲子心一钱 栀子一钱五分

水煎服，一剂痛除，三剂痊愈。

九气汤 治膈气，风气，寒气，忧气，惊气，喜气，怒气，瘴气，痞气，心腹刺痛，不能饮食，时止时发，药轻功捷，不可泛视。

香附米 真郁金 甘草等份

加姜一片，水煎服。

五香夺命丹 专治急慢心痛，绞肠痧证，酒疾冷病，小儿夹食伤寒，泻痢积聚，妇人血块，食癖噎食等症。

沉香 木香 丁香 乳香 没药各去油 荜茇 牙皂 巴豆去壳衣，捣烂，纸包压去油，各一钱 生甘草五分

煎汤，打神曲糊为丸，粟米大。每服七丸，或五丸三丸，量人虚实大小，俱用冷水或温开水下。

腰痛门

腰痛肾虚方

小茴香为末，煨猪腰子服。

又方

鹿角锉碎，炒黄色为末，酒下三钱即愈。

又方

丝瓜根烧灰存性，为末，酒下二钱立止。

又方

补骨脂炒 肉苁蓉酒洗 巴豆 杜仲盐水炒 续断酒洗，各二钱 青盐一钱

共为细末，猪腰子一对，破开去筋膜，用黄酒洗净，入药末二钱，蒸食。

龙虎续断丸 治少年色欲过度，中年不复保养，肾损腰痛难舒。

地龙醋水养，去泥，七钱五分，用火焙干 虎前脚骨酒炙 续断酒浸一宿 草薢各一两 乳香

穿山甲炙，各五钱　没药炙，二钱五分　茴香　狗
脊　当归　砂仁炒　鹿茸炙，各一两　杜仲二两
青盐去土，七钱五分　菟丝四两

共为末，酒打米粉糊为丸，桐子大。每服
五七十丸，空心盐汤下。

药酒方　治风湿腰痛，并血热方。

生地十两　海桐皮二两　米仁二两　川芎
骨皮　五加皮　羌活　牛膝各一两　甘草五钱

浸酒服，药味分两种，不得加减。

术桂汤　治肾虚感湿，腰重不能屈伸。

白术二两　肉桂二分

水煎服。三帖痊愈。

利腰汤　治肾虚腰痛。

熟地一两　杜仲五钱　补骨脂一钱　白术
三钱

水煎服。四剂愈。

宽腰汤　治日重夜轻，小水不利。

白术三钱　米仁三钱　茯苓三钱　车前二钱
肉桂一分

水煎服。

砥柱丸　治肾虚腰痛如神。

补骨脂炒，四两　杜仲去皮，锉片，用生姜二
两半捣汁，炒断丝，四两

为末，取核桃肉三十个，去皮研和，少加
炼蜜，丸梧子大。用茴香汤，或酒任下三钱。
一方加乳香、木香各四钱。神效。

二便门

二便闭胀方

葱白捣炒热，帕包熨小腹上，气透即通。

化便丹

芦荟煅存性，三钱　朱砂九分

研末，作三服，服后约三时，解出稀粪。

濡肠汤　治老年血虚，大便秘结。

熟地八钱　归身酒拌蒸，四钱　肉苁蓉水浸一
日，换水五次，至淡，洗净鳞肠，四钱

水煎服。数剂效。

小便热闭方

白矾末一匙安脐中，冷水滴之。透腹内即
通。若脐凸出，以面作圈，矾安圈内。

又方

韭菜地上蚯蚓泥三合，井水搅匀，澄清去
水，又入井水搅，澄又换，又搅，至第三次澄
清，饮半碗许，其便如涌。

去邪如扫汤　治小便不通，膀胱气闭，
面红耳赤，口渴烦躁。

王不留行五钱　泽泻三钱　白术三钱

水煎服一剂，通达如故。

小便血淋方

苎麻根煎汤服大效，亦治诸淋。

尿血方

车前子捣汁五合，空心服，或加蜜少许。

地王止血散　治尿血。

海螵蛸　生地　赤茯苓

等份为末，柏叶、车前子，煎汤下一钱，
神效。

便红方

早起，一物不可吃，至巳时饥极，饱食淡
白肉、干烧酒令饱。不可饮茶，渴极少饮开水，

饥则食肉，至次日方进饮食，如此两三次，终身不发。

血余丸　治便血，并一切血症。

血余八两　阿胶一斤，面炒成珠

为末，炼老蜜作丸，桐子大。每服三十丸，清汤下。

又方

古墨一两，用湿草纸包，煨透　冬青子八两，九蒸晒　苔菜饼一个，晒干

共为末，用陈米糊为丸，每早白滚汤送下三钱，晚二钱。

又方

荆芥、槐花，同炒为末，清茶下三钱。

又方

用木耳一两，炒黑，生木耳一两，芝麻五钱，水煎，作茶饮甚效，不伤人。

酒毒下血方

扁柏叶，九蒸九晒，二两，槐花，生地汁拌，炒黑，二两，为末，蜜丸，酒下或米汤下二钱。去槐花，常服延年。

大便下血仙方　兼治便毒。

黑芝麻五钱　黑豆五钱

水七碗，煎五碗，不拘时，一日服尽，七日愈。

国老丸　治内热便血，或血痔下血。

生甘为末，蜜调丸，芡实大，清汤下七丸，即日愈。

惠直堂经验方卷三

会稽陶承熹东亭甫集
山阴孙俊奎聚五甫订
绍兴裘诗福吟五重校

痈疽门

灸法 治一切痈疽恶疮，初起宜早灸为妙。

凡人初觉发背，欲结未结，赤肿焮痛，以湿纸覆其上，先干处即头也。独头大蒜切片安头上，以艾灸之，三壮一换。痛者，灸至不痛，乃毒气散也。不痛者，灸至痛时方住，坏肉不痛，灸至痛则肉活矣。阴毒不痛，灸至痛能变阳。若有十数头，研蒜作饼铺头上，聚艾于饼上灸之，不可太烈。若初发，赤肿一片，中间有黄粟米头子，便用蒜片安头上，灸十四壮或四十九壮，便毒气外出，否则内逼五脏。或曰：灸法固佳，但头项上毒似不宜用，然东垣用此法治脑疽。大约头毒灸之痛者，艾炷似宜小如椒粒，壮数宜少。若不痛者，即大炷多壮，亦无妨也。

又灸法 此物以麻油调敷，血热、血虚、疮疥神效。

万年冰一块，水洗净为末，阳毒以童便和成一饼，阴毒以酒和成一饼，量毒大小盖上，约厚五分，以大艾火灸之，不论壮数。痛则灸至不痛，不痛灸至痛，屡效。

消肿方 治诸肿毒。兼治项后侧少阳经中疙瘩，不辨肉色，不问大小，日月深远，或赤硬肿痛并效。

生山药一块，去皮，蓖麻子一粒，研匀，摊贴之。

无名肿毒方

当归八钱三分　生黄芪五钱　甘草一钱八分　金银花五钱

黄酒煎服，二帖即愈。

又方

五倍子，炒研末，用醋摊成膏贴之。加百草霜更妙。

又方

鲜山药捣成泥，敷之即消。或萝菔菜捣碎敷之，热则换亦妙。

发背肿毒未成方

活虾蟆一个，按扎疮上，小半日，虾蟆必昏愦，置水中，救活之。再换一个，如前法，虾蟆少困又换之如旧，则毒散矣。累效。若疮势重者。看疮大小，或一个，或数个，破开连肚覆疮上，少顷则必臭不可闻，再易二三次即愈。慎勿以贱易忽之。

三生散 治诸毒大痛，不辨肉色，漫肿光满，名附骨痈。宜速服之。

蜂房　蛇蜕　头发各等份，共煅存性为末，

酒下三钱。

李迅蜡矾丸 凡病痈疽发背，不问老少皆宜服。蜡矾丸服至一两以上，无不取效。最能止疼痛，不动脏腑，活人不可胜数。

明亮白矾一两 生研，以好黄蜡七钱溶化，和丸桐子大。每服十九，渐加至二十丸，熟水送下。如未破则内消，已破即便合。如服金石发疮者。以白矾末一二匙，温酒调下，亦三五服见效。有人遍身生疮，状如蛇头，服此亦效，诸疮俱称奇效。但一日中，服近百粒则有力。此药非惟止痛生肌，能防毒气内攻，护膜，止泻，托里，化脓之功甚大，服至半斤尤妙。

古方蜡矾丸 治痈疽，肺痈，肠痈，脏毒，痔漏，服之固脏腑，敛肌肉，止痛消毒，托里散脓。若溃后服此，长肉收口。

黄蜡 明矾 乳香 没药 雄黄各四两

将蜡溶化，离火待温，入各末和匀，丸梧子大。食前温酒下，二三十丸，日三服。

治一切痈疽方 不问虚实寒热，治之皆愈。有死血阴毒在中则不痛，敷之即痛。有忧怒等气所攻，则痛不可忍，或蕴热逼人手，敷之则即清凉。或气虚冷溃而不敛，敷之即敛。

远志米泔浸洗去心，为末 每服三钱，温酒二盏，煎一盏，澄清服，渣敷患处。

无名肿毒初起

用核桃壳半个，以大蒜捣烂填满，以黄纸封口，盖在患处，用大艾丸放壳上，灸七壮，灸三五次即消。

内消散 治一切肿毒。

贝母 知母 金银花 白及 半夏姜制穿山甲炒 角刺 乳香去油 赤芍 生甘草 万年青 花粉各一钱

上药酒水各一碗，煎八分，随病上下饥饱服。渣不再煎，捣烂加芙蓉叶末一两，蜜五匙，同敷患处，一宿自消，重者再服一剂必效。

真人夺命饮 治一切痈疽疔肿，不问阴阳虚实，善恶肿溃，大痛或不痛。但当服于未溃之先，与初溃之际，如毒已失溃，不可服。其功甚捷，真仙方也。

金银花三钱 归尾一钱五分 陈皮一钱五分角刺五分，炒 土贝七分 防风七分 赤芍一钱白芷一钱 滴乳一钱 没药五分 甘草一钱 花粉一钱 山甲三片，炒

用水煎好，加酒一杯，空心热服。能饮者，服后再饮三五杯，渣再煎服。在背俞倍皂角刺，在腹膜倍白芷，在胸次加瓜蒌仁二钱，在四肢倍金银花，服之神效。

七叶散 治热毒。

大叶浮萍 芙蓉叶 枣 槐 桑 柳 桃各叶，等份，入盐少许，蜜少许，捣烂敷患处即消。

吕祖发背方

瓜蒌五个，取子 乳香五块，如枣大

二味共研末，以白蜜一斤同熬膏，每服三钱，温酒下。

炙苏汤

生芪三钱五分 连翘三钱，去心 藁本一钱五分生甘草一钱五分 羌活一钱五分 黄芩一钱 黄柏一钱五分 知母酒洗 生地酒洗 泽泻 桔梗各一钱人参五分 归身二钱 防风 独活 黄连炒 陈皮甘草梢 参梢 苏木 归尾 防己各五分

上二十二味，每剂一两，水煎去渣，入酒少许，温服。凡疮，不过阴中之阳，阳中之阴而已，此汤阳药七分，阴药三分，斟酌极妙，毒名虽异，疗则一也。医者万无一失，如饮食

不加，加枳壳。如疔疮，加万年青。如痛，加乳香、没药。如疳，加车前子、木通、竹叶、灯心。如咳嗽，加半夏、五味子。如渴，加麦冬、花粉。大便不便，加大黄。小便不通，加车前子、栀子。

塌肿汤 治一切恶疮，发背，痈疽，疔疮，痛不可忍者，或疮毒入内，神思昏倦呕吐者。未成即消，已成即溃，不假砭蚀，恶毒自下。又治跌打损伤，筋骨疼痛，妇人产后肚痛，恶露不快，赤白带下等症。

黄芪　白芍　川芎　当归　陈皮　甘草　麻黄去节，各二两　人参　乳香炙　没药炙，各五钱　罂粟壳去顶蒂及筋，蜜炙，二两

上锉为片，每服一两五钱，或二两，水煎温服。凡疮科能专守此方，未有不护全功者。

肿香汤 治一切无名肿毒，淡红不赤，坚硬不起者。此系阴证，非此药不能治也。专治下焦痈疽毒骨疽。

当归一两　芍药　甘草　牛膝　川芎　黄芪各三钱　木通五分　乳香炙　没药炙，各一钱　金银花六钱

水二大碗，煎服。

洪宝丹

花粉三两　姜黄　赤芍　白芷各一两

上药为末，阳毒用蜜或茶汁调敷患处留头，阴毒酒敷留头，烫火伤鸡子青、麻油调敷，金疮流血不止，留出伤处，四围用麻油调敷，可以止血。

如意黄金散 治痈疽，发背，疔肿，乳痈，丹毒。跌仆，损伤，湿痰流注，大头时症，漆疮，火丹，风热天泡，肌肤赤肿，干湿脚气，及一切顽恶肿毒，随用辄效。

花粉上白者，十两　大黄　黄柏色重者　姜黄各五两　白芷三两　紫厚朴　陈皮　甘草　苍术　南星各二两

共为细末，磁器收贮，勿泄气。凡遇红赤肿痛，发热未成脓者，及夏月火令时，俱用茶清同蜜调敷。如微热微肿，及大疮已成欲作脓者，用葱汤同蜜调敷。如漫肿无头，皮色不变，湿痰流毒，附骨痈疽，鹤膝风，用葱酒煎调敷。如风热恶毒，肌肤亢热，红色光亮，形状游走不定，蜜水调敷。天泡火丹，赤游丹，黄水漆疮，恶血攻注等症，用大蓝根叶捣汁调敷，加蜜亦可。汤泡火烧皮烂，麻油调搽。

保元大成汤

治溃疡，元气素虚，精神怯弱，或脓水出多，神无所主，睡眠昏倦，六脉虚细，足冷身凉，便溏或闭，胸膈不宽，舌少津液，口食无味，疮弦不紧，肉色微红，一切不足之症。

人参　白术　黄芪炙，各二钱　茯苓　白芍　陈皮　归身　附子制　炙甘草　萸肉　五味各一钱　木香　砂仁各五分　煨姜去皮，三片　大枣三枚

水煎，空心服。服至精神回，手足暖，脾胃醒，肉色红为度。数症乃元气虚脱，欲变坏证，非此不能回阳也。或溃疡发热，或恶寒，或作痛，或脓多，或脓清，或自汗盗汗，遍身流注，瘰疬便毒诸疮，久不作脓，或脓成不溃，溃而不敛，服十全大补汤。若元气不足，结肿未成脓者，加陈皮、半夏、香附、连翘，服之自消。

花草汤 治痈疽初起。

生甘草五钱　金银花三两　当归一两　元参五钱　花粉二钱　白矾一钱　附子一片

水煎服。初起一服即消，肿起者二服即消。

发背初起 此方活人已多，未溃者微出黄水，既溃者能收口。

穿山甲四片　牛皮胶四两

新瓦上烧灰，研细和匀，从容服完，永无大患。外用牛皮胶少加姜汁水。熬如稀糊，以布摊贴极妙，或笔蘸涂周围，干则再涂。

又方

将泥水调涂疽上，看其何处先燥，即用墨圈以竹管盖定，取蚂蝗数条，入竹筒内，令蚂蝗吸尽恶血，去蝗，用艾火隔蒜灸之。其毒有头，可无他患。

蟾酥丸

治发背，疔肿，喉毒，小儿急慢惊风，痘疹伤寒寒证等候。

朱砂　雄黄各五钱　麝香三分

为细末，端午日以蟾酥，丸如绿豆大。每服三丸，葱油送下，取汗为效。咽喉肿痛，点患处立效。

壶公丹

治诸般肿毒阴证。

附子一个，半生半熟，以面包煨　倍子五钱，炒微黑　麻黄五钱　枯芩五钱　甘草节五钱

共为细末，用米醋调涂，留头。

神烟

治一切无名肿毒，背疽，疔疮立效。

桑树嫩枝，铜刀切碎，香炉贮，微火烧熏患处，再用桑枝煎浓汁，绢帕蘸拭患处，屡拭，熏至一二时后，或脓丁跃出，或流紫血而愈。

咬头方

蟾酥　麝香

各等份，为末，掺上疮口。

又方

二蚕出过蚕蛾茧一个，烧灰，酒送下即出。只服一个，切勿多服，如多服一个，即多一头矣。

化腐紫霞膏

治坚顽疮毒，发背已成，瘀肉不腐，不作脓者。或诸疮有脓而外不穿溃，俱用此膏，不烂者自烂，不溃者自溃，功甚于乌金膏、碧霞锭子。

轻粉　蓖麻子研，各四钱　血竭二钱　巴豆仁二钱　潮脑一钱　金鼎砒五分　螺蛳肉晒干，二个

为末，磁罐收贮，用时以麻油调搽顽硬肉上，以棉纸盖贴，或膏贴俱可。至顽者不过二次，即敷腐为脓，点诸疮上亦破。

六合回生丹

治痈疽发背溃烂者，有回生之妙，兼治臁疮下痔。

铅粉一两，炒黄色　轻粉　银朱　雄黄　没药　乳香并炙，各二分五厘

上药为细末，收贮。遇病者先煎茶汁，将疮洗净，软帛拭干后，剖并猪腰子一枚去膜，用药一分，掺腰子上，贴患处，待腰子发热如蒸，良久取出。自此毒减痛定，疮口出脓，不可手挤。第二日仍依前法敷之。第三日亦如此，疮势恶甚，可敷八九次，疮小只用一敷可愈。如腰子不发热，不治。对口亦用前法。臁疮久烂者，将黄蜡溶化，加飞丹调如膏，摊油纸上，量大小裁定蜡纸，炙热将前药一二分掺上贴之，将绵纸缚住，任疮口出恶血即愈。下痔疮，量用猪腰子掺药如前法贴，若龟头烂者，以尖刀穿开腰子，纳药套上，良久并用棉帛缚之。切忌毒食。焦阁老施此药，毒重者加至三五分，拔毒尤速。疮口大，腰子不足，再加半个，必用相连，量疮口大小掺药，腰子用过深埋之。

治诸毒已破者

如未破者不可用。

用葫芦壳烧灰存性，麻油调敷，留头，三日毒尽收口。或用桃枝竹去青，刮肉捣软，蒸熟罨之，数日即收口。

八宝丹

琥珀一钱，新瓦炒　珠子四分　象牙一钱，火煅，外黑内带白色　冰片二分　乳香炙，一钱　没药炙，二钱　儿茶一钱　血竭一钱

上药为细末，掺膏上贴之。即收口。

收口长肉神方　背疽恶疮并效。

将甘蔗渣晒干，火煅存性，研细，以小竹管如疮口大，用细夏布扎紧，筛灰于疮上，填满，外以膏贴之，自收口。

敛口生肌散　此治已溃疮。

若有一人，患背疽已溃，如碗面大，视五脏仅膈膜耳，自谓必死。人传此方，用之而愈。

大鲫鱼一个，去肠，以山羊粪入其中，烘焙焦黑为细末，干掺之。疮口遂收而愈，屡试皆验，须候脓少欲生肌时用之。

久远疮口不收方

醋煮桑叶贴之，即收口。

长肉生肌散

龙骨煅，二钱　血竭三钱　象皮一两，炒儿茶二钱　甘石二钱，煅　乳香　没药各一钱，去油　冰片二分

共为末，磁瓶收贮，用时以少许掺膏药上。

生肌膏

轻粉一分半　密陀僧三分　水粉一钱　冰片三厘　龙骨煅，一分　银朱五分　赤石脂八分

上为末，熟猪肉油调和敷患处，外用膏盖之

珍珠散　生肌用。

芦甘石五钱　防风　生地　甘草　连翘花粉　白芷　大黄各三钱

上煎浓汁，火煅甘石令红，淬汁内，再煅再淬，以汁尽为度，冷定，研细末，加冰片二分，研匀掺疮上，以膏盖之。

黄连消毒饮　专治脑疽对口，及一切头上太阳经病。初患三日者，服之立效。又治骨槽风，初起二剂而愈，真神方也。

生地酒洗　连翘　桔梗　羌活　归身各一钱炙黄芪　人参　炙甘草　生甘草梢　陈皮　归尾　黄连　生黄芪　防风　独活　藁本　防己酒洗　苏木　黄柏　黄芩各五分　知母四分，酒洗　泽泻七分

用水三盅，煎盅半，加酒一小杯，再煎数沸，食后服。痛甚者加乳香、没药各一钱，去油，同煎服。凡服后不得饮水，恐再作脓，效迟。

对口仙方

鲫鱼一个，去鳞肠，捣烂入头垢五六钱，再捣极匀，加蜂蜜半盏搅匀，从外围入里面，留一孔出气，涂二次全消，即时止痛。如已成形有头，将出脓，及已出脓者，内服三香定痛饮，或千金内托散，则能起死回生矣。

又方

用抱小鸡母出窠时热粪涂之，即愈。神效。

肺痈奇方

薏米仁为末，糯米饮调下，或煮粥吃。

又方

野芥菜，又名山芥菜，捣自然汁，酒浆和服立愈。

又方

鲜百部根捣汁一盏，入酒浆一盏，灌下两时辰即效，三服吐白痰。或口渴，饮水不妨，

忌饮茶。危急者用此即效。

地罗汤 治肺痈胸膈作痛，咳嗽尤痛，手按气急。

元参 麦冬各二两 锦地罗 生甘草各一两 桔梗 贝母各五钱

水煎服。一剂消半，二三剂痊愈。

岐伯养肺去痿汤 治肺痿久嗽，皮肤黄瘦，毛悴色焦，膈上作痛，气息奄奄。

金银花三钱 生甘草五分 生地二钱 麦冬三钱 紫菀五分 百合二个 款冬三分 贝母三分 白薇三分

水煎服。二十剂而膈上痛少轻者，便有生机，再服二十剂更轻，五十剂痊愈。

玄天散 治肺痈，凡人咳嗽而两胁疼痛者是，即宜速用此方。

玄参八两 天冬四两 桔梗二两 炙甘草一两

水十五碗，煎二碗，取汁加入蒲公英五钱，金银花五钱，再煎至八分，饱服。初起者即消，日久即化毒生肌。

三真汤 治大小肠痈，一剂即消，不须二服。

地榆一斤

水十碗，煎三碗，再用生甘草、金银花各二两，同煎一碗服。

败毒至圣散 治大小肠痈。

金银花八两，水十余碗，煎二碗，当归三两 地榆一两 薏米仁五钱 水十余碗，煎二碗，同金银花汁和匀，分作二服，上午一服，临卧一服，二剂愈。凡肠痈必须内消，而火邪甚急且大，非杯水可救，必须大剂始效。然大剂败毒，恐伤元气，惟金银花败毒而又补阴，故可重用，

若少用则无效矣。

多骨疽方 生大腿傍，疽中有骨。

茯苓 紫花地丁各一两 金银花三两 牛膝五钱

水煎，空心服。三剂骨消，五剂愈。

国老汤 治骑马毒。在阴囊粪门居中处。

初发用甘草五钱，酒一碗，水一碗，煎服立愈。

骑马痈方

金银花八两，煎水二大碗 大黄一两 牛膝二钱 车前子五钱 当归一两 生甘草五钱 地榆五钱

用前金银花汁煎后六味药，空心服。服后饮酒尽醉，睡醒则如失，过一日微泻而愈。忌房事一月

立消散 治便毒痈肿神方。

全蝎炒，核桃肉炒，等份为末，酒调下二钱，空心午后晚日三服即愈。

便毒方

好米醋煮牛皮胶，热敷之即愈。

千金内消散 治肠痈便毒，初起即消，已肿即溃，血从大便出。

大黄三钱 赤芍 白芷 木鳖去壳 乳香炙 没药炙 角刺 僵蚕 瓜蒌 花粉各一钱 归尾酒洗，一钱五分 穿山甲三大片，蛤粉炒黄 甘草五分 金银花三钱

酒水煎，空心服。有红点者，加芒硝八分，服药后宜避风。

会毒散 治鱼口便毒，未成脓者暗消，已成脓者从大便出，神效。

贝母　大黄　角刺各五钱　山甲炙　槐角各三钱　连翘二钱

水煎服。

制火润尻散　治尻上锐疽。

金银花　玄参各二两　苦参五钱　生甘草三钱　熟地八钱　山萸　白芥子　茯苓各三钱　乳香一钱　没药一钱

水煎服。

笁帚床头验方　初起觉舌下一脉连脚根而痛，乃阴虚之症。

第一方　菊花三株　芭蕉三钱

水煎，入酒半杯服。渣罨。

第二方　牛膝五分　银花三钱　扁蓄一钱　菊花三株　芭蕉三钱

水煎，入酒半盅服。渣罨。

第三方　三角酸草二钱　伏龙肝一钱五分　万年石灰一钱五分　黄柏五钱　蚯蚓粪二钱

入白蜜捣罨。

内服药方

白芍三钱　甘草节一钱　银花一两　牛膝八分　续断一钱　真龟甲胶二钱　当归三钱　川芎一钱五分　益母草叶三两

上用银花、益母叶二味，先煎汁六七碗，入余药煎服。

黄蛇散　治甲疽肿烂，生脚指甲边赤肉努出，又治嵌甲入肉，时常出血，痛不可忍。

雄黄五分　蛇蜕烧存性，一分

为细末，温泔水洗疮，以利刀去甲角拭干，敷药，绢帛裹半日许，药湿即换，敷数次愈。一方以橘刺刺破。

琥珀膏　治嵌甲。

黑砂糖慢火熬成小球，烧存性

每一钱加轻粉二分，麝少许，麻油调敷。

甲入肉者，一二日自去。

木蛇毒　惊蛰时，毒蛇出穴，遇草木必啮一口，人遇之生毒，名木蛇毒。指上生者，取田鸡剖开肚，包在指上，即不疼，过夜取出，有细蛇六七条出愈。

蛇疮　凡蛇相交，遗精涎于草上，人染之。足便起白泡，痛不可言，毒至心，三日即死。急用硫黄研末，搅酒尽醉饮，可保无虞。又雄黄研末，调服并涂。

天蛇寄毒　此证生十指罗心，一指烂去，递传一指，一节烂去，递传一节，传至手心，必殒命。是方屡试屡验。

雄黄五分　蜈蚣炙末，二分　鸡子一枚，打一孔去黄，入药

拌匀以患指套浸，不可轻动，即愈。

疗疮门

渊然真人夺命丹　治三十六疗，及发背，脑疽，乳痈，附骨脏毒。一切无头恶疮，服之有头；不痛，服之知痛；未成者，服之立散；乃恶证中至宝。

血竭一钱　乳香炙　铜绿各二钱　轻粉　片脑各五分　胆矾一钱　雄黄三钱　寒水石煅，一钱　麝五分　蜈蚣一条，酒浸，炙，去头足　蜗牛廿一个　朱砂飞，二钱，为衣　蟾酥二钱，酒化

各为末，将蜗牛捣烂，少加酒糊并蟾酥为丸，梧子大，朱砂或用金箔为衣。每服二丸，将葱白三寸，患人口嚼烂，置手心，男左女右，裹药无灰酒送下。避风被盖约定一二寸香时，再用热酒数杯，以助药力，发汗为度。如汗不出极重者，再服二丸，汗出即效。如疗疮走黄过心者难治，汗出冷者难治。如病人不能嚼葱，

只以热酒吞下。疮在上饱服，在下空服。忌冷水、王瓜、茄子、油面、猪、羊、鱼腥、一切发物，尤忌犯洗狐臭水。此药服后，得汗即愈，真仙方也。或汗出不止，疮不痛，热不退，便不利，此汗多亡阳，毒气盛，真气伤矣。用参、芪、归、术、芍药、防风、五味，煎服二剂，诸症悉愈。小便不利，加麦冬。

蟾酥解毒丸　治疗疮恶毒，走黄疔，舌下噙之即黄出，耳疗神效。

蟾酥一两　雄黄一两五钱　乳香一两

研末，和葱汁为丸，绿豆大，朱砂为衣。每服五丸，酒下。用银针刺疮顶出血，津化药半粒，点入疮内立愈。凡治疗疮，宜银针刺疮中心至痛处，又刺四边十余下，令去恶血，敷药，药力得针穴则易入，看口中颊边舌上有黑赤珠，是疗疮也。刺出毒血，将蟾酥丸捏成细条如针大，插入，用水澄膏贴之，仍用夺命丹发汗。

水澄膏

白及　为末，放碗内加水，沉者用纸摊贴。凡用拈点之药，须用此膏贴，则不伤好新肉。用此，不可用生肌散。

拔疗散　治诸疗。

紫花地丁一两　甘菊花一两

水煎。服五六剂，痊愈。

秋叶散　治疗疮初起。

丝瓜叶一片，捣烂取汁　明矾末二钱　雄黄末二钱

上用前丝瓜叶汁调，以鹅翎敷疗疮上，随干随润，一日即消。

仙菊饮　治诸疗痛甚者验。

菊花根叶二两　生甘草末三钱

将菊花根叶捣烂，白布绞出汁，再以滚水冲在渣内，用布沥出，调生甘草末饮之。八日即活。

茨菇汤　治诸疗。

山慈菇二钱　苍耳子二钱　当归一两　白芷二钱　王不留行三钱　天花粉三钱

水煎，加酒一杯，渣再煎，共一处服后，出汗而愈。

仙传化毒汤　治疗疮走黄，发狂将死者。

牡蛎　大黄　山栀　金银花　木通　连翘　乳香　没药　牛蒡子　地骨皮　皂角刺　瓜蒌仁各九分

气壮者，加朴硝一二钱，水酒各一碗，煎七分服，痛定而愈。

疗疮初起方

饮麻油一盅，可保无虞。又血疗服麻油一杯，能止血。

化毒消疗方

大荔枝一个　同鸡溏屎研和涂之。痛止热退。

疗疮方

鲋鱼鳞，生取下，磁瓶收贮。用时以湿贴患处，觉冷愈。

又方

大鲫鱼头切下，生煅烟尽存性，番木鳖麻油煎至浮，麸拌炒去油，为末，各等份，研细末，掺疮口上，外贴膏药，未成脓者即消，已成脓者即溃，二三次愈，疮疖皆可用。

疗疮危笃方

土蜂房全个　蛇蜕一条

上同纳瓦罐中，黄泥封固，煅存性，为末，

每服一钱，酒调下。少顷腹中大痛，痛止，其疮已化为黄水矣，至重者不过二服愈。

碧霞丹　不疼者甚效。

铜绿一两　蟾酥二钱　巴豆霜一钱　麝五分

共为细末，用蜗牛捣为丸，米粒大。刺疮出血，入药粒膏盖之。

神效散

硼　硇砂　皂矾明透者　盐各五分

捣粗末，入铁杓加水炒干，再炒至绿色为度，又研细末。用时以针将疮刺破见血，以银簪蘸药点入疮口，面糊为膏，摊纸上贴一二层，二三寸香时，黑者即变红，数日痂落如无。生血或血黑色，急以亲人血滴入，点药，十中可活三四，否则不治。

反唇疗方

荔枝，烧灰存性，麻油调涂，兼治诸毒奇妙。如生耳疗或鼻疗，涂外面即愈。

又方　盐酸草　酒煎服汁，渣罨立愈。

马嘴疗方　生唇中下，不急治即死。用生鸡冠血，频频涂之。又蜘蛛一个，研烂涂之。

红丝疗治法

起于手足上，长至一尺余，难治。先用红绒扎住，将小刀挑断红丝，要出血少许，用萝菔连菜捣碎，敷患处，热则换之，敷至肿消即愈。或用芙蓉叶花根，捣敷亦可。

牛水诸疗方

以黄豆嚼不知腥即疗矣。急取家菊花不拘多少，无花用叶或根，捣汁酒冲，尽量饮之，将渣加盐少许，敷上，并一应肿痛处俱敷之立愈。如已死者，将汁灌入口即活。

山海丹　治疗疮恶疮。

海马一对，酒炙黄　山甲三钱，土炒　水银一钱　雄黄三钱　儿茶三钱　黄柏五钱　麝香一钱

共为末，同水银研至不见星为度，磁器贮。用时以井水调涂疮处，即毒出，神效。

豆腐疗方　色白而痛不可忍，或生手指罗纹之上，又名发罗疗。

蜒蚰三个　水粉二钱　白梅干三个，去核

上同捣敷患处，止痛立消。

瘰疬瘿瘤门

瘰疬方

蜒蝣无壳者

用盐水浸一宿，阴干瓦焙为末，砂糖为丸，桐子大。每服三钱，蜜酒浆调匀下。任久远不能收功者，无不见效。

瘰疬初起

用全蝎炒为末，每服二三分，滚水调下，渐次自消甚效。

遇仙丹　治瘰疬破者即合，未成者即消。

白术土炒，一两三钱　槟榔五钱　防风一两密陀僧七钱　郁杏仁泡取肉，八钱　黑牵牛半生半炒，头尾，一两　斑蝥去头足，糯米炒黄色，四十九个　生甘草一两　贝母二两

为末，面糊丸梧子大。每服廿丸，用甘草槟榔汤食后送下。至一个月，毒从小便出，如觉腹痛，用黑豆或黄连或葱茶汤，俱能止痛。

取瘰核法

水银　月石　硝　皂矾　白矾　盐各一两朱砂二钱

入罐内封固，升打三炷香，冷定取起为末，

饭丸绿豆大，朱砂为衣。先将核挑破皮，用一丸放核上，绵纸封固，一日足，急掣起，则核随纸带出。

海藻丸 治蛇盘瘰疬，如头项盘旋至交接者危。

海藻水洗净，用荞麦面拌炒，去面 白僵蚕取内如栗青者，用水洗，酒拌炒，去丝

各等份，为末，霜白梅泡取肉，捣丸梧子大。每服六十丸，薏米汤送下。其毒从大便出，忌厚味豆腐。

瘿瘤方 或水或血，或粉或肉。

红信一钱 明矾一钱 雄黄三分 象牙 没药各五分 狗宝三分

为细末，用纸捻麻油浸湿药末，敷纸捻上圈瘤根，外用清凉膏贴之。四日一换，或六七次，或十余次，不痛不烂，其瘤自下。下后用收口膏药治之，永无后患。

系瘤方 兼治去鼠奶痔，凡根下小的俱可系。

芫花根洗净，带湿于木石器中捣取汁，用线一条，浸半日或一宿，阴干。以线系瘤之根，徐徐收之。经宿即落，未落再换线，不过二三次，自落。落后用龙骨煅、诃子等份为末，敷疮口即合。或用芫花泡浓汁浸线亦可。

血瘤验方 治下唇血瘤。

一人下唇中生一小血瘤，用手掐破，流血不止，此系任脉之尽故也。后以三七、人参末敷之，再用吴茱萸末、白面为糊，搅匀摊如膏，蓖麻子研敷两脚底心，以前膏盖之。遂血止，其瘤较前十倍，幸其根小，遂用系瘤方，治之而愈。

痰痹不收口方 兼治一切痰毒不收口。

用淡豆豉一手把，嚼烂做成饼，盖疮上，

大壮艾火灸之，至微痛而止。过一日又如前灸，如此四五次，则痰散，以收口膏贴之，自愈。

虚痹验方 治肝肾虚损生痹，连进数十剂，未成者消。已成者，出毒愈。

熟地八钱 萸肉二钱 山药二钱 茯苓一钱五分 丹皮一钱五分 泽泻一钱 夏枯草三钱 川贝二钱 白芍三钱 柴胡五分

水煎饱服。或加黄酒一小杯，更妙。

乳病门

内外乳吹未溃方

穿山甲酒炙黄脆，一钱五分 蝉蜕麻油炒透，新瓦上炙燥，四分半

为末。分作四服，酒下三服，必愈。

熨法 治乳吹乳痈，登时立消，此方奇而稳，甚效。

葱连根捣烂，铺乳患处，上用瓦罐盛炭火，盖葱上，一时蒸热出汗即愈。

一醉散 治乳痈。

石膏，煅为末，每服三钱，温酒下，能饮者添酒；尽醉睡醒，再进一服，立消。

乳结硬痛

大鲫鱼头煅灰，酒服一二钱，汗出即瘥。

乳吹方

以鹅毛煅存性，为末，酒送三钱。

地丁膏 治乳吹并一切毒俱效。

黄花地丁即蒲公英 紫花地丁各八两

以长流水洗净，用水熬汁去渣，又熬成膏摊贴。

内外乳吹

用不经盐蟹壳，瓦上焙干为末，酒下二三钱立愈

乳痈红肿

蒲公英一两　忍冬藤二两

捣烂，水二盅，煎一盅，食前服，睡觉病去。其渣敷患处。

乳吹乳岩方

瓜蒌一个，去皮，子多者有力　生甘草　当归酒炒，各五钱　乳香　没药去油，各二钱半

共为末，用无灰酒三升，砂锅文火煎一升，分三次，食后良久服。如有乳岩，服此可断根，如毒气已成，能化脓为黄水。如未成即于大小便中通利。如痰甚者，再合服以退为度。

乳癖乳岩方

蒲公英　金银花　夏枯草各五钱　土贝母三钱

白酒二碗，煎一碗，空心热服愈。一方加当归一两，花粉三钱，生甘二钱，山甲一片炙，同上煎服。

又方　治乳岩乳痈。

胡芦巴三钱，捣碎　酒煎服，渣敷之。未成散，已成溃愈。

疳疮门

杨梅疮方

用癞虾蟆大者为佳，眼红者有毒不可用。取时不可努力，恐走蟾酥，宜用圆口小瓶一个，置于地上，缓缓赶其自进。量饮酒半斤者，下酒一斤，须煎去半斤乃可服。其瓶口用木盖塞紧，仍以纸条封固，不可出气，慢火煎煨，先

将瓦瓶与酒秤过斤两若干，煎折半斤，可除火，去虾蟆，止取清酒温服。服后用绵被盖取汗，汗干方可起动，更勿坐当风处，恐入风气。若上部疮多，略食些粥服。若下部疮多，空心服。如一服未效，三四日再服一个，决痊愈矣。且不复发，屡用屡验。

杨梅阴毒方　得之房事者，毒气伤肝肾，为阴毒症重。

生地　当归　银花　甘草节各一两

另用土茯苓二斤，捶碎，入无灰酒十斤浸一宿，再入猪胰子二个，去筋膜净，砂锅煮至四大碗，去渣，入前药同煮至二碗服之。忌食盐，忌铁，至重者二服痊愈。

杨梅阳毒方　因外感者，毒气伤脾胃，为阳毒，宜发汗。症少轻。

胡桃肉一两　红枣一两　透骨子即凤仙子，五钱　松萝茶一钱　黑砂糖三钱

酒二碗，煎一碗，露一夜，热服，以绵被蒙头取汗，以脚心有汗为度，重者二服。其被本人自取，埋土中。面红、面黑、下疳并治。

杨梅疮煎方　七剂除根

防风　皂角刺　天冬　黄芩　瓜蒌　金银花　当归　熟地　木瓜　木通　米仁　紫花地丁　白鲜皮各一钱　土茯苓四两　甘草五分

水三碗，煎二碗，作二次服。四剂后去木瓜、木通、鲜皮，土茯苓减二两五钱，加桔梗七分，再服三剂。如毒未尽，后服解毒汤。

解毒汤

土茯苓一两　米仁　防风　木瓜　木通白鲜皮各七分　金银花一两　皂角刺四分　如气虚加人参五分　血虚加熟地三钱　归身一钱

水煎服。

洗药方

生甘草五钱　金银花四钱　苦参　防风　荆芥　车前　黄柏各二钱六分　川椒一钱

煎汤洗。

末药方　治结毒，筋骨疼痛，口鼻腐烂。

冰片　朱砂　飞面　琥珀　珍珠　滴乳香　牛黄

以上各一分半，共研细末，作十二次服，每日空心用白滚汤送下一服。如有腐烂处，即用此药敷之极效，惟忌发物。以上四方，治过十余人，神效异常。

八宝丹　治杨梅疮。此疮不可用轻粉，风毒必用。

箭头砂　滴乳香各五分　冰片一分　珍珠二分　琥珀一分　牛黄二分　麝香七厘

为细末，每服一分，和飞面五分，用岐良十两，煎汤送下。每岐良十两，木槌打碎，水十碗，煎五碗，用汁一盅，将药六分送下，其余岐良汁，一日服尽，至四十九日，永无后患。如治风毒，加轻粉五分。如破烂，加乳香四分，狗胎骨二分。

杨梅风毒方　一方生萝卜，切片贴之。久则自愈。

用鱼鳔切小块，炒黄成珠，研末，每用五钱，以豆腐皮包末，分作数包，无灰酒送下。疮在上晚服，在下早服，三五日即消。

松香散　治疳疮破烂，用此药掺之。三日收口，但须内服解毒散。

冰片三分

为细末研匀，或掺，或用麻油调搽，如痒加白矾末少许。

文蛤散　治下疳神效。

五倍子一个，钻孔，入乳香一钱五分，煅为末，入冰片五厘，掺之。

鼻疳方　烂通鼻孔者俱治。

鹿角一两　明矾一两

俱放在瓦上隔火煅过，人发五钱，在灯火上烧过，共为末，温花椒汤洗净，掺药于疳上，三四次即愈。如疮不收口，用瓦松烧灰存性，研末干掺之即收。

铅汞丹　治杨梅疮后舌断，及阴阳烂去者。涂之即完如旧。

铅一两，用黑狗头一个，将铅入脑内，盐泥重包，炭火烧红取出。每制铅一钱，粉霜二分，月石一分半，为极细末，贮磁器听用。如舌断，先将米泔水入带须葱头煎汤待温，令漱净，以绵胭脂拭干，敷药口内，一时即长，长至原旧光景，即以水洗去药，恐过长也。阳腐去者，以葱汤熏洗，敷之亦如上法。

宫粉膏　治阴阳烂去半边者。

水粉一钱　儿茶五分　冰片五厘

猪骨髓少许，研膏，乌金纸摊贴。如妇人填入户内，或晒干研末，鹅毛管吹入即愈。

阚家丸　治杨梅结毒，误服轻粉毒发，久烂不痊，七日见效。

槐蕊三钱，微炒　轻粉一钱二分　当归须一钱五分　白芷一钱　牛黄五分　丁香　乳香　顶红朱砂　没药各一钱　珠子五分　雄黄一钱

陈蜜丸，绿豆大。每服七丸，日四服，土茯苓汤下。

归灵汤　治疳疮不论新久，但元气虚弱者，宜服此方。

当归　川芎　白术　白芍　熟地　米仁　木瓜　防己　花粉　金银花　甘草　白鲜皮　人参各一钱　威灵仙六分　土茯苓二两

水煎服。下部者加牛膝五分。服至骨不痛，疮色淡红为度。

加味遗粮散 治疳疮初起，筋骨疼痛，及疮久不愈，或误服轻粉，致发结毒等症。此症初起多生下疳，服此不致成疮。

当归 川芎 防风 米仁 木瓜 金银花 木通 白鲜皮 苍术 威灵仙各一钱 生甘草五分 皂荚子五个，切，微炒 土茯苓二两

水煎服。病久者加人参一钱，下部疮多加牛膝五分，病浅者服一月愈，病深者百日亦愈。忌鱼腥、煎炒、火酒、牛肉、及一切发物。

解毒岐良汤 不问新久骨痛溃烂，并治壮健者用。

土茯苓二两 防己 防风 花粉 角刺 鲜皮 连翘 川芎 木瓜 当归 风藤 金银花 蝉蜕 米仁各一钱 生甘五分

水煎服，加酒一小杯，下部加牛膝五分。

升麻解毒汤 治疳疮骨痛，并流注结毒，破烂不收，及咽喉损破，但壮健者并宜服之。

升麻四钱 角刺新鲜者，四钱 土茯苓一斤

项以上加白芷，咽内加桔梗，胸腹加白芍，肩背加羌活，下部加牛膝，各一钱。水八碗煎四碗，一日服完，每次顿热，加真麻油三茶匙，十帖痊愈。

珍珠散 治下疳破烂，痛不可忍，及诸疮新肉已生，不能生皮，并汤火疮，破烂痛甚者俱效。

靛花五分，缸内取者佳 珍珠一钱，豆腐煮，研碎 轻粉一两 飞面五分

共为细末，先用生甘草煎汤，洗净疮口，再用猪骨髓调前药末敷之。

鹅黄散 治疳疮破烂痛甚者。

石膏煅 轻粉 黄柏各等份

为细末，掺疮上即生疤，再烂再掺，毒尽乃愈。此止痛收干之圣药也。

岐良散 治结毒初起，骨痛及已破溃烂者。

岐良四两 荆芥 防风 川芎 当归 花粉 金银花 白蒺藜 米仁 威灵仙 栀子 黄芩 连翘 川连 葛根 白芷 生甘草各六分 下部加牛膝五分

水煎服。服后饮酒一盅，忌牛肉、火酒、发物并房事。

芎归二术汤 治结毒已成未成，骨痛步艰，及溃后肌肉不生症。

苍术 白术 川芎 当归 人参 茯苓 米仁 角刺 厚朴 防风 木瓜 木通 山甲炒 独活 生甘草各一钱 金银花二钱 精猪肉二两 土茯苓二两

水煎，服数十剂愈。

紫金锭 治结毒腐烂不堪。

石决明九孔者，煅红，童便渍之 辰砂各二钱 龟甲炙焦，酒酿涂之，黄脆为度，净末二两

上为细末，饭丸麻子大，每服一钱。骨痛，酒下。腐烂，土茯苓汤下。重者不过四十日愈，比五宝散更好。

碧玉膏 治结毒溃烂不收口。

轻粉 杭粉各一两 乳香 没药各去油，三钱 冰片二钱

上为细末，熟公猪油五两，入白占米五钱，熬化入碗内，以前药末和匀，水内顿一时，用时以抿脚挑膏在手心捻化，摊油纸上，用葱汤洗净疮口，贴之。

惠直堂经验方

69

火丹蛇缠门

丹肿奇方　凡五色丹毒，俗名赤游风，不早治多死，不可轻视。

榆白皮为末，鸡子清和敷，一方螺蛳捣汁涂效。一方大黄、朴硝，等份为末，水调敷。

白火丹　用香麻油擦眉上即干者是，又指甲白者是。

北细辛为末，大人每服二三钱，小儿一钱或五分，井水调下。其粗末再研，纱袋盛扑患处，随手愈。

又方

人中白末三钱，捣生大黄汁送下，令大泻，或大黄煎汁送亦可。

又白火丹方

用水田螺一个，冰片半分，合脐上，不过二三个愈，神方也。

蛇头方

猪胆一个，入雄黄五分，冰片、蟾酥各半分，搅匀套指上，线扎定，即时停痛，药干疮即愈。或用田鸡皮包之亦愈。如冬月无田鸡，在桑树下寻之。

蛇头蛇腹蛇眼

蜗牛五个　荔枝肉五个　盐梅五个

共捣烂，敷患处即消。

赤白蛇缠方

大黄　五倍子各二钱，为末

蛇壳烧灰，菜油调敷，立效。

缠身龙

将粪杓竹筒烧灰，香油调敷立好。

疮癣门

臁疮方　兼治裙带疮，烂臭起沿。

生腐渣一味，捏成饼如疮大小，先以清茶或葱汤洗净，绢帛拭干，后以腐渣饼贴上，再以帛缚之。一日一换，其疮渐小，其肉渐平，神效无比。

冰芦膏

芦甘石火煅，二两，为末　冰片二分

上药，以猪鬃油捣成膏，先以茶汁加盐少许，洗净疮口敷药，以膏盖之。不独臁疮，凡久远不收口者并效。

又臁疮方

陈年地上白螺蛳壳，洗净，煅灰存性，研末，麻油调成膏，先将温水洗疮口，轻粉少许掺之。将油药摊成膏，再掺轻粉少许贴之。不可动，换数次即好。

臁疮收口方

先拭净疮口，取十八九岁妇人头发，洗净，烧灰，研细末，填满疮上，外以油胭脂作膏，摊贴神效。

恶疮百药不瘥方

马齿苋，捣烂敷之。三两次愈。

救苦丹　治赤烂疮神效。

黄柏为末，生桐油调敷患处，三四日立效。

肥疮方　兼治耳边生疮。

松香　水粉　等份，共为末，用麻油调匀敷碗底，将碗覆于盘上，微露缝，置艾火于盘内，徐徐熏之。取起调匀，又如将前熏之。如此数次，以药色变至淡黄为度，搽疮口上，敷数次愈。

冻疮方

记所冻处，次年樱桃熟时，以桃擦之。当年不发。

又方

鲜山药　黑砂糖　各等份，捣和涂之。

漆疮方

旱莲草，和酒服，又煎水日洗，数次即愈。

漆疮发胀方

鼓槌头草二三十株　地骨皮二两　盐　矾各三钱

酒、水各一升，煎洗数次，冷再温洗。内服凉血败毒药。

乌金散　治外肾生疮。

松树炭　紫苏叶　等份为末，香油调搽。

蛀杆方

鹅口茧煅灰，五分　枯巩五分　倍子一大个，炒　儿茶一钱　轻粉一钱　红绢方圆二寸，烧存性

为末，先将酸泔葱椒煎汤温洗，拭干掺药，神效。

护龙散　治肾漏，阴囊先肿后穿破，出黄水，疮如鱼口，能致害命。

文蛤以石灰炒黄色，去灰，出火毒

研极细末，掺五七次愈。

坐板疮方

蜡过旧皮鞋底，烧灰，搽之妙。又丝瓜皮，焙干为末，烧酒调搽愈。

灸疮久不瘥方

牛屎，烧灰存性，为末敷之，即好。

风入疮口方　肿痛难忍。

刘寄奴末，掺之即安。

疮不收口成漏方　上身者名蚁漏，穿山甲炒研末掺之。下身者为蟮漏，石灰泡汤洗之。

治漏方

黄豆七粒　生男胎发七个

阴阳瓦煅存性，为细末，入冰片少许，将疮洗净，填药入内，次日如药被毒水冲去，再填数次，候毒干肉长，然后以收口药敷之。

螟蛉窠　去外层粗泥，研极细末，入冰片少许，敷之，其口即收。

治癣方

土槿皮五钱　白及二钱五分　白芷二钱五分莩茇二钱五分　白鲜皮五钱　明雄黄一钱五分斑蝥八分　百部二钱五分

上药为末，用好烧酒一斤，浸药透，刮破癣，用土槿皮一块，蘸药擦之。每日两三次。

治癣效方

芦荟三钱　硫黄一钱　枯矾四钱　白信一钱轻粉六钱

共为末，先用土大黄根擦之。痒处用陈米醋蘸药擦之。神效。

治癣神方　不拘远近顽癣俱效。

文蛤一两，炒　硫黄一两一钱

为细末，米醋调如糊，先以穿山甲略刮去顽皮，敷药如膏一层，外以皮纸贴之。遇晚揭去，三次痊愈。

风癣方

艾叶，不拘多少，醋煎如膏，先以穿山甲片，刮破癣，后擦之。

顽癣方

糠皮烧油搽之，三日愈。兼治癞头疮，搽之神效。又温汤洗软，韭菜擦数次愈。

又顽癣方

先用米泔水洗净，穿山甲刮破，再以白糖研烂，甘草汁调敷。

顽癣神方

雌黄　青黛　轻粉等份

为末。湿癣干掺，干者用指甲抓破，敷药，上贴清凉膏，内出黄水，七八日后，水干自愈。

多年顽癣方

将维鸡腰子一副，摘开搽之，数日即愈。

牛皮癣方

香油一两　全蝎七个　巴豆二十粒　斑蝥十个

同熬至焦黑色，滤去渣，入黄占一钱，候溶收起，朝擦暮好。

疥癞门

洗疥方

金神花五钱　荆芥二钱　防风二钱　甘草一钱　白矾五分　马鞭草五钱　川椒三钱　苦参五钱　归尾二钱

上药煎汤熏洗，三四次愈。

疥疮百效方

石膏生，一两　硫黄一钱　枯矾五分

共为末，猪油调擦之。

蛤石轻黄散

蛤粉一两　生石膏一两　轻粉五钱　黄柏五钱

共为末，湿疥掺之。干疥用熟猪油磨槟榔至淡红色，调敷。如痒少加枯矾。

合掌丸

大枫子四十九粒，去壳　樟冰　花椒　槟榔各三钱　枯矾二钱　雄黄二钱　水银一钱

先将枫子水银同研至不见星，再研油核桃数枚令烂，入前药捣丸如龙眼大，日则手搓鼻闻，并擦患处，夜则合于掌中而睡，不过数日必愈。

秃疮方

蛇床子，煎汤洗三五次，腥净为度，后用黄柏一两，枯矾三钱，为末，麻油调涂。

癞疮方

猪脚合黑者为佳，不拘多少，每一个内入生栀子一个，白矾少许，火煅存性，研末，芝麻油调搽，四五次即愈。

瘌痢头疮方

红枣，煮熟去皮核，加轻粉、樟冰捣烂，厚敷头上，戴毡帽，三日后去帽，疮自愈。

又瘌痢方

独核肥皂去核　填入砂糖一匙，巴豆二粒，扎定盐泥包，煅存性为末，加槟榔、轻粉各七分，研匀，香油和，擦头上。先用灰汁洗头，温水再洗，拭干搽药，一宿换药，次日又换，数日即愈，不必再洗。

痔漏门

痔漏神方

忌姜椒辛热，煎炒炙煿酒体，及一切发风之物，愈后忌房劳一百二十日，永不复发矣。

芜荑仁　雷丸　当归　龟甲酒炙　鳖甲各一钱，炙　蝉蜕　蚕退各八分　枳壳　大黄各五分　乌梅一个　角刺二十个，锉，同黄蜡一钱，炒蜡尽　竹叶七片

上药，用黄酒碗半煎七分，空心温服，以干猪肉压之。服至八日后，漏管虫根俱出。减去角刺、蝉蜕，另用鸡肫皮包龙骨五分，赤石脂五分，入猪蹄甲壳内，炭火煅过，去甲壳皮不用，将龙骨、石脂入药内，照前煎服，五七次除根。

痔漏落管方

倍子十两　水煎至如糊，入黄占十八两为丸，每日空心清汤下三钱。忌鹅、猪、羊、鱼、发物。

痔漏验方

象皮一斤　槐米一斤，炒淡黄色

上药为末，蜜丸梧子大。早服三钱，晚服二钱，淡盐汤送下。

枯痔方

金色密陀僧五两　生矾一两　枯矾一两

另用黄占三两，麻油三两，化开入前药末搅匀，众手为丸，如桐子大。雄黄五钱，青黛二钱为衣，先用白汤下八分，再加二分，渐加至二钱。其痔结成一块，从大便而下。

血痔方　用茅草烧灰，白酒调下，外用鹅胆调冰片涂之即消。

又方　治血痔，兼下血能明目。

槐子，于冬月入牛胆内，阴干百日，每日吞一枚。

内痔肿痛方

先用屋葱一把，野木连五六个，经霜者，煎汤熏洗，再用鳖头煅存性，加冰片少许为末，以木鳖子去毛磨麻油调涂，立效。或以熊胆磨麻油加冰片涂之，亦效。此法兼治外痔。

痔漏奇方

贯众一斤，去毛，切片，烧酒二斤煮干，又加烧酒一斤，铅粉一两，同炒　川草薢一斤，用醋二斤煮炒　槐角八两，酒炒　条芩八两，酒炒　初起如珠状者或下血，止用此四味醋糊为丸，服之自消。如脏穿成漏者，加蝉蜕八两，水酒拌炒　槐角子八两，酒炒　苍耳子捣去刺，八两，酒拌炒　乳香一两，去油　雄黄五钱　儿茶一两　血竭一两　归尾二两　地榆一两　枳壳二两，麸炒

上药共为末，醋打面糊为丸，如梧子大。每服三钱，每日三服，白滚汤下，空心服。

痔漏肠红方

棉花子炒黄黑，去壳，为末　陈米糊入砂糖为丸，如桐子大。每日空心清汤下三钱，服三斤断根。

消痔散　即拖出二三寸者皆可治。凡敷药先以温汤洗净患处。

乳香二两，明亮者佳　没药二两，和尚头者佳　大黄三钱　黄丹五分　朱砂五分　雄黄五分　五倍子三钱，去虫，用铜锅炒至栗壳色为度

各药研极细末，以菜子油调匀，鸭毛蘸药轻敷患处。切忌指甲，立刻止痛收上。再加龙骨、血竭少许，搅入前油药内，敷粪门。粪门烂者用此，不烂者，不必用。待至好七八分时，用海螵蛸三分沁上，生肌，永不再发。各药俱忌铁器。

痔漏方

五灵脂二斤，炒无烟为末，米糊为丸。每服三钱，海粉汤下。

又血痔方

荞麦面，不拘多少，用猪胆为丸，白滚水送下，二三钱即止。

痔漏神效方

刺猬皮一个，鲜者更佳　蝉蜕二两　猪大肠八寸，入皮硝二两　防己二两　猪后悬蹄爪尖二十四个　黄牛角心尖一对，以上共煅存性　乳香炙没药各五钱，炙　血竭三钱　麝香二分　蜂房一个，瓦焙干，露天者佳　穿山甲五钱，炒　象牙三钱　生地一两　金银花一两

为末，蜜丸。陈酒空心下三十丸。忌酒色，煎炒，鱼鲜，油腻，发物。

如金散　擦痔七日自落。

雄鸡二只，放在静处，饿二日，次早用猪胰子切碎，拌米粉二合喂之，接粪一两，晒干。入雄黄六钱，胆矾五钱，明矾、皮硝各一两，为细末，入倾银罐内，用瓦盖之。大火煅起青烟，取起，加乳香、没药各二钱，冰片五分，研匀，磁罐收贮封口。每用津唾敷痔上，良久去之。再敷六七次，至痔变黑色，不必上药，待七日其痔自落。用甘石生肌散收功。

神治远年内外痔

雄猪大肠三尺，去肛门七寸　刺猬皮三张，新瓦煅存性　明矾　槐米各四两

上三味，为末，入大肠内，两头扎住，铜锅煮烂，捣匀成丸。每日清晨开水下四五钱，药完不拘内外痔即愈。如油腻难丸，可加炒米粉和之。

痔漏内消散　一料可愈四人。

冬青子四两　雨前茶四两　青黛四两　象牙末四两　刺猬皮瓦焙干　蝉蜕焙，各二两

为末，以黄雄狗肠一条，煮烂捣匀为丸。每日清晨酒送下三五钱。

痔漏不用刀针

独核肥皂一个，沙锅内文火炙之，盖密，以脆为度　刺猬皮二个，入砂罐内盖密，周围封固，炭火煅过，存性　推粪虫炙脆，四两　象牙末四两

地龙去土，炒四两

上药为末，飞面打糊为丸。空心服三十丸，服完痊愈。

蔡中军痔方

熊胆二分　石蟹　胡连　明雄黄各五分　冰片七厘　三七三分　芦甘石一钱

如痒，加枯矾，共为细末，磁罐盛塞口。先将痔润湿敷上少许，不可多用，多敷几次为妙。每晚用瓦松七枝，皮硝一钱，煎汤洗净，敷药便妙。

奇验痔疮方　兼治脱肛立愈。

核桃一个　去内肉，入五倍子末，合好线扎定，外用黄泥入盐调和，团裹炭火煅过，至烟尽，去黄泥，研末。滚水吞下即愈。

班龙灵龟化痔丸　治痔漏脓血淋漓。

人参一两五钱　鹿角尖炙脆，八两　龟甲四两，炙　象牙屑二两　白术　茯苓各一两五钱　当归四两　穿山甲炙，五钱　生地　熟地各四两　槐角炒，六两　露蜂房炙，八钱　侧柏叶蒸，阴干，一两　白莲花瓣二两

上为末，炼蜜一斤，入白蜡二两，黄蜡八两，下药末，千捶丸梧子大。早晚各以药酒下百丸。

药酒方

白梅花肉泡淡，五钱　红花二两　苍术二两　生地一两五钱　当归二两　核桃白肉一斤

入老酒一斗，浸七日，送药，亦可独饮。

不觉退管锭子

象牙末　万年冰即粪窖年久砖，煅，各五钱　青盐　轻粉各三钱　密陀僧一钱

共为末，用饭捣丸锭子，插入管内，数日后其管随药而出，不疼自然生肌，不用收口药。

体气门

治狐臭方

水银　硝　矾各一两　入碴盆内，同研至不见星为度。用粗碗盛药，桩实，上盖一碗，铁丝绕紧，盐泥封口，将药碗放炭火上，将盖上碗足内，用湿纸打烂，铺四五分厚，常以水润之。至加水烟出为度，取出冷定，开看其药，桂红色者佳。用法，湿布拭净后，用吐沫调药一厘半擦之，可五日不臭。再擦一遍，可一月不臭。久久可以除根。

又方

石绿三钱　轻粉一钱

浓醋调涂，五次断根。

又方

田螺一个，挑开靥　入巴豆仁一个，研碎置螺内，一宿即化水，取涂之绝根。夜间擦数次，次早大泻更妙。如不尽再擦之。

又方

水田螺一个，挑去靥　入冰片一分，化水，以手指蘸水擦数次愈。终身忌食笋。食之复发，再用前药复愈。

外伤门

刀疮神方

朱砂为末，白糖对配，罨患处，即刻痛止生肌。

破伤风方

蝉蜕六钱，去头足翅，焙干，为末

陈酒送下，发汗即愈。

一方川贝去心一钱，杏仁去皮尖，七个，二味口嚼，罨患处，一日一换愈。

桃花散

千年石灰捣为末　锦纹大黄切小块，入锅内同炒至微红色

共为末，用敷金疮，能止血生肌，亦治烫火伤，以麻油或茶汁调搽。

紫金藤散　专治刀疮损伤出血。

紫降香，为细末，敷患处。

汤泡　盐卤捣黄泥敷之立愈。猪脚壳煅存性，麻油调敷神效，猪毛亦可。或用生地黄水浸捣汁，大黄为末，调匀敷之亦可。或用鸡子青调大黄末涂之，用炒黄柏亦可。又以绵纸铺患处，冷烧酒洗淋亦妙。各方并治火烧。

烟火熏至死

白萝菔，捣汁灌之，立醒。

保生救苦散　治火烧油烙，及脱肌肉者，立止痛。

寒水石生用　大黄　黄柏等份为末，清香油调敷。破湿者干掺。

竹木刺入肉

羊屎烧灰存性敷之。又牛膝嚼烂敷之亦出。又酸枣核烧灰存性为末，水调敷亦出。蓖麻子捣敷伤处，刺出即去，恐去好肉。

刺入指甲及身

生栗子嚼烂，以布包裹三时，其刺自出。

中药箭毒

犀牛角削尖，入疮口内立愈。又麻油涂之亦愈。

箭镞不出

杏仁涂之即出。羊屎烧灰存性，敷罨略出，

以钳拔之。

铅子入肉

水银二钱　灌入疮口，少时倒出。如多加几分，是铅子化的。如原数尚未化动，再灌入，酌量铅化而止。

军中神应金疮药

降香节　红铜末　白松香各一两　五倍子五钱　血竭一钱五分　没药五分

共研极细末。掺伤处血立止。

刀斧枪箭伤方

生半夏研极细末，带血敷之。止痛收口生肌。损烂入寸深者，千年石灰、轻粉、血竭、白蜡、象皮，等份，研末，掺上。

金疮折伤血出不止

葱白、砂糖等份，研烂敷之。其疼立止，又无疤痕。

接骨方　并治夹棍伤立效。

小母鸡一只，一斤以下者　五加皮五钱　同将活鸡连毛肠捣烂，敷一昼夜愈。

骨断折碎

活蟹一大只　肥而多膏者，连壳捣如泥，同生姜四两，入醋一盏，带糟更妙，老酒一碗，连糟亦可，捣匀挤出渣，药汁煎滚灌下。将渣炒热，罨患处，扎定，如只损破不折断者，止吃不罨。凡碎骨跌打夹棍等，俱神效。且能令骨节入臼，真妙方也。

拶手指伤并杖疮方

诃子　研末，每一钱和银朱四分，蜜调，不令水洗，敷上，以绵纸裹之。不痛不烂。

犯杖临时预用

无名异　为末，温酒调服三钱。不甚疼，不甚伤。

防夹棍方

先一晚用鲫鱼一斤，捣烂罨上，扎定，次早洗去。不甚疼，不甚伤骨。

跌打损伤并杖疮

初伤服童便、陈酒各一盅，防血冲心。再以葱切烂炒热敷伤处，冷则再易，止肿消痛，散瘀如神。如无葱，以热豆腐贴患处，气如蒸，其腐色紫，复易。以淡为度。

接骨紫金散

土鳖虫去足，焙干　骨碎补　乳香　没药各去油　自然铜　白硼砂　大黄　血竭　归尾各一钱

共为细末，磁器盛，每服七厘，不可多服，恐生余骨，陈酒送，其骨自合。如瘀出未净，亦自下。

鬼代丹

乳香　没药　自然铜　无名异　骨碎补　地龙　土鳖虫各等份

上药为末，蜜丸弹子大。临刑用好老酒化一丸。如不打，吃葱即解。吃素者，甘草汤解。

脚底无故开裂

黄柏为末，猪脊髓研如膏，敷患处。如老年者，或系气血两亏，加八宝丹同调敷更妙。

两足无故发痒　爬至血出始快，此系风入皮肤之故。

用白凤仙花连根二三株，煎汤洗之。可得数日不痒。

妇人穿耳肿烂

血竭　儿茶　没药各一钱　雄黄五分　轻粉二分　黄柏一钱　白蜡一钱五分　松香一钱五分　姜黄一钱　龙骨煅，五分

共为末，入飞矾少许，猪油调敷涂患处。

乐得打　夹棍神方。

白芷一两二钱，煅存性　圆眼肉数十个　石菖蒲三钱　胡椒二钱一分　猴骨六钱　白木耳一两二钱，煅　大地龙七条，瓦煅　红花二钱六分　乳香三钱六分　麝香三分

共为末，将圆眼肉捣烂成丸，金箔朱砂为衣，每丸三钱，老酒送下。能护心保命，夹杖不痛，真神方也。

折伤

大活蟹一只，甜瓜子八九钱，同捣极烂，酒送下，三服愈。如无瓜子，将蟹捣烂，热酒冲服，渣罨患处。

箭伤并针入　在骨肉不得出者。

象牙屑以水和之，敷上即出。蝼蛄虫煎浓汁，滴上三五度，即出。

治金疮

活松木当时烧灰为末一钱，松香一钱，入盐少许，研匀敷患处，一刻生肌。

烫火伤

蚌壳烧灰，蜜调敷，立愈。又水青苔去水敷之，干即换之。又芋头磨水涂之即愈。又鸡子清磨京墨涂上，用纸盖之，则不起泡。又石膏为末，掺之立效。

人咬指烂欲脱

鳖甲烧灰存性，油调涂。又龟甲、鳖肚骨等份，煅存性，麻油调搽。又方，鞭笋芽或冬笋芽，捣烂罨之立效。

寄杖方

好白蜡一两，刮薄片，以滚酒冲服之，即杖多不痛。

又方

木耳煅存性，为末，五钱　黄酒送下，重杖亦不妨。

手足开裂　牛骨髓搽之。

脚指缝湿　鹅掌皮烧灰研，搽之。

周身跌打损伤方　至重者，先将地上掘一坑，如人长，约深二尺许，用炭烧令极热，以烧酒五六十斤浇坑内，随手以掘起散土拌之。将病人埋入坑内，热土盖之，露面，人须先饮醉，埋二三时，令其熟睡，睡醒病如失。

烫火并一切刀伤腐烂大痛

沉沙木屑，煎汤洗之。又烧灰存性，麻油调敷立效。

夹棍神效方

皮硝，端午日先晒存，尤妙。好陈酒五斤，煎数沸，投皮硝五两，下焚桑木，北方用柳木，不用杂木一枝，风炉亦用新者。候硝滚化，再十数沸，倾脚盆中，再以炉内炭灰搅入硝酒。另用南草纸裹伤处，布蘸药淋之。淋他爽快，冷则再温，再淋。慎勿以手挪患处，恐骨动反不能复白。拶伤半料即愈。

八厘散　治打伤，兼治烂疮肿毒。

土鳖一两　麝二分　打伤者八厘，酒下。破处以此掺之。烂疮内服外掺。肿毒服之，先治其疼。

接骨仙丹　治跌打损伤，筋断骨碎。

五铢钱五个，火煅醋淬四十九次，重一钱　甜瓜子五钱　珍珠二钱，腐煮，布包锤碎　狗胎骨煅，一钱

上药共研极细末，每服二分五厘，随患上下，饥饱酒送。

跌打损伤方　但稍有气者，俱可救。服药后发战，不必惊怕。

牛黄花即闹阳花

端午日取花，不拘多少，去心蒂，阴干研末。至重者黄酒送四五分，轻者二三分，老年力衰者不可多服，止一二分。如牙关紧，锹开灌下即活。

刀伤出血痛不可忍

用老葱折断，入白糖在内，炭火炙热，剖开，其中有涕，取罨伤处。仍多炙葱继之，冷则更易，三四次即止痛。再敷十余次后，以葱并涕裹缠，血止痛息而愈。

虫兽伤门

癫狗咬方

明雄黄五钱　芝麻油半盅，冲服立愈。盐物一切，可不必忌。

疯狗咬方

水仙花根捣烂，入水白酒一二盅，绞汁，以笔管吸饮，少顷即上吐下泻而愈。

又方

甘草　杏仁　各等份，口嚼烂敷患处。

又方

疯狗，舌出尾垂者是。

斑蝥七个　去头足翅，同米一撮炒黄，去米，研末，面糊丸，如梧子大，温酒下。候小便桶内见衣沫，似狗形者为效。如无，再服，须六七次，无狗形，方不再发为效。愈后以靛汁饮之。

疯狗咬伤久而服发

透明雄黄三钱　麝香五分　共研末，以酒冲服二钱。服后熟睡为度，俟其自醒，利下恶物，再进一服见效。

又狗咬方　此草有一二尺高，其叶如山楂，背紫，根下有疙瘩，如有根，止用二钱，二服即愈。

紫背天葵叶三钱　老酒煮尽量饮之。重者三服，轻者一服。服后化血水而愈，七日全好。

又方

斑蝥七个，去头足翅，用糯米炒，七日外，每日加一个　雄黄一钱　麝香一分，小儿不用　滑石一两

上共为末，能饮酒下三钱，不能饮米汤下三钱。其毒或从大小便出，或吐即愈。

又方　男子二十一日可治，女子十四日可治。

斑蝥七个，头足翅均去，米炒去米，人弱者减半　生大黄五钱　金银花三钱　僵蚕七个

酒水各一碗，煎一碗半，饱服。候其小便解出血块，再至小便清白方为毒解，后食温粥一碗即止。咬伤处，用杏仁去皮尖捣烂，加砂糖调敷自愈。忌食猪、羊、鸡、酒、鱼、葱发气、动风之物，又忌麻布、夏布、衣帐，及麻地、茄地、赤豆地上行走，犯之复发，不可治。

猪咬　砂糖，涂之亦效。

鲜鲫鱼去肠留鳞，腹中入羊屎，线缝，

火煅存性为末，敷患处。或用砂糖水调敷亦可。

鼠咬方
猫屎涂之立愈。

毒蛇咬方
蒲子花七朵　捣烂敷患处立愈。

毒蛇咬方
用蜈蚣一条，去钳足，煅存性，酒下。有烟气自伤处出即愈。仙方也。

又方
五灵脂　雄黄　等份为末，酒调服，或敷患处亦效。

守宫蛇咬方
用桑柴灰煎水，调白矾末涂之。

虫入耳方
桃叶塞耳，或安耳下枕之，即出。

虫入七窍
香油滴之即出，猪尾血滴之亦出。

百虫入耳方
取鸡冠血滴入，或韭汁或姜汁滴入即出。如在左耳，以手紧闭右耳，努气至左耳自出。

误吞蜈蚣方
用生猪血饮之。少顷，又以清油灌口中，其蜈蚣裹在血内吐出，然后以雄黄末水调服。一方多吃麻油自解。

蜈蚣及百足虫伤
草纸擦软，绞成条，点火取烟熏之。伤处少顷痛止，再熏一二条愈，屡验。

蜈松咬方
香附嚼烂涂之。又鸡血敷之亦可。用鸡涎敷亦可。又取大蜘蛛放患处，其毒吸去，将蜘蛛放水中即活。

治百脚虫伤
虫隐壁间，以尿射人，使人遍身作疮。用乌鸡翎烧灰，鸡蛋清调搽即愈。

蝎子药　并治蜂毒。
雄黄　白矾　巴豆各等份　为末，将黄蜡于端午日午时化开，入药调匀，捻成条，用时将药在灯上烧化，滴一点于患处，觉冰冷即愈。

蜒蚰入耳方
羊乳灌入，即化为水。

又方
用蜗牛研为水，滴入即出。

鳖虱入耳方　头痛不可忍者。
糯稻草灰煎汁灌之，即死而出。

误吞水蛭　即蚂蟥
蜜水一盅饮之，即化为水。

诸毒虫咬伤　痛至垂危。
青黛二钱　雄黄二钱　麝香一分
为末，冷水调服。

蜂叮人
随嚼青蒿，涂在患处立瘥。又芋艿擦之。芋叶亦可。

制蚊法

蟾酥浸长线，围卧处，蚊不能飞入。

八角虱方　男女便毛生虱。

以百部煎汤洗之，遂成空壳。

去虱方

秦艽　百部各等份　煎汁洗衣，永不生矣。

蚯蚓咬毒　形如大麻疯，眉发皆落，每夕蚯蚓鸣于体。

用白盐煎汤浸身，数次即愈。

惠直堂经验方卷四

会稽陶承熹东亭甫集
山阴孙俊奎聚五甫订
绍兴袁诗福吟五重校

妇人门

益母丸

益母草四十斤，熬成膏约三斤　真龟胶一斤，蛤粉炒　白当归二斤　川芎一斤，俱蒸熟

上三味，为末，入益母膏为丸，每丸重三钱，晒干磁瓶收贮。胎动不安，蕲艾汤下。催生，砂仁三钱，煎汤下。产后血块痛，红花汤下。血晕，山楂汤下。虚脱，人参汤下。血崩，人参汤下。产后痰多，昏乱不知人事，醋炒红花汤下。月水先期，或一月两次，或恹恹不息，人参条芩杜仲汤下。月水过期，非红非紫，桃仁红花汤下。赤带，用赤鸡冠花，白带，用白鸡冠花，煎汤下。血枯，红花汤下。肉淋，黄连人参汤下。吐红，黄芩侧柏汤下。便血，地榆汤下。虚损，熟地白芍陈皮汤下。阴虚，潮热往来，沙参汤下。骨痛，地骨皮汤下。男人白浊，三角酸煎汤下。梦遗，茯神杜仲白鸡冠汤下。脚跟肿，皮脱出水，牛膝汤下。心痛，桃仁汤下。血虚头疼，川芎白芍汤下。腰痛，杜仲汤下。腰痛胁胀，气冲胸塞，芍药杜仲汤下。

益母膏　又名还魂丹。

五月五日，六月六日，或小暑日，益母草花正开时采，取花叶子，石臼内捣汁，沙锅内文武火熬膏。忌铁器。每服五钱或一两。胎动腹痛，下血不止，当归汤下。产后带下，阿胶汤下。产后血晕，口渴狂言，产后中风，失音口噤，血结奔痛，时发寒热，面赤心烦，或鼻衄，舌黑口干，童便和酒下。产后咳嗽，恶心吐酸，胁痛无力，黄酒下。产后泻血，红枣汤下。产后痢疾，米汤下。产后崩漏，糯米汤下。横生逆产，胎衣不下，炒盐汤下。产后二便不通，烦躁口苦，薄荷汤下。凡产后，以童便化下。一服能安魂魄，调经络，破血瘀。凡经不调者，服之则调。无子者，服之则孕。妇人之圣药也。

独圣散

丹参为末，酒下二钱。此药破宿血，生新血，安生胎，落死胎，止血崩带下，调经脉，或前或后，或多或少，及冷热劳伤，腰脊疼痛等症，俱治。

女金丹

人参　当归　生地　丹皮　白茯苓　白芷　玄胡索酒洗　肉桂　白芍　藁本去芦，酒洗　没药去油　川芎　白薇酒洗，各二两　沉香　赤石脂酒漂　甘草各一两

共为细末，蜜丸，或益母膏为丸，朱砂五钱为衣。女人不孕，经后当归川芎汤送下一丸，重三钱，每日服一丸，三月后必孕。胎动欲产，开水送下一丸，睡片刻即安。每月服三五丸，

保定足月分娩。

琥珀滋生丸　治妇人胎前产后百病。

琥珀一两，醋炒，灯草同研　阿胶一两，炒成珠　五味子五钱　附子制，冬一两，夏五钱　肉桂去粗皮，五钱　沉香五钱，不见火　川芎五钱　桑寄生　当归　肉苁蓉　人参　续断　熟地　没药炙　木香不见火　延胡索　乳香炙，各一两　牛黄三钱　朱砂一两，为衣

各制为净末，先将益母草八两揉碎，加水十碗，熬成一半，去渣，慢火熬成膏，和药末，少加老蜜捣千余下，分为百分，每丸重一钱四分，朱砂为衣，阴干再晒极干，黄腊为壳，每服一丸。凡胸胁疼痛，绕脐腹痛，及呕逆上气，筑心痰喘，不进饮食，用姜作少许，和酒化服。诸色痢疾，及赤白带下，血冷血崩，漏胎下血，用生姜艾叶炒，令黑色，酒煎数沸，调服。泄泻不止，陈米饮调服。尿涩诸淋，通草灯心汤下。血晕不知人事，童便调灌半丸，醒后当归汤服一二丸。上热下冷，人参汤服。遍身虚肿水气，赤小豆汤调服。产内二毒伤寒及中风，角弓反张，麻黄汤调服，被盖出汗。月经不通，或间杂五色，频频而下，断续不止，饮食无味，肌瘦面赤，唇焦，乍寒乍热，四肢频痛，五心烦热，黑黚血斑，赤肿走注，血风劳伤，并用童便入姜汁少许服。

临产，用酒下一丸，易产。常服以童便加酒一半，免恶心。怀胎临月，一日一服，至产下，不觉疼痛。或服至十日，饮食倍增，是药力也。其功不能尽述。

四制香附丸　此妇人之圣药，种子之奇方，屡试屡效。

香附二斤分四处，一童便，一米汁，一米醋，一盐水，各浸七日，一日一换，取出炒黄，勿焦　当归酒洗，一斤　熟地艾叶二两煎汤拌蒸　川芎　白芍　条芩炒，各八两

血热加生地八两。共为末，蜜丸，空心清

汤下。

九制香附丸　治妇人百病，调经种子，安胎神效。

香附十八两，杵净，分作九分，每分二两　一酒，一醋，一盐水，一童便，一小茴二两煎汁，一益智仁二两煎汁，一栀子炒黑，二两煎汁，一莱菔子二两煎汁，一白附子制、石菖蒲各一两，制，共煎

制法：各汁俱春浸三日，夏浸一日，秋浸五日，冬浸七日，浸至日足，连渣同香附晒干，检出香附，再将香附合一处，入砂锅内，用蕲艾五两，无灰陈酒同煮，酒干再添，再煮，须至煮香附黑色为度，取起晒干为末听用。

香附末八两　归身酒洗　大熟地姜汁蒸　大生地姜汁洗　白芍酒炒，各四两　川芎酒洗，三两　白术土炒，四两　甘草蜜炙，九钱　枣仁炒，二两　人参一两　茯苓一两　天冬去心，二两七钱　益母草嫩叶，四两　山萸肉二两　真化皮二两　元胡醋炒，一两　阿胶蛤粉炒，四两　条芩酒炒，二两　砂仁连壳，一两五钱

上药各制如法，共为细末，蜜丸梧子大。必须早晚各服三钱，清汤下。服至一料，不孕者必孕，既孕者坚固，易产。且凡旧有之病，俱已消除神效。

调经方

香附二斤，分四分，一酒，一醋，一童便，一蜜水，俱浸一宿，晒干，炒，为末，取净末一斤　归身酒蒸　川芎酒蒸　艾叶醋炒　条芩　阿胶蛤粉炒成珠，各三两

上药共为末，用益母草煎膏为丸，如梧子大，清汤送下三钱。用以调经种子，安胎俱神效。

胜金丹　治女人胎前产后，一切淋浊带下，月经不调，并血枯不孕，小产难产，血晕血瘀，停胞死胎等症，并男妇诸虚百损。

香附一斤，分四分，一童便，一酒，一醋，一

盐水，各浸一日，晒干，炒　藁本三两　归身　川芎　人参　赤芍　白芍　白芷各一两五钱　甘草炙，七钱五分　熟地四两五钱　丹皮三两　白茯苓　牛膝　杜仲各二两五钱　白薇去芦，四两

以上俱酒浸一宿，晒干为末。

赤石脂　白石脂各二两五钱

以米醋浸透煅红，共七次为末。

朱砂　琥珀各五钱　乳香　没药各一两

以上四味，用酒研烂如膏，和入前药末内，擦磨数十次，令极匀，加蜜炼为丸，如弹子大，金箔为衣。每服一丸，陈酒下。

妇人不孕方

鸡一只，黑骨白毛者佳，如无，用三年陈骟鸡亦可，益母草一斤分四分，一酒，一醋，一姜汁，一川芎汁，各浸透，炒干　总入鸡内，用重汤煮，鸡淡吃或酒送亦可。鸡骨并药渣焙干为末，加归身四两，续断二两，姜六钱为末，蜜丸。每日早午晚酒送各三钱，一料即孕。

伏龙肝

孕妇伤寒，恐致堕胎，用灶心土，对镇脐处取一块，研末，温水调涂脐上，一日一换，至七日之后，即不堕。如盘肠生者，涂头顶，母肠即收。如胞衣不下，或死胎不下者，涂脚心即下，或送二钱亦可。

月水久闭方

二蚕沙四两，炒黄色　即入无灰酒一壶，于砂锅内，滚二三沸取起，以磁器盛之。去沙，酒略温，饮数杯。

经血逆行方

韭菜捣汁一盏，入童便半盏，炖热服即止。

白带方

鹿角烧灰为末，每早酒调下二钱，一二次即愈。

又方

藕节八两　赤茯苓　白茯苓　赤茯神　白茯神　柏子仁去油　益智仁盐水炒，各一两

为末，金樱膏为丸，梧子大。每服三钱，清汤下，药尽病愈。

赤白带下方

棉花子炒黑　去壳研末，米糊为丸。每服三钱，赤带用砂糖汤下，白带用白糖汤下。

又方

黄狗头骨一具，烧灰存性，每服三钱，服完即愈。

白带丸方

藕节八两　芡实二两　白茯苓一两　白茯神一两　山药三两　莲须一两五钱　莲子二两　金樱膏十八两

上药为末，膏丸。服药完病愈。

又方　并治遗精。

赤白茯苓各四两　赤白茯神各四两　柏子仁五钱　益智仁五钱

共为末，米糊为丸，梧子大。每早陈酒或清汤送下。

血淋方

车前子二钱　葵根一钱

水煎。多服效。又白荷花煎汤饮立愈。

沙淋方

车前草捣汁半碗，入蜜一两悬井中，五更温服效。如白淋，去蜜加砂糖一两。

行经腹痛方　兼能种子。

真蕲艾　红花　当归　益母草各三钱

酒煎，另用鸡蛋一个，刺数孔，入药罐内同煮熟，即以药汁同鸡蛋吃下。不过三个痛止，即受胎。

子宫脱下方

治妇人湿热，烦劳太过，子宫阴中脱出，无论有娠无娠俱可服。

藿香　臭椿皮　荆芥各三钱

煎汤洗之。如已收上，可不必服药，如不收上，即服后方。

人参一钱　炙芪一钱五分　白术一钱　归身八分　炙甘草五分　陈皮五分　升麻二分　柴胡三分　栀子炒　黄芩酒炒　车前　木通　泽泻各一钱

如上焦有火头眩，去人参，加沙参二钱，姜枣为引，服一二剂即愈。再用归皮汤调理，不可烦恼为要。

崩漏方

阿胶五钱，炒为末　干姜五钱，炒黑　香附五钱，醋炒黑　蕲艾五钱

将姜附艾三味，用好酒二杯，煎一杯，和阿胶末，空心热服，觉热至脐即止。患一年者二帖，三五年者四帖痊愈，更用后药除根。

白鸡冠花五钱，炒　炙甘草二钱　百药煎二钱　木耳二钱　白芷一钱

共为末，每日空心，当归汤送二钱，药完永不再发。

血崩神方

真阿胶二两，炒　慎火草即火炎草，炙焦，研，二两　棕毛烧存性，一两　龙骨煅　牡蛎煅　蒲黄炒黑　乌梅肉焙焦，各一两

共为末，蜜丸梧子大，空心酒下三钱。

血崩不止方

莲蓬壳，荆芥穗，烧存性，各半为末，每服二钱，米饮汤下。

又方

棉花子，烧存性，酒下三钱，立止。

保产无忧方

归身一钱五分，酒洗　川芎一钱五分　厚朴七分，姜汁炒　白芍一钱二分，酒炒，冬月只用一钱　羌活五分　枳壳麸炒，六分　菟丝饼一钱五分　荆芥炒黑，八分　川贝去心，一钱　蕲艾醋炒，七分　黄芪炙，八分　炙甘草五分

姜三片，空心煎服。六七月即可服，临月服三五帖甚妙。难产横生，胎动不安等症并治，兼能下死胎。

鲤鱼汤

孕妇五六个月，腹大异常，高过心胸者，乃胎中蓄水。如不治，子母难保，此方主之。

当归酒洗，一钱五分　白芍一钱五分　白茯苓二钱　白术炒，二钱五分　陈皮三分

用鲤鱼一尾，重半斤之上，去鳞肠白煮熟，去鱼留汁二盏，加姜三片，同前药慢火煎至一盏，空心服。如未愈再服。

胎冲上心危急方

白术五钱　条芩二钱　白芍四钱　枳壳一钱

水煎服。如人壮健，单用枳壳五钱煎服亦可。

阿胶丸

治娠妇大便闭。

枳壳麸炒　阿胶炒，等份

为末，蜜丸梧子大，六一散为衣。清汤下二十丸。未通可加至五十丸。

真人安胎散

旧葵扇烧灰，三钱　二蚕沙二钱

共为末，用凤凰衣十四张，煎汤送下。

阿胶酒

孕妇血痢，并下血皆妙。

阿胶炒，二两　酒一斤半

煮化服，或黄明胶亦可。

二神散　治娠妇痢。

鸡子一枚，破顶去白留黄，入黄丹一钱，搅匀封口，盐泥固，火上煨焙，泥干取出为末，米饮汤下。一服愈是男，二服愈是女。

胎前产后下痢方

败龟甲，以米醋炙为末，调服自愈。

娠妇下痢方

黄柏蜜拌，炒焦，为末　蒜煨熟，去皮　二味捣为丸，桐子大。空心米汤下三五十丸，一日三服，妙不可言。

止啼汤　治妊娠儿在腹中啼。

黄连二钱　甘草一钱

水煎服，立愈。

达生散

当归酒洗　白芍酒炒　人参　白术土炒　陈皮　紫苏各一钱　炙甘草二钱　大腹皮酒洗，三钱　青葱五茎　枳壳八分　黄梁木脑头七个　春加川芎一钱　夏加黄芩一钱

孕妇八九个月，服数十剂，有力易生。较胜瘦胎散。

毓麟丸　专治一保胎，服至七个月平安，可以止药。

人参一两五钱　条芩盐水炒，二两　归身　杜仲各三两　白术炒，四两　川断酒浸，一两五钱　陈皮一两　熟地一两五钱　阿胶炒，二两　香附童便浸，晒干，四两

共为末，米糊为丸，绿豆大。空心服七八十丸，清汤下。一方加黄芪蜜炙一两五钱。

通产散　临产交骨不开，五七日不生，及矮小女子，交骨不开，死在须臾，服之一二寸香时即下。

败龟甲一个，炙，四两　女人发一握洗去油，煅存性，择生过男者　当归全用，四两　川芎二两　乳香四钱　益母草研头末，四两

共为末，每服六钱，圆眼汤下。有力者加人参一钱，煎汤下更妙。

难产方

麻油五钱　好蜜一两

同煎十数沸，温服，胎滑即下。

鼠肾丸

鼠肾子一对，用烧酒浸三日，去皮膜　轻粉　雄精各一钱　檀香三分　麝一分　研成丸。分十二粒，勿经女人手，勿令一人见，阴干磁瓶收贮。俟交骨开，清汤下一丸，立效。如有二鼠，另作一料，另贮勿混。

横生方

于本妇右脚小指头，灸三壮，艾如麦粒大，神验。

润胎方

产妇胎未下，而胞水先流，则干涩难产，以车前子二三两，酒半碗，水四碗煎服。

胞衣不下方

瓦松煎汁，服一口即下。或用蝉蜕，瓦焙干为末，清汤下。一刻即落，神效。

又方

小贝母七个，去心，煎服立下。

治子死腹中不出方

黄牛屎，炒热，醋调敷母脐，即出。

催生遇仙丹

蛇蜕一尺，新瓦上煅，存性　蓖麻净仁，七粒，捣烂　朱砂　雄黄各一钱

共研为末，入厚粥少许，为两丸。候胞破水下，安脐中一丸，清凉膏封固。胞下速去，不可忘记，切切。

血晕方　此物须预备。

韭菜一把，寸断，入酒壶，以滚醋泡之。塞大口，用小口触鼻即醒。如昏迷打呵，用人参一钱，虚则多加，用韭菜根酒煎，入醋半小杯，服之立止。

生化汤

当归全，五钱　川芎二钱　炮姜四分　炙甘四分　桃仁十粒　红花八分

水煎服。如汗多，减用川芎五分。小腹急痛，加元胡索一钱。汗出如油不止，加参芪。血晕，则先以姜汁童便饮之。如止血块作痛，原方加韭菜白四十九根。如不眠，加益母草三四钱。如停食，加消食药，以暖胃为主。肉食，加山楂肉。

通乳方　治产后乳汁不通。

木通二个　猪前蹄一个

煮烂并汁食之，即通。

又方

猪前蹄三只　木通五钱　石膏五钱

煮熟，食蹄与汤，即通。

产后无乳方　凡乳母不宜吃猪肝。

黑芝麻炒焦，为末，三钱

热酒冲服。或用猪蹄汤冲服更妙。

催乳散

漏芦　通草各一钱　贝母二钱　白芷一钱

共为末，用猪前蹄一个，酒水各半，煎汤

送下，不可用盐，神效。

子肠不收方

枳壳三钱　煎服即收。

缩舌散　治产后舌出。

朱砂为末敷之。或将盆急掷，惊之即收。并治房欲后，舌出不收，即将本妇鞋底炙热，顶项颐三处熨之。

产后经风方

柚子皮二个　金银花半斤　苏梗一两　过海风藤四两　防风一两　茄杆一两　青松毛半斤　甘草节二两

煎水一大锅，倾盆内，患人坐于上，围以绵被，勿令出气，熏二次后，可服煎药。

华佗愈风散　治产后中风口噤，手足瘛疭，如角弓式，产后血晕，不省人事，四肢强直，或心腹倒筑，吐泻欲死。荆芥穗微焙为末，每服三钱，酒调服，或童便温服。噤口则挑齿灌之。入鼻中亦效。荆芥乃产后要药，角弓反张，产后恶候，得此症者，十存一二而已。又产后因怒发热，以致迷闷，亦如上治之。男妇中风口噤，酒服二钱立愈。

血块痛方

伏龙肝三钱，研极细　黄酒服，三钱立愈。

止乳方　妇人子坏，而乳不收，恐生乳病者用之。

麦芽一两，水煎温服，乳即收上。

儿科门

白膜裹舌

小儿初生有白膜皮裹舌，或遍舌根，可以

指甲刮破，令血出，以煅过白矾，如米粒少许敷之。如不急治则哑。

生下无气

小儿生下没气者，切不可弃之。即用新绵裹暖，以胞衣放锅上，架起锅内，着水漫火蒸，令热气贯于腹内。男则左脚大指先动，女则右脚大指先动，且不得住蒸，俟其心腹间肠动即止。将脐带留长咬下，仍以绵絮包裹，必须对日，方能出声。

头裂奇方

一小儿方七月，连胞生下，破胞而出，与乳吃得活。至三日后，忽头破作四块，此乃母力不足之故。以母顶心发，烧灰敷之即合。

撮口脐风

小儿初患之时，齿根上有小泡，如粟米状，急以温水蘸，青软绢裹指，轻轻擦破，儿口即开便安，不必服药。若脐风一成，必有青筋一道上行，至肚而生两岔，宜灸筋头三壮截住。若见两岔，即灸两岔三壮，十活八九，迟则上行攻心死矣。

鹅口白

朱砂二钱　硝一钱五分　枯矾三分　鹅口皮一钱，阴干，火煅存性

共为末，先用乱发裹指，将口内白拭去，用井水调药，鸡毛拌之。

脐不干

乱发烧灰，敷之效。

脐风青筋神效方

南星　半夏各五分　天麻　全蝎各三分　巴豆霜一钱

上为末，米糊为丸，粟米大。每服五丸，用牛黄少许磨水送下。其青筋处，用灯火打数十次立效。

小儿初生

用胡桃去皮嚼烂，以绵包如乳头样，使儿吮汁尽，待其腹内污物去尽，并无疮毒之患。

稀痘方

赤豆　黑豆　绿豆各一撮　甘草节五分

不时煎服，屡验。凡邻近出痘，即与儿食，可免不出，即出亦轻。

又稀豆方

朱砂一分五厘，飞净　黄连一分五厘　甘草一分五厘　脐带本人者，瓦煅存性

上药四味，各为细末，蜜调。一日夜于小儿口内抹完，则痘不出，即出亦少。

又方

将脐带瓦上焙干，每重一分，用朱砂五厘，当归、生地煎浓汁一二蚬壳，调带末抹儿上腭，并乳头上，一日内抹尽，次日大便下秽污浊物。终身永无疮疹之患。

绝痘方

用活乌鲤鱼一个，入朱砂五钱，放鱼口内，缝好阴干。如端午日制，到冬至日煎汤，与儿洗浴，冬至日制，端午洗。浴过三次，痘永不出矣。如不信，留一手一足验之。

稀痘方

立春前后三日内，采半开半含红梅花蕊一茶盅，去蒂，仍放盅内，以碟覆盖一周时，其气汗自然升上，却用新擂盆未用过五辛者。捣如泥，撽成饼，将透明朱砂飞过一钱匀掺上，缓缓研和，少加白蜜为丸，如龙眼大，晒半干，金箔为衣。每遇四绝日服一丸，甘草汤下。忌

铁器荤腥，当晚微微发热，次日遍身出瘰，是其验也。

痘初起

将临清济宁上好油胭脂，点两眼角，则免坏眼。

痘疹神效三蜡丸方　三丸俱用黄蜡为壳。

化毒黄蜡丸

朱砂五两，明亮　当归　生地各一两　犀角要带黑有棕眼　人参各五钱　川连　葛根　黄柏　荆芥穗　甘草各四钱　白术　牛蒡子　连翘各七钱　升麻二钱　牛黄一钱五分，活取者佳

上切片，将朱砂打绿豆大，绢袋装缝，水十碗，酒二碗，同药入砂锅内，文武火煮之。只剩一碗汁为度，摅净拌朱砂，晒干为末，以猪心血调糊为丸，每丸干重五分。凡痘初出，即细研一丸，用薄荷汤调服，痘即减少轻快，其效如神。此方传自异人，用朱砂，仍用补气和血，解毒快斑，托元清心诸药煮之，功效甚大。保婴之仙方也。又有后二丸方，各奏奇效。痘疹始终病症，尽于三方之中，务须炮制精虔，内有犀角能清心火，去难解之毒，牛黄清热，祛骨髓难拔之毒，朱砂镇心宁神，解周身之毒，人中黄降火清心，解毒复元。盖痘毒结于受胎之始，根深蒂固，脏腑俱蕴热毒，若非金石大力，珍重药味，岂能透骨清髓，扫荡脏腑之真毒乎。有心济世者，其加之意焉。

快班红蜡丸

当归红花汁浸，焙干　熟地姜制　生地酒洗人参各二两　白术　川芎各一两，酒炒　元参白茯苓各八钱　荆芥穗　牛蒡子炒，各七钱　犀角镑，三钱　牛黄一钱五分　甘草六分　人中黄二钱　人屎烧，五钱

上为细末，蜜丸如皂角子大。三岁儿服一丸，一岁服半丸，薄荷灯心汤下。此丸专治五六日上痘疹不起，起而脓不全，全而不厚，烦急不宁，或遍身痒塌，间有干黑者。若不急为益血补气，内托化毒，大复元气，则脓不满而回靥凶矣。纵目前苟免大患，而倒靥倒发，痘毒日久不痊者多矣。

百解绿蜡丸

归尾红花汁浸，二两　生地一两二钱　白术八钱　人参八钱　牛蒡子炒，八钱　牛黄一钱　犀角镑　花粉　滑石各六钱，水飞　人中黄　威灵仙酒浸，各五钱　白丹皮七钱　大黄酒浸，蒸晒三次，一两二钱，祛毒复元全在此味　槟榔升麻汁浸，四钱

上为细末，蜜丸皂角子大。三岁一丸，一岁半丸，蜡丸收贮，愈久愈效。此丸专治十二日后，痘疮倒靥，毒气内收，不能散降，顾伏于脏腑之间，乘虚而发，变症百端，或为痘瘟痘疗，倒靥倒发，毒盛危急等症。惟此以化毒为主，斯免烂肤，腐筋、溃鼻、蚀牙、丧明之患。此丸能祛脏腑之毒，俱从二便徐徐降下，不伤元气，不损脾胃，虽至弱者服之，亦不知毒从何去，真元如何自复也。凡服药，以灯心薄荷汤下。以上三蜡丸，历著奇效，妙难尽述，取用简便而奏效甚神。

痘疮黑靥方

獭猪第二番血清半盏，和冰片一分，温服。良久下痰血一二次，痘即红起矣。

痘疮破烂方

用陈年松花，或干绿豆粉，或荞麦面敷之愈。

痘生眼内方

刺鳝鱼之血点眼，不生萝卜花。又以麦冬三钱，去心　捣烂，贴足心，其痘自落。

痘后回毒膏　兼治诸般热毒。

麻油四两　入番木鳖一两，去毛　同油煎枯，捞出木鳖，入壮人头发三两　熬化，滴水成珠，加飞丹二两　收成膏。贴一个即消。

又方

八月采田塍边野毛豆，连茎根煅存性，为末，真麻油调敷。不问初起日久，已溃未溃，神效。用豆更妙。

娄金散

犬屎内骨七分，经霜粪更妙，多收，布包打碎，水淘出骨，洗净捣烂　金银花三钱

水煎服。不问寒热虚实，初起一服即消，已溃即敛，神方也。

移回毒法　治痘毒，生在枝节紧要处。

白豆为末，水调敷之。即攻平肉处发毒，以免后患。

痘后余毒移法

或生于手足节弯处，不知治法，恐成痼疾，须于毒肿起时，即剥虾蟆皮贴之。内服败毒药，则毒移于他处矣。

金氏七宝丹

蛇含石六两　代赭石六两　二味以银罐盛贮，炭火内烧红，陈米醋淬，其细者自沉醋底，粗者捞起，再煅再淬，以淬完为度，研极细末　大南星四两，姜汁煮透　白附子五钱　麝香一钱五分　朱砂五钱，为衣　金银箔不拘多少，亦同为衣

上为细末，于端午正午时，用米粽入臼捣烂，丸如芡实大。用微火烘燥，瓦瓶盛之，密封勿泄气。专治小儿急慢惊风，伤风疳病，食积风痰，气喘夜啼。以生姜一片，薄荷一团，竹叶七片，灯草一团为引。然药性惟镇心却疾，一味坠下。凡痘疹盛行时，不宜遽进，切记。

又七宝丹

胆南星五钱　麝香二分五厘　天竹黄　山药各三钱　钩藤　羌活各三钱　全蝎一钱　琥珀珊瑚各三分　牛黄二分

上为细末，蜜丸梧子大，辰砂金箔为衣。急慢惊风，薄荷汤下。感冒风寒发热，姜葱汤下。内伤饮食生冷，清茶下。心腹痛，霍乱吐泻，淡姜汤下。伏暑伤热，积聚身热，清汤下。大小便闭，灯心汤下。泄泻，米饮下。夜啼，灯草薄荷汤下。量年纪大小，一丸半丸不拘时服。

抱青丸　治小儿惊风痰嗽，口臭喉肿，痰涎壅盛，厥逆癫痫，一切风火等症，及大人痰火症神效。

雄精　辰砂　琥珀屑各二钱　竹沥霜五钱　明天麻七钱，面煨　胆星一两，九制　珍珠五分　金箔一百张　麝香五分

上为细末，甘草熬膏作丸，如芡实大，朱砂为衣。薄荷灯心汤下一丸。取竹沥霜法：用大磁盘数面，曝烈日中极热，少入竹沥荡开，止令盘湿，不可过多，取其易干，多盘摊晒，以竹片括下收贮。但竹沥清淡，成霜较少，今立一简便法门。取上号天竹黄，研细水飞，入沥晒干，再入再晒，以加重五钱为度，用之功效相等。

消疳丸　治疳眼。因饮食失节以致腹大面黄，肝血不能养目，先治其疳而目自愈。忌面食炙煿发物。

芦荟一两，煅　胡黄连五钱　五谷虫先洗，瓦焙干，二两

同研为末，蜜丸弹子大。每空心米饮汤下一丸。至腹小，服理脾丸。

理脾丸

陈皮　茯苓　山楂半生半蒸，各一两　白术炒，二两　黄连炒　芦荟煅　炙甘草

共为末，神曲黄米糊丸，弹子大。姜汤下。

集胜丸　铜壁仙人曰：凡治疳不必细分五疳，但虚则补之，热则清之，冷则温之，吐则治吐，利则治利，积则治积，虫则治虫。不出此方，加减用之，屡试屡验。

芦荟煅　五灵脂去泥沙，炒　夜明砂淘净，炒黑　使君子蒸取肉，一半生，一半熟　砂仁去壳　橘红　木香　莪术醋炙，各一钱　川连　川芎　干蟾炙焦，各三钱　当归　青皮炒，各一钱五分

虚人加人参三钱，白术五钱，去莪术、青皮。因于热者加胆草三钱，去砂仁、莪术。因于吐泻下痢，加白术二钱，肉果煨，诃子肉各一钱五分，去莪术、青皮。因于风，摇头揉目者，加天麻、羌活各二钱。因于积痛者，加煨三棱、川楝子肉、小茴香炒，各二钱，去川芎、当归。因于疟者，加醋炙鳖甲三钱。因于虫者，加白芜荑一钱五分，川楝子二钱，去川芎、当归。因于渴者，加人参、白术各二钱，去砂仁、莪术。

上为末，雄猪胆汁二个，打神曲糊为丸，如绿豆大。每日米汤下十丸。

千金散　治小儿一切痰喘，急慢惊风，虽至死，咽下即活。

全蝎炙，三分　朱砂四分，水飞　牛黄六厘　炙甘草一分　麝香二厘　胆星二分　黄连　天麻各四分　降香三分

共为细末。用五六厘，薄荷灯心同金银煎花汤，不拘时调服。

活络丸　治脐风撮口，急慢惊风，痰胶满口，牙关紧急，角弓反张等症。

川牛黄一分　辰砂五分　蜈蚣一大条，炙　全蝎全者三个，酒洗，炒　麝香少许　胆矾三分　巴豆五粒，水一碗，煮干　僵蚕五条，水洗，炒　轻粉三分　焰硝二分

上研细末，用牙皂煎汤，糯米粉打成糊为丸，绿豆大。每服七丸，葱白煎汤下。以利为度。

五疳散　专治小儿五疳，潮热，面黄肌瘦，烦渴吐泻，肚大青筋，手足如柴，精神疲倦。历试有效，无疾预服，诸疾不生。元气虚弱者，服半月自然身体轻健。

白术蜜水炒，一两五钱　白茯苓　使君子各七钱五分，碎炒　甘草一钱五分　山楂肉　麦芽炒　金樱子肉炒　莲子心隔纸炒　橘红各五钱　麦冬去心，一两　芡实蒸，二钱五分　青皮二钱，麸炒

共为细末，蜜丸。每服一钱，清汤下。

回生丹　治小儿慢脾风。

附子童便制　人参各五钱　天麻一钱　紫河车一钱　全蝎一钱五分，炒　山药三钱，炒　朱砂一钱　珍珠五分　天竺黄　钩藤各二钱五分　琥珀　牛黄各五分　茯苓二钱　金箔十帖

上研细末，麻油老酒服。一岁者一分，量儿大小加减服。

治急惊风方

辰砂　天竺黄各一钱　冰片　麝香各一分　月石三分　青黛五分　雄黄三分　珍珠　牛黄　琥珀各一分

上研细末，蜜丸黄豆大。薄荷汤调下一丸。

走马疳

陈年糟茄一二个，烧灰存性，研末敷上，一二次即愈，神效。

小儿疳积并痢方

鸡肫皮炒黄色

为末，每服一钱。又治水泻，及脾胃虚弱，以其能化食去积，健胃故也。

鸡肝散　治疳积如神，或为丸服亦可。

白芙蓉花阴干，三钱　肉果面裹，煨去油，一

个　胡连五分

上药同雄鸡肝一具，加酒浆一碗，重汤炖熟，去药食肝，多吃十几枚，即眼瞎亦愈。

桃花散　治痘后疮成毒。

滑石五钱　龙骨二钱　白及一钱　赤石脂一两

上药共为末掺之。

肚大牙疳方

斑蝥七个，去头足　糯米一撮，淘

同炒黄，去米，将斑蝥为末饭丸，雄黄末为衣，晒干入鸡子内，饭锅蒸熟，去药吃鸡子。

喉疮口疳方

人中白煅　轻粉各一钱　硼砂　胡连　薄荷叶　蚕子烧灰　川连　黄芩各七分　儿茶　青黛各五分　芦荟三分　冰片一分　牛黄一分半　鬼馒头二钱，煅存性

以上俱为细末，吹患处。

急慢惊风方

取活鼠肾子，阴干，磨少许，清汤送下数匙。一肾可治数人。放鼠仍活。

走马牙疳方

经霜猫粪，瓦煅存性为末，每一钱加冰片一分，青黛五分，胡连三分，共研为细末，掺牙根。

口疳腐烂方

薄荷六钱　黄柏五钱　青黛水飞，四分　白硼砂三分　冰片一分　朱砂水飞，二分

共研细末，瓦罐收贮。每用少许，敷之数日愈。

牙疳掺药方

真青布五寸，烧存性　经霜野木连一个，煅存性，如无以白鲞头代之　冰片五厘　川倍子一个，煅存性　川椒三厘

共为末，掺患处。

蟾胆丸　治小儿急慢惊风。

雄黄　朱砂　黄连　乳香各二分四厘　冰片一分三厘　麝香一分三厘

共为末，虾蟆胆五六个，滴取汁，和药为丸，芡实大。每服一丸，薄荷汤下。

鸡肝丸　治小儿五疳。

芦荟炒，一钱　牛黄一分　雄黄七分　雷丸肉炒，二钱　使君子炒，二钱

共为末，用十两重鸡肝一具，秤药末五分，涂肝上蒸熟，与小儿食之。或作丸如米粒大，白汤下。至凶者三服痊愈。忌冷水发物等。愈后以参、苓、白术、陈皮，补脾之药调理。

小儿久病腹大人瘦

初用人参调胃等药二三帖，用虾蟆一只，洗净纸包，外用黄泥包裹，猛火煅过存性，去泥纸研末，清汤送下一钱，人弱服五分。虽病久者，二只无不愈。

避难救儿方　妇女避难，小儿啼哭，弃者甚多。此方可止儿啼，遇兵乱，须刊刻贴示，救人甚众。

用棉花团一个，不可甚大，大则塞口，又不可小，小则恐吞下，外用线扎紧，用蜜糖水煮透，置口中得沾甜味，再不啼哭。仍以丝线穿住，以便牵出更妙。

蛔厥方

一人年近十二岁，病发目瞪口牵，手指捏撮，犹如风状，发过即安。医以风、痰、惊三证治之，皆不效。遇一生云：此蛔厥症也。用苦楝子一味，煎汤服之，下蛔虫数百竟痊。

小儿脱肛方

鳖头，烧灰存性，为末，加冰片少许，麻油调搽即愈。

蝉花散　治夜啼不止，状若鬼祟。

蝉蜕，下半截为末，薄荷汤入酒少许，调下二三分。

马脾风方　肺胀喘满，胸高气急，两胁扇动，陷下作坑，鼻窍张扇，咳嗽声哑，痰涎潮塞，身生油班，状如痦子，不早治即死。

人参　槟榔各三分　黑丑　白丑各二分　木香一分　生大黄一分

共为末，蜜水调桑白皮汤下一匙。名一捻金，服之无不神效。

小儿水泻方

葱姜捣烂，入黄丹为丸，如豆大。每服一丸，填脐内以膏盖之即止。又白面炒、饭锅焦，研末，白糖和作饼食。

腹胀大小便不通

急令母漱口，吸咂胸前、背心、手足弯、脐下，共七处，以红赤色为度，须臾即通。

小儿止疟方

胡椒三粒　研末，入砂糖调匀为丸。疟前一日，入脐内以膏盖于上，使外游，次日解去。

小儿痫方

用梧桐叶三四片，煎汤洗足，三五次愈。

小儿口白舌硬方　不能饮食。

巴豆仁一粒　麝香厘许

共研成丸，贴眉心即愈。以舌变红色赤色为度。

肥儿丸　治小儿面黄，饮食不进，四肢倦惰，冷汗夜热，腹大肚痛等症。时时服之，百病皆愈。

人参　黄连姜汁炒　神曲炒　麦芽炒　山楂炒　白术土炒，各七钱　茯苓　炙甘草各六钱　胡连一两　使君子去壳，九钱　芦荟五钱，入倾新银罐内，盐泥封，以谷糠煨透

共为末，以四五年陈米糊为丸，每丸重一钱。饭后与服。

画眉丹　治小儿不肯断乳。

山栀三个，煅存性　雄黄少许　朱砂少许　轻粉少许　黄丹末一钱

共为末，用生麻油调匀，候小儿睡熟，勿令知觉，以新笔画儿两眉上，次日即不吃乳。

膏药门

一见消　治风气折伤，并痈毒等症。其初起疔毒，须留头摊贴。

川乌三两　草乌三两　川倍子四两　闹杨花三两　大黄六两　血余四两　生南星三两　生半夏三两　白及五两　白蔹五两　当归六两　土贝母四两　白银花三两　白芷四两

上药用麻油五斤，浸三日，煎枯去渣滤净，入红丹四十两收成膏，水浸去火毒，任意摊贴。

加味太乙膏　治跌打损伤，风寒湿痹，腰腹心胃疼痛，并已溃疮疡，拔毒收口。

黄柏　防风　元参　赤芍　白芷　生地　大黄　归身　肉桂　海藻　昆布　苍术以上各五钱　金银花一两　皂角刺　山慈菇　桂枝各五钱　土贝母　何首乌　苦参　连翘　花粉各一两

上药用真麻油五斤浸，春五，夏三，秋七，冬十日，熬枯去渣，入飞过红丹四十两，收成膏，离火入血竭末五钱，摊贴百病。

松香膏 治黄水疮，臁疮俱效。

松香末一两　蓖麻仁四十九粒，研细

上药用重汤煮化搅匀，随意摊贴。如破痈，用乌金纸摊。

痞块膏 治积食痞胀等症。

川椒四十九粒，开口者　倍子七粒，整者　真麻油四两，熬枯去楂，入铅粉二两收成膏，离火入麝香末一钱搅匀，摊贴一个即愈，重者三个愈。妇女须候经净贴之，否则不效。

膏药瘰方

用人乳一盅，入枯矾少许，鸡翎涂之，一二日愈。

水火既济膏 治夹棍瘰瘤烂疮，跌打损伤风痛。

麻油二十两　象皮三钱　红花三钱五分　大蓖麻二十粒，去壳　五铢钱二个　蟢蛛六个　头发洗净，大把　红丹八两

同入锅内，用槐枝搅熬，一滚取起，连锅放水缸内，顿一时再熬。如此数十次，熬至滴水成珠为度，离火入乳香、没药、儿茶、麝香，各末四分，搅匀摊贴。

千捶膏 治诸毒诸疮，未溃已溃，俱可贴，惟臁疮杨梅毒不贴。

长夏枯草一斤，煎汁，入北蓖麻肉二百四十粒　甜杏仁二百四十个　核桃肉十六个　俱去粗细皮，候熟取起捣烂，轻粉、铜青各二钱二物，用袋盛入汁煮熟，捞起为末，后入松香末一斤，煮干，又入黄占二两，搅匀，离火入乳香、没药、儿茶末各六钱，并前煮熟药五味，共入臼捣千余下，收贮重汤摊贴。

蒲公英膏

蒲公英十数斤　熬成膏，用香油半盅收成。

贴诸毒瘰疬，痘疮疔疮等证。

内庭秘制白玉膏 治一切痈疽，疮疡疔肿，未成贴之消，已成贴之，呼脓生肌。

大鲫鱼二尾，十两重者佳，不去鳞肠　大虾蟆一只，重半斤以上者佳　巴豆仁三两　蓖麻仁二两用真麻油一斤四两

铜锅熬油滚，入巴豆、蓖麻，待枯捞出，后入鲫鱼、虾膜，仍候枯捞出，滤净再熬，至滴水不散，去火待油冷，入铅粉二十两，再熬至滴水成珠，离火入乳香末五钱，番木鳖雄雌二个，面裹煨熟，为末搅匀，倾入水盆内，去火毒，用时重汤炖摊。

冻疮破烂膏

大黄八两　麻油一斤　黄丹八两

煎成膏摊贴。如无膏药，遇冻疮破者，用水煎大黄片贴，如未破酒煮贴俱效。

郁金膏 治刀伤，火伤，疮毒未成留头，兼女人贴脚肢。

生地二两　郁金三两　腊猪油一斤二两　熬枯去渣，入甘草末一两，黄蜡四两，搅匀摊贴。

赵府神应比天膏 接折骨断指，化大毒，并治百病。

当归　红花　生地　川芎　芍药　苏木各二两　羌活　独活　蓬术煨　防风　荆芥　野菊花　骨碎补去皮毛　牙皂　苦参　牛膝　三棱煨　白蔹　山甲炙　续断　蝉蜕　全蝎汤泡，三次　山豆根　地龙去泥　甘松　三奈　槐枝　柳枝　桃枝　榆枝　夏枯草　露蜂房各一两　白果三个，去壳　南星　半夏各一两五钱　男血余皂角水洗，三两　胎发二十丸　白花蛇一条，去头尾　桑白皮　连翘　金银花　川贝　山慈菇　木别仁　甘草　大黄　桃仁　杏仁　川连去须　首乌　五味　黄芪　合欢花　象皮　昆布洗去盐味　凤

凰退各二两　川附子一个　黄芩　射干洗　黄柏　乌药　玄参　五加皮　天麻　人参　大力子　肉桂　豨莶草各四两　以上为粗药

雄黄二两　银朱六钱　朱砂二两　花蕊石二两，为粗末，用硫黄末二两搅匀，入阳城罐内封固，炼一日取出　石膏煅，二两　赤石脂二两　自然铜二两，二味各入倾银罐内煅红醋淬七次，埋土中一宿，去火气　云母石一两　乳香三两，同龙骨研　龙骨二两，照自然铜制　阿魏一两，同自然铜研　没药三两，炙同赤石脂，研　血竭二两五钱，同石膏研　儿茶二两，同云母石研　安息香五钱　珍珠五钱，同安息香研　丹珠一两，即人血或用山羊血代　牛黄三两，同雄黄研　麝香四钱，同银朱六钱研　冰片二钱，同朱砂研　蚺蛇胆五钱，同雄黄研　沉香一两五钱　檀香一两五钱　丁香五钱　木香一两五钱　降香五钱，已上不用火　三七一两　苏合香二两五钱　以上为细末

黄蜡三两　白蜡三两　苏合油四两　淘鹅油四两

真麻油十五斤　将粗药浸，春五、夏三、秋七、冬十日，入锅文武火煎枯，绢滤去渣，又煎油至滴水成珠，下淘鹅油、黄白蜡、苏合油，再下炒过黄丹七斤，柳枝搅匀，试其软硬得所，离火，下细药，冷定，沉水中三日，取起摊用。

贴膏法

五痨七伤，遍身筋骨疼痛，腰脚软弱，贴两膏肓穴，两肾俞穴，两三里穴。腰痛，贴命门穴。痰喘气急，咳嗽，贴两肺俞穴，华盖穴，膻中穴。小肠气疝气，贴膀胱穴。左瘫右痪，手足麻木，贴两肩井穴，两曲池穴。疟疾，男贴左臂，女贴右臂即止。男子遗精白浊，女人赤白带下，月经不调，血山崩漏，贴阴交穴，关元穴，心气痛，贴中脘穴。偏正头风，贴风门穴。走气，贴章门穴。寒湿脚气，贴两三里穴。一切无名肿毒，痈疽发背对口，及瘰疬臁疮杨梅风毒，跌打损伤，指断臂折，痞块癥瘕，皆贴本病患处。

清凉膏

白芷　大黄　生地　甘草　苦参　黄柏　黄芩　当归　元参各一两五钱　白芍一两　红花八钱　金雀花根二两

上药麻油三斤，浸三日，熬枯去渣，入水粉、红丹，各十二两，收成膏摊用。

灸疮膏

当归　川芎　芍药　白芷各二两　细辛　头发各一两

用真麻油一斤半，浸三日，熬枯去渣，入铅粉十二两，收成膏摊贴。

霏云祖师乩传膏药方

治五痨七伤，一切湿痰，流火痰注，伤筋动骨，恶毒怪疮，血瘕食痞，腹臌胸膜，汤火蛇伤虫伤，棒疮夹棍，种种奇症，对患贴治，无不神效。

熟地　生地　当归　番木鳖去毛　白芷　赤芍　元参　大黄　肉桂　川椒　生姜各二两　郁金　莪术　牛膝　白蔹　白及　防风　芫花　大风藤　苍术　青皮　乌药　羌活　槿皮　骨皮　银花　僵蚕　灵仙　蓖麻仁　白附子　龙骨　虎掌　山甲　阿胶　龟胶　血余各一两二钱　槐柳枝各一丈二尺

以上药各咀皮，用真麻油十斤，浸之。春五、夏三，秋七、冬九日取起，入大锅内，炭火熬枯去渣，熬至滴水成珠，入黄丹八十一两，水飞炒断烟，用槐柳枝不住手搅之。待成膏，乘热先入阿魏五钱，离火再入细药，潮脑、乳香炙、没药炙，各五钱，轻粉四钱，血竭、雄黄各三钱，各为细末，缓缓投入搅匀，倾入清水缸内，多人扯拔百余次，去火毒。熬膏时，须择清净地方。贴法附后，泄精白带，贴肚脐、丹田、肾俞。

瘫痪劳伤，宜休会其病患处贴之。

疝气，按痛硬处，丹田、肾俞贴之。

疟疾，贴寒热起处。

水泻痢疾腹痛，贴脐。食积，贴胃口。

鼓胀，用巴豆白仁一粒，少少绵裹纳脐内，膏盖之。

哮病，贴肩井穴心背。

头风，贴太阳。以上俱七日一换。

冻疮烂疮与癣，用贴过旧膏药贴之奇效。凡积久难愈之症，须贴半年数月方愈，勿谓无速效而弃之。凡贴膏须患者虔意，无不立愈。

化痞反正膏

治诸般痞块积聚，寒热腹痛，胸膈痰饮，小儿大肚痞积，妇人经水不通，血瘕等症。孕妇勿用。疽毒未破，痰痛俱妙。

川乌　草乌　半夏　红牙大戟　芫花　甘草节　甘遂　细辛　姜黄　山甲　狼毒　牵牛　威灵仙　巴豆仁　三棱　蓬术　枳壳　白术　水红花子　葱白头　鳖甲　红苋菜　白芍　沙参　丹参　白及　贝母各一两，俱反藜芦，并治痞疾　黎芦葱管者，真一两　干蟾四只

用麻油五斤，浸七日，照常煎枯去渣，秤油一斤，用密陀僧八两，次下黄占二两，沸止离火，或用豆腐泔水浸，揉至三次，又用井水抽拔一度，以去辣味，免发疡，复上火，不住手搅成膏，待稍温下阿魏二两，箸上炙研末投入，或同赤石脂研亦可，不住手搅匀，磁器收贮。用狗皮摊贴，每张重五钱，半月一换，重者不过三贴必愈。

化痞消积膏

凡小儿不寿，卒多痞积所致。此膏专治痞积气块，身热口内生疮，用狗皮摊贴患处，三日即止热，七日觉腹内渐痛，十日大便下脓血为验。忌生冷腥膻发物，百日即愈。

秦艽　三棱　莪术　蜈蚣　巴豆各五钱　当归　大黄　黄连各三钱　全蝎十四个　山甲十四片，要正脊　木鳖七个　以上粗药　阿胶一两

阿魏　芦荟各二钱　麝香　片脑　没药　乳香各一钱　以上细药

真麻油二斤四两，将粗药入油熬枯去渣，入红丹一斤二两，以槐柳枝搅至烟尽，滴水成珠，离火下各细药搅匀，摊贴痞处。

接骨神异膏

骨碎补　当归　赤芍　羌活　草乌　苏木　桃仁　甘松　三奈　五加皮　大黄各二两　川乌　红花各一两　猪板油二斤　蒜　葱　韭　姜槿树皮各一捻

真麻油二斤，浸前药，煎枯去渣，收贮听用。

松香十余斤，以棕皮青松毛铺甑底，入松香加多水蒸之。其松香尽流下甑去，加冷水不住手拃扯，以洁白为度。加枯矾、蓖麻子汁，再拃扯十余次，制五斤，净末听用。

头发勿洗，一斤　旧发网巾三顶　血管鹅毛二只，另用油二斤，另锅煎至发化为度，合前药油共一锅，下飞丹一斤，煎至滴水沉底，徐徐加入松香末，再下细药，土鳖虫炒黑，四两　龙骨三两，煅　血竭一两　自然铜二两，煅，醋淬七次　阿魏一两　乳香三两，炙去油　没药二两，炙去油　虎骨二两，炙酥　黄狗前蹄一对，煅过　肉桂二两，去粗皮

上为细末，入膏内搅匀，水浸三日去火气，摊贴接骨如神。

紫金膏　治风寒，湿气痞积，漏肩风，鹤膝风，痹气，跌打损伤，夹棍棒疮神效。

松香十二斤，溶化倾在地上，候冷取起，为末，筛过听用。另用白芷、麻黄、川乌、草乌各六两　吴茱萸三两　威灵仙四两　闹杨花六两　胡椒四两　附子三两　水三十碗，煎汁十碗，听用，再以生姜六斤　葱六斤　取汁听用，将前汁合一处，先入汁四五碗，候沸入松香末，徐徐再入汁，以干为度。另锅煎麻油三十六两，如冬月加三两，熬至滴水不散，俟冷入前松香内搅匀，

离火，然后加入矾红一斤　乳香去油　没药去油
肉桂、五灵脂炒　木香不见火，各二两　共为末，
入前膏内，搅匀摊贴。

岐天师一见消

金银花一斤　蒲公英四两　赤芍四两　黄芪
八两　紫花地丁六两　红花八两　鬼馒头四两
共七味　地榆二两　黄柏二两　羌活一两　半夏
一两　紫草一两　麻黄二两　瓜蒌一两　白芷一
两　当归二两　栀子二两　独活一两　黑参三两
花粉一两　苍术一两　钩藤一两　木通一两　大
黄一两　柴胡八钱　甘草五钱　皂角五钱　连翘
三钱　防风五钱　牛蒡子五钱　共二十三味

全蝎二钱　僵蚕二钱　广木香三两　蝉蜕三
钱　没药三钱，炙　麝香二钱　以上六味共为末。

先将前七味，用麻油十斤　煎枯捞起，再
下地榆等二十三味，煎枯捞出，再煎至滴水不
散，入黄丹五斤　成膏，离火，入全蝎等六味末
搅匀收贮。摊贴一切痈疽，大毒三个消，小毒
一个消，神效。

金锁比天膏

治发背痈疽，无名肿毒，疔疮鼠瘰，马刀
瘰疬，紫疥红丝，鸦焰漏睛等疮。两腿血风，
内外臁疮，鱼口便毒，杨梅结核，金疮杖疮，
蛇蝎虫咬，虎犬人伤，顽疮顽癣，久流脓血，
万般烂疮，风寒痰湿，四肢疼痛，乳癖乳岩。
不论已破未破，并用葱椒汤洗净贴之。如初发
势凶，将膏剪去中心，留头出气，不必揭起。
一膏可愈一毒，摊时不可见火，须重汤化开。

紫花地丁　刘寄奴去泥根　野麻根　苍耳草
连根叶子　豨莶草各一斤　山甲一具，或净甲一斤
蛤蟆皮一百张，或干蟾一百只更妙

真麻油十二斤　内将四斤先煎穿山甲枯焦，
余药入八斤油内，加老酒葱汁各二碗，文武火
煎药枯去渣，复煎至滴水成珠。每药油一斤，
加飞丹八两，看嫩老得所，离火，不住手搅，
下牙皂、五灵脂去砂　大黄各四两，皆为末，待

温，下白胶香，即芸香末四两，或膏，水浸三四
日用。

段门子膏　治疗疮痈毒疯痛，痞块积聚
立效。

木通　威灵仙　川乌　羌活　防己各五钱
归尾　白芷　赤芍　生地　穿山甲　玄参　黄
芪　乌药　草乌　首乌　川芎　官桂　金银花
防风　丹皮　红花　郁金　蜂房　全蝎　连翘
栀子　枳壳　青皮　南星　半夏　青木香　秦
艽各三钱　头发一团　乌梢蛇一条　蛤蟆一只

上药细锉，麻油六斤　浸，春五，夏三，秋
七，冬九，入锅熬至发化药枯，去渣又熬至滴水
成珠，将飞丹三斤搅入油内成膏，半冷下　蟾酥
二钱　乳香炙　没药炙　血竭各七钱　儿茶五钱
阿魏二两　芦荟一两　樟脑二两　麝香三钱

各末搅匀，候凝盛磁器内，埋土中二十一
日，去火毒用。兼治扑跌伤损，须另加阿魏、
麝香少许，大妙。

化痞膏　治一切痞块，在左胁者更妙。

大黄五钱　人参三钱　白术五钱　枳实三钱
丹皮二钱　鳖甲一两　神曲一两　山楂五钱　麦
芽五钱　厚朴三钱　当归一两　白芍一两　使君
子三钱　两头尖二钱　蒲公英一两　金银花一两
生甘草二钱　槟榔二钱　防风一钱　川芎一钱

上药，用麻油三斤　浸一二日，熬枯去渣，
再熬至滴水不散，入飞过红丹十八两　收成膏，
离火入后药末。

薄荷叶二钱　乳香五钱　没药五钱　赤石脂
二钱　麝一钱　冰片二钱　阿魏三钱　血竭三钱

上为末，入膏内搅匀，摊贴一个即愈。药
须摊得厚，不可大。

毓麟膏　治妇人久惯小产，能保胎十月无
虞，并治肾虚腰痛，诸疮久烂，遗精白浊，及
女人淋带，血枯经闭神效。

人参一两　桑寄生一两　二蚕沙一两五钱

生地　杜仲　续断　阿胶各一两　地榆五钱　当归二两　熟地二两　砂仁一两

上药用麻油一斤半　按季浸，桑柴熬药枯去渣，下飞过红丹十二两　黄占二两成膏，离火下

紫石英火煅醋淬，七钱　赤石脂煅，七钱　龙骨煅，三钱

为末，入膏内搅匀，收贮摊贴。如惯于三月堕者，先一个月预贴腰眼，七日一换，保过三月之期，以后半月一换，至十月满而止，万无一失。遗精淋带经闭，贴肾俞穴、下丹田，其余俱贴患处。

五神膏

血余　蛇蜕　蜂房各四两　元参　杏仁各二两

上用麻油二斤浸一日，熬枯去渣，入黄丹一斤　收成膏。贴一切无名肿毒痈疽等症，如遇肠痈肺痈，即以此膏丸梧子大，米汤送下三五钱，能使毒从大便出。

春雪膏　治一切肿毒，不必留头，未成即消，已成贴上能止痛，又能使皮薄易溃，呼脓收口，无不神效。专治一切疬痿，无论已破未破，俱有奇效。

白胶香拣净，为末，筛过，一两　蓖麻子仁红壳者佳，捣极烂，四十九粒

上二味擦拌匀，入磁碗内，上盖一小碗，用面糊封口，重汤煮三柱香收贮。用时以重汤烊化，乌金纸贴摊。

制药门

造百药煎法

五倍子不拘多少，敲如豆板大，以白酒拌匀，置暖处发过，尝无涩味为度。如涩再拌再发，制就晒干用。

又一法

五倍子一斤，打碎　薄荷四两　知母一两　乌梅七个

上三味，用水五碗，煎浓汁二碗半，存贮听用，再煎二汁，将倍子入二汁内浸洗净，以杵春千余下，入钵内按实，入头汁半碗盖紧，放湿地上，浸过二晚，取倍子又捣千余，仍入钵内，加头汁半碗酒湿，依前又浸二日，待倍子生白毛，取出又捣千余下，入钵内，加入头汁一碗，连浸七日夜完，待倍子又生白毛，又捣千余，做成饼，阴干用。

制鹿角霜法

新鹿角，断二寸，长流水浸三日，刷去垢，每角一斤，用楮实子一两，桑白皮一两，同入铁锅煎三昼夜，鱼眼汤火慢滚，不可断火，常添热水，勿令水干角露，至期取起，去外黑皮，切薄片，晒干为末，即成好霜矣。其汁再熬浓汁，仍作胶用。

制胆星法

天南星不拘多少，为末　冬月用黄牛胆汁数个，拌如糊，仍入胆皮内，挂当风处阴干，取出为末。又用牛胆照前拌挂，如此九次听用。

制黄芪法

嫩黄芪一斤　洗去泥砂，切片晒干，另用防风三两　煎汁二宫碗，又煎二汁一碗，又煎三汁半碗，将前汁和匀，用一碗拌黄芪令透，微火炒极干，又用汁一碗拌透，又炒极干，又汁一碗拌透，又炒半干，再用五味子六钱　捶碎煎汁三次，约共半宫碗，入黄芪拌透，微火炒干。任用此药，可代人参，每用三钱，可代参一钱。用治气虚中满等症，甚效。

制白术法

鸡腿冬术，去芦洗净，用白布一层铺甑底，

将新黄土打碎，如指大，铺布上一层，再盖布一层，入白术一层，又盖布一层，再入黄土一层，又盖布一层，又入白术一层，如此层层间隔，文武火蒸五炷香为度，取出晒一日，又用水略润，照前换土蒸晒。如是九次，白术全无辛燥之性，甘美异常，亦可代参。

又荷叶蒸白术法

白术切片，用荷叶煎汤拌透，外用荷叶包裹，入甑蒸三炷香，取出晒干，又拌又蒸又晒，如是五七次或九次，贮用。气味清香甘美，亦可代参。

制甘草法

大粉甘草，刮去粗皮，略捶损，蜜涂炙干，又涂又炙，以透为度，切片入药用。

制秋石法

秋月取童便，每缸用石膏七钱，桑条搅澄，倾去上面青液，澄去下面滓秽，如此二三次，又入秋露水搅澄一次，又用新砖数块，磨光洗净，晒干，浸入便内，三日取起晒干，上起白霜，扫下即秋石也。又浸又晒，较前更多，其扫下秋石，再研入罐，铁盏盖定，盐泥固济，升打三香，升起盏上者名秋冰。味淡而香，乃秋石之精英也。

制半夏曲法

半夏一斤，汤泡九次　生姜四两　小麦粉六两蓼草捣汁，牙皂煎汤，捣成饼，摊箕上，盖以禾草发七日，取挂当风处阴干用。

取人中黄法

用小竹筒刮去青，要两头有节，节上挖一小孔，入甘草末塞满，用沥青封口，冬月入粪缸内，至春取起洗净，埋土三日取出，悬当风处阴干，取甘草末用。

造神曲法

六月六日，或五月五日，或三伏日，上寅日采蓼草三两　青蒿、苍耳各六两　俱捣汁，杏仁末一两　赤小豆三两，去壳为末　带麸麦面二斤共捣，蹈实成饼，一如造酒药法，愈久愈好，入药炒令香熟用。

制血余法

头发用灰汁浸一日，取起，洗净入缸，多水浸之，用木棍搅之。渐渐将面上捞起，再搅再捞，澄出缸底剃刀铁屑净，然后换水浸一宿，洗至极净，水清为度，捞起晒干，装入磁瓶内按实，用铁丝网盖口，又另用阔口磁瓶一个，入清水小半瓶，埋入土中，露出口，将发瓶倒转，以口套入水瓶口内，外用羊毛盐泥封口，并将上发瓶周围包裹，约一指厚，四围加糠炭煅二昼夜，退火冷定取起，下瓶内水面浮者，即血余也。取出晒干听用。

制淡豆豉法

黑大豆一斗　水浸一宿淘净，蒸热摊匀，蒿草盖面，候上起黄衣，取出用净水拌之。干湿得所，安瓮中筑实，桑叶盖泥封，晒七日取出，晒一时又水拌入瓮，如此七次，再蒸去火气，磁瓶收贮。

法制陈皮方

用陈皮二斤　河水浸一周时，用竹刀轻轻刮去浮白，贮竹筐内，再用沸汤淋三四次，又用冷河水洗净，以无苦味为度，滤出晒半干，得净皮一斤，初次用甘草、乌梅肉各四两，煎浓汁拌皮，再晒再露，俟皮酥捻如豆板大，又用川贝母四两　青盐三两　为细末，加入拌匀，晒露微干收贮。

法半夏制　治痰厥中风，以八九枚研末，清汤下，立效。痰多者，每日服一枚妙。

大半夏四斤，石灰五升，滚水三十碗，澄清去渣，将半夏浸七日，日晒夜露，取井水淘三四次，水泡三日，换水三次　二次用童便三十碗照前法，三次皮硝二斤　白矾一斤　化水三十碗照前法，四次姜二斤　煎汁三十碗照前法，五次萝卜汁三十碗照前法，六次竹沥十碗浸，晒干为度，不必淘洗，七次用甘草　薄荷　黄芩　瓜蒌仁　花粉各四两　枳实　陈皮　枳壳　砂仁各二两　木香一两　共煎汁三十碗，候温，浸十四日取出，连药扣盖热坑上三炷香，去药，晒干听用。一方无黄芩、蒌仁、枳实、花粉，加肉桂三钱　豆仁五钱　五味五钱　青皮五钱　丁香五钱　沉香一钱　川芎一两　制如上式制。

制杏仁法

杏仁去皮尖四两　水煮三沸晒干，入童便内浸透，又晒干，再以生地、桑白皮、百合、薄荷各三钱　煎汁，拌蒸七次，每日任意嚼用。

又方

大杏仁去皮尖，四两　先以川五倍炒黄、乌梅各二两　铜镬宽水煮杏仁如墨，取出洗净，又用薄荷、元参、桔梗、桑皮、款冬、甘草各二两，同煮杏仁，以没头水干为度，取出阴干任用。

取神火法

劈砂一斤　带水研细，以滚水冲之。面上有浮起一层，用荆川纸拖之晒干，扫下即神火也。其砂澄清去水研过，再用滚水冲之，见有浮起者。照前拖晒，如此七次，至面上无有浮起者而止。每砂一斤约可得神火八九分，用乌金纸包好收贮。用时以鹅毛蘸药，扫少许于膏上，能使毒水易干，疮口易收，其砂仍可用。

取水中金法

出山铅四五十斤　入大锅内，上下架火煎炼，俟其化至大红色，面上三开三合，忽现金色，如牡丹花样，以铁杓中心撇起，置冷地上，再看有金色花起，又撇一杓，约撇八九斤光景冷定，所用以撇起铅化开浇成薄片，剪如钱大，钻一孔以竹条穿之，不可叠实，穿入一个，须离半分，再穿一个，约百个为一串，共七八串，用火酒二三斤，浸一宿取起，另用大口坛一个，入米醋二三十斤，用希竹篮盛铅钱，挂坛口内，约离醋寸许，包好坛口，用泥封固，勿令走气，约月余取出，扫下白霜，即水中金也。其未尽之铅，可入坛内，再熏再扫。

升轻粉法

水银一斤　盐　矾　硝　皂矾各二两　研匀，入瓦盆内，上盖一盆，用铁丝绕之，盐卤调砖，浆粉封固，约三四分厚，底火升打三五炷香，冷定开看，其升起在盆上者是。扫下贮用，以洁白为佳。

升粉霜法

水银一斤　盐　矾　硝　皂矾各四两　研匀，入阳城罐，盐泥封口，地炉升打，一炷香平底火，二炷香转角火，三炷香齐药火，香尽退火，冷定开看，其升起在上者是。其色不同，因火文武而别。

降药一名帝金丹

水银　食盐　绿矾青者佳　白矾　火硝各一钱　以上共为细末，入倾银小罐，炭火煎滚，变红色，取起候冷，另置铜盆一个，入水在内，上加大碗一个，将药罐倒覆，碗内纸捻塞口，外用盐泥封固，另将草灰敷碗边，罐底露出，加炭火其上，打二炷香，去火俟冷取起。其药降于碗底，而色白者，即此丹也。

九转灵药法

水银一斤　盐　矾　硝　皂矾各八两　入阳

城罐内，盐泥固济，约四分厚，上盖铁盏，铁丝绕定，盐卤调砖，浆粉封口，三钉架起，入菊花炉，打火三香，一香平底，二香转角，三香齐药，再老半香取起，谓之升火。冷定开出，去下面坠底者不用，留取上面升起者，仍用原铁盏盖好，照前封固，烘干。另将地掘一小孔，埋阳成罐半截于内，四围原泥跻实，架炭于阳城罐上截，比铁盏高三四寸，从最高处发火，约三香缓缓烧至与地平，谓之降火。再老半香退火，冷定，其不降者不用。另取短阳城罐一个，合在原罐之上封口，照前打升，火毕开出，去底下阳城罐，另换新罐封固，照前打，降火毕开出，去上面阳城罐，照前换下罐封打，如是共九升九降毕，取出细研，再入小阳城罐，每药一两，上盖石膏末一两，铁盏盖口，照前封固，上水下火，打三香退火，冷定开出，取其升上者，即灵药也。以少许扫膏药上，能去腐呼脓，生肌收口神效。其余各转所存之药，研入疥疮药内，杀虫如神。

打灵砂法

水银一斤　硫黄四两　先将硫黄入锅化开，入水银，炒至不见星为度，入阳城罐内，铁盏盖口，盐泥封固，架三钉菊花炉内，上水下火，打三香取起，冷定开出，其升上紫红色者。即灵砂也。

干蒸米露法　松柏叶露，花露俱同此法，收久不坏。

铁熬盘置灶上，盘内贮砂三寸许，砂上加铜镟一面，将米升许淘透入镟内，合上锡甑，俟其滴出约半茶盅而止。不可多取，恐有焦气。其米仍可煮饭。

造锡蒸法

形如烧酒甑，而不贮水，内腰有槽，傍通于滴口。米气上腾，则露珠流入槽内而出。下设子口二层，内子口要与铜镟紧紧相合，不可走气，

外子口套在铜镟之外，二子口约深半寸，铜镟约深二寸，套上子口，子口之上，即系流露之槽。要于出口处略底。此锡甑连子口共高六寸，不可太高。顶如和尚头，各径七寸，俱木尺

甑式

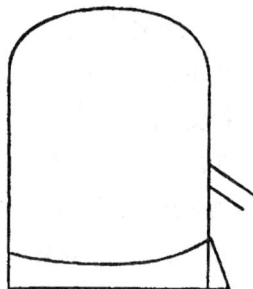

又法

铜镟深五寸许，贮米合锡甑于上，入重汤内大火久煮，亦可取露。竟无焦气，而露较多于前法。

制玄明粉法

朴硝十斤　长流水一石煎化，澄去沙土，熬至一半，入盆内露一宿，结成硝，去水，每硝二斤，入萝菔切块半斤，加水煮熟，去萝菔，露一宿，再换萝菔，加水再煮，再露，或五七次九次，再用甘草煮露一次，每硝一斤，甘草一两，去草以硝入沙罐内筑实，外用盐泥固济，厚半寸许，不盖口，以炭十斤，先文后武，化至沸，候火尽，冷定盖口固济，以顶火十五斤　煅至火尽，冷定取出，隔纸安地上，盆覆三日，去火毒，研末，每一斤，入生甘草末一两，炙甘草末一两，和匀瓶贮。

制风化硝法

以提净芒硝，置风日中，消尽水气，自成轻飘白粉。又法以粗瓦瓶盛硝，挂当风檐下，待硝渗出瓶外，结成霜，刮下收贮。

制瓜霜法

朴硝一斤打碎，老皮西瓜一个，切去盖，去

子留瓢，入硝于内，数日化成水，再以此水入顶老王瓜内，挂当风处，约半月余，其外面起白霜，每霜一钱，入冰片一分。用点风火时眼，或吹入喉中，治喉痹喉风，无不神效。

升白灵药法　外科收口神药。

黑铅二两，化开，投入水银二两，听用　火硝二两　绿矾二两　白矾二两

上三味，共碾为末，炒干，入前黑铅、水银拌匀，入阳城罐内，铁盏盖口，盐泥封固，晒干，架三钉八卦炉内，上水下火，升打三香，冷定开看，如粉凝结盏底上，刮下收贮听用。

炼金顶砒法

用铅一斤，小罐内炭火煨化，投白砒二两于化烊铅上炼，烟尽为度，取起冷定，打开金顶，砒结在铅面上，取下听用。

取蟾酥法

用蟾不拘大小，其酥俱有，用阔铜镊镊蟾眉棱高肉上微紧，拔出酥来，凝聚镊里，多则刮下阴干听用。其取过之蟾，避风两日，仍送青草中，自然不伤其生。如取后便见风，下水俱成破伤风而死。

惠直堂备急方附

会稽陶承熹东亭甫集
山阴孙后奎聚五甫订
绍兴裘诗福吟五重校

急救门

中草毒 西凉、岭南一带，常有其患，入咽欲死之急症。

马兜铃苗二两 为末，温水调服即愈。

菌毒 笑不止及腹痛。

地浆水饮之即愈。或嚼金银花不吐自愈。或干花煎浓汁饮。

解钩吻毒方 俗名断肠草。

取人粪汁。或白鸭、白鹅，断头滴血入口中。或羊血灌之亦好。或葱汁或甘葛汁，或鹅蛋清皆可解。

中砒毒 心腹绞痛，欲吐不吐，面青肢冷。

防风四两 煎汤服，即解。柏树叶捣烂，冲生白酒饮之，即解。杨梅树皮煎汤二三碗，服之愈。用紫蝴蝶花根捣汁一碗，灌下立愈。用桐油灌之，得吐即解。

解鸩鸟毒

干葛末，井水调服。

解巴豆毒 凡中此毒，口渴面赤，五心烦热，泄痢不止。

冷粥一碗，服下即止。

解烧酒毒

锅盖上气水半盅，灌下即醒。

狗肉毒方

杏仁二两 和皮研细，热汤拌匀，分三盏服，泻出即愈。

牛肉毒方

黄连甘草汤，或单用大甘草煎服亦效。如渴切勿饮水。饮则难治。

解服盐卤方

生大黄二两 捣碎，生腐浆一碗，同捣数十下，服后泻数通。再用生甘草汁一碗冷吃，解大黄毒。

解盐卤毒方

生豆腐浆灌之。或黄豆入水捣汁灌之。或肥皂水灌之。或羊血灌之立愈。

中蛊毒必效方

芫荽根，捣汁半升，和酒服立下。

解蛊毒方

玳瑁，水磨浓汁，服一盏即消。

解金蚕蛊毒

凡中毒者，以白矾试尝之，甘而不涩，再以黑豆嚼之，不腥即是。急取石榴朝东根皮，煎浓汁饮之，即吐出活鱼立愈。

中药毒及中恶卒死

急取鸭热血，灌入喉即活。此方亦解河豚毒。

救五绝方 一自缢，二墙压，三溺水，四魇魅，五产后晕绝

皆以半夏研细末，冷水和丸，如小豆大，塞鼻中，并用燥末吹耳内。心温者，死一日犹可活。此扁鹊活人法，今人多因气绝不救，惜哉。又方，急于人中穴，及两足大指甲离一韭菜叶，各灸三五壮，即活。

又方 但心头温者皆可救。

生半夏为末，吹鼻可生。一方，皂角为末，吹其耳鼻即活。

月蟾起死丹 凡遇凶死，灌之即活。命尽者亦能淹留三五天，如有命，服丹追魂用药调治。

三月三日，向辰方取金丝大虾蟆一个，必前有五指者，养至五月五日午时，悬起阴干，勿令损坏，候月蚀之夜，以新盆盛水浸之。于初蚀时入水，盖以新盆，次早开视，而蟾活矣。以朱砂一两　捣万下，面东方丸之，如梧子大。死三日以内，尸不坏者可救。以水送下，或温酒挖开口灌之。月蚀之日先以温水浸蟾湿。

凡跌打缢溺，心头热者。

急用大雄鸡一只，割去冠，血注鼻中即活。

打死晕倒在地，立救可活。

血管鹅毛煅存性，一钱　乳香　没药　百草霜各一钱

共为末，老酒调服即醒。

救缢死法

凡遇缢死者，徐徐抱住，急为解绳，不可割断，取卧凳上，紧挽其发，一人摩其胸胁，一人屈其臂及足胫，待其气回，将鸡冠血滴入口中即生。

缢死方

取活鹅嘴插入喉中，鹅鸣，应声即醒。

水溺死方 一宿者尚可活。

纸裹皂荚末纳粪门中，须臾水出即活。

还魂草 治卒中恶死，吐痢不止，不知何病，不拘大小男女。

用马粪一丸绞汁灌之。干者水煮亦可。此扁鹊法也。

魇死并中恶方

不可用火照，但痛咬其脚根即苏。或皂角末吹鼻中，嚏出即活。

救荒门

诸葛干粮

白茯苓二斤　干姜一两　黄米二升　山药一斤　白面二斤　麻油半斤　芡实三斤

各药一处蒸熟，焙干为末，每服一匙，新汲水下。日进一服，气力如涌，一日不饥渴。

行军辟谷方 李卫公

大黄豆五斤，淘三遍，至极净，去皮为末麻子仁三斤，绵布包，用滚沸汤浸至冷，取垂井中一宿，勿令着水，次日晒干，新瓦上拨出壳，簸扬取粒，粒皆完者，蒸三遍，为末　白茯苓六两糯米五升淘净，与茯苓同蒸为末，先将麻仁、糯米、茯苓，共捣极烂，渐加豆末和匀，捏

如拳大块，复入甑蒸之，约三个时辰，冷定取出，晒干为末。每用麻子汁调服，以饱为度，不得吃一切诸物。第一顿一月不饥。第二顿四十九日不饥。第三顿百日不饥。第四顿一年不饥。第五顿千日不饥，永远颜色日增，气力加倍。如渴饮麻子汁，或芝麻汁，滋润脏腑。如欲吃饮食，用葵菜子三合为末，煎汤冷定服之。下其药，再服稀粥一二日，稠粥一二日，方可饮食。但服药之后，大忌房事，慎之。

防饥救生四果丹

栗子去壳　红枣去皮核　胡桃去壳皮　柿饼去蒂

各等份，入甑蒸二时取出，石臼中杵捣，不辨形色，捻为厚饼，晒干收贮。冬月吉日，焚香修合。凡饥者与食一饼，茶汤任嚼服，腹中气足自饱。一饼可耐五日，再服不限日数。此药补肾水，健脾土，润肺金，清肝木，而心火自平也。

辟谷仙丹

熟地一斤，九蒸九晒　天冬二斤，去心

为末，蜜丸，弹子大，晒干。每服二三丸，温酒化下，日服三次，服至十日，身轻目明。

行路不饿

芝麻一斤，炒　红枣一斤，蒸　糯米一升，炒

共为末，蜜丸，弹子大。每吃一丸，水下，一日不饥。

斩草丹　备荒，辟谷，修道。

芝麻黑豆半升齐，炒成黄色去了皮，贯众茯苓各四两，干姜甘草亦如之。枣肉为丸钱来大，走遍山川不忍饥，试问山中青苗草，管教入口化为泥。

生津止渴丸

乌梅肉二斤　檀香三钱　白豆蔻五钱　薄荷三两　甘葛二两　飞盐一两　紫苏一两　花粉三两

为细末，炼蜜为丸，圆眼大。渴即噙化一颗，能止渴。

救荒丹　与辟谷少异。

黑豆五升　洗净，蒸三遍，晒干，去皮为末，火麻子三升汤浸一宿，捞出晒干，用牛皮胶水拌晒，去皮淘净，蒸三遍，碓捣，渐次下黑豆末和匀，用糯米粥为丸，如拳大，入甑蒸，从夜至子住火，至寅取出晒干，磁器内盛，盖不令见风。每服三块，但饱为度，不得食一切物。第一顿七日不饥，第二顿四十九日不饥，第三顿百日不饥，容颜佳胜，更不憔悴。渴即研火麻子浆饮之，滋润脏腑。若要重吃物，用葵子三合，杵碎，煎汤饮，开通胃脘，再以薄粥饮数次，然后饮食，则无碍矣。

守山干粮

红萝菔洗净，蒸熟，俟半干，捣烂　糯米舂白浸透，蒸饭捣如糊　入红萝菔等份捣匀，泥竹壁上，待其自干，愈久愈坚，不蛀不烂。如遇荒年，凿下手掌大一块，可煮成稀粥一大锅，食之且耐饥。或做成土坯样，砌墙亦可。

服黄精法

黄精根梗，不拘多少细锉，阴干为末，水调服。初服不可多，恐饱胀。以后渐渐加多，饥则再服。可以不食，渴则饮水。一年之久，可变老为少，身轻善走。

又法

黄精蒸熟，晒干为末，另用生黄精切碎，熬膏捣成丸，鸡子大。日服三次，每次一丸。可以绝食不饥，渴则饮水，兼除百病。

怪症门

血余症

十指皆断坏，惟有筋连，每节内虫出，如灯芯长数寸，遍身绿毛，用胡黄连、白茯苓、赤茯苓，等份，每服三钱，水煎服愈。

又血余症

口生肉球，有根如线，吐出乃能饮食，捻之痛入心。用麝香水研服，三日根化即愈。

脐虫

腹中如铁石，脐内出水，旋变作虫，行绕身体，其痒难忍，挨拨不尽。用苍术为末，入麝少许，水调服。又将苍术煎浓汤浴之。

离魂症

卧时觉身外有一身，一样无别，但不言语，名曰离魂。盖卧则魂归于肝，肝虚邪袭，魂不归舍也。用人参二钱，龙齿二钱，赤茯苓一钱，水煎滤清，调飞过朱砂一钱，睡时温服。每夜一服，三日后魂归气爽。

浑身虱阵

临睡浑身虱出约至四五升，随致血肉俱坏，每宿渐多，痒极难言。惟饮水卧床，昼夜号哭，舌尖出血不止，身齿俱黑，唇动鼻开。用盐醋汤饮之，十日即愈。

有虫如蟹，走于皮下，作声若儿啼。

是为筋肉之化，用雷丸、雄黄、等份为末，掺猪肉上，炙服自安。

脉溢

毛窍出血不止，皮胀如鼓，须臾口鼻耳目被气胀合，用姜汁饮之自安。

眉毛动摇

目不能交睫，唤之不应，但能饮食，用大

蒜捣汁，酒调饮愈。

伤寒狂走

鸡子壳，出过小鸡者，煎汤服即醒。

夜多恶梦

好朱砂，大块者，带在头上便解。

水明内视

一人闭目，即内见脏腑，头眩心悸，三月不能寐。一医人以大甘草作丸与服，数日渐瘥。人问其故，医曰：《内经》不云水明内视乎，甘草色黄味甘，土也。吾以土克水，故胜之。

反经上行方

妇人经时，眼血如狂雨，用红花、桃仁、归尾，等份煎汤服，破血下行即愈。

意痛毛

男女大脚指缝中生毛，拂着痛不可忍。用桐油煎滚，乘热滴入一点于患处，毛即脱，忍痛少顷无恙。

鼻绳

一人鼻中出毛，昼夜一二尺，渐渐粗圆如绳，痛不可忍，摘去更生。此饮食猪羊血过多而然也。用硼砂、乳香，等份，饭为丸，水下十粒，早晚各一服，病去乃止。

灸疮飞肉

一人因艾灸讫，火痂便落，疮内鲜血片片，如蝴蝶样腾空飞去，痛不可忍。此是血肉俱热之故。用大黄、芒硝，等份为末，水调下，微利即愈。

发斑发硬

一人眼赤鼻涨，大喘，浑身出斑，发如铜

铁丝硬，乃热毒结于下焦也。用白矾、滑石各一两，水三碗，煎一碗半，不住口饮，数服乃愈。

血拥

一人遍身肉出如锥，痒痛不能饮食，名血拥。用赤皮葱，烧灰，水淋汁洗，内服淡豆豉汤，数盏而愈。

空中见禽

一人眼前，常见禽鸟飞去，捉之即无，乃肝胆经多痰。用枣仁、羌活、玄明粉、青葙子各一两为末，每次水煎二钱，一日三服。

垂睛

一人眼珠垂下至鼻，大便血出，名肝胀。用羌活，水煎服，数次即愈。

应声虫

一人腹内有物作声，随人言语，名应声虫。服雷丸即愈。或用板蓝汁一盏。

饮油

一人饮油五升方快意，乃发入胃，血裹化虫也。用雄黄五钱，水调服。

失物望

一人卧于床，四肢不动，只进饮食，好大言说吃物，谓之说失物望病。如说某肉，即以某肉与看，不与食，失他物望也。睡中流出馋涎即愈。

血溃

一人眼内白眦俱黑，见物依旧，毛发直如铁条，不语如醉，名曰血溃。延医治之。百药不效。后遇一道人云：此证可治，因拜求之。遂令用五灵脂，酒调下二钱而愈。

伤寒并热霍乱

一人气喘不能言，口中流涎吐逆，齿皆摇动，气出转大，即闷绝，名伤寒并热霍乱。用大黄、人参各五钱，水三盏，煎一盏服。

肉刺

一人手足甲，忽然长倒生肉刺如锥，食葵菜自愈。

白寒疮

一人面上及遍身生疮，似猫儿眼，有光彩，无脓血，冬则近胫，名曰白寒疮。多食鱼鸡葱韭而愈。

胁破肠出

一人胁破肠出，臭秽难当，急以香油扶肠送入，即不出。以人参枸杞子煎汤淋之，皮自合。吃猪肾粥十余日愈。或羊肾亦可。

气结坚硬

一人口鼻中气出，盘旋不散，凝似黑云，过十日渐至肩，与肉相连，坚胜铁石，无由饮食，多因疟后得之。用泽兰水煎，日饮三杯，五日而愈。

蛇光热

一人头面发热有光色，他人手近如火炙。用蒜汁半两，酒调下，吐物如蛇遂安。

肉化石

一人浑身生泡，如甘棠梨，破则出水，内有石一片，如指甲大，其泡复生，抽尽肌肉，不可治矣。急则用三棱、莪术各五两，为末，分三服，酒下。

交肠

一人小便出屎，大便出尿，名交肠。用旧

袄头烧灰，酒下五分愈。

肾漏

一人阳举不痿，精流无歇时，痛如针刺，为肾漏。用韭菜子、补骨脂各一两，为末，每服三钱，水煎，日三服即止。

肉肿如蛇

一人身及头面肉肿如蛇状。用湿砖上青苔一钱，水调涂，立消。

大肠虫

一人大肠内出虫不断，断而复生，行坐不得。用鹤虱末，水调服五钱，即愈。

小儿流水

一小儿初生如鱼泡，又如水晶，碎则流水。用密陀僧研细末，掺之愈。

儿生无皮

一小儿初生遍身无皮，俱是赤血肉，掘土坑，卧一宿长皮。或用白早米粉，干扑于身上，候生皮乃止。

断皮

一人项上生疮，如樱桃有五色，疮破则项皮断。逐日饮牛乳自消。

肉人

一人自项至前阴后尻尾，皮肉裂开，如刀割一条，痛不可忍。一道人云：是肉人证。教饮牛乳而愈。

厚皮

一人大指忽麻木，皮厚如裹锅巴。一道人教用苦参，用酒煎吃，外敷苦参末而愈。后本人见一女子遍身患皮厚同上，即服苦参酒，外敷苦参末数斤而愈。

四肢如石

一人寒热不止，四肢如石，击之如钟声，日渐消瘦。用茱萸、木香等份，水煎，一二服即愈。

截肠

一人大肠头出寸余，候干自落，落后又出，名截肠病。用芝麻油器盛，坐洗之。饮火麻子汁数升愈。

肉坏

一人鼻腥臭水流，以碗盛而视之。有铁色虾蟆如米大走跃，捉之即化为水。此肉坏矣。食鸡肉一日两次，一月而愈。

冷热相吞

一人两足心凸，肿硬如钉，胫骨生碎孔流髓，身发寒战，惟思饮酒。此肝肾气，冷热相吞。用川乌炮为末，敷之，内煎韭菜汤服之愈。

筋解

一人四肢节脱，但有皮连，不能举动，名曰筋解。用黄芦，酒浸一宿，焙为末，酒下二钱，多服即安。

喉肉肿臭

一人喉间生肉，层层相叠，渐肿起，有窍出臭气。用臭橘皮叶煎服即愈。

人面疮

昔人患人面疮于臂上，滴酒疮口即面赤，与物食之即肉胀，独与贝母则敛眉闭口，若苦楚状。乃煎贝母以苇筒灌之，数日即愈。

肺痿

一妇人，年二十余，胸生一窍，口中吐脓

血，与窍相应而出，此肺痿也。用人参、黄芪、当归，加退热排脓之剂而愈。

蛇瘕

一人患蛇瘕，乃蛇精之液沾菜上，人误食之，腹内成蛇，或食蛇，亦有此症。其人常饥，食之即吐。用赤头蜈蚣一条，炙末，分二次酒下。

蛟龙瘕

蛟龙瘕。寒食饭三升，每服五合，日三服，吐出蛟龙而愈。

鳖瘕

鳖瘕，痛有来止，或食鳖即痛。用鸡屎一升炒，投酒浸一宿，焙干为末，原浸酒调下。

鸡瘕

鸡瘕有病冷痰者，是因食白瀹鸡过多所致。用蒜一枚煮服，乃吐一物，如升大，痰裹，开视乃鸡雏也。再服，吐十三鸡雏而愈。

伤胞

一妇人，产后有伤，胞破不能小便，常漏湿不干。用生丝绢一尺剪碎，白牡丹根皮一钱，白及末一钱，水煎至绢烂如饧，空心顿服。不得作声，作声即不效。

尸厥气走如雷

一人尸厥，奄然死去，腹中气走如雷。用硫黄一两，焰硝五钱，细研，分三服，好酒煎，觉烟起则止。温灌之，片时再服而安。

疮如蛇

一人生疮如蛇出数寸，用雄黄涂之即消。

视物倒置

一人眼中视物倒置，用藜芦、瓜蒂，为粗末，水煎服，吐而愈。

见狮子

一人患疾见物如狮子，伊川教以用手直前捕之。见其无物，久久自愈。

见莲花

一人见满壁皆莲花，以礞石滚痰丸下之而愈。

乳悬

一妇人产后，忽两乳细小下垂过腹，痛甚，名乳悬。用川芎、当归各二斤，内半斤，水煎服，余药烧烟熏乳口鼻，二料乃愈。仍以蓖麻一粒贴其顶心。

内线出

一妇人，产后水道出肉线一条，长三四尺，动之则疼痛欲绝。先服失笑散数服，次以带皮姜三斤捣烂，入清油二斤，煎油干为度，用绢兜起，肉线屈曲于水道旁。以前姜熏之，冷则熨之。一日夜缩其大半，二日则尽入。再服失笑散，芎归汤，调理而愈。如肉线断，不可治矣，慎之。

灸火血出

一人灸火至五壮，血出一缕，急如溺，手冷欲绝。以酒炒黄芩二钱酒下，即止。

头出蛆

一人头皮内时有蛆出，以刀切破皮，用丝瓜叶挤汁搽之。蛆出尽绝根。

痘烂生蛆

一小儿痘烂生蛆，以柳条带叶铺地，将儿卧其上，蛆尽而愈。

疽发有声

一人渊疽，发于胁下，久则一窍有声，如

婴儿啼。灸阳陵泉二七壮，声止而愈。

指节断落

一人手指弯曲，节间痛不可忍，渐至断落。以蓖麻子二两，去壳，碎者不用，黄连四两，贮瓶内，水二升浸之。春夏三日，秋冬五日，每早面东以此水吞下蓖麻子一粒，加至四粒，微泄无害。忌食动风发物，屡效。

脑风

一人患头风症，耳内常鸣，头上有啾啾鸟雀声，此头脑夹风也。用川芎当归汤而愈。

舌出

一人伤寒，舌出寸余，连日不收，用杨花脑抹舌上，应手而收，重者五钱方愈。

木舌胀满

一妇人木舌胀满口，诸药不效，以排针砭之。五七度肿减，三日方平，血出盈斗。

子母虫

一妇人忽生虫一对，于地能行，长寸余。自此以后，月生一对。医以苦参加虫药为丸服之。又生一对，埋于土中，过数日发而视之，其暴大如拳，名曰子母虫，从此绝根。

奶头裂

一人奶头裂，寻秋后嫩茄子裂开头者，阴干，焙为末，水调服。

红点

一男子每至秋冬，遍身发红点发痒，此寒气收敛，腠理阳气不能发越，怫郁内作也。宜以人参败毒散解表，再以补中益气汤实里而愈。

紫泡

一人因剥牛，瞀闷昏晕，遍身俱紫泡。急刺其泡处，良久遂苏，更服解毒药而愈。

脑疽头肿

一人患脑疽，面目肿闭，头掀如斗，此膀胱湿热所致。以黄连消毒饮二剂，又服槐花酒二碗，顿退。以指按下，肿即复起，此脓已成也。颈额肩各刺一孔，脓并涌出，口目始开，更以托里散加金银花、连翘，三十剂愈。

红丝瘤

李叔和问东垣曰：中年得一子，一岁后身生红丝瘤而死，四子皆然。何也？东垣曰：汝乃肾中伏火，精内有红丝故也。俗名胎瘤。取精观之，果如其言。遂以滋肾丸数剂，其妻服六味地黄丸，乃受胎。生子前证不复作矣。

产后身冷

一妇产后，日食茶粥二十余碗，一月后遍身冰冷数块，人以指按其冷处，即冷从指上，下应至心。如是者二年，诸治不效。以八物汤去地黄加橘红，入姜汁、竹沥一酒钟，十服乃温。

闻雷昏倒

一小儿七岁，闻雷则昏倒，不知人事。以人参、归身、麦冬，少加五味子熬膏，尽一斤后，闻雷自若。

饮食别下

一人饮食，若别有咽喉斜过膈下，径达左胁而作痞闷，以手按之则沥沥有声。以控涎丹十粒服之，少时痞处作热有声，泄下痰饮二升，饮食正达胃矣。

三阴交出血

一妇，三阴交无故血出，如射将绝，以指按其窍，缚以布条，昏倒不知人事。以人参一两，煎汤灌之愈。

颈肿连头

一人颈项与头相统，按之坚硬。用漏芦汤一剂，服下发痒，顷刻消散。

身发痒

一人田间收稻，忽然遍身痒入骨髓。用食盐九钱，汤泡三碗，每进一碗，探而吐之。三探三吐而愈。

小儿身痒

一小儿遍身痒，以生姜捣烂，布擦之而止。

盘肠产

一盘肠产者，临产子肠先出，而后产子，产后而肠不收。用醋半盏，冷水七分调匀，喷妇人面，三喷三收，其肠收尽，此良方也。

产户下物如帕

丹溪治一产妇，产户下一物，如帕有尖，约重一斤。却喜血不尽虚，急以人参、归身各一钱，芪、术、升麻各五分，水煎，连服三帖，即收上。

阳肿瘘

一少年阳物挺长肿而瘘，皮塌常润，磨股难行，两胁气冲上，手足倦弱。先以小柴胡汤加黄连，大剂行其湿热，少加黄柏降其逆上之气，肿渐收。茎中硬块未消，以青皮为君，佐以散风之药为末服之。外用丝瓜汁调五倍子末敷之愈。

喘呕烦乱

一病人似喘不喘，似呕不呕，似哕不哕，心中愦愦然无奈。医人用半夏半斤，生姜汁一升，水三升，先煎半夏至二升，入姜汁共煎至一升半，少冷，分四服，日三服，夜一服，病止停服。

夏月中寒

一人暑月行百里，渴饮山水，至晚以单席阴地上少睡，顷间寒热吐泻，身如刀刮而痛。医皆作暑治，进黄连香薷饮不效。予诊其脉，细紧而伏，此中寒也。众医俱笑，予以附子理中汤大服乃济。

冬天中暑

一妇人冬月患恶寒发热，恶食干呕，大便欲去不去。诸医皆以虚弱，用涤痰二味汤不效。后请予治，脉虚无力，类乎伤暑。众以为不然。予究之。妇曰：昨因天寒取绵套之，因得此症。予曰：诚哉！伤暑也。汝之绵套，晒之盛暑，热收箱中，必有暑气。今体虚得之易入。故病如是。妇曰：然。用黄连香薷饮进二服，其病廖矣。噫！冬中暑，夏中寒，病亦鲜见。问切之功，活变之法，不可不知也。

红丝疮

此证起于手者，顷刻红丝长至胸，疮起于足，顷刻红丝到腹，死在旦夕。初起时两头绳线缚住红丝，即将疮头刺出毒血，嚼浮萍草敷之愈。

蚌珠

患蚌珠，以河蚌蛤水养净，对剖，取肉半个贴患处，蚌肉热又换，贴数次即愈。又治内蚌珠，取老蚌一个，水养净，轻轻取起，放于干处，俟其开口，即入冰片末数分，露一宿化为水。倾入患处，以小盆盛接，再倾进之，三次即愈。如无蚌，用大田螺亦可。兼治耳病并痔疮。

人面疮

人面疮，以精猪肉一片，重三四两，掺贝

母末贴，每日一换，换时以猪肉、蜂窠煎汤洗。二十日后，用乳香、没药、白石脂、血竭、黄连、黄柏各一钱，螵蛸三分，共末掺患处。

舌肿满口

用蒲黄、干姜各等份，为末，干擦即愈。

舌肿不能言

用蓖麻子四十粒，纸上取油，将油纸燃烧，烟熏舌即消。舌出血，用熏鼻中自止。

齿缝血条

齿中出血如条，系上热下虚，内用防风、羌活、黄连、人参、茯苓、麦冬煎服，外用香附、青盐、百草霜、骨碎补各等份，为末，擦之。其香附须用生姜汁制过。

血汗

出汗红色者，血自毛孔中出，即肌衄，又名脉溢，乃虚弱极有火之症也。用人参、归身、黄芪服之。又建中汤，辰砂妙香散皆宜。如抓伤血络，血出不止，以人参一两服之。毛孔节次，血出不止，则皮胀如鼓，须臾口鼻胀合，名曰脉溢，又用生姜汁和井水各半服之，立效。

黑丹方

人面忽生黑丹，如芥子状不治，患将遍身即死。鹿角，烧灰存性，猪油调敷愈。

绛囊撮要

（清）　云川道人　辑

内容提要

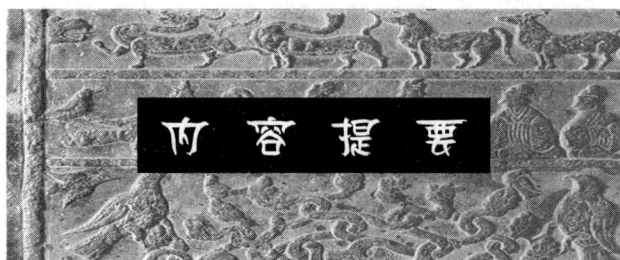

本书序为云川道人辑。道人不知何许人。古人常因为善，不欲人见而隐其名者。此书为乾隆时刻本。集方分内科、妇人科、小儿科、外科、通治各门，末附种子刍言。为人人可备之书。

序

物何灵，人为灵。灵何寄，寄一耳。耳也者，自后天而纽合先天者也。先天以灵明为主，后天以血气为用。用不流行，则灵明且为之窒塞用，是轩岐家闵焉，以为先天不立，皆由后天失用之故。血气者得正平则得用，失正平则失用。由失用而返之得用，非藉琼芝瑶草不可。而琼芝瑶草，又非人间可以猝得，不得已而思其次，有借树根草皮为生活计者。夫树根草皮，得天地之灵秀而毓，只是一树根一性味，一草皮一性味。不善用之，非失之刚，即失之柔。善用之则刚者济之以柔，柔者济之以刚，有不得正平而与彼更生者，未之前闻也。作是说于萍翠山房，山房中有客，闻而善之曰：然则如何而可得正平之良剂乎？予曰：是不难。语云药虽出于医手，方多传于古人，只取轩岐家已经经验于世者，遍告同人，岂不一举而万善骈臻。客即应声曰：是是。于是向绛囊中取撮要一册以授客，客受而怀之。怀之也何居，曰：将以问世也。即付之梓，是为序。

乾隆九年岁次甲子仲夏之月十有三日云川道人识

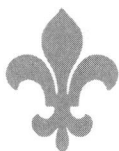

目　录

绛囊撮要

云川道人辑　杭州李锦章校

内科

牛胆星丸　治一切厥逆，猝不省事，口流涎沫，手足拳挛诸症。

陈极牛胆星一两五钱　天竺黄一两　白芥子五钱　香犀角尖一两　羚羊角尖一两　金箔三十页　生龙齿七钱　辰砂三钱

共为细末，用陈米饮汤为丸，如椒目大。每服二十一粒，老弱减去十粒，用开水送。

牛黄清心丸　专治痰厥，昏晕不醒，口噤痰喘，及小儿惊风发搐，五痫等症。

陈胆星一两，姜汁炒　白附子一两，煨　郁金五钱　川乌一两，面包煨　半夏一两，皂荚汤泡五次，矾汤泡一次，皮硝汤泡五次，晒干为末

上五味研细，用腊月黄牛胆三个取汁和药，仍入胆内，札口挂风檐下，次年取胆内药，每药一两四钱重，加度过芒硝、水飞辰砂、硼砂各一钱，冰片、麝香各一分。照分配就，研极细末，稀糊为丸，如黄豆大，金箔为衣，姜汤化下。

附：合牛胆星法　腊月用黄牛胆，取出汁，配入天南星、川贝母等份，极细末，将汁拌匀，仍入胆壳内。扎口，挂风檐下。次年再觅牛胆，将前胆壳内药研拌汁，仍装入，扎口挂檐下。如是做二三年后，常挂檐下，越陈越好。合后须防天暖汁臭。有志济世者，可多备应用。凡牛胆圆者，黄牛。茄子式者，水牛。

艾灸法　治一切中风，中痰，中寒，中恶，神验无比。

将两手中指对合，以绳缚定，用艾丸灸两指中间，三四壮即愈。再灸百会穴，在头顶中心。中脘穴，脐上四寸。气海穴，脐下一寸五分。凡灸取寸法，量男左女右手中指中一节横纹处，为一寸。

吴茱萸熨　治阴毒伤寒，四肢逆冷。

吴茱萸一升

酒拌湿，绢袋二个，分贮包蒸极热，互熨心胸及足心，候气透痛即止。

葱姜熨　治伤寒结胸

葱姜，不拘多少，捣烂炒热，布包频换，熨胸甚效。

七鲜汤　治时疾厥逆。

鲜藿香一钱五分　鲜首乌一钱五分　鲜荷叶边三钱　鲜生地五钱　鲜佩兰叶一钱五分　鲜建兰叶七瓣　鲜水梨七钱，连皮

上药和匀，打汁滤清，用温开水冲服。

辰砂益元散　治一切中暑热之圣药。

滑石六钱，水飞　生甘草一钱　辰砂五分

研极细末，用冷水或冷鲜藿香汤，调服即安。

四汁散　治痰火

天花粉一斤　用梨汁　姜汁　萝卜汁　竹

沥各一盅

次第拌，晒干为末，每服一钱，好茶下。

咳嗽神方

桔梗六分　川贝母一钱　白菊花七朵　水梨肉五钱，连皮

日泡汤服，即愈。

痰哮方

川楝子一两　江枳实五钱　制香附一两　生牡蛎七钱　生地栗一两　方青盐三钱

水泛为丸。每朝开水送三四钱。

治疟方

真川贝母六钱，去心，研极细末　半夏四钱，研细末，炒微黄

须于五月五日午时虔合，磁瓶收贮。每服一分五厘，姜汁两三匙，拌，隔火炖热。疟来前一时服，重者两服。忌食芋艿、南瓜、鸡、鸭蛋等发物百日。

三日疟方

鳖甲炙灰　青蒿等份　每服三钱，或酒或茶，清晨送下。

治疟初起方　平胃消痰，理气除湿，轻者二三剂即愈。如稍减未痊愈，接服第二方。

陈皮一钱五分　半夏一钱五分，矾制　茯苓一钱五分　威灵仙一钱五分　苍术一钱二分，米汁浸　厚朴一钱二分，姜制　柴胡一钱　黄芩一钱二分　青皮一钱　槟榔八分　炙甘草五分　加姜三片

井水河水对半煎服。如头痛加白芷一钱。

第二方　虚实得宜，即极弱之人，数剂后即愈。

何首乌四钱，生用　广皮一钱　柴胡八分

茯苓　黄芩　白术炒　威灵仙　鳖甲各一钱五分　当归一钱　知母二钱　炙甘草六分　加姜三片

井水河水各半，煎滚加酒半盅，再煎滚服。

治白痢方

橘饼一只，切碎　黄糖三钱　普洱茶一两　水姜五钱　白糖三钱

煎汤当茶服愈。红痢不宜。

参香丸　治红白痢极效。

苦参六钱　木香四钱，忌火　甘草五钱　为末，饭捣丸，重一钱。红痢，甘草汤下。白痢，姜汤下。红白痢，米汤下。噤口痢，砂仁莲肉汤下。水泻，猪苓泽泻汤下。

晨泻散　治老人脾虚，五更泄泻，其效如神。

老黄米三合，炒　莲肉二两　白术　干姜各二钱　木香一钱　砂糖一两

共为细末，每服三钱，空心白汤下。

霍乱绞肠痧方　服此方者，先宜按穴刮透。

明矾末二三钱　水调服，立效。

香圆丸　治一切气逆，不进饮食，或即呕哕，神方。

陈极香圆皮二两　真川贝三两，去心　炒黑当归一两五钱　白通草一两，或烘或晒　甜桔梗三钱　陈西瓜皮一两，须隔年预备，晒干

共为细末，煎浓白檀香水泛为丸，如梧子大。每服开水送三钱。大虚者酌用。

柿饼饭　治反胃神方。有人三世死于反胃者，得此方愈。

柿饼切细，杂干饭内，同蒸食，不用水，亦勿以他药杂之。久服自愈。

甘露汤　专治反胃噎膈。朝食暮吐，曰反胃。须臾即吐，曰噎。良久吐出，曰膈。

干饧糖六两，在糖坊中卖头榨者　生姜四两

二味和匀捣烂，作饼焙干，加炙甘草二两

同研为末，每服二钱，用沸汤入盐少许，调服甚效。常服之快利胸膈，调养脾胃，能进饮食。

反胃简易方

甘蔗汁二碗　姜汁一碗　和匀温热，随意饮之。每日三次，则吐自止。

消痞神膏　治积年恶痞，至重贴两张可消。

密陀僧六两　阿魏五钱　羌活　水红花子各一两　穿山甲三钱　香油斤许

火候照常熬膏法，膏成时下麝香一钱，用布照痞大小摊贴。

鸡金散　治鼓胀如神。

鸡内金一具　沉香　砂仁各三钱　陈香橼五钱，去核

共为末，每服一钱五分，姜汤下。

水臌方

地枯蒌即萝卜　生于术各等份　煎汤服。

蟾砂散　治气臌神方。

大蟾蜍一个　砂仁不拘多少

为末，将砂仁装入蟆内令满，缝口，用泥周身封固，炭火煅红，候冷，将蟆研末，作三服，陈皮汤送下。俟下气一通为效。二三服痊愈。

此方杀生救命，不可轻用，不得已用之。

须立愿多放生命为是。

葫芦散　治腹胀黄肿。

切颈葫芦连子烧存性　为末，每服一个，食前温酒下，或白汤下。十余日见效。

独妙丹　治黄疸奇方。

毛脚芹捣烂　涂男左女右臂大肉上，用蚬子壳盖定，绢札牢，起小泡即愈。忌食发物大荤一月。

茵陈菜　治疸圣药。

茵陈蒿　或作菜，或作羹，或蒸麦饭，日日食之，三五日愈。茵陈新者切细，干者为末，煮姜汤食之。

轮回酒　专治吐血不止。

用足纹银约五六钱重，放碗底，早起小便，如色黄者不可用。先吃白糖汤一碗，少顷便成纯白，去头尾撒在碗内，乘热饮下，数日后即便止矣。忌酒酸辣煎炒等物，能永戒更妙。愈后将银倾化，已轻而奇臭，盖溺骚气，被纹银收去也。

吐血除根奇方

真童子鸡一只，男用雌，女用雄　先择无人走动处，掘一地潭，用竹刀将鸡在潭内杀之。血滴潭中，干拭毛剖开，肠杂收拾干净，毛屎亦放潭中，不可狼籍，一点俱不可经勺水，只用干布拭净肚内。用六月雪草，每病人一岁，摘头一个，同肠杂仍放在肚内。将新净平底瓦钵一个，以鸡放入盖好，用面糊封口，放干灶锅内，亦盖好封固，烧柴草把三个，约缓热茶时许取出，鸡已熟矣。去六月雪，空口淡吃，一顿净尽。将鸡骨亦放潭内，泥盖捶结，重物压住，永不可开。重病吃两次可除根。勿以草把三个，隔锅钵干烧为疑，已试过，果然。

白凤膏　治久虚发热，咳嗽吐痰咳血，火乘金位者。

黑嘴白鸭一只，取血入温酒量饮，使直入肺金，以润补之。将鸭干捍去毛，胁下开窍，去肠拭净，入大枣二升去核，参苓平胃散一升，锉碎，扎好。砂锅内，用炭火慢煨，将陈煮酒一瓶，作三次添入，以干为度，取起食鸭及枣，或捣丸服。

乌鸡丸　治男妇，血气虚劳，咳嗽吐血，骨蒸潮热，梦遗失精，赤白带下。

人参三两，或以西党参四两代之亦可　大生地三两，忌铁，酒炒　大熟地三两，忌铁，酒炒　青蒿子三两　四制香附三两　炙鳖甲三两　白术二两，土炒　枣仁二两，炒黑　枸杞子二两，酒炒　大麦冬二两，去心烘脆　白茯苓二两，晒脆　地骨皮二两　丹皮一两五钱，酒炒　大白芍二两，酒炒　白归身二两，酒炒黑　川芎一两，酒炒　炙甘草一两

上药如法制好，磨为细末，用白毛乌骨鸡，一只，男用雌，女用雄约重一斤外者，闷绝去毛，竹刀破开，去肠杂并去头翅足，煮极烂，取出骨，新瓦上炙脆，研细末，和入药末内，即用鸡汤酹和，捣千椎为丸，如椒子大。空心淡盐汤下三四钱。

血余散　治血证妙药。

少壮人头发水洗净，晒干，火烧熄，存性　绢包煎汤服之。

治鼻血不止方

用煮酒顿热，将两足浸入，俟温洗之，即止。酒可用二三次，用毕倾入河内，服后煎方。

鼻血不止煎方

真犀角尖一钱五分，镑　细生地四钱　粉丹皮三钱　白芍一钱五分，炒

上药四味煎汤服。重者四五剂自平。

煮猪肠　治便血。

木耳不拘多少　入净猪肠内，煮食自愈。

治肠红方

石木耳瓦上炙，存性　研末，每服二钱，开水送下，常服除根。

柿饼丸　治肠风下血。

棉花核炒黑，去壳，三两　侧柏叶炒黑，四两　槐米炒，一两

柿饼蒸烂捣丸。清晨滚汤下四五钱。

车莲饮　治溺血屡验。

旱莲草　车前草　捣汁各半茶杯和匀，空心温服。如无鲜者，各用三钱，煎浓汤服。

橄榄膏　治癫痴立效，兼治肝火上逆之症。

橄榄十斤　砂锅内煮数滚，去核，入石臼捣烂，仍入原汤煎腻出汁，易水再煎，煎至无味去渣，以汁共归一锅，煎浓成膏。用白明矾八钱，研细入膏和匀。每日早晚各取膏三钱，开水送服。或初起轻者，取橄榄咬破一头，蘸矾末入口，味美易食，至愈乃止。

橘饼汤　除膈止消。

橘饼　细嚼，滚水过下。勿以易而忽之。

清浊饮　赤白浊秘方。

木通七钱　滑石三钱　粉甘草四钱　蔓荆子一钱

水煎，空心服，立止。

二仙饮　治溺时痛如刺。

甘草　木通各一两

水煎，空心服愈。

隔葱熨脐法　治二便不通。

葱白头一斤　捣烂炒热，以布匀两包，更换互熨脐下立通。

治头风神方

冬桑叶一两　黄菊花五钱　黑山栀三钱　独活一钱　明天麻一钱　煎滚熏洗患处，避风立愈。加秦艽一钱，更妙。

头风痛膏方　此病甚则害眼，左痛贴右太阳，右痛贴左太阳，两首痛俱贴。

青黛　决明子　黄连　黄芩　桑叶　归身　红花　细生地　防风　紫苏叶　加川贝母去心，各等份

除青黛外，为粗末，油煎，用朱砂十分之三，红丹十分之七，同青黛末收膏，青布摊贴。再另用黄菊花，晒干，为细末，收贮。用时将菊花末少许，掺膏上贴之。

熨衣方　治骨内风寒湿气。

川乌　草乌　南星等份　为末，视疼处大小，每药五钱，配广胶一两，姜汁一盅，盛磁碗内盖好，绵纸封口，入锅中顿化调匀，敷疼处，铺旧衣数层，熨斗火运之。能饮者尽量饮，熨时觉痒即愈，重者再熨，以效为度。

二妙汤洗法　治一切风痹瘫痪，筋骨疼痛，并大麻恶风，无不神效。

甘草　威灵仙各切片，一斤　水约担外，将药煎五六滚，入大缸内，用板凳坐其中，周围用席圈定，熏之待水温，方浸洗，令浑身汗透淋漓，谨避风寒，即愈。

治面上疯方

蚂蚁草不拘多少　捣烂，俟睡时涂患处，四

五夜可愈，兼治火丹。此草多生城垣及墙阶间，叶如豆瓣对节。

治风疹块方

白鸡冠花，煎水洗之愈。

金蟾酒　治大麻疯，全身肿烂，头发眉毛俱脱落而腐烂，立效。

大虾蟆一只　用泥裹煨熟，去泥，以大碗盛蟆，小碗盖住，冲热黄酒，再隔水煮一刻，只服酒，取汗为度。前有二妙汤洗去，亦可兼用。

疠风煎　此方神验，千金不易。

桑皮　大黄　芒硝各一撮　水煎，无风处日洗一二次。如有虫，加鸽屎同煎。如烂，用琥珀末搽患处。

洗疠风恶疮便方

浮萍草　或地肤子，煎汤，日洗俱效。

六黑丸　专治虚目疾。

夜明砂　望月砂　晚蚕砂　野马料豆另研，各四两　真徽州黑芝麻八两　俱勿见火，晒干研末，用大黑枣子八两，煮烂去皮核，连汤捣和为丸。每朝用开水送服二钱。

猪肝方　治夜不见物，名曰鸡宿眼。

不落水猪肝，割一方块，饭锅上蒸熟，露一宿，明晨淡冷食，食六七日愈。

弦烂风赤眼洗方　其效如神，制以施人，价廉功倍，阴德甚大。

五倍子炒　黄连去净毛　防风　荆芥穗各五钱　苦参四钱　铜绿五分

为细末，以薄荷煎汤丸，如弹子大。以热水化开，乘热洗眼。冷则重汤温之，日洗三次。

125

烂眼皮方

炉甘石三钱　小川连一钱五分　天花粉三钱

共为极细末，以磨油调匀，候卧熟后，轻轻敷之。或以川连，花粉，煎浓汁，制炉甘石，研极细，用亦可。

眼药方　治肝虚生障。

炉甘石一钱　天花粉一钱　小川连五分　木贼草三钱　谷精子一钱

煎浓汤，收成膏，点眸子畔，每日三次。

眼内堆起肉翳方

向屠家多取猪鼻头上尖，沿边一道皮，煅研为末。用好黄酒，每早服三钱，两三日退净。

眼中起星不消方

顶高丁香二分，研末　黑枣一枚，去皮核

同捣为丸，蚕豆大。如左目有星，塞右鼻，右塞左鼻，自清晨塞至夜星斗上时去之。如未退净，次日再用一丸。

治拳毛倒睫神方

木鳖子一个，去壳

为末，绵裹塞鼻中，左眼塞右，右眼塞左，一二夜其睫即分上下。切不可摘去毛，摘后重出，毛硬而更拳，将为终身之累。

治时行赤眼熏洗方

当归　黄连　红花　桃仁各二钱　胆矾三钱　皮硝五钱

水三碗，煎三四沸，连渣倾入磁盆内，以黑帛罩面，蘸水乘热洗之，立愈。真神方也。

龙骨散　治耳内出脓。

枯白矾　龙骨水飞　黄丹　杭州胭脂炙存性，各一钱　五倍子一钱　麝香少许

共为末，先用棉杖子，捻去耳中脓水，以药用芦管，或纸卷，轻轻吹入效而止。

三仙方　治耳腮疳疮。

海螵蛸　白及　轻粉各三钱　为末敷患处。

治耳内出血方

龙骨　为细末吹入即止。如无真者，以牡蛎粉代之。或以蒲黄，炒黑为末，吹之愈。

治耳内肿痛方

金丝荷叶草洗净　捣汁滴入。有脓加枯矾少许，立愈。

辛夷散　治鼻流浊涕，名曰鼻渊。

白芷一两　苍耳子炒　辛夷各二钱五分　薄荷五分

为末，每服二三钱，葱茶汁调，食后服。

治脑漏方

广藿香为末，吸鼻内小匙许，立止。

治酒渣鼻方

紫威花为末，和密陀僧末，唾调敷上立愈。再以天花粉三钱　龙胆草一钱　煎服三四剂。

蜘丝线　专治口舌生菌。迟治菌大，塞满不能饮食，而死。

先做一小竹弓，弓口约三寸许，于荒野间，觅极大蜘蛛一个，将蛛丝盘在弓口上，盘尽丝，蜘蛛放去，即以丝搓作线一条，打圈套在菌根上，其丝自渐收紧，收至极痛，耐定菌自落。血出，用止血散敷之立愈。已效。过落后，服清血热煎剂妙。

绿衣散　治舌忽硬肿即时气绝，名曰痿舌。

绿矾不拘多少　新瓦上煅红，放地上凉透研

细，将牙刷脚撬开牙关搽舌上，立愈。

二妙散　治舌肿出血。

蒲黄炒黑　海螵蛸等份

为细末涂之。另用石膏三钱　薄荷五分　煎汤含之。

治牙疼方

雄黄精三分　明矾三分　梅花冰片一分　牙屑一钱，烘脆

共为末，擦患处。

又方　治虚火牙疼。

冬桑叶　黑山栀　二味煎汤，含漱愈。

平时擦牙散　永无牙病，至老坚固。

青竹一根　逐节留节，一头截断，将食盐装实，湿粗纸塞口，每段用湿粗纸二层裹好，放灶中，煮饭后火灰中煨透，取出去纸及竹灰，将净盐研细，再装入新竹中，如法再煨，共三次，出火气，研细。每朝擦牙甚效。

烧白散　牙疳神方。

大红枣去核　人中白　填满枣内，烧焦为末，入麝香二厘，搽之立愈。

牙缝出血不止方

丝瓜藤炙灰　敷立止。

二妙散　治虚火牙咬肿痛。

宣州木瓜一两，陈酒拌一宿　干丝瓜络五钱瓦上各炙灰存性，研末和匀。卧时敷患处，含一夜吐出，即愈。

丹痧喉烂神效煎方　煎剂吹药并用，虽极重者，服之无不神效，勿忽。

生大黄五分　熟大黄五分　连翘心一钱　土

贝母二钱　生甘草五分　苦桔梗一钱五分　桑叶三钱　灯草心三钱

用净腊雪水一大杯，和入长流水，煎服，重者两服。

丹痧喉烂吹药效方　兼治口疳。

陈极牛胆星三钱　真西牛黄五分　真大珠三钱　人中黄五钱　生甘草三钱　干橘叶三钱　白菊花叶三钱　陈佛手干三钱　水飞块滑石三钱　冰片五分　射干二钱

上药日晒，研极细末。药料须择道地者，预备分两不可增减，磁瓶装贮。用管吹入患处立愈。

珠黄散　专治口疳喉痛。

西牛黄五分　冰片五钱　真珠六钱　煨石膏五两

共研极细末，盛磁瓶内，勿令泄气。用时吹入立愈。

喉蛾散　不论双单蛾最效。

墙上喜蛛窠　以箸夹住，烧灰存性，为末，加冰片少许，吹入喉即愈。

乳蛾方

土牛膝根洗净　捣烂取汁，和酒慢咽。

凡生乳蛾者，头顶发内必有血泡一个，用银针挑破出血，毒泄治之更效。

烂喉痧方

红枣四两，去核，带皮炙灰　雄黄七钱五分铜绿二厘　煅明矾二厘　冰片二分　麝香二分真西黄三厘

共为细末，吹患处一夜即愈。

治喉痹将绝方

黑鱼胆，点入少许即瘥。重者水调灌之。

金锁匙 治牙关紧闭，不能进药神方。

巴豆，压油于纸上，即取纸捻成条子点旺吹灭，以烟气熏入鼻中，一时口鼻流涎，牙关自开。

万金散 治乳蛾喉闭神效，真万金不传之秘方。

猪胆五六个　黄连　青黛　薄荷　僵蚕　白矾　朴硝各五钱

腊月初一日，取胆将药装入胆内，青纸包固，挖地方深各一尺，以竹棒横悬此胆在内，盖好，候至立春日，取出待风吹干，去胆皮青纸，研末密收。每吹少许神效。

治肺痈肺痿神方

陈芥菜卤　每日温服愈。

又方

每日煮卤半杯，冲豆腐浆服，服则胸中一块塞上塞下，塞至数次，方能吐出恶脓，日服至愈。肺痈肠痈皆吐臭痰。辨法：将棉花卷竹片上，蘸油点火，使患者视之。若肺痈看火头是两个，肠痈火头只一个。

治胃气痛方

陈干香圆一只　切开盖，去穰，连盖秤见重若干，配阳春砂仁亦若干，装入香圆内，原盖盖好，井泥围涂，在阴阳瓦上炙见浓青烟尽为度，取出去泥，凉透研细。每朝开水拌服二三钱。极重者，亦可除根。虚者服半料，接服二贤散愈。

二贤散 治肝气痛，常服除根。

盐水炒橘红　生甘草等份　为末，每朝开水服二钱，日日服，无间而愈。

疝气初发方

生姜四两　葱十茎　大蒜一枚，去衣　共打烂敷患处，将麸皮炒极热，烘于药外。

治疝气神方

雄猪大腰子一对，不落水，去膜及血，切作片，大茴香、小茴香各一两，炒为粗末，同腰子拌匀，入猪尿胞内，扎紧，用无灰酒两大碗，砂锅内悬猪尿胞于酒中，煮至酒存小半碗收起，一并切碎，焙干为末，即将存酒打和为丸，桐子大。每服十丸，空心陈酒下。

闪挫腰痛神方

真橙子核一钱五分　制香附一钱　炒研为末，酒下三钱即愈。

治湿气阴囊肾子肿大方

灶心土三升　砂锅内炒热，加川椒　茴香各一两　研末拌匀，隔裤将阴囊坐在上面，冷即再换，三次即愈。

治漏肩风方

穿山甲炙　生半夏　生南星各一钱　肉桂三钱

共为末，好醋调匀，为饼如钱厚，晒干。将口涎粘药于痛处，用艾灸之。轻者一壮，重者三壮，勿贴膏药，可无疤痕。

五圣散 治鹤膝神方，有患此症五年者，敷药三日即愈。

乳香　没药各一钱五分　地骨皮五钱　无名异五钱　麝香一分

为末，车前草捣汁入煮，酒调敷患处。

螃蟹散 治手指缝肿痛不可忍。若不早治，即烂入手。

鲜螃蟹　捣烂敷上，即愈。如无鲜者，以蟹黄蜜调涂。

木瓜酒 治脚气肿痛。

木瓜不拘多少，为末　杉木屑少许　好酒调

敷患处，立止。

又方

葱　姜　艾叶等份　捣烂布包，蘸极热烧酒擦患处，以痛止为度即愈。

治鹅掌风方

雄黄　穿山甲等份　为末，卷筒火熏之，数次自愈。

治手足裂缝方

沥青二两　黄蜡一两　熬膏敷之愈。

又方

牛骨髓不拘多少　五倍子炙，少许　为末，捣和填入缝内即合。

伤寒截足方

樟木一段，劈碎　煎浓汤调，远年溺桶砂末一两　陈小粉酌用　敷在大热痛处，有夺命之功。

治脱肛方

五倍子末三钱　白矾一块　水一碗，煎汤洗之。再用木贼草烧灰，搽肛上即收。

妇人科

加味芎归汤　治一切横生倒产，沥浆生，交骨不开，子死腹中等症。大剂连服即产下，极神效，此真救急方也。

当归一两　川芎七钱　龟甲一个，酥炙，研末生男妇人发一握，瓦上焙，存性
水二碗，煎一碗服，如人行五里许即生。

胞衣不下

无名异三钱，为末，此漆匠煎油筌子　以鸭蛋白，调匀碗贮，次用老醋一茶杯，热滚和药同服。胎衣即缩如秤锤样下来，如不下，再服一剂。

保生无忧散　治气虚胞衣不下，腹中不痛者。

当归　川芎　白芍　枳壳　木香　甘草炙，各一钱五分　乳香另研　血余炭各五分
水煎绢滤，入乳香末，和匀服。

益母丸　治妇人虚劳经闭，胎前产后，一切百病，无不神效。

益母草八两，不犯铁器，摘碎风干，为末　当归　川芎　赤芍　木香忌火　清陈阿胶各一两，蛤粉炒　为末，炼蜜丸，如弹子大。照后汤引化下一丸。或将此方煎膏亦妙。胎前腹痛，胎动下血不止，用米汤下。寒热往来，状如疟疾，米汤下。胞衣不下，炒盐汤下。产后中风，无灰酒下。气喘恶心，两胁疼痛，温酒下。身热手足顽麻，百节疼痛，温米汤下。眼黑血晕，青盐汤下。腹有血块，童便酒下。产后痢疾，米汤下。泻血，枣酒下。白带，胶艾汤下。血崩，糯米汤下。

安胎便产神方　专治一切产症，怀孕不拘月数，偶伤胎气，腰酸腹痛，甚至见红，势欲小产者，并一服即安，再服痊愈。又或临产，交骨不开，儿死腹中，横生逆产，至六七日不产，命在须臾，服此无不神效。但临月多预服三五剂，即无难产之患，真济世神方也。药料炮制宜精，分两须准，不可增减草率，以自误。即俗名十二味，产后不可服。

蕲艾醋炒　厚朴姜汁炒，各七分　当归酒洗川芎各一钱五分　白芍酒炒，一钱二分，冬月只用一钱　川贝母去净　菟丝子拣净，酒泡，各一钱荆芥穗八分　生黄芪八分　川羌活　甘草各五分枳壳麸炒，六分

生姜三片，水碗半，煎八分。预服者，空心服。若遇临产及胎动不安皆随时热服。

黄杨头汤 临月服之，宽胸瘦胎易生。

黄杨头七个　白糖一撮　真阳春砂仁一粒，研细末

冲和，朝晨服，不拘次数。

千金保胎丸 凡受孕三月而胎堕者，虽气血不足，乃中冲脉有伤，中冲脉即阳明胃经。供应胎孕至此时，必须节饮食，绝欲，戒怒，兼服此药，庶免小产之患矣。

白术土炒　生地　杜仲俱姜汁炒，各四两　当归　续断俱酒炒　阿胶蛤粉炒　益母草　炒条芩各二两　四制香附末　陈皮　川芎　艾叶各一两　炒砂仁五钱　老苏梗三钱

共为末，枣肉为丸，空心每服二钱。

醋熏法 治产后血晕如神。临盆时，须预备，虽健妇顺产，亦必不可缺，常令醋气不断为妙。

以好醋置房门口，投以火红秤锤，令醋气满房，每日三四次。产后即行之，三日可止。

葱白熨 治乳痈吹乳，登时立消，此方奇而稳神效。

葱白　连根洗净，捣烂铺患处，用平底瓦罐盛火灰熨葱上，葱热蒸乳上，汗出即愈。或以葱捣烂炒热敷上，冷即换，再炒亦可。

独妙散 治乳岩未破。

螃蟹壳焙焦　研细末，每服二钱，黄酒温下。隔半日再进，调气交通阴阳之法，如是行之，以消尽为度。

半夏丸 治一切乳毒初起。

生半夏一个　为末，葱白半寸，捣和为丸。绵裹塞鼻，左乳塞右，右塞左，一夜即愈。

香附丸 治乳病效方。

鲜橘叶一两，石臼内捣烂　童便制香附五钱

夏枯草花五钱，切碎　青皮五钱　川贝母五钱，去心　蒲公英五钱

先将青皮、香附晒干为末，后入捣烂橘叶拌匀，再晒极干碾细，陈米饭为丸。不拘时，开水日服，以消为度。

乳疖方

鸡蛋壳炙　百部炒，等份

研末，水泛为丸，如桐子大。每服三钱，用福珍酒，空心送下。

又方

鲜芙蓉叶捣烂敷上，泡起即消。如干叶用鸡子清醋调和围上，即消，兼治一切外症。

又方

用生生膏加真沉香末，贴之效。生生膏方在通治门。

二陈摄本散 治血崩不止。

陈棕榈烧灰存性　陈阿胶等份

为末，每服三钱，酒下即止。

小儿科

小儿马牙方 口腭牙根生白点，不能食乳。

用银针挑破出血，以薄荷汤磨好金墨，手指蘸墨遍擦。勿令食乳，待睡一响方可。

小儿吐乳方

白蔻仁　砂仁各七粒　炙甘草五分　生甘草五分

为末，常搽入儿口中，或少入蜜，抹乳上，令食之。若直出不停留者，炒麦芽三钱　橘红一钱　丁香三分　水煎服立止。

脐孔出水方

牡蛎粉　川贝母粉　云母粉

生甘草粉　陈壁土粉等份　掺脐中立愈。

撮口脐风方

西牛黄三分　薄荷六分　水半盅，煎浓汁，灌下七八匙，即愈。

小儿赤游方

粪坑底砖，研末，麻油调涂，即愈。或用鳝鱼血，涂之立效，须兼服煎药。

煎方

天花粉一钱　生大黄五分　川通草五分

水煎服。

又方

黄柏三钱　黄连一钱　大黄三钱　冰片三分

为末，将猪苦胆一个，调敷患处，软绢扎好，并治猴狲疳神效。

小儿雪口方

陈腊雪水，煎生甘草一钱，用新软青布，蘸擦口内愈。

小儿口中百病一切热毒方

牛黄　片脑　硼砂各一分　雄黄　辰砂　青黛各二分　朴硝一分五厘　黄连　黄柏各八分

为极细末，吹少许立效。

走马牙疳腐烂不堪方

人中白火煅，一钱　铜绿三分　麝香五厘

为末，敷，先用米泔水洗净，然后上药。

走马牙疳方

真西黄一分　风茄炙存性，二钱　真珠三分

冰片一分　象牙屑炙存性，一钱

同研极细末，以无声为度，搽患处。

又方

大枣一枚，去核　坑砂放满枣子，内用泥裹，再将湿草纸包好，在火炭内煨透，去泥草纸，单用枣子、坑砂，研细为末　入麝香少许

擦疳上即愈。

猴狲疳方

水飞滑石三钱　青黛一钱　赤石脂三钱　生石膏三钱　冰片二分　白蜡一钱　穿山甲五分

为末撒上愈。

抱龙丸　治小儿惊吓，伤心肝二经，唇青四肢摇动，起卧不安。

陈胆星七分　天竺黄三钱　明天麻一钱七分　赤芍一钱　川贝一钱七分，去心　薄荷叶三钱，晒脆　防风五钱　桔梗三钱　钩勾三钱三分，磨细末　枳壳三钱　陈皮三钱　茯神二钱

共为细末，炼蜜丸，如芡实大，水飞朱砂为衣。每服一丸，开水下。有外邪，淡姜汤下。

治急惊风方

石菖蒲洗净　连根捣汁，少许饮之。用通关散吹鼻中取嚏愈。

通关散方　兼治大人中风不省人事，牙关紧闭，有嚏可治，无嚏难治。

生南星　生半夏　猪牙皂角各等份　研细末，吹鼻内。

惊风神方

白颈曲蟮一二条　用竹刀切断，加麝香五厘和捣烂涂脐内，加贴太乙膏扎紧，周时而愈。

八宝丹　治疳积，脾胃怯弱，不长肌肉，实者可用，虚者宜忌。

五谷虫一两，洗净焙干　大虾蟆一个，黄者佳　山楂肉蒸熟　莲肉去心，各二两　青黛三钱　胡连五钱　使君子肉五钱　麦芽一两

共为细末，砂糖拌匀，捣为饼。任儿食之效。

治疳膨食积方

五谷虫　大麦芽　青皮　使君子四味各等份　山楂肉　肉果二味减半　为末，开水送三钱。

愈疟散　治小儿疟疾，无计可施，惟此最效，切忌入口。

代赭石五块，烧红醋淬　朱砂五分　砒霜一豆大　用纸包七重，打湿煨干，入麝香少许为末，香油调。一分涂鼻尖上，及眉心，四肢效。

治虫便方

使君子肉十四个，半生半炒　捣末，空心拌红糖吃，虫从大便出。若未尽，频服以尽为度。

治天泡疮方

莲房壳二枚，煅存性，研末　井泥调敷。

又方

白荷花瓣不拘　晒干研末，香油调搽。

异传不出天花方

天麻子拣肥大者三十粒，去壳衣　透明朱砂一钱　麝香拣真当门子五厘

上药三味，先将朱砂、麝香研极细末后，入天麻子共研成膏，于五月五日午时，擦小儿头顶心，不可误涂囟门。前心、背心、两手心、两脚心、两臂弯、两脚弯、两胁共十三处，俱要擦到，不可短少，擦如钱大，勿使药有余剩，擦后不可洗动，听其自落。本年擦过一次，出痘数粒，次年端午再擦一次，出痘三粒，再次年端午又擦一次，永不出痘。如未周岁之小儿，

于七月七日，九月九日，依法擦之，更妙。男女治法皆同。传方之家不出天花，已十三代矣。爰是刊布，以公于世。

又方

凡婴孩无论男女，于五月起，至八月有除日七个，每遇除日，用川楝子，拣肥大光洁不蛀不油者，于石盆内捣烂，新砂锅煎浓，倾入木盆内，无风处将新白布一方，蘸水自头至足，遍身洗擦，不留余隙，仍将布拭干，避风片时。一岁至三岁，用七个，水三碗。四五岁用九个，水五碗。六七岁，用十五个，水七碗。八岁至十岁，用二十个，水九碗。十一岁至十五岁，用三十个，水十五碗。照前捣烂煎浓，洗擦。捣药忌铁器。非但不出痘，且免疮疖。若不信，或手或足留一处，出时必聚在一块。此系神方，毋忽。

急治小儿闷痘及毒重痘方

小儿出痘三四朝时，或系闷症，或系火重，甚至二便下血，危急之至者，急觅活蟾蜍，至少四五十只，将小儿脱尽着身衣服，盖好被内，赤身侧卧，轻轻将蟾蜍推至前后心，以次排放至下身。蟾蜍得温气，自能将头向小儿身上顶住。小儿得蟾酥开窍，自然渐次痘点透发。不要惊动，安放一昼夜，然后取出，将蟾蜍冷水频浴之，以解蟾蜍受痘之毒，即以保全物命。此方得自异传，经验已久，录出布告，共相备急。倘遇严冬，蟾蜍无处觅取，可在野间向阳桑树根头掘下三四尺深即可得之蟾蜍。虾蟆，俗名癞团。

三豆汤　专治痘毒。

赤豆　绿豆　黑豆　三味煎汤频服。不可多煎，因豆之功俱在皮也。外用豆腐渣，加冰片少许，研和涂患处，即消。

预防痘入目最妙法

牛蒡子，捣涂儿囟门，则痘可不入目。

又方

白芥子研末，蜜调　涂两足心，引毒下行，目不出痘。

痘出眼中

新象牙，磨水滴入眼中，其痘自退，可免眼瞎。

痘疹湿烂不结痂方

干绿豆粉五钱　天花粉减半　敷之愈。

痘疳方

雄牛屎尖烧存性　为末，每一钱，加冰片，二分　研细，吹患处立愈。

痘溃脓水淋漓方

多年盖屋草，洗焙为末，掺之。痘后不收脓亦效。

痘烂生蛆方

嫩柳叶，铺席上卧，蛆尽出即愈。

神灯照法

川椒　艾叶　红枣去核　芜荑　茵陈　乳香　白芷梢　陈香圆　安息香

共为细末，作纸捻熏照。虽痒塌之痘，火到痒除。

痘后齿病方　专治小儿痘疹余毒，牙龈破烂出血，或成走马牙疳，并治大人牙烂，口舌破碎。

人中白一钱　铜绿一分五厘　麝香一分三厘

共研末。先将浓茶洗净口牙，后用指头蘸药敷，立愈。

痧痘后口疳方

生半夏　生香附等份　瓦上焙为细末，加

梅花冰片少许，用鸡蛋白，在男左女右脚心中涂圈，然后将药末填放圈内，用布扎紧，俟香从鼻孔出，疳即愈，此方甚效。

松香油　治小儿秃疮。

松香研细　裁尺余青布条裹之，以线扎条子，蘸香油烧旺，其滴下之油，以碗接之。搽疮神效。

胎癞方

紫甘蔗皮炙灰，存性　研末，加铜绿少许白糖一撮　磨油调搽立效。

蟮贡头方

杏仁三钱　葱制松香二两　轻粉一钱　蓖麻子肉五钱　铜绿二钱

杵成膏，青布摊贴。

又方

用制过铜杓罐子，研极细末，菜油调敷即愈。

小儿手指湿毒方　此症因弄晒热之水，及檐漏水，湿热所变。重者身发寒热，饮食不进。

青松头，烧烟熏之。指中出水无数，立刻干瘪，若熏三次，永不复发。

花叶膏　治火丹。

鲜侧柏叶　瓦花　共打烂，加大黄末和匀，醋调敷愈。

鬼脸火丹方　满面频出脓血，发痒难禁者。

炉甘石二钱，火煅，入黄连汁内淬三次　轻粉一钱　熟石膏二钱　宫粉七分　冰片一分　天竺黄一钱　共为末，掺上。

133

蚂蚁火丹方

大黄末　川甲末　用木鳖子，磨汁调涂。

痦子火丹方　腹内有块，身发寒热者。

薏苡仁根一两　打烂，酒水各一盏煎，空心服两次愈。

抱头火丹方

先砭去恶血，以炒黑山栀　大黄　雄黄等份为末，水调敷，或以鸡蛋白，调雄黄末敷亦效。

水蛇火丹方

用伏龙肝即灶心土　水磨涂之。少顷水气干后，药上重新潮湿，乃是泡中之毒水也。拔完即愈，如先已挑穿者，再加入六一散等份　敷之，即结疤。

外科

肿毒初起治法

一切肿毒恶疮初起，即用大蒜去皮　切如两钱厚，安疽头上，中通一孔，用枣核大艾炷于蒜上，灸之蒜熟，频换。或疽有数头，生一处者，将蒜捣烂，摊疮头上，铺艾灸之。此灸不论壮数，只以痛者灸至不痛，不痛者灸至痛，为度。有难辨头者，先以湿纸覆其上，先干处，即是疽头。喉间肿毒忌用。

葱矾酒　治一切疔毒恶疮初起走黄，无不神效。

白矾三钱　葱白七茎　同捣烂，分作七块，用热白酒送下。吃完盖暖，出汗，再饮葱白汤，催之汗出淋漓，待停一二时，从容去被，其患如失。大忌风寒。

赤豆散　贴一切肿毒。

赤小豆　为末，和鸡蛋白一半，调敷疮之四围，数次即消。

又方

猪牙肥皂去弦筋及子　捣烂，好醋调敷即愈。屡敷更妙。

葱蜜膏　贴痈疽发背，疔疮恶毒。有脓者，不可用此药，切不可入口中。

葱白七茎　生蜜一两　捣匀敷患处，日换三四次，立消。先列数方，简便之极，人若能初起早治，无不应手取效。

紫玉散　专围痈疽肿痛，大小一切外证。

白及八钱　黄柏四钱　大黄四钱　姜黄三钱南星四钱　东丹五钱　矾红二钱　土贝四钱　血竭一钱

共为细末，用井水调敷，留头，火纸摘碎盖上，干则连纸自落，再敷不必水洗，并不可用天落水调。

又方

芙蓉花或叶，或根皮　或生捣，或干研，和白蜜调涂四围，中留头，干则频易。

当归膏　专治发背痈疽，烫火伤，去腐生新，其肉搽至渐白，方始毒尽。如外肉嫩干，爬连好肉，皴揭作痛，用之即愈。并治一切湿毒臁疮，头面疳疮，脓窠疮毒，小儿胎毒疮癞。凡腐烂不堪之症，无不效验。

当归一两　大生地一两　黄蜡五钱　白蜡五钱　真麻油五两

先将当归、生地浸油内一宿，煎至枯浮，用绢滤去渣，次以黄白蜡入油熬化，搅匀成膏，磁罐收贮用。

黎洞膏　治痈疽初起，及热疖瘰疬，俱

效。并治痄腮发颐，一切风毒之症。

象贝一两　穿山甲二两五钱　川贝一两，去心　紫花地丁一两　蒲公英二两　生甘草一两五钱　赤苓一两　川草薢二两　豨莶草一两五钱　苦参三两　陈橘核五钱

用大麻油浸煎熬成膏，以东丹酌收，油纸照症，摊贴神效。

气毒流注未溃方

葱白不拘多少　捣烂堆患处，以熨斗火隔纸运之愈。

松香膏　治瘰疬结核，已穿未穿，俱效。

白嫩松香熔化，置生布内绞去渣，入水杓内顿滚，扯拔至松脆为度，净末，一两　蓖麻子肉五钱，研烂　铜绿一钱　麝香一分　杵和摊贴，内服犀黄丸愈。

犀黄丸　治乳岩瘰疬，痰核流注，横痃肺痈，小肠痈，一切腐溃阴疽，神效。

乳香　没药各一两　麝香一钱五分　犀黄三分

共为细末，取黄米饭一两，捣烂研和为丸，如卜子大。晒干忌烘。每服二钱，热陈酒送下。患生下部，空心服。上部临卧服。

附制乳香没药法：每药一斤，用灯草心四两，摘寸段，同炒至圆脆可粉为度，扇去灯心，磨粉用。

替针丸　追脓去腐止痛。

雄麻雀屎　乳香去油　没药去油，各三分

为末，飞面丸，黍米大，晒干用。利针拨破疮头，粘上膏药，盖之即破。

神效生肌散

乳香　没药　血竭　儿茶各一钱　珍珠　龙骨各五分　冰片　象皮各三分

为极细末，贮瓶塞口用。

加味太乙膏　治一切疮口不收，贴之生肌长肉。

香麻油一斤　当归二两　生地一两　生甘草一两

三味入油内熬枯，以丝绵滤去渣，再入净锅煎熬，至滴水不散，入炒飞黄丹八两，又慢火熬滴水成珠，取起少顷，再入白蜡、黄蜡各一两，微火再煎，离火少定，入乳香、没药去油，各五钱，搅匀出火，摊贴。

生肌红玉膏　治一切疮不收口，用之呼脓，长肉，外科圣药也。

白芷五钱　归身二两　紫草二钱　粉草一两二钱　血竭四钱　白蜡二两　真麻油一斤

先以前四味，入油内浸三日，慢火熬药枯黑，去渣，入铜杓内，煎滚，下血竭化尽，次下白蜡亦化尽，倾入碗内，候少顷，将研细轻粉一钱，投下搅匀。用时将抿子脚挑药搽肉上，外以太乙膏贴之。

治疮成管方

大蒜硬梗　烧灰存性，研搽患处，其管自消。或觅梅树上蠹衣虫，炙灰存性，研末搽之亦消。

翠霞锭子　治年深冷漏，日久恶疮，有歹肉用之。

铜绿　寒水石煅　滑石各三钱　明矾　腻粉　砒霜　云母石各一钱二分五厘

上研细末，糊为锭子，如席草粗。量疮口深浅，纴之。修合，宜择晴天。

治疔毒初起方

人中白少许　益母草连茎叶炙　存性为末。先用银刀，十字划开，去恶血，掺末在内，其

135

根自出，可保无虞。重者连上五六次，诸毒可拔，不特此也。

又方 不拘何疔，虽已走黄，但看心头未满者，可治。

用远年粪坑内黑砖几块，带水磨细，同甘草煎浓，收去渣服。服后用净桶一只，候解出黑水即愈。

又方

用水煤研细，酒调服，服后照前，用净桶候解毒水立愈。解后，用稀粥汤调补，真治急神方也。

拔疔方

地鳖虫一个 以湿草纸包数重，瓦上炙，俟草纸成灰，剥出研末，黑糖油调敷。依根盘围起，围至疔边，空出疔头，两个时辰，其疔自出。

菊花酒 治疗毒恶疮，小水不利。

白菊花连根茎叶捣烂，入微水绞汁，热酒温服，渣敷患处，即止疼消肿。

治指上蛇头疔方

干蜈蚣一条 瓦上焙，酒浆滴七次，焦枯连瓦放地上，至脆为末，加雄黄一钱，鸡蛋一个，挖孔去黄留白，将药末入蛋内，指套蛋中，薄绵纸蘸面糊，塞满空处，使不走气，一周时效。痛极者，一日换四五次即效。

治红丝疔方

手足间有黄泡，即起红丝一条，走入心腹，令人闷乱，不救。皆因大喜大怒，气血逆行所致。急用银针或碗锋，于红丝所到处，挑透，挤出恶血，再细嚼浮萍草，敷之立愈。

散疔膏 专敷一切疔毒，红丝疔，蛇头

疔，及诸疽毒。其效如神。

乳香 没药 真血竭 人言 儿茶各二钱 飞净青黛 蟾酥 象皮瓦焙，各一钱 当门子六分 梅花冰片四分

上药各秤准，为细末，用大枣十余枚，去皮核 和药入乳钵内，石捶打极匀为丸，如芡实大，另研极细飞过朱砂二钱为衣，磁罐收贮，勿令泄气，每用一丸，加白蜜少许，调和极匀，涂于毒顶，以绵纸盖之，一宿全消。如毒盛未尽，明日再涂一次。如有因寒热口渴便秘等症，再服梅花点舌丹一丸，盖暖取汗，无不应手而愈。

梅花点舌丹 治一切疔毒，恶疮初起，天行瘟毒，咽喉肿痛等症。

梅花冰片五分 明雄黄七分 当门子五分 乳香去油 没药去油 飞净朱砂 硼砂各一钱 真西黄 血竭 沉香末 蟾酥火酒化开，和药 葶苈各七分 熊胆五分 珍珠净末四分

上药各研极细无声，并用无病人乳汁和捣，再入蟾酥捣至极匀，丸如麻子大，外用金箔为衣。凡用一丸，含于舌底，不住运动，否则舌下起泡，待药化完，临卧，再以温酒送下一丸，被盖暖俟汗出即愈。

凤仙膏 治痈疽发背，杖疮蛇伤。

凤仙花连根茎叶，捣烂敷患处，一日一换。

悬痈饮 在肛门前阴根后交界处，初起如松子大，渐如莲子粗，十日后如桃李样，此方治之甚效。

甘草 金银花酒炒，等份 浓煎空心服。或即将此二味煎膏，晨用开水点服更妙。

紫苏散 治肾子烂出。

苏叶焙干 老杉木烧灰，等份 为末敷，干

以香油调敷。如囊无皮烂出者，以苏叶或荷叶包。

通仙五宝散　治杨梅结毒，此方古今第一。

钟乳石三分　朱砂　琥珀　冰片各五厘　珍珠二分

入炒飞面分半，匀十二服。每日用土茯苓一斤　水煎十二碗，清晨一碗，入药一服，温服。其茯苓汤一日服尽，不可别饮汤水及茶。明日，再煎汤如法服。重者再服一料，无不愈者。忌酒色荤辣诸物。

紫金丹　治杨梅结毒，疼痛腐烂，甚至咽喉唇鼻破坏，不拘久近神效。

龟甲酒炙三次，焦黄，二两　石决明煅红，童便淬　朱砂各二钱

为末，烂米饭丸，如麻子大。每服一钱，量病上下，食前后服之。筋骨疼痛酒下。腐烂，土茯苓汤下。至重者四十日愈。

鱼口便毒　左为鱼口，右为便毒。生于两胯合缝之间结肿是也。近之生于小腹之下，阴毛之傍，结肿名曰横痃。又名曰外疝。治宜散滞行瘀，通利大小二便。如口溃则大温补之，不然恐生别症。

瓜蒌烧存性　为末，黄酒下。此治鱼口初起。

便毒奇方

地榆四两　川通草一两　白酒三碗　煎一碗，空心服愈。

横痃神方

鸡蛋一个　白蒺藜一合　好酒煮，蛋熟去壳服，立愈。

内消方　治痔神效。

黄芩五钱　苦参六钱　防己五钱　天花粉五钱　连翘五钱

水二大钟，煎八分。初起者，服即见功。

治痔方

老甘草一斤　青盐半斤　为末，水泛丸，桐子大。每朝服三四钱即愈。

洗痔汤　治肛门肿痛，下坠，无论新久，痛止肿消。

枳壳　天名精各二两，一名地松　以河水三瓢煎数滚，先熏后洗。甚者三次即愈。

护痔膏　用此药围护四边好肉，方上枯痔散。

白及　石膏　黄连各三钱　冰片　麝香各三分

研末，鸡蛋白调成膏，涂好肉上。

枯痔散　自有此药，世上断无不愈之痔，真神方也。

红砒不拘多少，放旧瓦上火煅，白烟将尽，取起　枯矾各一钱　乌梅烧存性，二钱

研极细末，用时以口津湿手，蘸药于痔身痔头上搓捻。一日二次，初敷不肿，五六日出臭水尽，其痔干枯，不用上药。轻者七八日痊愈，重者半月收功。

治管漏方

象牙屑焙黄　为末，每早用热鸡蛋三个，蘸食五六钱，或入稀粥内吃，约服二斤自愈。

又方

用田螺大者，煅灰存性，入冰片少许，涂之。

治管中有虫痒极神方

白杨树皮　白楝树皮煎汤，入新净桶内坐

上，熏虫即出。

甘草蜜　治阴头生疮。

甘草　为末，白蜜调敷愈。

合掌散　专治癞疥，阴囊疮效方。

硫黄一两　铁锈一钱　红矾六分

共研极细如面，取葱汁调和，涂入粗大碗内，勿使厚薄，以碗覆于瓦上，取艾置碗下熏药，药得熏干，敲药碗声同空碗无异为度。取药再研极细。每遇满身疥疮，及绣球风，用药一钱，可敷数次痊愈。临用以右手中指罗门粘满香油，然后蘸药，涂入左手心，合掌而摩，止有药气，不见药形，将两手擦疮，每日早晚擦二次，三日扫光。再擦三四日不发。

洗疮方　不论脓窠癞疥俱效。

白果树叶不拘多少，先在石臼内捣烂，煎浓汤浴洗。重者五六次即愈。

疮药方　治癞疥脓窠俱效。

大蜈蚣二条　白苦参二两　川草薢一两五钱　白归身一两　穿山甲一两　金银花三两　生白术二两　土贝母二两　生甘草二两　生香附一两　大麻油一斤

煎膏加入小麻油三两，调和擦搽周身愈。

治癣虫方

川槿皮　肥皂　水浸，时时搽之。或浸汁磨雄黄尤妙。

又方

白及切片，焙　槿皮炒，各等份

为末，陈醋调，先放饭锅上蒸熟，厚涂粘肌难脱，净去随愈。

白秃疮方

松香三两，葱汁煮白　白芷二两　川椒一两

东丹一两　枯矾一两

为末，菜油调搽。

黄香油　治秃疮肥疮。

松香一两　雄黄一两

为末，放竹纸上卷成条子，用菜油浸一宿取出，倒吊烧之。用一粗碗盛滴下之油，搽上立愈。

独圣膏　治臁疮妙方。

煅过炉甘石不拘多少　猪骨髓油调搽。凡敷药，先以防风、荆芥、银花、甘草汤洗净，然后敷之。

治湿毒臁疮方

石膏一两五钱　黄柏一两　半夏一两　赤石脂五钱　枯白矾二钱　绯丹二钱

共为末掺。如裙风湿毒痛痒者，更效。

烂腿疮膏方

陈棕榈皮　生甘草粉　生地榆　川草薢青木香各一两　青防风　黄柏末　豨莶草　细生地各二两　侧柏叶一两五钱　蛇壳一条　五倍子屑五钱

用大麻油浸煎，如法用飞丹收成膏，油纸摊贴。

治蚁漏验方　生项颈间，刺破水出，不能收口。缘食物中偶食蚁故患之。

穿山甲　烧存性为末，敷之立愈。干用猪脂调敷。

蚁入耳中

穿山甲　烧研，水调灌入。

治粉渣瘤方

天花粉一两　东壁土五钱　穿山甲三钱　川

贝母三钱，去心

为末和匀，掺现成太乙膏上贴之，即穿出渣而愈。

治瘿瘤初起方

樱桃核醋磨　敷之消。

二黄散　治坐板疮屡效。

大黄　黄柏　为末，入猪油，共捣匀搽即愈。

蟹黄散　治漆疮圣药。

蟹黄晒干　同滑石研末，白蜜调涂。先以老杉木屑煎汤洗。

治冻疮方

生姜不拘多少　捣绞汁，铜杓内熬浓，涂患处，觉热辣难当愈。

地榆散　治烫火伤，拂上立刻即愈。

生地榆晒干　为末，香油调敷。破烂者干搽。伤重者，再用生萝卜，捣汁一碗，灌下良久愈。

蛇缠腰方

牛膝一两　黄柏五钱　知母五钱　水酒煎服效。

白蛇缠方

白及八钱　水龙骨粪船板上者佳　研末，水调搽。

螃蟹酒　治浑身打伤，并治接骨。

生螃蟹大者一只，小者三只　石臼内捣碎，滚黄酒冲服。其渣罨伤处。骨内谷谷有声，其骨自接。即打伤者，一夜即愈。

土鳖酒　治伤接骨神方。

地鳖虫十余个，生捣　绞汁，用滚黄酒冲服效。

止血散　金枪第一方。

陈石灰八两　大黄四两，切片　同炒至石灰桃花色，去大黄，碾细收贮。遇伤敷上，即时止血

蓖麻膏　治竹木入肉。

蓖麻子　捣涂痛止即出，出即洗去。

治刀斧伤血不止方

紫降香磁瓦镰刮下，石碾研细，忌铁　敷上即止，又无瘢痕。

又方

天南星　血竭等份　研细末，敷即止。

烂脚丫方

白蔻仁　砂仁　泽泻各三钱　研极细末，撒患处愈。先用甘草煎汤洗净。

又方　烂甚发肿作脓，寸步难行者。

苍术一钱　枯白矾五分　小川连五分　生甘草三分

焙干，研极细末，加入冰片一分，先用甘草煎汤，洗净患处，将新棉花蘸药末些少掺上，一日三次愈。

疯狗咬方

急于无风处取出恶血，如无血以针刺出血，小便洗净，外用香油调雄黄，少加麝香敷，或即以麻油调百草霜敷。再用番木鳖半斤，切碎，糯米一撮，斑蝥七个，去头翅足，若过一日，加一个，三样以缓火同炒，至米出烟为度，去木鳖、斑蝥，取米研末，冷水入麻油少许调服，以二便利下恶物为度。多日势凶猛者，头上有

红发三根，拔出去之。如仍凶，腹内有狗声者，再加木鳖一个，斑蝥廿一个，如前法制，取米调服。后以黄连甘草汤解之。百日不可听锣鼓声，终身不可食牛犬肉，及近苎麻之地。犯之再发则不治。

又方

用斑蝥七个，去头翅足，糯米四十九粒同炒，拣去斑蝥，将米研末，黄酒调服。毒从小便内出，有衣膜似血，即是下也。后用滑石六钱，大甘草一钱，煎汤服之而愈。总不可吃狗肉，忌一百日不出门，犯之其害更甚。又忌大荤、鸡鱼面食等物，及芝麻、赤豆、茄菓麻地。如新夏布擦破伤处，用杏仁，去皮尖，捣烂涂之愈。口嚼碎亦可。

张景岳云：每见犯诸忌复发者不救。又见服斑蝥而死者亦有之。盖斑蝥至毒，止用糯米同炒，以取其气，犹宜预备黄连甘草解其毒。若竟服斑蝥，岂不危险，慎之慎之。以上之方皆宜急救，若稍迟缓，恐毒气入经，为害不浅。

通治

寸金丹

乌药　防风　羌活　前胡　川芎　砂仁　厚朴　藿香　半夏　木香　紫苏　薄荷　苍术　香附　赤苓　白芷　陈皮各一两　枳壳　炙甘草各一两五钱　白蔻仁二两　草果仁一两

为末，另用神曲二十四两　多捣生姜汁拌糊为丸，以水飞朱砂二两　为衣，每重一钱二分，阴干。大人一二丸，小儿半丸，以愈为度。

治男妇老幼，中风中寒中暑，口眼歪邪，牙关紧闭，姜汤下。伤寒时疫，头疼脊强，恶寒发热，葱姜汤下。霍乱绞肠痧，吐泻腹痛，姜汤下。初疟久疟，桃枝汤下。泻痢脓血，肚痛饱胀，木香汤下。伤食生冷，饱闷嗳气，不服水土，姜汤下。途间中暑，眼黑头痛，凉水调灌即解。小儿伤寒伤食，发热不解，清米饮下。

太乙紫金丹　解诸毒，疗诸疮，山岚瘴气，烟雾疬疫，利关窍，通治百病。

山慈菇二两，有毛者可用，须将四两洗净，除毛切片，晒干，焙研，方得净末二两　千金子净霜一两　五倍子拣净，晒焙净，二两　红芽大戟白者不可用，洗净砂土，湿布盖一时，去皮切片，晒焙，研净末，一两五钱　明雄黄水飞三次，晒干，研净末，三钱　辰砂水飞三次，晒干，研净末，三钱　麝香拣真当门子，黄色者，去毛，研净三钱　择黄道日先期斋戒，将大戟、山慈菇、千金霜、五倍子秤准，上磨磨三次，绢筛筛三次，将朱砂、雄黄、麝香和匀，以糯米煮汤打和为锭，每重一钱，晒干收贮，勿令泄气。轻者服一锭，病重者连服二锭。凡遇天行疫症，相传遍染，用桃根煎汤，磨浓，涂鼻中，次服少许，或再佩带，任入病家，永不传染。

太乙救苦辟瘟丹

麻黄十六两，去根节，晒取净末，一两五钱　杜苏叶二十两，晒取净末一两五钱　升麻五十两，焙取净末三十两　桔梗五十两，焙取净末三十两　广藿香五十两，不见火，晒取净末三十两　明雄黄三十四两，老坑者佳，水飞，晒干，取净末三十两　广皮四十两，新会者佳，焙取净末三十两　金银花四十五两，晒取净末三十两　绵纹大黄四十两，炒取净末三十两　香附二十六两，炒取净末二十一两　山慈菇四十五两，处州产而有毛者真。去毛，焙取净末二十一两　川五倍二十七两，焙取净末二十一两　广木香十九两，不见火，取净末十五两　苍术二十四两，真茅山者佳，米泔浸三日，晒取净末十五两　山豆根二十四两，去芦根，焙取净末十五两　大半夏二十两，滚水泡七次，姜矾制晒干，净末十五两　饭赤豆七十五两，焙取净末六十两　紫丹参一百十两，焙取净末六十两　鬼箭羽一百六十两，炒取净末六十两　礜砂十一两，辰州产瓜仁面佳，水飞净，晒干，取净末十两　千金子五十两，新者佳，去壳去油，取净霜十二两　红牙大戟肉去净骨，十七两，杭州产者佳，焙取净末十二两　雌黄十四两，千叶者佳，水飞净，取净末十二两　北细辛二十四两，去叶泥净，不见火，取净末十二两　川乌五十两，煨去皮脐，晒干，焙取净末十二两　滑石十四两，水飞净，取净末十四两　真麝香三两一钱，研去皮渣，不见火，取净末三两

以上二十七味，选上好道地者，俱磨极细末，逐样另自包好。择天德月德黄道龙虎上吉日，斋戒盛服，精心修治。将药末逐件兑准分两，不可以己意增减改换，拌匀再筛极细，和置石臼中，以糯米粉糊和之。杵千下，勿令妇人鸡犬孝服，并不修容止之人见之。用范子印成，每锭重一钱，作三次用之。凡遇天行疫症，以一锭用绛囊盛之，悬之当胸，或系左肘，诸邪退避。虽与疫之人同床共处，永无传染之患。如邪已中人，伏藏未发，略见寒热，恍惚喉躁，昏迷狂闷头痛，服之即安。瘟疫阴阳二毒，伤寒心闷，狂言乱语，胸膈壅滞，邪毒发越，急服此丹。霍乱腹痛，绞肠痧等症，或汗或吐，或下，可保平安。中蛊腹痛，狐鼠恶毒，恶菌河豚，死牛马肉，鸟兽诸毒，小儿急慢惊风，五疳五痫，瘾疹疮瘤，并昏愦不醒，牙关紧闭，以上诸症皆用薄荷汤磨服。中风中气，口眼歪邪，言语塞涩，牙关紧急，筋脉挛缩，骨节风肿，手脚疼痛，行步艰难，妇人腹中结块，并月经过期不至，腹内作痛，或为邪所交，腹中作痞，但有孕不宜服。男妇急中颠邪鬼气，狂乱喝叫奔走，并失心羊头诸颠等风，以上诸症皆用好酒磨服。头疼太阳疼，用酒磨入薄荷细末，涂太阳穴。疟疾临发时，取东流水，煎桃柳枝汤，磨服。传尸痨瘵，并女子为尸虫所噬，用清水磨服。病起仓猝，中风五痫中恶，溺缢压魇，胸口尚热，及怪迷死未隔宿者，皆用冷水磨灌。赤痢痢血，凉水磨服。白痢，姜汤磨服。心脾痛，酒磨服。或淡姜汤磨服。牙疼，酒磨涂患处，及含少许吞下。诸痔便毒，坚硬

未成脓者，若痛，大小便难者，清水磨服。痈疽发背，无名肿毒，对口天蛇头等，一切恶疮，诸风瘾疹，赤肿诸瘤，未破时皆用淡酒磨服。及用冷茶磨涂疮上，日夜各数次。已溃不宜服。烫火伤，虎伤鼠伤，蜈蚣伤，蛇伤，皆用水磨涂，并用酒磨服。凡饮食中毒，瘴气邪祟，恶痢，用桃柳枝汤磨服。妇人鬼胎鬼气，用红花汤磨服。此药乃卫身之宝，万勿火烘泄气，盐淬汗污秽触。孕妇血痨忌用。

蟾酥丸　治诸般痧症神效。

上西黄一钱　蟾酥五钱　真茅术一两　飞净朱砂五钱　明雄黄五钱　麝香一钱六分　丁香五钱

共为极细末，端午日水泛为丸，如肥芥子大。轻者一粒，重者二粒，噙于舌底，化完立愈。

黎洞丸方　续筋接骨，疏风活络，及一切外症，内服外敷效。

西牛黄一两　参三七十两　冰片二两二钱　麝香二两二钱　天竺黄去石，净末，十一两　锦纹大黄净末十一两　明雄黄去石，净末十一两　的乳香去油净，九两　没药去油净，九两　顶陈血竭去渣，净末十两　儿茶去渣，净末十两　上阿魏用童便煮，十一两　藤黄乌羊血九制，净十六两

上药十三味，用白蜜四斤为丸，每重一钱五厘，白蜡为壳。如遇跌打损伤，用酒送下。余俱用茶及开水送服，并磨涂患处。

一粒珠方

全穿山甲一具，一足用好醋制，一足用麻油制，一足用松萝茶制，一足用苏合油制　俱连一边身子，如鳞甲有不全处，须再取一具，视取原缺处者补全，同炙淡黄色为度，焦黑不可用。

犀牛黄三钱　真珠三钱　大劈砂四钱　明雄黄四钱　原麝香四钱　梅花冰片四钱

共研极细末，加入蟾酥一钱二分，人乳化，

饭锅上蒸，再量入苏合油，打和为丸，每丸干重三分。专治一切无名肿毒，对口搭手，痈疽发背等症。已成即溃，未成立消。用人乳化开，真陈煮酒冲服一丸，量佳不妨多饮。盖暖患处，重症倍服。小儿惊风，用陈胆星一分　钩藤二分橘红三分，煎汤化服一丸。闷痘初起，用白芦根汤，化服一丸。怯弱、吐血、疔症、孕妇忌服。

生生膏方

生大黄六两　当归　丹皮　白芍　元参
白芷　地黄　升麻各四两　肉桂二两　用大麻油八斤

煎成膏，东丹收，或纸或布摊贴。治一切外患，奇疡初起，加上好冰片少许于膏上，贴之立消。已溃加天花粉，可拔老脓。将愈加真川贝，可生肌。治劳伤内症，加真沉香末少许，立效。治三阴疟疾，加胡椒七粒，研细，贴颈脊第三骨即愈。忌食一切发物。

朱砂膏方

专贴一切无名肿毒，横痃乳疬，恶疽疔毒。未成者即消，已成者即溃。真神方也。

用葱五六十斤，捣极烂绞汁，放锅内，投入嫩松香五斤，微火熬至葱汁滚，松香化，取下俟稍冷，即以手在汁中揉松香几百揉，然后再放火上再烊再揉，如此五六次，揉至松香色白无油为度，配入后药。

当门子五钱，即顶高麝香　樟脑十二两　梅花冰片一两　蓖麻子一斤，去壳，研如泥，另贮　乳香　没药各三两五钱，俱用灯心草炒去油　朱砂六两，水飞

上除蓖麻子，余皆为极细末，将制好松香放于磁钵内，隔水烊化取出，即以前药末并蓖麻子泥一并投入，搅和摊贴。如干可酌加蓖麻子油，好摊为度，摊用柿漆单张，桑皮纸不可著火。

观音大士救苦神膏

大黄一两　香附七钱　三棱一两　羌活八钱

白芷八钱　芫花七钱　蜈蚣十余　桃仁七钱研
生地一两　厚朴七钱　槟榔七钱　黄柏八钱　大
戟八钱　蛇蜕五钱　巴豆八钱　皂角八钱　杏仁
七两研　细辛七钱　肉桂八钱　麻黄八钱　黄连
五钱　甘遂二两　川乌一两　莪术一两　枳实八
钱　独活七钱　防风七钱　全蝎七钱　草乌七钱
元参七钱　蓖麻子二两研　木鳖子一两，研　穿
山甲七钱　天花粉七钱　五倍子七钱　当归一两
五钱　密陀僧四两　飞过黄丹二斤四两

选道地药材称准，用大麻油六斤，浸磁盆内五日，然后熬摊。熬膏时忌妇人鸡犬冲破。

一偏正头风，左患贴左，右患贴右，正患贴印堂，兼卷条，塞鼻孔中，口含甘草汤咽之。一眼科七十二症，赤肿将耳上角，针刺血出贴上。星胀翳膜拳毛倒睫，迎风流泪等症，卷条左患塞左，右患塞右鼻，常服甘草汤。一喉咙三十六症，单蛾双蛾，喉闭喉风，贴喉上，口含甘草汤。要速效，将膏口含化下，不服甘草汤。一两颐浮肿，风火牙疼，贴上即止。一诸般腹痛，胃口痛，丹田痛，即于痛处贴之，服甘草汤。一中风瘫痪，左患贴左，右患贴右，服甘草汤。不省人事，痰声如锯，作丸如豆大，每服七粒，清汤送下，其痰立下。若口关紧闭，用铁箸撬开，将水灌下，或再作条搐鼻孔中，真有起死回生之功。一瘰疬病，贴夹脊穴，尾闾穴、肚脐，饮甘草汤。七日，痨虫尽死。咳嗽吐痰，贴前后心，仍服清痰降火补药。此膏能攻病，不能补虚，不可吞服。一鼓胀水臌气臌血臌，俱贴脐下丹田，不可饮甘草汤。一噎膈气膈，食膈痛膈，俱贴胃口肚脐，常饮甘草汤。如喉塞不咽，即贴喉外，口含甘草汤。如要速效，作丸服之，不必服甘草汤。一哮喘咳嗽诸症，俱贴前后心，饮甘草汤。如痰盛气塞不通，或作条塞鼻孔，或作丸吞服，不可服甘草汤。一大小便闭，俱贴肚脐，饮甘草汤自通。如数日不通，危在旦夕，作丸送下，小腹用葱汁甘草汁调敷，立下。勿服甘草汤。一伤寒时疫，贴肚脐，饮甘草酒，一醉汗出即愈。如五

六日不便，作丸吞下便解而愈矣。一疟疾一日二日三日，俱贴肚脐，饮甘草汤。如发过四五次者，作丸，早一时服下，饮热酒数杯，即日便止，不可饮甘草汤。一赤白带下，贴脐下丹田，常服甘草汤。一各种痢疾，俱贴胃口肚脐，四五日不愈，红用圆眼壳核七个打碎，煎汤送丸下。白用荔枝壳核七个打碎，煎汤送丸下。赤白兼者，用圆眼、荔枝壳核各七个，打碎，煎汤送丸下。不必服甘草汤。一难产逆生，胞衣不下，作丸，热酒送下，立刻便产。产门小腹，煎甘草汤水频洗，不可服。一小儿惊风，目翻上，气喘痰壅不通，作条塞鼻孔，贴一膏于脐上，如急，极作丸服之。勿饮甘草汤。一小儿诸疳症，贴脐上，口疳贴牙床，口疳不必饮甘草汤。一经闭不通，贴丹田，如病久，作丸服之。小腹上，用甘草末调敷，葱汁涂之。不可服甘草汤。一血块癥积，贴脐上，并贴癥上，饮甘草汤。人健壮者，作丸日服，便泄为上。一外科疔疮，内服外贴，勿饮甘草汤。背疽一切痈疖毒，俱贴患处，日饮甘草汤作丸服，兼贴肺俞穴，勿饮甘草汤。一臁疮脚气，针孔反贴上，盖以纸带缚定，一日洗换，十日愈矣。一肠风下血，梦遗白浊，俱贴肚脐，饮甘草汤。一痔漏，内则卷条插入，外则贴之。一跌打损伤，贴患处，饮甘草汤。一吐血鼻血，贴两脚心，饮甘草汤。孕妇忌用。

法制清宁丸方

锦纹大黄，或十斤或百斤，米泔水浸半日，切片晒干，入无灰酒浸三日，取出晾大半干。

第一次将大黄入甑内，用侧柏叶垫底，蒸一炷香，取出晒干。每次俱用侧柏叶，悉要换过。

二次绿豆熬浓汁，将大黄拌透晒干，蒸照前，晒干。

三次大麦熬浓汁，将大黄拌透晒干，蒸照前，晒干。

四次黑豆熬浓汁，将大黄拌透晒干，蒸照前，晒干。

五次槐叶熬浓汁，将大黄拌透晒干，蒸照前，晒干。

六次桑叶熬浓汁，将大黄拌透晒干，蒸照前，晒干。

七次桃叶熬浓汁，将大黄拌透晒干，蒸照前，晒干。

八次鲜车前草熬浓汁，将大黄拌透晒干，蒸照前，晒干。

九次每大黄一斤，用厚朴一两，煎汁，拌透晒干，蒸照前，晒干。

十次每大黄一斤，用新会皮一两，煎汁拌透晒干，蒸照前，晒干。

十一次每大黄一斤，用半夏一两，煎汁拌透晒干，蒸照前，晒干。

十二次每大黄一斤，用白术一两，煎汁拌透晒干，蒸照前，晒干。

十三次每大黄一斤，用香附一两，煎汁拌透晒干，蒸照前，晒干。

十四次每大黄一斤，用黄芩一两，煎汁拌透晒干，蒸照前，晒干。

十五次用无灰陈酒，拌透晒干，蒸照前，晒干。

以上如法制度磨为细末，每末一斤，加黄牛乳二两，童便二两，姜汁二两，拌匀捣千下，丸如弹子大，每干重一钱，小儿酌减，照后开病症，依法服下。

头痛不发热，口渴，薄荷汤下。两太阳疼，藁本、白芷、石膏各三钱，煎汤送下。头时眩晕，灯心草汤送下。眼初起疼痛，菊花汤送下。久不愈，归身菊花汤送下。鼻生红疮点，桑皮灯心汤送下。耳暴聋，灯心汤送下。耳鸣，淡盐汤送下。牙痛，石膏、升麻，各三钱，煎汤送下。咽喉肿痛，桔梗、甘草汤送下。吐血，红花一钱，煎汤入童便半杯，送下。嗽血，麦冬汤送下。鼻血不止，灯心汤送下。跌阳蓄积在内，苏木煎汤和童便送下。溺血体壮，灯心汤送下，体弱淡盐汤送下。溺血，倾如鱼虾，牛膝汤送三钱。营中作痛，麦冬汤送下。大便下血，槐花地榆煎汤送下。白浊淋症，灯心汤送下。胃脘作痛，姜汤送下。伤寒出汗，不退热，白滚汤送下。伤风咳嗽不止，姜汤送下。久嗽无痰，麦冬汤送下。痢疾初起，红者槟榔汤送下，白者姜汤送下。久痢，甘草汤送下。红白相间，姜皮灯心汤送下。胸中时痛，口吐酸水，橘饼汤送下。肥人忽然昏沉如醉，姜汤送下。噎膈，姜汤送下。胸膈饱满，姜汤送下。中暑，姜皮汤送下。中热，香薷汤送下。伤酒，甘菊汤送下。阴阳不和，霍乱，姜汤送下。哮喘，大腹皮汤送下。盗汗，浮麦汤送下。惊悸怔忡，石菖蒲汤送下。小便不通，灯心汤送下。肺痈，苡仁一合煎汤送下。老年大便结燥，当归汤送下。筋骨疼痛，不能举动反侧，木通一两煎汤送服四钱，三服即愈。大肠痈，槐米汤送下。黄疸，茵陈汤送下。妇人经水不调，四物汤送下。骨蒸发热，地骨皮汤送下。胸膈不宽，香附汤送下。有孕小便不通，灯心草汤送下。遍身发肿，大腹皮汤送下。产后头眩，四物汤送下。行经紫色作痛，苏木煎汤冲姜汁送下。产后大便不通，归身红花汤送下。乳不通，王不留行汤送下。产后恶露不尽，腹中作痛，益母草苏木煎汤，入童便半杯，送下。产后小便不通，灯心汤送下。行经时，遍身作痛，益母草汤送下。潮热盗汗，浮麦汤送下。胸有痰涎，姜汤送下。

经 验 奇 方

（清）周子芟　辑

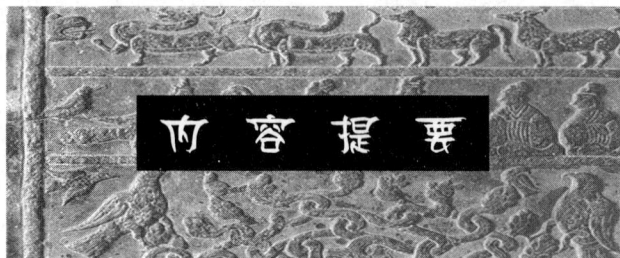

内容提要

本书二卷，山阴周子芝辑。夫方书夥矣。试治有验者，始曰经验方。至治而见奇效，始曰经验奇方。本书所采录之方，皆试验有奇效者，故得名之。因辑是书者游幕四方，见闻既广，知识亦高，惜未见传本，爰为刊行。

序

古今方书夥矣。或文理深奥，或议论纷纭。合览诸编，则备增其美。分观一集，只各尽所长。知医者察脉辨症，固应广为搜罗。不知者卷帙浩繁，奚暇寻其条理，求其至简至约平易近人者，莫如单方一门。然单方难得，世人往往秘而不传，余窃恨焉。今春余承同安参镇陈子明都督之聘，适山阴周子芗先生，亦就邑侯李兰生司马之幕，共事一本，相与盘桓，诸叨教益。其平时乐善不倦，胞与为怀。公余时兼参医理，考究精微。一日以所著《经验奇本》一书，分为两卷，欲登梨枣，见示于余。余详观始末，其中施治方药，条条经验，种种灵奇。内科则有临危救活之良方，外证又有丸散膏丹之秘诀。无一不备，无美不臻，简要精详，开卷了如指掌。向之所恨不传者，今则得从吾愿耳。得是书者，举凡居家行旅，以及僻处穷乡，随地随时，缓急可持，依方施治，奏效如神。诚救世之慈航，卫生之宝筏也。爰缀数言，以镌其后。

光绪二十四年岁次戊戌仲冬之月福建海坛林贤庆拜序

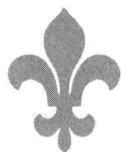

目　录

珍本医籍丛刊

经验奇方

经验奇方卷上

山阴周子艻辑　嘉兴马星樵校

济颠祖师乩传仙果散

此散功能去积消痰，通经行气，取效神速，且便携带，居家作客，均宜预备，经久不坏，愈陈愈妙。诚济世之灵散，救病之至宝也。

—泄泻，每次嚼数分，咽汁吐渣，二三钱即愈。

—红白痢，日嚼二三钱，一二日即愈。

—诸疟，日嚼二三钱，连嚼二三日，疟止为度。

—胃停食积，舌苔必黄厚，日嚼二钱，嚼一二三日，积消胃开为度。

—胃气疼痛，甚至每晨呕吐者，用五六钱水煎浓汁，热服即愈。

—霍乱吐泻，用四五钱水煎服，即愈。

—风火喉痛喉蛾，嚼二三钱即愈。

—痰嗽，日嚼二钱，连嚼数日，至愈为度，姜汤送服亦可。

—中风不语，每日早晚各服一钱，生姜汤送下，至愈为度。

—饭后动风，旋由胸腹胀起，延胀四肢，名曰气胀，日嚼二三钱，连嚼数日，俟胀消尽为度，不必忌咸。

—小便短少，旋由两足背胀起，渐至上身，名曰水胀，治法同上。

—妇女经闭肚胀，手足细瘦，俗名蜘蛛胀，日嚼二三钱，渐嚼渐效，总以胀消尽为度，自然眠食如常，数月之后，血气充足，经水自通。

—妇女经闭，日嚼二钱，至经通为度，或因血衰经闭忌服。

—妇女经水不调，气郁不舒。日嚼一二钱，数日即愈。

—妇女临经腹痛，俟经来痛时，日嚼二钱，连嚼二三日，俟下期见效。

—酒醉人昏，用三四钱，水煎浓汁，热服即醒。

统须忌食生冷、瓜果、香菇、蘑菇、冬笋、酒糟、虾蟹、油炸、面食、芋艿、发气等物，虚证忌服，孕妇不忌。

青果一百斤　青盐　白盐各四斤　陈皮三十两　木香　青皮　砂仁各一十两　丁香　藿香　苏叶各五两　大茴　小茴　薄荷各三两　花椒一两

上药各先将青白盐捣极细，分五份，余药共研为末，青果亦分五份，分次放于木脚盆内，加二盐一份，两手拌之，储瓷缸内，余份仿此。次日取出，青果用小石臼舂，按粒舂开，去核完竣，缸底有汁就用细夏布滤去泥土，就将药末放入缸内，使汁收尽，再与青果肉拌匀，分次放大石臼内，舂成细碎，摊晒三五日，半干为度，切勿太燥，储洁净坛内，筑实封口，收藏一二年后，随时听用，效难尽述。敬祈仁人君子，如法配制，以备救济疾苦，功无涯量，福有攸归。

仙传三妙膏阴阳证并治

统治痈疽发背，对口疔疮，无名肿毒，湿痰流注，杨梅结毒，瘰疬马刀，妇人乳痈，小儿丹毒，汤火烧灼，蝎螫蜂叮，金刃所伤，出血不上，或被狗咬，腐痛不堪，或跌仆打伤，瘀痛难禁，或风寒湿气袭入经络，以致骨痛筋挛，或湿热横入脉络，闪腰挫气，动举难伸，并大人小儿，五积六聚，男妇痞块癥瘕并宜用之。又有疮痫日久，内生腐骨，口极细小，时流黄水，诸法不效。此膏逐日贴之，其骨自然渐渐出露，以手轻轻拨去，骨尽收功。此膏贴痫疽等症，未成即消，已成即溃，溃后即敛，故名三妙。

紫荆皮　石菖蒲　独活　赤芍　白芷各二两　千金子　川大黄　川黄连　川黄柏　片黄芩　全当归　天花粉　穿山甲　白附子　海风藤　金银花　大戟　鳖甲　牛膝　白及　牛蒡子　桃仁　红花　荆芥　半夏　黄芪　牙皂　草乌　蓖麻　血余　连翘壳　细辛　防风　苦参　僵蚕　猬皮　巴豆　上瑶桂　良姜　苏木　羌活　麻黄　乌药　柴胡　天麻　全蝎　白敛　生甘草　防己　贝母各五钱　蜈蚣五条　蛇蜕二条

上药统切片，用麻油二百两，入大铜锅内浸七日夜，再入桃柳桑槐枝各二十一段，每段长寸许，如手指粗，以慢火熬至药黑枯色，用细夏布，滤去渣，将锅拭净，仍以夏布滤入锅内，再用文武火熬至油滴水成珠，大约得净油一百六十两为准，离火入燥飞黄丹八十两，以一人持槐木棍，一人下丹，不住手搅匀，再入后药。

乳香　没药各去油，八钱　血竭　雄黄各五钱

此四味各研细末，和匀再研，先入搅匀，再入后药。

真云麝　沉香　檀香　降香　木香　枫香　藿香　丁香各五钱　珍珠　冰片各三钱

此十味，各研极细末，和匀再研，徐徐添入，搅极匀，再入樟脑五钱，再搅匀成膏，收藏听用，效莫殚述也。

云台膏药味纯凉，专治阳证

统治发背对口搭手，颈疬乳痈，肚痈腰痫，烂腿臁疮等症。初起消肿，已成溃脓，既溃敛口。溃后虽孔小如豆，不必捻药线入管，而脓自出。有腐肉者，亦自然划离消化，无须钳割。有骨者亦能推出，不假刀针升降烂药，始终只用此膏，极为简便神速，且能减痛，可以眠食，与外科治法不同。症愈重则愈见力量，虽久溃无不收口。又如狗咬者，贴之则烂，烂而仍自收口，并无妨碍。至敷药掺药，乃与此膏相辅而行，不可缺也。

生大黄五两　木鳖仁三两　元参　生地黄　忍冬藤　土贝母　生甘草　薄荷　朴硝各二两　生黄芪　全当归各一两五钱　苦杏仁　赤芍　川芎　生草乌　生半夏　生南星　白芷　生黄柏　生山甲　露蜂房　僵蚕　蜈蚣　全蝎　蛇蜕　漂铜绿　蓖麻仁　制乳香　蝉蜕　银朱　生矾　枯矾　制没药　明雄黄　牡蛎粉　蟾皮　轻粉　川五倍各一两　丁香五钱　发团二两

上药用小磨麻油八斤，入铜锅内，熬至药黑枯色，用细夏布滤去渣，将锅拭净，仍以夏布滤入锅内，文火熬至油滴水成珠，离火，再入炒黄丹四十八两，用槐木棍搅匀，再入后药。

炒铅粉一斤　松香漂白，八两　黄蜡　陈石灰　炒陀僧各四两　苏合油　樟脑各一两

前药随下随搅成膏，收储瓷器听用。

再初熬前药内，或加后药十一味更妙。

羌活　天花粉　连翘壳　防风　香附　苍术　陈皮各一两　黄连　细辛　红花　瑶桂各五钱

万应膏

专治跌打损伤，青肿疼痛。如皮破出血者忌用。又治手足等处疯痛，肝胃气痛，胸腹腰等处膈气疼痛。又治初起痫疽，贴之可散。如已成作痛者忌之。

嫩松香一斤，黄老者不用　蓖麻仁　巴豆仁各二两　康青　杏仁开水泡去皮，各一两　胆巩五钱

上药，先将松香，用铁锅，水煎三次，取起候干，隔一日，研细末，再以蓖麻仁、巴豆仁、各炒黑枯，若不黑枯，其性太烈不能用。康青、胆矾，各研细末，先将杏仁落石臼，舂烂如泥，次下巴豆蓖麻仁，一并舂烂，再下康青、胆矾，缓缓舂之，并将松香分数次下，随下随舂，再用麻油屡涂杵臼，勿致粘住，千捶成膏，储瓷器。临用时须重汤炖烊，摊贴患处。

黄蜡膏

专治新旧臁疮。忌食酒糟，猪、羊、鸡、鹅、香菇、麻菇、冬笋、煎炒、发气等物。

黄蜡八两　穿山甲　五倍子　血竭各二两　麻油二斤　生槐枝　生柳枝各四十二寸，如手指粗

上药用铜锅熬成七分，滤去渣，再加乳香没药各一两　赤石脂　龙骨　五灵脂各六钱　儿茶四钱　各研细末，入锅再熬，至油滴水成珠，再加黄丹二两　血余炭五钱　各研细末，搅匀候冷，加三梅冰五钱，和匀，装入瓷罐听用，愈陈愈妙。用时将患处腐脓，纸拭干净，切忌水洗，油纸摊贴，每日早夜各换一次，效验如神。

猪胆膏

专治大小无名肿毒，肉白色淡，阴疽忌用。

每年夏至后，用粗钵一个，逐日赴市讨取猪胆，不拘多寡，携回破胆皮，放汁于钵，随放随搅匀随晒。夜间及遇雨，则用盖盖之。放晒至三伏后为止，封口收藏。随时用油纸摊贴，效验如神。

第一灵宝丹

此丹能却百病，通利关窍，取效神速，居家出门，常宜预备，诚救急之灵丹，济世之良药也。

一受暑肚痛，或感寒鼻塞，头疼腹痛，用丹少许，搐鼻一二次，取嚏十余声即愈。如病稍重，搐鼻无嚏，或只一二声，病尚未除，或抹两眼尖角，或用温开水调服一分，以愈为度。

一感受暑气，或受热太过，关窍不通，或受寒气，手足厥冷，气闭血滞，默睡无语，须抹两眼尖角二次，或用阴阳水，调服二分，以愈为度。或至不省人事，须服三分，方能奏效。抑或无论牙关紧闭与否，大约半时之久，每次取丹少许，连抹两眼尖角三次，听其安睡，勿使过热，约逾二三时辰，自然起死回生。

一疫疠时行，取丹抹两眼尖角三次，盖被略睡，出汗自愈。

一指上生疮，用鸡蛋一枚，开一孔，搅匀黄白，入丹五厘，再搅匀，套指上，一二枚即愈。

一初起无名肿毒，用真米醋调搽。

一火眼之症，取丹抹眼角。

一六畜遇时症，取丹抹两眼尖角，二三次即愈。

一常带身上，疫气不能沾染，孕妇忌服，搐鼻，抹眼角不忌。

辰砂二两　雄精五钱　真蟾酥　闹阳花各一钱　真云麝　上冰片　老姜粉各三分

上药将前四味，各研极细末和匀，后三味次第加入，研至匀细为度，装储瓷瓶，勿令泄气，随时分装小瓶，黄蜡封口。外以刊刷方纸，包而传送，功德殊无涯量矣。

万应十宝丹

此丹乃仙传秘方，丸治百病，其效如神，遇有疑似未明，一时迫切之症，可将此丹内服外用，无不应手立愈者。居家出门，均宜制备，济人利己，功德莫大，诚救急之圣药，济世之良方也。

一中寒中暑，痧胀吐泻，手足厥冷，并吐泻不出，先以三丸研末，吹入鼻内，再以二十九丸放舌上，候微麻咽下，如昏迷不能吞咽，

即研细末，温水灌下自愈。

一感冒风寒，恶心头痛，或肚腹饱胀，及风痰等症，以七丸放舌上，微麻咽下。

——受寒受暑，痧胀甚重，绞肠肚痛，心口闭闷，或不省人事，以五丸研细末，次入鼻内取嚏，再以二十一丸放舌上，少顷，温开水送下，如不见轻，再照前服。

一紧痰气厥，昏迷不省，牙关紧闭，不能服药，即以十数丸研细，吹入鼻内，无嚏再吹，总以见嚏，方可施治。再以廿三丸，温水灌服，即愈。

一痈疽疔毒，恶疮顽臁，发背对口，用数十丸研细末，好绍酒、陈米醋调敷，再酌轻重服之。

一蛇蝎蜈蚣诸虫咬伤，俱用数丸研细末，用好酒、陈米醋调敷，内酌轻重服之。

一小儿急惊风，牙关紧闭，不能服药，以四五丸研末，吹入鼻内，取嚏即醒，再以七丸温水灌下即愈。若慢惊风，万不可服。

一鼓胀水肿，噎膈反胃，以三丸放舌尖上，微麻咽下，再服廿三丸，日服二次，十日即愈。惟鼓胀，须忌食盐酱百日。

一胃口疼痛，气痛寒痛，甚至饮食不下，以五丸放舌尖上，微麻咽下，再用花椒七粒煎汤，送服念一丸即愈。

一山岚瘴气，夏月途行，空心触受秽气，口含三丸，使邪气不能侵入，每遇盛寒盛暑，早晨服七丸，可保无恙。

一吐血衄血便血，其势甚重，即用鲜藕自然汁送服念一丸，如无鲜藕，用干藕节七个，煎汤送下。

一跌打至死，惊死热死，魇魅气闷至死等症，凡有微气，以数丸研细吹鼻内，再用温水调灌，可望复生，如见嚏即活。

一瘟疟暑疟，日久不愈之疟，或先热后冷，或先冷后热，无论阴疟阳疟，于迎疟来时，用松萝、茶清送服廿一丸，虽至重，连服三日即愈。

一泄泻红白痢噤口痢，虽日夜几十次，势甚委顿，用开水送下廿一丸，立止如神。

一时疫头痛身痛肚疼头眩眼黑，以九丸放舌尖上，闭口微麻咽下，再用温水送服廿一丸即愈。

一妇女经水不调经闭等症，经水不调，用当归、生地、白芍、川芎各一钱，煎汤送服廿一丸，即愈。经闭用红花一钱，煎汤送服廿九丸，连服三次即愈。

一疝气上冲于心，不能行走者，用小茴香七粒研末，滚水冲送服三十九丸即愈。

一小儿闷痘闷疹，用薄荷、芫荽各一钱，煎汤灌送三十丸即愈。

茅苍术泔水浸软，切片，焙干，三两　大黄切片，焙干，六两　麻黄去节，细锉　明天麻切片，焙干　明雄黄研细，水飞，各三两六钱　生甘草去皮，炒，二两四钱　蟾酥一两　丁香六钱　真云麝肥皂荚去筋，各三钱

上药各研极细末，和匀再研，烧酒为丸，如粟米粒大，外以朱砂三两六钱研细末，水飞晒干，研末为衣，以小瓷瓶收储，黄蜡封口，切勿泄气，孕妇忌服。

如意丹

治痈疽大毒恶疮，并刀石破伤溃烂，功能解脓提毒，去腐生肌。

川五倍焙燥，二两　明雄精　炙山甲各四钱蜈蚣焙　全蝎焙，各七只　蝉蜕焙，一十四只　真云麝　上梅冰各三分

上药各研极细末，和匀再研，储瓷瓶勿令出气。临用时，先将腐脓用弱纸拭净，以破散羊毫笔蘸丹糁患处，金花散盖面，云台膏贴之。每日早晚各换一次。忌食发气煎炒酒糟等物，其效如神。

三仙丹

专治诸疮毒腐，并拔陈疮管肉。

火硝　皂矾各三两　水银一两五钱

前二味先研匀细，加水银研匀，摊入小铁锅内，以大碗盖之。碗口四围用绵纸条捻捻，面糊封口，上覆砂土，筑实碗足之上，再压重砖，以免冲开锅，放炉上，用白炭火烧之。先文后武，点一枝半或二枝竹香为度，离火候冷，去净砂土，开看碗上，粘满如白粉为上品，如秋葵色松花黄次之。红黄色者均可用，用小刀刮下，研极细，储瓷瓶听用。遇疮有腐管，掺少许，以金花散盖面，膏药贴之。次日开看，腐管即起钳，拭干净。如腐管未尽，再用，已尽不用。只掺金花散生肌收功。丹底研细末另储，可治癣疥，用麻油调擦，虽痛无妨，终必见效如神。

万灵丹

专治癫狗毒蛇咬伤，并一切中毒疼痛等症，修合时须斋戒虔诚。

明雄精四钱　制甘石一钱五分　牙硝一钱三分　真云麝当门子一钱　大梅冰九分　飞月石九分　广牛黄四分

上药各研细末，和匀再研极细，储瓷瓶，黄蜡封口，勿令泄气。临医时，令患人仰卧，患口务须露出，切勿以别药涂封，用银小揪，取丹少许，抹两眼大角，半日间抹三次，三日内抹九次。或患毒较重，须多抹二三日，其毒仍由伤口而出，治以毒尽患愈为度，保无后患。此方系浙江山阴县，安昌镇徐喆甫君钞传。稔知其救活多人，百无一失。

玉华丹

治眼患外障，红肿羞涩，昏盲翳膜等症。

炉甘石八两，选如白云片羊髓者佳　川黄连四两去芦，切碎，水四钟浸半日，重汤炖汁　童便四钟，取男孩半岁无病者，与川连汁和作一碗

上药先将甘石放倾银罐内，炭火煅成碧芭，

取起以川连、童便汁淬之。再煅再淬，连煅淬七次，加朱砂一两二钱，同研极细末，水飞去脚，候干，再研极细，收藏听用，名曰丹头。另用珍珠二钱入豆腐内，碗盛蒸一炷香时，研极细收藏。每以丹头一钱，珍珠末二分，冰片三分，和匀研细，装入瓷瓶封固。一切外障，以牙签沾药，点大小眦内，眼闭一饭时，拨出药屑，每日每饭后点一次，宜仰卧片时，夜点亦可。

白降丹

专拔旧疮新老管肉。

火硝　皂矾　白矾各一两五钱　水银一两　朱砂　雄精　卤砂　食盐各五钱

各研细末，和匀装入倾银罐内，微火结胎，旋以茶碗盖盖之。不时揭起细看，须至碗盖内毫无水气为度。工夫全在于此，切宜慎之。再用木脚盆一个，盛清水半盆，盆内放大瓷碗一只，碗内中间放瓷碟一只，碟内放绵纸二层，碟须大于银罐口者，即将药胎银罐倒覆碟内，碟口四围用绵纸条捻捻，面糊封口，再用田中半烂泥于碗内四围，封至半碗，总以银罐半露半没，泥平为度，但半露之碗边，须泥涂满，约厚三四分，又用杉木炭烧红，盖其满满，先文后武，至两点钟时，分去火炭候冷，去泥揭开，银罐碟内，见丹如白藕丝色者为上品，不成丝如白粉亦可用，如色黄则太老矣，用之恐不灵。

辟瘟回生丸

此丸能治诸病，通经络，和营卫，解表攻里，效验神速。居家出门，常宜预备，诚救急之灵丹，济世之至宝也。小儿每次可服半丸，热证忌服。

一伤风头痛，鼻塞声重，取一丸研细末，开水冲服，暖睡取汗即愈。

一伤寒憎寒发热，研一丸，开水冲服，盖被暖睡取汗，重则再服即愈。

——感冒头痛身痛，咳嗽多痰，研一丸，开水冲服，暖睡取汗，重则再服。

——上吐下泻，口渴便赤，研服一丸，重则再服。

——感受时疫，身发微热，昏迷爱睡，研一丸，开水冲服，暖睡取汗，轻则即愈，重则服二三丸必愈。

——瘟疫瘴疠，或起结核，俗呼为老鼠瘟，研服一丸，连服二三丸，核散即愈，极重服至五丸，核破出水必愈。然须七日之内，迟则不及。

——湿毒流注脚肿，研服一丸，连服二三丸即愈。

——风火喉痹，研服一丸，连服二三丸即愈。

——毒痢及风热斑疹，研服一丸，连服二三丸即愈。

——心经疔初起，脉散牙紧，手足麻木发软，闭目不语，急视前后心有红点，用针刺破出血，如有红丝，即挑出无虞，并研一丸，开水冲服，连服二三丸即愈。

制苍术十两　桔梗　神曲各六两　贯众　熟大黄　法半夏　川厚朴姜汁炒　飞滑石　生甘草　明雄　川芎　藿香各四两　羌活　石菖蒲　柴胡炒　白芷　防风　荆芥　皂角去筋子　细辛　前胡　煨草果用子　薄荷　朱砂　公丁香　陈皮去白　枳壳　木香　香薷各二两

上药提出雄朱，另研细末，其余共研细末过秤，连同雄朱二味净重若干，计以三钱和丸一粒，共应若干粒，即用细藿香丸如数为头，水发为丸，俟晒一日，以雄黄、朱砂和匀，加水研融为衣，再晒极燥，储洋铁筒，封口勿令泄气受潮，此方原系《验方新编》所载之辟瘟散，因散不能久藏，不便远寄，是以改制为丸。倘遇疫盛之时，以图速制，仍可复改为散，每服三钱，开水冲服。

菩提丸

治夏月中暑，霍乱吐泻，风寒咳嗽，饮食停滞，发冷发热，疟疾痰症，胸膈不宽，遍身疼痛等症。

藿香　薄荷　半夏姜汁拌　香附　砂仁　山楂　茅苍术　川厚朴　苏叶　麦芽　陈皮　扁豆　黄芩　神曲　甘草各二两

上药共研细末，荷叶煎汤，每重三钱，合炼一丸，研细送服。

暑证，藿香汤下。霍乱吐泻，胡椒七粒，绿豆一撮，煎汤下。

咳嗽，百部汤下。寒证，疟痰，泄泻，俱姜汤下。

五香丸

善能消食，消积，消痞，消痰，消气，消滞，消肿，消痛，消血，消痢，消蛊，消隔，消胀，消闷，并治痰迷心窍等症。

香附去净毛，水浸一日　五灵脂各一斤　黑丑白丑各二两

上药共研细末，以一半微火炒熟，一半生用，和匀，真米醋糊为丸，如莱菔子大。每服一钱，姜汤送下，每日早晚各吃一服，有病即化，至愈为度。切勿多服。每见修合施送者，药到病除，神效无比，真费小而功大也。

指迷茯苓丸

治痰迷心窍羊痫等症，并治手臂疼痛，不能举动，或时左右转移，此伏痰停滞中脘，脾气不能流行，上与气搏，脾属四肢，而气不下，故上行攻臂，其脉沉细者是也。但治其痰，而痛自止。妇人产后发喘，四肢浮肿者亦治，此治痰之第一方也。

姜制半夏　白茯苓各四两　炒枳壳二两　风化硝五钱

上药各研细末，先将风化硝，开水冲烊，以老姜一两余，舂汁和入硝内，煮白面粉糊为丸，如绿豆大。每日早夜各服一钱，生姜汤送

下，至病愈为度。

九龙败毒丸

治梅毒初发，遍身见红点者，或阳物肿痛破烂者，并治横痃一切火盛大毒等症。

乳香　没药各去油　巴豆仁留油　儿茶　血竭　木香各等份

上药各研细末和匀，炼蜜为丸，如黄豆大，晒干锡瓶收储，勿令泄气受蒸，每服九丸，空心时热绍酒送下，俟泻五六次，方食温稀粥即止，毒轻者数日后渐愈，或已见效，尚未痊愈者，再服一次，至重不过三服，至如阳物肿痛破烂，另用珍珠散，方见后。日日糁之。自然去腐生新，其效无比，再服丸之后，泻秽甚毒，务泻僻处，随盖泥土，切勿登厕，免贻人害，慎之慎之。若体虚之人，本已泄泻者，缓服。

化毒丸

治一切痈肿，阳证大毒，杨梅结毒等症，日久不能痊愈者。

绿豆粉　刺猬皮各二两　生大黄　槐角　细茶叶各一两　瓜子仁一两，另研　全蝎廿一只，微炒　制乳香　甘草粉　炒薏苡各五钱

上药各研细末和匀，炼糊为丸，如绿豆大。每早服三钱，患在上部，白开水送下。中部，杜仲汤送下。下部如下痔疳痔疮等症，淡盐汤送下。均服至痊愈为度。

阳和丸

治一切阴疽，初起时漫肿肉白色淡者是。

瑶桂心一两　麻黄　姜炭各五钱

上药各研细末和匀，黄米饭捣烂为丸，如绿豆大。每日开水送服二钱，宜暖睡出汗，至愈为度。

痢泻丸

专治痢疾泄泻。

全当归　生白芍各六两　枳壳　槟榔　莱菔子各二两　车前子　生甘草各一两

上药共研细末，水发为丸，如莱菔子大。每服五钱，小儿每服三钱，开水送下，数服即愈。

珍珠散

治下疳阳物肿痛破烂等症。

珍珠煅灰　枯矾　雄精　黄柏　宫粉煅各等份

上药各研细末，和匀再研极细，储瓷瓶。用米泔水洗净患处，日糁数次，数日即愈。

琥珀珍珠八宝丹

治一切湿疮。

煅甘石　赤石脂　上血竭　儿茶各二钱　煅龙骨一钱　煅珍珠　琥珀　象皮各五分

上药各研细末，和匀再研极细，储瓷瓶听用。

铁扇散

象皮切薄片，焙黄，色以干为度，勿令焦　龙骨用上白者，生研，各五钱　陈石灰数百年者佳　寸柏香即松香中之黑色者　松香与寸柏香同熔化搅匀，入冷水取起，晾干，研为末　飞白矾各一两

上药共研极细末，储瓷瓶。遇有一切破伤者，用药敷伤口，以扇扇之立愈。不必包裹过暖，难于结痂，并忌饮酒，恐致血热妄行，忌卧热处。夏宜凉地，冬宜火烘。如伤处发肿，煎黄连水，瓴毛蘸涂即消，或溃烂日久有脓血者，用黄连煎汤洗后，敷药。

昔有一人，因口角用刀自刎，伤长二寸余，

食嗓半断，伤口冒血，痛甚，在地打滚，不能敷药，因缚其手足，令卧凉地，用枕垫其首，使伤口闭合，即敷此散，扇之。少顷血凝，半日后能汤饮，三日而愈。

白附散—名玉真散

专治跌坠殴压马踢刀箭诸伤，虽肾子压出者可治，立能止血止痛，并不忌风。

白附子十二两　生南星　白芷　天麻　羌活　防风各一两

上药各研极细末和匀。如破伤出血者，就掺患上。伤重者，黄酒浸服二三钱，多饮者易麻倒，少刻即愈，亦无害也。如青肿者，水调敷之立愈。如火伤加蜂蜜冰片调敷。汤水伤用麻油调敷，甚者加地榆末均速效。凡遇斗殴伤者，可全两命，价廉而功大，务须预先配合，以备不时施医。但此散容易受蒸，宜用洋钱筒装储，绵纸封口。

金花散

治发背对口，肚痈腰痈，搭手臁疮，一切红肿痈毒。

生石膏一斤，煅熟　黄丹一两

上药各研细末，和匀再研，储瓶候用。生猪板油，不拘几两，扯去皮捣烂，将散缓缓加入，随捣随加，以韧为度，量患之大小，宽摊川油纸约厚半分，将患上腐脓弱纸拭净，以此散掺满患口，猪油膏药盖之，一日两换。功能去腐生新，其效如神。如症重者，酌服降痈活命饮，并须忌食酒、糟、猪、羊、冬笋、香菇、蘑菇、油炸、面食、发气各物。

降痈活命饮

治一切有名肿毒，无论阴阳证，初起能益气和血解毒托里，破后能排脓去腐生肌长肉，

诚疮科始终之圣药。

大当归八钱　生黄芪　金银花各五钱　生甘草三钱

患在上部加川芎二钱，在中部加桔梗二钱，在下部加牛膝二钱，如泄泻加苍白术各二钱，呕吐恶心加陈皮半夏各一钱，不思饮食加白术三钱，陈皮一钱，气虚加党参五钱，阴疽肉白色淡，无论冬夏，加陈皮、麻黄各六分、瑶桂心、炮姜各一钱五分，切不可妄行加减。再如排脓加白芷二钱，欲破加皂刺一钱五分，已破者不用。火气盛加天花粉、黄芩各二钱，大便闭结加熟大黄三钱，已通者不用。

上药用陈绍酒、清水各一碗，煎脓汁热服，服后宜暖睡出汗。

银青散

治男子阴头生疮，腐烂疼痒，女人阴户两旁生疮，湿烂肿痛发痒，并治小儿痘疮肿烂，痘后余毒不清，满头黄泡疮等症。

白螺蛳壳取土墙上白色者佳，去净泥，火煅，二两　橄榄核火煅　寒水石各四钱　各研极细和匀，储瓷瓶。临用时每取散二钱，配牙色梅冰一分。

上药共研匀，另储瓷瓶，勿令泄气。用麻油调敷患处，湿者干掺，神效无比。

青金散

治小儿胎毒，痱疮，蜡梨头疮，男妇发痒湿疮等症。

嫩松香一斤，铁锅内熬烊至沸平为度，立刻取起，切勿过时，若过时性，太烈不用，倒在纸铺有凹泥地上，候冷取起，秤用四两　煅蛤壳　青黛各一两

上药各研细末，和匀再研，储瓷瓶。用真麻油调敷患处，每日一换。切忌水洗，并须忌食发气诸物，数日即愈。

松香散

治小儿胎毒，蜡梨头疮，并男妇一切湿疮。

老松香炒　枯矾各二两　黄丹微炒　青黛各一两　铅粉炒净，勿留铅气，五钱

上药各研细末，和匀再研，储瓷瓶。湿则干糁，干则麻油调搽，每日一换，切忌水洗。忌食发气诸物。有人施送数十年，神效无比。

紫袍散

治咽喉十八证

石青　青黛　朱砂　白硼砂各一两　人中白煅　冰片　胆矾　元明粉　山豆根各三分

上药共研细末，瓷瓶收储封密。临用时取二三厘，吹咽喉即愈。

万应吹喉散

治喉痈，喉痹，喉痧，缠喉风，双单乳蛾阴虚咽喉等症。

上犀黄一钱　滴乳石　儿茶各五钱　黄连　川郁金各四钱　上血竭　青黛　真硼砂　生甘草各三钱　灯草灰　白芷　黄柏　薄荷各二钱　大梅冰　珍珠　辰砂各一钱

上药各研细末，按件称准，和匀，再研极细，瓷瓶收藏，勿令泄气。遇症连吹数次，其效如神。忌食发气诸物一百二十日。

消痔千金散

儿茶　黄连　寒水石各五分　硼砂　赤石脂煅甘石各三分　熊胆二分　上梅冰一分

上药各研细末，和匀再研，储瓷瓶。清茶调敷患上，肿痛立止。

又外痔用红枣去核，入铜青线扎，炭火上煅存性，研细末。痔湿干糁，干则以津润湿擦之。

一笑散

治风火牙痛。

雄黄精四钱　生石膏　朱砂　马牙硝各二钱　大梅冰五分

上药各研细末，和匀再研，储瓷瓶。搐鼻擦牙，各少许，数次即愈。

光明散

治时眼红肿，疼痛多眵，流泪羞明。

上甘石煅淬法同上，一两　飞朱砂　飞月石各五钱　真云麝　上梅冰各八分

上药各研细末，和匀再研极细，储瓷瓶封口，勿令泄气。令病人仰卧，以牙签沾药点大小眦内，眼闭一饭时，拨出药屑，日点三四次，临卧点一次极效，内服后方。

凉血散火汤

生地二钱　当归尾　赤芍　条芩　牡丹皮各一钱五分　柴胡　车前子　荆芥　防风各一钱　蝉蜕八分

如头痛恶风发热，加羌活一钱。眼痛不可忍，并口渴，加酒炒川连一钱。如肿不消，红不退者，加红花六分。

上药水煎，食后服，每日一剂，病退为度。

当归汤

治跌打损伤，未破口者。功能散瘀活血，虽已气绝，牙关紧闭，照白糖饮治法，擦开灌之亦活，此少林寺教师方也。

当归　泽泻各五钱　川芎　红花　桃仁　丹皮各三钱　好苏木二钱

如头伤加藁本一钱，手伤加桂枝一钱，腰伤加杜仲一钱，胁伤加白芥子一钱，膝伤加牛膝一钱。

上药用绍酒清水各一碗，煎六分，热服。

白糖饮

凡跌打损伤，如已气绝，牙关紧闭，先用半夏在两腮边擦之，牙关自开。急用热绍酒冲白糖四五两灌入，不饮酒者水服亦可，愈多愈妙。无论受伤轻重服之，可免瘀血攻心，至稳至灵，百不可轻忽。又如气绝不省人事者，急用生半夏末水调，如黄豆大，塞鼻孔，男左女右，立能苏醒，即去之。鼻痛用老姜汁擦之即止。

九龙定风针

治跌打损伤，或手足肩腰疯痛，年久不愈，酸痛隐在骨节筋间，非膏药煎剂之力所能到者，用此极效。

生草乌　生川乌　北细辛　闹阳花各三钱　漂苍术三钱五分　瑶桂心四钱　白芷二钱五分　艾绒五钱　麝香八分

上药各研细末，和匀再研极细，姜汁炼作条，如不好做，以白及研细末，滚姜汁搅作糊，捣药搓条，每条长寸许，如细笔杆粗，晒干，储锡瓶封口，勿令泄气受蒸。临医时，先用竹筷头，点酸痛之处，墨圈记之。令病人切勿稍动，以免墨圈移位，再以竹纸，春八，夏十二，秋十，冬六层，纸放墨圈患上，将药条向灯火燃着，一头用力挂纸上，看准隔墨患处，一次呼吸之间火灭，纸面层见焦，余层如故，少顷针处起疱，用铁针挑破，火炮药搽之。无论患穴多少，凡竹筷头点之，觉甚酸痛者，均宜针之。一二旬后，患疱两愈，永不复发。

紫金锭

此药能治百病，效验如神。居家出门，不可不备。

一凡中饮食药毒，瘴气河豚土菌死牛马等毒，并用凉水磨服一锭，或吐或痢即愈。

一痈疽，发背，疔肿，杨梅等一切恶症，风疹，赤游，痔疮，并用温水或酒磨，日涂数次即消。

一阴证伤寒，狂乱，瘟疫，喉痹，喉风，并用冷水入薄荷汁数匙化下。

一心胃及一切气痛，用淡酒化下。

一泄泻，痢疾，霍乱，绞肠痧，用薄荷汤化下。

一中风，中气，口紧眼歪，五癫，五痫，鬼邪，鬼胎，筋挛，骨节痛，暖酒化下。

一自缢，溺水，心头温者，冷水磨灌下。

一传尸痨瘵，凉水化服，取下恶物虫积为妙。

一久近疟疾，将发时东流水煎，桃枝汤化服。

一妇女经闭，红花酒化服。

一小儿惊风，五疳，五痫，薄荷汤化服。慢惊忌用。

一头风，头痛，酒研贴两太阳上。

一诸腹鼓胀，麦芽汤化下。

一风虫牙痛，酒磨涂之，亦吞少许。

一打扑损伤，松节煎汤化下。

一汤泡火伤，毒蛇恶犬咬伤，冷水磨涂，仍服之。

山慈菇洗净，去皮，焙，二两　五倍子剖洗，焙，二两　千金子仁白者佳，研，纸压去油，一两　红芽大戟去芦，洗，焙，一两五钱　麝香三钱

上药各研细末，和匀再研极细，以端午七夕重阳，或天德月德天赦天医黄道上吉日，预先斋戒，虔心制备，药末陈设拜祷，用糯米浓汤和匀，入木臼内杵千下，锭作一钱一锭。病轻者服一锭。重者连服数锭，泻一二次，随食温粥即止。

乌金锭

治痈疮初起，火盛红肿者。

川五倍剖洗，焙燥　生肥皂去子弦筋，焙燥，各二两　乳香　没药各去油，六钱

上药各研细末，和匀用真米醋捣烂作锭，每重二钱，晒极燥，储洋铁筒。用时真米醋磨脓，鸡毛扫敷患处，随干随敷。日近者可散，或已作脓觉痛者，宜留出患头，敷四围，亦能收小速愈。

祛疯酒

治一切疯痛，半身不遂等症。

大熟地　龙眼肉各二两　全当归　潞党参　炙棉芪　米仁　茯神　甘枸花各五钱　炒白芍　炒冬术　千年健　海风藤　羌活　独活　虎胫骨　钻地风　五加皮　杜仲　忍冬藤　川续断　牛膝各三钱　淡附片　瑶桂心　炙桂枝　虎头蕉　明天麻　川芎　炙甘草各二钱　广木香　红花各一钱五分

上药用陈绍酒浸瓷瓶，瓷盘作盖，棉纸封口，重汤炖至点三炷香时为度。随量温饮，一日两次，其效如神。孕妇忌服。

葵花油

专治汤泡火烧。

每年六七月，秋葵花开时，买麻油二三斤，储瓷瓶，约大半瓶为度，每晨仅采秋葵花，去心蒂，晒晾一二时，使水气稍干，浸入麻油瓶内，采浸数日，花渐满，且生白醭，即须日晒，收尽水气，并用竹筷不时搅匀，旋浸旋晒，瓶满为度，瓶口盖以瓷盘，用布包札，安置阴处，以备不时救济，取敷患处，切忌水洗，效验如神。

枸橘汤

专治子痛，肾子作痛，而不升上，外现红色者是也。此症宜速治，迟则溃烂致命，慎之

慎之。

枸橘一枚，无则小橘子代　川楝　秦艽　赤芍　泽泻　防风　生甘草　陈皮各一钱五分

水煎温服，二三剂即愈。

八珍粉

治脾虚久泻，或转肿胀，善能去湿健脾。

莲子劈开，去心　南芡实　米仁　白扁豆　怀山药　云茯苓各八两　糯米　粳米各半升

上药各炒微黄，和匀，用水磨磨细粉，储洋铁瓶。每餐饭宜少吃，俟上下半日腹微饥时，取粉一二汤匙，加白粉开水冲糊服之。早夜各服一次亦可，至病痊愈为止，至稳至灵。

仙传午时茶

专治伤风，头痛，冒暑，发痧，吐泻等症。

茯苓片八两　柴胡六两　泽泻片　枳壳片　苏叶　防风　扁豆　赤小豆各五两　忍冬藤　枯黄芩　鲜竹茹　花粉各四两　藿香　生甘草　香薷　麦冬各三两　双钩藤二百一十只　鲜荷叶三十片，切碎　陈茶叶一百两，均用库平

上药先将荷叶，放大铁锅内，加水煎汁去渣，再将茯苓等十七味，一并下锅，煎至汁水较浓，滤汁储缸，仍将原药加水再煎，多时，滤汁储缸，再加水煎，至第三次，滤汁去渣，连同前汁，并入锅内再煎，至约汁小半锅为度，上将茶叶放入，随放随拌，将汁渗干，取起摊晒极燥。每服二钱，分装纸袋封口，储大洋铁筒，勿令泄气受蒸，以备施送济人。每服一袋，清水煎服，暖睡出汗，重则二剂同煎，小儿减半。

海猪肉

专治小儿胎毒，疳疮，痘麻回毒，散漫蜡梨头等症。

用海猪肉数斤，不经水洗，切薄片，以白盐腌之，储瓷瓶泥封口。凡遇可治之症，取肉一片，擦患处，日擦数次，数日痊愈。

仙传惊风丸

专治幼孩各项惊风，其效如神。

雌雄螳螂各一百双。须至立冬日向稻田内捉取，放瓦片上文火焙干，研细末　广黄五分　真琥珀五分　顶朱砂三分

上药各研细末，和匀再研，清水和为丸，每丸约重五分。临用时取一丸研细末，用钩藤煎汤调送，服下一二丸即愈。

经验奇方卷下

山阴周子艿辑　嘉兴马星樵校

急救服鸦片毒并治烫火伤

凡遇服鸦片毒者，急用生南瓜，又名金瓜，嫩者更好，捣露一小茶杯，服下立解。不必取吐，虽如已死，只要南瓜露灌入喉中，无不立刻起死回生，真仙方也。如烫泡火烧，以南瓜露，日敷患处数次，效亦神速。倘无南瓜，而有瓜藤之时，即取瓜藤捣露，用之亦效。但时值冬春，南瓜藤亦无者。须于秋初时，用净坛一个，放南瓜地上，取南瓜藤五六枝，藤尾斩去，不用藤头，塞于坛口内，藤用小竹竿架起，使高于坛，其露自然点滴，次日再将瓜藤斩去数尺，将坛移近，藤头仍塞坛口内，如前滴之，仍依前法，数日藤露满坛，用绵纸洋布数层，包裹坛口，串绳扎紧，压以厚砖，放阴冷地方，以备随时救人，无量功德。

又方，用巴豆仁一粒，矾红少许，冷饭数粒，捣烂搓成一丸，如龙眼核大。服下即解，虽口齿紧闭，撬开将丸捺入喉中，无不回生。

急救服砒毒

用防风一两，研细末，水调灌之。如吐再灌，无不立解。

急救服盐卤毒

生豆腐浆，冷服二三碗，即解，至神至妙。如一时难得，以黄豆搅粉，冲冷水去渣，服之亦妙。又方用白糖五六两，冷水调服亦效。

急救压死跌死

急扶起，盘脚坐地，以手提其发，将生半夏末吹两鼻中，以生姜汁灌之。只要心头微温，虽死一日亦活，再用白糖调开水服之。散其瘀血，或即撬开口，以热童便灌之立效。

妇人难产

产久不下，连服此方二三四帖头煎，不用二煎，以力薄也。服至产为度。产后忌服，接服生化汤。

蜜炙黄芪　大熟地各一两　当归身　西党参　醋炙龟甲　枸杞子各四钱　抱木茯神三钱　酒炒白芍　川芎各二钱　水煎热服。

产以气血为主，气足则易于送胎出门，血足则易于滑胎落地。若忍痛久则伤气，而气不足。下水多则伤血，而血不足。产何能下？此方大补气血，于临产危急之时，无论产妇平日气质强弱，胞衣已破未破，急以此方连服头煎，则痛可立减，而胎自顺下，或竟熟睡片时，产下如不觉者。或因试痛，误认产痛，服药后竟不痛不产，贴然无恙者。盖以此药补益气血，以还其本源，自安于无事矣。或疑产妇先感外邪，补之则恐邪锢，不知痛甚且久，则腠理齐开，邪从表解矣。产水送下，邪从下解矣。到此时候，有虚无实，一定之理，切勿迟疑也。试验已多，百无一失。

生化汤 当归八钱　川芎四钱　桃仁十粒杵碎　姜炭五分　炙甘草五分

上药水煎热服。每日服一帖，连服四五帖。

妇人行经腹痛

制香附　当归尾各二钱　延胡　赤芍　丹皮　川芎各一钱五分　生地一钱　红花八分　桃仁廿五粒，杵碎

上药俟临痛时，每日水煎服一帖，连服二三帖即愈。愈后永远忌食生冷茶饭水果等物，不久成孕。试验多人。

产后血崩

产后血大来，须看血色之红紫，视形气之虚实。如血色多紫，乃去之败血，留之反作痛，勿以崩论。若红而色鲜，乃是惊伤心而不能主血，怒伤肝而不能藏血，劳伤脾而不能摄血，当以崩治。先服加参生化汤几帖，则行中有补，血自生旺矣。至若形脱气促，或汗出不止，宜服加参生化以益气。斯阳生则阴长，而血乃生旺，非棕灰等止血药可治也。如产已满月外，又宜升举大补汤治之。凡年老积弱人患崩，均宜服此汤。

加参生化汤 治产后血崩，形脱，气促，汗多。

当归四钱　川芎三钱　荆芥四分　桃仁十粒杵碎　高丽参三钱　瑶桂五分，二帖后去之　炙甘草五分　大枣二枚

如汗出不止，加黄芪、高丽参各三钱，渴加麦冬、五味，泻加茯苓、莲子，两手脉伏，或右手脉绝，生脉散倍高丽参，痰加竹沥、姜汁、酒一杯，咳嗽加杏仁、知母、桔梗各一钱，惊悸加枣仁、柏仁各二钱，鲜血来多不止，加升麻、白芷各五分。均水煎热服，或久不进食，闻药即吐，用独参二三钱，水一杯，煎锅焦末

服之，引开胃口。如无汗脱等症，只服生化汤，加炒黑荆芥自安，世言芎归活血，不可治崩，殊误。

升举大补汤 治产后日久，血崩不止，或如鸡卵大块，或去血如片，宜大补脾胃，升提气血，少加镇坠心火之药，此方并治老少血崩等症。

高丽参　白术各三钱　熟地二钱　当归一钱五分　川芎　黄芪各一钱　白芷　荆芥　羌活　防风　陈皮　黄连　黄柏炒，泻者勿用，各四分　升麻　甘草各五分

如渴加麦冬、五味，泻加泽泻、莲子，痰加半夏，兼白带者，加苍术、半夏各一钱，俱水煎热服。

生脉散 保肺清心，治气少汗多，兼口渴，病危脉绝，并夏月火旺烁金。

高丽参五分　麦冬八分　五味子九粒　水煎温服。

产后心腹痛

产后心痛，即胃脘痛。以胃脘在心之下，因伤寒气及冷物，故作痛，用生化汤，佐以散寒消食之品，无有不安。若腹内痛，定然血块未除，只服生化汤，佐以益母丸，鹿角灰治之，则瘀消而痛止。若风冷乘虚入腹作痛，亦宜加味生化汤，以内有肉桂、吴萸，可以湿散之也。若真心痛，则指甲青黑，或手足冷过腕节，朝发夕死，无药可治。

加味生化汤 当归四钱　川芎二钱　炮姜　炙甘草各五分　桃仁十粒，杵碎，痛止去之　肉桂八分　吴萸七分　生姜三片，伤米食加神曲、麦芽各一钱，伤肉食加砂仁七分，山楂肉五枚，水煎热服。

妇人经血过多遍身疼痛

此乃血不归经，肝不藏血之故，宜用归芍汤。

全当归一两　生白芍五钱　水煎温服。日服一帖，连服十余帖，下期经水照常则愈。或已见效，尚未复元，再酌服数帖即愈。

妇人乳核

生地　泽兰各四钱　王不留行　蒲公英　大力子各三钱　炒白芍　小青皮　广郁金　川贝母去心　茯苓各二钱　桔梗　生甘草节各一钱五分百合一个　水煎，每日饭后服，连服三五帖，至愈为度。

又方，蒲公英四钱，夏布包　鹿角枝刨薄片，三钱　陈绍酒、水各一杯，煎汁热服一二三服。

男子疝气痛

白归身　老生姜各三钱　用羊肉煎汤。每日煎服一帖，连服数帖即愈。

三四日两头疟此系阴阳两亏之证

大熟地　龟甲　鳖甲各四钱　西党参　炒茯苓　柴胡各三钱　槟榔　青皮　炙甘草各一钱五分　生姜五片　红枣十枚

上药，水煎热服。每日服一帖，发日早服二三帖即愈，接服补药。调养二三旬，务使气血复元，并须忌食生冷水果等物，永不复发。

痢疾

全当归　生白芍各一两　飞滑石　藿香各二钱　葛根　槟榔　生甘草　枳壳各一钱　莱菔子八分　广木香六分

上药水煎热服。无论红白痛与不痛，日夜泻数十次，每日服一帖，渐服渐效，轻则二三帖，重则五六帖，至愈为度。忌食生冷瓜果。

急治绞肠痧一名干霍乱

生白矾末二钱　阴阳水一盏调饮，吐出暑气，更刺委中穴，及十手指近甲处，出血更妙。暂忌谷食，即米汤咽下亦死，慎之慎之。

急治木舌

此证多生于四五月间，少年男女，五脏之火齐升，其舌忽时肿大者，急用生鲜茄数个，捣汁半茶杯咽下即愈。缘生茄之性，能降五脏之火也。如无鲜茄，或用茄干，煎浓汁咽下亦效。若不速治，舌必长大满口，不过一二时辰，气闭即死。

急治喉痹

痹者，闭也。喉间闭塞，重者声哑，本无微恙，顷刻而起者是。

巴豆仁三粒　细辛末三文

上药共捣烂，搓长条，约大半寸，放绵纸上卷作条，约长一寸，居中刀切断，将切断两头，塞两鼻孔内，顷刻即愈。愈后，速将叶条拔出弃之。切勿久留，慎之慎之。

又方，或用瑶桂心　炮姜　生甘草各五分共盛碗内，取滚水冲入，仍将碗放滚水内，服药口许，缓缓咽下亦愈。

缠喉风喉痹

此症胸膈气急，忽然喉咙肿痛，手足厥冷，气闭不通。

明雄精二钱　真郁金一钱　巴豆霜三分

上药各研细末和匀，炼为丸，如白芥子大。每服十二丸，滚水送下，如口噤喉塞，用细笔管纳丸入喉中，须臾吐痰即活。

缠喉风并一切喉证

苏梗　牛蒡子　元参　赤芍　黄芩　花粉
射干　连翘壳　荆芥　防风各一钱五分　川连
生甘草各一钱

上药水煎温服，每日服一帖，二三帖即愈。
惟须早服，迟恐不及。

缠喉风 此方活人甚多

生白矾细末五分　乌鸡蛋一枚　调匀，灌
入喉中立效。

单双喉蛾

用万年青根二寸，洗净削去皮，切薄片，
捣烂如泥，加真米醋一酒杯搅匀，含咽数次，
俟蛾破，吐出脓血即愈。

烂喉 此疾日久不愈，甚至时延两三年者

燕窠泥五钱　凤凰壳三钱　生老姜　煨姜各
七片

福建建宁县潘吉泰之妻，前患此症，医药
罔效，延至三年不愈，后服一二帖见效，接服
附子、炮姜痊愈。

头风

或因风入眼窍，以致目瞳渐黄失明，如法
治之，头风痊愈，目亦复明。惟失明已久者，
头风虽愈，目不能明。

盘蝥俗名斑蝥　不拘多少，焙干研细末，筛
去渣，储瓷瓶。用小黄蚬壳二个，各放药末大
半壳，合两太阳穴，以膏药盖之。勿使出气，
贴一周时，揭开起黄疱，针挑破出水即愈。如

病较深，贴后见效。尚未痊愈者，隔一二旬后，
再贴一次必愈。若仅痛一边，只贴一边可也。
他如胃气上冲头痛，应照胃气痛方治之。又或
阴虚头痛，皆非此药所宜，俱不灵也。

胃气痛 此证甚者，每晨吐清水，或连头痛

制香附二钱　良姜一钱五分　砂仁末八分
如病重常吐清水加吴茱萸二钱。

上药水煎热服，二三帖即愈。永远忌食生
冷瓜果，以免复发。

脑流

用老丝瓜筋晒燥，瓦上煅炭，研末，每服
一钱，临卧之时，热绍酒送下，三五服即愈。

风火眼疾

或红肿疼痛，或起红翳，或上下睑内起红
皮，或眼珠上起白点，或小儿疳眼发痒者均治。
用细纸捻、细灯心各一条，各浸火油，大半条，
左手执纸捻，右手执灯心，先以左手纸捻头点
着火，移近病人眼边，即以右手灯心头，向纸
捻上点着火，速灸近眉额上，及太阳处。每灸
有小声，密灸数十点，并灸眼瞼下二十余点，
患左灸左，患右灸右，两眼并患，则并灸之。
轻则数日即愈，不必点服药，眼汤药。重则日
点光明散，内服凉血散火汤，均见卷上。定获
速效。倘至旬余，尚未痊愈，再近未愈眼边原
灸之处，酌灸一次，以愈为度。并须忌食鸡、
鹅、猪、羊、酒糟、笋菇、蒜、韭、生姜、胡
椒、煎炒、油炸、发气各物二三个月，以免
复发。

小儿慢惊

用真艾绒作团，如桐子大，灸头顶发旋

穴五壮，又灸肾茎根当中，直上依本身名指内一中节长处，小肚穴五壮。如病重者，此处当有青筋发现，灸其上即愈。如头向后拗者，再灸头后颈窝穴五壮。效验如神，已愈多人。

小儿走马牙疳

红枣三枚，去核　红砒三厘　将砒匀入枣内，用线扎好，以半湿田泥包裹，炭火煅，候冷，敲去泥，加冰片一分，共研细末。拭净患处擦上，应效如神，久烂之孔，生肌亦速。

虫疾

此疾面色黄瘦，饮食少进，不时腹痛，甚者，口吐清水。

尖槟榔二两　广木香一两

共研极细末。每服五钱，小儿三钱，须在月初，于病人腹饥之时，先用煎炒香味食物，令其闻之，即以温开水调服，无不神效。虫随大便而出。如病重者，再服痊愈。

咳嗽多痰并治吐血

当归身三钱　生白芍　蜜款冬　蜜枇叶各二钱　牡丹皮一钱五分　炙甘草　桔梗各一钱　砂仁末六分，冲　橘红六分

如气紧加苏子一钱。

上药水煎热服。日服一帖，轻者三五帖即愈。重者服至痊愈为度。忌食鸡、鹅、猪、羊、酒糟、笋菇、煎炒、油炸、面食，一切发气各物，并忌生冷水果。此症最忌凉补热药，切勿误服，慎之慎之。

干咳无痰此症甚至日久不愈者

用红糖拌稀饭，连吃数日即愈。愈后宜服滋阴补血之剂，以复其元。并须忌房事，省辛劳，保无后患。

妇入干血痨后载二方宜参观之

杭白术　龟甲各一钱五分　鳖血柴胡　怀山药各一钱　女贞子一钱二分　甘草七分　杭玫瑰四朵　干藕节三钱　水煎热服，三五帖见效，至愈为度。尚有另方见后。

孕妇胎坠压脬

孕妇足月之际，身弱气虚，胎忽下坠，将尿脬口压闭，以致尿不能放，时久胀痛难忍，急令孕妇横卧床上，头里脚外，屁股下填以绵裤，使下部略高，令老妪用两手轻推其腹，使胎升上，再令该妪剪去右手中指甲，探入孕妇阴户之内，人宜旁立，轻轻拨开脬口，其尿直冲而出，宜服补益气血之药，数帖即愈。

受暑

此证头额胀冷，心胸饱满，或觉头眩，或时发冷，饭食减少，足软无力，脉象浮虚者是。

六一散三钱　藿香一钱半　真青蒿梗子不用，土者不灵，各二钱五分

如胸膈饱满者，宜加川厚朴一钱五分。

上药水煎热，开水冲热服，头额手足出汗即效。每一二日服一帖，连服数帖痊愈。

伤寒小肚骤然胀痛

此证或至肾子升上，胀痛更甚。

用大葱头六七个，切碎捣烂，放大碗内，陈绍酒半斤，重汤炖滚，冲入热服，立刻痊愈。或病已至数日后者，如法冲服，二三次亦效。

伤寒忽然发冷发热

此证小便长，口不渴，先冷后热，甚至人昏，脉象沉细，系寒证也。

淡附片四钱　吴茱萸　炮姜各二钱　当归白芍各二钱五分　水煎热服，出汗即愈。

伤寒身体不时发抖

淡附片　桂枝尖　生白芍各二钱　炙甘草一钱　生姜三片　红枣三枚

上药水煎热服，每日服一帖，连服二三帖，至愈为度。

小儿伤寒忽然眼翻口吐涎沫手足抽搐

生姜　红糖各二钱

上药水煎热服，吐出积痰即愈。惟须加穿衣裤，使其和暖为要。

阴火发烧

此证日夜发烧，人昏，烧后即退，退时人清，口不甚渴，渴不多饮，甚至眼鼻嘴内，津液干燥。

当归身　生白芍各三钱

上药水煎热服。每日服一二帖，渐服渐效，至烧退尽为度。接服元麦地黄汤，数帖即愈。

元参　麦冬各二钱　熟地四钱　怀山药　白茯苓各三钱　山萸肉　牡丹皮　泽泻各一钱五分水煎热服，每日服一帖，至愈为止。

鱼口便毒

此证生在小肚两旁，初起硬肿，未红未痛之时，尚可发散。

第一灵宝丹一钱，生白矾末五分，研匀，雄猪胆汁调搽。每日一换，燥则觉痛，以米醋鸡毛蘸敷，数日渐消。

脱骨疽

此症生手足各指，或生指头，或生指节指缝，初生或白色痛极，或如粟米，起一黄疱，其皮或如煮熟红枣，黑色不退，久则溃烂，节节脱落，延至手足背腐烂黑陷，痛不可忍。

用顶大生甘草，研极细末，麻油调厚敷之。每日一换，不可间断，再用金银花　元参各三两当归二两　生甘草一两　水煎服，每日一帖，连服十帖必愈，永无后患。药味切不可减少，少则不效。忌食发物，并忌搔擦。

红丝疔

此证生于手足掌胫等处，疔边有红丝一条，循腕股而上，渐上渐宽，急用艾绒作团，如桐子大，灸红丝尽头处三壮，红丝退缩，如法再灸，总以红丝退尽为度。疔疮用三妙膏、如意丹治之，可保无虞。若不速治，红丝之毒至心至脐，即难救矣，慎之慎之。

牙漏

此症难于收功，依法治之，无不速愈断根。不用散丹，只要日贴三妙膏，方见卷上。内服元麦地黄汤，方见本卷阴火发烧证。治其阴虚。心火狂燥，肾水不足，功能降火益水。

血痣

此证生于两太阳等处，陡起红点如粟粒者是，觉痒手搔破，出血如红丝线不止，急用瘦猪肉一厚片贴之，即止。或用穿山甲尾片，炒研细末，敷之亦止。倘皆不效，即用小烙铁煨煅一灸，结痂自止，内服元麦地黄汤。方见前。每日一帖，水煎热服，连服十余帖，痊愈。

痔痛下血

当归 川芎 黄芪 神曲 槐花 地榆各一两 阿胶珠 血余炭 荆芥穗炒炭 木贼草炒黑，各三钱

上药共研细末，炼蜜为丸，如桐子大。每服五十丸，食前米汤送下。

脏毒

干柿二钱 烧炭研细末，开水送服。昔有一人患此症，下血数年，得此方服，一次即愈。

肠风此证粪后出血，其色紫黑者是

大龙眼肉一粒 包苦参子仁七粒，空心开水送下，每日一服，连服三四日即愈。又方，统治便血，用荸荠煮熟吃之，连吃数斤，以愈为度。

黄胖病

黑枣一斤，煮熟去皮 青矾一文，研细 米醋一文 共捣烂，炼为丸，如桐子大，晒燥储瓷瓶。病人强壮者，每日服三十丸。如瘦弱者，每日服二十丸，开水送下，至愈为止。

肚痛霍乱吐泻

雄黄 生白矾各等份。

共研细末，用晚米饭捣烂炼为丸，如绿豆大。每服三钱，开水送下即愈。孕妇忌服。

又治霍乱时证

凡上吐下泻，又有吐而不泻，泻而不吐，亦有吐泻不出者，名为干霍乱。治不得法立死。此证无论冬夏，断不可食以粥饭，并切戒食姜，姜一入口，不可救也。

藿香 炒苍术 柴胡 羌活各二钱 泽泻木通各一钱 神曲 陈茶叶各三钱 加生葱连根三支。如口干，加鲜荷叶一块。

清水浓煎，温服。轻者一服，重者再服即愈。

此方得于四川吕祖宫内，石碑刻就，治愈多人。

一切牙痛

长纸煤二条，须内空者。剪去头一寸，以断处留出寸半，余以灯油蘸全，将头先后插入左右耳孔内，用火点着纸煤尾烧之。俟火将及耳，急拔去之。再用冷水一滴，灌入耳内，其效如神。

各种胀病附补药二方

一曰气胀，因饭后口角动气而成。先由胸腹胀起，渐渐延胀四肢，饮食少进，气不宽舒。

二曰水胀，因小便短少而成。先由两足背胀起，渐至上身，胃口渐闭而气渐促。以上二证，若不速治，皆至于死。均用仙果散，方见卷上。每次嚼少许，咽汁吐渣，每日嚼二三钱，连嚼数日，俟胀消尽为度。不必忌咸。或服五香丸，方见卷上。每日早晚各服一钱，淡姜汤送下，渐服渐效。数日后日服一钱，俟胀退尽为止。俱不忌咸，接服后开补药二方。

三曰鼓胀，俗名蜘蛛胀，此因妇女经闭，肚腹渐胀，四肢渐细，状若蜘蛛也。饮食减少，夜不成眠，诸药罔效，亦用仙果散，每次嚼一二分，日嚼二三钱，渐嚼渐效，总以胀消尽为

169

度。自然眠食如常，接服后开补药二方。至数月后，血气充足，经水自通。亦不忌咸。

四曰脾虚胀，因脾虚泄泻，日久不愈，转为胀病，治法以祛湿健脾为主，宜服八珍粉，方见卷上。每日早晚，及上下半日，各取八珍粉一二汤瓢，加白糖开水冲糊，作点心食之。渐服渐效，服至痊愈为度。接服后开补药二方，以复气血，亦不忌咸。

又有病后之人，手足头面胸腹等处，忽然浮肿，问其大小便如常，胃口尚开，夜睡安稳，惟觉手足软弱无力，辰刻起床，面目肿稍退，至午刻前后仍如故，此系虚肿，非胀病也。亦宜服后开补药二方，次第服之。其肿即消，而精神气力，亦得渐渐复元矣。

以上各种胀病，自调治起，务须忌食生冷水果，并一切发气各物四个月，保无后患。

补药第一方 大熟地　全当归　白茯苓　怀山药　南芡实各三钱　潞党参　炒冬术　炒白芍各二钱　川芎一钱五分　砂仁研末，冲，六分　新会皮六分　炙甘草一钱　生姜三片　红枣五枚　水煎热服。每日一帖，连服五帖，再服第二方。

补药第二方 大熟地　全当归各四钱　潞党参　炙黄芪　白茯苓　南芡实　怀山药各三钱　炒於术　炒白芍　川芎各二钱　砂仁研末，六分，冲　新会皮六分　炙甘草一钱　生姜三片　乌枣五枚　水煎热服，每日一帖，连服十余帖，均复元。

男妇痞块 宜用六味地黄丸，其效如神

大熟地一斤　怀山药　山萸肉各八两　白茯苓　牡丹皮　泽泻各六两

上药研细末，白蜜炼为丸，如绿豆大。每晨服五钱，淡盐汤送下，渐服渐效，切勿间断，至愈为度。

遗精

此证系勤劳太过，心肾不交所致。心火旺则肾水溢，肾水溢则下泄矣。方以补中土为主，土运则生金，金旺则生水而制火，宜用后开诸方，次第服之。

抱木茯神　漂於术　石莲子各三钱　九制何首乌二钱五分　女贞子二钱　远志肉　柏子仁各一钱　炙甘草梢八分

上药水煎热服。每日一帖，连服五六帖，接服后方。

大熟地五钱　云茯苓　抱木茯神各四钱　山萸肉　远志肉各三钱　生枣仁一钱五分　杭白芍　制首乌　土炒漂白术各二钱　粉甘草一钱五分　建莲肉三钱　正瑶桂心二分　水煎服二帖，接服后方。

大熟地六钱　云茯苓　抱木茯神　薏苡仁各四两　山萸肉　生枣仁各三钱　杭白芍　土炒漂白术各二钱　当归一钱五分　黄连三分　瑶桂心二分　水煎热服四帖，再服后方。

大熟地　云茯苓　薏苡仁　山萸肉　生枣仁各三钱　抱木茯神　土炒漂白术　杭白芍各二钱　全当归　北五味各一钱　川黄连二分　瑶桂心一分五厘　水煎服数帖，至痊愈为度。

瘰疬

生姜一片，如一钱厚，贴疬上，艾绒一团，略小于疬，捻紧上尖下平，放姜片上灸之。火息去灰，连灸三壮，换姜片再灸，四壮为度。灸处起疱，针挑破，涂葵花油，方见卷上。去其火毒，数日平复。约二三旬后，其疬渐消。或已日久未能消尽，再灸一次，必尽消也。

癫狗咬伤毒发欲死

凡被癫狗咬或衔衣，即触毒气，设自昧不

觉，未经早治，或治不中肯，急则七日发作，缓作则七七日至百日，定当发作。卒病心腹绞痛如刀割，神识不清，痛剧无赖，自抓胸膺，嚼舌啮指，咬其肤肉，甚至嚼衣服瓷器，不过二三时即死。欲辨证是否，须用葵扇重扇，见风即身缩，战栗畏惧，又急鸣锣，闻声亦惊惕不安，确是中癫狗毒无疑。即验狗是否病癫，亦以葵扇风试风，见风战栗，以锣声试闻，亦乱窜，确是癫狗。当其触毒未发，一闻锣声，其癫即发，人与狗皆然。曾见人中癫狗毒发，遇友人用人参败毒散，加生地榆、紫竹根浓煎，急灌一剂而神识清醒，两剂尽而病若失，此系目击经验者。

方见后，

真纹党　红柴胡　前胡　羌活　独活　茯苓　生甘草各三钱　炒枳壳　桔梗　抚芎各二钱　生地榆一两　紫竹根一大握　生姜三钱

清水浓煎，温服。

又据友云：癫狗来家，或遇诸途，不及趋避，或被咬衔衣，感触毒气，知觉畏风畏锣声。或在七日，服药一剂，于本人头顶寻觅红发，尽行拔去。至二七日，嚼生黄豆试验，有无留毒，如嚼豆有生豆气，恶心欲呕，则已毒尽，不必再服。若无生豆气，如熟地可口，不作恶欲呕，急再服一剂。至三七日，仍用豆照前嚼试。服至三剂，留毒已化为脓血，从大便出尽，永保无虞。设好狗被咬，于未发之先，亦用此方加乌药一两，水浓煎，拌饭与食，断不致癫。屡经照方施治，应手见效，即孕妇亦可服愈，并无他患，灵验异常。所望仁人君子，大发慈悲，刊印传送，俾得周知，随遇施救，功德无量。

毒蛇咬

用田鸡草，放口内嚼融敷伤处，立能止痛消肿。

风湿脚肿

杉木皮二两　东瓜皮　柚子皮各一两　生姜皮　苍术　防风各五钱　桑叶　桑枝　桂枝尖　附片　花椒各三钱　羌活二钱　生姜五大片　葱头五个　绍酒脚一斤　加清水同煎，先熏后洗，数次即愈。

手足风湿麻木作痛

生黄芪　桑寄生　木瓜　老生姜各三钱　生白芍二钱　大红枣二十枚　用米酒炖透代茶，渐服渐效，不拘几服，至愈为度。

食积呕水

阳附三钱　西庄黄力胜生军　槟榔各一钱　细辛二分　水煎热服一二帖，取泻即愈。

肾子肿痛名曰子痈

此证肾囊发红，肾子下坠者是。若不速治，溃烂致命。

用活青竹一段，长尺余，放柴火上，四面烧黑，淬入清水，立刻取起其竹尚温，以色布包裹，戤于肾囊两腿，夹紧少顷即愈。以上二方系黄震旺君抄传。

又方　用枸橘汤，方见卷上。服二三贴即愈。

手腕弯十指屈身体瘦不起床名曰瘫证

当归二两　川芎八钱　枸杞子　菟丝子各五钱　川杜仲　巴戟天各三钱　鹿茸二钱　川牛膝一钱　威灵仙五分

上药提出鹿茸，研极细末，放有盖茶碗内，或放参罐内更好，余药水煎汁冲入，重汤炖化，取起热服。每日服二帖，须服至一二百帖，才得渐渐见效。服至其病愈半之时，每日服一帖，大约须服三四五百帖，方能痊愈复元。切勿间断是为至要。

建宁县黄震旺君，于而立之年，曾患此症，医药罔效。后遇良医，开服前方，共服六百多帖，病体复元。从此学医济世，近年愈古稀，康健无比，足征医术救人之报，面传此方，以广传布。

十指屈伸如树段不能稍动大便坚闭脉极弱细

名木瘫证，与前证稍异耳

白归身六钱　熟地　炙黄芪　淡苁蓉各四钱　鹿茸末　生白芍各二钱　川牛膝一钱　川芎一钱五分　制威灵仙六分　东洋参三钱

上药以四物汤为主，加参、芪、鹿茸、苁蓉，为补益气血，生津以润化，加威灵仙、川牛膝，为利机关报使之先锋。应将鹿茸末提出，放入参罐，或有盖茶碗内，余药煎汁冲入，重汤炖化，取起热服。再日服二帖，连服六十余帖，手足略能举动，大便得解甚坚燥。再服六十帖，始能下床举步。又服六七十帖能行走。以后日服一帖，直服至三百余十帖，精神气血，一切复元。倘患病之人，景况平常，无力吃鹿茸，以鹿角胶三钱代之。

建宁县医士朱田宾君，于知命之年，曾患此证，系照前方服至痊愈。面授此方，以广流传。

拔老疮管

先用升降丹，将患口烂稍大，再用扁柏嫩叶少许捣烂，加红糖少许，炼匀取如黄豆大一粒，捺入疮口内，膏与盖之。隔一二日，管肉自出，钳去。另用金花散糁满疮口，盖以膏药，每日一换，数日后，长肉收功。

一切疟疾

白胡椒粉一钱　第一灵宝丹三分　研匀储瓷瓶，勿令泄气。不拘何疟，取药一分，放脐上，膏药盖之。二日一换，贴二三次即愈。

奇病乳垂

某妇产后两乳下垂，长过小腹，形细如牛筋，疼痛异常，即延新到之王医者名其年诊视，用当归、川芎两味，烧烟熏之。久则痛止，乳亦缩上如旧。好在药味平淡，而奏效神速也。

初生小儿解痘

生地　当归　赤芍各二钱　金银花　荆芥穗　红花　桃仁各一钱　生甘草五分

上药用水二茶杯，煎一茶杯，取本小儿脐带约二三寸，炭火焙干研末，调入药内，令小儿数次服完，今日服药，明日出痘，三日后收功，不灌浆亦不结甲，再数日即出疹。此方须于小儿生下，十日之外，十八日以内用之。若过十八日则不验矣。

慢惊风

慢惊之证，缘小儿吐泻得之为最多，或久疟久痢，或痘后疹后，或因风寒饮食积滞，过用攻伐伤脾，或秉赋本虚，或误服凉药，或因急惊而用药攻降太甚，皆可致此证也。其证神昏气喘，或大热不退，眼开惊搐，或乍寒乍热，或三阳晦暗，或面色淡白青黄，或大小便清白，或口唇虽开裂出血，而口中气冷，或泻痢冷汗，四肢冰冷，并至腹中时响，喉内痰鸣，角弓反张，目光昏暗，此虚证也。亦危证也。俗名谓之天吊风，虚风，慢脾风，皆此证也。若再用寒凉，再行消导，或用胆星、抱龙以除痰，或用天麻、全蝎以驱风，或用知柏芩连以清火，或用大黄、巴豆以去积，杀人如反掌，良可畏也。若治风而风无可治，治惊而惊亦无可治，此实因脾肾虚寒，孤阳外越，元气无根，阴寒至极，风之所由动也。治宜先用辛热，再加温补，盖补土所以敌木，治本即所以治标。凡小儿一经吐泻交作，即是最危之证，若其屡作不已，无论痘后疹后病后，不拘何因，皆当急用参术以救胃气。不唯伤食当救之，即伤寒伤暑，亦当救之。盖其先虽有寒暑实邪，一经吐泻，业已全除，脾胃空虚，仓廪匮乏。若不急救，恐虚痰上涌，命在顷刻矣。庸医见之，皆误指为热为食，投以清火去积凉药，立时告变，为之奈何。于是群起而哗曰：慢惊本不治之证也。夫慢证而以急症治之，不死何待。今既以慢惊为不治矣，曷不推究此理，与其失之寒凉，万难生活。不若失之温补，犹可疗救。此论发明吐泻惊风之理，极为明确，亦极易辨别。后之君子，将胪列各条，细加详察，如有数处相合，即急救。万不可再有濡滞，致唤奈何也。今将慢惊辨证，胪列于后。

一慢惊吐泻，脾胃虚寒也。

一慢惊身冷，阳气抑遏不出也。

一慢惊鼻孔煽动，真阴失守，虚火烁肺也。

一慢惊面色青黄及白色，乃气血两虚也。

一慢惊大小便清白，肾与大肠全无火也。

一慢惊昏睡露睛，神气不足也。

一慢惊手足抽掣，血不行于四肢也。

一慢惊角弓反张，血虚筋急也。

一慢惊乍热乍冷，阴血虚少，阴阳错乱也。

一慢惊汗出如洗，阳虚而表不固也。

一慢惊手足瘛疭，血不足以养筋也。

一慢惊囟门下陷，虚至极也。

一慢惊身虽发热，口唇焦裂出血，却不喜饮凉茶水，以及所吐之乳所泻之物，皆不甚消化，脾胃无火可知。唇之焦黑，乃真阴不足也。

大凡小儿因发热不退，及吐泻过多，总属阴虚阳越，必须预防其成慢惊之证。此与感冒风寒发热，迥乎不同，故不宜再散。治宜培元

救本，加姜桂以引火归源，必辛热开寒痰，再进温补，万无一失。尤冀仁人君子，详审前开条款，速为极救，祷切祷切。

小儿之为病，须细察其形色，再探问乳之者，病因何而起，所食何物，曾否惊吓，夜间如何情景，如此逐一问去，再开方用药，庶几不误。

今将经验二方列后。

逐寒荡惊汤 此方药性温暖，专治小儿体弱久病，或痘疹后误服寒凉，转为慢惊，认系虚寒，速服此药，开痰宽胸，止吐回元。

瑶桂心一钱，研细，或磨浓汁，不可经火　炮姜一钱　胡椒一钱，研　丁香十粒，研

另用灶心土三两煮水澄极清，煎前四药之末，一大酒杯，频频灌下一二剂，呕吐渐止。再接服后方，定获奇效，切勿迟疑。

加味理中地黄汤 此方助气补血，治小儿精神亏，气血坏，狼狈瘦弱，皆可挽回。浓煎频服，参天救本之功，难以尽述。

熟地五钱　当归三钱，如三四剂后，泄泻未止者，去之　山萸肉一钱六分　枸杞三钱　白术四钱　条参二钱　炮姜一钱五分　枣仁二钱　炙甘草一钱　五味子一钱　瑶桂心一钱　补骨脂二钱　生姜三片　红枣三枚　胡桃一个，打碎为引，仍用灶心土一两，煮水煎药，取浓汁大半茶杯，加附子三分煎水，搀入，量儿大小，分数次灌之。如有咳嗽加粟壳一钱，金樱子一钱。如大热不退，加白芍一钱。泄泻不止，加丁香六分。只服一剂，即去附子，止用丁香七粒，隔二三日，只用附子一二分。盖因附子大热，中病即宜去之。如用附子太多，恐小便闭塞，若不用附子，则沉寒脏腑固结不开。如不用丁香，则泄泻不止。此又神而明之，存乎其人者。唯在依方疗救者，临时斟酌，万全而已。此方乃救阴固本之要药，治小儿慢惊称为神剂。若小儿吐泻不至，甚或微见惊搐，胃中尚可受药吃乳便

利者，并不必服逐寒荡惊汤，只服此药一剂，而风定神清矣。如小儿尚未成惊，不过昏睡发热不退，或时热时止，或日间安静，夜间发热，以及午后发热等证，总属阴虚，均宜服之。若素来壮实之小儿，偶染新病，眼红口渴者，乃实火之证，方可用清解之剂。但果系实火，必大便闭结，气壮声宏，且喜饮冷茶水。若吐泻交作，即非实火可知矣。此方补造化阴阳所不足，实回生起死有神功。倘大虚之后一剂未见大验，审视小儿，稍有起色，即多服之可奏奇功。

如其脾胃虚寒，胸膈胃口有寒痰拒药不受者，可先权用温中补脾汤，如不应，再用此汤。

温中补脾汤　西党参　炙黄芪　于术各一钱　干姜　白蔻　砂仁各八分　炙甘草　茯苓　官桂　陈皮　半夏各六分　生姜三片　红枣三枚

水煎浓汁一酒杯，频频灌之。必获应效。

大麻疯一名紫雪疯

镇江丁参将患此证，得此秘方，治之痊愈。又医多人，无不取效如神。但患此证者，眉毛若尽脱落，其证难治。如眉毛尚未脱尽，虽手足骨节有损塌皆可治。凡初起未深之证，百试百效。先服汤药四剂，每日一剂，再服丸药。

汤药方　陈皮　白芷　苦参　天麻　秦艽　川续断　荆芥　薏苡仁　防风　羌活　风藤　牛膝　当归　海桐皮　苍术　连翘壳　木香　桂枝　甘草各一钱　黑枣二枚　生姜一片

水二碗，煎至一碗热服，渣再煎服。

丸药方

大胡麻　小胡麻　白蒺藜各一斤四两　苦参一斤　荆芥　防风各八两　当归　苍术各六两　牛膝　薏苡仁　续断各四两

上药共研细末，水发为丸如绿豆大，每丸药一钱，加枫子膏，春秋各八厘，夏六厘，冬一分。每服丸三钱或二钱，照数加枫子膏捻圆搀和，用毛尖茶送服。

枫子膏

大枫子一斤，去壳用仁

铜锅内炒至三分红色，七分黑色为度，太过则无力，不及则伤眼，炒后研成细膏，如红砂糖一样，用铜杓盛，向火上熬四五滚，倒在油纸，放泥地上，以物罩之候冷，储磁罐待用。如上面生霉，拭去之，照常用。

百日内切忌房事，切忌食盐，犯之不愈，并忌酱油醋，及一切鸡鹅鱼肉发气动风等物。

小孩日夜咳嗽吐痰兼血此乃痧气

入肝，致成连珠，嗽痰色白，血鲜红，气或急或缓，时热时寒，饭食少进，大便似近于痢。傅伯扬君开付二方，各服二剂，善为调养，渐渐复元

焦山栀　山茶花各三钱　川贝母　冬桑叶　马兜铃　杏仁　旋覆花各二钱　碧玉散三钱　炒枯芩　紫菀各一钱五分　款冬　通草各一钱　枇杷叶三片　水煎服二帖，接服次方。

山茶花　白蛤壳各三钱　旋覆花　马兜铃　款冬　川贝母　紫菀　焦栀子各二钱　百部　炒枯芩　白前各一钱五分　枇杷叶　丝瓜叶各三片　水煎服二帖，以后调养，渐获痊愈。

妇人干血痨

将本人两手中指头顶合拢，用艾圆各灸五壮，又于颈后头节二节骨上，各灸五壮，又于屁股中间泥鳅骨上，灸五壮，胸中心窝穴，灸五壮，艾圆俱如红豆大，其效如神。

又方　用山羊血数分，陈绍酒炖化热

服，一二次即愈。

烂脚臁疮

炉甘石四钱　上冰片一分　猪脚骨髓一副

上药先将甘石、冰片各研细末，和匀，再将猪骨髓捣烂，以前二味药末和入，捣匀，贮磁碗。将患处腐脓用弱纸揩拭干净，以前药薄薄敷满，每日一换，效验如神。忌食发气各物。

古方汇精

（清）爱虚老人　辑

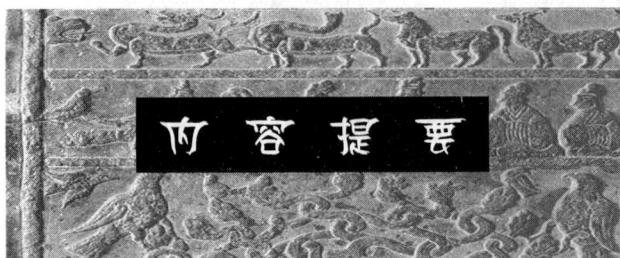

内容提要

　　本书四卷，爱虚老人辑。老人亦不愿以姓氏示人，洵为为善不欲人见。惟其慈善为怀，则其书一字一句，自然以利济为前提。所采者，一方一药，不精亦精矣。前清嘉庆刻版，相去如许年。老人一片精诚，不绝其传者，几希。

弁　言

　　《难经》云：望而知之谓之神，闻而知之谓之圣。神圣之精意，不可得而传矣。然医之道备乎阴阳气化，尽物性以尽人性，而显著者则在方书。慨自青囊未传，肘后未得，而古方之流播于世者，亦皆难阐其精焉，而莫谓无精之可阐也。且夫上药养命，中药养性，下药治病。治病之药，苟不通性命之故，则病亦安可治哉。然则病之治，治以方，而养命养性，所谓方之精也。嗟乎！《灵枢》《素问》，非不载籍极博而为人所乐称，第恐得其粗而遗其精，而古人之良法美意，不能面稽于千百载以上，则亦如广陵散之绝而不弹已。惟能得乎其精，则方之极奇辟者，固以精而得精，方之极平淡者，更以不精而得精。况由参考诸方，推求善本，是又合古人之精而得精，并精古人之精而为精，此所谓汇精也。昔孙思邈有《千金翼方》，陶宏景有《集验》五卷，皆流传后世，获济甚多。施药之功，又不若刊方流济之功为最大。是编颜之曰《汇精》，即谓孙氏之《千金》，陶氏之《集验》也可。

爱虚老人序

嘉庆九年岁次甲子三月京江尊仁堂刊送

凡　　例

古今方书，汗牛充栋，经验方本，刊刻亦多。兹于各方本择其屡效屡验者，分内外妇儿四门，又附奇急一门，其五卷，名曰《古方汇精》，付之枣梨，公诸当世，挂漏之讥，固所不免。

内外诸方，妇儿通用。其有专属妇儿者，列为专门，至妇人胎产，小儿初生，尤为紧要，特采录《达生论》《变蒸考》于后。

奇急一门，证非常见，仓猝奇险，迟则难救，故遍采诸方以尽周急之义。

望闻问切，缺一不可。是编于各方下详列形症，不及脉理。盖脉理难言，而形症易晓，有诸内，形诸外，按症求治，斯为得之。

古今元气不同，医宗各家详言之矣。兹所辑方，总以固养元气为主。其证因客感，治宜攻散者，亦惟中病而止，无敢过任克伐，致伤元气。每门各辑小引，略陈要言，阅者幸无忽视。

是编所录之方，俱系参考诸书，择其善本，详加校订，以免讹错，采用者切勿妄议加减。

编内如六味、八珍、补中、妇脾等方，习见诸书，原无庸载。兹因治证需用极多，查阅他本，一时未便，故备载之。

是编分定目录，编定号数。其有一方兼治数证，一症参用数方者，各于汤引下，注明见前见后某门某类某号，以便查阅。惟奇急一门，有形症，无名目，未列号数。

是编简册无多，俱系经验。或村居僻处，医还难求，或客旅舟车，便于携带，尤为得济，刊布流传，功莫大焉。

编内除煎剂各方，临证取用。其余各门类膏丹丸散，有一方兼治众证，费少功多者。有药难猝办，必须预为修制者。如能照方预择道地药材，制好收贮，随时见证施治，利济无穷。

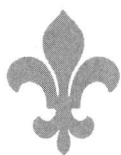

目 录

卷一

内症门

卷二

外科门

珍本医籍丛刊
古方汇精

卷四

儿科门

古方汇精卷一

爱虚老人辑　吟五女士校

内症门

方首内症，内有自内出者，七情之所伤，有由外感者，六气之所客，而不但已也。凡饮食劳郁，皆触于外而中于内。凡风痹淫湿，皆积于内而达于外。矧元气日益薄，真精日易耗，其禀赋厚者，十无一二。其体质亏者，十得八九。虽有膏粱藜藿之别，而其中坚强者，大都不可多得。体此以制方，补益与和解并重，调理次重，攻下者间存一二。因人症而施之，可应手而效。勿以平易简便，忽忽看过。以为无奇方，必无奇效，则不明岐轩救世之苦心矣。辑内症。

大造丸一　治肾虚腰疼，羸瘦，恇怯诸症。

白术　苡仁　沙苑子各二两

各取净末，用杜仲四两，熬膏为丸。每服四钱，酒下。

坎离既济丹二　治心肾不交，彻夜无寐，骨蒸汗泄，阴阳两亏诸症。

川连二两　肉桂一两　炙甘草五钱

各取净末，蜜丸。每晚服三钱，酒下。

滋元饮三　治一切风痹挛痿，腰膝酸楚，筋脉不通，周身疼痛，并遗精白浊诸症。

熟地八两　麦冬四两　黄肉八钱　龙骨一两　元参　南沙参各三两　牛膝　虎骨各二两　桑枝　桂枝木　五味子各五钱

各取末，用南枣六两，去皮核煮烂，同熟地杵膏为丸。每服三钱，酒下。

五益膏四　治诸虚百损。

玉竹　黄芪蜜炙　白术土炒，各一斤　熟地酒洗　枸杞子酒洗，各八两

上方，文火煎熬成膏。每早晚二钱，用酒一杯，或开水一杯，调下。

回元饮五　治经年头疼，终朝眩晕，诸虚百损，火嗽潮热等症。

熟地十两　黄肉四两　北五味　麦冬　甘菊各二两　川芎　元参　山药　当归各三两　玉竹八两　鸱枭脑一个，酒蒸，炙研

各取末，蜜丸。每服三钱，盐汤下。

益元煎六　治男妇小儿，一切食积，腹胀气弱，血衰诸症。

白术一斤　建曲六两　扁豆　广皮　麦芽　茯苓各八两　小蝉肝四两，即水鸡肝

蜜丸。每服一钱五分，米饮调下。

赞化血余丹七　此药大补气血，乌须发，壮形体，有培元赞化之功。

血余炙　熟地各八两，蒸捣　枸杞　当归　鹿角胶炒成珠　菟丝子制　杜仲盐水炒　小茴香略炒　巴戟肉酒浸，剥，炒干　白茯苓乳拌蒸　肉苁蓉酒洗，去鳞甲　胡桃仁各四两　党参六两　何首乌四两，小黑豆汁拌蒸七次，如无黑豆，或人乳牛

189

乳亦可

上炼蜜丸。每服二钱，开水送下。精滑加白术山药各三两。便溏，去苁蓉，加补骨脂酒炒四两。阳虚痿弱，加制附子五钱，上肉桂一两。

六味地黄丸八　治肾水亏损，小便淋闭，头目眩晕，腰腿酸软，阴虚发热，自汗盗汗，憔悴瘦弱，失血失音，水泛为痰，病为肿胀，壮水治火之剂也。

熟地八两，蒸捣　山茱萸　山药各四两　丹皮　白茯苓　泽泻各三两

上为细末，和地黄膏，加炼蜜为丸，如桐子大。每服四钱，空心食前，开水，淡盐汤任下。如肾脏积热，症现耳鸣目眩，烦渴火嗽，照方加知母、黄柏各一两。如腰膝阴疼，寒积下焦，精冷腹痛等症，是火不足也。照方加上桂、熟附子各一两。

玉液散九　治大便下血。

柞树皮　白芍　当归各二钱　地榆　丹参各一钱五分　熟地五钱　葛根八分　甘草一钱　黄连一钱五分，用吴萸四分同炒，去吴萸

共为末，和匀。每服五钱，乌梅汤调下。
一方
槐花炒黑　扁柏叶炒黑　陈棕灰各等份
共为末，每服一钱，鲜生地五钱，捣汁冲汤和服。

补中益气汤十　治劳倦伤脾，中气不足，清阳不升，外感不解，体倦食少，寒热疟痢，气虚不摄血等症。

当归一钱　甘草炙　陈皮各五分　升麻　柴胡各四分　党参蜜水炙　黄芪蜜水炙，各三钱　白术一钱五分，炒

引加姜一片，枣三枚。

调理益气汤十一　治湿热所伤，体重烦闷，口失滋味，或痰嗽稠粘，寒热不调，体倦少食，脾虚泄泻等症，兼治虚人疟痢。

黄芪蜜水炙　党参各一钱五分，焙　苍术一钱炒　橘红五分　木香煨　柴胡　升麻各四分　白蔻肉　炙甘草各三分

引加姜皮一分，小红枣三枚，空心服。

归脾汤十二　治思虑伤脾，不能摄血，致血妄行，或健忘怔忡，惊悸盗汗，嗜卧少食，或大便溏泄，心脾疼痛，疟痢郁结，或因病用药失宜，克伐伤脾，以致变症者，俱宜服之。

党参焙　黄芪蜜炙　炒白术各一钱五分　当归　茯苓各一钱　炒枣仁一钱二分　远志八分　木香四分，煨　炙甘草五分

引加圆眼肉七枚。煎成，食远服。如无痛郁等症，去木香。如燥热多汗，并去远志，加柴胡八分，炒山栀一钱。

八珍汤十三　治气血两虚，肌热火嗽，皮寒骨痛，病后失调，饮食不香，兼治妇人经水不调，赤白带等症。

党参蜜水炙　熟地各三钱　当归　白术各一钱五分　炙甘草五分　川芎八分　白芍一钱　茯苓一钱五分

引加姜一片，枣二枚，或粳米百粒，白水煎服。

当归补血汤十四　治血气损伤，或因攻伐致虚，肌热口渴，目赤面红，脉大而虚，重按全无，及病因饥饱劳役者。

炙黄芪一两　当归三钱
白水煎，食远服。

黄芪六一汤十五　治阴阳俱虚，盗汗等症。

炙黄芪六钱　炙甘草一钱

白水煎，食远服。

敛气归源饮十六　治盗汗不止。

黄芪蜜炙　黑豆　浮麦

各等份，煎服。

五福饮十七　治五脏气血亏损，日晡潮热，阴虚盗汗，脾胃不香，疟痢反覆，经久不愈，怔忡心悸，遗精滑脱等症。

党参蜜炙，五钱　熟地三钱　当归　炒白术各一钱五分　炙甘草一钱

引加生姜一片，水煎，食远温服。

六味回阳饮十八　治阴阳离脱，或中风不语，或胃口冷痛，肢寒汗溢，诸凡危症。

党参桂圆肉拌煮　大熟地各一两　制附子炮姜各一钱　炙甘草八分　当归身四钱，如泄泻或血动者，以白术代之

白水，用武火煎，温服。如肉振汗多者，加炙黄芪五钱，或一两。泄泻加乌梅二个，或北五味二十粒。虚阳上浮者，加赤茯苓一钱。肝经郁滞者，加上桂一钱。

六味异功煎十九　治脾胃虚寒，呕吐泄泻痹湿等症。

白术三钱　茯苓一钱五分　炙甘草八分　干姜四分，炒　陈皮一钱五分　党参桂圆肉汁制，四钱

白水煎服。

寿脾煎二〇　治脾虚不能摄血等症，凡忧思郁怒积劳，及误用攻散之药，犯损脾阴，以致中气亏陷，神魂不宁，大便脱血不止，或妇人无火崩淋等症。凡兼呕恶，尤为危候，速宜用此，单救脾气，则统摄固而血自归源。此归脾汤之变方，其效如神。若犯此证，再用寒凉，胃气必脱，无不即死者。

白术三钱　远志五分，制　干姜炒黑　炙甘草各一钱　当归　山药各二钱　枣仁一钱五分，炒，研　莲肉二十粒，去心，炒　党参一两，桂圆汁制

白水煎服一二剂，下血未止，加地榆一钱五分。大便滑脱不禁者，加醋炒文蛤一钱。小便遗浊虚滑者，加鹿角霜二钱为末，搅入药中服之。气虚甚者，加炙黄芪四钱。气陷而坠者，加炒升麻五分。兼溏泄者，加补骨脂一钱炒用。阳虚畏寒者，加制附子一钱。血去过多，阴阳气馁，心跳不宁，加熟地八钱，或一两。

金水六君煎二一　治肺肾虚寒，水泛为痰，或年迈阴虚，气血不足，外受风寒咳嗽呕恶，多痰喘急等症。

茯苓　当归各二钱　熟地三钱　陈皮八分　制半夏一钱五分　炙甘草五分

引加生姜一大片，食远温服。如大便不实，去当归，加山药二钱。如痰盛气滞，胸膈不快，加白芥子七分。如阴寒盛，嗽不愈，加北细辛五分。如兼表邪寒热，加柴胡一钱。

香砂六君子汤二二　治中气虚滞，恶心胀满，或过服凉药，以致食少作呕等症。

党参三钱，炙　茯苓一钱　白术炒　制半夏各一钱五分　陈皮八分　砂仁六分　藿香五分　炙甘草三分

引加生姜一片，水煎服。

归芍二陈汤二三　治痰饮呕恶，风寒咳嗽，或头眩心悸，或中脘不快，或吃生冷饮酒过多，脾胃不和等症。

当归　白芍炒　广皮　茯苓各一钱　炙甘草五分　法制半夏三钱

引加生姜一片，枣二枚，食远服。

和兑饮二四　治新久咳嗽，未经见血者，

三五服可渐愈。

　　生姜汁一小匙　　白蜜二匙

　　二味和匀，重汤顿服。

绿豆饮二五　治诸火症热毒，烦渴喘嗽诸症。

　　用绿豆不拘多寡，宽汤煮糜烂，入盐少许，或蜜亦可，任意饮食之。日三四次。此物性非苦寒，不伤脾胃，且善于解毒除烦，退热止渴，大利小水，乃浅易之最佳最捷者也。

逍遥散二六　治肝脾血虚，及郁怒伤肝，少血目暗，发热胁痛等症。

　　当归一钱五分　白芍一钱　白术　茯神各一钱二分　甘草四分　柴胡六分

　　引加生姜一片，水煎服。

　　照方加丹皮、炒山栀仁各七分，白水煎，或加姜皮半分，名加味逍遥散。治肝脾血虚发热，小水不利，兼胃痛由于实热者。

徙薪饮二七　治三焦浮火，肌里伏热，时或呛嗽，痰涎满口，或舌破牙龈肿痛等症。

　　陈皮　丹皮各八分　黄芩炒　黄柏各一钱　赤芍　麦冬去心　赤茯苓各一钱五分　甘草五分

　　白水煎，食远温服，如多郁，气逆伤肝，胁痛甚，致下血者。加青皮、炒栀各四分。

益气培元饮二八　治遗精白浊，溺下砂淋，茎中痒痛，腰膝酸痛诸症。是症由于精满自溢，湿热积于膀胱者，十不一二。由于气虚，思虑过，劳役伤，或强任房事，或病后失调，攻伐之过，致损脏气而成斯症者，十居八九。此古今元气不同之一，以是方与补中汤，（方见前十）相间投之。可以渐愈。接服六味地黄汤，（方见前八）加慎调摄，自无反覆。切勿误投通利之药如大黄、通草之类，致益亏损。慎之切慎之。

大熟地　制杜仲各三钱　丹皮八分　茯苓一钱二分　怀山药二钱　建泽泻五分　柴胡六分　当归　山萸肉　枸杞子　炒白芍各一钱五分　甘草梢一钱

　　引加姜皮半分，南枣三枚。

偏痹症治法二九

　　凡偏痹症初起，卒然痰壅昏迷，撒手遗便遗溺，牙关紧闭，用猪牙皂研细末，吹鼻内，取嚏。用白矾、青盐各等份，擦牙，涎出即开。随用二陈汤，见前二三。加上蟾酥五分，真西黄、珍珠各五厘，血珀三分，研末，冲入灌之。俟痰涎或吐或下，人事渐醒，再服活络饮，并用蒸熨法。

附活络饮三〇

　　怀牛膝　明天麻各一钱　防风八分　红花四分　生赤首乌　制赤首乌　生黄芪　熟黄芪　制杜仲　丹参各一钱五分　独支当归四钱　法制半夏三钱　桂枝五分

　　引加虎胶八分，淡酒一杯，顿化和服。

　　上方日服一剂，计服五剂，每日照后方蒸熨法，日三次，蒸熨五日，手足渐可屈伸，半身稍和，稍知痛痒。方内更加大熟地四钱，川芎八分，真橘红一钱，再投五剂，前后药渣，存留晾干，加虎胫骨四钱，浸真麦酒三斤，随量温饮，可以渐愈。

附蒸熨方三一

　　真净檀香一两，锉碎煎汤，隔布单，以半身置布单上熏蒸，加全当归六两，丹参、牛膝、桂枝各二两，红花五钱，葱六两，切碎酒浸一宿，炒过，先制红兴布袋数个，将药分贮袋内，亦蒸香水上，随蒸随用药袋慢揉，日三次。

祛风散三二　治历节风痛，昼夜不止，半身不遂等症。

虎胫骨一两，炙酥，为末　没药五钱，为末

二味和匀，每服一钱，温酒调服。

附药酒方三三

黑料豆一升，形小如腰子样者佳　油松节四
两，锉碎　白蜜一斤

取好陈麦烧酒十五斤，重汤煮一炷香，出
火气，早晚随量温饮。

滋源饮三四　治饮食下咽即消，心烦咽
渴，面赤舌燥，彻夜无寐，小便赤涩，大便燥
结等症。

鲜生地一两，捣汁　洋参二钱，蜜炙　甘草五
分，微炙　枣仁炒　茯神　麦冬各二钱，去心，朱
砂一分染

用洋参等五味，白水煎成，冲生地汁服，
日二剂，旬日取效，接服六味丸方见前八。
可愈。

戊己丸三五　治反胃膈噎。

熟地八两，杵膏　黄肉三两　当归　麦冬去
心　苡仁　牛膝各二两　白芥子　元参各一两
丹参一两五钱　北五味五钱

各取净末，用生姜六两，取汁，和炼蜜，
同熟地杵膏为丸。每服二钱，渐加至三四钱，
老米三钱，煎汤调下。

一方，用猫胎胞，新瓦炭火炙干，研细末，
每服三分，好酒送下，粒米不下者，五六次愈，
酒内不可有烧酒气。

一方，用陈仓米一斗，同山黄土炒，令米
熟，去土为末，以粟米煎汤调下。再用白水牛
喉管一条，去两头节，并筋膜脂肉，节节取下，
以米醋一碗浸之。频翻动，令匀，微火炙干，
醋淬，再炙再淬，醋干为度，勿见日色，只宜
火焙，研细末，厚纸包好收，或遇阴湿时，连
纸微火烘焙收藏。每服一钱，食前陈米饮下，
轻者，一二服取效。

一方，治反胃吐食，用韭汁二杯，姜汁一
杯，牛乳一杯，三味调和温服，日服一二次，
三五日取效。盖韭汁清血，姜汁下气消痰和胃，
牛乳能解热下气补虚也。生冷果食，面食均忌。

扶中丸三六　治经年膨胀。

茯苓六两　洋参　大麦芒各四两　苡仁三两
制附子一两　萝卜子　大黄各八钱　甘草三钱
白术　雷丸　肉桂各五钱

各取净末和匀，每服五钱，姜一片，同
煎服。

一方，用鲤鱼重斤许者一尾，去肠杂，清
水洗净拭干，将小红豆填满鱼腹，不着盐酱煮
熟，连汤食之。三四次即愈。

一方，治腹胀水肿，用亚腰葫芦一个，连
子烧灰存性，为末，每服一钱，食前温酒下，
不饮酒者，白汤下。

一方，治通身肿胀，用葶苈子四两，炒为
末，枣肉为丸，如桐子大，桑皮汤下十五丸，
日三次。

一方，用黄牛粪，男子用牝牛，妇人用牡
牛，取粪，浸清水中七日，换水七次，去其秽
气，晾干为末，每服一两，用酒三碗，煎成一
碗，取绢漉渣净，不拘时温服，三服愈。

羌活桂枝煎三七　治时行感冒，恶寒发
热，舌上无苔，或苔滑白色，口中发黏作臭，
肢冷无汗等症。

羌活六分　桂枝五分　炮姜二分　焦苍术一
钱二分　当归　苏梗　藿梗　白芍炒　楂肉　神
曲各一钱　白蒺藜去刺，一钱五分

引加小红豆一撮，须葱白一钱，照投二剂，
汗下双解。如腹痛，小腹胀痛，小便闭，大便
结，加熟附子五分，木通一钱，青蒿五分。解
后，脾胃不香，六君方见前二二。归芍二陈方见
前二三等汤，酌投数剂，加慎调摄。

温湿丸三八　治暑湿伤脾，寒热似疟，面

目红赤，肌肤火热，二便燥结，一剂知，二剂效。

香薷　茯苓各二钱　青蒿　白术各一钱五分　厚朴一钱　陈皮八分　甘草六分　葛根八分

引姜皮二分，荷蒂一枚，煎汤和服。

抑郁丸三九　治寒湿内伤，因而哮喘气促，面黄肌肿，三服取效。

赤苓　猪苓　白术　苡仁各三钱　泽泻二钱　肉桂五分

各取净末，蜜丸。每服四钱，姜一片，煎服。

龙虎双降散四〇　治时行瘟疫，失心颠狂，一切火热蕴结重症。

大黄　天花粉各六两　元参十两　麦冬去心　滑石各五两　银柴胡　荆芥　丹参各二两

白芍　石膏各三两

各取净末，和匀，每服八钱，地浆煎服。

辟瘟神方四一

乳香　苍术　细辛　川芎　甘草　降香　檀香各一两

共研细末，枣肉为丸，芡实大。晒干佩之辟瘟，烧之辟疫辟秽。

太乙紫金丹四二　是药解诸毒，疗诸疮，利关窍，治百病，起死回生，效难尽述。制之济人，功德无量。

山慈菇洗去毛皮净，焙，二两　川文蛤一名五倍子洗净，焙一两　麝香拣去毛皮，干研净，三钱　朱砂有神气者，研极细末，三钱　雄黄鲜红大块者，研细末，三钱　千金子一名续随子，仁白者，去油，一两　红毛　大戟杭州紫大戟为上，江西次之，北方绵大戟性烈峻利，伤元气，不可用。取上者去芦根，洗净，焙干为末，一两五钱足

上药各择精品，于净室中制毕，候端午七夕重阳或天月德，天医黄道，上吉之辰修合。

凡入室合药之人，三日前，俱斋戒沐浴，预立药王牌位，焚香拜寿，将前药七味，复戥称准，入大乳钵内，再研数百转，方入细石臼中，渐加糯米浓汤调和，软硬得中，方用杵捣千余下，至光润为度，每锭一钱。每服一锭。病势重者，连服二锭，以取通利，后用温粥补之。修合时，除合药洁净之人，余俱忌见，此药总在精诚洁净为效。

治一切饮食药毒，蛊毒，瘴气，恶菌，河豚，中毒自死牛马猪羊六畜等肉，人误食之。必昏乱卒倒，或生异形之症，并用水磨灌服，或吐或泻，其人必苏。

治山岚瘴气，烟雾疠疫，最能伤人。感之才觉不快，恶寒发热，欲呕不呕，即磨一锭服之，得吐利便愈。

治痈疽发背，对口疔疮天蛇无名肿毒，蛀节红丝等疔，及杨梅疮，诸风瘾疹，新久痔疮，用无灰淡酒磨服，外用水磨涂搽疮上，日夜数次，觉痒而消。

治阴阳二毒，伤寒心闷，狂言乱语，胸膈塞滞，邪毒未出，瘟疫烦乱发狂，喉闭喉风，俱用薄荷五分煎汤磨服。

治赤白痢疾，肚腹泄泻急痛，霍乱绞肠痧，及诸痰喘，用姜汤磨服。

治男妇急中颠邪，渴叫奔走，鬼交鬼胎鬼气鬼压，失心狂乱，猪羊颠风，俱用石菖蒲五分，煎汤磨服。

治中风中气，口眼歪斜，牙关紧闭，言语蹇涩，筋脉挛缩，骨节肿，遍身疼痛，行步艰难，诸风诸痛，用酒磨，顿热服。

治自缢，溺死，惊死，压死，鬼魅迷死，但心头微热，未冷者。俱用生姜一钱，续断一钱五分，加酒，煎汤磨服。

治一切恶蛇，风犬，毒蝎，溪涧猪恶等虫，伤人，随即发肿，攻注遍身，甚者毒气入里，昏闷喊叫，命在须臾，先用酒灌下，再吃葱汤一碗，盖被出汗立苏。

治新久疟疾，临发先时，取桃柳枝头各七

个，用东流水，煎汤磨服即愈。

治小儿急慢惊风，五疳五痫，脾病黄肿，瘾疹疮瘤，牙关紧闭，用薄荷五分，煎水磨浓，加蜜服之。仍擦肿处，每锭分数次服。

治牙痛，酒磨涂痛上仍含少许，良久咽下。

治小儿父母遗毒，生下百日内，皮塌烂斑，谷道眼眶损烂者，用清水磨涂。

治跌仆损伤，松节五钱，无灰好酒，研和冲服。

治年深月久，头胀头疼，太阳痛，偏头风痛，及时疮愈后，毒气攻注，脑门作胀者，俱用葱酒研服一锭，仍磨涂太阳穴上。

治妇女经水不通，红花四分，煎汤和服，加酒一杯下。

治凡遇天行疫症，延街巷传染者。用桃根汤磨浓，擦入鼻孔，次服少许，任入病家，再不传染。

治传尸劳瘵，诸药不能禁忌，每早磨服一锭，至三次后，逐下恶物尸虫，异形怪类而愈。

妙灵丹四三

麝香　蟾酥　雄黄　母丁香　朱砂各五钱
真茅术一两，米泔浸透，剖去皮净，研末

上方宜于午月午日，或择天德，月德，天医，黄道吉日修制，各药取净细末，用真麦烧酒，将蟾酥泡透，搅黏，入群药和丸，如芥子大，阴干，朱砂为衣。

治各种急痧，用七丸，轻用五丸，姜汤下。

治胃疼，用四五丸。

治男妇阴证，用二十一丸。

治伤寒时气，用七丸。

治肚疼，用七丸。以上俱姜汤下。

治喉痹，用五丸，未愈，再五丸。

治喉风，五丸，未愈，再五丸。以上俱薄荷汤下。

治小儿急慢惊风，一岁一丸，淡姜汤和下。

六合定中丸四四

藿香叶　苏叶各六两　厚朴姜汁炒　枳壳各

三两　木香另研细末　生甘草　檀香另研细末
柴胡各二两　羌活　银花叶　赤茯苓　木瓜各
四两

各研细末，炼蜜为丸，朱砂为衣，每重二钱，大人一粒，小儿半粒。

治中暑，大人用陈皮、青蒿各八分，小儿各五分，煎汤化服。

治霍乱吐泻转筋，百沸汤，兑新汲水，和匀化服。

治感冒头疼发热，用连皮姜三片，煎汤化服。

治心口饱胀呕吐，用连皮姜三片，煎汤化服。

治痢疾腹泻，用开水化，温服。水要微温，过热不效。

治一切疟疾，不论远年近日，用向东桃枝一寸，带皮生姜三片，煎汤化服。

治胃口不开，饮食少进，开水化服。

治四时瘟疫，春冬用姜一片，夏秋用黑豆一钱，甘草五分，煎汤化服。

治时气发斑，风热痧疹，俱用薄荷汤下，大人用八分，小儿用五分。

治小儿惊风，薄荷汤下。

治小儿吐乳发热，山楂二分，灯心一分，煎汤下。

治男妇心胃寒疼，吴茱萸四分，煎汤下。

治饮食伤者，莱菔子二分，煎汤下。

新太和丸四五

枳壳　焦楂肉　麦芽　赤茯苓　苏梗各二两
桔梗三两　甘草八钱　当归　赤芍各一两五钱
丹皮　广皮　砂仁各一两

各取净末，蜜水叠丸，如弹子大。每重一钱五分。

治偶感气滞，姜汤下。

治头痛身重，伤于风者，加葱白汤下。

治冒暑者，新荷叶煎汤下。

治头痛恶寒，肌热无汗，葱白汤下。

治风寒客感愈后，脾胃气滞等症，姜汤下。

一方　治伤寒结胸。

陈酒糟六两　生姜　水菖蒲根各四两　盐二两

共捣炒热为饼，敷胸前痛处，以熨斗熨之。内响即去。如口渴，任吃茶水，待大便下恶物愈。

通脉化痰饮四六　治中风暑毒，并一切恶毒，干霍乱卒暴之症。

童便为君　生姜汁为佐

二味和匀温服，立解。每童便一小盏，入姜汁一匙。盖童便降火，姜汁开痰下气也。

正柴胡饮四七　凡外感风寒，发热恶寒，头疼身痛，疟疾初起等症，血气和平，宜从平散者，此方主之。

柴胡　陈皮各一钱　防风八分　甘草四分　赤芍一钱五分　生姜渣七分

白水煎热服。头痛者，加川芎一钱。热而兼渴者，加葛根一钱。呕恶者，加制半夏一钱五分。湿胜者，加苍术一钱。胸腹有微滞者，加厚朴七分。寒气胜而邪不易解者，加麻黄五分，去浮沫服之，或加苏叶七分。

柴陈煎四八　治伤风兼寒，咳嗽发热，痞满多痰等症。

柴胡八分　制半夏一钱五分　陈皮　茯苓各一钱　甘草四分　生姜一片

白水煎，食远温服。寒胜者，加细辛五分。风胜气滞者，加苏叶一钱。冬月寒胜者，加麻黄五分。气逆多咳者，加杏仁一钱。痞满气滞者，加白芥子五分。

归葛饮四九　治阳明温暑时症，大热大渴，津液枯涸，阴虚不能作汗等症。

当归五钱　干葛一钱五分

白水煎。用冷水浸凉，徐服之。得汗即解。

归柴饮五〇　治营虚不能作汗，及真阴不足，外感寒邪等症。

当归五钱　柴胡　西党参各一钱五分　炙甘草五分　陈皮一钱

引加生姜一钱。大便多溏者，去当归，以炒白术三钱代之。

清脾饮五一　治瘅疟，脉来弦数，单热不寒，或热多寒少，口苦咽干，小便赤涩。

制厚朴　青皮各八分　制半夏一钱　炒白术各一钱五分　草果仁四分　柴胡六分　茯苓一钱二分　甘草　黄芩　连皮姜各一钱　枣一枚

上药疟未发，先时煎服。忌生冷油腻，并通治疟症。寒多者，加肉桂五分。热多者，加川连四分。

驱疟饮五二　治疟疾初起，寒热骨痛，肢冷气逆。

柴胡　秦艽各六分　炒苍术　川贝　藿香叶各一钱　羌活　桂枝各五分　夏曲　茯苓　神曲各一钱五分　广木香四分，煨　青皮八分

引葱一根，姜一片。照服二剂，得有透汗，去羌活、桂枝，引去葱。方内苍术加五分，外加生首乌二钱，制首乌二钱，当归一钱五分，赤芍二钱。再二剂，轻者可止。如未止，接服后方。

何人饮五三　截疟如神。凡气血俱虚，久疟不止，立效。

何首乌　党参各四钱　当归一钱五分　陈皮一钱　煨姜八分

白水煎，先时温服之。善饮者以酒一杯，浸一宿，次早加水一盏煎服，尤妙。再煎不必用酒。

休疟饮五四　此止疟最妙之剂。若汗散既多，元气不复，或以衰老，或以弱质，疟不能止，俱宜用此。化暴善后之第一方也。其他症加减，俱宜如法。

党参四钱　炒白术三钱　当归二钱　炙甘草八分　制首乌五钱

白水煎，食远服。留渣再煎，露一宿，次早温服一茶盏，饭后食远，再服一盏。如阳虚多寒，宜温中散寒者，加干姜五分，甚者或加上肉桂、熟附子各三分。如阴虚多热，烦渴喜冷，宜滋阴清火者，加麦冬一钱五分，炙生地三钱，白芍二钱，甚者加知母、黄芩各一钱五分。如肾阴不足，水不制火，虚烦虚饿，腰酸脚软，或脾虚痞闷者，加熟地四钱，枸杞一钱五分，山药二钱，杜仲一钱五分。如邪未净而留连难愈者，加柴胡八分，紫苏叶一钱。如气血多滞者，或用酒水各半煎服，或服药后，饮酒数杯亦可。

消疟饮五五　治三日久疟。

鲜首乌五钱，打碎　白甘葛二钱　甘草　细茶各一钱

阴阳水，慢火煎一复时，露一宿，清晨服。

固元利关煎五六　治阴阳久疟。

香附三钱　红花四分　制首乌五钱　炙黄芪一钱五分

白水煎，露一宿，清晨热服。

调气平胃散五七　治胃气不和，胀满腹痛。

陈皮七分　煨木香二分　乌药　甘草各三分　砂仁四分　白豆蔻　白檀香　制厚朴　藿梗各五分　苍术一钱

引姜渣六分，水一盅半，煎成，食远服。

香砂枳术丸五八　治一切食积，胸闷气逆。

香附子　苡仁各四两　茅山苍术　赤茯苓　蛀神曲各二两　麦芽一两五钱　砂仁　广木香　枳壳各一两　甘草八钱

上药各取净末，水泛丸。每服二钱，淡姜汤下。

香连丸五九　治痢疾，不拘红白腹痛，俱可服。

川连四两　吴萸三两　广木香二两

各取净末，神曲打糊为丸。每服一钱二分，姜皮汤下。

一方用木香四两，苦参酒炒六两，共为末，甘草一斤熬膏，糊丸，如桐子大。每服三钱。白痢，姜汤下。红痢，炙黑甘草五分，煎汤下。噤口痢，砂仁四分，莲肉去心一钱，煎汤下。水泻，猪苓泽泻各三分，煎汤下。

玉壶丸六〇　治下痢危症。

白芍　当归各五钱　赤苓三钱　枳壳五分　槟榔　甘草　车前子各二钱　萝卜子一钱

各取末，蜜水叠丸，如桐子大。每服二钱。红痢，黄连二分汤下。白痢，木香三分汤下。久痢气虚神弱者，生熟黄芪各五分汤下。极重痢症，三服取效。

豁脾煎六一　治痢疾。

苍术一钱二分　藿梗　当归各一钱　厚朴五分炒　神曲　楂肉各二钱　广皮七分　茯苓　赤芍各一钱五分　炙甘草四分　广木香四分，磨汁冲服

引加煨黑姜一片，粟壳四分。如腹痛，脐下急痛，按之愈痛，此实痢热痢也。方内加生大黄一钱五分，可投二剂取通利而愈。如痛不拒按，喜得热物，渴恶冷饮，此冷痢也。方内加附子四分，制熟用，滑石一钱五分，车前子八分，取和解而愈。愈后服香砂六君子汤方见前二二。三五剂，加慎调理。

一味金花煎 六二 治热毒血痢。

金银花藤四钱

白水浓煎，温服。

保和益元散 六三 治噤口痢。

糯稻一升，炒出白花，去壳，再加姜汁拌湿，再炒为末，每服一钱五分，白汤调下。

取填饮 六四 治血痢如注，并初起作痢腹痛，下如土朱猪肝色者。

夏枯草五钱 红花二分

白水煎浓汤，入真砂糖一钱，调和空心服，三服愈。

一方治泄泻垂危，用豇豆叶阴干为末，令患者少停饮食，口觉发干，浓煎一大壶，如茶饮之。虽危急可愈。

一方治赤白久痢，用鸡子以醋煮一昼夜，空腹食之。兼治小儿疳症。

一方治赤白痢，用干姜于火内烧焦黑，不可成炭，放磁瓶内，闭冷为末，青蒿叶阴干为末，二味和匀，每服一钱，米饮调下。

附方 治泻痢脱肛，用蜗牛烧灰，猪脂和敷，立缩。

又方 蝉壳为末，菜油调敷，加内服补中汤。方见前十。

九味羌活汤 六五 治四时不正之气，感冒风寒，憎寒壮热，头疼身痛，口渴咽干等症。

羌活 防风各六分 苍术一钱 白芷四分 川芎五分 生地一钱五分 黄芩七分 甘草五分 北细辛二分

引加姜一片，枣一枚，煎成热服取汗。有汗者，去苍术，加白术一钱五分。渴甚者。加葛根一钱，石膏一钱五分。

化毒丸 六六 治天行瘟疫，及喉痹，颈面暴肿诸症。

真僵蚕一两，炒为末 川大黄二两，酒拌，晒为末

生姜汁和蜜水为丸，弹子大。每服一粒，每粒重一钱五分。真菊花叶五钱，捣汁冲汤调服。

回春散 六七 治阴证，取汗即愈。

白矾一钱 黄丹八分 胡椒二分 芒硝一分

用陈酽醋和糊，摊在手心，男左女右，侧身蜷腿，手合阴处，出汗即解。勿吃冷水，如不愈，用双料则效。

纯阳救苦汤 六八 治男妇阴证神效。

生姜一两，切片 大黑豆五钱，炒熟

水煮数沸，滤去姜豆，取汁服之，汗出即愈。

理中汤 六九 治太阴病，自利不渴，阴寒腹痛，短气咳嗽，霍乱呕吐，饮食难化，胸膈噎塞，或疟疾瘴气瘟疫，中气虚损，久不能愈，或中虚生痰等症。

党参五钱，桂圆七枚，煎汁煮干 白术三钱，炒 干姜八分，炒 炙甘草一钱

白水煎，温服如前。症轻者，分两可酌减半。

风火双解散 七〇 治头风两太阳疼。

川芎 白芷 熟石膏各等份，为末

每服三钱，热茶调下，食远服。

探吐饮 七一 治干霍乱，手足温者。入口即吐，气绝复通。

炒盐一撮，和童便温服。

开郁散 七二 治惊痰瘀血，流滞心窍，及忧郁气结，致成失心癫痫诸症。

真郁金三钱 生明矾一钱五分

为末，青竹叶汤调服。盖郁金入心去血，明矾能化顽痰也。

开元固气丸七三　治各种疝气。

西党参　上绵芪炙　焦白术　川楝肉盐酒炒　蛀青皮　当归身各四两，酒炒　小茴香盐水炒　上官桂　赤芍　白芍各三两　软柴胡醋炒　肥升麻各一两五钱　大熟地五两　炙甘草　新会皮　青木香　橘核各二两

各取末，炼蜜为丸，淡酒下。每服四钱。

一方，疝初起，寒热疼痛如欲成囊痈者，用新鲜地骨皮，即枸杞子根。生姜各四两，共捣如泥，以绢包于囊上，其痒异常，一夕即消，永不再发。

辟寒煎七四　治寒疝，攻心急痛。

木香一钱　青皮　香附　苍术　黑丑取头末　元胡索各二钱　大茴香七分　良姜六分　肉桂五分　五灵脂一钱五分　吴茱萸八分

陈酒二杯，煎至一杯，空心温服，立止。

一方，用川楝子取肉，炒为末，每服三钱，空心陈酒调服。

游山散七五　治心脾痛。

草果　元胡索　五灵脂　没药

上各等份为末，每服三钱，温酒调下。

一方治卒然心痛，牙关紧闭欲绝，用老葱白五根，捣汁，送入咽中，再灌麻油四两，但得下咽即苏。如系虫痛，上腭白点为验，照用扫虫煎、方见后八十。化虫散方见后八一。等方自愈。

和胃饮七六　治胃气痛。

淡吴萸四分　川连　干姜各二分　橘皮　当归　白芍各一钱　桂枝同白芍炒　炙草各五分　西党参一钱五分，炙　生香附七分，去毛

白水煎服。凡胃痛，虚寒者多，实热者少。

虚寒者，口多清涎，得热饮，痛可稍缓。实热者，或口渴咽干，或多痰喘急。虚寒者，肢冷面白。实热者，肢虽冷，面必赤，此可辨也。实热者易解，栀子清肝散方见后七七主之。或加味逍遥散方见前二六一帖可愈。虚寒者难治，暂愈复发，以是方与补中汤方见前十间进之。加服六味桂附丸方见前八斯可渐愈。其有寒而实者，肢冷面白，气促，勺饮下咽即吐，方内去党参，加法制半夏三钱，温饮而病自解。

栀子清肝散七七　治胃痛由于实热者。

柴胡六分　山栀子炒黑　黄芩炒　广皮各七分　甘草三分　白芍一钱，醋炒

引姜汁一大匙冲服。

清金下痰丸七八　治风痰痫疾。

白矾一两　陈松萝茶五钱

为末，蜜丸，如桐子大。一岁十丸，大人五十丸，茶汤下。久服痰自大便出，即愈。

豨桐丸七九　治男女感受风湿，或嗜饮冒风，内湿外邪，传于四肢，脉胳壅塞不舒，以致两足软酸疼痛，不能步履，或两手牵绊，不能仰举。凡辛劳之人，常患此症，状似风瘫，服此丸立能痊愈。或单用臭梧桐二钱煎汤饮，以酒过之，连服十剂，其痛即瘥，或煎汤洗手足亦可。

豨莶草八两，炒，磨末　地梧桐俗名臭梧桐，不论花叶梗俱可用，取切碎，晒干，炒磨末，一斤

上二味和匀，炼蜜丸，梧桐子大。开水下四钱。忌食猪肝羊血番茄等物。

扫虫煎八〇　治诸虫上攻，胸腹作痛。凡验虫症，视其目无精光，面色灰白，肌肤消瘦，颊时火晕，胸胁作痛，肚腹搅胀，饮食易饿，饿时痛甚，得食稍止，唇焦舌燥，上腭有白点者，真虫症也。照方投二三剂，取吐下而愈。

吴茱萸　青皮　小茴香各一钱，炒　槟榔　乌药各一钱五分　细榧肉三钱，敲碎　乌梅一个　甘草八分　朱砂　雄黄各五分，为极细末

上将前八味，用白水煎，去渣，随入后二味，再煎三四沸，搅匀，徐徐服之。如恶心作吐，加炒干姜八分，或先唉肉脯少许，俟一茶顷服之。

化虫散八一　治证同前。

雷丸八分　槟榔　鹤虱各一钱　使君子一钱五分　轻粉四分

上为末，分二服，晚刻以精猪肉一两，切片，用皂角泡汤浸一宿，至五更慢火炙透，蘸香油，取前药末一服，糁肉上略烘过，食之。至巳饭时，虫下后，乃进饮食。

消痞简易方八二　专治痞疾。

荸荠一百个　花头海蜇三斤

各洗净，入沙锅内，同水煎一日。冬天一夜，单食荸荠自消。

厌红温胃饮八三　治一切血证。

凡伤酒食饱，低头掬损，吐血不止，甚至妄行，口鼻俱出，但声未失者悉效，并治鼻血，舌上及齿缝出血，用吹糁即止。

百草霜二钱

研细，糯米汤调下。

清凉散八四　治舌上出血。

蒲黄灰　槐花末

各等份，研细干糁舌上，加用鲜生地五钱捣汁，白汤冲服。

惜红饮八五　治鼻血不止。

陈京墨酒磨汁

外用五味子四分，麦冬一钱，煎汤和服可止。

一方，用新白及一薄片，贴眉心即止，重者换贴一次。

一方，用血余，烧灰存性为末，吹入立止。

小便秘八六　是证多由感冒伤寒，疟痢变症。其冷热可以葱熨法试之。冷秘，葱熨即通。热秘，旋通旋秘。

柴胡六分　木通五分　茯苓一钱　甘草四分

冷秘加熟附子三分，热秘加黄芩、知母、车前各五分，急流水煎服。

一方，治冷秘，葱白切炒热，包帛内，慢揉脐下，即通。

一方，治热秘，莴苣菜捣烂，贴脐上立通。

清溲饮八七　治小便血。

荷叶蒂七枚

烧灰，酒调服。

古方汇精卷二

爱虚老人辑　吟五女士校

外科门

症有内，复有外。外之形症，可一望而知，而亦有表里寒热虚实之别。大抵发于脏者，阴也。发于腑者，阳也。而阴中阴，阳中阳，阴中阳，阳中阴，变易互易，幻不可测。或施治之偶误，或援拯之稍缓，轻者致重，重者致死，可不慎诸。夫病有浅深，发有缓急，而浅者多急而易痊，深者多缓而难愈。总以升提解散，为第一要著。其积之深而发之缓者，为脏为阴，升而越之。其积之浅而发之急者，为腑为阳，解以和之。次则且补且提，且托且散，化大为小，举重若轻，是菩提之妙果也。制方者体此，无论痈疽疔毒，按形症而求之治之，可应手取效，幸勿以方多习见少之。至若咽喉出入，呼吸死生，视听分司，聪明互用，内外之因不一，疗救之法斯存。又如齿唇口舌，相辅而行，依络循经，表印乎里，审标察本，治及其源。各具数方，固知简也。言提其要，庶有当乎，辑外症。

仙方活命饮一
治一切痈疽，不论阴阳恶毒，未成即消，已成即溃，化脓生肌，散瘀消肿，乃疮科之圣药也。

穿山甲　银花各二钱　皂角刺　归尾各一钱五分　赤芍　陈皮　甘草节　天花粉　贝母　白芷各一钱　防风七分　乳香　没药各五分，俱去油

酒水各半，煎服。

六味汤二
治痈疽发背疔疮，并一切无名肿毒，未成者消，已成者溃，最危之证，三服痊愈。

生地黄　生黄芪　生甘草　白芷炒　当归炒　穿山甲炒，各三钱

患在头面，加川芎五钱。手足，加桂枝五钱。中部，加杜仲五钱。下部，加牛膝五钱。

上连引七味，依方称准，分量不可增减。善饮者，用黄酒二碗，煎一碗。不善饮者，酒水各一碗，煎服。

万灵丹三
茅术八两　全蝎　明天麻　石斛　当归　炙甘草　川芎　羌活　荆芥　防风　麻黄　北细辛　川乌汤泡，去皮　草乌汤泡，去皮尖　何首乌以上各一两　明雄黄六钱

共为细末，炼蜜丸。丸分三等，一两作四丸，一两作六丸，一两作九丸，朱砂六钱为衣，收贮磁瓶。凡遇恶疮痈疽发背等症，用连须葱白九枝，煎一茶杯，看患者年岁老壮，病势缓急，酌用三等之丸，未成随消，已成即高肿而溃。如无须发散者，只用热酒化服，服后避风，食稀粥，忌冷物，房事。孕妇勿服。

醒消丸四
治一切痈疽肿毒，初起即消。

乳香　没药各一两　麝香去油，一钱五分　雄精五钱

共研和，黄米饭一两，捣烂，入末，再捣，为丸，萝卜子大。晒干，忌烘。每服三钱，热

陈酒送下。醉盖取汗，酒醒痛消痛止。

犀黄丸五　治乳岩，瘰疬，痰核，横痃，流注，肺痈，小肠痈等症。

即醒消丸内，除去雄精，加犀黄三分，如前法为丸。每服三钱，热陈酒送下。患生上部，临卧服。生下部，空心服。

益气养营煎六　治疽患漫肿多日，脚散顶平。

川芎　生甘草节各一钱　当归　银花　茯苓　生黄芪各二钱　炙山甲一钱五分　荆芥八分

用葱一枝，酒半杯，早晚每投一剂。外治须急聚根脚，中敷玉枢丹，即太乙紫金丹，见前内症四二。四围以坎宫锭敷之。见后二一。更加用生葱一两，黄蜜三钱，大远志肉八钱，捣烂成饼，重汤蒸热，贴于患处。

金银花酒七　治痈疽，发背，疔疮等患。不论生在何处，初起服之。重者减轻，轻者消散。

鲜忍冬花连藤一两，即金银花　大甘草节五钱

用白水二碗，文武火慢煎，至一碗，入无灰酒一大碗，再煎十数沸，去渣，分为三服，一日夜服尽。病势重者，一日二剂，服至大小便通利，则药力到。如无鲜者，即干亦可，然终不及鲜者之妙。外用叶，入砂盆研烂，和葱汁，加酒少许，稀稠得宜，涂于患处四围，中留一口泄气，内服外敷，三日取效。

一味济阴散八　治痈疽，发背，一切疮毒，红色高肿，属阳者。

槐花净米一升炒焦，为末

分作二服。将一服，每日好酒服四五钱，一服，老酒煎，调敷患处。四五日即愈。

一味升阳散九　治痈疽，发背，一切疮

毒，白色漫肿，属阴者。

远志肉四两

将二两，用陈酒二碗，煎至一碗，又投好酒半碗，临睡时温服。将渣同下。存远志肉二两，入大酒腊糟少许，共捣如泥，患处周围敷上裹好。轻者一服痊愈，重者二服，穿烂者，五七服全好，不用膏药，真神方也。

消毒神效散一〇　治发背，痈疽，乳痈，一切外患。初起即散，已成者，搽三次，收小出毒随愈。

鲜山岳五两，不见水　土朱　松香　白洋糖各一两　全蝎十个

上共捣烂围之，留顶，药上盖纸，周时一换。

一味消毒散十一　治痈疽肿毒。

陈小粉，不拘分两，年久者佳，炒黄黑色，研以陈米醋，调熬如黑漆状，瓦罐收用，纸摊剪孔，贴之。冷如冰，痛即止，少顷觉痒，干不可动。毒消药脱。神验。

解凝散十二　治气凝血滞，痈疽初起，坚硬可散。

远志　真菊叶各三钱　荆芥　全当归　丹参各五分

上药各取净末，和匀研细，蜜酒葱汁调敷。每药末一钱，加入真川贝二分，芒硝四厘，敷痰凝结核，并效。

肿毒热疖方一三　治一切痈疖红肿，疼痛难忍者。

陈京墨醋磨汁　每墨汁半小杯，和入猪胆汁一小匙，生姜蘸，频涂患处，定痛消肿神验。

赤小豆散一四　治痈疽初起，敷之即消。

远志八钱　首乌皮一两　赤小豆一两五钱

红花八分　荆芥三钱

各取末和匀，每药末一两，加真麝香四分，葱酒汁调敷。

星辛散一五　治一切外证初起，色淡浮肿。

生南星　生大黄　北细辛

上药等份，葱汁醋卤熬稠，调敷。

锦蓉散一六　治一切外证初起，红热火症。

锦纹大黄十六两　白芷四两　芙蓉叶三两　元参二两

各取净末，研至无声为度，用葱汁黄蜜调敷。

蓉豆散一七　治一切外证初起。

芙蓉叶，或根或花，鲜者捣烂，干者研末，赤小豆研末，等份，用蜜调涂四围，中间留顶，干则频换，已成未成俱效。

冲和膏一八　治外证初起，坚肿色淡。

赤芍二两　白芷　防风各一两　独活三两　龙脑三钱　石菖蒲一两五钱

各取净末，以磁瓶收贮，不可泄气。临用时，姜汁卤醋调敷一日一换。

冲和散一九　凡人环跳穴处，及两膝附骨等处，感受风寒湿气，面上不热，漫肿无头，皮色不变，微觉酸痛挛拘。若不即治，变生贴骨等痈，难以收功。急用此药，祛寒逐湿透出外络，提移他处出毒，即有成管成漏，亦能逐渐收功，屡用皆效。

紫荆皮五两，炒　赤芍药二两，炒　香白芷一两，晒燥，忌火炒　独活一两五钱，炒　石菖蒲一两五钱，晒干，忌火

上依法，共为末，筛细，以好酒和葱五茎，

煎滚调搽，不必留顶，一日一换，以肿消不痛为度。

无名肿毒方二〇

生大黄，取整者，用青布包裹扎紧，于五月五日午时，入露天粪坑内，浸至十二日，午时取出。清水洗净，风干，醋磨，敷患处，神验。

坎宫锭二一　治一切痛疽，漫肿无头，根脚不聚等症。用敷患处四围。

胡黄连焙　芙蓉叶晒脆或烘　儿茶　真熊胆　文蛤焙黑　真西黄各三钱　辰砂水飞　川贝母各二钱　梅花冰片　真麝香各五分　真陈京墨一两，夹碎，研

各研细末，和匀，再乳，用生大黄五钱，卤醋一茶杯，健猪胆二枚滴汁，三味熬稠膏作锭，阴干。用芙蓉汁和蜜磨敷。

阳和汤二二　治一切阴疽色白，不起发，势将内陷者，饮之立救。并寒凝痰核，根深难溃，与犀黄丸，（见前五号）间服，取效。

熟地一两　白芥子二钱　鹿角胶三钱　肉桂　生甘草各一钱　姜炭　麻黄各五分

水酒各半煎服。加法制半夏一钱五分，陈皮八分，尤妙。

金锁比天膏二三　治痛疽发背，无名肿毒，疔疮，鼠串，马刀，瘰疬，紫疥，红丝，鸦焰漏睛等疮。两腿血气，内外臁疮，鱼口便毒，杨梅结核，金疮杖疮，蛇蝎虫蛟，虎犬人伤，顽疮，顽癣，久流脓血，万般烂疮，风寒痰湿，四肢疼痛，乳癖乳岩，其未破者，用葱椒汤。已破者，葱汤洗净，贴之。如初发势重，将膏剪去中心，留头出气，不必揭起。一膏可愈一毒，摊时不可见火，必须重汤化开。

山甲一具，或净甲一斤　刘寄奴去根，切丝

203

野麻根　苍耳草连根叶子　紫花地丁　豨莶草各一斤　虾蟆皮一百张，或干蟾一百只更妙

各草药鲜者为妙，用真麻油十二斤，将四斤先煎穿山甲枯焦，余八斤浸各药，冬七日，春秋五日，夏三日，加老酒葱汁各二碗，文武火煎，药枯去渣，复煎至滴水成珠。每药油一斤，加飞丹八两，看老嫩得宜，离火不住手搅，下牙皂、五灵脂去砂研，大黄，各净末四两，待温，下芸香末四两，成膏。水浸三四日用。

神效桑枝炙二四

治发背不起，或瘀肉不溃，此阳气虚弱。用桑枝捻着，吹熄其焰，用火炙患处片时，日三五次，以助肿溃。若腐肉已去，新肉生迟，宜炙四畔。其阴疮、瘰疬、流注、臁疮、恶疮，久不愈者，亦宜用之。大抵此法，未溃即解热毒，止疼痛，消瘀肿。已溃则补阳气，散余毒，生肌肉。若阳证肿痛，甚或重如负石，初起用此法，出毒水，即内消。其日久者用之，虽溃亦浅，且无苦楚。惜患者不知有此，治者亦不肯用此也。

神仙熏照方二五

雄黄　朱砂　真血竭　没药各一钱　麝香二分

上五味研细末，用棉纸卷为粗捻，约长尺许，每捻中入药三分裹定。以真麻油润透，点灼疮上，须离疮半寸许自红晕外圈，周围徐徐照之。以渐将捻收入疮口上，所谓自外而内也。更须将捻，猛向外提，以引毒气，此是手法。此药气从火头上出，内透疮中，则毒随气散，自不内侵脏腑。初用三条，渐加至五七条，疮势渐消，可渐减之。熏罢，随用后敷药。

敷药方二六

车前草　豨莶草　金银花　五爪龙草

上四味鲜草，等份，同捣烂，加多年陈小粉，仍加飞盐少许，共调为稠糊，敷疮上，中留一顶，拔脓出。若冬月无鲜者，用干叶为末，陈醋调敷亦可。或五爪龙草，一时难得，即单用三味，和陈小粉，亦能奏功。

艾叶回阳散二七　治阴疽发背，陷下不痛者。

用真艾叶一斤，硫黄，雄黄末各五钱，水同煮半日，捣极烂，乘温敷上。再煮再易，十余遍，兼用神仙熏法数次。知痛可生，不知者死。

隔皮取脓法二八　凡患毒深远，刀难直取，并患人畏惧开刀者，俟脓熟时用此法甚善。如脓不从毛窍出者，若用药涂之。其不涂药之处，旁边绽出一洞，自会出脓。

驴蹄皮一两，即脚底剔下者是，炒用　荞麦面一两　草乌四钱，刮去皮，研

共为末，和匀，加食盐五钱，以水糊作薄饼，瓦上炙微黄色，再研细，以醋调摊白纸上，贴患处，其脓水自从毛孔而出。盖以草纸，渗湿再换，脓尽纸燥，肿即消。

黑龙丹二九　治一切恶疮怪毒，或生于横肉筋窠之间，因挤脓用力太过，以致胬肉突出，如梅如栗，翻花红赤，久不缩入。此乃损伤筋脉使然。不明其义，辄以降蚀腐化，但去其小者，复又突出大者。屡蚀屡突，经年不愈，用此方，立可奏效。

大熟地切片，烘干，炒枯　乌梅肉炒炭

上以枯熟地末一两，配乌梅炭三钱，共研极细，掺膏药上贴之。不过三五日，其胬肉收进，随用地栗生肌粉见后三八。掺膏上，贴患处，收口即愈。凡阴虚，肾气不足之人，或患脱肛，诸药罔效，用此方，以防风、升麻各一钱，煎汤调搽，立即收上，兼内服补中汤、见内症十号。五福饮见内症十七。等煎剂，后不复发。

乌金膏三〇

巴豆一斤，去壳衣，净肉，放锅内，炒化为油，去火毒。凡疮腐烂，将油薄搽其上，其腐自脱。或患处结实不溃，脓不出，将油搽在疮上，外盖膏药，过夜实化为脓。

清凉膏三一　治一切疮疡溃后，宜用之。

当归二两　白及　白芷　木鳖子　黄柏　白敛　乳香　白胶香各五钱　黄丹五两

用真净麻油十二两，煎前六味，槐柳枝顺搅，油熟丹收，然后下乳香胶香二味。

蜣龙丸三二　治一切远年疮毒，起管成漏，脓血时流，久不收口，服此自能收功。

韭菜地上蚰蜒十六两，以酒洗净泥　蜣螂八个，即推车虫，又名扒痾虫　穿山甲一两，麻油炒黄，研末　刺猬皮连刺五钱，同上二样，俱瓦上炙，研末　真象牙屑一两，另研极细

上末共和匀再研，炼蜜为丸，桐子大。大人每服八分，小儿每服五分，俱开水送下。服药未完，其管自能逐节推出，以剪子剪去败管，勿伤肌肉，药毕管亦褪尽。

玉红膏三三　治一切痈疽发背，对口，大毒，脓溃已尽，腐去孔深，洞见膈膜者，用此填塞疮口，自能生肌，长肉，收口。

当归二两　白芷五钱　紫草二钱　甘草一两二钱

用麻油十六两，将前药浸七日，煎至药枯洒去渣，将油再熬，至滴水成珠，下白蜡二两，搅匀。次下研细血竭四钱，待冷，再下轻粉四钱，待成膏，盖好听用，愈陈愈佳。凡疮口深陷，以新棉花蘸涂，此膏塞之，自能收口，不得加减，恐反不效。

八实丹三四　治口舌溃烂，并一切疮毒痈疽，发背，脓溃毒尽，未全完口者，掺膏上贴

之。与生肌散并效。

西牛黄　明血珀各二分　生珍珠　朱砂　儿茶各一钱二分　人中白二钱，煅　马勃八分　滴乳石一钱六分

各为净末和匀，研至无声为度。

香蜡生肌膏三五

用白丁香一钱，即公麻雀屎　麻油一两，黄蜡三钱，熬成膏。遇诸疮不收口，将此膏填满疮口，外盖膏药，一二日自能生肌收口。烫火伤，用此膏搽之，次日即愈。

脓溃生肌散三六　治痈疽，脓毒溃尽，肌肉不生，每用少许掺膏上。

生龙骨三钱　螵蛸　熟石膏各二钱　干胭脂　陈石灰　象皮各一钱，煅　浮干石六分　珍珠八分

各为净末，研细如飞面。

乳没生肌散三七

红升　血竭　生乳香　生没药　麝香冰片

各等份，研细。

生肌地栗粉三八　治一切外患溃后，余肉已尽，新肌未生，掺膏上，可渐收口。

荸荠一两，去皮磨粉　真象牙屑　川贝　云苓各五钱

上药取末和匀，再研极细。

穿骨散三九　治贴骨疽，患起自环跳穴，又名缩脚疽，皮色不异，肿硬作痛者是。

白芥子，不拘分两，捣粉，用白酒酿调敷，内服阳和汤，见前二二。每日一剂，四五服可消。消后接服子龙丸、小金丹，每日各一服，早服子龙丸，晚服小金丹，二服止，以杜患根，大忌开刀。开则定成缩脚损疾，如疽患延蔓日

久，真气大亏，应用养营煎见前六号。并阳和、见后喉口类二四。保元见后喉口类二六。等汤丸治之。子龙丸、小金丹均忌用。

子龙丸四〇

甘遂面裹煨熟　白芥子炒，研末　大戟取杭州紫大戟，水煮软，去骨用

各等份蜜丸，如芥子大。日服三次，每服三分，淡姜汤送下。忌与甘草同服，虚人禁服。

小金丹四一　治流注痰核，瘰疬，乳岩，横痃等症。初起，服之即消。

白胶香　草乌　五灵脂　地龙　木鳖各制末，一两五钱　乳香　没药　当归身各净末，七钱五分　麝香三钱　墨炭一钱二分

以糯米粉一两二钱，为厚糊，和诸药末，千捶为丸，如芡实大。一料约为二百五十丸，晒干忌烘，磁瓶收贮。临用取一丸，布包，放平石上，隔布敲细，入杯内，取陈酒几匙浸药，用小杯盖合，约浸一二时，加热陈酒调下，醉卧取汗。如流注等症，将溃或溃，久者当以十丸作五日早晚服，使患不增出。但丹内有五灵脂，忌与参药同服。

凤眉透脑二疽治法四二

凤眉疽发在两目之间，形长皮赤，痛引脑户，二目合缝。透脑疽发在额上，发际之间，多发寒热，头痛如斫。先用万灵丹见前三号。发汗，解散风邪，可二服。次用益气养营煎见前六号。数剂，并用赤小豆、见前十四。解凝见前十二。等散，敷之可消。

大枣丸四三　治风湿热毒，痛疽等患，日久溃烂，将见内腑者。

山羊粪晒干，炒炭存性，磨粉，八两

上用大枣去皮核，净肉八两，不用煮，捣烂如泥，和前粉捶成丸，每服四钱，黑枣汤下。

服至腐去生新，外贴膏，加脓溃生肌散，见前三六。可渐收口。

附血疖方四四

初起形如赤豆大，色极红，若皮一穿破，血向外射，必致殒命。急觅大蟾一只，剥皮贴疖上，其血即止。四五日后，自然褪下而愈。若未褪下，切忌揭开。

附血箭方四五

一窍如针眼，出血不止，或生肘上，或生眼角。用真麻油四两，无灰酒八两，和匀热服，其血即止。再以野菊花浓煎常饮，切忌茶汤。

疔毒类

按疔疮，乃外科迅速之病，有朝发夕死，或随发随死，或三五日不死，至一月半月而终死者。其疮最恶，其毒最烈，治之方虽多，而应手奏效者实少。所辑诸方，实有起死回生之功，真可谓之神授。诸疔皆治，但疔有数种，部位既殊，形色亦别，其发甚微，人多疏忽，若不指明，贻误非浅。

火焰疔，多生唇口手掌指节间，其发初生一点红黄小泡，抓动痒痛非常，左右肢体麻木，重则寒热交作，头晕眼花，心烦发躁，言语昏愦，此等出于心经之病也。

紫燕疔，多生手足腰胁筋骨之间，初生便作紫泡，次日破流血水，三日后串筋烂骨，疼痛苦楚，重则眼红目眛，指甲纯青，舌强神昏，睡语惊惕，此等出于肝经之病也。

黄鼓疔，其发初生黄泡，光亮明润，四边红色缠绕，患多生口角腮颊，眼泡上下，及太阳正面之处，发之便作麻痒，绷急，硬强，重者，恶心呕吐，肢体木痛，寒热交作，烦渴干哕，此等出于脾经之病也。

白刃疔，其发初生白泡，顶硬梗突，破流

脂水，时痛时痒，易腐易陷，重则腮损咽焦，毛耸肌热，咳吐脓痰，鼻掀气急，此等出于肺经之病也。

黑靥疔，多生耳窍、胸腹腰肾、偏僻软肉之间，其发初生黑斑紫泡，毒串皮肤，渐攻肌肉，顽硬如钉，痛彻骨髓，重则手足青紫，惊悸沉困，软陷孔深，目睛透露，此等出于肾经之病也。

红丝疔，起于手掌节间，初起形如小疮，渐发红丝，上攻手膊，令人多生寒热，甚则恶心呕吐，迟治红丝至心，常能害人。用针于红丝尽处，挑断出血方妙。

凡治疔毒，贵在乎早，更易痊可。倘若分辨不清，以生黄豆令病人嚼之。不腥，乃疔毒也。依方施治，百无一失。

神验疔毒丸一　治一切疔毒。

大黄　巴豆去心皮，生用　雄黄各三钱

上三味，共合一处，用石臼杵，捣烂如泥，以飞罗面、陈醋煮糊，同药捣极细烂为丸，如凤仙子大。病重者，二十三丸。轻者二十一丸，再轻者十九丸，单数为度。放在舌上，热水送下。服后打噎则愈。如泄更好，俟泄三四次，即以新汲井水饮之则止。如病重，不省人事，将二十三丸，用开水和开，从口角边灌下，服后将病人扶起，端坐片刻，即醒。至轻者可不服。初服药时，勿吃凉物冷水，恐不泄泻。忌鸡、鱼、葱、蒜、牛、马、犬、肉，并炙煿辛热，饮酒房事，至七日方好，不可疏忽。有金线巴豆最妙。

拔疔散二　治疔疮，一时疼痛非常，亦阳证也。

但忽生之时难辨，以生黄豆嚼之。不知腥臭，即是疔毒。其疮头必发黄泡，中或现紫黑之色，更须细看，泡中必有红白一线，通于泡外。大约疔生足上，红线由足入脐，疔生手上，红线由手入心。疔生唇上，红线由唇入喉。如见此红线之尽处，用磁锋刺出毒血，免毒气攻心，白线不必刺破。

甘菊花　紫花地丁各一两

用水煎服一剂，红白线退。二剂疔毒消，三剂痊愈。若已溃者，亦用此方，加当归二两治之，不必四剂而肉生矣。

皂矾丸三　治一切五色疔疮，初起或有小白头一粒，或痒或麻木，憎寒发热，及疔毒走黄，黑陷昏愦呕恶等症。

猪牙皂切碎，研细末　白矾生研极细，各三钱真干蟾酥一两，切片

上将蟾酥，用滴花烧酒浸软，加入矾皂二末，和匀捣为丸，如绿豆大，晾干，收贮。每服一丸，将葱白衣裹药，以好酒送下。势重者，每日服二次。此药每次止可服一粒，如服两粒，恐致呕吐，慎之慎之。或加麝香三分，同捣为丸更妙。

拔疔秘方四

鲥鱼靥，用手拈下，不见水，阴干收贮。用时以银针拨开疔头，将一片贴上，以清凉膏见前外症三一。盖之。俟一宿揭开，其疔连根拔出，后用乳没生肌散见前外症三七。收功。

一方用银朱、滥鸡屎各一钱，荔枝肉、乌梅肉各十个，蜗牛十条，先用麝香涂疔口，将前药共捣敷上，痛即止。其疔一夜拔出。

菊花散五　治疔肿恶疮，危急垂死者。

用菊花叶，或根，不拘分两，捣汁，酒冲热服，取汗，渣敷患处。

清里散六　治痈疽疔毒，内攻患处，麻木，呕吐，昏愦，牙关紧闭，有夺命之功。

熟石膏五钱　徽州上等松萝茶一两

为末，大人服三五钱，小儿服二钱，生蜜调和，空心热酒送下，立效如神。日进二服，

有回生之功。

回疔散七　治一切疔毒走黄，神昏，发肿。

用土蜂窝，有子者，一两，蛇脱一条，泥裹，火煅存性，为末，研和，每服二钱，开水下。少顷大痛，痛则许救，毒化黄水，痛止命活。

疔疮走黄八

疔疮误食猪肉走黄，法在不治，急捣芭蕉根汁服之。可救。

救唇汤九　治唇上生疔，或口角，或上下唇，最宜速治。否则火毒炎炎，且难饮食，往往有腐溃而死者。兼治头面上疔。

紫花地丁　金银花各一两　白果二十个　桔梗　生甘草　知母各三钱

用水煎服。未溃者三剂，溃者五剂，取效。

治各种疔毒，及痈疽肿毒。初起用白菊花，连根一株去泥净，蒲公英无叶取根，紫花者更妙，各等份，捣烂取汁，冲酒服，渣敷患处，立刻消散。

治疔肿流火，并一切外患，红肿焮痛，取煤块黑亮者，研极细末，陈醋调敷，干则频频润湿，痛止肿消，神效。

治石片疔毒，是症多由患外症起，蒜艾灸之过度，火气内逼，风因火发，致肉如石片飞去。用家菊花叶、芙蓉根、芭蕉根、忍冬藤各五钱，捣汁，煎地浆水冲服，外用井底泥敷患处。

治鼻内疔，用烂黄鸡屎、荔枝肉，同捣烂涂患处，即愈。

治指头蛇疔，用生鸡蛋一个，去白用黄，以荔枝肉，嚼烂搅匀，装入壳内，套指头上，即消。

治乌茄疔，是症由农家粪地上，经烈日晒过，赤足行走，受此热毒，必至足趾肿痛，似溃非溃。用鸭毛煎汤，和皂矾洗之，立瘥。

疯痰疮毒类

营卫保和丸一　专治大麻疯证。

元参　熟地　苍术　苍耳子　苡仁　茯苓各四两　银花六两　生甘草一两

荆芥四两，煎汁跌丸。百沸汤下，每服四钱，日再服，分早晚。患者忌生冷盐醋，宜白淡。

大疯丸二　治大麻疯证。服者须吃白淡，艰于忌口者，不效。

大枫子不可见火　小胡麻　白蒺藜去刺，各二十两　苍术　荆芥晒，各六两　牛膝　川断各四两　苦参十二两　防风晒，八两　蝉蜕去头足，五两　蛇蜕白净者，去头足，三两

上各取末，用白凤仙花叶六两，煎汁跌丸。每早三钱，毛尖茶下。

风痛药酒方三　治风寒湿气，乘虚入于筋骨，日夜疼痛，不拘远年近日皆效。

熟地　丹参　秦艽　当归　杜仲炒　牛膝枸杞子各二两　川芎　羌活　防风　天麻煨　威灵仙　虎骨酥炙　油松节　广木香　于潜白术各一两，米泔浸炒

择道地之药，如法制度，俱晒极干，用陈酒二十斤，将一半同药隔汤煮大线香三炷，待冷定取开，将所存酒一半，冲入，封固，停三日后，早晚随意温服一二杯。

大麻疯方四　全身发肿，须眉脱落，两脚臭烂，是方并治。

用大蟾一只，泥裹烧熟，去泥，乘热放磁碗内，以滚黄酒冲入，即用碗盖盖之。泡半时，

只服酒，取汗为度，一服愈。

一方，用扁柏叶，九蒸九晒，为末，每服一钱，一日三服，滚水下。忌盐酱。

一方，治大麻疯证，遍体生疮，用水浮萍，漉起，入稀布口袋，浸长流水中三日，取起每萍叶一两，加甘草节五钱，煎浓汤，大缸浴浸半日，大效神方也。须食饱浴之。

鹅掌风方五

用连须葱白，捣汁半斤，熬成四两，入好蜜四两，再熬一半，每晚搽之。终身忌食鹅肉。

鹤膝风方六

由于外感寒湿，本质未溃者，敷此可消。如小儿先天不足，或大人气血久衰，须内服五益膏，（见前内症四号。）用牛膝（一两五钱），全归（一两），虎胫骨（五钱），浸无灰酒三斤，每晚一杯，化膏五钱服之。外敷此方，乃可取效。

用肥皂二个，去子 五倍子去灰 皮硝各一两，共研末，用头酒糟四两，砂糖一两，姜汁半茶盅，和捣蒸热敷膝上，如干，加烧酒润之，十日愈。

一方，用白凤仙连根叶捣汁一大碗，同姜汁对熬，入广胶四两，和化成饼，贴裹患处，冷即烘热贴之。

紫白癜方七

用芝麻花，同自己小便，频擦患处，过半日，洗去如失。

遍体疯痒方八

胡麻 威灵仙 何首乌 苦参 石菖蒲各三钱 甘草二钱

共为末，每服三钱，陈酒下。

瘰疬痰核内消方九

上真铅三两，铁器内炒，取黑灰，陈醋调

涂，以旧帛贴之。频换，去恶水，半月取效。不痛不破，内消为水而愈。

蹲鸱丸一〇

治男妇大小，颈项下，耳前后结核瘰块，连生疬串，不疼不痛，或破，微疼，皮赤溃烂，久不收口。年近者，一料收功。年远者，服两料痊愈。

真香梗芋艿十斤，去皮，不见火，切片，晒极干

上磨为末，以开水法丸。早晚每服三钱，甜酒送下。如不吃酒者，米汤调下。或吃芋艿干片，酒过亦可。此法不用膏丹别药，传授贫人，功莫大焉，并治喉癣亦效。

三妙散一一

治结核瘰疬，遍满脖项，神效。

夏枯草 金银花 蒲公英各五钱

水酒各半，煎服。

湿痰流注神方一二

陈胆星二钱 川贝 僵蚕炒 银花 槐花炒 五倍子各三钱 橘红 秦艽 防风 木通各一钱 甘遂去皮 防己各八分 皂角子鲜者九粒，打碎 肥皂子鲜者十粒，打碎 土茯苓四两，磁锋刮去皮，木杵打碎

痰在背加羌活五分。在胁，加柴胡五分。在头顶胸前，加夏枯草三钱。在肚腹，如赤芍二钱，泽泻一钱。在臂，加独活五分。在腿，加木瓜二钱，牛膝一钱五分。虚人加石斛、苡仁各一钱。

用河水九碗，煎三碗，早午晚，各服一碗。痰在心之上，食后服。在心之下，食前服。如虚者分二剂，极虚者分三剂，小儿分四剂。忌食盐、酱、茶、醋、猪肉、鲜鱼、鸡、鹅、发物、煎炒、姜、椒、烟、酒、生冷。方内有甘遂，恐别样丸散内，有甘草相反者，切不可并服。已破者，止服四五剂，不致流于他处，随用十全大补汤方见后十三。加川贝二钱五分，石

斛二钱，乳香炙四分，须数十剂痊愈。如多火之人，十全大补汤内减去肉桂。

十全大补汤一三

党参　白术　茯苓　川芎　当归　白芍　熟地　黄芪各一钱　炙甘草五分　肉桂三分

白水煎服。

消痰丸一四　治痰患初起可消。已成脓者，服之减轻。

山甲炙　大黄　明矾各十六两　杏仁霜　当归身各八两　川芎四两

各取净细末，水法为丸。每服三钱，白汤下。

石珍散一五　治一切火疮，天泡疮。

石膏煅，四两　青黛　黄柏各一两二钱　井泥晒干，八钱

各取净末，研细和匀收贮。用生地汁调敷。

天泡疮方一六

用蚕豆荚壳，炙灰，菜油调搽。或用莲蓬壳灰，井水调敷，俱效。

蛤粉散一七　治头面耳周身忽生黄栗，破流脂水，顷刻延开，多生痛痒。此因日晒风吹，暴感湿热，或因内伤湿热之物，风动火生。

石膏煅　蛤粉各一两　黄柏生研　五倍子各五钱

共研极细末，麻油调搽，一二日痊愈。

疮久不愈效方一八　不拘脓颗疥疮俱效。

大生地　赤首乌各三钱　当归身　净银花炒白芍各一钱五分　生甘草六分　川芎七分　白鲜皮八分　丹参一钱二分

水煎，冲酒一杯，间日一剂。

又洗药方一九

苦参六钱　地肤子二两　川椒一钱五分

又擦药方二○

芙蓉叶　菊叶各六钱　荆芥穗一钱　生甘草二钱　银花三钱

研极细末，用茶油调匀，频擦之。芙蓉菊叶，鲜者更妙。

牛皮癣癞方二一

土槿皮一斤，勿见火，晒干磨末　以好烧酒十斤，加榆面四两，浸七日为度，不时蘸酒搽擦。二三十年者，搽一年断根。如槿皮有川产者更佳。一切癣癞并治。

漆疮方二二

螃蟹唾沫蘸搽，或磨刀水泥涂之，或用杉水煎汤洗，或用蟹壳同滑石末蜜调敷，并效。

烫疮膏二三　治汤火烫伤。

全当归　栀子各六钱　槐枝十四寸　榆皮八钱

菜油八两熬膏，隔水化开，涂伤处。

水石散二四　治一切汤火烫破。

寒水石　赤石脂

等份为末，用菜油调搽。破烂有水者，将末洒患处。

汗斑方二五

密陀僧为末，以隔年陈醋调搽。

两腋狐臭方二六

明矾，细末擦之。浴后及出汗后，再用搽擦，常擦可愈。

槟黄散二七　专治远年大小臁疮，臭烂难

收口者。先敷此药，俟疮口平满，肉转红色，再贴夹纸膏。

槟榔　黄柏　苍术　黄丹

各等份，为末，和匀，菜油调搽。

夹纸膏二八　治臁疮收口。

定粉四两　糠青三钱　红土八钱

各取末，先将桐油熬热，再下末药，搅匀，以厚纸二面拖上，待干，出火气。验疮之大小剪贴，一面贴三日，换之。

血风湿烂臁疮方二九

黄柏末、甘草末，各五钱，轻粉二钱研细，粪池中旧砖瓦，洗净，以炭火烧红，淬入醋内，如此七遍为末，一两，共为一处，桐油调敷，早晚二次先用米泔水洗，然后上药。

血疯散三〇　专治远年近日，烂腿，血疯等疮。

烟胶　红土各四两　水龙骨二两

各为细末，和匀，桐油调敷，间日一换，葱水洗。

脚垫伤痛方三一

人走长路紧急，被石块脚底垫肿，不能行走，痛不可忍，急用旧草鞋底，浸尿桶内一夜，将新瓦砖一块，烧红，以浸湿草鞋放砖上，随以脚踏上，火逼尿气入内即消。如走长路，两脚肿痛，亦用此法。若不早治，恐溃烂难愈。

脚气成漏方三二

脚跟一孔，有水流出，其痛异常，以人中白，煅研，掺之，即愈。

脚气攻注方三三

急取大田螺数个，捣烂，敷于两足股上，便觉冷趋至足而安。

治脚粗如木桶方三四

用凤仙花叶梗，多多捣汁，煎浓，以笔涂之。以消为度。

脚气疼痛方三五

用广胶三两，姜葱各半斤，捣汁，另将陈酒糟，取汁一二两，或用米醋一碗，和陈糟舂，用细绢滤去渣，取汁，同前药煎成膏，布摊贴之，立刻止疼消肿。

一方，治两足痛如刀剜，不可忍，不红肿者。是证由于湿热积于皮里，气不得达。先用生姜切片，蘸香油擦痛处，随用生姜烧热，捣烂，敷患处，须臾姜干痛止。

痔疮方三六

大生地　马齿苋　象粪　鱼腥草　槐花　野茄根　凤尾草各二两　全当归　银花　胡黄连　野菊花　五倍子　密陀僧　龙骨　黄芩各一两五钱　白芷　赤芍　防风　元参　荆芥各一两

共炒研为细末，用磁罐收贮，封口，勿泄气。每用五钱，加冰片三分，研细和匀，真麻油调敷。

乳岩治法三七

此证男妇皆有，因忧郁积忿而成。始而乳内结核，不痛不痒，或二年，或四五年不消，其核必溃，溃则不治。初起用犀黄丸，见前外证五。每服三钱，酒下，十服痊愈。或以阳和汤，见前外证二二加土贝五钱，煎服，数日可消。倘误以膏药敷贴，定至日渐肿大，内作一抽之痛，已觉迟延。倘皮色变异，难以挽回，勉以阳和汤日服，或以犀黄丸日服，或二丸早晚轮服。服至自溃而痛者，取大蟾俗名癞团六只，每日早晚破蟾腹，连杂，以蟾身刺孔贴患口，连贴三日，内服千金托里散。方见后。三日后，再接服犀黄丸，可救十中三四。不痛而痒极者，一无挽回。大忌刀开，开之，则翻花最惨不救矣。

211

千金托里散三八　治一切痈疽疔毒，乳岩乳疬，日久不起发，或脓出不快，内因寒郁等症。

党参四钱　生黄芪　熟黄芪　白芷　当归各一钱五分　上官桂五分　川芎　桔梗各一钱　厚朴炒　甘草节　防风各八分　远志肉三钱

引加菊叶、蒲公英各一钱五分。

一方，治乳痈串烂，年久不愈，洞见内腑者。取摇船之橹，上首手捏处旧藤箍剪下，阴阳瓦上，焙末，用竹管札绷小筛，日日掺之。如干处以香油调搽，不过半月痊愈。

一方，治心窝成漏，溃腐浸淫，经久不愈，用地栗生肌粉，见前外证三八。看疮大小，日日搽之。并治乳头开花，每药一钱，加冰片五厘，用乳汁调搽。

梅疮丹毒类

梅疮初起方一

用豆腐四两，中心开孔，入杭粉二钱，盛一碗内，蒸热，先将葱三根，略煨，嚼下，后吃完腐粉，再饮热烧酒一二杯，用棉被盖暖，于不通一线风处卧，出臭汗一身，人不可近，近则过毒，汗要出尽。衣被送于野处，露洗之。

梅疮七帖散二

金银花三两　生猪油一两　土茯苓四两，忌铁器，打碎　直僵蚕七条，研　皂荚子七粒，打碎　蝉蜕七枚，翅足全，洗净　肥皂核肉七枚

共作一剂，三次煎服。早晨空心，用水六茶杯，煎三杯服。午前，四杯煎二杯服。临卧，二杯煎一杯服。每日一帖，连服七日。未发者暗消，已发者收敛，永无后患。毒深者用十四帖。

治梅疮经验方三

生羊肉四斤，用水十大碗，煮熟去肉留汤，撇净油珠，用土茯苓四两，入汤内煮，见金红色，去土茯苓，留汤备用。

金银花　防风　葶苈　桔梗　大黄各一钱　木瓜二钱

用前汤煎半炷香时候，匀作三碗，早、午、晚，各服一碗，连服三次，可愈。

如疮稍轻者，以猪肉三斤代羊肉亦可，如有腐烂，用后生肌散。

梅毒生肌散四

软石膏　白龙骨各三钱　海蛸螵一钱　松香五分

共研细末，用粗夏布包末药扑患处。

丹石结毒方五

凡服过房术丹石之药，变生淫湿广疮，医复图功敏捷，投以隐药治之，致成结毒，终身不愈者。用红枣三斤，以杉木作薪炊枣，其火逐次钳出，闷炭，俟枣烂为度，剥去皮核，将所闷之炭，尽数磨末，和枣肉捣匀，丸如弹子大。每日任意嚼之，土茯苓汤过下。久久服之，勿得间断，周身疮毒，可保无虞。盖红枣能解丹石之毒，杉木专祛湿热之侵，乃治梅花结毒第一方也。

结毒穿鼻方六

龟甲真酒浆炙三次，取净末，二两　朱砂水飞过，研细末，各二钱　九孔石决明童便淬煅，取净细末

上依法制，和匀，用黄米饭，捣为丸，如桐子大。每服一钱，土茯苓一两五钱，煎汤，和好酒送下。看病上下，食前后服。如服过硫黄者，以水芹菜，煎汤服。

中宫丸七　治杨梅丹毒初起，及久害俱效。

黄土三十二两　赤苓皮六两　生大黄　槐花各八两　明矾　生甘草各四两

为净末，水法为丸，桐子大。每服三钱，用土茯苓二两，煎汤送下。

鼻疳穿烂方八

明矾瓦上煅过　鹿角各一钱　人发五钱，灯上烧灰存性

各为细末，花椒汤洗患处，将药末干糁之。如不收口，加瓦松烧灰五钱，和入敷之。

银青散九　治男子下疳，疼极潮痒，女子阴户两旁淫湿，疮疡脓水淋漓，红瘰肿疼，并治玉茎梅疮蛀腐，及小儿痘疤横烂，并痘后余毒不清，满头发黄泡等疮，用此皆效。

白螺壳取墙头上白色者佳，火煅，拣去泥，研细，取净末一两　橄榄核火煅存性，研取净末　寒水石另研极细，取净末，各二钱　梅花冰片临用时每药二钱，配冰片一分

上共研匀，以磁瓶盛贮，勿使出气。临用时以麻油调搽，其湿处，干糁之。神效。

横痃方一〇

用菜油三两，入少年男子头发三钱，铜杓煎枯去渣，用去壳鸡蛋三枚，放碗内，后滚油倾入，连油连蛋食之，立消。

矾蜡丸一一　突生肛痈肿痛，若离寸许，名偷粪鼠。若生于谷道前，阴囊后，名骑马痈。极为痛楚，乃恶症也。男女患之，皆同治法。

生白矾　白蜡

上药等份为末，陈米饭为丸，每服五钱，空心开水送下。止痛消毒，三服取效。若既溃者，多服不至成漏，屡经试效。

喉口类

治咽喉红肿疼痛痰壅声哑方一

用鲜土牛膝根一两，或二三两，洗净去泥，

捣汁，开水冲服。重症可减，轻症可愈。加服大甘桔汤。

大甘桔汤二

桔梗八分　甘草一钱二分　牛蒡子　射干各六分　防风　元参各四分

白水煎服。热甚者加黄芩，去防风亦可。

一方，用土牛膝根，将人乳捣烂，吹入。如口不开者，其蛾在左吹左鼻，在右吹右鼻。

一方，用自己指甲，左剪三个，右剪四个，将银器烧红，放甲在内，煅为末，男左女右，吹鼻内。

解疫清金饮三　治风火客感时行喉症。

苏薄荷　苏橘红　牛子　丹皮各一钱　桔梗　赤芍　大贝各一钱五分　花粉一钱二分　甘草八分

投数剂，兼用吹散可愈。

济阴化痰饮四　治阴虚火灼，忧思郁虑，致成喉证。

小生地三钱　银花　元参各一钱五分　广皮七分　远志　柴胡各八分　桔梗一钱二分　川贝一钱　赤苓二钱　甘草六分

投五七剂，兼用吹散可愈。

二症愈后，俱服清咽抑火丸见后十八。旬日，以杜后患。

清咽双和饮五　治一切喉证初起。

桔梗　银花一钱五分　当归一钱　赤芍一钱二分　生地　元参　赤苓各二钱　荆芥　丹皮各八分　真川贝　甘草各五分　甘葛　前胡各七分

引加灯心一分，地浆水煎。

胆贝散六　治咽喉乳蛾，一切喉证，吹之立效。

川贝母　生石膏各三钱　花粉七分　芒硝八分

上药各为细末，用雄猪胆一枚调匀，风干，研细末。

活命神方七　专治喉风喉痹单蛾双蛾等症，但阴虚喉痛者不可用。

当门子　新江子仁去油　真大泥冰片　麻黄各一钱　细辛　山豆根各五分　真西牛黄六分　月石末　老姜汁澄粉各三分

各取净末。遇证，用芦管吹之。

点喉神效法八　治喉间肿痛，或烂，出血，大发寒热等症。

用井华水四碗，入剔牙松叶一握，煎至三碗，用人中白三钱，研极细，每碗入一钱，调匀。能饮者饮之，不能饮者取匙渐滴患处。不论喉间何毒，点之即效。

治喉蛾方九

枯矾二钱　桑茧烧灰　鸡肫皮各一钱，烧灰　喜蛛壁窝二十一个，烧灰　珍珠三分，豆腐内煮，同灯草，研

共研末。无声为度，用芦管吹之。

一方，治患喉蛾，已经气绝，心头微温者，于冬天三九时候，取老猪婆粪，放屋上，日晒夜露，七日取下。火煅，至烟尽为度。以水调如粉粥，徐徐灌之。能下总无不活。

治喉风方一〇　舌大如脬，即时不救，立死者。

冰片一分　火硝　硼砂各三分　僵蚕五分　胆矾　青黛各二分

共为细末，吹入即解。

一方，凡患乳蛾，咽喉肿痛，刺少商穴，血出即松。少商穴，在大拇指头甲盖旁，间一韭菜叶许即是。男左女右刺之。又患在左，刺右指，患在右，刺左指。

一方，凡生乳蛾者，头顶发内，必有红泡

一个，用银针挑破，出血毒泄，吹药尤效。

治喉癣方一一　喉症惟此最迟，久则失音，不可救。

西牛黄　冰片各一分　山羊血二分　川连　灯草灰各五分　橄榄核灰　血珀各三分　硼砂一钱

共为细末，每一茶匙药，用一茶匙蜜调之。放舌尖上徐徐咽下，一日五次，两月可愈。或加蜒蝣梅核烧灰二分于此方内，更妙。

蜒蝣梅方一二

将瓦罐贮霜梅半罐，尽数以蜒蝣入之，藏好。患咽喉症者，取梅一枚，含舌底，即有清水流出。其性极寒，不可咽下，须覆卧张口，将清水吐尽，喉内自松。

立解咽喉肿塞方一三

用夏枯草花十斤，水梨肉一百斤，同煮膏贮瓮中，埋地下，一年后取出。患者含少许，即消。

走马喉痹方一四

用土牛膝根，捣汁漱之。对节、方梗、绿叶有纹者是。或用牵牛鼻绳，烧灰吹之。

咽喉闭塞方一五

腊月初一取猪胆五六枚，用黄连、青黛、薄荷、僵蚕、白矾、朴硝各五钱　装入胆内，青纸包好，将地掘一孔，方深一尺，以竹横悬猪胆在内，地上仍盖好，至立春日取出，待风吹去胆皮青纸，研末密收。吹之。

碧雪丹一六　治一切风痹蛾癣，时行诸喉证，俱可用吹。已经溃烂者，倍珍珠，加珀琥四分，真紫金藤八分，俱要研细。

土牛膝根鲜者五两，干者七两　银花叶鲜者四两，干者六两　白萝卜苗四两，如无苗，即用去皮

净肉十两　荸荠苗五两，如无苗，即用去皮净肉十两

以上四味，用囊盛之，入长流水，浸一宿取起，带水磨，搅匀，澄清取粉。每粉一两为一料，配入后药。

远志八分，去心，甘草水泡　僵蚕甘草水泡，去水上浮涎　硼砂　真川贝　马勃各五分　西牛黄五厘　人中黄　人中白　丹皮各一钱　桔梗三钱　冰片三厘　珍珠四分

以上远志、桔梗、丹皮、僵蚕四味，用文火焙，余各生研极细，无声为度，并前粉和匀，是方为丸。含舌下亦可。为丸用土牛膝鲜者一两，和人乳汁半酒杯，捣汁，加当门麝三厘，和药跌丸，如绿豆大。

十叶散一七

芙蓉叶　荷叶　蕉叶　菊叶　银花叶　紫苏叶　柳叶　槐叶　冬桑叶　天名精叶

各应时采鲜者，风干为末，候十叶备齐，等份和匀，磁瓶收贮。猝遇喉证，外甩芦管吹之。内用甘草桔梗汤。或开水调下，每服七分。如遇无名火毒，掀肿红赤，兼可敷消，取井华水，调敷患处。

清咽抑火丸一八

生地六两　丹皮　麦冬　金果榄　元参各四两　连翘去心　山栀各二两　甘草一两五钱　北沙参　白芍　归尾　桔梗各三两　远志　泽泻各一两　荆芥穗二两五钱　川黄连五钱

各取净末和匀，炼蜜为丸，桐子大。每服三钱，开水下。

口舌疮方一九

用黄连、炮姜灰、青黛、儿茶各等份，为末，掺之。

翣舌方二○

卒然舌大硬肿，咽喉肿闭，即时气绝，名曰翣舌。至危之证。急用皂矾，不拘多少，以新瓦火煅红色，放地上候冷，研细，以铁钳拗开牙关，将药频擦舌上，立效如神。饮以真百草霜，酒调下三钱，并用百草霜和酒涂之。或蒲黄、干姜等份，为末掺之，内用甘草浓煎漱之。

唇裂血出方二一

用黄柏末，以蔷薇根汁调涂。

骨槽风方二二

患在腮内牙根，形同贴骨疽者是。初起若误认牙疼，多服生地石膏，以致烂至牙根，延烂咽喉，不救。当用二陈汤，加阳和丸，煎服。或阳和汤见前外证二二。消之。溃者以阳和汤、犀黄丸，见前外证五。每日早晚轮服。如有多骨，以推车散吹入，隔一夜其骨不痛，自行退出。吹至次日，无骨退出，以枣甲生肌散吹入，内服保元汤收功而止。二陈汤、阳和丸、推车散、保元汤、枣甲生肌散五方，俱开后。

二陈汤二三

橘红五钱　制半夏二钱　茯苓一钱　炙甘草五分

阳和丸二四

肉桂五钱　麻黄一钱五分　姜炭三钱

取末，蜜水跌丸，如绿豆大。每服六分，和二陈汤内同煎，或送下。

推车散二五

取推车虫，炙研，每一钱，入干姜末五分，研和吹。

保元汤二六

肉桂五分　生黄芪四钱　生甘草八分

215

若脓厚，接服阳和汤。见前外证门二十二。

枣甲生肌散二七

指甲五钱，用红枣去核，逐个包甲，以长发五钱札枣，同象皮薄片五钱，瓦上炙，溶成团，存性，研末，加麝香一钱　冰片三分固贮。

人中白散二八　治男妇大小，口舌糜烂，

走马牙疳，并咽喉肿痛，牙床腐溃等症。

真青黛　硼砂　人中白　粉儿茶各一钱　元明粉　马勃　龙脑　薄荷叶各五分　梅花冰片二分

共研匀，碾极细，擦之。如病甚者，可加西黄三分　珍珠五分　其效尤捷。咽喉病，以芦管吹之。日三次，夜二次。

牙痛分经治法煎方二九

生地　甘草　防风　熟石膏　荆芥　牡丹皮　青皮各一钱

上门牙属心，加黄连五分，麦冬一钱。下门牙属肾，加黄柏、知母各一钱。上边牙属胃，加干葛、白芷各一钱。下边牙属脾，加升麻四分，白芍一钱。上右尽牙属大肠，加枳壳五分，大黄一钱。下右尽牙属肺，加黄芩、桔梗各一钱。上左尽牙属胆，加龙胆、羌活各八分。下左尽牙属肝，加柴胡五分，黄芩、山栀各七分。

牙痛漱口方三〇

生石膏末　麦冬各五钱　牛膝　青盐各一钱

上四门牙心火，加条芩、木通、灯心。下四门牙肾火，加知母、黄柏、元参。左边上牙胆火，加胆草、白芍、柴胡。左边下牙肝火，加青黛、苏叶。右边上牙肺火，加桔梗、桑白皮、条芩。右边下牙脾火，加石膏、竹叶、元明粉。以上俱一钱，水煎，对症漱之。

一方，凡人无病，忽然齿长妨食，名曰髓溢，以白术煎汤漱口即瘥。

阴虚牙痛方三一

赤芍　元参各一钱二分　银花一钱　生甘草四分

引加灯心一分，桂圆肉五枚。

牙痛散三二

月石　火硝

各等份，取净末，每药一两，外加冰片三分，擦之。

虫牙散三三

雄黄五钱　荜拔八钱　上冰片八分

各取净末，和匀磁瓶收贮。牙齿虫蛀作痛用擦之。

口舌糜腐方三四

大红蔷薇花叶晒干，或隔水焙燥，忌火炒。研末和冰片少许，搽擦。如冬月，无叶用根，亦效。

牙疳方三五

旧红褐子烧灰　甘蔗皮烧灰　红枣肉　壁蟢窝土墙上者佳，炙　狗屎内骨头烧灰，各七分

俱用阴阳瓦，焙为末。先将疮，用米泔水煎洗，后用甘草汤候温，洗净，然后吹药。

耳目类

耳脓方一

用胭脂产济宁州，如银朱样紫色者可用，棉胭脂、油胭脂俱不可用　枯矾飞过者　钉锈粉，等份为末，吹。

耳后出血方二

凡人耳后发际搔痒，小窍出血，用止血药不效者，此名发泉。取多年粪桶箍，烧灰，敷之立愈。如指缝出血亦然。或用炒甲片细末，

黽之。亦止。

治耳内干痛时或有脓耳外红肿结瘾方三

内治服归芍地黄丸，即内症八号六味地黄丸加归芍　银花八分　炒栀五分　生甘草三分　钩藤钩二分　煎汤加青盐少许，送下。早二钱，晚一钱五分。

外治用干胭脂，烧存性　枯矾各五分　海螵蛸一钱　麝香一分　共为末，用鹅管吹入耳内。结痂，用茶子清油调鸡翎蘸搽之。结瘾，用解凝散见前外证十二。敷之。

眼患效方四

赤芍　银花　白蒺藜去刺　丹皮　当归　石决明取九孔者，火煅　蒙花各一钱　生地三钱　川芎六分　甘菊花　木贼各八分　川羌活二分　桑叶四片　生羊肝五钱，如无羊肝，用黑芝麻三钱代之亦可

如翳障久患，不能常服煎剂者，照方，以分作钱，以钱作两，外加生地二两　丹参二两　蝉蜕去头足，水飞，一两五钱　洋参三两　生羊肝全黑者尤佳，总用六两　各取净末，用桑叶四两煎汁，和蜜水趺丸。每早三钱，盐开水下。服之无间，翳障渐退。

清肺散五　治肺金气盛克肝，黑珠连生白星，昏花涩痛。

桑白皮　元参　薄荷　黄芩　白蒺藜去刺　紫苏各一钱　白蔻仁五分，研　甘草三分　广橘红七分，盐水拌炒

水煎，食后服。

滋肾饮六　治肾肝虚损，精血枯竭瞳人散大，目视无光。

熟地三钱　天冬二钱，去心　五味子五分，研　枸杞子　川黄柏青盐水拌炒　黑大豆二十粒　牡丹皮　川石斛　甘菊花　真阿胶蛤粉炒　车前子各一钱

水煎，五更时服。

推云散七　治风寒外侵，火热内炽，肝窍不利，赤痛日久，渐生外障翳膜。

防风　木贼草　秦皮　荆芥　羌活　白蒺藜去刺，炒　蝉壳去土　僵蚕去丝，炒　元参　牡丹皮　枳壳各一钱，炒　草决明二钱，炒

水煎，食远服。

偏风散八　治偏风，不拘左右，头目疼痛，赤涩怕亮，恶风眼眶渐小，甚至害目，俗名半爿头痛，治之极效。

苏叶　羌活　防风　荆芥　蝉壳　川芎　细辛各一钱　柴胡七分　僵蚕炒　松萝茶各二钱　甘草三分

加葱头三枚，水煎。半饥时热服。护暖取汗，避风一二日。

眼中胬肉方九

蛇蜕一条，以麻油炒黄色，勿使焦黑，加绿豆三合，炒，真砂糖一两，用水一碗，煎成，食远服立退。二三年者，两服即愈。

眼瞳成漏方一〇

凡眼下空处，生疖，出脓，流水不干，日久成漏，诸药不应者。以柿饼，去皮取肉，捣烂涂之。十日痊愈。

洗眼方一一

杏叶十片

无根水一碗，煎八分，澄清洗之。洗至一年，目如童子。

洗目日期

正月初八　二月初十　三月初五　四月初一

五月初五　六月初七　七月初七　八月初九　九
月初七　十月初十　十一月初九　十二月二二

如遇闰月，照前月日期。若用桑叶，不若
银杏叶之妙。

眼中堆起肉翳方一二

向屠户取猪鼻头上尖，沿边一道皮，煅研
为末，用好酒，每早下三钱，两日后退净。

眼内白珠夹起红翳方一三

用羚羊角，磨四分，杭菊花六分，煎汤调
下，三四服，自退。

昏花眼方一四

用童便，浸菊花洗之。

跌打伤损类

跌伤接骨方一

用大活蟹一只，脚爪全，捣烂，冲热酒，
尽量饮醉，再以渣罨患处，半日，骨内有声，
即接。伤在上者，食后服。在下者，食前服。
骨碎垂危，用乳香、没药各三钱，加骨碎补一
钱五分，冲蟹酒饮之，并效。

一方，治跌打闪挫伤损不出血，但外有青肿
紫色者。先用葱白捣烂，炒热敷痛处，随用生大
黄研末，姜汁调敷，并尽量饮前蟹酒，即愈。

跌打接骨敷药方二　此方百试百验，不
可轻视，勿以药料甚贱，而忽之也。

栀子炒黑　面各三钱　生军不可见火　没药
各二钱　刘寄奴　薄荷骨　川乌　草乌各四钱
姜十片　葱一把

各药捶烂，加醋一小杯，和匀，炒热，敷
患处。外骨断处，用夹板夹紧，对时一换。若

伤骨重者，加桂枝一钱，骨碎补二钱，松香一
钱，方内生军用五钱。不肿不用醋，皮破不
用醋。

一方，治跌打损伤，碎骨在皮内作脓，用
田螺槌烂，加酒糟同捣，四围敷上，中留一孔，
其骨即出。

止血定痛散三　治跌打损伤，皮破血流。

真檀香　陈矿灰　云苓各一两　蝉蜕去头足，
水飞　蛇蜕去头足，水飞　生半夏各三钱　珍珠一
钱　象皮一两，无象皮，用真象牙五钱代之

研细末，无声为度，磁瓶收贮。遇跌伤，
取末糁患处，立可止血定痛。结痂后，用真麻
油调，鸡翎醮搽，痂落后，并无瘢点。方内有
生半夏，切忌入口。

生肌定痛散四　治同前。

真紫檀香　丹参　云苓各一两　降香　远志
各五钱　琥珀　血竭各三钱

取末和匀糁患处，止血定痛。如伤手伤风，
延蔓横害，每药末一钱，加蝉蜕、蛇蜕各三厘，
糁患处。糁后结痂不落，用麻油稀调，鸡翎醮
润之。口疮舌裂，并可用吹。

一方，治跌打损伤，皮破血出，仓猝不及
用药，取真白蜡，净白糖霜各等份，研细糁破
处，立可止血。

金刀散五　治一切跌破血流不止，及刀斧
所伤，用之止血定痛生肌。

松香　夏果　刘寄奴

各等份，为细末，和匀，糁伤处。

刀斧伤出血不止方六

用陈石灰同韭菜捣烂，阴干研细。每末一
两，加紫黑降香节，锉三钱，和匀，糁患处，
立刻生肌止血。虽切断亦接。忌下生水。金疮
并治，端午日合更妙。

金疮血出不止方七

用紫金降香节，锉末微炒，出汗，五倍子打碎，炒黄色，各等份，为细末糁之。

破伤手足方八

用自己小便，淋伤处。虽痛甚，立止。

外科膏子九　治一切跌打损伤，烫火伤烂，将翎毛涂上，即愈。

麻油八两　鸡蛋黄一个　头发三钱　朱砂水飞　银朱各一钱，水飞　黄蜡六钱

先将油，入无硝硫砂锅内，文火煎。后入蛋黄，熬化尽，再入头发剪寸长，以箸顺搅，化尽，始终文火顺搅，方入朱砂、银朱，再入黄蜡，掇锅安地上，一宿后，收用。

从高坠下跌闷不醒方一〇

甘松　三奈　白芷

等份为末，每服一钱二分，滚水灌下，立苏。

接骨入骱方一一

骨碎补　川续断　威灵仙各一两

用陈酒二斤，煎数沸滤清，随量热饮之，以尽醉为度。并将药渣捣烂。熨揉伤处，扎三日愈。

一绿散一二　治打扑伤损眼泡，赤肿疼痛。

芙蓉叶　生地

各等份，共捣烂，敷眼泡上。或为末，以鸡蛋清调匀，敷亦可。

七厘散一三　治一切跌打伤损，树木山石伤折。

归尾二两　儿茶六分　朱砂　乳香　没药各二钱八分　红花　雄黄各八钱　冰片　麝香各二分四厘　血竭二钱四分

各为极细末，和匀，以磁瓶收贮。每服七厘，烧酒调，百花酒送下。并用酒调敷伤处。

参芪紫金丹一四　此丹提补元气，健壮脾胃，止渴生津，增长精神，和通筋血，伤重而气虚者，最宜服之。

上黄芪炙　党参各四两　丁香　当归酒洗　血竭　骨碎补　北五味各一两　五加皮　没药去油，各二两　甘草八钱　茯苓一两五钱

炼蜜为丸。每服三钱，早晚淡黄酒化服，童便亦可。

三黄宝蜡丸一五　专治跌打损伤，刀箭枪伤，一切棒疮破损，风伤刑伤，急血奔心，及疯犬毒虫蛇咬坠马，瘀血凝滞，痰迷心窍，危在顷刻，诸险证。

天竺黄天竺黄乃竹之精液结成，如黄土着竹成片者是　红芽大戟　刘寄奴　血竭各三两　明雄黄　儿茶各二两　当归尾一两三钱　琥珀　水粉　麝香各三钱　朴硝一两　藤黄四两，用秋露水隔水滚十数次，去浮沉，取中，将山羊血拌入晒干　山羊血一两，研细，入藤黄内

上药各为细末，分两要足，如无真天竺黄，即以九转胆星三两，并醋炙瓦楞子一两代之。用提净黄蜡二十四两，炼溶离火，入滚汤内，坐定，将各药末掺入，不住手搅匀，取起，用磁器盛贮听用。极危笃者一钱，次者五分，无灰黄酒化下。外敷，用香油隔汤炖化，勿见火。如受伤日久，病势深重，速服数次，能令周身瘀血，尽变为新，活络舒筋，真起死回生之圣药也。服后，忌生冷瓜果烧酒一二日。

琥珀丸一六　治跌打损伤，五脏有瘀血在内，不能饮食，不大便者。

大黄酒炒　桃仁去皮尖　苏木捣末　姜黄各二两　朴硝　槟榔　黑丑半生半熟　三棱酒煮　香附　赤芍各一两　巴豆肉炒紫色，六钱　红花

七钱　肉桂　乌药各五钱　木香三钱

共为极细末，将朴硝化水，去渣，面糊为丸，绿豆大，朱砂为衣。每服三钱，大便行三次后，吃冷粥，即止。

内伤酒药方一七

治跌打及劳伤太过，腹胁腰膝，筋骨肢体，疼痛无力。不拘远年近日，男女老少，皆效。

红花　桃仁炒　秦艽　续断　广木香　砂仁炒　牡丹皮　威灵仙各一两　当归　五加皮　怀牛膝各三两　骨碎补捶碎，忌铁，晒干　胡桃肉炒　杜仲炒　丹参各二两

择道地药，制过，晒干，用陈酒二十斤，将一半，同药隔汤煮大线香三炷，待冷定取开，将所存之酒，冲入封固。每日早晚，随意温服一二杯。

熨方一八

凡跌打损伤，不论新久，先用此方熨伤处，轻者不必再用药，重者先用此方，再擦药服药更妙。

面皮一斤，做面筋洗下者便是

干炒热，用绸包喷酒在绸上熨，再喷再熨。俟血脉行动，再擦药服药，则更效。伤重者，先服药，然后熨。

治打绵臀方一九

以锡箔用无根井水湿过，铺杖处，以手掌着力拍打即消。

一方，用木耳四两，炒黄为末，蜜调敷患上。

棒疮膏二〇

用麻油四两，煎滚入鸡子黄三个，熬枯捞去，再入洗净血余五钱，又熬枯捞去，下白蜡五钱，冰片三分，和匀冷透，薄敷患处。

杖疮方二一

杖毕，即用童便、陈酒各一盅，和匀，温服，免血冲心甚妙。即用葱，切烂炒热，搭杖处，冷则再易，止痛消肿散瘀神效。跌打损伤，此法亦妙。如无葱，用热豆腐，敷在杖处，其气如蒸，其腐即紫，复易去，以淡为度。

杖后敷药方二二

樟冰七钱五分　生大黄末，七钱　生半夏末，三钱

生猪油捣和，摊草纸上，贴之扎紧，一宿，用葱椒汤洗。

夹棍伤方二三

急用热童便一桶，将足浸之。如冷，用烧红砖二块，淬之即热，直浸至童便面上，浮起白油，其伤尽出。再用肥皂，捣如泥，鸡子清和敷伤处，以草纸包裹脚，缚紧，一夜不可动，内服人中白一两，煅乳香、没药各二钱，箬包炙牛膝三钱，木耳五钱，烧灰　自然铜五钱，煅共为末，用牛膝一钱五分，煎酒调下，三钱。

内伤久发方二四

凡跌仆夯伤，胸胁腰肋等处，并肩挑负重，失足蹬筋。初时不觉，延至经年累月，忽后疼痛，浮面按之不痛，揿重方觉，或咳呛吸气，牵掣吊疼。此乃内伤，气逆血滞，久恐患痈毒。宜用生大黄细末一两，止可烘，慎勿火炒，以老姜二两，舂烂，串滚水一杯，绞汁，隔汤顿温，调大黄末，如膏药稀式，涂于痛处，不必留头，盖以粗纸，外用帛扎之，一日一换，三次即愈。如伤三五年者亦效。

古方汇精卷三

爱虚老人辑　吟五女士校

妇科门

妇人之证，与男子同，而有不同者。立天之道，曰阴与阳。立地之道，曰柔与刚。妇人之不同于男子者，阴柔其性也。人之一身，气运乎血，血丽乎气，而妇人尤以血为先天之本。血于妇人，犹水之行地中。自二七而天癸至，荣萃贯乎百脉，而疾病亦莫不由之。自行经而孕育，而胎前，而产后，症有主有客，而总以调和气血为主。气血调，经脉和，膝理固，病何从生？本此以制方，百不失一矣。彼误任攻伐者，在柔脆之质，为祸尤烈。往往有阴罗其惨而不悟者，良可哀也。辑妇科。

益母丸一　治妇人赤白带下，恶露淋漓不止，及胎前产后诸症。

益母草方梗，对节、生叶叶类火麻，四五月间开紫花是，白花非

于五月间，采取晒干，连根茎叶，勿犯铁器，磨为细末，炼蜜丸，如弹子大。每服一丸，用热酒和童便化下。若临产时，仓卒未合，只用生益母草，捣汁，入蜜少许，服之，其效甚大。或用砂锅，文武火熬成膏，如黑砂糖色，入磁罐收贮。每服二三匙，或酒或童便调下，亦妙。

归神汤二　治妇人梦交盗汗，心神恍惚，四肢乏力，饮食少进诸症。

党参二钱　白术一钱半　白茯苓　归身各一钱　炒枣仁　陈皮各八分　甘草五分　圆眼肉七

枚　羚羊角　琥珀各研末，五分

上羚羊角、琥珀二味不煎，余药煎熟去渣，入二末和匀，食前服。

八珍养血丸三　治月候不调，赤白带下，皮寒骨热，肢体倦怠，并一切崩淋干血等症。

上炙芪　大生地　白术　丹参各三两　当归　陈阿胶　茯神　云茯苓　白芍各一两五钱　远志八钱　川芎一两　炙草五钱

各取末，杜仲十两熬膏，和炼蜜为丸。每服四钱，淡酒下。如症势重者。早三钱，姜汤下，晚二钱，淡酒下。

加味归脾丸四　治脾不统血，以致妄行，并心悸怔忡，胃口不调，饮食不香，阴虚寒热以及产后失调，经行乖舛诸症。

党参　黄芪炙　白术炒　云苓　炒枣仁各二两　远志　当归各一两　广木香煨　炙草各五钱　柴胡八钱　麦冬一两五钱，去心，糯米拌炒

各取末，用桂圆肉四两煎汁，小红枣六两，去皮核，煮烂和丸。每服二钱，早服，锅焦粉汤下，晚服，淡酒下。

一味生新饮五　治干血痨证。

全当归五钱，酒洗

水酒各半，浓煎，分早晚服，半月取效。前症由于先天不足，兼之七情所伤，照方服，加服养血丸，见前三号。兼进八珍汤，见内症十三。加陈阿胶二钱，制杜仲一钱五分，汤丸并

进，可以渐愈。慎勿轻用通经逐瘀，如桃仁、代赭之类，恐致崩下晕脱，不可救药也。

一味厌红散六　治血崩不止。

陈棕三钱，烧灰存性

陈酒调下。前症由气不摄血，照方服，加用补中汤、见内症十号。八珍汤，见内症十三。相间投之。俱用陈棕灰五分为引，兼服归脾丸，见前四号。可以渐愈。

种玉酒七　治妇女经水不调，气血乖和，不能受孕，或生过一胎，停隔多年，服此药酒百日，即能怀孕，如气血不足经滞痰凝者，服至半年，无不见效。受胎后加服泰山盘石散，（见后二十号）保护胎元。

全当归五两，切片，此能行血养血　远志肉五两，用甘草汤洗，此能散血中之滞，行气消痰

上二味，用稀夏布袋盛之，以甜三白酒十斤浸之，七日为度。每晚随量温饮之，慎勿间断。服完照方再制。再于每月经期，加用青壳鸭蛋，以针刺孔七个，用蕲艾五分，水一碗，将蛋安于艾水碗内，饭锅上蒸熟，食之。多则五六个，少则二三个，尤妙。

荞脂丸八　凡闺女在室行经，并无疼痛，及出嫁后，忽患痛经，渐至滋蔓，服药罔效。此乃少年新娘，男女不知禁忌，或经将来时，或行经未净，遂尔交媾，震动血海之络，损及冲任，以致瘀滞凝结，每致行经，断难流畅，是以作疼，名曰逆经痛。患此难以受孕，医不明此，猜寒猜热，论虚论实，混治无效，惟投以此方多神应，痛止经调，俱得产育。

荞麦五升，淘去灰，晒燥，磨筛去粗皮，取净面，听用。荞麦补冲任脉络，且兼化瘀滞　画边胭脂二两，此系苏木、茜草、红花，佐以乌梅煎染绵玺而成，取其温润之气威而不猛

上将画边胭脂，煎浓汁，捣和荞麦净面为丸，如桐子大。每早服五钱开水下。忌食猪肝羊血糟醋。

一味利关散九　治赤白沙淋诸证。

真赤茯苓五钱，为末，空心豆腐浆调下。

一味归经饮一〇　治月经逆上，出于口鼻。

韭汁一小杯，和童便温服。吐血咯血昏晕等证，服此方亦能取效。

探胎饮一一　妇人经水不来三月，疑似用此验之。

川芎不拘多少，为末，不见火

空心煎艾汤调下五分，觉腹中动，则有胎也。脐之下血动者，乃血瘕也。不动者，血凝也。病也。

泰山盘石散一二　治妇人气血两虚，或肥而不实，或瘦而血热，或肝脾素亏，怠惰少食，屡有堕胎之患。此方和平，兼养脾胃气血。觉有热者，倍黄芩，少用砂仁。觉胃弱者，多用砂仁，少加黄芩。更宜戒恼怒欲事，屏酒醋辛热之物，可保无堕。

党参焙　糯米各三钱　黄芪蜜炙　川断　黄芩各一钱　川芎　甘草蜜炙　砂仁研，各五分　白芍酒炒　熟地各八分　白术土炒二钱

白水煎服。但觉有孕，隔三五日，常用一服，过四个月，方保无虞。其药渣可倾入河池内，与鱼食之，以有糯米故也。

千金保孕丸一三　治妊妇腰背痛，惯堕胎，服此可免半产之患。

川续断二两，酒拌炒　厚杜仲四两，切片，用白糯米炒断丝

上共为末以山药四两糊丸，如桐子大。每服八九十丸，用米汤空心送下。戒恼怒，忌食酒醋猪肝发火等物。

徐东皋曰：妇女凡怀胎两三月，惯会堕落，名曰小产。此由体弱，气血两虚，脏腑火多，血分受热所致。医家安胎，又多用艾、附、砂仁热补之剂，是速其堕矣。殊不知血气清和，无火煎烁，则胎自安。大抵气虚则提摄不住，血热则滥溢妄行，欲其不堕，得乎？香附虽云快气开郁，多用则损正气。砂仁快脾，多用亦耗真气。况香燥之性，气血两伤，求以安胎，适以损胎也。惟泰山盘石散，千金保孕丸，能夺化工之妙，百发百中，万无一失。

护胎饮一四　治经虚漏胎。

川芎六分　归身炒　白芍　云苓各一钱　上党参蜜炙　大生地炙，各三钱　焦白术　制杜仲　川续断各一钱五分　炙草五分　丹皮八分　淮岳二钱　姜皮一分　南枣二枚

怀孕二三月，忽然腹痛下血，如欲小产，照服一二剂，可以固气安胎。纵然小产，亦能平善，勿易视之。

安胎饮一五　妊娠五七个月，用数服，可保全产。

党参　白术　当归　熟地　川芎　白芍　陈皮　炙甘草　紫苏　炙黄芩各一钱

引加姜五分，白水煎服。

银苎酒一六　治妊娠胎动欲堕，腹痛不可忍，及胎漏下血。

苎根二两　纹银五两　酒一碗

如无苎之处，用茅草根五两，加水煎之。如不善饮者，水煎，加酒饮之亦可。

益母地黄汤一七　治妊娠跌坠，腹痛下血。

黄芪炒　生地　益母草　当归各二钱

引加姜二分，白水煎服。

束胎丸一八　怀胎七八个月，恐胎气展大难产，用此扶母气，束儿胎，自然易产。然必胎气强盛者乃可服。

条黄芩酒炒，勿太熟，冬月一两，夏月半两　白术三两　陈皮二两　白茯苓七钱五分

上为末，粳米粥糊丸，桐子大。每服五十丸，白汤下。

芎归补中汤一九　治气血俱虚半产。

川芎　炙黄芪　当归　白术炒　党参　白芍炒　炒杜仲　炒阿胶各一钱　艾叶二分　五味子四分，炒研　炙甘草五分

白水煎服。

保安煎二〇　治妇人难产，横生逆产，以致六七日不下者。或婴儿已死腹中，命在垂危，照方与之，立刻即下。保全母子两命，服之无不效验。此方异人所授，愿以救世活人，每见收生稳婆，用手取割，立伤产妇，深可恻悯，切忌切忌。如临月二三日前觉行走动履不安，预服一剂，可保万全。此方屡试屡验，活人无数矣。

当归酒洗　川芎各一钱五分　厚朴姜汁炒　蕲艾各七分　菟丝子一钱四分　川贝母一钱去心　枳壳六分　川羌活　甘草各五分　荆芥穗　炙黄芪各八分　炒白芍一钱二分，冬日一钱

水一盅，姜三片，煎八分，预服者空心腹，临产者随时服。

固元饮二一　治妊娠三月后，胎动下血，或因倾跌欲堕，服此惧可保安。

大生地四钱　川芎六分　归身　川续断　云苓各二钱　炒白芍　制杜仲　丹参各一钱五分　焦白术一钱三分　炙草四分

煎成，加淡酒半小杯冲服，胎生者安。如已死腹中，方去川续断，加败龟甲三钱，炙，血余灰五分，　芒硝六分，　投一剂，自然收

缩而下。

一味通瘀饮二二　治小产后恶露不行，小腹胀痛等症。

丹参六钱，酒浸一宿，炒

每取二钱煎成一小盏，和入童便淡酒各半小杯，更加姜汁一滴，每早服一次，三次为度。凡小产重于大产，尤宜加慎调养，小产后照取阳和生化汤，见后三十四号。煎服一二剂，兼进是方，可免小产变生诸症。

疏解散二三　治妊娠伤寒初起，项强恶寒

肢冷骨节酸痛身体倦怠，默默不语，投是药一剂，肢体稍和，得汗未透，再一剂自然汗解，解后无庸他药。服芎归、（见前十九号）八珍（见内症十三）等汤，数剂，可以保安。如他症悉除，惟余烦渴，投加味逍遥散（见内症二六）二剂自愈。

川芎一钱　全归二钱　建曲　夏曲　生黄芪各一钱五分　砂仁四分　枳壳炒　防风各八分　桂枝五分

引煨姜一片，葱白三钱。

正气饮二四　治妊娠痎。

荆芥炒　川芎各八分　当归　建曲　夏曲赤芍各一钱五分　苍术炒　白术各二钱

橘红一钱　赤首乌三钱　枳壳六分，炒　藿香叶五分　桂枝木四分，尖

引加姜皮二分　葱白三寸。二剂后，痎发渐早渐轻，去葱白、桂枝、荆芥、枳壳、建曲、夏曲，加党参、大生地、法制半夏各三钱，柴胡六分，炙甘草八分，引去姜皮，换姜一钱五分。痎先时服，二剂应止。如未止，日进芎归汤见前十九。一剂。痎先时投五福饮见内症十七。一剂，自然渐止。止后投八珍汤见内症十三。数剂，可以保安。

祛邪化滞煎二五　治妊娠痢。

川芎　黄芩各八分　当归　炒白术各一钱五分　建曲　夏曲各二钱　藿梗　云苓各一钱　赤芍一钱二分　煨木香四分　炙草三分

引加姜皮分半　砂仁壳二分　冬瓜皮五分投二剂化滞祛邪，和调荣卫，痢应可止。如未止，用归芍六君汤，即前内症二二，香砂六君汤，去藿香、砂仁，换当归、白芍各一钱。和入香连丸见内症五九。一钱，服三五剂自愈。愈后加服八珍汤见内症十三。数剂。

疏风利阴煎二六　治产妇中风，不省人事，口吐涎沫，手足瘫疾。

归身四钱　荆芥穗一钱五分

上药为末，每服二钱，水一盏，酒、童便各一小杯，煎成灌之，下咽即解。

万应无忧散二七　胎前临产之月，间一日服一剂。临产时，有力之家，照方加好人参七分，无力者。加上炙黄芪二钱。

当归身三钱　焦术　炒黄芩各一钱五分　广皮五分　益母草　大熟地各二钱　大川芎　茯苓块各一钱　炙草四分　大腹皮八分，黑豆汁洗净。

紫炁丹二八　治横生逆产难产者。

全当归一两　川芎　柞树皮各五钱　红花二钱　炙黄芪三钱　败龟甲一个炙

照分两，每料蜜成三丸。

每服一丸，丹参二钱，煎汤服。若膏粱体弱甚加人参二钱，藜藿体不加即产也。

佛手散二九　治怀孕六七个月，因跌磕伤胎，腹中疼痛，口禁昏闷，或心腹饱满，血上冲心，及产后腹痛发热头疼诸症。

当归五钱　川芎三钱

水一盏，酒小杯，同煎，照服一二剂，胎生者安，胎死者下。如横生倒产，子死腹中者，

如黑马料豆五钱炒焦，乘热淬入酒水中，加童便一杯煎服。

当归芍药汤三〇　治妊娠心腹急痛，或去血过多，眩晕等症。

当归　白芍炒　白术炒　茯苓　泽泻各一钱　川芎二钱

白水煎服。

加味芎归汤三一　治分娩交骨不开，或五七日不下垂死者。

生过男女妇人发三钱，烧灰存性　自死龟甲一个，炙酥用　川芎七钱　当归一两

水煎服，不问生死胎俱下。

仙传通津救命至灵丹三二　治裂胞生，及难产数日，血水已干，产户枯涩，命在垂危者，服之神效。

桂圆肉六两，去核　生牛膝梢一两，用酒一杯浸，捣烂

将桂圆肉煎浓汁，冲入牛膝酒内服之，停半日即产。

平胃散三三　治胎死腹中，其舌多见青黑，口中甚秽而呕，腹中不动，只觉阴冷重坠者是。

厚朴姜汁炒　陈皮各三钱　朴硝五钱　炒甘草一钱二分　苍术三钱，米泔水浸去皮，炒

照方用河水一盏，酒一盏，煎十数沸，入朴硝，再煎数沸，温服。其死胎即化水而出，万不失一。

一方，用朴硝末三钱，以热酒和童便调服，立下。或用佛手散见前二九。调服，亦妙。

阳和生化汤三四　治产后恶露不行，儿枕作痛，并一切血晕诸症。是方一产下，即服之。留渣再煎再服，时不论冬夏，人不论强弱，

俱宜照服，切勿加减，小产亦宜照服。

当归五钱　炙草五分　炮姜四分　川芎二钱　丹参一钱五分　桃仁九粒，去皮尖

煎好，加花酒童便各半小杯，冲服，以杜产后诸患。

紫霞丹三五　治产后血晕惊风，一切危症。

熟地　川芎各四钱　当归八钱　黑荆芥一钱，炒　炮姜五分　丹参一钱五分　桃仁五粒，去皮，研　益母草一钱

煎成，加童便一杯和服。

一方，治产后血崩大下不止，用蒲黄炒黑为末二钱，以川芎、当归各二钱，煎汤调服。

一方，治产后血不止，用百草霜取烧野草者一钱，酒调，和入八珍汤见内症十三。内温服。

一方，治产后昏晕，急将乱发浸陈醋烧于床前，立苏。即取童便一碗温服，可保无虞。

养营惜红煎三六　治产后鼻中流血不止。

归尾三钱　川芎一钱五分　荆芥穗一钱，炒黑　血余灰五分

煎成，加陈京墨酒磨汁半小杯，童便一小杯，和温服。

一方，用本人顶心发三五茎　红绒线三五茎合扎右手中指节上，令极紧即止。此乃瘀血逆行，产后危证，仓猝无医，速宜用此。

华佗愈风散三七　治产后中风，口禁手足抽掣，角弓反张，或血晕不省人事，四肢强直，或心头倒筑，吐泻欲死。

荆芥穗除根不用，焙干，为末

每服三钱，童便调服。口噤则挑牙灌之。齦噤则不必研末，只将荆芥用童便煎，俟微温，灌入鼻中，其效如神。同黑豆酒并用，更妙。

一方，用黑豆五钱，炒至烟起，再入连根葱头五个同炒，随入好酒一杯，水一盏，煎成

225

温服，出汗即愈。

邪滞双解散三八　治产后疟。

川芎六分　当归　建曲　夏曲　炒苍术各一钱五分　枯谷芽　炒白芍　藿香叶各一钱　云苓　丹参各二钱　大生地三钱，炙

引葱八分，煨黑姜一钱。肢冷，加桂枝尖木三分。二剂后，疟来已正，方内加升麻炙、柴胡各四分，生熟首乌各一钱五分，投二剂，可止。如未止，再投二剂，接服休疟饮见内症五四。与八珍汤见内症十三。相间服之，可期渐愈。

快脾饮三九　治产后痢。

当归　建曲　夏曲各一钱　老苏梗四分　赤苓块二钱　丹皮八分　藿梗六分　淡干姜二分　炙草三分

照服二剂，加大生地一钱五分，姜汁炒炭淮岳二钱　广皮七分　丹参二钱　砂仁壳四分　冬瓜皮八分　白蔻肉四分　大南枣二枚　再四剂，取和解而愈。

当归补血汤四〇　产后大补阴血，退血虚发热如神。

黄芪一两，蜜炙　当归三钱

水二碗，煎一碗，一服立愈。分两不可加减。

通脉汤四一　治乳少，或无乳。

生黄芪一两　当归　白芷各五钱

七孔猪蹄一对，煮汤，吹去浮油，煎药一大碗服之。覆面睡即有乳。或未效，再一服无不通矣。其新产无乳者，不用猪蹄，只用水酒各一盏煎服。体壮者加好红花五分，以消恶露。

一方，用雄猪白胰一个，切碎，炒半熟，冲入黄酒一碗，顿热空心连胰服之，两三次效。是方体壮者宜之。

一方，用赤小豆四钱，煎汤频饮，即通。是方体弱者宜之。

吹乳饮四二　治乳痈初起。

蒲公英一两　金银花藤二两

捣汁，和热酒服，留渣敷患处。

开郁流气散四三　治乳硬如石。

槐花三钱，炒　远志三钱

上为末，每日陈酒调服，半月取效，外用远志葱蜜饼敷之。远志葱蜜饼敷法，见外证六号，益气养营煎后引。

益血和中散四四　治乳岩乳疬初起。

用败龟甲，煅存性，每服三钱，糖拌，好酒送下，尽醉，即消。

托里散四五　治乳疬溃烂，至见脏腑。

雄鼠粪两头尖者是，炒　露蜂房煅　土练树子经霜者，炒川练不用

上等份为末，每服三钱，酒下，间三日一服，数日脓尽，疮口渐收。

治妊娠小便不通，腹胀如鼓，数日垂死，用猪脬吹胀，以鹅毛管子安上，插入阴孔，捻脬气吹入即通。通后，加服补中汤见前内症十。一二剂。

治产后阴翻，用泽兰叶五钱，煎浓汤熏洗，即收。

治产后阴肿，此证皆因下体受风，形似生毒，红赤肿疼，用葱白一两研膏，入乳香一钱研匀，敷贴患处，即消。

一方，用羌活防风各一两，煎汤熏下体，亦消。

治子肠不收，用蓖麻仁十四粒，研膏，敷头顶心，肠收上，即速去之。去之不速，恐生变异之证，慎之慎之。

治产后肉线下垂，此症因产妇用力太过，

垂出肉线，痛彻心脾。急捣连皮老姜三斤，入麻油二斤，炒干，先以熟绢，盛起肉线，纳入产户，乃以绢袋盛姜，就近熏之。冷则更换，渐次缩入。重者须一二日可愈，断则不治。

治乳胀不回，用大麦芽炒黄，煎服，神效。

治乳悬怪症，产后两乳忽长，细小如肠，垂过小腹，痛不可忍，用川芎、当归各二钱，浓煎频服，仍用二味烧熏，令病者吸之。又以蓖麻子一粒，研烂，贴其头顶，当渐收上，既收复旧，速即洗去蓖麻子。

附录：《达生论》

临产六字真言，一曰睡，二曰忍痛，三曰慢临盆。

初觉腹痛，先自家拿稳主意，要晓得此是人生必然之理，极容易之事，不必惊慌。但看痛一阵不了，又疼，连连五七阵，渐疼渐紧，此是要生，方可与人说知，以便伺候。若痛得慢，则是试痛，只管安眠稳食，不可乱动。此处极要着意留心，乃是第一关头，不可忽略。若认作正产，胡乱临盆，则错到底矣。

此时第一忍疼为主，不问是试痛，是生产，忍住疼，照常吃饭睡觉。痛得极熟，自然易生，且试痛与正产，亦要疼久，看其紧慢，方辨得清。千万不可轻易临盆坐草，揉腰擦肚，至嘱至嘱。再站时宜稳站，坐时宜正坐，不可将身左右摆扭。须知此处，要自家作主，他人替不得，与自家性命相关，与别人毫无干涉。

到此时必要养神惜力为主，能上床安睡，闭目养神最好。若不能睡，暂时起来，或扶人缓行，或扶桌站立片时，疼若稍缓，又上床睡。总以睡为第一妙法。但宜仰睡，使腹中宽舒，小儿易于转动，且大人睡下，小儿亦是睡下，转身便不费力。盖大人宜惜力，小儿亦惜力，以待临时用之。切记切记。无论迟早，切不可轻易临盆用力，切不可听稳婆说孩儿头已在此，以致临盆早了，误尽大事。盖母子一气，子在母腹中时，母之气力，即子之气力，母若无力，

则子亦无力矣。故母不轻用力，儿便有气势，自会钻出，何须着急。因恐小儿力薄，其转身时力已尽，及到产门不能得出，或亦有之。宜稍用力一阵助之，则脱然而下矣。

或曰：大便时亦须用力，如何生产不用力。不知大便呆物，必须人力，小儿自会转动，必要待其自转，不但不必用力，正切忌用力。盖小儿端坐腹中，及至生时，垂头转身向下，腹中窄狭，他人有力难助，要听其自家慢慢转身到产门，头向下，脚向上，倒悬而出。若小儿未曾转身，用力一逼，则脚先出，以为诧异，且赠之美名曰，脚踏莲花生。或转身未定时，用力一逼，则横卧腹中，一手先出，又名之曰讨盐生。即或转身向下，略不条直，用力略早，亦或左或右，偏顶腿骨而不得出。不知此等弊病，皆是时候未到，妄自用力之故。奉劝世人，万万不可用力，然亦非全不用力，但当用力，只一盏茶时耳。其余皆不可乱动者也。即如大便，未到其时，纵用力亦不能出，而况于人乎。

或问：何以知此一盏茶时而用力乎？曰：此时自是不同，若小儿果然逼到产门，则浑身骨节疏解，胸前陷下，腰腹重坠异常，大小便一时俱急，目中金花爆溅，真其时矣。当于此时临盆，用力一阵，母子分张，何难之有。更有第一妙法，凡女子临产，其两手中指傍，脉必跳动，异于往时，直至中指第二节，脉亦乱动，方是的真时候。于此时临盆，则用一口气送下便生矣。或曰：早一时断乎不可矣。不知迟了一时，可不妨否？曰：不妨。若果当其时，必无不出之理，然或偶有不出者，则小儿力尽不能得出，宜令上床安睡，使小儿在腹中，亦安睡歇力，少刻自然生矣。

或曰：倘或儿到产门，而大人睡下，岂不有碍？曰：更好。盖小儿向下时，而大人坐立，则小儿倒悬矣，岂能久待。今大人睡下，儿亦睡下，有何妨碍。又曰：倘或闷坏，奈何？曰：他十个月不曾闷，今乃闷乎。

或曰：不宜用力，已闻教矣。不知先误用

力，以致横生倒产，有法治之否？曰：急令安睡，用大剂加味芎归汤服之，将手足缓缓托入，再睡一夜，自然生矣。又曰：托之不入奈何？曰：若肯睡，再无托不入之理。若到此时，仍不许他睡，又或动手动脚，乱吃方药，吾末如之何矣。若儿身已顺，产户已开，儿已露顶，犹不下者，此因儿身回转，脐带绊肩故也。名曰碍产。即令产母仰卧，徐推儿上，以中指按摩儿肩，去其脐带，方可用力。

或曰：盘肠生是何缘故？曰：用力之过。盖因产母平日气虚，及到临时，用力努挣，浑身气血下注，以致肠随儿下。一次如是，下次路熟，又复如此。若能等待瓜熟蒂落之时，何得有此怪异。

或曰：稳婆不必用乎？曰：既有此辈，亦不能不用，但要我用他，不可他用我，全凭自家作主，不可听命于彼耳。大约此等人，多愚蠢，不明道理，一进门来，不问迟早，不问生熟，便令坐草用力。一定说儿头已在此，或令揉肠擦肚，或手入产门探摸，多致损伤。更有一等狡恶之妇，借此居奇射利，祸不忍言矣。每见富贵之家，预将稳婆留在家中，及到临时，稍不快利，前后门户，接到无数，纷纷攘攘，吵成一片，所谓天下本无事，庸人自扰之。但房中只要曾生育过老妪二人，有气力，抱腰女人二名，或一人静以守之。米粥时进，以饱为度。

或问：服药有益无损否？曰：安得无损。鼠兔二丸，大耗气而兼损血，回生丹大破血而兼损气。盖鼠兔例用香窜之药，产时百脉解散，气血亏虚，服此散气药，儿已出而香未消，其损多矣。且令毛窍开张，招风入内，祸不可言。回生丹以大黄、红花为君，其余亦多消导之品，血已耗，而又大破之，多致产后发热等病，遗患无穷。按此方药，古今称为神灵奇宝，尚然如此，其他可知。今所辑胎产前后诸方，皆家常之品，屡经试验者。非世上之方，故公之人世，以广大生之德。

或曰：依此言，世间总无难产者耶？曰：偶亦有之。或因母太虚，胎养不足，血气不完。或母病伤寒之后，热毒伤胎。又或夫妇同房太多，以致欲火伤胎。平日过食椒姜煎炒之物，火毒伤胎。以及跌仆损伤，皆致难产，多令胎死腹中。除此之外，无难产者矣。又有严寒天气，滴水成冰之时，贫家房中，火气微薄，以致血寒而冻，亦令不出。然此亦因临盆早，去衣久坐之故耳。若令拥被安卧，待时而产，岂有此患。

或问：临产时，饮食如何？曰：此时心内忧疑，腹中疼痛，甚至精神疲困，口中失味，全要好饮食调理，但不宜过于肥腻耳。倘不能食，只将鸡鸭汤肉汤之类，吹去油，澄清频频饮之。若在贫家，岂能办此，白米粥最佳，馄饨亦可，俱能壮助精神，和调气血。人以食为命，岂可一日缺乎。

冬月天冷，产母经血，得冷则凝，致儿不能下，此害最深。故冬月生产，下部不可脱去棉衣，并不可坐卧寒处，务使满房围炉，常有暖气，令产母背身向火，脐下腿膝间常暖，血得暖则行，儿易产也。

盛夏，产妇宜温凉得宜，不可过凉，致增疾病，不可人多，热气逼袭，令产母心烦，热血沸腾，有郁冒冲晕之患。

将产，最戒曲身眠卧，虽甚腹痛，宜强为站立，散步房中，或凭几立，切戒曲腰，以阻儿转舒寻路也。盖儿子寻到产门，被母腰曲遮蔽，再转又再蔽，则子必无力而不能动，决至难产。人见其不动，则谓胎死，其实因无力，而非死也。此时纵有妙药良方，不能令子有力而动，只要补接产母元气，更要心安气和，调理精神，胎元渐复，可保无虞。又有胞水已下，子忽不动，停一二日，三五日者。调补气血之外，切戒忧惧惊恐暴躁。盖惊则神散，忧则气结，暴则气不顺，血必妄行，多致昏闷，知此善调，自然无恙。

凡手先出，名曰横生。足先出，名曰倒生。

救法，急令产母仰卧，略以盐涂儿手心足心，仍以香油抹之，轻轻送入。即便自转顺生，不可任其久出。久则手足青而子伤，难以送入。亦不可妄用催生方药。盖手足之出，非药可治。又切勿误听凶妇，用刀断手，一断，子必腹中乱搅而伤母矣。

或问：试痛何故？曰：儿到七八个月，手足五官全备，已能动弹，或母腹中有火，或起居不时，令儿不安，以此大动而痛。此等十胎而五，不足为奇，只宜照常稳食安眠一二日，自然安静。或痛之不止，用安胎药一二服，自止。此后近有数日，远则月余，甚至再过三四个月才产。人多不知，轻易临盆，终日坐立，不令睡倒，或抱腰擦肚，或用手拖，或用药打，生生将儿取出，母则九死一生，儿则十胎九夭，惨不可言。世间难产，皆此故也。盖胎养不足，气血不全，如剖卵出雏，裂茧出蛹，宁可活乎。只说小儿难养，谁复根究到此。又有受寒及伤食腹痛，不可不知。

或问：何以知其试痛？曰：只看痛法一阵紧一阵者，正生也。一阵慢一阵，或乍紧乍慢者，皆试痛也。

或问：伤食受寒，何以辨之？曰：伤食者，当脐而痛，手按之更痛，或脐旁有一梗。寒痛多在脐下，绵绵而痛，不增不减，得热物而稍缓是也。

或问：将试痛，认作正生，其害如此。倘将正生，认作试痛，以致过时，不亦有害乎？曰：无害。果当其时，小儿自会钻出，纵或过时，不过落在裤中，生在床上而已，有何大害，而如此谆谆乎。

《大全方》曰：妇人怀孕，有七八个月生者，有一年二年乃至四年而后生者，不可不知。

朱丹溪先生云：产后以大补气血为主，虽有他症，以末治之。

陈无择曰：儿下时，切不可遽然平卧，必须靠坐良久，俟恶露下行，方可安卧。不然，恐血随火上行，奔心入肺，以成危证。又若分娩艰难，劳伤元气，产母垂危，产子已死，急以黄芪、川芎、当归数斤，水煎乘热熏蒸满室，俾产妇口鼻俱受其气。脐带以油纸燃烧断，藉其暖气，以接补子母阳气。

枕流子曰：交骨不开，多因用力太早，逼儿头在户口也。但数日不下者，服药后，闭目静养，片时，则药入阴分，药始奏功，不然无效。盖开目则气行阳道。闭目则气行阴道，夜虽属阴，不闭目则尚在阳。昼虽属阳，一闭目则气亦入阴矣。保胎以绝欲为第一义，其次亦宜节欲。盖寡欲则心清，胎气宁谧，不特安胎，且易生易育，少病而多寿。

孕已知觉，好宜用布一幅，六七寸阔，长视人肥瘦，约缠两道，横束腰间，直至临盆之时，才解去。若是试疼，仍不宜解。盖胎未长成，得此则腰膂有力，些须闪挫，不致动胎。且常令腹中狭窄，及到解开，则腹中乍宽，转身容易。凡觉受胎，一切行动，俱宜小心，不可任意举步，及用力移掇重物，恐防蹉跌。五月以前，根蒂未固，若一遭跌，多有堕落之虞。五月后，至临产，小儿神识初生，魂魄怯弱，母若一跌，儿在腹中，如山崩地陷，神魂飞越，无论胎堕，子母不保。幸而生育，必有胎惊脐风之病，多致夭折。万一成人，恒遭颠痫恶疾，药不能疗。与其生后疼爱，不若胎中保护，慎之慎之。

一受胎后，不可登高上梯，恐倾跌有损，不可伸手高处取物，恐胎伤而子啼腹中。如子腹中啼，但令妊妇鞠躬片时，或俯拾地上钱豆之类，自安。生男生女，夫命所招，与妇何干，倘或连胎生女，不可在旁咨嗟叹息，令其气苦，致病伤生。凡此只宜宽慰为主，又有将女溺死者，忍心害理，后嗣不昌。

产后莫妙于热酒对童便，或腹痛甚，用阳和生化汤，无不愈者。再用马料豆，炒至烟出，用无灰酒淬之。如此三次，去豆饮酒，能治产后七十二证，伤风受寒者尤宜。

或问：产后胞衣不下，乃极恶之证，可以

损命，有诸？曰：不妨。不必服药，亦不必惊恐。若胞衣不下，急用粗麻线，将脐带系住，又将脐带双折，再系一道，以微物坠住，再将脐带剪断，过三五日，自痿缩干小而下，累用有验。或以二指，随脐带而上，带尽处，以指连胞向下一捺，恶血覆尽，其衣随手下矣。或觉胎衣不下，产妇用自己头发塞口中，打一恶心则下矣。只要与产母说知，放心不必惊恐，不可听稳婆妄用手取，多有因此而伤生者，慎之慎之。

小产重于大产，一切调理并如产后法。

薛立斋先生云：小产重于大产，大产如粟熟自脱，小产如生采，破其皮壳，断其根蒂也。但人往往轻视，死者多矣。

小产数日后，忽然浑身大热，面红眼赤，口大渴，欲饮凉水，昼夜不息，此血虚之证，宜用当归补血汤以补其血。若认作伤寒，而用石膏、芩、连等寒凉之药，则必死矣。

古方汇精卷四

儿科门

赤子初生，百脉未周，赖母乳哺之。而其肤革未充，精髓未满，恒易招客忤。究其根原，有未离母胎，而已受病者。有既脱母腹，而旋致病者。有变蒸非病，而调护失宜，辗转而成病者。加以痘疹关煞，种种皆病之所丛生。心诚求之，不中不远。今自初生，以及孩提少长，内外主客，各采数方，虽未尽保婴之法，而按证投之，可无横夭。是亦慈幼之一端也。辑儿科。

小儿初生集要十则

小儿初生，先浓煎黄连甘草汤，用软绢，或丝棉包指，蘸药，抠出口中恶血气，或不及，即以药汤灌之。待吐出恶沫，然后与乳，能令出痘稀少。

小儿生下，不出声者，急看上腭有泡，即用银簪挑破，丝绵拭去血，勿令入喉，可活。

切不可断脐，以棉衣包儿，用火纸捻烧脐，待儿气转回，方可断脐。

儿生未乳之前，用淡豆豉，浓煎与服，可下胎毒，最妙。乳后亦可服，且能助养脾气，消化乳食。月内，以猪乳哺儿，可解痘毒惊痫，且无撮口脐风之患。

初生小儿，不尿，乃胎热也。取大葱白，切四片，取乳汁半盏，同煎片时，分作四服，即通。不饮乳者，服之饮乳。若脐旁有青黑色，及撮口者，不治。

初生小儿，大小便不通，以致腹胀欲死，急令人以开水漱口，吸咂儿前后心，并手足心，脐下七处，凡五七次，以皮红赤色为度，须臾即通。

小儿生下，遍身无皮，用白米粉干扑之。候皮生，乃止。

小儿周岁之内，谓之芽儿。切忌频浴，以致湿热之气郁聚不散，身生赤游丹毒，如胭脂涂染。肿而壮热，毒一入腹，则肚胀哽气，以致杀儿。更有洗后包裹失护，风邪所伤，身生白流，肿而壮热增寒，鼻塞脑闷，痰喘咳逆，故儿切忌多浴。

凡浴儿时，须四围遮好，谨避风寒，又须掩好肚脐，勿令潮湿。否则风邪入脐，流毒心脾，能致撮口脐风等证。倘脐中有湿，将大红羊绒，烧灰糁上，扎好。或用马齿苋，烧灰敷之。治口疮并效。

小儿忽然惊搐，当令平卧于床席之上，任其牵动，不可抱紧。盖风与痰相激而逆行，筋络间皆有痰流注，定后则仍归于脾胃中。若一紧抱，便凝结不散，醒后多成废人。戒之戒之。

马兰膏一　治小儿两足红赤，游风流火，如足至小腹，手至胸膛，多致不救。急用此方救之，百不失一。并治大人，两腿赤肿，流火，或湿热伏于经络，皮上不红不肿，其痛异常，病者只叫腿热，他人按之极冷，此谓伏气之病。急用此膏搽之，立愈。

马兰头不拘多少，冬季无叶，取根亦可

上用水洗去泥，捣烂绞汁，以鸡毛蘸汁搽之，干则再换。如颈项腿肋缝中溃烂，以此汁调飞净六一散搽之，即愈。

六一散方二

滑石五钱　朱砂六分　甘草一钱

研末和匀。

金黄散三　治小儿胎毒，赤游丹毒，用生黄蜜调敷。

川黄连　蓝石　寒水石　黄柏　芙蓉叶各五钱　景天　郁金各一钱五分　大黄一两

各取净末，研细和匀，外敷内服皆可。内服每服五分，甘草节四分，煎汤和蜜调下。

一方，治胎毒湿烂，用蔷薇花梗，连皮去叶，炙研细末，茶油调敷。

一方，治小儿月内痈疮，满头及浑身脱皮者，用多年尿缸内红色砖，焙干为末，或香油或麻油俱可调搽。

一方，治小儿丹毒，用马齿苋，或蓝淀捣敷之。

治撮口方四

穿山甲用尾上甲三片，羊油炙黄色　蝎梢七个

共为细末，人乳调涂乳上，令儿吮之。用厚衣包裹，汗出即愈。

预治小儿脐风马牙经验方五

枯矾　硼砂各二钱五分　冰片　麝香各五厘朱砂二分

共为末。凡小儿生下，洗浴过，用此药糁脐上，每日换尿布时，仍糁此末，糁完一料，永无脐风等证。

紫芦散六　治小儿竹衣胎痈。凡无皮脓血淋漓，及胎中遗毒，赤剥杨梅等疮，并治妇女为丈夫梅疮所过，结毒之气，渐至阴户湿烂，流血不止，沿至产门，外绕肛门，肿硬溃脓，出水不休，疼痛不堪，将此药搽之。每一小便，

势必冲去，须要勤搽，渐渐自愈，极验如神。若毒势重者，配入珍珠一钱五分，西黄一钱，其效更捷。

大冰头五分　紫甘蔗皮烧存性，取净末　粉口儿茶各五钱　真绿豆粉要炒燥　厚川黄柏各七钱，以猪胆汁涂炙七次　轻白芦甘石火煅一两，黄连汁内淬三次，童便内淬四次　赤石脂五钱，煅

上共为细末，用麻油入鸡子黄，煎黑，去黄，候冷调搽，即愈。假如麻油二两，入鸡子黄一枚，内服解毒丸，方开后。

解毒丸七

西牛黄三分　乳香灯草炒　没药灯草炒，各五分　山慈菇一钱　朱砂　雄黄各七分　麝香一分，取当门子佳

上共研匀，炼蜜为丸，每丸约重三分。每日以金银花煎汤，调服一丸。如欲稀痘，候疮好后，每逢节气日，调服一二丸，出痘必稀。

凡治胎痈，须过周岁之外，方可搽此药。周岁之内，神气未足，适遇变病，反归咎也。

胎癫八

先用猪胆煎汤，浴净，再用宫粉，水调，涂于碗内，晒干，用艾熏至老黄色，取下为末，绢袋扑之。绝妙。

胎毒害眼九

凡新产小儿，两目红赤，涩闭肿烂不开，以蛐蟮泥，捣涂囟门，干则再换，不过三次，即愈。或以生南星、生大黄，等份为末，用醋调涂两足心亦愈。

钩藤饮一〇　治小儿脏寒夜啼，阴极发躁。

钩藤钩　茯神　茯苓　当归　川芎各一钱木香煨，四分　甘草五分

姜一片，枣二枚，水煎服。若心经有热，脸红便赤，去木香，加朱砂一分，木通五分，赤芍一钱

当归散一一　治夜啼不乳。

党参五分　当归四分　白芍三分　炙甘草　桔梗　陈皮各二分

白水煎服。

灯花散一二　治小儿夜啼。

灯草不拘多少，烧灰存性，用灯草汤调下，或涂儿上腭。

止汗散一三　治小儿睡而自汗。

旧蒲扇烧灰存性，为末，每服三钱，温酒调下。

婴儿胎疝方一四

凡小儿初生发疝，止见啼哭，不见病形，延至一周两岁始知是疝，诸医不效。用麻栃树上之鸳鸯果一对，其果连树枝取下，可辨真假，一对果，可治三人。荔枝核七枚，杵碎　平地木即多年老树椿根也。三钱　同煎饮，即瘥，亦不再发。

一方，于午日午时，以脚盆盛热水，安于中堂，随抱小儿，将卵放水内一浸，再将小儿在于中门槛上中间，一搁，其卵上之水，印痕于槛，将艾圆在槛上湿印处，灸三壮，其卵遂渐收小如故。

惺惺散一五　治小儿伤寒时气，风热头痛，目眵多睡，痰壅咳嗽喘急，或痘疹已出未出，疑似之间。

党参　茯苓　白术炒　甘草　北细辛　川芎　桔梗炒

各等份为末，每服二钱，入薄荷叶五分，水煎服。

异功散一六　止渴消暑，生津补胃。

猪苓　泽泻各三钱　党参　白术　茯苓各五钱　陈皮二钱半　朱砂一钱

上为末，蜜丸，芡实大。每服一丸，灯心竹叶汤化下。

七味安神丸一七　治心经蕴热惊悸。

黄连　当归身　麦冬去心，炒　白茯苓　甘草各五钱　朱砂飞一两　冰片二分半

上为末，白汤浸蒸饼，和獖猪心血，捣丸，黍米大。每服十丸，灯心汤下。

急慢惊风一八　须真正惊风，始用有神效。

用朱砂、轻粉、等份水飞，研细，在秋分后，寒露前，取青蒿根内虫，不拘条数，以足和药为度，看其急走缓走，分别记之。捣汁，和上二味为丸，如粟米大。急走者治急惊风。缓走者治慢惊风，每岁用二丸，人乳化服，便痰即愈。

千金散一九　治小儿一切惊证。

制胆星　甘草各一钱　天麻　川黄连　朱砂　冰片各二钱　全蝎　僵蚕各钱半　真西黄三分

各取净末和匀，研至无声为度。每服一分，金银汤下。

急救回春散二〇　治小儿慢惊慢脾风证。

远志　白僵蚕　制附子　天麻　干姜　朱砂各八分　白芥子　制胆星　黑甘草各一钱　冰片一分　西黄五厘

各取末，和匀，研极细，每服二分，用金银器，并党参、白术各一钱　真橘红五分　煎汤下，三服取效。

凡小儿急惊，面红气促，痰壅，手足抽搐，无涕泪，而哭声高大。此虽中气不通，而证发于阳，千金散方见前十九。惺惺散方见前十五。

安神丸方见前十七可治。如气促、面白、肢冷、时或屡搐，目珠磁瞪，此慢惊也。寒痰风毒，入于胞络，急用回春散治之。又有证名慢脾风者，或因寒邪风毒，入于肝经，致伤脾土，或因攻散之过，肝风内眩，脾胃因虚而寒。其见症也，终日闭目，似睡非睡，鼻微扇，气微急，手足时冷时热，鼻尖冷，虎口纹青黑色，数日不大便，或解粪水，小便清，或混白色，速照方制服，间进六君、即内症二二号香砂六君汤去藿香、砂仁。理中方见内症六十九等汤。

保婴丹二一　稀痘。

缠豆藤或黄豆、或绿豆梗上缠绕细红藤是也。于八月生气日择取，阴干听用，二两　荆芥穗　紫草茸　防风去根，酒浸　牛蒡子炒，各一两　升麻盐水炒　甘草去皮，各五钱　天竺黄真者，三钱　真蟾酥　真牛黄各一钱　好朱砂用麻黄、紫草、荔枝壳、升麻各等份，同煮过，复以此汁飞过，三钱　赤小豆　黑豆　绿豆各三十粒，略炒勿焦

上另用紫草二两，入水二碗，煎膏至小半碗，入砂糖一大匙，将前各药为细末，同紫草膏，丸如李核大，即以朱砂为衣。于未痘之先，浓煎甘草汤，每磨服一丸，大者二丸。若已发热，用生姜汤磨服。盖被睡而表之，多者可少，少者可无，大有神效。

稀痘仙方二二　是方神验异常。有一人家，上下小儿数十，出痘奇险，惟服此药者，皆得安吉。

青蒿子八十一粒　朱砂三分，净　甘草三钱　绿豆粉真者，一钱

上将青蒿子、甘草，二味文火烘干，研水飞细，同朱砂、豆粉和匀，于七月七日清晨，摘带露凤仙花红白各七朵，荷花一朵，荷叶一张，茎一根，绞汁，和入药内，阴干，再研极细。至二分二至，用绿豆、赤豆、黑豆各一钱，薄荷五分，钩藤七枚，红花二分，牛膝一钱，煎汤调下一钱。如不肯服，或加冰糖一钱，或猪

腰子、鸡软肝、粘末食之。服之数次，痘出自稀。痘发时亦可服二三次，可免伏陷倒塌之患。肝火盛，加绿豆。心火盛，加赤豆。肾有毒，加黑豆。上部不起发，加薄荷。有惊加钩藤。下部不起发，加牛膝。不红活，加红花。是方药无难制，依分两，可数十料一合。后按症加者，照原分两倍之。

胡荽酒二三　辟秽气，使痘疹出快。

用胡荽四两，以好酒二盏，煎一二沸，令乳母口含，喷儿遍身，或喷头面，房中须烧胡荽香，以辟除秽气，能使痘疹出快。煎过胡荽，悬房门上，更妙。或用枣炙之，儿闻枣香，尤能开胃气，进饮食，解毒气。若起胀之后，则宜避酒气，忌发散，慎不可用。

养血化斑汤二四　治白疹，白痘。

当归身　党参　炙生地各一钱　红花四分　蝉蜕五分

加生姜一片，白水煎，温服。

四味消毒饮二五　治痘疮热甚，毒气壅遏。

党参　炙甘草　黄连　牛蒡子各等份

上为粗末，每服一钱，加姜一片水煎，去渣，不拘时温服。

十二味异功散二六　治元气虚寒，小儿痘疹色白，寒战咬牙，泄泻喘嗽等症。

党参　丁香　木香　肉豆蔻　陈皮　厚朴各二钱半　白术　茯苓　官桂各二钱　当归三钱半　制附子　制半夏各钱半

上每服二钱，姜一片，枣二枚，水煎服。

保婴济痘神丹二七

白豆俗名雀豆，颜色净白似苡米乃佳　赤豆绿豆各三两，俱连壳，甘草煎汁浸一宿，晒研　蝉

蜕去头足净，水飞　银花　元参　生地各二两
荆芥穗　生芪各三两　人中黄一两五钱　归身
一两

各取末，用胡荽一两，酒浸一宿，煎汁，
跌丸，如黍米大，辰砂五钱为衣。每服一钱。
初见点时，灯心汤下。贯脓浆，糯米一撮，煎
汤下。初见不起发，馒笼膏三厘，汤下。

痘颗倒陷带火干收蒸法二八

柴胡　真降香　檀香各一两　葱二十茎　全
归二两　蒸笼膏五钱

煎汤，加淡黄酒二两，倾浴桶内，将儿置
浴桶上，隔被单蒸，日三次。蒸后目微活，渐
有啼声，痘粒增长，可望起色，加内服泻毒饮。

泻毒饮二九　治痘粒干收。

大生地　元参　全归各一两　净银花八钱
生甘草五钱　法制半夏三钱

加金汁半酒杯，辰砂一分，冲服。二剂，
照前蒸方，两日六次，痘疮复起。贯浆不足，
或多破裂，此火有余而气虚也。接服托里益
气汤。

托里益气汤三〇　治痘浆不足。

净银花　元参各二钱　人中黄五钱　鲜芦根
八钱　上黄芪饭锅蒸熟，三钱　柴胡　升麻各四分
照服二剂，再接服后二方。

生地益阴煎三一

元参　银花　赤芍　白茯苓各二钱　归身
甘菊各一钱五分　丹皮八分　生地五钱　生甘草
一钱

上方与后方相间服之。可投十余剂，以杜
痘后诸患。

参术和脾饮三二

西党参三钱　于术酒拌，土微炒　银花各一钱

五分　橘皮一钱　嫩桑芽七粒，无芽用叶
上方与前方间服。

救逆痘良法三三　痘至七八朝，或十朝，
或十七八朝，灰陷倒塌，抓破无血，空壳无浆，
目开不食，破损处，如焦木灰红，危笃垂死，
医皆袖手者。

老白雄鸡冠血不拘多少，多更妙　白酒酿十
匙　胡荽汁二十匙

三味搅和，隔汤顿热，徐徐服之。停一时，
皮肤红活，即有另发大痘。目复闭，面复肿，
其内陷之毒，皆复发出。渐思饮食，初与米饮，
次与黄芪粥饮，不必更服他药也。服一次，若
未全起，五更时，再服一次，必活。倘面红气
喘，此痘毒由里达表，不必惊惧，误认变症。

痘疮黑陷三四

凡心烦气喘，妄语见鬼，以不落水猪心血，
和冰片不拘分两，以足和为度，丸如芡实大。
每服一丸，用紫草五钱，浸酒一杯，去紫草，
用酒化丸，服少顷，下瘀血，神清，疮即红活
透出。此医所不能治者，百发百中，神应非凡。

痘烂生蛆三五

用嫩柳叶，铺席上垫卧，蛆尽出而愈。

五福化毒丹三六　治胎毒及痘后，头面
生疮，眼目肿痛。

生地黄　天门冬　麦门冬　元参　熟地黄
各三两　甘草　甜硝各二两　青黛一两五钱

上为末，炼蜜丸，芡实大。每服一丸，白
汤，或薄荷汤下。

痘疔散三七

雄黄一钱　紫草三钱

上为细末，胭脂汁调，用银簪脚，挑破黑
痘，入药在内，极效。

235

痘疹入目三八

用黑狗耳刺血，滴眼中，其疮自落。

痘后目翳三九

天花粉、蛇蜕，洗焙，等份为末，用羊肝披开，入药在内，米泔煎熟切食，旬日即愈。

痘风眼癣四〇

诸药不效者，用蛔虫一条，洗净捶烂，以夏布绞取汁，加冰片少许，调搽，随愈。如无蛔虫，取活五谷虫捣汁，亦可。

痘后耳内腥臭作脓四一

此痘之余也。取银花甘草浓煎，调人中黄服之。耳内用麻油蘸沁之。

痘后痈毒四二

用赤小豆末，鸡子清涂敷。

风热双和饮四三 治痧疹初起，发热，微觉恶寒，肌栗，面赤，咳嗽，腹微疼。

葛根　银花叶　丹皮各一钱　紫苏叶　柴胡各八分　麦芽　夏曲　建曲各半　赤芍二钱　赤苓三钱　甘草五分

引新荷叶一片，芦根汁半酒杯，干胡荽四分，无新荷叶，用桑芽一钱代之。初见点，投三剂。去柴、葛，加炒荆芥六分，大贝一钱五分，连翘去心八分，元参二钱，再二剂。苏叶换苏梗八分，炒荆芥换桔梗一钱二分，赤苓减一钱，银花叶换银花一钱五分，赤芍减五分，外加小生地二钱，杏仁泥一钱二分，广皮六分，生谷芽二钱，引去新荷、胡荽，加灯心一分，再四剂。

化虫散四四 治疳积生虫。

五谷虫一钱，瓦焙干　史君肉五个，切片，培等份炒研为末，用红枣，去皮核，煮烂为丸，每末一钱，用枣二枚，每粒重一钱五分。清米饮调服。

一方，治小儿疳积，用鸡内金不落水，剥下，炙灰研细，黄糖拌食，两三次即愈。

一方，用大蟾一只，放瓶内，将纸封口，过七日，再将鲜活五谷虫洗净，入瓶中，任蟾食尽，炭火煅研为末，蜜丸如桐子大。每服三丸，锅焦粉、山楂各五分，汤下。

疳膨食积仙方四五

朱砂三分，为末　朴硝　鸡内金各五钱

共研和，每服三分，人中白四分，煎汤调服。

治猴狲疳方四六

川黄连　甘草各三钱　胡桃七个，连壳打烂。

用水煎二次，滤清，熬成膏。每日服四五次，每次四五匙。至重者。二料痊愈。

猴子疳方四七 是症从肛门，或阴囊边，红晕烂起，渐至皮肤不结屦。若眼梢口旁亦红，不早治，必至烂死。凡有此证，切忌洗浴，只用软绢蘸甘草汤揩净用药，虽延蔓遍身，可救。

绿豆粉一两　螵珠一钱　轻粉一钱五分　冰片二分　西黄一分

研细，将金汁调，鹅毛蘸敷。如无金汁，雪水亦可，甘草灯草汤亦可，内服化毒丹。

化毒丹四八

元参　桔梗　赤苓各二钱　黄连　龙胆草薄荷　青黛　连翘各一钱　甘草五分

加灯草二十寸，煎服。

乳母煎药方四九 小儿患狲疳，乳母亦宜服药。

川连　木通各五分　银花　赤芍　当归各钱半　甘草　牛膝　黑山栀各一钱　薄荷七分　连

翘八分　桔梗二钱

新汲水煎服。

生熟地黄汤五〇　治痘眼闭合不开。

生地黄　熟地黄各五钱　川芎　赤茯苓　枳壳　杏仁去皮尖　川黄连　半夏曲　天麻　地骨皮　炙甘草各二钱五分

上每服二三钱，引用黑豆十五粒，姜二分，水煎服。

羊肝散五一　治痘气入眼，并痘后眼胗肿痛羞明。

蜜蒙花二钱　青葙子　决明子　车前子各一钱，炒

上为末，用羊肝一大页，薄批糁上，湿纸裹，煨熟，空心食之。

小儿语迟五二

孙真人云：凡小儿四五岁，只会叫人，不能言语者，以赤小豆研末，酒调，涂于舌下，二三次，即能说话。

小儿头上黄水疮及秃痂神效方五三

松香二两，为末，入葱管内用线扎定，水煮溶化，去葱，候干　黄丹水飞，一两　宫粉炒　无名异炒，各一钱　轻粉炒，三分

共为细末，香油调搽，极效。

一方，治秃疮，每剃头后，以银匠店中，渍银水，热洗一遍，用猪脚爪煅末，麻油调敷，三四次，愈。

烂疮成孔五四

凡小儿，或头面遍身，形似杨梅疮者，用蒸糯米甑上气水，滴下，以盘盛取，搽之。数日即愈。

小儿软疖五五

用大芋头一个，捣如泥，敷之。

疳疮方五六　若沸满口中，烂穿面孔，诸药不治者，尤效。

用紫荆叶，九月采者佳，炙灰存性，每灰二钱，加冰片三厘，糁上即生肌肉。

马鸣散五七　治走马疳。

人中白即尿缸底白垩也，以物刮取，新瓦盛之，火煅如白盐乃佳，五钱　五倍子生者，一钱，另用一钱同矾煅之　马鸣退即蚕退纸也，火烧过，二钱五分　枯白矾二钱，即用五倍子一钱入矾于内煅枯者

上为极细末，先以浓米泔水，浸洗疮口，以此吹糁之。

一方，用人龙在瓦上焙干，研细，加青黛少许，冰片少许，研匀，吹入，即愈。

一方，用陈京墨，煅烟尽，加冰片少许，搽上即愈。

益阴养荣膏五八　治童子痨，初起发热咳嗽，阴虚盗汗，脾胃不香，遗精咯血等症。

密刺海参、大淡菜、建莲肉、南枣，各八两，文武火熬，须昼夜不断火，俟成膏，去渣，每早用一大匙，开水化下，服尽一料，即愈。

小儿健脾丸方五九　治小儿脾胃不健，饮食不香，或嗜食无厌，病后或断乳后失调，俱宜常服。

淮山岳　建莲肉　锅焦粉　白术　党参　茯苓各二两　神曲　须谷芽　五谷虫　山楂各一两　鸡内金　广皮各五钱　胡黄连二钱　炙甘草三钱

各取净末，冰糖熬化为丸，如弹子大。日二粒。

附录：《变蒸考》

凡儿生后，必有变蒸之期，其发热吐泻，与病无异。若误认为疾，妄投药饵，以致蒸长之气全消，无疾而成疾，误事不浅。今列其期

237

于下，按期考之。可以知儿之强弱，并无误药之弊云。

凡初生至三十二日为一变，六十四日为一蒸。

人有三百六十五骨，内除手足中四十五碎骨，余止三百二十数。自生下一日，则生十段，十日百段，三十二日，则三百二十段，为一变。

自生下算起，至三十二日一变，而生癸肾脏气，属足少阴经，主身热，面耳㿠俱冷，唇起白泡。六十四日则二变一蒸，而生壬膀胱腑气，属足太阳经，主寒热发而频喷嚏，呎乳，多嚏，上唇微肿。

九十六日，则三变，而生丁心脏气，属手少阳经，主体热汗出，恐畏虚惊。一百二十八日，则四变二蒸，而生丙小肠腑气，属手太阳经，主浑身壮热。一百六十日，则五变，而生乙肝脏气，属足厥阴经，主掌骨成而学匍匐。一百九十二日则六变三蒸，而生甲胆腑气，属足少阳经，主情昏神倦，眼闭不开。

二百二十四日，则七变，而生辛肺脏气，属手太阴经，主情思恓惶，而爱多哭。二百五十六日，则八变四蒸，而生庚大肠腑气，属手阳明经，主微利肠鸣而肤热。

二百八十八日，则九变，而生己脾脏气，属足太阴经，主身热吐泻。三百二十日，则十变五蒸，而生戊胃腑气，属足阳明经，主不食腹痛，吐乳微汗。心包络为脏，属手厥阴经，三焦为腑，属手少阳经，二者俱无形状，故不变而又不蒸，至十变五蒸既讫，则共三百二十日矣，复有三大蒸焉。

六十四日为一变蒸，积至一百九十二日为一大变蒸，历三大变蒸后，共五百七十六日，变蒸始定，寸脉乃生，可以诊视，儿始成人。

变者，变生五脏，而易其情态也。蒸者，蒸养六腑，而长其骨节也。凡变，始得之一日，以至七日，上唇中心，必有白珠泡子，形如鱼目，白睛微赤，轻则身热有汗而微惊，耳与尻冷，重则壮热，或汗或不汗，脉乱，不食而呕哕，如身与耳尻皆热者，则又兼犯他证。

其变兼蒸者，必上唇微肿，如卧蚕类，身体壮热，或乍热乍凉，唇口鼻干，哽气吐逆而脉乱，或汗，或不汗，不食，时惊，多嚏，呎乳。自始得之一日，至十三日，变蒸既足，方无所苦。

其三大蒸者，必唇口干燥，咳嗽喘急，闷乱，哽气，腹疼，身体骨节皆疼，或目上视，时多惊悸，然七日之内有病，但数呵其囟门，勿轻服药。若有不惊不热，无他苦者，是受胎壮实而暗变也。

古方汇精卷五

爱虚老人辑　吟五女士校

奇急门

奇急者何，凡证必审色脉，察表里，而仓猝中不及审察，莫知何经，莫名何证，所以奇，所以急也。不速救，即至不救。故于内外妇儿后，备列急诸证方。证虽奇，而方实庸也。而效自奇也。勿以庸视之。辑奇急。

救自缢。徐徐抱住解下，不得用刀剪断绳，上下安被，放倒，微微捻正喉咙，以手掩其口鼻，勿令透气。一人以脚踏其两肩，以手挽其顶发，常令弦急，勿使纵。一人以手摩捋其胸臆，屈伸其手足。若已僵直，渐渐强屈之。一人以脚裹布，抵其粪门，勿令泄气。又以竹管吹其两耳，用生半夏末吹鼻中，男用雄鸡，女用雌鸡，刺冠血，滴入口中，切不可用茶灌。候气从口出，呼吸眼开，仍引按不住。须臾以姜汤，或清粥，灌令喉润，渐渐能动乃止。此法自旦至暮，虽已冷可活，自暮至旦阴气盛，为难救。心下微温者，虽一日以上亦可活，百发百中。

救溺死。先以刀斡开溺者口，横放箸一只，令其牙衔之。使可出水。又令一健夫，屈溺人两足着肩上，以背相贴，倒驼之而行，令出其水。仍先取燥土或壁土，置地上，将溺者仰卧其上，更以土覆之，止露口眼，自然水气吸入土中，其人即苏。仍急用竹管各于口耳鼻脐粪门内，更迭吹之，令上下相通，又用生半夏末搐其鼻，用皂角末，绵裹塞粪门，须臾出水即活。

救冻死。及冬月落水，微有气者，脱去湿衣，随解活人热衣包暖，用米炒热，囊盛，熨心上，冷即换之。或炒灶灰亦可。再用雄、黄焰硝各等份为末，点两眼角，候身温暖，目开气回后，以温酒或姜汤粥饮灌之。若先将火灸，必死。

救压死，及坠跌死。心头温者急扶坐起，将手提其发，用生半夏末，吹入鼻内，少苏，以生姜汁，同香油，搅匀灌之。次取小便灌之。再取东向桃柳枝各七寸，煎汤灌下。

救中恶魇死。不得近前呼叫，但唾其面，不醒。即咬脚跟，及拇指，略移动卧处，徐徐唤之。原无灯，不可用灯照，待少苏，以皂角末，吹鼻取嚏。

一方，凡溺缢魇死，急取韭菜捣汁，灌鼻中。得皂角末，麝香同灌，更捷。

救自刎断喉。自刎者乃迅速之变，须早救之。迟则额冷气绝，不救矣。初刎时，急用油线缝合刀口，即取桃花散掺之。方见后。多掺为要，急以绵纸四五层，盖刀口药上，以女人旧脚带将额抬起，周围缠绕五六转，扎之。患者仰卧，以高枕枕在脑后，使项郁而不直，刀口不开。冬夏避风，衣被覆暖，待患者气从口鼻出，以姜五片，人参二钱，川米一合，煎汤或稀粥，每日随便食之。三日后，急解去前药，用桃花散掺刀口上，仍急缠扎，扎二日，急用浓葱汤，软绢蘸洗伤处，挹干，用抿子脚，挑玉红膏方见外科三三。放手心上捺化，捺伤口，再用旧棉花薄片盖之。外用长黑膏贴裹，周围交扎不脱，近喉刀口两旁，再用膏药长四寸，阔二寸，监贴两头，粘贴好肉，庶不脱落。外再用绢带围裹三转，针线缝头，冬月三日，夏月二日，用葱汤洗挹换药，自然再不疼痛，其肉渐从两头长合。内服八珍汤方见内症十三。调理月余。如大便结燥，用猪胆套法，不可以利药利之。双颏俱断者，百日。单断者，四十日，收功。

附桃花散方

多年陈石灰三两　大黄一两五钱，切片

上同炒至石灰红色，去大黄，研极细备用。

中暑昏眩烦闷欲绝方

取阴凉道上干土，做一圈，围在病人脐外，使少壮撒尿于内，片时即醒。醒后不可进冷汤，须进温米汤。

一方，掘地深三尺，取新汲水，倾入，搅浊，名地浆，饮数瓯，即解。并解一切恶毒。

中寒厥冷僵仆方

急以绳束葱二斤切去两头，如饼式，火上烧热安脐下，上用火熨之，即苏。或米，或灶灰，炒热布包熨并效。

刮痧方

用青铜大钱一个，系绒线，另碗盛豆油，及真烧酒，和匀，将钱蘸油酒，刮手足骨节弯，脉门，前后心，脑后，共九处，每处刮七七之数，视其现有紫泡，或紫色斑点，用银针刺去恶血，即苏。但刮时必须避风，恐更袭外邪，变生他症，慎之慎之。

一方，治痧胀，用矾和开水温饮，或灌下，取吐泻而愈。

羊毛疹方

是证所以异于痧胀者，惟于眼角辨之。痧胀，目珠青色。羊毛疹，多黄色。痧胀指甲多青白色。羊毛疹，指甲多紫色。用烧酒抟黄土

慢揉胸腹脐口，加用百沸汤，和地浆，候温灌下，可解。

五窍出血方

凡耳目口鼻一齐出血，名曰上虚下竭，死在须臾，不及用药，先将冷水当面喷几口，始系妇人，急分开头发，以水喷之，男子无发可分，用粗纸数层，冷醋浸透，搭在囟门，其血即止。随用炙黄芪一两，当归三钱，沉香五分，加童便半小杯，和服，血自归经，再用调补。

走精黄病方　是症面目俱黄，多睡，舌紫甚而裂，若爪甲黑者死。

淡豆豉五钱　牛膝一两

煎汁，以帛蘸擦舌，去黑皮一层，再浓煎豉汤饮之。

卒然肚黑方

凡大人小儿，其肚皮骤然青黑色，人事昏迷，此乃血气失养，风寒乘之，所变怪形，真危恶之败证也。急用大青烘燥，研细末，大青多生溪沟旁，叶似火麻叶，草药店多有之。又有小青，叶细，性味相同，功效稍缓。每服一钱五分，以好酒调下，黑退即愈，否则终危。此起死回生之方也。

治截肠方

大肠头拖出寸余，痛苦之极，直候干自退落，又拖出，名为截肠病。若肠尽则不治，但初截寸余可治。用芝麻油，以器盛之。以臀坐之。再用天麻子五钱，煎汁温饮，或用生木耳、槐花各等份，加冰片少许，研细，用麻油调搽。

鼻窍出血方

炒甲片，研末䉆之。

鹭鸶瘟方 两腮肿胀，憎寒恶热者是。

外用赤豆半升为末，水调敷，或捣侧柏叶敷，薄荷煎浓汤热服。

解毒散 解一切毒，并蛇虎疯犬咬等伤，毒气内攻，眼黑口噤足僵目直，势在垂危等症。

明矾一两　甘草一两

共为末，每服二钱，开水送下，并外擦患处，有起死回生之功。

疯犬咬伤方 咬伤额角，及人中、虎口、不治，七八岁者不治，男三十日后不治，女二十七日后不治。上部难治，下部易治。

天南星取白而光者　防风各切碎，炒研

等份和匀，每服三钱，日二服。若到第七日，毒气已聚腹中，于半饥时，以滚水拌药，陈酒送下，微醉，卧床出汗，大便中放出血块而愈。外用温茶洗，杏仁不拘分两，去皮尖　同黄砂糖捣敷。要禁止色欲，忌食牛、羊、猪、鸡、鱼、虾、海味、生冷、油腻、面食、烧酒、赤豆、蚕豆、角豆、茅笋、香菌、茄子、葱蒜、辛辣、一切发风动气之物，及锣鼓声，以百二十日为度。若犯前禁，复发无救，慎之慎之。

凡疯犬咬伤，最怕七日一发。发时形状天本无风，病者但觉风大，要入幔蒙头躲避，此非吉兆。过三七之日，无此畏风情形，方为可治。如被咬时，即至无风处，以小便洗净齿垢，敷以杏仁泥，当即服韭菜汁一碗，隔七日再服一碗，于四十九日内，共服七碗。凡春末夏初，适犬发狂，人被咬者，无出上法。更须忌盐醋百二十日，一年内须忌猪肉鱼腥，终身忌狗肉蚕蛹，方得保全。否则十有九死。如误服斑毛，以致小便疼痛，急用凉水调六一散见幼科二。三钱，服之二三次，痛止。

治毛窍节次出血，少间不出，即皮胀如臌，口鼻眼目俱胀合，病名脉溢。用生姜汁二大匙，加北五味子三钱　当归一钱五分　水煎服，立瘥。

治遍身忽肉出如锥，既痒且痛，不能饮食，此名血拥。若不早治，溃而脓出。以葱管青皮，煎汤淋洗，再用豆豉五钱，煎汤频饮，即瘥。

治身上及头面上浮肿，如蛇伏状者，用雨滴磉阶上苔痕水化嗡之。蛇形立消。

治腰间忽起红泡，名白蛇缠腰。若不早治，被其缠到，不救。急用蛇壳一条，烧灰存性，厕坑板上浮泥，刮下同研细，童便调敷数次，即愈。

治眼见诸般飞禽走兽，以手扑捉则无，乃肝胆邪火为患。以枣仁、羌活、元明粉、青葙子花各一两，共为末，每服二两，水一碗，煎至七分，和渣饮之。一日三服，愈。

治鼻中毛，昼夜可长一二寸，渐渐粗圆如绳，痛不可忍，虽忍痛摘去一茎，后即更生，此因食猪血过多所致。用乳香灯草拌炒、卤砂研末，各一两，以饭为丸，如桐子大。临睡时，开水送下十粒，自然脱落。

人忽然手足心，齐凸肿硬，此心脾肾三经，冷热不和所致。以花椒盐醋敷之，即愈。

手十指节断坏，惟有筋连，皮内虫行如灯心，长数尺，遍身绿毛，名曰血余。以茯苓五钱，胡黄连一钱，煎饮之。自愈。

凡指爪抓伤面目，以橄榄核磨水，搽之过宿，则无痕迹。

人咬伤痛，用荔枝核焙研筛细糁之。外用荔肉盖贴。虽落水亦不烂，神效。再用青州柿饼一个，令人漱口洁净，将饼咀烂，盛净磁器内，饭锅上再蒸极烂，敷患处，三日痊愈。

咬破牙黄入内，必至糜烂，急用人尿，浸二三时，洗出牙黄，再照前方敷糁，神效。

咬伤指头，久则手指脱烂，急用热尿入瓶，将指浸之，一夕即愈。如烂用夹蛇龟壳，烧灰敷之。

误断指头，用降香细末糁之，包以丝棉，七日不可落水冒风，不必再换，一次即瘥。

箭头针刺，入肉不出，用蓖麻子，去壳，捣烂敷之。痒即出。

又方，用巴豆仁略炙　与蜣螂同研涂之。痛定，觉微痒，待痒不可忍，便摇动拔出，以定痛生肌散见跌打损伤类四。敷之。

竹木瓦刺入肉内不出者。用煨鹿角末以水调敷之，立出。久者不过一夕即出。

又方，用大活虾七个，捣烂涂之。一时刺随虾出。

鬼箭打，用山栀七个炒　桃头七个　面炒共扦饼贴患上，次日取下，作七丸，投炭火，烧响，即愈。

重物压打，青肿紫赤血痕疼痛，用苏木煎汁，磨真降香涂之。不可落水，连搽数日，其肿消散，即愈。此药军中宜多备，以治刀斧损伤，大妙。

汤炮火烧，用蚶子壳煅研细末，配冰片少许，如湿处燥敷，干处麻油调搽，数次收功，真神方也。蚶子壳一名瓦楞子。

汤烫火烧油烙，用鸡子清磨上好京墨涂患处，上用三层湿纸盖之，则不起泡。觉冷如冰水极妙。

烫火伤，用醋调黄土敷之。效。

热酒烫，用陈米炒焦为末，黑糖调敷，立效。

铳子入肉，用蜂蜜不拘多少，冲好酒饮，醉即出。如无，用黄蜡亦可。

一方，用旧销银罐，同水银研入患处，其铅即化，随水银出。

误吞金器，胸膈痛不可忍，以羊颈骨煅末，每服三钱，米饮下。过夜，其器即随大便取下，此格物之妙方也。

误吞金银，用真轻粉五钱，研细末，水调下，能令金银从大便出。

误吞铁物，用烧栎炭带红研细，以砂糖调服二三钱，立愈。

误吞铜物及铜钱，多食荸荠核桃，自能消化。

误吞针，用米饮调炭末三钱。

误吞木屑，抢喉不下，用铁斧磨水灌下，效。

碗片入腹，用羊脚骨五钱，炙灰研细，置土地下，冷透，开水送下。

磁锋嵌脚，用三角白果，去壳衣心，不拘多少，浸菜油内，用时，捣饼贴之，再易而愈。如多年烂者，敷之易痊。初烂者，以生白果肉，捶烂，罨伤处，亦愈。

一骨鲠，用乌梅肉、五倍子各等份，捣烂为丸，弹子大。每服一丸，含口内其骨自化。

骨鲠在咽，痛不可忍，不能饮食，垂危者。用栗子着肉衣五钱，研　乳香二钱，研　鲇鱼肝一个　捣和为丸，绿豆大。以线一根，粘线头于丸内，患者将丸坠至喉间，含片刻，引之，其骨自出。

诸般骨鲠，用象牙屑，以新汲水一盏，浮牙屑水上，吸之。骨自下。

天丝入目，用木梳垢，不拘分两，为一丸。放眼角边即出。或刺手指血，涂眼内，将灯草在眼睛上轻轻卷之，即有血筋缠灯草上，须再涂再卷，卷尽血筋，即能止痛。

鸡冠子落眼中，急仰卧，研浓墨，滴眼中，须臾随墨水眼泪流出。

毒蛇咬，先吃麻油二碗，令毒气不随血走，然后用土贝母五钱为末，酒调服，令患者尽醉，少时酒化为水，从伤处流出。候水流尽，将贝母渣敷疮口。虽伤重垂死，服之可活。

又方，用凤仙花一株，连根叶，入独囊大蒜一个，又入人涎唾，同捣烂，空伤口围之，毒水立时吊出，即愈。

被虎咬抓伤，以蚕豆叶捣敷。如无叶时，以枯蚕豆水浸软、连皮捣敷，亦妙。

猢狲抓伤，溃烂，以金毛狗脊，焙研末掺之。或麻油调搽，立愈。

马咬伤，溃腐，以马齿苋一握，煎汤，日日服之，以愈为度。疮口，以打马鞭子，或笼头索，烧灰掺之，即愈。其毒入心者，此二方亦效。

猪咬，溃烂，以龟甲炙研细，麻油调搽，

立愈。

猫咬，或抓伤，以薄荷捣汁，或研末，搽掺渐愈。

鼠咬，用吴萸擦猫鼻，取涎涂之。或以猫毛烧灰，香油调搽，愈。

蜈蚣咬，用鸡冠血涂之。或用一大蜘蛛，置患处，自吮其毒。

又方，用生甘草末，生蜜调搽。或用伞纸烧烟，熏患处，并效。

诸虫咬，用生甘草末，生蜜调搽，立效。

蝎子伤，用杏仁七粒，葱白三寸，捣烂，津唾调敷，立愈。

蝎子螫，用蜗牛即蜒蚰虫捣涂，或用生半夏水磨敷，俱效。

蜈蜂叮刺，宜急口嚼栗子敷之。或用生芋艿，或芋梗叶擦之，立能止痛。

壁镜咬，毒人多死，以桑柴灰水，煎三四滚，滤汁，调白矾敷之，立瘥。

一蝎蛩俗名扬辣子。刺人，毛飞入肉，作痛，先以水涂患处，随用马齿苋捣烂敷之。一二次即愈。或以熟蜜搽之。亦效。

壁虎入耳，以鸡冠血滴耳内，即出。

壁虎咬，用大黄、醋磨搽。

臭虫入耳，以鳖甲烧烟熏耳，其虫立死，无害。过后可服菊花汤两三日，以杜火气之患。

诸虫入耳，用皂角末吹入耳中，或以菜油滴耳内，并效。

中蜘蛛毒，遍身发肿，饮靛青汁，即解。将蜘蛛投入靛汁，即化为水。

中天蛇毒天蛇，即草间黄花蜘蛛是。或遭其毒，又为露水所濡，因至通身溃烂，号呼欲绝，有肿起处，以钳拔之如蛇，凡取十余条而病不起。用秦皮煮汁饮之。日服五七次，多服乃效，服之三日愈。

受蚯蚓毒，形如麻疯，须眉脱落，或夜间被内作鸣，急用盐汤，或石灰汤，净洗。若小儿受之，则卵肿，用盐汤洗，以鸭血涂之。或用火筒吹肿处，皆验。

蚕啮人，毒入肉中，令人发寒热，以苎麻叶捣汁涂之。

诸色恶虫咬伤，用姜汁先洗患处，再用明矾、雄黄为末，擦之。

中诸毒，凡觉中毒，即以生豆试之。不闻腥气，即是。

解砒毒，用绿豆粉四两，黄泥四两，筛净将两味研极细，用鸡子清调匀，仍用绿豆泡水，煎汤和服，以醒为度。

服砒未久者，取鸡蛋二十个，打入碗内，搅匀，入明矾末，三钱，灌之。吐则再灌，吐尽便解。如服久者，不能吐出，急用黑铅四两重一块，用井水于石上磨汁，旋磨旋灌，灌尽则愈。即先吐出，亦宜以铅汁，解其余毒。

又方，以热鸭血灌，或粪清灌，或甘草汁、蓝汁灌，或用白蜡末三钱，调鸡子清三五枚灌，俱效。

又方，仓猝间，急以清油多灌之。

又方，用荆芥四两，煎浓汤服下，即愈。

中水银毒，饮以地浆水，立愈。

中铅粉毒，以砂糖调水服，或捣萝卜汁饮之。

中轻粉毒，有至角弓反张者，用生扁豆水浸一时，漉起，捣取汁，和地浆饮之。即愈。

误食银硝，渐烂肠胃，延日垂死。用饴糖四两，熬作丸，不时以麻油送下。服完，再合，须至百日，无患。

解盐卤毒，用生豆腐浆灌之。再以鹅翎绞喉，探吐即活。

又方，急灌米泔水几碗，或生黄豆浆亦可。势垂危者，以活鸡或鸭两三只，断去头，塞于口中，以热血灌下，可解。

误食桐油，呕泄不止，急饮热酒，即解。

烧酒毒，用白萝卜汁，或热尿灌之。或用锡盖气水一杯灌下，即解。

烧酒醉死，急用生蚌沥水灌之。或取井底泥罨心胸，或以新布蘸浸新汲水罨之。热则再易。

中面毒，饮生萝卜汁，即解。

中花椒毒，气闷欲绝者，以地浆水解之。

过食白果，多成风醉，用白鳖头煎汤，服一二次，愈。

中野蕈毒，急取鲜银花藤叶，捣取汁，生饮。如无鲜银花，取干者，煎浓汁饮之。如误食枫树上蕈，令人笑不止，以地浆解之。

中钩吻毒。钩吻，生池旁，似芹菜，惟茎有毛，以此别之。俗名毛脚鸭儿芹。中其毒者，用桔梗八两，水六升，煮取二升，分两次温服，即解。

中半夏毒，满口疼痛，火热，饮食难下，诸医不效。用老生姜汁半杯，忍疼呷下，候片刻，辣性已过，其毒即解。

中巴豆毒，症见口干面赤，五心烦热，下利不止，用绿豆煎汤，冷服即愈。或芭蕉根叶，捣汁饮之，利止而安。或用大豆一升煮汁饮，亦可。

中附子毒，饮生绿豆汁，或用田螺捣碎，调水服，即解。

误食木鳖子，发抖欲死，急用香油一盏，和白糖一两，灌之。

中断肠草毒，服热羊血碗许，总宜吐尽为妙。

又方，用生鸡子二三枚，吞下急以升麻汤灌吐，即效。

凡人家园圃，豢养仙鹤，其鹤或傍树枝，或卧丛草，将头搔痒，遗有顶毒，粘在树草间，人或不知，适以手摸脚踏，立时赤肿，疼痛异常，急以青松毛和糯米饭同捣，敷之立瘥。

中斑蝥毒，腹痛呕吐，烦躁欲死，以生鸡子清，三四枚，灌下。

解诸药毒，用蚕蜕纸烧灰研细，每以一钱，冷水调下，少顷再服。虽面青脉绝，腹胀吐血，服之立效。亦治牛马误食蜘蛛，腹胀欲死。

百毒所中，用绿豆、甘草等份，水煎服，可解。

验下蛊，中毒，令病人含一黑大豆，豆胀皮脱者是。凡嚼黑大豆不腥，白矾味甘，皆中毒也。浓煎石榴皮根饮之，吐出活虫即解。

中牛肉毒，用乌桕树根皮酒，煎服。或野菊花，连根捣汁服。

中河豚鱼毒，用橄榄汁、芦根汁，粪清，饮之。俱可解。

中蟹毒，用紫苏煮汁解之。或藕汁、蒜汁，亦妙。

食毒鳖，饮蓝汁数碗，或靛青水，亦妙。

误食蚂蝗子，肚疼黄瘦，减食，用田中泥一两，加雄黄二钱为丸，分作四服，白滚汤送下。其虫入泥，随大便出，即愈。或急取地浆饮之亦妙。

吞蝼蚁，成漏不合，用穿山甲炙研敷。有妇人项上忽肿一块，渐至乳上，偶用刀破肿处，出清水一碗，日久疮不合，此蚁漏也。如法敷愈。

中老汁物毒，必生痈疽发背，常饮松萝茶即解。

医 方 简 义

（清）王馥原 著

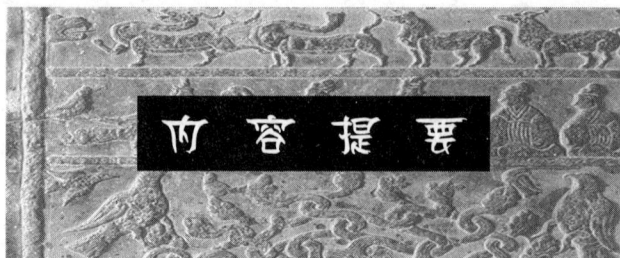

内　容　提　要

　　《医方简义》六卷，清山阴王馥原先生著。先生精医学，好任侠，每日诊资所入，即散给村中之贫寒者。山阴《志》书采入义侠类。名盛一时之潘心如医士，即先生之高足。书虽以方名，其论病理甚详，实不能当方读也。

序

　　昔程子有言，一命之士，苟存心于济物，可随地而见功。陆宣公晚年家居，尤留心于医，闻有秘方，必手自钞录。曰：此亦活人之一术也。是知药虽进于医手，方多传自古人，任意增减者固非，徒凭故纸者亦非。盖病有万变，药亦有万变。其为阴阳配合，子母兄弟，根茎花实，草石骨肉之显然者，无论已。而因时制宜之道，有单行者，有相须者，有相使者，有相畏相恶者，有相反相杀者。少不经意，则毫厘之差，千里之谬焉。至病之变也，或一人而前后异治，或一证而彼此殊科。《金匮》之方，传词不传意。《灵枢》之秘，贵通不贵泥。相阴阳，辨虚实，审表里，神而明之，存乎其人。此岂可以揣测得之，以影响求之哉。必也积学以明其理，广识以达其意，参之临证，以穷其变化，而回生之技，思过半矣。世之以术鸣者，往往逞私智，矜臆说，一隅之见，诩为独得之秘。入者主而出者奴，谬种流传，误人非浅，而其实非牟夫利，即骛夫名。其心先不可问，遑论问世。山阴王君馥原，心悯之。不惮积二十余年之力，潜心探讨，成《医方简义》六卷，铢准两较，捐除成见，而尤心折于仲景。夫仲景无他，见理透，持论平，随所学而责之效，无不各得其意以去，方之圣经，论语不虚也。又惜自来女科绝少专家，近虽奉《张氏医通》为金科玉律，然其书洵美矣，犹恐不善学之，易滋流弊。故于此尤兢兢焉搜遗补阙，详其所略，略其所详，实足发前人所未及。要之大旨，取袁了凡可以养亲，可以立身二语，而归本于毋自欺。是其学必不涉于泛滥，其识必不囿于拘墟，其临证必不轻于尝试。以视世之汹汹于名利者，相去奚止径庭耶。爰识数语，弁诸简端，异日为不龟手，为洴澼絖，是在用之者。

　　内阁学士兼礼部侍郎衔季和徐致祥题时光绪九年岁次癸未之仲冬也

自　序

　　尝读鲁论而知人而无恒，不可以作巫医，故医之为道，原非易易。医学之有《内经》，犹儒学之有五经也。汉张仲景为医宗之圣，著有《伤寒》拾卷，《金匮要略》三卷。其间杂病方法，约而多验。至晋太医王叔和编次考订，成无己援经注释，仲景之道益加彰著。后之医者，莫不读其书而穷其理也。原家无恒产，惟有恒心。读书未遂，屡试不售。恒切事亲立身之想，而志愿难期。一日，读袁了凡先生《立命篇》，感且悟焉。其以医事亲，以医立身之道，由心术而通乎治术矣。医者死生所寄，性命所关。苟无仁爱之心，不可以为医；无明达之才，不可以为医。知其浅而不知其深，知其偏而不知其全，俱未可以为医。爰发《灵素》《内经》，仲景《伤寒论》《金匮玉函》三者，晦明诵读，风雨摩挲；继则博采方书，于王叔和之脉经，汪𬨎庵之《本草》、李士材之《医宗》，叶天士之《指南》，张路玉之《伤寒大成》诸书，玩索黾皇，不数年而心领神会矣。惟女科一书，尤难精蕴，何则？其有内伤而未能明悉，有隐疾而不可详言，故于调经胎前产后诸症，更加祥审。其万有不齐之数，尽在一心之妙用。上体天地好生之德，下尽人情物理之常，必审病，立法，拟方，三者兼备，而运以精心，行以恕道，于是心术端而治术昭焉。自古及今，名医代出，方书条治，日益繁矣。游移者鲜据，懵然者罔得，一知半解，贻误良多。爰推以简驭烦之理，集得心应手之方，编为成书，名之曰《医方简义》。简者不烦之谓，义者得时之宜也。原业医数十年，恒以《大学》毋自欺一语寤寐思之。故不辞鄙陋，授之剞劂，以公同志临证一助云。

　　　　　光绪九年岁次癸未仲冬之初古越山阴馥原王清源书于梅溪小隐山房

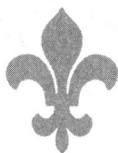

目 录

医方简义

医方简义卷一

古越山阴梅溪王清源馥原著

门人 洪爱仁 潘星如 吴汶锦同参订

同里裘诗福吟五重校

四诊总论

尝思古人治病，原非一致，望色闻声问症切脉，四诊全备，可称神奇。故望而知之者为上医，闻问而知之者为中医，切而知之者为下医。何也？因望之辨色，闻之辨声，问之辨证，切之以辨阴阳虚实。如独赖切脉，乌足以治病哉？况切脉一道，无确切之理，惟审病之缓急轻重而已，必合望闻问三者参酌而得。况人有长短肥瘦不同，体有虚实寒热不同，如切其脉数，知为有热，病者并无热，切之脉迟，知为内寒，病者并无寒，岂执迟脉而竟为寒，执数脉而遽云热乎？无是理也。昔贤庐陵谢缙翁，河东王世相，金陵戴起宗，东阳柳贯诸人，皆谓脉最难精。虽辨论一时，未尝断定何者为的。惟李时珍曰：两手六部，皆脉之经脉也。特取此以候五脏六腑之气耳，非五脏六腑所居之处也。凡诊脉以肺心脾肝肾各候一动，其按脉之第一动属肺气，二动属心，三动属脾，四动肝，五动肾也。又以一动至十动属肺，五脏之气，以五十动一转。凡五十动中无止息，五脏皆和，内有一止，可按数论病，指出何脏之病矣。故脉之一道，焉可诬也。以肺经一脉，候五脏之气明矣。吴草庐曰：医者于寸关尺辄名之曰此心脉，此肝脉，此肺脉，此脾脉，此肾脉，非也。五脏六腑凡十二经，两手寸关尺者，手太阴脉经之一脉也。分其部位以候他脏之气耳。脉行始于肺终于肝，而复会于肺。肺为气所出

之门户，故名曰气口，而为脉之大会，以占一身焉。由此观之，当宗李时珍、吴草庐二贤之说为确。其余如齐褚澄曰：男子阳顺，自下生上，故右尺为受命之根。万物从土而出，故右关为脾，生右寸肺，肺生左尺肾，肾生左关肝，肝生左寸心。女子阴逆，自上生下，故左寸为受命之根，万物从土而出，故左关为脾，生左尺肺，肺生右寸肾，肾生右关肝，肝生右尺心。又华谷储泳曰：脉诀，女人尺脉盛弱与男子相反，反为背看，夫男女形体绝异，阴阳殊途，男生而覆，女生而仰，男则左旋，女则右转，男主施，女主受，男子至命在肾，女子至命在乳，形气既异，脉行于形气之间，岂略不稍异耶。然褚储二家之说似也，未可遽以为是矣。凡分配脏腑体位，以叔和氏为是，吾所愿，则学王氏叔和也。而望闻问三者参乎其中，非临诊之权衡欤。

望色篇

古有《明堂图》，内部十四，外部十一，未易考辨。惟有额属心，鼻属脾，左颊属肝，右颊属肺，颐属肾之法，简而易辨。察五色以明五脏之病，肝色青，肺色白，脾色黄，心色赤，肾色黑。更察五行以辨五脏之生克，肝属木，肺属金，脾属土，心属火，肾属水。凡水生木，木生火，火生土，土生金，金又生水，是为相生。凡水克火，火克金，金克木，木克土，土克

水，是为相克。所谓有诸内必形诸外也。如面色光华清洁有神采之象，即知无病之人。黯淡者病自内生，紫浊者病由外受。郁多憔悴，病久黄瘦。山根明亮，病有欲愈之兆，环口鬃黑，病邪欲绝之徵。经云：赤欲如帛裹朱，不欲如赭。白欲如鹅羽，不欲如盐。青欲如苍璧之泽，不欲如蓝。黄欲如缟裹黄，不欲如地苍。青如翠羽者生，赤如鸡冠者生，黄如蟹腹者生，白如豕膏者生，黑如乌羽者生。《灵枢》曰：五色各见其部，察其浮沉以知浅深，察其泽夭以观成败，察其散抟以知远近。视色上下，以知病处。积神于心，以知往今。更察面部上下左右中央，以辨五脏之生克，如额上黑色，知水来克火。额上青色，知母来抑子。额上白色，知金来反乘。额上黄色，知子来扶母，余部仿此。额上红光，心之正色也。知其无病而且有益。左颊青翠，右颊白润，鼻准黄亮，颐下淡黑，五色各当其部，皆为无病之征。还当察一身之形色，以知脏气之凶绝，如尸臭者肉绝，舌卷囊缩者肝绝，口开者心绝，亦曰脾绝，肌肿唇反者胃绝，发直齿枯者骨绝，遗尿者肾绝，毛焦欲折者肺绝，手撒者脾绝，眼合者肝绝，目瞑者阴绝，直视者阴脱，目眶陷，目系倾，俱称阳脱，病后喘泻者脾肺将绝，目正员痉者阴阳离脱，目赤者肝阳上逆，面赤如醉，阳气上越，面色青黑，肝肾将绝，眼合汗出，此谓肝绝，死在八日，手掷爪青，筋绝之徵，死亦八日，眉息回视，心气已绝，死在旦夕，口冷足肿，泻利无已，此云脾绝，五日乃已，眉倾胆绝，八日则脱，泻利无度大肠绝，发直汗出小肠绝，欲知其期，死必六日，身重不能转侧，胃气已绝，死以五日，口张气出不反，肺已欲绝，三日乃死，齿枯，面垢，腰欲折，目黄黑，此属肾绝，四日而死。视法已具，更当视其舌色。夫舌乃心之苗，病象莫不见于此也。如舌上红淡有津，寒邪在表也。舌白而滑，邪在半表里也。舌黑有津，邪在下焦。在上者宜表，在半表里者宜和少阳，在下焦者宜下。微黄者

热邪在上，黄燥者热在阳明，燥黑者热极伤阴，有津阴虚，无津阳竭。有津者补以六味地黄汤。无津者泄以犀角地黄汤，又蓝为白之变，属寒。紫为红之变，属热。舌赤而战动者，火风之候也。舌白而战掉者，风瘛之病也。舌边缺陷者，风木侮土也。舌卷难言者，风盛筋急也。舌硬不软者，肾水亏极也。舌纵不收者，心血大虚也。舌卷者不治，舌短者难医。舌出数寸者，心火内炽也。舌上生疮者，心受热毒也。望色之大略已备，更考《伤寒舌鉴》，法自密而无遗漏矣。

闻声篇

《难经》云：闻其五音，以知其病。五脏发声以合五音，谓肝主呼，应乎角。心主笑，应乎徵。脾主歌，应乎宫。肺主哭，应乎商。肾主呻，应乎羽。原其发声之本在于肾，宣窍于肺。凡病者呻吟低语，知其肾气受伤，必有沉痛之疴。声音焦响，定是心经主病。悲声不绝，因知脾中之病。言如哭声，系在肺经之疾。至若自言笑者，心经主之。自震怒者，肝经主之。自哀哭者，肺经主之。自忧愁者，脾经主之。言塞者，定必风痰阻窍。言躁者，知其肝阳内扰。言语不相接续者，气不足也。欲言而反中止者，有隐忧也。不作声者，非哑即诈也。其多言者，非狂即躁也。出言壮厉者，外邪病也。欲言眉皱者，必头痛也。摇头言者，心腹痛也。仰头言者，腰间痛也。言必扪心者，脘痛也。叫而似怒者，痛甚也。欲言而扬手掷足者，血瘀下焦也。欲言而张口失音者，阴火上焰也。声清且长，非寿必贵。声重而浊，非贫则夭。此闻声之大略，存之以备参考焉。

问症篇

昔喻嘉言治病，先问后诊，合望闻切三法，而洞悉病情。凡见病者，须问年纪之大小，疾

病之新久，人之劳逸，胃之强弱。然后问起居饮食如何，问其发热否，肢节疼痛否，头目晕眩否，大小便通秘否，嗜茶酒否，口渴喜冷喜热否，脘中与腹及小腹痛否。如问而不答，知其耳聋，或懒于应对，否则诈病，或者病久，中气困顿所致。问而虽答，言语甚低，皆中虚不足之证。或问非所答，语言错杂，昏愦不清，定是痰阻中焦，清窍被蒙，非外感之邪热内闭，即内伤之神不守舍也。又当问其病起几日，素有宿病否，如春间得病，至夏不愈，先询其初病风与寒否，若初病风证，至夏不愈，更受暑热，宜先清暑热，继治风病，亦急则治标之理。《内经》云：治病必审其下，下者得病之由也。还当问及前经医治否，如曾经服过表剂补剂，其中恐有误表误补之弊，切勿执己见以妄相攻讦，须再三筹度，用缠绵悱恻之思，自获审慎周详之益耳。如此问法，亦忠厚之道，成活人之法也。至于妇科，更添一层问法，须问年纪大小，月信如何。如受邪时经水适至，此谓热入血室，与平常治法迥别。如妊娠而病外邪，必安胎为主，治邪为佐，恐邪伤胎元故也。如受邪者并无胎孕，并无经水挟杂，不必顾着血分，恐有引邪入血分之误。慎之！余于此尤加谨焉。

切脉篇 此系彭钟龄《脉法金针》

脉有要诀，胃神根三字而已。人与天地相参，脉必应乎四时，而四时之中，均以胃气为本，如春弦、夏洪、秋毛、冬石，而其中必兼有和缓悠扬之意，乃谓胃气，谓之平人。若弦多胃少曰肝病。洪多胃少曰心病。毛多胃少曰肺病。石多胃少曰肾病。如但见弦洪毛石而胃气全无者，则危矣。夫天有四时，而弦洪毛石四脉应之。四时之中，土旺各十八日，而缓脉应之，共成五脉，五脏分主之。如肝应春，其脉弦。心应夏，其脉洪。肺应秋，其脉毛。肾应冬，其脉石。脾应长夏，其脉缓也。然而心

肝脾肺肾虽各应一脉，而和缓之象必寓乎其中，乃为平脉，否则即为病脉。若但见弦洪毛石而胃气全无者，即谓真象脉见矣。凡诊脉之要，有胃气曰生，胃气少曰病，胃气尽曰不治，乃一定之诊法，自古良工莫能易也。夫胃气全亏，则大可危。胃气稍乖，犹为可治。即当于中候求其神气。中候者，浮中沉之中也。如六数七疾，热也。中候有力，则有神矣。三迟一败，寒也。中候有力，则有神矣。脉中有神，则清之而热即退，温之而寒即除。若寒热偏胜，中候不复有神，清温之剂，将何所恃哉。虽然，神气不足，犹当察其根气。根气者，沉候应指是也。三部九候以沉分为根，而两尺又为根中之根也。《脉诀》云：寸关虽无，尺犹未绝，如此之流，何忧殒灭。历试之，洵非虚语。夫人之有脉，如树之有根，枝叶虽枯，根蒂未坏，则生意不息。是以诊脉法必求其根以为断，而总其要领，实不出胃神根三者而已。如或胃神根三者，稍有差忒，则病脉斯见。其偏于阳，则浮芤滑实洪数长大紧革弦牢动疾促以应之。其偏于阴，则沉迟虚细微涩短小濡伏弱缓结代散以应之。若但见缓脉，必一息四至，号曰和平，不得断为病脉耳。其余二十九脉皆为病脉，必细察其形象，而知其所主病。其曰浮，不沉也，主病在表。沉，不浮也，主病在里。迟，一息三至也。为寒。数，一息六至也。为热。滑，往来流利也。为痰为饮。涩，往来涩滞也。为血少气钝。虚，不实也。为劳倦内伤。实，不虚也。为外感邪实。洪，大而有力也。为积热。大，虚而无力也。为体弱。微，细而隐也。小，细而显也。俱为气少。弦，端直之象也。为水饮。长，过乎本位也。短，不及本位也。长为气旺，短为气怯。紧，如引绳转索也。为寒为痛。弱，微细之甚也。为虚为亏。濡，沉而细也。为真火不足。动，厥然动摇也。为气血不续。伏，脉不出也。为寒气凝结，或因痛极而致，或由跌仆使然。促，数而时一止也。为热极。结，缓而时一止也。为寒盛。芤，边有中空

也。为失血。代，动而中止，有至数也。亦因血气不续，或由跌打闷乱，以及妊娠三月之兆。革，浮而坚急也。为精血衰少。牢，沉而坚硬也。为胃气不足。疾，一息七至也。为热极。散，涣而不聚也。为气散。惟缓者和之至也。为无病。但尺中见缓为解㑊，主发痿痹之疾也。凡所主病，大都如是，如有数脉互见，则合而断之，以知其病。至于脉有真假，有隐伏，有反关，有怪脉，均宜一一推求，不可混淆。何谓真假？如热病脉涩细，寒证反鼓指之类。何谓隐伏？如中寒腹痛，脉不出，或外感风寒将有正汗，脉亦不出。《脉经》有一手无脉曰单伏，两手无脉曰双伏。何谓反关？正取无脉，反在关骨之上，或见于左，或见于右，诊法不造次。何谓怪脉？两手之脉，如出两人，或乍大乍小，乍数乍迟，此谓祟症。又有老幼之脉不同，土地方宜不同，人之长短肥瘦不同，诊法随时而斟酌。然而脉症相应者常也，其不相应者变也。知其常而通其变，诊家之要，庶不相远矣。盖其要领总不出胃神根三字而已，三字无亏，则为平人。若一字乖违，则病见矣。若一字全失，则危殆矣。必须胃神根三字俱得，乃为指下祯祥之兆。此乃诊家之大法，偶为笔之于书，以备参考。

十二经考正

内左寸，手少阴心。外左寸，手太阳小肠。内左关，足厥阴肝经。外左关，足少阳胆经。内左尺，足少阴肾。外左尺，足太阳膀胱。内右寸，手太阴肺。外右寸，手阳明大肠。内右关，足太阴脾。外右关，足阳明胃经。内右尺，足少阴肾命门相火。外右尺，手少阳三焦。

分配脏腑辨正

王叔和分配脏腑法

左寸内心，外小肠。左关内肝，外胆。左尺内肾，外膀胱。右寸内肺，外大肠。右关内脾，外胃。右尺内肾命门，外三焦。

张景岳分配脏腑法

左寸内心，外膻中。左关内肝，外胆。左尺内肾，外膀胱大肠。右寸内肺，外胸中。右关内脾，外胃。右尺内肾，外小肠。

李频湖分配脏腑法

左寸内心，外膻中。左关内肝，外胆。左尺内肾，外膀胱小肠。右寸内肺，外胸中。右关内脾，外胃。右尺内肾，外大肠。

《内经》分配脏腑法

左寸内心，外膻中。左关内肝，外膈。左尺内肾，外腹中。右寸内肺，胸中以候外。右关内脾，外胃 右尺内肾。外腹中。

以上王氏、张氏、李氏，以及《内经》分配脏腑图式，各有辨论。余以王氏为是，备录参考，以广其义。

九宫八风图式

巽　离　坤

震　中　兑

艮　坎　乾

凡冬至之日，太一星居坎叶蛰宫，四十六日，交立春，居艮天留宫，四十六日，交春分，居震苍门宫，四十六日，交立夏，居巽阴洛宫，四十五日，交夏至，居离天宫，四十六日，交立秋，居坤玄委宫，四十六日，交秋分，居兑仓果宫，四十六日，交立冬，居乾新洛宫，四十五日，又交坎宫。每年三百有六十六日一转。凡坎离坤震艮兑之六宫，太一星各居四十六日，惟乾为天门，巽为地户，各居四十五日，每岁由坎向艮而行。

凡太一居何宫，风向后面来为实风。向面前来为虚风。如太一在坎，虽大刚风为实风，不能害人，惟风自南方来，即为虚风，即能伤人。余仿此。正南风名大弱风，内应心，外应络脉。正北风名大刚风，应乎内肾，外应筋骨背肩膂。正西风名刚风，内肺，外皮肤。正东风名婴儿风，内肝，外筋。西北风为折风，内外小肠。东北风为凶风，内大肠，外腋胁骨下支节。东南风为弱风，内胃，外肌肉。西南风为谋风，内脾，外肌。

又如月建在子，风从子方来为实风，从午方来为虚风，余仿此。

又太一星，冬至日居坎叶蛰宫，第二日居艮天留宫，三日在震，四日在巽，五日在离，六日在坤，七日在兑，八日在乾，九日复坎宫。逐日排至三百六十六日一转，亦是风从坐宫来为实风，向面前来为虚风。宜玩味焉。

司天在泉手图

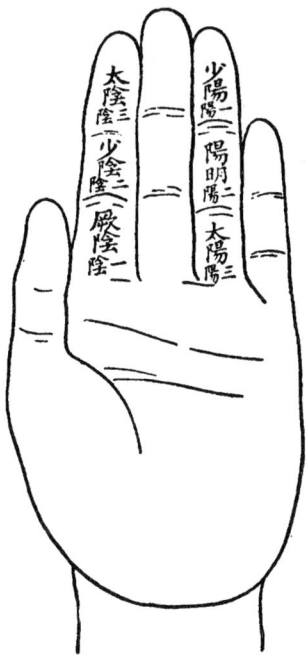

又三盛者乘年之盛，十二月大为年盛。逢月之满，月大为月满。得时之和当温而温为时之和。三虚者乘年之衰，十二月小为年衰。遇月之空，月建小为月空。失时之和，如不当寒而寒为失和。

假如子午之年，少阴司天，阳明在泉。是二阴与二阳合德，天数二，地数二也。如丑未之年，太阴司天，太阳在泉，是三阴与三阳合德，天数三，地数三也。

如寅申之年，少阳司天，厥阴在泉，是一阴与一阳合德，天数一，地数一也。余例此。司天诀曰：子年少阴丑大阴，寅居少阳卯阳明，辰在太阳巳厥阴，午年仍在少阴抡，未太阴兮少阳申，酉是阳明次第分，戌属太阳亥厥阴，逐一排系顺行。

注曰：子午之年，少阴司天，热淫所胜，平以咸寒，佐以苦甘，以酸收之。寒反胜之，治以甘温，佐以苦酸辛。丑未之年，太阴司天，湿淫所胜，平以苦热，佐以酸辛，以苦燥之。以淡泄之。湿甚而热，治以苦温，佐以甘辛。寅申之年，少阳司天，火淫所胜，平以酸冷，佐以苦甘，以酸收之，以苦发之，以酸复之。卯酉之年，阳明司天，燥淫所胜，平以苦温，佐以酸辛，以苦下之。热反胜之，治以辛寒，佐以苦甘。辰戌之年，太阳司天，寒淫所胜，平以辛热，佐以苦甘，以咸泄之。热反胜之，治以寒冷，佐以苦辛。巳亥之年，厥阴司天，风淫所胜，平以辛凉；佐以苦甘，以甘缓之，以酸泄之。清反胜之，治以酸温，佐以苦甘。子午之年，阳明在泉，燥淫于内，治以甘辛，以苦下之。热反胜之，治以辛寒，佐以苦甘。丑未之年，太阳在泉，寒淫于内，治以甘热，佐以苦辛，以咸泄之，以辛润之。热反胜之，治以咸冷。寅申之年，厥阴在泉，风淫于内，治以辛凉，佐以苦甘，以辛散之。清反胜之，治以酸温，佐以苦甘，以辛平之。卯酉之年，少阴在泉，热淫于内，治以咸寒，佐以苦甘，以酸收之。寒反胜之，治以甘温，佐以苦酸辛。辰戌之年，太阴在泉，湿淫于内，治以苦热，佐以酸辛，以苦燥之，以淡泄之。湿甚而热，平以苦温，佐以甘辛。巳亥之年，少阳在泉，火淫于内，治以酸冷，佐以苦甘，以酸收之，以苦发之，以酸复之。

又十二经气旺时歌

肺寅大卯胃辰宫，脾巳心午小未中，申胱

255

酉肾心包戌，亥焦子胆丑肝通。大，大肠也。小，小肠也。

掌中针刺图

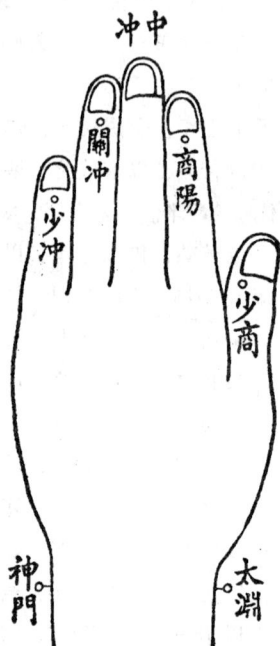

中冲穴属心包，在中指内端，离甲一分。商阳穴属大肠，在食指内侧，离甲角一分。关冲穴属三焦，在无名指外侧，去甲角一分。

少商穴属肺，在大指内侧，去甲角一分。少冲穴属小肠，在小指内侧，去甲角一分。神门属心经，不可刺也。太渊属肺，乃可刺之。凡遇中恶，中风，中暑，中气，中寒，中毒等症，诸穴并刺，以泄其毒邪。惟神门穴不宜刺也。

南北政考

二阴南政考

甲己之年曰南政，以司天为主。如甲子甲午年，少阴司天，则两寸不应，知己亥己巳年，厥阴司天，则右寸不应。如己丑己未年，太阴司天，则左寸不应。如三阴在泉，其少阴在泉，两尺不应。厥阴在泉，左尺不应。太阴在泉，右尺不应也。

三阴北政考

乙丙丁壬癸辛戌庚之年曰北政，以在泉为主。如乙卯乙酉年，少阴在泉，两寸不应。如丙寅丙申年，厥阴在泉，右寸不应。如戊辰戊戌年，太阴在泉，左寸不应。

如北政三阴司天，少阴主两尺不应。厥阴主左尺不应。太阴主右尺不应也。三阴明而三阳在其中矣。

太一者，贵人之名也。司天与运气同形，又合地支所属同形，即太乙天符也。曰中者，言得病之日遇太乙天符也。如乙酉之日，乙化为金，阳明燥金司天，司天与运气相符，又有酉支属金，与司天运气同属金形，为太一天符也。经云：中贵人者，其病暴而死。余仿此。

中天符曰中执法。司天与运气同符曰天符。如戊寅之日，戊化为火，少阳相火司天，司天之火与化气之火同符曰天符。经云：中执法者，其病速而危。余仿此。

中岁会曰中行令。又曰中岁直。运气所属与地支所属同类，谓之岁会。如乙酉日，乙化为金，地支酉金与化气同为金属，谓之岁会。经云：中岁会者，其病徐而持。余仿此。

以上三条，可决病之轻重缓急，宜照逐日干支排算，其化气司天之法，与排年分气运同法。

司天在泉客气图

太阴	少阴	厥阴
少阳	阳明	太阳

厥阴为一阴，少阴为二阴，太阴为三阴。少阳为一阳，阳明为二阳，太阳为三阳。

假如子午之年，少阴司天，阳明在泉。以在泉为主气，二阳生三阳，三阳为地之客气。三阳生一阴，一阴为天之客气。余仿此。

六气图注

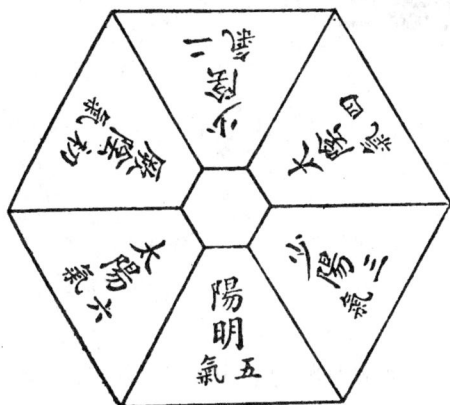

六气注云：初之气自大寒至春分，二之气自春分至小满，三之气自小满至大暑，四之气自大暑至秋分，五之气自秋分至小雪，六之气自小雪至大寒。一年计三百六十六日，终而复始，气候如此。

《内经·六气论》云：君火之右，君火者，少阴也。退行一步，相火治之。相火者，少阳也。退行一步，退太阴一步，而先行少阳也。故少阳趱在太阴之位，太阴在少阳之次也。复行一步，土气治之。土气者，太阴也。由少阳而复行太阴也。复行一步，金气治之。金气者，指阳明燥金也。复行一步，水气治之。水气者，太阳寒水之气也。复行一步，木气治之。木气者，厥阴风木之气也。六气循环，终而复始。

五运引药法

甲己合而化土，乙庚合而化金，丙辛合而化水，丁壬合而化木，戊癸合而化火。

土运之岁引以人中黄。金运之岁引以知母、桔梗。水运之岁引以桂枝、木通。木运之岁引以栀子、黄芩。火运之岁引以黄连。

医方简义卷二

古越山阴梅溪王清源馥原著

门人 洪爱仁 潘星如 吴汶锦同参订

同里裘诗福吟五重校

中风

中风之证，古人皆谓外来有余之邪。及刘河间出，以中风瘫痪者，非肝木之风实，亦非外中之风邪，良由将息失宜，心火暴甚，肾水大亏，不能制火，则阴不内守，阳气上浮，热炽怫郁，心神昏冒，筋骨不用，而卒倒无知。因平时之情内伤，五志过动，致患中风之证。俗云风者，舍本而言末也。东垣云：中风非风，乃本气病也。凡人年逾四旬，气血衰微之际，或因忧怒伤气，思虑伤脾，多有是症。壮盛时所不病也。或肥人则有之，亦形盛气虚所致也。然贼风乘虚而中者，有三病。中腑者，病在表，多着四肢，故肢节废。中脏者，病在里，多滞九窍，故性命危。中血脉者，病在半表里，多在胃土，故口眼㖞僻。丹溪论曰：诸书谓外中风邪，惟河间作将息失宜，水不济火，极是。若真中风邪，东垣中腑、中脏、中血脉之说甚妥。然有地气之不同，西北气寒，真中者多。东南气温，类中者多。何谓真中？寒伤营血，血愈虚，风愈盛也。何谓类中？湿土生痰，痰生热，热生风耳。更有血虚气虚之辨，血虚则左手足不仁。气虚则右手足不仁。气血俱虚，则左右手足俱不仁。此三子之论，异于古人如此。又自王安道出，推刘、李非风之论，丹溪湿痰之解，三子皆类中。以古论为真中，各有见解。然皆曰中风非风，而不离风字之名。盖风为百病之长，亦可偕六淫为进退，挟寒即为

风寒，挟暑即为暑风，挟湿即为风湿，挟燥即为风燥，挟火即为风火是也。其次因外风以动内风，因内风以召外风，即三家中风非风之意尔。故治风之法，必由血气之偏胜求之。如气虚者，以补气为主，祛风为佐，气足风自散矣。血虚者，以养血为主，疏风为佐，血足风自熄矣。气血俱虚者，以气血兼调，佐以疏风之剂，血气俱足，风必自灭矣。如真中之风，当察其中腑、中脏、中血脉之由，加以豁痰宣窍，祛风逐秽等法。如类中之风，亦宜察其寒暑温凉燥火湿痰之别。不得名为类中，而概以风药投之也。如虚中者，必有暴脱暴绝之类，不暇待药之势，视其身冷脉伏，呼吸不相接续者，可急用独参汤与服。俟其神气稍苏，庶可救药。不然一脱不回，虽有善者，亦无如之何矣。然必先救其急，后治其本，乃可救暴急之病也。虚中必挟外邪，须察邪之轻重而治。正虚邪轻者，扶正为主，逐邪为佐。如邪重而正不甚虚者，祛邪为主，扶正为佐。虽未能活人多多，则临诊时不致乱我方寸。学者宜深辨之。

星附六君子汤 治肥人气虚挟痰，右手足麻木，神迷欲厥之症。

党参三钱 白术二钱 茯苓三钱 炙甘草五分 陈胆星八分 竹节白附子酒炒，八分 姜半夏一钱五分 橘红八分

加姜三片。不渴，加广木香五分。治卒中痰

迷尤佳。

二陈汤　治气盛痰多，中焦痞满。

姜制半夏一钱五分　陈皮一钱　茯苓三钱　甘草蜜炙，一钱　加竹茹一团，枳实一钱，名温胆汤，治同。

小续命汤　治太阳中风，刚柔二痉，口眼㖞僻，脉浮紧者宜之。并治六经中风等症。

桂枝一钱　麻黄去根节，八分　防风一钱五分　党参三钱　白芍酒炒，一钱　杏仁去皮尖，炒，八分　附子泡，四分　川芎酒洗，八分　黄芩酒炒，八分　防己八分　蜜炙甘草八分

加姜枣煎。

大秦艽汤　治血虚中风，脉浮而洪，唇燥头疼，口渴身痛之症。

秦艽三钱　羌活一钱　独活一钱　防风一钱　川芎一钱　白芷一钱　酒炒黄芩一钱　生地一钱，酒洗　熟地酒洗，一钱　细辛五分　石膏三钱　当归一钱，酒洗　白术土炒，一钱，　白芍酒炒，一钱　茯苓一钱　甘草炙，一钱

水煎。

通关散　治卒中风邪，不省人事，昏迷欲绝，牙关紧闭，汤水不下等症。

细辛洗去土　猪牙皂去子，各一钱

共为细末，吹入鼻孔，得嚏可治，无嚏不治。一方加生半夏一钱，共末吹之。

乌梅擦牙方　治中风口噤不开。

乌梅四枚，焙干为末，擦于牙龈，涎出即开。

转舌膏　治中风瘛疭，舌强不语。

连翘一钱　山栀　薄荷　淡竹叶　黄芩　桔梗各五分　甘草　石菖蒲　远志肉各四分

共末，以蜜炼丸，如弹子大，辰砂为衣。每服一丸，薄荷汤化服。凡风胜者，气血必虚，气血虚，其津液多耗，痰在膈间，阻其灵机，不得转舌。故此膏系开膈通窍，消痰清火之品，舌可转津液生矣。

天麻丸　治风由湿热而生，热胜则痛，湿胜则重，此系养血清热，渗湿治风之法。一方加独活六两。

煨天麻　怀牛膝酒焙　川草薢　元参各六两　杜仲酒焙，七两　附子泡，一两　羌活十两　当归十两　生地黄十六两

为末，炼蜜为丸，如梧子大，每服五十丸，温酒送下。

豨莶丸　治风寒湿合而成痹，足不能行者。

用豨莶草一味，五月五日，或六月六日采叶，九蒸九晒，用酒蜜蒸晒，晒干为末蜜丸，如桐子大。空腹温酒送下百丸。

二丹丸　治中风神志不安，怔忡健忘。

丹参　天冬　熟地黄各一两五钱　甘草一两　麦冬去心　茯苓各一两　远志去心　石菖蒲各五钱

共末，炼蜜为丸，桐子大。每服五十丸，朱砂为衣，开水送下。

地黄饮子河间　治四肢缓纵不收，语言不出，四肢不收曰风痱，口不能言曰风喑，系水不生木，风火皆胜，此方引火归水，水生木而风熄也。

熟地八钱　山萸肉一钱　石斛三钱　麦冬去心，二钱　北五味四分　石菖蒲四分　远志肉六分　茯神五钱　淡苁蓉四钱　肉桂七分　泡淡附子二钱　巴戟肉二钱　薄荷一钱

加姜三片，枣五枚。

独活汤丹溪　治瘛疭昏愦，血虚风盛，心神不宁。

独活　羌活　防风　川芎各一钱　当归三钱　人参　姜半夏各一钱　细辛　石菖蒲各五分　茯苓三钱　远志肉　白薇各八分　甘草三分

加姜三片，枣三枚煎服。

顺风匀气散　治喎僻偏枯，口舌难言之症。

白术二钱　乌药一钱　煨天麻一钱　白芷　人参　苏叶　木瓜　青皮炒，各一钱　炙甘草四分　沉香研末，五分

加姜三片煎。

资寿解语汤　治中风，脾肾两虚，木旺风盛，牙关紧急，舌强难言，半身不遂等症。

羌活一钱五分　泡淡附子　防风　煨天麻各一钱　羚羊角镑，一钱　枣仁一钱　肉桂五分，研冲　炙甘草五分　加竹沥五钱，冲入　姜汁二匙，冲

水煎。

补偏愈风汤自制　治气血虚弱，内风沸腾，不拘左偏右偏，两手足俱废之症，总以气血兼补立法，气能生血，血活风自灭矣。

人参三钱　熟地黄六钱　茯苓三钱　生黄芪六钱　炙黄芪三钱　白术二钱　赤芍药一钱　当归三钱　杜仲酒炒，三钱　怀牛膝三钱　羌活独活各一钱半　桂枝八分

加桑寄生八钱，煎汤代水煎服。

九味羌活汤　治中风初起挟寒，寒热往来欲痉者。

羌活　防风　苍术各一钱　细辛　白芷各五分　川芎　黄芩酒炒，各一钱半　生地黄四钱　生甘草八分

加姜三片，枣两枚，葱白三茎，水三杯煎。

人参败毒散　治中风挟暑，有汗恶风。

人参一钱五分　茯苓三钱　生甘草八分　枳壳　桔梗　柴胡　前胡　羌活　独活　川芎　薄荷各一钱

加姜三片。

羌活胜湿汤　治中风挟湿化肿，或风湿搔痒之症。

羌活　独活各一钱　川芎　甘草　防风各八分　蔓荆子一钱　藁本五分

水煎。

滋燥养荣汤　治风燥症，唇焦无汗干枯之症。

熟地八钱　生地　秦艽各三钱　黄芩酒炒白芍各一钱　当归三钱　防风　甘草各五分

加竹叶十片。

泻黄散　治风挟火，口疮胃热肌热之症。

生甘草一钱　防风一钱　栀子三钱　石膏二钱　藿香二钱

加竹叶十片，青果二枚，或加银花三钱生地三钱

疠风

疠风者，即八方之贼风也。山岚毒雾之气，万物皆受其害，不能长养万物。人在气交之中，感之即病。其酷烈猛悍之性，可不畏而避之乎。故君子避风如矢石也。凡既受其害者，须辨其在上在下之异。在上者，毛发干枯，肌肤粗糙，或痛痒异常，甚至溃烂肉败等形，以醉仙散，取臭涎恶血使从齿缝中出。在下者，必肾囊麻痒，腿酸足麻，腰跨痛痒等情，以通天再造散，取恶物虫毒，使从谷道中出。治法虽分上下，总不离乎阳明一经。治此病者，必当明其邪在阳明一经，庶无错误矣。看其疙瘩块瘤，先见

于上者，即为在上也。先起于下者，即为在下也。在上者，气分受之。在下者，血分受之。上下皆起疙瘩，是上下皆受邪风，血气俱伤，为最重也。若非医者神妙，病者确信，鲜能治矣。苟从上从下，由渐而起者，尚可治也。惜乎人遇病势略缓，不肯坚守而治，即幸而治愈，更未能绝欲绝味，未免复发。复发则不能援救矣。

广按大风症者，所因不一，或因色欲当风，或因醉卧湿地，或乘风脱衣，或汗出入水，或空腹山行，或汗衣暴晒，乘热而穿，或感山岚瘴气，或冒寒遇雨，或内伤形体，不知避忌风邪，致邪毒入于肌腠分肉之间，由外而内，渐及脏腑筋骨。当时罔觉，失于祛散，日久致营卫不行，内外熏蒸。内则生虫，外则生疮，古人所以谓大风苛疾也。其毒一发，则有三因五死之辨。三因者，曰风毒，曰湿毒，曰传染也。五死者，一曰皮死，麻木不仁。二曰脉死，血溃成脓。三曰肉死，割切不痛。四曰筋死，手足缓纵，不知痛痒。五曰骨死，鼻柱崩塌，眉落，眼昏，唇翻，声嘶。皆不治之症，甚可畏也。盖由邪正交攻，气血沸腾，湿痰死血，充溢于经络之中，故虫疮生之。治之法，通脏腑，舒筋络，则麻木痛痒自去矣。还须绝欲解酒，忌毒戒怒，方保无虞也。

祛风丸

生黄芪　防风　杞子　枳壳　赤芍　甘草　生地黄　熟地黄　地骨皮各等份

炼蜜为丸，每丸重一钱，每服一丸，开水化服。

四神丸　久服可愈。

当归　生地黄　元参　羌活各等份

蜜丸如弹子大，每丸二钱，每服一丸，温酒冲服。

醉仙散

麻仁　牛蒡子　杞子　蔓荆子各一两，同炒

白蒺藜　苦参　栝楼根　防风各五钱

上药八味，为末，每用药末一两五钱，加入轻粉二钱，拌匀。大人用药末一钱，午前空服，及临卧时各服一钱，茶水调下。服后五日，必先于牙缝间流出臭涎，浑身疼痛，昏闷如醉，泻下臭粪，为度量人之大小虚实而用，小人减半。如症之急重者，先服再造散，待补养之后，更服醉仙散，自无虚脱之虑。须忌食油盐酱醋鱼腥椒茄等物，只能啜粥嚼菜而已也。

再造散

广郁金五钱　生军一两　白丑六钱，半生半炒　皂角刺一两

共为细末，每服二钱，临卧时冷酒调下。以净桶伺候，泄出黑虫，系多年也。如不黑而赤，是近年之虫。越三日又进一服，以虫尽为度，则根绝矣。后用养血疏风之剂，调养百日，又用三棱针刺委中穴出血，终身不得食牛马等肉，更忌房劳之事，犯则再发，不能救矣。委中穴，在腿弯上青筋处。

脉候　疠风之脉，宜缓与和。洪数为剧，沉微则魔。若遇牢革，死也如何。虽有良医，不必摩挲。中风之脉，亦看斯歌。

伤寒　附类伤寒条辨

伤寒者，冬月伤寒之证也。凡霜降以后，天气严凝，万物收藏，人在气交之中，寒肃之气，乘虚而入，故受寒而即病者，为正伤寒也。所云传经者，伤寒一日，邪在足太阳膀胱经也。故发热恶寒，头项痛，腰脊强，身痛，无汗，其脉人迎浮紧，宜麻黄汤以发其汗则愈。不愈，再传。故伤寒二日，邪在足阳明胃经也。故目痛鼻干，唇燥，漱水不欲咽，脉长，宜葛根汤以解肌达表则愈。如不愈，即传，故三日邪在足少阳胆经也。其目眩，口苦，耳聋，胸满胁痛，寒热往来，头汗而欲呕，脉弦，宜小柴胡

汤和解之。不愈，又传，故四日邪在足太阴脾经也。腹满而痛，咽干，脉实者，宜大柴胡汤微利之。不愈，又传，故五日足少阴肾经受之。口燥咽痛，渴而下利清谷，脉沉而紧，宜小承气汤下之。如咽痛甚，宜甘桔汤以开提陷下之邪。又不愈，则又传矣，故六日足厥阴肝经受之。少腹满，烦躁，厥逆，消渴，舌卷囊缩，脉伏或沉而带弦，宜大承气汤下之。六日传经尽，病当愈，不愈，必至再传。传至十二日，更不愈，势必又传而剧矣。若夫太阳伤风，与伤寒无异，惟恶风有汗与伤寒异耳。初起宜桂枝汤以补表虚，其变症与传经证治小异也。因风伤卫，寒伤营，故治伤风必以桂枝汤为主。其变症不出气分之病，宜疏达为稳，加减之药，以芩、芍、羌、防、桑叶、钩藤之属可也。然仲景不分风寒为两证，但以有汗为表虚，无汗为表实，脉缓为风，脉紧为寒，恶风为风，恶寒为寒，以此为辨。可见寒非风不作，风非寒不发，感之者有伤气伤营之不同耳。其脉缓自汗恶风为虚邪，以桂枝汤治之。如八九日不解，如疟状，面热身痒，以不得小汗故也，宜桂麻各半汤。如无汗恶寒脉浮紧者，宜大青龙汤主之。如干呕而咳烦躁者，不得安卧，宜小青龙汤主之。又仲景《金匮要略》，有太阳病，发热无汗，反恶寒者，名曰刚痉。太阳病，发热汗出而不恶寒，名曰柔痉。并不言麻黄桂枝之治法，大都脉不见紧，脉不见缓，故不立法也。又曰：太阳病其证备，身体强几几然，脉反沉迟，此为痉，瓜蒌桂枝汤主之。可以知沉脉为痉病之别也。其刚痉、柔痉两条不言脉，故不言耳。又太阳病，无汗而小便反少，气上冲胸，口噤不得语，欲作刚痉，葛根汤主之。又痉病胸满口噤，卧不着席，脚挛急必齘齿，可与大承气汤。此两条显露阳明表证，阳明里证证象，故立葛根汤以祛阳明之表，立承气汤以下阳明之热也。乃若伤寒两感，谓之双传，一日太阳与少阴同病，二日阳明与太阴同病，三日少阳与厥阴同病，其证象与传经无异。两经同病，即有两经之见症。然两感之证，有传有不传也。古人无一定之法，后人以九味羌活汤治两感之总方，似非尽善之道也。况两感之重证，可一方以概之乎。吾乡于国初时，有倪涵初先生，以陶节庵之冲和灵宝饮，治阴阳合病之两感。如表多里少者，以麻黄葛根汤治之。如表病缓里病急者，以调胃承气汤下之。如病已入脏者，系不治之症。经云：不治之症，不必治也。治必不效。又有类伤寒一证，最难分析，往往乱投表散之剂，而成不治之疴。又有温邪一证，比比泛称伤寒，而用峻猛之法，以致不治之疴，而不知类伤寒者，类乎伤寒，而实非伤寒。温邪者，非冬时之伤寒也。与瘟疫之瘟又不同也。瘟疫系不正之邪，而温乃温凉之温。故冬不藏精之人，春必病温。至春不病，至夏变为温热。阴愈虚，邪愈盛也。治温症必首重夫存阴清邪之法，所以有温邪忌汗之戒也。类伤寒者，四时皆有，与伤寒证象必有异也。治之者按定气节，从所异处着想，不致误于下手，其形症列于方论矣。又陈三锡《瘟疫论》有病痉者，其云即角弓反张也。因湿热生风，木来克土，治以六一顺气汤下之。与《金匮》论痉不同，治法亦异，拟作类伤寒而论也。盖张仲景著《伤寒》十卷，为万世师。凡传经证治，越经证治，兼证合病，太阳腑证，阳明腑症等治，备举其论，毫发无遗。而直中一证，虽未发明，于方论上绅绎及之。胡为乎来哉！噫，仲景之绪，赖以不坠者，晋太医王叔和也。叔和发明其义，又得成无己注释周详，后之议叔和者，岂真得仲景之旨欤。学斯道者，当择所从哉。凡后贤之辨论注释，各有其长，其合乎今者，采而用之。不合乎今者，取其法而已矣。如此，则可与言医尔。

愚按：近世时医，必按节气以治病。当春时之病曰春温，或指曰风温。夏病曰热病，或指为暑病。秋病曰暑湿，或曰湿热。秋深而称伏暑。冬初之病曰冬温，又曰伤寒。苟不明脉象病情，但见耳聋目眩，身温神昏之候，即指之曰时邪，殊不知一年有一年之气运，一节有一节之变更，如春有暴热，夏有暴风，秋有暴凉，冬有暴温。若以按时论证，而不知通变之方，不几令病者多陷于死亡乎？余每遇岁时节，必加意审量而辨八方风气之吉凶，以推病机之邪正。如春温夏热，秋凉冬寒，是其常也。若非时之邪，或以活泼之法治之，庶免错误。不特己心已尽，则求治者之心亦尽矣。

麻黄汤　治伤寒太阳经证，表实无汗。

麻黄七分　桂枝六分　杏仁去皮尖，二钱　炙甘草五分

桂枝汤　治太阳证，表虚有汗，兼治痉证脉迟者。

桂枝一钱　白芍一钱　炙甘草五分

加姜三片、枣三枚煎。此方加栝楼根二钱，名瓜蒌桂枝汤。

葛根汤　治阳明经证，亦治痉证无汗，口噤不得语。

葛根一钱　麻黄五分，去根节　桂枝八分　白芍一钱　甘草蜜炙，五分

加姜三片，枣二枚。

小柴胡汤　治少阳经证。

柴胡二钱　姜半夏一钱半　人参一钱　炙甘草五分　黄芩一钱五分

加姜三片，枣二枚。

大柴胡汤　治太阴经证。

柴胡一钱五分　大黄四钱　枳实一钱　黄芩酒炒，一钱五分　姜半夏一钱五分　白芍酒炒，一钱

加姜一片，枣二枚。

小承气汤　治少阴经证。

厚朴一钱　枳实一钱　大黄三钱

水煎。加羌活一钱，名三化汤。治大便风秘。

甘桔汤　治少阴咽痛。

生甘草一钱　桔梗二钱

可加竹叶两片，青果二枚。

大承气汤　治厥阴经证，舌卷囊缩，不下必死者。

大黄四钱　积实二钱　芒硝煅，即元明粉，二钱　厚朴一钱五分

用急流水煎，亦治太阳痉证龀齿口噤，卧不着席者。此亦不下必死之证，故可与之。

桂麻各半汤　治太阳证，服桂枝汤不愈，面热身痒，不得小汗，如疟状者。

桂枝八分　白芍一钱　炙甘草五分　麻黄去根节，七分　杏仁去皮尖，一钱

加姜三片，枣二枚。

大青龙汤　治太阳证，无汗恶寒，脉浮紧。

桂枝八分　麻黄去根节，六分　杏仁去皮尖，二钱　炙甘草七分　生石膏二钱

加枣二枚，姜三片。

小青龙汤　治太阳变证，干呕而咳，烦躁不得卧。

干姜八分　桂枝八分　麻黄六分　白芍一钱二分　炙甘草五分　细辛五分　姜半夏一钱五分　五味子九粒

九味羌活汤　治两感证之缓证。

羌活一钱　防风一钱　细辛五分　苍术一钱　白芷五分　川芎八分　黄芩一钱，炒　生地三钱　炙甘草五分

加姜三片，葱白三茎。

263

冲和灵宝饮 治阴阳两感。不拘太阳少阳，阳明太阴，少阴厥阴等证。

生甘草一钱 防风一钱五分 生地四钱 柴胡一钱五分 细辛四分 白芷八分 川芎 葛根各一钱 石膏三钱 黄芩一钱

加黑料豆二合，煎汤代水。

麻黄葛根汤 治两感表证多，里证少者。

麻黄去根节，六分 葛根一钱 白芍一钱 淡豆豉二钱

加葱白三茎煎。

调胃承气汤 治两感表缓里急者。

元明粉三钱 大黄五钱 炙甘草五分

水三杯煎。

加味香苏饮 治太阳经证，无汗不得发，有汗不能止者。

紫苏一钱 陈皮一钱 制香附一钱 炙甘草七分 荆芥一钱 秦艽一钱 蔓荆子一钱 川芎五分 生姜三片

水煎。如头痛加羌活一钱，葱二支。停食腹满加山楂、神曲各二钱。喘咳加桔梗一钱，呕加姜半夏、川黄连各一钱。如四时杂气，加苍术、藿香各一钱。口渴加知母一钱，石膏二钱。其余随时酌加为妥。

凡冬月温邪，名曰冬温。其症脉虚身热，微有咳逆，黎然汗出，宜补其表，以御其邪。古人所以有汗多亡阳之训，又曰：温邪忌汗，用桂枝白虎汤以救胃热，以解外邪，非存阴清邪之旨欤。况温邪之由来，因冬气暖热，腠理疏，阴不固，或酒后受邪，或因热脱衣，皆能受之。先伤气分，故汗出微咳，或头痛，或颅胀，或咽痛，甚至邪入血分，即为鼻血咯血，脉必浮弦，故宜急清上焦气分。若不急清，化热最速，热伤胃阳，即发斑矣。热走心包，则发疹矣。热蕴气分而不汗解，则发白瘖。古书

之云冬温者，即近世之称风温也。不独冬见此证，而春时亦多是证也。今人罕明治法，每至劫津亡阳，成内闭神昏之候，不救者甚多。余以由博而约之法治之，庶乎挽今人之流弊欤。

桂枝白虎汤 治冬温，畏寒汗出，脉虚身热，微咳。

桂枝七分 石膏三钱，煨 知母一钱 炙甘草五分

加粳米一撮，或加黄芩、白芍各一钱，竹叶十片。

薄荷甘桔杏子汤 自制 治冬温初起，咳嗽，微热，微汗，脉浮大者。

薄荷一钱 甘草五分 桔梗一钱五分 杏仁去皮尖，三钱

煎。

黄连阿胶栀子汤 自制 治温邪咯血鼻血。

黄连八分 阿胶蛤粉炒，一钱半 焦栀子三钱 竹叶廿片

疏斑汤 自制 治温邪发斑，发疹，发瘖，神昏欲化内闭者。

桔梗一钱 生甘草八分 银花三钱 连翘一钱 黄柏八分 青黛五分 省头草一钱 神曲二钱 牛蒡子炒，二钱 薄荷八分 竹叶十片

凡春温一证，其说有二。经云：冬不藏精，春必病温。此言冬时因劳倦内伤，或因酒色伤阴，交春阳气散越，阴不内守，耗阴伤精，冬时阴气凝沍，不觉其病，阳气一疏，阴热由内达外，偶感温风，即发热，头胀，口渴，咽痛，脉必浮数，慎勿表散，恐劫津伤阴，宜黄芩白芍汤坚阴劫邪，或加桑叶、贝母之类。又云：冬伤于寒，春必病温，此言冬月受寒，而不即发，交春气升，伏寒亦随之而发，故内外交病，亦化温证。头痛发热，肢体烦疼，不恶风，反

恶热，热则烦倦不得眠，亦宜黄芩白芍汤坚阴清邪。二证虽异，其治则同。或汗出不解，宜桂枝白虎汤以补表救热，最为稳恰。

桂枝白虎汤 见冬温条

黄芩白芍汤　治春温之总治。

黄芩一钱五分，酒炒　酒炒白芍一钱五分

清煎。如咳嗽加杏仁光，三钱　川贝一钱　桑叶一钱。如气急痰多，加苏梗、桔梗、橘红各一钱。如咯血，鼻血，发斑，发疹，发瘖，神昏欲闭等情，照冬温方法为宜，慎勿过于清凉，恐遏倒邪气，变幻不测矣。慎之慎之。

黄芩桔梗汤 自制　治春温初起，头胀身热，恶热，微汗，舌红脉大者。

黄芩一钱，炒　桔梗一钱　白芍八分　川贝母　知母炒，各一钱　薄荷五分　神曲三钱

加生姜三片，竹叶廿片。

凡温热之证，亦冬不藏精，至春不发，至立夏后，夏至前，感温热之气而病作者，名曰温热。又冬月受寒，交春虽得发越，而更不发越，至夏至以前，偶触热邪而病。身热，脉虚，舌淡似红，烦闷，恶热，肌热无汗，神倦嗜卧，如虚劳之象，即温热证也。其发病愈迟，是正愈虚邪愈盛矣，与冬不藏精者有间，其治之之法亦同。然此证较春温为尤重也。亦宜坚阴清邪，黄芩白芍汤亦可酌用。总不若自制之芩芍解毒汤，甘露饮，仲景之炙甘草汤为善也。宜玩味焉。

芩芍解毒汤 自制　治温热初起之证。

黄芩酒炒，二钱　白芍二钱　川连八分　焦栀子三钱　炒川柏一钱五分　银花三钱　生甘草八分

加姜二片。

甘露饮 自制　存阴清邪，以复胃中津液。

大生地五钱　鲜生地六钱　天冬　麦冬去心，

各三钱　鲜石斛四钱　黄芩炒，一钱　银花三钱　川贝母一钱　生炙甘草各五分

加竹茹一团姜汁炒

炙甘草汤 即复脉汤　治邪去阴虚，自汗潮热，口微渴。

炙甘草一钱　阿胶一钱五分　麻仁炒，三钱　桂枝三分　生地五钱　麦冬去心，三钱　东洋参一钱　生姜三片

凡夏月头痛发热，项强口渴，不恶寒，反恶热，此阴虚阳胜，感热邪而起，较之暑邪，变幻更速。脉大者，宜先清表邪，恐邪正互伤，以柴葛解肌汤为治。如脉虚者，以保阴汤为主治。此即类伤寒也。

柴葛解肌汤

柴胡一钱五分　葛根　赤芍　黄芩　知母　贝母各一钱　炙甘草八分　生地四钱　丹皮二钱

加竹叶二十片。

保阴汤 自制

南沙参三钱　麦冬去心，三钱　五味子九粒　桔梗一钱　苏梗一钱五分　黄芩一钱五分　知母　贝母各一钱　橘红八分　桑叶　神曲各二钱

加竹叶二十片，生姜一片。

凡秋间寒暑互伤，头痛发热，口不大渴，恶寒无汗，舌白而滑，欲作痉证。此先受暑以伤气分，继受骤寒以伤营分，最难治之。世医俱认暑湿之证，然暑湿之象，有汗口渴，此因气血俱伤，邪气与正气相搏，故欲痉也。形类伤寒而非伤寒，前人尚未分别，故补之以俟指正。治以清燥解肌汤，否则清燥救肺汤亦可。

清燥解肌汤 自制　治类伤寒无汗者。

冬桑叶一钱五分　葛根一钱　麦冬去心　杏仁光，各三钱　大麻仁炒，三钱　石膏三钱　蜜炙麻黄七分　神曲三钱　焦栀子三钱

加竹茹一圆，生姜三片。

清燥救肺汤　治类伤寒有汗者。

桑叶三钱　杏仁光　麦冬去心，各三钱　石膏二钱　甘草五分　大麻仁炒，三钱　人参　阿胶各一钱

加枇杷叶五片，去毛。

凡痉证角弓反张，系木来克土，不论有汗无汗，以六一顺气汤下之。此治温病痉证，形类伤寒者，与《金匮》中论痉病不同。仲景治太阳病，发热汗出而不恶寒，脉迟，曰柔痉，宜瓜蒌桂枝汤。方见正伤寒。又太阳病，发热无汗而反恶寒，欲作刚痉，宜葛根汤。方见前阳明证。如胸满口噤，卧不着席，脚挛急，必龂齿，可与大承气汤下之。可与者，未能确与也，宜酌之可也。大承气汤，见前厥阴经证。

六一顺气汤吴氏加减　治瘟病发痉者。

僵蚕酒炒，三钱　蝉蜕十个　制军四钱　元明粉二钱　柴胡一钱五分　川连　黄芩　白芍　生甘草各一钱　厚朴二钱　枳实麸炒，一钱

加白蜜三匙，陈酒五匙冲。

以上温证及类伤寒证，已具大略，以备参考。所有风温一证，与冬温同类，故不复赘。又脚气之证，亦名类伤寒，宜看《金匮要略》，亦不具赘。

凡直中之证，仲景尚无确论，考其四逆散方，知治直中三阳之证。四逆汤，知治直中三阴之证。又有当归四逆汤，知其治直中厥阴之证矣。亦宜细味其方药可耳。此亦类伤寒也。

四逆散

柴胡　赤芍　枳实　甘草炒，各等份

为末，开水调下，每服四钱，加酒少许。

四逆汤

干姜五钱　泡淡附子五钱　炙甘草二钱

水煎，冷服。如面赤格阳于上者，加葱白以通阳。如脉伏不出者，加人参、五味子以复脉。呕者加川连炒、姜半夏二味，以和胃除痰。

当归四逆汤

当归　桂枝　芍药　细辛各一钱　炙甘草　木通各二钱

加大枣四枚煎。如内有久寒者。加生姜三片，泡淡，吴茱萸八分，水煎温服。

凡伤寒合病并病，必有两经之证象，或兼两经之形色脉候可见，宜两经之方药。如太阴太阳合病，宜大柴胡加桂枝之意。余以加味香苏饮治之最妥，加减法载太阳经证。

凡阳明腑证，谵语，便秘，口燥唇裂，两目如火，循衣摸床，急下之以发斑疹，余以腑阳实证，不下必死，每用凉膈散治之取效，或以大承气汤下之亦妥。方见厥阴证。

凉膈散

元明粉三钱　大黄五钱　连翘二钱　焦栀子三钱　黄芩一钱五分　炙甘草五分　薄荷一钱

加竹叶十片，白蜜三匙冲。

丹溪凉膈散方，去芒硝、大黄二味，加桔梗，治同。

凡太阳腑证，膀胱之气不化，口渴，宜五苓散以化气治之。如热结膀胱，小腹胀痛如狂，以桃仁承气汤下之。

五苓散

桂枝八分　猪苓四钱　茯苓三钱　白术二钱　泽泻三钱

水煎。

桃仁承气汤

桃仁十粒　元明粉三钱　大黄四钱　桂枝八分　炙甘草五分

水煎。或加泽兰二钱，以行气分。

脉候 伤寒之脉，缓大者昌。沉微小促，证反仓皇。洪紧滑数，初病则康。若遇日久，何敢云臧。温邪脉象，微涩者殃。弦紧则甚，非躁即狂。若云类证，以此为纲。阳脉见之，宜泻宜凉。阴脉见之，温通之方。证象一反，不必商量。不忍坐视，仔细加详。

暑证 附中暑 冒暑 伤暑 暍证 暑风 伏暑 暑厥

暑者，后夏至而起。因天气一动，而蒸淫热迫，地气一升，而秽浊上腾。人之患也，由口鼻吸受，气分被阻而先伤，不能输化而升降失度，水谷蕴蓄而湿亦停滞，故曰暑必挟湿。其病者发热头胀，自汗心悸，舌淡且红，口微渴，宜轻清理气，大忌发表，恐重伤其卫阳也。若卫阳一伤，有昏愦亡阳之变，古人云：暑家忌汗，是要道也。中暑者，因其人阳气先伤，不能外卫，先有伏寒在内，一触暑邪，即晕眩昏迷，不省人事，指甲青，唇口青，肢冷如冰，自汗如珠，凝而不流，系内受伏寒，外应暑热，脉必双伏，法在不治，危在旦夕，急用通关散以吹入鼻中，得嚏则生，无嚏则死。即用大顺散为主，加附子以祛内寒，加川连以清心营，或用独参汤以先扶正气，然后用药为妥，缓则不救。冒暑者，必奔走道路，吞饥受饿，气不充体，暑邪上冒，头目眩晕，心神慌乱，壮热气粗，脉必浮滑，急用黄连香薷饮，以温散之。或有腹泻者，以缩脾饮清之。凡世俗间动云痧气，妄加针刺，伤其营血，致血不荣筋，有昏痉转筋之变，而不可救药，宜加察之可也。夫伤暑者，因受暑而伤，暑热伤气，一受暑邪，不急调治，渐入营分，阳已外泄，阴气更被耗散，阴阳两虚，形若虚劳，内热外寒，脉必虚数，东垣清暑益气汤最妙。如胃中痞满者，去黄芪、甘草可也。暍者，是重伤于暑也。《金匮》云：太阳中暍，发热恶寒，身重而疼痛，其脉弦细芤迟，小便已，洒洒然毛耸，手足逆冷，小有

劳，身即热，口开，前齿板燥。若发其汗，则恶寒甚。加温针，则发热甚。数下之，则淋甚。以白虎加人参汤，最为妥恰。然后人鲜有增减，宜细玩之。暑风者，是夏月伤风也。宜香葛汤治之。又有伏暑之病，古所未著，并无发明。近时所云伏暑者，即叶天士先生为伏气之疾，从秋分以前，暑邪未消，至秋分以后，而患暑病，名为伏气。又云秋时晚发，即俗名伏暑之病耳。其脉滞，其形怯，口舌粘腻，或微有寒，或单发热，热时脘痞气窒，渴闷烦悗，每至午后，则病甚矣，入暮更剧，热至天明，得汗则诸恙悉减。日日如是，必三候外邪气方解，日减一日而始痊愈。倘治不得法，不治者甚多。治之之法，宜存阴清营，润燥清气，最为妥洽，又暑厥之病，即《内经》热深厥亦深之意，因暑邪郁于上焦，伏火由内而升，阳气升腾，阴热内灼，自下而上，由内应外，或挟起肝阳致陡然厥逆，肢冷面赤，宜自制抑阳清暑汤治之。大忌发散峻表等剂，恐致气脱，戒之戒之。用苏合丸擦牙亦稳。

自制清肺解暑汤 治暑外受而头胀发热。

桔梗二钱 藿香二钱 瓜蒌皮三钱 滑石三钱 连翘二钱

加鲜荷叶一角，如脘闷，加白豆蔻一钱，研冲。如烦渴加石膏二钱，焦山栀三钱。如呕者加姜半夏一钱，川连七分。如头汗多者，加竹叶甘片。如邪入营分，心神慌乱，呓语便秘者，用至宝丹三分，冲入可也。

至宝丹 方见卷三厥证

苏合丸 方见厥证

通关散 见中风证

大顺散 治中暑证。

甘草 砂仁 杏仁去皮尖 炒干姜各二钱

267

肉桂末一钱

共研细末，每服二钱，开水冲服。或加泡淡附子、川连各一钱　和前药共为末，每服二钱，冲服。

黄连香薷饮　《活人》治暑热口渴心烦

黄连　香薷　厚朴各一钱　扁豆二钱

加竹茹一团　水煎服。

缩脾饮　清暑止渴，治呕止泻。

砂仁末六分，冲　煨草果仁一钱　乌梅一枚　炙甘草五分　葛根一钱　扁豆三钱　水煎。

清暑益气汤　治暑邪伤气。

东洋参一钱　炙甘草五分　炙黄芪一钱　当归二钱　去心麦冬三钱　北五味九粒　炒青皮七分　陈皮八分　神曲二钱　炒川柏八分　葛根八分　苍术　白术各一钱　升麻五分　泽泻三钱

加姜一片，红枣二枚。

人参白虎汤　治暍证。

东洋参一钱五分　煅石膏三钱　炒知母一钱　生甘草五分

加陈粳米一撮。

香葛汤　治夏月伤风。

香薷　葛根　厚朴各一钱　扁豆二钱

水煎。

藿薷汤　治暑月吐泻。

香薷一钱　藿香一钱　扁豆三钱　厚朴一钱　大腹皮一钱五分　紫苏一钱　桔梗一钱　枳壳八分　陈皮八分　茯苓三钱　白术一钱　半夏曲一钱　白芷八分

加姜二片，枣二枚。

自制青蒿芩芍汤　治伏暑证之法。

青蒿一钱　白芍　黄芩各钱半　知母　贝母各一钱　生地三钱　杏仁光，三钱　稆豆皮一钱五分　神曲二钱

加竹叶二十片，水煎。

苍术白虎汤　治暑厥证，亦治中恶。

苍术二钱　煅石膏三钱　炒知母一钱　生甘草五分

水煎服，或加滑石三钱，桂枝三分，治同。

自制抑阳清暑汤　治暑厥面赤口渴者。

石膏三钱，煅　秦艽二钱　白芍一钱　赤小豆一钱　石决明六钱，生　琥珀八分　郁金一钱　川黄连八分　青蒿子八分

加绿豆一合，煎汤代水煎药。

凡暑厥之证，其危已甚，如不及投剂，用苏合丸，开水冲就灌下，或以苏合丸擦牙，使香气入口，其窍自开，吐出痰涎，其病自宽，便可审治。如暑邪内闭，循衣摸床，舌焦而黑，无津液者，阴被灼伤，急用至宝丹一丸，开水冲服，不应者难治矣。

脉候　暑者之脉，六部皆虚。

伤其气分，左寸必虚。伤及血分，左寸必虚。若见浮数，阳气不舒。两尺见洪，热深难除。右关之洪，停积何如。阴脉为吉，阳脉难祛。左关若弦，非疟谁与。紧革牢促，生意有诸。此是死脉，命将安予。脉虚身热，载在古书。更察根气，两尺当纡。纡为和缓，根蒂独居。脉象如此，其病可祛。

霍乱

霍乱者，挥霍发乱也。成氏曰：病有干霍乱，有湿霍乱。干霍乱死者多，湿霍乱死者少。盖吐利则所伤之物得以出泄，虽霍乱甚，其胃中水谷泄尽，则止矣。所以死者少也。何以干

霍乱而死者多，以其上不得吐，下不得利，则所伤之物不得出泄，拥闭正气，关格阴阳，烦扰闷乱，躁无所安，以致喘胀而死。呜呼，饮食有节，起居有常，岂得致霍乱耶？又有伤寒吐利者，系邪气所伤，邪在上焦，但吐而不利，邪在下焦，但利而不吐，邪在中焦，吐利并作，与饮食所伤者不同。又霍乱一证，挥霍发乱，先心烦而后腹痛者，必先吐后利。先腹痛而后心烦者，必先利后吐。其必先受寒邪，继伤饮食所致。寒邪重而饮食少，必腹痛如绞，四肢厥逆，吐利并作，口不甚渴，治宜大温中土，以理中汤大剂与之。其饮食重而感寒轻者，必腹痛而满，四肢温和，吐利并作，口必大渴，治宜黄连理中汤，使温凉并进，阴阳自调矣。余治病数十载，于此证最为决定，靡不应手而瘳。此即成无己所云湿霍乱也。又有干霍乱一证，腹痛如绞，欲吐不吐，欲泻不泻，口渴，肢冷如冰，唇青指甲青者，此木旺土败之候，法在不治。余每选四逆汤与承气汤并授，使不吐者得吐，不泻者得泻，一吐一泻，病势自缓，更进黄连理中汤以和其中土，活者多而死者少也。如湿霍乱吐利并作，腹痛如绞，肢冷，汗出口渴，以自制黄连和中汤治之。凡伤寒吐利并作，邪在上者，以黄连泻心汤治之。邪在下者。黄连五苓散治之。邪在中焦者。以连附理中汤治之。然干霍乱与湿霍乱二症，虽口中大燥大渴，忌食生冷水果茶汤等物，沾唇则成不起之证也。何则？因中土已伤，更加生冷水饮，伤其真阳，遏其邪气，焉有生机者哉。此恳切之语，勿以为诬而忽之。

理中汤

东洋参一钱　炮姜八分　炙甘草五分　白术二钱，土炒

水煎。如加黄连姜汁炒一钱，名黄连理中汤。加泡淡附子、黄连各一钱，姜汁炒，名连附理中汤。

黄连泻心汤

黄连姜汁炒，一钱　姜半夏一钱五分　酒炒黄芩一钱　干姜八分　人参一钱　炙甘草五分

加枣二枚，水煎。

黄连五苓散 自制

黄连淡吴茱萸六分拌炒，一钱　猪苓三钱　茯苓三钱　泽泻三钱　白术二钱　桂枝五分

加荷叶一片。

保和汤 自制　治霍乱后调养脾胃。

神曲三钱　茯神三钱　北沙参三钱　白芍一钱　广皮一钱　山楂炭三钱　藿香一钱五分

加荷叶一角。

自制四逆承气汤　治干霍乱证。

淡附片二钱　干姜一钱　炙甘草五分　厚朴一钱五分　麸炒枳实二钱　元明粉三钱　酒蒸大黄六钱　乌梅一枚　川连一钱，酒炒　川椒三十粒，炒去汗

水煎服。

黄连和中汤 自制　治湿霍乱证。

黄连一钱，吴萸七分拌炒　姜半夏一钱五分　茯神三钱　陈皮一钱　炙甘草五分　防风一钱五分　苍术一钱，米泔浸炒　桂枝一钱　白芍酒炒，二钱　干姜一钱　神曲二钱　藿香二钱

加竹茹一团，乌梅一枚，水煎温服。如四肢转筋者，本方加泡淡附子三钱，木瓜二钱。如指甲青，唇吻青，本方加淡附子四钱，木瓜三钱，白术土炒，二钱，水煎，冷透与服，徐徐呷下。如病者得药即时吐出，切勿畏为不受，宜续渐灌下，随吐随灌，以止为度。使胃气一醒，自然渐愈。世人每畏病者得药即吐，以云不投。是证因关格不通，须待其药性一得，自然吐泻顿减。近时医家往往遇此证，而怕敢用温热之药，必择和平之剂，先为一试，讵不知急病当

以急治，缓病可以缓医。若急证缓治，每多不救，如良骥虽骏不能追风耳。试问何谓稳当，当重而重，当轻而轻，谓之稳当。为人医者，所当猛省焉。

脉候 霍乱之脉脉宜阳，脉伏应知吐利殃。沉而兼涩胸少满，紧革弦牢厥势强。面青脉数将危候，四逆汤须重用姜。细心拟药当温热，寒冷沾唇不必商。缓小则吉，洪数者亡。浮而如散，定主不祥。缓中有细，病势无妨。神气在尺，即可安康。

湿证

湿者，不燥之谓也。其质重，其气浊，其体阴，其性下。有自上自下之殊。自上受者，雾露雨湿。自下受者，阴凝潮湿。夏秋之间，地气上升，天气下降，人在气交之中，受而为病，内应乎脾，外伤乎气。所以病者头重肢重，身重体重，经云：困于湿，首如裹，能化火，亦能生痰。自外受之，多着肌肤。自内受之，多在脾肾。腑受之而在大肠小肠。其伤人也，必先伤气，继伤营。不宜发表，故湿家汗之必发痉厥，因多汗者必亡阳。古人所以有汗多亡阳之戒，又有湿家忌汗之语也。然夏间饮水过多，以及瓜果生冷之物，伤及脾阳，蕴于中宫，或化肿胀，或化痰水，治以辛香和脾，温暖补土为主。其脉短涩者难治，缓大者易医。弦者，木来乘土，滑者，水来侮脾，总宜补土为主。如有邪以御邪之法佐之，自无误治之累矣。《金匮》云：湿家之为病，一身尽疼，发热身如熏黄也。湿外盛者，阳必内郁，湿盛故身疼，阳郁故发热。又云：湿家其人但头汗出，背张，欲得被覆向火。若下之早则哕，或胸满，小便不利，舌上如胎者，以丹田有热，胸上有寒，渴欲得饮而不能饮，则口燥烦也。又云：湿家下之，额上汗出，微喘，小便利者死。若下利不止者亦死。又有湿兼风者，《金匮》云：风湿相搏，一身尽痛，法当汗出而解，值天阴雨不止，医云：此可发其汗，汗之病不愈者，何也？盖发其汗，汗大出，但风气去，湿气在，故不愈也。若治风湿者，但微微似欲汗出者，风湿俱去也。又云：病者一身疼，发热，日晡所剧者，此名风湿。此病伤于汗出当风，或久伤取冷所致也。可与麻黄杏仁薏苡甘草汤。又有湿温之病，头胀耳聋，重感湿邪，湿化火，鼻血出，或有呃忒，咽喉欲闭，系湿邪阻其上窍，名曰湿温，治以开肺解毒汤。惟湿证最多变幻，尚宜参考古书乃可。

麻黄加术汤 治寒湿在表，身体烦疼，当出微汗。

麻黄去根节，八分　桂枝七分　炙甘草五分　杏仁去皮尖，三钱　白术二钱

水煎。

麻黄杏仁薏苡甘草汤

麻黄去根节，八分　杏仁去皮尖，三钱　苡仁四钱　炙甘草五分

水煎服。忌风宜避。

开肺解毒汤自制　治湿温咽痛衄血等症。

桔梗　牛蒡子　黄芩酒炒，各一钱五分　连翘　银花各二钱　赤小豆　生甘草各一钱　马勃五分

加青果二枚，竹叶二十片。

防己黄芪汤方 治风湿重疼，身重脉浮，汗出恶风。

防己一钱五分　炙甘草五分　白术二钱　黄芪二钱

加姜二片，枣二枚，水三杯煎。如喘者，加蜜炙麻黄五分。胃不和，本方加白芍一钱。气短上逆，加桂枝二分，蜜炙。下有沉寒，加细辛四分。服后当坐褥上。令微汗出而瘥。

桂枝附子汤 治风湿相搏，身体烦疼，不能自转侧，不渴不呕，脉虚涩者。

桂枝一钱　泡淡附子二钱　生姜五分　炙甘草五分

加枣二枚，水煎温服。

白术附子汤 治风湿之病，大便坚，小便利者。

白术二钱　泡淡附子二枚　炙甘草五分　生姜三片

苓姜术桂汤 治湿伤阳气，脾虚失运。

茯苓三钱　干姜一钱　白术二钱　桂枝五分

水煎。

温中利湿汤自制　治酒湿伤胃，阻隔欲成噎膈者。

桂枝　干姜　淡附子　白术　槟榔　葛花　白蔻仁冲　鸡内金　陈皮各一钱

水煎服。如大便坚燥，力口酒蒸大黄三钱，大麻仁三钱。足肿，加木香一钱。如酒湿成蛊者，加黑丑一钱、炒芜黄一钱。如膀胱之气不化，而囊肿如升斗者，用绵茵陈五六钱，煎汤代水煎药。如不应，其病不治，脉必沉而无力，宜更服金匮肾气丸，以丸作汤剂而服，名肾气汤也。

自制肾气汤

熟地八钱　茯苓四钱　泽泻四钱　丹皮三钱　山萸肉一钱　怀山药二钱　淡附片三钱　安桂六分，研冲　车前子炒，二钱　牛膝三钱

加地骷髅二两，即莱菔壳，煎汤代水。

二苓二术汤自制　治湿症之总方，加减之法在后。

白术二钱　苍术一钱　白茯苓三钱　赤茯苓三钱　陈皮一钱　天仙藤二钱　通草一钱　草豆蔻一钱

水煎服。

如湿邪上受而为外湿者，加羌活、独活、防己各一钱五分。如湿自下受而为内湿者，加木瓜、淡附片各二钱。如湿伤腑阳，化泻，小便短涩者，加淡干姜、川连各八分。欲呕加姜半夏一钱五分。欲暖加厚朴一钱、代赭石一钱。挟食加槟榔、枳实炒，各二钱。腰重加防己、生黄芪各二钱。湿注小肠淋痛者，加琥珀八分，猪苓、滑石各三钱。肿而脉涩者，加姜三片，淡附片二钱，车前子炒，三钱。痰多加竹茹一丸。其余之症，宜变通而加减之可也。

脉候　湿邪之脉，必是沉迟。洪为阳水，涩乃病危。弦则木旺，细为阴衰。初病见洪，微汗可推。久病见洪，其象非悲。阴见阳脉，治疗必佳。阴见阴脉，病必支离。

燥证

燥气之证，有内伤外感之分，更有上下之殊。内伤之燥，必肾液内耗，精血早夺，治以滋肾养肝之法。外感之燥，由风热太盛，气伤津耗，治必清金润燥为主。上燥者，火烁金伤，胃无输化之机，清养肺胃为宜。下燥者，相火无制，肾无化精之权，壮水养心为主。至若病后化燥者，宜金水并治。邪热未清而化燥者，宜清润为先。叶氏以清燥救肺汤治上燥，必以玉女煎治下燥，以复脉汤治内伤之燥，三才汤治三焦之燥，其治燥之大略具矣。学者当知通变焉可也。

玉女煎　治阴虚内燥，舌赤口渴，舌痛溺赤。

熟地六钱　麦冬去心，四钱　知母一钱　怀牛膝三钱　生石膏三钱

水煎。

清燥救肺汤方见伤寒

复脉汤　不论病后病先，无邪热者宜之。

炙甘草八分　麻仁二钱　阿胶一钱　生地五钱　麦冬去心，三钱　桂枝五分　东洋参一钱五分

加姜三片，枣二枚。

三才汤

天冬三钱　生地八钱　东洋参二钱

水煎。

生津饮自制　总治燥症，不拘内伤外感。上燥下燥诸症，加减之法，例于下。

生地黄　鲜生地　天冬　麦冬去心，各一两　菊花　淡竹叶　霜桑叶　佩兰叶各三钱　生石膏五钱　川柏　淡秋石各五分　生葳蕤五钱

加青果五枚，水五大碗，煎至一大碗，去渣频频而饮。切勿大口而服，故曰饮子。如嗽咳者，本方加薄荷、桔梗各一钱五分。内伤重者，本方加藕汁、梨汁、人乳汁各一大盅，炖热，和匀而饮。如上燥而有余邪者，又加苇茎一两，同本药熬就，和入藕汁、梨汁、人乳汁而饮可也。苇茎，即活水芦根是也。

脉候　燥火之脉，两寸必洪。洪而兼数，外火为怀。洪而如弱，虚阳之荄。两尺小搏，阴病之阶。有力则重，芤微乃差。表病之脉，宜浮为佳，有神者吉，脉散则乖。

火证

火者，南方之气也。有内外虚实，阴阳表里之判。五脏为内，六腑为外。内伤之火属虚，外感之火属实。又在上者，为阳为表。在下者，为阴为里。故虚火则补之，实火则泄之。表者散之，里者清之。使内外阴阳之火，由补泄清散而悉得其法，而治得其平矣。其泻心用黄连，

泻肾用知母，泻膀胱用川柏，泻肝用柴胡，泻胆用龙胆草，泻肺用黄芩，泻脾用芍药，泻胃用石膏，泻三焦火则用栀子，泻小肠火用木通，泻大肠火用大黄。火病最多，不及烦赘，惟存其大略，以备参考。

加减六味地黄汤自酌　治五脏六腑，内伤外感，一切火证，宜随证加减，亦临证之要也。

生地八钱　丹皮四钱　茯苓四钱　泽泻四钱　怀山药二钱　山萸肉八分

水煎。如欲补水，加知母、黄柏。补金，加百合、桔梗。补肝木，加柴胡、巨胜子。补心，加石菖蒲、远志肉。脾虚者，加白术。如欲熄肾火，加知母、川柏、肉桂各八分。泄肺火，加桑白皮、知母、羚羊角镑，各一钱。泻心火，加川连八分。泄肝火，加龙胆草、桑叶各一钱。泻脾火，加黄芩二钱，炒。又如虚火，加龟甲六钱。如实火，加犀角、羚羊之属。其余之火，酌而用之可也。

火齐汤即黄连解毒汤　治三焦实火。

黄连一钱　黄柏一钱五分　黄芩一钱五分　栀子炒，三钱

水煎。本方加麻黄五分，去根节，淡豆豉二钱，石膏三钱，名三黄石膏汤。治伤寒温毒。本方加金银花三钱，大黄四钱，名栀子金花汤。治实火便秘。

白虎汤　治肺胃之火，属实火者。

煨石膏三钱　知母一钱　生甘草八分

加粳米一撮，水煎。加人参一钱，名人参白虎汤。加桂枝五分，名桂枝白虎汤。

竹叶石膏汤　治肺胃虚火。

人参二钱　淡竹叶二钱　生石膏二钱　生甘草一钱　麦冬去心，三钱　姜半夏一钱五分

加粳米一合，水三杯煎。或加枣二枚，亦妙。

凉膈散 方见伤寒证

甘露饮 治胃中湿火。

生地黄 熟地黄各四钱 天冬 麦冬去心，各三钱 甘草八分 石斛三钱 绵茵陈二钱 黄芩炒 枳壳各一钱

加枇杷叶五片，去毛。如口疮吐血衄血等，加犀角镑，一钱。又加肉桂四分，茯苓三钱，名桂苓甘露饮。治胃中虚火。

清胃散 治胃火牙痛，或胃中伏火。

升麻七分 黄连一钱 当归三钱 生地六钱 丹皮三钱 石膏三钱

水煎。

泻黄散 治胃热口疮。

甘草一钱 防风一钱五分 石膏三钱 栀子三钱 藿香二钱

泻白散 治肺火。

桑白皮二钱 地骨皮三钱 知母二钱，炒 甘草一钱

加粳米一撮。加人参、茯苓、黄芩，名加减泻白散。治肺火喘咳者。

左金丸 治肝火吞酸。

川连六分 泡淡吴茱萸五分

为末，水法为丸。

导赤散 治心移热于小肠，口糜淋痛。

车前子三钱，炒 木通一钱 淡竹叶二钱 生甘草八分 生地六钱

古方无车前子。

龙胆泻肝汤 治肝经实火。

龙胆草一钱五分 焦栀子三钱 黄芩一钱五分 柴胡一钱五分 木通一钱 甘草八分 当归三钱 生地五钱 车前二钱 泽泻三钱

水煎服。

犀角地黄汤 治胃火血升吐血等症。

犀角镑，一钱 生地八分 赤芍一钱五分 丹皮三钱

水煎。如挟肝火者，本方加柴胡、黄芩各一钱五分。如阳毒发斑，本方加紫草一钱，竹叶廿片，水煎。

羚羊角散 自制 治肝火上升，衄血牙宣等症。

羚羊角镑，二钱 杏仁光，三钱 米仁三钱 川芎一钱 当归三钱 茯神三钱 枣仁炒，一钱 夏枯草三钱 甘菊二钱 石膏三钱 川贝母一钱 竹叶廿片

脉候 虚火之脉见于沉，数搏阳强久病侵。沉而有力阴光越，滋水潜阳急急斟。两寸之中形数疾，清心泄肺早宜寻。左关弦洪肝火盛，右关数大胃阳淫。宜泄宜清分表里，可汗可下察浮沉。实火脉沉为凶象，虚火脉浮病不禁。此中把握分明辨，指下凝神仔细箴。

医方简义卷三

古越山阴梅溪王清源馥原著　门人 洪爱仁 潘星如 吴汶锦同参订

同里裘诗福吟五重校

瘟疫杂气说

瘟疫杂气者，天地不正之气也。杨栗山曰：毒雾之来也无端，烟瘴之出也无时，湿热熏蒸之秽恶，无穷无数，兼以饿莩在野，骸骼之掩埋不厚，甚有死尸连床，魄汗之淋漓自充。遂使一切不正之气，升降流行于上下之间，凡人在气交中，无可逃避，虽童男室女，以无漏之体，富贵体盈，以幽闲之思，且不能不共相残染，而辛苦之人可知矣。下次则贫乏困顿之人，容顾问哉。谚云：大兵之后，必有大荒。大荒之后，必有大疫。疵疠旱潦之灾，禽兽草木，往往不免，而况于人乎？观此益知瘟疫根源，绝非冬时之常气矣。吴又可曰：杂气之所至无时，所著无方，故有发于一乡一邑，而他处安然无有者，亦非年岁四时五运六气之所可拘也。其言甚是，宜参互考劾可焉。

瘟疫一证，其杂气从口鼻吸入，直行中道，流布三焦。或在上焦而未布中焦，或即过中宫而即入下焦，或三焦并受，不与伤寒之六经传变。伤寒由足经而受，瘟疫由手经而转入足经也。其秽邪遂时行走，亦非到处皆有，每每瘟邪盛行，必限于一乡一方。如近时之患疫者，往往于初受邪时，误认他病，无怪乎治之罔效。或遇灵性慧眼，指为时疫，而病者因本原已亏，疫毒乘隙内蕴，虽药症相投，亦难挽救。故治之宜早，辨之当明。读叶天士案，而知张景岳、喻嘉言二家治法，以扶正清邪，尚恐余毒留贻。又吴又可、杨栗山、陈三锡三者之法，系攻下太过，恐邪去正伤。不若执两用中之为美矣。然叶氏《指南》案中，治法虽未大备，意尚和平，须参古之方论，足称全治。余每以邪热浑然，色脉滞钝，面红而光，口有热如喷火之状，乍寒乍热，或微热不退，并无六经退象，病者亦不明自己之退，并识不出病之所以然者，即是瘟疫之退也。况风寒暑湿燥火六气，皆能为疫，当随天时而分明之也。瘟疫深受者，如醉如迷，昏昏沉沉，蒙蒙昧昧，不恶风，亦不恶寒，或寐睡，或叫号，或狂乱，或谵语，其舌苔必先见微黄有津，转为灰黑，或化白砂之苔，或呕或哕，浑身壮热，或饮水无度，或一发热而即露斑疹，或一发热而头面猝肿，或咽痛口糜，或口鼻出血，或身冷如冰而喷气如火，或头痛如破而口痛，肢痉咬牙。退象不能备举，在临诊审量。须嗅其口中喷气如火，而似遏勃气者，即疫退之大概耳。略具数方，以备选用焉。

瘟疫正治诸方

升降散—名陪赈散

白僵蚕酒炒，去丝嘴，二钱　蝉蜕一钱　广姜黄去皮，三分　生大黄四钱

共为细末。如病轻者，每服二钱，用冷黄

酒一杯，白蜜五匙调服。如病重者，日服二服可也。

人参败毒散 见中风证

辟瘟丹

乳香制，去油　苍术　细辛　甘草　川芎各一钱　降香　檀香各一两

共末，以红枣肉炼丸，如弹子大。遇疫病盛行时，逐日于香炉中焚烧，以除邪秽。

避瘟丸

雄黄顶好者，一两　鬼箭羽　丹参　赤小豆各一两

共为末蜜丸，如桐子大。每服五丸，空腹温汤下，可不染瘟疫也。

神解散 治瘟邪憎寒壮热，体重头疼，遍身酸痛，口苦咽燥，胸腹闷满等症。

僵蚕炒，二钱　蝉蜕一钱　神曲三钱　银花二钱　生地三钱　炒车前　木通各一钱　炒黄芩　川连　炒黄柏各一钱

水煎就，冲入陈酒一小盏，白蜜三匙，以取微汗为妙。

清化汤 治壮热憎寒，体重，舌干，喘吸短气，咽喉不利，面肿目赤。

僵蚕酒炒，二钱　蝉蜕一钱　银花　泽兰各二钱　橘红　龙胆草各八分　黄连　黄芩　连翘　元参　桔梗各一钱　栀子三钱　白附子竹节者，炒，五分　生甘草五分

加大黄三钱。如咽痛者，加牛蒡子炒，二钱。头面不肿者，去白附子一味。

小清凉散 治身热面赤咽痛，或发斑疹不透，宜之。

炒僵蚕二钱　蝉蜕八分　银花　泽兰　当归各二钱　生地五钱　生石膏四钱　黄芩　川连　紫草　焦山栀　丹皮各一钱

水煎，入蜜三匙，童便一盏冲，或加陈酒少许冲。

芳香饮 治瘟疫呕痰涎如红汁，腹如圆箕，手足搐搦发疹，头肿舌烂，咽喉痹塞等危疑重症。

元参一两　茯苓　石膏各五钱　酒炒僵蚕二钱　蝉蜕七个　荆芥二钱　黄芩酒炒，一钱五分　花粉　神曲　苦参各三钱　陈皮　生甘草各一钱

水煎，入蜜五匙，酒一盏，徐徐作饮，勿宜急服。

小复苏饮 治瘟病误表，致神昏谵语者。

炒僵蚕二钱　蝉蜕八分　生地三钱　炒车前二钱　神曲三钱　木通　川连　川柏　桔梗各一钱　知母炒，一钱　黄芩炒，一钱　焦栀子三钱　丹皮二钱

或加青果二枚，竹茹一团煎。

增损三黄石膏汤 治面赤阳斑，口渴，引饮神昏，便秘，谵语。

石膏五钱　淡豉二钱　炒知母一钱　川连　薄荷　川柏各一钱　炒黄芩一钱　焦栀子三钱　酒炒僵蚕一钱　蝉蜕五分

加白蜜三匙，酒少许冲，冷服。如腹满便秘，加大黄四钱。如呃忒，加柿蒂七个，姜三片。

犀角大清汤 治斑出心烦，错语呻吟，不眠咽痛者。

犀角镑，一钱　大青　黄芩各一钱五分　川连　川柏　生甘草各五分　栀子三钱　元参三钱　升麻六分

水煎温服。

犀角地黄汤 见火证　治瘟疫斑出之后，烦热未清，衄血吐血，或平素阴虚之体，皆可服之。

三合汤　治产后瘟疫，不论重轻，宜活血清邪，故生化汤、小清凉、小柴胡，三方合法，最稳最妥。

当归八钱　川芎二钱　桃仁十三粒　酒炒红花八分　炒黄芩二钱　丹皮二钱　僵蚕酒炒，二钱　蝉蜕七分　银花三钱　泽兰二钱　益母草　焦栀子各三钱　生甘草　柴胡各八分

水煎，加童便一杯，陈酒一盏，冲入温服。

三甲散　治主客交浑证，因病时邪热未清，误补，致邪热逗留，邪气与正气相搏，潮热晕眩昏花，舌干阴涸，骨肉枯削形羸，白㾦时出不解，余每遇病后阴伤，正气不复之证，时有虚热者，投剂乃愈。

炙鳖甲　炙龟甲各四钱　炒穿山甲五分　酒炒僵蚕一钱　蝉蜕五分　生左牡蛎五钱　当归三钱　白芍酒炒，一钱　地鳖虫酒炒，八分

水煎服。

鳖甲散　治伤寒瘟疫等证，服诸药不效者，名曰坏证。

炙鳖甲三钱　升麻四分　前胡一钱五分　乌梅一枚　黄芩一钱　犀角镑，八分　枳实炒，一钱　生地三钱　炙甘草五分

水煎服。

治疫清凉汤　总治疫证，不拘轻重。

薄荷　柴胡　前胡　丹参　丹皮　川贝母　知母　橘红　黄芩炒　白芍　连翘心　枯梗各一钱五分

加青果二枚，竹叶十片，水煎温服。如便秘，加大黄三钱，蜜三匙，酒少许，冲入而服。

脉候　瘟病之脉势如虹，浮沉迟数似蒙蒙。紧革弦牢邪热盛，涩小微虚正气空。洪兼滑大昏沉候，疾促结散命多穷。模糊脉象多寒湿，虚细应知病气通。紧革疾促，药饵难攻。沉微濡伏，昏蒙耳聋。脉形涣散，须待神工。缓和为吉，短代将终。

厥证

厥者，上逆之证也。世人咸以手足厥冷者指为厥证，非也。讵知手足冷如冰者曰厥逆。厥者，其也。逆者，冷也。厥逆者，言其手足逆冷也。与厥证之厥不同也。凡厥证四肢亦必逆冷，故世人往往误解，以手足逆冷便称厥也。然厥证有手足先冷而后厥者，系木盛土衰也。有先厥而后手足逆冷者，是气郁而不达于四体也。木盛则土必衰，当补其土以泄其木。气郁者四体失和，当温煦其气以分布四肢，其厥乃愈也。仲景《伤寒》书，有四逆散以治三阳厥逆，四逆汤以治三阴厥逆，此皆治四肢逆冷之道也。又有凡阴阳不相顺接谓之厥，厥者手足必逆冷也。其阳虚故温之。阳陷而不与阴相顺者，则下之。邪热入阴而未深者，则散之。以上之辨，显系厥证手足逆冷，与三阴三阳之厥逆有异也。经云：热深厥亦深，热微厥亦微，此浑指厥字而不言厥逆，可知厥逆非厥脱之厥明矣。厥者，下行极而上也。盖足三阳之脉，起于足指之间，足三阴之脉，聚于足心之下。凡阳胜阴虚，阳乘于阴，曰热厥。阴虚之证，足心多热，故热厥必由足下起。如阴胜阳虚，阳不胜阴，曰寒厥。寒自内生，不由外来，寒厥之病，四肢多冷，阳气独虚，由足五指而上行。又云：寒厥由于秋冬阴盛时，纵欲夺精，屡虚其下，寒气因而上逆，阳气衰于外，而四肢皆逆冷也。若热厥之病，由于醉饱入房，真元耗竭，脾肾之阴两伤，阳亢之势，莫能制遏，故阳胜之病，手足温也。夫人之一身惟阴阳二气而已，阳主表，阴主里，表里循环，维护身中，外接四肢，分阴阳二厥，厥之大义，

括其全矣。考《内经》而知阴阳气逆，而为虚损之证，即寒厥热厥之谓也。寒厥宜补其阳，热厥宜补其阴，如王冰所谓壮水之主以制阳光，益火之源以消阴翳，亦是救阴救阳之法也。他如烦劳过度，阳气暴张，而发为煎厥。二阳一阴发病，则变为风厥。五络俱竭，蛊尸鬼击，卒然中恶，气分自下而上，阳气抑郁于中，则发为尸厥。恶血冲心，致发血厥。痰涎迷闷，则成痰厥。因酒醉得厥，为酒。因饱食致厥，为食厥。以上数端，皆卒然致厥。如骨枯爪痛而厥者，名骨厥。身立如椽为骭厥。骭音干，上声。胫骨也。喘而强者为阳明厥。吐出长虫者为蛔厥。又有厥头痛，厥心痛，厥腰痛，以及厥疝，痿厥，痹厥，脚气厥之属，皆气闭而气上逆，因痛而气不通，故厥也。又《内经》有风与厥并论，后人并未发明，概以猝倒暴厥，名曰中风。以手足逆冷，指名为厥。何颠倒若此哉。经云：暴厥者，不知与人言。又曰：血之与气，并走于上，则为大厥，厥而暴死，气复则生，不反则死。又云：手足少阴太阴足阳明，五络俱竭，令人身脉皆重而形无知，其状若死，名曰尸厥。显非手足逆冷可概之也。夫静而不搐为厥，动而多搐为风，脉微身冷为厥，脉浮身暖为风。风则邪气有余，厥则正气不足也。学者能稽古研究，潜心体会，则下手施治，机圆法活矣。查叶氏论厥，谓从下逆上之病也。良由气血日偏，阴阳一并而成，雷风相薄郁极而发也。势渐者犹可转危为安，势暴者更发而致剧也。痰填胸中，则用烧盐汤以探吐之。痰去而自安矣。若火升莫制，则用泻心汤以泻之，或用万氏牛黄丸以清之。至于邪秽蒙神，昏无知识而兼谵语者，有至宝丹、苏合香丸以开其窍道。厥头痛者，当用天麻二陈汤。厥心痛者，更以丹参蠲痛丹。腰痛治以舒筋，厥疝投以葱白丸。且夫痿厥、痹厥之两证，必须血肉之品以补其不足。有气升于上而阴虚于下者，则发脚气，有《金匮》之矾石汤、崔氏之八味丸，皆治厥之大略也。亦足供一时之采择尔。

四逆散　四逆汤详见伤寒证　四逆散治热厥，四逆汤治寒厥。

乌梅丸一名安胃丸，又名安蛔丸。治蛔厥心痛，虫由口出。

乌梅二百枚，醋浸蒸　细辛　桂枝　淡附子　人参　黄柏各六两　黄连一斤　干姜十两　川椒炒去汁　当归各四两

共末，曲糊作丸。每丸二钱，每服一丸，水化服。

万氏牛黄丸　治阳乘于阴之热厥。

黄连　黄芩　栀子　郁金　朱砂　牛黄

金箔为衣，每服一丸，水化服。

龙虎散　治阴干阳位，寒厥肢冷。

煅龙骨二两　琥珀一两　玄武板四两　生鳖甲二两　桂枝一两　煅磁石醋淬，一次一两　赤芍药一两　远志肉五钱　枣仁炒，一两　左牡蛎四两　石菖蒲四钱

共为细末，每服三钱，姜汤调下。

逍遥散改作汤药　治阳气暴张而为煎厥。

当归　赤芍　柴胡醋炒　茯苓　白术　丹皮各二钱　栀子炒，三钱　薄荷一钱　干姜　炙甘草各五分

柴胡疏厥煎自制　治同前。

柴胡　前胡　当归各二钱　赤芍　琥珀研冲，各八分　左牡蛎四钱　砂仁末五分　枳壳一钱

加灯草一丸，金箔一张，拌水煎服。

天麻琥珀丸自制　治风动阳升，冲气上逆，足冷而厥。

煨天麻二两　琥珀二两　乌药一两　茯神三两　肉桂五两　黄柏五钱　防风五钱　秦艽一两　煨牡蛎三两　豨莶草三两　钩藤一两　柴胡八钱

广郁金一两　怀牛膝二两

以上十四味，共为细末，炼蜜为丸。每丸二钱，金箔为衣，白蜡封固。每服一丸，去蜡，水化服，加酒少许。忌食葱蒜。或本方加麝香一钱，共为蜡丸，更妙。

失笑散　治恶血冲心之血厥。

生蒲黄　五灵脂醋炒，各等份

为末，每服三钱，温酒调服。

独参汤　治鬼击荤尸中恶而成尸厥。

人参三钱　葱白五茎　姜五片

水酒各半，煎服。

自制星香二陈汤　治痰厥证。

胆星五分　沉香陈酒磨冲，五分　人参一钱　姜半夏一钱五分　茯苓三钱　陈皮一钱　炙甘草五分

加香团叶五片。香团叶不用亦可治。

葛花解醒汤　治酒厥。

葛花　白豆蔻研，冲　砂仁研末　人参　白术　陈皮各一钱　神曲　泽泻　赤茯苓　白茯苓各三钱　木香　青皮炒，各五分

加姜三片，或加鸡内金三钱。

和胃汤 自制　治食厥证气化迟难。

神曲　山楂　麦芽　茯苓各二钱　厚朴姜制一钱五分　姜半夏　制香附各一钱半　丁香　菔子炒，各五分

加竹茹一丸，姜汁炒黄，水煎。檀香三分，冲入而服。

金匮肾气丸　治骨厥，骭厥，并治脚气冲上厥逆者。

熟地八两　茯苓　泽泻　怀山药各四两　丹皮三两　山萸肉三两　桂　淡附子各一两半　车

前　牛膝各一两

炼蜜为丸，桐子大。每日三餐，空腹，淡盐汤送下三四钱。此方去车前、牛膝，加芍药、元参二味为丸，名十味地黄丸。治上热下寒，精竭骨厥骭厥之证，系唐孙真人《千金翼方》也。故录之。

烧盐汤方　炒盐一味，以热汤调服一盏，急以指头探喉，其痰自吐矣。

至宝丹方

犀角镑　朱砂水飞　雄黄水飞　琥珀　玳瑁镑　水安息香各一两，酒熬成膏　西牛黄五钱　麝香一钱　龙脑薄荷一钱　金箔五十片　银箔五十片

共为细末，将安息香膏重汤炖烊，入诸药末拌匀，分作百丸，用蜡壳固封，每服一丸，参汤化服。

苏合香丸

苏合香　安息香　犀角　冰片　麝香　香附　熏陆香　沉香　丁香　白术

蜜丸，朱砂为衣，蜡丸。每服一丸。

天麻二陈汤 自制　治厥头痛。

煨天麻一钱　姜半夏一钱五分　茯苓三钱　陈皮一钱　炙甘草五分　姜三片

水煎。

丹参蠲痛丹 自制　治厥心痛。

丹参　川连　广木香　川椒各等份

炒香研末，炼蜜为丸，桐子大。每服二钱，酒送下。

舒筋汤 自制　治腰痛致厥。

赤芍　海桐皮　当归　白术产仙居者，各一钱半　片姜黄六分　羌活二钱　杜仲炒，二钱　炙甘草五分　沉香四分，磨冲

古制葱白丸 治厥疝痛。

熟地黄四两　白芍　当归　川楝子　茯苓各二两　川芎　枳壳　青皮　厚朴　麦芽各一两半　三棱　蓬术各一两　干姜　大茴香　木香各七钱　肉桂五钱

用葱白捣汁为丸，如桐子大。每服五十丸，开水下或酒下。

又方

人参　阿胶　川芎　当归　厚朴各等份

葱白汁为丸，桐子大。每服四十丸，温酒送下。

矾石汤 治脚气厥逆，上冲心包。

白矾二两

煎汤，浸洗两足可也。

大补肝肾丸 自制　统治痿痹气血偏枯等证。

熟地六两　淡苁蓉　菟丝子　枸杞子各四两　潼蒺藜　白蒺藜　川草薢　豨莶草各二两　海枫藤　海桐皮　当归　赤芍　党参各一两五钱　川芎五钱　桑寄生　怀牛膝　杜仲炒　茯苓　丹参各一两　炙甘草五钱

以上共二十味共末，用虎骨胶二两，阿胶二两，鹿角胶一两，陈酒少许熔化和丸，如弹子大，每丸重二钱。每服一二丸，以陈酒化服。

脉候 阳厥肢温脉是浮，胸中热上势难留。阴虚气逆诊在尺，尺内多阳火不收。脉沉肢冷面如朱，阴盛格阳温药需。若遇晕厥沉迟脉，急急温通或可扶。厥证之脉，两寸必濡。浮而有力，风痰盈盂。若形动滑，必是虚躯。厥时脉代，决其难苏。如遇伏脉，定在热驱。六脉浮大，暴厥无虞。若云虚证，死在须臾。

崔氏八味丸 治脚气上冲致厥，肾虚

不纳。

熟地八两　山萸肉　山药各四两　茯苓　泽泻各三两　丹皮三两　淡附片　桂枝各一两

蜜丸桐子大。酒下三十丸。

痢疾　疟疾

痢疾古称滞下，白者名白沫，赤者名赤痢，赤白兼者曰脓血。赤属热，白属寒，赤属血，白属气，赤白相兼，气血两伤，或寒热互伤。总之夏秋间湿热内蕴，一感风寒而作者居多。古人治法，不外通塞二义，通者导滞、承气之类，塞者养藏、益气之属。或因不节生冷瓜果，中土受伤，或因不慎寒凉单衣，致邪热传中，或因饮食醉饱之后，即受秽浊之气而致者，又或因盛怒挟食，更感时邪而痢者，不得为通塞二字所拘。又有肾气本虚，湿热留著，入冬不愈而成休息之痢。又痢证初愈，不节房劳，入冬不愈而成休息之痢。或医者见病人不耐痛痢，邪未清而误投补涩之剂，致正虚邪留，延成休息痢者。甚至化出肿胀之累。休息者，休休息息，愈而屡发也。全在临诊工夫详审精密，切勿仓皇下手，自无误治之弊。古越倪涵初者，每切时痛，治病如神。言痢与疟最难治疗，特著痢证三方，疟证三方，谆谆语世。按其治法，靡不应手。附录于此，以备参考。然痢者，肠胃之间，湿热胶滞之病也。

疟疾者，暴疟之疾也。经云：夏伤于暑，秋病痎疟。又云：阴阳相搏而疟作矣。《金匮》云：疟脉自弦，弦数者多热，弦迟者多寒，弦小紧者下之差，弦迟者，可温之。弦紧者，可发汗针灸也。浮大者，可吐之。弦数者，风发也。以饮食消息止之。古人论疟，热多曰瘅疟，寒多曰寒疟，挟食曰食疟，被风曰风疟。日一发者，其疟轻。邪在腠理，间日发者，其疟稍重。邪在半表里，间两日发者名曰三阴大疟，以足三阴受邪故也。宜视三阴见证而知邪在何经，分明而治，自无误矣。又有温疟、疬疟、

痎疟，古人虽有成方，亦当审清病在何经，不得以小柴胡一法而治诸疟，非特治之无效，而有损于病矣。况疟邪逾月不除必成疟母，结在胁间，甚则化胀，此非医之咎哉。所以为之医者先问其受病之由，与疟发在何时，愈在何时，或先寒后热，或先热后寒，二便或清或热，视其舌色赤与白否，黄与黑否，指甲红白青黑否，阴阳分明，寒热详辨。如寒疟必寒多肢冷，指甲青白，渴喜热饮，或有痉象，宜温散治之。如热多指甲红润，气粗舌焦且黄，宜辛凉解表治之。余治疟证，亦分六经形症而后用药，未尝胶执柴胡以治之也。总之宜表、宜散、宜清、宜温之法，必视阴阳表里以裁之也。此其大略也。若夫增减之道，则在临诊之权衡矣。

倪氏痢疾第一方　治痢疾，不论赤白脓血，里急后重，身热腹痛滞下。

川连　黄芩　白芍　山楂各一钱二分　枳壳麸炒　厚朴　槟榔　青皮炒，各八分　当归　炙甘草各五分　地榆五分　南木香　红花酒洗，各三分　桃仁去皮尖，一钱

水煎服。如体实者加制大黄二三钱。如有胎孕者忌服。本方去桃仁、红花、槟榔、木香四味，可服矣。如服一二剂，痢减过半，急投第二方。

痢疾第二方　治痢已减，少腹痛亦差者。

酒炒川连　酒炒黄芩　酒炒白芍各六分　青皮炒，四分　厚朴四分　桃仁泥六分　橘红　槟榔各四分　楂肉一钱　炙甘草三分　当归五分　地榆四分　红花酒润，三分

水煎，加南木香二分，用陈酒磨冲。

痢疾第三方　治脾肾两虚，痢减粪多者。

东洋参二钱　酒洗黄芩六分　酒炒白芍六分　橘红二分　厚朴二分　酒洗红花二分　醋炒地榆三分　白术五分　当归　炙甘草各五分

水煎，加木香末二分，冲服。

倪氏疟疾第一方　治疟证初起，不拘寒多热多。

橘红　茯苓　威灵仙　炒茅术　厚朴　柴胡各一钱　黄芩八分　青皮　槟榔各六分　炙甘草三分

加生姜三片，枣子两枚，井水河水各一杯，煎服。

疟疾第二方

生首乌三钱　陈皮　茯苓　柴胡　黄芩各八分　当归　威灵仙各一钱　白术土炒，一钱　知母　炙鳖甲各二钱　炙甘草三分

加姜三片，枣二枚，井河水各一杯煎，用陈酒少许冲入。如有疟母，更加醋炒蓬术一钱可也。

疟疾第三方　疟久必须调理气血。

人参一钱　炙黄芪　当归各一钱五分　土炒白术一钱　陈皮　柴胡各八分　生首乌二钱　炙甘草三分　升麻四分　知母　青蒿子　麦芽各一钱

姜三片，枣二枚煎。

倪氏久疟全消丸

威灵仙　蓬术　醋炒三棱　麦芽炒，各一两　生首乌二两　金毛狗脊酒炙脆，三两

共为细末。又山药研粉，一两　饴糖一两水一小碗，捣烂和丸，如绿豆大，每服三钱，姜汤送下。如小儿之疟，本方加鸡内金炙，五钱，共捣为丸，每服二钱，姜汤送下。

枳实导滞丸　治湿热积滞。

大黄一两　黄芩　川连　神曲各五钱　土炒白术　泽泻各二钱　茯苓　枳实炒，各三钱

共末，蒸饼糊丸。每丸二钱，每服一丸，开水冲服。加广木香、槟榔各二钱为丸，名木香导滞丸。治后重气滞。

承气汤 见伤寒证

补中益气汤 治痢后气虚，下陷肛脱。

炙黄芪三钱　白术二钱　陈皮一钱　升麻四分　东洋参一钱五分　柴胡醋炒，一钱　炙甘草五分　归身三钱

水煎服。本方去归、术二味，加木香五分，苍术一钱，名调中益气汤。治同。

真人养脏汤 治久痢脱肛。

诃子面裹煨，一钱半　罂粟壳蜜炙，一钱　肉果霜八分　当归三钱　肉桂末四分　木香四分　白术土炒，二钱　人参一钱五分　炙甘草五分　白芍酒炒，一钱

水煎温服。

槟芍散 改作汤　治下血痢，或脓血痢，后重气滞。

生军三钱　芍药二钱　枳实一钱五分　槟榔二钱　厚朴一钱　银花五钱　人中黄二钱

加伏龙肝一钱，水煎。

当归导滞汤 治病后痢疾。

当归　白芍各三钱　生莱菔子一钱　炒车前　炒枳壳　槟榔　炙甘草各五分

加桃仁十粒，去皮尖，水煎，白蜜三匙冲入。

地榆散 改汤。治下痢脓血，已成坏证，色如烂瓜者。

地榆二钱　当归三钱　白芍三钱　黄芩　栀子炭各一钱五分　黄连　犀角镑，一钱　薤白三钱

如无薤白，以韭白代之。煎温服。

中和汤 自制　治痢下，不论红白，里急后重，不拘男女小人，皆宜服之，加减而治。

神曲　生蒡子　淡黄芩酒炒　姜半夏　茯苓　山楂　茅山术　川连酒炒，各一钱五分

水煎。如时痢身热者，加藿香、薄荷、桔梗各一钱，姜三片。如白沫，则加广木香八分。如赤痢，加桃仁十粒。赤白兼者，加桃仁十粒，红曲八分，木香五分。如醉饱受邪者，加葛根一钱，紫金锭二分冲入。如挟怒挟食者，加柴胡、厚朴各一钱。凡痢下皆因湿热内蕴，胶于肠胃，初起必日夜无度，腹痛后重，口渴喜饮凉水。近世医家，必认为热痢，而辄投寒凉之剂，令病者可食水果等物，致阻遏湿热之邪，不得外泄，而成噤口危候。噤口者，肢逆呕恶，食入于咽即时吐出，水浆不得下咽，法在难治。惟开噤散治之，可十救其五。时医冒为高古，擅用温热者，十有其二。妄用凉泻而称稳当者，十有七八。殊不知各气得其偏，而未协中和之道。是证治法，太凉不得，太热不得。余每思痢下之病，湿热内著，一受风寒暑湿，各动其内伏之邪，遇其欲萌之势，新邪与伏邪争胜，所以腹痛欲坠，气滞欲脱也。若以水果生冷之物，一入于口，助其邪而遏其气，邪愈结而正愈伤矣。痢有四忌，忌补、忌表、忌攻、忌凉，此皆初起时之治法也。至于病中之变，亦不可胶柱鼓瑟也。叔和氏云：诸痛属寒。经曰：诸痛属火。余执其中以治痢证，每用温凉并进之法，往往获效如响。然叔和之言诸痛属寒，《内经》之云诸痛疮痒，皆属于火。此二说者，非指痢证言也。特借其言以师其意耳。近时有吸鸦片者，患痢下之证，十不救一。曷故：余以为肺肾两伤，全赖中宫。一患痢下，上下浑如两橛，湿热上蒸而舌赤，白苔琐碎，烟不能吸也。湿热下注而后重，肛门沉坠，气虚下陷也。白苔琐碎者，俗云饭花苔是也。余每令病者吸烟以合常度，勿使失瘾。用药者勿以体虚而改其治法，不知虚者邪去宜速，毋使久留，即清即补可也。初起则用解毒汤以清之，邪去则用和胃二陈煎以补之，最为切当。宜熟审之

可也。

黄连解毒汤 即火齐汤方，见火证

和胃二陈煎

茯苓三钱 姜半夏一钱五分 陈皮一钱 炙甘草五分 炮姜五分 杏仁去皮尖，三钱

水煎。

治痢散 治痢下，不论红白，腹痛后重。

葛根 苦参酒炒 陈皮 陈茶各一斤 赤芍酒炒 麦芽 山楂炭各十两

共末，每服四钱，水煎服。连渣汁而服，小人减半。

朴黄汤 自制 治痢疾初起，腹痛后重，不拘赤白者。

厚朴一钱五分 生大黄四钱 陈皮一钱 广木香五分 制香附一钱五分 川连八分

水煎。

开噤散 治噤口痢，水浆不入者。

人参五分 姜汁炒川连五分 石菖蒲一钱 丹参三钱 石莲子 茯苓 陈皮 冬瓜仁各一钱五分

粳米一撮，荷蒂一枚，水煎。

加味七神丸 止肾痢如神。

肉果霜 淡吴茱萸 广木香各一两 补骨脂酒炒，二两 土炒白术四两 茯苓三两 炒车前二两

枣汤炼丸，如桐子大。每服三钱，开水下。

大柴胡汤 方见伤寒 治疟疾热多寒少，舌苔黄厚，便秘。

凉膈散 方见伤寒。治疟来欲吐，热多便结

溺赤。

加减小柴胡汤 通治疟症，宜加减用之。

柴胡二钱 姜半夏二钱 人参一钱 炙甘草五分 黄芩一钱五分

加姜三片，枣一枚，水煎。热多，加黄柏。寒多，加桂枝、干姜。渴者，加石膏、知母。无汗，加荆芥。汗多，加桂枝、白芍。呕者，加竹茹、姜汁炒。积食，加神曲、麦芽。气滞，加青皮。久疟，加鳖甲、穿山甲炒用。余症，待临诊酌加可也。

止疟丹 凡疟疾二三发之后，方可服矣。

常山烧酒炒 草果仁煨 半夏曲姜汁炒 制香附 青皮炒，各四两

又神曲十二两共为末，米饮炼丸，如弹子大，辰砂为衣。如疟轻用一丸，疟重用两丸，红枣茶冲化而服。

鳖甲煎丸 治疟邪与痰血固结而成疟母，僻处胁下。若不急治，必成大害也。

鳖甲炙，十二分 乌扇三分，烧，即射干 黄芩三分 柴胡六分 鼠妇三分，熬 干姜 大黄 桂枝 石韦去毛 厚朴 紫葳花即凌霄花也 姜半夏 阿胶 芍药 牡丹皮 䗪虫即地鳖虫。各五分 人参一分 葶苈子一分 瞿麦二分 蜂窠四分，炙 赤硝十二分 蜣螂熬，六分 桃仁二分

以上二十三味共末，取热灶肚下灰土一斗，清酒一斛，取五升浸灰，俟酒渗尽一半，著鳖甲于中，煮令泛烂，如胶漆状，绞取其汁，以药粉炼丸，如梧子大。空心服七丸，一日三服，陈酒送下。《千金》用鳖甲十二片，加海藻三分，大戟一分，无鼠妇、赤硝二味。

《金匮》云：阳气独发，阴气孤绝，则热而少气烦冤，手足热而欲呕，名曰瘅疟。脉平身无寒，但发热，骨节烦疼，时呕，名曰温疟。治以桂枝白虎，即白虎汤加桂枝主之。二症相

同，而治法则异，治瘅疟宜桂枝石膏汤，即桂枝汤加石膏也。

蜀漆散　治牡疟寒多者。系邪客心下，其病重也。

蜀漆即甜茶，烧去腥　云母烧，二日夜　龙骨各等份

共杵末为散。未发以前，米饮调服五分。

附：《外台秘要》三方

牡蛎汤　治牡疟。

牡蛎　麻黄各八分　甘草四分　蜀漆炒透，六分

水煎服。如吐勿更服也。吐则邪已去矣。

柴胡去半夏加栝楼根汤　治疟病发渴，亦治劳疟。

柴胡一钱六分　人参　黄芩　甘草各六分　栝楼根八分

加姜二钱，大枣四枚。

柴胡桂姜汤　治疟发寒多热微，或但寒不热，服一剂如神。

柴胡三钱　桂枝一钱二分　干姜八分　栝楼根一钱五分　黄芩一钱二分　甘草六分　煅牡蛎一钱

水煎而服，服后汗微出愈。

痢脉候　痢疾之脉大主凶，浮洪疾数势难松。沉细多神毋害怕，紧牢代散莫能容。沉细无力，痢势宜松。疾促弦散，脉反不从。阴脉为吉，阳脉多凶。初痢见涩，必有凶烽。久痢沉濡，益气可宗。

疟脉候　疟家脉象定然弦，如兼滑大有痰涎。有力而弦防痉厥，弦而无力定绵延。弦如端直非为吉，沉微带小必虚迁。新弦之状为真

脏，吉少凶多病气偏。弦者痰热，弦缓风连。弦迟寒胜，弦数热缠。弦而涩小，湿与风联。但弦不缓，难许安全。

血证 附吐血　咳血　咯血　鼻衄　牙宣　舌血　大便血　小便血　血淋　血崩　发泉

经云：中焦受气，取汁变化而赤，是谓血。血之流溢，半随于冲任而行于经络，半散于脉络而充之肌腠皮毛。又云：阳络伤则血外溢，为吐血、咳血、咯血、鼻衄、牙宣、舌血等证。又云：阴络伤则血内溢，为大小便血、血淋、血崩、发泉等症。皆由阴阳两络之病也。阳络之伤也，必有邪气乘之。经云：邪之所凑，其气必虚。阴络之伤也，必有七情随之。故内伤外感当分辨确切而后施治。陈修园云：五脏有血，六腑无血。剖诸兽腹，心下脊膂包络中多血，肝多血，心脾肺肾中皆有血，惟六腑无血。以近时吐血多者，医称为胃血，谬也。叶氏谓心肝脾三者，血之主司也。足阳明胃者，血之生化也。此二家之论，以叶氏为最耳。余谓五脏有血，六腑无血之说非也。然阳络在胃，阴络在脾，是脏腑皆有血也。古人以心生血，肝藏血，脾统血，并不言及肺与肾也。惟冲脉为经脉之海，又曰血海。况冲脉隶属阳明，阳明为宗筋，经云：阳明者，五脏六腑之海也。岂得以五脏六腑而分有血无血乎。凡人为一小天地，气之所及，血必及之。如肠欲生痈，其气必郁，血亦聚之。肺欲成痈，气必凝之，血亦随之。不过由心肝脾肾以及乎身之大经小络，流溢于四体，小而至于毛发之区，皆充积于中而发散于外也。然血属火，火即血，必有气以助之，而后血乃行也。即气行血亦行，气滞血亦滞之谓也。书云：天将大雨，山川出云。可悟气能生血，气能摄血之理焉。余必以古人之心生血，肝藏血，脾统血，三者为是，更言乎冲脉也。况心生血，血惟心有，而肝与脾以及乎冲脉者，亦不过藏之、统之、聚之已也。凡

治血病，必宜养心。如小肠见血，养其心以清其小肠。大肠见血，养其心以清大肠可也。不然，是舍本而治末也。他如六淫所伤，因由外以及内也。不得以养心之言拘之也。如初因咳嗽而致血者，邪干肺胃也。急当清其肺胃之火，余以清上汤加减治之。如六淫伤及二便等症，余以清下汤加减治之。每见近时医家，一遇血症，不究七情六淫，辄投滋阴之剂，使血瘀留为根茎，致成损怯之症，良可悲也。古人治血，每投温散，系是血热则行，血寒则凝之意也。何谓血热则行？实温以行气，气行血亦行矣。切勿因温散之论，而遽用热剂也。考经旨因热远热，因寒远寒之意，可明其不偏于热，不偏于寒也。在学者当知通变之治法也。内有肺痈、肺痿二证，见下肺经病治。血崩证。见后胎产门。

归脾汤方见心经证 温养气分以补心脾二经。

神效琥珀散方见心经证 养心以清小肠之热。

天王补心丹方见心经证 养心清营之治。

清上汤自制 治六淫侵上，吐咳咯衄，牙宣舌血等症。

瓜蒌仁炒，四钱 海石一钱 栀子炭三钱 杏仁光，三钱 煅石膏二钱 黄芩炒，一钱 茜草一钱 生牡蛎四钱

加青果二枚，竹叶廿片。如因寒者，加苏子二钱。如因暑者，加青蒿一钱，鲜荷一片。如因风者，加生莱菔子一钱、桔梗一钱。如因湿者，加滑石。如因燥者，加生地、麦冬各三钱。如因火者，加犀角、羚羊之类。余皆仿此。

清下汤自制 治大小便血，血淋，发泉等症。惟血崩一证，宜补血消瘀，查女科胎产症，自知方治诸法也。

大黄醋炒，三钱 牡丹皮三钱 归身三钱 白芍一钱 苦参一钱 焦栀子三钱 生甘草八分 北细辛二分 通草一钱五分

加鲜荷叶一片。如无鲜荷叶，以藕一斤煎汤代水。方中用大黄以入阳明经驱瘀荡热。丹皮清血中之热，白芍泄肝，归身养血，细辛温经，勿使寒凉伤血。苦参清湿火，栀子泄三焦之火，通草渗湿清热，生甘解毒以和诸药之性。此方血家初起者宜之。如小便尿血，仲景谓血证谛也。大都其人少阴素虚，不节房劳，或热瘀于小肠之舍所致。本方加琥珀一钱，滑石三钱。如血淋证，小腹滞痛，湿热内蕴，本方加琥珀一钱，滑石、瞿麦各三钱，去细辛一味可也。如舌上无故出血，系心火暴甚，加川连八分，炒蒲黄七分，乌鲗骨一钱，去细辛一味煎服。如痰血交互，本方去苦参、细辛，加姜半夏一钱，川贝二钱，真化橘红一钱。发泉系血从毛孔中出，因用心太过，心气沸腾，宜犀角地黄汤，外用艾灰扑于出血处可也。

犀角地黄汤方见火证

三七汤自制 治吐血紫黑有块，系热伤络血，或郁怒伤肝。

参三七研冲，一钱 姜半夏一钱五分 厚朴一钱 茯苓三钱 琥珀末八分 醋炒柴胡八分 左牡蛎四钱 焦山栀三钱 苏梗一钱

加藕一片，煎汤代水。如无藕时，以荷叶一枚代之。

柏叶汤自制 治血热妄行，吐血盈碗者。
侧柏叶二钱 生地一两 炒蕲艾五分
加荷叶一片，或藕汁一杯冲入，更加童便

一盏冲服。

脉候 血家之脉每多芤，芤而数大血盈瓯。寸芤吐咯尺芤脱，濡细因知病欲瘳。紧革之形凶象露，病久得之却可忧。阴脉为从阳脉逆，寒热温凉仔细筹。吐血之脉，忌见弦浮。左寸之数，心血难留。左关搏指，肝木失柔。右寸洪大，肺气上游。右关实大，下之可瘳。阴脉为顺，阳脉难修。

医方简义卷四

古越山阴梅溪王清源馥原著　门人　洪爱仁　吴汶锦同参订
潘星如

同里裘诗福吟五重校

心经病　怔忡　健忘　不眠

心者，君主之官，神明出焉。其性柔，其体阴，其用灵。患怔忡者，定知忧劳太过，每多抑郁，动其阴中之阳，加以肾水不足，肾中相火，无以上拱，心气不得下交，遂致水火未济之象，君火无以自立，相火不来扶助，所以心神摇漾，坐卧不宁，闻闹声，即烦闷不语，非不语也，是怠于语耳，心神情志，皆不安定，一意化两意，欲食不食，全是他藏之气，不来助阳所致，与癫痫痴呆大相悬珠。近时医家往往误解，以怔忡即癫痫痴呆之渐，谬也。怔忡者，血少也。癫者，静而阴凝也。经云：重阴者癫，重阳者狂。痴呆者，全无知识也。古人治怔忡一证，必以归脾汤、补心丹之属。如健忘之证，即记即忘也。因脾藏志，心藏神，神志不足故健忘，亦以归脾汤为主治之方也。凡不眠者，因失血证后，血舍一空，而神不守舍者。宜补心丹治之。或因伤寒杂证，而胃实失下者，宜承气汤下之。古有不能卧因胃不和之语，下之胃气自和，即能眠也。或虚劳而不眠者，亦以补心丹主之。附癫痫痴呆辨证四条。

癫者，阴病也。经云：重阴者癫，或歌或笑，如醉如迷，其甚至不知秽洁，其候多静而昏。宜陈无择琥珀散镇摄其阴，调以心脾肾三经为宜。

狂者，阳病也。经云：重阳者狂，狂妄难干，由大惊大怒得之。邪在肝胆胃三经，而治法宜清不宜补也。泻肝汤治之，或承气汤下之。凡邪在阳明，胃实失下，亦发狂也。下之乃愈。惟痴呆无治法。经云夺其食则已，并无方也。

痫者，痰迷心窍，阻其灵明之气。古云：一阴一阳变乱谓之痫，须辨明五脏五声，以分牛痫，马痫，猪痫，羊痫，鸡痫五证，然后治之可中其窍也。必聆其声以知其证，如病时肢搐，痰涎上潮，目瞪，声重如牛吼者，名牛痫。如肢搐，头摇，足掷，扬声如马鸣者，名马痫。如身重，头嘴向地，涎涌，声出不响者，谓猪痫。开口而叫，吐涎足搐，声如羊芊者，名羊痫。如两手如舞，面赤，声焦如鸡鸣者，曰鸡痫。皆不外乎五志之火，动扰不宁，痰阻内窍而成。治宜加减星附六君子汤为主，各加引经药品以向导之可也。

归脾汤　治怔忡健忘，心脾两虚，并治肠红之症。

白术　人参各二钱　炙黄芪三钱　归身三钱　炙甘草五分　茯神三钱　远志肉八分　枣仁炒，一钱　广木香八分

加姜三片，枣三枚，龙眼肉七枚，水煎。如怔忡症因怒得之者，宜逍遥散。方见厥证

补心丹　治癫症与怔忡证。

生地八钱　人参五钱　元参三钱　丹参三钱　枣仁一钱　茯神三钱　远志肉八分　柏子仁二钱　天冬　麦冬　当归各三钱　枯梗　五味子　石菖

蒲各五分

炼蜜为丸，桐子大，辰砂为衣。

大承气汤 见伤寒证　治狂证胃实者。

白金丸　治癫痫证。

白矾　郁金各等份

为丸。姜汤送下二钱，下痰而愈。

滚痰丸方　治癫狂痫证有痰者。

青礞石　沉香　大黄　黄芩

水法为丸。

龙胆泻肝汤 见火证　治狂证因大惊大怒者。

陈无择琥珀散　统治怔忡痫癫等证，亦治痴呆。

人参二钱　白芍二钱　铁落煅，醋淬七次，二钱　辰朱砂水飞，一钱　煅磁石二钱　琥珀二钱　牛黄四分　远志肉　石菖蒲各八分

共为细末，每服五分，淡姜汤送下。

又方　琥珀末一钱，人参汤调下，亦名琥珀散。治小便不通，并治惊恐怔忡之证。

神效琥珀散　治心神不宁，或小便出血。

琥珀　桂心　滑石　大黄炒　冬葵子　腻粉　木通　木香　磁石煅，各等份

为末，每服二钱，用灯草、葱白、泡汤调下。

孔圣枕中丹　治心肾不交，怔忡健忘等证。

龙骨煅　龟甲炒　石菖蒲炒　远志肉炒，各等份

为末，蜜丸，如桐子大。每服一钱，临卧时开水送下。

加减星附六君子汤　治癫痫，气虚有痰者。

制南星一钱　竹节白附子酒炒，七分　人参一钱五分　白术二钱　茯苓三钱　炙甘草五分　姜半夏一钱五分　广皮一钱

水煎服。牛痫，加牛黄五厘冲入。马痫，加马勃五分。羊痫，加羊胆生，一枚，药送吞下。猪痫，加猪心血一匙冲。鸡痫，加鸡胆一枚，药水送吞。阴虚加生地四钱，当归三钱，川芎、白芍各一钱。阳虚加栀子三钱，甘菊花一钱，可也。

脉候　脉来滑大定然狂，涩小沉微癫痫佯。小促动摇在寸口，怔忡之象病延长。右关脉结小脾病，不是不眠必健忘。此是内病七情证，补心之剂急煎尝。内伤之病，脉必微长。滑大则甚，狂病之殃。癫病举动，必异其常。痫症之作，乍剧乍康。若不急治，久必难商。

肝证 脘癖　肝火　肝郁　肝风　胸痹　惊不寐

肝者，将军之官，谋虑出焉。其性刚，其体曲，其色青，其气旺，其变幻莫测也。如情志不舒，不得条达，则成郁证。郁则气不能伸，则成脘癖。脘中痞满，火自上升，而谓肝火。火旺生风，内风旋扰，则曰肝风。风木犯胃射肺而成痛痹，名曰胸痹。胸中一痹，痰气积聚，心神摇漾，易致惊骇，故动而多惊。惊者必心中惕惕，故不寐也。总之肝木为病，须补其母，全赖肾水以生之涵之者也。如肾水不足，木无生长之机，诸恙悉由之而生矣。妇女最多是证，女人以肝为先天，惟肝用事。闺阃之中，所见甚稀，所闻甚寡，独瘝独寐者，更多郁结，助起肝阳，病情纷至，更难调理。间有一二情性柔顺，幽闲贞静，虽无大患，未免于郁。治之者宜分别刚柔阴阳，阴且柔者，药

宜轻宜薄。阳而刚者，药宜破宜散。经云：木郁达之，火郁发之是也。今人之云肝气者，系包括肝家之病，无分肝之虚实，概以破散为治，无怪乎治之罔效。然肝藏血，血虚者，气必旺，况肝经多气少血，血分一虚，气无约束，其变证蜂起。有因水亏不能涵木，而肝气横暴者。有因金虚不能制木，而木火上升者。有木旺侮土者，有木反乘金者，有木来助火者，有木盛生风者，焉得以肝气一语概之乎。余治是证，必求其本，询其初起何病，变为何病。如因嗔怒所致者，是肝家本病。若因忧思伤脾，而木气乘虚来侮，当扶土泻木，是不在肝而在脾也。余仿此。

金铃子散　治肝经气旺脘痛。

金铃子去核　延胡索各等份

共为末，每服三钱，酒调下，或水煎服，亦可。

逍遥散 方见厥证　治肝经抑郁之证。

益肝煎 自制　治肝经病，不拘痞满嗳逆，呕哕，心胃疼痛，腹满等症。

柴胡醋炒，一钱　丹参酒炒，三钱　生左牡蛎四钱　乌药一钱　制香附一钱　当归三钱，小茴五分拌炒　琥珀八分　桑叶一钱　巨胜子三钱，即三角胡麻

加荔枝五枚，水煎。如气虚者，加生地四钱，沙参三钱，砂仁五分。血虚者，加生地四钱，川芎一钱，白芍一钱。金不制木者，加百合、天冬各四分。水不涵木者，加杞子三钱，菊花一钱。心火夹杂者，加川连七分。如木旺土衰者，加白术土炒，天仙藤各一钱，茯神三钱。如有他病挟起者，随症加减。

代赭旋覆花汤　治木犯胃土，暖逆痞满。

代赭石二钱　旋覆花一钱五分　东洋参二钱　姜半夏一钱五分　赤茯苓三钱　荆芥炭一钱　炙甘草五分

如气实而满者，去参，加牡蛎三四钱。

清肝煎 自制　治肝火内炽，晕眩欲厥。

生牡蛎五钱　琥珀八分　焦栀子三钱　丹皮二钱　黄芩炒，一钱　桑叶一钱五分　鲜生地八钱　煨天麻八分　羚羊角先煎，一钱五分

加竹叶廿片，灯心一丸。

潜阳和阴汤 自制　治肝虚生风，心悸目眩。

生鳖甲　炙龟甲各四钱　石决明生，八钱　煨天麻　桑叶各一钱五分　巨胜子　钩藤各三钱　姜半夏一钱五分　琥珀八分　黄菊花二钱

加竹叶十片。如气闷加沉香五分研冲。

瓜蒌薤白白酒汤　治胸中痹痛，欲吐不吐者。

瓜蒌一枚　薤白二钱

加白酒一盏，水煎。或加桂枝五分，水煎，冲入白酒可也。

半夏秫米汤　治寤不成寐，胃中有湿热者。

姜半夏一两

水五升，煎至三升，去滓，入秫米三合，煎至二升，分作两次而服。

酸枣仁汤　治肝虚不寐。

茯神三钱　炙甘草五分　知母一钱　枣仁炒，一钱五分　川芎八分

如有痰加姜半夏一钱，橘红七分，水煎。

镇肝汤　治木旺致惊，兼治小儿惊风。

煅龙骨二钱　石菖蒲五分　枣仁炒，一钱　石决明生，八钱　琥珀一钱　青黛五分，冲　煅

磁石一钱　姜半夏一钱五分

加竹茹一丸。四肢逆冷加桂枝四分，姜汁一匙，冲。

脉候　肝经之脉要弦长，弦直因知木势张。尺内遇弦腰带病，子来乘母水多妨。新张弦象肝真露，虽有良医曷可康。寸口浮弦风木上，关中得此土为戕。肝家病脉，弦缓为良。弦数风热，弦迟肾伤。弦牢癥疾，弦革难康。若能和缓，正复邪匡。弦且劲急，病必仓皇。如难下药，勿药为方。

脾经病 肿胀　泄泻　虫积　呕吐嗳哕　痰饮

木乘土　胃痛

脾为仓廪之官，属后天也。如先天不足，全赖后天以补之。后天一病，关系大焉。脾胃之论，东垣最详。所著补中益气、调中益气、升阳益胃等汤，因内伤劳倦，脾阳困顿而设。脾属太阴，胃属阳明，一有乖违，则病危矣。不相乖戾，其治尚易。若脾虚而胃不振者，当益其脾而扶其胃，故人以胃气为本，有胃者生，无胃者亡，理固然也。古人治脾胃之病，必以制木为务，木不侮土，其土自安，病何由作。如脾胃一虚，则肿胀、泄泻、虫积、痰饮、胃痛作矣，甚至呕吐嗳哕悉具。力治其标，不顾其本，脾胃一惫，病体难瘳，岂不殆哉。叶氏云：肿由乎气，胀由乎水，因脾胃一虚，其气外浮，故肿。肿则水来乘之，水旺土衰，则生胀矣。古人分阴水阳水之条，亦以外来之水属阳，内生之水属阴。又分内因外因不内外因三条，莫不由中土衰残所致。以分消法治外因。外因者，即阳水也。以实脾饮、五苓散治内因。内因者，即阴水也。又治不内外因者，即仲景之开鬼门，洁净府之法也。若夫泄泻之症，亦由脾虚不能制水，胃虚不能纳水所致，治泻亦必制木，木不戕土，水曷由侵。书云：治泻不利小溲，非其治也。虫积之由，因土虚不能胜

湿，湿化热而蕴蓄蒸变，其虫生矣。故治虫必当先清湿热，继温脾肾。仲景有安蛔丸以化虫安胃，最为雄伟。后人之治虫者，莫不就其范围也。胃痛一证，古方甚多，并无确效，何也？因胃属中宫，肺心肝肾诸可侵伐，故变幻杂至。都是胃阳大虚，不能灌溉其水，水停乃痛。仲景以小半夏汤治其停水，以泻心汤和其脾胃，又有苓姜术桂汤以补其中土，治法不外乎此矣。若妄用攻击之法，胃土戕贼，则呕吐嗳哕，悉由此出。痰饮者，亦土病也。胃土一虚，饮食不为肌肉，脾阳亦失其运用之权，所饮所食，尽化痰水，痰之为患，不特一脏一腑已也。后人分类甚繁，不越《金匮》之范。《金匮》有四，一曰痰饮，二曰悬饮，三曰溢饮，四曰支饮。如其人素盛今瘦，水走肠间，沥沥有声者，痰饮也。饮后水流胁下，咳唾引痛，水为气吸而难以下流，谓之悬饮。饮邪流散于四肢，身体疼重，不能由汗而解，以致饮邪旁溢，名曰溢饮。倚息不得卧，气分上迫，形肿，谓之支饮。以上诸病，悉责于脾，考《金匮》自无遗漏矣。

真武汤　治脾肾两虚，作肿作胀，其病口不渴者。

茯苓六钱　白术二钱　淡附片二钱　白芍酒炒，二钱　加生姜五片

五苓散　治水蓄膀胱，小便短少色白。

猪苓四钱　茯苓　泽泻各三钱　白术二钱　桂枝五分

本方加茵陈二钱，名茵陈五苓散。治湿病作肿目黄者。仲景所谓洁净府之法也。

麻黄汤 方见伤寒　治身半以上肿胀，身热，口不甚渴者。即仲景所谓开鬼门之法也。

小青龙汤 方见伤寒　治呕吐嗳哕之急

证也。

泻心汤 见霍乱证 治呕吐噯哕之缓证也。如腹痛肢冷，加桂枝五分。如口渴，加姜汁炒乌梅一个。

安胃丸 即安蛔丸。方见厥证 治虫积或痛或泻，每服一丸。开水冲服。

补中益气汤 方见痢证 本方去当归、白术，加木香、苍术，名调中益气汤。治同。

自制益肝煎 方见肝经病 治木乘土与胃痛二证。

羌活胜湿汤 方见中风 治风肿由头面以及一身，以此方治之，俾风散而肿自消矣。如风湿内蕴，一身尽痛，本方去独活、川芎、蔓荆子、甘草四味，加升麻、苍术二味，名羌活除湿汤。治之可也。

小半夏加茯苓汤 治湿阻中焦脘痞，或饮停心下悸眩等证。

姜半夏三钱　茯苓一两　生姜五钱

本方加桂枝、甘草，去半夏，名茯苓甘草汤。治伤寒水气乘心。本方去茯苓，名小半夏汤。治湿痰阻脘。

肾著汤 治湿伤肾气，腰下肿胀者。

干姜五钱　茯苓五钱　白术二钱　甘草八分

或加车前炒，三钱，以通小便。

香苏饮 自加 治肿病初起，两目下如卧蚕状，身重微喘者。当以芳香疏气，得微汗可解也。

制香附　苏叶　防风各一钱五分　杏仁泥三钱　甘草　陈皮各五分

去杏仁、防风，即香苏饮本方。

五皮饮 治肿病水行皮肤者。

陈皮　茯苓皮　姜皮　桑白皮　大腹皮各等份

水煎服。

加减附子理中汤 自制 治胀证将起，胸腹微满，食物不运，身重足重，不耐走动，早间肿消，午后肿甚，此气虚不行于脾也。温以和其气，气行湿去，其肿自除，并治木乘土而作胀者。

淡附子二钱　元党参三钱　炮姜八分　制香附二钱　泽泻三钱　白芍一钱五分　天仙藤即青木香藤，一钱半　川椒三分

加通草八钱煎汤，代水煎药。忌食生冷水果等物。

香连八物汤 自制 治水泻，脾胃俱虚，并治霍乱。

藿香梗三钱　川连一钱　淡吴萸一钱　茯神三钱　苍术一钱　厚朴一钱　天仙藤一钱　炒车前二钱

水煎。如口渴，加乌梅一枚。如腹痛，更加桂枝三分

升阳益胃汤

人参　白术　黄芪　川连　姜半夏　甘草　陈皮　茯苓　泽泻　防风　羌活　独活　柴胡　白芍

加姜枣煎。

实脾饮

茯苓　白术　木瓜　炙甘草　木香　厚朴　大腹皮　草豆蔻　淡附子　干姜

加枣煎。

大橘皮汤 治水肿泄泻。

猪苓 茯苓 泽泻 白术 桂枝 六一散 橘皮 木香 槟榔

加姜煎。

茵陈蒿汤 治湿热黄疸。

绵茵陈 大黄 栀子

如阴黄内证发黄者，本方加淡附片、干姜之类。

脉候 脾虚之证，脉忌沉微。缓者易治，涩小多违。形如泻漆，脾败且危。弦而强劲，木旺之机。温中为的，寒冷则非。

肺病 咳嗽 肺痈 肺痿 喘 哮 失音
喉证方治四首

肺者相傅之官，治节出焉。其气清，其性脆，其体轻浮，在时为秋，在卦属兑，禀西方之气，主人之皮毛。易感邪，易为病，一遇风寒则咳嗽，风寒入络则喘逆，入胃则哮。叶氏谓喘证与哮证微有不同。喘证在肺为实，在肾为虚。哮证因感邪失表，邪伏于里，而留于肺俞。二证之治，不外开纳二法。开者青龙之品，纳者都气之属。至于邪留不去，酿成肺痈，火灼金伤，致发肺痿。若夫失音之候，皆火克金伤之证也。当以虚实二字消息之。虚火刑金而致者，金破无声也。邪热烁金而致者，金实无声也。实者泻之，虚者补之。又有土衰不能生金者，当培其土而金自生也。总之治咳嗽宜肃肺气，治喘证当开其肺而安其脾，纳其肾也。治哮证者宜温养其气，以搜逐其邪也。至于肺痈之治，宜解毒以保肺也。肺痿之治，宜滋其肾以清其肺也。要皆不外乎虚则补母，实则泻子之道。有邪者清之，无邪者补之而已也。又《内经》之言咳嗽者，分十二经之形状。有脾嗽、心嗽、肺嗽、肝嗽、肾嗽之辨，又有小肠嗽、大肠嗽、胃嗽、膀胱嗽、胆嗽、三焦嗽之

说。又云：久咳不已，则三焦受之。可知三焦一言，已赅十二经矣。考《内经》自知详细，故不具论。所言肺痈之治，莫妙于彭钟龄之加味甘桔汤，肺痿之治，莫妙于彭氏之保和汤也。而失音之辨，必以宫商角徵羽五音，以明脾肺肝心肾五脏之病耳。又以歌属脾，哭属肺，呼属肝，笑属心，呻吟属肾之音，以参乎其中。称法之密，治之简者，莫如叶氏之指南也。其治案中，如有邪者开达肺气，无邪者填实足三阴经为主。其治肺痿者，宗《金匮》麦门冬汤，辛凉清肺甘温扶中之法，可谓尽善尽美也。

保和汤 治肺痿久咳不已，时吐白沫如米粥者。

知母炒，一钱 川贝母二钱 天冬 麦冬去心，各三钱 米仁五钱 百合三钱 甘草 桔梗 马兜铃各一钱 炒驴胶一钱 薄荷五分 五味子十粒

水煎，入饴糖一匙冲，温服。虚者加东洋参一钱

加味甘桔汤 治肺痈咳嗽，吐脓血，胸中及右胁疼痛，不能右卧者。

桔梗 白及片 橘红 甜葶苈炒，各一钱 甘草节 川贝母各一钱五分 米仁 银花各五钱

如肺痈初起，加荆芥、防风各一钱。如溃后者，加人参、绵黄芪各一钱，水煎服。加丝瓜经二三钱，亦佳。

小青龙汤 方见伤寒 治喘证不能仰卧，痰壅欲脱者。

苏子降气汤 治喘哮之缓者。

生苏子二钱 橘红一钱 姜半夏一钱 归身三钱 前胡一钱五分 桂枝五分 厚朴一钱 炙甘草五分

加姜三片，竹茹一丸。

固本丸改作汤服　治咳嗽之虚者。

西党参三钱　熟地　生地各四钱　天冬　麦冬去心，各三钱

都气加桂汤自制　治喘哮之欲愈者。以纳肾气之法。

熟地八钱　茯苓　泽泻　怀山药各四钱　丹皮　山萸肉各二钱　五味子九粒　肉桂四分

冲水煎。

和肺汤自制　治失音证，由实火上刑肺金者。

活水芦根即苇茎，五钱　百合五钱　生地五钱　桔梗一钱五分　生甘草五分

加青果二枚。

理嗽汤自制　统治咳嗽，不拘新久虚实，当加减治之。

霜桑叶一钱五分　百合三钱　桔梗一钱五分　前胡一钱五分　象贝母一钱　橘红八分　薄荷一钱五分　栀子炒，三钱

加青果一枚，竹叶廿片。如身热气粗者。欲发风疹，本方加牛蒡子三钱炒。如久咳不已，则三焦受之。本方去薄荷，加麦冬、生地各三钱。如咳嗽伤络，痰中带血，本方加驴胶一钱，枣仁炒，一钱，柏子仁一钱，淡黄芩一钱五分。如君火内炽，本方加麦冬三钱，川连八分，琥珀八分。如肝火刑金，本方加柴胡一钱，丹皮二钱。如土不生金，本方去桑叶、薄荷，加白术、茯苓各二钱。如肾咳者，本方加二地、二冬。大肠嗽者，每嗽必欲大便，本方加诃子煨，一钱，炙粟壳一钱。小肠嗽者，每嗽必欲小溲，本方加东洋参一钱，麦冬三钱，五味子十粒。如膀胱胀痛而嗽者，气不化也。本方去象贝、薄荷，加桂枝二分，滑石三粒。如胆火上冲致嗽者，本方加夏枯草三钱。如咳而胃痛者，本方加左牡蛎四钱，川连七分。如三阴亏损而虚火上刑肺金者，

宜金匮肾气丸，与大补肝肾丸，皆可选用。方见厥证。

荆防败毒散自制　治咽喉肿痛，两颐发肿，身有寒热者，名曰时毒。系风邪上干肺胃所致。若不急清，势必危殆。

荆芥　防风　薄荷　桔梗各一钱五分　元参　牛蒡子炒，各三钱　人中黄　象贝母　射干　黄芩炒，各一钱

加竹叶廿片，青果两枚，水煎。忌食生冷等物。恐阻肺气，变幻莫测也。

牛蒡羚羊散自制　治喉证咽痛，或单蛾，或双蛾。单蛾者，咽旁起一小疱。双蛾者，咽喉两旁各起一疱也。其证甚险，都是风火伤及肺胃所致。如痰如拽锯者，本方加瓜蒌仁八钱可也。忌食酸冷之物。

羚羊角镑，二钱　蝉衣一钱　牛蒡子炒，三钱　桔梗　防风　薄荷各一钱五分　生甘草　射干各八分　草河车即蚤休，一名金线重楼，二钱

加竹叶廿片，青果二枚，水煎。

大黄汤自制　治喉证壮热痰盛，胸痞便秘，咽痛，水浆不入者。此火毒太甚，危在旦夕，急宜通其固蔽之热，得便通热泄，可望生机。

生锦纹大黄八钱　生石膏三钱　银花四钱　瓜蒌子六钱　桔梗二钱　焦栀子三钱　牛蒡子炒，三钱　苏子二钱　连翘二钱　射干八分，即乌扇

加竹沥一盏，姜汁三匙，青果二枚冲入，徐徐呷下。得吐出胶痰数碗，痰出便通，可转危而为安也。

六味汤　治喉证，不拘七十二恶证，凡初起者一二剂为佳，其效至捷也。

桔梗　荆芥各一钱半　生甘草　薄荷　防风各一钱　僵蚕炒，二钱

加青果一枚，水煎。

附：喉证吹口药方一首

明朱砂六分　硼砂五钱　梅花冰片五分　元明粉五钱　薄荷末三钱

共研细末，吹于两旁大牙边，流出粘涎，自能渐瘥。

脉候　肺经咳嗽脉浮洪，数疾因知邪上攻。寸中见滑多痰咳，尺内逢弦病气冲。右属气虚痰上逆，喘哮初起急开通。肺痈脉来右寸数，若来涩脉痿困穷。肺经之脉，忌见浮洪。有力邪实，无力虚躬。两寸皆数，肺热如烘。浮而兼败，药饵无功。浮中带弦，非寒则风。若短与代，中气已空。脉沉而喘，腰曲如弓。

肾经病　梦遗　自遗　阳痿　腰痛　淋浊　疝气偏坠

肾者，作强之官，伎巧出焉。如肾经一亏，相火内动，而精气不固，而梦遗，自遗，阳痿，腰痛，淋，浊，疝气偏坠，诸症丛生。古书云：梦遗属心病。自遗属肾病。淋者湿热蕴结于下。浊者肾气不固，随湿热而下泄，或因房劳太甚，精窍滑脱不禁。淋属膀胱之病。浊乃肾家之伤也。三者虽异，统由心之主宰而出，是殊涂而同归也。心为君主，心火一动，相火随之。孔子曰：少之时，血气未定，戒之在色。所以稚年质薄，知识太早，易于致病。譬诸草本，根本未固，可旦旦而伐之乎，治斯病者，务宜权令宁心养神，勿使骚扰，可以挽救于一时，否则非草木药饵所能补救也。广成子云：无摇尔精，无劳尔形，乃可长生，即长生果也。人奈何不珍而藏之哉。如有梦而遗者，因烦劳过度，心多妄念，不特心经受伤，而饮食减少，脾肾亦损，遂致上下皆损，心肾不交，宜归脾汤、补心丹之属治之。切勿求其速效，妄用固涩之法也。至于无梦而自遗精滑者，肾关不固，下元衰脱，较有梦者为更重，治宜填实下元，固

摄肾气，以介类潜阳盐温摄下之品为宜。如湿热下注，蓄于膀胱而成者为淋，宜淡渗其湿，苦泄其热。湿热泄而肾阳不固者即浊，宜分清法最妥。淋与浊二证，以痛不痛为辨，淋则痛而浊不痛也。若夫腰为肾府，腰痛如折，肾将惫也。宜大补阴丸治之。至于阳痿一证，亦由少壮时色欲过度，伤及肝肾而致者。亦有因惊伤胆，恐伤肾而致者。又有思虑忧愁而伤及心脾者。经云：二阳之病发心脾，男子不得隐曲，即是证也。余自制振阳汤加减而治，每多获益。至若偏坠之病，由感怒而得者居多。古人与疝证互为发明，每以辛香流气温通肝肾之络，未尝不善。然男子七疝，女子带下瘕聚，不外乎足太阴足阳明足厥阴之筋病也。是三经者，皆冲任督之脉矣。阴器不用者，足厥阴之病也。阴器纽痛者，足太阴之病也。大筋痿纵者，即足阳明之病也。而《金匮》独以寒疝为名，多温散调营之治，不杂气分之药。而子和治疝，每以辛香流气为主，不言血分之旨。可知血气本同一气，气行血亦行，血和气亦和也。略序其要，以备参考。

归脾汤补心丹　俱见心经病

水陆二仙丹　治梦遗症。

金樱子　芡实各等份

为末，炼蜜为丸，如弹子大。每服一丸，淡盐汤冲服。忌食葱蒜。

桑螵蛸散　治自遗无梦者。

人参三钱　远志肉八分　茯神三钱　石菖蒲七分　龙骨三钱，生用　龟甲四钱　当归三钱　桑螵蛸三钱，炒

共末，每服三钱，开水冲服。或作汤药煎服亦可。

贞元饮　填补肝肾之法。

熟地一两　当归四钱　炙甘草一钱

水煎。

补阴益气煎 不拘自遗梦遗等证皆治之。

人参 当归 怀山药各三钱 陈皮 柴胡各一钱 炙甘草五分 升麻五分 熟地八钱 生姜三片

潜阳汤 治自遗虚证，阴火内炽者。

熟地四钱 茯神 山药 泽泻各三钱 丹皮二钱 萸肉一钱 炙龟甲 炙鳖甲 生牡蛎各五分 莲须一钱 琥珀八分

水煎。

聚精丸 总治梦遗自遗，腰痛淋浊诸证。

针螺蛸即黄鱼胶，一斤，蛤粉炒 沙苑蒺藜八两，马乳浸一日，隔汤煮一炷香时

二味为末，炼蜜为丸，梧子大。每服八十丸，白滚水送下。

茯菟丸 治精滑，不拘有梦无梦。

茯苓 菟丝子 建莲子各一两 酒糊丸如桐子大。

济生固精丸方

牡蛎 菟丝子 韭子 龙骨 五味子 茯苓 桑螵蛸 白石脂。

左归饮 治肾虚腰痛，偏坠遗精等症。

熟地八钱 山萸肉一钱 山药三钱 杞子三钱 茯苓三钱 甘草五分

右归饮 治胃虚火衰，睾坠而痛。

熟地六钱 山萸肉一钱 山药三钱 杞子三钱 甘草五分 杜仲 肉桂 附子各一钱

水煎。

左归丸 治肝肾两虚。

熟地八两 枸杞子 菟丝子 鹿角胶各二两 山药 龟甲胶 牛膝各二两 山萸肉一两

上药，以龟鹿二胶烊化和丸，如桐子大。每服三四钱，开水送下。

右归丸 治命门火衰者。

熟地八两 山药二两 杞子三两 山萸肉一两 菟丝子二两 鹿角胶三两 炒杜仲 当归 淡附子各二两

上药，更加肉桂末八钱，共为细末，以鹿胶化水和丸，桐子大。每服三四钱，淡盐汤下。

孔圣枕中丹 治心肾不交诸症，方见心经病。

萆薢分清饮 治淋证浊证兼湿热者。

川萆薢三钱 石菖蒲七分 乌药一钱 生甘草梢八分 茯苓三钱 益智仁三钱

加琥珀八分，食盐数粒亦可。

三才封髓丹 治肾虚精滑不固。

人参 天冬 生地各三钱 黄柏 砂仁研 甘草各一钱

蜜水和丸，弹子大。每服一丸，开水化服。

大补阴丸 治腰痛兼治淋证。

川柏一两 炙龟甲三两 炒知母五钱 熟地八两 猪脊髓四两

蜜水炼丸，桐子大。每服五十丸，淡盐汤下。

导气汤 治寒疝以及偏坠小肠疝痛之症。

川楝子三钱 小茴香五分 木香一钱 淡吴茱萸一钱

长流水煎服。

崔氏八味丸方 治寒疝作痛，方见厥证。

振阳汤自制　治阳痿证。

鹿角霜二钱　淡苁蓉三钱　怀牛膝三钱　枸杞子三钱　远志肉六分　菟丝子三钱　茯神二钱　补骨脂炒，三钱　杜仲炒，三钱　豨莶草二钱

加大枣五枚。如禀赋不足者，加人参二钱。如色伤肾阳，相火不足，加肉桂五分，川柏、知母各五分。如高年阳衰者，加黄芪三钱，木香五分。本方加海狗肾一具，即腽肭脐，煅燥，共为末，炼蜜为丸，如弹子大。每服一丸，淡盐汤送下可也。名振阳丹。

脉候　肾经之病，其脉多柔。两尺紧数，相火失收。左尺来搏，阳与阴仇。右尺沉涩，相火外浮。两尺不起，痿证之由。重按无力，固涩宜投。欲绝之脉，时举一头。坚强实大，不可追求。肾家之病脉来濡，阳痿难振温补符。若诊尺中多紧急，淋兼湿热痛难纾。睾丸偏坠因多怒，脉象弦迟温散扶。根本已离沉候决，定然脉象亦支吾。

医方简义

295

医方简义卷五

古越山阴梅溪王清源馥原著

门人 洪爱仁 潘星如 吴汶锦同参订

同里裘诗福吟五重校

妇人辨论

读诸大家书，知女科与男子分立一科。《金匮要略》中著妇科三篇，妊娠，产后，杂证，大略已具。后世辨证编类，头绪纷纭，读者反无所得，绪愈纷而治愈淆矣。又有女子脉理，与男子异类之说一起，不但病体不明，而脉理必大相悬殊也。戴起宗曰：《脉诀》因男子左肾右命，女子左命右肾，诸家以尺脉之盛弱解之。即男尺恒虚，女尺恒盛之谓也。并不宗其右肾左命，右命左命之说矣。又褚氏以女人心肺诊于尺，是倒置五脏，其谬更甚。然女子与男子形气虽异，血精别样，而十二经脉，所行之终始，五脏之定位，则一也。岂得以女人脉位反背倒置乎？故言妇人之证，多与男子同，惟行经胎产与男子异耳。兹特举所异者逐一详述，以备吾侪参考。凡所同者，悉照男子治例，不当复赘。又凡《金匮》所有之治法，兹不复述，宜宗《金匮》可也。

调经 附带下 白淫 白淋 气淋 劳淋 七疝 癥瘕 五积

且夫经者，常也。运行有常，一月一行，故名月信。信，约信也。如约信之有定期也。又曰癸水，即天一生水之谓也。故曰天癸。又名月事，每月中之事也。妇人以血为主，血盛则溢，以象月盈则亏也。失其常度，则为病矣，故调经为妇科所首重也。《内经》云：太冲脉盛，月事以时下。太冲者，即血海也。五脏六腑之血，皆注于血海，故冲脉为女子所尤重也。然心生血，肝藏血，脾统血。心不生血，则月事不行。肝不藏血，则血乃妄行。脾不统血，则血无所归。凡妇人之病，肝脾心三者皆足，其病必轻。一有欠缺，则病重矣。又有冲任督带之奇脉，女子孕育调经，皆有赖也。又有阳跷阴跷，阳维阴维，乃一身之上下左右相循之脉，合冲任督带，共成八脉。冲为血海，隶属阳明。任为负荷，会于两阴之间。督为奇脉之总领。带为一身之束带，属少阳足经。八脉失司，诸病丛生，经候不调，孕育难矣。冲任为病，崩漏癥聚之患迭出。督脉为病，则偻废冲疝，从小腹上冲作痛，不得前后。带脉为病，则带下绵绵。又冲脉为病，气逆而里急。任脉为病，男子内结七疝，女子带下瘕聚。督脉为病，主女子不孕癃闭，遗溺嗌干之症。带脉为病，腹满腰溶溶如坐水中。二跷为病，《难经》云：阴络者，阴跷之络。阳络者，阳跷之络。阴跷为病，阳缓而阴急。阳跷为病，阴缓而阳急。二维为病，阳维为病苦寒热，阴维为病苦心痛。此八脉者，于孕育大有关系，欲治孕育，必先调经，欲调其经，必先治奇。所言带下之病与白淫白淋，往往浑治，宜细辨之，庶不误认也。白带者，如带之状，绵绵不绝，流利难停，治宜疏木补土，调理带任二脉。白淫者，小溲之后有白物，见亦不多，治宜补心益脾，兼调气分。白淋者，膀胱之内有湿热蕴结，必小腹坠痛而后下者，治宜化气之法，兼清湿热可也。况淋病有五，一曰气淋，气虚下陷，小便频数，溺有余沥，宜补心益气，兼清湿热之治。一曰劳淋，遇劳即淋，损在脾肾，宜补中益气为治。又有血淋、砂淋、膏淋三者，皆因湿热久蕴，伤及肾阴所致，宜滋养化源，以大补阴丸治之最妙。凡妇人科以经水趱前属热，趱后属寒为断，论非不确，然亦不可拘执也。如经水淋漓，频频而见，或为气所阻，或因血瘀滞著，不得以此例赅之。又有血枯内热，经候亦必愆期，因血虚内耗所致。凡妇人脉盛内热，经水先期而至，斯为属热。若脉衰肢逆，经水后期而至者，斯为属寒。故诊妇人病，必当问天癸何如，血分多寡否，腰腹有痛否，经色紫黑黄赤否，有瘀否，或经先腹痛，经后腹痛。经先腹痛属气滞，经后腹痛属血虚。更当究其脉之虚实而合病之盛衰，如内热者脉必数，内寒者脉必迟。血虚者脉必涩而少神，气虚者脉必沉而兼微。腹痛者脉紧，血瘀者脉革，血脱者脉芤。古人之言女尺恒盛者，指平脉也。近时妇女，两尺沉滞涩小者居多，因吾乡地属东南，湿热为胜，气虚血滞者为多。北方风寒为胜，地属西北，血虚气旺者为多。故西北之人，病带下者十之一二，以寒盛故也。东南之人，病带下者十常八九，以湿胜故也。又肥人血多滞为寒，瘦人血多滑为热。肥者难孕而易育，瘦者易孕而难育也。调经之道，血盛则补气，气盛则补血，使血气无偏胜，阴阳无盛衰，何患乎难孕，何患乎难育哉。余以妇科之最切急者，以备参考焉。

大补阴丸 方见肾经证 统治五淋证。

益母胜金丹 治经候前后不调等证。

大熟地九蒸九晒，砂仁酒渗 当归酒蒸，各四两 白芍酒炒，三两 川芎酒蒸，一两五钱 丹参酒蒸，三两 茺蔚子酒蒸，四两 香附四制，盐、酒、醋、姜汁各炒，一两 土炒白术四两

以上八味共末，以益母草八两，水酒各半熬膏，与前药末，炼蜜为丸，如桐子大。每早开水送下四钱。如经水先期，加丹皮、生地各二两。如经水后期，加肉桂五钱。

进退四物汤 自制 调经总方，加减而治。

熟地五钱 当归三钱 酒炒白芍一钱五分 川芎一钱

水煎。血热先期者，加丹参、丹皮、益母草各二钱。血寒后期者，加肉桂五分、牛膝、香附各二钱。先腹痛而经至，小腹疼痛者，加青皮炒，一钱、泽兰、香附、延胡索各二钱，青木香四分，减去熟地一味，倍加川芎一钱。经净而腹痛者，加人参二钱，桂枝五分，香附、延胡各二钱，减熟地一半，加炒白芍一钱五分。带下加鹿角霜二钱，煅龙骨二钱，左牡蛎四钱，仙居白术二钱，砂仁五分，去熟地、川芎二味。白淫多者，加茯苓、白术、东洋参各一钱五分，进白芍一半，退熟地一半。白淋多者，加琥珀一钱，乌鲗骨一钱，滑石、淡竹叶各三钱。经水色黄而淡者，加肉桂五分，茺蔚子三钱，党参三钱，柴胡醋炒，八分。心神摇漾，加茯神三钱，远志肉炒，一钱，琥珀八分，灯草一丸。如风虚晕眩者，加煨天麻一钱，姜半夏一钱，倍川芎一钱。如呕者，加姜三片，川连八分，姜半夏一钱五分，淡吴萸八分，减熟地一半。肢逆冷者，加桂枝七分，竹茹一丸，姜三片。

调元汤 自制 治奇脉亏损，经水三五不调，肢节酸疼，腰痛气滞，心摇神怯晕眩等症。

生地四钱 阿胶烊冲，一钱 白芍酒炒，二钱 当归二钱 茺蔚子炒，三钱 泽兰二钱 杜仲盐水炒，二钱 天冬三钱 鹿角霜二钱

加桂圆肉五枚。如虚风眩晕者，加煨天麻一钱。气滞腹痛，加延胡索三钱，天仙藤一钱。脘痞心痛者，加琥珀一钱，丹参三钱，左金丸八

分，赤小豆一钱。呕者加栀子三钱，半夏曲二钱，左金丸七分。心悸者，加桂枝一钱，姜半夏二钱。如经先腹痛者，加川楝子、延胡索各三钱，小茴炒，五分，天仙藤一钱，去阿胶、生地二味。经后腹痛者加白术二钱。如经水紫黑挟瘀者，加桃仁一钱，红花八分。经水少而淡黄者，加肉桂八分，夏月减半。屡致胎堕难留者，加党参三钱，炙黄芪三钱，菟丝子三钱。如经至之先，必发寒热者，加炙鳖甲三钱，柴胡一钱，去鹿角霜、阿胶可也。

大补血汤 治气血两虚而经候不调者。

炙黄芪八分 当归三钱

清煎。

八味逍遥散 调经之要方也。

当归三钱 赤芍一钱 柴胡一钱 茯苓三钱白术二钱 甘草五分 生姜一钱 薄荷八分

或加丹皮二钱，栀子三钱，治肝郁证。

四七汤 治七情郁结，经候不调。

姜半夏 厚朴 茯苓 苏叶各一钱半

水煎。

越鞠丸 治肥人多痰，痰阻经隧，不能受孕者。

苍术 川芎 香附 栀子 神曲各等份

为末，炼蜜为丸，或水法为丸，桐子大。每服三钱，姜汤下。

八珍汤 治气血不足。

党参三钱 白术二钱 茯苓三钱 炙甘草五分 生地 当归各三钱 赤芍 川芎各一钱

加姜枣煎。

断下丸自制 治不论赤白带下。

杞子 覆盆子 车前子炒 煅龙骨 煅牡蛎 党参 茯苓 怀山药 杜仲酒炒 柴胡赤石脂 生地黄各一两

又加棉花子仁二两，共为末，炼蜜为丸，桐子大。每服二三钱，白术泡汤送下。

加减归脾汤 治白淫白淋白带诸证。

炙绵黄芪三钱 白术一钱五分 炙甘草五分 枣仁炒，一钱 远志肉炒 广木香各八分归身 茯神 党参各三钱 煅龙骨二钱 乌鲗骨一钱

水煎。

茯苓琥珀汤 治白淋湿重者。

茯苓 猪苓 泽泻 滑石各三钱 甘草 桂枝各五分 白术二钱 琥珀一钱

长流水煎。

八正散 治白淋热胜者。

木通 车前子 萹蓄各一钱半 大黄 滑石瞿麦 栀子各二钱 甘草梢五分

加灯草七茎。

分清饮 治膏淋，湿热多者。

川萆薢 益智仁各三钱 石菖蒲七分 生甘草梢五分 乌药一钱 加茯苓三钱

食盐数粒，亦可治之。

补中益气汤 并治气淋劳淋。

炙黄芪三钱 党参三钱 白术二钱 陈皮一钱 柴胡一钱 升麻五分 炙甘草五分 当归三钱

如气实者。减黄芪钱半，加青皮一钱 木香八分。如气虚似实者，宜逍遥散治之。

三五七散 治风入血分，化肿者，名曰风痹。

淡附片 细辛各三钱 干姜 干山茱萸肉各

五钱　防风　山药各七钱

共末，每服二钱，温酒调下。

流气饮　治七情气滞，腹胀便闭，脚气上攻，喘逆，肩背胸胁痞闷等症。

苏叶　炙黄芪　青皮　陈皮　大腹子　茯苓　当归　乌药　防风　木香　川芎　白芍　桔梗　枳实　炙甘草　姜半夏　姜　枣

水煎，此方不注分钱，宜酌用可也。

养心汤　治劳淋气淋二证。

炙甘草五分　炙黄芪三钱　西党参三钱　茯苓三钱　茯神三钱　川芎一钱　当归二钱　柏子仁一钱　半夏曲一钱　远志肉八分　五味子九粒　肉桂五分　枣仁炒，一钱

如气虚不受参芪者，宜减参芪各半，加砂仁末五分，天仙藤一钱，琥珀六分。

水煎。

太无神功散　治痞满积聚，嗳气食滞，痰郁血郁，心肝脾肺肾五积，干血痨损，癥瘕等症。

萹蓄　瞿麦　麦芽各五钱　神曲三钱　沉香　木香各一钱五分　甘草五钱　制军二两

共为细末服之。每服二三钱，灯芯竹叶煎汤，稍加陈酒调服。凡妇人干血证，用红花汤调下。痰积用橘红汤，加酒调下。肝积名肥气，用柴胡、青皮各一钱　泡汤加酒调下。肺积名息贲，用合欢皮、百合各二钱，泡汤加酒调下。心积名伏梁，用石菖蒲、厚朴各一钱，煎汤加酒调下。脾积名痞气，用厚朴、天仙藤各一钱，煎汤调下。肾积名奔豚，用花椒五十粒泡汤调下。如瘕与癥，俱用酒调下可也。

加味橘核丸　自制　治七疝八瘕。书云：任脉为病，男子内结七疝，女子带下瘕聚。七疝者，一曰冲疝，气上冲心，二便不通。二曰狐疝，卧则入腹，立则出腹也。三曰癫疝，阴囊肿大如升也。四曰厥疝，肝气上逆也。五曰瘕疝，素有癥痞，痛而下浊也。六曰溃疝，内有脓血也。七曰癃疝，内停脓血，小便不通也。癥者，徵也。有形可徵，按之不动也。瘕者，假也。无形可著，推之可移也。血食内积为癥，气郁于中为瘕也。

橘核二两，盐酒炒　小茴香　川楝子煨，去核　桃仁光炒　山楂炒　香附醋炒，各一两　红花五钱　琥珀五钱　椒目　天仙藤各三钱　沉香二钱　神曲四两

共末，以米饮为丸，如绿豆大，每服四五十丸，温酒送下。女子用红花一钱，泡汤送下。忌食生冷油面等物。

崩漏附倒经辨证

崩者，如山川崒崩，横决之势，莫能制也。此女科最凶最暴之症。有因木郁侮土，木盛土衰，致肝气鸱张，脾失运用之权，肝不藏而脾不统，猝然致崩者。又有郁怒伤肝而崩者。又有热伤阴络而崩者。有瘀血积久而崩者。有妊妇跌仆震动血络而崩者。种种崩象，不外心脾肝肾，以及奇经之冲任督带四脉也。古贤治暴崩，重在心脾，宜温宜补。治久崩，重在肝肾，宜清宜通治。屡崩屡愈者，必静摄任阴，温煦冲阳，法已大备。然妇女患是证者，必仓皇告急，而治之者，切勿因其仓皇告急之情，而畏首畏尾，仓猝施治，妄用补攻之法。若误补之，则留瘀贻患。误攻之，则心气下脱，危在旦夕也。必须问明有瘀无瘀，腹中痛与不痛，崩势之缓急，病之新久，审断其属虚属实，药之宜补宜通，宜温宜清，宜摄宜固之理。以痛而有瘀为实，不痛而无瘀为虚。虚者补之。实者攻之。缓则温之，急则缓之。新者消补兼治之，久者固摄两施之。余治是证，必诊其脉之沉微涩小，四肢逆冷如冰者，以大温大补之中，参以活血消瘀之品。诊其脉之紧革弦数，四肢温

和而腹痛者，以八味逍遥散，和养之也。故自制黄芪补血汤一方，总治崩证，而设加减之法，俾临诊简于其治。恐方药一多，致有难于选用耳。余治之数十年，愈者十常八九，靡不应手取效也。至于漏下之症，如漏卮之状，或一日一漏，或一日数见，或五日十日半月一漏者，名曰经漏。与妊娠胎漏有间。经漏者，系奇脉不固，冲任失职，脾土太虚所致，或癥瘕为害，宜固摄为主，次疏肝阳，继补奇脉。余以自制固元煎治之，更以虚实之法加减而用也。凡妇人以及室女患鼻衄吐血等症，切勿以鼻衄吐血之常法治之，此名倒经。必由肝阳上升，情怀失畅，致冲任失司，逆行而上也。治宜和肝潜阳，盐柔润下之法，俾经水一正，而倒者顺矣。存之以备参考。

黄芪补血汤 自制　治血崩，不拘有瘀无瘀，气虚血虚。

蜜炙黄芪四钱　当归三钱　仙居白术二钱　鹿角霜二钱　茯神三钱　赤芍　制香附各一钱五分　广木香一钱　山楂炭三钱　枣仁炒　琥珀各一钱　神曲三钱

如腹痛有瘀者，加延胡二钱，桃仁十粒，去皮。如气血两虚欲脱者，加麦冬去心，三钱，远志肉八分，倍黄芪四钱。如作寒热而自汗如洗者，此血虚风盛也。不宜表散，但加荆芥穗二钱，以疏血中之风。如素有肝风，晕眩自汗，惊悸欲厥者，加煨天麻一钱，姜半夏一钱五分，去鹿角霜。如崩后口渴，非真渴，系血虚发热而渴也。切勿饮冷，慎之。加乌梅炭五分，以化阴液，其渴自止。若进寒凉药物，则血气凝结，以成不治之症也。

加减归脾汤 方见调经　治血虚气怯，崩后赤带白带。

养心汤 方见调经　治同前症。

八味逍遥散 方见调经　治素有肝郁者。

固元煎 自制　治经漏证。

熟地六钱　归身三钱　白芍酒炒，一钱　菟丝子炒，三钱　煅龙骨二钱　鹿角霜三钱　炙鳖甲三钱　杜仲盐水炒，二钱　潼蒺藜三钱　益母草三钱　炙甘草五分　广木香八分

水煎。如素有癥瘕者，当先服神功散，继服固元煎可也。

神功散 见调经

正经汤 自制　治倒经鼻衄吐血。

泽兰二钱　当归三钱　焦山栀四钱　阿胶烊化，三钱　丹皮三钱　茜草一钱五分　益母草三钱　柴胡醋炒，一钱　琥珀八分　左牡蛎五钱

加藕一斤，煎汤代水。或服逍遥散，加丹皮、栀子，亦可治之。

十全大补汤　治病后元气不复之证。

人参二钱　白术一钱五分　茯苓三钱　炙甘草五分　熟地八钱　白芍药二钱　当归三钱　川芎一钱　黄芪蜜炙，三钱　肉桂四分

水煎。如体热，去肉桂，加黄芩、天冬各二钱，水煎服。

崩漏之脉　究其根荄，六脉实大，其症为灾。若遇暴下，立见其摧。两寸似滑，或断有胎。脉缓为吉，沉伏难裁。浮而兼代，病必不回。缓小多愈，洪作虚裁。

倒经之脉　右寸浮洪，两尺如涩。阴火上攻，咳吐痰血，无瘀易通。下虚上乘。气必逆冲。和缓则吉，强直者凶。

热入血室

尝思病有热入血室者。何也？读《金匮要

略》，而知病热入血室者有五。第一条，主小柴胡，因女子患寒热，致经水适断，急提少阳之邪，勿令下陷为最。第二条，伤寒发热，经水适来，有昼明夜剧，谵语见鬼之象，恐误认为阳明实证，故云无犯胃气及上二焦之戒。第三条，中风寒热，经水适来，七八日脉迟身凉，胸胁满，如结胸状。谵语者，显无表证，全露热入血室之候，自当急刺期门，使知针力胜于药力也。第四条，阳明病，下血谵语，但头汗出，亦为热入血室，亦刺期门，必汗出而愈。第五条，明其一证，而有别因为告，故未详辨耳。如痰涎上潮，昏冒不知，当先除其痰，后除其热等语，所谓急者先除也。今人但知热入血室，不辨热邪之轻重，血室之盈虚，而独以小柴胡一方，统以施治，贻害良多也。观叶桂先生，于热甚血瘀者，与桃仁承气，参入山甲、归尾之属，使瘀热下行也。于血舍空虚，而热邪陷入者，用犀角地黄，加丹参、木通之类，以使热下泄也。有表邪未尽者，用和解之法。至于血结胸者，有桂枝红花汤入海蛤、桃仁之品。又有瘀热为狂者，用牛黄膏之法以清之。何尝拘于小柴胡一法。更观案中治吴某热病十七日，因经来三日后患病，热邪乘空内陷，从蓄血如狂例治，方用泽兰行气解毒，丹皮清血中之热，制军、桃仁下瘀，兼清陷下之热，生地、人中白存阴救里，可谓法之密，治之审也。得此一隅，而三隅可反矣。余治是症最多，每以《金匮》立法，《指南》参用，自能各适其宜焉。因近时妇女，冷暖不慎，饮食不节者居多，行经时一受外邪，即变热入血室之证。而膏粱之人，自知保养，故病是证者尚少。藜藿之人，未能保养，故病是证者良多。凡治妇女之病，必询及经水如何，或经水已至，即受风寒暑湿等邪，或已受风寒暑湿等邪，致经水适来，或病及半月余而经水适至者，皆能热入血室也。如病者云：经期尚远，亦须急治其邪，恐邪气绵延，正气必虚，致经水适及其期，而病气未尽，邪必乘虚欲入，急当清其余邪，切

勿挟杂血分之药，恐导窠而入窠也。余制三方，各有加减之法，以治热入血室之证，不无小补云尔。

再论热入血室者，妇人病则稍轻，室女病则更重。何也？妇人体脏已疏，感邪虽入血分，易于解散。室女体脏周密，邪入血室，不易外达，治不易散。余每治是证，必问经至几日，或病先受邪，或病后受邪，审其邪之浅深轻重，用药之表里缓急。凡妇女经水有盛衰，经候有迟速，或平素经行几日方尽，如经行一日，即感外邪而致者，其瘀必多。或经行将尽，适病外邪，热虽陷入血室，其瘀必少。瘀多者正未虚，瘀少者正已虚。更问其少腹痛否？视其神气清否，腹痛而神昏者，瘀为多。腹不痛而神清者，瘀必少。又当辨其形状若何。如言寒者，风邪也。自汗者，亦风也。身重者，湿邪也。有寒热而无汗者，寒邪也。口渴面赤者，暑兼湿也。又当察其脉象，脉见弦劲者病凶，脉见徐缓者病轻。迟而寒者宜温，数而热者宜清。是证须急治，不宜缓治。略叙数言，以参末议也。

牛黄膏

牛黄二钱五分　朱砂水飞　丹皮　郁金各三钱　冰片一钱　甘草一钱

共末，炼蜜为丸，如舶茴大。每服一丸，开水化下。

桃仁承气汤 方见伤寒

犀角地黄汤 见火证

桂枝红花汤

桂枝　白芍　甘草　红花

涤邪汤 自制　治经水先来，更受热邪，寒热往来，或昼轻夜剧，或但身热，不论神昏欲

痉欲厥等候。

泽兰一钱五分　琥珀一钱　丹皮二钱　天冬三钱　荆芥炭一钱　条黄芩一钱五分　煨天麻八分　白薇一钱　焦山栀三钱　桔梗一钱

水煎服。忌食生冷之物。如呕者，加川连姜汁炒，八分。如不省人事者，先用苏合丸一丸，开水化服，再服本方一二剂。如热甚而狂者，童便一盏冲入药内。如神昏欲痉欲厥者，本方去桔梗、天冬、白薇三味，加大黄醋炒，四钱，元明粉二钱，桂枝五分。如腹痛拒按者，瘀血尚多，本方去桔梗、白薇、天冬，加制军三钱，元明粉一钱五分，天仙藤一钱五分。如腹微痛者，本方加桃仁二钱，去皮尖。如受风加防风。受寒加柴胡。受湿加六一散。受暑加青蒿之属也。

御邪汤自制　治先受邪而经水适来者。加减法如前例。

泽兰二钱　黄芩一钱五分　焦栀子三钱　杏仁光，三钱　天麻煨，八分　琥珀一钱　川芎一钱　当归三钱　荆芥一钱

加竹叶廿片。

化元汤自制　治病后邪热未净，而适见经水者。加减如前例。

生鳖甲四钱　川芎一钱　当归三钱　琥珀一钱　黄芩炒，一钱五分　茯神三钱　枣仁炒，一钱　鲜生地八钱　泽兰二钱　益母草三钱　神曲二钱

水煎服。

小柴胡汤方见伤寒

苏合丸方见厥证

胎产脉法

且夫胎产之脉，异于常人。胎前之脉，与经常之脉不同，而产后之脉，与胎前之脉

亦异也。妇人之脉，两尺恒盛，此其常也。两尺涩者，病也。浮与洪而相火内动，濡与细而阴气不足。否则肝部弦急，肾部沉涩，两寸紧革，皆经闭不调之候也。有尺脉微迟者，为居经也。凡妇人三部浮沉正等，无他病而停经者，孕脉也。尺大而旺者，亦孕也。尺滑者，为孕子也。左尺洪而男孕，右尺洪而女妊。若遇俱洪，双妊之因，又以左寸洪而属男妊，右寸洪而属女孕。又曰：少阴动甚者，妊子也。

按经旨而言少阴者，指手少阴心脉而言也。妇人脉浮沉正等，按之不绝者，孕娠也。不绝者，脉滑也。体弱之妇，尺内当涩，今按之而滑者，便谓之胎。经曰：阴搏阳别，是谓有子。言尺中阴脉搏指，与寸口阳脉迥别。阴中有别阳，故云有子。妇人不月，脉来滑疾，重手按之散者，三月胎也。按之滑疾不散者，五月胎也。滑而又代者，胎亦三月也。妇人断经月余而欲呕者，胚胎之兆也。按其脉，寸口弦紧者，恐不成胎而崩坏也。急当保其胚胎以补其不足，清其有余，脉减则能保矣。脉不减者，非胚胎也。是气阻血瘀使然耳。故经云：阴虚阳搏谓之崩也。妊妇七八月，脉得牢实缓大者吉，脉来沉微涩小者凶。急宜大补血分，使脉缓而胎自安矣。妊脉见革，漏下之征。妊脉见散，欲产之兆也。故欲产之脉，散而离经，新产之脉，小缓为应。离经者，离乎经常之脉也。小缓者，小而和缓。如新产之脉，实大紧革者，非厥必脱也。是血虚而气旺故凶。新产血崩不止，尺脉上不至关者主死。苟用余自制黄芪汤进之，尚有得生者焉。妇人两尺弱且涩，少腹常冷者，年少得之为无子，年大得之为绝产。妇女二七天癸至，七七天癸绝，是其候也。又有寡妇之脉，心宁神静，气血多滞。如遇忧劳思虑，动其气血，扰其心神，脉多滑疾，不得妄断为妊娠之脉也。凡室女二七之年，天癸当至，其不至者，禀赋之不足也。当二七之年，天癸已至，是合天道之常。如婚嫁失时，脉得弦，出寸口

上鱼际者，名曰失合证也。虽有寒热，不为病也。不治而自愈矣。

验胎法

妇人经停三月，或脉象并无胎意，如偶有渗漏，法当验之。用川芎末一二钱，以艾少许泡汤，空腹调下。脐下微微蠕动，则有胎也。不动者，非也。

胎前药忌歌

巴豆天雄同附子，牡丹硝桂及桃仁。红花薏米偕麻角，茜草藜芦穿甲辛。槐角茅根与牛膝，三棱莪漆合绵茵。南星瞿麦木通夏，刀豆葱椒大蒜薪。麻黄姜炭延胡索，鳖甲常山麝坏娠。白蜡壳丸皆忌用，车前红曲紫金伦。麦芽黄鹤山楂肉，香附槟榔牡蛎泯。此种猛烈休来用，胎病之中勿沾唇。

昔黄帝问于岐伯曰：妇人重身，毒之奈何。岐伯对曰：有故无殒，亦无殒也。大积大聚，其可犯也。衰其大半而止。后世之人云：有病则病当之。即此意也。究系破气破血之品，以忌用为是，切勿藉有故无殒一言，而擅用之耳。慎之戒之。

胎前证治

昔陈良甫《良方大全》有验胎脉症辨，分纵横顺逆，以断男女双产三产之说，未可遽以为是也。故不备录。凡妇人受胎一月，形如露珠，太极动而生阳，天一生水，谓之胚。足厥阴肝脉司胎，故经闭妨食。受胎二月，形如花瓣，太极静而生阴，地二生火，谓之胚，名曰恶阻。足少阳胆经司胎，故呕而思食。受胎三月，形如清涕，先成鼻准，次分雌雄，男女乃定。手厥阴心包络司胎，故易于动。受胎四月，始受水精，血脉乃成，形象乃具。手少阳三焦

司胎。五月始受火精，四肢生，毛发出，足太阴脾经脉司胎。六月始受木精，筋骨成，游其魂，左手振，足阳明胃经司之。七月始受金精，口目全，手太阴肺经司之。八月始受土精，皮肤生，九窍成，游其魄，右手动，手阳明大肠经司之。九月始受石精，百节具备，三转其身，足少阴肾经司之。十月神气完具，气血已足，足太阳膀胱司之。气化即能产矣。尝云：堕胎须防三五七，其故何也？因三月之胎，手厥阴心包司之。相火一动，虽大声笑语，亦能动胎。五月之胎，足太阴脾气司胎，胞系系于脾经，湿热伤脾，故致胎病。七月之胎，手太阴肺经司之。始受金精，一遇外邪，肺先受之，故胎易堕。凡治妊妇，必以安胎为主，虽有他病，当以末治之。胎安而病自去矣。苟以祛邪为先，安胎为后，则邪未去而胎已伤矣，可不知哉。古人另设安胎一法，不令人于有病之际服之。惟逐月服一二三剂，以养胎清热，治于未病之先也。岂治于既病之后乎。世人不论有病无病，动以安胎饮服之以示稳当，胶柱鼓瑟，不知通变，何其愚之若是也。余制一方，按月加减养胎之品最为妥当。如遇外邪，即以清邪之法佐之可也。

加减安胎饮 妊妇每月服二三剂最妙。

生地五钱　归身二钱　川芎五分　酒炒白芍八分　白术二钱　条芩酒炒，一钱五分　杜仲炒，二钱　清炙绵芪三钱　砂仁末五分

加枣二枚，水煎。

养元汤 自制　治妊娠，每月加减而服，以养胎元。

生地五钱　归身二钱　白术二钱　条芩炒，一钱　黄芪二四五钱，蜜炙

始受之胎，一月足厥阴养之。本方加桑寄生三钱。二月足少阳养之。本方加川贝母二钱，减黄芪一半，加条芩一倍，炒。三月手厥阴养之。本方加川连六分，减黄芪一半。四月手少阳

303

养之。本方去黄芪，加阿胶一钱，冲入，地骨皮三钱。五月足太阴养之。本方加茯苓、山药各三钱。六月足阳明养之。本方加川连五分，大枣三枚。七月手太阴养之。本方加知母炒，一钱，天冬三钱，百合三钱，炙橘红八分。八月手阳明养之。本方去白术，加川连酒炒，五分，党参三钱。九月足少阴养之。本方加党参三钱，杞子三钱，川芎八分，白芍炒，一钱。十月足太阳膀胱养之。本方去白术，加川芎一钱，炒白芍一钱五分，党参三钱，枸杞子三钱，炙龟甲三钱。服四剂，俟其气化而产也。不必另服滑胎饮也。然滑胎饮，近时多用之，往往生变，贻患良多。况产之难易，由气血之衰旺所致。旺者易产，衰者难生。此方按月补养，气血自足。至十月而加龟甲者，取其易开交骨也。为临盆之要法。譬如挽舟入水，其产最易，瓜之熟，蒂自落矣。何患乎难产哉？若用滑胎等剂，是强治之法，难产危候，悉由此出，可不勉哉。

胎动不安论

妊妇胎动不安，由起居失时，饮食失常，或因寒气搏其冲任之脉，或因跌仆损伤，或因叫号动怒，或脾胃虚弱，皆能动胎。若因母病而致胎动者，母病愈而胎安也。若因胎动而致母病者，安其胎而母病愈也。更当审望其色。面赤舌青者，胎死腹中也。面青舌赤者，子母难全也。此诊妊妇之要法。一切胎动之病，不必另决安胎之法。余以加减安胎饮为主。凡六淫外受，欲害胎气者，以治六淫之品，按邪加入。惟跌仆损伤有害胎元，宜加减安胎饮内，更加青木香六分，川续断三钱可也。下录景岳安胎散方，亦可选用。

安胎散 景岳

熟地　艾叶　白芍　川芎　黄芪　阿胶
当归　炙甘草　地榆　生姜　大枣

胎漏

问曰：胎漏何故？答曰：妇人经水，无孕则按期而行，有孕则蓄养其胎，至产后化为乳汁。妊妇经水，偶下为漏，若不撮纳其血，必漏下无度，沥尽其血而胎将安养？每致堕下。若因热迫血下者，当急清其热。若因怒动肝，致肝不藏血而漏者，其病最重，胎必难保。下血色鲜无瘀块者，宜加减安胎饮，倍加黄芪三钱，枣仁一钱，柴胡五分治之。若漏下已见瘀块者，胎必不保也。宜加减安胎饮，加党参三钱，炙龟甲三钱，以补其阴。庶乎瘀尽而胎未下者，宜速进安胎饮四五剂，俾新血渐生而胎可留也。如胎已堕下，即服生化汤三四剂。如迟疑不果，不特胎之不留，而母命亦难全也。详见产后方论。

余之用龟甲一味，取其补水养木之意，切勿执谓龟甲能开交骨，而畏不敢用。开交骨者，败龟也。

子悬 附子眩

胎气上逼，紧塞胸次之间，名曰子悬。因嗔怒动肝，或不慎起居，或脾气郁结，或忧思伤及心脾者，宜香苏饮加减主之。若火气上升，内风扰动，而晕眩欲厥者，名曰子眩。或因痰涎上潮，而晕眩欲呕者，宜以二陈汤加减治之。

香苏饮 治子悬。

制香附一钱　苏叶一钱五分　陈皮八分　炙甘草五分

水煎服。如胎气上迫，加枳壳一钱，条芩炒一钱五分。如嗔怒动肝者，与不慎起居者，加柴胡、条芩各一钱。如脾气郁结，加丹参、茯神各三钱。如忧思太过者，加仙居白术二钱，砂仁七分，冲，水煎。

二陈汤 治子眩。

姜半夏一钱　茯苓三钱　炙甘草五分　陈皮八分

水煎服。如气火上升者，加焦山栀三钱，天仙藤一钱。如内风旋眩欲厥者，加煨天麻一钱，钩藤三钱，甘菊花一钱。如痰气作眩者，加川贝母一钱，麦冬去心，二钱，瓜蒌皮二钱，竹茹一丸，青果一枚。

子气

子气者，妊妇冲任受风，故两足肿大，喘闷妨食，甚则足指甲出黄水，名曰子气。非水气也，大忌利水之剂。宜天仙藤散治之。

天仙藤二钱　炒香附一钱　乌药一钱　炙甘草五分　陈皮一钱　苏叶一钱　木瓜二钱

水煎服。此方系香苏饮加减，内有木瓜之活血，乌药之下气，虽属古方，究未稳当。不若用天仙藤、木瓜、乌药、鹿衔草各一两。煎汤熏洗，为妥且妙也。

子肿

子肿者，肢体面目足跗皆肿也。系胎中受湿，与血相搏，湿气流溢使然，名曰子肿。与子气大相悬殊，一名胎水。因引饮过多，或脾虚泄泻，土不制水所致。妊妇五六月中多有之。宜白术散治之。

白术散

白术土炒，二钱　茯苓皮五钱　陈皮一钱　大腹皮一钱五分　姜皮一钱五分

共末，米饮调下四钱。《指迷方》有桑白皮三钱，无白术，即五皮饮也。丹溪除姜皮、大腹皮二味，加木通、川芎，取补土导水行气之妙。余以川芎活血动胎，木通导水太峻，况苦寒之品未为稳当。不若白术散为安也。

子烦

子烦者，心烦而闷乱也。因君相之火内动，而肾水不能制火，亦有痰阻中脘而烦悗者。治之之法，清上中二焦之火为主。若气虚而胃不和者，亦有虚烦也。宜香砂六君子汤治之。

淡竹叶汤 治君相火动而烦者。

淡竹叶三钱　黄芩炒　知母各一钱　麦冬去心　茯苓各三钱

水煎。

香砂六君子汤 治胃虚而烦者。

党参　茯苓各三钱　仙居术二钱　姜半夏　陈皮各一钱　炙甘草　砂仁　广木香各五分

加枣三枚。

子痫

子痫者，妊妇血虚受风，口噤，角弓反张，不省人事，痰涎上潮，名曰子痫。其症暴而且危，宜羚羊角散急服一二剂。如因嗔怒而致者，本方加白芍、桑叶、条芩炒，各一钱。挟虚风者，加煨天麻、枣仁各一钱，水煎服可也。

羚羊角散

羚羊角镑，一钱五分　独活一钱五分　归身三钱　川芎一钱　茯神三钱　羌活一钱　苡仁三钱　防风一钱　炙甘草　东洋参各七分　钩藤二钱　桑寄生二钱

加姜三片煎服。

子鸣

妊妇不慎起居，登高举臂，致儿口脱出，故腹内喊叫，名曰子鸣。妇人脐上疙瘩，儿含于口，故脱出即鸣，但使妊妇曲腰就地上拾物

一二刻时，其疙瘩仍入儿口，其鸣即止，服补阴益气煎自愈。

补阴益气煎

熟地五钱　归身三钱　怀山药三钱　党参三钱　陈皮一钱　升麻三分　柴胡七分　炙甘草五分

水煎服。

子喑

经云：人有重身，九月而喑，当不服药，十月当复。岐伯曰：胞胎系于肾，肾脉系舌本，故不能言。十月分娩后自能言也。余以心火暴甚，肾水太虚，偶触外风，风阻其窍，故不能言也。曾治一妊妇，身已九月，因砑纸曲躬，砑毕出外淅米，偶受风邪，卒然身发大热，神躁不安，卒然欲厥。余诊其六脉浮躁无伦，询其家，得砑纸情由，遂用桔梗、独活、苏梗、黄芩四味，各一钱五分，水煎饮之。吐胶痰盈碗，更用灯草灰吹鼻，得嚏数声而愈。今制桔梗独活汤以治子喑，以备酌用。慎勿妄投开窍豁痰之品，以致殒胎，慎之慎之。

桔梗独活汤 自制

桔梗　独活　苏梗　条芩各一钱五分　真化橘红八分

加生姜三片，青果一枚，水煎。

子疟 新著

妊妇患疟，名子疟。每见妊娠五六个月，肝虚受邪，致化疟疾，或风或寒，或暑或湿，不得以治疟之常法治之。因肝藏血，血虚者气必旺，疟脉自弦，弦者必有痰。古人云：无痰不成疟，妊妇患之，每致堕下。治不得法，子母难全。何也？患疟致堕，堕后疟邪留著不去，其血愈虚，其邪愈盛，宜作血虚痉证例治，庶

乎免死矣。然治子疟，必以安胎为主，清邪之法佐之，胎可安而子母全矣。可忽乎哉？特著之以俟裁正。

治疟安胎饮 自制

生地五钱　天冬　南沙参各三钱　知母炒条芩炒　防风炒　白术各一钱五分　橘红八分苏梗一钱

加姜一片煎。如受风者，加独活一钱。受寒者，加牛蒡子炒，二钱。如受暑者，加竹叶三十片，生石膏二钱。如受湿者，加茯苓四钱，仙半夏一钱，以苍术易白术水煎。欲呕者，加川连姜汁炒，八分。如已成坏证而欲发斑疹者，本方去白术，加牛蒡子二钱，薄荷一钱，马勃五分，活水芦根即苇茎。一两，水煎。大忌动血之药，慎之。

子痢 新著

妊妇患痢下一证，名子痢。因脾肾两虚，不节饮食，以及生冷水湿等物，或不慎寒暄，坐卧乘风，或夏秋间湿热胶滞肠胃，以致下痢，最难调治。治不得法，不治者甚多，甚至子母难全，可不惧哉！其候腰痛气滞，里急后重，少腹疗痛，不得以治痢之常法治之。妄用攻下，否则峻表，皆是伤胎之剂。胎元受伤，不特胎堕，即其母正气大虚，亦多难疗。余治是证，每以淡渗之剂渗其湿，又用升清之品，以其胎必在下焦，胎宜升起，其邪热自能渐下。更用安胎清热之品，固其胎元，往往得心应手。故自制治痢安胎饮，以俟同道者选用。

治痢安胎饮 自制

绵芪三四钱，炙　生地炭三钱　归身炭二钱茯苓三钱　泽泻二钱　升麻炒，五分　银花三钱条芩酒炒，一钱五分　川连酒炒，八分　广木香五分　范志曲二钱

加荷叶一角，水煎。如噤口者，水汤不进

而呕吐频频，本方加石莲子三钱，石菖蒲三分，姜三片，去生地炭一味，煎服。口渴者，切忌生冷水果。本方加青果一枚，乌梅一枚。如赤痢，加地榆炭三钱。白痢，加白槿花一钱。如腹痛甚者，加川椒二十粒，去升麻一味，更加白芍一钱。如赤白兼者，加天仙藤二钱，驴胶一钱，去广木香，水煎服。或外加扁豆叶二十片，以醒胃气，最妙。

胎消 即胎不长足

妊娠胎形不长，延及一二年不产者，因妇多宿疾，或瘕聚为害，或起居不慎，或时有忧思，致脾胃大虚，不能输精养胎，必须大补元气，宜加味八珍汤，长胎为佳。

加味八珍汤

党参三钱　白术二钱　茯苓三钱　炙甘草八分　熟地六钱　川芎八分　归身二钱　炒白芍八分　炙黄芪五钱

水煎服。

鬼胎

妇人脏腑安和，气血充足，则妖魅之气，所不能侵也。惟正气大虚，兼之邪念丛生，妖魅之气，所得而乘之。经闭不行，状如怀子，面色萎黄无神，脉来大小不等，寒热交作，形神不振，名曰鬼胎，宜雄黄丸攻之。又有心气不足，肾水大虚，心多妄念，致梦与鬼交者，宜安神定志丸治之。

雄黄丸

明雄黄　鬼臼去毛　丹砂水飞，各五钱　延胡七钱　麝香一钱　川芎七钱　姜半夏一两

为末，蜜丸梧子大。每服三十丸，空腹温酒下。

安神定志丸

茯神　茯苓　人参　远志肉各一两　石菖蒲龙齿各五钱

炼蜜为丸，梧子大，辰砂为衣。每服二钱，临卧时以人参汤送下，或灯心七支，泡汤送下。

妊妇内痈

妊妇胃痈，多食炙煿煎熬之物，助起胃火或动肝火，皆能成之。小肠痈因素有瘀血，挟起湿热渗入膀胱而成。小肠痈之象，足不能伸缩者是也。至于大肠痈之证，亦由湿热内著，结而成痈。其候大便秘结，小腹坚肿，内作水鸡声，甚至脐黑而高突者。法在难治。又有乳痈一证，俗名内吹，系肝郁生火，肝阳太旺所致，宜逍遥散治之。

加减千金牡丹皮饮　治妊妇一切内痈，惟乳痈不宜。

丹皮一两　米仁一两五钱　瓜蒌仁一两　银花二两　草河车即蚤休，二两

共末，每服五钱，水煎服。胃痈加川连五钱。共末可也。

神效化痈散 自制　治妊妇乳痈。

当归二钱　炒白芍一钱　炒青皮八分　柴胡一钱　茯苓三钱　夏枯草三钱　鹿角霜一钱

加青橘叶十片，菊花二钱　煎服。此方较神效瓜蒌散更妥。录后以备参考。

神效瓜蒌散

全瓜蒌一枚　粉甘草　当归酒洗，各五钱　制乳香　制没药各一钱

水煎，热酒冲服。此法因乳香、没药二味去瘀太峻，恐伤胎元，故宜加意而用。如万不得已，服一剂可也。不宜再服。

妊妇护胎法

妊妇患时证，或患六淫重证，急用护胎之法。用井底泥涂脐至关元脐下三寸。干则再易之。或以青黛、伏龙肝即灶心泥。为末涂之。再服安胎清邪之剂，庶免堕胎之患矣。

妊妇大小便不通 附转胞

妊妇大便不通，因血燥火旺所致，宜六味丸，去丹皮，加川柏、知母治之。小便不通，因胎坠于下焦，压在胞中，胞系缭戾，则小便点滴难通。宜宗古人以陷者举之一法治之。名曰转胞。胞转则自通矣，宜补中益气汤治之。

六味去丹皮加黄柏知母汤

生地八钱　泽泻三钱　茯苓三钱　怀山药二钱　山萸肉八分　川柏一钱五分　炒知母一钱五分

清煎。

补中益气汤 见痢疾证

炙黄芪三钱　白术二钱　陈皮一钱　升麻六分　东洋参一钱　生甘草五分　当归身二钱　柴胡一钱

加淡竹叶三十片，方随服后，以指探喉，呕一次可愈，当连服数剂可也。

妊妇出乳 附乳卸 并附保产顺生方法

妊妇有乳自出，名曰泣乳。因气旺血涌使然，宜加味八珍汤，加柴胡醋炒，一钱。方见胎消证。又有乳头脱落，名乳卸。因肝家风热太盛，宜神效逍遥散，去鹿角霜、青皮二味，加防风一钱五分。方见内痈证。外用防风、白术煎汤，熏洗可愈。

神验保产无忧散　凡妊妇九个月外，未临盆时，预服二三剂，可免一切产难之虞。流传已久，不得轻视，当珍重用之。

当归酒洗，一钱五分　川贝一钱　酒炒白芍一钱二分　黄芪八分　菟丝子一钱四分　姜制厚朴七分　艾叶七分　荆芥穗八分　枳壳六分　川芎一钱三分　羌活五分　甘草五分

水二盅，姜三片，煎至八分，空腹温服，百无一失。

华陀顺生丹

朱砂五钱，水飞　制乳香一两

为末，以端午午时，用猪心血为丸，如芡实大。每服一丸，以当归三钱，川芎二钱，煎汤送下。

顺生丹

朱砂水飞，五钱　丁香五钱　麝香一钱　制乳香一两　石燕一对，煅，醋淬七次

上为细末，择天月德日，用益母草熬膏为丸，如芡实大。每服一二丸，川芎一钱，当归二钱，煎汤送下。

凡妇人初胎，气血完固，腹皮紧窄，交骨未易即开，其胞胎最难转动。必补养血气之剂多服为妙，而保产无忧散最效。尝见初胎致难产者最多，因不能忍痛，早经稳婆之手，生擒活剥。余每遇初胎，必先告以忍痛为第一，勿食肥腻为第二，勿久坐为第三要法。任其自产，但使稳婆包扎小儿而已，勿令动手推挪。更须壮孕妇胆量，使勿自张皇，自然万无一失矣。语虽近粗，而道合至正也。

难产十论

杨子建云：凡生产先知此十证，庶母子两命皆得保全。世之收生者，殊少精良妙手，多致误事，予因痛切而备言之。

一曰正产。怀胎十月，阴阳气足，忽然腰腹齐痛，儿自转身头向产门，浆破血下，儿即正生。

二曰催生。儿头至产门，腰腹齐痛，仍不

产者，方服药催之。或经日久，产母困倦难生，宜服药以助气血，令儿速生。

三曰伤产。胎未足月，有所伤动，以致脐腹疼痛，忽然欲产。或因妄服催药，逼儿速生，如此生息，未必无伤，慎之。

四曰冻产。天气寒冷，产母气血凝滞，难以速生，则衣服宜厚，产室宜暖，下裳更宜温厚，庶儿易生。更不宜火气太热，恐致血晕。

五曰热产。盛暑之月，产妇温凉得中，过热则头目昏眩，而生血晕之证。若凉台水阁，以及狂风阴雨，更当谨避。

六曰横生。言儿方转身，产母用力太急，逼令儿身不正。当着产母安然仰卧，令老练稳婆，先推儿身顺直，头对产门，以中指探儿肩，不令脐带绊羁。然后用药催之，再令产母努力，儿即顺生。

七曰倒产。言儿并未转身，产母妄自努力，令儿手足先出。当着产母安然仰卧，令稳婆轻手推儿入内，候儿自顺。若良久不生，令稳婆手入产门，就一边拨儿转身，顺向产门。即服催生药，并努力，即出。

八曰偏产。言儿虽已转身，但未顺向生路，产母急于努力，逼儿头偏向一边，虽露儿顶，非乃额角耳。当令产母仰睡，稳婆轻手扶正其头，即服催药，并努力，儿即下。若儿顶后骨偏注谷道，露额，令稳婆以绵衣烘暖裹手，于谷道外旁轻手托正，令产母努力，儿即顺生。

九曰碍产。言儿身已正，门路已顺，儿头已露，因儿转身脐带绊其肩，以致不生。令产母仰卧，稳婆轻手推儿向上，以中指按儿肩，脱去脐带，仍令儿身正顺，产母努力，儿即生。

十曰盘肠产。临产子肠先出，然后生子。肠出时，以极洁净不破损漆器盛之。古方用蓖麻子四十九粒，研烂，涂产母顶心，肠即收上，此平稳之法，宜选用之。又方，以大指捻麻油润之。点灯吹熄，以烟熏产妇鼻中，肠即收上，最平最稳。

以上十产论，密且精矣，足见医道之难，不容浮躁涉猎者问津也。

交骨不开产门不闭论治

交骨不开者，有锁骨也。因血虚不能运达，故不开。令稳婆以麻油调滑石，涂入产门中，或用两指缓缓撑开，并服芎归汤，候药力一到，即可分娩。若产后产门不闭，气血虚也。用加味八珍汤补之可也。如胞衣不下，亦宜芎归汤主之。

加味芎归汤

当归五钱　川芎三钱　自败龟甲童便炙酥，三钱　妇人头发一握，烧灰存性

水煎服。如人行五里地时即生。如无自败龟甲，药肆中所买者，亦可代用。

加味八珍汤方见胎消证

医方简义卷六

古越山阴梅溪王清源馥原著

门人 洪爱仁 吴汶锦同参订
　　 潘星如

同里裘诗福吟五重校

产后证治总论

产后病苦杂乱，《金匮》中著产后三病，最为简括。一者病痉，二者病郁冒，三者病大便难，悉属血去阴伤之变。新产血虚，故多汗出，汗出易为风中，故令病痉。亡血复汗，寒多，故令郁冒。亡津液，必胃燥，故大便难。此三者，系产后屡有之病，其余一切病症，皆可心领神会矣。张路玉云：产后元气亏损，恶露乘虚上攻，眼花头晕，或心下满闷，神昏口噤，或痰涎壅盛者，急用热童便主之。或下血过多而晕者，神昏烦乱，芎归加人参、泽兰、童便，补散并施可也。又有三冲大证，因败血上冲，冲心、冲肺、冲胃是也。冲心，则歌舞谈笑怒骂，坐卧不安，甚至逾墙上屋，此败血冲心，多死不治。用花蕊石散、琥珀黑龙丹，兼有得生者。冲胃，则呕恶饱闷，腹满胀痛，失笑散、平胃散治之。若腹胀而兼呕逆者，因败血已化为水，在法不治，宜《金匮》下瘀血汤主之。冲肺，则面赤呕逆，喘急欲死，人参苏木汤主之。大抵冲心者多死，冲胃者半生半死，冲肺者十死七八。此皆产妇不耐久坐，急于早眠所致。凡新产后，务令产母坐蓐三四个时辰，使稳婆时常幽静频唤，不令合眼。恐肝气抑郁，遂致恶露上冲，故时久得眠，庶无三冲之患。否则起居不慎，稍感风寒，亦致患三冲证者居多。故治产后诸证，必以行瘀为主，须养至百日后，作常人论治。凡有血分之证，悉在调经

例中。余择产后之最关紧要者，而辨明之，故自制三冲方法，以为临证选用。凡产后一语，言新产后百日内之证，非指妇科之常病也。丹溪论产后必当大补气血，虽有他证，以末治之。此论已括尽产后大旨矣。如产后忧怒惊恐劳倦诸证，易于酿祸。如有气，毋伐正气，如有食，毋伐胃气。有表邪，毋伤表气。有里病，毋伤里气。虽有口渴身热之象，勿用寒凉之剂，如凉药入口，多致不救。因产后瘀多血少，阴虚者必发热，所以产后宜热不宜凉也。凡一月之内，不论形似外感，不得以表药重发其汗，虽三阳表证，确有可指之形，不宜以三阳表法治之。虽三阴里证，确有形证之据，亦不宜以三阴里法施治。总以活血祛瘀之法为主，佐以清散之品使邪正悉协中和之道，为至稳至当之理也。若过于消瘀，亦非法也。必新血生而后瘀血可去，故去瘀生新，尤为善治。如产后一个时辰，即宜速进生化汤，以逐瘀活血，勿使恶露停滞。日服一剂，连进三四服可也。凡产妇七朝之内，须逾格小心，调护宜周，勿使忧怒惊恐。抚养七日之后，即有触受外邪，较七日之内减轻一层，因血瘀净去故也。养过十四朝之后，勿使小劳抑郁等情，则更妙矣。调养百日，气血乃复。如半产之证，须问月分之多寡，堕胎每至三五七月为多。如胎气三四月致堕，其病稍轻。如胎已五六月致堕，其病已重。如七八九月致堕，则更重矣。因胎未长者，妊妇之气血尚足，故轻。胎已长者，妊妇之血气大虚，故重。又有

先崩而后产者，有先产而后崩者。先产后崩者，必产妇素有宿病，气血衰脱所致。先崩后产者，必有跌仆损伤，内有络瘀所致。二证均宜补气摄血，佐以消瘀之法为当，不得全用活血祛瘀方法，恐瘀血虽去而正气虚脱也。又有胞衣不下者，因产妇送儿努力，气已虚乏，无力送衣，或因平素体气虚弱，血水沥尽，而胞衣涩滞不下，皆宜速煎大剂生化汤进之，使血旺腹和。衣被宜暖，勿使受寒，胎衣自下。如不下，令产母切勿卧倒，只宜坐守以待胞落。胞衣落后，还宜连进生化汤数剂。如腹痛已止，更用加参生化汤服数剂可也。此治产后之大略，宜细玩焉。

生化汤

当归八钱　川芎四钱　桃仁十三粒　姜炭五分　炙甘草五分

用水三盅，煎至八分，加无灰陈酒三四匙，冲入而服。须产后二个时辰内服之，可免变幻。本方加东洋参，或党参一钱五分，名加参生化汤。

如圣散

治胞衣不下，肘蓖麻肉二钱　雄黄二钱　共研成膏，涂母足心，胞衣即下。一下，即宜洗去为要。

益母丸

治胞衣不下，以益母草一味连根叶花，于当风处阴干为末，蜜丸，弹子大。每服一丸，生化汤冲服。

承气生化汤

自制　治产后胃燥亡津液，大便结闭。

制军三钱　川芎三钱　全当归六钱　桃仁泥二钱　炮姜五分　炙甘草五分

水煎，加酒三匙冲。

桂枝生化汤

自制　治产后汗多，口噤咬牙，角弓反张，名曰痉病。因血虚风生故也。

桂枝六分　白芍酒炒，一钱　川芎三钱　当归五钱　桃仁泥二钱　炮姜五分　炙甘草五分　煨天麻一钱　琥珀一钱　泽兰一钱五分　益母草三钱

加酒三匙冲。

柴胡生化汤

自制　治产后郁冒寒多，复汗，身热。

柴胡酒炒，一钱　川芎二钱　当归五钱　桃仁十三粒　炙甘草五分　炮姜五分　荆芥一钱　酒炒黄芩一钱

水煎，加酒半盏冲服。

清心生化汤

自制　治败血冲心。

生蒲黄四分　炒蒲黄四分　琥珀一钱　当归四钱　川芎二钱　桃仁十粒　炮姜五分　远志八分，去心　泽兰二钱　炙甘草五分　黑料豆一合，

加苏木五分，降香三分，水煎，冲入陈酒少许。

平胃生化汤

自制　治败血冲胃。

醋炒大黄三钱　厚朴一钱　川芎二钱　当归四钱　桃仁十粒　黑料豆一合　炮姜四分　炙甘草四分　麦芽三钱，炒

加苏木五分，降香三分，水煎，加酒五匙冲。

救肺生化汤

自制　治败血冲肺。

白蛤壳五钱　桃仁十三粒　川芎二钱　当归三钱　炙甘草五分　炮姜五分　琥珀一钱　黑料豆一合　川贝二钱，炒　真化橘红一钱

加苏木五分，降香四分，水煎，加酒半盏冲，又童便一盏冲。

花蕊石散

花蕊石四两　硫黄一两

研细，泥封煅赤。每服一钱，童便调下。然此方太峻，慎勿轻用。

琥珀黑龙丹

当归　五灵脂　川芎　良姜　熟地各二两

上药，锉碎入砂锅内，用纸筋盐泥固济，火煅过百草霜一两，硫黄、乳香制去油，各一钱，琥珀、花蕊石各一钱，共为细末，醋糊丸，如弹子大。每用一二丸，更用炭火煅赤，投入生姜，自然汁浸碎，以童便调下可也。然此药峻猛，慎勿轻用。不过备之以待参考，总以勿用为是。

失笑散 见厥证

人参苏木汤

人参二钱　苏木一钱五分

水煎，加陈酒三匙冲入。

平胃散

苍术一钱　厚朴二钱　陈皮一钱　炙甘草五分

水煎服。

下瘀血汤

大黄一两　桃仁二十粒　䗪虫十五枚，去足熬

上药三味，研末炼蜜，分作四丸，以酒一升煮一丸，取八合，顿服之。新血下如豚肝。

黄芪汤 自制，见血崩证　治先产后崩，先崩后产，皆效。

产后疟疾痢疾

产后患疟，其人必肝阳素盛，血衰气旺居多。或胎前曾有发热等证，至产后邪正交浑而化疟者。或产后不慎起居，触受风寒暑湿等邪而成疟者。总以祛瘀活血为主，大忌表散，恐邪去正伤故也。又有产后瘀血渗入大肠而化痢者，其痢日夜无度，里急后重，腹中切痛，大忌攻下之剂，亦宜消瘀导滞为主。若误用攻药，每多虚脱。若感寒湿风热暑邪而致痢者，亦宜消瘀为主，清邪之药稍加数味可也。然产后正气先虚，血舍一空，一遇疟痢等证，势已危殆。若遵以表之攻之之法而治，如此重大之证，譬如人已入井，而更下石块之甚也。可不慎欤。余自制治疟治痢方各一首，以为临证权衡，亦补古人所未备也。

柴胡生化汤 见前证治门　治产后疟痢在十四朝以内者。如呕者，加川连八分，吴茱萸六分。如寒多，加桂枝七分，赤芍一钱。热多，加枳壳一钱，知母一钱，炒。如十四日之外，恶露必净，加党参一二钱不妨。

治痢生化汤 自制　治痢在产后七日前后者。

川芎二钱　当归四钱　炮姜五分　炙甘草五分　桃仁十粒　琥珀八分　厚朴一钱　大腹皮一钱　山楂肉三钱　川椒四分　香连丸一钱

加姜三片。如赤痢，加红花八分，酒炒。如白痢，加茯苓三钱，肉桂末三分，冲，制香附一钱五分。如赤白兼者，本方去川椒、山楂肉，加制香附二钱，藿梗二钱，姜半夏一钱五分，泽泻三钱，肉果霜六分。切忌攻补寒凉等法为当。

产后时邪风寒暑湿燥火证治

产后七日内患时邪，壮热，口渴或身痛，或头痛，或咽痛，宜与产后郁冒例治。甚则四肢厥逆口噤，谵语神昏，或不语等症，悉由瘀血不行，时邪凑之。况新产之后，血舍一空，神不守舍矣。虽有外邪，以末治之。陈三锡之三合汤，最为妥治，更以热童便徐徐呷下，使瘀血下行，其邪可解。不然，愈治愈剧，不治者甚多。恐世人欲求稳当，先清时邪，继治血分，不但邪不易解，而瘀逆反不下行，此求稳当而致不稳不当之祸也。《内经》曰：热淫于内，治以咸寒，佐以苦温，此因寒远寒之旨也。

又曰：有故无殒，亦无殒也。余制六和生化汤以治之。不论风寒暑湿燥火，逐一加减，庶乎临证之时有所持循，岂可妄为施治哉。

三合汤 方见瘟疫正治　此方本小柴胡、小清凉、生化汤，三方加减，合而为一。

六和生化汤 自制　治产后六淫外侵，随证斟酌加减。

川芎二钱　当归四钱　炮姜四分　炙甘草五分　桃仁十粒　茯苓三钱　砂仁壳一钱　橘红八分

水煎服。如头痛发热，项强身疼，脉浮而紧为伤寒，不宜与麻黄发表，宜加羌活、防风、薄荷各一钱，以取微汗为妥。如汗出漐漐，恶风头痛发热为伤风，加苏梗、黄芩炒，各一钱，桑白皮二钱。如夏月受暑，烦闷口渴，自汗心悸微热，宜加青蒿一钱，麦冬去心，三钱，酒炒知母一钱，生绵芪八分。如受湿潮热，脉涩，口不渴，身疼神倦者，加泽泻三钱，滑石二钱，桂枝五分，大腹皮一钱。如秋燥与火侵肺，致渴而喘嗽者，宜加桑叶、淡芩炒，一钱五分，川贝二钱，淡竹叶一钱。愈后即宜温调气血为治。凡产后一切外感，不论正类伤寒，总以生化汤为主，加祛邪之品一二味可也。切勿拘执六经治法，以冒为高古。至于类中风一证，在常人而论，已详中风门矣。而产后患类中风证，与郁冒痉病例治，宜桂枝生化汤加减治之，无不应手取效。所以类伤寒与类中风二证，均不具赘，恐辨证一多，立法致乱，非徒无益，反增害矣。

产后霍乱

霍乱者，挥霍发乱也。四肢厥逆，吐泻并作，腹痛异常，较常人霍乱为更甚。因七日内瘀血未净，多致不治。七日以外，恶露已尽，庶乎稍缓。况腹痛如绞，甚则转筋，产后之人，何可当也。故欲吐不吐，欲泻不泻者，名干霍乱。较前证更甚一倍。急宜顾著恶露，治以温中逐寒立法。不问湿霍乱与干霍乱，宜急治不宜缓治，缓则不救矣。余制理中生化汤治之，十救七八，以备参用焉。

理中生化汤 自制　治霍乱吐泻并作。

炮姜一钱　东洋参炒，五分　苍术八分　川芎二钱　桃仁泥二钱　当归炭四钱　炙甘草五分　淡附片二钱　姜半夏一钱五分　川连姜汁炒，八分

水煎服。如口渴加葛根一钱。如欲吐不吐，欲泻不泻，加醋炒制军四钱。如转筋而四肢抽掣者，加木瓜四钱，川椒三十粒，可也。

产后血晕

凡分娩之后，眼花晕眩，不自知觉，一时晕厥，肢冷如冰。其因有三，一因产母体气虚弱，不耐痛苦而致者。一因去血过多，元气欲脱而致者。一因肝火上升，痰气交并于上而晕厥者。若不急治，多致不救。何也？因产母以恶露下行为吉，一患晕厥，恶露停积，否则上升矣，故缓则不治。急以米醋一磁瓶熬热，其气甚重，以瓶口向产母鼻孔，使吸受醋气即苏，更用生化汤加荆芥二钱，煎好，冲入陈酒一杯灌下，自然向安。古方用韭菜与米醋炖热，而俾产母吸受其气，且恐急不暇备，不若以纯醋为简捷也。

产后自汗盗汗

自汗者，阳虚也。盗汗者，阴虚也。若不急为止之。恐有脱阴脱阳之变。经云：脱阳者见鬼，脱阴者目盲。此皆大虚之候。余以卫阳生化汤治自汗，以保阴生化汤治盗汗，靡不获效矣。

卫阳生化汤 自制

炙黄芪三钱　蜜炙桂枝七分　生左牡蛎五钱

川芎二钱　当归四钱　桃仁十五粒　炙甘草五分
炮姜五分　酒炒白芍八分

保阴生化汤 自制

川芎二钱　当归四钱　桃仁十粒　炙甘草五
分　炮姜五分　稽豆皮五钱　清炙绵芪八分　琥
珀五分　银胡八分

加藕节三个。

产后咳嗽

产后咳嗽在旬日内外，虽感冒风寒，鼻塞
声重，亦当以治血分为主。有外邪以末治之，
自无久咳之累。若以清邪为先，治瘀为后，必
致瘀血久留，延成劳怯之证，宜四物汤为主，
清邪佐之。余以肃肺生化汤主之。

肃肺生化汤　治七日内咳嗽者。

炒焦生地五钱　当归四钱　川芎二钱　桃仁
一钱　炮姜五分　炙甘草五分　橘白一钱　桔梗
一钱，炒　益母草三钱

藕一斤，煎汤代水煎药，白蜜三匙，姜汁
一匙，冲入。

加减四物汤　治十日外咳嗽者。

炒生地四钱　川芎二钱　当归三钱　赤芍二
钱　知母一钱，炒　川贝一钱　桔梗一钱，炒　诃
子皮一钱　杏仁泥二钱

加姜三片。

紫菀汤　治久咳不已。有瘀者不宜，无瘀
者宜之。

紫菀二钱，炒　知母一钱，炒　川贝二钱
人参一钱　茯苓三钱　五味子七粒　炒驴胶一钱
炙甘草五分　桔梗一钱

加生姜三片，大枣二枚。

产后泄泻

泄泻因脾胃虚弱，土不胜水，木旺侮土，
停滞不运，各能致泻。更有血瘀不净，因郁因
忧，因怒因悲者，皆能留瘀，结为癥痼瘕聚之
患，都是致泻之由。若治产后泄泻而不用通络
温中之法，非善治者也。世人但知利水治泻，
而不知补土即所以利水也。疏木即所以扶土也。
余制调元益胃汤，以为治泻之主方，加减而用，
庶乎挽一时之流弊耳。

调元益胃饮子 自制

川芎炭一钱　当归三钱，炒　炮姜一钱　淡
附子二钱　苍术炭八分　清炙芪三钱　姜半夏一
钱五分　川连吴萸八分拌炒，一钱　琥珀六分　泽
兰一钱　茺蔚子三钱，炒　车前一钱，炒　广木
香一钱，煨

水煎，和陈酒半盏，徐徐服下。每日一剂，
分作五六次而服可也。如脱肛者，加炙粟壳一
钱。如挟食者，加神曲三钱。如有癥瘕者，加莪
术一钱，炒，山楂肉三钱，尖槟榔二钱。如瘀血
未净者，加桃仁一钱，红花八分。如心悸者，加
远志肉八分，枣仁一钱，炒。

产后带下

带下因奇脉不固，脾中之精气，不输于肺
而注于下，为带下。或因去血过多，血化为带。
古人所以有白带属气虚，为血所化，赤带属血
虚，不及变白而为赤也。此理未可遽信。古有
漏下多时血肉枯一语，显系血去太多，脾中之
精气随之下行，名为白带。论之以俟同道裁正。
余每以自制断下丸治之，靡不应手而愈。

断下丸 方见调经门

产后腹胀 附肿证

产后腹胀，因胎前元气虚弱，多索汤饮，

或素有茶湿之人，至产后误服破气伤气之药，或恶露未净，不节鲜油肥腻食物，或因血虚便秘，而误服攻下之剂，皆致腹胀之由。治之者切切因腹胀而专消其胀，勿因气滞而重伤其气。总以活血扶脾为治，弥月后元气渐复，胀自消矣。病者切勿妄求速效，不然愈治其胀而胀更甚矣。慎勿以余言为欺世之谈也。至于产后肿证，由恶露不净，风湿乘罅袭入而成肿证。或因胎前素患泄泻，至产后瘀血不行，脾胃不足，多饮汤水，助起湿浊所致者。亦不外乎活血散瘀，扶脾益胃之治。切勿妄逐其水可也。

四七益气汤 自制　治产后腹满而胀，兼治肿证。

姜半夏一钱五分　厚朴一钱五分　茯苓三钱　苏叶一钱　人参随虚实酌用　当归三钱　川芎一钱　广木香八分　菔子五分　炮姜六分

加鸡内金一具。或挟食伤，加麦芽三钱、神曲二钱。挟瘀，加蓬术、香附各一钱。挟湿，加通草二钱。挟气，加陈皮一钱。挟寒，加淡附子二钱。如受风湿而肿者，倍紫苏一钱，加防风一钱五分，车前一钱，炒而治之。

加减金匮肾气丸　治产后肿胀腹满，服益气化瘀不效者，宜加减用之。

炒熟地四钱　粉丹皮四钱　泽泻三钱　茯苓三钱　山药二钱　淡附片二钱　安桂八分　山萸肉炭八分　车前二钱　牛膝炭三钱　加菔子八分生

琥珀茯苓丸 自制　治产后腹胀暴肿诸证。

琥珀五钱　浙茯苓二两　猪苓五钱　木瓜五钱　牛膝梢三钱　粉丹皮三钱　泽泻八钱　制香附一两　车前五钱，炒　肉桂五钱　淡附片一两　蓬术四钱，炒　三棱三钱　山楂肉八钱　䗪虫十个，炒　神曲五钱　羌活五钱　独活五钱　麦芽五钱，炒　广木香五钱

上药十五味，共末，蜜丸如弹子大。每服一丸，日一服，开水冲化，或以水一碗煎服亦可，用陈酒化服更妙。此种药品，最为和缓，系利水导滞，活血消瘀，温经调气之品。并治七癥八瘕皆效。

产后心腹痛腰痛身痛头痛小腹痛诸证

产后诸痛，皆为血虚，否则血瘀。此明虚实之辨，有瘀为实，无瘀为虚。遍身疼痛难忍者，因产时百脉纵弛，气虚血滞，化出内风，游走不定，身难转侧，手足有不遂之状。若认为太阳表证，遽用发散之剂，其变幻莫测矣。治宜活血行气，稍疏内风，自然渐痊。如心腹痛者，定知客寒犯胃也。或气旺血虚者亦然。头痛者，因血虚而受风也。小腹疼痛者，必有血瘀也。小腹系厥阴部位，厥阴之脉绕阴器，肝气乘虚下攻，亦能致痛。腰者，肾之府也。腰痛属肾虚。女科腰痛，当责之带脉，勿得全归于肾。带脉主约束，带脉一虚，不能约束，故腰痛也。产后条目，不必繁琐，恐学医者坐论之际，条分缕析，临证之时，权衡若失。况古贤先辈，无论不周，靡法不备，垂教后人，而后人置若罔闻，安得常留于心目之间。故余以简括之法，用于急不暇择之际，最为便捷。论亦不多，治亦不繁，俾易于记忆尔。制三方于后，以备检用。

拈痛散 自制　治心腹痛头痛

丹参三钱　赤小豆二钱，杵　东洋参五分　煨天麻一钱　降香五分　当归三钱　麦芽三钱

水煎服。

非风汤 自制　治产后遍身肢节疼痛。

桑寄生三钱　当归三钱　赤芍一钱　川芎二钱　生炙绵黄芪各二钱　桂枝六分　红花六分，酒润　牛膝二钱　独活一钱　木瓜一钱五分

水煎，冲入陈酒一盏。

祛痛汤 自制　治腰痛，小腹痛，不论虚实皆治。

当归四钱　川芎二钱　天仙藤一钱　杜仲三钱，炒　川断二钱　生沙苑子三钱　延胡三钱　肉桂五分　小茴四分，炒

水煎，入酒少许冲。如小腹痛甚者，必瘀多，加青皮一钱，炒，桃仁一钱，韭白一握，水煎服。

阴门肿痛

妇人初胎而产，每多心慌虑乱，皮肤筋骨，未易骤疏，加以不耐痛苦，用力太过，致阴门两旁肿痛，宜服生化汤，自然向愈。或经稳婆之手，扯伤肿烂者，用乳香一钱，忍冬藤三钱，水一杯，煎浓，润之可也。或用松花扑之即愈，佛手散可治之。

佛手散 即芎归汤

川芎四钱　当归八钱　水煎，加酒一杯冲服。

乳汁不通

乳者，血上行而化也。故有乳然后可以育子，其不通者有二。一由妇人气血素虚，肝气独旺，血气耗伤，更受忧郁，忧郁则气结血滞。一由气闭血郁而不能布化者。宜四物白通汤治之，其乳自通矣。

四物白通汤 自制

生地四钱　当归五钱，酒洗　川芎三钱　赤芍二钱　白芷一钱　生香附二钱

加葱管三茎，水酒各半煎服。或加通草三钱。

化乳汤 自制

生炙绵芪各四两　当归四钱　川芎一钱　通

草二钱　白芷五分　柴胡四分

水煎服。

产后阴挺 阴中下物数条

产后阴中下精肉一块，形如鸡冠，约长出寸许，甚至及尺，名曰阴挺。系产时努力太过，气虚下脱所致。古法每以补中益气治之。又有下物如茄，昔名茄证。盖儿袋也，亦属气虚下陷所致。又有下物如钵，状有二歧者，即子宫也。亦因气虚所致。查妇科脐下二寸为血海。又曰冲脉。左二寸为胞门，右二寸为子户。愚以为子户即子宫，胞门即儿袋也。三证悉属气虚下陷，治法亦同。不特产妇患之，而妇人阴虚，湿火下蕴，肝阳素盛者，亦患之。而治新产后者，宜升清消瘀，不得以补中益气概而治之。

补中益气汤 见调经门

逍遥散 见调经门　二方统治阴阳下脱之证。

升芪益阴煎 自制　治新产后，阴中下物之证。

炒焦升麻四分　炙黄芪三钱　桃仁十粒　夏枯草三钱　炮姜五分　川芎二钱　全当归四钱　制香附一钱

加淡菜二十粒，水煎。

熏洗法　用白矾一钱　防风三钱　艾叶二钱　五倍子四钱　忍冬藤五钱　煎汤熏洗，勿使药渣黏着，黏着则难收矣。

乳悬 一名乳卸。治法与胎前不同

产后瘀血上攻，忽然两乳头拖出，坠下尺许，甚则过于脐下，痛不可忍，名曰乳悬。因

平时时有嗔怒，肝经火郁，或受风热所致，宜大剂芎归汤合逍遥散治之。外用熏药，慎勿用手指拿拈，如轻意拈捻，即断而堕下，不可为矣。须用绉片托之，外用熏药熏之，即收上矣。

逍遥散 见调经门

芎归汤 方见阴门肿痛

熏药方 用白蔹、防风、羌活三味各五钱烧烟熏乳，使烟气熏着收上为度。或用蓖麻子四十九粒，麝香五厘，研烂，涂妇人头顶心，收上后即当洗去为要。

产后流注

流注，即恶露流入腰肾关节，肩背手足等处，或漫肿，或结块。即用熨法，以散其肿块，内服调元散瘀汤为治之，瘀散乃愈。

熨法 用生葱一握，连根叶捣作饼子，贴于患处，加厚布三四层盖之。以火斗熨之，立散。

调元散瘀汤 自制
党参三钱　生炙黄芪各三钱　川芎二钱　当归四钱　乳香八分，制去油　没药八分，制去油　肉桂六分　生甘草八分　青木香五分
水煎，作四分而服。

乳痈乳岩

乳痈乃乳房肿硬，乳管闭塞不通，数日之外，必焮肿作脓。初起必寒热往来，病在足少阳、足阳明二经，宜通络破滞。古人每用逍遥散治之。往往绵延不愈，甚至溃烂。余自制芎归疏肝汤治之，靡不应手取效。未溃者即消，

已溃者即脓矣。至于乳岩一证，室女寡妇居多，何也？因室女寡妇，最多隐忧郁结，情志不舒，日久血分内耗，每成是证。初起如梅核状，不痛不移，积久渐大，如鸡蛋之状，其硬如石，一致溃烂，形如破榴，内溃空洞，血水淋漓，有巉岩之象，故名乳岩。病在脾肺胆三经，血气两损，最难治疗。治之愈早愈妙，宜归脾汤、逍遥散二方，始终守服，切勿求其速效。庶乎十救其五。如致溃烂，则不治矣，慎之戒之。

芎归疏肝汤 自制　并治乳痈乳岩，凡胎前不宜。
川芎二钱　当归四钱　制香附二钱　炒青皮一钱　王不留行三钱　延胡三钱　蒲公英二钱　鹿角霜二钱　麦芽三钱，炒　柴胡二钱　漏芦一钱　夏枯草二钱
加路路通四个，枇杷叶五片，去毛，水煎，入酒少许冲。

逍遥散 见调经门　治乳岩初起，并治乳痈已愈。

归脾汤 见心经症　治乳岩初起。

香附饼 并治乳痈乳岩初起者。
香附一两　麝香二分
共研细末，另用蒲公英二两，酒煎去渣，以酒调药末，乘热敷于患处可也。

保婴八法

凡小儿月内，宜常常顾著，忌饮冷乳及水，忌火炙衣被，须常带三分饥寒为要。

哺乳法，食后不得与奶，奶后切勿与食，免成癖积之害。

初生小儿，尚未开乳，宜先用制军、川连、

317

炙甘草各一钱，泡茶频频与服，然后进乳。

小儿牙床有白点，名曰米牙，用细银针刺破，以桑树汁浆涂之。

小儿牙床坚硬，不能吮乳，名曰牙板，亦须针破，以桑树汁涂之。

小儿喉间肿突，名顶珠。须以手指蘸冰片捺之，其核即下。

小儿脐风，凡儿断脐带后，宜用厚布裹护。若不慎水湿，因浴而受之。或因儿尿绷未换，湿气所侵。或当风解视，皆能患之。七日内遂有此证，致儿脐肿，多啼不食，名曰脐风。方用白僵蚕四个，炒去丝嘴，研末，以蜜调敷唇内，即愈。又方，用白僵蚕四个，炒去丝嘴，全蝎一只，去尾，又用石榴树上之虫茧一个，名雀瓮。此三味放于新瓦上，用白炭火焙之，焙干研末，抹于小儿牙床及唇口内，即愈。

小儿出胎，须用滚汤俟温而洗，勿杂生水。恐水气入脐，待洗净后，方断脐带。断脐带，须恶汁将尽，否则寒湿入腹，必患脐风。又须离儿脐四五寸外以绵丝扎紧，用帛包之。将口咬其脐带，不致血贯于脐带也。七日后自然易为褪下，即或迟至七日外尚未脱落，亦无为害。所留脐带不可太长，长则难干而伤肌矣。且恐引风而变脐风。亦不宜太短，短则逼内而伤脏矣。《千金》论云：须令足跗上为度，即云小儿自己足底之长为度可尔。

回 生 集

（清）陈乐天　辑

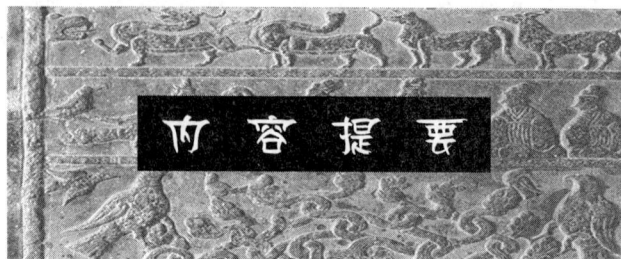

内 容 提 要

　　《回生集》二卷，题古北乐天叟陈杰集。氏为清乾隆时人。自序中有请乩定名之说，所谓神道设教，示人以信之法。所采之方，皆经试验。亦属可以家藏一册，人手一编之书。数百年来，未见重刻，宜亟代其流传。

原　叙

　　从来妙剂，多出仙传，如《千金》等方，其尤著者也。余素患痰疾，后又左膝寒痛，廿载以来，屡治不瘥。戊申岁，恭设乩坛，求治于葛仙翁祖师乩示云：此膝痛即系积痰所致，幸赐方药，宿疾顿除。嗣凡眷属有恙，即虔祷仙方，无不立效。但祖师因人治病，故所得乩方，未敢广传，惟立愿遍访世间经验良方，无论已刻未刻，汇刊公世。尚恐成方中，或有一时偶验，未可永为准则者，谨求祖师选定，得四百余方。并蒙乩批云：予有一片济世之心，故凡有所求，借乩鸾以示。尔今备有成方，请予选定，予亦欣然。但病有虚实寒热，药有温凉补伐，虚宜温补，实宜泻散。倘视症未明，误投药剂，为害非轻。今择其必中者用之，自无不验也。此书即定为《回生集》可耳。敬叙卷首，以体祖师普济之慈心云。

　　　　　　　乾隆己酉岁孟夏月中澣古北乐天叟陈杰书于云间笃忠堂官舍

重刻回生集叙

丁酉乡试，寓南阳街，适周采轩重刻陈乐天叟《回生集》。采轩以余粗知药性，问序于余。余取其原叙读之，殆所谓神道设教者也。其间可取者，经验二字，济世二字而已。顾余读御纂《医宗金鉴》，有所谓补心丹者，冠以天王二字，有所云活命饮者，冠以仙方二字，则原序所云：祖师选定，亦何可尽斥为荒唐之说哉。大抵医者，意也。四字误人不小。《论语》云：毋意。《大学》云：诚意。意之一字，公私是非邪正在反掌间。业医者，必虚心体贴四诊心法。凡望色，闻声，问证，切脉，能如孟子所云：说诗以意逆志。斯于意也，一言为无弊耳。学医者，诚得所以用意之说，而又采成方，以为主治之准则。经验者，无不验。济世者，无不济。然则，采轩此书出，积善多矣。采轩得此书于苏吴舶中，有志刊送，垂二十年。今始商之同人，得如初愿。尤望汇有余赀者，广为印送。俾家藏一册，人手一编。虽乡居僻壤，地鲜名医，皆可按症求方，而不求人。

东陵真阳子春谨叙

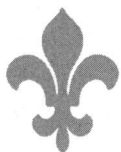

目　录

珍
本
医
籍
丛
刊

回
生
集

卷下

珍本
集成

回生集

珍
本
中
医
古
籍
集
成

回生集

回生集卷上

古北乐天叟陈杰集
杭州李锦章校句读

内症门

吕祖师铁拐杖方

天门冬去心，一斤　熟地炒，一斤　白茯苓去皮，一斤，乳拌

上药共为细末，炼蜜为丸，弹子大。每服三丸，黄酒送下。此药能除消百病，能令颜如童子，远行不饥，须发不白，身体不倦。

无比山药丸

治诸虚百损，五劳七伤，肌体消瘦，目暗耳鸣，四肢倦怠，常服壮筋骨，益肾水。

赤石脂煅，醋淬七次，研细水飞，一两　茯神去皮木，水飞去筋，一两　山萸肉去核，二两　熟地黄咀片，晒干，二两　巴戟去心，酒洗，焙干，一两　牛膝肥大者，去芦，酒浸晒，二两　泽泻盐水拌炒，一两　杜仲去皮，盐水拌，炒断丝，三两　山药微炒，三两　菟丝子酒煮极烂，捣焙为末，三两　五味子一两　肉苁蓉酒浸，焙干，四两

以上共为细末，炼蜜为丸，如梧子大。每服五六十丸，空心秋石汤送下，或白滚汤送下，亦可。

萆薢汤

治肾气素虚，腰胯腿足，酸软无力，肾受风湿侵袭，寒冷凝滞血脉，屈伸抽缩不遂，麻木疼痛等症。

川萆薢二钱　川牛膝二钱　汉防己二钱　于白术土炒，三钱　海桐皮二钱　当归身酒洗，三钱　大生地三钱　白芍药酒炒，二钱　川杜仲炒断丝，二钱　川续断酒浸，烘，二钱　宣木瓜一钱五分　川独活一钱五分　威灵仙一钱五分　台乌药一钱五分　滴乳香制净油，一钱五分　净没药制净油，一钱五分　茅苍术米泔浸，一钱五分　青黄风一钱五分　川芎一钱五分　生甘草五分

不用引，水煎空心服。

此药益肾活血，荣筋驱风，去湿定痛，宣通经络，药品不杂。如无海桐皮，用牛蒡子亦可。

还童酒方

久饮能添精补髓，强壮筋骨，驱风活经络，大补气血，如加蕲蛇、虎骨，更妙。

熟地三两　生地四两　全当归四两　川萆薢二两　羌活一两　独活一两　怀牛膝二两　秦艽三两　苍术二两　块广皮二两　川断二两　麦冬三两　枸杞二两　川桂皮五钱　小茴香一两　乌药一两　丹皮二两　宣木瓜二两　五加皮四两

上药十九味，绢袋盛贮，用陈酒五十斤，好烧酒亦可，汤煮三炷香，埋土中七日，早晚

饮三五杯。

久患咳嗽，连嗽四五十声。

生姜汁半合　蜜一匙

煎热温服。轻者四五服，重者十数服立止。

老人喘嗽

胡桃肉去皮　杏仁去皮尖　生姜各一两

研膏入炼蜜少许，丸如弹子大。每卧时嚼一丸，姜汤下。气促难卧，服此立定。

三子养亲汤

治老人痰喘咳嗽，气急胸满，极能调和胸胃。

紫苏子　萝卜子　白芥子

等份。晒干，纸上微炒，研细，煮汤随饮食啜下。

十子丸

四明沈嘉则，无子，七十外，服之连举子。

槐角子和何首乌蒸七次　覆盆子　枸杞子去枯者及蒂　桑椹子　冬青子四味，共蒸各四两　菟丝子制去壳，酒蒸　柏子仁酒浸，蒸　蛇床子蒸　没石子　北五味子蒸，枯者打碎，蜜蒸，以上各二两

上为末，炼蜜丸，如桐子大。每服五六十丸，空心淡盐汤下，干点心压之。

种子奇方

凡梦遗滑泻，真精亏损者，服之神验。有火者相宜。

沙苑蒺藜八两，微焙，四两为末入药，四两为膏，入蜜　川续断酒蒸，二两　菟丝子三两，酒煮见丝　山茱萸肉生用　芡实粉生用　莲须生用，各四两　覆盆子生用　甘枸杞子各二两

前末以蒺藜膏，同炼蜜和丸，如梧桐子大。每服四五钱，空腹淡盐汤下。

壮阳种子丸

治尺脉微弱而痿，虚寒无火者，宜此。

熟地酒煮，捣烂　枸杞子各一两半　牛膝俱酒洗　远志肉甘草汤煮　怀山药　山茱萸肉　巴戟去骨，酒蒸　白茯苓　五味子　石菖蒲　楮实子肉苁蓉酒洗，去鳞甲，去心中白膜　杜仲盐酒炒茴香盐水炒，各一两　冬加肉桂五钱，童便拌晒三次

上为末，炼蜜和枣肉为丸。空心温酒淡盐汤任下。

蛔厥心疼

乌梅二个　川椒十四粒

煎汤服即愈。

一切心痛，不拘大小男女，马兜铃一个，烧存性为末，温酒服立效。

急心气疼

胡桃一个，枣子一枚，去核，夹桃纸裹煨熟，以生姜汤一盏，细嚼送下，永久不发。

卒急心疼

枣丸诗云：一个乌梅二个枣，七个杏仁一处捣，男酒女醋送下之。不害心疼直到老。

擦牙乌须不老神方

辽细辛六钱　熟地黄晒干　白蒺藜去刺　补骨脂　五味子晒干　没石子黑黄者佳　地骨皮去粗皮　旱莲草　枸杞子晒干　青盐用草纸洒湿透包，放炭中微火煨

以上各一两五钱，共为末，筛细磁罐收贮，不可出气。每日清晨，人之元气统聚于口，切毋漱水吐出，以指蘸药末擦牙，上下周遍，滚水含漱，徐徐咽下，总不间断，固齿乌须，功效如神。

齿䘌

五倍子，烧研擦牙。

治牙疼神效方

雄黄精　明矾各三分　牙硝一钱　真大冰片一分

共为极细末，以半分擦患处，流涎即愈，极验无比。

治风火牙疼

松木节，一小片，咬疼牙上立止。

熏虫牙痛方

韭菜子一大撮，入炉内烧燃，先将芦管一头，纸粘喇叭样，吸此烟，至牙痛处，其虫俱出，温茶漱去。

牙痛噙药方

不论风火虫牙皆治。

生草乌　雄黄　胡椒　麝香　蟾酥各等份

共为细末，用绅绢包，噙疼牙上，立止疼。又治蝎蛇伤，以盐水调涂，药到痛止。

走马牙疳

大徽枣一枚，青布包签住，蘸芝麻油于灯头上烧之。磁钟接承滴下油汁，以枣枯油黑为度。先以米泔水漱净口，再鸡翎蘸油刷患处。

牙龈肿痛

瓦松　白矾

等份，水煎漱之立效。

牙龈臭烂方

芥菜根，烧存性，研末，频敷之即愈。

牙宣露痛方

丝瓜藤，阴干，火煅存性，研搽即止。

洗远年双目不明方

黑豆一百粒　黄菊花五朵　皮硝六钱

水一盅，煎七分，带热熏洗五日，换药再洗五十日，可以复明。

治两眼夜不见物

羯羊肝一副，不见水，不沾铁器，以竹刀切开，加谷精草细末，入瓦罐内煮熟，不时服之屡验。

治雀姑眼神效方

石决明，即海巴，有窟的，有眼的，火煅为末三钱，用猪胆一个，或羊胆、鸡胆亦可，用竹刀剖破，将石决明子入内，面包烧熟，滚白水送下，服一个即愈。

目中生翳

鹅不食草，嗅鼻塞耳，贴目去翳，神药也。

小儿青盲眼

木贼草，白蒺藜，各等份末，炒猪肝食。

目睛垂出

目睛垂出至鼻，或时大便血痛，名曰肝胀。羌活煎汁，服数盏。

点努肉攀睛方

蛤粉滚水飞过　乳香去油洗　蕤仁　冰片一分　麝香一分　轻粉各一钱，水飞过

共研极细末，以新笔尖蘸凉水点之。

飞丝入目

白菜揉烂，帕包滴汁二三点入目，即出。

洗风烂眼神效方

白矾　铜绿　花椒

各等份，外加槐树条六寸，水煎，凉洗。

专治风火眼红方

炉甘石煅，为极细末，用菜油调匀盅内，将盅覆于艾火上，熏至黄色为度。临睡调擦于眼上，次日用温水洗净，其药入眼无碍。

治鼻渊即脑漏神效方

漆绵一两，漆铺内洒漆用过之一个丝绵也　白鸽子羽去硬管，用两边毛，一两

将鸽翎卷入绵内，烧灰存性，每灰一钱，加真冰片七厘。令患者仰卧，轻轻吹入少许，不可重吹，恐喷嚏打出无用也。夜吹一次，连吹四五夜，即愈。要戒房事百日，神效无比。

鼻渊

即脑漏，因风寒凝入脑户，与太阳湿热交蒸，乃成其患，鼻流清涕，或流黄水，点点滴滴，长湿无干。

白芷一两　苍耳子炒　辛夷仁各二钱五分　薄荷五钱

为末，葱泡茶汤清调，食后服，以鹅儿不食草塞鼻孔自止。

鼻衄久不止，大蒜捣如泥，左鼻若出血，左脚心下涂，右鼻若出血，右脚心下敷，两鼻俱出血，两脚心下铺，甚妙。

治鼻衄

生地　炒山栀仁各五钱

水煎服即愈。或用发余灰吹鼻内更妙。

鼻血不止

白及末，唾津涂调山根便止。山根即鼻梁上也。

鼻笋奇病

用白矾、硼砂少许，为末，吹鼻化水愈。

耳中出血

龙骨末，吹入即愈。

耳鸣耳痒流水风声

生乌头一个，乘湿削如枣核大，塞耳，早塞夜易，过三五日便愈。不然，久则成聋。

耳猝聋闭方

蓖麻子一百粒　大枣十五枚，去核

共捣烂，入男胎乳汁和成，作锭如枣核样，以丝绵裹一枚，塞之。觉耳中热为度，一日一换，二十日瘥。

聤耳出汁

韭汁日滴三次。

舌卒肿如猪胞状，满口，不治须臾死。

《千金方》用百草霜，和酒涂舌下，立愈。要乡间烧杂草者。

舌忽发胀满口不能出声

蒲黄频渗，如因寒得，加干姜末等份。

舌忽胀出口外俗曰蜈蚣毒

雄鸡冠上血一小盏，浸之即收。

舌硬出血

木贼，水煎，漱口即愈。

紫袍散

治咽喉十八种症方

石青　青黛　朱砂　白硼砂各一两　胆矾　人中白煅　元明粉各五钱　真冰片三分　山豆根二钱

共为末，入罐塞口。急时用二三厘，吹咽喉即愈，神效无比。

缠喉风秘方

常熟赵氏，祖传缠喉风药甚效，而方极秘。昔一日赵氏子与友章某饮，询其方不答。酒次，赵喉间忽痛，不可忍，乃大声曰：为求猪牙皂角来。来则细捣，以酸醋调末，入喉，四五嗽，

痰大吐，痛立止。章数以告人，传者，遂众用猪牙皂角末醋调涂外颈上，干则易之。其孔蛾即破而愈矣。

喉中忽生肉如桃如云层层而起

用绵裹箸头蘸食盐，点肉上，一日五六次，自消，再服后药。

桔连汤

苦桔梗　川黄连倍加　枳实炒　前胡　连翘去心　陈皮　防风　制半夏　柴胡　南星　白附子　牛蒡子炒，研　元参　赤芍　莪术煨　甘草各等份

水煎服。

喉闭急症方

鸭嘴胆矾，研极细末，以酽醋调灌，吐出胶痰，即愈。

喉痹壅塞不通

染色红花捣汁，服一小升。如干者，浸汁服。

急喉痹缠喉风不省人事牙关紧闭

白矾五钱　巴豆去壳，三枚

将矾入铫内，慢火熬化为水，入巴豆于内，候干，去巴豆，取矾研末，每用少许，吹入喉中，顽痰立出，即愈。

喉蛾汤水不下方

燕窝土　雄黄各等份

共研细末，以堆花烧酒，调敷咽喉外两旁，即愈。

喉痹喉蛾缠喉风急治方

猪牙皂角一两，去皮弦

研细末，水二盅煎半盅，加蜜一匙，调服吐痰，验。如牙关紧急，以纸研出巴豆油，去巴豆渣，捻纸作捻子，烧着吹灭，熏两鼻即苏。

治双单乳蛾并喉痹方

用壁上蜘蛛，白窝取下，将患者脑后头发一根，缠定蛛窝上，以银簪挑窝，烧存性，为末，吹入患处立消。

蜘蛛有花者，有毒，不可用。

治乳蛾神效方

乳蛾，急症也。此方甚效。有力者，宜预制以救人。腊月八日，雄猪胆一个，装入白矾末，阴干之后，研末，再入腊八日猪胆内，如此三四次。倘遇患者。用一二分吹之即愈，神验。

治双单蛾神方

凡双单蛾，头顶上有双紫泡谓双蛾，有单紫泡谓单蛾。先用银簪挑破，挤出紫血，则患势稍衰不紧矣。若看不出紫泡者，谓之隐蛾。先用桐油蘸于鹅翎上，在舌根下绞出痰涎，俟鼻中知桐油臭即止。再用马兰头草捣汁，同好醋含漱数次即愈。冬月无马兰头草，用山豆根一两，煎极浓汁，用醋漱亦效。

治双单喉蛾肿闭方

冰片三分　麝香三分　皂角刺三分

共研细末，将竹管吹入，一破即愈。

加山豆根，射干花根，更神妙。

来泉散

治乳蛾良方。

雄黄一钱　鸡内金三个，焙脆存性　生白矾一钱

共研细末，入瓶收贮听用。令患者先用凉水漱口，将药用竹管吹至喉中，即吐涎水碗许，其痛立止。

咽喉肿痛

射干根　山豆根

共为末，吹之立消，止痛如神。

口疳神方 亦治喉癣喉痛

橄榄核煅存性，三钱　孩儿茶二钱　人中白三钱　凤凰衣煅存性，三钱，即孵退鸡蛋壳

共研细末，每用药一钱，加冰片三分，吹搽患处神效。

咽中结块不通水食危困欲死

百草霜，蜜和丸，芡实子大。每用新汲水化一丸灌下，甚者二丸即愈。

腰痛

用猪腰一付，去内筋膜，装补骨脂、杜仲末，线札好，将黑料豆三合，以猪腰子放豆中，水比豆高一指，少入盐两匙，煮三四滚，闷一时，药末弃去，将腰子空心嚼吃，料豆常吃，不过三服即愈。

治肾虚腰痛方

其痛悠悠缓缓，即是肾虚

杜仲，酒浸炙干，捣罗为末，无灰酒调下。

腰痛六合散治腰痛伛偻，不能步履

杜仲炒断丝　肉苁蓉酒洗，去鳞甲　川巴戟　小茴香　补骨脂盐汤净，浮水面者掠去不用　净青盐各等份

共研细末，听用，再用羊腰子二个，将竹刀剖开，散药末在上，仍合住，外用熟面包好，微火煨熟，好酒送下。

治腰腿中湿冷疼痛年久不愈屡验方

当归一钱，酒洗　川芎五分　大熟地一钱，酒洗　白芍一钱，酒洗　川牛膝一钱，去芦，焙　木瓜五分　肉桂五分　防风五分　独活五分　石斛一钱，酒焙　广木香三分　白茯苓一钱　炙草三分

生姜一片，黄酒半盅，水二盅，煎一盅，空心服。

挫闪腰痛方

神曲一块，如拳大，火烧通红，淬酒二大碗饮之，即愈。

治鹅掌风

用皂角为粗末，将鹅卵石烧红，小瓦一块，盛在升中，上加皂角末烧烟熏之。其皮痒甚，再熏数次自愈。

鹅掌风病

用真蕲艾四五两，水四五盏，煮五六滚，入大口瓶内，麻布二层缚之，将手心熏之。冷则再热，神效。

手足雁风方

侧柏叶　败船灰

先将败船灰研末，桐油调搽，再将柏叶烧烟熏之。一二次痊愈。

鹤膝风

槐枝、松枝、桃枝、芫花根，共捣煎汁，小深盆盛，熏膝被盖，候汗揉之。再以草乌、细辛、防风等份末，缝靴袜护膝内，久而自愈。远行脚肿掺鞋底，或水湿草鞋掺之。甘菊花、陈艾叶，作护膝带之。

脚气

薏苡仁，作粥食。赤小豆和鲤鱼煮食。

寒湿脚气

面皮醋蒸熨之。互易至汗出为妙。

腿痛脚气

麻丝方，好线麻，用木梳将粗皮渣滓梳净，只存丝筋，用四两悬起，自下往上，用火燎焦，存性研极细，用好酒二大碗煎热，量人酒量饮之。身上盖暖，脚下用烧热砖踏之，则药力下行，以腿上出汗，脚心出黏汗为度，即愈。

治寒湿脚气甚应膏

广胶三两　葱　姜各半斤，捣汁留用

另将好陈酒糟，取糟油二盏，或用米醋一

碗，和陈糟装细绢，滤取汁二盏，同胶葱姜汁熬成膏，布摊贴之。即止痛消肿愈。

治风湿脚气方

脚气之症，感湿而身发热，脚忽肿者是也。不可用人参，犯之即死。切忌切忌。

柴胡　防己各一钱　芍药三钱　茯苓五钱　陈皮　甘草各五钱　薏仁一两

水煎服，一二剂愈。一用人参，则引邪入气分。盖脚气乃犯血道，故宜从下散，而不可引上也。引上必致犯心，故主死。

治脚气神效方

金银藤　闹洋花　二蚕沙各四两

垂杨柳枝，七寸长的，要二十一枝，熬水熏洗。

软脚病乃肾虚

净杜仲一两，寸断去丝，半酒半水一大盏，煎服数剂，调理保中即愈。

脚腿红肿方 俗名游风

铁锈，热如火炙者，以铁锈水涂解。

腿肿腹内成块

田桃树根、牛蒡根、牛膝各二斤，慢火煎膏如饴，每热酒服一匙，食前服。

火丹热毒

燕窝土，用向阳者，鸡子白和敷。

满身麻木

练树子，烧灰研末，每服三五钱，黄酒调下，即愈。

软瘫

桦皮，烧灰为末，每服二钱，酒下，久服自效。

骨痿

何首乌一斤，牛膝半斤，炼蜜为丸。每酒服五钱。

二便关格

皂荚，烧研，粥饮下三钱，立通。

燥结

轻粉五分，砂糖一弹丸，捣丸梧子大。每服五丸，临卧温水下。

治小便频数有余滴腰膝冷肾囊湿两脚无力

故纸盐水浸，酒炒，二两　白茯苓一两　没药五钱，去皮

共为细末，用黄酒浸，高药一指，煮化和没药丸，梧子大。每服三十丸，空心白汤下。

小便闭胀不治杀人

葱白三斤，切炒帕盛二个，更换熨小腹上，气通即便。

癃淋

马齿苋，捣汁饮。

地髓汤

治五淋小水不利，茎中痛欲死。

牛膝一两，洗净

水五钟，煎一盅，去滓。加麝香少许，研调，空心服。

小水不通方

芒硝一钱，研细末，以龙眼肉包之。细嚼咽下立愈。

小水不通方

旧麦草帽一顶，煎水饮之，即通。大便闭结同此。

治小便淋痛方

用蜀葵花根，洗锉，水煎五七沸，服之如神。若淋血加车前子一钱，同葵煎服。

萃仙丸

专治遗精。

沙苑蒺藜八两　莲须四两　芡实四两　山萸肉四两　枸杞二两　川断二两　龙骨五钱　覆盆子二两　菟丝子二两　杜仲二两

上金樱子膏二两，白蜜十两，共和为丸。每服五钱，清早淡盐汤下。

无梦遗精

韭子一两，炒研，每酒服二钱。并治白浊盗汗。

梦泄

用猪肚雄者一个，洗净，杜仲半斤，用线缝固，煮烂去药，连汤食尽即愈。此方又能治腰疼神效。

治自汗

黑豆，淘洗磨成豆腐浆，锅内熬熟结成皮，每食一张，用热黑豆浆送下即效。凡人每日清晨吃黑豆浆，大有补益，可以免痨病之患。

治盗汗

用鸡蛋五枚，将外壳周围轻轻敲碎，不可损伤内之白皮，浸童便内一昼一夜，取出，用冷水渐渐加火煮熟食之。二次即愈。凡人每日清晨食二三枚，大有补益。

治盗汗方

莲子七枚，黑枣七个，浮麦一合，马料豆一合，用水一大碗，煎八分服之。三剂痊愈。

黄疸取黄法屡试屡验

用竹连纸一张，裁为四条，笔管卷如爆竹式，将一口用糊粘固，外用黄蜡一两，铁铫溶化，将纸筒四围浇匀，不可使蜡入筒内，令患者仰卧，将蜡筒套在脐上，再用面作圈护住筒根，勿令倒，勿令泄气，筒头上点火，烧至筒根面圈处，剪断。另换一新筒再烧。看脐中有黄水如鸡子清者，取出。轻者熏三五筒，重者熏二七或三七或七七筒，总以取尽黄水为度，神效。

治黄疸如金方

睛明天气时，清晨勿令鸡犬阴人见，取东引桃根，细如箸若钗股者一握，切细，以水一大升煎，空腹顿服。服后三五日，其黄离离如薄云散开，百日方平复也。黄散动可时饮清酒一杯，则眼中易散，否则散迟。忌食热面猪鱼等物。

黄疸尿赤

头发烧灰，水服一钱，日三次。秘方也。

黄胖病方

马兰头根，杵汁半碗，冲酒服之。每日一服，半月即愈。

羊痫风方

甜瓜蒂七个，研细　白矾一钱

无根水调送下，即吐痰，过五日再吃一服，痊愈。

羊头风病 俗名羊纤风

黑羊粪，瓦上焙干，为末一钱，糖汤下。

狂跳邪语

陈细茶、白矾，各三钱为末，饭捣丸，梧子大，朱砂一钱，研细为衣。发时服三钱。

失心癫狂

真郁金七两，明矾三两，为末，薄糊丸，梧子大。每白汤服五十丸。

多年内伤 此方凭医看准

冬瓜子，为末，温酒服之。

治伤寒初起方

不拘男女老少皆宜。

元参一两二钱

水二盅，煎一盅，去渣趁热服。盖暖衣被，出汗即愈。小儿减半用之。此方系仙传。

伤寒点眼方

粉甘草六分　冰片四分

病起一日至六日，男左女右点之。出汗即愈。如过七日，不论男女，两眼并点，神效。

专治结胸停食伤寒糟蒲饼

陈香糟六两　冰姜　菖蒲根各四两　盐二两

共研匀，炒熟为饼，贴胸前痛处，以火熨之。内响即去。如口渴任其吃茶水，待大便利下恶物，即愈。

鸡子饮

专治狂走伤寒。

用出过小鸡的蛋壳，泡汤服即睡。

治瘟疫伤寒时证或饭后气恼心口胀闷填塞不舒方

上好蒸酒，炖热，将布二块蘸酒，自胸向下擦抹。如布冷，另换一热布。轮替擦抹，如此数次，病气下通，即能大便而痊。

此非误下陷胸之症，故治法不同于用汤液，诚补古法之所不及者也。

治瘟疫伤寒时气方

少宰奉倩李先生传

麦冬三钱，去心　乌梅肉三个　芫荽梗三十寸　灯心三十寸　竹叶三十片　红枣三枚，去核

水煎热服。少宰云：此系秘方最效。

秘传除瘟救苦丹

专治一切瘟疫时症，伤寒感冒，无论已传经、未传经，大人每服一丸，小儿半丸，凉水调服，出汗即愈。重者连进二服。未汗之时，切不可食热汤热物，汗出之后不忌。此丹百发百中，奇效无比。有力者宜修合以济世最妙。

瓜儿天麻　麻黄　干姜　松萝茶各一两二钱　绿豆粉一两二钱　甘草　朱砂飞过　雄黄飞过，各八钱　生大黄二两

上药共为细末，炼蜜为丸，如弹子大。收磁器内，勿令泄气。

辟瘟丹

红枣二斤　茵陈切碎，八两　大黄切片，八两

加水安息更妙，如无亦可。以上三味合一处，清早烧能却时症瘟气。水安息系外洋来者，大药店方真。

陈宜仲尝梦神人语曰：天灾流行，人多死于疫疠，惟服大黄者生，事见《宋史》。《说储》

头面肿大如斗，二目难开。危急者，服之奇效。

牛旁子炒香，研　苦桔梗　荆芥穗焙　家菊花　黄柏梢　龙胆草　防风　羌活　连翘去心　蔓京子去蒂，焙　薄荷叶　藁本　元参　白芷　升麻　川芎　生甘草各三钱

上药共合一处，入净沙锅内，注水十碗，在病人房内，炭火慢熬，至五碗为度，去渣，将病者仰卧，以小钟徐徐灌之，勿令间断。服完其肿自消，须善调养数日，再服清胃之药，必无后患。

虾蟆瘟

头项肿大，福建靛花，研细三钱，和鸡子清一枚，烧酒搅服。侧柏叶捣自然汁，调蚓泥，烧研敷。靛花，染坊内可觅。

治头风不拘偏正立刻止疼方

硫黄一钱　川椒取红色者，去黑子，为末三分

上二味拌匀，溶成小饼，左疼塞左鼻，清涕从右鼻出。右疼塞右鼻。正疼左右俱塞。清涕流尽即愈，神效。

治偏正头风熏鼻方

藁本五分　细辛五分　香白芷一钱　辛夷八分

共研细末，分为四分，用纸四条，卷实将火点着，以烟熏鼻、目。熏二次，即愈。

头风

用陈荞麦面作饼，趁热贴于头上患处，外用绢扎好，出汗，风毒收尽入饼内，两次即愈。

治噎膈反胃回食水谷不进即刻回生方

夏月中伏天粪坑中蛆，愈大愈好，捞出以长流水洗净，用桶瓦二个，盛蛆在内，盐水和泥将瓦两头封固，木炭火煅一炷香，煅至蛆身黄色，如尚未黄，再入沙锅焙黄。最忌用铁器铜器。每服用。

黄蛆一钱五分，研末　细松萝茶七分五厘　广木香一分五厘，研末　制豆蔻四分五厘

共研极细末，五更时空心温干，烧酒半茶盅调服。如不能饮酒者，水酒调下。切忌面食荤腥数日。

治反胃神效方

用极大枳壳两半个，去内穰，将真阿魏六七分，杏仁去皮尖十余粒，共捣烂，入枳壳内，将两半壳合口，外用绵纸裹好，线扎紧，入滚

水内，大火煮半日，取起去壳内药，将壳焙干为末，烧酒送下。重者不过二次即愈。初起者神效，久难见功。

治噎食神验方

生姜不拘多少，五月五日午时，用布袋藏好，浸于不见天之东厕内，四十九日取起，扫去秽物，悬空吊晒极干为末。病二年者，用姜末三分，病一年者用姜末二分，入麝香一二厘，冲白滚水与病者吃下，只一服而愈。服药后不可轻叫病人吃饭，先须饮米汤一日，次日方可少吃稀粥，五六日后渐渐吃饭，总以少吃为妙。忌荤腥盐酱，并酱小菜五十日，永不再发。此方极效无比，有力者宜预制以救人最效。

治噎食转食奇方

黄鳝鱼一条，用无灰黄酒，量鱼大小酌酒多寡，煮酒干为度，连皮带骨用净沙锅焙存性，研为细末。病势重者，每服三钱。轻者每服二钱五分为止，不可多用。黄酒调服。若在上半月其效尤速，下半月其效较迟，三服见功，五服痊愈。愈后宜服淡饮食，陆续吃稀粥可已。忌一切思虑筹划，气恼荤腥椒酒，色欲房劳，尤宜慎之。转食用靛花水送下。噎食转食，服药后，恐大寒，常吃些姜汤尤妙。

治九种心胃疼诸药
不效者此方神效

附子　黄连各一钱　白芍五钱

水煎服即愈。寒热乘于心胃之间，两相攻战，所以作痛。此方黄连平心火，附子去胃寒，而白芍入肝平木，不使克其胃，又去郁生心血，譬如两人争斗，有和事人，自然纷解也。所以诸药不效，服此神效耳。

治九种心疼胃气疼神验方

千年石灰一两　生熟白矾各五钱

共为末，姜汁为丸，梧子大。或姜汤，或烧酒送下七丸，即愈。有力仁人，修合以济世，功德无量。

治九种心胃疼痛方

病发时，用艾叶十斤，揉碎，在铜杓内炒不可住手用箸动拨。将盐卤豆腐店内不曾加水者。半小盅，倾入候焙干倒出，研末用，热烧酒一杯，送下。俟腹内作响，或降气，或吐出清水，即愈。

此方须现制现服，隔夜即不效。见鸡犬阴人即无效。服后须戒茶鲜肉三日，愈后每逢初一十六日，用淡盐汤吃一服，永不再发。吾母太夫人，生余之时，因得此症，历久不愈，遍觅医方，未获其效。余因立愿如得应手奏功而不再发者，即当公之大众，广救疾苦。昨承乏云间，得此方于定海许进，一服而愈，不复再发，真仙术也。不敢自秘，谨刊刻流传，以广益效。

治胸胃肚腹疼方

香元散，专治此症验

香附一两，醋炒　蟾肚郁金一两，炒　元胡索一两，酒炒　广木香二钱

共为细末，好酒送下，滚水送亦可。

治胃疼方 贵州南龙府

经厅周梦龙传，云平淡屡效

红枣七枚，去核，捣烂　橘皮三钱　生姜三钱

煎服。

治胸膈疼方 屡验。

密云县牛栏山杨医传

韭菜汁半盅，服下即愈，止疼。此方胸以上皆可用。

治胃气痛方

良姜酒浸，晒三次　香附醋浸，晒三次

俱为末，若因寒而起者。良姜用二钱，香附用一钱。因怒而起者。用香附二钱，良姜一钱。加生姜汁一小匙，米汤调服。

二贤散

治脾家冷积，每食已辄胸满不下，百药不效者。兼治一切痰气特验。

真橘皮一斤，柑橙勿用，去穰　甘草四两　盐花四两

水五碗，慢火煮二味令干，焙为末。每服二三钱，白滚水冲服。

按：方勺《泊宅编》云：伊舅莫强中，令丰城时得此病，偶家人合橘皮散，因取尝之。似相宜，遂连日服之。一日忽觉有物坠下，大惊目瞪，自汗如雨，须臾，腹痛，遗下数块，如铁弹子，臭不可闻，从此胸次廓然，其疾顿愈，盖脾之冷积也。

治十种水病肿满喘促不得眠卧

蝼蛄五枚，即北人呼为拉拉呼者。焙干为末，以饭汤调半钱服之。二日进一服，陆续随加，加至一钱，以小便通方效。

治水臌方

红芽大戟一两，杭州者佳　连珠甘遂一两

芫花一两，醋炒　淡泽泻一两五钱　苦葶苈五钱，另研

先将前四味研细末，后加葶苈末，和匀，酒煮糊为丸，如梧桐子大。每服二十丸，量人虚实加减，其药引汤液，俱先夜煎好候用，俟次日，五更空心服。

第一日煎商陆汤送下，取黄水。

第二日煎灯心汤送下，取黄水。

第三日煎麦冬汤送下，取白水。

第四日用田螺四枚，煎酒送下，取腹水。

第五日用大鲫鱼三尾，煎酒送下，取五脏六腑水皆尽。

第六日煎木通汤送下。

第七日煎栀子汤送下，肿消臌散。

忌服盐酱房事，再服善后之药。七日毕方服盐酱。

开盐酱服药方

赤芍药　白术土炒　云白苓　泽泻

上药各等份，研末，用鲜鲫鱼一尾，剖去肠，入盐、麝少许，将前四味装鱼腹内，火上焙干为末，每服二三钱，僵蚕汤送下。

治水臌验方

裕州庠生龚方遂云：水臌者，乃寒茶冷水积聚所成，溢于皮肤，是为水臌。非外感风寒，内因脾胃虚寒也。惟将去积聚，使水从大便而出，则小便利而病去矣。补益之药，只可微使于病愈之后，断不可遽施正病之时，此屡验之论也。予尝患此症，按书载各方治之，勿瘳。遇一云游疡医，教服雷音丸而瘳。

雷音丸方

巴豆二两，去仁不用，只用豆皮，每豆二

两，可得皮三四钱，微炒黄色，万不可用豆仁一粒。缩砂仁一两，炒　川大黄三钱，半生半炒　干姜三钱，炒黑　广木香三钱，炒黑　牙皂二个，去筋，炒　甘遂一钱五分，炒黄色

上七味共研细末，绢罗过，醋打面糊为丸，如绿豆大。锅底烟煤研细为衣，晒干每早空心姜汤送下三四十丸。每服可泄水二三次，日服日泻，日泻日消，大便渐实，小便渐长，渐白，直服至水尽为度。但须量人老少壮弱泻之多寡，加减丸数，不可拘执。此药治病，多则一料，少则半料必愈，亦兼治酒积食积，俱获奇效。珍之秘之。此药虽泄而不伤元气，凡水臌服药之后，切忌盐酱一百多日，若一犯再病不救矣。醋用腊醋。烟煤即百草霜，宜用烧杂草者佳。甘遂用甘草水浸三日，日换一次，要看水无黑色为度，然后用面包向火煨之。面俱黄色而止。但甘遂与甘草相反，在医者善用之。盖甘遂性烈，去其暴也。

治水肿方 秘方，名消河饼

田螺四枚，去壳　大蒜头五个，去衣　车前草三钱，一方用车前子研末

上三味同捣为膏，作一饼覆脐中，水从便出，即愈。贴药后仍以手帕缚之，少刻小便分利且多，换二三饼尤妙。

治气臌水臌奇方 杨泽清传。
药味最难，遇巧备存

头生男胎脐粪一具　头生鸡子一枚

将鸡子敲一孔，倾尽清黄，将粪填满壳内，用厚纸封好，候母鸡孵卵日，同孵二十一日取出，将粪研极细末，预镟用沉香木筒一个，将粪装入，上盖以水银一两养之。再用黄蜡封固筒口，常带身边，借人气养之。遇用时倾入水银，以骨簪挑粪，按男左女右点大眼角内。如

系气臌则下气多，水臌则小便多，俟腹平如常，仍用补药收功。

治气胀气蛊方

白萝卜汁，浸砂仁炒干，连浸连炒数次，后将砂仁为末，每服一钱，米汤送下，数服必愈。

治中满鼓胀方

陈胡芦瓢三五年者一个，以糯米一斗，作酒待熟，以瓢于炭火上炙热，入酒浸之。如此三五次，将瓢烧存性，研末，每服三钱，酒下神效。

治便血验方

极老苦荬菜阴干，一大把
水煎一大碗，空心服即愈。

治粪后下血方

艾叶生姜，煎浓汁服三合。

治肠红方

臭椿树根皮东行者，三钱　槐角一钱　侧柏叶一钱　小竹叶一钱　地榆炒黑，一钱
水煎温服，重者不过三服，即愈。屡验如神。

治卒泻鲜血方

小蓟根叶，捣汁温服一升。

治肠风脏毒方

用柿饼烧灰，冲滚水饮服二钱，神效。忌

同蟹食。

治脏毒下血方

苦楝子，炒黄为末，炼蜜为丸，如梧子大。以十丸添至二十丸，空心米汤服。

治脱肛奇方

用蝉蜕为末，菜油调敷，肛门立收。

治三日或间日疟，二三年不愈者。一服即愈，屡验神方。

当归　半夏各五钱　常山二钱五分　槟榔二钱五分　红枣半斤，去核

用好酒一斤，河井水共一斤，将前药并枣煮，用新沙锅煎烂，放屋上露一宿，来日清晨将药枣温热服之。连枣作几次吃完，即愈。忌鸡肉鸡蛋，一月勿食。

截疟神方 仪徵杨赓起军

门家传秘方，屡验多人

青蒿八两　青皮二两　真川贝母一两五钱槟榔二两　厚朴二两　神曲二两　半夏二两　甘草五钱

上药共为末，姜汁为丸，绿豆大，朱砂为衣。于未发前三个时辰，每服三钱，姜汤送下。切忌即用饮食，此药不可经阴人之手。

治疟疾膏药效方

大兴杨泽清传

生姜二两，捣烂如泥　牛皮胶二两

将胶熬化，投姜泥搅匀，熬成膏听用。

先以皂荚水洗净，脊膂背腰油腻泥垢拭干，再以生姜一大块，遍擦各处，再酌量脊背之宽长，剪细布一大块，将膏摊上贴之。再搓手心令热，遍摩脊背各处，俱觉热为善。俟一二日

后不发，即痊。盖此症多因内伤生冷茶水食物，外受寒气，侵于太阳膀胱寒水经、太阴肺经与痰水凝结不解而成。此膏重用生姜，散其锢冷，所以即痊。然姜多丝筋，非捣如泥，则渣滓浮高，药气不厚，功力浅鲜无益，用胶者藉其黏性不脱也。此方简易屡效。

治疝病难忍及囊肿如斗肾子痛者

雄黄　甘草各一两　白矾二两

共研细末，每用一两，滚水五升冲和，洗患处良久，再暖洗至冷，候汗出痊。

疝灵散

治偏坠七疝，肾囊肿大，疼连小腹，不能自忍，服之极验。

龙眼核　荔枝核二味，先捣碎，焙　小茴香各等份，焙

共为细末，每服一钱，空心用升麻煮酒送下，重者二服。

治心腹小肠痛，小肠疝气，血气疼痛，及产后一切疼痛，诸药不效者。

此药能行能止，妙不可述。

五灵脂等份　蒲黄等份

研为末，或酒或醋，调匀熬成膏，再入水一盏，煎至七分热服，或醋糊为丸，童便酒服亦可。

治肾子大小偏坠方

用绵花子煮汤入瓮，将肾囊坐入瓮口，俟汤冷止，一二次散其冷气即愈。

治偏坠神方

用冰姜一大块，光粉一块，等份，同捣极

345

烂，涂肾囊上，仰卧以油纸衬好，勿污被褥，少顷大热，切勿动手，听其自落，涂两次即可断根。日久肾子大者，亦渐缩小矣。

治偏坠小肠气屡验方

吉晋榆社尉宛华亭

多年煮肉菜沙锅底一个打碎，入锅用芝麻油一斤许，煎至焦枯，看火起烟尽，起锅冷定，研细蜜丸。每服三钱，黄酒送下。

治疝气神效方

荔枝核四十九枚　陈皮九钱　硫黄四钱

共为末，盐水打面糊为丸，如绿豆大。遇痛时空心温酒服九丸，良久再服。不过四五服，其效如神。

兀霜膏

治咯血、吐血、虚劳嗽神方。

乌梅汁　梨汁　柿霜　白砂糖　白蜜　萝卜汁各四两　生姜汁一两　赤苓末八两，乳汁浸，晒干　款冬花　紫菀末各一两

上药共入砂锅内，熬成膏丸，如弹子大。每服一丸，临卧含化咽下。

治吐血方

凡吐血切不可服药，只自己小便一味，可以除根。朝晨起身，将隔宿小便溺去。稍食米食点心，静坐一室，不可说话，亦不可立起，惟闭目静心，用藕二三片，微捣泡汤，置壶内随斟随饮，俟汤渐完，即欲小便，用洁净大碗盛受，其色白如泉，味极淡，乘热吃下，以南枣二枚咀嚼，自不恶心。吃后便可照常办事。忌葱姜椒蒜辛辣之物，饮至半月，即可除根矣。每逢节气，照前饮几日更妙。

治劳病虚病神方

此方专治血气两虚，骨蒸劳热，身体羸瘦，四肢酸软，精神倦怠，腰痛脊疼饮食不进，以及阴虚吐血咳逆。一切不足弱症，服之屡效。症轻者，二三料痊愈。症重者，四五料除根。即无病常服，可保身强神旺。此方极易极验，余得之异授，见者广传，功德无量。

枇杷叶五十六片，新鲜者更佳，如无即干者亦可。凡咳盛者多加，倘不咳嗽者，不必用多，洗净叶上毛。大梨二个，深脐者佳，去皮心，切片用　白蜜半盅，先熬滴水成珠，大便干燥者多加，大便溏泻者不用可　大枣半斤，或黑圆徽枣皆可　建莲肉四两，不必去皮

先将枇杷叶放铜锅内或沙锅，用河水多煎几滚取汤，用绢沥清汁，其煎过叶，弃去不用。后将梨枣莲蜜用拌，放锅内铺平，然后将所煎枇杷叶清汁，淹满略高些盖好，煮半炷线香，翻转，再煮半炷线香，用磁罐收贮。随意温热吃，最益脏腑，枣煮熟乘热剥去皮。虚弱咳嗽者颇多，若不早治，肺若咳损，极难医治。惟此方治咳嗽效应如神，如虚弱并不咳嗽者，枇杷叶不用，只用河水同煎。咳嗽多痰者，加川贝母一两，研极细末，俟煮熟时入内，再一二沸取起。若吐血用藕节捣汁同煮，冬月多制，久收不坏。惟夏月少制，供一二日食。

治虚劳奇方

一切骨蒸痨热服之如神。

当归三钱　川芎二钱　芍药二钱，炒　大熟地三钱

用柳树根酒炒一两，水二碗，煎七分，不拘时温服。

治痨怯妙法

凡男女患一切痨怯，但有脉有神者，无不

效应。

上好箭头砂一两　透明雄黄五钱

上二味研为细末，单层绵纸包固，选未曾行经十二三岁壮实童女，将药贴放童女脐内，汗巾栓缚一周时，取下秤药比前多重三钱余者更妙，即刻拴于病人脐上，先备人乳十余碗，候病者口干发燥饮之。渴止乳亦止，然后解去脐上之药，其病自去。再用补药调养，十人活九。

治痢疾神验方

陈茶叶　陈皮　生姜各二钱　食盐一钱

煎服，不拘赤白即愈。

小香连丸

此方治痢疾全活者甚多。

蕲艾八两，捣如绵，以黄米煮成薄浆拌透晒干，为末　陈香茹　苦参各八两　青木香三两　甘草一两　川黄连二两　槟榔四两　牵牛末四两　乌药六两

上药共为细末，水丸。外加川郁金二两，研极细末为衣。或云大者为姜黄，小者为郁金，非也。水磨去一分，看有绿色者为真。此方顺气磨积，祛暑消痰，诚痢症之圣药也。白痢砂糖汤下，余俱姜汤下。每服二三钱，量大小投之。其效在大香连丸之上。

治痢神效方

无论新久痢症，一贴即愈。

油当归一两　枳壳三钱，面炒　黄芩五钱

水三盅，煎八分服，渣再煎服。忌荤腥三日。重用当归，取其滑润，枳壳专利大腹，黄芩清暑热肠。

香参丸

治痢极效，百发百中之药也。

木香四两　苦参六两，酒炒　生甘草一斤

熬膏丸梧桐子大。每服三钱。

治大人小儿噤口痢神方

五谷虫水洗净，瓦上焙黄色

研为末，用黑糖拌匀，新汲水送下即愈。

又方

石莲子肉一两，去心　木香三钱

研末，每服二钱，米汤调下。

治休息久痢方

豆腐醋煎，久食之即愈。

治休息痢方

屡验多人，轻则一服，重则二三服即愈。神效之极，不论男女俱可用。

藕节七个　荷叶蒂七个　侧柏叶七钱，炒　臭椿树皮七钱　地榆七钱

照方用井水河水各一半，放大沙锅内煎好，露一宿，尽力温服，待煎好用冲净白糖七钱。各样分量要准，不可忽意。

久痢方 东平展子明传

柿饼一枚

入白矾一块，煅存性，研末，黄酒调服，不过三服，即愈，屡验。

又方

用陈石榴皮，焙干研末，每服二钱，米汤下。百方不效，服此便止，不可轻视。

347

治五更时溏泻一二次经年不愈方

五味子二两　吴茱萸五钱，汤泡

同炒为末，每早二钱，用陈米汤送下。

立止水泻方

车前子一钱　泽泻一钱　厚朴一钱二分，姜汁炒

共为细末，热水调服即愈。

玉露霜

治老人脾泄最宜。

白术二两，炒　陈皮一两五钱　莲肉四两，去心　薏仁四两，炒　糯米一升，炒　糖霜量加　陈米一升，锅焦炒　绿豆一升，炒

共为细末，每服二三钱，滚水调匀服之。

芡实散

久服延年益寿，身轻不老。

芡实粉　金银花　干藕各一斤，蒸熟晒干

共为末，汤水调服。

烧枣丸通州马荆襄传

治泻泄不止，虽至面黑气息奄奄者，亦立效回生。

沉香　木香　公丁香　胡椒　官桂　干姜　砂仁　赤小豆各等份

共研为末，煮红枣肉为丸。仍以枣肉包之，再以面裹煨熟，米汤送下。

治转筋霍乱法

令病人面墙直立，一人以手蘸温水在腿弯内反手拍打数十，有青红脉突起，即将针刺其上，出黑血立止。

治霍乱方

扫帚略用者可，久则无穗矣。

用高粱扫帚上穗子连枝梢一把，煎汤温服，立愈。

又方

藿香叶　广陈皮各五钱

水二盅，煎一盅，温服立愈。

路中暑方

大蒜捣烂　路上土

新汲水一盏，调服或灌立止。

治中暑口渴饮水身热头晕发昏者

石膏五钱，煅　知母二钱五分　生甘草　粳米一撮

水煎服。病重者加倍用。

治中暑闷方

扁豆叶捣汁饮之，立愈。

治绞肠痧方

此症夏天最多，肚腹急痛，唇指青黑者。

用透明生白矾，研末，每服二钱，用冷水热水各半杯，调服即愈。

仁人须预带明矾，或在舟车长途或黑夜之际，应手奏功。再于爪甲肉际臂腿弯等处，刺出黑血为要。切忌姜汤茶叶汤大荤米面，直待甚饿，吐泻三个时辰方可食粥。此症须认明，

若阴证误视不效。

简便痧方

患痧大抵腹痛，亦有并不痛者，但昏沉胀闷，莫可形状，医未能识者。急取田中生芋艿洗净嚼之。如非痧则生涩难食。若是痧则甘美异常，再食一枚，脱然起矣，屡验。腹痛者同治。

治阴证神方

白明矾一分　胡椒二分　芒硝一分

共为细末，盐醋调和，摊男左女右手心，紧合阴处。盖暖出汗即愈，其效如神。

急救阴证腹痛方

瀛海淳朴堂王祐之刊施

碱三钱，研细

滚烧酒送下即愈。预将生黄豆令病人嚼之，不知豆者是。

心疼小腹疼痛面指发青乃阴证也。

左驼龙，即白鸽屎一大抄。

研极细末，热酒一盅，搅匀澄清顿服。

寒火相结小腹疼痛方

俗名阴寒，此方屡验。

枯白矾枣子大，一块　带须葱白三段　胡椒按病人岁数，一岁一粒

用男孩儿吃之乳，合一处共捣为丸，安放肚脐上，一炷香时痛即止。忌用生冷要紧。

治小腹痛诸药不效方

用妇人油发烧灰，酒调三钱服。

中风不省人事

用柏叶一握，葱白一握，连根捣如泥，无灰酒一大盅，煎一二十沸，去渣温服。

治怔忡痰厥方

腊八日，用大雄猪胆一枚，将白矾研细入胆，盛满为度，阴干去皮，仍研细，每钱加飞朱砂三分和匀，用无根水服三铜钱边即愈。所谓三铜钱边者，即一刀圭之意，极言其少也。

怔忡症

柏实煮饮，日久自愈。

痰火症

真麻油三两，以牛黄五钱，明矾一两，研末浸油内，痰火发时，服一二匙痰自下。

七粒金丹

治哮吼之症，神效。将瓦放火上烧红，放鹁鸽粪于红瓦上，自然成灰。研细好酒送下，二三钱即愈。

治哮病方

哮有虚实之分，热哮，盐哮，酒哮，皆虚证也。寒哮，实证也。寒哮遇冷风而发，热哮伤热伤暑而发，治不同法。

虚哮方

麦冬三钱　桔梗三钱　甘草二钱

水煎服，一帖即愈。不必加去痰之药，加则不效矣。不能断根，另有药。

实哮方

百部二钱　炙草二钱　桔梗三钱　半夏一钱 陈皮一钱　茯苓一钱五分

水煎服，二帖即愈。

断根方

用海螵蛸，火煅为末，大人五钱，小儿二 钱，黑砂糖拌匀调服，一帖即除根。若不服上 煎药，止可得半也。上煎药如热哮，加元参三 钱，冷哮，加干姜一钱，盐哮，加饴糖三钱， 酒哮，加柞木三钱。

定喘止嗽降痰噙化方

孩儿茶　白檀香　白豆蔻　桔梗　麦冬去 心　蛤粉各一两　川贝母一两，去心　南薄荷 天门冬各五钱　木香三钱　麝香二分　真冰片 五分

上药共为末，甘草四两，熬膏为丸，如梧 子大。每噙化一丸，去痰降气止嗽，如神。不 可备述。

治盐哮方

盐哮，每朝清晨服豆腐浆愈。

治冷哮方

茯苓　干姜各一两　南星七钱　石膏七钱 生半夏　杏仁各五钱

上味共研末，每服三钱，乌梅灯心汤服。

冷哮方

此非汤剂可治，须吸烟法

乳香　芸香　麻黄　细辛　薄荷

各等份，为细末，扑纸上捻作长条，燃火 令旺，灭之即以烟熏口中及鼻内，泪出自痊。 凡三次作三日。

治腹中硬块方

臭椿皮，在上中者佳，要一大束，去粗皮， 止用白皮二斤，切碎入锅内，水熬滤去渣，用 文武火熬成膏，薄摊标布上。先以生姜搓去垢 腻，后以火烘热膏药贴瘟块上，其初微痛，半 日后即不痛，俟其自落，一张即好，永不再发。 贴膏时微撒麝香少许于膏药上，然后贴之。贴 上膏药，周围破坏出水即验。此方已验多人， 即胀满腹硬过脐者，贴一二张即愈，真神方也。 珍之重之。孕妇忌用。

治瘟块神效膏

真川白芥子二斤　穿山甲八两

用真桐油二斤，入铜锅内先熬半晌，次入 穿山甲熬数沸，再次入白芥子，俟爆止，滤去 渣，入飞净炒黑黄丹八两收之。离火，再入麝 香末四钱，去火气七日。用摊时隔汤化开，不 可用火。又加阿魏四两更妙。此膏效难言述， 倘若有力者，多熬以救人甚妙。

治瘟秘方不论远年近日，
服之内化无形，不可轻视

大黄　皮硝各一两　水红花子研为末　急性 子各五钱，亦研为末

用白鸭一只，揢去毛并脏杂，不可经水， 药共研匀，装入鸭腹，用线缝好，盛砂锅内， 加无灰酒两大碗，上用一砂锅盖好，要封口严 密，文武火炙干，将鸭翻掉，炙黄色，破开鸭 肚去药，用新青布将鸭腹内揩得干净，患者将 鸭分作二三次吃，吃完即愈。

消痞神丸

香附米二两，童便浸炒　砂仁七钱，炒　枳实一两，炒　陈皮一两，炒　半夏一两二钱，姜炒　厚朴一两二钱，姜炒　山楂肉二两　当归身四两　沉香八钱　木香五钱　乌药一两　白术一两，土炒　神曲一两一钱，炒　苍术一两二钱，炒　麦芽一两二钱

共炒研为末，老米和为丸，梧桐子大。食远服二钱五分，白滚汤下。

消滞丸 <small>东平展子明传</small>

消一切酒食痰胀肿痛积聚痞癥瘕瘕，此方消而不响，响而不动，药味寻常，功效甚速。

黑丑颂术二两，微焙　南香附醋浸透，炒　五灵脂微焙　槟榔各一两

共研细末，醋和为丸，如梧子大。每服一钱，渐加至二钱，姜汤下。

山岚瘴气

犀角　羚羊角　雄黄各一钱　麝香三分

共为末，水调服。凡饮食之内，俱宜用蒜，此辟瘴之要味也。

治中瘴疠毒方

水煮犬肉，空心恣食，饮酒数杯，即去溲溺，少候清利，其瘴渐退。盖犬肉能治其瘴也。昔洞庭贺泽民，按察云南时，分巡腾冲等处，因染瘴疠，腰股发热，有监生杀犬煮而馈之食，愈。客坐新闻。

新增紧要良方

治疟疾丸 <small>青云楼配制奉送</small>

药黑豆去皮，二钱六分　白矾六分　明雄四分

外用朱砂三分为衣，以上共重三钱九分，为一料，每料做成六十三丸，必须端午午时，先将药味晒好，研末，午时修合。用者大人只一丸，小儿半丸。孕妇忌服。如此症发三四个后，当日食之，神效。食丸后，谨戒油荤生冷及冒风下水，忌七日，永不发矣。

治清平丸方

此药性味平和而功用甚大，统治一切天行四时瘟疫，彼此传染，憎寒壮热，精神昏迷，身体倦怠，骨节疼痛，饮食不进，胸腹鼓胀，炎天受暑，痧症、霍乱吐泻，春瘟、夏疟、秋痢、感冒、风寒、山岚瘴气。凡此诸病，每用二丸，开水化服。重者四五丸，无不应效。如噤口痢疾，饮水入口即吐者，用一丸噙化，徐徐咽下，开通胃气，即能饮食。虔治与人，应手取效。兹将药方开后，惟愿仁人君子，好善乐施，配合广济，俾穷檐蔀屋，无力延医者，感得赖以治疗笃疾。

槟榔一斤　川厚朴姜汁炒　广皮各十二两　藿香六两　制香附半斤　酒白芍半斤　半夏曲十二两　紫苏六两　草果仁半斤　炒枳实半斤　制苍术十二两　青皮半斤　柴胡半斤　炒黄芩半斤　莱菔子四两，炒　煨干姜六两　山楂肉半斤　甘草四两

外加神曲三斤，陈武彝茶四两，共研细末，用生姜十斤，捣取自然汁，将红枣打泥，泡浓汁拌水泛为丸，每丸重一钱五分，晒干透用大瓶盛贮，勿泄气。小儿减半，孕妇忌服。

治癫狗咬方

青黛三钱　真紫竹根三钱　马全子三钱

以上三味，煎水服之。毒即可从大便中出。

治实火喉症蛾子

用生梅子一升，蜒蚰虫不拘多少，此虫俗

名滑泥涎，其虫涎滑满身。同装入坛内，日久虫化成水，梅子自干，收贮。如遇此症，用梅子一个，嚼之即愈。

又方

用青果核不拘多少，烧灰存性，每钱加上冰片五厘，研细末吹之亦效，并兼治烂脚不收口者。

治小儿胎毒烂头颈日久不愈者

用大黑豆一升，将水泡一昼夜，沥干用坛子一个，将豆装入，以粗生布封口覆于钵碗内，四旁用砖砌好，上用白炭火煅一周时起出，以钵碗内之豆油，俟冷涂搽，多次即愈。

治火烫伤方

用生贯仲十斤，以大为妙，切碎炒燥研细末，筛过再以童便浸透，晒干再浸，再晒。如此三五次，晒干收贮。用时将生桐油调敷，如以起泡出水，即干掩之，即愈。此药须在伏天制好。

刀伤药

用水龙骨，即旧船上捻船之桐油石灰也。晒干研细末，用韭菜汁浸透，晒干，再以牛胆浸湿拌匀，又晒干研末，掩之即愈。

治妇女痛经方

采野青菜，阴干为丸，每丸重一钱，共服三四丸，即愈。

治干虫食鼻方

采野东苋菜捣烂，敷满鸡蛋，用白麻线一长根，将所敷之蛋系稳，再用腐乳坛一个，入好七醋一酒盏，将鸡蛋放入坛内，即拈线头塞入鼻孔，吸一二次痊愈。

治火眼方

用真菜油，擦上眼皮一二次，并不传染。

催生神效经验良方

艾茸八分　羌活八分　枳壳六分　荆芥八分　北芪钱半，酒炒，气虚者用二钱　川贝母另研，冲服　酒芍一钱　当归二钱　川芎钱半　菟丝子钱半　川厚朴八分，姜汁炒　甘草五分　生姜引

此方得自《医学心悟》，屡试屡效，随手见功。凡难产者，服之立产，不当产者，服之即安。洵救急之良方，济生之宝筏焉。但勿任意增减为嘱。茶陵谭继善堂刊。

产后血气痛方

楂肉三钱，炒黑
煎水，红糖兑服。

又方

元胡索六钱，酒炒　丹参三钱　枳壳二钱
煎服。

肾气痛方

川楝十粒，用巴豆七粒同煮，取豆，瓦上焙枯成炭　荔枝核十粒，打碎，盐水炒枯　吴萸二钱　小茴三钱　官桂三钱
均用盐水炒，同前药研末，白水冲服。

疯犬咬神方

青黛一两　千年矮连根，一握

将千年矮煎浓汁，冲对青黛一大碗服，不过二三剂，痊愈。并不禁忌。此方系姜若鹏祖传，屡服屡验。按千年矮，一名路边精，五六七月开小白花，其根入火炉烧之作猫屎臭者是。故俗名猫屎它。

疯犬伤马牛猪羊方

用紫竹根入铁锁一把同煎，牛马灌，犬羊猪拌食及草，服之愈。

中菌毒神方

鸡毛水服之愈，随食其鸡肉妙。

安胎催生神授秘方

妊娠八个月后预服一剂，临盆服一二剂，能免一切难产。或一切胎动能安，其分两俱属神授，不可任意加减。

当归身酒洗　川芎各一钱五分　菟丝子一钱五分　白芍酒炒，冬月一钱，余月一钱二分　川贝母一钱，浙贝不可用　荆芥穗炒　黄芪蜜炙，各八分　厚朴姜炒　蕲艾叶各七分　枳壳炒，六分　羌活　甘草各五分

姜三片，空心水煎服。

洗眼方

用皮硝五钱，清水碗半煎七分，每月一日三洗，辰时向东方，午时向南方，戌时向西方，用黑绢频洗。此日必须洁净持斋，不可乱洗，必有效验。日期开后，闰月照前。

正月初三　二月初四　三月初三　四月初五　五月初五　六月初四　七月初二　八月初九　九月初十　十月初三　十一月初四　十二月初四

四物汤

治血虚发热，或因克伐，溃后失血，以致烦燥不安。

当归　熟地各二钱　白芍一钱　川芎一钱五分

上水煎服。

回生集卷下

古北乐天叟陈杰集
杭州李锦章校句读

外症门

治一切肿毒屡验方

杏仁，不拘甜苦皆用，剖开两瓣，择选棱齐全者数枚，涂以溏鸡粪，加麝香些须，罨在疮上，即吸住不脱，移时毒聚，则杏仁迸起。随以第二枚罨之，仍如前吸注迸起，乃毒未尽也。即以第三枚罨之，其毒起必轻，一触即脱，无不愈者。

巴膏 系四川藩司巴公治母疮，传此方

治一切恶毒大疮无名肿毒，及一切痞块神效。

木鳖子二十一个　象皮一两　大穿山甲四十九片，油煎化为度　巴豆仁三十五粒　山栀子八十一个，红者去壳，熬化去渣　真芝麻油四斤　桃柳杨槐桑五种嫩枝，各九条，搊碎

将香油炸枯树枝，用铁丝小网勺捞出树枝，再入木鳖子、象皮、穿山甲、巴豆仁、红栀子炸化，用绢袋滤去渣滓，将前油复入锅内熬沸，撤火稍定，入炒过黄丹搅匀，将锅取起，再入血竭、儿茶、制乳香、制没药各三钱，硼砂五钱，细细搅匀，用凉水一盆，将膏倾入水内，用手扯药千余遍，再换水数次，拔去火气，收贮磁罐内。临用重汤炖开，摊贴。忌用火烘。

治一切无名肿毒方

泽兰叶一两　广胶五钱，另器酒化冲入　白及三钱　怀牛膝三钱　白芷三钱

人身以脐为中。如患脐以上及头面者，去牛膝，入白芷。脐以下及足膝者，去白芷，入牛膝。上下俱患者，二味并用。水煎，临卧时服，接饮热陈酒，必得酩酊，盖被出汗为度，已溃未溃，服一二剂即愈。

一切肿毒

山药，捣成泥，涂之立消。

恶疮不敛

瓦松，阴干为末，先以槐梅葱白汤，洗净后，糁之，立效。

诸疮十年不瘥者

鲫鱼，煅灰和酱涂之。

治毒膏

贴一切肿毒神效。

蓖麻子四两，去油皮　血竭三两　蟾酥一两，乳化　乳香一两，出汗　松香一两五钱，揉白

加顶好麝香三钱，为膏，贴一切肿毒神效。

拔毒异法

以极细铁屑将好醋调之，煎二三沸，捞醋中铁屑铺于患处，将上好磁石，即吸铁石一大块，频频吸之。阴证用之，其毒自出也。

一笔销

闹洋花五十斤，拣极净，煎膏，将川乌、草乌各一两，收之。凡遇疔毒用笔蘸药涂之。

治脑疽发背一切恶疮初起方

采独茎苍耳草一根，连叶带子用

切细，不见铁器，用沙锅入水二大碗，熬至一碗。如疮在上部，饭后徐徐服讫，俟吐出，吐定再服，以药尽为度。如疮在下部，空心服，疮自破出脓，以膏药贴之。京兆张公伯王榜示此方传人，后昆弟皆登科甲。

治发背对口及一切痈疽溃烂有回生功效

宫粉一两　轻粉　银朱　雄黄　乳香制净没药各二分五厘，制净

共研极细末，听用，先将好茶叶，煎浓汤洗患处，后将獭猪腰子切开，掺药五分于腰子上，盖患处，待药如蒸良久取去。一日一次，拔毒减痛，溃出脓秽，不可手挤。轻者二次愈，重者七八次可愈。此方济人甚多。

吕祖治发背灵宝膏

桐庐一人，因母患发背，百治不痊，得此方痊愈。

瓜蒌五枚，取子去壳　乳香五块如枣大

二味共研细末，以白蜜一斤，同熬成膏，每服三钱，温黄酒化服。

治发背如神真秘方

狗牙，要大者，炒黑研细末，听用，先将生葱熬汤，洗疮。再将前末，用好醋调敷患处即愈。

治发背方

鲜苦参根，去泥洗净捣烂，同鸡蛋清搅如糊。未溃者满涂之，已溃者四围敷之。中心留顶。若经时药干，以井水扫润之。有起死回生之功，真神方也。勿以平常忽之。

发背膏药方

此方得之甚难，礼下于人，设法购求，方得到手，合药施送，无不立效。

滴乳香箬包，烧红砖压去油，四两　净没药箬包，烧红砖压去油，四两　鲜红血竭四两　白色儿茶四两　上好银朱四两　杭州定粉四两　上好黄丹四两　上好铜绿二两

以上各另碾无声，筛细末共一处。临时照患疮之大小，用夹连四油纸一块，用针多刺小孔，每张秤药末五钱，用真好芝麻油调摊在油纸上，再用油纸一块，盖上周围，用线将二纸合缝一处，贴疮上用软绢扎紧，自然止痛，化腐生新。过三日将膏揭开，浓煎葱汤将疮上洗净，软绢拭干，将膏翻过，用针照前多刺小孔贴之。因药品甚贵，取其又得一面之药力也。无火之人，内服十全十补汤。有火之人，减去肉桂、姜、枣煎服，兼以饮食滋补，无不取效。至重者，用膏二张，百无一失，宝之。

发背无名肿毒等疮

紫花地丁，三伏时采收晒干为末，飞罗面为糊，将末和成饼，收贮。临用盐醋浸一宿，

贴之甚效。

治对口仙方

此名天疽。十有九死，可不慎乎。

鲫鱼一尾，去鳞肠捣烂，入头垢五六钱，再极匀，加蜂蜜半杯搅匀，从外图入里面，留一孔出毒气，二次全消，即时止痛。如已成形，有头将出脓，或他医已治不效而出脓者，内服三香定痛饮，则能起死回生矣。

三香定痛饮

原方无分两，临用延医酌定。

木香　黄芪　紫苏　人参　厚朴　甘草　桔梗　官桂　乌药　当归　芍药　白芷　川芎　防风　乳香　没药

上水二盅，姜三片，红枣二枚，煎分食后服。

对口疮

姜汁磨京墨，四边围住，以白梅猪胆涂疮口即愈。

治对口初起方

不论偏正，用蛇蜕一条，煅灰，以好酒调服即消。

治对口疮方

黄蜡一两　头发　宫粉各三钱　麝香少许　香油三两

上先将香油熬滚，入头发，次入黄蜡化开，于入宫粉略熬一滚，退火入麝，将古干纸裁成方，入油内即取出，冷定。或每用五张或七张贴患处，即出脓矣。再贴十余张即愈。

一切痈疽疮疔无名肿毒不论阴阳已溃未溃外科总方

桑条，如手大指粗细二根，炭火烧着，一头吹灭，用心熏疮。如未成者，便消散，或已成者，便破。有疔去疔，有毒去毒。熏疼者不疼即安，熏不疼者若疼即愈，屡验神效。

乌龙膏

一切痈疽发背，无名肿毒，初发热未破者，神效。

陈粉子隔年小麦粉　砂锅焙炒，初炒如饧，久炒则干，成黄黑色，冷定，又放于地上出火毒，研为末，陈米醋愈陈亦好。调糊，熬如黑漆，磁罐收贮。临用摊纸上，煎贴之即如冰冷，疼痛随止。少刻觉痒，干亦不可动，或缠裹之。久则自消，力尽脱落，药易功大，济生者珍之。

治痈大如盘臭不可近方

桐树叶，醋蒸贴之。退热止痛，渐渐收口，秘方也。

肠痈

小肠坚硬如掌而热，按之则痛，肉色如故，或燃赤微肿，小便频数，汗出憎寒，脉紧实而有力，服此神效。

大黄炒　朴硝各一钱　丹皮　白芥子　桃仁各二钱，去皮尖

水二碗，煎八分，食前或空心温服。

肠痈不可药治

用皂角刺，酒煎服，即从小便出脓立效。

治大小肠痈

凡小肠痈则左足缩，大肠痈则右足缩是也。

用地榆一斤，水十碗，煎三碗，再用生甘草二两，金银花一两，再煎一碗，空心服，一服即消。久亦不须两服也。但忌房事，余不必忌。

鼠瘘核痛

未成脓者，以柏叶捣涂，熬盐熨之。气下即消。

颈上病疮

旧琉璃灯烧灰，菜油调搽神效。

内消瘰疬秘传经验方

未溃者，内消。已溃者，亦愈。外贴太乙膏收口而愈。

夏枯草八两　元参五两　青盐五两，火煅过海藻一钱　天花粉　生地酒洗　川大黄酒蒸　贝母　海粉　白蔹　薄荷叶　连翘　桔梗　当归酒洗　枳壳麦面炒　焰硝　甘草各一两

上为细末，酒糊跌为丸，绿豆大。食后临卧低枕，用白汤吞百余丸，就卧一时妙。

顶癭

猪喉下肉子七枚，瓦焙研末，每夜酒服一钱。忌酸咸油腻塞气之物。

肺痈

肺痈者，先因感受风寒，未轻发越，停留肺中。亦有七情饥饱劳役，损伤脾肺而生者。又有劳力内伤，迎风响叫，外寒侵入而生者。其初则毛耸恶风，咳嗽声重，胸膈隐痛，项强不能转侧者，是其真候也。久则鼻流清涕，咳吐脓痰，黄色腥秽，重则胸胁胀满，呼吸不利，饮食减少，脉洪且汗。渐至久咳劳伤，咳吐痰血，寒热往来，形体消削，咯吐瘀脓，声哑咽痛，其候转为肺痿。如此者，百死一生之病也。用大瓜蒌一个，开一孔内子有多少粒数，配杏仁去皮尖，如数入瓜蒌内，将孔封好，外用黄泥包裹，煅红无烟候冷，去土，将瓜蒌又配川贝母如前数，共研为细末，用蜜调二钱，卧时服灯心汤过口。

肺痿

嗽唾寒热，气急颊赤，童尿五合，大粉甘草寸许，四破浸之，露一夜，平旦顿服，一日一次。

肺痈咳嗽

咳吐脓血，胸中隐痛，用薏苡仁，略炒为末，糯米饮调服，或煮粥，或水煎服，当下脓血自安。

肺痈危急

橘叶，绞汁一盏服之。吐出脓血即愈。

治肺痈奇验方

凡人肺痈初起时，咳而两胸即疼者，是也。即宜速服此方。

元参半斤　天冬四两　桔梗二两　炙甘草一两

水十碗，煎至二碗，再用蒲公英五钱，金银花五钱，再煎一碗，饱食后服之。初起者即消，日久者即生肉，奇方也。

肺风疮

金头蜈蚣一条，去头足，瓦上焙干　雄黄一钱
硫黄一钱

共研细末，夏月用白茄子捣汁调搽，冬月
用柏油杵膏涂之。卧涂于面，次早洗去，半月
痊愈。

肺风疮验过

黑脂麻去皮　莲肉不去心，水浸软

每早服之。

悬痈

由于三阴亏损，湿热结聚而成。此穴在于
谷道之前，阴器之后，又为海底穴也。初生状
如莲子，少痒多痛，日久渐如桃李，赤肿焮痛，
溃后轻则成漏，重则沥尽气血，变为劳瘵不起
者多矣。用大粉草四两，长流水浸透，炭火上
炙干，再浸再炙，如此三度，切片甘草三两，
当归身三两，水三碗，慢火煎至稠膏，去渣再
煎，稠厚为度。每用三钱，无灰热酒一大杯，
化膏空心服之。未成者即消，已成者即溃。既
溃者，即敛。此悬痈良药也。

囊痈

凡小腹作痛，牵引肾子，多寒少热，好饮
热汤，乃疝气也。如阴囊红肿发热，小便赤涩，
内热口干，坠重作痛，乃囊痈之候，不宜用疝
家热药，清肝渗湿汤主之。

川芎　龙胆草　天花粉　当归　生地　柴
胡　山栀　黄芩各一钱　泽泻　木通　甘草各
五分

加灯心，水煎食前服。

溃后掺药　蚌壳　黄连　青黛　各等份，
研极细敷之。

囊痈

抱出鸡卵壳，黄连、轻粉，等份为末，以
炼过麻油敷。

胎元七味丸方

泰安太守萨公讳樌传

专治痔漏，不拘远年近日，脓血通肠者。
服之，化管除根，此方异人传授，救人灾难，
止人疼痛，活人多矣。只宜传方施药，不可传
授匪人，心存取利。

胎元三个，即男子脐带，新瓦上焙干存性　陈
棕七钱，数十年者佳，烧灰存性　京牛黄三分　槐
角子五钱，肥大者，瓦上焙干存性　刺猬皮三钱，
酥炙　象皮四钱，酥炙　地榆三钱，晒干

上七味共研细末，酥油为丸，如蚕子大，
若不成丸，加糯米糊少许即成。每服七丸，空
心白滚水送下，三日化管止痛，七日平满，血
清脓止，十日除根。第一奇方。

洗痔回春方

河边柳根须一把，白芥子、花椒各二钱，
煎汤熏洗。其虫头黑身白，俱从疮出，立愈。

外敷药方

大黑枣三枚，剖两片去核，入铜绿衔住，
外以净红土和泥包好，煅红取起，去土研细，
真麻油调涂。

痔漏神效丸方江南锡山谢汉文桢氏传

当归酒洗　川连酒洗　象牙末各五钱　净槐
花　小川芎酒洗　滴乳香各二钱　箬叶去油　露
蜂房一个，槐树上者佳，椒树上次之，微火炒

共研细末，黄蜡二两溶化，入前药末为丸，

桐子大。每服五六十丸，空心煎漏芦汤送下。至五日漏孔内退出肉管，待二三指长，用剪剪去。再退出再剪之。内管尽出，自然从内生肌长肉，愈矣。神验之极。

治疔疮方

菊花四两　甘草四钱

水二大碗，煎一碗服。如疔疮有红丝者，以灯心一根，蘸油迎丝头连烧十余下，并烧疮头，皆烧至不疼，又烧至复痛即止。

护心散

见疗苗速用。凡患疡症，见食恶心，乃毒攻心也。急服此散。

绿豆粉一两　乳香三钱，去油

每服五钱，甘草水送下。如心慌，加朱砂三分，酒调亦可。

治唇上身疔毒

大腿弯中紫筋上，银针刺出血即愈。

治破伤风方

鸽粪尖者炒，一二钱　白麦面炒，一两　麻不拘分两，烧存性

以上三味为末，如遇破伤风，肿得头如斗大，或垂死者，用好黄酒调药灌之，即生。屡验。

治破伤风神方

用手足十指甲，香油炒黄，为末，黄酒冲服，汗出即愈。真奇方也。

破伤风病

槐子一合，炒黄，好酒一碗，煎八分，热服，汗出为愈。

八宝丹

专治一切鱼口便毒，顽疮二三年不愈者，服此如手取之。效。

川大黄一两　香白芷　独活　天南星　制半夏　天花粉各三钱　大贝母　穿山甲各五钱

共研细末，每药一两，加粉霜三钱，糯米浓汁为丸，如凤仙花子大，朱砂为衣。每服三分，空心白滚汤送下，一日一服。

即用柳根白皮，熬水漱口十余次，不过十余服即痊，其毒从大便而出，不吐不泄，极为平和。

治鱼口方东平展子明传

牛牙，煅灰研细末，每服一两，黄酒调送下，一二服即愈。

治坐板疮神验方

松香　宫粉，等份，入葱管内，瓦上炙干为末，真麻油调涂，一二次即愈，神效无比。

坐板疮方

蜂壳，烧灰存性，研末，和真冰片少许，糁上一二次，即愈。

治干疥肿痒方俗名一扫把

水银　轻粉　潮脑各一钱　大枫子肉十个　杏仁一粒，去皮尖　蛇床子一钱

共研细末，以柏油烛油调匀，先以肥皂水洗澡，涂患处，即愈。

鬓边疽有数年不愈者

用猪、猫头上毛，各一撮，烧灰，用鼠粪一粒为末，清油调涂立愈。

胁疽

赤小豆末敷，仍煮豆食饮汁。

骨疽

不合，骨从孔出，掘地作坑，口小里大，深三尺，以干鸡粪二升，同艾及荆叶捣碎，入坑内，烧烟将疽就熏，用衣拥之勿泄，半日当有虫出。

蛇缠丹毒

糯米粉和盐，嚼涂之。

治赤白蛇缠疮

用兜粪勺上竹箍，烧灰研细，用香油或麻油调搽患处，即愈。

天蛇头疔

荔枝肉，同麻油嚼敷。

秃疮

羊粪晒干，研细筛过，用老鼠煎油调搽三次，即愈。且能生发。

秃疮屡验方

荞麦面一两，炒黄，研细　硫磺五钱，研细
共和匀，或羊油或羊髓油亦可，调匀搽之。

治牛皮癣效方

牛膝三钱　寒水石三钱，白矾二钱飞过　花椒一钱五分
共为末，以健猪油同鸡蛋清，调搽即愈。

牛皮癣疮

烟膏，即硝牛皮刮下者，药铺上买。菜油调搽即愈。

治一切顽癣

鸡子四枚，和香油、葱、椒炒作饼子，乘热贴患处效。

治脓窠疮神效方

用最旧靸鞋一只，最旧年久丝绵絮筋二种，俱烧成灰，候冷，再用大枫子肉为末，合一处，以香油调匀敷之。两日痊愈。如有未干燥者，以灰糁之，其效如神。

甘露丸 杨泽清传

治眼漏，鼻漏，耳漏，牙漏，肘漏，腕漏，乳漏，胸漏，脐漏，大肠漏，小肠漏，臀漏，膝漏，踝漏，或周身或一处不等，及诸疮年久不愈者，悉能治之。

象牙末八钱　飞白矾五钱　大蚂蜂窠二个，带子者　刺猬皮一张，以上二味，用新沙锅焙黄色　瓜儿血竭五钱　朱砂六钱　明雄黄七钱　滴乳香三钱，去油净　没药三钱，去油净　儿茶四钱，去油净

共研细末，熔黄蜡为丸，如桐子大。每服二十四丸，槐花煎汤，冲黄酒空心送下。

药内加白颈蚯蚓、槐花更妙。服药后，忌醋荤腥气恼。

漏疮

人牙灰、油发灰、雄鸡内金灰，各等份为末，麝香、轻粉，少许油调敷。

大麻疯癞

白色松香，砂罐水煮，干则添水煮化，投水不涩为妙。研末。忌铁器，蜜丸，桐子大。每服七十丸，加至百丸。猪脬七个，即尿泡也。每个入莲肉七粒，煮极烂，酒食之。松节、槐条、桃条、梅条、侧柏叶各数斤，大锅水煎出脂，缸内先熏后洗一二时，勿揩拭穿新青布衣，虫当出布衣上，永不发矣。忌大荤盐两月，如手足拘挛，加川乌、草乌、煎水洗。

风癞

黄柏末、皂荚刺灰，各三钱，研匀空心酒服，取下虫物，并不损人。食白粥两三日，服补气药数剂，名神效散，如肢肿用针刺出水，再服。忌一切鱼肉发风之物。

癞风眉落

生半夏末、羊屎烧焦等份，生姜自然汁调，日涂。

治骑马痈方

金银花八两　煎水二碗，入

大黄　当归各一两　牛膝三钱　车前子　生甘草　地榆各五钱

煎半碗，空腹服后即卧，睡醒病失矣。过一日微泻而愈。神效奇方也。须忌房事一月为要。

上疳方

上疳者，喉疳、牙疳、口疮等症也。百用百验如神。

轻粉三分　朱砂七厘半　雄黄七厘半　冰片二分　淀粉二分半

共研细，吹入口内，无有不效者。临吹先用薄荷汤，或茶漱过口。

烂膀疮方

生石膏，研末极细，和东丹、桐油，调搽三四次，即愈。

雷头风

头面疱疮肿痛，憎寒发热，状伤寒，用荷叶一片，升麻、苍术各五钱，水煎温服。

治搭手

全蝎，去毒三五枚，核桃肉研末，好酒冲服，一二次即消。

臁疮久害

用葱白，健猪油去膜，潮脑五六钱，共捣极烂。先用防风、金银花、甘草，煎汤淋洗患处，按干后，将前药厚厚敷上，用薄油纸裹好，外用旧绵花扎紧，一日两换，不可见风。忌食发物数日。生肌长肉痊愈。药用磁盒紧盛，莫漏香气。此方又可治杖疮，并跌打皮肉损伤。

多年臁疮方 密云县牛栏山杨医传

兽医铲下驴蹄片，不拘多少，沙锅炒黑存性，研末，脂麻油调搽患处。如疮湿者，不必加油，干敷之即愈。

此疮百方不效者，用此药神效经验。

治臁疮不拘远近神效方

用旧烂牛皮鞋掌子取下，砍碎，阴阳瓦煅存性，为末，麻油调敷即愈，神验之极。

王府秘传治杨梅疮方

用癞虾蟆一个，大者为佳，红眼者，有毒，不可用。取时不可拿重，恐走蟾酥，宜用圆口小瓶一个，置于地上，缓缓赶其自进，量能饮酒半斤者，下酒一斤，须折半斤可服。其瓶口用木针针固，仍以纸条封紧，不可出气，慢火煨煎。先将瓦瓶与酒，共虾蟆称过斤两若干，煎折半可住火，除去虾蟆，止取清酒温服。服后即将绵被覆暖取汗，干方可起动，更勿坐立当风处，恐入风气。若上部疮多，略吃些粥服。若下部疮多，空心服。如一服未痊愈，停三四日再服一个，决全妥矣。且终身不发。屡用屡效，不可轻忽。

治黄水疮羊须疮屡验方

宫粉、松香、共研末，灯盏油调涂之。

治漆疮方

石灰水，调敷上，一日除根。

流火神方

夏枯草一斤

水二十碗，煎十碗，放盆内，熏痛处立止。

治小儿头疽

用有妻室的。卧房门内，地下脚踏处，取土煅过，用麻油调敷疽周围，留顶上如棋子大孔，其脓血出即愈。

治小儿头上热疖方

用鲴鱼尾贴上，即不疼而愈，奇效屡验。

治湿痰流注神验方

用姜黄母子是大姜黄身上小钉子是也。为末，小红枣去核，药末入内填平，用丝绵扎紧，塞入鼻孔内，随量饮醉，盖暖出汗。已溃者，自然愈，未溃者，内消。神效之极。鼻孔照男左女右塞之。

足疮

甲疽，盐汤洗，煅绿矾研末，厚敷。

甲疽脓血

弩肉裹趾，牡蛎拣厚处生研为末，每服二钱，红花酒煎服。仍用敷。

痄腮肿痛

赤小豆。
浸软杵末，水调涂之即消，涂背疮神效。

治头疼耳边发肿太阳痄腮俱疼不可忍

大黄一两　青木香　姜黄　槟榔各三钱

以上为细末，用醋蜜和调，涂患处，中留一孔，气干则易涂，二三次即愈。

耳面肥疮

马齿苋为末，和黄柏末敷之。

伤损门

跌打损伤方

四川提督军门吴英言：昔得秘方，治跌打损伤极效，虽重伤濒死，但有一丝之气未绝者，立苏。前任福建为副将时，军中有二弁相斗，皆致重伤，其一则死矣，驰往视之。其一惟心头气尚微暖，亟命以药灌入，觉胸间喀喀有声，不移时，张目索食，翌日遂能起行，自后屡用屡著神效。其方或于重阳日，或于十一月采野菊花，连枝叶阴干。每用菊花一两，加童便无灰酒各一碗，同煎热服。

跌打损伤，气绝不能言，急以韭汁和童便饮一盏。

治跌打损伤昏迷不省人事此药灌下立神效

苏木　白麻皮　细木耳

以上各二钱，俱用瓦上焙焦色，木耳更要焦为妙，共为末，黄酒同黑糖调服。服后将酒饮醉，避风睡一宿，即愈。

跌打及墙壁压伤神验方

川麻一分　木香二分　红花三分　甘草四分

研末，黄酒送下，均生用。

跌仆至重面青气短欲死者

宫粉一钱

和水服之。即安。

凡刀伤磕伤及烂入寸深者

千年石灰、轻粉、血竭、白蜡、研末糁之。

外以随便膏药，盖上即愈。

金疮或磕伤折伤血出不止疼痛难忍者

葱白　砂糖等份

研为泥封之，其痛立止，又无疤痕之妙。

金刀伤 大兴李振祖西平传

龙眼核，剥净外面光皮，只用其仁，捣研极细末，填敷伤口即止。

西平氏云：此药在西秦及巴里坤军营，救愈多人。

龙眼核治金刀伤之功效验，查《本草纲目》，及别集本草，俱未细载。可知世间有用之材，自古迄今，湮没者不可胜计矣。惜哉惜哉。

刀伤急治法

用柿饼捣烂涂之，血立止，伤口自合。

打伤方

白蜡一两　藤黄三钱

入麻油溶化，涂伤处立愈。此方止痛止血，及烫火伤皆妙。

卒堕压倒打死心尚温者

将本人如僧打坐，令一人持其头发，稍放低，用半夏末，吹入鼻中，醒后以生姜汁、真麻油灌之。再以干薄荷烧灰，热小便调下三钱，日进三服，自愈。昔推官宋琢定验两处杀伤，气偶未绝，急令保甲，各取葱白放锅内，炒热遍敷伤处，继而呻吟。再换葱白敷之，伤者无痛矣。会以语乐平县令鲍芹。及再会，鲍曰：葱白甚妙。乐平人好斗多伤，每有杀伤，公事未暇诘问，先将葱白敷伤处，活人甚多。

箭镞铅弹伤

干苋菜，捣和，砂糖涂之。箭镞铅弹皆可出。

箭镞入骨而不能出者

鹅管石，研细末，撒在周围，箭头自出。

箭镞及针头不出或在咽喉

用蝼蛄，即湿地上夜鸣拉拉呼。脑子捣泥，敷上，不过三五次即出。

坠车落马筋骨痛不止

元胡索末，好酒服二钱，日进二次，即愈。

竹木刺入喉

故锯烧红，浸酒中乘热饮之，极妙。

接骨神方 东平展子明方

旱公牛角一个，火上炙干一层，刮一层 黄米面不拘数，荞面亦可 榆树皮白里不拘数 花椒六七粒 杨树叶不拘数，如无亦可

共研细末，以陈酽醋，熬成稀糊，用青布摊贴，再用长薄柳木片缠住，时刻闻骨内响声不绝，俟定即接。如牛马跌伤，及树株被风刮折者，以此药照治人法治之，俱效。

杂治门

卒暴恶死或缢死或卧奄然忽死心头微微温者

葱心黄茎，男左女右，入鼻孔三四寸，鼻

目出血有生。

急救方

凡溺死者，以鸭血灌之可活。

治水溺死

用牛一头，或铁锅一口，将溺者横卧于上，口中放箸一枝，使水可出，再以生老姜擦牙，鸭血灌之即活。

治冻死方

凡冻将死有气者，灰炒热，囊盛，熨心胸，冷即易灰。若不先温其心，便以火烘，则冷与火争必死。

癫狗咬方

斑蝥四个，要头足全 木鳖二个 麝香二厘 黏米四十九粒，炒熟

上药四味，俱研细末，开水送下，即愈。若服后小便疼痛，即以凉水调服六一散三钱二三次，以解斑蝥之毒，其痛即止。

狗咬成疮

银杏，嚼细涂之。

恶蛇伤

顿朴不可疗者，香白芷为末，麦冬、去心，浓煎汤调下，顷刻伤处出黄水，待肿消皮合，仍用此药渣敷。

恶蛇咬伤

青木香即马兜铃根。

水磨敷之。仍煎汤饮吐妙。

救砒霜毒方 会稽邵铭三先生传

无名异即土子，漆匠用以炼桐油收水气者。研末，吞下即活。

邵铭三云：一人常称无名异，善解砒霜。其友不信，请面试。先服砒霜，后服无名异，果无恙。

误吞五金

啖饧糖半斤，其物皆从大便出。

小儿吞钉方

活磁石一钱　朴硝二钱

并研为末，以熬熟猪油加蜜和调药末，吞之。将近一日，自然解下。盖硝非磁石不能传药附钉，磁石非硝不能逐钉速出，非油无以润，非蜜则未必吞。合是四者，则着者着，逐者逐，润者润，同功合力，裹护而出矣。

解诸骨哽方

或用艾叶煎酒服，或将栗子内衣烧服，或将虎骨研末服，或将狗倒吊，取涎服，或将象牙末吹之。

解鸡骨哽方

或服水仙花根汁，或服玉簪花根汁，或将鸡毛烧灰水服。

鸡骨鱼刺

金凤花子，北名海南花。炒为末，吹入即出或下。

烫火伤

凡烫火泼烧，急觅水中大蚌，置磁盆中，将其口向上无人处，用冰片三分，真当门麝三分，为细末。俟大蚌口自开时，以匙挑冰、射一二分，倾入蚌口内，其口即合，而蚌内之肉，悉化为浆，然后再入冰、麝少许，用鸡翎粘扫伤处，先从四面边层层扫入，每日用一二枚，痛处自减，及其火气已退，将用下蚌壳烧灰存性，研细末入冰麝少许，从边围扫。如无蚌处，用冰片四面摩起，渐及于中，亦可渐瘥。

又，杭粉为细末，同妇人所用好头油调涂，如无，柏子油亦可。

又用多年好陈酱，宽宽涂之。但愈后有黑癍。

烫火伤

著人嚼生芝麻涂，随干止痛。如患处宽大，令众人共嚼共涂之，立愈。

烫火伤灼

旧葫芦瓢，烧灰敷之。

烟熏欲死

白萝卜生者，嚼汁咽下立爽。

食物醋心

胡桃嚼烂，姜汤下立止。

贪食茶叶壁泥桴炭石灰生米等

此症皆属有虫。用炒芝麻一碟，拌雄黄末三分，始服白汤下，三日后只吃炒芝麻，服半月自愈。

女科门

麦冬丸方

治女子经闭，形容枯槁，屡验。

杭州麦冬去心，六斤，熬成膏　何首乌半斤，黑豆拌，九蒸九晒，为末，人乳浸，不计遍数，要晒得一斤重　大怀熟地四两　红花五钱，酒洗　当归四两，酒洗　鹿茸五钱，酥炙

共为末和匀，入麦冬膏内，再加炼蜜少许，和为丸，如梧子大，每服三钱，渐加至五钱，黄酒滚水任下。

四制香附丸验方

香附一斤，去毛，酒制四两，童便制四两，姜汁制四两，盐水制四两，各浸七日　乌药半斤，炒

共为细末，用米面米醋打糊为丸，桐子大。每服三钱，泽兰叶煎汤下，肥人空心盐酒送下。

如月水不调，临行三二日前，腰痛，用酒炒黄芩为引。服之四十日，大见功效，妙不可述。

经闭干血等症神方

京师朝庆关僧建庵方

雄鸡一只，煮熟去肉，取全骨一副，即嘴爪俱要，不遗，再用童便、生姜汁、高醋各三盅，将骨入砂锅，或置新瓦上，微火焙炒，陆续将三汁洒在骨上，仍留汁一小半将骨打碎，又用香附米一两，同骨再焙，仍将三汁陆续洒在骨上焙之。俟骨酥脆，去香附不用，将骨研成细末，分作三服，黄酒调下，一服汗出，三服经行，神效之极。

月水不断

陈莲房，烧存性研，每服热酒服二钱。

吕祖鸾笔传治癥瘕屡验方

朝天结成石榴，无些微损伤者，连枝蒂摘下一枝。用新沙锅一个，新木勺一柄，多年黑色陈酽醋十斤，愈久愈妙，陆续入锅煮榴，用勺底擦滚石榴，令其皮烂，俟醋完，熬至黑色如胶，榴渣化尽如膏，起锅。再预以羊血凝定如块者，盛磁器中，以金银竹簪挑起一块，滴于血上，即透至血底，俱化为水，足验药力。如无羊血，即猪血亦可验。陆续用酒化血，不拘多少服之，滚水化服亦可。

按：石榴体沉，其口多下垂者。朝天者绝少。此方异处，再用石榴，莫测其理。

癥瘕血块劳疾屡验多人方

生川大黄，切片一两，好陈醋浸晒各九次，研极细末。每服三钱，好酒送下，二三服即愈。

赤白带下

槿树根皮，二两切，以白酒一碗半，煎一碗，空心服。白带用红酒甚妙。

赤白带下无论老幼孕妇皆可服之

马齿苋，捣烂拧汁，三大合，和鸡子清二枚，先温令热，次下苋汁微温，顿饮之。不过再服即愈。

血崩方

鸡冠子，白者治红崩，红者治白崩。每服五钱，焙微枯，黄酒送下。

血崩久甚不愈

真紫降真香三钱，为细末，水二盅，煎八

分，露至半夜，鸡鸣时热服之，出汗即愈。

崩中下血

大蓟根叶，捣汁服半升。

血崩

贯仲一味，好黄酒一碗，煎至半碗，服至发汗立止。

无忧散

治妊娠身居富贵，口厌肥甘，忧喜不常，食物不节，既饱便卧，致令胞胎肥厚，根蒂坚牢，行动艰难，因致临产难生，八月可服无忧散，则易生矣。

当归　川芎　白芍药　枳壳　乳香各三钱　木香　甘草　血余即发灰，以獭猪心血和之，各一钱五分

上为末，每服二钱，水煎日进二服。

世之难产，往往见于郁闷安佚之人，富贵豢养之家。若贫贱辛苦者，未有也。古方书止有瘦胎饮一论，而其方湖阳公主作也。实非极至之言，何者？见其有用此方者，其难自若，有妊妇苦于难产，后遇胎孕则触而去之。予甚悯焉，视其形肥，勤于针黹，构思旬日，忽自悟曰：此正与湖阳公主相反，彼奉养之人，其气必实，耗其气始平和，故易产。今形肥知其气虚，久坐知其不运，必气愈弱，儿在胞胎，因母气不能自运耳。当补其母气，则儿健易产。

生产保母子神方

当归酒洗　川芎　菟丝子各一钱五分　川贝母一钱，去心　生黄芪八分　川羌活　甘草各五分　白芍炒，一钱二分，冬月只用一钱　枳壳面炒，六分　荆芥穗八分　蕲艾七分　厚朴姜汁炒，七分

用水二盅，姜三片，煎八分。凡妇人受孕二三月者，不论有病无病，每月可服三两剂，临月服三五剂，临产用三四剂，同煎代茶，不时饮自能平安易产，诸病不生。倘素日未知此方，一时忽有血晕阴脱，胎滑小产者，服之即安。又能横生倒养，六七日不下，或婴儿死于腹中者，切忌收生婆用手，只以此药服之，即下。此系异人所传，神效无比，予家中用之多年，真至宝也。

束胎丸

怀妊七八月服之。

黄芩炒，夏一两，春秋七钱半，冬五钱　白术二两　白茯苓七钱　陈皮三两，忌火

为末粥丸，梧桐子大。每服三四十丸，白汤下极妙。

佛手散

治六七个月后，因事跌磕伤胎，或子死腹中，疼痛不已，口噤，昏闷，或心腹饱满，血上冲心者，服之生胎即安，死胎即下。又治横生倒产，及产后腹痛，发热头痛，逐败血，生新血，能除诸疾。

当归五钱　川芎三钱　水七分，酒三分，同煎七分。

如横生倒养，子死腹中，加黑马料豆一合，炒焦乘热，入水中，加童便一半煎服，少刻再服，妊娠，伤寒，热病。

护胎法方

井底泥　青黛　伏龙肝即灶心土。等份

上为末，搅匀涂于孕妇脐中，二寸阔，如干再涂上，以保胎孕不伤。

孕妇癃闭涓滴赤色方

小茴香，阴阳瓦焙存性，研末，每服三钱，

367

黄酒冲服。

坠高跌打触胎不安
胎动腹痛

缩砂仁，不拘多少，熨头盛慢火，炒熟透去皮，为末，每服二钱，熟酒调下。须臾胎动发热，即胎已安，功最神效。

治胎动神验奇方

阿胶　鹁鸽粪各三钱

同炒为末，白滚水送下。即见红亦安，神验无比。

生化汤

产下即服。

全当归酒洗，八钱　真川芎三钱　姜灰五分，夏令四分　甘草炙，五分　桃仁十粒，去皮尖研碎

孕将临月，照方预备二剂，俟一痛即用水二盅，先煎一剂，渣另贮，再煎一剂，其渣同前渣并煎，其汁三盅，和一处顿热，加黄酒六七匙。于一产后，未进饮食之前，即行服下，逐瘀生新，永免产症。或三两日内，精神疲倦，或腹中作痛，再连服二三剂，即愈。更治产后一切危症，无不立安。

此方与达生汤，均系张孟深先生所立，救苦良方。不论大小产，皆可用，奇效。产后诸症，总以生化汤为君，余则不过随症加减而已。若恶露已行，腹痛已止，减去桃仁，再多服数剂不妨。如口渴加麦冬，花粉。寒痛加肉桂、砂仁。伤肉食加山楂。伤饭食加麦芽。伤果品加面裹煨熟草果数分。伤酸梅加吴茱萸三五分。伤菱肉加生龟甲。伤梨及西瓜加肉桂之类。如本元虚者，少服。

开骨丹

治产五七日不下，及瘦小女子交骨不开，死在旦夕。

龟甲自死者佳，占卜者次之，煮熟者不用　女人发一握，生男女者佳，煅存性　当归酒洗　川芎各一两

上为末，每服三钱，用水一盏半煎服，约人行五里时，胎即下。

治难产奇验方

生半夏、白蔹，等份为末。每遇难产妇人，或一二日夜不生，急用此药末一钱，无灰酒送下。不论横生倒生，胎衣不下，俱只一服，无不下矣，神验之极。

济生汤

治难产如神。俟腰痛即服，易产。即三四日不生，服此自然转动生下。此方催生第一。稳效。

枳壳面炒　香附炒　大腹皮姜汁洗炒，各一钱　当归二钱五分　川芎二钱　甘草炙，七分　苏叶八分

水煎，空心服。

产宝散

伏龙肝，乃柴灶下正中土也。如子死腹中，母亦将绝，土三钱，无根水调服即下。其土当儿头上戴出，奇妙。或胎衣不下，用伏龙肝一两为末，好醋调纳于脐中，再用甘草煎汤三四合，服之即出。

又腊月兔，皮毛烧灰，酒服即出。

治横生难产子母双全
即时止痛顺生验方

龟甲一具，去两边飞边，用高醋在火上扫炙十数次，以板酥为度，研细末，每服三钱，热

黄酒冲服。

难产简便方效

红苋菜，同马齿苋，煮熟食之。即生。

妇人难产三四日不下者

密将本夫阴毛剪下一半，烧灰冲酒。本夫手授与妇饮下，即生。切勿与妇知之。屡验。

妇人逆产

釜脐煤，以中指取下，交划儿足下即顺。

胎衣不下效方

鸡蛋清二个，去黄，以好醋一盅和之。啜入口中，即下。

胞衣不下

将本妇之裤，即裤也。覆井上即下。

猪肝蜜酒法

治妇人胞水早行，胎涩不下。

猪肝一具　白蜜四两　醇酒一升

共煎至半升，分作二三服。不能服者，随其多少，缓缓服之。

下死胎方

用芒硝二钱，童便温调服，立下。

子死腹中不出

黄牛粪敷母脐即出。

产后中风危急屡验方

密云县牛栏山杨医传

黑豆一茶盅　连须葱五六半截

先将黑豆焙至有烟时，再入葱黄酒一盅，水一盅半，共煎至一盅服，出汗即愈。宝之宝之。救人莫大阴功。

产后心痛

此恶血不尽也。用荷叶，炒香为末，每服方寸大匕，沸汤或童便调下，或烧灰煎汁皆可。

产后危急血晕恶露攻心将死方

延胡索　血竭　真没药制净　归身各等份

醋水各半，煎服即愈。

产后血晕

韭菜不拘多少，切入瓶中，沃以热醋，令瓶嘴对鼻中即醒。如无韭菜时，用荆芥穗三钱，炒黑研末，童便送下。

产后小便不止

厚肉桂一两　丁香三钱

为末酒调，作饼放脐上即止。

治产妇大便不通，及老人诸虚人风秘不通，难行导药者。服此最妙最稳，效若影响。

苏子　胡麻子

各半合，研极细，用水再研，取汁一碗，煮粥食之。解下结粪，渐得通利极验。

涌泉散

治产母乳汁不通。

王不留行　天花粉　甘草各三钱　当归二钱
穿山甲炙黄，一钱五分

共为细末，每服三钱。猪蹄汤，或热黄酒
送下，其乳自涌泉矣。

通脉散

治乳少或无乳。

黄芪生用，一两　当归五钱　白芷五钱

七孔猪蹄一对，煮汤吹去浮油，煎药一大
碗服之。覆面睡即有乳。或未效，再一服，无
不通矣。

新产无乳者，不用猪蹄，只用水一半，酒
一半，煎服。体壮者加好红花三分，以消恶露。

无乳

牛鼻子，作羹食之。乳下无限。

乳吹乳滞方

蒲公英一两

入无灰酒一斤，煎熟服神效。

结乳敷药方

一妇患此症，诸药不效，肿痛异常，以此
方治之立效。右院判汝敬吴公传。

用生山药不拘多少，捣烂敷之。

吹乳仙方

葱一大把，捣成饼一指厚，摊乳上，用灰
火一罐覆葱，须臾汗出，肿痛立消。

结乳方

蚯蚓粪，以陈醋调涂患处，即愈。

小儿门

治初生小儿无皮但赤色红筋乃母气不充实受胎未足也

早稻米粉，扑之。肌肤自生，神效。

治小儿初生大小便不通

急令妇人以热水漱口，吸小儿前后心，及
脐下数次即通。

小儿不尿

胎热也。大葱白一茎，切四片，乳汁煎，
顷刻作四服。

小儿大小便血

乃热传心肺，不宜凉药。以生地黄汁五七
匙，酒半匙，蜜半匙，和服。

小儿目闭

或出血，或肿涩，此慢肝风也。以猪胆汁
涂甘草炙之，研末乳服。

小儿龟胸龟背

取龟尿摩其胸背，久久即瘥。

法取龟置瓦盆中，以镜照之。即失尿，急
以物收之。或以猪鬃刺其鼻即尿。

小儿脐疮

马齿苋，烧研敷之。

小儿脐风锁口

乌梅

煎汤灌之，即愈。

治初生小儿月内
脐风神验方

如发脐风，看小儿脐上定起有青筋一条，自脐而上指心口。若此筋已至心口，十难救一二矣。看此筋未至心口时，用艾庄在此青筋头上灸之。此筋即时缩下寸许，再从缩下筋头上灸之，此筋即消，病愈。屡试屡验。

褥疮

凡小儿百日内生疮名褥疮，由胎毒所致，又名毒疮。从身渐延至头齐眉癫遍，则愈。若从头渐至腹者，难治。内服犀角丸。

牛黄　犀角　羚羊角　全蝎酒洗　僵蚕炒
防风　羌活　天麻　黄麻　胆星　天竺黄　黄
连　京墨煅微烟为度

以上各三钱，为细末，蒸饼打糊为丸，芡实大，朱砂金箔为衣。每服一丸，薄荷汤下。如外敷药，恐毒入内，反生他疾，宜用药煮布衫穿之。以青布做小衣二件，同药煮，阴干，早晚换服，再煮以愈为度。煮衣之药，四味，大黄八两，甘草四两，当归二两，朴硝二两，乳母宜服煎药十剂。

苦参二钱　羌活八分　甘草四分　连翘　防
风　荆芥　牛蒡子研　金银花各一钱

水煎服。忌食鸡鹅羊鱼韭葱蒜等，酒宜少吃。

小儿齁喘

活鲫鱼七个，以儿自尿养器中，待红煨熟食。

走马牙疳

言患迅速，不可迟延故也。多属痘疹余毒所中，又有杂病热甚而成者。其患牙龈肿烂，随便黑腐作臭，有五种不治。口臭延秽不治，黑腐不脱不治，牙落无血不治，穿腮破唇不治，用药不效不治。初起。

人中白溺壶者佳，煅红，二两　儿茶一两　黄柏　薄荷　青黛各末，六钱　冰片五分

研极细，先用温汤漱净，吹药疳上，日用六七次。吹药后，涎从外流为吉，涎毒内收为凶。内服　芦荟　银柴胡　胡黄连　川黄连　牛蒡子　元参　枯梗　山栀　石膏　薄荷　羚羊角各五分　甘草　升麻各三分　水二盅，淡竹叶十片，煎六分。食后服此方，虽穿腮破唇，并宜服之。

小儿口疳

人中白煅，黄柏蜜炙焦，为末等份，入冰片少许，青布拭净掺之。

疳症仙方

治一切肚黄瘦，腹痛，虫积，神效。

雄黄三钱　麝香五分　胆星二钱　全蝎大炒，去足　僵蚕各一钱，炒　巴豆五分，纸打去油

共秤净末，神曲糊丸，如菜子大，朱砂飞，二钱为衣。每服一钱，白汤下。杭州智荣和尚得此方，济人千万矣。

小儿口疮

不能吮乳，密陀僧末，醋调涂足心，愈即洗去。

小儿胎剥

两大腿近小腹处生疮，皮脱开渐延小腹，

则不救，此名胎剥。用猪胆抹黄柏，炙研，涂之。或加伏龙肝末等份，唾湿患处掺之。

婴儿胎疮

满头者，用水边乌桕树根，晒研，入雄黄末少许，生油调搽。

小儿赤游风方

丹行于上下至心即死，白菜捣敷即止。

小儿浮肿

丝瓜、灯草、葱白，等份，煎汁浴之，并少饮。

小儿咳嗽

咳呕不已，麻黄、防风、荆芥，各三钱为末，绿豆面五钱研匀，杏仁三钱煎汤，调前药，每服一钱上下，量儿大小服。

小儿泄利

血痢，马齿苋捣汁一合，蜜二匙，空心煎服。

小儿痢疾

鸡子一个，煮二三沸，取起，去白用黄，研碎，以生姜汁半小盅，和匀，与小儿服之。不宜吃茶，其效如神。

小儿疳痢

疳痢垂死，新羊屎一升，水一升，浸一夜，次早绞汁，顿服。日午乃食，极重者三服愈。

小儿冷疳腹大吐食面黄腿缩

母丁香七枚，为末，乳汁和蒸三次，姜汤服。

针砂丸

治小儿面黄腹大，积聚不消，不思饮食。

针砂四两，醋煅七次　皂矾四两，火煅　厚朴一两，姜汁炒　青皮一两　三棱一两　陈皮一两　草乌一两　南木香一两　雄黄一两　槟榔一两　使君子一两　鳖鱼脚八只，醋浸焙干

上醋为丸，如粟米大，空心调服。小儿一岁三分。

治急惊神方

用灯心二十根，长五六寸，蝉蜕七个，去头足翅，盖只用肚皮明壳，上好辰砂三钱，以新白砂扎紧，用线系物坠于砂罐两边悬空，放水中，量小儿大小，或用水盅半，煎一盅，或用水一盅，煎七分，服下即愈。

小儿惊痫腹满，大便青白，柏子仁末，温酒调服一钱。

小儿惊风方

麝香半分　朱砂二分　乌梅一个，去核
共研碎，用亲人血，即人乳数点，再用钩藤煎汤，与小儿食之。惊风立愈。

小儿寒热惊痫

惊榴发热，用荆芥柴烧沥一盅，入姜汁二匙，消痰如神。

小儿寒热惊痫

惊痫嚼舌，迷昏仰目，牛黄一豆许，研和

蜜水灌之。

小儿痰热方

乱发，同鸡子黄，熬良久出油，与儿服之。

治小儿不出痘秘方

羌活　防风　升麻　麻黄　生地　黄柏各五分　归身　黄连　甘草各三分　柴胡　干葛　藁本　川芎　黄芩酒炒　苍术各二分　细辛　白术　陈皮　苏木　红花各一分　连翘　吴茱萸各半分

以上药，合为一剂。每逢立春、立夏、立秋、立冬之前一日晚，用水二盅，煎八分，露一夜。如遇下雨，露在檐下，次早温服。于一年之内，只服四剂，永不出痘。即服一二剂，出痘一少，服过四剂，再不必服。但小儿服药若泻，乃胎毒去也。逢第二次服，则不泻矣。亦有初次不泻者，是胎毒轻也。同志者，若刊刻广传，甚妙。

稀痘神方

孕妇怀孕时，用生白芝麻五升，或一二升，置于常出入处，孕妇随便食。十个月生后，小儿不受胎毒，无痘可出，即出亦稀而无害。此江南薛浩然屡验之方。

豆丹

赤豆、黑豆、绿豆各一撮，甘草节五分，不时煎服屡验。如乡邻有痘疹流行，预与儿食，可免不出，即出亦轻。

治痘痒搔破

用盖屋烂草二三年者，晒极干，研筛极细末，掺于患处。如遍身损湿不堪坐卧者，可用二三升摊于席上，令儿坐卧，效应如神。

解痘毒方

生螃蟹　飞罗面
捣膏，贴患处立愈。

小儿痘花倒陷

痘花倒陷毒遏，便血昏睡，诸恶症，用抱出鸡子壳去膜，新瓦焙研，每热汤调服半钱，婴儿以酒调抹唇上，并涂胸背及风池穴，更效。

小儿痘极多不能灌浆丹方

用白水牛身上虱二三钱。新瓦焙干。龙眼汤送下。此方妙不可言，服后亦不灌浆，只起黑衣而愈。其虱在牛耳中取之。

治痘疹黑陷不起

用狗蝇七个，擂碎和好酒酿调服，即愈。

小儿痘后痫毒

赤小豆末，鸡子清调涂。

治痘风眼效方 吴江启孙吴先生传

荆芥穗　苍耳子　辽细辛　薄荷叶炒，去刺净　防风
煎好，倾入小磁瓶内，对眼先熏，再倾出洗之。洗后，用神佛前灯架上滴下柏油烛泪，搽之效。

小儿溏泄

柿饼

烧热，食之即止。

小儿头上肥疮方

编筐灰之葛条煅灰，灯窝油调涂之。

治腹内虫疼方

乌梅一个　老姜三片　榧子十个　花椒十四粒

黑糖少许煎服，虫尽出矣。

鸢批竟加十倍，照方为末，用糖拌每晨用二钱，儿大至三五钱。盖煎剂其功太缓。

小儿误将竹木刺入眼内

白头颈蚯蚓，掐断，滴血入眼，刺即出。

新增回生集续补经验良方

洗眼方

用皮硝五钱　清水一碗半，煎七分，每月一日三洗。辰时向东方，午时向南方，戌时向西方，用黑绸频洗。此日必须洁净持斋，不可乱洗，即有效验。日期开后，闰月照前。

正月初三　二月初四　三月初三　四月初五　五月初五　六月初四　七月初二　八月初九　九月初十　十月初三　十一月初四　十二月初四

四物汤

治血虚发热，或因克伐溃后失血，以致烦躁不安。

当归　熟地各二钱　白芍一钱　川芎一钱五分

上水煎服。

安胎催生神授秘方

凡妊娠八个月后，预服一剂，临盆服一二剂，能免一切难产。又一切胎动能安，其分两俱属神授，不可以意加减。

当归身酒洗　川芎各一钱五分　菟丝子一钱五分　白芍酒炒，冬月一钱，余月一钱二分　川贝母一钱，浙贝不可用　荆芥穗炒　黄芪蜜炒，各八分　厚朴姜炒　蕲艾叶各七分　枳壳炒，六分　羌活　甘草各五分　姜三片

空心服。

经验催生神效方

茶陵谭继善堂刊

北芪钱半，酒炒，气虚者用二钱　川贝母另研，冲服　酒芍一钱　当归二钱　川芎钱半　菟丝子钱半　川厚朴姜汁炒　荆芥　艾茸　羌活各八分　枳壳六分　甘草五分　生姜引

此方得自《医学心悟》，屡试屡验，随手见功。凡难产者服之，立产。不当产者，服之即安。洵救急之良方，济生之宝筏焉。但勿任意增减为嘱。

产后血气痛方

楂肉炒黑，三分
煎水，红糖兑服。

又方

元胡索六钱，酒炒　丹参三钱　枳壳一钱
煎服。

肾气痛方

川楝十粒，用巴豆七粒同煮，去巴豆，瓦上焙

枯成炭　荔枝核十粒，打碎，盐水炒枯　吴萸二钱　小茴三钱　官桂三钱，均用盐水炒

同前药研末，白滚水冲服。

治疯犬咬神方

青黛一两　千年矮连根一握，将千年矮煎浓汁冲兑青黛一大碗，服不过二三剂痊愈，并不禁忌。此方系姜若鹏祖传，屡试屡验。按千年矮一名路边精，五六七月开小白花，其根入火炉中烧之，作猫屎臭者。是故俗名猫屎它。

治疯犬伤马牛羊方

用紫竹根入铁锁一把同煎，牛马灌，犬羊拌食及草服之愈。

中菌毒神方

鸡毛水服之愈，随食其鸡肉妙。

清平丸

此药性味平和，而功用甚大，统治一切天行四时瘟疫，彼此传染，憎寒壮热，精神昏迷，身体倦怠，骨节疼痛，饮食不进，胸腹鼓胀，炎天受暑，痧症霍乱吐泻，春瘟夏疟秋痢，感冒风寒，山岚瘴气。诸病每用二丸，开水化服，重者四五丸，无不应效。如噤口痢疾，饮水入口即吐者，用一丸嚼化，徐徐咽下，开通胃气，即能饮食。虔治与人，应手取效。兹将药方开后，惟愿仁人君子，好善乐施，配合广济，俾穷檐蔀屋，无力延医者，感得赖以治疗笃疾。

槟榔一斤　川厚朴姜汁炒　广皮各十二两　霍香六两　制香附半斤　炒枳实半斤　酒白芍半斤　半夏曲十二两　紫苏六两　草果仁半斤　制苍术十二两　青皮半斤　柴胡半斤　炒黄芩半斤　莱菔子四两，炒　煨干葛六两　山楂肉半斤　甘草四两

外加陈神曲三斤，武彝茶四两，共研细末，用生姜十斤，捣取自然汁，将红枣打泥泡浓汁，拌水泛为丸，每丸重一钱五分。晒干透用大瓶盛贮，勿泄气。小儿减半，孕妇忌服。

治实火喉症蛾子

用生梅子一升，蜒蚰虫不拘多少，此虫俗名滑泥涎，其虫涎滑满身。同装入坛内，日久虫化成水，梅子自干，收贮。如遇此症，用梅子一枚噙之即愈。

又方

用青果核不拘多少，烧灰存性，每钱加上冰片五厘，研极细末吹之，亦效。并兼治烂脚不收口者。

火烫伤方

用生贯仲十斤，以大为妙，切碎炒燥研细末，筛过，再以童便浸透，晒干再浸再晒，如此三五次，晒干收贮，用时将生桐油调敷，如此起泡出水即干，掩之即愈。此药须再伏天制好。

胎前奇方

全当归　菟丝子酒泡，晒净　真川芎各一钱半　川羌活　细甘草各五分　厚朴姜汁炒　蕲艾醋炒，各七分　生黄芪　芥穗各八分　枳壳六分去瓤，麸炒　白芍酒炒，一钱二分　川贝母八分

上味加生姜三片，空心服。未产者能安。临产者随时服。或伤胎气，腰痛腹痛，血下势欲小产危急，一服即愈，再服全安。或正产交骨不开，横生，逆下或六七日不产，或死于腹中，此药立刻即下，保全母命。

产后奇方

熟地四钱　麦冬去心，微炒　白术土炒黄　杜仲姜炒　牛膝各二钱　茯苓　续断　白芍酒炒，各一钱五分　益母草八分　姜炭六分，存性　建莲子十粒，去心　灯草十根

上味食前温服，产后一月之内，不拘寒热血瘀，头眩腹痛，昏愦不语，咳嗽气喘，吐泻痢疾风恶等症，服之立效。以上二方，皆系异人所授，传治多人，勿妄加减，误人身命。

缩阴救急方

用葱一大把，刀截去两头，置肚脐上，再用锡提壶盛开水，荡葱上数次，暖气达肚内即愈。

取牙方

活雄鲫鱼一尾约四五两重　白砒六钱

将砒末入鱼腹中，待其肉烂去，砒不用，只用净鱼骨晒干为细末。每用如米大，少许放焦牙根上自落。

治手上红丝疔方

手足间有黄泡，即起红丝一条，走入心腹，令人闷乱，不救。皆因大喜大怒气血逆行所致。急用针于红丝所到之处，刺之，挤出恶血，再细嚼浮萍草根敷之，即愈。

解百毒方

生粉甘草二两　绿豆一升

水煎服，立效。

又方

凡觉腹中不快，即以生黄豆试之。入口不

闻腥气，此真中毒也。急以升麻煎汁，连连饮之，将手探吐自愈。或嚼生矾一块，觉甜而不涩者是毒，否则非也。

治吞针方名吸针丸

用透活磁石，生研，将黄蜡和捻如针，凉水送下，磁石裹针，从大便出。

误吞铜钱方

胡桃肉四两　荸荠一斤

共捣汁，和酒服，其钱即从大便中出。

治脚指缝烂方

鲜黄皮鹅掌，阴干烧灰存性，为末掺之即愈。

又方

用上好黄丹一味，掺二三次即愈。

又方

用陈松萝茶末，掺之愈。

治跌打损伤军中刀箭伤第一仙方

生狗头骨将肉刮尽，露一天，火煅存性，为末　人指甲灰　血余灰各二钱　陈松香五钱

共研极细末，掺伤患处，骨断即续，刀伤即愈。

以上四味等份，将酒兑服亦可。

洗方

北防风　荆芥

共煎汤，宜避风处洗。

接骨方

将粪窖内多年瓦片洗净，醋煅九次，研末，每两加五加皮、男子发灰，各五钱，好醋调敷，每次一分，酒送下。再用竹片将竹青向内拨定焦处，勿动，若破皮者，勿用掺药。

桃花散

治跌打刀伤，狗咬烂脚等症。
年久风化石灰十升，炒至桃花色，存性　锦纹大黄一两，焙脆研末，将真麻油调敷，当日敷更妙。

治阴囊肾子肿大

灶心土三升，砂锅内炒热，加川椒、小茴末，各一两，拌匀将阴囊坐在上面，冷则再换，如此三次即愈。

治阴子肿大不消方

顶大荔枝核十二三个，煅灰存性，以火酒调如糊，吃下即消。重者再服。

治心头痛欲死不可忍者方

良姜　厚朴姜汁炒　灵脂
各等份为末，每服一钱，醋汤下即止。

治心痛方妇人服之甚效

丹砂一两　檀香一钱　砂仁一钱
共煎八分，服之即愈。

又方

香附一两，醋炒　良姜五钱，酒炒

共为细末，滚水冲服。

补脾养胃方名阳春白雪糕

云苓　淮药炒　芡实　莲肉去心，各四两
糯米炒　黄米炒，各半升　白糖
先将药米粉蒸熟，再入白糖，印成饼子晒干，每日空心服。

接骨膏

治跌打扑伤，骨断筋翻者，神效。
威灵仙二两　上厥粉八两
先将粉炒糊后，入灵仙和炒至黑色，用陈醋调敷。

气痛方

蔻仁　三奈炕干，不可炒　小茴　神曲
各依等份，共为细末，每服一钱，烧酒送下。

反胃方

用韭菜地内红蚯蚓，隔水煮三炷香，收汤服，即进饮食。

立止牙痛

白芷一钱　赤芍一钱　五倍子一大个，挖一孔将食盐贯满倍子，用纸包数层，透湿，火煅过为末，合药随用。

臁疮方

用柿叶，烧灰存性，再用川椒为末，搽患处神效。

377

疔疮方

用家园菊，取汁一碗，服下即愈。如无花时，取根苗亦可。

治耳内流脓肿痛

用番木鳖，磨水滴入耳内，即愈。

治小儿口角流涎溃烂

用羊皮剥下，羊毛不用，拔去毛，烧灰搽上即愈。

治妇人吹乳水药方

当归　蒲公英　贯众　天葵　乳、没　丝瓜瓤　凤凰衣　甘草

上味等份，水炆酒兑内吹，加臭椿皮黄豆外，吹去椿皮，加野葡萄根。

敷药

莲蓬壳烧灰存性　制甘石　上冰片　黄丹角霜

共为细末，麻油调搽。

治癣药神方

铜绿一两　食盐三钱

用鸡蛋油调搽。

不知医必要

（清）梁子材　著

内容提要

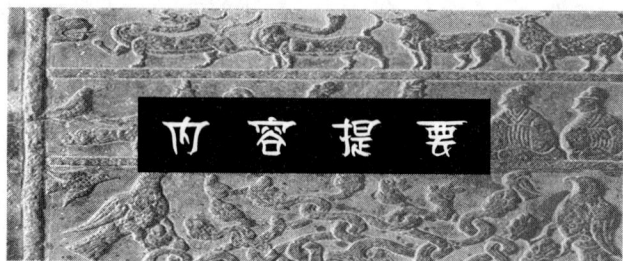

　　本书四卷，梁子材著。梁氏慨世之市医，往往抄用歌诀，执而鲜通。幸而病愈，不知何药之效。若未愈，则不惮以人试药。遂取前人所著方论，择其辨证显明，药皆常见者，删繁就简，参以己见，汇成是书。以便不知医者，家备一书，临证翻阅，不致为庸手所误。

序

  医书伙矣，上自《灵枢》《素问》，启发元微。后则张仲景、刘河间、朱丹溪、李东垣诸名贤，以及近世玉路张氏、西昌喻氏、云间黄州二李氏、景岳张氏，类皆各有心传，创立至论。业是者，自当博览详辨，精思审问，以求折衷，临证又复变通，法古而不泥古。夫然后得以知医名，否则皆不得谓之知医也。乃今世之所谓知医者。大都墨守一家，或固执成方，存以方试病之幸心，鲜因病立方之灼见，而不知医者。亦遂敬而听之。其贻误为不少矣。煦甚慨焉，顷阅梁子材先生所辑《不知医必要》一书，悉心披阅，见其条分缕晰，简易详明，俾不知医者，得以遇病检阅，心目了然，按证施方，有所把握，不致为庸庸者所误。此中造福，功德岂有量哉。因捐资亟付手民，寿之枣梨，以传于世。煦不知医，亦勉志鄙见于简端云尔。

光绪七年孟春月旭阶氏岑春煦谨序

序

子翁先生，仆之莫逆友也。当仆莅贵任时，见其人有澹台子羽风，非公不至，心焉钦慕之而未敢以琐屑致请也。及遇有疾延诊，视其方无多药数，而一投辄效，若海上仙，未尝不叹翁医理之精，真于此道三折肱也。既而文郎以少年举于乡，并捷南宫，荣膺中书职，而翁亦选授灵川儒学，遂数年不相见，惟以双鲤时通往来，而闻翁所至之处，全活多人，弥信功之不下良相焉。己卯秋，仆适卸布山篆，侨居省垣，翁以所著《不知医必要》编问序于仆。披阅之下，见其中论证显明，选方详慎，知翁诚能博览诸名医之作，而得其窍要，又参以数十年阅历，举凡时疾杂症之纷纭蕃变，无不并蓄兼收，了如指掌，始汇为一编也。记有之，医不三世，不服其药。如翁之少而习，长而安，老而不倦，与三世医无以异，殆所谓括古今之奥旨，成一家之微言者乎。仆本不知医，常因疾求医，非特时医不知翁之简要，即良医亦鲜如翁之审慎也。信之于素，更徵之实，翁之集为是编，无非因疾用药之一言蔽之也。是为序。

光绪五年季秋山左愚弟焦肇骏撰

自　序

古来医书，自《灵素》而下，代有著作。然类皆卷帙浩繁，义理精奥，吾人各有所事，既不能舍己业而习之。一旦有病，不得不托之于医。夫医所以济人也，识有不到，即未免杀人。尝见世之市医，往往抄用歌诀，执而鲜通。幸而病愈，不知何药之投，若未愈，则不惮以人试药，始而轻，继而重，卒至于危而不可救。以父母妻子之性命，误于庸庸者之手而不自知。予甚嘅焉。丙午秋，领乡荐后，家居数载。暇时辄取前人所著方论，择其辨证显明，药皆常见者，删繁就简，并参以己见，汇集成编。因遭兵乱，半已散亡。今任苜蓿闲官，谨将所存者检出，失者补之，略者增之，以便人抄录。倘不知医者，诚能家备一书，临证翻阅，庶不至为庸医所误，未尝无小补云。

光绪六年仲秋七十老人子材梁廉夫书于灵川学署

不知医必要

吉祥　嵩生

广郁　梁廉夫　子材著　男　庆祥　善卿　校字

瑞祥　紫波

杭州徐志源重校

要言

脉理最微，虽聪悟通人，加之细心参考，尚不能尽悉其奥妙。医者动云诊脉知症，此乃谬妄之谈，欺人以取利耳。不知医者，且不必言脉。

临证最要者惟问，问其饮食好凉好热，初病因何而起，曾服何方，服某方合，服某方不合，逐一问明，已得其大概。

凡人平日体质寒者，所得之病多寒。体质热者，所得之病多热。试看嗜酒之人，阳脏则酒气上升而为热，阴脏则水气下降而为寒，可知热因热化，寒因寒化矣。

实热证，必渴欲饮水，目有眵，唇红，口气臭，舌燥，微有黄苔，甚则起芒刺，或黑而焦，小便短赤，大便干结，尿管痛涩，形色声音壮厉。不必各样俱全，但见多有可据者，便知其为热。

虚寒证，必喜饮热汤，唇不红，口气不热，舌白无苔，带润，大便溏，小便清长，形色声音微弱。不论何病，看其大小便，最为确据，如大便稀溏，小便清长，断无热证。至于微黄之色，亦不可即以为热。凡人中气不足，或劳心劳力，与阴虚者，小便往往带黄，宜细辨之。

阳证似阴，阴证似阳。或渴欲饮水，多亦不厌者，此火有余也。或饮水只饮些须，不久又饮者，此真阴不足，欲得外水以润之也。虽狂躁谵语，要看其举动有力无力，声音或壮或弱，并问其大便稀结，小便清赤如何，细心辨之，始无所误。

陡然发热，多是感受风寒，即速先服散剂，切不可隐忍，以致邪传入里误事。如未愈，然后审症用药，既免风寒相兼，则见病治病，乃易于调理。

手足之厥，当分阴阳。阴厥者，其指甲带青色，手掌心亦带冷，固宜用四逆、姜、附等药以回阳。若阳厥，则指甲带红色，手掌心必微热，所谓热深厥亦深也。须用凉药，此亦不可不知。

得某病，即翻某病所论，反复细阅，阅毕，又将各方逐一看之。先择平剂煎服，若未愈，热证则服微凉，寒证则服微热，由渐而进，不得初起即用大寒大热之药，以致有误。

病有缓急。倘系缓症，无论男女老幼，俱从缓治，不可望速，遽用峻剂，以免有误。小儿脏腑柔嫩，易于变证，用药尤不得猛浪，如应用干姜，只先用煨姜一二片，应用黄连、栀子，祗先用连翘、石斛之类，慎之志之。

大黄、朴硝、附子、干姜，一大寒，一大热，误用则易杀人。然有时既有是症，必用是药，始能挽回者。临证者要有胆有识，事乃有济。

有病最忌家人误听旁言，说某人服某药愈，

暗地与食。殊不知人有老少强弱，病有新久虚实之不同，药物杂投，往往至于害事。

医道无穷尽，愈学愈见其难，愈阅历愈知其险。乃市医往往大言，不论何证，动云包医，冀徼幸以取利。若遇此辈，不妨明言，有赏有罚，以缄其口，免至病家为其所惑。

坊间所刊医方，或将方刊入善书，自是一片婆心，但其人本不知医，因偶然愈病，遂执为定论，不可尽信。如中风脱证，口开手撒，用皂角、明矾，服之必死；痫证概用黄连，寒痫服之，亦必死。其余误者尚多，不能枚举。

川芎系血中气药，亦补散方内所常用。乃此药能脱人真气，用之不过钱余、二钱，至三钱而止。乃医方妇科内，竟有用至五钱、七钱之多，阴受其害者，虽死不知也。慎之。

黄芪虽补气，气滞者忌之。白术、甘草虽补脾，中满者忌之。半夏虽能降逆，口干与阴虚者忌之。当归虽补血，其性带滑，便溏者忌之。牛膝虽益精强阴，以其能通经堕胎，孕妇忌之。素有梦遗之症者，亦忌之。疮科催脓，痘科行浆，忌白术之燥脾，茯苓之渗湿，余药非常用者，所忌不尽述。

凡人在家，则有父母妻子，出外或宦游经商，孰能无一时之病。至有病而托性命于庸医之手，念之殊足寒心。备是书则不至为其所害。

居家宜做木拖箱一只，约可载药三二十味，内开通火路，春夏则用火焙之。倘遇急证，取携甚易，可便己，亦可救人。

望色

凡病皆现于舌，能辨其色，证自显。然舌尖主心，舌中主脾胃，舌边主肝胆，舌根主肾。试举伤于风寒者言之，如其津液如常，口不燥渴，虽或发热，尚属表证。若舌苔粗白而滑，邪已入里，此时不辨滋味矣，药宜兼用半夏、藿香。迨粗白而转黄色，邪已化火，宜加黄芩。热甚则变黑，胃火甚也，宜加石膏。如黑而燥裂，则仍用石膏、知母、麦冬、花粉之类以润之。厚苔渐退，而舌底红色者，火灼水亏也，用生地、麦冬、沙参、石斛以养之。此表邪传里者然也。黑苔之不同有二：如黑而焦裂，起芒刺者，为火极似炭之热证。黑而有水，软润而滑者，为水来克火之寒证。又蓝为黑之变色属寒，紫为红之变色属热，此皆伤风寒证之辨法。舌中苔厚而黑燥，起芒刺，惟时疫发斑与伤寒之证乃有之。宜用生地，天麦冬，并重用石膏方可。若看杂证之法，其脾胃虚寒者，则舌无苔而润，甚者连唇口面色俱痿白。此或泄泻，或受湿，乃脾无火力，宜用四君，加木香、干姜、大枣以振之。虚甚欲脱者，加附子、肉桂。脾热者，舌中苔黄而薄，宜用黄芩。心热者，舌尖必赤，甚者起芒刺，宜用黄连、麦冬、竹卷心。肝胆热者，舌边赤，或起芒刺，宜用柴胡、黑山栀。其舌中苔厚而黄者，胃微热也，宜用石斛、花粉、知母、麦冬之类。如满舌红紫色而无苔者，此名绛舌，属肾虚。更有病后绛舌，发亮而光，或舌底嗌干而不欲饮冷，此皆肾水亏极，宜大剂六味地黄汤、左归饮，或加肉桂以救其津液。至舌肿胀与重舌、木舌，均属热甚之证。

闻声

古人何以闻声而知病，盖诊脉时而呻吟者，痛也。言迟而蹇涩者，风痰也。声如从瓮中出者，中气有湿也。言将终乃复言者，气弱不相续也。衣被不敛，言语不避亲疏者，神明之乱也。出言懒怯，先轻后重者，内伤中气也。出言壮厉，先重后轻者，外感邪盛也。攒眉呻吟，苦头痛也。呻吟不能行起，腰足痛也。叫喊以手按心，中脘痛也。摇头而呻，以手扪腮，唇齿痛也。诊脉时呼气者，郁结也。扭而呻者，腹痛也，形羸声哑，咽中有肺花疮，痨瘵之难治也。猝然暴哑者，风痰伏火，或暴怒叫喊所致也。声嘶血败者，久病不治也。坐而气促，痰火为哮也。久而气促者，病危也。中年人声浊者，痰火也。诊脉时独言独语，首尾不应者，思虑伤神也。气促喘急，不足以息者，虚甚也。平人无寒热，短气不足以息者，是痰与火也。新病闻呃，非火逆，即寒呃也。久病闻呃，胃气欲绝也。若伤寒坏证，声哑为狐惑，上下唇有疮，虫食其脏与肛也。大抵诸病，总要声音清亮，不异平时者为吉。

问症

凡看病必须问其起于何日，日少为新病多实，日久为旧病多虚。问其曾食何物，恐或伤肉食，或伤米面之食，当分而治之。问其有怒劳房欲否，怒则伤肝，劳则内伤元气，房事则伤肾。问初起是何病，发热，头痛，恶寒，则属外感。心腹疼痛，及泻痢等症，则属内伤。问后变何病，痢变泻变疟为轻，泻变痢则重也。闻口渴思饮否，不渴则内无热也。口渴欲饮，则是有热也。问喜冷喜热，喜饮热为寒，喜饮冷为热也。问口中何味，如苦则热，咸则寒，虚则淡，酸则伤食。甘则热，或成疳也。问思食否，伤食则不思食。惟杂证思食，为有胃气则生。绝食，为无胃气则死也。问五味中爱食何味，如爱甘则脾弱，爱酸则肝虚也。问其胸中胀不胀，胀则不宜补，不胀则不宜泻也。问腹内有无痛处，无痛则病不在内，主虚。有痛恐或食积，痰积，气滞之类，可按者为虚，拒按者为实也。问足冷暖如何，足暖阳病，足冷阴病。倘乍冷乍温，大便结则属阳，大便如常则为虚证。问其平日劳逸，喜怒忧思，及素食何物，劳则气散，逸则气滞，喜则伤心，怒则伤肝，忧伤肺，恐伤肾，思虑伤脾胃，食厚味则生痰，醇酒则发热也。问其有寒热否，欲以辨其表里，或外感，或内伤，或阴虚，或阳虚也。问其有汗无汗，头身之痛不痛，欲察其表里。表证固有可征，里证亦必有内应之可验也。种种问法，实为活人之捷径。

观形

凡看病之法，验其口鼻之气，可以知内伤外感，观其身体动静，可以定在表在里。盖口鼻者，气之门户也。外感为邪气有余，邪有余则口鼻之气粗，疾出疾入。内伤为正气虚弱，气虚弱则口鼻之气微，徐出徐入。此决内外之大概也。若夫身体动静，亦有表里之分。如发热静而默默者，此邪在表也。动而躁及谵语者，此邪在里也。而里证之中，复有阴阳之别。其向里而睡者阴也。向外而睡者阳也。仰睡者多热，覆睡者多寒也。伸脚者为热，蜷脚者为寒也。又须看其受衣被与否，如衣被全盖，手足不露，身必恶寒。既恶寒，非外感，即寒邪直中也。揭去衣被，扬手露脚，身必恶热。既恶热，则邪已入腑矣。此以身体动静，定其寒热也。然更有阳极似阴，其人衣被全覆，昏昏而睡者。阴极似阳，假渴烦躁，欲坐卧泥水中者。此乃真热假寒，真寒假热之证，尤不可以不辨。

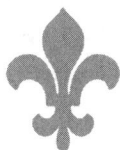

目 录

不知医必要卷一

吉祥　嵩生

广郁　梁廉夫　子材著　男　庆祥　善卿　校字

瑞祥　紫波

杭州徐志源重校

伤风

此症由外感风邪，初起觉微凉畏风，旋即发热，或鼻塞声重，或头痛身痛，或邪连阳明而口渴，或邪侵少阳而寒热往来。速即照方服药一剂，未愈再服一剂。避风寒，忌口，慎起居。邪无有不退。若隐忍迟滞，且食油腻，以致留邪不去。庸医治之，每多受害。凡平日无病，陡然发热，热无停止者，即是伤风。微汗则热退，无汗则复热者，仍是外感之邪，犹未解。芩连知柏等寒凉，并神曲，山楂，麦芽，各消导之药，一则使邪凝不散，一则能引邪入里。初伤风时，切不可服。邪未传里，则舌无苔，有热仍当发散。如已传里，则舌苔粗白，渴欲饮水，宜服葛根汤。舌苔白而转黄，则加黄芩，至黄而转黑，或起芒刺，烦躁大渴，宜服人参白虎汤。大便秘结，小腹胀满，则服小承气汤。风寒俱从背俞而入，无论春夏秋冬，俱宜著背心以护之。若严寒时节，所缝绵衣，此处绵须加厚，庶免伤风伤寒之患。养生者其慎之，而年老及虚弱人，更不可忽。

伤风列方

苏叶汤 散　治伤风发热。

苏叶　防风　川芎各一钱五分　陈皮一钱　甘草六分

加生姜二片煎。如嫌甘草微凉，则用蜜炙，以下同。

羌活汤 散　治风邪发热，兼肩背痛，或腰及手足痛者，亦宜。

羌活　防风　川芎　秦艽各一钱五分　甘草六分

加生姜二片煎。

葛根汤 散微凉　治风邪发热兼渴。

柴胡一钱五分　葛根二钱　党参生，去芦　防风　荆芥各一钱五分　甘草六分　生姜二片

二陈羌活汤 散　治风邪发热，兼鼻塞声重，或流清涕。

防风　羌活　茯苓　半夏制，各一钱五分　陈皮　川芎各一钱　苍术米泔水浸，七分　甘草六分

加生姜三片煎。

冲和汤 散　治感冒风湿，头目不清，鼻塞声重，倦怠欠伸出泪。

苍术米泔水浸　荆芥各一钱五分　炙草七分

加生姜二片煎。

二陈杏仁汤 散　治风邪发热，兼咳嗽。

防风　荆芥　茯苓　半夏制，各一钱五分
陈皮　桔梗各一钱　杏仁二钱，杵　甘草六分
　　加生姜二片煎。

参归荆防汤 散兼补　治风邪发热，平素
身体虚弱者。
　　党参炒，二钱　陈皮一钱　防风　归身　荆
芥各一钱五分　炙草六分　红枣二枚　生姜二片
　　如头痛，加川芎一钱五分。大便溏，则去
当归。

加味小柴胡汤 凉散　治寒热往来，无
汗者。
　　柴胡二钱　羌活　党参生　半夏　防风各一
钱五分　黄芩一钱　甘草六分
　　加生姜三片煎。如脏寒者，去黄芩。

甘桔汤 散微凉　治风邪入肺，郁而为热，
以致喉干，或喉痛者。
　　桔梗　甘草各一钱五分　荆芥穗一钱
　　加生姜二片煎。

伤寒

此症乃因外感寒邪，四时皆有，惟冬季为
正伤寒。盖人因不慎起居，以致阴邪乘虚而入。
初病时发热，恶寒，头项痛，腰脊强，身疼，无
汗，须速服发散之剂。未愈，则再服。务期身
有微汗，则邪从外入者，亦使之从外而出，庶
免有害。若犹豫隐忍，邪即传经，或巡经传，
隔经传，且有合病，并病，两感，病变多端，
甚难措手。兹略选数方，得某病，当服某汤，
用活法治之，庶或有济。又云伤寒大症，必得
良医诊视，方无所误。若无良医，服发散药后，
每日惟饮淡姜汤，俟其渐愈，此亦不药当中医
之法。至于大小承气等汤，必察其胸腹果满胀，
肠胃果燥结，乃可服而下之。如似胀非胀，似
满非满，仍不宜服，恐误下或致不救。

伤寒列方

人参败毒加减汤 散　治伤寒初起，发热
恶寒，头痛腰脊强，身疼无汗者。
　　党参去芦　羌活　独活　川芎各一钱五分
苏叶一钱五分　防风　藿香各一钱　炙草六分
　　加生姜三片，葱白三寸煎。

葛根升麻汤 散微凉　治邪传胃经，身热
目痛，鼻干唇焦不渴。
　　葛根二钱　升麻　秦艽　荆芥　白芷　赤
芍　苏叶各一钱　甘草六分
　　加生姜二片煎。凡面浮肿而痛者，风也。
亦宜此方。

小柴胡汤 凉　治邪传胆经，耳聋口苦，咽
干目眩，胸满胁痛，头有汗，寒热往来而呕。
　　柴胡二钱　白芍酒炒　半夏制　黄芩各一钱
五分　党参去芦　甘草各一钱　生姜二片　红枣
二枚

大柴胡汤 大寒峻剂　治邪入脾经，腹满而
吐，食不下，嗌干，手足自温，或自利。口
不渴。
　　柴胡一钱五分　半夏制，一钱　黄芩　白芍
各二钱　枳实一钱　大黄一钱

五苓散 微热　治邪止传脾腑，口渴溺赤。
　　白术净，一钱五分　茯苓三钱　猪苓　泽泻
各一钱　肉桂去皮，另炖，三分
　　如不宜热者，去肉桂。

白虎汤 大寒　治邪止传阳明胃腑，谵语，
狂乱，燥渴，便闭，自汗，不得眠。
　　生石膏五钱　知母二钱　甘草二钱　粳米
一撮

小承气汤 大寒峻剂　治邪传肾经，舌干，口燥，利清水，或欲吐不吐，目不明。病至此已危。

大黄二钱　枳实一钱　厚朴一钱

大承气汤 大寒峻剂　治邪传入肝经，小腹满，舌卷囊缩，厥逆，或气上撞心，饥而不欲食。病至此已危极。

大黄三钱　枳实一钱　厚朴一钱　芒硝二钱

附子理中汤 大热峻剂　治病初起，寒邪直中三阴，腹冷痛，吐清沫，利清谷，蜷卧，肢冷，囊缩，吐蛔，舌黑而润。

党参去芦，米炒　茯苓各一钱五分　白术净炒　制附子各二钱　干姜炒黄　炙草各一钱　大枣二枚

当归羌活汤 散兼补　治虚弱。及老人伤寒初起，发热恶寒头痛，身痛，无汗。

党参米炒，去芦，二钱　羌活　独活　当归各一钱五分　川芎　藿香各一钱　炙草七分　紫苏一钱

加红枣二枚，生姜二片，葱白三寸煎。

结胸外治法　伤寒下早则成结胸，亦有不下而亦结胸者。其症心胸胀痛，手不可近。若服陷胸汤，未免太峻，不如用罨熨之方，较稳。痰积各病亦宜。

葱头连须，一斤　生萝卜五个，若无则用子四两，研碎　老生姜五两

三味共捣烂，略揸去水。烧酒炒热，用布分作二包，于心胸或胁下痛处，顺熨而又罨之。干则用揸去之水，并酒再炒，轮流熨罨，自能豁然开散，汗出而愈。但不可太热，恐伤皮肤，大便结则兼熨脐腹。

麻黄桂枝汤列方　西北地方多寒，人之肌腠密，必服此二方始愈。

麻黄汤 温散　治伤寒初起，发热，恶寒，无汗者。

麻黄去根节，二钱　桂枝一钱　杏仁八粒，去皮尖，炒杵　炙草六分

加生姜三片。大枣一枚煎。

桂枝汤 散寒　治伤寒初起，发热，恶寒，有汗者。

桂枝　赤芍各一钱五分　炙草一钱

加生姜五片，大枣三枚，煎服后，啜热粥一盏，盖被睡。

咳嗽

咳嗽之症，惟有外感内伤，二者而已。盖外感者，阳邪也。邪自外而入，故治辛温。内伤者，阴病也。阴受伤于内，故治宜甘平。外感之嗽，自上而下，其来速，病在肺。内伤之嗽，自下而上，其来徐，病在肾。又有劳伤之嗽，因汗出，风邪入肺，又复内摇其精，以致精血亏损，则邪不散，痰亦不出，此即劳伤干嗽之类也。最难医治，故人不可不慎。

外感咳嗽 附：湿痰嗽，心胸烦热嗽

苏子汤 和　治外感咳嗽。

陈皮　茯苓　前胡　半夏制，各一钱五分　苏子七分　杏仁杵，二钱　甘草六分

加生姜三片煎。如头痛鼻塞，加川芎一钱五分。痰不易出，加当归二钱。年老人尤宜。惟大便滑者，忌用。痰结而黄，平人加黄芩一钱五分。虚寒人，则加姜汁炒贝母。

六安煎加减 温散　治外感咳嗽，冬月寒气盛，邪不易散者。

陈皮　茯苓　杏仁杵　前胡各一钱五分　细辛五分　半夏制，二钱　炙草七分　生姜三片

五均汤温散　治外感风寒，鼻塞声重，语音不出，咳嗽喘急，胸满，咽痛者。

麻黄去根节，七分　荆芥一钱　桔梗一钱五分　杏仁杵，二钱　甘草六分

加生姜三片煎。麻黄，须先煎去沫，甘草不用炙。

白术加减汤和　治五脏受湿，咳嗽痰多，气喘身重。

陈皮一钱五分　白术净二钱　半夏制，一钱　苍术米泔水浸，一钱　茯苓一钱五分　杏仁杵，一钱　炙草一钱　生姜三片

前胡汤微凉　治心胸烦热，咳嗽不利，涕唾稠黏。

前胡　麦冬去心　贝母杵，各一钱五分　桑白皮蜜炙，一钱五分　杏仁杵，一钱　炙草六分　生姜三片

久嗽列方

杏仁丸兼补　治久嗽，及老人咳嗽喘急，不能睡卧。

核桃去壳留衣，一两五钱　杏仁去皮尖，炒，一两五钱

炼老蜜为丸，每只约重三钱，临睡姜汤嚼下。

六君加味汤补　治外感咳嗽，久服散药未愈者。

党参去芦，饭蒸　白术净炒　杏仁杵　半夏制　茯苓各一钱五分　陈皮一钱　炙草七分

加生姜二片。红枣二枚煎。

止嗽六君汤温补　治老人痰嗽，年久不愈者。

党参去芦，饭蒸　陈皮　核桃去壳留衣，杵款冬花蜜炙　半夏制　茯苓各一钱五分　白术净炒二钱　炙甘草一钱

加泡姜七分，北五味六分煎。

内伤咳嗽列方

此症多因酒色劳伤，初起时微嗽，日甚一日，则或为夜热潮热，或为形容瘦减，或两颧常赤，气短喉干，最为难治。有宜暂服凉药者，有宜补水者，有宜补火者，有宜补土以生金者，当因病施治。

泻白散凉　治内伤肺热咳嗽。

桑白皮蜜炙　川地骨各四钱　甘草二钱

共研细末，每服一二钱，白汤下。此散服一二料已愈，六七分即止，当思培补，不可过剂。

鳖甲丸微凉　治虚痨咳嗽，耳鸣眼花。

五味子二两　鳖甲炙　川地骨各一两三钱

炼蜜为丸，如绿豆大。每服四钱，盐汤下。

百花膏和　治虚痨咳嗽不已。

款冬花蜜炙　百合蒸透，焙干

等份，研末，蜜和丸，约每只重三钱，临卧，姜汤下。

燕窝汤补　治虚痨咳嗽，润肺清金。

沙参二钱　燕窝三钱　百合五钱

共炖烂食。

救肺汤凉补　治虚痨，咳嗽肺燥。

党参去芦　杏仁去皮尖，杵　贝母杵　枇杷叶去净毛，蜜炙，各一钱五分　麦冬去心　生地各一钱　阿胶蛤粉炒珠，二钱　细甘草六分

加味地黄丸_补　治虚痨咳嗽。

熟地一两　淮山七钱　茯苓六钱　萸肉四钱　丹皮二钱　北味四钱　麦冬去心，三钱　蛤蚧去头足，炙，五钱　泽泻盐水炒，三钱

蜜和丸，如绿豆大，每服四钱，白汤下。

黄芪散_补　治虚痨久嗽，唾血之症。

正黄芪饭蒸　真阿胶蛤粉炒珠　糯米炒，各八钱

等份，为末，每早晚，米饮下二钱。

加味六君汤_{补治}　虚痨咳嗽日久，以致粥饭食少者。

党参去芦饭蒸，二钱　白术净　半夏制　款冬花蜜炙　茯苓各一钱五分　陈皮一钱　北味六分　炙甘草七分

加生姜二片。大枣二枚煎。

宁肺散_{劫剂}　治咳嗽久，肺气不通，咯唾脓血，自汗长年不愈者，服之立止。

乌梅肉七分　粟壳去筋膜，蜜炙，二钱

共研细末，乌梅汤下。

干咳嗽列方

贝母丸_{微凉}　治干咳嗽。

川贝母一两五钱

研末，蜜丸，如龙眼大，淡姜汤嚼下。

凤髓膏_{兼补}　治干咳嗽，大能润肺。

淮山炒　杏仁去皮尖研　胡桃仁研，各四两

共煎浓，摅去渣，加牛髓、白蜜，各八两，熬将成膏，入磁瓶内，以纸封口，重汤炖一日，取起，冷定，用白汤化服一二匙，早午晚均宜。牛髓，即牛骨筒内结成者。

琼玉膏_{凉补}　治虚痨，肺枯干咳嗽，或好酒者，久嗽尤效。

大生地四两　蜜糖四两

共煎浓汁，用绢摅过，待用。云茯苓一两二钱，党参六钱，研极细末，与药汁和匀，入磁瓶内，纸封瓶口，置砂锅水煮一日，取起，埋落地，去透火气，每早晚白汤调下半酒杯，或温酒下亦可。

喘促

二症相似，而实不同，宜细辨之。切不可混治。喘者，实邪也。病在上焦。或风寒外感，或痰涎内盛，或火炽伤金，或水气乘肺。其人胸胀气粗，声高，息涌，膨膨然若不能容，惟以呼出为快也。此其病在肺，宜清宜破。促者，虚证也。病在下焦。或精泄之后，或药误之后，或大汗大泻之后，或妇人月期生产之后，气道噎塞，声低息短，皇皇然气若不续，提之不升，吸之不下，劳动则益甚，但得引长一息为快也。此其病在肝肾。真阴亏损，精不化气，则上下不交，非培补本根不可。倘用实证等药，则危在顷刻矣。慎之。

喘证列方

苏子杏仁汤_和　治上气喘急，不得卧。

苏子六分　陈皮　半夏制　桑白皮蜜炙，各一钱五分　桔梗一钱　杏仁杵二钱　炙草五分

加生姜二片煎。加萝卜子一钱，更验。

萝卜子丸_和　治气壅痰盛，喘急，喘嗽亦宜。

杏仁去皮尖　萝卜子炒

等份，为细末，粥和丸，如绿豆大，每服三钱，白汤下。如食积成痰而喘者，加山楂、神曲炒，瓜蒌仁研，制半夏，各一钱五分。

十缗汤_{微峻}　治痰喘不得卧，人扶而坐，

一服即安。

半夏制，二钱　皂角炙，八分　炙甘草一钱

加生姜三片煎。孕妇忌服皂角。

小青龙汤热散峻剂　治初感寒邪，心下有水气，发热咳嗽喘急。老人及虚弱者，勿服。

麻黄去根节，七分　桂枝一钱　半夏制，二钱　白芍酒炒，一钱五分　北味六分　细辛　干姜炒　炙草各五分

人参定喘汤温散　治肺气上喘，喉中有声，坐卧不安，胸膈紧痛，及肺感寒邪，咳嗽声重。

党参去芦，米炒　阿胶蛤粉炒珠　半夏制　桑白皮蜜炙，各一钱五分　麻黄去根节，七分　北味五分　炙草六分

加生姜三片煎。麻黄先煎去沫。

四磨饮破气　治气逆，胸膈胀满，喘急。

沉香　乌药　枳实　槟榔

用酒磨白汤冲服。党参煎汤，冲服更妥。

杏仁丸兼补　治喘嗽。

胡桃仁去壳留衣　杏仁去皮尖，各七钱

研膏，炼老蜜为丸，如弹子大，每服一丸，细嚼姜汤下。又方以胡桃肉三枚，生姜三片，临卧嚼服，饮汤三四口，再嚼再饮而睡，止嗽无痰。

促证列方

枸杞汤补　治促症。肾主纳气，肾虚则不能吸气归根而短，故用枸杞以补之。只用一味者，任专则效速，较八味地黄丸尤胜。

大枸杞四钱

加生姜一片，大枣二枚煎。

独参汤补　治气虚，气脱，促症，反胃，呕吐，各垂危病，亦宜。

高丽参米拌炒，去芦，一两五钱

浓煎乘热服，日再进，兼以参煮粥食，尤佳。又方，高丽参二钱，胡桃仁五枚，加姜一片，大枣二枚，煎服。

贞元饮补　治气短似喘，呼吸促急，气道噎塞，势剧垂危。此乃元海无根，亏损，肝肾子午不交，气脱证也。妇人血海常亏者，最多此病。

熟地七钱　当归三钱　炙草二钱

水煎温服。如兼呕恶，或恶寒者，加煨姜三片。气虚极，加高丽参四钱。肝肾阴虚，手足厥冷，加肉桂六分。

哮喘

此症原有夙根，胸中多痰，结于喉间，与气相击，随其呼吸，呀呷有声。偶触风寒即发，遇劳亦发。治之者，既发时以攻邪气为主，发后以扶正气为主。

哮喘证列方

麻黄苏子汤温散　治哮喘既发。

陈皮一钱　半夏制　竹黄各一钱五分　麻黄先煎去沫，七分　苏子六分　沉香研末，冲药，四分　细辛五分　炙草六分

加生姜二片煎。

苏陈九宝汤温散　治老人小儿素有喘急之症，发则连绵不已，咳嗽哮吼，夜不得卧。

麻黄去根节，先煎，六分　苏叶　陈皮　大腹皮酒洗，各一钱　桂枝七分　薄荷五分　杏仁杵　桑白皮蜜炙，各一钱　炙草五分　乌梅一只　生姜三片

六君贝母丸兼补　治哮喘既发后补方。

如虚弱之人，无论已发未发，均宜照服。

党参去芦，米炒　贝母姜汁炒　半夏制，各一两五钱　茯苓一两二钱　陈皮一两　白术净炒，二两　炙草五钱

用竹沥水一茶杯，老生姜汁半茶杯，与各药和匀，晒干后，再和竹沥、姜汁，二次晒干，研细末，炼蜜为丸，如绿豆大，每服三钱，白汤下。

中风

忽然昏倒，势甚危急，宜分清闭证，脱证，用药切不可混治。

闭证列方

此症忽然昏倒，牙关紧急，两手握固，危在顷刻，皆由真气耗散，脾肾已伤，故肝邪得以侮之。一见此症，速煎姜汤，用竹箸抉开口灌之。如抉不开，以通关散吹入鼻孔，有嚏可救，无嚏难治。以开关散擦牙，其口可开。

通关散　治中风闭证，将散少许吹入鼻内。此散药铺有卖。
生半夏　生南星　薄荷　细辛　皂角
等份，共研细末。

开关散　治闭证牙关紧闭，擦之可开。
生南星一钱　冰片三分　乌梅去核，四只
共研细末。

生姜汤温散　治闭证，初服须抉开口灌。
老生姜五钱
水煎。

四君加味汤兼补　治闭证脾虚者。
党参去芦，饭蒸，三钱　天麻　茯苓　钩藤各一钱五分　白术二钱　炙草一钱

加生姜汁半酒杯冲药服。有痰，加竹沥水半酒杯。如仓猝无竹沥水，即加天竹黄一钱五分。

加减六味地黄汤兼补　治闭证肾水虚者。
熟地五钱　淮山二钱　萸肉　天麻　茯苓　钩藤各一钱五分
加味，同上。

加味六君子汤兼补　治闭证，口眼歪斜，偏左者。
党参去芦，饭蒸，二钱　白术净　半夏制　茯苓各一钱五分　陈皮一钱　炙草七分
加竹沥水，姜汁，各半酒杯，冲药服，以去经络之痰。或加僵蚕，天麻，羚羊角，以息风活络。或加附子以固阴，肉桂以通阳，黄芪以胜风。当审病而用之。

加味四物汤兼补　治闭证，口眼歪斜偏右者。
熟地四钱　当归二钱　白芍酒炒　川芎各一钱五分
加味，同上。

八珍汤补　治闭证醒后，宜培补者。
党参去芦，米炒，二钱　白术净二钱　熟地三钱　川芎一钱　当归　白芍酒炒　茯苓各一钱五分　炙草一钱
加生姜二片，枣二枚煎。

脱　证

此症倏然仆倒，昏不知人，口开手撒，眼合遗尿，皆由素不能慎，或七情内伤，或酒色过度，或年力衰迈，气血将离，再有所损，以致阴阳相失，精气不交，昏仆不醒。此乃阳气暴脱之候也。最危最急，与闭证迥不相同，切勿混治。一见此症，速即服大剂附子理中汤，

十中或可救一二，迟则气脱。倘灌苏合牛黄等散风去痰之药，必死。姜汤亦不可服，慎之。若吐沫直视，摇头上撺，面赤如脂，汗出如珠，筋骨疼痛，即为脱绝不治之症。

脱证列方

附子理中汤<small>补大热</small>　治中风脱证。

高丽参去芦，炒，四钱　川干姜炒，一钱　白术净炒，二钱　附子制，二钱　炙甘草一钱

水煎。如无丽参，则选好党参亦可。

人参鹿茸丸<small>热补</small>　治脱证愈后培补者。

熟地六钱　枸杞隔纸炒，三钱　肉桂去皮，一钱　鹿茸去毛，酥炙，二钱　附子制，二钱　白术饭蒸，六钱　淮山姜汁炒，三钱　丽参饭蒸，切炒，二钱　北味盐水浸炒，二钱　麦冬去心，绍酒润，晒干，二钱

共研末，炼蜜为丸，如绿豆大，朱砂为衣，每服三钱，米汤下。忌生萝卜，生蒜，及芸苔，诸血亦不可食。

风中经络

此症忽然倒仆，人事不省，但风从外入，中人肢体，或顽麻不仁，或瘫痪不用，或语言塞涩，或痰涎壅滞，或半身不遂，手足不随。若觉疼痛，多属风邪。如只麻木不痛，皆由血气之亏。治之者宜辨。痹症各方，多可通用。凡为风邪所侵而痛，无论手足腰脊等处，初起速即用羌活二三两，研末酒炒，布包敷之，次日即愈。免至留邪为患，此秘方也。加姜汁一酒杯炒。

风中经络列方

秦艽汤<small>散兼补</small>　治风中经络而痛。

羌活一钱五分　当归二钱　川芎一钱　熟地三钱　秦艽　白芍酒炒　独活各一钱五分

如有热，加防己一钱，黄芩一钱五分。有寒，加制附子一钱，肉桂四分。小续命汤，亦治此症。方在痹症内。

当归羌活汤<small>散兼补</small>　治风中经络，口眼㖞斜，手足拘急。

党参去芦，炒，二钱　当归　秦艽　独活钩藤各一钱五分　白芍酒炒　羌活各一钱　炙草七分

加生姜二片煎。

养血汤<small>散兼补</small>　治风中经络，血少偏枯，筋脉拘挛，疼痛。

当归二钱　熟地三钱　白术酒炒，一钱五分　藁本一钱　防风一钱五分　川芎　白芷各一钱　细辛四分

易老天麻汤<small>热散微补</small>　治肢节麻木，手足不随等症。

熟地五钱　当归二钱　牛膝酒炒　草薢　天麻酒炒　羌活各一钱五分　附子制，一钱　生姜二片

黄芪五物汤<small>热补</small>　治半身不遂，或瘫痪不用，其人心清语塞，舌软无力者。若神气不清，则是痰病。须服二陈加姜汁，竹沥。虚弱人，则服六君，加姜汁、竹沥。

炙芪四钱　当归　白芍酒炒　桂枝各一钱五分

加生姜二片，大枣二枚煎。

神效黄芪汤<small>补</small>　治浑身或头面手足麻木不仁，目紧缩小，及羞明畏日，视物不明。

黄芪酒炒，二钱　党参去芦，炒　白芍酒炒，各一钱　蔓荆子杵，一钱　陈皮五分　炙草一钱

水煎临睡热服。凡麻木不仁，虽有热证，不得用黄柏，惟加黄芪。

黄芪乌蛇酒热补去风 治半身不遂，肌肉消瘦，为偏枯症。忌用散药，宜服此酒。

正北芪蜜炙，一两 当归七钱 桂枝五钱 乌蛇肉炙，一两五钱 白芍药酒炒，四钱

烧酒浸，早晚随量饮。

暑证

前人分为阴暑阳暑，未免乱人听闻，而不知畏热贪凉，凉袭于外，则有发热，恶寒，头痛等病。此由静得之，谓之伤风，伤寒。服防风、羌活，诸散药自愈。若夏日炎炎，长途跋涉，人触之则生暑病。此由动得之，谓之伤暑。其症口渴，心烦，头痛，溺赤，身热，汗出不止，胁下有汗，热有停止，四肢困倦，与外感风寒不同，宜辨。

暑证列方

六一散凉 治暑天热伤元气，或身热，或小便短赤，或烦渴欲饮者。此方荡涤邪热，从小便而出。加朱砂三钱，名益元散。使心神不安，藉以镇之，亦佳。二散药铺均有卖。

滑石一两 甘草一钱

共研细末，每服三钱，白汤调下。如无汗，则加香薷一钱。渴欲饮水，加干葛二钱。足冷，则加苍术一钱。俱是水煎开散服，乃虚弱人平稳之方。

香薷饮散 治伤暑热而无汗者。若有汗则非宜。

香薷一钱五分 扁豆杵，二钱五分 厚朴一钱 炙草六分

如两足转筋，加川木瓜一钱五分，茯苓一钱五分。心烦口渴，加黄连五分。但黄连，系苦寒之药，平日胃寒者，不可服。香薷乃夏月解表之药，如冬月之麻黄。气虚人亦不可多服，

均当因其人之体质而用之。

归葛饮凉补 治阳明温暑时证，大热大渴，津液枯涸，阴虚不能作汗等症。

当归二钱 干葛三钱

水煎，候微温服。不可过热。如大便溏者，勿服当归。

人参白虎汤大寒 治伤暑身热，大渴大汗。兼治赤斑狂躁，渴欲饮水者。

生石膏五钱 知母去毛，二钱 党参去芦，二钱 甘草一钱

加粳米一撮煎。如两足冷者，是暑而挟湿，加苍术一钱五分。此方乃系为壮健人而设，若体质虚寒者，勿服。

生脉散凉补 治热伤元气，肢体倦怠，气短口渴。此是预服以却暑者，或暑病愈后，以此收功，非暑病正方也。

生党参去芦，八钱 麦冬去心，三钱 北味七分

水煎服。俗医误看生脉二字，每用此方以救脉脱。殊不知脉脱由阳气欲散，服此汤是速其死也。必要四逆等汤，乃可挽回。

附中暑证

此症由暑天路途受热，热伤元气，忽然昏仆，不省人事。切不可灌以冷水，冷水入口，即不能救。急以热物熨其脐下，服中暑等方。又暑月身热昏睡，或恐出丹，以生扁豆数粒与食，不知腥味，即是此症。急用生扁豆六钱研汁一小茶杯，滚水冲服，即愈。

中暑列方

茯苓半夏汤和 治中暑忽然昏倒。

制半夏醋炒，四钱 茯苓二钱 甘草二钱

共研末，白汤调下二钱。

蒜子汤温　治同上。

大蒜头三只

捣烂取汁，以白汤冲入，灌之即醒，醒后服益元散。

湿证

此症头重腰冷，或一身四肢疼痛，在身以上者，要兼散。身以下者，要利小便。大概固然矣。然有寒有热，湿热者多烦渴，小便赤涩，大便秘结，宜清宜利。寒湿者小水清长，大便稀溏，宜温宜燥。病各不同，治须分别。

湿证列方

二术二陈汤和　治湿证。

白术净，二钱　苍术米泔水浸　半夏制，各一钱五分　陈皮一钱　茯苓二钱　炙草七分

加生姜二片煎。凡内外之湿，俱用此方主之。外湿，加紫苏、防风、干葛、木瓜。内湿，加木通、泽泻、砂仁、木香。食积湿，加山楂、麦芽、枳实。寒湿，加干姜。湿热加黄连、黄芩。热轻者，只加连翘。

除湿汤散湿　治中湿身体重，腰腿疼痛，大便溏，小便或涩，或利。

陈皮一钱　半夏制　苍术米泔水浸　白术净炒　茯苓　防风　羌活各一钱五分　炙草六分

加生姜三片，红枣二枚煎。寒湿加干姜七分。湿热约加黄连、黄芩各五分。所加轻重，仍因其人之体质用之。

羌活胜湿汤散　治外伤湿气，一身尽痛。

防风一钱　羌活　独活各一钱五分　藁本一钱　荆子杵　川芎　炙草各五分

水煎，食后温服。如身重腰痛沉沉然，经有寒也。加酒炒防己五分，制附子五分。

加味四苓散利湿　治湿胜身痛，小便不利而渴。

羌活二钱　白术净　泽泻盐水炒　猪苓　茯苓各一钱五分

如体质寒者，加肉桂三分，或四五分。

肾着汤微热　治寒湿腰痛，其痛冷重，如带五千钱。此症不渴，小便亦利。

白术净，五钱　苍术米泔水浸，一钱　干姜七分　茯苓三钱

一味白术酒补去湿　治中湿骨节疼痛。

白术净，一两

酒煎频饮。不能饮酒者，水煎亦可。

黄疸

此症遍身面目皆黄，宜分别阴阳。阳黄者其色带亮，多由外感风湿，内伤酒食，或身有热，或烦渴，或躁扰不宁，或小水赤涩，或大便闭结，清火利小便，热去而黄自退。若系阴黄，其色带暗，总由气血之败，或喜静恶动，或精神困倦，或言语轻微，或畏寒少食，或四肢无力，或大便不实，小水如膏。此与湿热发黄者，反如冰炭，宜速服温补之剂。倘误作阳黄治，无不随药而毙者。

阳黄列方

茵陈四苓汤和　治阳黄无汗，小便短少，惟利小便，使其湿热俱从水道而去。

苍术米泔水浸　茵陈　泽泻盐水炒　猪苓　茯苓各一钱五分

如热甚，加栀子杆，一钱。

茵陈苏叶汤 散　治阳黄表无汗，而身热者。

紫苏二钱　茵陈二钱

水煎。加酒半杯冲服。

茵陈大黄汤 大寒峻剂　治阳黄表有汗，大便闭而腹满者。

生大黄二钱　栀子杆　茵陈各一钱五分

加灯心一团，水煎。

阴黄列方

茵陈五苓汤 微热　治阴黄小便不利者。

白术净，二钱　猪苓　泽泻盐水炒　茯苓　茵陈各一钱五分　肉桂四分，去皮另炖

茵陈姜附汤 大热峻剂　治阴黄小便利者。

白术净炒，二钱　附子制，一钱　干姜七分　茵陈一钱五分　肉桂去皮，另炖，三分　炙草七分

茵陈理中汤 热补　治阴黄，温脾去湿。

党参米拌炒，去芦　茵陈各一钱五分　白术净，炒二钱　干姜一钱　炙草一钱

茵陈四逆汤 大热峻剂　治阴黄，温肾去湿。

制附子　茵陈各一钱五分　干姜　炙草各一钱

痹证痿证

痹与痿，二证相似，而实不同。痹者风寒湿杂至，血气为邪所闭，则病而为痹。治行痹者，散风为主，仍须去寒利湿，而参以补血之药。盖治风先治血，血行风自灭也。治痛痹者，散寒为主，仍须疏风燥湿，而参以补火之药，非大辛大温，不能除其凝寒之害也。治着痹者，利湿为主，仍须祛风解寒，而参以补脾补气药，使土强可以胜湿，而自无顽麻也。提其大纲，约略如此。若夫痿病虽起于肺热，而所重独在阳明。盖肺金体燥居上，主气而畏火。脾土性温居中，主四肢，畏木火能炎上。若嗜欲无节，则水失所养，火寡于畏，而侮所胜，则肺得火邪而热矣。木性刚急，肺受热不能管摄一身，脾受伤则四肢不能为用，而诸痿作矣。治之者，泻南方则肺金清，而东方不实，何脾伤之有。补北方则心火降，而西方不虚，何肺热之有。治痿之法，无出于此。又云：痹病通身疼痛，或麻木不仁。痿病惟两足软弱不能行，麻木亦有之，而全不痛，乃兼气血之虚也。以此辨之，显而易见，不可混治。痿症或不能食，亦当培补脾胃，切不可用风药，及蒸灸之法，用之必危。且要淡滋味，方能保全。

痹证列方

五积散 微热兼散　治痹证之实者。

当归一钱　麻黄八分　苍术米泔水浸，陈皮各一钱　厚朴　干姜　枳壳各八分　半夏制，七分　桔梗　茯苓　丽参炒，各五分　川芎四分　白芍酒炒，八分　肉桂去皮，另炖，四分　白芷七分　炙草五分

加生姜三片，葱白二茎煎。

加味二妙丸 凉　治湿热为病，两足痹痛如火燎，从两足跗热起，渐至腰胯，或麻痹痿软者。

当归　防己　龟甲酥炙　川牛膝盐水炒　苍术米泔水浸，各五钱　秦艽一钱五分　黄柏酒浸晒干，一两　川草薢五钱

酒煮，面和为丸，如绿豆大，每服三钱，淡姜汤下。

羌活胜湿汤 散　治外伤湿气，一身尽痛者。

防风　藁本各一钱五分　羌活　独活各二钱　川芎　荆子杵　炙草各五分

如身重腰痛沉沉然，经有寒也。加酒炒防己、附子各五分。

蠲痹汤 微热散　治风寒湿三气成痹。

羌活　独活　秦艽各一钱　海风藤三钱　当归三钱　川芎七分　桑皮三钱　制乳香八分　木香八分　肉桂去皮，另炖，四分　炙草六分

又方 散兼补　治周痹及手足冷痹，脚腿沉重，或身体沉重，背项拘急者。此亦名蠲痹汤。

当归二钱　白芍酒炒　黄芪酒炒　姜黄　羌活各一钱五分　炙草六分

加生姜二片，红枣二枚煎。

除湿蠲痹汤 散　治风湿痹痛。

羌活　苍术米泔水浸　白术净　泽泻盐水炒　茯苓各一钱五分　甘草六分

加生姜汁、竹沥各半酒杯煎。痛在上者，加桂枝、威灵仙各一钱。痛在下者，加防己、木通、黄柏、牛膝各一钱。

活络饮 散微补　治风湿痹痛，诸药不效者。

当归二钱　白术净　羌活各一钱五分　独活　川芎各一钱　炙草六分

加生姜三片煎。热加黄芩一钱。寒加肉桂四分，制附子八分，茯苓一钱五分。

续断丸 散凉血　治肝肾受风，风毒流注下部，脚疼痛，不能践地，行步艰难，小便余沥。此药补五脏内伤，调中益气，祛风凉血，兼强筋骨。

防风　羌活　薏米　五加皮　牛膝酒浸　续断各三钱　生地五钱　川杜仲盐水炒，五钱　萆薢四钱

研末，用青盐五钱，川木瓜去皮子，二两酒煎成膏，和丸如绿豆大，每服二钱，淡盐汤或温酒下。

薏米酒 散兼补　治脚痹。

白术净，三钱　熟地八钱　牛膝盐水炒，六钱　生薏米一两　防风　独活　杜仲盐水炒　海桐皮各五钱

加五加皮六钱，酒浸一月，每空心服一二杯，常令酒气不断。久之，觉皮肤如有虫行，即风湿散也。

黄芪五物汤 补微热　治身体四肢不仁，为痹症属虚之总方。

黄芪炙　白芍酒炒，各三钱　桂枝一钱五分

加生姜五片，大枣四枚煎。或加当归二钱，羌活、独活各一钱五分。

痿证列方

甘菊汤 补微凉　治痿证，腿足不能起立，能食易饥者。

熟地　淮山各四钱　元参三钱　甘菊花七钱　白芍酒炒　当归　党参去芦，各二钱　建神曲一钱

水煎。如两足热极者，服加味二妙丸。方在痹证内。

虎潜丸 凉兼补　治痿证，能降阴火滋肾水。

熟地酒炒　黄柏各六钱　知母六钱　川牛膝盐水炒，四钱　龟甲炙，八钱　白芍酒炒　当归各四钱　虎胫骨酥炙　锁阳酥炙　陈皮各三钱

加干姜一钱，共研末，炼蜜为丸，如绿豆大，每服二钱，淡姜汤或酒下。

加味四物汤凉补　治血热阴虚，诸痿，四肢软弱，不能举动者。

熟地三钱　当归　麦冬去心　苍术米泔水浸　黄柏　党参去芦，各一钱　北味九粒　白芍酒炒　川芎各七分　杜仲盐水炒，八分　牛膝盐水炒，五分　知母三分

水煎，冲酒一杯服。

加味六君子汤微凉兼补　治痿证气虚多痰者。

党参去芦，二钱　陈皮　苍术米泔水浸　黄柏各一钱　白术净　紫菀　半夏制　茯苓各一钱五分　炙草七分　生姜三片

加味四斤丸补　治肾虚肺热，热淫于内，以致筋骨痿弱，不能收持者。

熟地　鹿茸酥炙　木瓜　肉苁蓉洗淡　牛膝丝饼　北味各五钱

炼蜜为丸，如绿豆大，每服二钱，温酒或米饮下。

加味金刚丸补　治痿病，筋骨软弱。

丝饼七钱　牛膝盐水炒　木瓜各五钱　肉苁蓉酒洗淡，七钱　杜仲盐水炒，六钱　萆薢五钱

炼蜜为丸，如绿豆大，每服二钱，淡盐汤下。一方，单用杜仲一两，煎服。

鹿角胶丸　补　治血虚亏损，两脚痿弱不能行动，久卧床褥者。

鹿角胶三两　党参去芦，米炒　熟地各四钱　鹿角霜　虎胫骨酥炙　龟甲酥炙　白术净炒　川杜仲盐水炒，各三钱　菟丝饼四钱　牛膝盐水炒，二钱　当归五钱　白茯苓四钱

共研末，先将鹿胶，用酒溶化，加炼蜜为丸，如绿豆大，每服二钱，淡盐汤下。

十全大补汤温补　治痿证已久，气血大虚者。

黄芪炙　党参去芦，米炒　当归　白术饭蒸　白芍酒炒　茯苓各一钱五分　熟地三钱　川芎一钱　肉桂去皮，另炖，四分　炙草七分

加生姜二片，大枣二枚煎。

历节风

此症肢节走痛，痛无定处，皆由其气血本虚，或汗出当风，或劳倦过度，或醉而行房，调护不谨，以致三气之邪，遍历关节而疼痛非常，如虎之咬，故俗人又谓之白虎风。盖其症日轻夜重，遇风雨阴晦而甚者，此阴邪之在阴分也，治宜温热。或得暖遇热而甚者，此湿热伤阴之火症也，宜清宜凉。又云：若筋骨拘滞伸缩不利者，阴虚血燥也。非养其血气不可。大都治法，与痹症略同，须参看。

历节风列方

当归羌活汤散兼补　治历节风证。

当归二钱　川芎一钱　白芍酒炒　羌活　独活各一钱五分　炙草七分

加生姜二片煎。热加黄芩、黄柏各一钱。寒加肉桂四分，制附子六七分，或一钱。小便不利，加茯苓一钱五分。又五积散治历节风初起，兼头痛，恶寒，发热者，为新受之邪，宜服。方在痹症内。

薏苡仁汤温散　治风寒湿流注。手足疼痛，麻痹不仁，难以屈伸。

当归　白芍酒炒，各一钱五分　苍术米泔水浸，一钱　麻黄去净节，八分　肉桂去皮，炖，四分　薏米三钱　炙草七分

加生姜三片煎。有热去肉桂。自汗去麻黄。

虎骨散温散　治风毒走注。疼痛不定，少得睡卧者。

当归　自然铜醋淬　没药制，另研　苍耳子　血竭另研　骨碎补去毛　赤芍各二钱　虎胫骨酥炙，五钱　白芷一钱二分　川牛膝酒浸　槟榔　五加皮　羌活　明天麻各二钱五分　龟甲酥炙，五钱　白附子炮，一钱二分　防风二钱　油肉桂去皮，另研，一钱二分

共研细末，每服二钱，温酒调下，或白汤调，加酒一杯亦可。

玉竹汤和　治历节风，久服辛热之药不愈，用此方为柔润息肝风之法。

生黄芪　阿胶蛤粉炒珠　真僵蚕酒洗　菊花各一钱五分　黑芝麻　蒺藜　当归须各一钱　玉竹一钱五分　炙甘草七分

水煎。凡久病不愈，切不可徒用风药，宜大补气血，用十全大补汤各一钱，加真桑寄生三钱，制附子七分，姜汁、竹沥各半酒杯，冲药服。久病所服之方，所有金银花、刺蒺藜、钩藤钩等药，均宜加入。

熏洗历节风法

取樟木屑一箩，放大桶内，煮滚水一担倾入，桶内放一高凳，桶内安一矮凳，令病人坐在桶边，脚踏小凳上，外以草荐或夹被，在病人颈膊处围紧，勿使木气冲上，以致损目。俟水温即洗浴，止痛最速。

鹤膝风

此症由风寒湿合痹于膝而成，风胜则走注作痛，寒胜则如锥刺痛，湿胜则肿屈无力，久则膝肿日粗，大腿渐小，痛而无脓，皮色不变，成坏症矣。宜早治之。

鹤膝风列方

大防风汤热补兼散　治三阴亏损，寒湿乘虚内侵，致患鹤膝风，附骨疽等症。初起时即先服此方，又治痢后脚膝软痛。此药祛风顺气，活血壮筋骨。

黄芪饭蒸，一钱　白术净　防风　党参去芦米炒　羌活各一钱五分　杜仲盐水炒　熟地　白芍酒炒　附子制　牛膝盐水炒　当归　川芎各一钱　肉桂去皮，另炖，四分　炙草六分

加生姜三片煎。又五积散治鹤膝风，初起兼发热头痛者，即宜服之。痢后变成者，亦宜。方在痹症内。

二妙散寒　治鹤膝风赤热焮肿，并一切湿热在经，筋骨疼痛者，均宜。

苍术米泔水浸　黄柏酒炒，各一钱五分

水煎。如气滞加行气药，血虚加补血药，痛甚则加生姜汁，热辣服之。

四物加味汤补散　治鹤膝风阴虚者。

熟地四钱　当归二钱　白芍酒炒　羌活　独活各一钱五分　牛膝盐水炒　川芎各一钱　炙草七分

水煎。如有寒，加肉桂四分，制附子六七分，或一钱。

加味四君子汤补散　治鹤膝风阳虚证。

党参去芦米炒　茯苓　羌活　独活各一钱五分　白术净二钱　牛膝盐水炒　当归各一钱　炙草七分

加生姜三片煎。如有寒加干姜七八分，或一钱。病久而虚者，服十全大补汤。

涂鹤膝方　治病初起者。

白芥子要陈的，愈陈愈佳，四钱

研细末，用姜葱汁调涂患处，约一时久，即起泡，泡干皮脱自愈。

火龙膏药　治鹤膝风，历节风。凡风寒湿毒所袭，及湿痰流注经络，疼痛不能行步者，均宜。

牛皮胶四两　乳香制　没药制，各二钱五分

麝香一分

用老生姜八两，捣取自然汁，同牛皮胶熔化，入乳香、没药，搅匀，俟少温，再加麝香则成膏矣。以青布或油纸摊贴患处，当痛止肿消。

时疫

此症有由感不正之气而得者，或头痛，发热，或颈肿，发颐，此在天之疫也。若一人之病，染及一室，一室之病，染及一乡，一邑。其症憎寒，壮热，口吐黄涎，乃在人之疫也。初病时俱宜服散药发汗，未汗则再服。总以得微汗为吉。倘汗不出而邪传阳明，则必大热，大渴，有自汗斑黄等症。治不得法，鲜不危矣。

时疫列方

败毒汤 散 治四时伤寒，瘟疫，憎寒，壮热，头痛，项强，身体疼痛。初起须速服此方。

党参去芦 羌活 防风 川芎 柴胡 桔梗 独活各一钱五分 甘草七分

加生姜三片煎。未汗则再照服。火盛人，去党参，加黄芩一钱，牛蒡子一钱五分。血弱人，加当归一钱五分。

柴葛解肌汤 凉散 治时疫邪传阳明，热而兼渴者。

柴胡一钱五分 葛根二钱 白芍酒炒 羌活 黄芩 桔梗 白芷各一钱五分 甘草一钱

加生姜三片煎。无汗恶寒，去黄芩。冬月加苏叶一钱。

清凉饮 寒 治疫邪入里，胀闷谵狂诸症。

秦艽 赤芍 知母 贝母 连翘各一钱 薄荷七分 柴胡一钱五分 丹参五钱

加人中黄三钱，煎。

黄连栀子汤 大寒 治时疫上膈结热。

黄芩 栀子 连翘各一钱五分 黄连六分 青蒿 薄荷各一钱 甘草七分

消毒饮 寒散 治时疫憎寒壮热，头面颈项俱肿，目不能开，口干舌燥，俗所谓大头瘟者。

羌活 防风 黄芩 白芷各一钱五分 黄连 射干各一钱 元参一钱五分 甘草一钱

加生姜三片煎。如有痰，加竹沥、姜汁各半酒杯服。大便热结者，加生大黄三钱。小便赤涩，加泽泻、木通各一钱五分。以上各方，银花俱可加入。

疟疾

此症寒热往来，或口苦耳聋，胸满胁痛，发有一定之候。一日一发者邪浅。二日一发者邪深。三日一发者邪更深。其症有寒热平分者，有热多寒少者，有热少寒多者。且有先寒后热，先热后寒，单热无寒，单寒无热者，种种不一，要皆少阳之病。照方服药，无有不愈。凡疟疾初起，无汗要有汗，发散为先。若病后汗多，亦宜兼敛汗。久而不愈，则不必计其疟疾，均宜服六君子、补中益气、附桂地黄汤等补剂。

疟疾列方

小柴胡汤 凉治 疟疾初起，凡气血和平之人，非虚弱者均宜服。平日胃寒者，去黄芩。

柴胡三钱 党参去芦 半夏制 黄芩各一钱五分 甘草七分

加生姜三片，红枣二枚煎。如无汗，加苏叶二钱，防风一钱。汗多，加酒炒白芍一钱五分，桂枝七分。胁胀或痛，去红枣，加煅牡蛎粉一钱五分。腹痛，去黄芩，加酒炒白芍一钱五分。小便不利，加茯苓二钱。口渴加葛根二钱，麦冬二钱。热多加知母一钱五分，贝母二钱，或再加生石膏二钱。单热者亦然。若欲速愈，此方三服后，加酒炒常山三钱以截之。

小柴胡加减汤微热　治寒多热少，或单寒者。

柴胡二钱　党参去芦　半夏制，各一钱五分　肉桂去皮，另炖，三分　炙草七分

加生姜三片，红枣二枚煎。如汗多，去肉桂，加酒炒白芍一钱五分，桂枝七分。口渴加葛根，麦冬，各一钱五分。无汗腹痛胁胀或痛，加减同前方。

柴胡参归汤散兼补　治虚弱人疟疾初起。

党参去芦　半夏制　归身　紫苏各一钱五分　柴胡二钱　陈皮一钱　炙草一钱

加生姜三片，红枣二枚煎。有汗去紫苏。粪溏去归身。其余加减，与第二方同。

附桂二陈汤热　治寒疟寒多热少，腰足厥冷，或单寒者。

陈皮一钱　半夏制　茯苓各一钱五分　肉桂去皮，另炖，三分　附子制六分　炙草一钱

加生姜三片，红枣一枚煎。

柴胡六味地黄汤补　治久疟热未退，而口干唇焦者。

熟地五钱　淮山二钱　柴胡　萸肉　茯苓　丹皮各一钱五分　泽泻盐水炒，一钱

白术汤补　治久疟未愈。

白术净一两

加生姜五大片煎，寅时一服，渣再煎，病将来时又一服。

补中益气汤补　治久疟未愈。

党参去芦，二钱　炙芪　白术净　当归　柴胡

各一钱五分　陈皮一钱　升麻蜜炙，三分　炙草一钱

加生姜一片，乌梅二只煎。

六君子加味丸兼补微攻　治久疟成癥癖，结于小腹上，名疟母者。

党参去芦，米炒，五钱　白术净，六钱　龟甲醋炙，八钱　莪术五钱　半夏制，三钱　茯苓三钱　陈皮一钱五分　炙草一钱

共研细末，加木香末一钱五分，炼蜜为丸，如绿豆大，每服三钱，白汤下。

汗证

此症有自汗，有盗汗。自汗者阳虚，阳虚则表不固，治宜实表补阳。盗汗者阴虚，阴虚则血必热，治宜清火补阴，此其大法，固不可不知，然亦有不尽然者，须辨而治之。又云：因于热者，所出之汗必热。因于寒者，所出之汗必冷。

汗证列方

白术散　治自汗盗汗。

白术净四两　浮小麦三两

同煎半日，去小麦，取白术切片，焙干为末，每服二三钱，仍煎小麦汤调下。若小儿则以饭蒸黄芪煎汤，量儿大小与服。忌萝卜、辛辣、香炒等物。

牡蛎饮和　治体虚，或病后津液不固，常觉自汗。

黄芪炙，三钱　牡蛎煅淬酸中，二钱　麻黄根去净节，二钱

加浮小麦一钱五分，同煎。

玉屏风饮补　治自汗。

黄芪炙，一钱五分　防风一钱　白术净炒，二

钱　加生姜二片煎。

参麦汤补微凉　治热伤元气，肢体困倦，气短口渴，汗出不止者。

生党参去芦，五钱　麦冬去心，三钱　五味子三钱

水煎。

黄芪六一汤补　治表虚自汗。

黄芪炙，六钱　炙草一钱

水煎。

加味归脾汤补　治阴阳俱虚，自汗盗汗，怔忡不眠，烦躁等症。

党参去芦，饭蒸，二钱　黄芪炙　枣仁即炒杵麦冬去心　白术净炒　白芍酒炒　归身各一钱五分远志去心，四分　龙眼净肉，一钱　北味六分　炙草七分

芪附汤热补　治阳虚自汗，其人常恶寒者。

黄芪炙，四钱　附子制，一钱

水煎。

参苓散补　治睡中汗出。

党参去芦饭蒸，七钱　枣仁即炒杵，四钱　白茯苓五钱

研末，每服三钱，米饮调下。

当归六黄汤寒兼补　治阴虚发热，其人常有盗汗者，甚验。

黄芪炙　当归　熟地各二钱　黄芩　生地黄柏各一钱　黄连六分

酸枣仁汤补兼寒　治心虚不固，盗汗。

党参去芦　枣仁即炒杵　白芍酒炒　黄芪饭蒸　当归　生地各一钱五分　茯苓一钱　黄柏七

分　知母一钱　北味六分

劳倦内伤

此症由饥饱失时，或劳倦过度，以致脾肾受伤。忽然发热，怠惰嗜卧，懒于言语，亦间有头痛，恶寒者，非外感也。外感之恶寒，虽近烈火而不休。内伤之恶寒，得就温暖而即解。外感之自汗，声高气壮。内伤之自汗，气短声微，外感之发热，头痛，昼夜不止。内伤之发热，头痛，则有止期。以此辨之。庶不至误。

劳倦内伤列方

补中益气汤补　治虚弱人，劳倦发热。

黄芪炙　党参米炒，去芦，各一钱五分　白术饭蒸　归身各一钱　陈皮六分　升麻蜜炙，四分柴胡六分　炙草七分

加生姜一片，红枣二枚煎。

温胃饮温补微散　治劳倦内伤，平素脏寒，而兼略有外感者。

党参去芦，米炒　白术净炒，各一钱五分　归身　防风各一钱　陈皮五分　干姜六分　炙草七分

加生姜一片，煎。

四君防风汤补兼散　治劳倦内伤外感者。

党参去芦，米炒，二钱　白术饭蒸，一钱五分防风　茯苓　荆芥各一钱　炙草七分

加生姜一片，红枣二枚煎。

当归防风汤补兼散　治劳倦内伤，血虚外感者。

党参去芦饭蒸　淮山各一钱五分　当归二钱防风　荆芥各一钱　炙草七分

加生姜一片，红枣二枚煎。

痨瘵

凡人内伤元气者，无非虚损之症。至于虚损之深，即成痨瘵。或骨蒸，或干嗽，或吐血，吐痰，营卫俱败，尩羸日甚，积渐而来，以致本末俱竭。此症切不可服寒凉药，万一要服，多不过三两剂，即当温补。不然则难救。此症由色伤者居多。

痨瘵列方

泻白散微凉　治火气乘金而成痰嗽者。
桑白皮二钱　地骨皮一钱五分　甘草七分
水煎。

地骨皮散补微凉　治阴虚火旺，骨蒸发热，日静夜剧者。
熟地四钱　当归　丹皮各一钱五分　川地骨二钱　川芎一钱　白芍酒炒，一钱五分

通关饮微凉　治肺痿，声嘶喉痹，咳血烦躁者。
黄柏　知母各一钱五分　肉桂去皮，另炖，六分
水煎。

四生丸凉　治阳盛阴虚，血热妄行，或吐或衄者。
生地　生艾叶　生柏叶　生荷叶
共捣成团，如白鸽蛋大，晒干，每服一丸，滚汤化下。

秦艽扶羸汤微凉兼补　治肺痿，骨蒸痨嗽，或寒热往来，声哑自汗，体虚倦怠者。
党参去芦　秦艽　紫菀　川地骨　柴胡　当归各一钱五分　鳖甲醋炙，先煎，四钱　细甘草六分

润神散补微凉　治痨瘵，憎寒壮热，口干咽燥，疲倦，烦躁自汗。
党参去芦　黄芪　麦冬去心，各一钱五分桔梗一钱　竹叶六分　炙草七分
加浮小麦一钱煎。

清骨散寒　治骨蒸痨热。此症亦有暂服石膏方寸匕，以热退即止者。
秦艽　青蒿　知母　川地骨　胡连　鳖甲童便炙，各一钱　炙草五分　银柴胡一钱五分

五味子汤补　治肾水枯涸，口燥舌干。
黄芪一钱五分　党参去芦，一钱　北味五分麦冬去心，六分　炙草三分
水煎。日夜服数剂。

圣愈汤补　治一切失血，或血虚烦渴，燥热，睡卧不宁等症。
熟地四钱　川芎一钱　党参去芦，饭蒸　黄芪各二钱　白芍酒炒　归身各一钱五分

六味地黄汤补　治肾精不足，虚火上炎。
熟地四钱　淮山二钱　萸肉　茯苓　丹皮各一钱五分　泽泻盐水炒，一钱
水煎。加肉桂三分，制附片七分，治命门火衰，不能生土，以致脾胃虚寒，少思饮食。

独参汤补　治元气虚而不支，大汗大下之后，及吐血，血崩，产后血晕诸症。
高丽参去芦，饭蒸，米拌炒，一两五钱
水煎。

当归补血汤补　治血虚身热。
黄芪炙，七钱　当归一钱五分
水煎服。此方再加当归一钱五分，治曾经失血，发热面赤，大渴。

六君子汤补　治脾胃虚弱，痞满痰多。

党参去芦，米炒　白术饭蒸，各二钱　半夏制
茯苓各一钱五分　陈皮一钱　炙草八分

加生姜二片，红枣二枚煎。如气虚肿满，
痰饮结聚，脾胃不和者，加砂仁五分，藿香一
钱五分。

归脾汤补　治思虑伤脾，不能摄血，或健
忘怔忡。

黄芪炙　党参去芦，米拌炒　白术饭蒸，各二
钱　远志去心，五分　当归　枣仁即炒杵　茯神各
一钱五分　木香七分　龙眼净肉，六分　炙草五分

保元汤补微热　治气血虚弱。

党参去芦，米炒，三钱　黄芪炙，二钱　炙草
一钱　肉桂去皮，另炖，二分
水煎。

芪附汤热补　治汗多而畏寒者。

制附子一钱　黄芪炙，四钱
水煎。

獭肝散和　治鬼疰，传尸，痨瘵。

獭肝一只阴干
研细末，每日温汤调服二钱，日二次。

不知医必要卷二

吉祥　嵩生

广郁　梁廉夫　子材著　男　庆祥　善卿　校字

瑞祥　紫波

杭州徐志源重校

血证

凡人身之血，半随冲任而行于经络，半行于脉外而充肌腠皮毛。若外有所感，内有所伤，则血不循经从上而涌，则为吐血，咳血，咯血，鼻血，齿血，舌血。从下而走，则为大小便血，妇人血崩。须审其或由血热妄行，或由血寒凝滞，或由饮酒过多而咯吐，或由怒气伤肝而呕血，或由忧思过度而损伤心脾，或由色欲劳伤而格阳失血，各症分明。又要问其平日是阳脏阴脏，现在爱凉爱热，病系新久，人或静躁，小便是清是赤，大便或结或稀，逐一审明，然后无误。又云：失血之症，无论上下，皆是经络散行之血，若仍循其经常之道路，自愈。除瘀血与伤寒外，其余俱属七情饥饱劳力等因，可以一味固元汤主之。补药当用温药，亦须急加桂，附，炮姜随宜。或血虚烦渴，躁热，睡卧不安，须服圣愈汤。刚燥之剂，不可用。血气喜温而恶寒，寒则泣而不流。倘服寒药已愈，即宜接服温补，切不可再服凉剂，以致不救。

吐血列方

黑神散和　治吐血，衄血，及口鼻俱出，若声未失，无不可救。

百草霜即锅底烟，要乡间烧草者，烧柴者不可用

研细末，每服二钱，米饮调下。若衄血者，兼以少许吹入鼻。凡血不论上下，用百草霜，或煅透黑姜炭，或烧莲蓬壳存性，研细末服，均可止之。

参地煎凉补　治吐血。

生地六钱　党参去芦，二钱　百草霜二钱，研末

水煎。又方藕节七个，荷叶顶七个，擂烂，入蜜一匙，煎服。亦治卒暴吐血。

二神散凉　治一切男妇吐血，或血崩下血，属热者。

陈槐花炒焦，一两　百草霜四钱

共研末，每服三钱，白茅根煎汤调下。舌上忽然出血，亦用此散掺之。

犀角地黄汤大寒　治胃火血热妄行，吐衄，或大便下血。出斑出疹皆宜。

生地四钱　麦冬去心　白芍　犀角尖先煎丹皮各一钱五分

水煎。又方生石膏二钱，生地四钱。治胃火热甚，烦热作渴，头痛气壅而吐血。

生地元参汤凉　治色欲过度之人，肾火烁

金而吐血唾血。

生地四钱　麦冬去心　白芍酒炒　丹皮　丹
参各一钱五分　郁金七分　元参一钱五分　三七
五分

加磨浓墨，并童便各半酒杯，冲服。

加味葛花解醒汤凉　治饮酒过多而吐血。

党参去芦　白术净　茯苓　砂仁杵　白蔻净
仁，杵　葛花各一钱　青皮　陈皮　猪苓　泽泻
盐水炒，各七分　神曲　木香各五分　黄连四分
丹皮七分

加味四物汤散血兼补　治血瘀而吐。未
吐之前，胸必痛，及吐血，色必紫，或黑而
成块。

当归　川芎　丹皮　香附杵　白芍酒炒　苏
木各一钱五分　生地酒炒，四钱　红花一钱

水煎。如紫血尽而见鲜血，即服六君子汤，
加当归、泡姜以温补之。又韭菜捣取自然汁饮，
亦善行瘀血。

芎归饮散血兼补　治饱食用力，或因持
重，努伤脉络，失血涌吐者。跌仆打伤，令人
大吐者，亦宜之。

川芎二钱　当归三钱　红花一钱　桃仁杵十
二粒

独参汤补　治大吐大衄大崩之后，血若稍
止，即服此方，听其熟睡，切勿惊醒，则阴血
一夜复生。

高丽参去芦，米炒，一两五钱

固元汤补　治吐血止后宜服。

黄芪炙　党参去芦，米炒　白芍酒炒　归身
各一钱五分　炙草一钱　煨姜二斤

圣愈汤补　治一切失血症，或血虚烦渴燥

热，睡卧不宁，不宜刚燥之剂者。

炙芪一钱　党参去芦，米炒，二钱　熟地三钱
川芎　白芍酒炒　当归各一钱五分

水煎。如微有火者，去熟地，加生地二钱。

甘草炮姜汤热　治大吐大衄，外有寒冷
之状者。

炮姜一钱五分　炙草二钱　北味一钱

水煎。或服附子理中汤，加木香，亦宜。

镇阴煎补大热　治阴虚于下，格阳于上，
则真阳失守，血随而溢，以致大吐大衄，手足
厥冷，危在顷刻者，速宜服之。

熟地一两　牛膝盐水炒　泽泻盐水炒，各一钱
五分　附子制，一钱　肉桂去皮，另炖，八分　炙
草一钱五分

水煎。如兼恶寒者，加炒干姜一钱。气脱
倦言，软弱之极者，速加炒高丽参，随宜。

附子理中汤补大热　治吐血色暗而非鲜
红，或如猪肝色，或如红米粥水色者。此离位
之血，非由火逼，其人气息轻微，身体不热，
乃系脾肾不能摄血，虚寒大症。若服寒药
必死。

党参去芦，米炒　附子制，各二钱　白术净
炒，二钱　炮姜一钱五分　炙草一钱

嗽血咯血列方

加味地黄汤凉补　治嗽而有血，痰易
出者。

生地三钱　淮山二钱　萸肉　丹皮　茯苓
各一钱五分　泽泻盐水炒　侧柏炒成炭，研，各
一钱

水煎。如嗽而痰少难出者，乃系水竭于下，
液涸于上也。宜加天冬、麦冬、百合。

天门冬丸凉　治吐血咯血，大能润肺止嗽。

贝母三钱五分　天冬五钱　杏仁三钱五分　阿胶蛤粉炒珠　茯苓各二钱五分

炼蜜为丸，如芡实大，每噙化一丸，津咽下。

生熟地黄汤凉　治酒色劳伤，以致咯出之痰中有血丝者。此方治鼻衄亦可。

熟地　生地各三钱　天冬　麦冬去心　贝母杵　茯神各一钱五分　茜根一钱　甘草六分

水煎。如有火加黄柏、知母。须自知谨慎，不然必日甚。

鼻衄列方

茜根汤凉　治衄血不止，心神烦闷。

生地二钱　阿胶蛤粉炒珠　茜根　侧柏叶炒黑，各一钱五分　甘草炙，一钱

加生姜二片煎。

柏艾饮凉　治鼻衄。

生地三钱　淮山二钱　莲仁去心，二钱　柏子仁去净油　丹皮　萸肉各一钱五分　泽泻盐炒，一钱　生荷叶一张，干者不效

加生艾叶捣汁半酒杯冲服。治法与吐血略同。凡加味地黄汤、生熟地黄汤，及镇阴煎，均可因症选服。

茅根汤凉　治鼻血。

白茅根一两　侧柏炒成炭，二钱

水煎。或用生茅花更胜。

地黄膏凉补　治衄血往来，久不愈者。

生地黄　熟地黄　枸杞子　川地骨各八钱

共熬膏，每服一匙，蜜汤调下。

舌血牙血列方

香薷饮散　治舌上出血，如孔钻者。

香薷二钱

水浓煎，服半茶杯，外用槐花，或蒲黄，炒成炭，研末掺之。

萝卜方　治满口牙内出血。

生萝卜一个

用口嚼烂，含少顷吐去即愈。

竹茹醋　治牙龈出血

生竹茹五钱，无生用干，须加倍

用醋浸一宿，不时含之。

荆槐散　治牙宣出血，疼痛不止。

槐花　荆芥穗

等份为末，搽患处。

杞子汤补　治满口牙内出血。

枸杞子四钱

水煎漱之，然后吞下。以枸杞细嚼，吞下亦可。

尿血列方

生地黄饮凉　治血热，小便出血。

生地一钱　阿胶蛤粉炒珠　侧柏叶炒黑，各一钱五分

水煎。

地黄赤茯散凉　治尿血。

生地　赤茯苓　海螵蛸去硬皮

等份为末，每服三钱，柏叶、车前煎汤调下。此方血淋亦治。如痛兼以藕汁萝卜汁调服。

发灰散和　治尿血及一切血症。

乱发洗净，煅透成炭

研细末，每服二钱，米醋汤调下。

珀珠散 微凉　治所溺之血成块，窍滞不利，茎中急痛者。此症因忍精不泄，或年老竭欲而成。

滑石飞过，六钱　甘草末　琥珀末各一钱　珍珠末五分

加朱砂末五分，合匀，每服二钱，白汤调下。如有热尿湿，以导赤散加牛膝、郁金清之。利后仍服此散甚效。导赤散：麦冬、生地、木通、甘草、竹叶、车前、赤茯。

大便下血列方

清魂散 和　治肠风下鲜血而腹不痛者。

当归五钱　荆芥炒成炭，三钱

研末，分三次米饮调下。

槐花汤 微凉　治肠风，脏毒下血。

侧柏叶二钱　荆芥穗炒黑　槐花炒黑，各一钱一分　枳壳面煨去瓤，一钱

水煎。或加白芍一钱五分，乌梅二只。如有热加生地二钱，黄芩一钱。

归芍六君子汤 补　治脾阴虚弱下血。

党参去芦，米炒　白术净炒　茯苓各一钱五分　当归一钱五分　白芍酒炒，二钱　半夏制　陈皮各一钱　炙草六分

加烧黑莲蓬壳，研末一钱，冲药服。

附子理中汤 补大热　治大便下血，其血非鲜红，或淡红色，或灰黑色，或色如红米粥者。此乃气虚，不能摄血，脾元脱绝之症。若加之呕吐，则更为危急。宜速服此汤。服凉药必死。慎之。

党参去芦、米炒，二钱　附子制，一钱五分　白术净炒，二钱　干姜炒，一钱　炙草一钱

水煎。呕吐加制半夏二钱。如粪出多，或溏泄者，干姜用二钱，附子用三钱。

肿胀

此症有二，一病在气，一病在水。凡气分之病，倏然浮肿，或自上及下，随按而起。有气热者，有气寒者，有气湿者，有气虚者。若病在水，其色明润，其皮光亮，其肿不速，按之窅而不起，浸渍有渐，属阴证者居多。又云：先肿于内而后及于外者，多实。先胀于表而后渐及于内，或外虽胀而内不胀者，多虚。小便红赤，大便秘结者，多实。小便清白，大便稀溏者，多虚。形色红黄，气息粗长者，多实。形容憔悴，声音短促者，多虚。当辨而治之。肿胀之病，无论是气是水，是单腹胀，愈后均宜服六君、香砂六君、归脾、补中益气等汤，或服六味、八味、金匮肾气等丸，须择宜而用。若病后浮肿者，乃系虚证，服补剂自愈，不得误认。

肿胀通用列方

局方五皮饮 和　治风湿客于脾经，以致面目虚浮，四肢肿满，心腹膨胀，上气急促，兼治皮水胎水。

茯苓皮二钱　五加皮　地骨皮　大腹皮酒洗净　生姜皮各一钱五分

水煎。上肿宜发汗，加苏叶、防风、杏仁各一钱五分。下肿宜利小便，加木通一钱，猪苓、防己一钱五分。小便清长为阴水，加制附子、生姜各一钱，白术二钱，川椒六分，木香七分。小便不利为阳水，加猪苓、防己、知母各一钱五分。凡虚寒人，宜加白术、党参、附子、肉桂。壮健人，宜加枳壳、莱菔子。畏风之甚者，宜加黄芪三四钱，或再加附子一钱。

澹寮五皮饮 和　治病后身面四肢浮肿，小水不利。此由气不能运，散漫于皮肤肌腠之间，故令肿满，此方最宜。孕妇胎水肿满，用此方

413

加白术、茯苓。

生姜皮　桑白皮　大腹皮酒洗净　赤茯苓皮　广陈皮各一钱五分

水煎。腰以上肿者，邪在表也。宜发汗，加苏叶、防风、荆芥、秦艽之类。腰以下肿者，邪在里也。宜加车前、泽泻、萆薢、防己、赤小豆、茯苓等药，以利小便。若小便清长，则不可过利。如烦渴便闭者，阳水也。加连翘、黄芩、黄柏。不烦渴便不闭者。阴水也。加附子、干姜、肉桂。

气肿列方

平胃散和　治心腹胀满。

苍术米泔水浸，一钱五分　厚朴一钱　陈皮一钱　炙草六分

水煎。气郁，加香附、木香。伤食，加麦芽、山楂。伤酒，加干葛二钱、砂仁七分。痰多，加茯苓三钱。腹痛，加生白芍二钱。小便闭，合五苓散煎服。如贴脐左右上下胀者，胀必兼痛，去苍术，加红花一钱，当归、柴胡各一钱五分，肉桂四分。

厚朴散和　治壮健人心腹胀满而气壅实者。虚弱者勿服。

川厚朴姜汁制，六钱

研末，每服二钱，姜汤下。

调气平胃散和行气　治胃气不和，胀满腹痛。

苍术米泔水浸，一钱五分　厚朴姜汁制　乌药各一钱　白檀香五分　陈皮　藿香各一钱　砂仁杵，五分　白豆蔻去壳杵，六分　木香七分　炙草五分　生姜三片

芍药枳实散和　治食积痞满，及小儿腹大胀满，时常疼痛，脾胃不和等症，最效。

白术净，一两　枳实面煨去瓤，五钱　陈皮

赤芍药各三钱　老米炒香，二钱　莲仁去心，二钱

研末，每服二钱，白汤下。寒加干姜。气虚加党参。

水肿列方

此症宜忌盐酱，愈后亦须忌百日。

茯苓汤和　治水肿。

白术净，二钱　茯苓三钱　郁李仁杵，一钱五分

加生姜汁煎。又方白术、泽泻，等份为丸，茯苓汤下。

小分清饮和　治湿滞肿胀，不能受补，小水不利者。

茯苓三钱　枳壳面煨，去瓤　厚朴各一钱　生薏米四钱　泽泻盐水炒　猪苓各一钱五分

水煎。如无内热而寒滞者，加肉桂五分。黄疸症，则加茵陈二钱。

消肿方和　治水肿。

赤小豆杵，拣紧小赤暗者始真，四钱

同黄雌鸡煮食，或用鲤鱼、鲫鱼同煮食均可。

金匮肾气汤热补利水　治脾肾阳虚，不能行水，小便不利，腰重脚肿，或肚腹肿胀，四肢浮肿，或喘急痰盛，已成膨症者，甚效。

熟地四钱　淮山　茯苓各二钱　萸肉一钱五分　牛膝盐水炒　附子制　泽泻盐水炒　车前　丹皮各一钱　肉桂去皮，另炖，四分

鸡屎醴凉　治水肿甚效。

雄鸡一只用大麦喂四五日，取鸡屎约半茶杯，炒黄色

以好酒浸鸡屎，煎约一茶盅，去渣，令病人

温服。少顷腹内气转而鸣，湿从大便泄出，其肿渐消。如泄未尽，再服一二次，愈后须服六君子汤补之。平日养鸡之笼底，铲去上面污秽，连泥掘取一大碗，水煎去泥，加酒一杯服亦效。

治水肿奇方

赤尾鲤鱼一只，约重一斤，破开去肠杂，不得见水与盐

用生白矾四钱，研细末，掺入鱼腹内，以粗纸包裹，外以黄土包好，放灶内煨熟，取出去净纸泥。食头者上消，食身与尾者下消，一日用尽，屡验。愈后要服补剂。

单腹胀列方

五味异功散补　治单腹胀。凡一切肿胀，愈后均宜服。

党参去芦，米炒，三钱　白术净　茯苓各二钱　陈皮　炙草各一钱

水煎。半夏、藿香，俱可加入。如寒则加干姜，随宜。

附子理中汤补大热　治单腹胀，虚寒之甚者。

党参去芦，米炒，三钱　白术净炒　附子制，各二钱　干姜炒，一钱五分　炙草一钱

积聚

此症一由五脏所生，一由六腑所成。盖积者积垒之谓，或以饮食之滞，或以脓血之留。凡汁沫凝聚旋成癥块，皆积之类。其病多在血分，有形而静者也。聚者聚散之谓，或胀或不胀，或痛或不痛。凡随触随发，时往时来，皆聚之类，其病多在气分，无形而动者也。治此者当辨其新久虚实，应攻应补，或攻补兼施。《内经》云：大积大聚，衰其半而止，过则死。诚不可不慎也。

积聚列方

三棱散攻峻剂　治积聚癥瘕，坚满不散。此方惟壮健新病者宜服。若久病或虚弱，或年老，须斟酌。或服一钱，兼服补剂。

白术净炒　三棱各一两　木香一钱　蓬术　当归各二钱五分　槟榔一钱五分

研末，每服二钱，沸汤下。热积，加黄连、黄芩。寒积，加附子、干姜、肉桂。酒积，加葛根，或葛花。血积，加桃仁、红花。痰积，加半夏、茯苓。水积，加桑白皮、赤小豆。肉积，加山楂、阿魏。果积，加麝香、草果。愈后，宜服六君子汤，与香砂六君子汤，或附子理中汤。

枳实丸和去积　专治食积癖块。

白术净　枳实面煨，去瓤　山楂去核　麦芽　半夏制　神曲各五钱　苍术米泔水浸　陈皮各一钱二分　木香四分　姜黄七分

共研末，用荷叶蒸饭为丸，如绿豆大，每服三钱，淡姜汤下。

大和中饮和去积　治饮食留滞，积聚等症。

陈皮　厚朴制，各一钱五分　山楂　麦芽各二钱　枳实面煨去瓤，一钱　砂仁杵，五分　泽泻盐水炒，一钱五分

水煎。胀甚，加白芥子一钱。胃寒恶心，加干姜一钱。痛则加木香、乌药、香附之类。又芍药枳实散，治食积胀满，或疼痛，最稳最验，大人小儿俱合。方在肿胀内。

木香枳壳汤补兼消　治虚弱人气滞胀痛。

党参米炒，去芦，二钱　白术净，一钱五分　枳壳面煨，去瓤　厚朴制　乌药　当归　陈皮各一钱　木香六分

加生姜二片煎。分二次服。

加味香砂六君汤 补兼行　治虚弱人积聚。

党参去芦，米炒，二钱　白术净　陈皮　制半夏　归身　茯苓各一钱五分　炙草七分　木香冲药服，七分

加生姜二片煎。此方去生姜，加煨姜三片，用白芫黄炒，研末一钱，冲药服，治血鳖多验。血鳖者，嗜酒人血郁于酒，则成酒鳖。多气人血郁于气，则成气鳖。虚痨人败血杂痰，则成血鳖。此鳖如虫之行，上侵入咽下，下触入肛，或附胁背，或隐胸腹，名虽各异，治法俱同。

参附汤 热补　治服攻药大下血积，自汗不止，气弱不能转动者，须速服此方。

高丽参去芦，米炒，五钱　附子制，三钱

水煎。如贫不能买参者，服炙芪六钱，当归二钱，制附子三钱。

消痞膏 治积聚痞块。

朴硝　蒜头杵，各五钱　大黄　急性子各三钱　三棱　蓬术各四钱　乳香制　真阿魏　没药制，各二钱

将三棱、蓬术、大黄、急性子，研末，用芝麻油四两，煎蒜头、朴硝，及药末，煎好，去蒜头，下黄丹二钱，候已成膏，以乳香、没药、阿魏三味，研粉加入，再加麝香二分搅匀，贮有盖瓦器内，俟三两日，火气去净。以白布或厚油纸摊贴，五六日一换。或见大便有脓血，勿以为异。亦有不下脓血者。须忌房事，及一切生冷物。

眩晕

《内经》云：上虚则眩。又云：肾虚则高摇，髓海不足则脑转耳鸣。此症虚者十居八九，而兼火兼痰者，间亦有之。原其所由，或因劳倦过度，或因饥饱失时，或因呕吐伤上，或因泄泻伤下，或因大汗亡阳，或因大醉伤阴，或因被殴夺气，或因焦思不释，或因男子纵欲，

或因妇人血崩，皆能致之。须服补气补血等药，切不可服寒凉消散之剂，以伐其生气。此症忽然头晕，眼黑，脑髓旋转，不可以动，与头痛之上实者不同，宜辨。

眩晕列方

八珍加减汤 补　治气血两虚眩晕。

党参去芦，米炒　白术饭蒸，各二钱　熟地三钱　当归　天麻　茯苓各一钱五分　炙草一钱　生姜三片

补中益气加减汤 补　治气虚眩晕。

炙芪一钱五分　党参去芦，米炒　归身　白术饭蒸　天麻　钩藤各一钱五分　陈皮七分　炙草六分

加生姜二片，红枣二枚煎。

六味地黄加减汤 补　治精气不足而眩晕。

熟地四钱　淮山炒　杞子各二钱　萸肉　天麻　茯苓各一钱五分　炙草一钱

水煎。如火衰者加肉桂四五分。

天麻六君子汤 补　治眩晕兼有痰或呕者。

党参去芦，米炒，二钱　白术净，二钱　半夏制　天麻　茯苓各一钱五分　陈皮　炙草各一钱

加生姜二片，红枣二枚煎。

头痛

此症有风邪，有火邪。风邪者身必寒热，或多清涕，或兼咳嗽，皆由风寒在经，散去风寒，其病自止。火邪者各经俱有，惟阳明为最，正以阳明胃火，盛于头面，而直达头维，故其病更甚也。暂痛为邪，久痛为虚。邪则分寒热而除之，虚则审阴阳而补之。然亦有久病为邪所缠，暂痛因虚而发者。外邪之火可散而去，内郁

之火得升而愈炽。此外又有气虚痛，血虚痛，肾虚痛，痰痛，偏左右痛者。症与眩晕不同。

头痛列方

羌活汤散　治外感邪在太阳头痛。

防风　羌活　川芎各一钱五分　苍术米泔水浸　白芷各一钱　甘草七分

加生姜三片，连须葱白二寸煎。如有汗去苍术。

升麻葛根汤散　治外感邪在阳明，头痛连及目眶者。

葛根二钱　升麻　秦艽　荆芥　苏叶　赤芍各一钱　白芷一钱五分　甘草七分

加生姜二片煎。凡面浮肿而痛者，风也。亦服此方。又斑疹者，邪热所化也。用此方加牛蒡子。

逍遥散补微散　治少阳头痛，兼两胁痛者。

柴胡　当归　白术净　白芍酒炒　茯苓各一钱五分　炙草一钱　薄荷五分

加生姜二片煎。如有热，加丹皮一钱，栀子一钱五分。

都梁丸微散　治风吹项背，头目昏眩，脑痛，及妇人胎前，产后，伤风头痛者。

白芷沸汤泡，切

炼蜜为丸，如弹子大，每服一丸，荆芥汤下。

加味二陈汤　治头痛而多痰者。

陈皮　苍术米泔水浸，各一钱　半夏制　川芎　南星制　茯苓各一钱五分　炙草一钱

生地芍药汤寒　治火邪头痛。

生地二钱　花粉　白芍　知母　泽泻盐水炒

黄柏各一钱五分　木通一钱

竹叶石膏汤寒　治阳明火邪盛极而头痛者。

生石膏杵三钱　桔梗　木通　淡竹叶各一钱　薄荷叶八分　甘草一钱

吴萸汤温补　治头痛如破，干呕吐涎沫者。

党参去芦，米炒，三钱　吴萸泡，一钱

加生姜五片，大枣四枚煎。

加味补中益气汤补　治气虚头痛。

炙芪一钱五分　党参去芦，米炒　白术净　归身各一钱五分　陈皮　川芎各一钱　升麻蜜炙，三分　柴胡四分　炙草七分

加生姜二片，大枣一枚煎。或加蔓荆子七分。

加味四物汤补　治血虚头痛。

熟地四钱　川芎一钱五分　当归三钱　蔓荆子杵一钱　白芍酒炒，一钱五分

水煎。如有热，加黄柏、知母各一钱。

当归酒补　治血虚头痛欲裂。

大当归一两

用好酒煎服。

六味地黄加减汤补　治肾水虚头痛。

熟地四钱　杞子二钱　萸肉　川芎　茯苓各一钱五分　淮山二钱　炙草一钱

八味地黄加减汤热补　治命门火虚头痛。

熟地四钱　淮山炒，二钱　杞子三钱　萸肉　川芎　茯苓各一钱五分　附子制，一钱　肉桂去皮，另炖，四分　炙草一钱

加酒洗淡肉苁蓉二钱。

417

头风痛列方

点头散和　治偏正头风。

川芎三钱　香附去毛，炒，一两

研末，每服二钱，清茶调下。

二陈当归汤和　治偏左头痛。

当归三钱　半夏制　白芍酒炒　川芎　陈皮

白芷　茯苓各一钱　炙草七分

加味二陈汤寒　治偏右头风。

沙参酒炒，三钱　半夏制　防风　南星制

川芎　茯苓各一钱　黄芩七分　陈皮一钱　黄连

五分　甘草六分

偏正头风熏蒸方

川芎五钱　僵蚕因人年岁，一岁用一只，二岁

二只至五六十岁，亦递加之　晚蚕沙二两

用水五六碗，煎至三碗，以厚纸封砂锅

中，开一孔如钱大。病人就之，以熏蒸其痛

处。虽年久症，不过治五六次即愈，永不

再发。

咽喉

凡咽喉之肿，肿于咽之两旁为双蛾，肿于

一边者为单蛾。其形圆突，与缠喉风之满片红

肿者不同。大约多由于火，而亦有阴虚水亏，

阴盛格阳者。果系实火，必有火症可验，自当

用清凉解毒之药。若因酒色过度，以致真阴亏

损，此肾中之虚火也。非壮水不可。又或火虚

于下，格阳于上，此无根之火，即肾中真寒证

也。非温补命门不可。《内经》云：骤起非火，

缓起非寒。故忽然而痛难忍者寒证也。悠缓而

痛者乃系热证也。如忽然肿大，制药不及，恐

闭塞咽喉。速将小竹削尖刺破，以出其血，此

亦不得已救急之策。

咽喉列方

甘桔汤微凉　治一切咽干咽痛。

桔梗　甘草各一钱五分

水煎。如治蛾喉，加荆芥穗、牛蒡子各

一钱。

烧盐散和　治喉中悬痈垂长，咽有妨碍。

白盐烧过　枯矾

等份，研细末，蘸少许点之即消。

消毒凉隔散寒微散　治咽喉初起肿痛。

黄芩　黑栀各一钱五分　连翘二钱　牛蒡子

一钱　薄荷七分　甘草一钱

皂角散　治双单蛾喉。

皂角拣新的，虫蛀者勿用

研细末，好醋调匀，以鹅毛蘸药入喉搅动，

以出其痰，另用此药醋开涂喉外，干则随换，

功效甚速。或用真桐油一分，蘸药卷搅喉内，

则痰随油吐亦佳，愈后均宜加味甘桔汤。煎甘

草水饮，可解油气。

指甲散　治喉蛾。

手指甲焙焦，六分　灯心烧灰，一分或五厘

共研细末，吹入患处，其蛾即破，破后亦

服甘桔汤。

地黄滋阴汤补　治咽喉肿痛，日轻夜重，

痰声如锯者。

熟地五钱　茯苓三钱　麦冬去心　萸肉各二

钱　牛膝盐水炒，一钱五分　北味七分

姜桂饮大热　治顷刻间咽喉痛极难忍。

肉桂去皮　干姜炒黄　炙草各五分

用滚水半碗，将药共炖好，去渣候温，缓缓饮之。一方用生附子一厚片，涂白蜜，炙透变黑色，取如豆大一粒，含口内咽津，亦立刻见效。

八味地黄汤 _{温补} 治格阳喉痹，或因色欲伤精，或因泄泻伤肾，或因过服寒凉，以致火不归元，上热下寒者。

熟地四钱 淮山炒，二钱 泽泻盐水炒 黄肉各一钱五分 白芍酒炒 元参各一钱 茯苓一钱五分 肉桂去皮，另炖，六分

水煎。前方姜桂饮，与炙附子粒，亦可用。

眼目

凡人六腑五脏之精华，上注于目而为之睛。肺之精为白眼，筋之精为黑眼，骨之精为瞳子，血之精为络眦，肉之精为约束。盖风热之邪，上攻于目则赤肿疼痛。白精赤，火乘肺也。黑精赤，火乘肝也。瞳仁赤，火乘肾也。目胞肿，火乘脾也。两眦赤，火自甚也。其或隐涩难开，羞明多泪，暴生云翳，皆属火症。除此之外，而一切目视无光，及昏黑倦视，非阴虚即阳虚，不可混治。又云：肿而硬者属热盛也。宜先清凉。肿而软者属风盛也。宜先发散。病分新久，障有内外。新病多实，久病多虚。外障多火，内障皆虚。治各不同，不可执一。

眼目列方

密蒙花汤 _{和散} 治风热上攻，两眼昏暗，眵泪羞明，并赤肿翳障。

甘菊花三钱 密蒙花 羌活 木贼 石决明杵 白蒺藜炒，各一钱五分

水煎。如火盛，加黄连五六分。

泻肺汤 _{凉散} 治肺受风热，七情郁结，风毒上攻，眼目忽然肿痛难开者。

羌活 元参 桔梗各一钱五分 川地骨一钱 桑白皮二钱 甘草一钱

加减徙薪饮 _寒 治目赤肿疼痛。

黄芩 山栀杵，炒黑 白芍酒炒 丹皮 茯苓各一钱五分 菊花二钱 甘草六分

八味还睛汤 _{凉散} 治肝肺停留风热，翳膜遮睛，痛涩眵泪。

决明子炒，一钱五分 白蒺藜炒去刺 防风 木贼 山栀仁杵，各一钱 青葙子半炒，四分 蝉蜕去头足，四只 麦冬去心，一钱 细甘草六分

抑肝顺气汤 _{凉补行滞} 治眼红不退，气滞血凝，上攻头目，眼眶胀痛。

柴胡 青皮 生地 草决明 当归各一钱五分 香附酒炒，杵，二钱 黄芩一钱 白芍药酒炒，一钱五分 川芎一钱 甘草七分

菊花饮 _{微凉} 治目赤肿疼痛。眼科药多系寒凉，看病加之。

白菊花二钱

水煎。如两眼角肉绽者，泻心火为主，加黄连六分，黄芩一钱，连翘一钱五分，麦冬一钱五分，甘草七分，灯心一团。白睛红多者，泻肺火为主，加桑白皮二钱，黄芩一钱，黄连四分，黑栀、升麻各一钱，连翘一钱五分。黑睛肿痛者，泻肝火为主，加龙胆草、青皮各一钱，黄连三分，草决明一钱五分，甘草七分。瞳神昏暗，泻肾火为主，加生地、泽泻、黄柏各一钱五分，连翘一钱，升麻七分，黄连三分，甘草六分。又云：红丝侵黑珠者，加桑白皮三钱。目中红丝多者，加山栀仁三钱。血灌瞳仁，两目通红者，加石膏、大黄各二钱。瞳仁端正不动者，加新瓦焙燥羌螂虫，研末三钱。蟹眼，虾眼，突出老膜者，加千里明三钱，石燕一钱

五分。视人长大似两人者，加青葙子三钱。眼内如针刺者，加大黄、山栀仁各二钱。两目黑珠红而白珠不红者，加茜草、赤芍、栀子仁各二钱。白珠红而黑珠不红者，加百合、栀子仁各二钱，黄连六分。

助阳和血汤微补兼散　治眼发之后，热未退清，白睛赤色，隐涩难开而多眵泪者。

炙芪　当归酒洗，各一钱五分　柴胡一钱　防风七分　升麻蜜炙，三分　白芷六分　荆子杵，五分　炙草四分

驻景丸补　治肝肾气虚，而目昏暗。

熟地七钱　当归五钱　丝饼一两　杞子七钱　北味三钱　车前六钱　楮实四钱　川椒去合口者，三钱

炼蜜为丸，如绿豆大，每服三钱，酒下或白汤下。

六味地黄汤补　治肾水虚，目视无光，干枯少润。

熟地四钱　淮山二钱　萸肉　茯苓各一钱五分　泽泻盐水炒　丹皮各一钱

如肾火虚，加制附子一钱，肉桂四分。

加味四君子丸补　治虚寒目疾。

潞党参去芦，炒，一两　白术炒，八钱　川椒去合口者，一钱五分　丝饼七钱　肉苁蓉酒洗淡，五钱　茯苓四钱　炙草二钱

炼蜜为丸，如绿豆大，每服三钱，白菊花汤下。

六一丸热补　治血虚目暗。

当归五两　制附子五钱

炼蜜为丸，如绿豆大，每服二钱酒下。

羊肝丸微补　治目疾内障。

夜明沙淘净　蝉蜕去头足　当归　木贼去节

等份为末，用羊肝去筋膜，煮熟，捣烂为丸，如绿豆大，每服三钱，白汤下。

百灵粉和　治鸡朦眼，夜不见路者。

锅底烟要烧草者方好，烧柴者勿用，二钱

研细末，用煮熟猪肝切片，蘸而食之，即愈。

治青盲奇方

用白犬生子目未开者之乳，频频点之。虽十年久疾亦愈。

治胬肉方

用雀粪，研如香灰细，乳汁和匀，点之能去目中胬肉，亦可止泪。雀即是在屋檐为巢者。

立消膏　治浮翳宿障，雾膜遮睛。

雪白生盐用净磁器碗，研如香灰细

用大灯心蘸盐少许，轻手指定浮翳，点上三四次即愈，亦无痛痒。

去膜眼药方　治膜如米碎粒者甚效。惟如梅花片者颇难。

海螵蛸去净硬皮，二钱　脑片一分

共研末如香灰细，以入口无渣为度，用灯心染生蜜糖蘸药少许，点患处日数次。如眼内无膜，不论何等眼药，切不可点入，慎之。凡欲退膜，如蝉蜕、蛇蜕、木贼、青葙子、密蒙花、草决明、石决明、夜明砂之类，皆宜服。

洗眼方　凡用寒凉药点眼洗眼，多致逼热入内，往往误事，惟天然水最善。

天然水即龙口水，若无则用水从地脉来者

用洁净器煎滚，倾入茶盅内，候少温，拣新白绢一块，放水内洗眼，日洗三五次，火气自退，最稳最验。

齿痛

此症不过曰火、曰虫，及风寒而已。火痛多肿，喜饮冷，得冷则更疼者，雠仇之意也。虫痛则一牙作痛，蚀尽一牙，又蚀一牙作痛也。风寒者，因客寒犯脑，齿连头痛，是寒邪也。故喜热饮，不肿不蛀也。又云：实火痛不可忍，虚火其痛甚缓，日轻夜重。以手按其痛处，实者热也，虚者风也。当辨而治之。

齿痛列方

消胃汤寒　治胃火牙痛。

生地二钱　当归一钱五分　黄连六分　升麻一钱　丹皮三钱

如肿痛牙龈不出血者，属气分。加荆芥一钱，防风一钱，细辛四分。

滋阴清胃饮寒　治胃火兼阴虚牙痛者。

生石膏杵，二钱　熟地四钱　泽泻盐水炒，一钱五分

安肾汤补　治虚火牙痛。

熟地四钱　淮山炒　枸杞各二钱　茯苓　牛膝盐水炒　萸肉各一钱五分

水煎。或加肉桂四分，泽泻一钱五分，以引火归位。

加味温风汤大热兼散　治寒邪犯脑，牙连头痛者。

当归　川芎　羌活各一钱五分　蜂房炙，一钱　细辛四分　荜茇七分　麻黄去净节，六分　附子制，一钱

水煎，服一半，口含一半，久之连涎吐出，自愈。

丁香散　治牙痛。

荜茇　丁香　蝎梢　川椒炒

等份为末，每用少许擦于患处。又方细辛三分，北味三分，共捣为丸，塞患处立效。

如神散　治风牙虫牙疼痛。

川椒炒，二钱　蜂房炙，三钱　共研细末，每用二钱，水煎数沸，乘热漱之。

立效散　治风虫牙痛。

良姜　草乌　细辛　荆芥穗

等份为末，用少许擦牙，有涎则吐之。

治虫牙奇方

川椒　樟脑

等份研末，放铜杓内，以盅盖好，周围以面封固，置风炉内，微火升之。少顷觉闻樟脑气透出，即取起在地上候冷，揭开，药俱飞上盅盖，以少许塞牙痛处，立愈。

杀虫散　治牙虫痛在一处，无论有脓无脓皆是。

雄黄拣明净的，六钱

研细末，用真芝麻油一盅调匀，口含片时漱出，再含再漱，数次即愈。又方五倍子煎浓汁，含漱数次，其虫立死。上牙痛，韭菜子烧烟，用笔管吸而熏其痛处。如痛在下牙，则煎浓汁，不时含漱之。

人中白散　治走马牙疳，牙床出血溃烂，并治咽喉肿痛，腐烂，红赤者。

元明粉五分　人中白一钱　真青黛　儿茶真硼砂各一钱　马勃五分

加顶上冰片二分，共研极细末掺之。如咽喉病，则用笔管吹入，日三次，夜二次。

养牙法

凡人牙将脱落，必先浮突。故欲养牙者，须每日将牙轻轻咬实，渐咬渐齐，而牙自固。

又当于早起时，咬定牙根，而后小解，非独养牙，亦且固肾。饭后必漱齿，至老不坏。

耳鼻

凡耳之聋闭，若由诸经之火，壅塞清道而然者。其症必哄哄熇熇，或胀闷，或烦热，或兼头面红赤。清其火而闭自开。至于肝胆气逆，风寒外感，挖损震伤，年老病后，皆能致病，治法多端。惟鼻病只有外感与内伤二者而已。

耳证列方

清化饮凉　治内火上炎耳闭。

生地　茯苓各二钱　黄芩一钱　麦冬去心　白芍酒炒　丹皮　石斛各一钱五分

柴胡清肝饮凉　治怒动肝火而耳闭。

柴胡　白芍酒炒，各一钱五分　黑栀　连翘　黄芩各一钱　甘草七分

地黄汤补　治肾虚耳聋。肾虚耳响其声小，与火热上炎肝气内动者不同。

熟地四钱　淮山炒　杞子　茯苓各二钱　黄肉一钱五分　丝饼三钱

如肾有邪火，则去杞子、丝饼，加泽泻一钱五分，黄芩、知母各一钱。

耳聋外治方

真磁石一粒，如豆大　穿山甲二分，炙研末

用绵少许，撒药末其上，实包磁石塞耳，口内含生铁一块，如闻风雨之声即通。

白龙散　治耳有脓水不干。

枯矾四分　龙骨一钱五分

共研末，先用绵杖搅净脓水，然后将药少许吹入，日二三次。又方亦将绵杖搅净，取菖

蒲根，水洗去泥，捣汁一杯，灌入浸洗，数次即愈。

烧酒洗方　治耳被挖伤，内常湿而不干者。

用三熬烧酒，灌入耳内，浸洗数次即干。

鼻证列方

川芎饮和散　治风寒鼻塞。

羌活　川芎　藁本　白芷各一钱　苍术米泔水浸，一钱五分　细辛四分　甘草七分　葱白三寸

苍耳散和散　治鼻流浊涕，名鼻渊者。

辛夷仁　薄荷叶各二钱五分　苍耳子一钱二分　白芷五钱

共为细末，每服二钱，茶清或葱汤食后调下。

细辛散　治鼻齆有齆肉，不闻香臭。

瓜蒂　细辛各一钱

共研细末，绵裹如豆大，塞鼻内。

白矾散　治鼻生息肉。

白矾煅

研细末，以绵咽脂包少许，塞鼻内。数日息肉随落。

心腹痛

此症须分虚实寒热。凡可按为虚，拒按为实，久痛为虚，暴痛为实。得食略可者为虚，胀满畏食者为实。痛徐莫得其处者为虚，痛剧一定不易者为实。无胀无滞者多虚，有物有滞者多实。又云：热在上者，必有烦热，焦渴，喜冷等症。热在下者。必有胀热，秘结等症。三焦痛病，惟因寒滞、气滞、食滞者最多。因虫、因火、因痰、因血者，皆能作痛，但痰痛、虫

痛多在中焦。火痛、寒痛三焦俱有，血痛则多在下焦。然血症痛，妇人所常有。男子虽有，亦少也。宜辨之。

心腹痛列方

香附汤和　治心气痛。

香附酒炒，杵，二钱

加生姜二片，盐少许，同瘦猪肉煎。去药，连肉食。

荔香散和　治心腹胃脘久痛，屡触屡发者。妇人多有此症，服之最效。

荔枝核烧微焦，五钱　木香四钱

研末，每用一钱二分，清汤调下。

姜附散热　治心胃痛。

良姜酒炒　香附醋炒

研末。因寒痛者姜加倍，因气痛者附加倍，每服二钱，米汤下，或白汤下亦可。

百合汤和　治心口痛，服诸热药不效者。

乌药二钱　百合七钱

丹参饮微凉　治心痛及胃脘诸热痛，妇人更效。

丹参四钱　檀香五分　砂仁杵，五分

藿香饮温　治腹痛。

藿香三钱

加生姜二片，红枣二枚煎。

香砂六君子汤补行滞　治胃脘虚痛。

党参去芦，米炒，二钱　白术净炒　半夏制　茯苓　藿香各一钱五分　砂仁杵，五分　陈皮一钱　炙草七分

加生姜二片煎。寒加煨姜二大片，或加干

姜五七分。如心悸喜按，得食少愈，二便清利者，宜服归脾汤，加石菖蒲七分。

排气饮和行滞　治胃脘气逆胀痛，胸胁胀痛亦治。

陈皮　枳壳面煨，去瓤　藿香各一钱五分　木香七分　香附杵　泽泻盐水炒　乌药各二钱　厚朴制，一钱

如食滞，加山楂、麦芽各二钱。寒滞，加干姜、吴萸、肉桂之属。气逆甚者，加白芥子、沉香、槟榔之属。呕而兼痛者，加半夏、丁香之属。痛在小腹者，加小茴香。兼疝者，加荔枝核，煨焦，捣碎，二三钱。

金铃子散微凉　治心腹痛，及胁痛服热药而增痛者。

元胡索　金铃子

等份研末，每服三钱，酒调下。

加味附子理中汤大热峻剂　治寒痛绵绵不休，手足俱冷者。

党参去芦，米炒，二钱　白术净炒　当归各一钱五分　干姜炒　附子制　木通各一钱　吴萸泡，六分　肉桂去皮，另炖，四分　炙草七分

痰饮腹痛列方

二术半夏汤和　治痰饮。此症痰聚则痛，散则响。

白术净，三钱　苍术米泔水浸，一钱　半夏制，　白茯苓各二钱　炙草七分

加生姜二片煎。如寒，干姜、附子，任加随宜。

伤食腹痛列方

加味平胃散和消食　治伤食痛，嗳腐吞

酸，恶食腹胀，其痛或有一条扛起者。

苍术米泔水浸　厚朴制　麦芽炒　谷芽炒　陈皮　半夏制　山楂各一钱五分　炙草一钱

如胀甚者，加研生莱菔子二钱。食尚在胸中者，服此汤后，以手探而吐之。腹胀拒按，大便不通，服承气汤下之。

生韭饮和　治食郁久，胃脘有瘀血作痛者。

生韭菜

捣自然汁一盏，加温酒一二杯服。或先嚼桃仁十余粒，用韭汁送下亦佳。

胸痛列方

加味百合汤微凉　治胸膈痛。

乌药一钱五分　百合四钱　贝母杵　瓜蒌皮各二钱　薤白三钱　白蔻去谷，杵，七分

颠倒木金散和　治胸痛。

木香　郁金

共研末。气郁痛者，倍木香。血郁痛者，倍郁金。每服二钱，老酒调下。虚弱者，煎参汤下。

神香散和　治胸胁胃脘作痛，逆气难解者。三焦滞皆可解。

丁香　白豆蔻去壳

等份研末，每服五七分，白汤下，日数服不拘。若寒气作痛者，姜汤调下。

胁痛列方

柴胡疏肝汤和　治肝实胁痛。

陈皮　川芎各一钱　白芍酒炒　枳壳面煨，去瓤　香附杵　柴胡各一钱五分　甘草五分

左金汤寒　治肝火胁痛。

白术净　陈皮各一钱五分　黄连八分　吴萸泡，四分

水煎。

导痰汤　治胸胁痛属痰者。

茯苓二钱　南星一钱制　枳壳面煨，去瓤　半夏制　陈皮各一钱五分　甘草六分　生姜三片

枳芎汤和　治胁痛属瘀血者。

枳壳面煨，去瓤　郁金　川芎各一钱五分　甘草六分

水煎。

加味逍遥饮兼补　治肝虚胁痛。

白术净　茯苓　当归　白芍酒炒　柴胡各一钱五分　川芎　陈皮各一钱　细辛四分　薄荷三分　炙草六分　生姜三片

小腹痛列方

吴萸四逆汤大热峻剂　治中寒小腹痛甚。

附子制　干姜炒，各一钱　吴萸　炙草各一钱

水煎。

奔豚丸大热峻剂　治小腹气结作痛。

川楝子五钱　茯苓七钱五分　橘核五钱五分　荔枝核四钱，烧焦　制附子二钱五分　吴萸泡，三钱五分　肉桂去皮，一钱五分　木香末三钱五分　小茴香七钱五分

共研末，炼蜜为丸，如绿豆大，每服三钱，白汤下。

脐腹痛列方

五苓汤微热　治脐下痛，近逼膀胱，小便不利者。

白术净，一钱五分　茯苓二钱　肉桂去皮，另炖，三分　泽泻盐水炒　猪苓各一钱五分

通关饮微凉　治脐下胀痛，因阴虚阳气不化，小便点滴俱无者。

黄柏　知母各一钱五分　肉桂去皮，另炖，五分

水煎。

真武汤热　治脐下痛，水脏虚寒者。

白术净炒　附子制，各一钱五分　白芍酒炒　茯苓各二钱

加生姜三大片煎。小便利减茯苓。泄泻，去白芍，加干姜七八分。呕加制半夏一钱五分。

四逆加白芍汤大热峻剂　治肾气虚寒，脐中痛不可忍而喜按者。

白芍酒炒，三钱　干姜炒　附子制，各一钱　炙草七分

如口中热渴，腹满拒按，大便秘者，此方不合，宜服承气汤。

加减四物汤补微热　治脐旁左右痛。

生黄芪一钱五分　当归二钱　川芎一钱五分　肉桂去皮，另炖，四分　白芍药酒炒，一钱五分　红花六分　炙草七分

加生姜三片，水酒各半煎。

虫痛列方

葱油饮和　治脾胃虫痛。渴或饮水，口吐清水者，是此症。

葱白汁一酒杯　真芝麻油一酒杯

先饮葱汁，随即饮麻油。

川椒乌梅汤温　治脾胃虫痛。其痛有时者，是虫症。

川椒去合口的，一钱五分　乌梅二只

加生姜三片煎。又方明雄黄、白矾、鸡心槟榔，等份研末，用饭和丸，如绿豆大，每服五分。

芜荑散和　治诸虫。

木香一钱　白芜荑　鸡心槟榔各二钱

共研末，五更时，先吃炙肉，引虫头向上，以石榴根煎汤，开散服二钱。而虫自下。

腰痛

此症凡戚戚悠悠屡发不已者，肾之虚也。遇阴雨或久坐痛而重者，湿也。遇诸寒而痛，或喜暖而恶寒者，寒也。遇诸热而痛，及喜寒而恶热者，热也。郁怒而痛者，气之滞也。忧愁思虑而痛者，气之虚也。劳动即痛者，肝肾之虚也。肾虚之人，形色必清白，或见黧黑，或行立不支，卧息少可，或疲倦无力，而劳动益甚。积而渐者多不足，暴而痛者多有余。如腰肾本无虚损，只因邪火蓄结者，必痛极，必烦热，或大渴引饮，或二便热涩不通，当直泻其火。水亏火盛者，宜兼滋阴。诸如此类，须辨而治之。

腰痛列方

五积散温散　治腰骨脚骨酸痛，寒邪客于经络者。

当归　苍术米泔水浸　陈皮各一钱　麻黄去净节　厚朴制　干姜　枳壳面煨，去瓤，各八分　半夏制　白芷各七分　党参去芦　桔梗　肉桂去皮，另炖　茯苓各五分　川芎四分

加生姜三片，葱三茎煎。

除湿汤和　治中湿身重，腰腿疼痛，大便溏，小便或涩或利。

苍术米泔水浸　厚朴制　半夏制　茯苓各一

钱五分　陈皮七分　藿香　炙草各五分

加生姜三片，红枣二枚煎。如兼风邪，加羌活一钱，独活一钱五分。

白术汤 补　治腰湿痛，如系重物者。

白术净，八钱　生薏米七钱

水煎。如系寒热，去薏米，加干姜一钱。

知柏八味汤 寒兼补　治阴虚水亏，火盛腰痛者。

生地四钱　淮山　茯苓各二钱　萸肉　泽泻盐水炒　知母　黄柏　丹皮各一钱五分

加味四物汤 寒兼补　治阴虚火盛腰痛。

生地四钱　当归二钱　黄柏　知母各一钱白芍酒炒　栀子杵，各一钱五分　川芎一钱

苍术汤 寒　治湿热腰腿疼痛。

柴胡　黄柏各一钱五分　苍术米泔水浸，二钱防风一钱

水煎。如痛甚，加生姜汁，冲药服。

大分清饮 寒　治积热闭结，小水不利，以致腰腹下部痛极者。

茯苓　泽泻盐水炒　猪苓各二钱　木通枳壳面煨，去瓤　车前各一钱　栀子杵，一钱五分

如内热甚者，加黄芩、黄柏、龙胆草之类。大便坚硬胀满者，加大黄二三钱。

六味补肾丸 补　治肾水虚腰痛者。

熟地八钱　淮山炒，五钱　萸肉四钱　丹皮一钱五分　茯苓二钱　泽泻盐水炒，一钱　杜仲盐水炒，三钱　牛膝盐水炒　故纸盐水炒，各一钱鹿茸酥炙，二钱

炼蜜为丸，如绿豆大，每服三钱，淡盐汤下。

八味补肾丸 热补　治肾火虚腰痛者。

熟地八钱　淮山炒，五钱　萸肉四钱　丹皮一钱五分　茯苓二钱　杜仲盐水炒，三钱　泽泻盐水炒　牛膝盐水炒　故纸盐水炒　附子制，各一钱　鹿茸酥炙，二钱　肉桂去皮，另研，七分

炼蜜为丸，如绿豆大，每服三钱，淡盐汤下。

杜仲汤 补　治肾虚腰痛脚软。

川杜仲盐水炒去丝，一两

酒水各半煎。

当归地黄汤 补　治肾虚腰骨疼痛。

熟地五钱　淮山炒　杜仲盐水炒　当归各二钱　萸肉一钱　牛膝盐水炒，一钱五分　炙草八分

如下部虚寒，加肉桂五六分。甚者，加制附子一二钱。多带浊者，加故纸一钱，或金樱子二钱。气虚，加党参二钱，枸杞二钱。

胡桃汤 温补　治肾虚腰痛。

故纸盐水炒，一钱五分　川杜仲盐水炒　胡桃肉杵，各四钱

水煎。

鹿茸丸 补　治肾虚腰痛，不能转侧。

鹿茸酥炙　丝饼各一两　舶茴香五钱

研末，用羊腰子二只，酒煮烂，去膜，共药末，捣如泥，和丸如绿豆大，每服三钱，温酒或淡盐汤下。

青娥丸 温补　治肾虚腰痛，益精助阳，乌须壮脚力。

胡桃肉一两　川杜仲盐水炒，八钱　补骨脂盐水炒　大茴香　巴戟天各四钱

共研末，炼蜜为丸，如绿豆大，每服三钱，温酒下。

补髓丹温补　治老人虚弱，肾伤腰痛，不可屈伸。

杜仲盐水炒去丝，十两　鹿茸酥炙，四两　补骨脂四两，用芝麻五两同炒，以芝麻黑色无声为度，去芝麻不用

共为细末，用胡桃肉三十个，水浸去皮，捣为膏，入面少许和丸，如绿豆大，每服三钱，白汤或温酒下。

瘀血腰痛列方

鹿角饮和　治瘀血腰痛如刺。

鹿角炒，一两

研末，酒开，每服三钱。

舒筋汤热　治闪跌血滞，腰腹疼痛。

元胡索　当归　肉桂去皮

等份为末，每服二钱，温酒下，或用白汤，冲酒一杯下亦可。

生军散　治闪跌腰痛，及肩挑重物受伤。初时不觉，日久方痛者亦效。

生大黄八钱

研末，先以葱白捣烂炒热，于痛处擦遍，随用生姜汁，调大黄末敷，盖以粗纸，一日一换，并尽量饮好烧酒，极效。

热证

凡热过即退者，潮热也。热而尚微者，温热也。常热不已者，壮热也。又有午前热，午后热，日静而夜热者。热病虽多属阳，当分真假。如大便干结，小便赤涩，神气清明，声音强壮者，实热也。药须清凉。或肢体发热，大便溏泄，小便清长，声微气短者，虚寒也。药宜温补。又云：口或渴，唇或红，好饮冷水者，真热也。口不渴，唇不红，好饮滚汤者，真寒也。倘辨之不明，以假作真，杀人如反掌。

热证列方

石斛青蒿汤凉　治火之微，非壮热者。

石斛三钱　银花　麦冬去心　川地骨各二钱　丹皮一钱　青蒿　连翘　黑山栀杵，各一钱五分

加淡竹叶十片，灯心一团煎。口渴，加花粉二钱。

抽薪饮寒　治诸火炽盛而壮热者。

石斛一钱五分　黄芩　栀子净仁炒，杵　枳壳面煨，去瓤　泽泻盐水炒　黄柏　木通各一钱　甘草五分

如热在经络肌肤者，加连翘、花粉以解之。热在血分大小肠者，加槐花、黄连以清之。热在阳明头面，或躁烦口渴便实者，加生地、石膏以降之。热在下焦，小水痛涩者，加车前、龙胆草以利之。倘痛未除，则去甘草，用甘草梢一钱。热在阴分，津液不足者，加生地、麦冬、白芍之类以滋之。热在肠胃，大便闭结者，加大黄、朴硝以通之。

一阴煎凉补　治水亏火胜而热者。

熟地四钱　生地二钱　白芍酒炒　麦冬去心　丹参各一钱五分　甘草七分

如火盛躁烦者，加龟胶二钱。心虚不眠者，加当归、炒枣仁。汗多烦躁，加五味子，或再加淮山萸肉、女贞子。吐血衄血，加泽泻以降之，加茜根、川续断以涩之。

人参清肌汤补微散　治午前潮热，气虚无汗者。

党参去芦，米炒　白术饭蒸　白芍酒炒　当归　茯苓　柴胡各一钱五分　干葛二钱　甘草七分

427

加生姜二片，红枣二枚煎。

白术除湿汤寒补　治午后发热，背恶风，四肢沉困，小便色黄者。又治汗后发热。

党参去芦，二钱　生地　白术净　川地骨　茯苓各一钱五分　泽泻盐水炒　知母各一钱　炙甘草七分

二皮四物汤凉补　治日静夜热者。

生党参去芦　白芍酒炒　丹皮　沙参各一钱五分　川地骨二钱　生地一钱　甘草六分

水煎。如体质寒者，去生地，加煨姜一片。

当归补血汤补　治血虚身热，或口渴，目赤，面红者。

黄芪炙，六钱　当归一钱

水煎。

四君加芪汤补　治阳虚外热。

党参去芦，米炒，二钱　炙芪　白术净　茯苓各一钱五分　炙草一钱

加生姜二片，大枣二枚煎。

补中益气汤补　治虚弱人困劳心劳力，以致表热自汗，头痛口干，不任风寒，四肢困倦，懒于言语者。

炙芪　党参去芦，米炒　白术净，各一钱五分　陈皮七分　归身一钱　柴胡四分　升麻蜜炙，三分　炙草六分

加生姜二片，大枣一枚煎。

十味地黄汤热补　治阴盛格阳，真寒假热，上则唇焦口燥，下则大便溏，小便或清者。

熟地四钱　淮山二钱　萸肉　泽泻盐水炒　茯苓　丹皮各一钱五分　肉桂去皮，另炖，五分　白芍酒炒　附子制　元参各一钱

加减圣愈汤补　治寒热往来，非若疟疾之发，有定候者。

党参去芦，米炒，二钱　炙芪　归身　柴胡各一钱五分　熟地四钱　白芍酒炒，一钱　炙草八分

加生姜一片，红枣一枚煎。

附诸热方

柴防煎散微凉　治温热时症。

柴胡　防风　桔梗各二钱　甘草一钱

水煎。

柴葛解肌汤寒散　治温热证，发热，头痛，不恶寒，与伤寒异者。

柴胡　葛根　黄芩　丹皮各一钱五分　生地二钱　赤芍　贝母杵　知母各一钱　甘草六分

生熟地黄汤凉兼补　治燥症，其人鼻干，口渴，咽痛，舌燥，目火，便秘，干热，惟秋冬时久晴，乃有此病，而吸鸦片者。更易犯，不可发散。

熟地三钱　生地二钱　天冬　麦冬去心　归身　花粉各一钱五分　沙参二钱　元参一钱

加蔗汁一酒杯冲服，或藕汁、梨汁，均可。

不寐

此症当分有邪无邪。有邪者，神为病扰则不静，不静则不寐，乃实证也。去其病则寐矣。若无邪者，皆由营气之不足，营主血，血虚则无以养心，心虚则神不守舍，故或为惊惕，或为恐畏，或有所系悬，或多所妄思，以致神魂不安，终夜不寐，此虚证也。治之者，宜以养营气为主。又云：茶性阴寒，阳为阴抑则不寐。心本藏神，心有事动而不静，则不寐。

不寐列方

酸枣仁汤 补微凉　治气血俱虚，内无津液，烦热惊悸不寐者。

党参去芦　枣仁即炒杵，各一钱五分　麦冬去心，二钱　龙眼肉六分　竹叶十片　炙草七分

养心汤 补兼凉　治体质素弱，或病后思虑过多，心虚惊悸不寐。

熟地二钱　生地酒炒，一钱　党参去芦　枣仁即炒杵　麦冬去心，各一钱五分　归身　茯苓各一钱　炙草七分

加五味子十五粒，灯心一团煎。

补心汤 凉补　治思虑过多，心神溃乱，烦躁不寐者。

生地酒炒　茯苓各二钱　枣仁即炒杵　当归朱砂末拌　莲仁去心　麦冬去心，各一钱五分　竹叶十片　甘草七分

加灯心一团煎。

益营汤 补　治思虑过度，心血耗伤，怔忡恍惚不寐。

党参去芦，米炒，二钱　炙芪一钱　枣仁即炒杵　茯神　当归各一钱五分　远志去心三分　白芍酒炒，一钱　炙草六分

加生姜二片，木香三分煎。

附惊悸列方

远志饮 温补　治心劳虚寒。梦寐惊悸。

党参去芦，米炒　当归酒炒　枣仁即炒杵　茯神各一钱五分　远志去心，四分　黄芪炙，一钱　肉桂去皮，另炖，三分　炙草六分

加生姜二片煎。酸枣仁汤亦治惊悸。方在不寐内。

平补镇心丸 补微凉　治心血不足，时或怔忡，夜多乱梦，如坠崖谷，常服安心肾，益营卫。

党参去芦，米炒，五钱　熟地酒蒸　淮山姜汁炒　茯神各四钱　龙齿煅　麦冬去心，各三钱　枣仁即炒杵　天冬　北味各二钱　远志去心一钱　当归三钱

炼蜜为丸，如绿豆大，每服三钱，米饮或温酒下。如欲温补者，加肉桂二钱。

镇惊丹 补　治夜睡惊悸。

当归三钱　朱砂研末，二分　猪心一只，切片同蒸，连汁食

附身痒列方

荆防生地汤 凉散　治身痒难忍。

防风　荆芥各一钱　赤芍　生地　银花各八分　木通五分　甘草三分

二味消风散 散　治同上。

薄荷叶　蝉蜕去头足

等份研末，每服二钱，温酒调下。

洗身去痒方

用浮萍煎浓汤，洗之即愈。

不思食

凡人精血之司在命门，水谷之司在脾胃，脾胃者具坤顺之德，而有乾健之运也。故坤德或惭，补土以培其卑监，乾健稍弛，益火以助其转运。迨土强火旺，则出纳自如，转输不息，即能食矣。世俗不悟，每见不能食者，便投香、砂、枳、朴、面、卜、楂、芽等药，甚至用黄连、山栀，以为开胃良方，害人不少。又有辨于其微者，不饥不思食，是脾病。饥不能食，

429

是肝病。治者其审之。

不思食列方

和中汤补 开胃进食。

党参去芦，米炒，三钱 白术净，二钱 木瓜去瓤 陈皮各一钱 砂仁杵，六分 炙草七分

加煨姜三片，红枣二枚煎。如胃寒去煨姜，换用干姜五七分，或一钱，随宜。

加味四君汤补 治脾胃气虚，口淡食不知味，及耳鸣脚软，虚弱等症。

党参去芦，米炒，二钱 黄芪炙 白术净 白扁豆炒杵 茯苓各一钱五分 炙草七分

加生姜二片，大枣二枚煎。

六君加味汤补微热 治脾胃虚弱，及过服凉药，以致饮食少思，或吞酸嗳腐，或恶心呕吐，或米谷不化者。

党参去芦，米炒，二钱 白术净炒 茯苓各一钱五分 炮姜一钱 半夏制，一钱五分 陈皮 炙草各一钱

加生姜二片，大枣二枚煎。如有滞，加木香、砂仁。

丁香茯苓汤大热行滞 治脾胃虚寒，宿食留滞，否塞疼痛，气不升降，以致呕吐涎沫，或呕酸水，不思饮食。

陈皮 半夏制 茯苓各一钱五分 丁香三分 附子制 砂仁杵，各五分 肉桂去皮，另炖，四分 炮姜七分 木香六分

加生姜三片，大枣二枚煎。

附伤食列方

凡人必有胸闷，吞酸嗳腐，腹胀腹痛等，方是此症。若无此等症，但见头痛，发热，乃是外感，切不可误用消导药，以引邪入里，变

症百出，为害非轻。

平胃散加味和 治伤食。

苍术米泔水浸，一钱五分 厚朴姜汁炒，一钱 陈皮一钱 炙草七分

加生姜二片，红枣二枚煎。如伤米面之食，加谷芽、麦芽、神曲。伤肉食，加山楂、神曲，或加萝卜子以消之。食尚在膈，服药后以手探吐，其愈最速。伤食已久，腹满拒按，须用承气汤下之。下后服香砂六君，加炮姜，以调养脾胃。

霍乱

此症上吐下泻，有外受风寒，寒气入脏而病者。有不慎口腹，内伤生冷而病者。有因事忍饥，胃气已伤而病者。有一时过饱，食不能化而病者。有水土气令，寒温不时，遇之而病者。有旱潦暴雨，清浊相混，感之而病者。总之皆是寒湿伤脾之证。又有转筋霍乱者，其足腹之筋，拘挛急痛，甚至牵缩阴丸，痛迫小腹，最为急候。此足阳明、厥阴，气血俱伤之症也。更有干霍乱者，其症上欲吐而不能，下欲泻而不得，胸腹胀急疼痛，俗名为绞肠痧。此必内有饮食停滞，外有寒邪闭遏，阴阳拒格，气道不通，尤为危急。宜先用盐汤探吐去滞隔，以通清气，然后服温中散滞之药，庶无所误。凡霍乱吐泻之后，胃气未清，一切饮食之物，稍迟为佳，虽粥汤亦不可急与。若其邪滞复聚，则为害不小。

霍乱列方

加味二陈汤和 治霍乱呕吐，或兼泻。

陈皮一钱 藿香 茯苓各二钱五分 制半夏二钱 炙草一钱 生姜三片

藿香正气汤和 治感四时不正之气，霍乱吐泻，头痛寒热往来者。

藿香　紫苏　白芷　大腹皮酒洗　桔梗各一钱　厚朴姜汁制　白术净　白茯苓　陈皮　半夏制　炙草各八分

加生姜三片，红枣一枚煎。

一味简便方和　治霍乱。

樟木皮一两

水煎服。又方吐泻不止，用艾一把煎浓服。

六和汤和　治夏秋暑湿伤脾，或饮冷乘风，多食瓜果，以致客寒犯胃，食留不化，遂成霍乱。

党参米炒，去芦　半夏制　砂仁杵，各一钱　扁豆炒杵　藿香　赤茯　木瓜各二钱　炙草一钱

加生姜三片，红枣一枚煎。

平胃散和　治脾胃不和，胀满呕吐，霍乱等症。

藿香一钱五分　苍术米泔，水浸　厚朴姜汁炒　陈皮各一钱

加生姜二片煎。如吐多，加制半夏一钱五分。腹痛，加砂仁七分，木香一钱。寒加干姜五七分，或一钱。

冷香汤大热峻剂　治夏秋水湿，恣食生冷，阴阳相干，遂成霍乱，肚腹刺痛，胁筋胀满，烦燥引饮无度者。

草豆蔻净仁，煨杵　附子制　良姜各一钱　丁香七分　白檀香　炙草各一钱

水煎候冷，于呕吐时服之。

附子粳米汤大热峻剂　治霍乱手足逆冷，多呕少吐者。

干姜微炒，一钱　附子制　半夏制，各一钱五分　炙草一钱

加粳米一撮，大枣二枚煎。

转筋霍乱列方

木瓜汤温　治霍乱吐泻不已，转筋扰乱。

吴萸泡，一钱　茴香炒，一钱　木瓜三钱　炙草一钱五分

加生姜三片，紫苏叶十片煎。

四顺附子汤大热峻剂　治霍乱转筋，吐泻，手足逆冷，气少不语，身冷汗出者。

党参去芦，米炒，二钱　附子制，一钱五分　干姜炒　炙草各一钱

干霍乱列方

白矾散微凉　治欲吐不出，欲泻不行，兼之腹痛，俗名绞肠痧者。

白矾一钱

研末，用阴阳水调服。冷水滚汤各半冲匀，便是阴阳水。

三消

此症当分上中下。上消者，上焦病也。大渴引饮，随饮随渴，以上焦之津液枯涸，其病在肺。中消者，中焦病也。多食善饥，不为肌肉，日加消瘦，其病在脾胃。下消者，下焦病也。小便黄赤，为淋为浊，如膏如脂，面黑耳焦，日渐消瘦，其病在肾。古人悉以为火。然有实火者，有虚火者。此多真阴不足也。倘不辨虚实，其不误者鲜矣。天花粉乃治消渴之神药，惟半夏一味，三消俱忌。且血虚者禁用。汗多者禁用。口干咽燥，大便难者，亦禁用。

三消列方

四物汤加味补　通治三消。

熟地四钱　当归二钱　川芎一钱　白芍酒炒，一钱五分

如上消，加党参二钱，麦冬一钱五分，花粉二钱，北味六分，以生津液，或再加藕汁、人乳，冲药服。饮酒人，宜加干葛一钱五分。中消，加知母、滑石各一钱五分，生石膏三钱，以降胃火。下消，加黄柏、知母各一钱，北味六分，熟地四钱，以生肾水。

花粉饮 凉　治上消。

生地　麦冬去心　干葛　花粉各二钱　北味六分　甘草七分

加粳米百粒煎。

玉壶饮 微凉兼补　治同上。

生党参去芦，三钱　花粉三钱

如饮酒人，加干葛一钱。

火府丹 凉　治上消，心经有热，并治淋证。

生地三钱　黄芩　木通各一钱

水煎。

人参白虎汤 大寒峻剂　治中消烦热，并治斑黄，狂躁大渴等症。

生石膏三钱　知母二钱　党参去芦，一钱五分　甘草一钱

加粳米一撮煎。

调胃承气汤 大寒峻剂　治中消善饥，而大便结者。

生军二钱　朴硝　甘草各一钱

水煎。

六味地黄汤加减 补微凉　治下消肾水虚者。

熟地四钱　淮山二钱　萸肉一钱　花粉二钱　茯苓一钱五分　炙草七分

八味地黄汤加减 补微热　治下消肾火虚者。

熟地四钱　淮山炒　花粉各二钱　茯苓一钱五分　萸肉一钱五分　泽泻盐水炒，一钱　肉桂去皮，另炖，五分　北味六分

痰饮

凡水气上逆，得阳煎熬，则稠而成痰。得阴凝聚，则稀而为饮。皆以脾肾二经为主，以水归于肾，而受制于脾也。治之者，当求其本。又云：饮为水液之属，凡呕吐清水，胸腹膨满，及肠胃漉漉有声者便是。若痰则稠浊，无处不到，五脏受伤，皆能致之。二者无非水谷之化，但化得其正，则为血气。化失其正，即成痰涎。痰涎日盛，其人元气之虚可知矣。痰之由生，有因热者，有因寒者，有因风者，有因湿者，有因酒积者，有因食积者，有脾虚不能摄涎者，有肾虚不能摄水者。治痰必以顺气为先，治饮须以温中为要。肠有水饮，散则有声，聚则不利。

痰证列方

二陈汤 和　通治诸痰。

陈皮一钱五分　半夏制　茯苓各二钱　炙草一钱

加生姜二片，红枣二枚煎。如风痰，加制南星一钱五分，白附子一钱。热痰，加黄芩一钱五分。寒痰，加干姜一钱，肉桂四分。湿痰，加苍术一钱五分。郁痰，加厚朴、香附、苏叶。惟燥痰，则不宜此汤，以有半夏、茯苓、其性过于渗燥也。又陈修园加味方，如火痰，加海粉、黄芩、海石、瓜蒌仁之属。寒痰，加干姜、附子。风痰，加天麻、竹沥、姜汁、制南星之属。燥痰，加玉竹、天冬、瓜蒌仁。湿痰，加苍术、白术。郁痰，加川芎、贝母、香附、连翘。虚痰，加党参、白术。实痰，加旋覆花、

枳实。食积痰，加莱菔子。痰多头痛，加天麻一钱五分。膈上热痰，令人呕吐，加黄芩、栀子、生姜。顽痰胶固，加枳壳、胆星。嗜酒人，手臂重痛麻木，加苍术、枳壳、片子姜黄。以上俱是治痰，非治饮，切勿混用。然亦有用此方，加前胡二钱，白芥子一钱五分，治停饮胁痛者。

六味地黄汤_补 治肝经血燥，及肾水亏损而生痰者。

熟地四钱 淮山二钱 黄肉 丹皮 茯苓各一钱五分 泽泻盐水炒，一钱

饮证列方

泽泻汤_和 治心下有支饮，其人苦眩冒者。凡饮症切不可用阴药，如地黄、麦冬、北味之类，俱忌之。

白术净，二钱 泽泻盐水炒，四钱

大半夏汤_和 治饮证及脾胃不和。
陈皮 半夏制 白茯苓各二钱
加生姜二片煎。

小半夏加茯苓汤_和 治饮证呕吐，心下痞，膈间有水气。
制半夏 白茯苓各三钱
加生姜五片煎。

茯苓甘草汤_温 治水饮停蓄心下，或时而悸者。
白茯苓三钱 桂枝 炙草各一钱
加生姜六片煎。

桂苓术附汤_{大热} 治饮证属虚寒者。
白术净炒 茯苓各三钱 肉桂去皮，另炖，四分 附子制，一钱

加生姜汁半酒杯，冲药服。

理中化饮汤_{热补} 治脾胃虚寒，饮停于内，呕吐少食，或大便不实，小便或清者。

党参去芦，米炒 半夏制 茯苓各二钱 白术净炒，三钱 炮姜 炙草各一钱 生姜二片

白术姜附汤_{大热峻剂} 治饮证腹痛，肠内时响，或呕吐，或呕出，并所下之粪，如红米粥，或色带暗黑，此兼脾虚，不能摄血，最危之候。凉药点滴不可入口，慎之。

白术净炒，四钱 半夏制，二钱 炮姜二钱 白茯苓二钱 附子制，三钱 炙草一钱五分

癫狂痫此症不过调中，补北，泻东南，不必过求奇险

癫者，痴呆之状，哭笑无时，语言无序，其人常静。狂者，骂詈不避亲疏，其人常动。更有忽然昏倒，口角流涎，或作六畜声，愈后如平人，作止有间断者，名之为痫。此皆由痰火为病，治者审之。

癫狂痫列方

生铁落饮_寒 治癫狂，坠痰火，镇心神。
川贝杵，三钱 麦冬去心，二钱 元参一钱五分 石菖蒲 胆星 橘红 连翘各一钱 白茯神二钱

用匠人所锤烧红生铁，纷纷飞落之铁花一大碗，水煎三炷香久，去铁花，取水，加朱砂二分，同药煎服。入竹沥水半酒杯，冲服更验。

清膈煎_寒 治痰因火动，而癫狂者。
陈皮一钱五分 海石三钱 胆星一钱 白芥

433

珍
本
医
籍
丛
刊

不知医必要

子五分　贝母杵　木通各二钱

清心汤 大寒峻剂　治心受热邪，狂言叫骂，动履失常。

黄连六分　黄芩　栀子净仁炒，杵　连翘　薄荷　甘草各一钱　大黄一钱　朴硝一钱

加竹叶二十片煎。粪溏则去大黄、朴硝。

苦参丸 凉　治狂疾触发无时，披头大叫，每欲杀人，不避水火。

苦参二两

研末，炼蜜为丸，如绿豆大，每服二钱，白汤或清茶送下。

磁朱丸 和　治癫狂如神。又治耳聋，及眼目神水渐散，睹物成二体。内障，神水淡绿淡白色，均治。

真磁石一两　朱砂五钱　神曲一两五钱，不得经火

共研细末，另用神曲五钱，水煎干，入前药炼蜜为丸，如绿豆大，每服二钱，白汤下。

人参琥珀丸 和　治癫痫。

党参去芦，米炒　琥珀各五钱，另研　枣仁酒浸，炒香，二钱五分　石菖蒲五钱　远志酒浸，去心　乳香制，另研，各四钱　朱砂三钱　白茯苓五钱

炼蜜为丸，如绿豆大，每服二钱，温酒下或煎枣汤下。

矾朱散 微凉　治同上。

郁金七钱　白矾三钱　朱砂水飞过，一钱

研末，每服一钱，薄荷汤调下。

青榄膏 和　治同上。

青榄子十斤

入石臼内捣烂，用砂锅煎至无味，去渣，熬成膏，加入白矾末八钱，搅匀，每早晚服一小酒杯，滚水开下。或用铜锅煮熬俱可。

参术茯神汤 补　治癫狂痫，愈后培补。

党参去芦，米炒　白术净　半夏制，各二钱石菖蒲一钱　茯神朱砂末拌，五钱　丝饼三钱　炙草一钱　制附子一分

不知医必要卷三

吉祥　嵩生

广郁　梁廉夫　子材著　男　庆祥　善卿　校字

瑞祥　紫波

杭州徐志源重校

呕吐

此症必有所因，因寒滞者，腹多疼痛。因食滞者，胸多胀满。因气逆者，胀连胁肋。因火郁者，渴而躁热。因痰饮者，必先渴水。因风邪者，每兼发热。若无此诸症，悉属胃虚。王太仆曰：食不得入，是有火也。食入反出，是无火也。即此二语，可辨寒热。

呕吐列方 勿混作反胃治

二陈汤和　治脾胃不和而呕吐。

陈皮　茯苓各一钱五分　半夏制二钱　炙草七分

加生姜三片煎。食入而出是寒证。加藿香一钱五分，炒砂仁五分，煨姜三大片。寒甚，则不用煨姜，加干姜五六分，或一钱。食不得入是热证，加党参一钱五分，黄芩一钱，黄连五分。如为饮食所伤，吞酸嗳腐，加砂仁五分，苍术、藿香、麦芽、山楂各一钱。吐酸水加吴萸七分，黄连五分。呕吐无物，加党参一钱，竹茹一钱五分，旋覆花二钱，代赭石三分，大枣三枚，生姜再加二片。发热有风邪者，加荆芥、防风各一钱五分，头痛，加川芎一钱五分。脾胃虚弱而呕吐者，加炒党参、白术各二钱，炒砂仁四分，木香湿纸包煨六分。兼腹痛者，加藿香一钱五分，木香一钱，或六

七分，随宜。

竹茹汤凉　治胃热呕吐。

半夏制二钱　干葛　竹茹各一钱五分　甘草一钱

加生姜三片，红枣二枚煎。

葛花汤和　治饮酒过多，痰逆呕吐。

党参去芦　葛花　白术净　泽泻盐水炒　茯苓　白蔻杵　砂仁杵，各一钱　猪苓　陈皮　青皮各七分　神曲炒，杵　木香各五分

加生姜三片煎。

小半夏加茯苓汤和　治呕吐，心下痞，膈间有水，眩悸者。

茯苓三钱　半夏制，二钱

加生姜三大片煎。

二术二陈汤和　治呕吐清水如汁。

白术净，炒　半夏制　茯苓各一钱五分　苍术米泔水浸，切　陈皮各一钱　炙草七分

加生姜三片，红枣一枚煎。如虚寒者，加党参二钱，煨姜三大片，或加干姜七八分，随宜。食滞，加神曲一钱，砂仁五分。腹痛，加藿香一钱五分，木香七分。

435

吴茱萸汤温　治干呕，胸满，吐涎沫及头痛，食谷欲呕者。

党参去芦，米炒，三钱　吴萸泡，七分

加生姜五片，红枣二枚煎。一方制半夏二钱，干姜一钱，治干呕吐寒痰。

温胃饮热补　治中气虚寒，呕吐不思饮食。

党参去芦，米炒，三钱　白术净　扁豆炒杵半夏制，各二钱　陈皮七分　干姜炒，八分　炙草一钱

如胸腹痛者，加藿香一钱五分，砂仁五分，木香七分。大呕大吐，不能止者，加炒高丽参三钱，炒白术一钱，另研胡椒末二分，冲药服。

反胃

此症当辨新久及所致之由。或由酷饮无度，或由伤于酒湿，或由纵食生冷，败其真阳。或由七情忧郁，竭其中气。无非内伤之甚，以致损伤胃气而然。治之者，新病可兼去滞解郁，久病必须扶助正气，健脾养脾胃为主。王太仆云：食入反出，是无火也。此诚一言而尽。然无火之由，而犹有上中下三焦之辨。寒在上焦，则多为恶心，或泛泛欲吐者。此胃脘之阳虚也。寒在中焦，则食入不化，食至中脘，或少顷，或半日复出者。此胃中之阳虚也。若寒在下焦，则朝食暮吐，暮食朝吐，乃以食入幽门，丙火不能传化，故久而复出，此命门之阳虚也。治之者，当求其本始效。呕吐方内亦有，可通用。初愈宜饮参汤，或食稀粥饭，只可食半盅，由渐而加，一月后乃可复常。亦切不可过饱。

反胃列方

陈皮半夏汤和　治病在上焦，恶心呕食。

陈皮一钱五分　半夏制，二钱

加生姜三片煎。如有痰，加茯苓二钱。

人参半夏汤热　治上焦为寒所伤，而恶心呕食者。

党参米拌，炒，去芦，三钱　半夏制，二钱
干姜八分

水煎。

加味六君子汤温补　治病在中焦，呕而兼有痰者。

党参去芦，米炒　半夏制，各二钱　白术净茯苓各一钱五分　陈皮　炙草各一钱　吴萸五分生姜三片

理中加半夏汤热补　治病在中焦，脾胃虚寒，食入反出者。

党参去芦，米炒　半夏制，各二钱　白术净，炒　归身各一钱五分　干姜炒　荜茇　炙草各一钱

右归饮加减汤热补　治病在下焦，朝食暮吐，暮食朝吐，食入久而反出者。

熟地四钱　淮山炒　半夏制　枸杞各二钱萸肉一钱五分　附子制，一钱　肉桂去皮，另炖，五分　炙草七分

地黄肉桂汤热补　治同上。愈后宜服六味地黄丸，或加肉桂。

党参去芦，米炒，三钱　熟地四钱　半夏制归身各二钱　吴萸泡七分　肉桂去皮，另炖，六分

附子散大热　治病在下焦，而反胃者。

大附子一个　新烧砖一只

将附子淬入生姜汁，放在砖上，四面烧红，炭火逼干，再干再逼，约姜汁尽半碗，研末，每服一钱，米饮下。姜要自然汁，砖要新，方佳。

香橼甘蔗汤和　通治反胃。

干香橼二大只，熬浓汁　甘蔗汁五碗　生姜汁一茶杯

和匀，早晚每服大半茶杯。

噎膈

食不得入为噎。食虽入咽，即带痰吐出为膈。此皆由忧愁思虑，积劳积郁，或酒色过度，以致血液俱耗，上下干槁而然。赵养葵则归于治肾，肾乃胃之关门，关门不利，升降息矣。惟肾旺则胃阴充，胃阴充则能食，以大剂六味、八味地黄汤为主。而高鼓峰等，又宗其法而变通之，专取阳明。以六味地黄汤，去丹皮、泽泻、茯苓，加甘草、枸杞、生地、当归，使一派甘润之药，以养胃阴。胃阴上济，则贲门宽展，而饮食进胃。阴下达则幽门、阑门滋润而二便通，服十余剂而愈。薛立斋则以归脾、六君等汤，与六味、八味地黄丸间服。或谓此症往往六七日不大便，则陈物不去，宜以大黄下之。随用芝麻煎浓饮之。惟张仲景之法最佳。以半夏为主，而降冲任之逆，以人参为辅，而生既亡之液。若于此而得其悟机，又审其寒热虚实而施治之则善矣。幸而能愈，初一二日，只可饮参汤，与稀粥一盏。三日后，由渐而加。十日后，方可食饭。然亦不得饱食，饱食伤胃，则病复难救。

噎膈列方

开膈法

甘蔗约四寸，去皮，切片如钱　白米一酒杯，以水润透

用磁碗一只，将蔗与米放入碗内，盖密，慢火蒸成饭，先取蔗与病人徐徐嚼咽其汁，喉咙乃开，随食此饭开膈，后看症服药。

四物加味汤补　治噎膈。

熟地四钱　当归二钱　川芎一钱　党参去芦，米炒　半夏制　白芍酒炒，各一钱五分

加甘蔗汁，牛乳，各一酒杯，冲药服。

加减六味地黄汤凉补　治同上。

生地　当归各二钱　半夏制　萸肉　淮山枸杞各一钱五分　甘草六分

如寒则去生地，加熟地三钱，肉桂四分，附子七分，甘草炙。

归脾汤补　治同。

黄芪炙　党参去芦，米炒　枣仁即炒枣　白术蒸饭　白芍酒炒，各一钱五分　当归三钱　龙眼净肉，六分　木香七分　远志去心，三分　炙草五分

如有痰涎多者，加泡吴萸六分。

葛花半夏汤补　治好饮酒人噎膈。

党参去芦，米炒，三钱　半夏制　葛花各二钱　白术净　茯苓各一钱五分　陈皮一钱　炙草七分　生姜二片

加牛乳或羊乳半茶杯，冲药服。如痰涎多者，加泡吴萸六分。

乌药半夏汤和　治气滞人噎膈。

党参去芦，米炒，三钱　半夏制　乌药各二钱　香附酒炒，杵　茯苓各一钱五分　陈皮去白，一钱　砂仁杵，七分　炙草六分

加生姜二片煎。加味照前。

神曲半夏汤消食兼补　治不节饮食人噎膈。

党参去芦，米炒，三钱　白术净，炒　半夏制，各二钱　神曲炒　山楂　茯苓各一钱五分　陈皮去白，一钱　炙草七分

生姜三片同煎。加味照前。如大便结，三方俱加当归二钱。一老医云：此症宜饮牛乳，

或同姜汁、蔗汁、陈酒服均佳。若徒服香燥之药，以取快一时，破气而燥血，是速其死也。

生姜汁煎_补　治噎食不下，咽喉闭塞，胸膈烦闷。

高丽参去芦，米拌炒　百合各二两　牛酥　白蜜　生姜汁各五两

共入铜锅内煎，去渣熬膏，每服一酒杯，缓缓咽下。

金银花膏_{微凉}　治噎膈胸痛畏食者。

金银花十两

水煎去渣，慢火熬成膏，早晚每服一酒杯，米汤下。

枇杷叶煎_{兼补}　噎膈均治。

党参去芦，米炒，一钱五分　半夏制，二钱　阿胶蛤粉炒珠，一钱五分　枇杷叶去毛，蜜炙，三钱　陈皮六分　炙草五分　生姜三片

老人噎食不通方

黄雌鸡肉四两，茯苓二两，白面六两，作馄饨入白油煮食，三五次即愈。

治噎膈奇方

香橼一只，挖通心，以干结人粪填入，仍封口，火煅三炷香久，取出碗盖存性，研细末，每服二钱，黄酒下，三次即效。如无香橼，用萝卜亦可。

呃逆

此症虽由气逆而然，然有兼寒兼热，有因食滞气滞，亦有因中气虚，阴气竭者。治之当察其声强气盛，多宜清降，声小息微，悉宜温补。若大病之后而见此者，乃虚脱之呃，殊非吉兆。凡呃逆多至七八声相连，收气不回者，难治。

呃逆列方

柿蒂饮_和　治寻常呃逆。

柿蒂三钱

水煎。一方，加丁香七分，治胸满呃逆不止。又方，用雄黄二钱，研细末，酒煎，令病人以鼻常闻之，即愈。

姜蜜饮_温　治呃逆久不愈，连连四五十声者。

生姜汁半盅

加蜜调匀炖热服。

安胃饮_凉　治胃火上冲，呃逆不止。

党参去芦　陈皮　山楂　麦芽　木通　泽泻盐水炒　黄芩　石斛各一钱

橘皮汤_{微凉}　治气郁火冲呃逆。

党参去芦　半夏制，各一钱　竹茹　陈皮各一钱五分　甘草八分　生姜一片

丁香散_热　治痢后或病后，胃中虚寒呃逆。

党参去芦，米炒　半夏制　陈皮　茯苓各一钱　良姜五分　柿蒂一钱五分　丁香四分　炙草五分

加生姜二片煎。

遗精

遗精之症，凡有所注恋而梦者，精为神动也。其因在心。有欲事不遂而梦者，精失其位也。其因在肾。有劳倦而即遗者，筋力不胜，肝脾之气弱也。有用心过度辄遗者，中气不足，心脾之虚陷也。有湿热下流，相火妄动而遗者，

脾肾之火不清也。有无故滑而不禁者，下元之虚，肺肾之不固也。有素禀不足，而精易滑者，先天之元气单薄也。有久服冷利等剂，以致元阳失守而滑泄者，误药之所致也。治此者当各求所因，至于年壮孤眠，盛满而溢，则去者自去，生者自生，无足为意。

遗精列方

菟丝子汤^补　治肾气虚损，目眩耳鸣，四肢倦怠，夜梦精遗。

　　丝饼五钱　淮山炒，三钱　石莲去壳，去心　白茯苓各二钱

　　水煎。一方，加五味子六分，治小便不禁。

补心神效丸^补　治心神不安，夜梦遗泄。

　　党参去芦，米炒　淮山炒　茯神各六钱　远志去心，一钱五分　熟地四钱　枣仁即炒杵，三钱　北味二钱

　　加另研柏子仁末三钱，炼蜜为丸，如绿豆大，朱砂为衣，每服三钱，党参龙骨煎汤下。

远志饮^{兼补}　治心肾不足，恍惚不宁，梦遗泄精。

　　高丽参去芦，米炒，二钱　淮山炒，三钱　龙齿煅，一钱五分　石菖蒲一钱　正茯神朱砂末拌，一钱五分　远志去心，五分

茯神汤^{凉补}　治欲心太炽而梦遗者。

　　党参去芦，一钱五分　茯神二钱　生地　当归　菖蒲各一钱　远志去心，五分　黄连三分　炙草四分

　　加去心莲仁七粒煎。

金锁思仙丹^补　治嗜欲太过，精血不固。

　　石莲仁去心　芡实各一两五钱　莲蕊一两

　　共研末，熬金樱膏和丸，如绿豆大，每服

三钱，温酒下，或淡盐汤入酒少许送下。肾虚有火而滑泄，加黄柏一钱。

干葛汤^凉　治饮酒人酒味湿热，下干精脏而梦遗者。

　　白术净，二钱　干葛　茯苓各一钱五分　白豆蔻去壳，杵，七分　黄柏三分　甘草五分

加味四君子汤^补　治肝脾气弱，劳倦即遗精者。

　　党参去芦，米炒，三钱　白术饭蒸，二钱　茯苓一钱五分　远志去心，五分　炙草一钱　生姜二片　红枣二枚

菟丝煎^补　治心脾气弱，凡遇思虑劳倦，即苦遗精者。

　　党参去芦，米炒　丝饼各二钱　淮山炒，三钱　枣仁即炒杵　当归　茯苓各一钱五分　远志去心，四分　炙草一钱

　　加鹿角霜，研末六分，冲药服。

参桂汤^{热补}　治误服久服寒药，而遗泄者。

　　高丽参去芦，米炒　萸肉各一钱五分　淮山炒　茯苓各二钱　菟丝饼三钱　肉桂去皮，另炖，四分

固真散^{和涩}　治才睡即梦泄者。

　　韭子炒　白龙骨煅，各一两

　　共研细末，每服二钱，温酒调下，或白汤冲酒一杯送下。

金樱子丸^{补涩}　治遗泄精滑。

　　丝饼五钱　茯苓酒拌，蒸晒，二钱　牡蛎煅，一钱五分　金樱子去毛，去核，蒸熟，二钱

　　共研末，炼蜜为丸，如绿豆大，每服三钱，酒下或淡盐汤下。

五锁散和涩　治玉门不闭，遗精日久，如水之漏，不能关束者。

文蛤一两六钱　白龙骨煅，二钱　白茯苓四钱

共研细末，每服二钱，淡盐汤下，临睡再服一次。

治遗精奇方

荷叶二两

研细末，每服三钱，酒调下，或白汤加酒一杯送下。

浊证淋证

浊有赤白之分，并有便浊精浊之异。赤浊者热胜于湿，白浊者湿胜于热。便浊色似米泔水，精浊便后如胶粘之有丝。此病较淋证颇轻。若淋之为病，古人别为劳、膏、石、气、血五种。膏淋则溺出如膏。劳淋每从劳后而得。石淋则溺如砂石，痛不易出。气淋则气滞不通，脐下闷痛。血淋则瘀血停蓄，茎中刺痛。此皆为热结膀胱所致。治之者当辨人有强弱，病有新久，用药庶不至误。又云：溺出带赤色为赤浊。鲜红色不痛者为尿血。血来而痛者为血淋。精浊则是因相火妄动，久而痛涩俱去，均宜用宁心固肾等药方合。

浊证列方

加味二陈汤凉　治浊病初起，宜导其湿。

陈皮一钱　白术净，二钱　苍术米泔水浸　半夏制　黄柏　萆薢各一钱五分　茯苓三钱　甘草七分

如赤浊加丹参二钱。体质寒者，去黄柏。病颇久者，当服固剂。

清心莲子饮凉　治赤浊属热者。

炙芪八分　党参去芦　茯苓　石菖蒲各一钱

远志去心，五分　石莲净仁，杵去心，一钱　麦冬去心　川地骨　黄芩　车前　甘草各一钱五分

分清饮凉　治心移热膀胱而为赤浊，并治诸淋证。

丹参　车前各一钱五分　黄柏五分　川草薢三钱　白术净　茯苓各一钱　石莲净仁，去心，七分　石菖蒲五分

固精丸和涩　治下元虚损，白浊如脂，小便无度，并效。

牡蛎煅　丝饼　韭子　桑螵蛸煅　北味　龙骨煅　茯苓　白石脂煅

等份为末，酒和丸，如绿豆大，每服二钱，淡盐汤下。

草薢分清饮温　治真元不固，下焦虚寒，或服寒凉利药过多，小便白浊。频数无度，澄如膏糊等症。

川草薢　益智仁盐水炒　乌药　白茯苓　石菖蒲各一钱五分　甘草梢一钱

加盐少许煎。

菟丝丸补　治思虑太过，心肾虚损，真元不固，小便白浊，梦寐频泄，尿有余沥。

菟丝饼二两五钱　石莲仁去心，六钱　白茯苓一两五钱

研末，酒和丸，如绿豆大，每服二钱，淡盐汤下。

锁精丸温　治白浊白带，小便频数。

补骨脂　白茯苓　五味子炒，各六钱　青盐三钱

研末，酒和丸，如绿豆大，每服二钱，淡盐汤下。

芡实杞子汤补涩　治精浊。

熟地三钱　淮山炒，二钱　杞子　石莲仁去心，杵　芡实杵，各一钱五分　莲须　牡蛎煅，各一钱　白茯苓一钱五分　茯神一钱

水煎好，另以椿根、萹蓄、煎汁，入药再煎服。如热，加黄连六分。寒，加益智仁一钱五分。滞，加乌药一钱五分。

四君子加远志汤_补 治心虚白浊颇久者。

党参去芦，米炒　茯苓各一钱五分　白术净，二钱　远志去心，五分　炙草七分

金樱膏温补 治虚劳遗精白浊。

党参去芦，米炒　山药各二两　益智仁盐水炒，一两　桑螵蛸瓦焙燥，二两　薏仁炒　萸肉各四两　川杜仲盐水炒，一两　枸杞子　芡实杵，各一两五钱　青盐三钱

水煎去渣，熬成膏，以金樱膏对半和匀，每服三四匙，空心白汤调下。

水陆二仙丹涩微补 治精脱肾虚，白浊，与补阴药同服，更效。

芡实四两

研末，同金樱膏四两和丸，如绿豆大，每服三钱，淡盐汤下。

加味附桂地黄汤热补 治命门火衰，以致败精为浊。

熟地三钱　淮山炒　茯苓各二钱　丝饼四钱　萸肉　车前各一钱五分　泽泻盐水炒　丹皮各一钱　附子制八分　肉桂去皮，另炖，四分

淋证列方

五淋散寒 治膀胱有热，小水不通，淋涩不出，或尿如豆汁，或成砂石，或为膏汁，或热而便血，均宜。

山栀净仁，炒，杵　白芍酒炒，各二钱　当归一钱五分　赤茯苓三钱　甘草一钱五分　灯心一团

如气淋，加香附二钱，荆芥、麦芽各一钱五分。血淋，加生地、牛膝各二钱，红花一钱，入麝香少许。石淋，加六一散三钱调下。膏淋，合分清饮，煎，劳淋，合补中益气汤煎。如过服金石药，与老人阳已痿而思色，致精内败而为淋者，加萆薢二钱，石菖蒲一钱，菟丝饼三钱以导之。

八正散寒微峻 治心经蕴热，脏腑秘结，小便赤涩，淋闭不通，及血淋等症。

滑石　木通　车前　山栀净仁，炒，杵　大黄　瞿麦　萹蓄　甘草各一钱

加灯心二十茎煎。

导赤散凉 治心火及小肠有热，小便赤涩，赤浊血淋而渴者。

生地二钱　木通一钱五分　甘草一钱

加竹叶二十片煎。一方有党参、麦冬。

加味六一散凉 治血淋。

滑石三钱　车前一钱　甘草梢四分

加生柏叶、生藕节，捣汁半茶杯，冲药服。

牛膝煎和 治石淋及死血作淋，痛不可忍者。凡五淋，小便不通，茎中痛甚者，均宜。

牛膝盐水，炒捶碎，一两

浓煎去渣，加麝香少许调匀，早午晚分三次服。如气淋，则不用麝香，加乳香末一钱。有遗精症者，禁用牛膝。

发灰散和 治血淋。

乱发洗净，火煅透，研末，二钱

用藕节捣汁半茶盅调服，二三次愈。

441

假苏散微凉　治气淋。

瞿麦　赤茯　麦冬去心　香附杵　陈皮　荆芥　木通各一钱

海金沙散凉　治膏淋。

海金沙　滑石各五钱　甘草六分

共研细末，每服二钱，灯心汤下。

六味地黄丸补　治淋证久而水虚者。

熟地一两　淮山炒，八钱　萸肉六钱　茯苓三钱　泽泻盐水炒　丹皮各二钱

炼蜜为丸，每服三钱，白汤下。加肉桂、附子，治冷淋。

琥珀散补　治老人虚人小便不通淋沥。

真琥珀五钱

研末，用高丽参煎汤调匀，每服一钱。

疝气

此症大抵任病、肝病居多，小肠病亦多，各经间或有之。经云：男子内结七疝，女子带下瘕聚。治之之法，必先治气。盖寒有寒气，热有热气，湿有湿气。气实者须破气，气虚者须补气，诸症中俱当兼用气药。凡寒证必喜暖恶寒，鼻尖手足多冷，大小便亦不热。若热证必烦热喜冷，或为胀为痛，或大便秘结，或小水热闭不通。伤于寒则阴缩，伤于热则纵挺不收。疝病初起，必以温经、除湿、散寒、行气为主。切不可早用寒凉，以致留邪为害。

疝气列方

加味五苓散温　治疝气初起。

白术净，二钱　橘核杵　茯苓　金铃子各一钱五分　槟榔　猪苓　泽泻盐水炒，各一钱　小茴香一钱五分　木通七分　肉桂去皮，另炖，三分

荔香散和　治疝气痛极，并治小腹气痛等症，俱效。凡在气分者最宜。

荔枝核烧微焦　大茴香各六钱

研末，好酒调服二钱，或三钱，日三次。寒甚者，加泡吴萸三钱。此方加橘核六钱，治肾囊大如斗者。

导气汤温　治寒疝疼痛。

川楝子二钱　木香一钱五分　茴香一钱　吴萸泡五分

用长流水煎。一方用栗木炭烧红放碗内，加好烧酒半碗，以碗盖住饮之。虽痛不可忍，亦必立止。

神应散热　治寒疝及诸疝，心腹痛不可忍，以此散气开郁。

元胡索　小茴　胡椒

等份为末，每服二钱，酒调下。

加味二陈汤微热　通治七疝甚验。

白术净　半夏制　小茴　金铃子各一钱五分　陈皮　泽泻盐水炒　猪苓各一钱　白茯苓一钱五分　木通一钱　肉桂去皮，另炖，三分　炙草六分

如寒甚者。加干姜一钱，附子一钱。热极者，去肉桂，加黄柏、知母各一钱五分。小便如膏者，加石菖蒲七分，萆薢一钱五分。气上冲者，去白术，加泡吴萸六分，当归一钱五分，肉桂再加二分。囊肿如水晶者，加生薏米四钱，桑白皮一钱五分。痛不可忍者，恐瘀血为脓致溃，加桃仁十余粒，红花一钱，制乳香一钱。筋缩者，加生薏米一两，川木瓜二钱。顽麻不痛者，加川芎一钱，槟榔一钱五分。痒者，加刺蒺藜三钱。

胡芦巴丸热　治小肠气，蟠肠气，奔豚疝

气，偏坠，阴肿，小腹有形如卵，上下来去，痛不可忍，或绞结绕脐，攻刺作痛者。

大把戟炒，三钱　胡芦巴八钱　茴香一两　吴萸泡，五钱　川楝子九钱　制附子三钱

共研末，酒和为丸，每服三钱，空心温酒下。

暖肝煎微热兼补　治肝肾阴寒，小腹疼痛疝气。

当归　枸杞各三钱　茯苓　小茴　乌药各二钱　肉桂去皮，另炖，四分　沉香六分　生姜三片

加味附桂地黄汤热补　治阴虚疝证。

熟地四钱　淮山炒，二钱　萸肉　川楝子　丹皮　茯苓　小茴各一钱五分　制附子　泽泻盐水炒，各一钱　肉桂去皮，另炖，三分

加味归脾汤补　治阳虚疝证。

炙黄芪　白芍酒炒　归身　白术净炒，各一钱五分　龙眼肉一钱　枣仁即炒杵　茴香各一钱五分　党参去芦，饭蒸，二钱　金铃子一钱五分　远志去心，四分　木香六分　炙草七分

治寒疝神方大热　治病甚至于气往上冲，如有物筑塞心脏欲死，手足厥冷者，二三服除极，痛当立止。

荔枝核烧焦，研末　洋硫黄　陈皮

等份为末，饭丸如绿豆大，每服十四丸，酒下多亦不得过二十丸。一方，胡芦巴子一两，铁锅内炒黑，研末，每服三钱，滚水冲服，出微汗即消。又方，老丝瓜瓦上焙枯，研末，热酒冲服，重者不过三服即愈。虽气痛冲心亦效。

治阴囊肿痛奇方

用葱白、乳香捣涂，即时痛止肿消，或用煨葱入盐少许捣涂亦可。一方，治偏左不痛者。

党参三钱，当归、炙芪各二钱，川芎、小茴、橘核、川楝子、荔枝核各一钱，川椒、制附子各五分，赤芍一钱五分，另炖肉桂五分，分三次冲药服，服一二剂，效验之至。

脚气

此症自膝至足，或见麻痹，或见冷痛，或见痿弱，或见挛急，或肿或不肿，或渐枯细，或如火热，或有物如指发自踹肠，而气上冲心，是皆脚气之正病。而亦有兼病者，宜辨而治之。又云：肿者为湿脚气，不肿者为干脚气。肿者当除湿，干者当行气。大抵此症，有缓有急。缓者其来渐，初时饮食如故，至二三月久，乃日甚一日。急者其来速，或一二日即危。治之若缓，恐其气上冲心，亦能杀人。寒湿外侵，致成脚气者，十居六七。其症疼痛拘挛，恶寒冻厥，宜以温经除湿为主，故多用麻黄、桂、附、干姜、川乌之属。盖以麻黄、川乌，走而不守，能通行经络。干姜、桂、附，辛甘大热，能助阳退阴清热。湿既除，病无不去。除湿则用苍术、白术、防己、南星。行气利关节，则用羌活、独活、木瓜、槟榔。引经则用木通、牛膝。和血则用生地、当归。此皆不可少之药。凡人不论男女老幼，鞋袜湿，切须速换，即赤脚亦无碍，不然则染脚气之病，慎之。

脚气列方

鸡鸣散温疏散　治脚气，男女皆宜，如感风湿流注，浮肿疼痛者。亦服之甚效。

橘红　木瓜各六钱　槟榔杵，五枚　吴萸泡　苏叶各二钱　桔梗三钱　生姜三片

煎好，约于四五更时分，作三次或六次温服，服毕，食干饭压下，至天明，当有黑粪水泻出，即是肾家所感寒湿之毒。渐当痛住肿消，须迟吃饭。

加减槟榔汤和疏散　治脚气，脚弱名曰

壅疾，贵在疏通，春夏尤宜。

橘红　槟榔　苏叶各二钱　炙草一钱

加生姜三片煎。如脚痛不已者，加五加皮二钱，木香一钱。中满不食，加枳壳一钱。痰厥或吐，加半夏一钱五分。转筋者，加吴萸六分。脚肿而痛，加大腹皮、川木瓜各二钱。脚痛而热，加地骨皮二钱。小便不利，加木通一钱五分。大便不通，加大黄一钱五分。妇人脚痛，加当归二钱。室女脚痛，多是肝血滞实，加赤芍药二钱。

独活汤热补兼散　治脚气，阳虚寒胜，经气不行，顽麻不用，如神。

麻黄去节　独活　川芎　附子制　牛膝盐水炒　炙芪　党参去芦，米拌　当归　白芍酒炒　茯苓　白术净炒　杜仲盐水炒　干姜　肉桂去皮，另研，冲药服　木香　炙草

等份研末，每用七钱，加生姜三片，红枣三枚，煎服。凡虚弱之人，受寒湿，此方所必用，切勿以为脚气忌补而弃之。

二妙汤寒　治湿热脚气疼痛者。

苍术米泔水浸，切　黄柏各二钱

水煎，加生姜汁半酒杯冲服。此二味药有雄壮之气，气实者加酒一杯助之，痛甚再加姜汁。又云：有气加气药，血虚加补血药。一方，有陈皮一钱，羌活二钱，芍药、甘草各一钱，威灵仙酒炒研末三分。

立效散温疏散　治脚气攻心，兼治暴肿甚效。

木瓜　苏叶　陈皮各二钱　吴萸泡，一钱　槟榔杵，四只

加生姜五片煎，分二次服。

槟榔散和行气　治脚气冲心，烦闷不识人。

茴香　槟榔　木香

等份研末，每服三钱，白汤调下。

半夏散热兼散　治脚气，烦闷呕逆，心胸壅滞，不能饮食。

党参去芦，米炒　赤茯各二钱　肉桂去皮，另炖，四分　半夏制　陈皮　前胡　槟榔杵　苏叶各一钱五分

加生姜三片煎。或加淡竹茹一钱。

茱萸散温　治脚气入腹，喘急欲死。

川木瓜　吴萸泡

等份为末，每服三钱，酒调下。

刺脚气方　治脚气肿痛。

白芥子　白芷各五钱

共研细末，姜汁和匀，敷患处。

脱肛

大肠与肺为表里，肺虚则大肠滑脱。故有因久泻久痢，脾肾气陷而脱者。有因中气虚寒，不能收摄而脱者。有因色欲伤肾而脱者。有因酒湿伤脾而脱者。有因肾气本虚而脱者。有因过服寒凉而脱者。亦有因湿热下坠而脱者。然热者必热赤肿痛，乃系实证。不然非气虚，即阳虚也。须用温补升提之药始效。

脱肛列方

凉血清肠汤凉兼补　治大肠血热脱肛。

生地二钱　当归　白芍酒炒　槐花炒，各一钱五分　黄芩一钱　川芎五分　升麻六分　甘草七分

加味补中益气汤凉补　治脾虚下陷而有热者。

炙芪　党参去芦　白术净　槐花各一钱五分　当归　黄芩各一钱　升麻五分　柴胡七分　陈皮六分　炙草七分

如无热则去黄芩、槐花，加北味七分，姜枣同煎。

诃子人参汤 补　治脱肛。

党参去芦，米炒，二钱　白术净炒　莲仁去心，炒　归身　茯苓各一钱五分　升麻蜜炙，五分　诃子杵一只　炙草七分

加生姜二片煎。如脏寒，加干姜，随宜。或再加附子。

升阳除湿汤 和　治酒湿脱肛。

白术净　葛花　茯苓各一钱五分　升麻六分　泽泻盐水炒　苍术米泔水浸　神曲各一钱　甘草五分

加生姜二片煎。

参芪白术汤 补　治泻痢与产育气虚脱肛。

党参去芦，米炒，二钱　炙芪　白术净炒　肉蔻霜　茯苓各一钱五分　淮山炒，二钱　升麻蜜炙，六分　炙甘草七分

加生姜二片煎。或加制附子五分。

补阴益气汤 补　治阴虚肝肾不足而下陷脱肛者。

熟地三钱　党参去芦，米炒　淮山炒，各二钱　当归一钱五分　陈皮七分　升麻蜜炙，五分　炙草一钱　生姜二片

蟠龙散　治热证脱肛肿痛者。

地龙晒干，五钱　风化硝一两

共研细末，先用荆芥八钱，生葱四根煎汤，候温，以软帛淋洗拭净，如湿则将药末掺之，干则调芝麻油涂之。须以油纸托上。

明矾五倍子散　治脱肛。

五倍子三钱　白矾二钱

共研末，用水二碗煎沸，候温以软帛蘸汤淋洗，日数次，即上。如脱肛长者，淋洗后，以油纸托上，四围皆用赤石脂研细末掺之。

泄泻

泄泻之症，有寒有热。实热者，形气有余，声音壮亮，饮食裕如，举动轻捷。虚寒者，形气不足，精神短少，言语轻微，举动疲倦。以此辨之，始无所误。但人之病此，实热固有，而虚寒居多。辨之未真，不如先服平剂为妥。水泻系清浊不分，利其小便自愈。挟湿则兼用去湿药一二味。若口中和，小便清长，切不可利，利则伤阴。又有洞泻一症，忽然大泻不止，或汗或喘，最为危候。多因夏月伏阴在内，虚寒人恣食寒凉蔬果所致，须速服大剂附子理中汤，乃可挽回。

泄泻列方

四苓汤 和　治水泻小便短少者。

白术土炒　泽泻盐水炒　茯苓各二钱　猪苓一钱五分

如脚冷者是挟湿，加苍术一钱。兼感冒身热者，加防风、荆芥各一钱五分。体质寒者，加肉桂三四分。

胃苓汤 和　治脾湿泄泻不止。

陈皮　厚朴制　苍术米泔水浸，各一钱　白术土炒　茯苓各二钱　泽泻盐水炒　猪苓各一钱五分　甘草七分

加生姜二片，红枣二枚煎。

扁豆四苓汤 和　治夏月暑泻，欲成痢者。

白术土炒，二钱　厚朴姜汁炒，一钱　扁豆炒杵　泽泻盐水炒　猪苓　茯苓各一钱五分　生姜二片

如有火人，加香薷一钱，黄连五分。无火人，加肉桂三分。

防风芍药汤和　治泻而腹痛者。

白术土炒，二钱　白芍酒炒，一钱五分　防风　陈皮各一钱

白术芍药汤补　治脾经受湿，体倦泄泻，水谷不化。

白术土炒，二钱　白芍酒炒，一钱五分　炙草二钱

柴胡汤凉　治平人身热，烦渴泄泻。胃寒者，去黄芩。

白术土炒，二钱　黄芩　泽泻盐水炒　柴胡　猪苓　茯苓各一钱五分

茵陈饮寒　治热泻，或口渴喜冷，小水不利者，甚验。

山栀子炒杵　茵陈　泽泻盐水炒　青皮　甘菊花各一钱五分　甘草一钱

七味白术散补微凉　治泄泻而渴者，无论大人小儿，应验如神。

党参去芦　白术土炒　茯苓各一钱五分　藿香一钱　木香湿纸包，煨，六分　干葛二钱　炙草七分

如胃寒人，加煨姜二片。

白术汤补　治小便清长而泻者。

白术土炒，四钱　炙草一钱　加煨姜三片，大枣二枚煎。如寒甚，则煨姜换用干姜，随宜。

理中止泻汤热补兼涩　治寒泻，温胃止泄。

党参去芦，米炒，一钱五分　干姜炒，一钱　白术土炒，二钱　肉蔻霜一钱五分　炙草一钱

或加诃子一只，藿香一钱五分。

八味理中汤热补消滞　治脾胃虚寒，饮食不化，食滞泄泻，胸膈痞满。

党参去芦，米炒　茯苓各一钱五分　白术土炒，二钱　干姜炒　神曲炒　麦芽各一钱　砂仁炒，杵，五分　炙草一钱

加生姜二片煎。如饮食不化，加生益智仁一钱五分。

北味吴萸汤温　治五更即溏泻，经年不愈，名为肾泄。

肉蔻霜一钱　北味六分　吴萸泡，五分　白术净炒，一钱五分　炙甘草五分

姜附汤大热峻剂　治忽然暴泻不止，或大汗大喘，手足厥冷，气少不欲言语者。

白术净炒，三钱　附子制，三钱　干姜炒，一钱五分　良姜一钱　炙草一钱

水煎。候温急服，如欲呕，加制半夏二钱。

痢疾

此症所下有红有白，秽浊胶黏，里急后重，欲下不下，当分虚实寒热。实热者，其人必形气强壮，畏热喜冷，不欲衣被，渴欲饮水，小便赤痛，或下纯红鲜血。虚寒者，其人必体质薄弱，喜暖畏冷，常欲衣被，口不渴水，小便清长。若混治，最易杀人。如发热不休，非外感风寒，即经络不和，宜用人参败毒散，加老米。治其初起，以取微汗则愈。如邪侵阳明，则用仲景葛根汤。寒热往来，必用小柴胡汤。热多口渴，则去半夏，加葛根。口中热，胸腹胀满，则用承气汤下之。口中和，小便清长，手足冷者，是虚寒无疑，当用理中汤，加灶心土八钱。危极者，亦用此方救之。有滞服平胃散。脾胃虚弱，服六君汤。察其无外症恶症，三日外，方可服芍药汤。倘是产妇，俱宜于各

方之内。加阿胶，炙草。

痢证列方

人参败毒汤散　治痢疾初起，身热者。不可望速，须因症服药，始免日甚。

羌活　独活　党参去芦　川芎各一钱　桔梗一钱五分　枳壳面煨，去瓤，六分　柴胡七分　甘草八分

加生姜二片，老米一撮煎。

姜茶饮和　治痢初起。

陈细茶二钱　生姜八片

水煎。

芍药汤和　治痢疾初起，身不热者。

生白芍　山楂烧成炭　桔梗各一钱五分　陈茶叶二钱　炙甘草七分　生姜五片

如渴，加葛根一钱五分。

归芍汤和　治痢疾。

当归二钱　桔梗一钱五分　枳壳面煨，去瓤，六分　生白芍三钱　木香湿纸包煨　槟榔各一钱　炙草七分

加生姜三片煎。如白痢，加苍术七分，砂仁四分。红痢，则加山楂炭一钱。

黄芩芍药汤寒　治热痢。

生白芍六钱　黄芩一钱五分　甘草一钱

如腹痛，加肉桂三分。脓血甚者，加当归一钱，黄连五分。

芩连汤寒　治实热人痢疾。

当归二钱　黄连六分　黄芩一钱五分　生白芍三钱　槟榔　木香各一钱　炙草五分

如腹中胀满而痛，手按更痛者，加生大黄二钱，厚朴一钱下之。审非此症，切不

可服。

芍药木香汤热　治虚寒人痢疾。

白芍酒炒，七钱　木香湿纸包煨　炮姜各一钱　蕲艾揉去灰泥，一钱五分　炙草一钱　吴萸黄连拌炒，去黄连，七分

归芍利导汤滑肠兼补　治痢日夜数十次，欲下不下，逐点而来者。

油当归七钱　枳壳面煨，去瓤　萝卜子　槟榔各一钱　生白芍五钱　车前一钱五分　细甘草一钱

如实热，加槐花一钱五分。虚寒人，加泡吴萸六分，干姜六七分，或一钱，甘草蜜炙。服药后，大便渐通，色变黄，即不可再服，恐过滑也。须服党参甘草汤。

党参甘草汤补　治痢疾粪渐变黄者。

党参去芦，七钱　甘草一钱

如寒痢，参用米拌炒，甘草蜜炙，加煨姜一片。

当归黄芪汤补　治妊娠下痢，腹痛小便涩者。

黄芪炙，三钱　当归六钱

加糯米一撮煎。

噤口痢

下痢常觉恶心欲吐，食不能入，此症最危。虚寒者居多，亦间有实证。若因食积，必胸腹胀满，因火郁必脏腑炽热。无胀无火，但见脏气不能容受，有出无入，精神日败，其故有二。一由脾气之弱，或为呕吐，或为吞酸，或恶闻食气，饥不能食，而枵腹待毙。此中焦不运，病在脾也。非用人参、白术、干姜、炙草之属不可。一由肾气之弱，则命门不暖，大肠不能固，小肠不能化，胃气不能行，此下焦失守而化源无主，

447

病在肾也。非用熟地、附子、肉桂、吴萸之属不可。脾胃强而食自能入，其理甚明，不加审察，妄用寒凉攻击之药，必速其死矣，慎之。

噤口痢列方

人参黄连饮^寒 治噤口痢属热者。

生党参去芦，三钱　黄连吴萸拌炒，去吴萸，六分

加粳米一钱，浓煎逐匙入口。

人参莲子饮^补 治噤口寒痢，恶心不能食者。

党参去芦，米拌炒，四钱　石莲去壳，去心，炒，六钱

加陈仓米一钱煎。有高丽参，则不用党参。

治噤口痢奇方

糯米壳炒开花，入姜汁，再炒

研细末，每服二三钱，白汤调下。

开噤方

铁秤锤二只无秤锤，用新砖瓦亦可　瓦盘一只，铜盘亦可。

将秤锤烧红，放盘内，以好醋淬之。日夜数次，令病人闻其气甚效。

理中汤^{热补} 治虚寒各痢症危极者。以此方救之，或可回生。

党参去芦，米炒，三钱　白术净炒，二钱　干姜一钱　炙草七分

加灶心土八钱，先煎澄清，去土入药煎服。

附疟痢并行列方 有痢后疟，有疟后痢，亦有疟痢并行者。治之当分寒热。

柴芩煎^寒 治内火上冲，疟痢并行，头

痛，烦渴，喜冷者。

柴胡二钱　泽泻盐水炒　栀子杵，各一钱五分　枳壳面煨，去瓤　木通各一钱　黄芩一钱五分

如下纯红鲜血者，加酒炒白芍二钱，甘草一钱。湿胜气陷者，加防风一钱。

补中益气加姜桂汤^{热补} 治疟止而痢更甚者。

炙芪　白术净炒　当归各一钱五分　升麻蜜炙，三分　柴胡五分　党参去芦，米炒，三钱　干姜五分　肉桂去皮，另炖，三分　陈皮一钱　炙草七分

水煎。凡疟后痢，痢后疟，俱宜服补中益气汤，姜、桂则因人而用。疟痢并作，先治疟，疟止痢益甚，须服此汤。若复疟，则去姜、桂，加制附子，随宜。

小便闭

凡人小水不通，若火在下焦，必有火症可据，及溺管疼痛。此则可清可利。又有败精宿血，阻塞水道而不通者，亦可用法以通之。固非难事，所难者其惟气闭乎。然气亦当分虚实。实闭者不过肝强气逆，移碍膀胱，或破其气，或提其气而升之，犹易为力。至于虚闭之症，最危最难，治之不得不加意详审矣。经云：膀胱者，州都之官，气化则能出。是水即气，气即水，气既不化，安得不闭。今人往往见小水不通，辄强为通利，而不知真阳下竭，元海无根，再用苦寒之药，以清之通之，是医杀之也。临症者，其慎之。又云：大小便俱闭，通其大便而小便自利。

小便闭列方

导赤散^凉 治心火及小肠有热，小便不通而渴。

生地三钱　木通一钱五分　麦冬去心　赤茯

苓各二钱　竹叶十片　甘草七分

大分清饮 _寒 治积热闭结，小水不利，或腰腹下部极痛，或湿热，黄疸，溺血，蓄血，淋闭等症。

茯苓　泽泻盐水炒，各二钱　木通　猪苓　枳壳面煨，去瓤　车前各一钱　栀子炒杵，一钱五分

加内热甚者，加黄芩、黄柏、龙胆草之类。大便坚硬，胀满，加大黄三二钱。

葵子汤 _寒 治膀胱实热，腹胀，小便不通，口舌干燥。

滑石　葵子　猪苓　赤苓　枳实去瓤　瞿麦　木通　黄芩　车前各一钱　甘草五分

化阴煎 _{寒兼滋阴} 治水亏阴涸，阳水有余，小便癃闭，淋浊，疼痛等症。

熟地四钱　牛膝盐水炒　生地各二钱　生知母　黄柏生，各一钱五分　猪苓二钱　绿豆三钱　闽泽泻盐水炒，二钱

加食盐少许煎。如热甚，加龙胆草一钱五分。

滋肾饮 _{微凉} 治肾虚足热，小便不通，肚腹肿胀之甚，眼睛欲突出者。凡病在下焦不渴者，宜之。一名通关饮，方在脐腹痛内。

葱白汤 _和 治小便卒暴不通，小腹胀急，气上冲心，闷绝欲死。

陈皮三钱　葵子一钱五分

加葱白三茎煎。

春泽汤 _{微热兼补} 治气虚小便闭。

党参去芦，米炒，二钱　白术饭蒸　茯苓　泽泻盐水炒　猪苓各一钱五分　肉桂去皮，另炖，四分

举元煎 _补 治小便闭因气虚下陷者，提而升之。

炙芪　党参米炒，去芦，各二钱　白术净，一钱五分　升麻炒，五分　炙草七分

水煎服。后即以手探而吐之。譬之滴水之器，闭其上窍倒悬之，点滴不下。去其上闭，下窍即通。

八味地黄汤 _{热补} 治肾火虚而闭，用附、桂蒸动肾气以开关。

熟地五钱　淮山炒　泽泻盐水炒　茯苓各二钱　萸肉　丹皮各一钱五分　肉桂去皮，另炖，六分　附子制，一钱

治小便闭奇方

白菊花根捣烂，取汁半茶盅

用热酒冲汁服，或滚水加酒一小杯冲亦可。如仓猝无白菊花根，即别样色亦宜取用。

葱熨法 治小便不通。

连根葱三斤

慢火炒熟透，加好烧酒二杯再炒，用布分作二包，轮流顺熨脐下即通。如一时无葱，则以食盐炒热熨之。但不可太热，免伤皮肤。

熏洗法 治小便不通。

皂角十两　葱头二斤　王不留行十两　煎浓汤一大盘，令病人坐浸其中，熏洗小腹下体，久之热气下达，壅滞自开而便通。但便出时，须听其在盘内，切不可起，致使气收复闭。通后要审证施治，不可有误。

附小便不禁列方

菟丝子饮 _温 治小便不禁，或遗尿或过多者。

丝饼三钱　牡蛎煅，一钱　北味杵，五分

449

益智仁盐水炒，一钱　熟地二钱

固脬丸 热　治小便不禁，遗尿不觉。

菟丝饼一二两　桑螵蛸炙，五钱　戎盐一钱
茴香一两　制附子五钱

研末，酒和为丸，每服三四十粒，米饮下。

缩泉饮 温　治脬气不足，小便频多。

淮山炒，三钱　乌药一钱五分　益智仁盐水
炒，一钱

大便燥结

大便不通之症，不过阴结阳结二者而已。阳结者，或以饮食之火起于脾，或以酒色之火炽于肾，或以时令之火蓄于脏。凡因暴病，及年壮气实之人，乃有此症。此则宜清宜泄也。若阴结者，既无火症，又喜热恶冷，其必下焦阳虚，则阳气不行，阳气不行，则不能传送。或以下焦阴虚，则精血枯燥，精血枯燥，则肠脏干枯。故治之者，阳虚阴结，则益其火，须用右归饮、八味地黄汤之属。阴虚阴结者，则壮其水，宜用左归饮、六味地黄汤之属。均加洗淡肉苁蓉三二钱，多效。又有大便本无结燥，或连日或旬日欲解不解，解下只些须而不能通畅，及其已解，仍非干硬，此总由七情劳倦色欲，以致阳气内亏，不能化行，亦阴结之类也。当服理中、归脾、右归、八味地黄等汤。凡虚弱之人，虽旬日十余日不大便，不必以为意。倘病家、医家，性急欲速，遽用大黄等药通之，多致误事。

大便燥结列方

小承气汤 大寒峻剂　治阳结因邪有余，津液枯燥者。须察果系实热，始可服切勿轻用。

大黄二钱　枳实　厚朴各一钱

如不下，煎好药，加芒硝一二钱，再煎服。

四顺清凉饮子 寒微峻　治阳结，较前方略缓。

大黄一钱五分　白芍酒炒　当归各一钱五分
甘草一钱

水煎。

润肠汤 寒补微峻　治阳结，大便燥结不通。

熟地四钱　生地二钱　当归三钱　火麻仁一钱五分　大黄一钱　甘草一钱

肉苁蓉丸 润　治阴结，或因发汗利小便，致亡津液而大便不通者。凡老人虚人亦宜。

肉苁蓉酒洗淡，四两　沉香末二钱

用火麻仁一两，捣烂，和水，取汁为丸，如绿豆大，每服一钱，米饮下。

益血润肠汤 润兼补　治阴结，凡虚弱及老人大便不通均宜。

熟地四钱　麻仁二钱　枳壳去瓤，面炒，一钱　肉苁蓉酒洗，去甲，二钱　杏仁杵，一钱　阿胶蛤粉炒，一钱五分　当归三钱

加减左归饮 补润剂　治阴虚阴结，而大便不通者。

熟地六钱　萸肉二钱　淮山二钱　肉苁蓉酒洗淡　当归各三钱　杞子二钱

加减右归饮 热补润剂　治阳虚阴结，而大便不通者。

熟地六钱　萸肉　淮山炒，各二钱　肉苁蓉酒洗淡，三钱　杞子二钱　肉桂去皮，另炖，四分　附子制，一钱　油当归三钱

蜜煎导方　治虚弱人大便秘结。

白蜜四两

加皂角末四五分，微火煎稍凝，即用竹箸

搅之。勿令焦，俟可为丸，以手速捻成条，上略小，下大，约长二寸许，麻油涂纳谷道内夹紧，大便急极，然后去之。或用线系下截，亦是善法。

猪胆汁导方 治老人或虚弱人大便不通。

大猪胆一只，加入好醋，少许

用小竹管插入胆口线缚紧，将油涂滑小竹管，纳谷道中，以手捻胆汁灌下，约一食顷，当大便出宿食恶物，甚效。

小儿科 内载各方乃系为饮乳小孩而设，若四五岁以上药味则宜略重。惟大黄、黄连、附子、干姜、肉桂、等药须斟酌

小儿之病，非外感风寒，即内伤饮食，及惊风吐泻，寒热疳痫而已。盖外感者，必有外症，如发热，头痛，拘急，无汗，或因风搐搦之类是也。内伤者，必有里证，如吐泻，腹痛，胀满，惊疳，积聚之类是也。热者必有热证，如热渴，燥烦，秘结，痈疡之类是也。寒者必有寒证，如清冷，吐泻，无热无烦，恶心喜热之类是也。四者之外，尤当辨其虚实，有声音之虚实，有形色之虚实。如体质强盛，与柔弱者有异。声音雄壮，与短怯者有异。形色红赤，与青白者有异。观其形色，审其病情，若果有实邪，果有火症，不得不暂为治标。治标之法，及病则已，切不可妄为攻击消耗。小儿以柔嫩之体，血气未育，脏腑甚脆，略受伤残，即痿败而不可救。慎之。小儿疾痛疴痒，不能自言，旁人又不能代言，且以娇嫩之体，易虚易实，药一过分，变幻百出，即危在顷刻矣。凡小儿有病，自一二岁至十二三岁，全恃父母细心看理，方能知真。其虚实寒热，庶不至误。有一等父母，姑息之深，饱暖失宜，果物恣食，或畏苦废药，或求速杂投，为害亦不浅。小儿一切杂症，与大人同治，惟药味较轻耳。至于大黄、朴硝等药，非万不得已，切不可用。

发热

凡小儿平日无病，陡然发热，乃是外感风寒。外感之症，其至甚速。若热由内生，其来必缓。察其绝无表证，而热在脏腑，七窍，三焦，三阴，筋骨肌肉之间，即是内热之症。但热有虚实。实热者，面赤气粗，口燥唇疮，作渴，喜冷饮水，大小便难，或掀衣露体，烦啼暴叫，声洪，伸体而卧，睡不露睛，手足指热。此其邪气有余，可清可散。虚热者，面色清白，气怯神倦，恍惚软弱，口鼻微冷，不喜寒凉，饮汤安静，泄泻多尿，呕恶惊惕，上盛下泄，抱而喜按，乍凉乍温，夜则虚汗，睡则露睛，屈体而卧，手足指冷。此其正气不足，最宜调补。切不可妄用寒凉，及消散克伐等剂。小儿发热，服表散药不退，如别无痛毒疳积，而耳后红筋灿然，及眼如包泪，手指尖冷者，必是痘疹。饮食内伤，本无发热。盖饮食伤脏，不过为胀，为痛，为吐泻，安得有肌表之症。惟伤风夹食者有之。伤食久而成疳者有之。其热之来，亦有渐，不可不辨。

发热列方

紫苏饮 散 治伤风，身体发热憎寒，嚏涕鼻塞声重。凡陡然发热者，即宜服此方，或服钩藤饮，最稳。

紫苏　党参去芦，饭蒸，各一钱　桔梗八分　半夏制　防风各七分　川芎六分　陈皮五分　甘草四分

加生姜一小片，红枣一枚煎。如服后尚有余热未清，摘生竹叶二十片，煎服。

钩藤饮 散 治感冒，兼肝风内动。

党参去芦　防风各一钱　蝉蜕去头足，四只　钩藤一钱五分　荆芥六分　竹叶十片　陈皮四分　甘草二分

如有痰，加竹黄一钱一分。

生犀散凉　治心经风热。

柴胡　葛根各一钱　犀角镑三分　地骨皮
白芍酒炒，各一钱　甘草五分

柴胡饮凉补　治肌热，蒸热，积热，或汗
后余热。

党参去芦　柴胡各六分　白芍酒炒　黄芩各
八分　当归一钱　甘草四分

柴芩竹叶饮凉　治壮热往来。

柴胡　麦冬去心　党参去芦　赤茯苓各六分
黄芩一钱　甘草五分
加生竹叶五片煎。

人参黄连饮寒　治心经蕴热烦躁者。

党参去芦一钱　生地　麦冬去心，各七分
黄连四分　竹叶十片　炙草三分
加生姜一小片煎。

黄芩芍药汤寒　治伏火热证。

白芍酒炒　黄芩各一钱　山栀炒黑，杵，六分
丹皮七分　甘草一钱

地骨皮饮凉补　治昼静夜热。

生地一钱　沙参八分　丹皮六分　地骨皮一
钱五分　党参去芦　白芍酒炒，各七分　甘草四分

四物加天麻钩藤汤兼补　治肝经血虚，
生风而热。

熟地一钱　当归　天麻　白芍酒炒，各七分
川芎五分　钩藤一钱

参芪四物汤补　治汗后阴虚，阳无所附
而热。

党参去芦，饭蒸八分　炙芪　当归　白芍酒
炒，各七分　熟地一钱　川芎五分

四君子加味汤补　治阳虚而热者。

党参去芦，米炒　白术净　炙芪　茯苓各一
钱　炙草四分
加生姜一小片，红枣一枚煎。

参桂饮热补　治膈阳热证，口燥舌焦者。

熟地二钱　党参去芦，米炒，七分　肉桂去
皮，另炖，二分　泽泻盐水炒　白芍酒炒　淮山各
一钱

急惊

小儿或感风寒，或积乳食，皆能生痰，痰
积则化火。或受暑热，亦能生火。失于清解，
则痰随火升，痰火上壅，闭其肺窍，则诸窍俱
闭。其症壮热，痰壅，昏闷不醒，窜视反张，
搐搦颤动，牙关紧急，口中气热，颊赤唇红，
饮冷便秘。此因痰火郁结，肝风内动而然，宜
利火降痰，醒后当清热养血。肝主筋，肝失所
养，则筋脉干热，故外作抽搐拘挛，而现青色。
此是肝风内动，非外风也。不可误治。血虚则
肝风内动，风动则肝火愈炽，火炽则肺金亏，
肝邪愈盛。若屡服祛风化痰，泻火辛散之剂，
便当认作脾虚血损，急补脾土，庶不至变慢脾
之症。凡小儿服药后，余药须与乳母服，乳母
宜忌口。

急惊列方

利火降痰汤寒　治急惊壮热，痰壅，昏
闷不醒，搐搦颤动。

柴胡八分　黄芩七分　陈皮六分　天竹黄一
钱五分　钩藤二钱　连翘一钱　木通七分　细甘
草四分

清热降痰汤凉　治同上。

柴胡一钱　连翘八分　蝉蜕去头足，四只

钩藤钩一钱五分　陈皮五分　泽泻盐水炒，六分　甘草三分

加竹沥水半酒杯，冲药服。

生地丹参汤 凉　治急惊初愈，清热养血者。

生地一钱五分　丹参一钱　青蒿七分　白芍酒炒，八分　丹皮五分　桔梗六分　竹叶四分　甘草三分

人参竹叶汤 凉补　治虚弱小儿，急惊初愈。

生党参去芦，二钱　生竹叶二十片

水煎。

慢惊

小儿慢惊，因作吐作泻，或吐泻交作，稍久则脾土虚弱，肝木乘之。其症气微神缓，昏睡露睛，痰鸣气促，鼻煽，乍发乍静，时凉时热，面部淡白，泻渐青色，手足微搐无力，神气恹恹不振，乃脾虚生风，无阳症也。此症多因病后，或因误用寒凉，损伤脾胃所致。然亦有小儿脾胃素弱，不必病后及误药者。总属脾胃虚寒之症，初起当用温补，加藿香、煨姜。粪见青色，即加木香，或肉桂。若手足渐冷，唇舌痿白，此将脱之候，速用附子以回阳，方可以救。一切驱风逐痰之药，丝毫不得用。

慢惊列方

加味异功散 温补　治慢惊初起。

党参去芦，饭蒸　白术饭蒸　钩藤　当归各一钱　陈皮五分　茯苓七分　炙草四分

加煨姜一片煎。泄泻则去当归。

加味六君子汤 热补　治慢惊昏睡，露睛，痰鸣，气促。

党参去芦，米炒　白术净炒，各一钱　半夏制，七分　干姜四分　陈皮五分　茯苓八分　炙草四分

附子理中汤 补大热　治慢惊手足渐冷，唇舌痿白者。

党参去芦，米炒　白术净炒，各一钱五分　附子制，七分　干姜微炒，四分　炙草五分　红枣一枚

附桂地黄汤 补大热　治慢惊口燥舌焦，阴证似阳者。

熟地三钱　白芍酒炒，一钱五分　附子制，六分　泽泻盐水炒　党参去芦，米炒，各一钱　肉桂去皮，另炖，二分

惊啼

此症与惊风不同，与大惊猝恐者亦异。盖小儿肝气未充，胆气最怯，凡耳闻骤声，目睹骤色，虽非大惊猝恐，亦能怖其神魂，醒时受怖，寐则惊惕，或振动不宁，或忽尔啼叫，或微有烦热，皆神怯不安之症，宜以安神养气为主。惊啼多泪，忽啼忽止者是惊惕。啼叫无度，声长不扬者是腹痛。

惊啼列方

朱砂安神丸 寒　治寐中惊悸而烦热者。

生地　当归　黄连各一钱，姜汁炒　甘草五分

共研末，米饮和丸，如芡实大，朱砂为衣，每服一丸，滚水开融灌下。

参麦汤 微凉　治惊悸而微烦热者。

生党参去芦，八分　麦冬去心，六分　北味三分

水煎。

团参散补　治心虚惊悸。

党参去芦，饭蒸　当归各二钱

共研细末，每服一钱，用猪心一片，朱砂五厘，煎汤下。

安神丸补　治受惊吓而惊啼者。

党参去芦，饭蒸　枣仁炒　茯神各七分　陈皮　白芍酒炒　当归各五分　炙草四分

共研末，姜汁和丸，如芡实大，每服一丸，白汤开下。

腹胀腹痛

小儿肚腹或痛或胀，虽由食积与寒凉伤脾而然，然使脾胃不虚，则腹中和暖，运化以时，何至为寒凉食积所伤。故治之者，当以健脾暖胃为主，审无火症，不得妄用凉药。无拒按坚实等症，切不可妄用攻击之药。慎之。

腹胀腹痛列方

藿香饮和　治腹痛。

党参去芦，饭蒸　藿香各一钱　陈皮五分

加生姜一小片煎。

四君子加味汤温补　治寒滞腹痛。

党参米炒，去芦　白术净炒，各一钱　藿香　木香各六分　茯苓　炙草四分　煨姜一片

加味六君子汤补去积　治腹有食积，痛而兼胀者。

党参去芦，饭蒸　白术净炒，各一钱　茯苓七分　神曲炒，八分　陈皮四分　半夏制，五分　木香六分　炙草三分

芍药枳实散消微补　治小儿肚腹膨胀，或不时作痛，大人亦宜。

白术净，四钱　枳实面煨，去瓤，二钱　赤芍

莲仁去心　陈皮各一钱

加炒香老米一钱，共研细末，量儿大小，或一钱，或一钱零，米饮调下，白汤下亦可。

疳证

小儿疳疾，皆因病后脾胃亏损，或用药过伤，不能传化乳食，内亡津液，虚火妄动。或乳母六淫七情，饮食起居失宜，致儿为患。凡疳在内者，目肿腹胀，泻痢青白，体渐瘦弱。疳在外者，鼻下赤烂，频揉鼻耳，或肢体生疮。其症不一，治亦多方。而有验有不验，竟有过服寒凉克伐之剂而毙者，故不可不慎。疳者，干也。因脾胃津液干涸而然。在小儿为疳疾，在大人则为痨瘵，宜兼调补脾胃为要。

疳证列方

治疳疾药

皮硝三钱　苦杏仁二钱　生栀子七个　真头道酒糟一两　葱头七个，每个约长一寸　白灰面三钱　大红枣去核，七个

共入石臼内，捣烂成泥，用白布二块，约宽五寸，将药在布上摊匀，一贴肚脐，一贴背后，正对肚脐之处，用带捆好，贴三日肉见青色即愈。如未见青，再换药一次，无有不效。

治疳奇方

羊尿脬六七只，吹胀阴干　顶上汾酒一瓶

将汾酒灌入尿脬内，用线扎紧，挂小儿心口胃脘之间。症重者，不过数时，其酒自然消减，必须秤准方知减否。如减再换一个，入酒挂上，换至数个，酒不消减即愈。无汾酒用好烧酒亦可。

消疳散和　治疳积眼。

雄黄二分　石决明煅，一钱五分　海螵蛸煅去壳，五分　正辰砂一分　滑石五分　芦甘石童便

泡一日一夜，烧透，以能浮水为度，五分

共研细末，加冰片五厘再研，量儿大小，或三四分，或五六分，用不落水鸡肝一副，竹刀切破，上开下连，掺药在内，线扎好，加淘米水入砂灌煮熟，连汤食尽，神效之至。

疹证

凡出疹皆由胎毒蕴于脾肺，发于皮毛肌肉之间。一时传染，大小相似，未有不因天行疠气而发者。总之君相二火燔灼，太阴脾肺受之。其为症则有咳嗽，喷嚏，面肿腮红，目胞浮肿，眼泪汪汪，鼻流清涕，呵欠闷烦，乍凉乍热，手足稍冷，夜卧惊悸，或恶心呕哕，或以手揾面目唇鼻，是即出疹之候。便宜用解毒散邪等药，不使毒留于中，庶无他患。疹将出，其面必赤，中指冷而多嗽，大热五六日，而后遍身见红点，此所以异于出痘与伤寒。疹与痘不同，痘本于肝肾，出自中下二焦，始终不妨于食，而全赖水谷为主，所以能食则吉，不能食则凶。治痘者不可不顾脾肾。疹之毒则由表邪不解，而内犯太阴阳明，病在上中二焦，多不能食。治疹者宜解散火邪，则自能食。疹出至二三日，必两鼻孔俱干，待收完，毒轻者，清涕即来，当思饮食，不必服药。如清涕来迟，不思饮食者，须要清肺解毒，必清涕复出，方可无虑。疹与麻斑同类，疹则大者如苏子，次者如芥子，小者如蚕子，而成粒成片者是也。麻则最细而碎，如蚁迹模糊者是也。斑则无粒，惟红紫成片，如云如锦者是也。俱是火邪，治宜解散。疹毒须假嗽多而散，故疹后旬日之内，尚宜有嗽，切不可见嗽而治嗽。至于泄泻，呕吐，腹痛，亦是疹毒使然，不得妄用补涩之药。宜谨避风寒，忌鸡、鱼、炙、煿、盐、醋、五辛，并生果之物，以免逼毒入里。疹后泻痢，须细审虚实，亦间有过服寒凉将成慢脾者，当急温补，不可执一不通，以致不救。

疹证四忌

忌初起即用寒凉。俟出后看症用药。忌妄用辛热。忌误用补涩。忌荤腥生冷风寒

疹证列方

升麻葛根汤 散微凉 治疹症初起。

升麻 葛根 白芍酒炒 甘草各一钱

如谵语狂乱，调辰砂一分，六一散一钱服。牛蒡子、黄芩、贝母、知母、桔梗、麦冬、连翘、生地、当归、防风、荆芥、柴胡、桑白皮等药，均可随症加入。

透邪煎 散微补 治疹证初热，疑似之时，恐误药者。

当归 荆芥各一钱 升麻三分 白芍酒炒，一钱五分 防风 甘草各七分

如热甚，加柴胡一钱。

加味泻白散 寒 治疹出之时，咳嗽，口干，心烦者。

桑白皮一钱 元参七分 连翘八分 地骨皮一钱 天花粉一钱 黄连三分 甘草四分

败毒散 散微补 治风寒外束，逡巡不出，或出而复没者。

生党参去芦 防风 荆芥各一钱 当归 牛蒡子 升麻各七分 川芎五分 甘草四分

加薄荷六分煎。

加味四物汤 凉补 治心血不足，疹色淡白者。

生地酒炒透 白芍酒炒 防风 当归各一钱 川芎六分 炙草五分

凉血补阴汤 凉 治疹色带紫，或出大甚者。

生地黄一钱　白芍酒炒　连翘各七分　红花
六分　牛蒡子　黄芩　当归　干葛各八分

导赤散凉　治疹证，谵语溺闭。

生地二钱　木通一钱　竹叶二十片　甘草
六分

加味甘桔汤凉　治疹证，火毒上熏，而
咽喉干痛。

牛蒡子　桔梗　连翘　甘草各一钱
水煎。缓缓咽之。

解毒合白虎汤大寒　治疹证，烦躁大渴。

生石膏一钱　知母七分　黄连四分　连翘七
分　金银花一钱　甘草五分
加粳米一撮煎。

加味犀角地黄汤　大寒　治疹证，吐血
衄血。

生地　白芍酒炒　山栀仁，炒杵　犀角各一
钱，先煎　丹皮七分
如小便赤，加木通一钱。

加味四苓散凉　治疹证泄泻。

白术土炒　茯苓　泽泻盐水炒　金银花各一
钱　猪苓七分
如小便如米泔水，加车前、木通各一钱。

黄芩汤凉　治火邪内逼下焦而痢者。

白芍酒炒，一钱五分　黄芩一钱　炙草七分
加大枣一枚煎。如火逼上焦而吐，或吐痢
并作者，俱加半夏一钱五分，生姜一片。

大柴胡汤寒峻剂　治疹证，大便秘结，发
热身痛者。

柴胡　半夏制　白芍酒炒　黄芩各一钱　枳
实面煨，去瓤，六分　大黄八分　生姜一片　红枣
一枚

二母散寒　治疹后嗽甚者。

贝母去心，童便洗　知母各二钱　干姜一片
共研末，每服一钱，白汤下。

痘证

近日有种洋痘之法，最为稳妥，但恐有未
种而自出者，方法亦不可不为之备。痘由胎毒
内藏，而复因时气外触，其毒乃发，始终皆赖
乎血气。若血气充畅，则易出易收。气血不足，
则变证不一。治痘者必要先顾血气。盖气主形
以起胀，血主色以灌浆。凡为白，为陷，为灰
色，为不起发，为顶有孔。为出水，为痛，为
痒，为浮肿，为痘壳，为不靥不落，为肌表不
固，为肤腠不通等症，皆气之病也。至如为紫
黑，为干枯，为无血，为无脓，为黑陷黑靥，
为肿痛牙疳，为疔痈斑疹，为津液不达，为痘
后余毒，皆血之病也。气与血相需。气至而血
不随，虽起发而灌必不周。血至而气不至，虽
润泽而毒终不透。表热者，肌肤大热，根窠红
紫，顶赤发斑，头面红肿，紫黑焦枯，痈肿疔
毒痛甚，皆火在肌表之症。治宜散血解毒。里
热者，烦躁狂言，口干大渴，咽肿喉痛，内热
自汗，小便赤涩，大便秘结，衄血溺血，皆火
在脏腑之症。治宜清热解毒。表寒者，不起发，
不红活，根窠淡白，身凉痒塌，倒陷干枯，皆
肌表无阳之症。治宜补阳温表。里寒者，为吐
泻，为呕恶，为腹胀，为腹痛，为吞酸，为不欲
食，为寒战咬牙，恶寒喜暖，为小便清长，大
便不实，完谷不化，皆脏腑无阳之症。治宜温
中补阳。当肿不肿者，必其元气不足。当消不
消者，必其毒气有余。治痘宜先顾脾胃，能食
者吉，不泄泻者吉，且须培补气血。略兼发散
始合。看心窝有红色，耳后有红筋，目中含泪，
身体发热，手指亦皆热，惟中指男左女右独寒，
便是出痘。若伤寒证，则中指独热，甚验。如

热盛血虚者，首尾俱不可用白术、半夏之燥悍，及升麻之提气上冲。要谨避风寒，忌荤腥生冷，生果，葱，蒜，鸡鸭蛋，猪肉，茶水等物。痘疹之候，头常欲凉，足常欲温。若头温足冷者，多不治，此亦宜辨。

痘证四忌

忌清热败毒。忌克伐气血。忌妄投医药。忌吞服医家小丸。

痘证四宜

宜补气。宜补血。宜补脾肾。宜察虚实。

痘证列方

柴归饮 散　治痘初时发热未退，无论是痘，是邪，疑似之间。

当归　白芍酒炒，各一钱　防风　荆芥穗各八分　柴胡七分　甘草五分

加生姜一片煎。血热，加生地一钱。阴虚，加熟地一钱五分。气虚，加党参一钱五分。虚寒，加炮姜六分，肉桂三分。火盛，加黄芩八分。热渴，加干姜一钱五分。腹痛，加木香四分。呕吐，加陈皮五分，炮姜四分。如阳明实热，邪盛者，初起用升麻葛根汤。方在疹证内。

六物煎 补　治痘证血气不充，随症加减甚效。并治孕妇气血俱虚等症。

党参去芦，米炒　白芍酒炒　当归各一钱　熟地一钱五分　川芎三分　炙草六分

如发热不退，或痘未出之先，宜加苏叶一钱，防风八分。头痛，加蔓荆子七分，川芎三分。咽痛，加桔梗八分，连翘七分。不起发，不灌浆，或灌而浆薄，加糯米五十粒，川芎六分，肉桂三分，人乳半酒杯，好酒少许，以助营气。虚寒痒塌不起，加炒穿山甲六分。红紫血热不起，加紫草七分，或犀角八分。脾气滞者，加陈皮六分，山楂八分。胃气虚寒多呕者，

加炒干姜四分，或加丁香三分。腹痛兼滞者，加木香五分，陈皮四分。表虚气陷不起或多汗者，加酒炒黄芪一钱。气血两虚，未起未灌而先痒者，加肉桂三分，白芷六分。元气大虚，寒战咬牙泄泻者，去白芍，加黄芪一钱五分，制附子六分，干姜四分，或再加肉桂三分，生姜一小片。

六气煎 补微热　治痘证气虚，痒塌倒陷，寒战咬牙。并治男妇阳气虚寒等病。

黄芪炙　党参去芦，米炒，各一钱　肉桂去皮，另炖，三分　白术净，七分　当归一钱　炙草六分

如泄泻，去当归，加肉蔻霜五分，茯苓八分。其余加减，照前六物煎。

凉血养营煎 寒补　治痘血虚血热，地红热渴或色燥不起，及便结溺赤，阳盛阴虚等症。

生地　白芍酒炒　当归　地骨皮各一钱　黄芩八分　紫草七分　红花六分　生甘草五分

如渴加花粉一钱。肌热无汗，加紫苏一钱，荆芥七分。热毒甚者，加牛蒡子七分，连翘一钱，木通八分。血热毒不透者，加犀角八分。

加味四物汤 寒补阳　治痘证，热毒炽盛，紫黑干枯，烦热便结，纯阳等症。

生地　黄芩　白芍酒炒　当归　连翘各一钱　川芎五分　紫草八分　木通八分

如渴，加花粉、麦冬各一钱。阳明热甚，头面牙龈肿痛者，加生石膏一钱五分。知母一钱。大肠干结，脐腹实胀者，加大黄一钱。血热妄行者，加犀角一钱，童便半酒杯冲服。小水热闭者，加山栀、车前各一钱。兼表热者，加苏叶、荆芥各一钱。

连翘升麻汤 凉　治痘，散毒清火。

连翘一钱　葛根　白芍酒炒　桔梗各七分

升麻六分　薄荷一分　甘草七分

　　加竹叶十片，灯心十条煎。

加味甘桔汤凉　治痘证，肺热咽喉肿痛，声不清者。

　　桔梗一钱　甘草七分　诃子皮三分　牛蒡子炒，六分　连翘五分　薄荷一分

托里十补散温补　调气补血，内托痘毒，五日后必用之方也。亦治一切痈疽。

　　高丽参去芦，米炒　黄芪酒炒　当归各一钱　川芎　川厚朴　防风　桔梗　白芷　炙甘草各五分　肉桂去皮，另炖，三分

　　共为细末，每服一钱或二钱，木香汤下。

保元汤补　治虚弱人出痘。

　　炙芪　党参米拌炒，去芦，各一钱　炙草六分

　　如痘灰白色，或顶陷者。加酒炒黄芪、当归各一钱。痒则去当归，加酒炒白芍一钱五分。

活血汤补　养营起痘。

　　当归一钱　川芎四分　红花三分

　　水煎服。

鹿芪催浆汤补　治痘不起浆。

　　炙芪一钱五分　鹿茸酥炙，七分　香附一钱　穿山甲炒，研，五分

　　水煎。

内托散补　治痘虽起发，以手按之。水浆即出者。

　　黄芪酒炒，一钱五分　党参米炒，去芦，一钱　川芎五分　丁香二分　糯米五十粒　炙草五分

快班越婢汤温补　治痘手足不起发。

　　黄芪酒炒，一钱五分　白芍酒炒，一钱　桂枝六分　防风七分　炙草四分　生姜一片　红枣

一枚

蝉蜕散补微散　治痘疮虚陷不起。

　　当归六分　川芎三分　防风　荆芥穗　升麻　淡蜜炙　薄荷各二钱　蝉蜕去头足，四只　高丽参米拌炒，六分　白芍酒炒，五分　炙草三分

加味保元汤温补　治痘疮浆清，脚淡倒靥。

　　炙芪　党参去芦，米炒　白芍酒炒　扁豆炒杵　当归各一钱　肉桂去皮，另炖，三分　木香四分　炙草五分

紫草饮补　治痘疮黑陷，气血虚弱不起。

　　黄芪酒炒，一钱五分　紫草　炙草各一钱

　　加糯米一百粒煎。

加味四圣饮兼补　治痘黑陷倒陷。

　　党参米拌炒，去芦　黄芪酒炒，各一钱　紫草七分　木通八分　蝉蜕去头足，六只　川芎　木香　炙草各六分

　　加糯米五十粒煎。

起痘奇方　治痘不起，或倒靥，或灰白者。

　　童子粪要干结者

　　用新瓦煅透存性，每一两入冰片一分，研匀，少则服五分，多则服一钱，蜜水调下，入药冲服亦可。

百花膏　治痘燥，痂皮溅起作痛，或痂欲落不落者。

　　白蜜一小酒杯　滑石一钱，研细末

　　略用汤和匀，以鹅翎染药，轻扫痛处，则易落无痕。

固肌汤补　治痘发表太过，以致肌肉不

密，痘痂久粘不落。

炙芪八分　当归酒洗，七分　蝉蜕去头足，四只
高丽参去芦，米炒，六分　糯米一钱　炙草五分

催浆饮 补　治空仓痘，外虽起发而内无脓
浆者。

黄芪酒炒，八分　川芎　白芷　牛子各五分
肉桂去皮，另炖，三分　当归一钱五分　鹿茸酥炙，
生地酒炒，各一钱　白芍七分　山甲炒，三分
水煎服二剂，即去山甲。

补气健脾汤 温补　治漏痘上有孔者。

高丽参去芦，米炒，八分　黄芪酒炒，八分
川芎　白芷各五分　白扁豆炒，杵，一钱　丁香
二分　肉桂去皮，另炖，三分　淮山炒，七分　炙
甘草四分

加龙眼肉四分，去心炒莲仁七分。

实浆饮 补　治痘色光亮，全无脓血者。看
其中有起胀极大者，刺去其水。

高丽参去芦，米炒　黄芪酒炒　鹿茸酥炙
当归各八分　白扁豆炒，杵　淮山炒　白术饭蒸，
各七分　白芷五分　炙草四分　山楂六分　黄豆
二十粒

治烂痘列方

败草散 治痘痒抓搔已烂，脓血淋漓者。
烂草盖屋盖墙多年者，或野外自烂者尤佳
研极细末，掺之。如遍身俱抓烂者，须多
掺席上，令儿坐卧其上，即愈。

白龙散 治烂痘及抓破者。
干黄牛粪在风露中日久者
煅成灰，取中心白者，为末，入薄绢囊内，
于烂处扑之。

痘后目疾列方

决明散 和　治痘后眼生翳障。
石决明煅　谷精草各二钱
共研细末，每用一钱，以蒸熟猪肝蘸食。

臭虫方 治痘眼发红将上瘼，或已有白
点者。
臭虫血射入眼内即愈
或用蛙胆调臭虫血点入，更佳。

痘后痈列方

三痘散 治痘后痈初起者。
绿豆　黑豆　赤小豆各四钱
共研细末，醋调匀，时时涂之。自愈。

黄豆散 治痘后痈。
黄豆炒，八钱
研细末，熟水和匀涂之。或炒黑研末，芝
麻油调涂亦佳。一方，用赤小豆研末，调鸡蛋
清涂之。

痘疔列方

此疔能闭痘毒，凡未齐则不出现，既齐则
不起发，行聚则必致倒陷，看痘中有紫黑干硬，
暴胀独大者。即是，须急治之。一见此疔，即
以银针挑破，吸尽紫血，乃以药涂之。

拔毒膏 治痘疔。
蒲公英二两
水煎熬膏，载磁器内，放水中一日一夜，
冷去火气，俟挑破痘疔，吸尽紫血，即以此膏
涂之。又方，雄黄一钱，紫草三钱，研细末，
如法挑吸，用胭脂汁调涂之。

不知医必要卷四

吉祥　嵩生

广郁　梁廉夫　子材著　男　庆祥　善卿　校字

瑞祥　紫波

杭州徐志源重校

妇人科

妇女之病，大要不离乎中情郁结。其人本坤阴吝啬之体，心地浅窄，识见拘迂，一有逆意，即牢结胸中，又不能散闷于外，则郁久而成病矣。主治之法，审无外感内伤别症，惟有养血，疏肝，用四物汤、逍遥散之类，加减便合。室女天癸未至，作小儿论。若天癸已至，与妇人病同治矣。妇人所异者，惟经水乳汁，及胎前产后之属，不得不另详方论。其余各病，与男子多同，有病当照方医治。

肝气列方

逍遥散兼补　治肝经血虚，木郁上逆而头痛，或连眉棱骨眼眶痛者。肝血虚见光则痛，亦服此方。若目干则是水不养目，宜服六味丸。

白术净　当归　柴胡　白芍酒炒　茯苓各一钱　薄荷四分　炙草七分

如有热，加丹皮一钱，黑山栀八分。凡阴肿，阴挺，阴痒诸症，此方均宜。

柴胡疏肝散和　治肝气不和，左胁痛。

陈皮　柴胡各一钱五分　川芎　枳壳面煨，去瓤　香附醋炒　赤芍各一钱　炙草五分

如七情郁结，服逍遥散。

推气散微热　治肝移邪于肺而右胁痛。

枳壳面煨，去瓤　郁金各一钱　肉桂去皮，炖三分　桔梗　陈皮各八分　炙草五分　生姜二片　红枣二枚

奔豚汤温　治肝气旁散，下注而小腹痛。

川楝子一钱　橘核杵　茯苓各一钱五分　荔枝核烧焦，杵　小茴香各一钱　吴萸泡，五分　木香七分

如寒加肉桂三分，制附子五分。

沉香降气散和　治气逆胃脘痛。

元胡索酒炒，一钱　沉香三分　砂仁五分　香附盐水炒，五钱　川楝子焙，一钱　炙草五分

共研末，每服二钱，淡姜汤下。

附：师尼寡妇室女方

生地黄丸寒　治师尼寡妇室女，乍寒乍热而患疮疡，及项间结核，肝脉弦长而出鱼际，外无寒邪，内多郁火者宜之。

生地酒炒　赤芍各一两　秦艽　黄芩　柴胡各五钱　蜜和丸，绿豆大，每服三五十丸，乌梅汤下。

月经

经者，常也。月行有常度，经水有常期。其愆乎常者，是病也。方书以先期而至者为热，后期而至者为寒，此不过论其大概，而要必细辨其血色。若浓而多者，血之盛也。淡而少者，血之衰也。紫而兼红，成片成条而色明者，此乃新血妄行，多由热结也。紫而兼黑，或散或薄而色暗者，此以真气内损，必属寒凝也。由此而甚，则或如屋漏水，或如腐败之宿血，是皆紫黑之变象。肝脾大损，阳气大陷，当速用甘温之药，以救脾土，则元气渐复，无有不愈。若以紫黑概作热治，其害有不可胜言者。将行而腹痛拒按者，气滞血凝也。既行而腹痛喜按者，气虚血少也。经前发热者多血热，经后发热者多血虚。腹胀者多气滞，腹痛者多血滞。或一月二三至，或半月或旬日而至，此乃血气败乱之微，当观形察色，辨其寒热而治之，不得以经早概论。调经之要，贵在补脾胃以资血之源，养肾气以安血之室。至于逆行上溢，而吐衄错行，下流而暴崩，皆属血热妄行。而亦有络脉损伤，瘀积肝旺所致，不可以不辨。经行之际，凡服药并饮食，大忌寒凉。切宜问其平日是阳脏阴脏，并看其形色如何，小便或清或赤，大便或实或稀，现下能食不能食。虚实寒热既明，则医治自不难矣。

月经列方

加减四物汤 寒兼补 治经先期而至，属血热者。

生地二钱 白芍酒炒 当归各一钱五分 黄芩 柴胡各一钱 甘草五分

如腹痛，加酒炒香附一钱五分。

加味异功散 补 治经后期而至，气血虚而食少者。

党参去芦，米炒 白术净，各二钱 当归三钱 陈皮一钱 茯苓 川芎各一钱五分 炙草一钱

加生姜二片，大枣二枚。

加味逍遥散 凉兼补 治经水不调，因郁而致者。

当归 白芍酒炒 白术净 茯神 柴胡各一钱 栀子炒，杵 丹皮各七分 甘草五分

加生姜二片煎。

决津煎 热补兼行 治血虚经滞不能流畅而痛极者。

当归四钱 牛膝盐水炒 泽泻盐水炒，各一钱五分 肉桂去皮，另炖，六分 乌药一钱 熟地二钱

如恶心呕吐，加焦干姜六分。气滞胀痛者，加香附一钱五分。气滞血涩者，加红花一钱。小腹不暖而痛极者，加泡吴萸六分。

牛膝汤 热行散 治月水不利，脐腹作痛，或小腹引腰气攻胸胁。

当归酒炒 牛膝盐水炒 白芍酒炒 元胡索炒 丹皮各一钱 肉桂去皮，另炖，四分 桃仁去皮尖，杵，七粒 木香末五分，冲药服

水煎。加酒一杯。

香附四物汤 补兼行 治经脉气血凝滞而痛胀者。

熟地四钱 川芎 香附酒炒 元胡索各一钱五分 白芍酒炒，一钱五分 当归三钱 木香一钱

红花四物汤 补兼行 治经脉气血凝滞而痛胀者。

熟地炒仁末拌，三钱 当归酒炒，二钱 白术净 丹参酒炒 白芍酒炒 香附酒炒，各一钱五分 红花六分 川芎五分

逍遥饮^补　治思郁过度，致伤心脾冲任之源，血气日枯，经脉渐不调者。

当归二钱　白芍酒炒　枣仁即炒杵　茯神各一钱五分　熟地三钱　远志去心，四分　陈皮七分　炙草一钱

如气虚加米炒党参二钱。

益母八珍汤^补　治经来或前或后不调者。

党参去芦，米炒，二钱　白术净　当归各二钱　白茯苓　白芍酒炒，各一钱五分　熟地三钱　川芎一钱　益母草一钱五分　炙草一钱　生姜二片　大枣二枚

胶艾汤^补　治劳伤血气，冲任虚损，月水过多，淋漓不止者。

熟地三钱　当归　白芍酒炒　艾叶各一钱五分　阿胶炒珠，一钱　炙草一钱

加味六君汤^补　治经水黄色者。

党参去芦，米炒，一钱五分　茯苓二钱　陈皮一钱　生薏米　当归　半夏制　白术净，各一钱五分　炙甘草五分

加煨姜二片煎。经一月二三至，或半月或旬日而至者，均宜服补中益气汤。看寒热加药，并加莲蓬壳，烧成炭，一钱五分。

十全大补汤^{温补}　治经水色淡，或白或绿者。

炙芪二钱　党参去芦，米炒　茯苓　白芍酒炒　白术净炒　当归各一钱五分　熟地三钱　肉桂去皮，另炖，四分　川芎　炙草各一钱　生姜二片　红枣二枚

经闭

凡经闭之症，审其果有邪气隔滞，自当以开导之药通之。若冲任亏败，经血枯竭，此乃源断其流。盖妇女病损至旬月半载之后，未有不经闭者。故或以羸弱，或以困倦，或以咳嗽，或以有热，或以饮食减少，无胀无痛，无阻无隔，而经有久不至者，无非血枯经闭之候。急须调养气血，兼顾脾胃，切不可妄行通利，以致误人，慎之。

经闭列方

调经饮^和　治妇人经脉阻滞，气逆不调，多痛而实者。

当归四钱　牛膝盐水炒　山楂　香附酒炒　青皮　茯苓各一钱

如因不避生冷而血凝滞者，加肉桂五分，或吴萸六分。兼胀闷者，加厚朴一钱，或砂仁七分。气滞者，加乌药一钱五分。或痛在小腹者，加小茴一钱五分。倘因经水适来，偶阻溺窍，以致小便不通，腹胀欲死者，急用此方，以通其经，小便自利而愈。

元胡当归散^{和散血}　治血积小腹疼痛，或因气逆，月经不行，肚腹作痛者。

当归　元胡索　白芍酒炒　没药制　枳壳面煨，去瓤　刘寄奴各二钱

共研细末，每服一钱，温酒调下。或服决津煎亦佳。方在上月经内。

泽兰汤^{微补}　治虚弱人月经耗损，渐至不通，而生潮热者。此方甚宜，切勿以峻剂通之。

当归　白芍酒炒，各一钱　泽兰叶二钱　炙草六分

水煎。一方有熟地、柏子仁各一钱五分，牛膝、茺蔚子各一钱。桃仁、红花、丹皮、元胡索，看症任加。

逍遥散^{兼补}　治虚弱人经渐不通而生

潮热。

白术净，一钱五分　当归二钱　白芍酒炒
茯苓　柴胡各一钱五分　薄荷四分　炙草七分
生姜一片

归脾汤补　治虚弱人经渐不通，饮食减
少者。

炙芪　党参去芦，米炒　当归　白芍酒炒
枣仁即炒杵，各一钱五分　木香五分　远志去心，
四分　龙眼净肉，六分　白术净，一钱五分　炙草
七分　生姜一片

附热入血室方

此症因伤寒劳役，怒气而发热，适遇经行，
以致热入血室。或血不止，或血不行，令人昼
则明了，安静，夜则谵语如见鬼神，宜服凉血
药。若元气素弱，而热未退，血未止者，宜补
阴，并服归脾汤等方。

加减保阴煎凉血寒　治热入血室。

生地二钱　黄芩一钱　白芍酒炒，一钱五分
柴胡一钱五分　丹皮　甘草各一钱
或加地骨皮二钱。

补阴益气煎补　治热入血室，病虽渐愈，
而元气素弱，血尚未止者。

党参去芦，米炒　当归各一钱五分　熟地三钱
淮山炒　柴胡各一钱五分　升麻蜜炙，三分　陈皮
炙草各一钱
加生姜二片煎。如血未止，加莲蓬壳炒成
炭，研末一钱，冲药服。

逆经

此症由食热毒等物，以致经血乱行，上从
口鼻而出。然亦间有络脉损伤，瘀积肝旺而
然者。

逆经列方

加味四物汤寒补　治经逆从口鼻出。

生地二钱　阿胶炒珠　白芍酒炒　黄芩　山
栀炒成炭　当归　丹皮各一钱　川芎六分

韭汁生地饮凉兼补　治同上。

生地二钱　当归　郁金　降香各一钱
加韭菜捣汁半酒杯，童便少许，冲药服。
单用韭菜汁，童便，炖热服亦可。锅底烟，研
末二钱，米饮调下，止血甚效。

治逆经简要方

红花　归尾各三钱
先磨好京墨半盅炖热，急服以止血，再服
此方即愈。

血崩

此症有暴崩，有久崩。暴崩者其来速，其
治亦易。久崩者其患深，其治亦难。凡血因崩
去，势必渐少，少而不止，病则为淋。此等证
候，未有不由忧思，忧怒，先损脾胃，次及冲
任而然者。初病当察其有火无火，久病必要用
参、术、归地之类，以培本根。但得胃气未败，
受补则可望生。若不受补而日服清凉，则难
救矣。

血崩列方

治血崩奇方

百草霜即锅底烟，要平日烧草的，烧柴者不堪
用，二钱
研细末，冲温酒服，立能止血，水煎冲酒
半杯服亦可。一方，用旧莲蓬壳，烧灰存性，
研细，冲酒服二钱，甚验。

槐花散_{微凉} 治初病血崩，及肠风下血。

槐花 地榆去净梢，各二钱

二味俱炒成炭，研末，酒煎服，或水煎加酒半杯亦可。

保阴煎_{寒补阴} 治血因火逼，妄行而崩。凡便血不止及经期太早。一切阴虚内热动血等症俱宜。

生地 熟地 白芍酒炒，各二钱 续断 淮山各一钱五分 黄芩 黄柏 甘草各一钱

如夜热，加川地骨二钱。多汗，加麦冬、枣仁各一钱五分。血虚，血滞，筋骨疼痛，加当归一钱五分。血滑不止者，加去梢地榆，炒黑研末一钱五分，或加乌梅亦可。

加味逍遥散_{补微凉} 治肝经风热，致血妄行而崩者。

当归 白芍酒炒 山栀炒黑 柴胡 白术净 茯苓各一钱 丹皮七分 甘草一钱

加生姜一片煎。

加味归脾汤_{补微凉} 治脾经郁结，血不归经而崩者。

黄芪酒炒 党参去芦，米炒 枣仁即炒，杵，各一钱 木香末四分，冲药服 丹皮七分 白术净，一钱 炙草六分

加味六君子汤_补 治脾胃亏损，不能摄血归源而崩者。

党参去芦，米炒，二钱 当归 白术净 半夏制 白芍酒炒 茯苓各一钱五分 陈皮 柴胡炙草各一钱

加莲蓬壳，烧成炭一钱，研末冲药服。有热，加山栀一钱。

举元煎_补 治气虚下陷，血崩血脱，亡阳垂危等症。

炙芪三钱 党参去芦，米炒 白术饭蒸，各二钱 升麻蜜炙，四分 甘草炙一钱

如兼虚寒者，干姜、附子任加。滑脱者，加乌梅二只。

奇效四物汤_补 治肝经虚热。血沸腾而崩久不止者。

当归二钱 川芎六分 熟地三钱 阿胶蛤粉炒珠 白芍酒炒 艾叶酒炒，各一钱五分

如血仍未止，加百草霜一钱，研末冲药服。有热则加黄芩一钱。

柏叶散_{补涩} 治元气虚弱，崩中漏血，年久不愈者。白带亦治。

当归 生地 柏叶炒 川续断 龟甲炙川芎各三钱 阿胶蛤粉炒珠，一钱 禹余粮 鳖甲炙，各三钱 地榆去梢，炒黑 牡蛎煅 赤石脂煅 鹿茸酥炙 艾叶酒炒，各一钱

共为细末，每服二钱，粥水调下。

黄芪汤_补 治血崩日久不愈者。

炙芪二钱 当归 薏米炒 莲蓬壳烧成炭研白芍酒炒 阿胶蛤粉炒珠 山药炒，各一钱五分

加鹿角霜，研末六分，冲药服。或以钱作两，炼蜜为丸，每服三钱，温酒下，白汤下亦可。

附：杀血证方

此症或由血崩，或由小产，去血过多，心无所养而作痛。宜用甘温之剂，以养营血。

养营汤_补 治杀血心痛。

党参去芦，米炒 枸杞各一钱五分 山药炒，二钱 熟地 当归各三钱 炙草一钱 生姜二片

如有热，去生姜，加酒炒白芍二钱。

归脾汤_补 治杀血证，心无所养而痛者。

炙芪　党参去芦，米炒　白芍酒炒　枣仁即炒杵　白术净，各一钱五分　远志去心，四分　龙眼净肉，六分　当归三钱　木香五分　炙草七分

胎孕

凡妇人受胎之后，有胎气不安者，或虚或实，或寒或热，各有所因。治之者当细察其症而用药，乃为至善。若泥于古方，谓白术、黄芩，为安胎圣药，无有不误。气滞者，忌白术。中寒者，忌黄芩。胎气有热而不安者，其症必多烦热，或渴，或躁，或漏血，溺赤，或大便坚结，清其热而胎自安。有胎气寒而不安者，其症或吞酸吐酸，或呕恶胀满，或喜热畏凉，或小水清长，大便泄泻，服温中之药而胎自安。有胎气实滞而不安者，其症或食滞胀满，或肝气滞逆，或气滞作痛，察其所由，开之导之而胎自安。惟有胎气虚而不安者，最难调治。其症有先天虚，有后天虚，实为胎元之所系。先天虚者由于禀赋，随阴阳之偏，渐加培补。后天虚者。由于人事，凡色欲，劳倦，饮食，七情之类，皆能伤其胎气。此总不离于胎气之虚，仍须加之谨慎为要。宜问其平日之脏气是寒是热，酌而治之。不独妇科，诸症皆然。凡妊娠有病，以四物汤为主。无论麻黄、桂枝、大黄、姜、附等药，皆可随症加入。古人六合四物汤，论之详矣。如恐有碍，以灶心黄土研末，水调涂于心下及脐下，干则易之。孕妇宜节欲食淡，勿过劳，勿过佚，日常行动，以活其胎。屏绝嗔怒，以静其性。自然易生易育，儿亦多寿。此外尤有漏胎下血各症，另有治法。

胎孕列方

凉胎饮寒微补　治胎气内热不安。
生地　白芍酒炒，各二钱　茯苓一钱五分　黄芩　枳壳面煨，去瓤　石斛　当归各一钱　甘草七分
如热甚，加黄柏一钱。

三味白术汤凉　治妊娠内热心痛。
白术净，三钱　赤芍一钱五分　黄芩炒，一钱
水煎。

温胃饮温补　治脏寒呕恶，胎气不安。
党参去芦，米杵，三钱　白术净，二钱　扁豆炒，杵，一钱五分　陈皮　当归　炙草各一钱
加煨姜二片煎。滑泄者去当归。气滞胸腹痛，加藿香一钱五分，砂仁五分。下寒带浊，加故纸一钱。

人参橘皮汤补　治妊娠脾胃虚弱，气滞恶阻，呕吐痰水，饮食少进者。
党参去芦，米炒　陈皮　白术净　茯苓各一钱　厚朴制，七分　炙草三分
加生姜二片，竹茹一团煎。如因中脘停痰，宜二陈汤加枳壳。因饮食停滞，宜六君加砂仁。

小和中饮和消滞　治娠妇食滞，胀满不安。
扁豆炒，杵，二钱　陈皮　山楂各一钱五分　厚朴制　茯苓各一钱　炙草五分
加生姜二片煎。气不顺者，加砂仁七分。寒滞者，加煨姜。火盛于上者，加山栀一钱。

解肝煎和　治妊娠肝气滞逆，胀满不安。
藿香　陈皮各一钱五分　砂仁杵，七分　厚朴制　茯苓　白芍酒炒　苏梗各一钱

安胎饮补　治起居不慎，胎动不安。
熟地一钱五分　川芎六分　白芍酒炒　阿胶炒珠　当归　茯苓各一钱　白术净，二钱　炙草三分

加艾叶四分煎。

养胎饮补　治血不养胎，胎动不安。

当归三钱　白芍酒炒，一钱五分　白术饭蒸
杜仲盐水炒，各二钱　熟地四钱

如腹时痛多寒者，加川椒五分，煨姜一片。
有火者，加黄芩一钱。

七味阿胶散补　治胎动腹痛。

白术饭蒸　茯苓　阿胶蛤粉炒珠　白芍酒炒
当归　陈皮　炙草各一钱

加生姜二片，红枣二枚煎。

胎元饮补　治胎气虚而不安不固者，或间
二三日服一剂。

党参去芦，米炒　杜仲盐水炒　当归各二钱
熟地三钱　白芍酒炒　白术饭蒸，各一钱五分　陈
皮五分　炙草一钱

水煎。有带浊，加山药二钱，故纸一钱。
气分虚极，加炙芪二钱，白术一钱五分。如滞
而胸腹饱闷者，则勿用。寒则加炮姜七分。阴
虚小腹痛，加枸杞二钱。气逆，加砂仁七分。
虚而兼热者，去杜仲，加生地二钱。若心脾气
虚，宜服逍遥饮，或归脾汤。

达生饮补　治妊娠临月，间三两日，或间
三四日服一剂，则如羊之易生。倘有别症，须
以意增减。

党参去芦，米炒　白术饭蒸　当归各一钱
大腹皮酒洗，晒干，一钱五分　陈皮　苏叶　白
芍酒炒，各一钱　炙甘草一钱五分

胎前

子悬、子肿、子嗽、子泻、子淋、子气、
子鸣、子烦、子满、子痫，此外又有子暗者，因
督脉系于舌本，为胎气壅闭，故不能言。俟分

娩后，自能言矣，不必服药。

并小便不通列方

紫苏饮兼补　治胎气不和，上塍心腹，胀
满疼痛，谓之子悬。

紫苏　陈皮　川芎　大腹皮酒洗　归身
白芍酒炒，各一钱　党参去芦，米炒，七分　炙甘
草五分

加生姜三片，葱白二寸煎。

加味五皮汤和　治妊娠四肢浮肿，此乃
胎水泛滥，谓之子肿。

大腹皮酒洗　生姜皮　桑白皮　五加皮各一
钱　茯苓皮　于白术净，各一钱五分

加红枣二枚煎，磨木香少许冲服。

加味二陈汤和　治妊娠久嗽，谓之子嗽。

陈皮　阿胶蛤粉炒珠　麦冬去心　桑白皮各
一钱　细辛四分　干姜五分　北味四分　白茯苓
一钱　半夏制，一钱　炙草五分

加生姜二片煎。如发热鼻塞，或流清涕者，
宜照感冒咳嗽方治。

加味四君子汤补兼凉　治妊娠泄泻，谓
之子泻。

党参去芦，米炒　白术净　茯苓各一钱五分
砂仁杵，五分　黄芩七分　炙草一钱

如不宜凉者，去黄芩，或服补中益气汤。

安营饮凉补　治妊娠小便少而涩痛，谓之
子淋。

当归　生地　滑石　麦冬去心　党参去芦
木通各一钱　竹叶十片　草梢六分

加灯心一团煎。

天仙藤饮和　治妊娠三月之后，足指发

肿，渐至腿膝，饮食不甘，或足指间出黄水，谓之子气。

天仙藤洗，略炒　香附炒，杵　陈皮　乌药各一钱　川木瓜三片　苏叶四片　甘草六分　生姜三片

如因脾虚弱，中气下陷，宜兼服六君，及补中益气汤。

加味四物汤补　治子在腹中，失脱口内所含疙瘩而啼者，谓之子鸣。

当归　白芍酒炒　熟地　白术净　茯苓各一钱

先将豆撒在地，令孕妇捡之，则子自含着疙瘩而止矣。愈后服此汤以安胎。

竹叶汤凉补　治妊娠心惊胆怯，烦闷不安，谓之子烦。如胃寒，则去黄芩。

当归一钱　川芎五分　黄芩　熟地　麦冬去心　白芍酒炒　茯苓各一钱　竹叶五片

鲤鱼汤补　治妊娠腹胀，胎中有水气，遍身浮肿，小便不利，谓之子满。

当归　白芍酒炒　白术净各一钱　茯苓一钱五分　橘红五分　鲤鱼一只，约重四五两，略重亦可

先将鲤鱼去鳞脏煮熟，去鱼用汁，加生姜五片入药，煎约一盅，空心服，当有胎水下如水。未下尽，或胎死腹中，胀闷未除，再制一服，即水尽胀消而愈。

羚羊角汤凉散微补　治妊娠血虚受风，忽然口噤反张，谓之子痫。

羚羊角先煎　独活各一钱　钩藤二钱　党参去芦，米炒，八分　白茯神　防风各七分　川芎五分　当归　桑寄生各一钱五分　炙草五分

如因怒动肝火者，宜兼服逍遥散。

小便不通

四物加黄芩泽泻汤补兼凉　治妊娠小肠

有热，小便不通。

当归　泽泻盐水炒　熟地各一钱五分　川芎五分　白芍酒炒　黄芩各一钱

茯苓升麻汤微补　治妊娠胞胎坠压，胞系缭乱，小便点滴不通，谓之转胞。其症最危最急。

当归二钱　川芎六分　升麻蜜炙，五分　茯苓赤白，各一钱　芒根一钱五分

加琥珀，研末二钱调服。

治妊娠胞胎坠压小便点滴不通奇方

急令娠妇睡在竹床，或睡在大长凳上，一人扶稳，一人倒举凳尾，轻轻摇数次即愈。

妊娠禁用各药

斑蝥，水蛭，虻虫，乌头，附子，天雄，野葛，水银，巴豆，牛膝，薏米，蜈蚣，三棱，莪术，代赭石，芫花，大戟，麝香，蛇蜕，雄黄，牙硝，芒硝，丹皮，肉桂，槐花，牵牛，皂角，半夏，南星，通草，瞿麦，干姜，桃仁，硼砂，干漆，蟹爪，地胆，茅根。此说出《便产须知》。但半夏与参术并用以补脾，可不必忌。虚阴之人，姜附亦不得不用。临症者要识变通。

胎漏

妊娠经血不固而漏，谓之胎漏。有因病气而漏者，则去其病。有因胎气而漏者，则安其胎。或凉或补，各有所宜。又有忽然下血者，或由火热迫血，或由郁怒气逆，或由损触胎气，或由脾胃气陷，皆当审证调理。若去血过多，宜专顾元气，以防其脱陷。

胎漏列方

独圣散和　治妊娠有所伤触，激动胎元，

腹痛下血极效。

大砂仁一钱

连皮炒，勿令焦黑，取仁去膜，研末白汤下。

胶艾汤_补 治妊娠卒然下血，并治跌仆胎动不安，腰腹疼痛，或胎上抢，或去血腹痛。

当归 艾叶各一钱五分 白芍酒炒 熟地各二钱 阿胶蛤粉炒珠 炙芪 地榆去梢，炒成炭 炙草各一钱

加生姜二片，大枣二枚煎。一方，单用阿胶炒珠四钱，艾叶二钱，治亦同。

四圣散_{凉微补} 治因内有热而胎漏下血。

条芩一钱五分 白术净，二钱 阿胶蛤粉炒珠，三钱 砂仁杵，六分 艾叶五分

如因脾胃虚陷，或去血过多，宜服八珍汤，或补中益气汤。因恼怒伤肝者，服加味逍遥散，加生地。

葱白汤_和 治胎动下血，腹痛抢心。

葱白约五六茎

煎浓汁饮，胎未死即安，已死即下。

举元煎_补 治去血过多，速顾元气，以防其脱陷者。

炙芪三钱 党参去芦，米炒 白术净，各二钱 炙草一钱 升麻蜜炙，四分

如虚寒者，姜附任加。防滑脱者，加乌梅二只，或文蛤六七分。

堕胎小产

此症屡患者多在三个月，或五七月之间，下次之堕，必应期而复然。总属气血大虚。盖妇人肾以系胞，而腰为之府，故妊娠之候最虑腰痛，痛甚则堕，不得不防。凡畏堕胎者，必

须察其所伤之由，预为戒慎，而培养之。若到临时，则无及矣。妇人当血气既衰，于小产后多有胎既落，而复又下堕，如更有一胎欲产者，不必惊慌，服八珍、十全等汤自愈。

堕胎小产列方

四物鹿胶汤_{温补} 治屡患堕胎。

当归 鹿胶各一钱五分 杜仲盐水炒，一钱 补骨脂盐水炒 白芍酒炒 川芎 丝饼 川续断各一钱 熟地二钱

千金保孕丸_补 治妊娠腰背痛，惯于小产堕胎，不受温热之剂者，受胎两月即服之。

川续断酒洗，一两 山药炒，三两 川杜仲糯米煎汤浸透，炒断丝，四两

研末，枣肉和丸，每服三钱，米饮下。忌酒醋恼怒。

桑寄生丸_补 治妊娠应期堕胎，不受热药者。

川杜仲糯米水泡，即以糯米拌炒，勿令焦，一两六钱 炙芪三两二钱 真桑寄生 高丽参去芦，米炒 北味各八钱 白术净炒，一两二钱

加去核大枣一两二钱，水熬成膏，将所炒之糯米研末，共和为丸，如绿豆大，每服四钱，米汤送下。一日二次。

芎归补中汤_补 治气血虚半产。

炙芪 当归 川芎 白术净 党参去芦，米炒 白芍酒炒 杜仲盐水炒 艾叶 阿胶蛤粉炒珠，各一钱 北味六分 炙草五分

如脾气虚弱，则服补中益气汤。

人参黄芪汤_补 治小产气虚，血下不止。

党参去芦，米炒 炙芪 当归 白术净 白术酒炒 艾叶各一钱 阿胶蛤粉炒珠，二钱

如小产后血不止，或烦渴者，属气血大虚，用八珍汤，加泡姜补之。腹痛呕泻，服六君子汤，加姜附。

胎死腹中

此症多以触伤，或犯禁忌，或胎薄弱不成，或以胞破血干，持久而殒。但察产母唇舌俱红者，母子无事。唇舌俱青者，母子俱死。唇青舌红者，母死子活。唇红舌青者，母活子死。若非产期，而觉腹中阴冷重坠，或为呕恶，或秽气上冲，舌见于黑者，皆子死之症，速宜下之。下后审其虚实，随加调补自愈。

子死腹中列方

加味脱花煎 攻峻剂　治胎死腹中。

当归七钱　牛膝盐水炒　川芎各二钱　肉桂去皮，另炖　红花各一钱　车前一钱五分　朴硝三钱

水煎好，加入朴硝，再煎三四沸服。

临产

临产之月勿多睡，宜常运动，使血气流畅，又不可过劳。凡一切应用之物，预为备便。稳婆要择老成惯熟者。暑天则以水漉地而扫。时值寒冷，则以纸糊密窗棂，并烧火盘，庶几温凉得宜。房中只许晓事老妇二人陪伴，须关闭门户，禁止杂人往来，更不得大惊小怪，无事询问。如产母欲食则进以薄粥，美膳，以助气力。渴则取白蜜半杯，滚水调匀饮之。使之润燥滑胎，自然易生。有一月之前，忽然腹痛如欲即产，却又不产，此名试月。又有临月忽然腹痛，或作或止，一日或三五日，胎水少来，但腹痛不密，谓之弄胎。无论胎水来与不来，俱不妨碍，当宽心待时，切不可预先惊动，混服催生等药，以致误事。侯至腰腹一阵痛似一阵，痛极难忍，粪门挺急，如欲大便。眼中时

见金光，浆破血来，方是瓜熟蒂落正产之候。如胞浆破后一二时辰不生，即宜服催生等药，如脱花煎、羊肉汤之类。不应即服加味八珍汤。盖浆乃养儿之生，浆干不产，必其胎元无力，愈迟则愈干，力必愈乏，所以速宜催之。与无故而妄服催生药者不同。若胞破久而水血干，产路涩则儿难下，服药以助气血，并急浓煎大盘葱汤，令产妇以小凳坐于盘内，熏洗产户良久，并洗小腹，使其暖而气达，血自行而产矣。妊娠之妇，切不可占卜问神，如巫觋之徒，哄吓谋利，妄言凶险，产妇闻之，则气结滞而不顺，多致难产，此宜切戒。

产难催生列方

脱花煎 热兼补　治产难经日，催生最佳。

当归七钱　肉桂去皮，另炖，一钱　牛膝盐水炒　车前子　川芎各一钱五分

或加酒一二杯，冲药服，以助药力。

如气虚困剧者，加参随宜。阴虚必如熟地三四钱。

羊肉汤 补　治难产经日，服之以助气血。

精羊肉四两　当归五钱　川芎二钱　生姜五片

水煎，分四次服。

加味八珍汤 补　治胞浆破后，血水枯竭，元气困惫者。

当归二两　白术饭蒸，一两二钱　川芎四钱　白茯苓五钱　党参去芦，米炒　熟地各一两五钱　白芍酒炒，七钱　益母草三钱　炙草四钱　生姜五片　大枣六枚

水煎数碗，不时饮之。饮毕再捡再煎而饮以救之，亦可得生，不可迟缓。

寻常催生列方

姑备平稳之方，不服亦可。

保产无忧饮 兼补　治胞盛气实，临产日先服者。

当归一钱五分，酒炒　川芎　白芍酒炒，各一钱二分　川贝去心，研末，冲药服，一钱　黄芪八分，生　蕲艾七分，醋炒　丝饼一钱四分　厚朴分，姜汁炒　荆芥八分　枳壳面炒，去瓤，六分　羌活　炙草各五分

加生姜三片煎。达生饮最佳。方在胎孕内。

保生无忧散 补兼行　治临产补其血，顺其气。或胞胎肥厚，根蒂坚牢者，皆可使之易产。并治小产瘀血作痛。

当归　川芎　白芍酒炒　乳香制　枳壳面煨，去瓤　木香各四钱

共研末，每二三钱，水煎日服二次。

交骨不开列方

此症无非阴气不足，阴不足则气不达，所以不开，不开则产必艰难。

加味芎归汤 兼补　治临产交骨不开，难产者。

当归六钱　川芎二钱　龟甲炙，杵，五钱　妇人发洗净，煅透，研，二钱

水煎服。

生产不顺

横生者，儿方转身，用力太早，逼之使然也。须安慰产母，令其仰卧，嘱老练稳婆，剪去指甲，以香油润手，推儿身顺直，用中指探儿肩，不使脐带缠绊，然后服脱花煎催之。方在前二页。

倒产者，儿未转身，努力太早，手脚先出也。令稳婆以手轻轻推入，又再推上，儿身必转。若久之不生，稳婆手入产户，就一边拨转儿头，服脱花煎。渴则饮以蜜水，饥则食以薄粥，然后扶掖起身，用力一送，儿即生矣。切

勿以针刺儿脚心，恐儿痛上系，则母命难保。

偏产者，儿方转身，母用力太急，逼儿头偏一边，虽露顶，非顶也，乃额角耳。令稳婆轻手扶正，其头即下。若儿顶后骨偏注谷道露顶，稳婆轻手于谷道外旁托正，产母用力，则生矣。

碍产者，儿转身时，脐带绊其肩，以致难生。令稳婆轻手推儿向上，以中指按儿肩，脱去脐带即生。

盘肠产者，临产子肠先出，然后生子，肠出时须以洁净漆器盛之。用蓖麻子四十九粒，去壳研烂，贴在顶心，候肠收尽，速即洗去，切不可迟。若肠略干，以磨刀水少许温润之。又法，用芝麻油纸捻点火吹熄以熏鼻，肠亦收上。于子肠出时，产母仰卧，稳婆将子肠温水洗净，然后托起，轻轻送入，推而上之。嘱产母两腿夹紧谷道，其肠自收，此法尤为便捷。

胞衣不下

此症如无痛胀，但见无力者，宜补气助血，速服决津煎。因恶露流入胞中，胀滞不出者，令稳婆以手指顶其胞底，使其血散，或以指摸上口攀开一角，使血水倾泻，则自落矣。如血渗胞中，停蓄既久，而为胀为痛，或喘或急，命在顷刻者，非逐血破血不可，须速服牛膝汤。

胞衣不下列方

决津煎 热兼补　治胞衣不下，但见无力，不痛不胀者。

当归七钱　泽泻盐水炒，一钱五分　牛膝盐水炒，二钱　肉桂去皮，另炖，八分

水煎服。一方，川芎二钱，当归六钱，肉桂一钱，治同。

牛膝煎 攻峻剂　治胞衣不下，腹中胀急，

速服此方，缓则不救。

当归三钱　川芎二钱　牛膝盐水炒，二钱
蒲黄一钱五分　肉桂去皮，另炖，一钱　朴硝三钱
丹皮一钱

加生姜二片煎好，入朴硝，再煎三四沸服。
如非危急，只见不下，并无胀痛者，服当归五
钱，川芎二钱，最稳。

失笑散和　治血入胎衣，胀而不下。

五灵脂去土，炒，五钱　蒲黄炒，五钱

共研末，每服三钱，温酒下。

蛋醋饮和　治胞衣不下。

生鸡蛋二个，去黄留白

用好陈醋大半盅，煎滚冲服。

治胞衣不下奇方

用莲叶一张，扯作两三块，煎水服。胞衣
即破作两三块而下。无叶则用莲蓬，无论生枯，
均要扯破。又方，用蓖麻子四十九粒。去壳捣
烂，贴两足心即下，下后速即洗去，迟恐肠出。
如肠已出，仍用此药敷囟门，肠自收入，药即
洗去，勿迟。以本妇头发搅入喉中，使之作呕，
则气升血散，胞软自下。难产者，亦用此法，
甚效。

血晕气脱

产时胞胎既下，忽然眼黑头眩，神昏口噤，
昏不知人。此症有二：一曰血晕，一曰气脱。血
晕者本由气虚，然亦有血壅痰滞者。察其形气，
果属有余，胸腹胀痛上冲，此血逆症也。不可放
倒，宜服芎归汤下失笑散。痰盛气粗，则服二陈
汤。若气脱者，产时血既大行，血去气亦去，多
致昏晕不省。微虚者，少顷即醒。大虚者，脱竭
即死。察其形气不足，俱无胀痛气粗之类，而眼
闭口开手冷者，即是气脱之症。速服大补药以救
之。少迟则不及。倘作血晕治，而用辛香化痰逐

血之剂，则立刻而毙矣。切宜慎之。

血晕列方

芎归汤兼补逐血　治胞衣下后，血晕，实
证，胸腹胀痛上冲者。

川芎二钱　当归六钱

水煎，用五灵脂，去土炒，　蒲黄炒，各一
钱五分，研末冲药服。

加味二陈汤和　治血晕实证，痰盛气
粗者。

党参去芦，米炒，二钱　半夏制　茯苓　陈
皮各一钱五分　炙草一钱　生姜二片

气脱列方

加味当归补血汤补大热　治胞衣下后，
血脱而晕，眼闭口开，手足厥冷者。

炙芪一两　党参去芦，米炒，四钱　当归三钱
干姜炒，二钱　附子制，三钱

人参汤热补　治同上。

正高丽参去芦，米拌炒一，两五钱　附子制，
三钱

如仓猝未及捡药，宜急烧铁秤锤盛瓦盘内，
捧至床前，以醋淬之。令酸气入鼻内，收神即
醒。若无秤锤，即用新砖瓦烧亦可。

产后

产后气血俱去，最多虚证，固宜大加培补。
然有虚者，亦有实者。盖虚证者，其人平日必
元气素弱，临产又血随胎去，此当察其形气，
果系不足，须以全虚治之。若其有邪有火，有
饮食停滞，乃虚中有实，不得不兼而治之。实
证者，必其素无疾病，或年当少壮，或惯于辛

471

苦贫劳，即临盆下血，未免暂见虚损，第此壅滞之余，不过皆护胎随从之物，去者自去，生者旋生，何虚之有。治之者要审证用药，不可执一，以致有误。如头痛，身痛，憎寒，发热，或腰背拘急，此外感之实邪也。或热渴躁烦，或便结腹胀，口臭舌焦，眼眵多，尿管痛，小便赤，酷喜饮冷，此内热之实证也。郁怒动肝，胸胁胀痛，大便不利，此气逆之实证也。恶露未尽，瘀血上冲，心腹胀满，疼痛拒按，大便难而小便利，此血逆之实证也。富贵之家，保护太过，或多用人参、芪、术，以致气壅，或多用糖酒炭火，以致内热，此调摄太过之实证也。又或因产恐其劳困，强令多食，以致停蓄不散，此内伤饮食之实证也。俱当因证施治，不可执以为虚。有狂言如见鬼神者，以有败血上冲，胸腹胀痛，宜服泽兰汤，并失笑丸。此症与血虚，神不守舍，心慌，自汗者迥别，切莫混治。产后有三禁，发汗多恐亡阳，利大便则伤胃，利小便则津液竭，而胃中枯燥。此经常之法，不可不知，而应变之权，尤不可不讲。产毕胞衣下后，即服生化汤，上床以被褥靠之。暑月则以大藤枕，或凳靠之。须至四五日后，方可平睡。又常以手从心顺熨至脐下，令恶露下行，并要避风养神，少言语，大忌梳头，濯足，免招风湿。

产后列方

生化汤微补　治产后去瘀生新，胞衣下后即服，人人必用之方。

当归五钱　川芎二钱　桃仁研，七粒　益母草一钱　炮姜六分

加童便半酒杯，冲服更佳。

狂言

泽兰汤行血　治败血上冲，胸腹胀痛，狂言如见鬼神。

当归　牛膝盐水炒　茺蔚子　白芍酒炒　熟地各一钱五分　泽兰二钱　柏子仁杵，一钱五分

或加失笑散一钱五分，冲药服。方在胞衣不下内。一方，用生化汤，倍加桃仁，煎好，煎失笑散一钱五分服，不可服峻剂。

心慌自汗

归姜汤温补　治产后心慌自汗。

当归三钱　枣仁即炒杵，一钱五分　炮姜七分

如气虚，加参或加制附子。

归脾汤补　治产后心慌自汗，或心神惊悸。

党参去芦，米炒　白术净炒　当归　白芍酒炒　枣仁即炒杵　炙芪各一钱五分　远志去心，五分　龙眼净肉，四分　炙草六分

腰痛

独活寄生散散　治产后腰痛，上连脊背，下连腿膝，属风者。

当归　桑寄生　防风　秦艽　牛膝盐水炒　威灵仙　独活　狗脊各一钱金毛　细辛三分　白茯苓一钱　桂枝五分　炙草三分

舒筋汤热　治产后血滞，腰腹疼痛。

元胡索　当归　肉桂去皮

等份为末，每服二钱，温酒下，或白汤加酒一杯下。

桃仁汤散血　治产后腰痛如锥刺，属恶露为患者。

泽兰　当归各三钱　牛膝盐水炒，二钱　桃仁炒，研，十粒　苏木一钱

加味八珍汤温补　治产后腰痛，专在一

处，不连上下，属虚者。

党参去芦，米炒　白术净炒　当归　白芍酒炒　杜仲盐水炒　熟地各一钱　续断七分　肉桂去皮，另炖，三分　茯苓八分　川芎五分　炙草六分

心腹痛

四神散温补　治产后血虚，或瘀血腹痛。
当归一钱　白芍酒炒　川芎各一钱　炮姜六分
水煎。

加味六君子汤补　治产后脾虚腹痛，而呕吐食少者。
党参去芦，米炒，三钱　白术净　半夏制　当归　茯苓各一钱五分　陈皮　炙草各一钱　煨姜二片

羊肉汤温补　治产妇虚弱，血气不足而腹痛，或寒气入腹，脐下胀痛，手不可按者。
精羊肉四分　当归三钱　生姜五片
加葱盐煎，日服三次。兼呕者，加陈皮七分，白术一钱。

理中汤热补　治产后中气虚寒而腹痛。
党参去芦，米炒，三钱　白术净炒，二钱　干姜微炒，七分　炙草一钱
水煎。

加味四物汤补兼行　治产后因怒气而心腹痛者。
当归三钱　川芎　柴胡各一钱五分　熟地二钱　白芍酒炒，一钱　木香六分
如因气滞者去柴胡。

通瘀煎散血　治恶露留滞而心腹痛者。其症由渐而甚，或大小便不行，或小腹硬实而胀，

或自下上冲，心腹痛极，如刀锥之刺，手不可近，与虚证不同。
归尾三钱　红花新者炒黄，二钱　香附　山楂各二钱　乌药　青皮各一钱　木香七分　泽泻盐水炒，一钱五分

水煎，加酒一杯服。如寒滞者，加肉桂四分。火盛内热者，加栀子一钱。微热血虚者，加酒炒白芍二钱。血虚湿滞者，加牛膝一钱。血瘀不行者，加去皮尖桃仁十粒，或元胡索一钱五分。痛近下者，服此方。若痛近上者，用失笑散三钱，温酒调下。

儿枕腹痛

此是儿已产下，其所枕之腹内疼痛，摸之亦似有块，按之亦微拒手，与瘀血作痛，自下上冲，心腹痛不可忍者迥别。切不可服桃仁、红花等药，以致有误。

殿胞煎热兼补　治产后儿枕腹痛。亦治产妇血虚腹痛。
当归五钱　川芎　茯苓　炙草各一钱　肉桂去皮，另炖，四分

如血热有火者，去肉桂，加酒炒白芍一钱五分。呕者，加煨姜三片。阴虚者，加熟地三钱。气滞，加香附一钱五分。腰痛，加杜仲二钱。

身痛

芎归加古拜汤温散　治产后外感身痛，兼鼻塞恶寒者。
当归三钱　川芎　秦艽各一钱　炮姜七分
加荆芥穗二钱，研末，生姜汤调下。

四物加泽兰汤散血兼补　治产后身痛，因瘀血凝滞，以手按遍身而更痛者。
泽兰　熟地各二钱　当归三钱　白芍酒炒　川芎各一钱五分　桃仁去皮尖，研，七粒　红

花一钱

四物加参术汤 热补　治血虚身痛喜按者。

党参去芦，米炒　白芍酒炒　白术净　川芎
各一钱五分　当归　熟地各二钱　炮姜一钱

发热

人参荆防散 散兼补　治产后外感风寒，
其症憎寒，发热，头疼身痛，或腰背拘急。凡
属外感，热昼夜不退，与血虚者不同。

党参去芦　川芎　防风　荆芥穗各一钱五分
当归二钱　炙草六分　生姜二片

四物加黑姜汤 温补　治产后阴血暴伤，
阳无所附，夜热晨退，与血虚不同。

熟地三钱　当归二钱　白芍酒炒　川芎各一
钱五分　泡姜一钱

加味四君子汤 热大热　治产后误服寒凉
之药而发热。

党参去芦，米炒，二钱　白术净，炒　茯苓各一
钱五分　干姜微炒，六分　附子制，七分　炙草五分

如因元气虚弱而发热者，服补中益气汤，
加泡姜一钱。若四肢畏冷，急加附子。

当归补血汤 补　治产后气血损伤，肌肤
发热，目赤面红，烦渴引饮，或头痛头晕，气
短闷乱者。或服十全大补汤。

炙芪一两　当归三钱

乍寒乍热

八珍汤 补　治阴阳不和而寒热往来者。

党参去芦，米炒　白芍酒炒　白术净　茯苓
各一钱五分　熟地三钱　当归二钱　川芎　炙草
各一钱

加生姜二片，红枣二枚煎。如阳气陷入阴
中，宜服补中益气汤。

增减四物汤 热补　治产后寒热往来，阴
胜而寒多者。

党参去芦，米炒　当归　川芎　干姜微炒
白芍酒炒，各一钱　炙草五分

如阳胜热多者，服四物汤。

蓐劳

此因产妇坐草艰难，以致过劳心力，故谓
之蓐劳。其症或寒热如疟，或头痛自汗，或眩
晕昏沉，或百节疼痛，或倦怠喘促，饮食不甘，
形体虚羸之类，悉当培补元气为主。

猪腰汤 补　治产后蓐劳，寒热如疟，自汗
无力，或咳嗽头痛腹痛俱效。

党参去芦，米炒，四钱　当归七钱　白芍酒
炒，三钱

水煎去渣，用猪腰一对切碎，同好米煮稀
粥，加葱椒盐豉，日服一次。

母鸡汤 补　治产后蓐劳，虚汗不止。

党参去芦，饭蒸　炙芪　白术净　麻黄根去
净节　茯苓　牡蛎煅，各二钱

水煎去渣，用母鸡一只，去毛肠杂，煎汤
三碗，任意服之。

产后喘急

此症有二，一由风寒外感，一由阴血暴竭。
外感者，以邪气入肺而喘急，必气粗胸胀，形
色壮盛，或多咳嗽，自与虚证不同。阴竭者，
气短似喘，上下不相接，吐之若不能，吞之若
不得，形色怯弱，此乃无根将脱之兆，最为危
候，切不可混治。

金水六君煎 兼补　治产后外感喘急，而

气粗胸胀者。

当归二钱　熟地三钱　半夏制　茯苓各一钱五分　陈皮　炙草各一钱

加生姜二片煎。或用六君子汤，加杏仁一钱。

贞元饮_补　治产后气短似喘，呼吸喘急，提不能升，咽不能降，气道噎塞，热剧垂危者。

当归三钱　熟地七钱　炙草二钱

如兼呕或恶寒，加煨姜二片。气虚加人参。手足厥冷，则加制附子。

附：瘀血入肺

参苏饮_{补兼散血}　治瘀血入肺，咳嗽喘急。

高丽参去芦，米拌炒，一两　苏木三钱

如口鼻起黑气，手足厥冷自汗，速加附子五钱，亦有可救。

产后发痉

此症腰背反张，戴眼直视，或四肢强劲，身体抽搐，无论刚痉柔痉，均属血燥血枯之病。若误用发散消导等药，必死。

十全大补汤_{温补}　治产后发痉。

炙芪　党参去芦，米炒　白芍酒炒　白术净炒　茯苓各一钱五分　当归三钱　肉桂去皮，另炖，三分　川芎一钱　熟地三钱　炙草七分　生姜二片　大枣二枚

大补元煎_补　治同上。

党参去芦，米炒，一钱五分　山药炒　杜仲盐水炒，各二钱　熟地三钱　当归　枸杞各一钱五分　萸肉一钱　炙草七分

如元阳不足畏寒者，加泡姜七分，制附子

一钱。

恶露不止

清化饮_凉　治恶露不止因血热者。

白芍酒炒　麦冬去心，各二钱　丹皮　茯苓　黄芩　生地　石斛各一钱

如骨蒸多汗者，加地骨皮一钱五分。

补中益气汤_补　治肝脾气虚，不能收摄而血不止者。子宫下坠，或玉门不闭，均用此方，加附子一钱。

炙芪　党参去芦，米炒　白术净　当归各一钱　陈皮六分　升麻三分，蜜炙　柴胡五分　炙草七分

加生姜二片，红枣二枚煎。血不止，加炒黑去净梢地榆一钱五分。气血俱虚，血来淡色者，速服十全大补汤。

伤食

加味异功散_{补兼消}　治产后伤食，吞酸嗳腐满闷者。

党参去芦，米炒，二钱　白术净，一钱五分　陈皮　麦芽炒　茯苓　神曲炒　炙草各一钱

加生姜二片煎。如腹痛，加木香末六分，冲药服。

泄泻

补中益气加减汤_补　治产后泄泻。不可利小便。

炙芪　白术土炒　党参去芦，米炒　淮山炒，各一钱五分　扁豆炒，杵，一钱　升麻蜜炙，三分　陈皮六分　炙草七分

加生姜二片，红枣二枚煎。如不止，加肉蔻霜一钱。寒加干姜四分。

大便秘涩

此症以血去津液不足而然。若计其日期已多，以大黄等药通之，则祸在反掌矣。必待腹满觉胀，欲去不能者，然后用此润剂。

济川煎滑兼补　治产后大便秘结。

当归四钱　熟地三钱　泽泻盐水炒，一钱五分　肉苁蓉酒洗淡，二钱　枳壳面煨，去瓤，六分　升麻三分，蜜炙

猪胆汁导法

大猪胆一只

研皂角末二分，用醋少许和胆汁，以竹管贯入谷道，俟一食顷，当有宿食恶物出。

乳汁不下

凡产后乳迟或乳少，多由气血不足而然，通之补之，乳汁自来。

猪蹄汤和　治乳汁不下。

通草二钱　川芎七分　陈皮六分　穿山甲五片，炒　炙草五分

水煎去渣，用猪蹄一只洗切，再入水五六碗，煮约三碗，加葱姜盐料取汁饮之。忌食生冷物，并时将葱汤洗乳为妥。又方，鲜虾约四五两，去皮、须、头、足、取净肉热酒冲服。随饮猪蹄汤，虾酒只饮一次，猪蹄汤可长服。

加味八珍猪蹄汤补　治虚弱人气血不足，乳汁不下。

炙芪　党参去芦，米炒　陈皮　白芍酒炒　当归　熟地　白术净　茯苓各一钱　川芎六分　木通一钱五分　炙草七分

以王不留行一钱，同煎去渣，用猪蹄一只洗切，加水同煮，约二碗，任服。须用木梳，在乳上顺梳下。

妇科补遗

带病

此症不外脾虚有湿，但分寒热治之，无有不愈。又云：皆由中土亏损，带脉不能收引，以致十二经之脉，因而内陷，宜用六君，加泡姜以补脾。甚则用补中益气汤以提之。或用牡蛎等丸以涩之。不论用何方，加盐水炒杵故纸一钱，甚验。

加味异功散补　治带病因脾虚有湿。

党参去芦，米炒，一钱五分　陈皮一钱　扁豆炒杵，一钱五分　生薏米三钱　白术净　山药炒，各二钱　泽泻盐水炒，一钱　白茯苓一钱五分　炙草一钱

如有热，加莲子心五分，黄柏一钱。色白清冷，腹痛多寒者，加干姜一钱，或再加制附子一钱。

加味补中益气汤补　治带病脾肾亏陷，不能收摄者。

炙芪　党参去芦，米炒　归身　白术净　茯苓各一钱五分　故纸盐水炒　陈皮各一钱　升麻三分，蜜炙　柴胡五分　生姜二片　红枣二枚　炙草七分

癥瘕

结有定处者，为癥，属血。行无定处者，为瘕，属气。各有虚实，或宜攻，或宜补，或宜攻补兼施，要审而治之。若任意攻下，与不守禁忌，纵嗜欲，未有不丧厥身者。

血癥列方

五物煎补兼散血　治瘀血作痛，或成形不

散，在脐腹之下，初见停蓄，根盘未固者。

当归三钱　白芍酒炒，二钱　熟地三钱　川芎一钱　肉桂六分，去皮，另炖　桃仁十粒，去皮尖，杵

通瘀煎和行散　治气滞血积，实痛拒按者。

归尾二钱　红花新者，炒黄　山楂　香附　泽泻盐水炒　乌药各一钱五分　青皮一钱　木香七分

水煎，加酒一杯冲服。寒滞，加肉桂六分。微热，加白芍一钱五分。血瘀不行，加桃仁七粒。

三棱散攻峻剂　治积聚癥瘕，坚满不散者。

白术净炒　三棱各六钱　蓬术　当归各一钱六分　槟榔　木香各一钱

共为细末，每服三钱，沸汤调下。

加味四君汤补兼行　治血癥久而不散，人已虚弱者。宜兼用外治，方善。

党参去芦，米炒　白术净炒　川芎　茯苓各一钱五分　木香七分　当归二钱　炙草六分

加生姜二片煎。或服归脾汤，重用木香，或服逍遥散、六君子汤，加木香，均当审而治之。

气瘕列方

木香调气散和行气　治气瘕。

大砂仁　木香　白蔻　丁香　白檀香　藿香　炙草

等份研末，每服二钱，淡盐汤调下。

五磨饮和行气　治同上。

党参去芦，米炒　乌药　槟榔　正沉香　木香

等份研末，每服二钱，淡姜汤下。

香砂六君子汤补兼行　治虚弱人气瘕。

党参去芦，米炒　白术净炒　半夏制　茯苓各一钱五分　砂仁炒，杵，五分　木香六分　陈皮　炙草各一钱

加生姜二片煎。

熨痞方　治结有定处，无论男女皆宜。

先将麦面和成条，量痞大小围住，第一层用麝香二三分掺上，第二层用真阿魏一二钱研细末掺，第三层用朴硝一二两铺盖其上，以青布覆之。备热熨斗二只，于布上轮流熨之。觉腹中气行宽快，即是痞消之兆。麝香、阿魏要真的，假者不验。

乳痈乳岩

乳痈则因儿口气所吹，壅结胀痛，肉色赤肿，发热烦渴，憎寒头痛，治之亦易。惟乳岩之症，初起结小核于内，肉色如常，速宜服消散之药。若积久渐大，内溃深洞，最为难疗。服补方尚可以延岁月，切忌开刀，开刀则翻花必死，用药咬破者亦同。

乳痈列方

瓜蒌散和　治吹乳肿痛。

瓜蒌一个　乳香制，一钱五分

酒煎服，外用南星为末，温酒调涂，更以手揉散之。又方，用萱草根，擂酒服，渣敷患处。

连翘金贝煎和　治乳痈红肿，疼痛之甚，热毒有余者。

白芷　归身　乳香制　没药制　川贝杵各一钱

水煎，冲酒一二杯服。又方，生蒲公英捣

烂冲酒服。渣敷乳上。略睡片时，数次即愈。如无生的，用干研末亦可。

乳岩列方

加味阳和汤 热补　治乳岩初起，日久亦宜，此乃阴证圣药。须间日服二陈汤。

熟地八钱　肉桂去皮，另炖，六分　泡姜五分　真鹿胶炒珠，三钱　麻黄四分　甘草炙，一钱

水煎服，服后饮好酒一二杯。谨戒房事，服至病愈为止。泡姜、肉桂，看症任加，制附子亦宜。

加味逍遥散 热补　治乳岩。

白术净，二钱　当归三钱　白芍酒炒　香附杵　柴胡各一钱五分　泡姜　茯苓各一钱　炙草七分

外科

疮疡

凡疮红者为痈，白者为疽，小者为疖。痈是热证，宜清凉解毒。疽是寒证，乃气血大虚，与痈相反，寒药丝毫不得用，即外敷亦不可，宜服大补气血之剂，或加附子、泡姜、肉桂，引用麻黄五分，冬天有用至一钱者。此味虽夏月亦必用，使之寒毒有路而出。疽者色白，不甚肿，其寒毒深，故药须热补，或用艾火灸之。痈者色红亮而肿，其热毒外见，故药当清凉。然年老及虚弱人，必服内托药方稳。

红疮列方

真人活命汤 和　治热疮初起，功能消散。溃后忌服。

当归　防风　白芷　银花　贝母杵　花粉

陈皮　草节　乳香制　没药制　山甲炙　角刺各一钱

水煎，加酒一杯冲服。

神功托里汤 凉补　治一切肿毒及发背乳痈，或焮肿，憎寒壮热，未成已成均效。

金银花五钱　生黄芪四钱　当归二钱　甘草一钱

水煎，加酒一杯冲服。

白疽列方

阳和汤 热补　治一切色白平塌阴疽，此为圣药，万应万灵，从无一失。

熟地七钱　肉桂去皮，另炖，七分　泡姜五分　真鹿胶炒珠，三钱　麻黄五分　炙草一钱

水煎，服后饮好酒数杯。谨戒房事服至病愈为止。

干姜散 热　治白疽初起甚效。

干姜一两，炒黄

研细末，用醋调敷，四围留头自愈。又方，无论虚实寒热，用远志研末敷之。并酒开服七分，甚效。若治乳痈更验。

独圣散 和　凡患疮疡，皆由气血凝滞，须服香剂，以香能行气血也。此方最宜。

香附六钱，姜汁浸一宿，焙干

研末，每服一钱五分，或二钱，白汤下。

痈疽溃烂列方

集香散 和　治痈疽溃烂，须用此香味。凡气血得香则行，得臭则逆。又要用膏药贴护，使风不入，则肌肉易生。

白芷　藿香　香茅　香附　防风各三钱　木香　甘草各一钱

研细末，先照方捡二剂，煎浓汤洗之，然

后掺此散，掺毕以败毒膏药贴之。

瓜皮散和　治多年恶疮。

冬瓜皮焙

研末掺之。又治伤损腰痛，每服一钱，温酒调下。

指头疮方

消毒散

雄黄八钱　蜈蚣二条

共研末烧烟，熏三两次即愈，或用猪胆汁调涂亦可。

肿毒列方

凤仙膏和　治对口发背，鱼口便毒，及瘰疬初起，一切肿毒之症，用之甚效。

凤仙花即指甲花，取连根叶，一大把

洗净风干，捣取自然汁，入铜锅内，不可加水，将原汁熬稠，敷患处，一日一换。凡诸毒初起，虽大如碗，敷二三次即消，已破者禁用。不得以铁锅熬。水仙花根捣烂敷亦佳。

脓疱疥疮方

樟脑散　治疥疮有脓者，百发百中，灵验无比。

樟脑八钱　硫黄一钱五分　川椒一钱，炒枯矾一钱

共研末，真芝麻油调匀，不可太稀，摊在新粗夏布上，包好线扎紧，先将疥疮针刺去脓，随以药包炭火烘热，对患处按之。日按数次，俟其不能复起脓，则可用药包乘热擦之矣。如秋冬凉天，四五日即结痂而愈。布为脓浆糊实，须换布另包。

治瘰疬列方

夏枯草膏和　治瘰疬无论已溃未溃，或日久成漏亦效。

用夏枯草一把，煎熬成膏。每服半酒杯，白汤开下，并将此膏涂之。瘰疬即消。此草能生血，乃治瘰疬之圣药，但虚弱人不可单服，宜于补剂中加香附、川贝各一钱五分，远志七分，煎好开膏服之。

鲫鱼散和　治瘰疬。

用鲫鱼一只，约重四五两，破开不见水，去肠杂，将肥皂核塞满，外以纸包，再以泥包，放炉火中煨成炭，取出，碗盖存性，研细末，每服一钱，白汤下，服至一两，无有不愈。

僵蚕散温　治项下瘰疬。

白僵蚕炒，一两五钱

研细末，每服五分，白汤下，日三服，十日愈。

白玉丹　专治瘰疬破烂，连及胸腋，臭秽难闻。虽数十年不愈，药到病除，神效之极。

新出窑石灰一大块，放清水盘内化开，次早取其面上者，用真桐油调匀，先煎花椒与葱，洗净患处，以药敷之，其效如神。

疔毒

凡手指或各处有疮，初起即发痒，身热恶寒或麻木，此乃极毒之疔疮，不速治必死。

去毒方

急以针挑破，挤去恶血，候血尽，口噙凉水吮之。水温再换，吮至痛痒俱无，即愈，此法最善。

葱蜜方 治疗疮恶肿。

针挑破，用老葱、生蜜糖捣匀，贴两时久，疔即出，以醋洗之，神效。

菊花酒微凉 治疗疮肿毒。

野菊花根一握

捣汁一升，冲酒一杯，炖热服，即至垂死，入口便活。冬月掘地取用亦可。并治一切恶毒，捣烂酒煮服，以渣敷之。

附斑疹

葛根加牛子汤微凉散 治斑疹初起。

升麻一钱 葛根二钱 秦艽 荆芥 苏叶 白芷 赤芍各一钱 牛子一钱五分 甘草一钱

服此方后，次服犀角地黄汤，或服大青汤、三黄解毒汤，甚则服白虎汤。

犀角地黄汤寒 治斑疹。血热妄行亦宜。

生地四钱 白芍酒炒 麦冬去心 犀角尖先煎 丹皮各一钱五分

大青汤大寒 治斑疹大毒。

生石膏 知母 元参 青黛 地骨皮 生地 木通各一钱 甘草七分 荆芥穗一钱 竹叶十五片

元参升麻汤凉 治发斑咽痛。

元参三钱 升麻 甘草各一钱

加犀角、黄芩、射干、党参，治阳毒发斑，头顶皆痛，狂躁骂詈，咽肿吐血。温服取汗。

跌打损伤

玉真散 治破口伤，无论伤口大小，或溃

烂进风，口眼㖞斜，手足扯动，用此散敷伤口，另用三钱，温酒冲服，白汤调服亦可，效能起死回生。惟已呕吐则难治。如脓多者，以温茶避风洗净而敷，无脓忌洗。

生南星姜汁炒 羌活 防风 明天麻各二钱 白附子四钱 白芷二钱

共研极细末，收入窄口磁瓶内，以蜡封密，不可泄气。

又方 治破伤风，亦名玉真散。

防风 生南星姜汁炒

等份，研细末，用以敷伤口，并酒调服一钱。此方虽打伤至死，童便调灌二钱，三服必活。

跌打青肿

大黄生姜方 治跌打青肿不破口者。

生大黄一两

用老生姜汁，磨融敷之。一日一换，紫者转黑，黑即转白，甚觉效验。

烫火伤

宜服童便，或用白砂糖二三两，滚水调服，以免火毒攻心。虽痛极亦要忍住，若用冷水及井泥沟泥，则热气内逼，为害非轻。

大黄散 治烫火伤。

生大黄七钱，研极细末

先以真桐油或真芝麻涂之。涂后，掺以食盐少许，再将药末撒上立刻清凉止痛，并无疤痕。又方真芝麻油二斤，生大黄半斤，用铜锅熬至药色焦黑，瓦罐连渣收存。遇伤以鸭毛蘸油涂之极验。

清凉膏 治被烫火伤者，无论新久均效。

新出窑石灰三四大块

用冷水一盘，放石灰于内，次日面上结一层如薄冰样者取起，以杯载之。加真桐油调极浓厚，敷之即愈。面上所浮石灰，并水取之，方得滴桐油下，调之自然浓厚矣。

外科补遗

治痔疮有血者，用苦苣菜，或生或干煎汤以熟烂为度，连汤倾大木盘内，以横板一块架上，坐而熏之。俟汤可下手，即撩菜频频洗之，汤冷方止，日洗数次，五六日见效。又方，取菊花叶捣烂敷之，数次即愈。

治脑破骨折，用葱白和蜜捣匀，厚敷立效。

凡一切烫火伤，及跌打伤，压伤症重者，恐其瘀血与火毒归心，须急饮童便半茶杯，或小便亦可。如嫌其秽，则用滚水开白砂糖二三两，候温饮之。均不宜迟。

培补药方

凡人于病后，或平日体质虚弱，皆宜培补。然培补之法，须分阴阳。阳虚者，其人每多津液，口不思水，小便频数或清长，大便稀溏，手足清冷，喜饮热汤。阴虚者，其人津液少，每欲得水滋润，小便黄短，大便干结，或有潮热。兹略选数方，以便择用。如浸药酒，或钱换作两，分换作钱，均要加蒸晒过五加皮一二两。

培补药方

加味四君汤补 治脾胃虚，口淡不知味，脚软气弱者。

党参去芦，米炒，二钱 炙芪 白术 白扁豆炒，杵 茯苓各一钱五分 炙草一钱

加生姜二片，大枣二枚煎。

六君子汤补 治脾胃虚弱，不思饮食，或呕吐吞酸，或咳嗽喘促等症。

党参去芦，米炒，二钱 白术净，炒 茯苓半夏各一钱五分制 陈皮 炙草各一钱 生姜二片 大枣二枚

如有虚火，加泡姜一钱。加藿香一钱五分，砂仁八分，名香砂六君汤。治过服凉药，以致食少作呕，或中气虚滞，恶心胀满等症。

补中益气汤补 治劳倦伤脾，中气不足，清阳不升，体倦食少，寒热疟痢，气虚不能摄血，并外感不解等症。

党参去芦，米炒 炙芪 白术各一钱五分，净，炒 当归一钱 升麻三分，蜜炙 陈皮五分 柴胡五分 炙草一钱

加生姜二片，大枣二枚煎。如气虚下陷而脱肛者，亦宜。截久疟，须加制首乌三钱，或加乌梅二只。脾虚发肿，皮不光亮，手按成窟者，用此方去升麻服之。当归滑肠，便溏则勿用。以下同。

归脾汤补 治思虑伤脾，不能摄血，致血妄行，或健忘怔忡，惊悸盗汗，哕卧少食，或大便不调，心脾疼痛，或因病用药失宜，克伐伤脾，以致变证者。此乃培补后天第一之方。

炙芪 党参去芦，米炒 白术净，炒 枣仁即炒杵 茯苓各一钱五分 远志去心五分 当归一钱 龙眼净肉，六分 木香五分 炙草六分

水煎。凡痢疾既久，宜用此方。或补中益气汤、十全大补汤，加乌梅二只。

参苓白术散补 治脾胃虚弱，饮食不进，或呕吐泄泻，大病后须调补者。

党参去芦，米炒 山药炒 莲仁去心，炒 白扁豆去皮，姜汁炒，各一两 白术米泔浸炒，一两五钱 砂仁四钱 薏米炒，七钱 白茯苓七钱

481

炙草六钱

共为细末，每服二三钱，米汤调下，或加姜枣煎服。

六味地黄汤补　治肾水亏损，小便淋闭，阴虚发热，自汗盗汗。此实壮水制火之方，火衰者勿服。

熟地四钱　山药二钱　萸肉　白茯苓　泽泻盐水炒　丹皮各一钱五分

加肉桂四分，北味五分，治虚火上炎，发热作渴，口舌生疮，或牙根溃烂，咽喉疼痛，寝汗焦悴等症。

左归饮补　治命门阴衰，服此以壮肾水。

熟地四钱　山药炒　枸杞各二钱　萸肉　茯苓各一钱五分　炙草一钱

如肾热骨蒸多汗者，加川地骨皮二钱。

五味子汤补　治肾水枯涸，口燥舌干。

炙芪一钱五分　党参去芦，米炒，二钱　麦冬去心，一钱五分　北味七分　炙草五分

水煎，日服三次。

四物汤补　治一切血虚营弱者。

熟地　当归各三钱　川芎一钱　白芍酒炒，二钱

水煎。加党参二钱，茯苓、白术各一钱五分，炙草一钱，名八珍汤。加生姜二片，大枣二枚煎。治气血两虚。

圣愈汤补　治血虚心烦，睡卧不安，五心烦热。

党参去芦，米炒　川芎　当归　白芍酒炒　熟地　炙芪各一钱

一方，无白芍，有酒炒生地一钱。

八味地黄汤补大热　治命门火衰，不能生土，以致脾胃虚寒，饮食少思，大便不实，下元冷惫，脐腹疼痛等症。

熟地四钱　山药二钱炒　泽泻盐水炒　萸肉　茯苓　丹皮各一钱五分　肉桂去皮，另炖，五分　附子一钱，制

右归饮补大热　治命门阳衰，服此以益肾火。

熟地四钱　山药炒　杜仲姜汁制　枸杞各二钱　萸肉　附子各一钱，制　肉桂去皮，另炖，六分　炙草一钱

如呕哕吞酸，加炮姜一钱。小腹多痛，加吴萸六分。带浊不止，加故纸一钱。血少血滞，腰膝软痛，加当归二钱。

加减金匮肾气丸补大热　治脾肾阳虚，不能行水，小便不利，腰重脚肿，或肚腹亦胀，喘急痰盛，已成膨症。

熟地二两　山药炒　萸肉　牛膝盐水炒　泽泻盐水炒　肉桂去净皮　丹皮　车前各五钱　附子二钱五分，制　茯苓一两五钱

炼蜜为丸，如绿豆大，每服三钱，米饮下。一方，有五加皮更效。

人参养营汤热补　治脾肺俱虚，恶寒发热，肢体困倦，食少作渴，口干心悸，自汗等症。

白芍酒炒，一钱五分　炙芪　党参去芦，米炒　当归　熟地　白术净，炒　陈皮各一钱　肉桂去皮，另炖，五分　茯苓七分　远志去心，五分　北味七分　炙草一钱

加生姜二片，大枣二枚煎。

理中汤热补　治胃寒。

党参去芦，米炒　白术净炒，各二钱　干姜炒黄　炙草各一钱

加制附子一钱，治脏寒将脱之症，用以

回阳。

十全大补汤<small>温补</small>　治气血俱虚，恶寒发热，自汗盗汗，肢体困倦，眩晕惊悸，哺热作渴，遗精白浊，大便溏泄等症。

党参去芦，米炒　白术净炒，各一钱　川芎七分　茯苓一钱　白芍酒炒，一钱　熟地二钱　当归一钱　炙草七分　炙芪一钱五分　肉桂去皮，另炖，四分　生姜二片　大枣二枚

仙传斑龙丸<small>温补</small>　治诸虚百损，壮精神，养气血，老人及虚弱人服之最宜。

鹿角胶　柏子仁　鹿角霜　菟丝饼　熟地黄各二两　补骨脂盐水炒　白茯苓各一两

先将鹿胶溶化，各药研末，入无灰酒糊丸，如绿豆大，每服二钱，淡盐汤或温酒下。

五味异功散<small>补</small>　治小儿虚弱，饮食少进者。

党参去芦，饭蒸，四钱　白术饭蒸，六钱　茯苓四钱　陈皮二钱　炙草二钱

共研极细末，每用六七分，或一钱，或一钱零，量儿大小，米汤调下，掺于粥内，亦可间日一服。此乃培补小儿平稳之方，久久服之，有益无损。惟壮健者则不必服。散要焙干入窄口磁瓶内，用蜡封固，勿令泄气。

不知医必要

483

医　　便

（明）王三才　辑

内 容 提 要

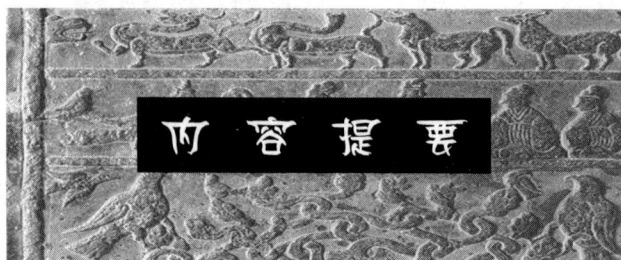

《医便》五卷，姚江徐应登序为王侍御所辑。其父补其提纲，卷额题海阳张心如、姚伯愚二人重订。编者得之京师书摊，末页有。明医小史："王三才为江西按察使时，编《医便》五卷，又海阳张远文撰《本草便》合刻，勿行于世"三十五字。大抵王侍御即王三才也。所辑医方，皆属各科治疗上极有效验，临证医生备之便于取用，不特便于居家要览也。惜合刻本未见。

序

    道术乱而世法歧，操术皮而人心惑。歧故多病，惑则迷方。世之贸贸于对症也，夫岂期夕。故吾夫子教人拔去病根，而一言蔽之曰：能近取譬，可谓仁之方也已。然则，尧舜之犹病与支离之神全，其要渺政可想见。如必待卢华越人而后已病，则世所寄命之道盖寡矣。呜呼！此余有感于《医便》之所由作也。按是编为王侍御公按秦时所辑，久之以参知刘公分守吴兴，益广其传。余先公得而宝之，为补其提纲，以资省览。盖故直指陈岷麓公令清溪时所遗也。先公故喜谈医，又时时轸余善病，每计偕必授与俱行。乃余出入宦邸，尝比于《孝经》《大小学》，无须臾敢去案头。而江表之役，尤十七在呻吟间，反而取诸橐中，罔不应手，即不乏习卢华越人而精其传者。大都匪是，则无以佐其不逮。盖近取若斯之效也。惟是纸故墨谕而俯仰往今，其人又俱为异物，惧其久而失传。故乘息肩稍暇，事复新之。非敢必世之不惑不歧，姑以行吾所信有如此者。

巡按直隶监察御史姚江念之道人徐应登题

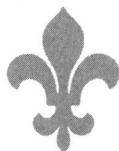

目　录

医便

医 便 提 纲

王三才辑　海阳张受孔　重订
海阳姚学颜
杭州徐志源　校正

补阴丸一

丹溪谓：人阳常有余，阴常不足，宜常补其阴，使阴与阳齐，则水升火降。人惟以肾气为本，故此方专滋补肾水。

枳实丸二

《内经》以脾土旺能生万物，以胃气之法地，一补一消，制其太过。

苍术丸三

专治不足之气血，诸虚百损，遍身痰凝气滞，风湿麻痹，眼目昏花，腰疼头晕，手足欠顺，遗泄便浊，胎前产后赤白淋涩皆治。

补天大造丸四

培养元气，延年益嗣，壮阳光，温坎水，降离火，虚劳房室过度之人，五心烦热，四十已后，尤宜常服，接补真元，以跻上寿。

四物汤五

治男妇血虚诸症，妇人之总药。

四君子汤六

治男妇气虚，脾胃诸症。

八物汤七

气血虚用，即前二方合用。

十全大补汤八

治男妇诸虚，五劳七伤，生气血，补脾胃，即前八物汤加黄芪一钱二分，肉桂八分，姜枣煎服。

补中益气汤九

治劳倦伤脾，喜怒忧恐耗损元气，荣卫不调，乃生寒热，皆脾之气不足，此方主之。

人参饮十

人遇劳倦辛苦过多，即服此方，免生内伤发热之病，主于补气。

当归饮十一

人遇劳心思虑损伤精神，头眩目昏，心虚气短，惊悸烦热，补血为主。

补阴散十二　即滋阴降火汤。

治阴虚火动，盗汗发热，咳嗽吐血，肌肉消瘦，酒色过伤。

柴胡梅连散十三

治骨蒸劳热，三服即除。

491

地仙散十四

治人四十已上患痨怯，且不必补，即先退潮热，有接天梯之术。

六味地黄丸十五

治肾虚损，形体憔悴，寝汗潮热，发热，五脏齐损，瘦弱虚烦，骨蒸痿弱，下血，亦治肾消，泻赤白浊俱效。

人参固本丸十六

清心补水，养血滋阴。

秋石四精丸十七

治肾虚盗汗腰痛。

安神定志丸十八

清心肺，补脾肾，安神定志，消痰去热，勤政劳心，读书克苦，奇效。

八宝丹十九

平调气血，滋补五脏。

加味坎离丸二十

能生津益血，升水降火，清心明目，上盛下虚，服之极效。

十精丸二十一

补虚明目，多用极效。

太极丸二十二

药有五味，各主五脏，可使调和，故曰太极。

四灵丹二十三

精力倍加，胃气强健，饮食日增，寿故弥长。

滋肾丸二十四

平补气血，滋阴降火，少年血气素弱，女人亦宜。

大补阴丸二十五

温补下元，滋阴降火，酒色人年五十以上，服之极效。

加味琼玉膏二十六

补血益损，清金水以滋化源，老少虚损极效。

山精丸二十七

健脾除湿，去火消痰。

还元丹二十八

养脾补肾，老人尤宜常服，脾泄肾泄俱效。

玉柱杖二十九

填精益肾，乌须黑发，延年益寿，方士以为服食。

二至丸三十

清上补下第一方，价廉而功大，常服奇效。

天门冬膏三十一

滋阴降火，清肺补肾，充旺元阳，久服延年，耳目聪明如童子。

十珍膏三十二

补养血气，调理脾胃，清肺滋肾，大病后调补要药。

何首乌丸三十三

补益肾肝，聪耳明目，却病延年第一药也。

经验何首乌丸三十四

老人衰弱，血气不足，遗尿失禁，须发斑白，湿热相驳，腰背疼痛，齿酸脚软，行步艰难，眼目昏花，久服应效不述。

四制黄柏丸三十五

此药与前方兼服。

长春丹三十六

补益肾肝，聪耳明目，却病延年。

神仙长春广嗣丹三十七

治五痨七伤，形颜衰朽，中年阳事不举，精神短少，须发先白，左瘫右痪，妇人下元虚冷，久不孕育，累经奇验。

延龄育子丸三十八

少年斫丧。终年无子，女人不育，夫妇齐服，一料即孕。经验，信非虚言。

秘传六神丸三十九

固真育子，累有奇效。

龟鹿二仙膏四十

专治男妇虚损，久不孕育，或多女少男，服此百日即孕，生男应验。

秋石乳酥丸四十一

补养血气，接续真元，降阴火，生肾水，此以真补真之妙药。

小接命丹四十二

男妇气血衰弱，痰火上升，虚损困惫，瘫痪中风，身体疼痛，行履不便极效。

长春真人保命服食四十三

诸虚百损，五痨七伤，手足顽麻，面黄虚耗，阳事不举，头眩恶心，饮食少减，补诸虚，添精髓，返老还童，黑发生齿，大有神效。

补血顺气药酒方四十四

清肺滋肾，和五脏，通血脉。

许真人验椒丹四十五

五痨七伤，诸虚百损，并治诸虫积，暖下元。

八仙早朝糕四十六

补脾胃，虚弱膨闷，泄泻不思饮食，服之神效。

养元辟谷丹四十七

安五脏，消百病，和脾胃，补虚损，固元气，实精髓，能令瘦者肥，老者健，常服极效。

辟谷休粮方四十八

此方亦平和有理，但未经试。

芎芷藿苏散四十九

春初人事劳扰，饥饱失时，或解衣触冒，致成内伤外感，头疼发热，呕吐膈胀，鼻涕，咳嗽生痰，声重，一二服即愈。忌荤腥三五日。

芎苏香葛饮五十

春月感冒伤寒，山岚瘴毒，人感触之。头疼身痛，恶寒发热，人迎脉浮者大是。

九味羌活汤五十一

解利春夏秋伤寒热病极稳。

六神通解散五十二

春末夏初伤寒，时行热病，表发甚捷，凡瘟疫初起，预用藿香正气散煎一大锅，每人服一碗。已病用九味羌活汤并服。

芎芷香苏散五十三

春月伤风，鼻塞声重，清涕，咳嗽，痰壅气逆，脉浮缓者是。

加减藿香正气散五十四

治非时伤寒，头疼，憎寒壮热，痞闷呕吐，时行疫疠，山岚瘴疟，不服水土等症。

加减补中益气汤五十五

治饮食劳力，读书勤政伤神，饥饱失时，疟状发热恶寒，头疼身痛，劳极复感风寒，则头痛如破，是外感伤寒之症，不可发表，以致伤人。

附子理中汤五十六

治房劳内伤，寒邪中阴，面青腹痛，六脉沉微，无头疼大热宜用，阳证不用。

生姜五苓汤五十七

治大饮冷水伤脾，过饮酒而伤气。

半夏神曲汤五十八

治过食寒冷硬物瓜果，致伤太阴厥阴，呕吐痞闷，腹痛恶食，此治伤之轻者。

神保丸五十九

消一切生冷积滞，此治伤之重者。

枳实清皮丸六十

治食热物过伤太阴厥阴，呕吐鼓胀下痢。

万病遇仙丹六十一

治湿热内伤血分之重者。

加味小青龙汤六十二

治春初寒邪伤肺咳嗽。

升麻葛根汤六十三

治大人小儿，时气瘟疫，发热头疼，及疮疹已发未发，疑似之间，并宜服之极稳。

防风通圣散六十四

通治诸风湿热疮毒，时行热病。

加味治中汤六十五

治春月肝木乘脾，腹痛久泻不止。

人参败毒散六十六

治感冒非时伤寒，头痛身热拘急，憎寒壮热，及时行瘟疫热毒。

附：单方

瘟疫不相传染二方六十七

神木散六十八

治闽广山岚瘴气，不伏水土等症。

紫金锭六十九

治山岚瘴气，并岭南两广蛊毒。若从宦于此，才觉意思不快，即服一锭，或吐或痢，随手便瘥。又误中一切毒物，若牛马六畜中毒，亦以此药解之。

发散伤寒单方七十

附：发散伤风单方。

注夏病七十一

夏初春末，头疼脚软，食少体热，精神困怠，名曰注夏。病属阴虚，元气不足，此方治之。

生脉散七十二

止渴生津，救天暑之伤庚金，夏至后宜常服之。

益原散七十三

治暑月身热，小便不利。附：身热汗出恶寒而渴者，名曰中暍。此方主之。一名六一散。

人参白虎汤七十四

夏月发热恶寒，身重头痛，小便涩，毛耸，手足冷，前板牙燥，表里中暍也。

黄连香薷饮七十五

治伤暑腹痛，自汗恶心，或吐或泻，身热。

清暑益气汤七十六

治长夏湿热蒸人，人感之则四肢困倦，精神减少，懒于动作，胸满气促，肢节疼痛，或气高而喘，身热而烦，心下膨闷，小便黄而数，大便溏而频，或痢或渴，不思饮食，自汗体虚。

六和汤七十七

治心脾不调，气不升降，霍乱转筋，呕吐泄泻，寒热交作，痰喘咳嗽，胸膈痞满，头目昏痛，肢体浮肿，嗜卧倦怠，小便赤涩，或痢疾中酒烦渴，并妇人胎产呕吐立效。附：霍乱吐泻论。附：湿证。

加味胃苓半夏汤七十八

治诸湿随症加减。

山精丸七十九

治健脾去湿，息火消痰，养血，方见滋补类。

附薏苡仁粥方见养老类。附：泄泻五证

加味胃苓汤八十

治诸泻痢。

加味香炒枳术丸八十一

治饮食所伤，脾胃不和，欲作泻痢，并七情所伤，痞闷呕血，不思饮食，泻痢后理脾胃去余滞，此药一运一动，一补一消，极有奇效。

参苓白术丸八十二

治泻痢后调理脾胃极效。附：老少脾泄久不愈方。

养脾进食丸八十三

治泻痢后脾胃虚弱，饮食减少。附：疟症论。

柴苓平胃汤八十四

治疟初起，热多寒少，宜此方分利。

清脾饮八十五

服前方一二服不止，即服此方。附：常山饮、截疟神方。

加味补中益气汤八十六

疟后调理脾胃余热。附：露姜饮。脾胃聚痰发为疟。

咒山方八十七

治疟不问新久，一次即愈。

枳壳大黄汤八十八

痢初一二日，元气未虚，用此方下之。附：痢论。

止痢极效方八十九

痢既下之后，即以此方止之。

二妙香连丸九十

治赤白痢立效。附：万氏治痢十法。附：火症。

升阳散火汤九十一

治男妇四肢发热，筋骨间热，表热如火，

燎于肌肤，扪之烙手。此病多因血虚而得，或过食冷物，郁遏阳气于脾土之中，并治，此火郁发之义也。附：火证论。

黄连解毒汤九十二

实火燥乱烦渴，蓄热内甚。附：滋阴降火汤。阴虚火动，起于九泉，此补阴妙剂。

加味二陈汤九十三

痰证论。附：半夏汤，消痞化痰甚捷。

滚痰丸九十四

治一切宿滞，及风热之痰。附：清心化痰丸，养心，消痰，降火，极效。

清肺化痰丸九十五

清痰降火，酒客尤宜。附：眩晕症，清阳除眩汤。

呕吐反胃九十六

大半夏汤加减。附：反胃膈食。

茵陈五苓散九十七

治黄疸证。附：枣矾丸。治黄胖。附：夏月时气瘟疫，并伤寒伤风，并宜十神汤。附：河间先生论。

参苏饮九十八

治秋月伤寒，发热头疼咳嗽，或中脘痞满，呕吐痰水，宽中快膈，不致伤脾，感冒风邪，鼻塞，憎寒壮热，名曰重伤风。服之极效。附：秋诸症论。

十六味木香流气饮九十九

治男妇五脏不和，三焦气壅，心胸痞闷，咽塞不通，腹胁胀满，呕吐不食，上气喘急，咳嗽痰盛，面目浮，四肢肿，小便秘，大便结，忧思太

过，阴阳之气郁结不散，壅滞成痰，脚气肿痛，并气攻肩背胁肋，走注疼痛，并宜服之。

五磨饮子一百

治七情郁结等气，或胀痛，或走注攻痛。

开郁汤一百一

恼怒思虑，气滞而郁，一服即效。

铁瓮先生交感丹一百二

贫富贵贱，终身不得意，妇人七情郁结，并治。

加味越鞠丸一百三

常服调脾开郁思食。

加味犀角地黄丸一百四

治吐血呕血衄血，盖诸失血，乃火载血上，错经妄行，其脉必芤，此方主之。身热脉大，难治。血证复下恶痢易愈。附：潮热论。又二方。

玄霜膏一百五

治吐血虚嗽。

生地黄饮一百六

治下焦痛为血淋，不痛为溺淋。附：小儿溺血。

清心莲子饮一百七

治遗精，梦泄，赤白浊。

金樱煎丸一百八

治梦遗精滑，小便后遗沥，或赤白浊。

归脾汤一百九

思虑过度，损伤心血，健忘怔忡，不寐，此药解郁结，养心健脾，生血。

黄芪白术汤一百十

治阳虚自汗。

当归六黄汤一百十一

盗汗阴虚。附：耳鸣，肺火盛，肾气虚。

通灵丸一百十二

治耳聋。附：耳疳出脓。

四物三黄汤一百十三

治目赤，暴发云翳赤肿，痛不可忍。

石膏羌活散一百十四

久患眼目，不睹光明，远近内外气瘴，风热上攻昏暗。

加味羊肝丸一百十五

治一切目疾，翳膜内外瘴。

育神夜光丸一百十六

明目去翳瘴。附：洗眼二方。

清胃散一百十七

胃热牙根肿，牵引头脑俱痛，或面发热，并效。

附风虫牙疼痛不止。

白蒺藜散一百十八

治牙疼，根肿动摇，常擦固齿。附：乌须固齿方。

治阴虚气郁牙出鲜血一百十九

附舌上出血。附：小儿走马牙疳。

既济丹一百二十

治口舌疮。附小儿口疮不下乳。附：苍耳丸。治鼻流涕不止，名曰鼻渊。

治血热入肺名曰酒渣鼻一百二十一

附喉痹十八症。附：青龙胆，治咽喉闭塞，单双蛾。

牛旁子散一百二十二

治风热上攻，咽喉闭塞，或成痈疮溃烂。

乌须羊肝丸一百二十三

不独乌须，亦能明目。附：染须方。

冬月诸症治例 中风口禁先用通关散，后用此方。

通关散一百二十四

治中风吹鼻。

愈风散一百二十五

治半身不遂，手足欠利，语言费力，口眼歪，头眩，目昏，痰火骨痛，头痛心悸。

乌药顺气散一百二十六

治男妇风气，攻注四肢，骨节疼痛，手足瘫痪，语言涩，筋挛，脚气腰软，妇人血气，老人冷气，胸膈胀满，心腹刺痛，吐泻肠鸣等症。

豨莶丸一百二十七

治肝肾风气，四肢无力，筋骨疼，腰膝痿弱，二十五般风眼，此丸不可尽述。

搜风顺气丸一百二十八

治三十六风，七十二气，上热下冷，腰脚疼，四肢软，黄瘦下痿，气块，老人尤宜。

五积散一百二十九

治冬月伤寒，妇人经候不调并宜服。

附：身上虚痒。

四物汤加减方一百五十二

附：乌骨丸，治经候不调，胎前产后诸症，调经育子。

济阴返魂丹一百五十三

胎前后总药，一名益母丸。附：熬益母膏法。

蒸脐法一百五十四

治妇人经水不通，或癥瘕血块，脐腹作痛。

红花当归丸一百五十五

治妇人血脏虚损，经候断续不调，积瘀成块，腰腹刺痛，肢体瘦弱。

济阴百补丸一百五十六

治妇人劳伤，气血不足，阴阳不和，作寒热，心腹痛，胎前后并用。

赤白带神方一百五十七

附：固真汤，治赤白带下，脐下甚痛，二服即效。

凉血地黄汤一百五十八

治妇人血崩，明是血热妄行，岂可作寒论治，宜徐徐调理。

六合散一百五十九

血崩不止，诸药不效，此方立止。

保胎丸一百六十

专治累经，堕胎久不育者宜服。过七月则安矣。

安胎饮一百六十一

治胎动胎漏不安，一服立效。

加味六君子汤一百六十二

妊娠时作呕吐，名恶阻，宜此方。

芎苏散一百六十三

妊娠伤寒，头疼身痛，发热，胸膈烦闷，兀兀欲吐，禁汗吐下，止宜和解，方见春类。附：妊娠伤寒护胎法。

十圣散一百六十四

小产一症，多因妇人气血不足。

三合济生丸一百六十五

治临产艰难，虽一日不下，服此自然转动下生。

催生不传遇仙丹一百六十六

治难产。附：胎衣不下神方。又方。

横生逆产方一百六十七

又方用针。附：血晕昏迷欲死。

清魂散一百六十八

治产后眩运，血晕二症。附：产后调补血气。

产后败血不止一百六十九

治小腹绕脐作痛，名儿枕。附：乌金散治产后一十八症。

大黄膏一百七十

治症照后调下产后诸症。

抑肝散一百七十一

寡居发寒热类疟，久成瘵疾。附：生下小儿不能发声，谓之梦生。又方。

急惊神方—百七十二

附：慢惊三方。

秘传牛黄清心丸—百七十三

治小儿惊风，大人中风中痰中气，一切风痰之症。

回生锭—百七十四

慢惊圣药，一锭即有起死回生之功，顷刻见效，故名回生，急惊亦可。

秘传黑神丸—百七十五

治急惊风垂死者，一服可活。附：治慢急惊风中风二方。

千金肥儿丸—百七十六

治小儿疳症，肚大筋青，潮热咳嗽，胸前骨露，调脾胃，养血气，消积杀虫，散疳热。

消疳饼—百七十七

治诸疳积累，试极验，儿又肯吃。附：小儿吐泻论。

加减钱氏白术散—百七十八

治吐泻极效。

香橘饼—百七十九

治小儿疳积下痢，久泻不止，冷热不调，赤白相杂，小腹疼痛，禁口不食，里急后重，日夜无度，经久不瘥，致脾虚脱肛不收，并治。

白术助胃丹—百八十

治小儿吐泻，大能和脾胃，进饮食，化滞磨积。

治小儿伤食乳，宜服此方消导之。一百八十一

附：后方，调补脾胃止泻。

磨积锭—百八十二

治小儿一切积滞。

惺惺散—百八十三

变蒸一症，乃小儿蒸皮长骨，变幻精神，不须服药，其有兼伤风寒，咳嗽痰涎，鼻塞声重，蒸蒸发热，宜服此药。附：麻症斑疹论。

消毒饮—百八十四

治斑疹热甚紫黑者。或痘未出时，亦宜服。附：顺逆险三法论。附：保元汤。

加味保元汤—百八十五

附：牛蒡子散。

神功消毒保婴丸—百八十六

治小儿未出痘时，每遇春分秋分，日进一丸，其痘毒即渐消化，只服一二次者只得减半，三年六次，其毒尽化，必保无虞，屡验。

小儿初生—百八十七

附：撮口。附：小儿初生大小便不通。

大一丸—百八十八

治小儿百病，随症调引。

却病延寿丹—百八十九

年高人便觉小水短少即是病，进宜服此方。

三子养亲汤—百九十

老人苦于痰喘，咳嗽气急，胸满难食，不可妄投荡涤峻利之药，反耗真气。

加味地黄丸—百九十一

老人阴虚，筋骨痿弱无力，面造暗惨，食

少痰多，嗽喘，溺短涩，阳痿，足膝无力，瘦弱，肾气久虚，憔悴，寝汗，发热，作渴。

加味搜风顺气丸一百九十二

老年常服润利脏腑，永无瘫痪痰火之病。方见冬类。

固本酒一百九十三

附：菖蒲酒、菊花酒、冬青子酒、紫苏子酒四方。

猪腰子粥一百九十四

附：黄鸡粥、羊肉羊髓粥、芡实莲肉粥、薏苡仁粥。

法制猪肚一百九十五

附：牛髓膏、开胃炒面、糯米粉。

万灵膏一百九十六

附：加味解肌汤。附：老太加味紫苏饮。

柴胡三棱饮一百九十七

治小儿食积。

黄连磨积丸一百九十八

治一切痰饮，痰积，积聚，拂郁，胁下闷，饮食不消，吐逆眩晕。

苏合丸一百九十九

附：抱龙丸。附牛黄丸、活络丹、梁木湾方。

经验肥儿丸二百

附：蟾酥五疳丸。附：金不换三七经验方。

牙床肿痛二百一

因食辛热之物，致以下床肿痛，属手阳明之药。

擦牙散二百二

附痢症、痢方、肚疼、后重、红白痢相兼三方。

白痢久胃弱气虚，或下后未愈减者用。二百三

附：红痢久胃弱气虚，或下后未愈减者用。附：血痢。附：赤黑相兼，小便赤涩，痢久后重大肠坠下，呕吐食不下。

金华散二百四

专治红白痢久不愈者神效。附：疟二方。附：松梅丸。

加味滋阴大补丸二百五

主养血气，滋肾固阳，润体育神，久服延年。

参术启脾丸二百六

补脾益神，壮元化痰灵，饮食久服，肥健延年。

固齿，乌须，补肾，兼治牙疼。二百七
附：治牙疼煎药方。

羊肝饼二百八

治小儿惊积，左胁下有块，女人血瘕，发热瘦弱。若积块在右为食积，宜贴阿魏膏，不宜吃此饼。

治天泡疮二百九

治眼方二百十

附：洗点眼方。又洗眼方。

法制陈皮二百十一

附：又方。

501

医 便 卷 一

王三才辑　海阳张受孔　重订
　　　　海阳姚学颜
　　　　杭州徐志源　校正

珍本书
医便

饮食论

人知饮食所以养生，不知饮食失调亦能害生。故能消息使适其宜，是贤哲防于未病。凡以饮食无论四时，常欲温暖。夏月伏阴在内，暖食尤宜。不欲苦饱，饱则筋脉横解，肠澼为痔。因而大饮，则气乃大逆。养生之道，不宜食后便卧，及终日稳坐，皆能从凝结气血，久则损寿。食后常以手摩腹数百遍，仰面呵气数百口，超趄缓行数百步，谓之消。食后便卧，令人患肺气头风中痞之疾。盖荣卫不通，气血凝滞故尔。是以食讫常行步蹰躇有作修为乃佳，语曰：流水不腐，户枢不蠹。以其动也。食饱不得速步走马，登高涉险，恐气满而激，致伤脏肺。不宜夜食，盖脾好音声，闻声即动而磨食，日入之后，万响都绝，脾乃不磨食，食即不易消，不消即损胃，损胃即不受谷气。谷气不受，即多吐。多吐即为反胃之疾矣。食欲少而数，不欲顿而多。常欲饱中饥，饥中饱为善尔。食热物后不宜再食冷物，食冷物后不宜再食热物，冷热相激，必患牙疼。瓜果不时，禽兽自死及生鲊煎煿之物，油腻难消。粉粥冷淘之类，皆不宜食。五味入口，不欲偏多，多则随其脏腑各有所损。故咸多伤心，甘多伤肾，辛多伤肝，苦多伤肺，酸多伤脾。《内经》曰：多食酸则脉凝涩而变色，多食苦则皮槁毛拔，多食辛则筋急而爪枯，多食酸则肉胝皱而唇揭，多食甘则骨肉痛而发落。偏之为害如此，故上

士澹泊，其次中和，此饮食之大节也。酒饮少则益，多则损，惟气畅而止可也。饮少则能引滞气，导药力，调肌肤，益颜色，通荣卫，辟秽恶。过多而醉，则肝浮胆横，诸脉卫激，由之败肾毁筋，腐骨伤胃，久之神散魄消。不能饮食，独与酒宜，去死无日矣。饱食之后，尤宜忌之。饮觉过多，吐之为妙。饮酒后不可饮冷水冷茶，被酒引入肾中，停为冷毒，久必腰膝沉重，膀胱冷痛，水肿消浊挛躄之疾作矣。酒后不得风中坐卧，袒肉操扇，此时毛孔尽开，风邪易入，感之令人四肢不遂。不欲极饥而食，饥食不可过饱。不欲极渴而饮，渴饮不可过多。食过多则结积，饮过多则成痰癖。故曰：大渴勿大饮，大饥勿大食，恐血气失常，卒然不救也。嗟乎！善养生者养内，不善养生者养外。养内者恬澹脏肺，调顺血气，使一身之气流行冲和，百病不作。养外者恣口腹之欲，极滋味之美，虽肌体充腴，容色悦泽，而酷烈之气内蚀脏腑，精神虚矣。安能保合太和，以臻遐龄。庄子曰：人之可畏者，衽席饮食之间，而不知为之节，诚过也。其此之谓乎。

男女论

天地氤氲，万物化醇，男女媾精，万物化生。此造化之本源，性命之根柢也。故人之大欲，亦莫切于此，嗜而不知禁，则侵克年龄，

吞食精魄，暗然不觉而元神真气去矣。岂不大可哀哉！或问抱朴子曰：伤生者岂非色欲之间乎。曰：然。长生之要，其在房中。上士知之，可以延年祛病。其次不以自伐，下愚纵欲损寿而已。是以古人知此，恒有节度。二十以前一日复，二十以后三日复，三十以后十日复，四十以后一月复，五十以后三月复，六十以后七月复。又曰：六十闭户。盖时加撙节，保惜真元，以为身之主命。不然虽勤于吐纳导引药饵之术，而根本不固，亦终无益。《内经》曰：能知七损八益，七者，女子之血。八者，男子之精也。则血气精气二者可调。不知用此，则早衰之渐也。故年四十而阴气自半，起居衰矣。五十体重，耳目不聪明矣。六十气血大衰，九窍不利。故曰：知之则强，不知则否。智者有余，自性而先行。愚者不足，察行而后学。固能老而壮，壮而治，而寿命可保矣。

补阴丸一　丹溪谓人阳常有余，阴常不足。宜常补其阴，使阴与阳齐，则水升火降。人惟以肾气为本，故此方专滋补肾水，此丹溪前贤之法天也。

黄柏去皮，盐酒炒　知母去皮，盐酒炒　龟甲去弦，酥炙，各二两净　熟地黄酒蒸九次，晒干，五两　锁阳酥炙，二两　北五味子去梗，一两　甘州枸杞子去梗，三两　白芍药酒炒　天门冬去心，各二两　干姜炒紫色，三钱，冬月五钱

上为细末，炼蜜为丸，如梧桐子大，每服八九十丸，空心炒盐汤送下。冬月温酒，不饮酒者清米汤下。

理脾胃，加山药、白术、白茯苓各二两，陈皮一两。固精，加牡蛎煅，童便淬，七钱，山茱萸肉二两，白术七钱。壮暖脐腰膝，加虎胫骨酥炙，汉防己酒洗，牛膝去芦，酒洗，各一两。

枳术丸二　《内经》以脾土旺能生万物，此东垣前贤以胃气之法地，故用此方。一补一消，制其太过，补其不足也。

枳实一两，去穰，麸炒　白术二两，陈壁土炒

上为末，荷叶浓煎汁，打老米粉糊为丸，用白汤下，七十丸，不拘时服。闽广吴浙湿热地方，加山楂肉、神曲、黄芩、黄连、苍术各一两。有痰加半夏、陈皮去白、南星各一两。有郁加抚芎、香附、山栀各一两。有热加黄芩、黄连、当归、地骨皮、酒炒大黄各五钱

苍术丸三　一名铅汞丸。一名秋石丸。

此药一十三味，其效全在一制法也。净室中沐浴修合，务得其法。服此专调不足之气血，诸虚百损，遍身痰凝气滞，风湿麻痹，眼目昏花，腰疼头晕，手足欠顺，行履艰辛，遗泄真精，便浊不利，及妇人胎前产后赤白淋涩，服之并宜。此药清而不寒，温而不燥，功不可尽述，宝之。

苍术茅山者佳，用一斤半，制为末，取细膏四两，入药。此药其性燥而辛烈，去内外之湿热，引经药也，行于表里。制为膏者，所以变其质。犹伊尹放太甲于桐俾为善，以成济世之功也。制法：用糯米泔浸一日半，捞起刮去粗皮，见白，晒干。又用童便浸一日半，捞起清水洗净，晒干。又用煮酒浸一日半，捞起晒干。仍用糯米泔澄清。煮苍术以烂为度，然后于陈米蒸饭盖之，用一层饭，一层术，上以荷叶盖饭，不泄谷气为妙。去饭叶，晒干为末。

黄柏八两，制为末，六两，入药。此药其性虽寒，非芩、连之苦。此能通肾气而泻膀胱之火，火动则水不宁，用此者，所以泻火而宁肾水也。制法：刮去粗皮，锉碎，用无灰好酒浸三日夜，翻覆浸透，晒干，用蜜拌黄柏，于砂锅内着水半锅，以柳条札棱，起水面上铺荷叶，摊黄柏于叶，蒸之，以蜜浸进为度。取出晒干，如此拌蒸三次，后用纸铺锅底，隔纸炒茶褐色为度，为细末。

知母制为末，六两，入药。此药其性润而不寒，虚弱之人火易动而水常涸，所以用此味专补肾水。盖为能制火之故也。制法：锉碎，用好酒浸三日，晒干，隔纸炒焙，为末。

枳实四两，制为末，入药。虚弱之人火最易动，津液受克而为痰，或膏梁味厚而为痰。盖半夏化痰，

其性燥烈，服之反渴。渴增则贪饮，愈饮愈湿，受火邪而痰愈结也。贝母去四种痰，然能表而不能里，南星虽去痰，然能上而不能下。因于风者可用。惟枳实之功不可胜计。制法：锉碎，与麸皮同炒茶褐色为度，去麸不用，为细末。

白术制为末，四两，入药。此药大能补脾，虚弱之人，胃火必胜而食易消，愈消而愈食，则脾岂有不损年。脾损则食不能克化，而用消导之剂，则反伤脾胃。脾胃受伤，是无本矣。岂能安乎。然必用此以补脾，犹修武备而御寇也。制法：砂锅内隔纸以麸皮拌炒，须不住手搅，以闻药味香无面气为度。去麸不用，为细末。

当归制为末，五两，入药。此药其性温，治四等血病。流者能止，凝者能行，虚者能补，乱者能和。虚弱之人，火旺水衰，血必受伤。或流或止，或凝或行，故必用此以和之。制法：用酒洗净，再用好酒浸一日半，晒干，为细末。

熟地黄制为末，五两，入药。虚弱之人，诸血最虚。皆由心之耗而肝之枯也。是以四肢懈怠，足不能履，手不能持，耳不能听，目不能视，肠不能通而多结也。故必用此以补一身之血。制法：用好酒洗净，再用酒浸，晒干为细末，入药。

干山药制为末，四两，入药。此药其性温平，主益中补虚，除寒热邪气，益气力，长肌肉，治顽风，止腰疼，宁心肺，润皮毛，治泄精健忘。

白茯苓制为末，三两，入药。此药其性去湿，利小便，润胃气，伐肾邪，泻痰火。久服安魂养神，延年益寿而无消渴之患。制法：刮去粗皮，锉碎，晒干，麸皮拌，于锅内隔纸炒，以茶褐色为度，去麸，为细末。

防风制为末，三两，入药。虚弱之人血损少则凑理不密，而风邪易入，必用此所以驱邪之物。防风之性威而不猛也。制法：去芦，锉碎，隔纸炒干，为末。

灵砂五钱，为末，入药。虚弱之人心虚血少，必多惊悸而梦寐不宁，故用此以镇之。以水银飞二次者，灵砂也。经云：灵砂，人服之养精神，安魂魄，益气明目，驻颜色。

真铅其铅乃取室女天真未行，欲心未动而自然来者，得纯阴之正，移阴补阳，自然之理，其功效不可胜言。此物倘然不可得，当取阴分之上，其功亦不减于真铅也。用年少妇人乳三碗。盖乳者，血之化也。阴分之上则为乳，阴分之下则为血。所以用此者以血补血也。虚弱之人身血必衰，以此补之，所谓布衣破而以布补之意也。用法将面量入乳中，打糊丸药。

真汞即秋石也。研末，四两，入药。此药其性咸能入肾，而用童便煎者，盖因元气之未泄，而纯阳之未丧，煅炼而成，亦真元气也。虚弱之人精神必损，故必用此药以补之。

上将前药各另为极细末，总合拌匀，仍用重罗罗过，以前乳糊为丸，如梧桐子大，晒干，收入磁瓶内盛放。每服五六十丸，或七八十丸，清晨盐汤送下，临卧远志汤送下。

补天大造丸四　专培养元气，延年益嗣，壮阳光，温坎水，降离火，为天地交泰。若虚劳房室过度之人，五心烦热，服之神效。平常之人，四十以后，尤宜常服，接补真元，以跻上寿。

紫河车，一具，取首生男胎者佳。如无，得壮盛妇人者亦好。先用鲜米泔将河车轻轻摆开，换洗米泔五次，不动筋膜，此乃初结之真气也。只洗净，有草屑轻手取去，将竹器盛于长流水中浸一刻以取生气。提回以小无盆盛于木甑内蒸，自卯辰蒸起，至申酉时止，用文武火缓缓蒸之。极烂如糊，取出，先倾自然汁在药末内，略和匀，此天元正气汁也。河车放石臼内杵擂一千下如糊样，通前药汁末同和匀，捣千余杵，集众手为丸。此全天元真气，以人补人最妙。世所少知。医用火焙酒煮又去筋膜大误，又入龟甲尤误，故特表而出之。

厚川黄柏去粗皮，酒炒，一两　川杜仲去粗皮，酥炙断丝，一两五钱　川牛膝酒浸，去芦，一两五钱　当归身酒浸，一两　淮熟地黄酒蒸九次，忌铁，二两　天门冬去心，一两半　淮生地黄酒浸，一两半　枸杞去梗，一两　麦门冬去心，一两五钱　已上四味另用酒煮烂捣膏　陈皮去白，净，七钱半　白术去芦，炒一两　五味子去梗，七钱　小茴香炒，七钱　干姜泡黑，二钱　侧柏叶采取嫩枝，隔纸炒干，二两　骨热，加牡丹皮去心、地骨皮去心、知母去皮，各一两，酒炒。血虚，加当归、地黄加倍。气虚，加人参、黄芪蜜炙，各一两。妇人去黄柏，加川芎、香附、细实条芩俱酒炒，各一两。

上药各择精制，各秤净为末，不犯铁器，用前蒸熟河车捣烂，并汁和为丸。若河车肥大，量加些药末，不必用蜜，丸如梧桐子大。每服百丸，空心米汤下，有病一日二服。

按：此方比古用之更效。若禀气虚，或斫丧太过太早者，尤宜用之。

四物汤五　治男妇血虚诸症，为妇人之总药。

川芎　当归　白芍药　熟地黄各等份

上用姜一片，水煎服。兼有他症，照古法加减用。

四君子汤六　治男妇气虚，脾胃诸症。

人参一钱五分　白术三钱　白茯苓二钱　甘草一钱

上用姜枣煎，食远服。兼有他症，照古法加减用。

八物汤七

气血虚弱，即前二方合用。兼症亦照古法加减用。

十全大补汤八　治男妇诸虚不足，五劳七伤，生血气，补脾胃。即前八物汤一两，如黄芪一钱二分，肉桂八分，姜枣煎服。

补中益气汤九　治劳倦伤脾，喜怒忧恐，耗损元气，荣卫不调，乃生寒热。皆脾胃之气不足，此方主之。

黄芪一钱五分　人参一钱三分　甘草七分，已上三味除湿热烦热之圣药也　白术一钱　当归身一钱　陈皮七分　升麻　柴胡各五分

上用姜一片，枣一枚，煎服。兼症照东垣法加减用。

人参饮十　人遇劳倦辛苦过多，即服此方，免生内伤发热之病，主于补气。

黄芪蜜炙，钱半　人参一钱半　甘草炙，七分　陈皮去白，一钱　白术一钱二分　五味子二十粒，打碎　麦门冬去心，一钱

上用生姜二片，大枣二枚，水一盏半，煎八分，食前服。劳倦甚加熟附子四分。

当归饮十一　人遇劳心思虑，损伤精神，头眩目昏，心虚气短，惊悸烦热，即服此方。补血为主。

人参一钱五分　当归身一钱五分　麦门冬一钱　五味子十五粒　白芍药酒炒，一钱　山栀五分　白茯神去皮心，一钱　酸枣仁炒，一钱　生地黄姜汁洗，五分　甘草炙，五分　陈皮五分　川芎五分

上用姜二片，大枣一枚，水一盏半，煎八分，食远服。

补阴散即滋阴降火汤十二　治阴虚火动，盗汗发热，咳嗽吐血，身热脉数，肌肉消瘦，少年中年酒色过伤成痨者，服之极效。

川芎一钱　当归一钱三分　白芍药一钱二分　黄柏七分，蜜水浸，火炙　天门冬一钱，去皮心　白术炒，一钱二分　陈皮去白，七分　干姜炒紫色，三分　知母一钱，蜜水拌炒　生地黄五分，酒洗　甘草炙，五分　干姜炒紫色，三分　知母一钱，蜜水拌炒　生地黄五分，酒洗　甘草炙，五分　熟地黄一钱

上用生姜三片，水一盏半，煎八分，空心服，加减于后。咳嗽盛加桑白皮蜜炒，马兜铃各七分，五味子十粒。痰盛加半夏姜制、贝母、瓜

蒌仁各一钱。

盗汗多加牡蛎、酸枣仁各七分，浮小麦一钱。潮热盛加沙参、桑白皮、地骨皮各七分。梦泄遗精，加龙骨、牡蛎、山茱萸各七分。赤白浊加白茯苓一钱，黄连三分。衄血咳血，出于肺也。加白皮一钱，黄芩、山栀各五分炒。涎血痰血，出于脾也。加桑白皮、贝母、黄连、瓜蒌仁各七分。呕血吐血，出于胃也。加山栀仁炒、黄连、干葛、蒲黄炒各一钱，韭汁半盏，姜汁少许。咯血吐血，出于肾也。加桔梗、玄参、侧柏叶炒各一钱。如先血证或吐衄盛大者，宜先治血。治法：轻少者凉血止血，盛大者先消瘀血，次止之凉之。盖血来多，必有瘀于胸膈者，不先消化之，则止之凉之必不应也。葛可久方宜次第检用。内唯独参汤，止可施于大吐血后，昏倦脉微细气虚者。气虽虚而腹有火，可加天门冬三四钱。或如前所云，阴虚火动，潮热盗汗，咳嗽脉数者，不可用参。说见《本草集要》人参条下。盖此病属火，大便多燥，然须节调饮食，勿令泄泻。若胃气复坏，泄泻稀溏，则前项寒凉之药，又难用矣。急宜调理脾胃，用白术、茯苓、陈皮、半夏、神曲、麦芽、甘草等药，俟胃气复，然后用前本病药收功，后可常服补阴丸，及葛可久白凤膏等药。

柴前梅连散十三　治骨蒸劳热，三服而除。

柴胡　前胡　乌梅　胡黄连各等份

上每服四钱，加猪胆汁一枚，猪脊髓一条，韭白、童便煎服。

地仙散十四　凡人年四十以下患劳怯，且不必补，只先退潮热，调理可愈。此方退潮热如神，方外有接天梯之术，宜先用此方。

地骨皮二钱半　防风一钱五分　薄荷叶一钱五分　甘草稍炙，一钱　乌梅七分半

上用水煎三次，午后顿服。

六味地黄丸十五　治肾气虚损，形体憔悴，寝汗潮热发热，五脏齐损，瘦弱虚烦，骨蒸痿弱，下血，亦治肾消泄泻，赤白浊俱效。

山药姜汁炒，四两　山茱萸去核，煎肉，四两　白茯苓去皮　泽泻去毛　牡丹皮去木，各三两　怀庆熟地黄酒蒸，八两

上为末，炼蜜为丸，如梧桐子大。每服八九十丸，空心白汤下。

加附子制、桂心各一两，名八味丸。治下部虚寒。

人参固本丸十六

清金补水，养血滋阴。

天门冬去心　麦门冬去心　生地黄　熟地黄俱怀庆者，各二两，四味熬膏，晒干取净末，四两　人参去芦，一两

上为末，炼蜜为丸，如梧桐子大。每服八九十丸，空心白汤送下。按古方四味酒煮捣膏，人参末和丸，不能用蜜，且渣滓滞隔，胃弱痰火人用多作痞闷。今易此法甚效。再加黄柏、知母、枸杞子各一两，五味子五钱，尤妙。

秋石四精丸十七　治肾虚盗汗腰痛。

秋石童便煎者佳　莲肉去心皮，二两　芡实去壳　白茯苓去皮，坚实者先去皮，人乳浸，二日

上为末，红枣十二两煮去皮核，捣膏为丸，如梧桐子大。每服八十丸，清晨空心酒下。一方有山药、薏苡仁、小茴香各一两，名七精丸。治症同上。

安神定志丸十八　清心肺，补脾肾，安神定志，消痰去热，台阁勤政劳心，灯窗读书刻苦，皆宜服之，累用奇效。

人参一两五钱　白茯苓去皮　白茯神去心　远志去心　白术炒　石菖蒲去毛，忌铁　酸枣仁去壳，炒　麦门冬去心，各一两　牛黄一钱，另研　辰砂二钱五分，草伏水飞，另研为衣

507

上为末，圆眼肉四两熬膏，和炼蜜三四两为丸，如梧桐子大，朱砂为衣。每服三十丸，清米汤下，不拘时日三服。

八宝丹十九　平调气血，滋补五脏。

何首乌赤白各一斤，竹刀刮去粗皮，米泔水浸一宿，用黑豆一斗，每次三升三合，以水泡涨，每豆一层在底，何首乌一层在上，重重铺毕，用砂锅柳木甑蒸之，以豆熟为度。拣去豆，晒干，又蒸。如此九次，将何首乌晒干，为末，听用

赤茯苓用竹刀刮去粗皮，木捶打碎，为末。用盆盛水将药倾入盆内，其筋膜，浮水上者去之，沉盆底者留用。如此三次，湿团为块，就用黑牛乳五碗，放砂锅内慢火煮之，候乳尽入茯苓内为度，仍晒研为细末，净用一斤

白茯苓制如上法，用人乳煮，候煮乳尽，晒干为末，净用一斤　怀庆山药姜汁炒，为末，净用四两　川牛膝去芦，酒浸一宿，待何首乌蒸至七次，再将牛膝同铺竹上，蒸二次，研为细末，净八两　川当归酒浸一宿，晒干为末，净用八两　补骨脂用黑芝麻如数，同炒芝麻熟为度，去芝麻，将故纸研为细末，净四两　甘州枸杞去梗，晒干为末，净用八两　菟丝子去沙土净，酒浸生芽，捣为饼，晒干为末，净用八两　一方有杜仲去粗皮，姜汁炒断丝，为末，净八两

上药不犯铁器，各为末，称足和匀，炼蜜为丸，先丸如弹子大一百五十丸。每日三丸，空心酒浸下一丸，午前姜汤浸下一丸，晚下盐汤浸下一丸。余药丸如梧桐子大，每服七八十丸，空心盐汤或酒送下。此药乌须黑发，延年益寿，专治阴虚阳弱。无子者服半年即令有子，神效。忌黄白萝卜、牛肉。

加味坎离丸二十　能生津益血，升水降火，清心明目。盖此方取天一生水，地二生火之意，药轻而功用大，久服而取效速。王道之药，无出于此。上盛而虚之人，服之极效。

川芎大而白者，洗净，小的不用　当归全用，

好酒浸三日，洗净，晒干　白芍药好酒浸一日，切片晒干　甘州枸杞子去梗　女贞实即冬青子，冬至日采，蜜水拌，九蒸九晒，净，各四两　怀庆熟地黄八两，一半和砂仁一两，以绢袋盛，放罐底，用酒二碗煮干，去砂仁不用。一半用白茯苓二两，研末，如前用酒一碗煮干，去茯苓不用　甘菊花去梗叶，家园者，野菊花不用，净三两　川黄柏去粗皮，净八两，二两酒浸，二两盐水浸，二两人乳浸，二两蜜浸，各一昼夜，晒干，炒茶褐色　知母肥大者，八两，四两制与黄柏同

上九味修制如法，合和一处铺开，日晒夜露二昼夜，取天地之精，日月之华，再为细末，炼蜜为丸，如梧桐子大。每服八九十丸，空心滚水打炒盐汤送下。

十精丸二十一　补虚明目，多用极效。

甘菊花家园者，去梗叶　石斛去根　五加皮去木，洗　柏子仁去壳，炒　菟丝子去砂，酒煮捣饼，晒干　白术土炒　肉苁蓉去心膜　川巴戟去心　人参去芦　鹿角胶各二两

上为末，将鹿角胶酒化开，加炼蜜为丸，如梧桐子大。每服九十丸，空心滚白汤送下。

太极丸二十二　人身五脏，范天五行。一有不和，则为灾疾。药有五味，各主五脏，可使调和，故曰太极。

黄柏属水，主滋肾水。苦以坚精。去皮，盐酒浸二日，炒褐色，为末，净三两六钱　知母属金，主清润肺金，苦以降火，佐黄柏为金水相生，去皮，酒浸一宿，炒干为末，净二两四钱　补骨脂属火，主收敛神明，能使心包之火与命门火相通，故元气坚固，骨髓充实，盖涩以去脱也。新瓦炒香为末，净二两八钱　胡桃仁属木，主润血气，凡血属阴，阴恶燥，故用油以润之，佐故纸有水火相生之妙。方书云：黄柏无知母，胡桃仁无故纸，犹草木之无叶也。去皮，待各药末成，研如泥，净三两二钱，和入众药内　砂仁属土，醒脾开胃，引众药下补丹田，香而能窜，和合五脏冲和之气，如天地以土为冲也。去壳，将五钱

用川椒一两同炒透，去椒不用，又用五钱不炒，共为细末，净一两

上五味，各制为末，如法和匀，炼蜜为丸，如梧桐子大。每服七十丸，用滚白汤，或酒随意送下，早晚各一服。服久效不可言，服至终身，成地仙矣。膏粱痰火人不宜用。

四灵丹二十三

好松脂透明者，一斤四两，以无灰好酒砂锅内桑柴火煮，数以竹杖搅稠黏，住火，以瓦瓶盛水，投纳结块，又复以酒煮之一日。如此九遍，煮三日，共计二十七遍，其脂莹然如玉，入口不苦涩为度，捣为细末，净用十二两。凡煮不宜酒少，少则易焦，酒耗大半即可　甘菊花家园，味甘者，野菊不用，去梗叶，为末，净用八两　白茯苓去皮筋，为末，净八两　柏子仁去壳净，炒去油，为末，净用八两　怀庆熟地黄取肥大沉水者，晒干称八两足，以清酒洗净，蒸半日，捣如泥

上为末与地黄和匀，炼蜜为丸，如梧桐子大。每服七十二丸，空心好酒送下。凡修合必择天医黄道吉日，勿令妇人鸡犬见，服药亦择吉日。此方出《摄生众妙方》内，云是荣阳王都宪所传。公在陕时，得之一总戎，年九十余，自幼服此方，精力倍加，胃气强健，饮食日增寿故弥长，秘而不传，公恳得之。如法修服，不间寒暑，亦获奇效。

滋肾丸二十四　平补气血，滋阴降火，少年气血素弱人服极效，女人亦宜。

川芎一两　当归身酒浸，烘干，二两　白芍药酒炒，二两　人参去芦，二两　怀熟地黄二两　甘草炙，一两　白术陈土炒，二两　白茯苓去皮，二两　黄柏去粗皮，童便浸炒，二两　知母去皮，蜜水拌炒，二两　甘州枸杞去梗，二两　牛膝去芦，酒洗，二两　赤白何首乌黑豆蒸七次，各四两

上为末，炼蜜为丸，如梧桐子大。每服九十丸，空心淡盐汤送下。

大补阴丸二十五　温补下元，滋阴降火，酒色人年五十以上，服之极效。

川黄柏去粗皮，净四两，一两盐酒浸炒，一两蜜水浸炒，一两童便浸炒，一两醋浸炒，俱炒褐色勿焦　知母去皮，四两，四制同黄柏　鹿角胶二两　鹿角霜四两　龟甲胶二两　龟甲霜四两　牛胆槐子净八两，腊月装入牛胆，至仲春取出听用　女贞实即冬青子，冬至日采，蜜水九蒸九晒，四两　虎胫骨一两，酥炙　熟地黄怀庆者，四两　山茱萸去核，二两　北五味子去梗，一两　锁阳一两　干姜炒透，三两　雄猪脊髓一条

上为末，炼蜜一斤，先将龟鹿胶化开，和为丸，如梧桐子大。每服九十丸，空心煨盐汤送下。一方有乌药叶四两。

加味琼玉膏二十六　补血益损，清金水以滋化源，老少虚损极效。

怀生地黄四斤　白术四两　白茯苓十五两　人参六两　天门冬去心，净半斤　麦门冬去心，净半斤　甘州枸杞子半斤净，去梗

上先以地黄酒洗净，用水四碗浸一昼夜，捣取自然汁，和蜜三之一，以参苓等药先为末，拌入蜜与地黄汁内，用瓶贮，与纸三十重，并箬包其口，用桑柴火蒸煮三昼夜取出，再换蜡纸包封十数重，沉井底一昼夜，取起，再如前煮半日。每日清晨食远白汤点服。清肺健脾，养血润燥。须以鸡犬不闻处制之，其蜜用生绢滤净，地黄勿犯铁。

山精丸二十七　健脾除热，去火消痰神效。

苍术二斤，茅山者，先用米泔水浸三日，用竹刀刮去粗皮，阴干　甘州枸杞一斤，去梗　桑椹紫熟者，一斗，取自然汁，去渣，将苍术浸入汁内令透，取出晒干，又浸又晒，如此者九次，用水臼捣为细末　地骨皮去木土，一斤

上并晒为末，与苍术末和匀，炼蜜为丸弹大。每服二丸，百沸汤下。按：此方强脾益肾，老少俱效。

还元丹二十八　养脾补肾最妙，老人尤宜常服，脾泄肾泄俱效。

山药姜汁炒　白茯苓去皮　小茴香　薏苡仁炒　莲肉去皮心　砂仁炒　神曲半斤　粉草半斤，二味共炒一时，不可焦

上为末，用黄牛胎犊一条，一斤以下者佳，熬膏，入糯米粉四两，和成硬糊样，为丸弹子大。每服大人二丸，小儿一丸，饥时饮汤嚼下。

按：此方脾肾要药，功效甚大，不能尽述。

玉拄杖二十九　一名一秤金。一名小接命。填精益肾，乌须黑发，延年益寿，方士以此为服食。

没石子五钱　沉香二钱　大茴香三钱　槐子三两　五加皮三两　枸杞子三两　补骨脂新瓦炒，三两　怀熟地黄三两

上药共一斤，胡桃肉一斤，白糖半斤，共为末，炼蜜一斤为丸，如弹大。每服二丸，空心盐汤化下。

按：此补肾为主，须发虽不即黑，而润泽不燥，尤为妙也。西北高燥，人宜常服。

二至丸三十　清上补下第一方，价廉而功极大，常服累有奇效。

冬至日取冬青子不拘多少，阴干，以蜜酒拌透，盒一昼夜，粗布袋擦去皮，晒干为末，新瓦瓶收贮。待夏至日取旱莲草数十斤，捣自然汁熬膏，和前药末为丸，如梧桐子大。每服百丸，临卧时酒送下。其功甚大，初服便能使老者无夜起之累，不旬日使膂力加倍，又能变白须发为黑，理腰膝，壮筋骨，强阴不走，酒色痰火人服，尤更奇效。

天门冬膏三十一　滋阴降火，清肺补肾，充旺元阳。昔有一王子单服此膏，连生三十二子，寿年百岁，行步轻健，耳目聪明如童子。

用天门冬拣去枯坏者十五斤，用温水润透，去皮心净，晒干，用净肉十斤捣碎，每斤用水五碗，共五十碗，入铜锅慢火煮干，三停之二，用布绞净，将渣再捣烂，用水三十碗，再熬约减大半，又以布绞净，去渣不用，将前后二汁和一处，文武火熬至滴水不散，似稀糊样取起，出火毒三日，以磁罐收贮封固。每日空心，上午、下午先挑膏半盏在碗内，以滚白汤调开服之。冬月用酒服。有痰用淡姜汤调服。大抵此膏最宜酒色过度之人，常服极好。上焦热有痰，食后多服一次。下焦热小便赤涩，空心多服一次。按：此方肺肾之药，清金补水果妙。

十珍膏三十二　补养血气，调理脾胃，清肺滋肾，寻常预服调补，及大病后调补要药。

人参去芦，八两　白术洁白者，佳，苍黑不用，净一斤　北五味子去梗，四两　川归身洗净，去头尾，烘干，净用八两　黄芪去芦梢，八两　天门冬去心，净八两　麦门冬去心，净八两　怀生地黄肥大沉水不枯者　怀熟地黄肥大沉水不枯者，各十两　甘州枸杞子去梗，八两

上药切片制净，入铜锅内用水浸高于药二寸，文武火熬至药面上无水，以新绞取清汁，另放。将渣入臼内捣如泥，下锅内，仍用水高二寸，再熬候药面上水干，又绞取清汁，将渣又捣又熬，如此三次，以渣无味为度，去渣不用。将前后三次药汁，再入锅内，文火熬如稀糊样，下炼蜜八两，再熬二三沸收起，隔宿必有清水浮上，亦宜去之。其膏放井水缸内，出火毒三日。每服半盏，滚白汤空心食远时调服，一日二次，极有奇效。

何首乌丸三十三　补益肾肝，聪耳明目，却病延寿第一药也。

何首乌赤白各半，不拘多少，用砂锅柳木甑蒸，下用红枣一层，中用黑豆一层，再安何首乌于豆上，又用黑豆一层，红枣一层盖之。慢火蒸半日，以豆极烂为度，将何首乌乘热捣

碎，晒干为细末，每药末一斤，用甘菊花去梗叶，另为末，二两和匀，以人参固本丸料熬膏和为丸，如梧桐子大。每服九十九丸，空心白汤送下。按此方每见合服，累有奇效，不能尽述。

经验何首乌丸。三十四 专治老人衰弱，血气不足，遗尿失禁，须发斑白，湿热相驳，腰背疼痛，齿酸脚软，行步艰难，眼目昏花，此药皆可治之。久服轻身延年耐久，添精补髓，益气强筋。修合务要精制，无不应效。

何首乌六两，用黑豆水浸煮七次，晒干，再煮又晒，如前七次 黄柏四两，一两酒炒，一两乳汁炒，一两童便炒，一两青盐水炒 松子仁去壳净，一半去油，一半不去油 柏子仁去壳 菟丝子酒煮烂，碾为末 肉苁蓉酒焙，干净 牛膝酒洗，去芦 天门冬去心，焙干 白术净不用油者，去梗 麦门冬去心，焙干 白茯苓去皮 小茴香酒炒 甘州枸杞子酒洗，炒干 当归酒洗，炒干 白芍药熟地黄酒洗，焙干 生地黄酒洗，焙干

已前十五味，每味二两。

人参去芦 黄芪蜜炙 二味各一两二钱。

上为细末，加核桃仁，去壳并仁上粗皮，研如泥，和炼蜜为丸，如梧桐子大。每服五十丸，空心酒米饮任下，半月半效，一月全效。

四制黄柏丸三十五 此药与前药相兼服。

用黄柏去粗皮一斤，四两酒炒，四两童便炒，四两乳汁炒，四两青盐水炒，共合为一处，每日用乳汁浸，晒干，复用乳浸晒无度，待臭味甚作无厌，至连称得二斤则内有干乳一斤矣，然后为细末，炼蜜为丸，如梧桐子大。每服五七十丸至百丸，空心酒下，或淡盐汤下。

长春丹三十六 补益肾肝，聪耳明目，却病延寿。

何首乌用水浸去粗皮，竹刀切片，赤白各二斤，黑豆拌蒸晒九次，为末，净二斤 仙茅竹刀刮去芦，

用粳米泔浸，去皮，黑豆拌蒸晒九次，净末二斤 白茯苓去皮，为末，水飞去筋，取沉底，晒干，用粳米铺底，放上蒸三次，研，净末一斤 茅山苍术米泔水浸，去粗皮，切片，老米拌蒸晒九次 牛膝去芦，酒浸一宿，同何首乌蒸三次，净末各一斤

上各为末和匀，炼蜜为丸，如梧桐子大。每服百丸，空心滚白汤下。忌牛肉、萝卜、葱蒜。

按：此方即仙茅丸。一云：加桑椹汁一斤拌苍术末，尤妙。中年以后服极效。

神仙长春广嗣丹又名保命延龄丹三十七

按：此方专治男子五劳七伤，颜貌衰朽，形体羸瘦，中年阳事不举，精神短少，未至五旬，须发先白，左瘫右痪，步履艰难，妇人下元虚冷，久不孕育，累经奇验。

人参去芦，一两 天门冬去心，一两 怀山药姜汁炒，二两 当归酒洗，一两 泽泻去毛，一两 怀生地黄二两 熟地黄二两 川巴戟去心，二两 川牛膝去芦，酒浸，晒干，二两 山茱萸去核，一两 菟丝子酒洗，去土，仍用酒蒸捣饼，晒干，四两 肉苁蓉酒洗，去心膜，晒干，三两 远志去芦，甘草汤泡，去心，三两 赤石膏另研，一两 白茯苓去皮，一两 川杜仲去粗皮，姜汁炒断丝，二两 甘州枸杞子去梗，三两 地骨皮去木，洗去土，净二两 车前子去土，一两 石菖蒲去毛，一十九节者为佳，铜刀切片，炒，一两 柏子仁去壳，炒，一两 广木香一两 川椒去目梗闭口者，炒出汗，净二两 覆盆子去梗，一两 北五味子去梗，一两

上药二十五味，合五五之数，共为末，炼蜜为丸，如梧桐子大。每服三十丸，空心上午下午各用温酒送下，日进三服，服药十日，小便杂色，是旧疾出也。又十日后，鼻头酸，言语雄壮，胸中疼痛，咳嗽吐脓，形色不衰，是肺病出也。一月后，腹中一应七情气滞，脾胃劳倦，沉寒痼冷，诸积皆退。百日后，容颜不

衰，须发变黑，齿落更生，老弱亦能康健，目视十里，力加百倍，行路不倦，寿算延长，却病多子。此系旧方所载，其言似张大靡实，不可尽信，然观其药味，固和平之剂也。附录。

延龄育子丸 三十八

治少年斫丧，中年无子，妇人血虚，不能孕育。此方一料，夫妇齐服，服尽即孕，累经奇验，信非虚言。

天门冬去心，五两　麦门冬去心，五两　怀生地黄　怀熟地黄肥大沉水者，各五两　人参去芦，五两　甘州枸杞子去梗　菟丝子洗净，酒蒸捣饼，晒干，五两　川巴戟去心，五两　川牛膝去芦，酒洗净，五两　白术陈土炒，五两　白茯苓去皮，牛乳浸晒，五两　白茯神去皮心，人乳浸晒，五两　鹿角胶真者，五两　鹿角霜五两　柏子仁炒去壳，净五两　山药姜汁炒，五两　山茱萸去核，净五两　肉苁蓉去内心膜，五两　莲蕊开者不用，净五两　沙苑蒺藜炒，五两　酸枣仁炒，净二两　北五味子去梗，二两　石斛去根，二两　远志去芦，甘草灯心汤泡，去心，净二两

上药二十四味，合二十四气，一百单八两，合一年气候之成数，为生生不息之妙。各制净为末，将鹿胶以酒化开，和炼蜜为丸，如梧桐子大。每服男人九十丸，妇人八十丸，空心滚白汤下。忌煎、炙、葱、蒜、萝卜。

按：此方南人服效。

秘传六神丸 三十九

固真育子，累有奇效。

生芡实大者，五十个，去壳　龙骨煅，五钱　莲蕊须未开者佳，渐采渐晒，勿令器，净用四两　山茱萸鲜红者，去核，净肉三两　覆盆子净二两　沙苑蒺藜炒，四两，要真者，假的五两

上先将蒺藜捣碎，水熬膏，滤去渣，其渣仍晒干，和众药为末，炼蜜和蒺藜膏为丸，如梧桐子大。每服九十丸，空心煨盐汤下。

按：此方北人服效，用者察之。

延龄育子龟鹿二仙胶 四十

此方试极效，专治男妇真元虚损，久不孕育，或多女少男，服此胶百日，即有孕生男，应验神速，并治男子酒色过度，消铄真阴，妇人七情伤损血气，诸虚百损，五劳七伤，并皆治之。

鹿角用新鲜麋鹿杀角，解的不用，马鹿角不用，去角脑梢骨二寸绝断，劈开，净用十斤　龟甲去弦，洗净，五斤，捣碎

上二味袋盛，放长流水内浸三日，用铅坛一只，如无铅坛，底下放铅一大片亦可，将角并板放入坛内，用水浸高三五寸，黄蜡三两封口，放大锅内桑柴火煮七昼夜，煮时坛内一日添热水一次，勿令沸起，锅内一日夜添水五次，候角酥取出，洗滤净去渣，其渣即鹿角霜，龟甲霜也。将清汁另放；外用人参十五两，枸杞子三十两，用铜锅以水三十六碗，熬至药面无水，以新布绞取清汁，将渣石臼水槌捣细，用水二十四碗又熬如前，又滤又捣又熬，如此三次，以渣无味为度，将前龟鹿汁并参杞汁和入锅内，文火熬至滴水成珠不散，乃成胶也。候至初十日起，日晒夜露至十七日，七日夜满，采日精月华之气，如本月阴雨缺几日，下月补晒如数，放阴凉处风干。每服初一钱五分，十日加五分，加至三钱止，空心酒化下，此方专主无子，全要精专，常服乃可。往往服药者，或日旬之间，药未入口，先汲汲于速效，虽秦越人之妙剂，当亦弗如是也。此不可不知。

秋石乳酥丸 四十一

补气养血，接真元，降阴火，生肾水，此以真补真之妙药也。

乳粉晒干，四两，晒法取人乳若干，即下铜锅内煎熬成膏，用大磁盆盛于烈日中晒之，盆下用水，乃未济之妙也。否则永晒不干　天门冬去心，四两　秋石半斤，炼法见前，同乳粉收秋露数晚，晒干听用　白茯苓一斤，去皮，为末，水淘去筋膜，沉底者，晒干，净半斤　麦门冬去心，四两　人参去芦，四两　怀生熟地黄各四两，酒洗，烘干不犯铁　甘州枸杞

子去梗，四两

上为末，炼蜜为丸，如梧桐子大。每服三十丸，空心滚汤送下，好酒亦可。按：此方男女血虚成痨者服效。

小接命丹四十二 治男妇气血衰弱，痰火上升，虚损困惫，饮食少进，并治左瘫右痪，中风不语，手足腰膝身体疼痛，动履不便极效。

用人乳二酒盏，香甜白者佳，好梨捣汁一酒盏，倾放铫或铜镟内，入汤锅顿滚，有黄沫起开青路为度。每日空心一服。能消痰，补虚，生血，乃以人补人，其效无加。其中风不语，半身不遂，曾照此方治好数人。

长春真人保命服食四十三 治诸虚百损，五痨七伤，四肢无力，手足顽麻，血气虚耗，面黄肌瘦，阳事不举，眩晕恶心，饮食少减。此方能补诸虚，添精益髓，滋润皮肤，充壮神气，身体轻健，开胃进食，返老还童，发白再黑齿落更生，颜貌如童，大有神效。

白茯苓去皮 天门冬去心 山药姜汁炒 怀熟地黄 何首乌忌铁，照前蒸晒九次 枸杞子甘州者，去梗，各净四两 干姜煨，二两 小茴香炒，一两 青盐少许 莲肉去皮心，半斤 麦门冬去心，四两 鹿角胶四两 鹿角霜四两 补骨脂四两，麻油一两炒 大核桃去壳并皮，半斤 没石子十个 旱莲草晒干，净末一斤 新粟米一升，为末，用牛乳二斤拌米粉煮作糊丸药

上为细末，以前米糊为丸，如弹大。每丸湿重五钱，干约三钱，每服一丸，滚白汤调化服，日二服。不拘在家在外，少者一服，老者二服，男女皆同。按：此方补虚养胃，虽三五日不食，亦不饥不渴。

补血顺气药酒方四十四 清肺滋肾，和五脏，通血脉。

天门冬去心 麦门冬去心，各四两 怀生熟地黄肥大沉水，枯朽不用，各半斤 人参去芦 白茯苓去皮 甘州枸杞子去梗，各二两 砂仁七钱 木香五钱 沉香三钱

上用瓦坛，盛无灰好酒三十斤，将药切片，以绢袋盛放坛内浸三日，文武火煮半时，以酒黑色为度。如热，去木香，减人参五钱。如下虚或寒，将韭子炒黄色为细末，空心用酒三五盏，每盏挑韭末一铜钱饮之。妇人下虚无子，久饮亦能生子。用核桃连皮过口。此药甚平和，治痨疾，补虚损，乌须发，久服貌如童子。忌黄白萝卜、葱、蒜，否则令人须发易白。

许真人神验椒丹四十五 专治五痨七伤，诸虚百损，并治诸虫积，暖下元，用真正川椒二斤半，拣去枝目，用釜一只覆于地上，四围用刀画记，去釜，用炭火烧红其地，用米醋泼地，将纸摊椒在上，以釜盖之。良久取出为末，用炼蜜一斤四两为丸，如梧桐子大。每服十五丸，空心酒下，半年加至二十丸，一年后加至二十五丸止。忌五辛葱蒜，余无所忌，其椒切勿用闭口者。

八仙早朝糕四十六 专补脾胃虚弱，膨闷泄泻，不思饮食，服之神效。

白术炒，四两 白茯苓去皮，二两 陈皮去白，二两 山药姜汁炒，四两 莲肉去皮心，四两 薏苡仁炒，四两 芡实去壳净，四两 人参去芦，二两 桔梗炒干，一两

上为末，白粳米五升半，糯米二升，共七升半，同粉共药和匀，用蜜三斤，如无蜜，砂糖四斤代之拌匀，如做糕法，入笼中画片，蒸熟焙干，瓦罐封贮。饥时取三五片食之。白汤漱口，小儿用，加山楂肉四两，麦芽面四两。去人参。

按：此方不拘男女大小皆可用，出外甚便。

养元辟谷丹四十七 安五脏，消百病，和

脾胃，补虚损，固元气，实精髓，能令瘦者肥，老者健，常服极效。

用黄犍牛肉不拘多少，去筋膜，切作棋子大片，用河水洗数遍令血味尽，仍用河水浸一宿，次日再洗一二遍，水清为度，用无灰好酒入瓦坛内重泥封固，用桑柴文武火煮一夜，取出焙干为末，如黄沙色者佳，焦黑无用。牛末一斤，加入后药二斤为则。

莲肉葱盐炒，去葱盐用　芡实粉去壳净　山药切片，用葱盐炒黄，去葱盐不用　粳米炒黄，净取粉五斤半　薏苡仁炒　白茯苓去皮，为末，水浮去筋，晒干用　白术洁白者，黄黑色不用，陈土炒黄，去土净　白扁豆姜汁炒，各半斤　人参去芦，四两　小茴香去枝梗炒，四两　干姜炒，四两　砂仁炒，二两　川椒去目去闭口者，一两　青盐四两　甘草炙，四两　乌梅肉二两，熬去渣半瓶

上药为末，与粉米同末和匀，外用小红枣五斤，陈年醇酒五斤，煮红枣极烂，去皮核捣膏，加炼蜜二斤半，共和为丸，如弹大。每次二丸，不拘冷热汤水嚼下，一日服三五次，永不饥。

按：此方实王道之妙用，平时预合，荒乱之时可以避难济饥。虽一两月不食，不损胃中元气，宝之宝之。如渴只饮冷水。

辟谷休粮方四十八　此方亦平和有理，但未经试。

大豆五升，淘净，去皮，蒸三次，为细末　大麻子五升，汤浸一宿，滤出，蒸三次，令口开，去皮，为末　糯米五升，淘净，共白茯苓一处蒸熟，晒干为末　白茯苓去皮，同糯米蒸熟，晒干为末

上将麻仁、米一处捣烂如泥，渐入豆黄末同和匀，团如拳大，再入甑蒸，从酉时上火，子末住火，寅时取出，辰至午晒干磨为末。服之以饱为度，不得吃一切物，用麻子汁下。第一顿一月不饥，第二顿四十日不饥，第三顿一千日不饥，第四顿永远不饥，颜色日增，气力倍加。如渴饮麻仁汁，转更不渴，且能滋润五脏。若欲吃食时，用葵子三合为末，煎汤放冷服之。解其药后，初间吃白米粥汤三日，一日四五次，每次少少饮之。三日后，诸般饮食无避忌。服此药不食时，大忌欲事，余外不忌，此神仙度世之大宝也。

医 便 卷 二

海阳张受孔 重订

王三才辑　海阳姚学颜

杭州徐志源　校正

春月诸症治例

《内经》曰：春三月，此谓发陈，天地俱生，万物以荣，夜卧早起，广步于庭，披发缓形，以使志生，生而勿杀，予而勿夺，赏而勿罚，此春气之应，养生之道也。逆之则伤肝，夏为寒变，奉长者少。大法：春月天气上升，人气亦上升应之。或春月诸症宜吐，发散升提，不宜降下通利。盖吐即古之宣剂，今人谓宣为泻者误也。春月肝胆木气用事，木旺则土亏，故脾胃土气受邪，宜抑肝补脾药为主，清肺养心药佐之。随症施治，全在活法。虚则补之。实则泻之。寒则温之，热则清之。高者抑之，下者举之。以平为期，余皆仿此。今将春月诸症，宜用方法，详陈于下，对症施药，权而用之。毋胶柱而鼓瑟，始可以言医矣。故曰：医者，易也。

芎芷藿苏散　四十九　治春初人事劳扰，饥饱失节，或解衣沐浴，触冒风寒，致成内伤外感，头疼发热，呕吐眩闷，膈胀痛，恶食，或鼻流清涕，咳嗽生痰，鼻塞声重，并宜服。一二剂即愈。仍忌腥荤三五日。

川芎一钱　白芷八分　细辛五分，去叶　干葛一钱　甘草三分，生　紫苏叶一钱　藿香八分，去土　半夏一钱，姜制　陈皮八分　苍术麸炒，一钱　枳壳去穰，七分　桔梗去芦，七分　淡豆豉八分，不用亦可

上用姜三片，葱白一根，水一盅半，煎八分，食后热服，有汗不用葱白。单内伤无外感，单外感无内伤，各有本条。头痛不止，加藁本八分。呕吐不止，加干姜炒，砂仁炒各七分。发热或潮热不退，加柴胡、黄芩各一钱。胸膈胀闷，加山楂、枳实各一钱。发而汗不出，热不退，加麻黄一钱半，葱白二根。咳嗽生痰，加杏仁、前胡、金沸花去梗各八分，南五味子五分

芎苏香葛散　五十　治春月感冒伤寒，及山岚瘴毒疠气，人感触之。头疼身痛，恶寒发热，人迎脉浮大者是。

紫苏叶去梗，一钱　香附炒　白茯苓去皮　干葛　藿香　半夏制　前胡去芦　陈皮　川芎各八分　白芷　防风去芦，各七分　甘草三分　苍术一钱五分　羌活一钱

上用姜三片，葱白连须二根，水二盅，煎一盅热服，厚被覆汗出为度，无汗再服。忌鸡、鱼、猪、羊肉。

九味羌活汤　五十一　解利春夏秋伤寒热病极稳。

羌活一钱　防风一钱　苍术一钱五分　川芎一钱　黄芩一钱　白芷一钱　甘草五分　细辛五分　生地黄一钱，不用亦效

上用姜三片，葱白一根，水二盅，煎一盅

热服，以汗为度，无汗再服。汗原多去苍术，加白术一钱。渴加石膏一钱。热甚加柴胡、山栀各一钱。胸膈胀闷，加枳壳、桔梗各七分。

六神通解散五十二　治春末夏初伤寒，并时行热病，发表甚捷。凡瘟疫初起，预用藿香正气煎一大锅，每人服一碗，以防未然。若已病，用前九味羌活汤并此服之，皆有奇效。

麻黄去根节，一钱　防风一钱半　黄芩　石膏细末　滑石细末，各二钱半　苍术四钱　甘草一钱

上用姜三片，葱白五寸，淡豆豉五十粒，水二大盅，煎一大盅热服。微汗周身即解。一云：南方春夏用防风，秋冬用麻黄，北方春夏依本方，秋冬倍麻黄。

芎芷香苏散五十三　治春月伤风，鼻塞声重，或流清涕，咳嗽痰壅气逆，人迎脉浮缓者是。

川芎　白芷　苏叶紫者，去梗　香附各一钱　陈皮　防风　羌活各八分　甘草五分

上用姜三片，葱白三寸，水一盅半，煎八分，食后热服。有痰加半夏一钱。咳嗽加杏仁、桑白皮各八分，五味子十粒。

加减藿香正气散五十四　治非时伤寒，头疼，憎寒壮热，痞闷呕吐，时行疫疠，山岚瘴疟，不服水土等症。

藿香一钱五分　白芷　川芎　紫苏叶　半夏　苍术各一钱　白术　白茯苓　陈皮　厚朴姜制，各八分　甘草三分

上用姜三片，枣一枚，水二盅，煎一盅，食远热服。

加减补中益气汤五十五　治饮食劳力，读书刻苦，勤政伤神，饥饱失时，症类疟状，发热头疼恶寒，身强体痛苦劳极，复感风寒，

则头疼如破，全似外感伤寒之症。误用发表之药，鲜不伤人。故东垣先生发内外伤辨，首用此方，取济甚众。盖内伤之脉，右手气口三倍大于左手人迎。东垣辨法甚详，兹不复赘。

人参一钱半，去芦　黄芪一钱半，蜜炙　白术一钱　当归一钱，酒洗　甘草炙，七分　陈皮八分　升麻五分　柴胡五分　加半夏一钱二分　黄柏八分　茯神　枣仁　贝母　甘枸杞各一钱二分

按：此方用升麻，柴胡，能升提阳气下陷。盖柴胡能使胃中之清气左旋而上达，升麻能使胃中之清气右旋而上升。有此妙用，人多不考。

上用姜三片，枣一枚，水二盅，煎八分，食远服。或加黄柏五分，以救肾水而泻胃中伏火，尤妙。如身大热，只一服，气和微汗而愈。夏月神短，加麦门冬、五味子。口干，加葛根。身刺痛乃少血，加当归。头痛，加川芎、蔓荆子。头顶痛，加藁本、细辛。诸头痛，并用此四味。有痰，加半夏、生姜。咳嗽，春加川芎、佛耳草。夏加黄芩、麦门冬、五味子。秋加黄芩、麻黄、金沸草。冬加款冬花、马兜铃。久嗽乃肺中伏火，去参芪。饮食不下，乃胃中有寒或气滞，春加青皮、陈皮、木香。冬加益志仁、草豆蔻仁。夏加芩、连。秋加槟榔、砂仁。心下痞，加枳实、黄连、白芍药。腹胀，加枳实、木香、砂仁、厚朴。天寒加姜桂。腹痛，加白芍药、炙甘草。有寒加桂心。夏月加黄芩、甘草、芍药。冬加半夏、益志仁、草豆蔻。胁痛，加砂仁、柴胡、甘草、白芍药。如脐下痛，加熟地黄，不止乃是寒，加官桂。脚软，加黄柏、防己。

附子理中汤五十六　治房劳内伤，寒邪中阴，面青腹痛，六脉沉微，无头疼，无大热者，宜用。若阳厥并阳证似阴，误服必致夭人。慎之慎之。

人参去芦，二钱半　白术土炒，二钱　甘草炙，一钱　干姜泡，二钱　附子生，二钱

倍甘草，去参术名四逆汤。加川芎、鹿茸各一钱半，名三建汤。若在疑似，只以灸法并热盐熨甚稳。

上用水一盅半，姜五片，煎七分，温服。

饮食内伤，亦头疼发热，胸膈呕吐，俗呼夹食伤寒，两寸脉弦紧，右关脉洪大，关沉濡者是，此当分治，不可混一。盖饮者水也，伤无形之气。食者物也，伤有形之血。

生姜五苓汤 五十七　治大饮冷水伤脾，过饮酒而伤气。

生姜　猪苓　泽泻　白术　白茯苓　半夏　枳实各一钱　甘草三分

上用水一盅半，煎七分温服，取小汗。此治伤饮之轻者。若重而水蓄积为胀满者，本方去甘草，加大戟长流水煮三次，去皮晒干，七分，芫花醋浸炒干，甘遂面包煨，去面，去心，各八分，黑牵牛研末二钱，槟榔一钱。用水二盅煎一盅，空心服，利水尽即愈。

半夏神曲汤 五十八　治过食寒冷硬物及生瓜果，致伤太阴厥阴，或呕吐，痞闷，肠澼，或腹痛恶食，此治伤之轻者。

陈皮一钱　白术一钱五分　半夏一钱二分　干姜炒，八分　神曲炒，一钱　三棱醋炒　莪术醋炒　白茯苓去皮　山楂去核　枳实炒，各一钱　砂仁七分，炒　麦芽炒，八分

上用姜三片，煎热服不拘时。

神保丸 五十九　消一切生冷积滞，此治伤之重者。

全蝎干者，十个　木香二钱五分　胡椒二钱　巴豆用十九粒，去壳皮心膜油

上三味为末，入巴豆霜和匀，炊饼为丸，如麻子大，朱砂为衣，每服五十丸，随症调饮冷下。

按：此丸北人甚效，南人斟酌用之。小儿二丸。

按：《太平圣惠方》载本方巴豆霜用十粒，每服只五丸，因此方甚烈，故考正之。

枳实青皮汤 六十　治食热物过伤太阴厥阴，呕吐，鼓胀下痢。

白术一钱半　枳实　青皮　陈皮　黄连姜汁炒　麦芽　山楂肉　神曲炒，各一钱　甘草三分　酒大黄一钱七分

上用水二盅，煎一浅盅温服。此伤之轻者，伤重用后方。

万病遇仙丹 六十一　治湿热内伤血分之重者。

黑牵牛一斤，半生半炒，取头末，五两　大黄酒浸，晒干　三棱　莪术　猪牙皂角去弦子　茵陈　枳壳去穰　槟榔各四两，俱生　木香一两

上为细末，用大皂角打碎去子，煎浓汤去渣，煮面糊为丸，如绿豆大。每服实而新起二钱，虚而久者一钱，白汤送下。小儿各减半。食积所伤，本物煎汤下。大便不通，麻仁汤下。小便不通，灯心木通汤下。随病轻重，加减调引。

加味小青龙汤 六十二　治春初寒邪，伤肺咳嗽。

干姜炒黑　细辛　麻黄　桂枝　甘草各五分　白芍药　五味子各一钱　半夏姜制，一钱五分　枳壳　桔梗各五分　白茯苓　陈皮各八分

上用姜三片水煎，食少时稍热服。

升麻葛根汤 六十三　治大人小儿时气瘟疫，发热头疼，及疮疹已发未发疑似之间，并宜服之，极稳。

升麻　葛根　白芍药各一钱半　甘草一钱

上用姜三片，葱白三寸，水一盅半，煎七分食远服，头疼加川芎、白芷各一钱。身痛背强，加羌活、防风各一钱。发热不退，春加柴

517

胡、黄芩各一钱五分，防风一钱。夏加黄芩一钱五分，石膏二钱五分。咽痛，加玄参、桔梗各一钱。头项面肿，加防风、荆芥、连翘、白芷各一钱半，石膏三钱，牛旁子、川芎各一钱。小儿麻疹，加防风、连翘各一钱。痘疹未发依本方。已发属热，加连翘、紫草各一钱。大人遍身瘾疹，加防风、苍术各一钱半，牛旁子、苍耳子、浮萍草各一钱。

防风通圣散六十四 通治诸风，湿热疮毒，时行热病。

防风　川芎　当归　白芍药　连翘　薄荷各一钱　荆芥穗　白术　山栀各七分　黄芩　桔梗各一钱半　石膏一钱　滑石三钱　甘草五分

上用姜三片，水二盅，煎一盅，食远服。此方内大黄、芒硝、麻黄，对症渐加。风热内甚欲下，加大黄三钱，芒硝二钱。风湿热在表欲汗，加麻黄二钱，葱白三根。自利体寒，去硝、黄，自汗去麻黄，加桂枝春夏八分，秋冬一钱。常用依本方。

加味治中汤六十五 治春月肝木乘脾，腹痛久泻不止。

人参一钱半　白术陈土炒，二钱半　白芍药醋炒，一钱五分　甘草炙，一钱　青皮去穰，麸炒，七分　陈皮去白，一钱　干姜炒黑，一钱　苍术麸炒，一钱半　升麻五分　柴胡五分　防风五分　白茯苓一钱　久泻虚寒，加熟附一钱。

上用姜三片，加大枣二枚，水二盅，煎一盅，食前服。

人参败毒散六十六 治感冒非时伤寒，头疼身热拘急，憎寒壮热，及时行瘟疫热毒。

人参一钱　羌活一钱半　独活一钱　柴胡一钱二分　前胡一钱　葛根一钱　甘草五分　桔梗　枳壳　茯苓各八分　川芎　苍术各一钱

劳役得病，倍用人参，加白术、当归、白芍药，去独活、前胡。饥馑兵乱之余，饮食不

节，起居不常，致患时行瘟热病，沿门阖境，传染相似，宜此方加白术、黄芪生，倍人参，去前胡、独活，甚效。若多服未效而有寒热往来者，必用小柴胡汤，不拘服数，并无过失。又有一种虾蟆瘟病，使人痰涎风壅，烦热头疼，身痛呕逆，或饮食起居如常，但咳声不响，续续相连，俨如蛙鸣，故俗号曰虾蟆瘟也。嘉靖己未五六七月间，江南淮北，在处患动数百里皆同，甚至赤眼口疮，大小腮肿，喉闭风壅，喷嚏涕嗽稠黏，并用此方，去茯苓、桔梗、独活，加青皮、陈皮、白术、藿香。但以荆芥为引，不用生姜、薄荷，一二服即愈。

治时行热病单方附前

歌曰：人间治疫有仙方，一两僵蚕二大黄。姜汁为丸如弹大。井花调服便清凉。

治瘟疫不相传染方六十七

赤小豆不拘多少，以新布囊盛放井中，浸二日取出，举家各服二十一粒，不染，试效。

凡入瘟疫之家，以麻油调雄黄末涂鼻孔中，或预饮雄黄烧酒一二杯，然后入病家，则不相传染。既出则以纸捻探鼻，深入令喷嚏为佳。

神术散六十八 治闽广山岚瘴气，不伏水土等症。

厚朴一钱半　苍术二钱半　陈皮一钱半　甘草一钱　石菖蒲一钱　藿香一钱半

上用姜三片，枣一枚煎服。

一方用香附一钱半，代菖蒲，名神术散。气散尤妙。

紫金锭即万病解毒丸六十九 治山岚瘴气，并岭南两广蛊毒，名从宦于此，才觉意思不快，即服一锭，或吐或痢，随手便瘥。又误中一切毒物，若牛马六畜中毒，亦以此药解之。

山慈菇此味与老鸦蒜相似，但蒜无毛，而此上

有毛包，宜辨真。去皮焙干，净末二两　千金子一名续随子。去壳，研去油，二两　红芽大戟一名紫大戟，江南者佳，形如甘草而坚不可用。绵大戟，焙干净末，一两半　麝香三钱，另研

一方有雄黄五钱，无亦效。

上为末，以糯米打糊和匀，捣千余下，一方印作四十锭，每服半锭，水磨服。一切肿毒，磨涂患处。须择冬至、端阳、七夕、重阳日、天月二德、天医日，洒扫净室，焚香至诚修合，无不灵验。

发散伤寒单方七十

凡遇伤寒，仓卒无药，不问阴阳二证，只用生姜一两，葱白十茎，好酒二大盅，煎一大盅，去渣热服。被盖周身汗透即解，勿令汗太过。忌大荤五七日。春秋依此本方，夏月姜葱减半，冬月倍用，若加黑豆二合炒。同姜葱煎服，冬月尤妙。

发散伤风单方附前

用紫苏叶二钱半，核桃五个打碎，姜三片，葱白二根，水二盅，煎一盅热服，微汗即解，夏月不用葱。

按：此二方极效，出路荒僻无医之处甚便。

夏月诸症治例

《内经》曰：夏三月，此谓蕃秀，天地气交，万物华实，夜卧早起，无厌于日，使志无怒，使华英成秀，使气得泄，若所爱在外，此夏气之应，养长之道也。逆之则伤心，秋为痎疟，奉收者少，冬至重病。大抵夏三月天气蕃育，阳气发越于外，阴气伏藏于内，是故夏月诸症宜补阴养阳。盖脾胃喜温而恶寒，食忌瓜果水水，药禁纯用寒凉。先哲每于诸凉药中必加炮姜，正此意也。盖夏月心小肠火用事，肺大肠金受伤，孙真人制生脉散，于夏月救天暑之伤庚金，金清则水得以滋其化源，其旨微矣。

东垣推广其意，制清暑益气汤，专以胃气为本，盖土旺而金自荣，不为火所制，脾胃旺自能健运，荣养百骸，暑湿之邪，自不能干矣。今将夏月合用诸方，详陈于左，对症活用，无执一也。

夏初春末，头疼脚软。食少体热，精神困惫，名曰注夏，病属阴虚，元气不足，宜用此方治之。七十一

黄芪　人参各一钱　白术一钱半　甘草炙五分　陈皮　当归　白芍药　黄柏各八分　麦门冬一钱　五味子九粒

上用水一盅半，姜一片，枣一枚，煎服，有痰加半夏。

生脉散七十二　止渴生津，救天暑之伤庚金，夏至后宜常服之。

人参一钱半　麦门冬二钱　五味子一钱

上用白水煎服。

益原散七十三　治暑月身热，小便不利。此药性凉，除胃脘积热，又淡能渗湿，故利小便而散湿热也。

桂府滑石六两，飞　甘草一两，另研

上各为末和匀，每服三五钱，新汲水调下。

夏月身热汗出恶寒而渴者，名曰中暍。此方主之。

人参白虎汤七十四

石膏四钱　知母二钱　粳米三钱　人参一钱半　甘草一钱

上用水一盅半煎服。

夏月发热恶寒，身重疼痛，小便涩，洒然毛耸，手足逆冷，小有劳身即热，口开，前板齿燥，脉弦细虚迟，此表里中暍也。用补中益气汤，加香薷、扁豆，有热加黄芩、黄连。方见春类。

黄连香薷饮七十五　治伤暑腹痛，自汗恶心，或吐或泻身热。

香薷二钱　厚朴　白扁豆炒　黄连各一钱　甘草炙，五分

上用水二盅，煎一盅，放冷徐徐服。挟痰加半夏、南星各一钱　若虚加人参、黄芪各一钱

清暑益气汤七十六　治长夏湿热蒸人，人感之则四肢困倦，精神减少，懒于动作，胸满气促，肢节疼痛，或气高而喘，身热而烦，心下膨闷，小便黄而数，大便溏而频，或痢或渴，不思饮食，自汗体虚。

黄芪　苍术麸炒　升麻　人参　白术各一钱　神曲　陈皮　泽泻　麦门冬各五分　甘草炙　黄柏酒炒　当归各四分　五味子十粒　葛根二分　青皮麸炒，二分

上用姜二片，枣一枚，水二盅，煎一盅，食远服。

六和汤七十七　治心脾不调，气不升降，霍乱转筋，呕吐泄泻，寒热交作，痰喘咳嗽，胸膈痞满，头目昏痛，肢体浮肿，嗜卧倦怠，小便赤涩，并伤寒阴阳不分，冒暑伏热烦闷，或成痢疾，中酒烦渴畏食，并妇人胎产呕吐。

砂仁七分　半夏一钱　杏仁　人参　赤茯苓　厚朴　白扁豆　藿香叶各八分　白术一钱　木瓜　苍术各五分　甘草三分

上用姜三片，枣一枚，水二盅，煎一盅，食远服。

附：霍乱吐泻，始因饮冷，或冒寒，或大饥，或大怒，或乘舟车马，伤动胃气而致。若心痛则先吐，腹痛则先痢，心腹齐痛，吐痢并作，名曰霍乱。其症头旋眼晕，手足转筋，四肢逆冷，用药稍迟，须臾不救。若误饮食立死。治宜温药解散，腹痛面青不渴为寒，腹痛燥渴面赤为热。急无药时，热用盐打井花水多饮。寒用吴茱萸、木瓜、食盐各五钱，同炒焦，先煎水三碗令百沸，入药同煎至二碗，随饮药入

即苏。定后服前六和汤，寒加干姜，热加黄连各一钱

附：湿之一证，有自外入者，有自内得者。阴雨湿地，皆从外入，宜汗散，久则疏通渗泄之。过食生冷湿面潼酪，或饮酒，其症肿满，皆自内而出也，宜实中宫，淡味渗泄，利小便为最。若湿肿脚气，亦当汗散。

加味胃苓半夏汤七十八　治诸湿，随症加减用。

陈皮八分　白术　半夏　茯苓各一钱　酒芩羌活各八分　苍术一钱半　甘草四分

上用姜三片水煎服。湿在上，倍苍术。湿在下，加升麻八分。内湿，加猪苓、泽泻各一钱，桂少许。中焦湿与痛，有实热者，加黄连、木通各一钱。肥白人因湿沉困怠惰，是气虚，加人参、黄芪各一钱，倍白术。黑瘦人沉困怠惰，是湿热，加白术、黄芩、酒炒白芍药各一钱。

山精丸七十九　健脾去湿，息火消痰养血。方见滋补类。

附：薏苡仁粥方见养老类

附：泄泻有五，不可例治。泻水，腹不痛者，湿也。饮食入胃不停，完谷不化者，气虚也。腹痛水泻肠鸣，痛一阵泻一阵，火也。或泻或止，或多或少者，痰也。腹痛甚而泻，泻后痛减者，食积也。当随症加减而分治之。

加味胃苓汤八十　治诸泻依后加减用。

陈皮炒，一钱　黄芩　泽泻各一钱　白术土炒，一钱半　白芍药酒炒，一钱半　苍术米泔浸，去皮，切片，日晒干，盐水炒，一钱半　猪苓八分　赤茯苓八分　桂二分　黄连姜汁炒，八分　半夏姜汁炒，一钱二分　甘草五分

上用水二盅，姜三片，灯心一分，煎八分，空心温服。泄泻注下如水，本方加苍术、车前子，倍加白术，为末，空心米汤调下，煎服亦可。湿热甚，肛门如热汤者，本方去桂、加滑

石末二钱，倍黄芩一钱，山栀炒一钱，木通八分。腹中痛，下泄清冷，喜热手烫熨，口不燥渴者，乃寒泻也。三倍桂，加肉豆蔻面包煨，一钱。病甚者，加丁香、制附子各八分，作丸服。如久泻谷道不合或脱肛，此元气下陷，及大肠不行收令故也。用白术、芍药、神曲俱炒、陈皮不去白、肉豆蔻煨、诃子肉、乌梅、五倍子各等份，为丸，以四君子加防风、升麻，煎汤送下。此法试效。如食积时常腹痛泻积，先以木香槟榔丸，或枳实导滞丸，推逐之。然后以四苓加厚朴、苍术、神曲、麦芽，作丸服，以安胃气。二方见《袖珍方》内。五苓去桂，名四苓。如泻水腹不痛者，属气虚，四君子倍白术，加黄芪、升麻、柴胡、防风，补而提之。

泄泻日夜无度，诸药不效者，用针砂、地龙、猪苓各等份，为末，生葱捣汁，调方寸匕贴脐心，小便长泻即止。

大人小儿吐泻日久垂死，灸天枢二穴、在脐两傍，各开二寸。气海一穴、在脐下一寸半。中脘穴在脐上四寸半。

加味香砂枳术丸八十一　治饮食所伤，脾胃不和，欲作泻痢，并七情所伤，痞闷呕吐，不思饮食，泻痢后，理脾胃，去余滞。此药一运一动，一补一消，活法用之，极有奇效。

白术土炒，二两　黑枳实麸炒，一两　半夏曲真者，一两五钱　陈皮去白，一两　砂仁炒，七钱半　香附醋浸，晒干，炒，一两　麦芽面炒，一两　木香不见火，五钱　黄连姜汁炒，春五钱，夏一两　神曲炒，一两　有痰加竹沥半碗，姜汁二盏。

上为末，薄荷煎汤，打老米糊为丸，如梧桐子大。每服七八十丸，食远白汤送下。

参苓白术丸八十二　泻痢后，调理脾胃，极稳累效。

人参一两五钱，去芦　白术土炒，一两　白茯苓去皮，两半　甘草炙，一两　山药姜汁炒，一两

半　砂仁炒，一两　薏苡仁炒，二两　桔梗去芦，炒，一两　莲肉去皮心，一两半

若痢后虚弱，用石连肉、黄连，用吴茱萸同浸半日，连汁炒干，去萸一两。余外脾胃虚弱，调补只照本方。

上为末，晚米糊一半，蜜一半，和为丸，如梧桐子大。每服七八十丸，食远白汤送下。

治老少脾泄久不愈神方附

用冬米造饭锅巴净末四两，莲肉去心净末四两，享糖末四两，共和匀，每服三五匙，食远白汤调下，一日三次，邹太湖先生传。

养脾进食丸八十三　治泻痢后，脾胃虚弱，饮食减少。

人参　白术土炒　白茯苓各三两　甘草一两半　陈皮　半夏曲　厚朴姜汁炒，各二两　苍术麸炒，三两　砂仁炒，一两半　神曲炒　麦芽炒，各二两半　木香五钱

上为细末，神曲、麦芽、面打糊为丸，如梧桐子大。每服五十丸，食远白汤送下。

疟症，春夏因饮食劳倦而得，秋冬因伤暑而成，然无痰不能作。属三阳宜汗宜吐，属三阴宜下宜温，宜分治之。附

柴苓平胃汤八十四　治疟初起，热多寒少，宜此方分利。

柴胡一钱半　黄芩　苍术　半夏各一钱　甘草三分　白术一钱半　白茯苓　陈皮　厚朴　人参　猪苓　泽泻各八分　桂枝五分

清脾饮八十五　服前方一二服不止，再用此方。

白术一钱半　厚朴八分　白茯苓　半夏各一钱　甘草四分　柴胡一钱半　黄芩一钱二分　青皮　草果　槟榔各七分

上用姜三片，枣一枚，水一盏半，煎八分，

空心服，渣再并将发时服。若大渴加知母、麦门冬各一钱。若不止加常山酒炒一钱半，乌梅二个。空心五更服即止。如不止再用后方。

常山饮附 截疟神方。

常山烧酒炒，二钱 槟榔一钱 草果一钱 乌梅二个 知母一钱 贝母一钱半

上用姜三片，枣一枚，水八分，酒七分，煎八分，露一宿，五更日未出时，面东空心服，渣用酒浸煎，待将发时先服，立效。盖人多畏常山为吐药而不轻用，殊不知疟因痰作，常山吐去其痰而疟即止，疟止以后方调补。

加味补中益气汤八十六 疟后调理脾胃，并治余热。

即前补中益气汤，倍柴胡，一钱，加半夏、黄芩、白芍药各八两。姜枣煎服。方见春类。

露姜饮附 治脾胃聚痰发为疟，寒多热少。

用生姜四两，和皮带水捣汁一碗，夜露至晓，空心冷服立止。

咒由科八十七 治疟法，不问久新疟疾，一次即愈。

用桃、杏、枣、梨，随用一样，单梨亦好。咒曰：吾从东南来，路逢一池水，水里一条龙，九头十八尾，问伊食甚的，只食疟疾鬼。先念一遍吹果上，念七遍，吹果上七次。令患人于发日五更鸡犬不闻时，面东而立，将果食之。于净室中安卧。忌食瓜果荤腥热物。此法十治可好八九。

按：此法，虽不合现代科学。惟闻越城名医何廉臣先生常用医病，足见古法必无不合

附：痢因热积气滞而成，又夏月过伤生冷，以致秋来发痢。先贤谓行血则便脓自愈，调气则后重自除，此要法也。

枳壳大黄汤八十八 痢初一二日，元气未虚，用此方下之。

枳壳一钱半 槟榔一钱 厚朴一钱 大黄壮实五七钱，虚人三四钱

上用水一盅半，先煎三味至一盅，下大黄再煎二三沸，热服得快利为妙。

止痢极效方八十九 既下之后，即以此方止之。

当归 赤芍药 怀生地黄各七分 黄连一钱 甘草三分 酸石榴皮八分 粟壳蜜炒，八分 地榆八分

上用水一盅半，煎七分，食前服，一服即止。

二妙香连丸九十 治赤白痢立效。

木香一两 黄连四两，吴茱萸二两，同浸一夜，炒干去茱萸不用

上二味为末，粟米糊为丸，如梧桐子大。每服七十丸，食远白汤下。初起宜推荡。本方加大黄二两，槟榔一两，以行之。再以本方加肉豆蔻鸡蛋清炒一两五钱，以止之。此谓二妙也。

万氏方治痢十法：附 凡下痢恶寒发热，身头俱痛，此谓表证，宜微汗和解，用苍术、川芎、陈皮、芍药、甘草、生姜三片煎。其或腹痛后重，小便短，此为里证，宜和中疏气，用炒枳壳、制厚朴、芍药、陈皮、甘草、滑石、煎。其或下坠异常，积中有紫黑血而又痛甚，此为死血证。法当用擂细桃仁、滑石行之。或口渴及大便口燥辣，是名挟热，加黄芩。或口不渴，身不热，喜热手熨，是名挟寒。加姜、桂。其或下坠在血泄之后，此气滞证。宜于前药加槟榔一枚。其或在下则缠住，在上则呕食，此为毒积未化，胃气未平，当认其寒则温之，热则清之。虚则用参术补之。毒解积下，食自进，其或力倦，自觉气少懒食，此为挟虚证，宜加白术、当归身尾，甚者加人参。又十分重

者，止用此一条，加陈皮补之。虚回而痢自止。其或气行血和积少，但虚坐努簀，此为无血证。倍用当归身尾，却以生芍药、生地黄，而以桃仁佐之，复以陈皮和之，血生自安。其或缠坠退减十之七八，秽积已尽，糟粕未实，当用炒芍药、炒白术、炙甘草、陈皮、茯苓，煎汤，下固肠丸三十粒。然固肠丸性燥，恐尚有滞气未尽行者，但当单饮此汤，固肠丸未宜遽用。盖固肠丸有去湿实肠之功。其或痢后糟粕未实，或食粥稍多，或饥甚方食，腹中作痛，切不可惊恐，当以白术、陈皮各半，煎汤和之自安。其或久痢后，体虚气弱，滑下不止，又当以药涩之。可用诃子、肉豆蔻、白矾、半夏，甚者添牡蛎，可择而用。然须以陈皮为佐，恐大涩亦能作痛。又甚者，灸天枢、气海。上前方用厚朴，专泻滞凝之气，然厚朴性大温而散，久服大能虚人，滞气稍行即去之。余滞未尽，则用炒枳壳、陈皮，然枳壳亦能耗气，比之厚朴稍缓，比陈皮稍重，滞气稍退，亦当去之。只用陈皮，以和众药。然陈皮去白，有补泻之兼，若为参术之佐，亦纯作补药用。凡痢疾腹痛，必以白芍药、甘草为君，当归、白术为佐，恶寒痛者加桂，恶热痛者加黄芩。达者更能参以岁气时令用药，万举万全，岂在乎执方而已哉。

附：火证有虚实轻重，轻者可降，重则从其性而折之。实火宜泻，虚火宜补。阴虚火动难治，宜滋阴降火。

升阳散火汤九十一　治男妇四肢发热，筋骨间热，表热如火，燎于肌肤，扪之烙手。此病多因血虚而得，或脾胃过食冷物，郁遏阳气于脾土之中，并治，此火郁则发之义也。

升麻五分　葛根　羌活　独活各七分　白芍药一钱　人参去芦　黄芪生用，各八分　甘草四分，半生半炙　柴胡七分　防风五分

上用姜枣水煎温服。

忌生冷寒物，此虚火宜补宜散。

黄连解毒汤九十二　治实火燥乱，烦渴，蓄热内甚。

黄连　黄芩　黄柏　栀子各等份

上用水煎服，加大黄名栀子金花丸。亦治实热火，此实火宜泻。

滋阴降火汤附　治阴虚火动，起于九泉，此补阴之妙剂也。

当归一钱　川芎五分　白芍药薄荷汁炒　黄芩七分　生地黄姜汁炒　黄柏蜜水炒　知母酒炒，各八分　柴胡七分　熟地黄八分　麦门冬八分

上用姜一片，枣一枚，水煎服，别以附子为末，唾津调贴涌泉穴。气虚，加人参、黄芪各八分。咳嗽，加阿胶、杏仁各七分，五味子三分。咯唾衄血，加牡丹皮八分，藕节自然汁三匙，犀角末五分。此与前补阴散大同小异，详轻重参用。玄明粉、秋石，皆降火甚速，宜频用之。童便亦好，方并见前。

痰证属湿，乃津液所化，因风寒湿热之感，或七情饮食所伤，以致气逆液浊，变为痰饮。故曰痰因火动，降火为先，火因气逆，顺气为要。以加味二陈汤主之。九十三

橘红去白，一钱　半夏制　贝母各一钱半　白茯苓去皮，一钱　甘草三分　枳实炒，一钱　天花粉七分　黄芩酒炒，一钱　白术一钱二分　防风去芦　连翘各五分　香附童便炒，一钱　槟榔六分

上用姜三片，水二盏，煎一盏，食远服。

半夏汤附　消痞化痰甚捷。

半夏姜汁拌透，晒干　陈皮盐水微浸，去白　白茯苓各二钱　桔梗去苗，炒　枳实炒，各一钱

上用姜三片，水煎，食远服，或丸亦可。

滚痰丸九十四　治一切宿滞，及风热之痰。

大黄锦纹者，八两，酒蒸九次　黄芩酒浸，连酒炒干，八两　沉香不见火，五钱　朱砂天葵草伏过，一两，另研　青礞石一两半，用焰硝一两半，

523

用火煨如金色，去硝

上为细末，面糊为丸，如绿豆大，朱砂为衣。每服五十丸，食后白汤或茶下。

清心化痰丸附　养心消痰，降火极效。

南星一斤，为末，用腊月牛胆五个，装入胆内，至春取出，净用十五两　半夏汤泡七次，姜汁浸透，晒干，十两　真玄明粉四两，用腊雪水制的　石膏一斤，用甘草四两同煮一日，去甘草，晒干，十五两　白芷四两　米朱砂用天葵草伏，三两，另研

上为末，姜汁糊丸，如绿豆大，砂朱为衣。每服八九十丸，食后白汤送下。

清肺化痰丸　一名祛痰丸，清痰降火甚速，酒客尤宜。九十五

旋覆花去梗叶，净末，一两　南星五钱，姜制半夏五钱，姜制

上先以南星，半夏二味水浸，夏二日，秋三日，冬五日，取出晒干，共为细末，九月采半黄瓜蒌六枚，淡竹沥一杯匀和，三味共入石臼捣极烂为薄饼，先用黄蒿铺匣内二寸厚，将饼安于蒿上，仍用蒿覆地下，咯薄三七日，取出晒干，此瓜蒌曲。石臼捣为细末，与后开药合用。

白术炒　白茯苓去皮，各一两　黄芩酒炒黄连姜汁炒　香附童便浸炒　甘草节半生半炙，各五钱　枳实麸炒，五钱　晋矾　五倍各一钱　陈皮盐水浸，一半去白，一半不去白，一两

上为末，与前瓜蒌面末和匀，用淡生姜汁打糊为丸，如梧桐子大。每服四五十丸，早晚各进一服，白汤下。上此方出医家，必用古今痰方，见效捷者无有于此，服久且能健脾胃，试有奇验。痰火为害危极者，擂烂从鼻灌之，无不愈者。

眩晕之症，因虚痰火炎上故也。宜清阳除眩汤主之。附

旋覆花　天麻各八分　半夏制　陈皮　白术白茯苓各一钱　槟榔八分　人参六分　甘草四分

上用姜三片，水煎食远服。

呕吐反胃，皆属胃虚，气逆膈上，有痰，亦有寒有热，宜大半夏汤随寒热加减主之。九十六

陈皮去白，一钱半　茯苓去皮，一钱半　半夏姜汁制，二钱半

上用水煎，临服入生姜自然汁半盏和服，属热加芩、连各一钱半。属寒加生姜十片同煎，服时仍入姜汁半盏。属胃虚加参、术各一钱半，服时亦要用姜汁。

附：反胃膈食之症属气虚，右脉缓而无力者是，宜人参、白术、茯苓、甘草炒。属血虚，左脉数而无力滞涩者是，抚芎七分、白芍药一钱半，当归一钱，熟地黄钱半，红花三分。气血俱虚，口中多出沫者是，并用前八味，属痰脉多滑数，寸关脉沉，或伏而大者是，宜陈皮去白一钱半，半夏二钱姜制，茯苓一钱半，甘草五分。属热六脉洪数有力者是，宜黄芩、黄连、黄柏、栀子各等份。寒六脉沉微而迟者是，宜人参、白术、干姜各一钱，甘草减半，加白豆蔻仁、丁香、沉香各七分，并用童便、韭汁、牛羊乳、竹沥、姜汁，共半盏，入前药半盏和匀服，一日服一次。此法虽缓，不犯狠燥，若能清心寡欲，内观自养，服久必获奇效。

黄疸症，专属湿热，盒面相似，宜茵陈五苓散主之。九十七

茵陈三钱　白术　赤茯苓各一钱半　猪苓一钱　桂二分　泽泻一钱　苍术　山栀　滑石各一钱二分　甘草炙，五分

上用水煎，入灯心一握，食远服。

秘传枣矾丸附　治黄胖累有奇效。附

红枣一斤，去核　鸡肫皮四个，焙干为末　皂矾一两　酽醋一碗

上为末，醋煮飞罗面为丸，如绿豆大。每服五十丸，食远酒下。

附：夏月时气瘟疫，并伤寒伤风，并宜十神汤，随兼症加减用。

川芎　白芷　麻黄　紫苏叶各七分　干葛一钱半　升麻七分　陈皮　香附　芍药各八分

上用姜三片，葱白五寸，淡豆豉二钱半，水一盏半，煎八分热服。无汗恶寒发热依本方。热甚，加黄芩一钱半，石膏二钱。有汗去麻黄、葱白。

附：河间先生制双解散，即防风通圣散合益原散是。专治夏月伤寒，时行瘟热等症，随所见症，加减用之，极为切当。但大黄、芒硝、麻黄三味，须对症渐加减。自利去大黄、芒硝。自汗去麻黄、葱白，防风通圣散。方见春类。益原散，一名六一散。方见本类前。

医便

医 便 卷 三

海阳张受孔

王三才辑　海阳姚学颜　重订

杭州徐志源　校正

秋月诸症治例附

《内经》曰：秋三月，此谓容平，天气以急，地气以明，早卧早起，与鸡俱兴，使志安宁，以缓秋刑，收敛神气，使秋气平，无外其志，使肺气清，此秋气之应，养收之道也。逆之则伤肺，冬为飧泄，奉藏者少。大抵秋三月天气清肃下降，人气亦下降，故秋月诸症，宜下谓下泄也。分利谓利小便。宜清和解，不宜升散。秋月肺大肠金气用事，金旺则木受制，故有诸郁，诸气，诸痛，诸疮，诸积等症，治法当随症轻重加减治之。故秋月宜培脾土以生肺金，滋肾水以养肝木，养血以润燥，损其有余，益其不足，此大法也。今将秋月诸症，宜用之方，详陈于下，随症活法用之。毋蹈实实虚虚之弊。

参苏饮九十八　治秋月伤寒，发热头疼，咳嗽，或中脘痞满，呕吐痰水，宽中快膈，不致伤脾，及感冒风邪，头疼鼻寒，憎寒壮热，名曰重伤风。服之极效。

人参八分　紫苏叶　前胡　半夏　葛根各一钱　茯苓　桔梗　枳壳　陈皮各八分　甘草四分　羌活　苍术

上用水一盏半，姜三片，葱头一根，煎八分热服。咳嗽，加五味子五分，杏仁七分。久嗽有肺火，去人参，加桑白皮、杏仁各八分。鼻衄，加麦门冬、山栀仁炒黑，乌梅、茅根各一

钱。呕逆，加砂仁五分。脾泄，加白术、黄芪、白扁豆、莲肉各一钱。

气证有九，其治则一，惟顺与降，最为要法，须兼郁治，宜用十六味木香流气饮主之。此方治男妇五脏不和，三焦气壅，心胸痞闷，咽塞不通，腹胁胀满，呕吐之食，上气喘急，咳嗽痰盛，面目浮，四肢肿，小便秘，大便结，忧思太过，阴阳之气郁结不散，壅滞成痰，脚气肿痛，并气攻肩背胁肋走注痛，并宜服之。九十九

紫苏叶　当归　川芎　青皮　乌药　桔梗白芍药　茯苓　半夏　黄芪　枳实各八分　防风五分　甘草三分　木香五分　陈皮　槟榔各六分

上用水二盏，姜三片，枣一枚，煎一盏，不拘时温服。

五磨饮子一百　治七情郁结等气，或胀痛，或走注攻卫。

木香　乌角沉香　槟榔　枳实　台乌药
上各等份，以白酒磨服。

开郁汤百一　治恼怒思虑，气滞而郁，一服即效。

香附童便浸，炒　贝母各一钱半　苍术　抚芎　神曲炒　山栀炒　陈皮去白　茯苓　枳壳去穰，麸炒　苏梗各一钱　甘草三分

上用姜一片，水二盅，煎一盅，食远服。有痰，加半夏、南星各一钱。有热，加黄芩、黄连各八分，柴胡一钱。血郁，加桃仁、红花各八分。湿加白术、羌活各一钱。气加木香五分，槟榔八分。食积，加山楂、神曲各一钱，砂仁七分。

铁瓮先生交感丹 百二

治先富后贫，先贵后贱，或终身不得志，抑怏不得快，及妇人七情郁结，师尼寡妇，抑郁不开，并效。

香附童便浸，高一指，待七日，洗净晒干，捣碎，醋炒，一斤　白茯神去皮心，四两，人乳浸，日晒夜露七日夜

上二味为末，炼蜜七分，神曲三分，打糊和为丸，如弹子大。每服一丸，不拘时滚白汤化下。

加味越鞠丸 百三

常服调脾开郁思食。

香附童便浸，晒干，炒，四两　苍术米泔浸，去皮，麸炒，四两　抚芎四两　山栀四两，姜汁炒　神曲炒，四两　陈皮去白，二两　白术炒，一两　山楂去子，净肉二两　黄芩酒炒，一两半

上为末，水丸，如梧桐子大。每服六十丸，食后白汤下。

潮热之症有阴阳之分。平旦潮热，自寅至申，行阳二十五度，诸阳用事，热在行阳之分，肺气主之。宜白虎汤泻肺中之火。日晡潮热，自申至寅，行阴二十五度，诸阴用事，热在行阴之分，肾气主之。故用地骨皮以泻血中之火。盖地骨皮，泻肾火，总治热在外。牡丹皮，治心包络之火，无汗而骨蒸，又能泻阴中伏火。四物汤，内加此二味，治阴分潮热极效。妇人骨蒸潮热，以逍遥散加此二味，累用尤妙。若气虚潮热，用黄芪三钱，人参、甘草各一钱五分。甚者加熟附五分。二三服即效。盖甘温能除大热也。若血虚发热，用四物汤，加柴胡、防风、地骨皮，极效。附

加味犀角地黄汤 百四

治吐血呕血衄血。盖诸失血，乃火载血上，错经妄行，其脉必芤，此方主之。身热脉大者，难治。血证复下恶痢者，易愈。

犀角镑　生地黄　芍药　牡丹皮　麦门冬　黑山栀仁炒黑，韭菜根自然汁吃透，各等份

上每服五钱，水一盅半，煎七分温服。

一方，治吐血不止，用干姜炒黑，腊月装入牛胆内，至春取出，为末，每用方寸匕，童便调下，立效，此从治也。

一方，治诸失血，用壮血余，烧灰存性，每服二钱，米饮调下，立止。衄者，以少许吹入鼻中妙。

玄霜膏 百五

治吐血虚嗽神效。

乌梅煎浓汁，四两　姜汁一两　萝卜汁四两　梨汁四两　柿霜四两　款冬花　紫菀各二两，俱为末，已上药制下听用

另用白茯苓十两，取净末半斤，用人乳三斤，将茯苓末浸入，取出晒干，又浸又晒，乳尽为度。却将前冬花、紫菀末、柿霜、白糖并各汁，再加蜜糖四两和匀，入砂锅内，漫火煎熬成膏，丸如弹子大。每服一丸，临卧时嚼化薄荷汤嗽口，半月即效而愈。

溺血属热盛。下焦痛者为血淋。不痛者为溺血。生地黄饮主之。 百六

生地黄四钱　小蓟　滑石　通草　蒲黄炒　淡竹叶　藕节　当归　山栀　甘草梢各等份

上用水煎，空心服，并治血淋。

小儿溺血 附

用甘草，升麻煎汤，调益原散空心服，立效。

清心莲子饮 百七

治遗精梦泄，赤白浊。

黄连　生地黄酒洗　麦门冬　当归酒洗，各一钱　甘草半生半炙，五分　茯苓一钱二分　远志

七分　酸枣仁八分　石莲肉一钱二分　人参八分，初起不用

上用水煎，空心服。

金樱煎丸 百八　治梦遗精滑，及小便后遗沥，或赤白浊。

芡实粉四两　白莲花须未开者佳，二两　白茯苓二两，去皮心　龙骨煅，五钱　秋石真者，一两

上药为末听用。外采经霜后金樱子不拘多少，去子并刺，石臼内捣烂，入砂锅内，用水煎，不得断火，煎约水耗半取出，澄滤过，仍煎似稀饧，和药末为丸，如梧桐子大。每服七八十丸，空心盐酒下。余膏每用一匙，空心热酒调服，其功不可具述。

归脾汤 百九　治思虑过度，损伤心血，健忘怔忡，不寐。此药解郁结，养心健脾生血。

白术　白茯苓　黄芪　当归各一钱　木香三分　圆眼肉三枚　人参八分　甘草炙，三分　酸枣仁炒研，一钱二分

上用姜一片，枣一枚，水煎，食远服。

自汗阳虚，宜黄芪白术汤主之。百十

黄芪一钱　人参一钱　白术麸炒，一钱一分　甘草炙，五分　当归八分

上用浮小麦一撮，水一盏半，煎七分，食远服。忌五辛热物。

盗汗阴虚，宜当归六黄汤主之。乃治盗汗之圣药也。百十一

当归　生地黄　熟地黄各一钱　黄连炒　黄柏炒　黄芩炒，各八分　黄芪一钱半　牡蛎煅，五分

上用水二盏，煎一盏，临卧通口服。

附：耳鸣，肺火盛，肾气虚，宜四物汤四钱，黄柏三钱，童便煎，空心服。

通灵丸 百十二　治耳聋。

松香五钱　巴豆二十粒，为末

上将松香溶化，入巴豆末和匀，葱汁为丸，如枣核大。绵裹塞耳，左聋塞右，右聋塞左，两耳聋次第塞之。

治耳疳出脓 附

白枯矾五钱　麝香五厘　胭脂胚三分半　陈皮灰五分

上为末，先用绵枝子缠去脓，另用绵裹药作丸塞耳内。

四物三黄汤 百十三　治目赤暴发云翳，赤肿，痛不可忍。

当归　川芎　芍药　生地黄各一钱　羌活　防风　黄芩　龙胆草　甘菊花　黄连各八分　玄参　薄荷各五分

上用水一盏半，煎八分，食后通口服。

石膏羌活散 百十四　治久患两目不见光明，远年近日，内外气瘴，风热上攻昏暗，拳毛倒睫，一切眼疾，并宜服之。

羌活治脑热头风　密蒙花治羞明怕日　木贼退翳障　白芷清利头目　麻子起拳毛　细辛起倒睫　川芎治头风　苍术行气开郁　石膏去胃热　甘菊花明目去风　黄芩退肺火　荆芥治目中生疮　藁本治偏正头风　甘草和诸药各等份

上为末，每服一钱至二钱，食后临卧，用蜜水一盏调下，或清茶亦可，日进三服，十日渐明，二十日大验。此方治数十人俱效，后人加当归、枸杞子、栀子仁、连翘、柴胡、薄荷、防风、桔梗、天麻各等份，为小丸服，亦效。

加味羊肝丸 百十五　治一切目疾，翳膜，内外障。

白乳羊肝一具，以竹刀割开，去膜，蒸熟，捣

如泥　甘菊花五钱　黄连一两　防风去芦　薄荷去梗　荆芥穗去梗，净　羌活　当归　生地黄各五钱　川芎三钱

上为末，羊肝泥和为丸，如丸不就，加少酒糊丸，如梧桐子大。每服六七十丸，食后浆水下，临卧茶清下减半。

育神夜光丸百十六　明目，去翳障神效。

当归酒浸洗，全用，烘干　远志以甘草水煮，去心　牛膝去芦，酒洗，怀庆者佳　甘菊花去梗叶　地骨皮去木，洗净　甘州枸杞子去梗　菟丝子酒洗，去土，再以酒浸经宿，煮烂，捣成饼，晒干听用　怀生地黄酒洗　怀熟地黄酒洗，煮烂，二味同入石臼内，捣如泥

上除地黄外共为末，以地黄膏和匀，炼蜜为丸，如梧桐子大。每服六十丸，空心盐汤，食后温酒，临睡茶清送下。

洗眼方附

当归　黄芩　黄连各一钱　铜绿　皮硝　白矾各七分

上药以绢袋盛煎汤，洗目极明，去热。

又方附　用王瓜去穣，以皮硝装入，腌一宿，待其硝点目极明。

清胃散百十七　治胃经风热，牙齿或牙根肿痛，或牵引头脑俱痛，或面上发热，并治。此方累用极效。

当归身酒浸　黄连　生地黄温酒洗，各一钱　升麻二钱　石膏二钱　牡丹皮去木，一钱五分

上用水煎，食后少时服。

治风虫牙疼痛不止附

莞花　小麦　细辛　川椒　蜂房　食盐各一钱

上用水煎，漱之勿咽，极效。

白蒺藜散百十八　治牙疼，龈肿动摇，常擦固齿。

用白蒺藜不拘多少，去刺为粗末，每服五钱，淡浆水半碗，煎七八分，去渣，入炒盐末一撮，带热时时漱之。别无所忌，然虽药味不众，盖单方之药，取效甚速。《神仙秘旨》云：若人服蒺藜一年，以后冬不寒，夏不热。服之二年，老者复少，发白复黑，齿落更生。服之三年，长生轻身。今虽不作汤散服饵，久而漱之，其效亦同。

乌须固齿方附　七月取旱莲草连根一斤，用无灰酒洗净，用青盐四两腌三宿，取出，无油锅内炒存性，时将原汁渐倾入，炒干为末，每日清晨用一钱刷牙，连涎咽下，此二方简而效大。

治阴虚气郁。牙出鲜血方百十九

川芎　当归　白芍药　生地黄　生甘草减半　牛膝　侧柏叶　香附各等份

上用水一盏半，煎八分，食稍远服。

治舌上无故血出如线不止，用槐花炒为末掺之。附

治小儿走马牙疳，一时腐烂即死，此方极效神速。

用妇人溺桶中白垢火煅，一钱，铜绿三分，麝香一分半，各研和匀，敷上立愈。

既济丹百二十　治口舌疮神效。

用黄连，干姜等份，为末搽上，流涎即愈。

附：治小儿口疮，不下乳食，以白矾汤于脚上浸半日顿宽，试效，再以黄柏蜜炙、僵蚕炒，等份为末，傅疮上，立下乳而安。

苍耳丸附　治鼻流浊涕不止，名曰浊渊。

辛夷去梗，五钱　苍耳子一钱半　白芷一两　薄荷叶五钱

529

上为末水丸，弹子大，每丸一钱。每服二丸，食后葱茶汤下。

治血热入肺。名曰酒渣鼻，此丸主之。百二十一

用苦参净末四两，当归净末二两，和匀，酒糊丸，如梧桐子大。每服七八十丸，食后热茶下，一方尽立效。

喉痹十八症，皆属热。重者宜吐，宜刺出血，又针少商照海二穴，极效。宜服冰梅丸。此方治喉痹十八肿，俱效。附

大南星鲜者，二十五个，切片　大半夏鲜者，五十个，切片　白矾四两　皂角四两，去核子净　防风四两　盐四两　桔梗二两　朴硝四两

拣七分熟梅子大者一百个，先将硝盐水浸一周时，然后将各药碾碎入水拌匀，却将梅子置于水中，其水过梅子三指为度，浸至七日，取出晒干，又入水中浸透，又晒干，候药水尽为度，欲将梅子入磁瓶密瓶封之。如霜衣起更妙。若用时以薄绵裹之噙在口，令津液徐徐咽下，痰出即愈。一梅可治三人，不可轻弃。

青龙胆附　治咽喉闭塞肿痛，并单双乳蛾，大有神效。

用青鱼胆不拘数以好鸭嘴胆矾逐个装满，阴干为末，净用三钱，黑牛胆一个，以白硼砂装入，阴干为末，净用二钱，山豆根末一钱，上三味和匀，加冰片三分，点至蛾上，或吹入，神效。此二方俱试效过。

牛蒡子散百二十二　治风热上攻，咽喉肿痛，或生痈疮溃烂。

牛蒡子二钱　玄参去芦　升麻　桔梗去芦　黄芩　犀角镑　木通去皮　生甘草各一钱

上作一服，水二盅，煎八分，食后服。

乌须羊肝丸百二十三　不独乌须发，亦能明目。

黑羊肝一具，竹刀切片，摆磁盆内，羊胆汁涂，晒干，日日将胆汁涂晒，至百个为上，少则三五十个。惟胆汁多为佳，晒时以稀绢罩之，免蝇灰点汗次用。

当归四两，酒浸　熟地黄用怀庆者，酒蒸晒九次，干六两　白芍药酒炒　川芎　何首乌酒拌，洗净，蒸晒干，各四两　覆盆子炒　旱莲草蒸过　山茱萸酒浸，去核，晒干，净肉各四两　白茯苓去皮，切片，人乳浸，日晒夜露，候干　生地黄怀庆者，酒洗，各四两

壮血余，并童男童女发，自己发，胎发不拘数，俱用花椒煎沸汤泡过，洗净晒干，入小瓦罐内，黄泥盐固济，炭火煅通红，埋地中三日，取出去土，敲破罐刮下研入，要以四两为佳，无则一两亦可。

上药俱不犯铁器，各晒干石磨磨为末，另用熟地黄十二两，用酒浓煎汁二碗，去渣，煮糊为丸，如梧桐子大。每服空心酒下一百丸，临睡酒下七十丸，极能乌须发，聪耳明目，悦颜色。

染须方附　一方只用酽茶卤调煮，起金花为度，搽妙。

五倍子不拘多少，去灰，研，入新锅内炒存性，再以青布兜脚踏成饼，以瓦罐收，每用一钱　麦面炒黄色，三分　白矾二分　食盐二分　红铜末醋炒通红，再用醋淬，研细收贮，每用二分

上为细末，用细茶五钱，石榴皮、诃子肉各一钱，浓煎汁半酒盏，调药于小盏内，以铜勺注水，将药盏放勺内，漫火煮量入水平盏七分，勿令水入盏内，煮待药面如绿云色皱起为度，次将皂角、白矾，洗净须发鬓，拭干，将盏内药搽根并须数十次，微火烘烙略干，却尽将药搽染须鬓上，以湿纸数层摺贴在须上，外以青布兜之，至天明须下干了，将温温皂角水洗净根下，若黑以指点油擦之。少倾以指搽之。如须干燥，以绢包核桃肉擦之。连染二次

如法，其光润可同生成者。匀内煮药水且留，每夜擦根下一二次，则不生白短根如同自然之妙。

冬月诸症治例

《内经》云：冬三月此谓闭藏，水冰地坼，无扰乎阳，早卧晚起，必待日光，若有私意，若已有得，去寒就温，无泄皮肤，使气亟夺，此冬气之应，养藏之道也。逆之则伤肾，春为痿厥，奉生者少。大抵冬气严寒，万类潜藏，君子固密，毋触冒寒邪，其触冒者即伤寒也。悉遵仲景法，兹不详及。冬三月太阳寒水用事，水旺则火受邪，金寡于畏，故喘嗽，腹满急痛，癥瘕积聚，坚痞癫疝，下利清白，吐利腥秽，中风瘫痪，屈伸不便，厥逆等症作矣。治宜温中散寒，不宜攻下利泄。今将冬月诸症，宜用诸方，详陈于下。对症用之，则发无不中矣。

中风口禁，先用通关散吹入鼻中，候喷嚏口开，次用真正苏合香丸，姜汁调和灌醒，后用此方治之。

白术　天麻　当归　川芎　桂枝减半　半夏　南星　陈皮各等份

上用水煎，加竹沥一盏，姜汁半盏和服，则渐舒矣。

通关散百二十四

辽细辛去土叶　藜芦生用，五钱　猪牙皂角去弦子，炙赤，各一两

上为末，每用一字吹入鼻孔中，得嚏为妙。

愈风饮百二十五　治半身不遂，手足欠利，语言费力，呵欠嚏喷，面木，口眼歪斜宽弛，头目眩晕，痰火炽盛，筋骨时痛，头疼心悸。

川芎一钱二分　当归一钱二分　生地黄姜汁炒，八分　红花四分，酒洗　牛膝八分，酒洗　半夏一钱，姜制　熟地黄姜汁炒，八分　橘红八分，盐水洗　羌活六分　防风六分　天麻一钱　南星姜制，一钱　白茯苓一钱　黄芩八分，酒炒　薄桂枝六分　冬月七分　酸枣仁八分，炒　白术一钱五分　甘草炙，四分　白芍二钱，酒炒　黄柏三分，酒炒，夏月五分

上作一服，水二盅，煎一盅，临卧入姜汁、淡竹沥各三茶匙，清晨温服。此药活血消痰，疏风顺气，走肌表，利关节，累用极效。冬寒之月，减黄芩三分，加炮川乌二分，桂亦减半。风病减川乌、桂俱不用。羌活风家要药，若冬有遇有感冒，加至一钱，故治风莫先于顺气，顺则痰清火降而风自息矣。

乌药顺气散百二十六　治男妇风气攻注四肢，骨节疼痛，遍身麻痹，手足瘫痪，语言謇涩，筋脉拘挛，及脚气步履艰辛，腰膝软弱，妇人血风，并老人冷气，胸膈胀满，心腹刺痛，吐泻肠鸣等症。

麻黄去节　陈皮去白　乌药去木，各一钱半　川芎　枳壳麸炒　白芷　白僵蚕炒去丝　干姜炒，四分　甘草　桔梗各八分

上用姜三片，葱白三寸，水酒一盅半，煎八分，食远服。拘挛，加木瓜、石斛各八分。湿气，加苍术、白术各一钱，槟榔七分。脚气浮肿，加牛膝、五加皮、独活各八分遍身疼痛，加官桂五分，当归一钱二分，乳香、没药各七分，另研和服。腰疼，加杜仲一钱，大茴香七分。虚汗去麻黄，加黄芪一钱半。潮热，去干姜，加黄芩、柴胡、青藤根各八分。胸膈胀满，加枳实、莪术各八分。腋间疼痛，加虎胫骨、石楠叶、青木香各八分。头眩，加细辛五分，芽茶七分。手足不能举动，加防风、川续断、威灵仙各一钱。阴积浮肿，合和五积散。四肢皆有疼痹，加川乌、附子、肉桂各八分。麻痹疼痛极者，合三五七散。左瘫右痪，加当归、天麻、白蒺藜各一钱。二三年不能行者，合和独活寄生汤服。妇人血气，加防风、荆芥、薄

531

荷各七分。风气日夜疼痛，午间轻，夜又重，合和神秘左经汤。

豨莶丸百二十七　治肝肾风气，四肢无力，麻痹，筋骨疼痛，腰膝痿弱，亦能行大肠气，又治二十五般风眼立瘥，常服此丸，必获奇效，其功不可具述。

用豨莶草一味，此草处处有之，俗呼为火枚草。其叶对节而生，似苍耳叶，用五月五，六月六，七月七，九月九收采，洗去土，摘其叶不拘多少，曝干，铺入甑中，用好酒和蜜层层匀洒蒸之。复晒，如此九次为末，炼蜜为丸，如梧桐子大。每服四十丸，或五十丸，空心无灰酒送下。

搜风顺气丸百二十八　治三十六种风，七十二般气，上热下冷，腰脚疼痛，四肢无力，多睡少食，渐渐黄瘦，颜色不完，恶疮下痿，风气，癥瘕气块，老人小儿皆可服，大能补精驻颜，疏风顺气。

车前子二两半　槟榔　大麻子微炒，去壳，另研　牛膝酒浸，二宿　菟丝子酒蒸，捣饼，晒干　枳壳麸炒　郁李仁汤泡去皮，另研　山药姜汁炒，各二两　防风去芦　独活去土，各一两　山茱萸去核，净肉二两　大黄五两，半生半煨

上为末，炼蜜为丸，如梧桐子大。每服三十丸，渐加至四五十丸，酒茶米饮任下，百无所忌，空心临睡各一服。久服去肠中宿滞，精神强健，百病不生，耳目聪明，腰脚轻健，老者反少。孕妇弗服，如服药觉脏腑微动，以羊肺羹补之。又治肠风下血，中风瘫痪，语言蹇涩，百病皆治，老人尤宜。

冬月正伤寒，悉遵用仲景治法，不可移易。惟内伤生冷，外感风寒头疼发热，肩背拘急，心腹痞闷，呕逆恶风，四肢浮肿，寒热往来，腰膝疼痛，及妇人经候不调，并宜服生料五积散。百二十九

川芎　当归　白芍药各一钱　枳壳　白芷　麻黄去根节　半夏各一钱二分　厚朴　官桂　干姜　桔梗　茯苓　陈皮各八分　苍术一钱半　甘草五分

上用姜五片，葱白二根，水二盏，煎一盏温服，甚效。足浮肿，加和五加皮散。老人手足疼痛，加和顺元散。手足风缓，加和乌药平气散。四肢湿痹，加和乌药顺气散。因湿所感，加和槟苏散。已成风痹，加羌活、独活、防风。妇人经不调，加柴胡、生地黄。

加减消风百解散百三十　治冬月伤感风寒，头痛项强，壮热恶寒，身体烦痛，四肢倦怠，痰壅喘嗽，涕唾稠黏，自汗恶风，并宜服。

川芎　白芷　陈皮各一钱　苍术一钱半　紫苏一钱一分　麻黄去根，一钱半　桂枝八分　甘草五分

上用姜三片，葱白二根，乌豆一撮，水一盏半，煎一盏温服，以汗为度，无汗再服。

清肺饮子百三十一　咳谓有声，肺气伤而不清，嗽谓有痰，脾湿动而生痰，咳嗽者因伤肺气而动脾湿也。病本虽分六气五脏之殊，而其要皆主于肺。盖肺主气而声出也。治法虽分新久虚实，新病风寒则散之。火热则清之。湿热则泻之。久病便属虚属郁。气虚则补气，宜加四君子。血虚则补血，宜加四物汤。郁则开郁，宜加抚芎、香附。兼痰则消痰，宜加半夏、瓜蒌仁，滋之润之，敛之降之。此治嗽之大法也。

杏仁去皮尖　白茯苓各一钱　桔梗　甘草　五味子各五分　橘红七分　贝母一钱一分

上用姜水煎，食远服。凡嗽春多上升之气，宜清肺抑肝，加川芎、白芍药、半夏各一钱，麦门冬、黄芩、知母各七分。春若伤风咳嗽，鼻流清涕，宜清凉解散，加防风、薄荷、炒黄芩、

麦门冬、紫苏各八分。夏月多火热炎上最重，宜清膈降火，加桑白皮、知母、黄芩、麦门冬、石膏各一钱。秋多湿热伤膈，宜清热泻湿，加苍术、桑白皮各一钱，防风五分，黄芩、山栀各七分。冬多风寒外感，宜解表行痰，加麻黄、桂枝、半夏、生姜、干姜、防风各一钱。肺经素有热者，再加酒炒黄芩、知母各五分。若发热头疼，鼻塞声重，再加藁本、川芎、前胡、柴胡各一钱。有痰，加半夏、南星、枳实。湿痰脾困，再加苍术、白术各一钱。有痰而口燥咽干，勿用半夏、南星，宜加知母蜜水炒、贝母、瓜蒌仁、黄芩炒各一钱。夏月热痰，或素热有痰，加黄芩、黄连、知母各八分，石膏一钱半。上半日嗽者，胃中有火，加贝母、石膏、黄连各一钱。五更嗽者加同上。黄昏嗽者，火浮于肺，不可正用寒凉药，宜加五味子、五倍子、诃子皮各七分。敛而降之。咳嗽日久肺虚，宜滋气补血，加人参、黄芪、阿胶、当归、天门冬、款冬花、马兜铃、酒炒芍药之类。肺热喘咳，去人参，用沙参。此兼补血气也。午后咳者属阴虚，即劳嗽也。宜补阴降火，加川芎、当归、白芍药、熟地黄、黄柏、知母、天门冬、瓜蒌仁各一钱，竹沥、姜汁传送。此专补阴血而降火也。火郁嗽，谓痰郁火邪在中，宜开郁消痰，用诃子皮、香附童便制、瓜蒌仁、半夏曲、海石、青黛、黄芩等份为末，蜜丸噙化，仍服前补阴降火条所加药。失治则成劳。痰积食积作咳嗽，用香附、瓜蒌仁、贝母、海石、青黛、半夏曲、软石膏、山楂、枳实、黄连姜炒各等份，为末，蜜丸噙化。劳嗽见血，加阿胶、当归、白芍药、天门冬、知母、桑白皮，亦于前肺虚阴虚二条参用。大抵咳嗽见血，多是肺受热邪，气得热而变为火，火盛而阴血不得安宁，从火上升，故致妄行，宜泻火滋阴，忌用人参、黄芪等甘温补气之药。然亦有气虚而咳血者，则宜用人参、黄芪、款冬花等药，但此不多耳。因咳而有痰者，咳为重，主治在肺。因痰而致咳者，痰为重，主治在脾。但是食积成痰，痰气上升，以致咳嗽，只治其痰，消其积，而嗽自止，不必用肺药以治嗽也。

喘嗽遇冬则发，此寒包热也。解表热自除，喘嗽亦止。附

枳壳　桔梗　麻黄　防风　陈皮　黄芩　木通　紫苏　杏仁各等份

上用姜三片煎服。

治风寒郁于肺夜嗽者宜此方，取痰清嗽止，亦治喘哮。附

麻黄不去节根　杏仁不去皮尖　甘草生，减半　知母　贝母各一钱

上用姜三片水煎服。有热加黄芩一钱。

小青龙汤附　治寒嗽极效。方见春类。

治男人痞块，女人血块此方极效，此药性不猛而功效速。

阿魏一两　木耳四两，为末　生漆滤去渣，净四两　蜜六两

上用锡罐一个盛药，封固放锅内，水煮三炷香了，取起冷定，每服二茶匙，烧酒送下，日进三服。忌油腻鱼发物。

瓦楞子丸百三十二　治血块。丹溪云：消血块极效。

瓦楞子即花蚶也。取壳烧，以醋淬三次为末，醋膏丸如梧桐子大。每服七十丸，酒下，能消一切血气癥瘕，兼能消痰饮。

蜀葵膏附　用蜀葵根煎汤，去渣，再入人参、白术、青皮、陈皮、甘草梢、牛膝各等份，煎成汤，入研细桃仁、玄明粉各少许，乘热饮之。二服当见块下。如病重者须补接之后，加减再行此方，且攻且补，亦有至理。

通玄二八丹百三十三　治腹内饮食宿滞积聚，止泻痢之妙药。如治积聚，清晨用姜汤服，稍泻二三行即除，却以温粥补住。如治泻痢，

食后用清茶服之，即止。真仙方也。

黄连半斤，净　白芍药五钱，净　当归五钱，净　乌梅去核，五钱，净　生地黄五钱，净

上为末，用雄猪肚一个，以药盛于内，用线缝之。用韭菜二斤铺甑底于锅内蒸之。候汤干再添水蒸一日，以药熟为度，就猪肚共药石臼内捣烂为丸，如梧桐子大。每服七十丸，照前引下。

追虫　黑牵牛四两，半生半炒　槟榔二两

上二味为末，每服大人三钱，小儿一钱半，五更空心滚水调下。凡服药须上半月虫头向上有效，若下半月虫头向下则不效矣。

治痞结年久成龟鳖者，累用极效。附

用老军需一味，春夏用茎叶，秋冬用根，不拘多少，用好生酒一罐，外用鲫鱼一只，和药同入罐内，日落时煮，以鱼熟为度。令患人先食鱼，次饮酒，扑至次早，去大小便见物下即是效。如不应，连服三五次，追其物无迹，神效，妙不可言。而仁人君子，切不可轻忽。

按《本草》云：老军需春夏秋冬常有，青出众草为尊，茎藤青叶，似榉叶而尖小，根如须白，似芋头根牵藤而去，俗名社公口须。亦治肿毒，采根擂生酒服渣敷患处。

治痞积气块神方附　其症初则如弹，渐长如刀，或如梭如碗，形状不同，令人面黄体瘦，饮食少思，久治不痊，服此方二月渐消，三月断根。

用猪涩皮七个，即猪赤胰，新针七个，每涩皮用针一个，将针刺破内外，外用好明净皮硝七钱，研为细末，搽于涩皮上，腌七日取出，用铁器焙干，研为细末，再用水红花子七钱，焙干为末，与前末和匀。每服三钱，清晨无灰好酒调服。忌生冷，房室，恼怒。不论男妇老少，腹之左右，并皆治之。若频服五七料，大便下浓血，即是效验。切不可用别药补之，为

妙。此药只可春秋冬合，夏恐坏了涩皮。若夏月急用，将涩皮腌悬放井中一七，取出用之。亦妙。

乌梅丸百三十四　治酒积，消食积，化痰饮，神效。

乌梅去核，净肉半斤　半夏四两　生姜自然汁半斤　白矾四两

上先将半夏，乌梅，粗末，次将白矾化开，并姜汁共前末拌匀，新瓦二片夹定，炭火上焙三日三夜，以干为度，次入神曲、麦芽、陈皮、青皮、莪术、枳壳、丁皮、槟榔各二两，共为细末，酒糊为丸，如梧桐子大。每服五十丸，食远姜汤下。

按：此方治酒积极效。

治一切水肿，单腹胀，蛊胀，气虚，中满，神效煎方。百三十五

茯苓皮　草果皮　五加皮　大腹皮　甘草皮　牡丹皮　地骨皮　生姜皮　木通皮　木瓜皮　大腹子　车前子　葶苈子　菟丝子　紫苏子

共咀片，水二盅，煎至八分，服之。如要断根者，将十五味药等份为细末，各一钱五分，雄猪肝一个，不下水者，先将温水煮一滚，用竹尖钻孔数个，入药在内，蒸熟，切片，捣蒜蘸食之。不过一二个，永不发。

调中健脾丸百三十六　治单腹胀，及脾虚肿满，膈中闭塞，胃脘作疼，并皆神效。此药不伤元气，服有大益。

白术一两，黄土水拌炒　人参二两　白芍药二两半，火煨　黄芪二两，蜜炙　陈皮三两，盐水拌炒　半夏三两，汤炮七次　苍术二两，米泔浸一宿，炒　茯苓二两　香附三两，童便浸一宿　泽泻二两半，炒　紫苏子一两半，炒　黄连二两半，吴萸水浸一宿炒，去萸不用　萝卜子一两半，炒　薏苡仁

三两，炒　山楂肉三两，炒　草豆仁一两半，酒拌炒　五加皮二两，炒　沉香六钱，另研不见火　瓜蒌煅，一两

煅瓜蒌法附　用大瓜蒌二个镂一孔，每入川椒三钱，多年粪碱二钱，敲米粒大，俱纳入瓜蒌内，外以绵纸糊完，再用细纸箬盐泥封裹完固，晒干，入火内煅通红为度，取出，择去泥与黑皮，一并入药。

上共为细末，煎薄荷、大腹皮汤，打黄米糊为丸，如梧桐子大。每服百丸，日进三次，白汤下。

治心腹痛煎方附

半夏一钱二分　茯苓　陈皮各八分　甘草炙，四分　川芎一钱　苍术一钱　栀子韭根汁炒，二钱　黑干姜炒成炭，七分，存性

上用生姜三片水煎服。

仙方沉麝丸百三十七　治心痛腹痛气痛不可忍，三服除根。

没药　血竭　沉香　辰砂各五钱，另研　麝香三钱，另研　木香一两

上各研为细末和匀，用甘草熬膏为丸，如芡实大。每服三丸，不拘时姜盐汤嚼下。妇人产后血气刺痛极效。若加当归、琥珀各一两，乳香五钱，名神仙聚宝丹。治心腹痛，及妇人血气腹痛，其效尤速。亲见服者永不再发。

青娥丸百三十八　治肾虚腰膝足痛，滋肾益阴壮阳，久服奇效。

补骨脂川者佳，洗净，酒浸少时，隔纸炒香，四两　川萆薢真者，四两，一两盐水，一两米泔水，一两童便，一两无灰酒，各浸一宿，晒干　杜仲四两，去粗皮，姜汁炒去丝　胡桃肉汤泡，去皮，八两　黄柏蜜炒，四两　知母蜜炒，四两　壮牛膝去芦，酒洗，净四两

上为末，春夏用糯米糊，秋冬炼蜜，将胡桃肉捣烂为膏，和匀，捣千余下，丸如梧桐子大。每服七八十丸，空心盐酒或盐汤下，以干物压之。

当归活血汤百三十九　治寒湿，气血凝滞腰痛。

当归酒浸　杜仲姜汁炒去丝，各五钱　赤芍药　白芷　威灵仙各三钱　肉桂一钱

上用水酒各一盅，煎至一盅，空心服，加羌活二钱，防风一钱，亦好。

头痛一症，属痰者多，有热，有风，有血虚，此方为主，加对症药立效。附

片黄芩酒浸，炒，一钱半　苍术　防风　白芷　羌活各一钱　细辛六分

上用姜三片，水煎，食略远服。

左痛属风与血虚，加川芎、当归各一钱半，荆芥、薄荷各八分。右痛属痰，加半夏一钱半，茯苓、陈皮各一钱，甘草生三分。瘦人多兼热，倍用酒芩，少佐石膏。肥人多是湿痰，加川芎、南星、半夏各一钱，倍苍术。痰厥头痛，非半夏不能除。头旋眼黑，风虚内作，非天麻不能除，并宜倍用之。

治脚气方百四十　累试神效，绝胜诸方。

麻黄三两，去根，留节，炒黄　僵蚕三两，炒为末　没药　乳香另研，各五钱　丁香一钱

上各另研为末和匀，每服一两，好酒调下取醉，汗出至脚为度。盖俟汗干即愈。后用五枝汤洗，用桃、柳、梅、槐、桑，采嫩枝煎汤，先饮好酒三杯，再洗脚，住痛为妙。

治诸疝海上方附

用黑雄猪腰子一对，不见水，去膜并内血，切片，用大小茴香各二两，俱炒为粗末，同腰子拌匀，再以前猪尿胞一个，入腰子茴香末于内，扎住，用生白酒三碗，入砂锅悬煮干至半碗，取胞切碎，连药焙干为末，将前煮药剩酒，打面糊为丸，如梧桐子大。每服七十丸，空心好酒下，立效。除根，永不再发。

秘方 治外肾被伤偏坠肿大。附

用雄麻雀三五个，去肠肚，每个用白矾一钱装肚内，以新瓦二片将雀放瓦中，两头盐泥封固，以火煅通红，取出存性，为末，每服一钱，空心好酒调下，一只尽痊愈。此方家传，累用神效。

治小肠气痛方附

用木馒头二两，台乌药三两，大茴香五钱，上三味炒红研碎，后用羌活、陈皮、防风、枳壳各一两五钱，连前和匀，为粗末，每服一两，水一盅，酒一盅，煎八分，空心服，三服即消，此方亦试有效。

治肠风脏毒痔漏秘方百四十一

用大雄鸡一只，罩地板上，不与食，伺其饥甚，别移于净地上，用猪胰四两切碎，渐喂鸡，待其放屎，渐收下，如此二三日，候鸡屎积至四两，晒干，加入后药。

透明矾四两　胆矾五钱　朴硝二两　千叶雌黄雄黄各六分

上各另研为粗末，用砂锅须要宽高，贮药之余，上有半节空者。先以鸡粪一两，在锅底，次以明矾一两，次以胆矾，次以雌黄，次以朴硝，次以雄黄，后尽以明矾在内，次加鸡粪在上，然后以新碗盖锅顶簇，炭火煅青烟尽为度，候冷取出，入石碾研为极细面，再加乳香、没药各五钱，各研极细和匀，以小口磁罐收贮。用时唾津调匀于手心，以新竹蘸点患处，日三五次，夜二次。先以羊毛笔蘸温汤洗净，软绢拭干，然后点药，庶得药力透肉，点后黄水沥出不止，最妙。虽多不妨，三日后其痔自干枯剥落。倘硬，煎汤频洗，自脱肠自红软收上。忌毒物酒色。一月即除根矣，内服后方。

加味脏连丸百四十二　治饮酒食炙，热毒下坠，为肠风脏毒，痔漏下血。

用雄猪大脏一副，去两头各七寸，用黄连去毛，净末一斤，槐花净末四两，装入脏内令满，用绳扎两头口上，用小麦数十粒放甑上蒸三时，以脏黑取看小麦极烂为度，入石臼捣如泥，丸如绿豆大。每服百丸，空心薄酒下。按：此方药价廉而功极大，膏粱酒色人尤妙。

胆槐丹附　十月上巳日取槐角子拣肥嫩结实者。用新黄瓦盆二个，如法固济，埋于背阴墙下，约二三尺深，预先寻黑牛胆五六枚，腊月八日取出装在胆内，高悬阴干，至次年清明日取出，新磁罐收贮。空心滚白汤下，一日一粒，二日二粒，以渐加至十五日，服十五粒止，以后一日减一粒，至三十日，复减至一粒止，如此周而复始。治一切痔漏，功效如神。

治脱肛附

用屋檐前蜘蛛大者一个，去头足，烘研为末，以生桑叶盛之。托肛头上熏半刻即进去。亲试神效。

真人活命饮百四十三　一切痈疽肿毒，只是热胜血，阴阳相滞而成，此方极效。

天花粉一钱　白芷一钱　甘草节一钱　穿山甲三大片，以蛤粉炒，去粉，净用　贝母一钱，去心　乳香一钱，另研，药熟下　防风去芦，七分　没药五分，另研，药熟下　皂角刺五分　当归酒洗，一钱半　金银花三钱　陈皮一钱五分，去白

在背俞，皂角刺为君。在腹，白芷为君。在胸，加瓜蒌仁二钱。在四肢，金银花为君。疔疮，加紫河草。三钱，即金线重楼，如无亦可

上用金华好酒二盅，煎一盅，温服。煎法须用大瓦瓶，以纸封固，勿令泄气。服时须辨其痈上下，上则饱服，下则饥服，能饮酒者再饮数杯。此药不动脏腑，不伤血气。忌酸物铁

器。服后即睡觉，痛定即回生矣。其方神功浩大，不可臆度，此剂当服于未溃之先，已溃不可服。

二黄散一名阴阳黄。附　治发背痈疽，疔疮恶节，一切无名肿毒，恶疮异症，焮热疼痛，初起未溃者服之妙。

锦纹川大黄二两，一半炭火煨熟，不可过性了，一半生　大甘草节二两

上为细末，每服一匙，空心温酒调下一二服，以利为度，立效。如无甘草节，终效不速。

神仙蜡矾丸附　消痈疽及肠痈，托里消毒，固脏腑，护膜止疼。

黄蜡真者，二两　明净晋矾三两

上先将黄蜡溶开，离火候少温，入白矾和匀，众手急丸，如梧桐子大。每服五十丸，食前酒下，每日二服。

按：陶节庵曰：予详此方，不惟定痛生肌而已，护膜止泻，消毒化脓，及痈疽内生，化毒排脓托里之功甚大。或金石丹药发疽，非此莫能治。更用白矾一两，每服一钱，温酒调下尤效。有遍身生疮，状如蛇头，名曰蛇头疮，尤宜服之。每月育育字疑误。丸，方有功效。若蛇蝎并一切毒盅所伤，以矾溶化熟涂患处，内更服之，其毒即解。诚外科之要药也。服至四两之上，愈见其功大，宜其痈疽溃后，服之甚稳，肠痈尤妙。服此即保无虞，真良方也。

神仙太乙膏百四十四　治痈疽及一切疮毒，不论年月深浅，已成脓未成脓者，并宜用之。如发背，先以温水净洗，软帛拭干，用绯绢摊贴之，更用冷水送下。其膏可收十余年不坏，愈久愈烈。又治瘰疬疮，并用盐汤洗贴，仍用酒下百丸。妇人经候不通，作丸，甘草汤下。一切疔疮，用麻油煎滚，取少许和膏涂之。虎犬蛇蝎汤火刀斧伤者，皆宜内服外贴。

玄参　白芷　赤芍药　当归　生地黄　肉桂　大黄各一两

上切片，用麻油二斤入铜锅煎至黑，滤去渣，入黄丹十二两，再煎滴水捻软硬得中，即成膏矣。

制丹法：用黄丹先炒紫色，倾入缸内，用滚水一桶泡之。再吸凉水满缸，用棒常搅，浸一宿，去水，再炒如前二次，研末用。

按：陶节庵云：予尝用此膏，此疮毒并内痈，有奇效。忽一妇月水不行，腹结块作痛，贴脐下，经行痛止。后随症外贴内服，无有不效者。杨梅疮溃烂者尤效，愈见此方之妙也。

彭幸庵都宪治发背方附　凡人中热毒，眼花头晕，口甘舌苦，心惊背热，四肢麻木，觉有红晕在背后，即取槐子一大抄拣净，铁杓内炒褐色，用好酒一碗煎滚，去渣热服，酒尽大汗即愈。如未退，再依前煎服，纵成脓者亦无不愈。此三十年屡用屡验之奇方也。

忍冬花酒即金银花也。附　治一切痈疽，发背疔疮，乳痈便毒，喉闭乳蛾等症，不问已溃未溃，用金银花连茎叶捣烂取汁半盏，和热酒半盏热服，甚者不过三五服即愈。如无鲜者，用干的一二两，水一盏，煎半盏，冲上热酒半盏和服。此二方其药易得，其功甚大，山乡僻邑，无医之处，尤宜知此法，以备不虞。

治痈疽发背灸法附　累用累验，凡人患痈疽发背，已结未结，赤热肿痛，先以湿纸覆其上，其纸先干处即是疽头结处，取大瓣蒜，切如三钱厚，安在头上，用大壮艾灸之三壮，换一蒜，痛者灸至不痛，不痛者灸至痛，方住。最要早觉早灸为上，才发一二日十灸十愈。三四日十灸七愈。五六日三四愈。过七日则不宜灸。若有十数头作一处生者，用蒜研成膏，作

饼纳疮头上，聚艾灸之，亦能安也。若背上初起未肿，内有一粒黄如粟米，即用独头蒜切片，如前法灸之，次日去痂，脓自溃矣。极效，不可言。

夏枯草汤附　治瘰疬马刀，已溃未溃，或日久成漏者。

用夏枯草六两，水二盅，煎至七分，去渣食远服。此生血清热，治疬之圣药也。虚甚宜煎浓膏，兼十全大补汤，加远志、贝母、香附，和服，并以膏涂患处佳。

三奇汤首四十五　治杨梅疮，疳疮，便毒，四服其毒即化为脓，从大便泻出，极效。故名三奇也。并治诸肿毒初起亦效。

金银花二钱　赤芍药　甘草节　穿山甲蛤粉炒，各一钱　白蒺藜去刺，二钱　白僵蚕炒　连翘　当归尾各一钱半　蜈蚣一条，去头足尾　大黄虚人三钱，实人五钱　皂角刺一钱

上用水酒各一盅，煎一盅，病在上食后服，病在下食前服。

附治杨梅疮神秘二方，先服四帖，后服三帖，七日全好，经验过。

防风　皂角刺　天门冬　黄芩　瓜蒌仁　金银花各五分　当归　熟地黄　木瓜　薏苡仁　紫花地丁　白鲜皮　木通各一钱　甘草三分　土茯苓四两

上用水三盅煎二盅，作二次服，渣再煎，此方先服。

又方后服附前方去木瓜、木通、紫花地丁、白鲜皮四味，加桔梗七分，减土茯苓二两半，照前煎服。忌椒酒煎炙，牛肉，茶，房室。

按：此二方，先服效速，毒即出而易好，后服平和而疮自内消。

一方　大黄一两，后下　百麻一两　威灵仙。一两　连翘三钱　穿山甲三钱，炒　蝉蜕二

钱　生羊肉一斤　用水五碗，煮羊肉以熟为度，其汁入前药煎至一碗，先食羊肉，或盐或酱油食之。后服煎药，大黄不可熟，候半月后，再一服即愈。

治疳疮搽方附　见效极速。

用多年墙上白螺蛳壳不拘多少，洗去土净，火煅研为极细面，用六分，上好眼药枯四分，冰片五厘，另研和匀，米泔水洗净疮，拭干，将药搽上就结靥，勿爬破，任其自落。已试验过。

又方附　红褐烧灰存性，五钱　干桃树上干者，烧灰存性，五钱　炉甘石火煅黄色，童便淬七次，二钱半

上为细末，临搽入片脑少许，其疮先用椒葱汤洗净后，以药搽上，三次即愈。已试验过。

五虎汤百四十六　治鱼口疮，俗名便毒，已成者即溃，未成者即散。

五灵脂　木鳖子去壳　穿山甲蛤粉炒　白芷和二钱五分　大黄实人一两，虚人五钱

上作一服，水二大盅，煎一盅，空心服，利五七行即好。一方加全蝎五分，僵蚕二钱尤妙。

治癣妙方附

川槿皮　滑石　白薇各二钱　鹰粪七分　斑蝥去翅头足，十个　蚯蚓泥干，一钱七分　青娘子　红娘子各四个

上为末，井花水调厚敷患处，多年者五次，新近者三次除根。

治风癣脓瘰疥疮煎方。一应诸疮毒皆宜服，无不效者。百四十七

当归身尾一钱半　赤芍药　黄芩　黄连　黄柏各一钱　大黄三钱七分　防风八分　木鳖子一个，去壳　金银花　苦参各一钱二分

上用水一盏，酒一盏，煎至一盏，后下大黄煎三四沸取起，露一宿，五更服。若肠风脏毒下血，去木鳖子，加槐花一钱，验。

大枫膏附　搽脓瘰疥疮神效，先服前煎药二服，再搽三五日全可。

大枫子去壳，四十九个　杏不去皮尖，四十九个　川椒　枯矾　轻粉水银代亦可　蛇床子另研净末　樟脑各三钱　蜂窝火烧存性　蛇蜕火烧存性，各三分　柜油烛三两

上将诸药研细，以柜油烛化开和匀，调涂，三五日即愈。

治湿疮并臁疮膏百四十八

黄蜡一两　头发一拳大　香油一两　轻粉二钱，另研　猪胆二个

上先将香油熬四五沸，次下黄蜡又熬四五沸，次下黄蜡又熬四五沸，再后下头发文火熬，用槐柳条不住手搅，候发消化，滤净后，下轻粉略熬一时，取起放磁碗内，冷水浸少顷即成膏。一切湿疮臁疮，贴半日黄水流出，拭干，加药再贴一七痊愈。

又方　用大枫子肉、杏仁、松香、花椒、葱头，捣烂作饼，如疮样贴之。每日一换，贴膏时用米泔水洗之。

又臁疮方附　黄丹　官粉各等份，为末

用油纸将黄蜡溶化涂纸上，将药掺贴疮上，立效。

治臁疮海上方附　赛隔纸膏，一七痊愈。

嫩槐条四寸九分　嫩柳条四寸九分　头发一尺长，四十九根，上三味烧灰存性为末　川椒四十九粒　轻粉真者，三钱　黄蜡一两　香油一盏

上将香油黄蜡熬熟放冷，却下轻粉，次下三味灰末搅匀，用厚绵纸如疮大十二片，将药

涂尽，其疮先用黄柏荆芥汤洗净，将十二片纸重重贴上，以绳缚定，其痒不可当，次日除去贴肉一层，又以前汤洗净，再贴六日，除去六层，全好。此绝妙法也。

治脚指缝烂疮附

用鲜鹅掌黄皮阴干，烧灰存性，为末干掺，极效。

治手足冻疮附

用冬瓜皮、干茄根，二味煎汤热洗，不过三次即效。

治热疮遍身发出脓血。赤烂如火丹，或如火烧者。百四十九

黄连　黄柏各三两　赤小豆　绿豆粉各一两　寒水石　紫草　漏芦各七钱

上为末，用香油调搽，一日三次，即愈。

治火丹　用黄鳝头上血涂即愈，如冬月无，以螺蛳肉捣烂绞汁涂之亦可。附

治汤泡火烧方　先以蜡酒冷洗，以拔其毒，再用鸡蛋十余个煮熟，去白，以黄炒焦黑，取油约一盏，用大黄研末二两，调匀敷上，三日全好，无疮痕。

附治四块鹅掌风百五十　用千里光草一大握，苍耳草一中握，朝东墙头草一小握，共入瓶内，水煎百沸，以手少擦麝香，以瓶熏之，仍用绢帛系手臂上，勿令走气，熏三次即愈。千里光草即金钗草是也。

附治脚垫毒　人脚走长路，系被石块脚底垫肿，不能行步，痛不可忍，急用旧草鞋浸于尿桶内一宿，或半日，外用新砖烧红，将浸草鞋放在砖上，以肿脚踏在上，火逼尿

气入里即消。此症诸方不载，如不早治，烂人脚甚至杀人，走长路脚肿痛，亦可用此法，即消。

治拍蟹毒百五十一　人大指次指隔界处忽生肿毒，痛不可忍，若不早治，必烂人手。用鲜蟹研烂涂患处，立消。

　　附**治身上虚痒**　用四物汤加黄芩煎，调紫背浮萍末一钱，或凌霄花末一钱，尤妙。

医 便 卷 四

海阳张受孔　重订

王三才辑　海阳姚学颜

杭州徐志源　校正

济阴类

凡妇人小儿老人诸症，除妇人胎产经候，小儿惊疳变蒸痘疹，老人血气衰惫，水火升降失度，与大人治法不同，故另立方法。其余症同大人者，悉照前四时方法用。

四物汤百五十二　治妇人之总药，随症加减，妙用无穷，方见滋补类，加减于后。

经水过期不行，血寒血少也。本方五钱，加香附、莪术各一钱，苏子八分，桃仁三十粒，红花、官桂、木通各七分，甘草三分。空心煎服。经水先期而来，血热也。加黄柏、知母、条芩、黄连各七分，甘草三分，生，人参、阿胶、艾叶各五分，香附、荆芥穗各一钱。空心煎服。血枯经闭，本方一半，加桃仁、红花共五钱。空心煎服。色淡者，痰多也。本方去地黄，加二陈汤等份，和服。紫黑者，血热也。本方五钱，加黄芩、黄连、荆芥穗各一钱。临行腰腹疼痛，乃郁滞，有瘀血，加桃仁、红花、莪术、玄胡索、香附各一钱，木香五分，另磨入。潮热发热，本方五钱，加地骨皮、薄荷各一钱五分，柴胡、防风各五分，甘草三分，乌梅一个。同煎食远服。虚寒者，用熟地黄，加干姜、官桂、吴茱萸各一钱。甚者，再加熟附子一钱。虚极者，本方与四君子等份，加黄芪一钱半，熟附子七分。经行不止者，本方加真阿胶、艾叶、地榆、荆芥穗各一钱。妊娠胎动，加香附、砂仁、

紫苏各七分，白术、条芩各一钱，阿胶炒八分，蕲艾五分，去生地黄，用熟地黄。胎前产后血痢，加黄连、地榆、阿胶、艾叶各八分，厚朴五分。五心烦热，加柴胡、黄芩、地骨皮各一钱，甘草三分，麦门冬八分。有死胎，加交桂、麝香、白芷。赤白带下，加藁本、牡丹皮、川续断各八分。产后恶露作痛，加香附一钱，干姜炒黑七分，生蒲黄、陈皮各八分。产后发热，加白术、茯苓、陈皮、黑干姜各八分。久无子息，加附子、肉苁蓉各一钱，熟地黄、鹿角胶各一钱半。

乌骨鸡丸附　治妇人经候不调，并胎前产后，一切诸症，调经育子之上药也。累用奇效。

香附二斤　蕲艾去梗，净二斤　上二味分作四分，每分一斤，一分老酒，一分米醋，一分童便，一分糯米泔，各浸一宿，炭火煮烂熟为佳，石臼内木槌捣成薄饼，晒干磨为末，听用。大白毛乌骨鸡一只，吊死去毛，热汤修理肠杂洁净，勿见生水。再用：

当归酒洗，净四两　白芍药酒炒，四两　熟地黄酒浸，忌铁器，四两　人参去芦，二两　黄芪蜜炙，二两　白术炒　陈皮去白　白茯苓去皮　砂仁炒，各一两五钱　乌药炒，一两　神曲炒　甘草炙，各七钱五分

上药十二味，制净为粗末，装入鸡肚内，以线缝住，仍用老酒、米醋、童便、米泔等份，

入砂锅内，炭火煮令烂熟，去骨，石臼捣成饼，晒干磨为细末，听用。再加：

木香　沉香各五钱，不见火　官桂　干姜炒半黑，各三钱

上四味，另研为细末，听用。上三次药末，和匀，重罗筛过，炼蜜丸，如梧桐子大。每服七十丸，空心滚水打盐汤下。愚按：此方血虚多郁，妇人服极效。

济阴返魂丹百五十三　治妇人胎前产后总药，一名益母丸。

用益母草一味，其草即茺蔚子，其叶类火麻，对节而生，方梗凹面，五六月间，节节开紫花，白花者不是，南北随处有之。于端午小暑，或六月六日，花正开时，连根收采，透风处阴干，不犯铜铁器，石臼木杵捣罗为细末，炼蜜为丸，如弹子大。每服一丸，各照后开引下，或量加当归、赤芍药、木香，尤妙。其药不限丸数，以病愈为止，日服三五丸。或丸如梧桐子大，每服七八十丸，空心食远照后引下，或熬膏调引用，尤妙。

熬膏法附

益母草不拘多少，连根茎叶洗净，入石臼内捣烂，以布滤取浓汁，入砂锅内，文武火熬如黑砂糖色为度，以磁瓶收贮，每用一茶匙，照后开引调用，极效。胎前脐腹刺痛，胎动不安，下血不止，煎秦艽、当归、糯米汤下。胎前产后，脐腹作痛作声，或寒热往来如疟状者，并用米汤下。临产并产后，各先用一丸童便酒化下，安魂定魄，调血顺气，诸病不生，又能破血止痛，养脉息，调经络，其功甚大。产后胎衣不下，落在胞中，及产前一切难产，并横生逆产，胎死经日不下，腹中胀满心下闷痛，炒盐汤下。产后中风，牙关紧急，半身不遂，失音不语，童便酒各半化下。产后气喘咳嗽，胸膈不利，吐酸水，面目浮肿，手足疼痛，举动失力者。温服下。产后两太阳穴痛，呵欠，怔忡气短，肢体羸瘦，不思饮食，血风身热，手足顽麻，百节骨痛，米汤下。产后眼前黑暗，血晕血热，口渴烦闷，如见鬼神，狂言不省人事，薄荷自然汁下。如无浓煎薄荷汤，或童便酒各半下。产后面垢颜赤，五心烦热，或结成血块，脐腹奔痛，时发寒热，有冷汗者，童便酒各半下，薄荷汤亦可。产后瘀血恶露不尽，结滞脐腹刺痛，恶物上冲，心胸满闷，童便酒下。产后未经满月，气血不通，咳嗽，四肢无力，临睡自汗不止，月经不调，久而不治，则为骨蒸瘵疾，童便酒各半化下。产后鼻衄，口干舌黑，童便化下。产后大小便不通，烦燥口苦者，薄荷自然汁下，如无生的，干的浓煎汤亦可。产后赤白痢疾，米汤下。产后泻血水，浓煎枣汤下。产后赤白带下、阿胶、艾叶汤下。血崩漏下，糯米汤下。妇人久无子息，温酒下。一日一丸，至三五十丸，决有效验。勒奶痛，或成痈，为末水调涂乳上，一宿自瘥，或生捣敷上亦可。上一十九症调引，历历有效，不能尽述，用者自知其妙也。

蒸脐法百五十四　治妇人月经不通，或癥瘕血块，脐腹作痛，此方神效。

乳香　没药　血竭　沉香　丁香各三钱　麝香一钱，上六味另研　青盐　食盐　五灵脂两头尖各六钱，四味共为末

上各末和匀，外用麝香少许，安入妇人脐内，次将面作条方圆一寸，绕脐围住，安药末于内，令满，以槐树皮方圆一寸盖上，皮上钻三孔，用大艾炷灸之。月经即通，血块即消，累用神效。

红花当归丸百五十五　治妇人血脏虚竭，经候不调，或断续不来，或积瘀成块，腰腹刺痛，肢体瘦弱。

马鞭草半斤　刘寄奴半斤，二味共熬膏丸药当归三两，酒洗　赤芍药　牛膝去芦，酒浸　川芎　香附醋炒　牡丹皮去木　甘草各一两半　红花　白芷各七钱半　官桂六钱　紫葳即凌霄花

苏木各三两　枳壳炒，一两

上为末，以前膏入少糯米粉，打糊为丸，如梧桐子大。每服七八十丸，空心浓煎红花酒送下。

济阴百补丸百五十六　治女人劳伤，气血不足，阴阳不和，作寒作热，心腹疼痛，胎前产后，诸虚百损，并宜用之。

当归酒洗，晒干，六两　熟地黄酒洗，一钱　香附子一斤，分四制，醋、酒、童便、盐水各浸三日，炒干　白芍药酒炒，一钱　川芎一钱　益母草五月五日采者佳，忌铁，净末半斤　甘草炙，一两　白茯苓去皮，三两　玄胡索炒，二两　人参去芦，二两　木香不见火　白术土炒，各四两

上为细末，炼蜜为丸，如梧桐子大。每服六七十丸，渐加至八九十丸，空心米汤酒任下。

按：此方调脾胃，补虚损，极效。

治赤白带下神方百五十七

樗根白皮　香椿根白皮　苦参　香附醋炒　栀子仁炒　山茱萸去核　黄柏盐酒炒　龟甲去弦，酥炙，各二两　干姜炒，五钱　贝母去心，一两　白术炒　当归酒洗，各一两五钱　白芍药酒炒，一两

上为末，酒糊为丸，如梧桐子大。每服八十丸，空心清米汤送下。若孕妇赤白带，加苍术、条芩、川连、白芷各一两，去干姜、樗皮、贝母、苦参、龟甲、栀子，为丸服。

固真汤附　治妇人赤白带下，行时脐下甚痛，此方二服，即效。

人参五分　黄芩　黄柏　白葵花各一钱　郁李仁八分　柴胡七分　陈皮去白，八分　甘草炙　干姜炒，各三分

上用水一盅半，煎七分，空心服。葵花白者治白带，赤者治赤带，赤白混下，二花并用。

按：此方治气血滞，阴阳不清，极效。

凉血地黄汤百五十八　妇人血崩，来如山崩水涌之势，明是血热妄行，岂可作寒论治，宜清补兼升提，不可骤止，徐徐调理，血清自归源矣。

黄芩　甘草生　荆芥穗　蔓荆子各七分　黄柏　知母　藁本　川芎　细辛各六分　黄连　羌活　柴胡　升麻　防风各五分　生地黄　当归各一钱　红花少许

上用水一盅半，煎八分，空心稍热服，渣随并服。

六合散百五十九　治血崩不止，诸药不效，此方立止，此急则治其标也。

杏仁皮烧存性　香附童便浸，三日，炒黑　旧红褐子烧存性　地肤子炒　旧棕荐烧存性　壮血余烧存性　蟹壳烧存性　陈莲蓬烧存性

上为末，每服三钱，用酸浆草汁一盅，冲上热酒一盅，空心热服。

按：此方初服反觉多，以渐而少，由紫色而红，以至于无即止，既止之后，用十全大补汤二十帖调补，方杜根矣。

保胎丸百六十　专治累经，堕胎久不育者宜服，过七月不必服。

白术四两　鼠尾条黄芩　当归酒洗　人参　杜仲炒去丝，各二两　川续断酒浸，一两半　陈皮一两　熟地黄怀庆者，酒浸蒸，一两半　香附一两，童便浸炒

上为细末，糯米糊为丸，如绿豆大。每服七十丸，空心白汤下。

安胎饮百六十一　治胎动胎漏不安，一服立效。

白术一钱二分　条芩一钱　陈皮去白，八分　真阿胶炒珠，一钱　桑寄生真者，一钱　甘草四分　蕲艾五分　当归头六分　陈枳壳五分　砂仁炒六分　川独活五分　白芍药酒炒，一钱二分

上用姜一片，枣一枚，糯米百余粒，水煎，空心服。

加味六君子汤百六十二　妊娠二三月，时作呕吐，名曰恶阻。恶阻者，恶心而阻隔饮食也。此方主之。

半夏汤泡七次，晒干切片，再以生姜自然汁拌白茯苓去皮，另一钱五分　陈皮一钱　人参八分　白术炒　砂仁炒，各六分　甘草二分

上用姜三片煎，食远温服。

芎苏散百六十三　治妊娠伤寒，头疼身痛，发热，胸膈烦闷，兀兀欲吐，法禁汗吐下，止宜和解。方见春类。

妊娠伤寒热病护胎法附：安胎饮

用伏龙肝，即灶心土。井水调涂脐下，干又涂之。就以井花水调服一钱。产难细研一钱酒调服，亦妙。

十圣散百六十四　小产一症，多因本妇气血不足，胎无所荣，血不足胎无所养，荣养失宜，犹树枝枯而果落，岂不伤枝损叶乎。其间过伤饥饱，劳伏动胎，恼怒忧思，内外寒冷，伤于子脏，又须量轻重而加减治之。此药性平和，滋血养气，须月服五四贴方好，或素有堕胎之患者，亦宜按法用之。仍忌恼怒，生冷，酒醋，热物。

人参去芦　黄芪各八分　白术炒，一钱　砂仁炒，五分　甘草三分　熟地黄酒洗　白芍药酒炒　当归身酒洗，各一钱　川芎七分　川续断七分

上用姜一片，枣一枚，水一盅半，煎八分，食远服。

三合济生汤百六十五　治临产艰难，虽一日不下，服完自然转动下生。

枳壳二钱，麸炒　香附炒，一钱　甘草七分

川芎二钱　当归三钱　苏叶八分　大腹皮姜汁洗，一钱半

上用水二盅，煎至一盅，待腰腹痛甚时，通口服之。即产，九月尾，下月头，先服一二服，尤妙。此方用效。

陈继崖验方　当归五钱，川芎三钱，枳壳二钱，鳖甲五钱，酒醋，炙淬七次，坐产以水煎服，顷刻就下。

催生不传遇仙丹百六十六　治难产，累用效见神速。

蓖麻子去壳，十四粒　朱砂另研　雄黄另研，各二钱半　蛇蜕一条全

上为细末，粥糊为丸，如弹子大。每服一丸，临产时先以川椒汤淋洗脐下，纳药一丸，以黄纸数重覆药上，软帛拴系，产则急取去之，否则连生肠俱下。一丸可用三次。若误致生肠下，即以本药放顶门上即收，神效。

治胎衣不下神方附　凡产后胎衣不下，恶血凑心迷闷，须臾不救，产母即危。此方可预合下以备用，真济世救急之神方也。

干漆二钱，为末　大附子一枚，炮去皮脐，为末

上二味和匀，外用大黄五钱为末，酒醋熬成膏子，和前末为丸，如梧桐子大。每服三十丸，淡醋汤下，一时连进三服，胎衣即下，神效。

治胎衣不下，一时无药者附　用皮硝三钱为末，童便调热服，即下，亦治横生逆产，仍将本妇手足爪甲炒黄为末，酒下一匕，更令有力稳婆，将产妇抱起，将竹筒从心上赶下，如此数次，即下。

治横生逆产方百六十七　其症，孕妇欲产

时，遇腹痛不肯舒伸行走，多曲腰眠卧忍痛，其儿在腹中不得转动，若手先出，谓之横生，足先出谓之逆产，须臾不救，子母俱亡，此方立效。

乌蛇蜕一条　蝉蜕十四个，去土柳树上者佳　壮血余一球胎发，更好

上各烧灰存性为末，每服二钱，酒调下，连进二服，仰卧片时，儿即下。

附**又法**　用小针于儿脚心刺三五针，急以烧盐少许涂刺处，即时顺下，子母俱活。

附治血晕昏迷欲死者，急取韭菜根一大握切细，放在小口瓶内，用滚热酸醋泡在瓶中，将瓶口冲在病人鼻口内，使韭气直冲透经络，血行即活，再用后方。轻则烧旧漆器熏鼻亦好。

清魂散百六十八　治产后眩运血晕二症，又能清血行经，逐旧养新。

泽兰叶　荆芥穗各二两　川芎一两　人参五钱　甘草四钱

上为细末，每服二钱，煎葱汤或酒送下，煎服亦可。

附**产后调补气血方**

人参　白术各一钱　甘草　川芎各七分　当归八分　黄芩　陈皮各五分　熟地黄酒洗，一钱

上用姜枣煎，食远服。如发热，轻则加茯苓一钱，淡渗其热。重则加干姜炒黑一钱，以散其热。或曰：大热何以用干姜？曰：此非有余之热，乃阴虚生内热耳。盖干姜能于肺分利肺气，入肝分引血药生血，然必与补阴药同用，乃效。此造化自然之妙，非天下之至神，其孰能与于此乎。

治产后败血不止，小腹绕脐作痛，俗名儿枕痛，此方一服即愈。百六十九

生蒲黄　川芎　白术　神曲　陈皮　桃仁

各七分　香附童便炒，一钱五分　甘草四分　当归尾净一钱半

上用水一盅半，煎七分，不拘时热服。

乌金散附　治产后一十八症，第一胎死不下。二难产。三胎衣不下。四产后眼花。五产后口干心闷。六寒热似疟。七败血流入四肢浮肿，寒热不定。八血邪癫狂，语言无度。九失音不语，十心腹疼痛。十一百节骨酸疼，十二败血似难肝。十三咳嗽，寒热不定。十四胸胁气满呕逆。十五小便涩。十六舌干，鼻中血出，绕项生疮。十七腰疼如角弓。十八喉中如蝉声，以上症候，并宜服之。

乌金子即大乌豆　肉桂去粗皮　当归去芦，酒洗，烘干　真蒲黄　木香　青皮去白　壮血余烧存性　赤芍药妙　皂荚不蛀者，烧存性　紫葳即凌霄花　大蓟根　小蓟根　蚕蜕纸新绵亦好，烧存性　棕毛烧存性，已上各五钱　红花干者一两　川乌一个，生用　朱砂少许，另研　血竭少许，另研

上十八味，除灰药另研外，共为细末，入另研药和匀，每服一钱，生姜汤，或芍药，当归汤，或凌霄花煎酒调下，甚者一夜三四服。忌鱼、鹅、猪、羊，及一切生冷，油炙等物，取效甚速。

大黄膏治症，照后调下，随症消息加减，妙不可言。百七十　用锦纹川黄不拘多少，米泔水浸经宿，去粗皮，晒干为细末，听用。外用陈米醋酌量多少熬待稠黏，渐入大黄末，不住手搅令极匀，以磁器贮之，纸糊封口，毋致蒸发。临时量病虚轻重，入在乌金散内服之。人壮病实者，半弹丸，以下渐少，或以膏子丸如龙眼大一样，芡实大一样，皂子大一样，阴干，磁器密收。看病大小，用一丸与病人嚼破，以乌金散送下。

产后内热，恶露作痛，俗名儿枕痛，及大便不利秘结者，并用四物汤，浸化一丸服。发寒热如疟，或内热者，煎小柴胡汤，浸化一大

丸服之。未效再服，并不恶心。口中吐酸水，面目浮肿，两胁疼痛，举动失力者，温酒下。产后两太阳痛，呵欠，心松气短，肢体羸瘦，不思饮食，血风身热，手足顽麻，百节疼痛，米汤下。产后眼前黑暗，血晕血热，口渴烦闷，狂言如见鬼神，不省人事，浓煎薄荷汤下，或童便各半下亦可。产后面垢颜赤，五心烦热，或结成血块，脐腹奔痛，时发寒热，有冷汗者，童便酒各半下，或薄荷汤亦可。产后血余，恶露不尽，结滞腹脐刺痛，恶物上冲，心胸闷满，童便酒各半下。产后未经满月，血气不通，咳嗽，四肢无力，临睡自汗不止，月水不调，久而不治，则为骨蒸瘵疾，童便酒各半下。产后鼻衄，口干舌黑，童便酒下。产后大小便不通，烦燥口苦者，薄荷自然汁下，如无，浓煎薄荷汤下。产后赤白痢疾，陈米汤下。产后漏血水，枣汤下。产后赤白带，胶艾汤下。血崩漏下，糯米汤下。勒奶痛，或成痈，水捣膏敷乳上，一宿自瘥。

抑肝散百七十一　治寡居独阴妇人，恶寒发热，全类疟者。久不愈即成瘵疾。

柴胡二钱半　赤芍药　牡丹皮去心，各一钱半　青皮炒，二钱　当归五分　生地黄五分　地骨皮一钱　香附童便炒，一钱　川芎七分　连翘五分　山栀仁炒，一钱　甘草二分　神曲炒，八分

上用水煎，空心服，渣再煎，下午服，夜服交感丹一丸。方见秋类。此二方累试累效。

附治妇人生下孩儿，但不能发声，谓之梦生，世俗多不知救，深为可悯。今后有此，切不可断脐，将胞衣用火炙，令暖气入儿腹内，却取猫一只，用青袋包裹其头足，使一伶俐妇人拿住，猫头向儿耳边，以口着力咬破猫耳，猫必大叫一声，儿即省，开口发声，遂得生矣。

附**又法**　儿因难产或逆产下不哭，微有气

者，即以本父母真气度之。亦活。二法皆经验。

慈幼类

治惊风方附　凡小儿急惊，属肝木风痰有余之症，治宜平肝镇心，驱风消痰，降火，清内热，慢惊属脾土不足，因吐泻久虚，元气不固，或大病后元气不足，宜补中兼疏利，世俗以一药通治二症者甚妄。

急惊神方百七十二

牛胆南星四钱半　全蝎二钱　荆芥穗　防风去芦　僵蚕炒　天竺黄各三钱　辰砂天葵草伏过，一钱六分，另研　琥珀　牛黄另研　蝉蜕　木香各一钱五分

上为末，山药打糊为丸，如龙眼大，朱砂为衣。每服一丸，姜汤化下。此吉水邓小儿家传，极效。

又方附　治急惊。

车前子三钱　轻粉一钱　麝香三分，另研　片脑分半，另研　牛黄一钱，另研　全蝎十四个　天麻二钱　牛胆南星二钱　白附子一钱　朱砂三钱，另研　青黛一钱　珍珠一钱，另研　男儿乳一盏　生人血二匙

上为末，各研和匀，粟米糊为丸，如黄豆大，朱砂为衣。每服一丸，荆芥薄荷汤磨下，先用半丸研细吹入鼻中，外用石脑，僵蚕去嘴，调涂人中，立效。

慢惊秘方附　急惊日久不止，亦可用。

人参　白茯神去皮心　琥珀　僵蚕　全蝎　防风去芦　牛胆南星　白附子生用　蝉蜕去土　蕲蛇肉各二钱　辰砂一钱，另研　麝香二分

上为末，炼蜜为丸，黄豆大，朱砂为衣。每服一丸，菖蒲汤化下，急惊薄荷汤化下。此

二方芜湖夏小儿世传，极效。

慢惊神效方_附

人参一两　僵蚕炒，三钱　全蝎二钱　生人血二匙　辰砂二钱，另研为衣

上为末，用麻黄一两，甘草一两，熬膏为丸，如樱桃大，朱砂为衣，每服一丸，南枣煎汤化下。此邵伯仲小儿方，累用累效。

秘传牛黄清心丸_{百七十三}　治小儿惊风，大人中风，中痰，中气，一切风痰之症。

天麻四两　防风二两，去芦　牛胆南星二两半　僵蚕炒　全蝎各二两半　白附子生用　干天罗即丝瓜，五钱　川乌五钱　远志去心，二两　穿山甲蛤粉炒，三两　蝉蜕二两，去土　蒿虫不拘多少　辰砂天葵煮，一两　雄黄一两，二味另研　犀角镑细，五钱　蜈蚣三钱　蟾酥五分，另研　沉香三钱　细辛五钱　龙齿五钱　琥珀二钱，另研　珍珠三钱，另研　天竺黄三钱　蛤蚧一对　金银箔各十帖

上药各制净为末，外用荆芥一斤，麻黄一斤，木通一斤，皂角半斤，甘草四两，苍耳子四两，六味熬膏，入真酥合油，和蜜为丸，芡实大，金银箔为衣，蜡封。随症调引用。

回生锭_{百七十四}　治慢惊圣药，一锭即有起死回生功，顷刻见效，故名为回生锭，真海上仙方也。急惊亦效。

人参五钱　白术一两　山药一两　真赤石脂煅，五钱净，假的不用　甘草　辰砂各二钱　桔梗一两　白茯苓去皮，一两　滴乳香二钱，另研　麝香一钱，另研　牛黄一钱，另研　牛胆南星五钱　礞石煅金色，三钱　金箔十片，为衣

上为末，五月五日午时取粽捣匀，印作锭子，金箔为衣，阴干。每服大人五分，小儿二分，薄荷汤下。

秘方黑神丸_{百七十五}　治急惊风垂死者，

一服可即活。

腻粉　香墨　白面各二钱　芦荟一钱八分　牛黄另研　青黛飞净　使君肉去壳净，各一钱　辰砂一钱半，另研　麝香五分，另研　冰片二分，另研　金箔十片

上为末，面糊为丸，黄豆大，金箔为衣，每服一丸，薄荷汤下。

治急慢惊风海上方_附　用五月五日午时，取白头蚯蚓，不拘多少，去泥，焙干为末，加辰砂等份和匀，糯米糊为丸，绿豆大，金箔为衣。每服一丸，白汤下。取蚯蚓时，先以刀截为两段，看其断时跌快者治急惊，跌慢者治慢惊，作二处修合，极效。附

仙传救急惊神方_附　并治大人中风，中痰，立服立效，不许受谢，并食病家茶酒，犯者不效。

用生白石膏研末十两，辰砂研末五钱，二味和匀。每服大人三钱，小儿一岁至三岁一钱，四岁至七岁一钱五分，八岁至十二岁二钱，十三至十六岁二钱五分，用生蜜调下立效。按此二方价不贵而功极速，累用累效。

千金肥儿丸_{百七十六}　小儿疳症，因脾家有积，脾土虚而肝木乘之所致。积久不散，复伤生冷厚味，故作疳症。肚大筋青，潮热咳嗽，胸前骨露。治法，调脾胃，养血气为主，其次消积，杀虫，散疳热。

白术半斤　真茅山苍术半斤　陈皮一斤，不去白　甘草一斤，炙，为末用，留一半为衣　厚朴一斤，用干姜半斤水拌令润透，同炒干，去姜不用　癞蛤蟆十只，蒸熟，焙干，为末　禹余粮煅，一斤，如无以蛇含石代　川黄连一斤，用苦参四两，好烧酒一斤，二味拌盒一时，焙干，去参　神曲一斤，炒　牡蛎煅七次，童便淬七次，净一斤　青蒿一斤，童便制为末　山楂去核，一斤　鳖甲醋炙，一斤　胡黄连半斤　芦荟四两　夜明砂淘净，四两　使君

子去壳，净肉四两　鹤虱不拘多少

上前药，各制净为末，外用小红枣五斤，去皮核，黄芪三斤，当归一斤，熬膏，入面一斤，打和作糊为丸，如绿豆大。以前甘草末半斤擂丸，小茴香末各四两，为衣。每服八岁以下五十丸，九岁以上七十丸，食前清米汤送下，累用神效。

消疳饼百七十九　专治诸疳积，累试极验，儿又肯用。

夏月取癞蛤蟆百余只，端午前后取的更佳，去头足肠肚皮骨，另放一处，先将肉香油煎熟与儿吃，再将皮骨肠肚以钵头盛，放烈日中，上用稀筛盖之。任苍蝇攻钻生蛆，食骨上肉尽，然后取蛆洗净炒干，用重纸包灰，火内煨焦存性，为末，每末一两，加入后药。

胡黄连二两　山楂肉去子，净四两　真芦荟二两　砂仁二两　青皮去白，麸炒，一两　芜荑一两　槟榔二两　蒿心末一两　西涯木香五钱

上为末，除渣净一斤，外用陈麦面十斤，砂糖二斤，饧糖一斤，将药面糖和匀，如金花饼法造成饼子，一两重一个。每日空心食一个，米汤下。能消疳磨积如神，小儿逐日用之，极妙。

附：治小儿吐泻，由寒热不匀，内伤脾胃所致，泄泻痢疾，亦由湿热积滞而成，治宜消积理脾为要，后二方主之。

加减钱氏白术散百七十八　治吐泻极效。

人参五分　白术八分　白茯苓六分　甘草二分　陈皮六分　半夏七分　藿香　砂仁　干葛各五分

上用水一盅，煎六分，入姜汁一匙和匀服。

香橘饼百七十九　治小儿疳积下痢，并久泻不止，或冷热不调，赤白脓血相杂，小腹疼痛，或禁口不食，里急后重，日夜无度，经久不瘥，致脾虚脱肛不收，并宜服之。

陈皮去白　青皮去穰，麸炒　厚朴姜制　青木香　山楂肉去核净　神曲炒　麦芽炒　白术炒，各四两　三棱醋炒，二两　莪术醋炒，一两　香附炒　砂仁炒　甘草炙　人参滋润有润者，去芦，各二两　木香不见火，五钱

上为极细末，炼蜜和匀，印作锭子，每饼湿时重二钱，阴干。每服一饼，空心米汤化下立效，大人亦可用。

白术助胃丹百八十　治小儿吐泻，大能和脾胃，进饮食，化滞磨积。

白术一两五钱，陈土炒　人参六钱　白茯苓去皮，一两　甘草炙，五钱　白豆蔻大者去壳，十五粒　砂仁大者四十粒，炒　肉豆蔻中大四个，鸡蛋清炒　木香二钱　山药姜汁炒，一两

上为极细末，炼蜜丸，如皂子大。每服一丸，空心米汤化下。

治小儿食伤，宜服此方消导之。百八十一

白术一钱　陈皮七分　麦芽一钱　厚朴六分　甘草四分　枳实六分

伤乳及粥饭米曲，加神曲真炒香，一钱，半夏六分，更增麦芽五分。若伤鱼、肉、果子等食，加山楂一钱炒，砂仁五分，黄连三分，草果三分。伤生冷之物，腹痛，泄泻清冷色白，加砂仁、山楂、神曲各八分，煨木香四分，干姜炒紫黑三分。伤辛热饮食，或伤食停积，日久食郁作热，呕吐酸水，或大便积痢不快，或黄黑色，此有热也。加姜炒黄连七分，山楂、川芎各五分，木香三分。寻常些小伤食，不必服药，只用麦芽，入姜二片，煎汤饮之。

上药，用姜二片，水一盅，煎六分，食前服。若饮食伤脾胃，食积在内作热，见于肌表，或潮热往来，只宜理中而表热自除，不可解表，宜用前方，加山楂、白芍药、升麻、干葛各八分，生甘草二分，炙甘草二分，黄连五分。以消食积之热。表热未除，亦宜加除脾胃之热，热

壮盛脉有力者，更加煅石膏一钱。此皆太阴、阳明二经药也。

治小儿服前消导药，积去后泄泻不止，服此方调补脾胃，止泻。

白术一钱二分　白茯苓一钱　白芍药一钱，酒炒　木香煨　甘草炙　肉豆蔻各四分　黄连姜炒　神曲姜炒　陈皮各六分　干姜炒半黑，二分半

上用姜二片煎，食前温服。泄泻止后，调理以复脾胃之气，本方去干姜、神曲、肉果，加人参六分，黄芪三分。服二贴愈。过服解表止泻剂，致损脾胃中血气，本方去肉果、木香、干姜、神曲、黄连，加山楂三分，当归四分，半夏姜制八分，麦门冬六分，川芎二分。此皆平和之剂，故可常服调理以复胃气，虽大人亦可服也。

磨积锭百八十二　治小儿一切积滞。

白术陈土炒，二两　陈皮二两　厚朴姜炒，一两　槟榔一两　枳实麸炒，一两　三棱　莪术二味醋炒，各一两半　甘草一两　使君子去核净，一两七钱　半夏曲一两　山楂去核　神曲各二两　阿魏真者，一两　黑牵牛头末，一两，半生半炒　巴豆霜三钱，另研　木香三钱　硇砂一钱，洗去砂土　苍术麸炒，一两

上为末，神曲一半，麦芽面一半，打糊为块，捣千余下，印作锭子，每锭湿重二钱，阴干约一钱。每服八岁以上一锭，七岁以下半锭，空心滚白汤磨下，微利一二次不妨，无积不可服。

惺惺散百八十三　变蒸一症，乃小儿蒸皮长骨，变幻精神，不须服药。其有兼伤风寒，咳嗽痰涎，鼻塞声重，蒸蒸发热，宜服此方。

人参　白术　白茯苓　甘草炙　白芍药炒　桔梗　天花粉各五钱　细辛　薄荷叶各二钱半

上为粗末，每服三钱，水四盏煎二盏服，不拘时候。

附治麻疹及斑疹，初因外感不解，热蕴于内而成，宜用葛根汤以解散，痘疮，初觉发热，亦宜用之。若见标则不用也。方见春类。

消毒饮百八十四　治斑疹热甚紫黑者，或痘未出时，亦宜服。

荆芥去根，一钱　连翘三钱　牛蒡子一名鼠黏子，炒研，三钱　防风去芦　甘草生，各五分　犀角二分，另磨入

上作一服，水煎热服。

附治痘三法，按《博爱心鉴》，治痘症立逆顺险三法，极其详明，而效验亦神。谨按其法之大概，以所宜用之方，随变症加减，详于三法之下。

附顺者一二日间，初出之象如粟，于口、鼻、腮、耳、年寿之间，先发二三点淡红润色者，吉之兆也。气得其正，血得其行，其毒浅而轻，不得妄行。所以不须服药，如七八日内，贯浆之时，略服保元汤一二贴，以助其气血也。

保元汤附

人参二钱　黄芪三钱　甘草一钱

加川芎五分　当归七分　引助血分。

上用姜一片，水一盏，煎六分，食远温服。

附逆者初出于天庭、司空、太阳、印堂、结喉、心胸，方广之处，先发者逆，形如蚕肿，紫黑干枯，气涩血滞，致毒深，妄参阳位，难当其势也。以前保元汤内，用人参一钱，黄芪、甘草各一钱，加白芍药一钱，牛蒡子、黄芩、黄连、玄参、丝瓜灰、当归、川芎、连翘各五分，陈皮、官桂各三分，防风、羌活、荆芥、前胡各四分，姜三片，葱一根，煎服。一以解毒，一以助气血，取汗以泄其毒，开其滞涩，或幡然如云雾之散，而白日出见，此一救而可得生者，十中二三。七八日内，病势沉重，色白毒深，又用保元汤加大黄、芒硝、枳实炒、厚朴、川芎、当归，水煎服。大下之，下后而身湿，再出红润。此则十中可活一二，乃起死回生之妙也。

549

附险者初出圆晕成形，干红少润，其一二日出现者。毒尚浅，气血未离可治，以俟其气血交会也。以保元汤加桂二分，兼和血匀气之剂。如毒若盛，兼解毒之药。

加味保元汤百八十五

人参 黄芪 甘草 白芍药各一钱 当归六分，活血 陈皮六分，匀气 白术六分，补中 牛蒡子七分 连翘 玄参各六分，解毒

上用水一盏，煎七分，温服，入少酒尤验。一云：四肢出不快者，加防风五分，八九日，以此方加减服，以助其气血，贯浆。十三四日内，以保元汤加白术、白茯苓、陈皮、山楂，以助结痂。如渴，用参苓白术散。方见夏类。如毒热不解，用后方。

牛蒡子散附

牛蒡子一钱 连翘 黄连 玄参各七分 甘草生 荆芥 防风各五分 紫草五分 犀角锉末，三分入药 川芎 当归 赤芍药 生地黄各六分

上用水一盏，煎七分服，以解其热毒，即安。

大法：保元汤，四物汤，四君子汤，皆当随气血盛衰参用。毒盛则下之，毒少则解散之，寒则温之，热则清之。全在活法治之，可保无虞。古方木香、异功等散，多燥热，非真寒证不可轻用，慎之慎之。

又方

余毒用牛蒡子、射干、升麻、甘草各二钱，水煎。分上下服之。验过。

神功消毒保婴丹百八十六

凡小儿未出疮者，每遇春分、秋分，日服一丸，其痘毒即渐消化。若只服一二次者，只得减少。若服三年六次，其毒尽能消化，必保无虞。此方屡经试验，务照后开日期，洁诚修合，服之神效。

缠豆藤一两五钱，其藤八月收取毛豆桔上缠绕细红丝就是。采取阴干，此味为主，妙在此味药上 黑豆三十粒 赤豆七十粒 山楂肉一两 新升麻七钱五分 生地黄五钱 荆芥五钱 防风五钱 川独活 甘草 当归各五钱 连翘七钱五分 黄连 赤芍药 桔梗各五钱 牛蒡子一两 辰砂另研，甘草同煮过，去甘草，一两五钱 苦丝瓜二个，各长五寸，隔年经霜者妙，烧灰存性

上各为极细末，砂糖拌匀，共捣千余下，丸如李核大。每服一丸，浓煎甘草汤化下。

其前项药预办精料，遇春分秋分，或正月十五，或七月十五日，修合，务在虔诚。

治小儿初生七日内，急患脐风，撮口，百无一活。父母坐视其死而不能救，良可悯哉。一秘法极有神验，世罕知之。凡儿患此疾者，齿龈之上，有小泡如粟米状，急以温水蘸青软帛或绵裹手指轻轻擦破，即开口便安。不须服药，神效不误。百八十七

治撮口方附

小儿断脐为风湿所乘，或尿在包裙之内，遂成脐风。面赤喘急，啼声不出，名曰撮口。此方治之。

蝎梢四尾 僵蚕七枚 瞿麦五分 赤脚金头蜈蚣一条

上为细末，先将鹅管吹药一分入鼻内，使嚏，啼哭为可医，后用薄荷汤调服三五分，立效。

附治小儿初生，大小便不通，腹胀欲绝者。急令妇人以热水漱口，吸咂儿前后心并脐下两手足，共七处，每一处凡三五次漱口吸咂，取红赤色为度。须臾自通。不尔无生，若遇此症，按法治之，可得再生也。

天一丸百八十八

治小儿百病，随症调引。

赤白茯苓茯神去皮心，净，各三两 灯心用净一斤，以米粉浆水洗，晒干，研末，入水沉之，浮者

取用再晒干，二两半，沉者不用　泽泻五两，去毛净，要白者　猪苓去黑皮，五两　滑石牡丹皮二两同煮半日，去丹皮，晒干，净六两

上药五味，为细末，外用人参六两，白术六两，甘草四两，熬膏为丸，如龙眼大，朱砂为衣，贴金箔。每服一丸，照病调引用，大抵小儿之生，本天一生水之妙。凡治小儿病，以水道通利为捷径也。

养老类

却病延寿丹百八十九　年高老人，但觉小水短少，即是病进，宜服此方。

人参一钱　白术一钱　牛膝一钱　白芍药一钱　白茯苓一钱　陈皮一钱　山楂肉去核，一钱　当归五分　小甘草五分

上用姜二片煎，空心服。

春加川芎七分，夏秋加黄芩、麦门冬各一钱，冬加干姜二分，倍当归。服至小水长止药，如短少又服。此丹溪养母方也。为人子者不可不知。此或用糊丸，如梧桐子大。每服七八十丸，空心食远清米汤下。

三子养亲汤百九十　老人形衰，苦于痰喘，咳嗽气急，胸满艰食，不可妄投荡涤峻利之药，反耗真气。是有三人，求治其亲，静中精思，以成此方，随试随效。又谓三子者出自老圃，性度和平芬畅，善佐饮食，善脾胃，使人亲有勿药之喜，故仁者取焉。

紫苏子主气喘咳嗽，用紫色真正年久者佳　白芥子消痰下气宽中，白者佳，紫色不用　萝卜子主痞闷，兼理气，用白种者

上各洗净，去砂土，晒干，纸上微炒，研细，看何经病多，以所主为君，余次之。每剂不过三钱，用生绢或细布小袋盛之煮汤，可随甘旨饮啜，亦不拘时。勿煎太过，令味苦辣口。若大便素实，入熟蜜一匙，冬寒加姜一片，

尤妙。

加味地黄丸百九十一　治老人阴虚，筋骨痿弱无力，面无光泽，或黯惨，食少痰多，或嗽或喘，或便溺数涩，阳痿，足膝无力，形体瘦弱，因肾气久虚，憔悴寝汗，发热作渴。

怀熟地黄酒蒸，四两　山茱萸去核，净二两　山药姜汁炒，一两　牡丹皮去木，一两半　五味子去梗，一两　麦门冬去心，一两　益智仁去壳，盐水炒，一两，古方泽泻

上为末，炼蜜为丸，如梧桐子大。每服七八十丸，空心盐汤下。

夏月不用盐。腰痛，加鹿茸、当归、木瓜、续断各一两。消渴，去茯神，倍用麦门冬、五味子。老人下元冷，胞转不得小便，膨急切痛，四五日困笃垂死者，用泽泻二两，去益智仁。诸淋数起不通，倍用茯苓、泽泻，益智减半。脚气痛连腰胯，加牛膝、木瓜各两。夜多小便，依本方，茯苓减半。虚壅于齿疼痛，浮而不能嚼物，并耳聩及鸣，并去麦门，各加附子炮，桂心净，各一两。耳聋或作波涛钟鼓之声，用全蝎四十九枚，炒微黄色，为末，每服三钱。温酒送下一百丸，空心服。

加味搜风顺气丸百九十二　老人常服，润利脏腑，永无瘫痪痰火之病，极效。方见冬类。

固本酒百九十三　老人常服，补脾清肺，养心益肾大补阴血。

人参一两　甘州枸杞子一两　天门冬去心，一两　麦门冬去心，一两　怀生地黄一两　怀熟地黄一两

上好烧酒十二斤浸，春、秋半月，夏七，冬二十一日，密封固瓶口，待浸日完，取出绞去渣，每日空心食远各饮二盏，其渣再用白酒十斤，煮熟，去渣，每日随意用之。

菖蒲酒附　通血脉，调荣卫，聪耳明目，

久服气力倍常，行及奔马，发白返黑，齿落更生，延年益寿，心与神通，昼夜有光。

用五月五日、六月六日、七月七日，取菖蒲不拘多少，捣烂绞取清汁五斗，糯米五斗蒸熟，入细酒面五斤，南方只用三斤。捣碎拌匀，如造酒法，下缸密盖三七日，榨起新罐盛，泥封固。每次温服二三杯，极妙。

菊花酒 附　清心明目，养血疏风。

家菊花五斤　生地黄怀庆者，五斤　地骨皮去土木，净五斤

上三味，捣碎一处，用水一石，煮取净汁五斗，次用糯米五斗炊饭，细面曲五斤拌令匀，入瓮内密封三七日，候熟，澄清去渣，另用小瓶盛贮，每服二三杯，不拘时候。

冬青子酒 附　用冬至日采冬青子一斗五升，糯米三斗，拌匀蒸熟，以酒曲造成酒，去渣煮熟，随意饮五七杯，不拘时。能清心明目，乌须黑发，延年益寿，却百病，消痰火。

紫苏子酒 附　调中，益五脏，下气补虚，润心肺，消痰顺气。

用紫苏子三升，炒香，研细，清酒三斗，罐贮，将苏子纳入酒中，密封，浸一七，滤去渣，每日随饮三五杯。

猪腰子粥 百九十四　治老人肾脏气惫耳聋。

猪腰子二对，约八两　葱白四茎，去须，切碎人参五分　防风五分　粳米八合　薤白少许

上五味和米煮粥，入盐空心食之。

黄鸡粥 附　治老人五劳七伤，益下元，壮气海，服经月余，肌肉充盛。不论男妇老少，皆宜用之。大有补益。

黄母鸡一只，初生一次蛋者佳，杀去毛肠杂肉苁蓉酒浸一宿，去皱皮并内白心，切片，晒干，一

两　生薯蓣一两　阿魏少许　粳米三合

上先将鸡煮烂，去筋骨，取汁，下米，及鸡肉，并苁蓉等五样，煮熟，下盐空心食之。

羊肉粥 附　治老人虚损羸瘦，助阳，壮筋骨。

羊肉二斤，去骨　人参一两，去芦　黄芪一两，生用　白茯苓去皮，一两　大枣去核，五枚糯米三合

上先将羊肉去脂皮，取精肉四两，细切豆大，余一斤十二两，并药四味，用水五大碗，煎取汁三碗，绞去渣，入米煮粥，再下前切细生羊肉同煮熟，入五味调和，空心食之。

羊脊髓粥 附　治老人脾胃气弱，劳损，不下食。

用大羊脊髓一条，透肥者。捣碎，用青粱米四合，淘净，以水五升，煮取汁二升，下米煮作粥，入五味和匀，空心食之。常用极有补益。

鸡头实粥 附　老人常用，益精强肾，聪耳明目。

用莲肉三两，去皮心，净　糯米三合，晚米三合，和匀，作二次煮粥，空心食之。

法制猪肚方 百九十五　补老人脾胃不足，虚羸乏力。

用鸡头实，不拘多少，去壳，净粉三合，粳米三合，照常煮粥，空心食之。

薏苡仁粥 附　治老人脾胃虚弱，常用疏风湿，壮筋骨。用薏苡仁四两，粳米三合，照常煮粥，不拘时用。

莲肉粥 附　老人常用，补脾胃，养心肾。

獖猪肚一具，洗净　人参五钱　干姜一钱，泡

葱白五茎，去须叶　川椒一钱，炒出汗，去目闭口者　糯米五合

上药研为末，以米合和相得，入猪肚内，缝合，勿令泄气，以水五升，用砂锅内慢火煮令极烂，空心服之。次饮酒三五杯。

牛髓膏附　用熟牛胻骨内髓四两　核桃仁去皮，二两

上二味，和捣成膏，空心食，入少盐，大能补肾消痰，极效。

开胃炒面方附

歌曰：二两白盐四两姜，五斤炒面二茴香，半斤杏仁和面炒，一两甘草蜜炙黄，枸杞胡桃各半斤，芝麻等份最为良，驻颜和血延寿算，补药之中第一方。

上各研末和匀，不拘时，白滚汤点服。

又方附　治老人脾虚，或大病后胃口虚弱怯食。

用糯米五升，浸一昼夜，用时淋干入锅内，慢火炒令香燥不可焦，外用花椒炒出汗，去目及闭口者净二两，薏苡仁一斤，莲肉一斤，去皮心，各炒黄熟，共和为末，再用白糖二斤和匀，磁罐密贮。每日清晨，用一白盏沸汤调服，善能补胃进食。

医 便 卷 五

海阳张受孔 重订

王三才辑　海阳姚学颜

杭州徐志源　校正

禁方

万灵膏百九十六　香油四斤，槐、柳、桃、榴、椿、杏、楮各二枝。

两尖　白芷　赤芍药　大黄　人参　黄连　白芍药　草乌　苦参　川芎　生地黄　川椒　胎发　穿山甲　熟地黄　槐子　杏仁各一两　当归二两　蓖麻一百二十，去皮　巴豆一百一十，去皮　黄柏一两，去皮　木鳖五十个，去皮

上两尖等二十二味，俱咬咀如麻豆大，入香油内浸，春五、夏三、秋七、冬十日。

黄香十二两　黄丹二斤，水飞、澄、火焙七次　阿魏　沉香　丁香　麝香　血竭各一两　乳香　没药各三两

上阿魏等八味，俱为细末。

先将香油并药入铜锅内熬焦，将药锅取温冷，用生绢过净将药再熬，下黄丹，用槐柳等枝，不住手搅，此时用烧火宜慢，常滴药在水中成珠不散，入黄香，将锅取下冷片时，减火性，乃下阿魏等八味搅均，用凉水一大桶，将药拔下水中，一日换水一次，浸七日七夜，去火力。用时以滚水化开，量疾大小，裁榜绵纸贴，效如神。无德之人，不可传。

歌曰：此方妙诀秘通仙，原自从师学道传，万病无忧皆有效，命归地府得复全。

歌曰：内外俱医识认真，不凭诊脉问原因，熬成神应摊贴上，一服时间利患身。

治法：痈疽初出，疽疮初出，发背初出，疔疮初出，瘰疬初出，无名肿毒初出。

以上诸证，初发一二日，未成大患，俱用此膏贴之，火烘双手，熨一百五十余手，务要出汗，其疮即日消散。若疮出四五日，已成肿硬，内已有脓，亦用此膏贴之。拔出脓净，其疮自然生肌平满。

干湿疥癣，诸般瘙痒，诸般风疹。

以上诸证，俱用此膏贴于脐中，火烘双手，熨一百余手，出汗。

癫疝肿肤

此证用膏贴之，内加捣细木鳖一个，贴脐中，火烘双手，熨一百余手，出汗，切小疮疖，用此膏随疮大小贴用之。

膀胱肿硬，用膏贴之。火烘双手，熨五十余手。

肩背寒湿疼痛，腰腿寒湿疼痛。

两脚寒湿疼痛，脚气穿心疼痛。

已上诸症，俱用此膏贴之。火烘双手，熨一百余手。

男子阳痿不起，女人阴痿瘦弱。

男子遗精白浊，女人赤白带下。

男子元气虚冷，女人子宫冷闭。

男妇赤白痢疾。

已上诸证，俱用此膏，内加捣细木鳖一个，贴丹田，火烘双手，熨一百余。

五痨七伤

此证男女俱贴肺腧，肩井，三里，曲池，

火烘双手，熨一百余手。

男女痞块

此证用曲作圈围痞处，内放皮硝一两，上用重纸盖，熨斗熨纸上令内热，去其硝面，用此膏内加捣细木鳖一个，贴之。火烘双手，熨一百余手，出汗。

小男癖疾

此证不用硝面，止用此膏贴之。火烘双手，熨二三十次，觉腹内热，即止。

左瘫右痪

此证用此膏内加捣细木鳖一个，贴丹田，火烘双手，熨一百余手患处，仍服此药三丸，好酒下。

偏正头疼

此一证男女俱贴脐内，火烘双手，熨八十余手。

冷积攻心

照依积症大小摊贴，火烘双手，熨六十余手。

舌胀

此证用此膏贴心中肺腧，并心坎下三寸，火烘双手，熨一百余手，出汗。

酒积，酒后呕吐，转食暗风。

已上诸症，俱用此膏贴肺腧，兼心坎下二寸许，火烘双手，熨六十余手。

风寒咳嗽，风热咳嗽，痨病咳嗽。

已上诸症，用此膏贴肺腧，火烘双手，熨六十余手，出汗。

打扑血凝

此症用此膏贴疼处，如打扑虚肿，火烘双手，熨一十余手，觉热即止。

胸膈不利，气喘不止。

此二症，俱用此膏贴肺腧，火烘双手，熨一百余手。

安胎不定

此症先用此膏脐内贴，后用此膏内加捣细木鳖一个，贴丹田，火烘双手，熨一百余手。

月经不通

此症用此膏贴陶康二穴骨上，火烘双手，熨六十余手。

犬咬蛇伤蝎螫

此症用此膏贴之。不许用手烘，若用手烘，作脓难好。

春三月伤寒已过日期

用此膏贴脐上心坎下，火烘双手，熨八十余手。

春三月伤寒未过日期

用此膏二两半，贴脐中，火烘双手，熨六十余手，出汗。

夏三月伤寒走黄结胸

用此膏二两，贴心坎下，火烘双手，熨八十余手。

秋三月伤寒兼赤白痢

用此膏二两，贴脐中，火烘双手，熨九十余手。

冬三月伤寒兼赤白痢

用此膏二两半，贴脐中，火烘双手，熨一百余手。

四季伤寒，俱贴脐中，酉时分贴，一服时见效。

服用

将前膏药为丸，如梧桐子大，蛤粉为衣，其药可放十年不坏，愈久愈效。每服三丸，各随症引下。

发背疮，冷水下。血气未通，酒下。咳嗽，绵裹噙化。缠喉风，绵裹噙化。喉闭，绵裹噙化。风赤眼，山栀汤下。打扑伤损，橘皮汤下。腰膝疼痛，盐汤下。唾血，桑白皮汤下。赤痢，甘草汤下。白痢，生姜汤下。产后诸疾，当归汤下。赤白带下，当归汤下。

诗曰：常服肺凉诸病疴，宿垢留肠用此触，软积开痰消癖瘕，大除胃热保神全。

四时无病常服，照各饮下。

春养肝脏，川芎黄芪汤下。夏养心脏，附子茯苓汤下。秋养肺脏，赤小豆桔梗汤下。冬养肾脏，苁蓉茯苓汤下。

四季养脾脏四引

春季，芍药汤下。夏季，黄芩汤下。秋季，茯苓汤下。冬季，乌头汤下。

眼目杂症十一引

眼盲暗密，蒙花汤下。五轮眼疳，菊花汤下。内障眼疾，石决明汤下。云翳遮睛，木瓜汤下。攀睛翳膜，石决明汤下。眼目咽喉病，淡滚汤下。雀目眼疾夜明，砂仁汤下。两眼赤肿痛，陈皮汤下。赤热火眼，黄连汤下。羞明怕日，荆芥汤下。七十二种杂患眼，椒汤下。

风疾病症二十六引

头眩目晕，防风汤下。摇头风，金线重楼汤下。口眼歪邪，语言不正，酒下。左瘫右痪，热黄酒下。风狂，麝香朱砂汤下。头风手足腰曲，荆芥汤下。暗风病症，荆芥汤下。感风百节痛，独活汤下。偏正头风，清茶汤下。风湿痹病，天门冬汤下。诸痹骨痛，六一散下。风寒病症，菖蒲汤下。风气病，茱萸汤下。惊痫风，杏仁汤下。中诸风，桃仁汤下，贯众汤亦可。诸风疾，荆芥汤下，干姜亦可。风狂痫病，空心酒下苦，丁香亦可。破伤风病，黄蜡汤下。心急风，朱砂防风汤下。患后得风，热酒下。膀胱肾气，茴香汤下。淋漓，牛蒡子通草汤下。肠风泻血，当归炒槐子汤下。病风，苁蓉汤下。肠风痔漏，诃子汤下。骨节拘急，率风寒湿癖症，白蒿荆芥汤下。

伤寒病症六引

伤寒无汗，麻黄柴胡汤下。伤寒有汗，桂枝芍药汤下。时气瘟疫，井花水下麻子仁亦可。阳毒伤寒，黄连栀子汤下。或痢发汗，生姜葱白汤下。阴毒伤寒，附子枣汤下，酒亦可。

一应寒热五般疟疾十四引

暑气热病，六一散调下。寒冷病症，乳汁同煎下。大瘟疫热病，黄芩汤下。浑身壮热，砂糖汤下。虚热，竹叶柴胡汤下。热病，知母汤下。上焦热，大黄汤下。上焦虚热，薄荷桔梗汤下。寒热肿，梅心白薇汤下。下元虚冷，热黄酒下。冷物所伤，艾醋汤下。伤重冷物，羯羊肉汤下。五种黄病发冷，沸汤下。五般，疟疾，东南桃枝汤下，酒煎桃心亦可。

五痨七伤遗精盗汗九引

七伤痨病，金毛狗春汤下。羸瘦黄虚疾，乳香汤下。五种痨，柴胡汤下，黄芪栀子汤亦可。虚弱，黄酒下，菟丝子亦可。痨疾胀满，黄芪柴胡汤下。五痨七伤，人参汤下，陈皮汤亦可。四肢无力，牛膝续断汤下。气烦，甘草桔梗桑白皮汤下。虚弱羸瘦，夜梦鬼交，登高涉险，遗精盗汗，寒热往来，温酒下。

五积六聚癥瘕气痃八引

癥积满胀，童便送下。年深积气，麻子仁汤下。积痼水气，当归汤下。五积六聚气块，木香青皮汤下。酒疸食黄，茵陈栀子汤下，黄柏亦可。酒食所伤，随所伤物下。积病，牵牛汤下。痃癖气块，熊胆汤下。

十种水气单腹蛊胀六引

遍身肿满，樟柳根汤下。十种水气，樟柳根汤下。十种十气，大戟桑白皮汤下。蛊气病，当归汤下。蛊气毒，樟柳根汤下。单腹胀，木香槟榔汤下。

反胃噎食呕吐酸水脓血十引

反胃噎食呕逆，木瓜汤下。胸中隔气，木香陈皮汤下。呕吐不止病，茯苓汤下。脾胃不和懒食，任汤下。噎食病，知母汤下。胸膈不快，热酒调陈皮厚朴下。冷吐酸水，蓬术汤下。呕逆病，苦丁香汤下。心烦呕吐，白豆蔻汤下。吐血病，小麦汤下，木瓜丝浆汤下亦可。

嗽喘痰涎十引

咳嗽痰逆，神曲汤下。咳嗽痰涎，生姜汤下。痰滞膈膨，枳壳汤下。风痰涎吐，槐角子汤下。风喘嗽血，陈皮汤下。风嗽，猪肉汤下。嗽上喘，桔梗皮汤。嗽逆伤肺，蒺藜汤下。嗽兼泻，川椒汤下。冷嗽，生姜汤下。

小肠疝气肾气不足并脐痛七引

小肠气痛，荷香汤下。疝气痛，肉苁蓉汤下。风疝气痛，茱萸汤下。膀胱肾气痛，茴香汤下。肾气不足，粟米汤下。脐痛难忍，牛藤汤下。脐下痛酸，枣仁汤下。

腰脚膝疼痛九引

腰痛，苁蓉汤下。腰曲痛，良姜荆芥汤下。腰痛，牵牛威灵汤下。腰膝痛，陈皮汤下。腰肠痛，温黄酒下。腰脚无力痛，炒阿胶汤下。脚气痛，木瓜汤下。脚气转筋，木瓜汤下。脚气小肠痛，茴香汤下。

大小五般淋沥症六引

淋漏秘涩，牛膝汤下。五般淋涩，茅花根汤下。膀胱淋病，牛旁子汤下，通草木亦可。沙淋病，萱草根汤下。诸淋，酸浆同酒下。阻隔不通，瞿麦汤下。

肠风脏毒并痔漏五引

肠风痔漏，诃子汤下。痔漏发痒，漏芦汤下。肠风泻血，当归炒槐子汤下。脏毒下血，陈皮汤下。肠癖脓血，黄连汤下。

痈疽发背疹癞疔肿十二引

痈疽恶疮，黄芪汤下。发背疮，连翘汤下。恶疮呕吐，丁香汤下。便毒，牡蛎大黄汤下。瘰病疮，连翘汤下。疔疮疽，白芷汤下。黄水疮疽，柳花汤下。癣疮发痒，芦酢浆下。十三种恶疔，地丁汤下。瘘瘤癥积，夏枯草酢汁下。遍身癣癞，防风荆芥汤下。打破伤损疮，没药汤下。

口齿咽喉症十引

喉闭，谷精草汤下。咽喉肿痛，桔梗汤下。口禁不开，白木汤下。口内生疮，井花水下。口疮眼赤，栀子黄柏汤下。牙疳齿气，良姜汤下。牙齿出血，当归汤下。牙疼齿僵，良姜汤下。霍乱吐泻，井花水下。心烦呕吐，白豆蔻汤下。

小儿痘疹症二十一引

疹疮已出，黄芪汤下。疮出不痛，金银花汤下。斑疮未出，升麻汤下，芍药亦可。疮出腹胀，枳壳汤下。疹后泻痢，甘草汤下。疹出泻痢，白术汤下。疮出发冷，麻黄汤下。疮出壮热，大黄汤下。疮出酷渴，人参汤下。疮出不食，枳壳汤下。疮出惊触，青黛汤下。疮出喘喝，黄连汤下。疮黑陷，人牙汤下。疮入眼，米泔水煎木瓜汤下。疮收入腹，雄黄汤下，黄连亦可。疮收饮水，干葛根汤下。疮出发喘，人参汤下。疮出咳嗽，五味子汤下。疮后发热，连翘汤下。疮后有疮，黄芪汤下。半出暂搐，青黛汤下。

小儿杂症二十六引

急惊风，朱砂汤下。慢惊风，青黛汤下。疮疖，诃子老米汤下。口疮，诃子汤下砂糖亦可。遍身疮疥，金银花汤下。脸上生疮，黄芪汤下。头际生疮，黄连汤下。横眉疮，香白芷汤下。乳痹病症，丁香汤下。肝脏风，荆芥汤下。马脾风，薄荷汤下。眼赤肿痛，谷精草汤下。头赤肿，牡蛎汤下。胁赤肿痛，桔梗汤下。凡赤肿痛，黄芪汤下。头顶疼痛，石膏汤下。背膊疼痛，竹叶汤下。脚心痛，灯草汤下。脑热痛，甘草汤下。脑风病，升麻汤下。多睡不食，枳壳汤下。食面所伤，青皮汤下。鼻塞，黄芪汤下。小儿胀蛊，萝卜汤下。小儿夜啼，黄连汤下。耳育湿，炒黄柏汤下。

妇人室女胎前产后症五十八引

产后败血上冲，生地黄薄荷汤下。产后恶物不止，陈皮汤下。产后发汗，井花水下。产后寒热，红花汤下。产后虚劳，热黄酒下。妇人少乳，樟柳根汤下。胎前产后，乳香朱砂汤下。死胎不下，葵菜汤下。血闭，乌梅汤下，桃仁亦可。血漏病，艾叶汤下。死胎伤腹中，红花酒下。血山崩漏，续断汤下，当归亦可。血崩药服不止，五灵汤下。血妄流不止，沉香汤下。十血气，当归汤下。经脉不行，血竭汤下。经脉不调，豆蔻汤下。经脉不止，地黄汤下。经脉太过，肉桂汤下。血枯竭，牛膝汤下。血气不和，当归汤下。血多血少，梅子仁汤下。血气不升，当归汤下。血不依时，香附子汤下。

血热多寒少，连翘汤下。血结，肉桂汤下。心神不定，远志汤下。血气凝滞，梅子仁汤下。血脾，煎黄连汤下。坠血，补骨脂汤下。败血冲心，红花汤下。多寒少热，炒甘草汤下。多热多寒，连翘汤下。炎热，柴胡汤下。增寒发热，麻黄汤下。五种痨症，柴胡汤下。遍身痛，茴香汤下，薄荷亦可。身黄瘦，麦门冬汤下。发困，黄药子汤下。面黄无力，牛膝汤下。无精神，麻子汤下。多思虑，石斛汤下。夜眠不安，朱砂汤下。咳嗽，人参汤下。黄肿，赤芍药汤下。癥瘕病，玄胡汤下。久冷积气，艾叶汤下。腹中痛，乳香汤下。胎赤眼口疮，黄连汤下。伤食恶肉，厚朴汤下。伤毒鱼，苍术汤下。伤冷物，丁香汤下。伤酒，豆蔻汤下。伤果木，陈皮汤下。伤菜蔬，青皮汤下。伤豆子，枳壳汤下。妇人怀孕，败艾叶汤下。妇人漏下，当归汤下。

　　一应杂症四十三引

　　心痛，艾醋汤下，乳香亦可。心痛作酸，山茱萸汤下。急心痛，枳壳汤下。心间热病，清茶下。心失荫误，东南桃枝汤下。烦热病，栀子黄连汤下。烦渴病，乌梅汤下。消渴病，赤小豆茯苓汤下。伤胃咽渴，瓜蒌汤下。饮食不消，陈皮汤下。食少减，陈皮汤下。五脏虚热，温酒下。五脏虚冷，当归汤下。五脏燥热，栀子汤下。大便闭涩，热熟大黄汤下。大小便不通，大黄汤下。脱肛病症，龙骨汤下。白痢热，艾吴茱萸汤下。赤痢病，甘草汤下。五疳八痢，木香汤下。腹中有虫，灯草通草下，苦陈皮亦可。腹内虫咬，樟柳根下。腹中胀满，陈皮木瓜汤下。肚腹胀闷，乌梅汤下。腹脏霍乱，丁香汤下。百精怏鬼，升麻汤下。邪气吐涎，槐花汤下。气投鬼精，木香汤下。不伏水土，黄酒下。误吞铜铁，黄酒下。山岚瘴气，黄酒下。瘰瘤，连翘汤下。瘿血虫蛀，甘遂汤下。两肋刺痛，热黄酒下。恶刺痛，唾津调搽好。鼻红，桑白皮汤下。梦中出溺，菟丝汤下。耳内蝉鸣，牵牛茱萸汤下。耳聋，鸡冠花汤下。喘息，紫苏子

汤下。接骨，茯苓汤下　霍乱吐泻，井花水下，合香汤亦可。白痢病症，姜汤下。

加味解肌汤附

　　柴胡　川芎　羌活　枳壳　桔梗　防风茯苓　黄芩　甘草　半夏　白芷　细辛

　　上用姜三片，葱白三根，热服。

老太服加味紫苏饮附

　　紫苏　川芎　白术　陈皮　干葛　黄芩芍药　砂仁　甘草　柴胡　麦门冬

　　上用姜一片，葱白二根，热服。以上谢惟清方。

柴胡三棱饮百九十七　治小儿食积。

　　柴胡　神曲　黄芩　莪术　人参　三棱枳实　陈皮　半夏　乌梅　青皮　茯苓　厚朴槟榔　甘草

　　上用姜二片，草果三瓣，煎服。张小儿方。

黄连磨积丸百九十八　柏乡张大尹传。尹，山东人，名延庭，滨州人。

　　治一切痰饮，痰积，积聚，拂郁，胁下闷倦，懒惰，饮食不消，或吐逆恶心，眩晕，怔忡时作时止，用之如神。

　　黄连一两，内五钱吴茱萸同炒，五钱益智仁同炒，去二味不用，止用连　栀子炒去秀　青皮去囊　川芎　苍术米酒浸七日　桃仁去皮尖　白芥子酒浸炒，各五钱　香附子童便浸，炒　莪术酒浸，炒　山楂肉　莱菔子炒研，即萝卜子　白术以上各一两　三棱用西安者佳，一两五钱

　　上为细末，量用汤浸，蒸饼为丸，梧桐子大。每服五七十丸，茶汤白汤任下。未丸时先杵千余下。

苏合丸百九十九

　　犀角二两，用尖　丁香二两　片脑二两，大片

的，一方用一两　香附子二两　安息香二两真正的
麝香二两，一方一两　明天麻二两　沉香二两　白
术二两　檀香二两　苏合油二两　木香二两，陆的
荜茇二两　朱砂二两　诃子肉二两　乳香二两，
一方用一两　白豆蔻肉二两　台乌二两　蜜糖六
斤，一方用五斤　黄蜡三十斤　金箔一百片

抱龙丸附

枳壳一两　琥珀一两五钱　天竺黄一两五钱
枳实一两　黄檀香一两五钱，陆的　清河参一两，
人参五钱　怀山药十两　茯神一两五钱，又一方用
白茯苓　甘草三两　牛黄一钱二分，一方用一钱
牛胆南星一两三钱，一方用一两　麝香二钱五分，
一方不用　珍珠一两五钱，成颗者，一方用五钱
明天麻一两，一方不用　蟾蜍五钱，去头足净，
一方不用　真僵蚕一两，去头足，一方不用　金
箔四百片，为衣　蜜六斤，一方用二斤半　黄蜡
二十斤

牛黄丸附

羚羊角一两　白茯苓一两五钱　防风一两五
钱　犀角二两二钱　阿胶一两七钱　牛黄一两四
钱　薄荷叶二两　甘草五两　白芍药一两五钱
麦门冬一两五钱，去心　黄芩一两五钱　神曲一
两五钱　白敛七钱　人参二两五钱　肉桂一两七
钱　川芎一两二钱　干姜八钱　白术二两七钱
麝香一两　片脑一两　雄黄八钱　怀山药七两
桔梗一两二钱　柴胡一两二钱　杏仁一两三钱
大豆黄卷一两七钱　当归一两五钱　蒲黄二两五
钱金华枣一百二十个　金箔一千二百片　蜜糖六
斤黄蜡四十斤

活络丹附

牛黄二钱五分　片脑一钱五分　麝香五钱
人参一两　犀角五钱　白花蛇二两　乌稍蛇二两
黑附子一两　乌药一两　白豆蔻一两　青皮一两
白茯苓一两　香附一两　当归一两五钱　骨碎补
一两　麻黄二两　川芎二两　两头尖二两　白术

一两　羌活二两　防风二两　全蝎二两　天麻二
两　玄参二两　威灵仙一两半　白芷二两　草豆
蔻二两　血竭七钱半　黄芩二两　黄连二两　地
龙五钱　大黄二两　熟地黄二两　木香二两，陆
的　沉香一两，陆的　丁香一两　乳香一两　没
香一两　安息香一两　细辛一两半　干葛一两半
赤芍药一两　僵蚕一两　天竺黄一两　龟甲一两
虎骨一两　藿香二两　甘草二两　朱砂一两　官
桂二两　松香五钱　何首乌二两　金箔四百张
酥油一两　黄蜡四十斤　蜜糖十一斤

梁木湾传药方附

琥珀一两五钱　天竺黄一两六钱　枳实一两二
钱　檀香一两六钱　人参一两五钱　山药十两　茯
神一两六钱　粉草三两三钱　牛黄一钱二分　牛胆
南星一两八钱　麝香三钱，或二钱五分　珍珠五钱
白术四两五钱　朱砂四两二钱　金箔一百五十片
蜂蜜六斤　黄蜡三十斤　加天麻三两

上琥珀抱龙丸方全料，计此药可制八百颗，
每颗药内一钱二分，大约价银一十五两。

经验肥儿丸二百　以下二方，医官陶国
佐呈。

神曲微炒　麦芽炒　山药　山楂煮软，去
核　水仙子以上各五钱，微炒　陈皮洗净　青皮
去囊　枳壳去囊，面炒　前胡去芦，以上各三钱
苍术米泔水夜浸日晒，七日为度　白术蛤粉炒
半夏姜汁夜浸日晒，七日为度　使君子去壳，微
炒　宣黄连去芦　砂仁　当归身以上七味各二
钱　人参　胡黄连　石莲肉二味各一钱　甘粉
草七分

上各味，精制为细末，用晚米糊为丸，
如小粟米大。每二三分，或四五分，陈米汤
下，或稀粥调和米汤，俱可服下。

经验蟾酥五疳丸附

南木香去粗皮　青皮去芦　肉豆蔻面包煨
芦荟　麦芽炒　神曲炒　山楂煮软，去核　千金

子去壳，捶油，以上八味各三钱（即续随子）　蟾酥取真的，一钱五分　白术蛤粉炒　宣黄连去芦，各二钱　尖槟榔一钱

上各味精制为细末，用陈米粉丸，如粟米大。稀粥或米汤吞，送下三分或四分，如神效验。

金不换三七经验仙方附

三七出自粤西，惟右江南等州蛮夷地名为最，产于险峻山谷之间，真。味似人参，每茎上七叶，下三根，故名三七。重拟良金，又名金不换，又名血见愁。专治血归经络，效最莫比。今将治法开具于后：

治金刃箭伤，跌跶伤损，血出不止，自嚼少许罨患处，即愈。

治妇人赤白带下，每服用一钱研末，温酒送下。

治吐血，用一钱自嚼，茅花煎汤或米汤送下。

治男妇伤寒，口齿不开，将生姜擦齿，用姜汤调三钱服。

治妇人产后败血作疼，用一钱或五分，艾叶煎汤，老酒，研末送下，自嚼亦可。

治男妇被打伤，青肿不消，用一钱嚼细，涂患即消。

治男妇害眼，十分沉重，不开，用一钱嚼烂涂眼外，一宵即愈。《医鉴》云：水磨涂眼眶。

治男妇红白痢疾，用一钱研末，木香，黄连煎汤，或米泔水送下。

治蛇伤虎伤，用三钱磨细酒送。余嚼涂患，立效。

治畏人下蛊毒，先嚼一钱，遇毒即返，神效。

治男妇喉疯，单双鹅头，用一钱为末，盐酒送下。

治男妇心气疼痛，量年久近，用二钱或一钱为末，温酒调下，或自嚼，酒送下亦可。

治小儿痘疹，用一钱，蜜水滚热服下。

治男妇血淋，用一钱，灯草姜汤送下。

治妇人血山崩，量年远年，研末一钱，用淡白酒或米汤服，一二次即愈。

治肠红下血，用四物汤加三七五分服，最效。或用槐角煎汤，或空心用温酒服。

治杖伤，或刃破瘀血，取三七随伤大小，咀嚼罨之。即愈。行杖时，先服一钱，亦可使血不冲心，杖后尤宜屡服之。

治男妇生无名肿毒，或痈疽等疮，疼痛不止，一二钱研细涂上，痛即止。或初成或未成，以好米醋磨涂，即散。

牙床肿痛，因食辛热之物，致以下牙床肿痛，属手阳明之药。二百一

当归　黄连　生地黄　升麻各三分　牡丹皮　防风　白芷各二分半

上用水一碗半，煎至七分，食远服。

擦牙散二百二

细辛　石膏　故纸　熟地黄　地骨皮各一两六钱　龙骨二两　防风　旱莲草　青盐　当归　猪牙皂各一两　川椒　白芷各六钱　没石子一对　香附子六钱

痢症药附

当归身酒洗，一钱　川芎一钱五分　白芍药酒浸，一钱五分　熟地黄酒洗，一钱　人参一钱　白术米泔水浸一宿，锉片，土炒，五分　干姜炒黑，三分　陈皮去白，五分　升麻三分　实条黄芩炒，一钱　槐花炒，一钱　阿胶炒成珠，八分　砂仁三分　甘草炙，五分　黄芪蜜炙，一钱五分

上用姜三片，枣三枚，水一碗半，煎至七分，空心服，渣再煎服。

痢方附

凤尾草八两，要近水者佳　龙凤藤四两　鸭

脚金星草三两　车前草二两

上四草，俱端午日取者，神效。五月内取亦效，余月不效。取来阴干，俱锉为粗末，听后开制度，如病急生草煎服亦效。

如肚疼附

当归一两五钱　砂仁一两　木香五钱　赤芍药五钱

上四味，共用水四大碗，煎至一碗半，去渣，将汁拌前四草，晒干，再拌以前药，汁尽为度，晒极干，磁罐收贮。如用时，每服五钱，水一盏，入铜杓内，浸少刻，搅令匀，放火上煎二滚，俱要滚到中心，即取起滤去渣，再用水一大盏，煎至中心五滚，滤渣饥服。

如后重用附

滑石末炒，一两五钱　枳壳五钱　槟榔五钱　芍药生五钱　黄芩五钱

上晒干煎服，俱如上法。

如白痢附

白术一两　白茯苓一两　滑石炒，一两　陈皮一两

如红痢附

当归一两五钱　川芎一两五钱　桃仁一两

如红白相兼附

当归七钱五分　川芎七钱五分　桃仁七钱五分　沙滑石五钱　陈皮五钱　苍术五钱

如白痢久胃弱气虚，或下后未愈减者用。二百三

黄芩三钱五分　黄连三钱五分　芍药三钱五分　黄芪五钱　陈皮二钱　砂仁二钱五分　白术七钱五分　白茯苓五钱　干姜火炙，二钱五分

如红痢久胃弱血虚，或下后未愈减者。用：附

黄芩二钱　黄连二钱五分　当归五钱　川芎五钱　陈皮五钱　熟地黄五钱　白术七钱五分　阿胶珠五钱

如血痢，用附

当归　川芎　桃仁　生地黄　槐花　炒黑

干姜　陈皮各五钱　阿胶珠　白术　炒侧柏叶各七钱五分

如赤黑相兼，仍小便赤涩。附

木通　泽泻　茯苓各一两　山栀五钱

附如痢久而后重不去，此大肠坠下，用：一方以橘叶煎汤蒸之效。

条芩　升麻各一两

附如呕吐食不下，用：

石膏一两五钱　山栀仁炒五钱　陈皮　软白扁豆各一两

上晒拌煎服，悉同上法。

此方妙甚，但难于得药，与仓卒未易制耳。许龙山尝称其以半剂医一噤口痢。余曰：何谓半剂？曰：止服一次，持去渣不与服也。恐难卒办，后金华散亦妙。

金华散二百四　专治红白痢疾，久不愈者，服之神效。

椿白皮一两，臭者佳，去粗皮，取皮向东南者　松花三钱　地榆二钱　干荷叶二钱，用贴水叶，去边留中，阴干

上四味各为极细末，每服三钱，红痢蜜调，白痢黑砂糖调，红白相杂，蜜与砂糖调，后加温汤少许，空心服。忌面食荤腥油腻物。

此方南郡织造牛内相，每以施人，亦不知其为异也。己未岁，临准侯太夫人，年已七旬，偶患噤口，饮食不能进者，三五日矣。子孙为治后事。牛织造闻之，馈以前药，初服即觉少解，再服而愈矣。

疟方附

人参五分，如虚加七分，或加一钱　白术有汗二钱，无汗一钱　白茯苓　柴胡有汗一钱，无汗二钱　甘草炙，腹胀三分，不胀不用　半夏姜制，七分　草果有食五分，食多七分，无食不用　薄桂二分　黄芩酒炒，寒热均七分，寒多五分，热多一钱　煨生姜寒热均三片，寒多五片，热多不用

上用水一盏半，煎八分，临发前空心温服，

感轻一服。感重二三服，不拘男女老幼，四五年老疟，无不效者。药皆平平，但君臣佐使得宜耳。

此方余试之，妙在审证的确，加药即应手而愈。尝医一日间疟，调寒热均服三剂，不效，细询乃热多于寒也。改服二剂，痊愈矣。

又疟方附

陈芽茶一两　白扁豆一两，炒　各为极细末。

飞罗极细末二两，炒黄色　南星选极大者，二个

上将二南星根上各挖开一孔，取白砒四钱，研为末，装入孔内，两星孔口相对合，用线札定，泥封固，炭火煅存性，取出研为细末，共前药和匀。每临发日，空心用茶调，大人服四分五厘，未冠者止服三分，十岁以下者止二分，六七岁者一分五厘，量人虚实大小增减。惟妊娠不可服，慎之慎之。

范屏麓主应天试出场，称徐宾吾带药末一钱，愈三疟疾。其方出宁国许上舍，余走书恳得之，即此方。若嫌其峻厉，备之以应下人亦好。吾侪专用前方可也。

松梅丸方

松脂细末一斤，买通明洁净松脂，拣去杂物，用长流水煮，以铜锅用桑柴为薪煮化，捞去杂物，将冷水加入釜中，捞起如造糖一样，搭于木椿，扯跌待冷硬，如前再煮再扯跌三次，即用桑柴火，炭火，淋汁，再煮三四次，却入无火酒煮化，入冷水，取起如前扯跌冷硬，换酒再煮，如是酒煮六七次，又用长流水再煮三四次，扯跌色白，味不苦涩为度，研末称足一斤为一料。怀庆干生地黄十两，去浮水并梗硬者不用，将好酒浸三日夜，捞起同制熟乌梅内入石臼内，捣膏极烂如泥，净乌梅肉六两，将乌梅一二斤，捣损去核，用温水洗三次，晒极干，秤足六两净，用酒拌蒸五次，同生地黄捣

半日，极烂。即将松脂细末徐徐入膏内，一面捣一面慢慢加入松脂，捣五六千下，看软硬得宜，为圆硬，则少少加酒，再捣软则擦和为圆，凡为圆如梧桐子大。每早空心服二钱，饮酒者酒送下，不饮者米汤盐汤送下，渐渐加入一分，加至二钱五分止。

加味滋阴大补丸二百五　主养血养气，滋肾水，固元阳，添精髓，壮腰膝，润肤体，育心神，久服多子，驻颜延年。

甘州枸杞子择去枝蒂，酒拌蒸，四两　沙苑蒺藜酒洗，蜜酒拌蒸，三两　当归身酒洗，二两　人参去芦，一两　黄芪蜜炙，二两　山药人乳拌晒三次，二两　山茱萸水洗，去核，童便拌晒，二两　白茯苓去皮，漂去筋膜，人乳拌晒三次，二两　牡丹皮酒洗，去心，二两　怀生地黄酒洗，二两　怀熟地黄酒洗，二两　天门冬水洗，去心，二两　麦门冬水洗去心，二两　黄柏川秋石入酒炒褐色，一两五钱　知母川秋石入酒炒褐色，一两五钱　龟甲酒洗，酥炙，二两　杜仲去粗皮，姜汁炒断丝，二两　牛膝去芦，酒洗，同黑豆蒸二时，去豆，二两　补骨脂酒浸蒸，二两　鹿角胶四两　菟丝子水淘去沙，酒浸蒸捣成饼，焙干，二两　肉苁蓉酒洗，酥炙，一两五钱　锁阳酒浸，酥炙，一两二钱　虎胫骨酒浸，酥炙，二两

上各为细末，先以丸角胶，用无灰好酒熔开，和炼蜜丸，如梧桐子大。每服三钱，空腹微盐汤送下，温酒亦可。

参术启脾丸二百六　主补脾胃，益元气，壮精神，化痰涎，灵饮食，久服肥健延年。

人参去芦，二两　白术麸皮炒，四两　黄芪蜜炙，二两　白茯苓去皮，二两　山药微炒，二两　甘草炙，五钱　陈皮去半白，一两　黄连炒，八钱法制半夏粉一两　砂仁一两　神曲炒，五钱　白芍药炒，一两五钱　山楂肉一两　藿香水洗，三钱麦门冬炒，取末，五钱

上各为细末，炼蜜为丸，如梧桐子大。每

服二钱，白汤下，空腹食远皆可服。

以上二方，宁波府鄞县医生钱雷送呈。

固齿乌须补肾兼治牙疼方二百七

当归一两，酒浸洗 川芎一两，水泡洗 熟地黄一两，酒浸洗 白芍药一两，纸包煨 川牛膝一两，去芦，酒洗 甘枸杞一两 香附子一两五钱，盐水浸透 荆芥穗八钱，洗净 雪白石膏一两五钱 青盐一两

上十味，共为细末，用磁罐或铅盒收贮。每早鸳鸯手擦牙，久漱药水，或吐或咽，到老不疼不落，甚妙。

又治牙疼煎药方附

羌活 独活 柴胡 桔梗 甘草 川芎 细辛 石膏 大黄煨 赤茯苓 黄芩酒炒 山栀子炒 黄柏炒 黄连酒炒 连翘 升麻 前胡

上十七味等份，每剂用生姜一片，灯心十余根，水一盏半，煎七分，食远温服。

羊肝饼二百八

专治小儿惊积，左胁下有块，女人血瘕，发热瘦弱。若积块在右，为食积，宜贴阿魏膏，不宜吃此饼。

黑羖羊肝一具去筋膜，切成方寸块，中间割开相连 白术一两小米泔浸一宿，切成咀，陈壁土炒黄色，为细末，一两 左顾大牡蛎一个重一斤者炭火煅通红，候冷，为细末，一两 真黄蜡一两溶化开，入前药二味搅匀，乘热成饼，照肝块数目如肝块大，其饼重二钱，小者重一钱五分

上将蜡饼夹于肝内，用竹叶包裹，以线缚之。入新沙锅中，以水淹一寸入粟米五六合煮，以米熟为度，候冷，去竹叶，任小儿食之。一颁二三块。夏月将饼系于井中，勿令色变味臭，小儿不肯食也。重者不过一肝二肝，轻者数块则热止，七日后，则积消腹软矣。

治天泡疮二百九

用小红枣一枚，入砒一钱烧胡为末，入水花朱三分，初发井花水调付破者干掺，掩者揭盖点入，神效。

治眼方二百一十

迎风流泪，一切患眼疾，无不效者。

黄连三两 黄芩二两 黄柏

上用水一碗，浸二宿，将好芦甘石六两，炭火烧红，淬水九次，埋土五七次，取起，研净末二两，用珍珠、朱砂、玛瑙、海螵蛸各五分，冰片、麝香各二分，朴硝一分，细研点眼，精妙入神。

洗点眼附

用黄连，防风，等份，浓煎取膏，再入芒硝，白矾，等份，澄清去汁，仗者点眼妙。

洗眼神效附

五月五日午时取银杏叶阴干，每用十片，将无根水一盏，煎至八分，净器收起，值日洗面后，即温。此水洗目不致间断，洗及一年，盲者复明。

洗目日期

正月初八 二月初十 三月初五 四月初一 五月初五 六月初七 七月初八 八月初八 九月初十 十月初十 十一月初九 十二月二十一 闰月如前月日期

法制陈皮二百一十二

如陈皮四两，去白 用人参一两 青盐五钱 柿霜二钱 甘草二钱 乌梅二钱 一方用滑石一两

除陈皮，余药水煎，去渣，取汁，浸皮，其渣再煎取汁，浸尽，焙干用。

又方附

能解气，宽郁，止嗽。

如广陈皮一斤，润，去白 用甘草四两 乌梅肉四两 青盐四两 如咳嗽用诃子一两

上药用水四碗，煎至三碗，澄清，晒干，

清晨用。

消毒方二百一十二

番木鳖一钱，油炒　乳香七分，炙去油　木香七分　麝香五厘　穿山甲一钱，炙苏

上药共研细末，或为丸。壮年者，二次服。寡弱者，作三次服。

敷肿毒方附

无壳蜒蝣　万年灰　鲜鱼

共捣烂涂患处，即愈。

治寒温等疮二百一十三

飞丹四钱　黄连五钱　苍术五钱　松香五钱　儿茶一钱　轻粉五分

上为极细末，用生葱头十根捣烂，加香油调如膏，用梓树叶摊，以隔叶贴一二日再换。如痛者，加乳香、没药各五分。先用桑叶，葱头煎汤，候温洗净，贴膏。

浒堂跌闪损折药方二百一十四

乳香　没药各一钱　大黄二钱　巴豆肥人二粒半，瘦人一粒半

上为细末，或炼蜜为丸，或末调服，服时用姜三片，桃仁十粒，去皮尖，葱白连须三根，共捣碎，入好酒一盅和匀，去渣，待五更，热酒调服，前药再用好酒尽量饮之。或见血片，或见黑水，为效，即以红米温粥止之。

又方　下瘀血附

归梢　川芎　赤芍　乌药　苍术　青皮陈皮　枳壳　红木　红花　桃仁　肉桂　大黄

水二盅，煎八分，空心服，渣再煎。

跌损方附　用猴姜为末，和老米饭捣烂，罨患处。

清金益寿丹二百一十五

贝母二两，大者，以水洗净，去心　五味子五钱，用北新鲜者　玄参三两，用坚实，去梢，水洗净，风干为细末　桔梗一两，用米泔洗去头梢，风干丹参二两，去根梢，忌铁器，杵为末　柏子仁五钱，以井水浸去油，再以水净之　麦门冬四两，大者，洗净去心，风干　白茯苓二两，云间白者，以人乳浸，风干　朱砂一钱五分　蒲黄一两，以五钱生用，以五钱用新瓦微炒

上为末，留柏子仁随末同研，炼蜜丸，如龙眼大。以金箔为衣，五更时嚼一丸，或午后夜饭后亦可。

鸡苏饼二百一十六　清上焦，润咽膈，生津液，化痰，降火，止嗽，能醒酒，解酒毒。

鸡苏薄荷净叶，三两　紫苏叶五钱　白葛粉一两　乌梅肉二两五钱，另研如泥　檀香二钱　硼砂五钱　柿霜四两　白冰糖八两

上为极细末，入片脑一分五厘，再研，和匀，入炼蜜得中，印成樱桃大饼子。每服一丸嚼化，不拘时。

治产后心风二百一十七　为之神不守舍，发癫狂者。

甘遂三钱　朱砂二钱

猪心血为丸，金箔为衣，老酒下。

产后恶露不通，几死者，急用家下灶内锅脐黑霜，刮来，热酒吞下，如无好酒，短水白酒亦可，一炷香时即下，忌口要紧。附

产后尿胞坠落者，用松脂一斤，捣碎，好酒四碗煎作二碗，作三四次服，即愈。附

治痢二百一十八　用木香，黄连，等份为末，蜜丸如梧桐子，以陈米汤空心肚服二三十丸，日再服，极效。

久痢不愈附　用广木香方圆一寸，川黄连

五钱，锉碎，用水一盏半，入前药煎至水干，去黄连，碎锉，焙干为末，分作三服，一服陈皮汤下，次服陈米汤下，三服甘草汤下，痊愈。

又方附　用生姜一两，细切如麻豆，好茶一两，以水三碗，煎至二碗，听服之。极效。

血痢附　用好干姜烧乌为末，每服一钱，米饮下。

治遍身疯痛二百一十九　用白凤仙花树煎汤，汤内加老酒一二锨，用汤多浴，汗出即愈。

治遍身走疯附

光乌三钱，炒　白芷一钱五分，炒　香附一钱五分，炒　独活一钱五分

上为细末，临卧时温酒调下，前药末每用五分，门口勿令泄气，药尽则愈。

治痘毒二百二十　用生白果捣烂，不拘多寡，加黄丹一二钱罨之。即愈。

治痞积二百二十一

矮牛膝根二两　虾蟆酸草一两　沉大麦一两，炒焦黄色，加酒药五钱，同炒

用好生酒二碗煎，将好再加大酒二碗，共煎成二碗，将雄黄末一钱入药服，渣再服，加好酒三碗。

治便毒二百二十二　用槐米炒黄为末，鸡蛋清调敷，即以贯众二两，锉青盐一钱二分，好水酒煎，空肚服。

便毒不收口附　用乌鱼尾贴之。日换二次，即愈。

治疟症二百二十三　若日日来者。用胶枣一枚，去核，入蓖麻子仁三粒，清心温酒嚼下。如间日者，加麻仁二粒。如三四日者，如例加之，为妙。

小便不通，诸药不效，闷乱欲死者。急以甘遂五钱为细末，用凉水调如膏，敷脐下丹田穴，再以甘草节五钱煎汤，垂服汁至脐下即通矣，此急救之良诀也。二百二十四

治牛中暑二百二十五　用胡麻苗捣汁灌之即愈。无苗，即用麻子，三四两捣烂，和井水调匀灌之。

史国公百病无忧药酒　专治风痰，半身偏枯，手足拘挛，不堪行步，若饮一升，手能梳头，服二升，足能屈伸有力，服三升，语言舒畅，行步如故，服四升，肢体通暖，百节遂和，举步如飞，其效如神。

防风二两，去芦　秦艽二两　当归三两　草薢三两　羌活三两　鳖甲二两，酥炙　川牛膝二两，去芦　虎胫骨二两，酥炙　白术二两　油松节二两，捶碎　杜仲三两，姜汁拌，炒去丝　晚蚕沙三两，炒黄色　苍耳子四两，捶碎　干茄根八两，饭上蒸　枸杞子五两，炒

或用加乌头尤妙。

上咬咀，布袋盛贮，用好酒三十五斤，以坛装，将药入坛内浸之，密封坛，浸十四日，入水锅煮熟，入土埋三日夜，去火。每清晨午后，各服五七盅，大有补益，老年染患尤宜。

春 脚 集

（清）孟文瑞　辑

内容提要

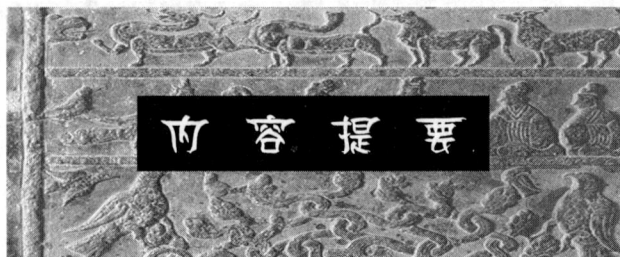

本书为直省孟文瑞先生手辑。凡三十余年试验所得之方，与其友谢玉堂先生所藏之《回生集》《经验集》，汇而成是书。取到处皆春之义，命名曰《春脚集》。书系三三医社社友徐燕庭君得之旧京书摊中，首尾已不全。转辗五年，始抄补完正。拟刊入《三三医书》中，不果。兹特为之刊传，以慰徐君之热心善意。

序

昔宋广平为郡守，号曰有脚阳春。论者谓爱民恤物，所至皆春，公卿大夫之能事，下此者难之。余曰：不然。天以好生为德，人以好生为心。施之无具，上之人无以推恩。行之有方，下之人可以广惠。我泽如春，待人而行，不择人而行也。潞河玉堂谢公，乐善人也。每岁刷印善书百余卷，敬谨施送，时人多称道之。而公既欲正人之性情，尤思救人之疾苦。乙巳春，手持《回生集》与《经验集》各数册，嘱余择其精粹者勒为一编，欲付梓人，以传施于世。余应之。窃欣然喜曰：是诚物我同春而欲随地施行者也。夫千万易得，一效难求。金匮石室，美不胜收。然非用之而效屡用屡效者，施之亦复奚裨。余自入学后嗜岐黄术，凡有得心应手之方必秘录之。或系家传，或博采群书，或旁搜于名族大家所珍藏，剂之大小不一，分两之轻重不等，要在每试必验，其妙无穷。盖三十年于兹矣，集方若干，未敢出以告人。承谢公之嘱，而思助其乐善好施之心，爰于旧箧中检出，因人身之部位，汇而辑之。其有不足者，即益以回生经验之良方，共为一卷，以便施送，名曰《春脚集》。非敢谓著手成春，谓玉堂春满，得此以导之，庶几不胫而走尔。是为序。

道光二十六年丙午菊月洵阳孟文瑞荩洲氏书于京都泽春堂

凡　　例

是书只为救难济急，非为学医而设，亦非为行医而设。往往穷乡僻壤，无从延医，以致临症束手，殊堪扼腕，投以集中之方，真有捷于影响之效。此谢公施送之意，即鄙意亦只为此起见。至欲洞达夫阴阳造化之精，熟悉夫生人性命之蕴，悬壶以应世，则无须乎此。

是书因施送而成，撷精揭要，务期简该，不至重大。而可以行远，可以济世，故良方虽伙，未便广收，识者谅之。

因症分类，固名家著作体例。此则因人身部位汇辑，取其便于查阅，且简而能该，庶免挂一漏万之识。

周身部位后，随录诸方，以补前缺。其方更简，其用更妙。分内外妇幼四科，亦使各有统属，无相朦混。

每部位下约略注明数语，皆节录前人集辑，非敢臆撰。惟专为不知医者言之，故一归简明。

集中所录，皆历代大家成方，恐卷帙浩繁，故姓氏概不录叙，非敢没前人之长。

集中诸方，余已屡试屡验，认清部位，自然投无不利。然毫厘千里，不可不慎，临时认症，是所望于司命者。

集中丸散膏丹，其效如神。然必须平日按方炮制，蓄以待用，乃可收效于临时。而限于资财者，又恐力不从心。倘仁人君子，制成施送，其功更无涯涘矣。

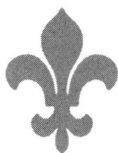

目　录

春脚集卷之一

直省　洵阳孟文瑞荇洲氏汇集　北平徐燕庭补录
潞河谢金声玉堂氏敬刊　杭州李锦章重校

头部

头为诸阳之首，位高气清，必用轻清之剂，随其性而达之，始见功效。

立愈汤　治一切头痛，不拘正痛，或左或右偏痛皆效。

何首乌三钱　土茯苓一两　天麻二钱　当归二钱　防风二钱

水煎服，连服三剂或四剂。

治半边头痛　此症得之郁气不宣，又加风邪袭之。不拘左右皆效。

白芍五钱　川芎一两　郁李仁一钱　柴胡一钱　白芥子三钱　香附二钱　白芷五分　生甘草一钱

水煎服。

治头痛如破，流走无定处方　此症多因饮酒之后。感受邪风之所致也。

川芎一两　细辛一钱　白芷一钱
水煎服。

治头风　不拘偏正立刻止疼方。

硫黄一钱　真川椒取红色者，去净黑子，为末，三分

上二味，拌匀溶成小饼，左痛塞左鼻，清涕从右鼻出，右痛塞右鼻，清涕从左鼻出，正病左右俱塞，待清涕流尽即愈。

清空膏　治诸般头疼，惟血虚疼者不治。血虚痛者，服知柏地黄汤，或服头痛奇方。其方在后。

生甘草一两五钱，蜜炙用　黄芩三两，酒炒　防风一两　黄连一两，酒炒　羌活一两　柴胡七钱　川芎五钱

上共为细末，每服二钱，入茶汁少许，调成膏，临睡时用白开水送下。

头痛奇方

全当归用整的　川芎各五钱
水煎服。

治一切头风嗜鼻立愈方

兼热者，用荜茇不拘多少，川猪胆汁拌匀候干，研细末。每用少许，嗜鼻中作嚏立愈。

兼寒者，用瓜蒂、松萝茶叶，各等份为末，嗜鼻出黄水立愈。

偏头疼方　正疼亦效。

新鲜萝卜捣取自然汁，加入冰片少许调匀，昂头灌鼻孔，左痛灌左，右痛灌右，少时即愈。如无萝卜时，将萝卜子用凉水泡取汁。

治真头痛方　其症头痛连脑，目睛红赤，暴疼如破，不得良方，便痛死者。速煎此汤服即愈。

辛夷三钱　川芎一两　蔓荆子二钱　细辛一

573

钱　当归一两

水煎服。

治头痛　致耳边发太阳疖腮，俱疼难忍。

生川军末，用葱汁调敷，四围中露一顶，不日即愈。

头风畏冷方

用陈荞麦面二升，水调作二饼烙热，贴于头痛处，上用新绵盖好，冷时再换一饼，俟头上微有汗出，则风毒尽收入饼中，不过两次即愈。

治脑漏

猪肺一个水洗净，放锅内水煮，加入开口花椒，照人年纪每岁三颗，煮熟食之。过七日食一个，连食三个即愈。

又方

苍耳子　辛夷花各三钱

水煎服，三剂即愈。

鼻流臭气方　每日早晚，各温饮数杯。

蕲艾八两　黄酒五斤

煎服两三料自愈。

目部

目为五脏之精华，一身之至要，盖应乎五脏，而主乎肝者也。两眦属心，乌睛属肝，白睛属肺，眼胞上下属脾，黑睛中间瞳人属肾。

治暴发火眼宜南方　名金液汤，言其和平中又有精妙处，如至宝之汁浆也。

前胡一钱　柴胡一钱　防风一钱　赤芍一钱
蔓荆子七分　薄荷六分　独活三分　芥穗五分
黄芩五分　白桔梗八分　知母五分

水煎服。

治暴发火眼宜北方　北平之人，日受风沙，夜卧热坑，二气交争，况又地土寒冷，多食烧炙葱韭蒜姜椒等物，以致内外交攻，并入于目，所以胞肿珠痛，多眵多泪，痛涩难开，白睛红赤，或起粟疮，黑睛昏暗，或起膜翳，种种风火交集之症，皆宜此方治之。

当归二钱　小生地三钱　川芎三钱　赤芍一钱五分　黄芩一钱五分　黄连一钱五分　防风二钱
白蒺藜三钱，炒　连翘三钱，净　羌活一钱五分
石膏四钱，煅　川军三钱　芒硝五钱

水煎服。

开瘴去翳散　真有翳瘴，方可点之。

黄连　黄芩　川军　连翘　小生地　胆草
菊花　银花　薄荷　木贼　川羌活　蝉蜕　赤
芍　防风　荆芥　甘草　黄柏

上十七味各一钱，水煎浓汤，去净渣土，澄清放碗中，拣上好羊脑芦甘石一两煅红，淬入药汤内，连煅淬三次，即将甘石浸在药汤内，再将碗口用纸封好，勿令落尘，俟过数日后极干时，再加入。

铜绿二分　胆矾二分　朱砂三分，水飞　雄
黄三分，水飞　硼砂五分　冰片八分　麝香三分

共研极细如尘，收磁瓶内封固口，用凉水骨簪点少许。

灵飞散　消肿止泪，明目去翳，退赤解痛，收湿除烂。

拣上好真羊脑芦甘石火煅红，用童便淬，如此七次，再用水飞净晒干听用，每用一两。

好朱砂水飞　琥珀　珍珠　真牛黄　真熊胆

上五味各用一钱，另研成腻粉　灵药二钱

共和研极细，磁瓶收固，每有骨簪挑少许点眼内，闭目片时，再点一次。

又闭目待药性过，然后用簪拨去药滓，温水洗净，每日点二三次，久闭为妙。

方内灵药制法附后：

水银五分　黑铅五分　火硝八钱　硼砂二钱

先将铅化开，入水银作一家，再加硝硼研匀，入阳城罐内，盐泥封固，打火三炷香时，先文后武，待冷取出听用。

玉龙丹　治一切火眼赤肿

明矾六分　没药二钱　乳香二钱半　芦甘石一两，煅，飞过　黄丹一两，飞净　珍珠一钱　麝香七分　梅花片三分

共研细末，炼蜜为丸一钱重，银珠五分为衣，收贮听用。如用时，以井花凉水磨，涂眼皮外，立效。

散血膏　治赤肿不能开，睛痛热泪如雨。

紫荆皮　白芷　川柏　川军　赤小豆　南星　寒水石　姜黄

各等份，为细末，用水泡小生地捣取汁，合成膏，敷眼四围。

清凉膏

南星生用　苏薄荷各五钱　荆芥　百药煎各一钱

共为末，井水调成膏，贴眼角上，自然清凉。

搜风散　治风热眼，及肿痛

川黄连　川军　朴硝　黄丹

各等份，为末，用苦参煎汤，量兑白蜜炼过同调，敷眼四弦甚妙。

洗烂弦风赤红眼方　其效如神。

苦参四钱　五倍子三钱　芥穗三钱　防风三钱　黄连三钱　铜绿五分

共为细末，用苏薄荷煎汤，丸如弹子。临用时，以开水浸化洗眼，每日洗三次。

立应散　治内外障翳昏涩，及暴赤眼，一切目疾皆效，每日㗜鼻。

蹢躅花一钱　白芷二钱　当归二钱　雄黄二钱　川附子片二钱　鹅儿不食草二钱

共为细末，入麝香少许和匀，含水㗜鼻内，多流浊涕眼泪为妙。

碧玉散　治眼睛肿胀红赤，昏暗羞明，瘾涩难开，疼痛风痒，头肿鼻塞，脑鼻酸痛，翳膜努肉，眵泪稠黏，拳毛倒睫，一切眼症。

羌活　蹢躅花　薄荷　川芎　防风　蔓荆子　细辛　陈荆芥　白芷　风化硝　石膏　青黛　黄连各三钱　鹅儿不食草三两

共为细末，每用少许吹鼻中，一日吹三次。

青火金针　治火眼赤肿，及头痛牙痛者。

火硝一两　青黛　苏薄荷净叶　川芎各五钱

上为细末，含水半口，令他人以管吹入鼻内，取浊涕热泪流净为愈。

赤火金针　治赤眼头风，冷泪鼻塞，耳鸣牙痛者。

火硝一两　川芎　雄黄　乳香　没药　石膏各一钱

上为细末，每用一分许，如前方吹法，一日三次。

通顶散　治风毒攻眼，并夹脑风。

白芷　细辛　藿香叶　川芎各七钱　蹢躅花三钱

上为细末，每令病者。先含新汲凉水一口，再令他人用筒挑少许吹鼻内，以手擦两太阳穴。

止痛乳香丸　治眼痛头痛，瘀血攻冲，遍身疼痛。

五灵脂二钱　乳香　没药　草乌　夏蚕沙各五钱　木鳖子五枚

上为细末，用老酒煮面糊为丸，如梧桐子大。每服七丸，薄荷汤或茶清任下。如头痛甚，三服即止。

目珠夜疼方　治昼不觉痛，夜间痛甚者。

夏枯草二两，炒　香附二两，醋炒　生甘草四钱，炒

共为细末，每服一钱五分，清茶调下，下咽即止。

治雀盲眼效方

石决明，煅为细末，用三钱，或猪肝一个，或鸡肝羊肝皆可，用竹刀剖破，将决明入内，再用面包烧熟，任意食之，白开水送下。

治两眼夜不见物

羖羊肝一副，不见水，不见铁，以竹刀切开，加谷精草细末，入瓦罐内，煮熟不时服之。屡验。

尘芒入目

以生藕捣取汁，将绵裹蘸滴入目中，即出。

飞丝入目

白菜捣取汁，用帕包滴汁二三点入目，即出。

火药花炮冲眼目瞎

其人倒地，急令人解热小便浇之。徐用自己小便，洗眼即明。

治小儿青盲眼

木贼草　白蒺藜

各等份，为末，炒猪肝食。

治疳盲眼瞎　小儿最多此症，大人间亦有之。

川连五钱，酒炒　胡连三钱，炒　阿魏三钱　芦荟二钱五分　陈六合神面五钱，炒

如脾胃弱者，加土炒白术三钱，用雄鸡肝十个，将前药各为末，同蒸熟共捣匀，丸如莱菔子大。每服三五分，白开水送下，日三服。

又治疳疾眼症　并治痘后斑疹，余毒攻目奇效。

谷精草　石决明　牡蛎　蛤粉　夜明砂　木鳖子去油

各等份为末，每用一钱，取猪肝一块，竹刀剖开，入药在内，麻扎煨熟，连汁与食，不过十付，不止眼好，疳亦痊愈。是方亦可治大人青盲。

又治痘后斑疹余毒攻目方

决明子一钱五分　赤芍一钱五分　甘草一钱

为末，蜜汤调下。

又方　治同上。

蜜蒙花一钱五分　青葙子一钱　决明子五分　车前子五分

共为末，取羊肝剖开，掺药在内，湿纸包好，灰火煨熟，空心食之。

咽喉门

咽者，咽也。所以咽物者也。喉者，候也。所以候气者也。咽则接三脘，以通胃。喉有九节，通五脏，以系肺。虽曰并行，各有主司，以别其户也。盖咽喉之症，皆起于肺胃两经积热，致令津液稠黏，痰涎壅盛，阻滞上窍，清气不得升，浊气不得降，于是内酝火邪，外感风邪，而诸症作焉。

紫正散合地黄散　治咽喉诸症。凡喉中

有症，即将此方，日服一剂，自始至末，勿离此汤。真能使险者化顺，凶者转吉。

荆芥穗八分　北防风八分　北细辛四分，去苗　京赤芍八分　牡丹皮八分　紫荆皮二钱　小生地二钱　苏薄荷六分　牙桔梗八分　生甘草六分　净茜草一钱

引加红内消一钱，即茜草藤，五月五日，采取阴干。灯心二十寸，用开水泡药蒸服。孕妇去丹皮，加四物汤。热盛者，加连翘、犀角。头疼闭塞，加开关散。烦渴，加银锁匙。潮热，加柴胡、黄芩。咳嗽，加麦冬、知母。大便秘结，小便赤涩，加木通。数日不大便，加元明粉。热壅肺闭，致气喘促，加麻黄五分，先滚去沫，再入药内同蒸。痰稠，加贝母。阴虚，加四物汤。

开关散　能清诸风，止头目痛。
川抚芎一钱　杭白芍八分

银锁匙　能止烦渴，退口燥。
天花粉八分　元参一钱

四物汤
生地三钱　当归二钱　川芎八分　白芍八分，酒炒

辛乌散　又名角药
赤芍梢一两　草乌一两　桔梗五钱　芥穗五钱　甘草五钱　紫荆皮一两　柴胡三钱　连翘五钱　细辛五钱　皂角五钱　赤小豆六钱　小生地五钱

上诸味不宜见火，置日中晒燥，共为细末，收入磁瓶，勿令走气。临用以冷水调噙口内，取风痰如神。若痰涎盛极，加摩风膏浓汁四五滴，其力更速。凡颈项及口外红肿，即以此角药敷之。亦可用此角药作洗药，另加入荆芥同煎汤，频频洗之。洗后仍调此角药敷上。

摩风膏
川乌尖即大附子之尖，每用一个，以乳钵底浓磨汁入角药　灯心灰五分

回生丹　即冰硼散。治一切喉症有奇功。
大梅片六厘　麝香四厘　硼砂一钱　提牙硝用萝卜煮再滤，入清水内，露一夜，沉结成马牙者佳

共研极细，以洁净为妙，收磁瓶封固。用挑少许吹患处。开关后，次日并体虚头晕者，去麝香。名品雪丹。毒肿渐平，并用刀破后者，再去牙硝、麝香，名吕雪丹。加青黛。名青雪丹。

真功丹　凡孕妇患喉症者，宜用此丹。
大冰片一分　真熊胆一钱，阴干，临用时乳细末　芦甘石一钱，用羌活煎汤，煅七次，飞去脚，晒干用　硼砂一钱　牙硝二分

共为极细末，吹患处。毒肿渐平，去硝，刀破后，须用吕雪丹。

消芦散　此方因患者畏刀针，以此熏破，然见效虽易，收功则迟。
茜草一两　芦根二两，去皮　金毛狗脊五钱　唐蜜根一两，即紫荆皮根

上用米醋同药贮小罐内，以厚纸封口极固，放水中煮好，将口上开一小孔，如箸头大，对肿处熏之。若一时未破，加巴豆七粒，去壳同煮再熏，即破。若破后不能速于收功，吹生肌散。

万益丹　凡误用刀针，致血流不止，吹此丹即止。
滴乳香　没药各一两，去净油　真血竭一两　硼硝一两

研极细用少许，吹入刀针患处。

生肌散
乳香一两，去油　没药三钱，去油　轻粉二钱

577

五分　赤石子一两，水飞数次　硼砂二钱五分　儿茶二钱五分　冰片三分　龙骨一两，火煅醋淬，水飞研极细末，每于患处，略用少许。

镇惊丸 一名四神丸。凡喉症已平，兼服此丸。

山药四两　桔梗二两　山栀炭二两　甘草一两

上气者。加陈皮一两。

共为细末，米糊为丸，如莲子大。朱砂为衣，每服一丸，用薄荷灯心汤下。

紫雪散 治一切咽喉肿痛，及重舌重腭，舌疗等症。

犀角尖一两　石膏一两　升麻八钱　元参一两　甘草八钱　沉香五钱，锉末　寒水石一两　羚角一两　木香五钱

用水五碗，煎至一碗，用绢滤去渣，再将汤煎滚，投入提净朴硝三两六钱，文火漫煎，俟水气将尽，欲凝结之时，倾入洁净碗内，加下朱砂三钱，冰片一钱，金箔一百张，各预研细和匀，将药碗安入水盆中，候冷凝如雪俟干，再研细收固。凡大人每用一钱，小儿二三分，徐徐咽之。再用灯心汤化服，咽喉肿痛甚吹之。

蜡矾丸 治喉风穿腮，出脓者。

黄蜡一两　枯矾五钱　乳香一钱五分，去油　没药一钱五分，去油

后三味为末，用蜡化开为丸，每服二钱，开水送下。

消瘤碧玉散 治喉瘤郁热之症。

硼砂三钱　冰片三分　胆矾四分

共为细末，用时以箸头蘸药点患处自效。

捷妙丹 治双单蛾风，神方。

牙皂角一两，切碎　丝瓜子一两二钱

二味，用新瓦文火炙干为细末，加冰片少许收固，每吹入鼻中，打喷一二次即消。在左吹右，在右吹左，双者左右俱吹。

严氏赤麟散 治一切喉痹缠喉，双单蛾，又喉恶症，吹之立吐痰涎，即时获效，可代刀针，真仙方也。只喉癣喉疮，虚证勿用。

真血竭五钱　巴豆七粒，去壳　明矾一两

上三味打碎，同入新砂锅，炼至矾枯为度，每两加冰片三分，硼砂二钱，再合研极细收固，用时以冷茶漱净口，吹患处立效。枢扶氏曰：此环山方岫云山人，家藏秘方也。治喉风诸症，实有奇功。

雄黄解毒丸 治一切急喉痹，极危症。

明雄黄一两　川郁金一两　巴豆十四粒，去壳并去净油

共为细末，醋煮面糊为丸，如绿豆大。每服七丸，清茶送下，吐去痰涎立效。如至死者，心头犹热，须用针匙挖开口灌之。倘得下咽，便许生活。如小儿惊热痰涎，或两丸，或三丸，量大小加减服之，无不神效。

青冰散 治喉闭，双单蛾奇妙。

胆矾二钱　硼砂二钱

共为细末，取青鱼胆一个，入药末于中，阴干去皮，再研极细，加冰片二分，收固。用时以男左女右，吹入鼻内，自效。

火刺仙方 治一切喉痹缠喉，胀满气闭不通，命在顷刻者，须急用之。

法用巴豆油涂纸上，捻作条子，火上点着，烟起即吹灭，令病人张口，急刺于喉间。俄然吐出紫血，即时气宽，能言，及食粥饮，再用药治之，便立愈矣。

碧雪散 治咽喉闭塞，痰涎壅盛。

灯心灰　硼砂

共为细末，每用少许，吹入喉中，即吐出痰涎自效。

碧玉丹　治喉风急闭等症。

胆矾三钱　白僵蚕六钱，炒去丝嘴，拣直者用

上为细末，加麝香一分，收固，每用少许，吹入喉中立效。

绛雪　治咽喉肿痛，咽物妨碍，及喉癣舌疮等症。

寒水石二钱　硼砂一钱　辰砂三钱　冰片三分　孩儿茶二钱

为极细末，每用一钱，掺于舌上，津液咽之，或吹患处。真妙方也。

金锁匙　治喉闭缠喉风，痰涎壅盛，口禁不开，汤水难下等症。

火硝一两五钱　硼砂五钱　冰片三分　雄黄二钱　白僵蚕一钱

各另研细，再合，研极细收固。每吹少许入患处，痰涎即出。

又方　治缠喉风。

用白矾末五分，以乌鸡子清一个，二味调匀细，灌入喉中即愈。

又方　治喉内生疮不破者，用药吹之。咳嗽一声即脓出。

乳香五分，去油　没药五分，去油　枯矾五分　出窝蚕茧一个，烧灰　五倍子一个，烧灰　人指甲三分，炒　壁蛛窝一个，烧灰　小红枣一个，烧灰

各为细末，每用一字，吹之即效。

又锁喉风闭方

凡遇此症，先于胆颈处搽香油，用钱一文括之。如刮痧样，其痛稍缓，好乘热进药，再

刺十指与少商穴，及四腕委中等穴，更妙。

又治双单蛾神方

凡遇此症，先看头顶上有双紫泡即双蛾，单紫泡即单蛾。先用银针挑破，捏出紫血，则患势稍衰矣。若看不出紫泡者，谓之隐蛾。先用桐油蘸于鹅翎上，在舌根下绞出痰涎，俟鼻中知桐油臭即止。再用凉水好醋各半，香油少许，食盐一捻，共打数十下，每含半口漱之。

骨髓咽喉不下方

以南硼砂一块，含化咽汁，即脱然而失。又法凡卡某鱼之骨，即取某鱼生眼珠，用腐皮裹好，用力吞之即愈矣。

舌部

舌者，心之苗也。心无舌则不能通畅其声，舌非心则不能转达其理。而脾者，舌之本也。脾和则知五味，脾热则舌破生疮。盖舌性属火，肾水不竭之人，则火得水制，气血和平，病安从来。如无其制，则舌烁，舌强，舌疮，舌胀，诸恙悉来矣。治舌要诀，降火滋阴四字耳。

黄连泻心汤加味　治舌上一切火热证。

黄连五分　黄芩五分　连翘五分　山栀五分　元参五分　花粉五分　知母五分　生地一钱半　甘草三分

水煎服。

元参升麻汤　治心脾壅热，腮颊肿痛，舌本强硬等症。

元参一钱五分　升麻一钱五分　甘草八分

水煎服。

一方　治舌肿色如猪肝，不能转动，或

满口胀塞，汤水难入者。此心脾两经壅热证也。

其法先于舌尖或两旁，刺出紫血，次用箸卷绵，蘸甘草汤，润其唇舌，再用生蒲黄三钱 干姜一钱 冰片一分

为细末，向四面频吹，以杜其蔓延。若唇干难吹，用蜜润之，多加冰片，内服用元参一钱五分 升麻一钱五分 犀角一钱五分 枳壳一钱五分，炒 胆星一钱 甘草八分

水煎服。大便闭，加大黄。小便闭，加滑石。

一方 治舌下生小舌，名重舌，又名子舌。痰也，热也。

其法用桑皮、僵蚕等份，发灰减半为末，干醋调敷舌下，用金丹吹之更妙。

金丹方 消肿出痰，治喉舌一切热证。

火硝一钱八分 生蒲黄四分 僵蚕一钱 牙皂一分五厘 冰片一分

共研极细末，收固。

一方 治舌强，系脾经壅热，或心脾受风，皆令舌强不语。

黄连 石膏 半夏 防风四味分两，斟酌用之。水煎服。

一方 治舌纵，火与痰也。

黄芩三钱 僵蚕一钱五分，炒 胆星一钱五分 乌药一钱

水煎，调竹沥一钱服。

一方 治舌麻，火也，痰也，血不足也。

黄连五分 黄芩五分 连翘五分，净 赤芍三分 川芎五分 当归一钱 生地二钱 僵蚕八分，炒 甘草五分

引加升麻二分，水煎服。

一方 治舌燥，三焦蕴热，咽内必干。

黄芩一钱 山栀一钱 薄荷六分 连翘一钱 元参一钱 花粉一钱 麦冬二钱

引加灯心一团，水煎服。

一方 治舌粗，心脾热动也。

黄连五分 生地三钱 木通一钱 滑石二钱 煅石膏二钱 甘草一钱

引加淡竹叶二分，灯心一团，水煎服。

一方 治舌吐不收，名曰阳强，宜补阳，如党参、黄芪之味，水煎服，外用生蒲黄三钱 冰片一分 为末，频频掺之。若舌出数寸，在伤寒产后，中毒大惊，四种伤寒，皆用冰片掺之。或用纸卷巴豆一粒，纳鼻中自收。产后用朱砂末敷舌，余者用雄鸡血浸之，或冬青浓汁浸之。

一方 治舌缩不言，名曰阴强，宜补阴，如四物汤，或地黄汤，水煎服之。

四物汤方

当归三钱 白芍三钱 生地六钱 川芎一钱

地黄汤方

熟地八钱 山药四钱 山萸四钱 茯苓三钱 丹皮三钱 泽泻三钱

一方 治舌涩，亦风火痰也。

防风一钱 葛根一钱 薄荷二钱 茯苓一钱 半夏一钱 甘草五分

引加连翘三分，水煎服。

舌衄 舌忽出血，心火郁极，用槐花末掺之。若但破不出血，宜服黄连五分 犀角五分 童便少许

舌卷 亦是伤寒见症，系足厥阴肝经，烦

满消渴，谵妄邪热传脏，宜下之。如承气汤。

枳实一钱　厚朴一钱　大黄一钱　芒硝五分

水煎服。分两轻重，量人之壮弱，病之浅深，斟酌之。若身无热，四肢厥冷，过肘过膝，此为直中。真寒病，宜温少阴，如附子、干姜等药。

舌腐溃烂

饮食难进，疼痛异常，取地龙十条　吴茱萸五分和生白面少许，醋调涂两足心，以绢缚之，立效如神。

舌尖出血

以生蒲黄擦舌上，内服黄连一钱，生用　连翘三钱　灯心二十根

水煎服。

翠舌肿硬

此症卒然舌大硬肿，咽喉肿闭，即时气绝，名曰翠舌。至危之症。急用皂矾不拘多少，以新瓦火煅红色，放地上候冷，研细，以针钳撬开牙关，将药频擦舌上，立效如神。再以真百草霜三钱　酒调服下。

治一切口舌生疮

黄柏八分　黄连五分　儿茶一分

为末涂之。

舌忽胀大　用雄鸡冠血，浸舌咽下，即消。

妇人难产，舌出不收，何也？用力以产子，而心为之甚惧，舌为心苗，故子下而舌出也。是舌出不收，因心气过升之故耳。治法必须降气为主，古人有以恐胜之者。然此症由于心过惊恐后，用大声以增其惧，岂不重伤心气乎。虽舌暂收，恐收后复出也。求妥当治法，宜服此镇心汤。

人参三钱　茯神二钱　五味子一钱　九节菖

蒲五分

水煎汤，调朱砂末一钱　含漱久之，然后咽下，即收矣。连服两三剂，更妥。

牙齿部

正中门牙，上下四齿，心包经也。两旁上下四齿，肝经也。再上下四齿，胃经也。再上下四齿，脾经也。再上下四齿，肺经也。再上下四齿，肾经也。

治牙痛上品方　不拘何经火痛，此方统治，其效如神。

元参一两　生地一两

水煎服。

火在心包，加黄连五分。在肝经，加炒栀子二钱。在胃经，加石膏五钱。在脾经，加知母一钱。在肺经，加黄芩一钱。在肾经，加熟地一钱。

一方　治火疼。

牙硝一钱　樟脑一钱　硼砂一钱　青盐一钱

共为细末，用凉水照患处擦立效。

一方　治风火痛。

乳香一钱　没药一钱　雄黄一钱　血竭一钱　儿茶一钱　石膏一钱，煅存性　火硝五钱

共为细末，男左女右，用少许吸鼻内立止。

一方　治冷疼。

胡椒两粒　母丁香两粒　皂矾二分

共为细末，用布包系，咬在痛处，流去黏水热涎，其痛即止。

一方　治牙疼不可忍神效。

轻粉五分　用布包紧，咬牙痛处，低头流出涎沫。外再用独头蒜一头，捣烂敷在手虎口

上，男左女右，约一炷香时，揭去蒜，随起一泡，立时止痛。

一方治虫牙痛

川苍耳三十粒　川椒三十粒　小黑豆三十粒

上腊陈醋一碗，煎至半碗，每温热漱之。即愈。

五灵至圣散　治虫牙疼。

五灵脂三钱　白微三钱　细辛五分　骨碎补五分

共为极细末，如尘方好，先用滚水口含漱牙齿至净，然后用此药末五分，滚水调如稀糊，入口内漱齿半日，漱至气急吐出，如是者三次，痛止而虫亦绝矣。

走马牙疳验方

凡大人热病之后，火毒留胃，及小儿痘疹之后，变患牙疳，白腐口臭，溃烂不堪，或发痛痒，齿脱腮硬，多致不救，用此治之即愈。

绿矾一钱，炒红　石膏三钱，煅　儿茶一钱蓬砂一钱　人中白一钱　人中黄一钱　冰片二钱

共为细末，以甘草汤浸，绢帕拭去腐肉，将旧笔头蘸药搽之。

治牙疳方

大红枣去核，用人中白末，填满，外用绵缠住，放火内烧焦，每枣一枚，加入麝香二厘，研细末，涂之立愈。

治走马牙疳方

每见人粪内有人龙，取来放瓦上焙干，研细末，加青黛、冰片各少许，向患处吹之即愈。

又治牙疳异功散

白霜梅二钱　人中白五钱，火煅　枯白矾二钱　大梅片二分

共为细末，先用韭菜根、松萝茶，水煎浓汁，乘热以鸡翎蘸洗患处，去净腐肉，见鲜血，再敷此药。若烂至咽喉者，以筒吹之。

又方　治牙疳，坚硬青紫，渐腐穿腮，齿动摇者。以此散擦之。

芦荟二钱　黄柏五钱　白人言五分，用红枣五枚去核，每枣纳入人言一分，火烧存性

共为细末，先用米泔水漱净疳毒，再敷齿患处。

治骨槽风方汤药

熟地一两　鹿角胶三钱，石碎，隔水顿化，冲服　好肉桂一钱　白芥子二钱，炒研　甘草一钱　炮姜五分　麻黄五分

水煎空心服。

治骨槽风方丸药

好肉桂一两　炮姜五钱　麻黄三钱

共为细末，炼蜜为丸，梧桐子大。每服二三钱。用半夏三钱　广陈皮三钱，去白　白茯苓二钱　甘草一钱　白芥子二钱　生姜三片

水煎汤送下。

犀黄丸　治一切骨槽风，并患乳岩瘰疬，痰核横痃，肺痈小肠痈流注等症。

犀牛黄三分　真麝香一钱五分　乳香一两，灯心同炒，去油　没药一两，制同上

共为细末，取粟米饭一两，捣为丸，如绿豆大。晒极干，忌烘。每服三钱，用热陈酒送下。饮醉盖被取汗，醒后痈消，而痛亦息矣

一方　治牙根肿烂，穿唇破颊，并一切口疮极妙。

胡黄连一钱　胆矾二分　儿茶二分

为末擦之。

治牙根出血方

用草决明一两，煎水噙之。即止。

治牙关出血如线。

用槐花略炒为末，以指头蘸末涂之，以止为度。

取痛齿法

用白马尾，烧灰存性，研细点上，即落。但不可沾好齿。

牙根肿痛方

瓦松　白矾

等份。水煎漱之，立效。

牙根臭烂方

芥菜根烧存性，研末频敷之，即愈。

牙宣露痛方

丝瓜蔓阴干，火煅存性，擦之即止。

口部

口之于味也，皆统于脾。脾热则口臭，脾燥则口裂，脾冷则口紫，脾败则口黑，脾寒则口青，脾虚则口白，脾衰则口黄，脾热则口冷，脾实则口红。且唇为口之户也，唇病即口病也。

赴筵散　治赤白口疮。

黄柏　青黛　密陀僧

各等份，为末，干擦之。

治唇口生疮方

唇口四围生疮，黄脂如蜡，诸医不应。以旋覆花，煅存性，用香油调擦即愈。

治口舌糜烂方

用大红蔷薇花之叶，无叶时可用根。放瓦上微火焙燥，忌大火，炒为末，和冰片少许，擦之即愈。

治口疳方　兼治喉癣喉痛。

橄榄核三钱，烧存性　凤凰衣即小鸡壳，三钱，烧存性　儿茶三钱　冰片二钱七分，另研

涂患处，或吹入甚效。

口舌生疮

茄蒂烧灰敷之。取其甘以缓火之义也。

满口溃烂

用生姜汁频频漱吐亦可，为末涂之。

口出臭气

用大茴香煮羹食，或含大茴香，生食之。

口疮方

凡咽喉口舌生疮，以吴茱萸为末，真米醋调贴两脚心，过一夜即愈。

红白口疮方

蕊仁五分，去油　银珠五分　冰片一分　熟枣三枚，去皮核

共合一处捣烂，摊乌青布上，贴顶心准一昼夜，去之。若干难去，用无根水排药极效。

唇干方

生地三钱　麦冬三钱　山药三钱　当归二钱白芍二钱　党参一钱

水煎，调白蜂蜜少许服。

唇裂方

煅石膏三钱　黄连六分　生地五钱　石斛二钱　甘草一钱五分　竹茹六分

583

水煎服。

唇眴动不止方 肝风乘脾也。

柴胡一钱 防风一钱五分 荆芥一钱五分 山栀二钱 薏苡仁五钱 当归三钱 生甘草一钱五分 真赤小豆二钱

水煎服。

蚕唇方 唇肿白，皮皱裂如蚕茧，或唇下如黑枣。

党参一钱五分，去芦 升麻五分 丹皮八分，洗 山栀六分，炒 白芍一钱 柴胡八分 甘草一钱 黄芪一钱五分，炙 白术一钱，土炒 当归一钱，洗 广皮六分

引用生姜一片，大枣三枚，水煎服。

唇疮方 因食少，肠胃空虚，三虫作祟，致令唇疮，声哑咽干。

真犀角一钱五分 黄连一钱五分 乌梅三枚 木香五分 桃仁五分 雄黄五分，水飞，冲服

水煎服。

亦有因气郁生疮者。用甑上滴下汗，敷之如神。或有白荷花瓣，贴之亦效。若小儿燕口疮，有燕窝土搽之。或用发灰搽之。皆效。

春脚集卷之二

直省 沟阳孟文瑞荇洲氏汇集　北平徐燕庭补录
潞河谢金声玉堂氏敬刊　杭州李锦章重校

耳部

肾气通耳。小肠脉、胆脉、三焦脉，俱入耳中。三经之邪，俱令耳病。胃脉上耳前，胃经结耳前，胆脉、三焦脉，俱走耳前，三焦经从耳前，属目。小肠经、膀胱经，俱结耳后完骨。胃脉之支、三焦脉、胆脉，俱过耳后。

耳脓常流方

大人小儿耳内生疮，脓水常流不干，或伤水湿坐底，聤耳成脓，时流臭水者。俱用麦小粉，以醋煎滚，打如浆糊，晚上搽于耳之前后，留出耳上，不搽，以纸一张裂缝，套耳盖之。免污枕被，次早洗去，晚上再搽，三五次即愈。

耳内虫痛方

如有虫在内奔走，或血水流出，或干疼不可忍，以蛇蜕一条，煅存性，研细末，用鹅毛管吹入，立愈。或滴猫尿，或滴盐卤，俱效。

诸般耳聋方

用北细辛一钱，研末，将黄蜡化为丸，如鼠粪大，以绵裹塞耳内，两三次即愈。戒恼怒。

耳后出血方

凡人耳后发际瘙痒，小窍出血，用止血药不效者，此名发泉。取多年粪桶箍烧灰，敷之立愈。如指缝出血亦然。或用炒甲片细末，罨之亦止。

五窍出血方

凡耳口目鼻一齐出血，名曰上虚下竭，死在须臾。不及用药，先将冷水当面噀几口，若妇女，急分开头发，以水噀之。若男子，无发可分，用粗纸数层，冷醋浸透，搭在囟门，其血即止。随服补血汤炙黄芪一两，当归三钱。加沉香、童便服，血自归经。再加调补，照式速救，多有生活。

耳中出血方

龙骨屑，吹入即止。

耳中出脓方

发灰，吹入即止。或用陈皮炭一钱　轻粉三分　麝香五厘　研极细末，吹入数次即干。

耳内湿结块方

生猪脂　地龙粪　釜下墨　共研烂，和葱汁捏如枣核，绵裹纳入耳内，润则换之。耳干痛，亦用此方效。

透窍丹　治聋。

龙骨　真麝香　冰片　共研极细末，用雄鼠胆汁一枚，合作三丸，用绵裹塞耳内，不可取出，一夜即能通音。

耳忽大痛方　如虫在内，或流水，或干疼。

田螺一个　拨开盖，入麝香五分，自化成水，滴入即愈。

又方　治同上。

每日平明，以大指食指，捏住鼻孔，勿令泄气，咬牙怒目，闭口，使气入耳，闷极放手。有间，即此行之，久则自效。

治耳内流脓肿疼方

番木鳖一个，磨水滴入耳内，即愈。

治耳内出脓水

海螵蛸一钱　枯矾一钱　麝香一分　干胭脂五分，烧存性

共为细末，吹入耳内，即效。

治小儿耳内出脓水久疼不止方

枯矾一钱　煅龙骨一钱　黄丹一钱　海螵蛸一钱　麝香二厘　干胭脂七分，烧存性

共为细末，先用绵拭干脓水，再吹此药。

蚂蚁入耳

用精猪肉一块，炙香，放耳边，引出。或用穿山甲，炒研细末，调水灌之。或用韭汁灌之。

蜈蚣入耳

用鸡肉炒香，放耳边，引出。或以姜汁灌之。

蜓蚰入耳

用羊乳滴入耳内，即化为水。或烙麻油饼贴耳上，其虫亦出。或用盐擦耳内，即化水。

飞蛾入耳

用鹅管极气吸之，或击铜器于耳边。

诸虫入耳

一用香油滴入，一用蓝汁灌入，一用葱汁灌入，一用人乳滴入，其虫皆自出。用细芦管入耳吸之，虫随出，用米醋滴入，虫不出必死。

凡虫毒入腹作胀，饮好酪酒二升，即化水，毒亦消。

耳内外生疮方

五倍子炒研，细末，水调涂之。

治耳闭方

细辛一分　石菖蒲一分　木通一分　麝香一厘

共为末，用绵裹塞耳中。

耳聋开窍奇方

活鲤鱼一尾，不拘大小，劈取脑髓碗盛，饭上蒸出油来，用茶匙挑滴耳内数次，自然窍开。以后服补药收功。

补药方

补骨酯一斤　黑芝麻一斤　火酒二斤　童便一斤

上四味，同煮干为度，取出晒极干，再将上二味，共炒香，不用芝麻，只将补骨酯为末，以老米醋打糊为丸，绿豆大。每服二三钱。用杜仲二钱，炒去丝，知母二钱，水煎汤送下，服一半即见效，功不可尽述。

鼻部

肺开窍于鼻。两眉头下为山根，山根曰下极，下极应心。足阳脉交山根，山根下为鼻柱。相家曰年寿应肝，年寿左右应胆，鼻柱下为面王，相家曰准头，亦曰明堂，属土应脾。明堂两旁为方上，在迎香上曰鼻隧，相家曰兰台廷

尉，应胃。胃脉起鼻两旁，胃筋亦结鼻旁，鼻孔。大肠脉，挟鼻孔。小肠脉抵鼻。膀胱筋结鼻下两旁。

鼻流清涕方

川椒　诃子肉　肉桂　生姜　干姜　川芎　细辛　白术

各等份，酒煎服。

鼻流浊涕方

用烧酒半壶煎极滚，鼻吸热气入脑即愈。

鼻干无涕方

苍耳子　桑白皮　元参　菊花　薄荷　川芎　丝瓜根各等份

水煎服。

治鼻渊方　流浊涕经年累月不止，即脑漏也。当分别寒热治之。涕浊味臭者，热也。涕清而腥者，寒也。

属热者治法：

熟地八钱　山药四钱　山萸四钱　丹皮三钱　茯苓三钱　泽泻三钱　菊花三钱　薄荷二钱　元参三钱　苍耳子五钱

共为细末，炼蜜合丸，梧桐子大。每服三钱，白开水送下。

属寒者治法：

熟地八钱　山药四钱　山萸四钱　丹皮三钱　茯苓三钱　川附子一钱　肉桂二钱　泽泻三钱　川芎三钱　升麻三钱　苍耳子五钱

共为细末，炼蜜合丸，梧桐子大。每服三钱，白开水送下。

治鼻流黄臭水方　俗名控脑砂，脑中有虫也。

用丝瓜藤，近根三五寸，烧存性研末，酒调服二钱立愈。外用桃叶晒干作枕。

又治鼻渊方

陈香橼　木香　扁柏　砂仁　川芎

各等份，水煎服。

治脑漏鼻涕臭方

百草霜研细，空心冷水调服一钱，三五服即愈。

治鼻漏方　鼻孔中长出一块。

辛夷四两，去毛　栀子二两　枳实二两　枯梗二两　白芷二两

共为细末，每服二钱，萝卜汤送下。

鼻中肉坠

用藕节有毛处一节，烧存性为末，吹患处。

鼻内生肉气闭

辛夷　白芷　升麻　藁本　防风　川芎　细辛　木通　甘草各一钱五分

共为细末，每服三钱，茶调下。外用白矾烧灰，加硇砂少许，研末吹鼻中。

鼻中气臭

赤芍八分　黄芩八分　藁本八分　生地八分　黄连八分　石菖蒲八分　远志八分　甘草三分，水浸

清水煎服。

息肉痔痈　鼻生息肉，气息不通，香臭莫辨，痔痈亦然。皆胃家湿热熏蒸所致。宜清气化热，疏邪利窍，内服。

茯苓　桔梗　山栀　黄芩　辛夷　白芷　木通　升麻　柴胡　防风　苍术　薄荷

各等份，每服用七八钱，清水煎服。

治息肉外方

瓜蒂三钱　细辛二钱　麝香一分

为末，每用一捻以绵裹塞鼻内，即化黄水。桃叶嫩心，亦可塞之。

治痔痈外方

雄黄　白矾　苦丁香

各等份为末，用霜梅肉捣膏作成条，入鼻内化水即愈。

齆鼻不闻香臭　将铁锁磨石上取末，猪脂调绵裹塞鼻，肉出愈。又方　干姜为末，蜜调塞鼻亦效。

因外感鼻塞　兼咳嗽嚏者。

羌活一钱　前胡一钱　紫苏一钱　桔梗一钱　旋覆花一钱　陈皮一钱　枳壳一钱　升麻五分　葛根一钱　甘草五分

水煎服。

无外感鼻塞

辛夷　川芎　木通　细辛　羌活　藁本　升麻　白芷　炙草各等份　苍耳减半

水煎服。

鼻内生疮

犀角五分　羚角一钱五分　天冬一钱五分　川贝母一钱五分　麦冬三钱　知母二钱　黄芩二钱　胡连一钱五分　甘草一钱

水煎，调牛黄研末一分服。外治用杏仁，去皮尖，研烂，和乳汁，不时用箸头擦之。或用黄连一钱，麝香五厘，为细末擦之。

鼻血不止

茅花一钱　辛夷五分　当归三钱　生地三钱　白芍二钱　木通六分　芥穗一钱，酒炒黑，存性

水煎服，服后即卧立止。外用白及一两，研细末，用陈醋调涂囟门，下至两眉心。上宽下窄，如胡萝卜形。再用山栀仁、白芷等份为末，

吹于鼻内，用此三法调治，无不愈者。

又方

黄芩二两　白及二两

为末，水丸服。神效。

颈项部

颈前为十二经道路。项乃肾与膀胱所主。

利气饮　治闪挫或久坐，或失枕以致项痛。

干姜一分　干葛五分　升麻五分　苍术五分　桔梗五分　川军二分　枳壳一分　芍药四分　陈皮七分　甘草七分　半夏三分　白芷三分　茯苓三分　当归三分　生姜三片

水煎温服。

木瓜煎　治项筋急不得转侧。

木瓜一个，切两半，去瓤　没药一两，研　乳香一钱二分，半研

将乳没二味，共纳入木瓜中，再将两半合系扎定，在饭上蒸三四次，研成膏，每服三五茶匙，用地黄四五钱，黄酒煎汤，送下。

普济消毒饮　治疫邪传染，项面肿，众人一般者。

黄芩三钱　黄连一钱五分　陈皮一钱五分　元参一钱五分　甘草一钱五分　柴胡一钱五分　桔梗一钱五分　连翘五分，净　旁子五分，炒研　升麻五分　僵蚕五分，炒　大黄或一钱，或五分，酒炒

水煎服。

防风解毒汤　治颈项结核浮肿，先寒后热，是风寒所搏也。

防风一钱　荆芥一钱　桔梗一钱　旁子一钱

连翘一钱　甘草一钱　石膏二钱，煅　薄荷一钱
枳壳一钱　川芎一钱　苍术一钱　知母一钱　灯
心三十寸

　　水煎服。

连翘消毒饮
治结核坚肿，色红微热者，是热毒所致也。

　　连翘　陈皮　桔梗　元参　黄芩　赤芍
当归　栀子　葛根　射干　花粉　红花各一钱
甘草五分

　　若大便秘者，加大黄。水煎服。

加味藿香饮
治颈项肿痛，寒热头眩者，气毒也。

　　藿香　甘草　桔梗　青皮　柴胡　半夏
紫苏　白术　陈皮　茯苓　白芷　厚朴　川芎
香附　夏枯草各等份，为粗末

　　每服四五钱，水煎服。

滋荣散坚汤
治结核累累，先小后大，初不疼，是瘰疬也。

　　川芎　当归　白芍　熟地　陈皮　茯苓
桔梗　白术　香附各一钱　甘草　海粉各五分
贝母　人参　昆布各三分　升麻　红花各二分

　　水煎服。

又方
治同上。

　　夏枯草一斤　水煎成膏，每服四五钱。用
党参　黄芪　白术　当归　枣仁各一钱五分　远
志　广皮各一钱　甘草　木香各五分

　　引加圆肉五枚、淡竹叶五分，灯心三十寸。
水煎调服。

通治瘰疬方
治瘰疬，不分新久，表里虚实，及诸痰结核。

　　陈皮　白术　柴胡　桔梗　川芎　当归
白芍　连翘　茯苓　香附醋炒　夏枯草　黄芩各

一钱　藿香　半夏　白芷　甘草各五分

　　姜三片水煎，兑黄酒一小杯服。

芎归养荣汤
治瘰疬流注，及一切不足之症，不作脓，或已溃不敛，或身体发热恶寒，肌肉消瘦，饮食少思，睡卧不宁，盗汗自汗，惊悸恍惚，并皆治之。

　　人参一钱　归身二钱　黄芪　白术　川芎
白芍　熟地各一钱　五味子　麦冬　远志　甘草
茯苓各五分　丹皮　砂仁各三分

　　姜三片，枣二枚，水煎空心服。

大红膏
治瘰疬痰核，结块，不分新久，但未破者并效。

　　南星　银朱　血竭　硝石　潮脑　轻粉
乳香　猫头骨一具，煅　石灰一两，用大黄片二钱
同炒，俟石灰色红，去大黄

　　上共为细末，陈米醋熬稠，调药敷核上，三日一换。看皮嫩微损者，另换紫霞膏贴之。其核自消。

紫霞膏
治瘰疬初起，未成者，贴之自消。已成未溃者，贴之自溃。已溃核存者，贴之自脱。及治诸色顽疮，湿痰湿气，新久棒疮，疼痛不已，并效。

　　明净松香净末，一斤　铜绿净末，二两

　　用香油四两，铜锅内先熬至滴水不散，方下松香熬化，次下铜绿熬至白烟将尽，其膏已成，候片时倾入罐内。凡用时放汤内顿化，旋摊旋贴。

治痰核疬痈单方
　　羊角一斤　铡碎，新瓦炙黄研末，每早酒调服三钱，吃完即愈。

治已破瘰疬方
　　用砒，如米粒大，入破口内，以纸封之。

神效。

治颈上瘿瘤方　不痛不痒，俱是痰结。

川黄柏细末，一两　海藻细末，一两

二味合匀收贮。每用五分，放手心上，以舌舔之。一日三五次，即消。

痰核　用鲫鱼，同山药捣烂涂之。

治瘰疬秘方　此方甚奇，世秘不传，既擅神效，何妨共知。但大人瘰疬，方可用此。

自以合嫦之精，当即接，涂之神效。溃烂者甚妙，只可行一二次。此方出自《续回生集》。

肩手部

肩下曰膊。膊下对腋处曰臑。臑尽处为肘。肘当臂腕，肘以下为臂。臂掌交接处为腕。腕以上大指节后，如肥鱼隆起，统谓之鱼。大指属肺，肺脉自腋入臑，至大指出其端。食指属大肠，大肠筋脉皆起于食指。中指属包络，包络之脉自腋循臑入肘臂，至中指出其端。无名指属三焦，三焦筋脉，俱起无名指外廉。小指内侧属心，外侧属小肠。肩大小肠，三焦筋脉，俱至肩。肺筋结前髃，胆脉至肩上，膀胱筋结肩髃。

治肩前面痛方　大肠经地位也。风热乘肺，肺气郁，其腑先病，所以肩前疼痛，宜通肺气，散风热。

防风二钱　川羌二钱　升麻一钱五分　柴胡一钱五分　桑皮三钱　贝母三钱　白蔻一钱，去皮　陈皮一钱五分

水煎服。若面白气短，加参、芪。

治肩后面痛方　小肠经地位也。因感风

热，气不行耳。

防风二钱　川羌二钱　藁本一钱五分　蔓荆子一钱五分　木通一钱五分

水煎服。若心血虚，加大剂四物汤。

治肩背连臂酸痛方　甚则两手软痹，由痰饮流入四肢也。

陈皮二钱　半夏二钱　茯苓二钱　南星一钱五分　木香一钱　姜黄一钱　甘草五分

生姜三片，水煎服。若因肾水亏，筋骨失养，以致痹，宜服大剂六味地黄汤。

治臂痛方

赤芍一钱五分　当归三钱　黄芪二钱　川羌二钱　防风二钱　姜黄一钱五分　甘草一钱　生姜三片水煎服。

治臂痛不能举方　或痛无定处，由脾虚邪气相搏耳，脉必沉细。

党参一钱五分　炙芪一钱五分　白术一钱　当归一钱　陈皮八分　升麻五分　柴胡七分　桂枝六分　姜黄一钱　威灵仙六分　甘草五分

生姜三片，大枣三枚，水煎服。

又方　治气血凝滞，臂痛不能举者。

姜黄二钱　赤芍一钱五分　当归一钱五分　海桐皮一钱五分　白术一钱五分　川羌一钱　甘草一钱　沉香三四分，研末冲水煎服。

治手肿痛，或指掌连臂膊痛。名曰手气。

当归一钱五分　赤芍一钱五分　黄芪一钱五分　姜黄一钱五分　川羌一钱五分　甘草五分　薄荷五分　桂枝五分

水煎服。

手足生紫斑，白点枯厚破裂，名鹅掌

风者。神效方。

　　白矾三两　皂矾三两　儿茶五钱　侧柏叶八两生用　苦参二两　甘草一两

　　先将患处，用桐油搽抹，再用桐油蘸纸捻点着，以烟焰熏之。片时，然后将前药煎汤，盛入净桶内，将手架上，以布盖之。勿令走气，热时熏，温时洗，洗至汤极冷，为度。忌七日，勿见汤水。

治手发背方

　　烂柿饼一个　蜈蚣一条　雄黄少许
　　共捣烂，涂患处。

大指蛇头

　　鸡蛋一个，加入雄黄，套指上，热则另换。

罗疔　指头上初起水泡，或红瘰大痛。

　　橄榄核切两段
　　醋磨鸡毛涂，须二十余日消。

天蛇毒

　　用真盐卤熬开，乘热浸一周时，次日即愈。

又治手指头天蛇疮

　　生鸭蛋两个　蜈蚣一条
　　将蜈蚣焙干为末，用一半入蛋内，套在指上，候热时再换一个。

指头肿毒痛甚者

　　用乌梅肉，合鱼鲊捣烂，封之极妙。

手足忽如火燃起紫白黄泡　先用针挑破，太乙膏盖之。挑破又生者，内服

　　防风二钱五分　牛蒡子一钱五分　山栀一钱五分　石膏二钱，煅　黄芩一钱五分　苍术一钱五分甘草一钱五分　木通一钱五分
　　水煎服。

手足心肿　风也。用花椒盐醋和敷之。

手热赤痒　两掌皮厚皱裂，皆肝脾血燥也。

　　薄荷五分　柴胡五分　当归三钱　白芍三钱白术二钱　茯苓二钱　丹皮一钱五分　炒栀一钱五分　钩藤五钱　大熟地五钱
　　水煎服。

治因提重物伤痛

　　潞党　甘草　黄芪　当归　白芍　熟地陈胶　紫菀各六分　姜黄五分
　　黄酒一杯，兑水煎服。

脊背部

　　肾脉主脊，大肠经挟脊，心脉与脊里相贯，脾经着脊，肾经脉贯脊，膀胱经脉挟脊。脊两旁曰膂，膀胱脉循膂，肾脉循膂。背上两角为肩解，小肠脉出肩解。肩解下成片肉为肩胛，大小肠经脉俱绕肩胛。

治背恶寒方

　　党参三钱，去芦　白术二钱，土炒　茯苓三钱附子五分，炮　白芍三钱，炒
　　水煎服。

防风通气汤　治受风热，肩背痛，小便数。

　　柴胡一钱　升麻一钱　黄芪一钱　防风五分羌活五分　陈皮五分　党参五分　甘草五分　藁本三分　青皮三分　黄柏一分　白蔻二分
　　水煎服。此方虚人勿服。

治肩背沉重痛　湿热所致。

　　川羌　甘草　黄芩　茵陈各一钱　党参四分苦参　升麻　葛根　苍术　当归各四分　泽泻

猪苓各六分　防风六分　知母六分　白术三分
　　水煎服。

先脊背痛后及肩　肾气上逆也。

干姜一分　干葛一钱　熟军一钱　枳壳一分
桔梗二分　苍术二分　升麻二分　白芍七分　陈
皮八分　甘草八分　当归四分　半夏四分　白芷
四分　小茴香五分　川椒十粒　茯苓四分
　　水煎服。

虚弱心膈痛，牵引肋痛，走注及肩。

发汗人患此甚多，乃元气上逆也。

黄芪　人参　白术　茯苓　炙草　当归
川芎　白芍　熟地各等份　肉桂减半
　　水煎服。

背心一点痛

麻黄一钱　陈皮一钱　乌药一钱　僵蚕三分
炮姜三分　川芎五分　枳壳五分　桔梗五分　白芷
五分　炙草五分　羌活六分　茯苓六分　半夏六分
　　水煎服。

跌打肩背痛

桂心四分　桃仁六分　羌活二钱　独活一钱
甘草一钱　川柏五分　麻黄三分　地龙四分　苏
木六分　归尾一钱
　　酒水兑煎服。

胸肋部

胸上两旁高处曰膺，胃脉到膺，胆筋系膺。
结喉下曰缺盆，缺盆下曰胸，在膺之下，胸下
曰𩩲骭，乃蔽心之骨也。心位在此，肺脉布胸
中，肺经结胸中，心经结胸中，脾经脉皆散胸
中，肝脉上至胸，胆脉下胸中，肾脉入肺注胸
中，胞络脉起胸中，经散胸中。肩下曰膊，膊
下曰臑，臑对腋。肺经脉入腋，心小肠结腋，

胆经走腋，胞络脉抵腋。腋下为胠，胠下为胁。
肝胆脉布胁，胞络经脉挟胁。胁后为肋。脾经
结肋，肝经布肋。胁之下为季胁。肺经抵季胁，
胆经脉乘季胁。季胁之下为䏚。胆经乘䏚。乳
房属胃，乳头属肝。

旋覆汤　治胸痛，常欲蹈压其胸，当未痛
之先，但欲饮热汤水，病名肝着。

旋覆花一钱　枇杷叶一钱　川芎一钱　细辛
一钱　赤苓一钱　前胡一钱五分
　　水煎服。

胸痛短气水气也。

苍术三钱　茯苓二钱　猪苓二钱　泽泻二钱
肉桂一钱
　　水煎服。

胸痛痞塞痰气也。

陈皮二钱　半夏二钱　茯苓二钱　甘草五分
食盐一分
　　生姜三钱，水煎服。

痛不当心，横于胸间者。名为膈痛。

白蔻五分　炙草一钱二分　木香七分　厚朴
三钱　砂仁一钱　丁香一钱　青皮一钱　陈皮一
钱　香附三钱
　　加盐一分，姜三片，水煎服。

又方　治同上。

牛黄一分五厘　狗宝一分五厘　麝香一分五厘
朱砂五分　沉香五分　赤石脂一钱　松香煮化，
入冷水中浸片时，再化再浸，三次为度，一钱
　　共为细末，枣肉为丸，重四厘，用冷茶
送下。

肋痛走注有声痰饮也。

半夏二钱　南星一钱　枳实一钱　赤苓一钱

橘红一钱　炙草五分　白芥子一钱

水煎服。

右肋痛方 痰积气滞也。

姜黄一钱　枳壳二钱炒　桂心一钱　甘草四分　陈皮二钱　木香一钱　青皮八分　穿甲四片，炒

水煎服。

左肋痛方

枳实二钱　枳壳二钱　川芎二钱　柴胡一钱五分　陈皮一钱五分　白芍一钱二分　香附一钱二分　炙草五分

水煎服。

左肋痛不移处 死血也。

桃仁　桂枝　芒硝　炙草各一钱　川军二钱　鳖甲　青皮　柴胡　川芎　当归各八分

水煎服。

肋痛有块 食积也。

山楂二两　半夏　橘红　神曲　麦芽各一两　黄连　连翘　莱菔子各五钱　茯苓一两

共为细末，水打丸服，早晚各三钱，白水下。

怒气肋痛

香附五钱　川芎二钱　当归三钱　柴胡一钱　青皮一钱

水煎服。

跌仆肋痛

柴胡一钱五分　花粉一钱　当归一钱　红花八分　甘草八分　川甲八分　川军三钱　桃仁二十个

酒水兑煎服。

胸膈隐隐微痛 是肾不纳气，气虚不生

血也。

山萸　当归　五味子　山药　黄芪　川芎　木瓜各一钱五分　熟地五分　白术五分　独活一钱　枣仁一钱

水煎服。

肋下一点痛 名千肋痛。是酒色所致也，难治。将前方多服亦可好，然须忌酒远色。

肋痞塞

沉香五分　人参一钱　槟榔五分　白术　乌药　麦芽　神曲　紫苏　大腹皮　厚朴各二钱　诃皮一钱　香附三钱　姜黄　橘红　甘草各八分　三棱四钱　益智四钱　红花八钱　莪术四钱

共为细末，每服二三钱，白开水调下。

乳肿硬先不痛后渐痛方

鹿角尖煅存性，为末

热酒调服两三服，即消。

吹乳杂方

发灰　矾灰　陈香橼各等份，酒调下

又　梳垢灰　发灰　鼠粪灰各等份酒调下

又　雄羊粪，每粒改作三丸，面为衣晒干，每服四十九丸，煮酒下尽醉，绵被盖睡。

外治方　萱花根捣烂涂，或蒲公英捣烂涂，俱效。

脐腹部

人心下有膈膜，前齐鸠尾，后齐脊骨十一椎周围着脊，所以遮膈浊气，不使上熏心肺，其名曰膈。十二经之脉，惟膀胱不贯膈，余皆能令膈疼。膈下为胃，上口在脐上五寸，上脘

穴分，即上焦也。脐上四寸为中脘，即中焦也。肺脉起中焦在此，脐上二寸为下脘，即胃下口属下焦。膈下为胃，上口曰贲门，在脐上五寸。脐上二寸为胃，下口曰幽门，传入小肠。心脾经结脐，胃之经挟脐，肝脉抵小腹。

开郁道气汤　治一切腹痛。

苍术一钱　香附一钱　川芎一钱　白芷一钱　茯苓一钱　滑石一钱　栀子一钱　神曲一钱炒　陈皮五分　炮姜五分　甘草三分

水煎服。

神验丹　治胃脘痛。

乳香　没药　木香　朱砂各等份

共为细末，每服二钱，姜汤调服。

铁门闩　治胃气疼如神。

元胡　莪术　良姜　五灵脂　当归

各等份，每服或一钱或二钱，至多以三钱为度，用好陈醋，温热一杯调服。

游山散　治胃气痛仙方

诗云：草果元胡索，灵脂并没药，酒调服三钱，一似手拈却。

上四味，等份为末，每服三钱，温酒调下，不拘时服。

治胃疼方

淡豆豉五钱，煎汤半茶盅，服之立愈。

治胃脘大痛方

大栀子或七九个炒焦，用水二盅，煎八分，加生姜汁二三分，服之立愈。

治胃气冷痛方

白砂糖五钱，生姜一片，熬水热服。

治冷气抢心，一发即死，及久患心腹痛方

蓬莪术二两，醋炒　木香一两，煨

共为末，每服五分，醋汤调下，从发时服至好后两三日，一日服三四次。

大小男女一切心气疼

马兜铃一个，灯心烧存性为末，温酒调服立效。

胃脘血气疼

红花一大撮，水二盅，煎一盅服。

心如刀刺，口吐清水有虫。

生艾杵汁一大碗，先半日勿吃晚饭，次日五鼓，先细嚼烧肉于口内，切勿吞下，口中水入肚，虫闻香则头向上矣，良久饮艾汁，立时打下虫出。

神效散　治心疼作酸，及水停心下，作声如雷，口眼歪斜，不省人事。

胆矾一分

为末，温黄酒送下，以吐尽痰为度。

治虫闹心痛　牙关紧闭，势将欲死。

老葱白五茎，去皮及须，捣取汁，灌入喉中。如牙紧难开，用乌梅泡水，擦之自开。随灌麻油四两，但得下，咽即苏，少顷虫积皆化成黄水而下。

治中恶心腹痛

宰白毛乌骨鸡，覆心口上即瘥，即死亦以此法治之。要骨俱黑者良。如鬼击，用血涂之。或滴口中俱妙。

治心疼方

真芝麻油一盅，煎熬极滚，入烧酒一小杯，

乘热饮。

治心疼方　牙关紧闭，欲死，是因虫之所致者。

用老葱白五茎，去皮及须，捣烂取汁，用匙送入咽喉下，随灌真香油四两，但得下咽即苏，少顷虫积皆化黄水而下，极效。

治腹紧急疼痛，不辨何症。男妇并治。

用食盐炒热，以布裹熨之。其效如神。

治卒然肚现青黑色，不拘大人小儿。此乃血气失养，风寒乘之。所变怪形，真危恶之败症也。急用大青叶烘燥，研细。每服一钱五分，以好酒调下，黑退即愈。此起死回生之方也。

治绞肠痧方　此症，夏日最多，肚腹急疼，唇指青黑者。是感受痧气。然要看四肢弯弯处有青筋现露，急用针刺出恶血，立刻疼减。或用青铜钱沾凉水、香油各半，将前后心胸腹腰背筋骨缝处，及四肢弯弯处俱细细刮出痧子形来，疼痛即解大半，再用透明白矾研末，每服二钱。用生冷水熟热水各半杯，兑匀调服，即愈。切忌姜汤茶叶大荤小米，及一切热饮热食，与诸生物。总之病愈后，要将肚腹多空几个时辰才好，直待甚觉饿时，方食放冷稀粥，且此证务要辨明，倘是阴证。小腹疼者，万不可用此法治。

治阴证小腹疼方　预用生黄豆令病人嚼之，不知豆味。且细将本人问明，夜间有无房事，房事后或食生冷，或受外寒否。

枯白矾枣子大，一块　带须葱白切，一寸长，三个　胡椒按病人岁数一岁一粒

用男孩吃之乳，量兑共合一处，捣做成一大丸，放肚脐上，一炷香时，疼痛即止。忌生

冷要紧。

又治阴证神方

白明矾一分　胡椒二分　芒硝一分

共为细末，用盐醋调和，摊男左女右手心，紧合阴处，盖暖出汗即愈。其效如神。

又治阴证方名回春散

歌曰：一钱白矾八分丹，即黄丹。二分胡椒细细研。芒硝一分共四味，陈醋和来手内摊。男左女右合阴处，浑身出汗透衣衫。阴证此方如神效，不遇真人不与传。病甚重者宜加料治之。

又治男妇房事后中寒肚疼方

用生姜、葱白同捣烂，热酒冲服，强睡片时，汗出即愈。如疾甚者，再另用葱白头捣烂炒熟，摊脐上，以艾火灸之，鼻尖出汗即愈。

纯阳救苦汤　治男妇阴证神效

大黑豆三合，炒熟　生姜大块约重二三两，切片用

水三碗，煮片时，去姜豆，取汤服，汗出即愈。

华佗救苦方　治寒中三阴，口噤失音，四肢强直，挛急疼痛，状似中风，及厥逆，唇青囊缩，无脉卒倒，尸厥脱阳等症。急用葱白一握，微捣烂炒热，用布包熨脐下，以三包更替熨之。甚者，再用艾火灸气海、关元二三十壮，脉渐出，肢渐温，乃可生也。

又治腹疼方　不拘寒热并效。

胡椒四十粒　绿豆四十粒

同研细碎，用滚酒浸服，疼痛立止。

又 治小腹疼，诸药不效者。用妇人油发烧灰三钱，酒调服。

腰胯臀股部

肝脉入腰，肾脉入腰，膀胱脉抵腰。膀胱脉贯臀，筋结于臀。臀下曰股。股肉属脾，筋属肝，骨属肾。股之内侧曰阴股，脾肝肾，三经筋脉俱循阴股。

六合散 治腰痛因寒者，百试百验。

羌活 独活 大茴香 小茴香 杜仲 当归各三钱 加补骨脂二钱亦好。

黄酒一碗，煎露一宿，次早空心温服，立愈。

又 治腰痛因虚者，三服立愈。

杜仲五钱 补骨脂四钱 草薢三钱半 当归二钱半 续断二钱 牛膝二钱 狗脊二钱 木瓜一钱五分 炙草五分

引用胡桃肉一两五钱，一半同煎，一半嚼食，下药。酒煎，加盐一捻服。戒房事。

又 治腰痛因风者，痛牵两足，左右无常处。

独活二钱 桑寄生二钱 杜仲二钱 牛膝一钱 细辛一钱 秦艽一钱 茯苓一钱 防风一钱 川芎一钱 当归八分 白芍八分 地黄八分 甘草八分

水酒兑煎，冲桂心一钱，研细末服。

治腰痛因气滞者

潞党一钱五分 川芎一钱五分 桔梗一钱五分 白术一钱五分 白芷一钱五分 陈皮一钱五分 枳壳一钱 乌药一钱 炮姜一钱 甘草一钱

水煎服。

治腰痛因闪挫跌伤者

大茴香一钱 山甲一钱 元胡一钱 黑丑五分 陈皮五分 炙草五分 木香八分

共为细末，黄酒调服二钱，一日服三次。如不效，是有滞血，服后方。

治腰痛因跌坠瘀血或大便不通

川军二钱 全归二钱 牛膝二钱 杏仁二钱 赤芍一钱 红花一钱 生地一钱 羌活一钱 川芎一钱五分 桂枝三分

水酒兑煎服。

又治闪挫腰痛方

神曲用拳头大一块，火烧通红，淬黄酒一碗内，少顷去神曲，饮黄酒即愈。

又六合散 治腰痛因寒因虚，伛偻不能步履。

杜仲 肉苁蓉制 巴戟洗 小茴香 补骨脂 净青盐各一钱，共为细末

用羊腰子二个，以竹刀剖开，散药末在内，仍合住，外用熟面包好，微火煨熟，好酒送下，日食一服。

治胯疼因湿寒者

苍术一钱 白术一钱 炙草一钱 茯苓二钱 炮姜二钱 橘红二分半 丁香二分半 白芍四分 青皮四分 槟榔四分

水煎服。

治胯痛因湿热者

川柏一钱，盐炒 泽泻七分 苍术一钱 杜仲七分 白芍七分 牛膝七分 威灵仙七分 木瓜七分 陈皮七分 甘草二分 水煎，调乳香，没药各去净油，研细末各二分。

补胯丸 治久痛属虚者。

黄芪五钱 独活五钱 牛膝五钱 秦艽五钱 桑寄生五钱 石斛五钱 潞党一钱五分 小茴香一

钱五分　木瓜一钱五分　全当归七钱半　苍术七钱半　杜仲七钱半　大熟地一两　肉桂一钱五分

共为细末，炼蜜合丸，梧桐子大。每服四五钱，用温黄酒送下。

治臀痈初起，红赤肿痛，重坠大便秘。

川芎　当归　防风　赤芍　苏木　连翘　花粉　皂针　红花　黄芩　枳壳各三钱　川军一钱五分　乳香五分，去油

水煎服。

臀痈已成托里排脓方

黄芪二钱　当归一钱　川芎一钱　银花一钱　皂针一钱　川甲一钱　甘草节一钱

水煎，入黄酒一杯服。

两胯合缝处结肿，名鱼口便毒方

归尾三钱　甘草节三钱　川军三钱　穿山甲三片　僵蚕一钱　黑丑一钱　木鳖子三个

水酒兑煎服。俟便利四次后，食凉稀粥以补之。

又方　治同上。名九龙丹。

儿茶　血竭　乳香去油　巴豆去皮油　木香各等份

共为细末，用蜂蜜合丸，如绿豆大。每服九丸，热黄酒送下。甚者两服必消。

又屡验奇方　治同上。

金头蜈蚣一条要全，研细。同生鸡蛋一个，从一头打开指顶大一孔，将蜈蚣末入内，用银簪搅匀，外用水湿纸厚裹之。向火内烧熟。晚睡时就热黄酒食之。至次日周身欠爽，如重感冒病样，勿恐。过一日即愈，疙瘩已全化矣。

治股痛因脾湿者

白术三钱炒　防己三钱　牛膝三钱，浸　川附子一钱，炮

水煎，冲肉桂一钱，研末，沉香五分，研末，炒盐一捻服。

治股痛，筋拘挛者。是肝肾受寒。

大熟地　山萸　山药　丹皮　泽泻　茯苓块　附子　肉桂　川膝　车前子

水煎。冲沉香五分，研末，炒盐一捻，服。

治股里面名阴股痛者

柴胡一钱五分　白芍五钱　当归五钱，洗　白术三钱，土炒　茯苓三钱　丹皮一钱，洗　炒栀三钱　青黛一钱　薄荷五分　龙胆草五分

水煎服。

597

春脚集卷之三

直省 洵阳孟文瑞荇洲氏汇集　　北平徐燕庭补录
潞河谢金声玉堂氏敬刊　　杭州李锦章重校

前后二阴

脾胃经聚阴器，肝经脉结阴器，肾经结阴器。后阴肛门，是肺与大肠所主之地，肛门后尾骨尖，名尻尾，系胆经结处。

治小便不通，点滴不能出，急闷特甚，心烦意燥，口渴，因心火亢极者。

莲子青心一钱　麦冬一两　茯苓五钱　车前子三钱，夏布包煎
水煎服。

治小便不通，眼睛突出，面红耳热，口渴烦躁，因膀胱火盛者。

王不留行五钱　泽泻三钱　白术三钱
水煎服。

治小便不通，少腹作胀，然不疼痛，上焦亦不烦躁，口亦不渴，舌亦不干，系命门火衰，膀胱之气不化者。

大熟地一两　山萸五钱，蒸　山药五钱　茯苓五钱　丹皮三钱　泽泻三钱　川附子一钱，炮肉桂二钱，研细冲服
水煎服。

又方　治小便不利，服利水药不效，服此方即效。

升麻一钱　柴胡一钱　黄芩一钱五分　黄连一钱五分　黄柏一钱五分　山栀二钱　青皮一钱五分　木通一钱五分　通草五分
水煎服。

以上四方，皆治小水不通方也。因心火、膀胱火，或命火衰，或三焦与肝火、小肠火盛者。若夫淋沥闭癃之证，宜开郁行气，养血滋阴，则用此琥珀散甚效。

川郁金一钱，捣　青皮一钱五分　木通一钱五分　牛膝三钱　全归五钱　大生地一两　黄柏三钱
水煎，调琥珀研末，一钱服。

又治小便不禁方

山萸肉五钱　五味子三钱　当归五钱　白芍五钱　益智仁三钱　大熟地八钱　炒黄柏二钱
水煎服。

又治妇人咳嗽，即有溺出者。

潞党三钱　麦冬五钱　白术三钱　当归三钱　柴胡二钱　黄芩二钱　青皮一钱五分　五味子一钱五分
水煎服。

又治小便出血，溺管痛不可忍者。

淡豆豉五钱
水煎汤，温服。

又湿郁白浊方　凡少年思欲不遂，相火郁结，兼受湿热，致有此症。以川军三钱，裹

入无馅馒头内蒸熟，晾燥，炒研细末，以生白酒调下即瘥。

又一方 用六一散，凉开水调服三钱，日服三次亦愈。并治小儿溺尿如米泔者，减半服之，立效如神。六一散，是六两滑石，一两甘草，同研末。

又治白浊方 欲过所致。

益智仁二钱　川草薢三钱　石菖蒲一钱五分　乌药一钱五分　茯苓三钱　甘草一钱五分

水煎服。

又治赤浊方 虚热所致。

远志肉一钱五分　石菖蒲一钱五分　黄芩一钱　骨皮一钱　茯苓一钱　炙草一钱　石莲子一钱　车前子一钱　麦冬一钱　党参一钱　黄芪一钱

水煎服。

又治小便利如泔汁方 肾虚所致。

桂心一钱　白石脂二钱　牡蛎二钱，煅　菟丝子二钱　黄瓜藤根一钱

共为细末，每服一钱，日三服，用大麦汤调下。

又治思虑过度，神不安，遗精白浊方

远志肉两半　茯神一两　人参六钱　酸枣仁五钱　牡蛎五钱　五倍子五钱　枯矾五钱　龙骨五钱，煅

共为细末，枣肉为丸，梧桐子大。每服三钱，麦冬汤下。

猪肚丸 治一切遗精。

白术五两，土炒　苦参三两　牡蛎四两，煅

共为细末，用雄猪肚一个，入药末在内，煮烂放石臼中共捣为丸，梧桐子大。每服三钱，日三服，白开水送下。

又治 虚损遗精，或兼筋骨酸软，或兼盗汗皆效。

山药二两　枸杞二两　黄芪二两　石莲肉二两　知母二两，盐炒　黄柏二两，盐炒　五味子二两　菟丝二两　茯苓二两　人参两半，去芦　锁阳一两，酒洗酥炙　蛤粉二两　沙苑蒺藜二两

共为细末，用白术三两，土炒，山药三两，水熬取汁成膏，和丸，梧桐子大。每服三钱，用淡盐汤送下。

治 忽心有所动，寐即遗精。

黄柏四钱　砂仁二钱　猪苓五钱　茯苓五钱　黄连五钱　白芷五钱　益智仁五钱　甘草一钱

共为细末，用芡实三两，研末打糊为丸，梧桐子大。每服三钱，淡盐汤下。

治 才睡即泄

龙骨煅　韭子各等份

共为末，酒调服三钱。

治遗精心神不定，方名**妙香散**。

龙骨五钱　益智仁五钱　人参五钱　茯苓三钱　远志三钱　茯神三钱　朱砂一钱　炙草一钱

共为末，酒调每服三钱。

治 有所闻见，不待寐即出。亦用前妙香散方内，再加入

钟乳粉五钱，炼　阳起石五钱，煅红，酒淬，放阴地上　牡蛎七钱，煅　白石脂五钱，瓦上煅红

共为细末，用糯米饭糊为丸，桐子大。放土上一日出火毒，每服二钱，用人参汤放凉送下。

保生丹 治梦遗效方。

枸杞八钱　熟地四钱　柏子仁四钱，去油　莲蕊四钱，酒煮　菟丝子四钱　芡实四钱　龙骨

599

二钱，煅

共为细末，用金樱子去净毛虫刺，用净肉，一两四钱，水煎浓汤，和炼蜜为丸，桐子大。每服三钱，白开水送下。

治茎肿溺涩作痛方

萹蓄四钱　瞿麦三钱　滑石二钱　甘草一钱

灯心一子，水煎服。若便秘加大黄煎服。

治阳茎挺胀方

甘草梢二两　黑豆半升

水煎浓汤，空心服。

治肾漏

长硬不痿，精出捏之。则脆痒如针刺。

补骨脂　韭子各一两

研粗末，每服三钱，水煎服，一日服三次。

治茎红热肿生疮

胆草一钱　连翘一钱　生地一钱　泽泻一钱　车前子五分　木通五分　归尾五分　山栀五分　川连五分　条黄芩五分

水煎服。便秘加大黄。

治肿破溃烂作痛

胡连一两　黄连一两　芦荟一两　芜黄一两　青皮一两　雷丸一两　鹤虱草一两　麝香一钱　木香三钱

蒸饼为丸，每空心服一二钱，白开水送下。

治下疳腐烂银粉丹

锡六钱　朱砂末二钱

同炒至砂枯时，去砂，将锡化开，入水银一两，另用好粉一两，研细，卷在纸条内，点火烧尽，去灰用粉，同前药和匀，再入轻粉一两，共研极细，糁患上止痛，生肌收敛。须先用甘草汤洗净，后上此药。

治腐烂疼痛，及新肉已满，不能生皮。

靛花一钱　珍珠二钱，用豆腐内煮　轻粉二两

共为极细末。若下疳初起皮损，搽之即愈。若日久烂者，用甘草水洗净，用猪脊髓调搽。诸疮不生皮，干糁亦好。

治妇女阴户肿痛。肝家之湿热所致也。

当归一钱　白芍一钱　川芎一钱　生地一钱　山栀一钱　黄连一钱　连翘一钱　胆草一钱　柴胡六分　泽泻六分　木通六分　滑石一钱　芦荟五分　防风八分　甘草三分

引加淡竹叶一捻，灯心一子，水煎服。

治妇女阴中作痒

杏仁去皮尖　轻粉　水银铅制　雄黄各一钱

共为末，每用五分，以枣肉一枚和丸，用绵裹，留绵头在外。先用威灵仙　苦参　蛇床子　归尾　狼毒　鹤虱草各三钱　水熬汤，入猪胆汁二枚，乘热先熏后洗，洗后即将绵裹药丸，安入阴中。每将小便时取出，溺完再安入。一日一换，以愈为度。至重者。亦不过五七丸。然内要每日煎一剂凉血汤服。

凉血汤

此方汤药，日服一剂，又可以治妇女阴中痛如淋证者。

当归　川芎　白芍　生地　山栀　黄芩　黄连　木通　柴胡上各一钱半　茵陈　胆草　知母　麦冬上各一钱　甘草五分　川军三钱，便秘者加入，利者去之

引用淡竹叶三分，灯心一子，水煎服。

治女人阴吹方

前阴放空如撒屁之声，名为阴吹，胃气下泄也。

猪板油八两　乱发用鸡子大一团，以肥皂水洗净

放铁勺内，火上熬至发烊，分两次服。此方可兼治男女黄疸。

治大便气秘，欲下不下，名阳秘，脉数能食者。

当归五钱，洗　麻仁三钱，研　枳壳二钱，炒　槟榔三钱　木香一钱　陈皮二钱　杏仁三钱，炒研　刺蒺藜五钱　酸枣仁五钱，研

水煎服。

治大便粪结，阴液不足，肠燥肛裂，名阴结，脉沉迟，不欲食者。

当归五钱　桃仁二钱　麻仁三钱　锁阳五钱　肉苁蓉五钱　刺蒺藜三钱　酸枣仁三钱

水煎，调猪脂三钱，生蜂蜜五钱，服。

又有风秘证，大便时声如裂帛，壅塞不快者。

即将前治阳秘方内，加防风、紫苏叶各一钱五分，煎服。

又有似秘非秘症。年高人，久病人，多有之。因津亏血短耳。

熟地八钱　山萸四钱　山药四钱　茯苓三钱　泽泻三钱　丹皮三钱　锁阳五钱　肉苁蓉五钱　人参一钱五分　黄芪一钱五分

水煎，匀两三次温服，一日服一剂。

治大便出溺，小便出粪，名交肠病。

好阿胶二钱，炒珠　白术一钱二分，土炒　茯苓一钱二分　猪苓一钱二分　泽泻一钱二分　广缩砂八分　藿香一钱六分　白蔻四分，去皮　公丁香四分　檀香四分　广木香四分　炙草一钱六分

水煎，调肉桂末一钱二分服。

治痔初起肿痛

用皮硝一把，煎浓汤，热熏温洗，再用一烘热旧布鞋底垫坐，再用猪大肠煮烂，蘸蜜空心徐徐食之。如此法连治七日，自愈。

治便血及痔疮

乌梅好醋煮烂，去核，半斤　百草霜即锅底烟煤，刮下用，研末，三两　胡黄连四两，用猪大肠一节接好，两头以绵缚固，在饭锅内蒸，以肠烂为度，去肠晒干，研细末用　以上三味共捣成膏，再作丸桐子大。每日清晨服三钱，白开水送下，一料即愈。

治痔疮疼痛

胡黄连研，用鹅胆汁调敷之。

治穿肠痔漏。诸痔皆效。

水安息香要真的

每日早晚用少许涂之，十数日即愈。

治痔漏，兼治牛皮癣。

黄蜂窝一个，内有蜂子者方有力　明矾研细末

以矾填满蜂窝，用微火煅之，俟窝内矾滚透，窝亦成灰，研细，以香油调搽患处。

痔漏仙方

圆眼肉四两　川黄连一钱　犀角尖二钱　白矾二钱

共捣为丸，如桐子大，朱砂为衣。每空心时即服七八粒，茶水任下。

治男妇久痔不痊，翻花疼痛难忍方

番木鳖一个　冰片七厘

用极粗碗底，以热水研汁涂之，即愈。每月涂一次。

又方　用真象牙研细末　豆腐皮水泡软，裁成小块，包五包，每包二分，早起空心喝豆腐浆一口，送一包，连服五包，约每日服象牙末一钱，连服十日，能多服更好。

内痔不出　先用温水洗净肛门，随用吐

津调。

生草乌　枯矾五钱　刺猬皮一钱，烧灰存性
麝香五分　冰片二分　食盐三钱，炒

研细末，调三钱，填入肛门片时，痔即出，去此药，上后药。

痔出后再用此药

白及三钱　石膏三钱　黄连三钱　冰片二分
麝香二分

共研细末，以鸡子清调成膏，围护痔外边，再上后药。

围护妥再用此药涂疮顶上

白矾二两　蟾酥二钱　轻粉四钱　砒霜一两
天灵盖煅红，水淬七次，用四钱

共为末，入铁窝内盖好，盐泥封固，炭火煅二炷香时，俟冷开出，研末，磁瓶收贮。每日辰午申三个时辰，搽三次，临搽先用温水洗净，将四围涂前药，再用此药搽顶上，连搽七八日，看痔枯黑坚硬裂缝，待其自落，然后用后药。

痔枯黑裂缝时，以此药洗之。

黄连　黄芩　黄柏　栀子　川军　防风
荆芥　槐角　苦参　甘草各一两　朴硝五钱

分三次，水煎洗。痔真落，再上后药以收功。

痔落孔窍不收，上此生肌。

乳香　没药　海螵　黄丹　赤石脂　龙骨
血竭　熊胆　轻粉　麝香　冰片　珍珠

研极细末，早晚搽二次，盖膏渐敛，兼服补药，半月收功。

外痔亦可照此法，除生草乌、刺猬皮方不用。以下四方，皆按次第施治皆好。然均宜忌房事百日。

治脱肛方

先用肥皂水洗，再用五倍子研细末，涂以绢托而上之，连治十次。

治大便内谷道作痒方

先用雄黄，和艾叶烧烟熏之，日熏一次，连熏三次，再用蜈蚣七个，预于五月五日收，临用去足翅，炙焦为末，合新牛粪五钱，肥羊肉一两炒香，共捣如膏，丸如莲子大。炙热以新绵薄裹，纳谷道中半日，少吃饭，即大便虫出，三五次痊愈。

治肛门肿痛方

木鳖肉五个

研如泥，安盆内，以沸汤冲洗之。另用少许涂肿处。

治尻骨处肿痛将欲成疮方

当归二钱　白芍一钱　川芎二钱　生地二钱
柴胡一钱六分　黄芩一钱六分　知母一钱六分　川贝一钱六分　泽泻一钱　地骨皮一钱　甘草一钱

生姜三片，水煎服。

治尻骨处已成疮方

潞党二钱　黄芪二钱　白术二钱　陈皮二钱
茯苓二钱　当归二钱　生地二钱　丹皮一钱　甘草二钱　沉香一钱

水煎服。

治尻骨处疮破不收口方

党参二钱　黄芪二钱　白术二钱　茯苓二钱
当归二钱　生地二钱　杜仲二钱　山萸二钱　丹皮二钱　桂心一钱　白附子一钱　甘草一钱

生姜三片，大枣三枚，水煎服。

治谷道前，肾囊后生疮，名悬痈，又名骑马痈。**验方。**

金银花四两　蒲公英二两　天花粉三钱　全当归二两　生甘草一两　好人参五分　川大黄五钱

水煎服。此方颇效，莫嫌分两大。连服三四剂，即可痊愈。

腿膝足脚部

肝脾肾三阴，统乎下体。膝属肝脾肾，足

肚名腨，属膀胱。外臁属足三阳，内臁属足三阴。足大指外侧属肝，内侧属脾。中指属胃。第四指属胆。小指属肾。足根属膀胱肾。足心属肾。

三因胜骏丸　治下部一切痛，兼治鹤膝风。

当归洗　天麻煨　牛膝浸　枣仁炒　熟地防风各二两　附子片一两，炮　木瓜四两，洗　全蝎　槟榔　草薢　肉苁蓉制　补骨脂　巴戟洗苍术各一两，炒　川羌　炙草　木香　乳香去油没药各五钱，去油　麝香一钱

共为细末，蜜丸桐子大。每空心服三钱，盐酒送下。

雷火针法　治一切腿痛。

乳香　官桂　血竭　丁香　麝香各六分　杏仁一分四厘　真蕲艾一两　木香六分　沉香四钱檀香四钱

各为粗末，卷纸捻，用香油蘸点着吹灭，照穴道针之。

治膝盖处痿软无力，或痛如针刺。

熟地八钱　山萸四钱　块苓三钱　泽泻三钱山药四钱　丹皮三钱　牛膝三钱　车前子三钱
水煎服。

治下体痿病。手足痿软无力，百节纵缓不收，下身瘦弱不能步趋，及手足战摇不能握物，此血虚内热故也。

潞党一钱五分　黄芪一钱五分　黄连一钱五分黄柏一钱五分　麦冬一钱五分　生地一钱五分　五味子七分　白术一钱五分　白茯苓一钱五分　陈皮一钱五分　当归一钱五分　猪苓一钱五分　泽泻一钱五分　甘草一钱　升麻七分　柴胡八分　神曲一钱
水煎服。

又丸药方　治同上。

苍术四两，炒　黄柏四两　牛膝二两，浸归尾二两，洗　龟甲一两，炙　虎胫一两，炙　防风一两

共为细末，面糊丸，桐子大。每服三四钱，姜汤加盐少许下。

治臁疮久不愈方

用兽医铲下驴蹄片，砂锅炒黑色存性，研末，湿则干上，干则油调上。

又治臁疮效方

用油纸一张，上洒乳香末二钱五分，双折了阔一寸，仍复竖折三折，以线扎两头，用甘草一两二钱，水三碗，将药纸入内，煮数滚取出，解开，再以轻粉一钱，洒乳香上，贴在壁上阴干，随患之大小，剪而贴之。三日一换，如贴后无水出，不换自愈。

治脚气初起身痛便结先服方

当归一钱　枳实一钱　羌活一钱　独活一钱防己一钱　酒军一钱半
水煎服，大便利，再服后方。

治脚气后方

党参四分　苦参四分　升麻四分　葛根四分苍术四分　炙草一钱　酒芩一钱　茵陈一钱　羌活一钱　当归五分　知母五分　猪苓五分　泽泻五分　白术五分　防风五分
水煎服。

槟苏散　治脚气过热，肿痛冲心，坐卧不得。

槟榔一钱　桑白皮一钱　赤苓一钱　木通一钱　杏仁七分半　百合七分半　苏叶一钱　软前胡七分半　紫菀七分半　甘草七分半

痛加木香，肿加大腹皮，发热加大黄、黄

芩，生姜三片，水煎服。

治脚后跟痛方

牛膝一两　薏米两半　苍术七钱半　杜仲五钱　黄柏五钱　当归五钱　石斛五钱　川草薢五钱　木瓜五钱　秦艽五钱　木通五钱

共为粗末，分作三四付，水煎空心服。

治脚心痛方

槟榔二钱　陈皮二钱　木瓜二钱　吴萸一钱六分　紫苏一钱六分

水煎服。

治脚底板红肿热疼方症名脚隐。敷药效方。

大蒜头量用　食盐大约蒜用一两，盐用三钱许

捣成泥，敷一夜即愈。

治脚指缝肿烂方

用土墙上白螺蛳壳煅研，如有五钱，加枯矾二钱五分，冰片二分五厘，共研细搽之。

治脚痛如火燎，从足跗热至腰胯。

苍术二两，炒　黄柏一两，酒炒　牛膝酒浸　当归酒洗　草薢　防己　龟甲各五钱，酥炙

共为细末，蜜小丸。每服三钱，白水下。

治鸡眼疼方

地骨皮　红花

各等份，研极细末，敷患处。

治妇人两足痛方

当归　熟地　白术　牛膝各一两五钱　川芎　苍术各七钱五分　白芍　茯苓各一两　防风　羌活　独活　南星　天麻　木瓜　防己　虎胫　没药各五分　乳香二钱五分

共为末，酒糊丸，桐子大。服三钱，白

水下。

治妇女脚丫作痒方

枯矾五钱　石膏三钱，煨　轻粉三钱　黄丹三钱

共为细末，温汤洗净，搽之即愈。

治脚底起泡方

凡行远路，足底起泡疼痛，用水调白面涂之，一夜即平。又法：用萝卜子炒，研末　白矾末各等份，铺鞋袜底上，即行远路，永不作痛。

治脚趾脱疽。此症发于脚指，渐上至膝，色黑内陷，痛不可忍，逐节脱落，亦有发于手者。

土蜂房煅，研细末　好醋调搽，应手而愈，真仙方也。须内服保脱汤，其方

薏米三两　茯苓二两　白术一两　车前子五钱　桂心一钱

水煎空心服，要连服十剂，永无后患。

治脚丫潮烂

凡脚指丫缝，感受湿气，红赤肿痒，搔之疼痛，似如烂腐，步履难行。用乌桕嫩叶，水浸软，抹燥，嵌贴丫内，立时痛止收燥而愈。如女子脚臁上，所受湿气，忽起白泡，痛烂，亦以此贴之，即可止痛。

皮肤部

治麻症效方　非痒非痛，肌肉之内如小虫乱行，按之不止，搔之愈甚，如麻之乱者然。

枳壳三钱，炒　半夏三钱　防风三钱　羌活二钱　木通三钱　橘红六分

引加猪牙皂角五分，生姜一两，水煎服。在手臂，加桑枝。在腿足，加牛膝。方内再加僵

蚕更妙。病减时,多服补中益气汤。

治木症效方
不痒不痛,自己肌肉,如他人肌肉,按之不知,搔之不觉,如木之厚者然。

阿胶三钱,炒　当归五钱,洗　桃仁一钱五分　红花一钱五分　肉桂一钱五分　川附子七分,炮　乌药二钱　木香一钱　木通三钱　穿山甲三钱,炙

引加猪牙皂角五分,黄酒一杯,兑水煎服。病减时,多服八珍汤。

治浑身麻木方
先服此。

当归　川芎　白芍　茯苓　桔梗各八分　苍术　白芷　厚朴　陈皮各六分　枳壳七分　麻黄　半夏各四分　肉桂　干姜　桂枝　甘草各三分

引用葱白一寸,生姜三片,水煎服。

治浑身麻木方
后服此。

当归　茯苓各一钱　川芎　熟地　陈皮　半夏　羌活各七分　白芍八分　党参　秦艽　牛膝各六分　桂枝三分　防风五分　柴胡四分　炙草四分　白术三钱,土炒

生姜三片,水煎服。

治
口舌麻木,吐痰涎,或身麻有痰者。

黄连五分　半夏一钱　蒌仁一钱　黄芩八分　茯苓一钱　桔梗六分　枳壳六分　陈皮五分　天麻八分　细辛五分　南星一钱　甘草五分

血虚加当归。气虚加党参。生姜三片,水煎服。

治痹症方
痹者,闭而不通也。初因元气内虚,外为风寒湿三气所袭,不能随时祛散,久则成痹。风气胜者为行痹,寒气胜者为痛痹,湿气者为着痹,此三痹也。又有五痹,筋屈不伸为筋痹,血凝不流为脉痹,肌多不仁为肉痹,重滞不举为骨痹,遇寒皮急为皮痹。此方统治诸痹,但宜按症加减。

羌活　川芎　防风　苍术　秦艽　红花　肉桂　细辛　续断各等份

筋痹,加木瓜、柴胡。骨痹,加独活、泽泻。肉痹,加茯苓、陈皮、木香、砂仁。脉痹,加菖蒲、茯神、当归。皮痹,加紫菀、杏仁、麻黄。水煎服。

治流注症方
或四肢关节处,或胸腹腰臀处,或漫肿或结块,以此方治之。未成即消,已成即溃。

陈皮一钱　半夏一钱　苏叶一钱　茯苓一钱　青皮一钱　乌药一钱　全归一钱　黄芪一钱　川芎一钱　赤芍一钱　桔梗一钱　枳实一钱　防风一钱　木香一钱　大腹子一钱

水煎服。外用生葱捣烂炒热,贴患处,冷则易之。

治湿痰流注神验方

用姜黄母子是大姜黄身上小钉子是也。

为末,用小红枣去核,将末入内填平,再用丝绵扎紧,塞鼻孔内,男左女右,再随量饮醉,盖暖出汗,不拘已溃未溃,皆效。

治结核症方
不拘周身何处,皮里肉外,如豆如榛,或如贯珠者。皆以此方治之。

薄荷　柴胡　当归　白芍　茯苓　白术　炒栀　丹皮　甘草各等份

在上部,加升麻、紫苏。在下部,加牛膝。水煎,日服一剂,连服二三十剂,更好。

治皮肤起疙瘩搔痒方
如血风疮症,服之亦效。

黄芩二钱　防风二钱　荆芥二钱　元参五钱　沙参三钱　连翘三钱　紫苏八分

水煎服。

又 治皮肤搔痒非常。

当归二钱，洗　白芍二钱　生地三钱　川芎一钱五分　天冬三钱　麦冬五钱，去心　白蒺藜三钱，去刺　僵蚕二钱，炒　蝉蜕二钱，去足　蒡子一钱，炒研　威灵仙一钱

引用桑嫩枝二三钱，水煎服。外用苍耳、地肤子、浮萍，水熬汤浴之。

又治皮肤疼痛方

桑白皮二钱　干葛一钱　柴胡一钱　枯芩一钱　元参一钱　地骨皮一钱五分　天冬一钱五分　麦冬一钱五分　木通四分　甘草四分

引用葱白三寸，生姜三片，水煎服。取微汗。

治遍身红紫斑点，色若葡萄。

羚羊角一钱五分　防风一钱五分　麦冬一钱五分　元参一钱五分　知母一钱五分　黄芩一钱五分　甘草五分　牛旁子一钱五分，炒研

水煎服。

治皮肤枯燥，如鱼鳞状者。

用牛骨髓，真酥油合炼一处，每日空心热酒调二三钱。

治赤白游风方　皮肤间或赤晕如霞，或白晕如绵，游走不定，有时瘙痒，得风则游行，遇怒亦流动。

大熟地八钱　山萸四钱　山药四钱　丹皮三钱　块苓三钱　泽泻三钱　五味子一钱五分　紫背浮萍四钱

水煎服。

治疥如神方

巴豆一两，微炒去壳，合麻油蓖子三两，

同捣极烂，用磁罐收贮。遇有患疥者，必须长过一月之后，临睡时用两手中指，各挑药一指头肚互相涂在两手心，内封将两心背擦匀。已不见药形，只有药味耳。然后将周身用此药手细细摸擦之。切忌头脖以上及小便处，与妇女两乳处，不可见此药。男子忌两处，妇女忌三处，千万不可着手。擦完将手用白布包裹严密再睡，次早先用水洗净手，再另用水净面，如此摸擦三晚，将周身俱表出如痱子形即愈矣。

仙拈散　治男女远年风湿，血风皮蛀，寒湿浸淫，流水发痒，搔之疼痛，两腿肌肤黑肿，似溃未溃，或时热烘麻木等症。

寒水石三两，另研　飞滑石三两，另研　蛇床子四两，炒　鳖甲五两，炙　白微四两，炒　地肤子四两，炒　白芷三两，晒　川大黄五两，酒炒　白鲜皮三两，炒　百部三两，生蒸，再炒　樟脑临用时加入同研

共为细末，以麻油调搽，一日一换，不可用水淋洗，不可燥抹，直待结靥退后，方可净洗，一月可愈。如黑影未退，须搽百日，才能断根。此方神应，不可泛视。

内科随录

纯阳救苦丹

藿香一两　菖蒲一两　砂仁五钱，粒　苍术一两　栀子八钱，炒　远志八钱　半夏一两，京　木香五钱　青木香五钱　腹皮一两　紫苏五钱　神曲五钱　柴胡八钱　白矾一两　玉金五钱　茯神二两　陈皮一两　当归二两，全　川芎五钱　木通八钱　木瓜二两　厚朴五钱　香附八钱　黄芩一两　麦冬二两　羌活五钱　独活五钱　青黛五钱　枳壳五钱　杏仁一两，去皮尖　川连五钱　雄黄五钱　生地二两　防风一两　桔梗八钱　苦梗八钱　泽泻八钱　甘草五钱　黄柏五钱

以上三十九丸，务拣买道地药材，共研极细末，炼蜜为丸，每重二钱，好朱砂为衣。大

人病重者，每服不过四丸，病轻者二丸。小儿十岁以外者一丸，十岁以内者半丸，周岁内外者，用一丸，烧黄土水泡开，灌饮十分之三四。兹将各病症，用引开后。

治妇女胎前，用当归汤下。产后用红花汤下，或桃仁为引亦可。催生佛手三钱汤下。

治妇人临产不下，用酥龟甲汤下。便血用阿胶汤下。胎漏用阿胶汤下。

治妇人不能生育，用当首汤下。红白崩症红症，用白狗尾花汤下。白症，用红狗尾花汤下。

治妇女行经腹痛，用艾叶汤下。癥瘕，用红花慈菇根汤下。

治妇女干血劳症，用真红花汤下。血虚，用当归红花汤下。

治幼童幼女，风续天花、痘疹等症，用姜葱汤，加朱砂送下。痘疹不出，用三川柳汤下。

治小儿急慢惊风，食积胃热，脾虚等症，用烧黄土浸水化服。

治疯癫因痰，用密陀僧为引。若邪魔，用肥皂子一枚，烧灰同朱砂送下。

治疯疾，加生麝香一二厘送下。瘟疫，用雄黄五分送下。

治寒嗽，用姜汁为引。喘嗽，用杏仁七个去皮尖煎汤下。劳嗽，用老米汤送下。

治久嗽，用杏仁七个，红枣三枚，为引。伤寒，用防风紫苏汤下。内热，用竹茹为引。

治心口闷，用砂仁汤下。头疼，用荷叶汤下。腰疼，用杜仲汤下。腿痛，用木瓜牛膝汤下。

治遗尿，用覆盆子煎汤下。尿粪结尿，用盘龙草，愈旧愈佳，煎汤下。结粪，用麻酱搅水送下。

治膈症，用开元钱醋酥煎汤下。此钱用荸荠切片同嚼下。吐血痢疾，姜葱汤下。

治疮疾瘰疬疥癣，无名肿毒，用菊花连翘汤下。疟疾，姜葱汤下。或贴十一节腰骨上，愈热愈速好。

治劳伤黄病蛊症，用姜葱汤，加地骨皮瞿麦送下。偏正头疼，用药为饼烤热，贴两太阳穴即愈。

治各种胃气疼痛，用豆蔻一枚，杵碎，烧酒浸兑，生姜汁送下。

治小肠疝气攻心疼痛，用川楝七个汤下。若气乱用茴香汤下。如暴得，用川连砂仁汤下。

治夏令受暑，山岚瘴气，自汗盗汗，反胃呕吐，单双乳蛾喉闭，食积，水积，酒积。

治怔忡，中湿，肿胀，腹痛，脱肛，牙疼耳聋，暴发火眼，寸白虫，破伤风。

治溺河轻生，手足冷痛，疯狗咬伤，以上未经注引各症，俱用烧黄土浸水送下。

神应普济丹

川大黄五两一酒制，一姜制，一盐浸，一白矾浸，一浸酒，浸透，九蒸九晒　元参净三两，盐水浸透　紫苏三两，净末　葛根三两　柴胡三两　香薷三两　连翘二两五钱　羌活二两　白芷二两五钱　防风二两　荆芥二两　黄芩二两，生一半，酒炒一半　藿香二两　枳壳二两　天花粉二两　薄荷一两五钱　赤芍一两五钱　生草一两五钱，麸炒　威灵仙一两，酒炒　细辛六钱

以上共为细末，用嫩青蒿尖捣汁，和陈仓米糊为丸，重三钱，随症用引，开列于后。

时行瘟疫，斑点紫黑，舌唇紫黑，急用生大黄二三钱，石膏一二钱，煎引。

斑疹名红布者。多肿咽喉，此九死一生之症也。速用牛旁子三钱，乌梅二钱，青黛三钱，桔梗三钱，甘草一钱，煎汤齐饮，再以此药为引，泡丸服之。

头痛发热无汗，葱姜引。

身热有斑点，而发疹者，升麻引。

时行瘟疫，大头瘟者，牛蒡子、青黛引。

疟疾，常山、草果引。

疟疾，水泻腹痛，木通引。

孕妇身热发狂，麦冬、竹叶引。

凡伤寒发热恶寒者，葱姜引。

急救时疫良方　专治天行时疫，不及周时之症。

天竹黄二两　人中黄二两　僵蚕一两　全蝎一两，去钩　防风二两　荆芥一两　当门麝香一钱

以上各研细末，水发为丸，椒核大。男妇每服二十粒。十岁以外，十二粒。孩子六粒，姜汤送下。孕妇忌服。

凡此症初起，发寒发抖，或嘴唇内有块如疔，或耳根后作痛，或肛痛，或气喘作呕，六脉微细，筋骨疼痛麻木，其象不一。遇此症，急将前药服下，切勿睡倒。速挑手脚，头背胸肋，痧筋之处，如已挑无血，急将老姜、晚蚕沙擦之。再挑放，有血出，便可无害。此症一起即治，方可无事。如迟则难挽回矣。再此药一时不能即办，而此症起发甚速，不能久待，望信善君子，预合施送。

十香返魂丹

公丁香二两　木香二两　乳香二两　藿香二两　苏合香二两　降香二两　海沉香二两　安息香一两　麝香一两　香附二两　诃子肉二两　僵蚕二两　天麻二两　玉金二两　蒌仁二两　礞石二两　甘草四两　建莲心二两　檀香二两　朱砂二两　琥珀二两　京牛黄一两　冰片五钱　大赤金三百张

共为细末，甘草膏兑白蜜为丸，重一钱，金衣蜡皮封固。

治男妇痰嗽中风，口眼歪斜，牙关紧闭，昏晕死去，或诸风狂乱。

见鬼神自言自语，或哭登高，姜汁送下。

行人夏月中暑，卒晕死者，香茹汤送下。

喜怒哀乐，七情所伤死者，灯心汤化下。

夜梦，怔忡，不寐，神魂游荡，重复又卧，醒后不知人事，灯心汤金子送下。

孕妇怀胎七八九月，忽然死去，此为胎晕，人参朱砂汤送下。

孕妇胎哭有声，胎动，莲子心汤送下。

男妇大小人如醉，赤金姜汤送下。

小儿急慢惊风，天吊仰视，口吐痰沫，手足抽吊，薄荷灯心汤送下。

男妇交合，脱阳脱阴死者，升麻汤送下。

万应太平丹

南星　木香　细辛　羌活　硼砂各五钱　冰片二钱　蟾酥三钱　沉香　檀香　香橼　白芷各一两　佛手二两

上药俱为细末，切勿火烤，择天医日，设香案，虔合和匀，以磁瓶收贮，勿令泄气。

此丹专治一切风寒时疫，胸膈不开，胃气疼痛，四时痧胀等症，嗅之立效。兼治小儿急慢惊风，痰迷厥症，用化州橘红汤送下，腹中如响，立刻回生。治赤白痢疾，以玫瑰膏拌之，开水送立止。以上诸症，效验如神，幸勿轻视，虔制奉送，孕妇忌服。

立止泻痢散

茅山苍术八两，土炒　川厚朴八两，姜汁炒　砂仁一两　陈皮八两　炙甘草三两　藿香二两

以上六味，研极细末。

此药专治染受四时不正之气，腹泻红白痢疾，头痛身热，胸胁胀满，伤食停饮，呕吐恶心，疟疾邪秽，山岚瘴气等症，每服二钱，或三钱，用开水冲半盅温服，其效甚速。

塘西痧药方

凡痧胀痰厥，猝中寒暑，不省人事，及惊风险症，牙关紧急者，只以四五丸，研末吹入鼻内即苏，再服六七丸即愈。

茅山苍术三两，色黑而小而朱砂点者为佳，米泔水浸软，切片晒干，为末　丁香六两，不拘公母，为末　明天麻三两六钱，切片，焙干为末　锦文大黄六两，切片，晒干　麻黄三两六钱，去节，细锉，晒干　蟾酥九钱，好烧酒化，舌舐即麻者为真　麝香三钱，上好者　甘草二两四钱，去皮，微研　雄

黄三两六钱，透明，细研，水飞　朱砂三两六钱，细研，水飞，为衣用

上药十味，各研细末用，五月五日午时，或择天医吉日，于净室中虔制，以蟾酥烧酒化为丸，如药末不能胶黏，酌和以糯米浆丸，如萝卜子大，用朱砂为衣。晒干磁瓶收贮。朱砂为衣，将两碗对合，用手抛掷，使药丸在内磨荡，自能坚实而光。

中暑头痛眼黑，及绞肠腹痛，一时闭闷不省人事，及斑痧等症，先用二丸，研细吹入鼻内，再将三丸，纳之舌下发麻，阴阳水或凉水送下。

中寒骤然腹痛，阴阳反错，睡卧不宁，转筋吞泻，手足厥冷，且吐泻不出，猝然难安者。治法如前。

山岚瘴气，夏月途行，及空心触秽，口噙三丸，邪气不侵。

感冒风寒，恶心头痛，肚腹饱胀，及风痰等症，治法如前。

痈疽疔毒，及蛇蝎毒虫所伤，捣末，好酒调敷立效。

小儿发痘不出，闭闷而死，及痰涎壅盛等症，用药二丸，研末吹入鼻内即苏。

急救痧气丸一名截痧丹。

真茅山苍术米泔水浸三日，炒，研末　真干蟾酥　腰面雄黄另研细　丁香另研细　枯骨广木香微烘，勿炒，另研细　飞滑石另研细　辰砂水飞过，另研细，以上各一两二钱　麝香三分，要取真原麝黄香佳

上将诸末和匀，再碾千余下，以烧酒浸烊，蟾酥捣为丸，如芥菜子大。每服三丸，阴阳水下。痧重者，加二丸。

凡修合完备，于太阳旺时，晒热，盛大碗内，上盖瓦盘，乘热摇颠，丸色光亮，用瓶盛贮，备用，勿令泄气。

春脚集卷之四

直省　沟阳孟文瑞荐洲氏汇集　北平徐燕庭补录
潞河谢金声玉堂氏敬刊　杭州李锦章重校

内科

观音大士救苦神膏

偏正头风，左患贴左，右患贴右，正患贴印堂，兼卷条塞鼻孔中，服甘草水。

眼科七十二症肿痛，将耳上角针刺出血，贴上。星翳膜倒睫，迎风流泪，将膏药卷条，左患塞左鼻，右患塞右鼻中，常服甘草水。

喉咙三十六症，单蛾双蛾，喉闭喉风，贴喉上，口含甘草水，要速效将膏含化吞下，不服甘草水。如喉肿闭急，将银针刺破肿处，吐出黑血，再吞膏药。

牙疼贴上即止，不服甘草水。

诸般疼痛，均贴患处，服甘草水。

中风瘫痪，左患贴左，右患贴右，服甘草水。不省人事，痰声如锯，作丸开水送下，其痰立下。如牙关紧闭，用乌梅擦牙即开，作条塞鼻中，真有起死回生之功。

痨瘵贴夹脊穴、尾间穴、肚脐，服甘草水七日，劳虫尽死。咳嗽吐痰，贴前后心，仍服清痰降火补药。此膏能攻病，不能补虚，不可吞服。

鼓胀，水臌，气臌，血臌，俱贴肚脐丹田，勿服甘草水。

噎膈，气膈，食膈，俱贴胃口，肚脐，常服甘草水。如要速效，作丸服之，不服甘草水。

哮喘咳嗽，贴前后心，丹田，饮甘草水。如痰甚气塞不通，作条塞鼻中，或作丸吞服，不服甘草水。

大便闭，小便闭，俱贴肚脐，服甘草水自通。如数日不通。危在旦夕，作丸送下，少腹用葱捣敷，立下，不服甘草水。

伤寒时疫，贴肚脐、前后心，饮甘草水，一俟汗出而愈。五六日不大便者，作丸吞下，便解而愈。

疟疾一日二日三日俱贴肚脐，服甘草水。如发过四五次者，作丸早晨服下，饮热酒数杯，即日便止，不可服甘草水。如背发热发寒，贴前后心。

妇人赤白带下，贴脐下丹田，服甘草水。

各种痢疾，贴胃口、肚脐。四五日不愈，红用龙眼壳核七个打碎煎汤，将膏药作丸送下，白用荔枝壳核七个打碎煎汤，将膏药作丸送下。红白兼者，龙眼荔枝壳核同用。

妇人难产逆生，胞衣不下，作丸热酒送下，立刻便生。产门小腹，煎甘草汤，频洗，不可服。

小儿惊风翻目，上气痰喘，气塞不通，作条塞鼻，贴一膏于脐上，服甘草水。如急极作丸服之，不服甘草水。

小儿诸疳贴肚脐上，口疳贴牙床，不服甘草水。

妇人经闭不通，贴丹田、脐下，如病久作丸服之。小腹上用甘草末调葱汁敷之，不服甘草水。

血块痞积，贴脐处，并贴痞上，饮甘草水。人健壮者，作丸日服，便泄下矣。疔疮内服外贴，饮甘草水。发背各痈疽毒，不必剪头，贴患处，服甘草银花水，未成者消，已成者溃，溃者拔脓生肌。神效。

臁疮脚气，摊上反贴，上盖以纸，用带缚定，一日洗换，十日愈矣。

大肠风下血，梦遗白浊，俱贴脐下，服甘草水。

小肠疝气，有一股掣引小腹上痛者，贴痛处，再用胡芦巴、大小茴末，冲酒服。

痔漏内则卷条插入，外则贴之。再用象牙末调鸡蛋清，开水冲服，日三钱，半月痊愈。

跌打损伤，贴患上，服甘草水。如重者，用透骨草，捣甜酒糟，内服外敷。

丸子痒如已溃烂，贴之拔脓生肌。倘未破者，不可贴，恐出头也。

孕妇勿贴。

膏药方

大黄一两　香附七钱　三棱一两　羌活八钱　厚朴七钱　芫花七钱　蜈蚣十条，酥　桃仁七钱，研　生地一两　白芷八钱　槟榔七钱　黄柏八钱　大戟八钱　蛇蜕五钱　巴豆八钱，研　牙皂八钱　杏仁七钱，研　细辛七钱　麻黄八钱　黄连五钱　甘遂二两　川乌一两　莪术一两　枳实八钱　独活七钱　防风七钱　全蝎七钱，去钩　草乌七钱　元参七钱　甲珠七钱　蓖麻子二两，研　花粉七钱　五倍子七钱　当归一两五钱　木鳖子二两

道地药材，照方称配，用真香油六斤，浸磁盆内五日，炭火微熬，候药色枯黑，滤滓，加入净黄丹三十六两，陀僧末四两，搅匀不住手，至滴水成珠，即停火微温，加入好肉桂末八钱，即成膏矣。

宣化丸　即景岳百顺丸也。

治一切阳邪积滞，凡气积血积，虫积食积，伤寒实热，闭结，并痢疾腹胀，初起疼痛，里急后重，饮食不下等症。

锦纹大黄切片，以好酒拌匀安饭锅上蒸过，再晒，照式以九次为度　牙皂炒微黄，凡用大黄一斤，皂一两六钱

上依法制共磨为末，以蒸饼打糊为丸，或开水捣丸，或炼蜜为丸，俱可。每服或用三分，或五分，或一钱，或二三钱。量人虚实，随宜斟酌加减。或投煎剂同煎，或用滚汤吞送，或随症用引经汤送。

解毒六郁丸　凡妇人有儿食乳吹气，其奶胀硬作痛，或发寒热，速以真广皮一两，煎汤调服一丸，顷刻消散。

治气郁，血郁，痰郁，火郁，食郁，湿郁。六者之中，以气为主，气行则郁散矣。兼治男妇触受时行湿热之气，壅于四肢脉络，发为痈肿，焮热疼痛溃腐，及臁疮赤痛等症。

香附醋炒　苍术米泔水浸炒　抚芎　神曲　栀子炒黑　陈广皮　花粉　黄芩

上各等份，磨末，炼蜜为丸，每丸重三钱。如遇各证，每日早晚，用白滚汤各调送一丸。忌食猪肝发物。

白薇煎

治箭风痛，俗名鬼箭打。或头项、肩背、手足、腰胯、筋骨疼痛，遍身不遂等。尝见乡人用针挑起疙瘩，或微出血，其痛暂缓，过日复发，愈挑而痛发愈勤。此方一服即愈，永不再发。

东白薇二钱　泽兰叶三钱　穿山甲片一钱，炒黄，研

上以好酒煎服。尝揣此症，不过辛苦劳力之人，气血不足，适受外感风邪，壅郁脉络不通，自易作痛，即使挑出微血，略通一处，所谓通则不痛也。余处未通，随后复发。余制此方，端行血络，通瘀透邪，奏效快捷。凡遇此症，毋忽视焉。

子龙丸　一名妙应丸。即陈无择《三因方》中之控涎丹也。

治人忽患胸背手足腰项牵引疼痛，走易不定，或手足冷痹，气脉不通，此乃痰涎在胸膈上下，误认瘫痪，非也。并治喉中结气，状似梅核，倏有倏无，冲咽闷绝，乃遍身或起筋块，如榴如栗，皮色不变，不疼不痛，但觉酸麻，或自溃串烂，流水如涎，经年不愈，有若漏疮。此乃痰结经络所致，常服此丸，自能痊愈。

甘遂浸去绿水，一日一换，七日为度，晒干，去心，研细，听用　大戟去皮，晒磨，忌用火炒　白芥子炒

上药各等份为末，以神曲糊丸，梧桐子大，或蜜丸亦可。临卧时以淡姜汤送下五七丸，至十丸。痰过者，加数丸。脚气，加槟榔、木瓜、松枝、卷柏。惊痰，加朱砂、全蝎。惊气成块，加甲片、鳖甲、延胡、蓬术。热痰，加芒硝。寒痰，加胡椒，丁香，干姜，肉桂。

李时珍曰：痰涎为物，随升随降，无处不到。入心则迷成癫痫。入肺则塞窍为喘咳，背冷。入肝则膈痛干呕，寒热往来。入经络则麻痹疼痛。入筋骨则牵掣钓痛。入皮肉则瘰疬痈肿。陈无择《三因方》，并以控涎丹主之，殊有奇功。此乃治痰之本，痰之本，水也。湿也。得气与火则结为痰。大戟能泄脏腑水湿，甘遂能行经隧水湿，直达水气所结之处，以攻决为用，白芥子能散皮里膜外痰气。惟善用者，能收奇也。

五香丸　专能消食消水，消积消痰，消痞消滞，消肿消疼，消血消痢，消虫消隔，消胀消闷。一切有余之症，服此即可消化。并治痰迷心窍。每付七八分，或一钱，姜汤送下，临睡一付，次早一服。药料寻常，功效甚大。奉劝乐善之人，修合施送，所费无多，其福德则甚大也。

五灵脂一斤　香附米一斤　黑丑三两　白丑二两

共为细末，一半微火炒熟，一半生用，再和匀，好醋为丸，如萝卜子大。

醒迷至宝丹　治痰迷心窍，痴呆癫狂，不论新久甚效。

胆南星　生枣仁　远志肉　茯神　柴胡各三钱　川贝母　半夏曲各二钱　广陈皮　缩砂　甘草　广木香各一钱

共为细末，蜜丸梧桐子，朱砂三钱共为衣，每清晨开水送下三四十丸甚效。

又方　治猪羊癫疯，时常跌倒，不省人事，竟成废人。连服数付，即可除根。

皂矾一两，煅红　鱼胶一两，切断，面炒　铅粉一两，炒黄　朱砂三钱

共研极细末，每早空心，用陈酒调服三钱。

又抱胆丸　治诸般疯狂癫痫，痰迷心窍等症神效。

川郁金一两　天竺黄一两　雄黄五钱　白矾三钱

上为细末，用不落水猪心血捣匀为丸，如桂圆肉大。每日以石菖蒲五分，煎汤调送一丸，药用朱砂为衣。

遇仙丹　即走方，鼎窜之一。

治邪热上攻，痰涎壅盛，反胃吐食，十隔五噎，齁喘酒积，虫蛊积，血积气块，诸般痞疾，疼垫痛肿，或大小便不利，或妇人女子面色萎黄，儿胎癥瘕，食吞铜铁银物之类，悉皆治之。五更时用冷茶送下三钱，天明看所下之物，此药有病去病，有虫去虫，不伤元气，不损脏腑，功效不能尽述。小儿减半，孕妇忌服。

白丑炒，令半生，取头末，四两　白槟榔一两，炒　铃儿茵陈五钱，炒　牙皂角五钱，去皮核，炙用　蓬莪术五钱，醋炙　京三棱五钱，醋炙

上依法制末和匀，以醋和糊丸，如绿豆大。依前法服之，大便行过之后，随以温粥啜之。忌食他物。

礞石滚痰丸　治实热老痰，怪症百病。

汪讱庵曰：风木太过，克制脾土，气不运化，积滞生痰，壅塞上中二焦，回薄肠胃曲折之处，谓之老痰。变生百病，不可测识。非寻常药饵所能疗也，此丸主之。

青礞石一两　沉香五钱，研末　川军八两，酒蒸一次，研末　黄芩八两，炒，研末

上将青礞石打碎，用焰硝一两，同入瓦罐盐泥封固，晒干，火煅两日，石色如金为度，研细和诸药末，水捣为丸，如绿豆大。每服三分，姜汤送下。量人虚实，加减分数。服后仰卧，令药在胸膈之间，除逐上焦痰滞，不宜饮水行动。但礞石煅过无金星者，不堪用。且须预先煅好，愈陈愈佳，新煅恐硝毒未净。

止嗽散　治诸般咳嗽，即伤风不醒，脉非细数，未成弱症，悉皆治之。

桔梗炒　荆芥炒　紫菀饭上蒸一次，再炒　百部饭上蒸一次，再炒　白前饭上蒸一次，再炒，以上各用八两　甘草三两，炒　陈皮四两，水洗去白，炒

上共为细末，每服三钱，临睡时开水调下。初感风寒，生姜汤调下。

青矾散　治湿热黄疸，目睛指甲遍体尽成黄色，身体懒倦，胸腹饱闷，食下即胀等症。服此一料，即能退黄，肚饥思食。至重者，服两料除根。

真青黛筛去石灰，用一分　洁白明矾五分六厘

共研极细，分作七付，每早空心用鸡蛋一个，去黄沥青，调服一付，药完病愈。

又治黄病神方

皂矾八两　面一斤

上二味，合作饼，入火煨焦，为度。

苍术六两，米泔浸　厚朴六两，去皮，姜汁炒　陈皮六两　甘草六两　川椒十两，去闭口者及目

共为末，用枣肉三斤，核桃肉三斤，同捣成膏，和丸桐子大，每服三钱。初服觉香，至愈时，则闻药臭矣。

追风散　治大人小儿，或纵食瓜果生冷之物，以致胃寒生虫，肚痛面黄肌瘦，唇生白点可验。发作时叫号疼楚，食下即吐，或呕涎沫，甚则晕厥。凡食甜物，其病立发。

黑丑取头末一两五钱　白丑取头末，一两　槟榔一两五钱　鹤虱一两　雷丸一两　使君子去皮，切片，三十个

共为细末，筛细重罗，每服五钱，五更以砂糖和水调服，至日中时，其虫必从大便而出。隔五日再照法服一次，其根永断。凡服此药，要在上半个月虫头向上方效。

黄金丹　治霍乱吐泻，或绞肠疼痛，一切暑痧症候。

黄连二两四钱　酒芩二两一钱　泽泻三钱　香附三钱　广皮三钱　干姜二两一钱　公丁香二钱　川贝六钱　砂仁三钱　槟榔六钱　木香六钱　芥穗三钱　前胡六钱　麦芽三钱　荜茇三钱　车前子六钱

为末，醋合丸，一钱重，每一丸，或两丸，至重者三丸，用新汲凉水调下。

治疟疾初起两三次方

广皮一钱　半夏一钱，姜汁煮　茯苓一钱　威灵仙一钱　厚朴八分，乳拌炒　苍术八分，米泔浸炒　柴胡八分　黄芩八分　广青皮六分　槟榔六分　炙草三分　如兼头痛加白芷一钱

姜三片，井水河水兑煎，饥时服。

若三四次后，犹未愈者，服第二方。

何首乌二钱，生用　广皮八分　茯苓八分　白术一钱，土炒　当归一钱　威灵仙一钱　知母二钱　柴胡八分　黄芩八分　炙草三分　鳖甲二钱，醋炙脆，研粉

姜三片，井水河水兑煎，将好时加入黄酒

一杯，再煎一滚，空心服。此方妙在补泻互用，虚实得宜。不用人参、黄芪，屏去常山、草果，平平无奇，却有神效。即极弱之人，极重之病，十剂之后，立有起色，但不可加减一二。

久疟全消方

威灵仙一两　蓬莪术一两，醋炒　炒麦芽一两　生首乌一两，晒燥　金毛脊八钱　青蒿子五钱　飞黄丹五钱　川甲片五钱，水煮透炒　炙鳖甲五钱　如小儿服加鸡肫皮五钱，炙

共为细末，用山药粉一两，饴糖一两，兑滚水一小碗，捣匀丸，如绿豆大。每服三钱，小儿二钱，或一钱。俟半饥时用姜汤送下，半料即痊愈矣。

治痢疾神效方

黄连一斤　生槐米二斤　枳壳斤半，炒　黄芩二斤　白芍三斤　槟榔一斤　广木香一斤　甘草一斤　川柏二斤，酒炒　厚朴一斤，去粗皮　桃仁斤半，去皮尖　归尾半斤，酒炒　川军一斤，酒炒　神曲一斤，炒

共为末，陈米糊为丸，桐子大。每服三钱或四五钱，早晚服两次，白开水送下。若欲服汤剂，即将斤改为钱。

又治红白痢疾效方

杜仲炒　槟榔　厚朴　红曲

上药四味，如用各一钱，红枣即用一两，如各二钱，红枣即二两，共用水煎服。

龙虎丸 此方未曾试过，传方人说其效非常。治一切吐血症，可保痊愈。

龙骨煅　虎骨煅　川芎　当归洗　桂圆肉煮烂，捣膏　熟地煮烂，捣膏　砂仁　木香　山楂　补骨脂盐炒　防风　广皮　酸枣仁炒　杜仲炒黑　菟丝子　黄芩　贯众炒炭　白蒺藜各四两，炒　川膝浸　煅石膏　神曲炒　川贝去心

木通　甘草各二钱

上为细末，用方内桂圆膏熟地膏合炼蜜为丸，三钱重。每日早晚各服一丸，用藕汤送下。

秘制兔血丸 治吐血，及男妇一切咳血，努血，便血，溺血，崩漏带下，产后恶露不行，或行血不止，或老妇倒开花症，并皆治之。连服三付即愈。但此药不可见日月灯火三光，及妇人手。病好后忌房欲，腥辣、生冷百日。

藿香二两　乳香两半　沉香两半　木香一两　母丁香四两　麝香四钱

共为细末，必于腊八日用活兔血，以手就荞麦面，再沾老酒为丸重五分，用无灰老酒送下，或一丸或二三丸，斟酌用之。

治吐血成斗，命在须臾回生方

贯众为末，五钱　黑头发五钱，瓦上煅，研末用　侧柏叶要用多多，以凉水浸透，捣烂，取汁一碗入末于汁内，隔汤煮一炷香时取出，加童便一茶盅，黄酒一小盅，徐徐饮之神效。

又方 治同前

干藕节　炒黑蒲黄　黑头发瓦上煅，各三钱
共为极细末，用白开水调服立止。

治咳嗽吐血方

木耳炒黑　槐米炒黑　荆芥炒黑　炒黑蒲黄各一两

共为末，每早用米汤调服三钱甚效。

黄疸吐血 病后身面俱黄，吐血盛盆，诸药不效者，服此方。

用田螺十个。

水漂去泥，捣烂露一夜，五更取清汁服二三次，即血止黄退而愈。

治便血奇方

黑荆芥一钱五分　苦参一钱五分　归身二钱

黄连一钱　莲蓬壳一个

水煎服，四五付即愈。

妊娠吐血

马勃五分，研末，浓米汤调服即止。

治气臌气胀方

以萝卜子二两研末，再以生萝卜捣烂，和子共绞取汁，将广缩砂二两，浸于汁内一宿，捞起晒干，再浸再晒，七次为度，研为极细末，每服一钱，米饮调下立效。

又方　治同前。

以姜汁炒远志肉五钱

水煎服，下气通即愈。

治噎膈方

糖坊内榨过头造之糟一斤，加生姜四两，共捣烂做作薄饼，晒干磨末，磁罐盛贮。每早以开水调服二钱，其味最美，兼可泡汤，供客代茶。

又治嗝气方

朱砂　牛黄　木香　蜣螂　川贝　沉香　元明粉　青黛各二分

共研匀，每服三分，以万年青根汁，三白酒各半杯，服一次开关，三次痊愈。

治噎膈神效方

猪肺管四两　旧罗底罗面用日久者，一个　鲜藕四两，无鲜时干藕节，亦可用

以上三味，用砂锅烧灰研细，用姜汁白霜糖各一两。初服吐者，再三服之神效。服后忌各色豆十余日。

许学士痛风方　治历节诸风走痛立效。

川乌拣大者，去皮，用两个，烘燥，研末　黑豆二十一粒，炒　全蝎二十一枚，水洗　地龙五钱，

焙干，去泥　麝香二分五厘

共为细末，粉糊丸，绿豆大，每服十丸，温酒送下。

筋骨疼痛，似或绊紧神效方

紫背浮萍　菖蒲根三钱　当归二钱

黄酒煎服，出汗即愈。

神效九分散　治跌打损伤，无论青肿，错折破烂皆效。

马钱子四两，去毛皮　麻黄四两，去节　乳香四两，去油　没药四两，去油

上四味各研细，再合研极细，收磁瓶内，勿令泄气。遇有受伤人，即与准九分服下，以无灰老酒调。药力甚大，服者万不可过九分。外伤处破者干上。若未破止见青肿，用烧酒调涂。服药后如觉胸中发闹，周身发麻，此是药力行动，勿恐。若受伤甚重，服后不见动静，过一个半时辰，再用无酒灰调服九分。再服后仍无动静，再过个半时辰，再服九分，如此敷服，无论何样重伤，皆能起死回生。真破伤第一方也。孕妇忌服。

玉真散　治破伤风，咬牙缩舌，腰背反张，势在垂危，起死回生方。

天南星姜汁炒　防风　白芷　僵蚕炒断丝

各等份，研极细末，每服三钱，童便和好酒调下。凡跌打损伤，内有瘀血者亦效。

又方　治同前。

天南星姜汁炒　防风　天麻　羌活　白芷以上各一两　白附子十二两

共为细末，收磁瓶内，勿令泄气。专治刀斧跌打等伤，将药用凉开水调匀，敷在患处即愈。受伤过重者，先用药敷好，再用无灰老酒，或白开水冲服三钱即愈，亦能除风。

又方　治同前。此三方真仙方也。

615

荆芥五钱　黄蜡五钱　鱼鳔五钱，炒黄　艾叶三钱

共入磁瓶内，泡黄酒一碗，封固口，隔水煮一炷香时取出，乘热服下，盖暖汗出即愈。百日内不可食鸡肉、鸡子。如抽风至奄奄一息进，将口挑开，用此药细细灌下，亦可救活。受伤人伤处浮肿，及口眼歪邪者，惟此方可救。

展子明传接骨方

旱公牛角一个，在炭火上炙干一层，刮一层榆树皮白里不拘多少，晒干　杨树叶不拘多少　黄米面不拘多少，荍面亦可　花椒七粒

共为细末，以数年陈醋，熬成稀糊，青布摊贴，外再用薄木片缠住，时刻闻骨内响声不绝，俟声定即接好矣。如牛马跌伤，及树木被风刮折，亦能接上。

治跌仆筋挛，三四年不愈者，立效如神。

杨梅树皮，晒燥研末，以滴花烧酒隔炖熟，调涂患处，以绢扎好，每日一换，不过三五次即愈。

妇科随录

三合保胎丸　此方是保孕安胎之圣药也。名三合进。是古之内补丸，杜仲丸，白术散，三方合集成一方也。

大怀生地十二两，用砂仁三两，老姜三两，同地黄入砂锅内，先用清水煮两昼夜，俟地黄将烂，再入黄酒煮至极烂时，去砂仁、姜不用，将地黄捣成膏　大当归八两，去头尾，取身，切片，酒洗，晒干　思仙术十二两，以细净黄砂土拌，炒　实条黄芩枯飘者不用，拣妥，六两，酒拌炒三次　棉杜仲十二两，切片，盐水拌炒断丝用　川续断十二两，切片，酒炒

上将后五味，炒干为细末，以前地黄膏和匀再捣，少加炼蜜为丸，梧桐子大。每早用淡盐汤吞三钱，临睡用老酒送三钱。每日如此，

不可间断。服过七个月，方保无虞，此方甚效，不可加减。如不能饮酒，都用盐汤送下亦可。

泰山磐石散　保孕安胎与前方同，但偏于阴虚者宜服前方。若兼阳虚者，服此方为当。

人参一钱，如无以党参三钱代之　黄芪一钱，蜜炙　川断一钱　黄芩一钱　川芎五分　白芍八分，酒炒　熟地八分　白术二钱，土炒　甘草五分，蜜炙　广砂仁五分，研　糯米二钱

以上用泉水煎服。但觉有孕，隔三五日常服一付，过四周月方保无虞。其药渣可倾河池令鱼食米更好。以上二方，真能补天地化工之妙，但养法亦必须讲究。何也？妇人怀孕在百天之内，胎如花果初发之萌芽，娇嫩至极，况孕妇血室乍孕，亦犹新房初住客旅，尚未安置妥当，际此若不能静戒，或努力，或暴怒，或恣用酒醋辛热等物。尤其切要者，明知已有胎孕，在四个月娇嫩至极之时，犹行房事，致令胎元根蒂损伤，焉得不半产堕落耶？若如此而归咎于方药之不灵，则此二方不任咎也。

异人传授催生易产仙方

判曰：每观收生婆遇有难产，以手摩探割取，多伤产母，深为恓悯，故受此方。凡遇横生倒产，甚至七八日小儿不下，并胎衣不出，子死腹中，不拘时候，连服二付，活胎顺生，死胎即下。万不可听收生婆动手妄为，致成胎害非轻。或于产前一二日，空心服一付，临产必皆顺利。此方历验，催生如有神助。

又曰：不拘月分，凡胎动不安，腰酸腹痛，一付即安，再付痊愈。凡怀胎至七个月，预服一付。八个月服两付。九个月服三付。十个月服三付。临产一付。不论体之强弱，年之老少，断无难产之患也。

当归一钱五分，酒洗　川芎一钱五分　厚朴七分，姜汁炒　菟丝子一钱五分，酒洗　枳壳六分，麸炒　黄芪八分　蕲艾七分，炒黑　荆芥穗八分

羌活五分　白芍一钱，酒炒　甘草五分　川贝一钱，去心，研末，冲服

每味分两要准，依法炮制，不可加减。生姜三片，水三盅，煎剩八分，满一盅服。

开骨散　专治难产，阴气虚弱，交骨不开，真至小儿露顶时，甚至七八日不能生，服此一付，约人行五七里即生。如胎已死，加肉桂五分即下，屡试屡效。

当归一两　川芎七钱　龟甲手大一块，醋炙，打碎　本妇头发三钱，洗净，瓦上焙焦存性

水二碗，煎一碗，温服神效。

治难产奇方

凡横逆难产，危在顷刻，符药皆不灵者，急于本妇小指尖上灸三壮，用艾叶撮如麦粒大，点着灸之，即顺产矣。指尖即至阴穴，盖足指也。

胎衣不下方

无名异三钱，即漆匠熬油之药也　以鸭蛋白调匀，陈米醋一茶盅，煎滚冲服。胞衣缩如秤锤大即产下矣。如不下，不必惊惶，再一付，即万无一失。

又方　用黑豆三合，洗净炒香熟，入醋一大碗，煎五六滚，去豆取汁，分二次服，即下。

又方　将产妇头发塞口中，打一恶心即下。

治盘肠生肠不收方

枳壳三钱水煎服。

又方　治同上

皂角末吹鼻中，打喷嚏即收。

又方　治同上

醋半盅，冷水七分，调匀，喷产妇面，三喷三收。

产后十八般杂症，及产后风破伤风。

石膏半斤，为末　白面六两　木香一钱五分

共合一处，温水为丸，如大杏大，用风炉一个，桑木炭火，将丸放在火上烧透，以炉火尽为度，取丸为末。若有黑心，再烧之。不可用黑心的。每服二钱五分，黄酒浸服。见汗，忌生冷三两天。治好多人，无不神效。

又治产后中风方

用黑豆一茶盅，炒至烟起，再入连根葱头五个，同炒，随入好酒一盅，水盅半，煎至一盅服，出汗即愈。屡验方也。

治产后危急，血晕恶露攻心，将死方

延胡索　血竭　真没药去油　归身各等份

醋水各半，煎服即愈。

治产血晕方

韭菜不拘多少，切入瓶中，沃以热醋，令瓶嘴对鼻中即醒。如无韭菜时，用荆芥穗三钱，炒黑研末，童便送下。

治产后小便不止方

厚肉桂一两　丁香三钱

为末，酒调作饼，放脐上即止。

治产妇大便不通，及老人虚人，诸虚人风秘不通，难行导药者，服此最妙，最稳，效若影响。

苏子　胡麻子各半合

研极细末，用水再研，取汁一碗，煮粥食徐徐服下，结粪渐得通利。极验。

涌泉散　治产母乳汁不通。

王不留行　天花粉　甘草各三钱　当归二钱，洗　穿山甲一钱五分，炙黄

共为细末，每服三钱，猪蹄汤或热黄酒送下。

通脉散　治乳少或无乳。

生黄芪一两　当归五钱　白芷五钱

七孔猪蹄一对，煮汤吹去浮油，煎药一大碗服之。覆面睡，即有乳。或未效，再一付，即效矣。若是新产无乳者，不用猪蹄汤，只用酒水兑煎服，体壮者加好红花三分。

无乳

用牛鼻子作羹食之，即有乳且多。

乳吹乳滞方

蒲公英一两

入无灰酒一斤，煎熟服，神效。

结乳敷药方　一妇患此症，诸药不效，肿痛异常，以此方治之立效。

用鲜山药，不拘多少，捣烂敷之。

吹乳仙方

葱一大把，捣成饼，一指厚，摊乳上，用灰火一罐，覆葱，须臾汗出，肿痛立消。

结乳方

蚯蚓粪，以陈醋调涂患处，即愈。

治妇女时行下瘟症效方

秦艽二钱半　银花一钱半　蝉蜕一钱　归尾一钱五分　次生一钱五分　连翘二钱半　知母一钱半　川柏一钱　柴胡一钱五分　木通一钱五分　甘草一钱　苍术一钱五分

水煎服。头煎二煎渣药，加雄黄一钱　川椒一钱　用水熬汤洗之。

仙传化瘟锭

枯矾三钱　川连五分　雄黄一钱　川柏一钱

山栀一钱　蛇床子三钱　川乌五分　草乌五分

为末，炼蜜合作八丸，每日早服半丸，坐半丸服。用桔梗三钱，薄荷三钱，煎汤送下。

又洗药方

雄黄一钱　硫黄三钱　芥穗三钱　明矾三钱　蛇床子三钱　白芷三钱

将前方用完，每日清早，煎汤洗患处。以上二方，要忌食倭瓜，及房事百日。

种玉酒　治妇女经水不调，气血乖和，不能受孕，或生过一胎之后，停隔多年，服此药酒百日，即能怀妊。如气血不足，经滞痰凝者，服至半年，自能见效。

全当归五两，切片　远志肉五两，用甘草汤洗一次

上二味，用稀夏布袋盛之，以甜三白酒十斤，安药浸之盖好。浸过七日后，晚上温服，随量饮之，慎勿间断。服完照方再制，再月经来时，干净之后，每日用青壳鸭蛋一个，以针刺孔七个，用蕲艾五分，水一碗，将锅安于艾水碗内，饭锅上蒸熟食之。每月多则吃五六个，少则二三个亦可。

广育方　专治妇人经水不调，赤白带下，久不孕育。归身四两，酒洗　白芍两半，酒炒　川芎两半，炒　真阿胶二两，蒲黄炒珠　续断二两，盐水炒　杜仲二两，盐水炒　丹参二两，炒　大地黄四两，酒煮干　黄芪两半　广皮五钱　元胡索两半，炒　香附四两，醋米泔童便各制一两

共为细末，炼蜜为丸，如梧桐子大。每早服三钱，开水送下。行经时加二钱，每早服五钱。如经水不甚调者，平素服此丸，至行经日，即将此方改为汤剂服，将药下之两改用钱，钱改用分，每日一剂。经过仍服此丸。如经水前期来色紫者，加条黄芩八分，姜二斤，水煎服。如过期色淡，进加肉桂五分，炮姜五分，炒蕲艾五分，姜三片，水煎服。如经未至，腹痛者，

另用丹参数两，晒干研末，自腹痛日，每早用黄酒温调末二钱，服至经过日，仍服此丸药。

幼科选方

太极丸　凡疫疠流行之时，小儿作热，即是染疫。乍有眼目上窜，角弓反张，手足搐掣，不可误认惊风，但用此丸，治之自愈。

天竺黄五钱　胆南星五钱　酒川军二钱　直僵蚕三钱　梅花片二分　真麝香二分

共为细末，端午日午时修合，炼蜜为丸，如芡实大，朱砂为衣。凡遇疫疾，用姜汤化服一丸神效。

消风丸　能疏通腠理，清解表邪，发散皮毛，流通经络。凡治小儿诸斑痫症，先将此丸，日服一丸，连服七日。

南薄荷　羌活　独活　防风　天麻　芥穗　川芎　细辛以上各一钱　胆星三钱

为末，蜜丸重一钱。每日服一丸，用薄荷汤化服。

定痫丸　治小儿痫症，服前方不愈者，以此健脾补中方，久久服之。自然痰亦不生，而痫亦不作矣。

人参一两，切片，焙干　漂白术两半，切片，土炒　白云苓一两，切片，姜汁蒸晒　真广皮一两，酒炒　石菖蒲五钱，用九节者，切片　白当归一两，酒洗，晒切片　青化桂五钱，去皮，浮桂不用　杭白芍一两，酒炒　漂苍术一两，用黑芝麻拌炒　南木香五钱，忌火　真龙齿一两，火煅醋淬，研末，水飞过，晒干，取五钱　赤金箔三十张　半夏一两，法制　镜面砂三钱，研末，水飞，晒干，研细

上药，各依分两炮制，合一处焙干研细，炼蜜为丸，龙眼核大，以朱砂为衣，外贴金箔，晒干磁瓶收贮。每日早午晚各服一丸，姜汤化服。

金粟丹　专能疏风化痰，清火降逆，并治咳嗽上气，喘急不定，嗽声不转，眼翻手搐。凡诸家截风定搐之方，皆不及此方之圣药。

真九转胆星二两　明天麻二两，姜汁拌炒　节白附一两，土炒　净全蝎拣去尾足，以滚汤泡净，去泥盐，晒干，一两，炒　明乳香去油净，二两　代赭石火煅红，以好醋淬之，煅七次淬七次，水飞，一两　赤金箔五十张　真麝香二分　梅花片三分

共为细末，炼蜜为丸，皂角子大，金箔为衣。每用一丸，姜汤化服。此方比抱龙金液、保命至宝、定命等方，功倍十倍。惟虚寒之痰，无根之气，凡绝脱症候，不可再用此药也。

沆瀣丹沆瀣，音亢械。北斗星夜半时，所降之甘露名也。

专治小儿一切胎毒，胎热，胎黄，面赤目闭，鹅口口疮，重舌木舌，喉闭乳蛾，浑身壮热，小便黄赤，大便闭结，麻疹斑瘰，游风癣疥，流丹瘾疹，疾食风热，痄腮面肿，十种火丹，诸般风搐神效。

杭川芎九钱，酒洗　锦庄黄九钱，酒蒸　实黄芩九钱，酒炒　黑牵牛炒研，取头末，六钱　厚黄柏九钱，酒炒　薄荷叶四钱五分　粉滑石水飞，六钱　尖槟榔七钱五分，童便洗　陈枳壳四钱五分，麸炒　净连翘去净心隔，六钱　京赤芍六钱，炒

上各味，依方炮制，共焙燥研极细末，炼蜜为丸，如芡实大。月内之儿，每服一粒，稍大者两粒，俱用茶汤化服。乳母切忌油腻。但觉微有泄泻，则药力行，病即减矣。如不泄再服之。重病每日三服，以愈为度。此药实不峻厉，不峻厉不要疑畏。惟胎寒胎怯，面青白者忌服。

三仙丹　专治小儿纵口饮啖，食物过多，以致有形之物，填塞肠胃之间，不能转运传送，

化服。

脾气抑郁，所以发热不退，眼闭难开，人事昏沉，四肢瘫软，俨然虚证之象，古人谓大实有赢状，即此症也。昧者以为虚证，而峻补之。或疑为惊风，而镇坠之。遂百无一活矣。速以此丸同沆瀣丹同服，待其下后，人事即清矣。又如痢疾症，误用涩药，闭其湿热，比食物有之滞塞，殆有甚焉，宜速下之。不下即死，急服此丹。

五灵脂二两　南木香五钱　巴豆仁四十粒

上将上两味研细末，以巴豆剥去壳，取净肉四十粒，再去其肉上嫩皮，用包水湿，入煨火极熟取起。另以绵纸包之，缓缓捶去其油，纸湿则另换，以成白粉为度，谓之巴霜。与前两味和匀，醋打面糊为丸，如绿豆大，以朱砂为衣，晒干收贮。每服五丸或七丸，量儿大小加减，合沆瀣丹二三丸，同研烂，茶清送下。待其下后，其病立愈。此起死回生之药，勿以常方视之。

理中丸　专治小儿真是脾虚，中寒面青，腹痛寒呕寒泻，四肢厥冷，一切虚寒者。要看其头额冷，手足冷，口中气冷，面色暗淡，大便泻者，乃系此丸所治之症。

官拣参二钱，去芦　漂白术二钱，土炒　干姜炭一钱五分　炙甘草一钱

共为细末，炼蜜为丸。五分重，每服或一丸或二三丸，用大红枣去核蒂，水煎汤，放凉调服。

泻清丸　凡幼科方中，一切截风定搐之方，每用金石脑麝，无益有损。惟此方清心平肝，疏风凉血。凡小儿作热不退，将成风搐，或已成风搐，但服此丸，其应如响，真是幼科截风定搐之第一良方也。

川羌活一两　正川芎一两　黑栀仁一两　龙胆草一两　全当归一两　北防风一两　锦庄黄五钱

上药合一处，以火烘燥，研细末，炼蜜为

丸，青黛为衣，如大豆大。每一二丸，茶清化下。

消癖丸　治癖在胁下，面黄肌瘦，午后发烧似疟者。此攻补兼施之药也，见功虽缓，然久服癖自愈。

官拣参切片，焙干　漂白术土炒　正广皮酒炒　白云苓乳蒸　杭青皮醋炒　川厚朴姜制　小枳实麸炒　法半夏焙　广砂仁酒炒　六神曲炒　麦芽炒，上十一味各二钱　京三棱一钱，煨　蓬莪术一钱，煨　南木香二钱　青化桂一钱　炮黑姜一钱　正雅连二钱，姜汁炒　九肋鳖甲三钱，炙

共为细末，米粉糊丸，小绿豆大。每服一二钱，米饮送下，以癖消药止。

化癖丸　治癖积心腹，内结如拳，及脐腹痛不可忍者。

锦庄黄一两，酒蒸　炮黑姜五钱　熟附子三钱　九肋鳖甲八钱

用好醋，将鳖甲煮一炷香时取起，再用酥炙黄色，同上三味共为细末，以过三年老陈醋一升，熬至半升，合丸如绿豆大。每服十丸或十五丸，空心米汤下，取下积如鱼脑败血，烂肉青泥即愈，以后须用补脾药调理。

又治小儿积症方　小儿秉赋本弱，又兼乳食不足，或断乳太早，不能不兼用饭面等物哺养。惟小儿肠胃薄微，有时不能运化，随成五积六聚，始而面黄肌瘦，精神日少，继则项细发稀，腹生痞块，再久则生虫上攻唇齿，遂成牙疳不治之症，服此神效。

海螵蛸五两　米朱砂一两　使君子肉三两

共为细末要极细，如飞尘方好。每服一钱，用羊肝一块，煮极熟，分小块沾服。忌用铁器。

治疳积生虫神效方

雷丸一钱　槟榔一钱　黑丑五分头末　五谷

虫一钱，瓦上焙　使君子肉五个，切片焙

共为细末，每服三分，以鸡蛋一枚，打破空头，纳药于内，外用湿纸封固，饭锅上蒸熟，令儿食之，药完病愈。

百选肥儿丸 治小儿脾胃虚弱，饮食不消，肌肤瘦削，多服真能令儿肥胖，与别方肥儿丸不同也。

广缩砂六钱，酒炒　漂白术一两，土炒　山楂肉四钱，炒　杭白芍四钱，酒炒　建莲子二两四钱，去心皮炒　广陈皮四钱，酒炒　法半夏四钱，炒　真雅连二钱，姜制　苡仁米六钱，炒　官拣参一钱，焙切片　六神曲六钱，炒　炙草二钱　白云苓一两，乳汁蒸晒

共为细末，炼蜜为丸，弹子大，每早晚各服一丸，米饮送下。

外科随录

治无名肿毒神效方 若初起时，连服一二剂即愈。

珠白及五钱　泽兰叶五钱　黄明胶五钱，另用酒化冲服更好，同煎亦可

水煎，点烧酒少许服，临睡前服，服后接饮陈酒，能饮至酩酊更好。盖被出汗为度。人身以脐为中，如患在脐以上及头面者，加白芷三钱。脐以下者，加牛膝三钱。毒盛者，加川军三钱。红肿盛，加紫花地丁三钱，蒲公英三钱。不红而肿，加川芎二钱，桃仁三钱。元气虚者，加生黄芪三钱。血虚，加当归五钱。有湿，加炒焦川柏二钱，苍术三钱。小便不利，加滑石五钱。大便不利，加川军三钱。有外感，加苏叶三钱，桔梗、防风各二钱，川羌三钱。

青龙丸 治一切疔疮肿毒，并跌仆闪肭，伤筋挛痛，贴骨痈疽，兼治男妇颈项瘰疬，及乳串结核，痰气滞凝，硬块成毒，小儿痘发痈

等症，真仙方也。

马钱子一名番木鳖，以米泔浸三日三夜，刮去皮毛，切片，晾燥，香油炒透，四两　川甲片炒黄色，用一两二钱　白僵蚕炒断丝，用一两二钱

共为细末，以黄米饭捣匀为丸，梧桐子大。每服五分，量人虚实酌减。临睡时按部位用引药煎汤送下。盖暖睡，勿冒风，如冒风，觉周身麻木抽掣，甚则发抖，不必惊慌，过片刻即安。毒初起者，一二服即消散。已成脓者，服此自能出毒，不必咬头开刀，诚外科家第一妙方也。

各经引药，用水煎汤送。头面，川羌川芎各五分。肩背，角刺五分。两臂，桂枝五分。胸腹，枳壳五分。两肋，柴胡五分。腰间，杜仲五分。两足膝，牛膝、木瓜各五分。咽头，桔梗、甘草各五分。若系人年老气血弱，及妇人新产半月以内者，止服四分。小儿周岁以内者服九粒，以外者十一粒，三岁者服十五粒，可岁长气壮，渐加两三粒。如不能吞送，以开水或甜酒调化服。又治男妇瘰疬痰毒，用夏枯草煎汤服，黄酒亦可。

治对口仙方 此疮名为天疽，十有九死，可不慎乎。

鲫鱼一尾，去鳞肠捣烂，入头垢五六钱再捣匀，加蜂蜜三四两搅匀，从外图入里面，留一孔出毒气，二次全消，即时止痛。如已成形，有头将要出脓，或他医已治不效而出脓者，内服三香定痛饮，则能起死回生矣。

三香定痛饮 原方无分两，临用延医酌定。

木香　紫苏　桔梗　厚朴　乌药　川芎　当归　芍药　人参　黄芪　防风　白芷　甘草　官桂　没药　乳香

引用生姜三片，红枣二枚，水煎食后服。

治对口发背，及一切痈疽溃烂，有回生功效。

官粉一两　轻粉　银珠　雄黄　乳香去油

没药各二分五厘，去油

共研极细末，听用。先将好茶叶煎浓汤洗患处，后用豮猪腰子切开，糁药五分于腰子上，盖患处，待药如蒸，良久取去，一日一次，拔毒减痛，溃出脓秽，不可用手挤，轻者二次愈，重者七八次愈。

吕祖治发背灵宝膏

桐庐一人，因母患发背，百治不痊，得此方愈。

大瓜蒌五枚，取子，去壳　乳香五块，如大枣大者

二味共研细末，以白蜜一斤，同熬成膏，每服三钱，温黄酒化服。

治发背如神真秘方

狗牙要大者，炒黑

研末听用，先将生葱熬汤洗疮，再将前末用好醋调敷患处，即愈。

梅花五气丹　治脑疽发背，诸般疔肿，初起寒热交作，筋骨疼痛，有似伤风，恶心呕吐，但未成脓者，并宜服之。

梅花片五分　轻粉六分　辰砂六分　当门子麝五分　乳香一钱　没药一钱　瓜儿竭一钱　明雄黄一钱　真酥散预于端午前寻之，至午日取酥二钱，用头男乳调膏。

上药各研极细，对准分数，于端午日辰时，制妥，候至午时，将上药九味，和入蟾酥膏内，向日丸之，如茄内子大，一时内晒干，用川椒二十七粒，灯心二十七段，同药收于罐内，养之。以蜡封口，不泄药气为妙。凡遇恶疮大毒，开器取出一枚，先用美馔食饱，次用无根水漱净口内，再含水一口，少顷待温，用葱白五寸，同水嚼烂咽下，随将药饼安放舌下，睡于暖处，以被覆盖，药化苦水，徐徐咽之。疮势大者，二三饼亦可。药尽其汗即到如淋，诸病若失。如冬月寒天难汗，噙后将葱白汤催之亦妙。凡治无有不效。如暗疔症，人所不知觉，及知觉而失治者，毒气入里，人便昏沉，一中便倒，不能依法服药，急用连须葱白七个，煎老酒一杯，研药五饼灌下，药气到心，其功如汤泼雪，患者即苏，真外科第一方也。

蟾酥丸　治疔疮发背，脑疽乳痈，附骨臀腿等疽，一切恶症歹疮，不痛或麻木，或呕吐。病重者，必多昏愦。此药服之，不起发即起发，不疼痛即疼痛，疼痛甚者即止，昏愦者即苏，呕吐者即解，未成者即消，已成者即溃，真有回生之功，乃恶症中至宝丹也。

蟾酥二钱，酒化　轻粉五分　枯矾一钱　寒水石一钱，煅　铜绿一钱　乳香一钱　没药一钱　胆矾一钱　麝香一钱　雄黄二钱　蜗牛二十一个　朱砂三钱

上各为末，称准，于端午日午时，在净室中，先将蜗牛研烂，再同蟾酥和研稠黏，方入各药，共捣极匀，丸如绿豆大。每服三丸，用葱白五寸，令患者自嚼烂，吐于男左女右手心，包药在内，用无灰酒一茶盅送下，盖被暖卧一时许出汗即效。重者再进一服。修合时忌妇人鸡犬等见。

立马回疔丹　治疔疮初起，用针刺，后又或误灸失治，以致疮毒走散不住，乃疔走黄险恶症也。急用此锭插之。

蟾酥酒化　硇砂　轻粉　白丁香各一钱　蜈蚣一条，炙　雄黄　朱砂各二钱　乳香六分　麝香七厘　金顶砒五分

共为细末，糊成麦子大，要细要尖。凡看疔疮针破，用此一粒，插入孔内，膏盖之。次后追出脓血，疔根为效。

治一切痈疽大毒，发背对口，腰疽臂痈，腐肉黑暗死肌，坚硬臭秽难闻，用此掺之，膏盖过夜，即周回裂缝，与好肉分界，脓流肌活，瘪音瞥。肉色枯也。色转红，疼痛稍缓，其腐

肉自脱，不用刀钳剪割，秽气亦无，神效无比。**此名金素丹**，又名黄灵丹也。

生白矾六钱　枯白矾三钱　腰面雄黄一钱

共研极细，筛过再碾千余下，其色愈美，装磁瓶内。临用取出，勿使染尘。

凡去腐肉，尽可用之。若新长肉上，掺之，要痛片刻。一见脓水湿气，即不痛矣。如良腐间混，须先将后金花散，掺好肉面上腐处，再掺此丹，自不痛也。此丹用粉糊打条子亦可，去轻浅不弯之管屡试屡效。凡生盘根牙痛，毒势串沿，满口腐烂，其牙床骨竟有通身一扇脱落者。须用桑皮纸或棉条，掺此药在上，卷作捻式，塞于牙根边，久塞可保不脱。如遇饮食，可去药条，日换数次，亦无妨碍。

金花散　专治男妇新久烂腿，连年不愈，臭腐不堪，并治脚发臁疮等症，及一切痈疖毒。用之亦能去腐生肌，长肉收功。外科书中，亦称此药为珍珠散。

煅石膏一斤，研极细　飞净东丹一两

上二味和匀，再筛再碾。如治烂腿臁疮，用真香油调擦，上盖油纸，一日一换，不可用茶水净洗。如有脓水流开，只可抹好肉上，疮口莫见湿气。如妇女月信时疮愈复发，再掺即愈。

珍珠散一名奇效八宝丹

治疮毒脓腐已尽，用此掺上，即能生肌长肉，平口收功，神效无比。

珠母拾取露天大蚌壳左顾者半片，括背后黑衣，安火上煅，研细末用　芦甘石三两，以黄连二钱煎汁，煅淬数次，研极细　血竭三钱　粉口儿茶一两　煅石膏三两　赤石脂三两，煅　陈年丝吐渣一两，煅存性　梅花冰片临用时，凡药五钱，兑入冰片一分

上共研匀极细，碾如香灰式，磁瓶盛贮听用。此药比珍珠西黄八宝丹，功效倍之。幸勿轻忽。

治冷疔方一名兔齿，一名足跟痛。其患即脚后跟下，无头无脑，不红不肿，惟夜间内挑痛难忍，数月破头即不治矣。

山甲五分，炒　皂刺五分　归尾二钱　甘草一钱　银花三钱　赤芍一钱　乳香一钱，去油　没药一钱，去油　花粉一钱五分　防风一钱　川贝一钱去心　白芷一钱　陈皮一钱五分　羌活一钱　川膝一钱　木瓜一钱　苍术三钱

黄酒兑水煎服，连服十剂。

复生汤　治疔毒内攻，面肿欲死者。

蒡子　牡蛎　皂刺　银花　栀子　花粉　木通　骨皮　乳香　没药　僵蚕　川军各等份

便秘，加朴硝一钱，用磨刀锈浆水一盅，黄酒一盅煎服。大便行一二次即苏，出汗生，无汗危。

解毒清火汤　治疔疮误灸，逼毒内攻，烦躁谵语者。此方与复生汤同功，可选用之。

元参　桔梗　知母　石膏　升麻　栀子　麦冬　木通　大青叶　人中黄各一钱

便秘加川军，芒硝。闷乱加烧人粪。加淡竹叶五分，灯心三十寸，水煎服。

治肿毒初起时，疼痛不可忍方

红花五钱　川甲五钱，炒　归尾三钱　黄酒煎去净渣，调阿魏五分，研细末　麝香五厘，研细末　服。

又方治同前。

用鸡子一个，开一小孔，纳入整斑蝥一个，以湿纸厚裹，烧熟连斑蝥食之即愈。见一人腿肿疼痛，服之即愈。然必于初起三日内服始妥。

接骨秘方　亦名七厘散，能活血化瘀，止

痛安神，真能续筋接骨的良方也。

乳香二钱，去油　没药二钱，去油　血竭三钱　猴姜三钱，去毛　硼砂二钱　熟军二钱　自然铜二钱，醋煅　当归三钱，酒洗　土鳖虫五钱，制　半两钱如不能得，以开元钱代之，醋煅数次，用二钱

共为极细末，每服七厘至多，万不可过三分，用黄酒送下。

制土鳖虫法：用瓦两块，先仰放一块，上面铺新鲜柏叶一指厚，将土鳖虫肚向下放匀在柏叶上，然后以彼瓦合定，将瓦两头及两旁缝处，用土泥封固，安置火炉上，俟柏叶尽焦，土鳖虫尽出汗为度。

煅自然铜，要火煅醋淬七次。

煅半两钱，须十余次，因其铜性甚坚，不多经淬煅，则不能研末也。

外治寿世方

（清）邹俪笙　辑

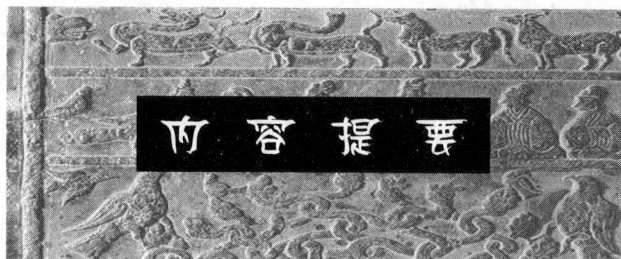

内容提要

　　《外治寿世方》四卷，清海宁邹俪笙先生辑。第一卷以病症分类，自伤寒至泻痢共二十六门，计四百五十七方。第二卷、第三卷以部位分类，自身至足，共三十六门。惟淋证、遗泻、疮痛、诸伤亦在内，计一千三百十八方。第四卷以妇科、儿科、急救、余录共六门，计五百四十二方，方方皆用外治法。因一般病家以不服药为中医，又因老年体衰，幼年体嫩，不易服药，故辑之济世。其心慈矣，其志苦矣。

序

　　医家议论，层出不穷，此是彼非，终无一定。要之时有升降，地有南北，非可执一论也。昔刘守真、张子和辈，值金人强盛，民悍气刚，故多用宣泄之法。及其衰也，兵革之余，民劳志困，故张洁古李明之辈，多加补益。至于宋季三医，大抵务守护元气而已。此元人葛恒斋之言，实发《内经》所未备，而有至理存焉。故医家立论，意在生新，泥古者往往偾事。由此推之，古方岂能愈今人之疾哉。惟在医之者之审时度势，胸有卓见耳。然又不可以语今之医者，则惟外治之法，庶可以救服食之穷。其法治之而效，固无论矣。即或不效，究与服食者有间。钱塘吴先生师机所著《理瀹骈文》，专论外治，为医家别开生面。其文洋洋洒洒八千余言，细密工整，固已无微不格。然中人以下，或有未知。澹不揣愚陋，师其意不尚其文，采辑各方，略分门类，名之曰《寿世初编》，刊以行世。所愿宏开寿域，各臻期颐，使世无不可外治之症，而见不必服药之功效，其所益不已多乎。

　　　　　　　时光绪三年丁丑余月之吉海宁邹存淦俪笙氏自识

凡　　例

是编所辑诸方，无一杜撰，皆从前人医书杂著中采录，因辗转引用，非由原书，故概不注明出处。

是编所采，皆系外治。凡是服食之方，理宜删节，然内中间有兼须饮灌者，亦未便顾此失彼，故略载一二。

近人立方，每以人参为滋补要药，殊不知价重兼金，有力者固视若恒品，无力之家，即参须参叶，亦且难得。兼有以高丽参、党参代之者，第药品既殊，其用迥别，非惟无益，或恐有损。外治各方，亦间有用之者，今悉弃而不录。

年高之人，阅历既多，性情自异，每遇疾痛，往往执不药中医之说，置之不理，使外治得行，费省而功多，定必首肯，为人子者，可不留意于此。

小儿肠胃柔脆，攻伐之剂，本难轻投，及知识渐开，又皆畏于药味，十九未能下咽。外治除针灸外，要皆无所痛苦，故儿科诸方，选取稍冗。

痘瘄为幼科切要，诸家多不经意，且有毒劣之方，用以施治，令其暗损真元，显促年寿者。产科又生死攸关，惟外治较为稳妥，有识者自宜废彼从此。

外治莫多于疮疡，是编虽注意内科，而所选无多，外科居十之六。后复删去其一二。其疔毒痈疽诸疮无所附离者，不得不另为分类，其他皆附入各部。不复区分内外。

通都大邑，名医麇集之区，有疾延医服药甚便，即有良方，每每弃而不视。然亦有无力延医，与医之而或穷其术者，不妨以外治之法试之。适有效验，非惟省延医之费，抑且免伺候之烦，何乐如之。

穷乡僻壤，医家鲜少，每遇疾病，常自隐忍，即或宣露于人，其症候或难辨识，服食之方，十必误九。不若外治之得效，宜家置一编，时时翻阅，是所望于印送之善士。

古方所称㕮咀者，称毕细切也。方寸匕者，正方一寸，散子以不落为度。刀圭者，如梧桐子大。一撮者，四刀圭。一把者，二两。略述于此，以备用时斟酌。

转辗传抄，不无承讹袭谬之病。予本不知医，未敢僭改，故于录成之日，乞新安胡君谦伯校阅一过，显然知其误者改之，两通者并存之。其有未尽之处，尚望当世诸君子，标出邮示，以便更正。

是编限于刊资，搜辑无多。凡诸症候，或有未备，倘行之有效，自当广为劝募，再以二编呈教。

外治寿世方

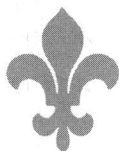

目 录

珍本医书集成

外治寿世方

卷四

外治寿世方卷一

海宁邹存淦俪笙辑

新安胡增彬谦伯校
嘉兴马星樵重校句读

伤寒

点眼角法 粉甘草六分 顶上梅花冰片四分 共研极细末。凡病起一日至六日，用此药点眼角内，分男左女右，出汗即愈。如过七日，不论男女两眼并点，神效。

葱姜熨法 治伤寒胸膈不宽作痛，一切寒结，热结，食结，痰结，痞结，水结等症，并中气虚弱不堪攻击者，以此法熨之，则滞行邪散，其效如神。连须葱头一大把，老生姜两大块，生萝卜四五个。如无以萝卜，子一合代之。三味共捣烂炒熟。酒炒更妙。用布分作两包轮换，久久罨熨心胸胁下痛处，无不豁然自开，汗出而愈。如数次炒干，则烹之以酒。且不宜大热，恐炮烙难受。若大便秘结，宜兼熨脐腹。

葱熨法 寒中三阴，口禁失音，四肢强直，挛急疼痛，两手无脉，似乎中风者。或厥逆唇青，男子肾囊缩入，妇人乳头缩入，或男妇交合后气绝等症。俱用葱白一斤，微捣炒热，分二包轮换，熨肚脐下久久，俟暖气透入自愈。并以葱白三寸捣烂，酒煎灌之，阳气即回。此华陀救急方也。或用罐装热火，或装滚水，放炒热葱上熨之更妙。病重者更以艾丸如豆大，烧气海穴、脐下一寸五分。关元穴，脐下三寸。各七次，则脉渐现，手足渐温，可得生矣。

紫苏熨法 伤寒内伤积食蓄血，小腹硬胀，大小便不通，不能言语，神思欲脱，两目直视，手足强直，证候危笃，难以下药者。用紫苏半斤煎浓汤，将大手巾摺数层，蘸透热绞略干，乘热摊病人肚上至脐以下，用手在巾上旋摩，冷则再换，如此数次，候暖气透入，其一切宿粪硬块积血自下，其效如神。如肛门秘结不通，须以蜜糖和猪胆，熬炼成条，插入粪门，导之自通。但积粪须用药调理。

阮河南蒸法 薪火烧地，良久扫除去火，可以水小洒，取蚕沙，若桃叶、桑柏叶，诸禾糠及麦皮皆可，取用易得者。牛马粪亦可，用但臭耳。桃叶欲落时，可益收取干之。以此等物，着火处，令厚二三寸，布席卧上温覆，用此发汗，汗皆出。若过热当细审消息，大热者可重席，汗出周身，辄便止。当以温粉粉身，勿令遇风。

野芋头擦法 野芋头切片，磨擦背上第三骨节，如觉痛痒者，即非伤寒。若不知痛，痒即是。仍用野芋头片，周身骨节，用力擦匀，并用芋片炒热，煎浓汁服，二三次即愈。忌食荤并饭。

伤寒不能分阴阳，目定口呆，身热无汗，便秘，不省人事。用煮鸡蛋砌脐四傍，或用老油松节七两、胡椒照病人年纪，每岁七粒煮蛋，乘热切顶壳三分，覆脐眼，面作团护住，冷易。

633

视蛋黑为验，收尽阴气自愈。

又方 用煮鸡蛋去壳，乘热滚擦，亦能变阴为阳，名蛋熨法。用吴茱萸一升，捣碎，酒拌湿，布袋二个分包，甑蒸透，多熨两足心，兼熨肚脐下，候气透手足暖为度。或加麦面、食盐、葱白等份同炒，热熨亦可，冷则再换。

伤寒表未解，寒邪挟湿，身目发黄，湿盛于热，则黄色晦。热盛于湿，则黄色明。晦为阴，明为阳。用生姜汁和茵陈汁点眼，遍身黄者，并擦胸前四肢，周身汗解，或用煨姜绞汁，和香油点眼。又阴黄，用丁香和茵陈，擦如上法。又湿热发黄，昏沉不省，雄鸡破背，带毛血合胸。又治发黄，用赤小豆、瓜蒂、黄米同研末吹鼻，或绵裹塞鼻各窍，出黄水愈。但勿深入。

伤寒无汗 紫苏煎浓汤，熏头面及腿弯，又麻黄去节，同甘草研末，加冰片点两眼角。暖盖静卧，避风自汗，不汗热汤催之。又胡椒、天麻、银朱、枣肉丸握掌心。或用胡椒、丁香、葱白捣涂两掌心，夹腿内侧取汗，治阴寒证皆宜。又代赭石、干姜，等份为末，热醋调涂两手心，合掌握定，夹于大腿内侧，温覆汗出乃愈。

伤寒汗出不均，腹背手足搐搦。川乌 海蛤 炮山甲各一两 酒丸弹大，置足心，别劈葱白，盖药帛缠，热水浸脚至膝，取汗，须避风，并治中风手足不随及风湿脚气等症。

伤寒结胸停食 陈香糟六两 生姜 水菖蒲各四两 盐二两 共捣匀，炒热为饼，贴胸前痛处，以火熨之，内响即去。如口渴，任其饮水吃茶，大便利下恶物即愈，名糟蒲饼。

伤寒发散未透，余毒积于经络，其症耳后红肿，头重体倦，名发颐。在腮曰穿腮，在地阁曰穿喉，皆痰热之毒也。按：腮内酸痛者曰穿腮。不酸痛者，乃是发颐。 天南星熬膏敷。轻者用靛花，或鹿角磨涂。重者用皂角 南星 糯米末 姜汁敷。又赤豆 侧柏叶 鸡子清捣涂。又丝瓜烧存性，鸡子清调敷。又醋调壁土敷。又大黄 五倍子 白及等份研末，鸡子清调涂。

伤寒吐蛔 花椒 乌梅肉捣饼，擦胸口。

伤寒发狂，目不识人，或见鬼神，用癞虾蟆，贴心上最妙。又谵语，熬盐熨。又狂走者，炭盆泼醋使闻，或用姜汁鸡子清，调朱砂、元明粉，涂胸口，又发狂兼发斑疹，不发斑疹者，亦效。斑重者，多用癞虾蟆贴之。惟肝不宜多用。急用铜钱于脊背，两手弯，两乳旁，两腿弯，刮出青紫色。随取癞虾蟆一只，目红皮红腹无八字纹者勿用。破开去肠肚等物，贴心坎上，取虾蟆肝，煎水服之。并用煮熟鸡蛋去壳，于刮伤处，乘热滚擦，随滚随换，其病顿减，有起死回生之功。滚过鸡蛋，埋入土内，不可使鸡犬误食，此苗人秘方也。无癞虾蟆，用鸡亦可，不必食肝，然终不如虾蟆之妙。又先用纹银放脐上，再用燕子窝泥，捣融和鸡蛋，煎成一饼敷上，冷则随换，数次即愈。

伤寒感冒 生姜 葱白 核桃 细茶 黑豆煎汤，冲熏头面，名五虎茶，得汗解。又生姜捣烂，绵裹擦天庭。并治中风痰结。又令两人各持姜一团，擦两手足心，两臂弯，前胸后背，得汗解。并治夏月霍乱寒中三阴吊脚痧等症。

伤寒误服补药，闭邪于内，虚不可表者。用大药店整包细辛中黄土，煎盆汤，坐熏，得微汗自解。

伤寒衄血　井水磨黄芩、白及，涂山根。又白及磨本人鼻血，涂山根。又纸浸白及水，贴眉心。或切白及片，贴眉心。又茶调决明贴胸，以清肺热。又延胡索塞耳，左衄塞右，右衄塞左。又井泥搭囟门，颈后及脊上，均是血路。又醋和黄土，涂肾囊。又黄酒浸足。衄久，用牛胶烫软，贴山根发际。

伤寒吐血　醋调大黄掩脐。又白芷、黑山栀煎熨胸口，清胃热。治衄研末吹鼻内。又韭汁童便磨郁金，绵蘸擦背。又蒜泥裹足，引热下行。并治衄血。

少阴误汗，热逼血出九窍，名下厥上竭。用凉水噀之。

伤寒大病后，热毒攻目。煮蜂房洗之，日六七度。又冷水渍青布掩目。

伤寒舌出　巴豆一粒，研细去油，以纸卷纳鼻中，舌即收上。又顶上梅花冰片五厘，以牙色者为佳。为末，搽之即收。

伤寒腹痛　葱白炒覆脐上，砂壶盛热汤熨之。又切葱白如碗粗一束，高寸许，放脐上，熨之。葱烂再易。先放胡椒末或麝香丁香末于脐内，再熨更妙，并治阴证。

中寒四肢厥冷，肚腹疼痛，并治阴证腹痛。吴茱萸一升　酒拌湿布包，二个分包，饭甑蒸透，热更换，多熨两足心，兼熨肚脐下，候气透手足暖为度。或加麦麸、食盐、葱白等份同煎，热如前，熨之亦效。

阴证腹痛　剥热鸡皮贴。又腹痛厥逆，用芥菜子末，温水调贴脐上。

阴证伤寒　男女交合后，或外受风寒，或内食生冷等物，以致肚腹疼痛，男子肾囊内缩，妇女乳头内缩，或手足拳曲紫黑，甚则牙紧气绝，谓之阴证伤寒。又名夹色伤寒。急用砖烧红，隔布数层，在肚腹上熨之。或照前葱熨法治之。轻则用前蛋熨法治之。又纹银一块，捶扁烧红，如病人未绝气，止烧滚热，放在脐上，再用鸡一只，连毛破开不去肠，包于银上，用布缚住，以手按紧即愈。若人已死，揭鸡看视，如鸡青银黑，另换鸡银，再包即愈。如无银，只用鸡亦可。又胡椒四十九粒，连须葱头四十九个，共捣成泥，加锅底煤即百草霜，取烧草者佳。一撮，再捣匀，分二处，布摊，一贴脐上，一贴龟头，用线捆住，少顷即愈。又胡椒四十九粒、飞矾、黄丹各一钱，共研细末，以好酒和为丸，男置左手心，女置右手心，正对阴眼，合之紧紧按定，少顷腹内燥热，不可摇动即愈。妇女尤效。又胡椒一粒捣碎，黄丹三分，火硝二分，男以左手心受药，用指研匀，即将药末封马口按住，女以右手受药，自按其阴。又以布贴脐上，取滚水一壶熨之。又急使小儿溺小便于病人床前，令人用足，男左女右。将尿浸湿泥，推擦成团为饼，敷脐上，再用滚水一罐，在泥饼上熨之甚效。以上两方非因阴证起者，无论男女亦治。又露蜂房三钱，烧存性，和葱白五寸，同研为丸，著手中，男左女右，握于阴口，静卧汗出，即愈。又名健阳丹。亦名回春丹。胡椒、枯矾、火硝、黄丹各一钱，丁香五分，醋为团，握掌心，被盖取汗，忌饮茶水。一方无火硝。用四味填脐，此方并可用麻油熬黄丹收，临用掺川椒末贴。又持病人阴茎直上，扯至腹上尽头处，用艾炷灸七壮即效。又用鸡蛋三枚，少水煮熟，去壳，在滚水内尽煮，用银簪扦在蛋空头，病人仰睡，将热蛋放于脐孔上，看此蛋一晕一晕，自黑到顶除之。换一蛋照前合上，看其蛋黑止，其病即愈。重症三蛋必效。又芥菜子七钱，干姜三钱，共为末，水调作一饼，贴脐上，手帕缚住，置盐其上，用火熨斗不离熨之，汗出为度。

伤寒后交接劳复，卵肿缩腹中绞痛欲死。取交接妇人衣服，以覆男子。

阴阳易病 伤寒初愈入房，男移病于女，名阳易。女移病于男，名阴易。用桑木灰 牡蛎 胡椒 良姜 草乌 白芍 麝香，共研末，男以女唾调涂肾上，女以男唾调涂乳上，得汗解。

伤寒便秘 见前紫苏熨法后，又削生姜如小指，长二寸，盐涂之内下部中，立通。又猪胆和醋少许，灌谷道中。

伤寒小便不通 蜗牛一个，用冰片少许，点入螺内，即化成水，滴脐中，立解。
又：皂角 半夏 麝香填脐内，外用田螺，葱白捣饼盖之。又雄黄研细末，蜜和为丸，如枣核大，纳溺孔中，令入半寸。兼疗天行小便不利。又捣生葱敷脐下横文中，燥则易之。

伤寒热病手足肿欲脱 生牛肉裹之，肿消痛止。又酒煮苦参以渍之。又螺蛳入盐少许，捣敷。又苍耳草绞取汁，渍之。又以稻穰灰汁渍之。又猪膏和羊粪涂之。又菜子油敷。又马齿苋捣融敷。

伤寒遗毒，手足肿痛欲断。黄柏五斤，水三升，煮渍之。

伤寒足痛 即脱脚伤寒。樟木一段，打碎为末，煎汤 远年尿桶砂一两，为末 和陈小粉调敷，在大热痛处，有夺命功。

感冒

此偶为风寒所感，其症轻于前之伤寒证，故另立感冒一门。
或照前各方施治亦可

风寒作痛 橘子叶 老姜 葱头，不拘多少，和酒炒热，用布包裹于患处，频频熨之。其病若失。

感寒无汗 水调芥子末填脐内，以热物隔衣熨之，取汗出妙。

发散寒邪 胡椒 丁香各七粒 碾细，以葱白捣膏，和涂两手心，合掌握定，夹于大腿侧，温覆取汗即愈。

伤风感寒，头目不清。川芎 藿香 延胡索 丹皮各二钱 雄黄 白芷 皂角各四钱 朱砂一钱 研细末，吹鼻。

重伤风 鹅不食草。一名移星草。研末吹，涕泪出即清爽。冬月可代痧药。

风寒发汗 苍术 羌活 明矾 生姜汁丸，握手心，夹腿间，侧卧暖盖取汗，不汗热汤催之。

暑寒中人，伏于少阴，经旬日始发为咽痛者。俗名肾伤寒。用半夏 桂枝 甘草 姜汁调涂头上及脐内，再用附子片贴足心。

暑寒袭人肌肤，触之若无皮者。川椒烧酒煎，布蘸熨之。

暑寒身如水冷 用蜡熔化摊旧绢上，绸布均可。随患大小贴之，并裹两手足心，冷则随换甚效。或用土熨法。

身受风寒，心腹疼痛，饮食少进，大便闭塞，小便短涩，上下关格不通，浑身绷紧，甚至手足僵硬，不省人事，凉热难分。用陈干土砖捣成粗末约两斤许，以锅炒大温热，用青布包好，以半揉熨胸腹腰背等处。冷则另换一半，周流揉熨，约半时久，自觉胸腹气流通而愈。或再用皂角少许，吹鼻取嚏，则气随通畅。

中风 瘫痪诸风二门当参看

中风不语 以苦酒煮芥子，薄颈一周，以衣包之。一周时乃解，即瘥。或用醋煮白芥子敷颈。并治舌本缩。又令人以溺烧其面，即醒。又用龟尿点少许于舌下，即出声。亦治中风舌强。又黄芪 防风各数两 煎水一大盆，放床前，使热气熏之，时时不断，熏至一日，即语，神效。

中风闭证，先通关。南星 薄荷 半夏 皂角 细辛 共研末嗜鼻，有嚏可治，无则肺绝，不治。小儿惊风亦用此试。

中风昏迷不省 牙皂荚去皮弦，二两 生明矾一两 二味同入水中煮化，取出晒干为末，北细辛去叶土净，五钱 共研细末，用少许，吹入鼻中，即醒。又生姜嚼碎，不拘多少，向患者面上天庭等处频擦。又以生姜汁滴男左女右眼内角，即醒。

中风口噤 乌梅肉 生南星 冰片擦牙，或用姜蘸南星冰片擦牙，其噤自开。名开关散。此即鉴本治小儿口噤神方也。如口不开，筋绝不治，又白盐梅揩齿，即能开，并不伤齿。

中风发热 大戟 苦参各三两 白酢浆煎洗。

中风逆冷 南星 川乌二味，同黄蜡融化，摊手足心。并治惊悸。

中风偏枯，表邪固结者。麻黄 白芥子研，酒调，糊半身，留出窍，不敷纸盖，得汗即去之。

中风舌本强难转，语不正，属痰涎壅塞者。茯苓一两 蝎梢十四个 研，酒调，擦舌。

中风口㖞斜 桂心略研，三四钱，酒煮取汁，旧布蘸拓患处，正则止。左㖞拓右，右㖞拓左，常用自效。又皂角末，陈米醋调涂口上，左㖞涂右，右㖞涂左，干即易之，数次可愈。

中风口眼㖞斜 蓖麻子取净肉，一两 冰片三分 寒天加干姜末二钱，生黑附子末二钱，共捣为膏，㖞左涂右，㖞右涂左，今日涂，明日正，俟正即宜洗去。否恐又偏于彼，又活鳝鱼一条 捣烂，左斜敷右，右斜敷左，嘴正即将鲜鱼并血洗净，免口又扯斜一边，屡试皆验。又生瓜蒌绞汁，和大麦面炙熟，熨心头，一正便止，勿令过分。又生鹿肉同生椒捣贴，正即去之。又石灰一合醋炒调如泥，于不患处涂之。立便牵正。并治风痹瘾疹，于疹上涂之，随手即灭。又白附子 蝎梢 羌活 川芎 乌头 藿香各五钱 荆芥穗 防风 天麻 僵蚕 炙甘草各一两 薄荷三两 炼蜜为丸。茶或酒涂㖞处，名牵正散。退风散热甚妙。风而挟寒，痰气窒闭者，可擦胸背。

中风手足麻痒 羌活煎汤洗。

中风手足不仁，有湿痰死血者。川芎 草乌各六两　胆南星四两　乳香　没药末，各三两　干地黄一两　陈酒调敷痛处。或用姜、葱、韭各一斤　白芥子　萝卜子各二两　油熬，黄丹石灰收，调前药敷。

瘫痪

中风瘫痪，手足不举。穿山甲左瘫用右甲，右痪用左甲　大川乌头　红海蛤如棋子大　各二两，为末，每用五钱，捣葱白汁和成厚饼，径寸半，随左右，贴脚心，缚定，密室安坐，以脚浸滚水盆中，待身麻汗出，急去药。宜谨避风，自然手足可举，半月再行一次除根。忌口并女色一年。并治风湿脚气。

熏药法　治左瘫右痪，半身不遂，手足腰肢疼痛，并酒风脚痛等症。真降香　真千年健　生草乌　闹羊花各一钱　生川乌三钱　真麝香要当门子，三分。　陈艾六钱　钻地风五分

百草霜即锅底烟，二钱　共研细末，摊纸上，卷成筒，用面糊紧，外用乌金纸，包好扎紧，以火点燃，熏患处。熏时用绵袄隔住，渐熏渐痛，痛则风湿易出，越痛越好，务宜忍住。熏半时后暂歇，用手在患处四围揉捻，如有一处，捻之不甚痛者，即于此处再熏，风湿即从此而出。熏完此药一料即愈。愈后戒食鱼腥生冷等物一月。体虚者功稍缓。

二妙汤熏洗法　治一切风湿瘫痪，筋骨疼痛，无不神效，生甘草　威灵仙各一斤　水一石，将药煎五六滚，入大缸内，用板凳坐其中，周围用布围住，乘热熏之。待温，浑身洗透，务使汗出，谨避风寒即愈。

年久瘫痪　用槐枝，柳枝，椿枝，楮枝，茄枝，白艾各一斤　煎水三大桶，夏日用大盆浸洗，水冷添热，洗后覆被取汗。忌见风三七日。如未痊愈再洗，则愈神效。

风瘫　用蓖仁，桃，柳，桑，槐，椿枝加茄根，煎汤洗效。一方，用椿、楮、柳、槐四枝，经冬白艾、茄根各一斤，用长流水煎汤洗。

风瘫腰腿手足疼痛，不能卧起。　老杨树虫蛀粪　干菊花连枝叶梗　桑木柴　先将房内地，扫净五尺，宽二尺，取上三物铺匀，加火烧之。以地热为度，扫去灰烬，乘热喷黄酒于地，用干稻草铺上，又喷酒于草，再用稻草盖之。将病人脱尽衣裤，卧于草上，以被盖暖，侯出透汗，缓缓去被，穿衣裤，入密室避风数日，行走如旧。

诸风

风痛　木瓜　麻黄　海风藤豨莶草　白茄根　当归　防风　秦艽等味，酒煎擦患处。又用木瓜酒擦。又用凤仙　紫苏　陈皮　姜　葱五味，香油煎擦。又苍术　苍耳子　海风藤黄鱼骨　团鱼煎汤，去鱼洗。

风毒攻注，骨节痛　蓖麻子净肉，研，一两　乳香研，一钱五分　生川乌去皮，五钱　三味，同猪油研成膏，烘热涂患处。以手心摩之，觉热如火，效。

痛风止疼　飞罗面一两　牛皮胶三钱　姜汁五钱　葱汁五钱　共融和成膏，以皮纸摊贴患处，立刻止痛，甚验。

历节四肢疼痛　用醋磨硫黄敷之。又用

葱白杵烂，炒热熨之。

寒湿痹痛，麻木不仁。川乌　草乌　荜茇　甘松　山奈各五钱　上为末，炒热布包，熨痛处，神效。

风痹，及一切关节皮肤受风湿为患。大颗晚蚕沙二升　炒热布包两个，轮换熨之。

神仙外应膏　治筋骨疼痛，手足拘挛。川乌一斤为细末，隔年陈醋入砂锅内，慢火熬如酱色，敷患处。如病有一年者，敷后一日发痒，痒时令人将手拍之，以不痒为度。先用升麻、皮硝、生姜煎汤洗之，然后上药，不可见风。

一切手足风痛，及酒脚风，漏肩风，湿气作痛，**神效方**。用葱　蒜　生姜各取自然汁一碗　醋一小碗　共熬浓，入飞面二两　牛胶四两熬成膏，用青布摊贴患处，或加凤仙花汁一盏。

诸风痛痒，瘕痕疮痍，**折伤效方**。前胡　白芷　细辛　官桂　白术　川芎各三两　附子泡　吴茱萸泡　当归　川椒各一两　茶酒拌匀，以炼猪油熬膏摩。

走注痛　芫花　桑皮　川椒　桂心　柳蛀屑　麦麸　醋炒熨之。又小芥子末和鸡子清涂之。又姜　葱　盐　麦麸　酒醋炒熨，并摊席上卧。又炭灰　蚓粪　红花　和醋炒熨。又芫花　黑豆　生姜　醋拌炒熨。又治走气痛，酽醋拌麸炒热，袋盛熨之。

腰脚湿气作痛，不能履地。松毛烧灰，布包乘热熨之。又黄荆根四五月间生于野地。药店少有，须向生药店采取生者　入坛中烧烟，熏两足心及痛处，汗出即愈。

治麻疯　大黄　芒硝　桑皮　日煎洗效。

有虫加鸽粪。又长松古松下之根也　熬水一缸，将全身坐浸，数次自愈。

麻疯头秃　羊屎烧灰，油涂。

麻疯眉毛脱落，作痒者　雄黄　硫黄各五钱　黄鸡子壳内白皮烧存性，五钱　穿山甲炮，十片　滑石末一两　油核桃半斤　捣猪胆汁调，绢包擦。

麻疯眼努　白丁香　贝母　研极细，末点。

麻疯面生紫块疙瘩　山甲烧存性　川椒炒，各二两　研末，捣生姜大黄汁调擦。

麻疯大烂遍身者　杜仲　蛇床子　明矾　寒水石　硫黄各二两　朴硝五钱　研末，猪油涂。

鹅掌风　香樟木　打碎煎汤，每日早晚温洗三次，洗半年愈。又青盐　防风　地骨皮　槐条各等份　煎水屡洗，至妙。又鸽屎白　雄鸡屎　共炒研，煎水日日洗之。又青松毛，瓦上焙，烟起熏之。

鹅掌风癣　蕲艾和侧柏叶煎汤，乘热熏洗，一月愈。又豆腐泔水洗手，一月即愈。

云头白癜　茄子花擦之瘥。又以花红涂之，永不再发。

白癜风　青核桃皮一个　硫黄一枣子大　研匀，日日掺之，取效。又矾石研　硫黄研等份，酢和傅之。

赤白癜风　生姜频擦之。

紫云风 鳝血涂之。

紫癜风 即汗斑。硫黄 轻粉 密陀僧 斑蝥制存性 樟脑各等份 共研极细末，俟出汗时，用老姜蘸擦患处，两三日洗去，即除根，神效。又密陀僧为末，黄瓜蒂擦之亦效。

白虎风 水牛肉脯一两，炙 伏龙肝 燕窠土 飞面各二两 砒黄一钱 水丸，摩痛处。砒黄即生砒。

疠疡风 茵陈蒿两握，水一斗五升，煮七升，先以皂角汤洗后，以此汤洗，如冷更作，隔日一洗，不然恐痛。

鸡爪风 线鸡屎 花椒 枯矾 煎，冷洗。

鬼箭风 堆花烧酒搽患处，用手拍，见青色即愈。又野苎麻 川南星 同捣敷。又以桃叶 乱发为团，擦之。又山栀子 桃枝 飞面为饼，贴患处，熨斗熨之。

鹤膝风 商陆草取叶，入盐少许，捣敷患处，自愈。又甘菊花 陈艾叶作护膝，常带之，可免风湿病。

瘾疹

风痹瘾疹 蛇床子二升 防风三两 生蒺藜二斤 三味切，以水一斗，煮取五升，渍绵拭之，日四五度。又白术三两 戎盐五钱 黄连 黄芩 川芎 细辛 莽草 茵芋各一两 矾石五钱 上九味切，以水一斗，煮取三升洗之，日三度。又取枳实，以醋渍令湿，火炙令热，适寒温用，熨上即消。

瘾疹百疗不瘥 景天亦名慎火草，一斤捣绞取汁，涂上热炙，手摩之再三，即瘥。

瘾疹简便方 石灰和浆水涂之，瘥。又芒硝水涂之。

痰疾

急救中痰 此症似乎中风，惟见口眼斜闭，喉内有声，用细辛末吹入鼻内，得嚏即苏。切不可用姜灌之，不救。亦不可使闻姜气。又以小便对口射之。

痰厥死 巴豆捣烂，绵纸包，压取板油作燃，烧烟熏鼻中片刻，吐出痰血即愈。又生半夏，末如豆大，吹两鼻中。

中痰厥 生附子 蒜头 醋煮，捣成饼，贴涌泉穴。即足心。若口渴，不可便饮茶。中寒中风俱可贴

积痰 顶大葱白头二三十个 略捣烂，入锅内炒热，俟微温，涂于胸坎，不久积痰自出。

痰塞 皂角一斤 生甘草一两 党参五钱 百草霜三钱 陈酒熬膏，临用加姜汁调涂颈，名黑龙膏。

痰热 延胡索煅，二钱 牙皂十四枚 青黛六分 麝香一分 清水为锭，名青金锭。兼治中风惊风乳蛾等症。临用水磨滴鼻。凡痰热皆可磨涂心口。

化痰 巴豆一粒 研成粉，帛包，每日嗅数次。

痰火 牛黄 朱砂各一分 冰片五厘 麝香三厘 将虾蟆取胆，和前四味为末碾细，将舌尖刺破点药，其痰即时下行，妙。

诸痫 鸭舌胆矾，煅存性，为末，每发时用一钱，以笔管吹入鼻内，涎出即愈。

黄疸 附：黄肿黑疸

黄疸 身黄如金，或兼肿胀呕吐，或眼目亦黄，急用薄草纸以笔管卷如爆竹样，将一头以纸封紧，用黄蜡以铜器熔化。将纸筒四围浇匀，不可使蜡入筒内。令病人仰卧，将蜡筒罩肚脐上。以封过一头向下。再用灰面作圈，护住筒根，勿令倒下，勿令泄气。筒头上点火，烧至筒根面圈处，取出另换一筒再烧，看脐中有黄水如鸡蛋黄者取出。轻者烧七八筒，重者数十筒，日烧二次，总以取尽黄水为度。有患此者，身如金色，遍身肿胀，饮食入口即吐，百药不效。照此治之，三日痊愈，真仙方也。按：此症有阴黄、阳黄之分，此治阴黄最妙。又苦丁香为细末，嗞鼻内，一时鼻出黄水，水尽即止，三日后再嗞一次，痊愈。嗞时分男左女右，并治黑疸。又青背鲫鱼一尾全用，加砂仁一两 洋糖一撮 捣烂，入蚌壳内，覆脐上，一夜见效。又雄鲫鱼一尾，去头骨，止用背上肉两块 胡椒每岁一粒，至十粒止，研细 麝香三分 上二味同捣烂，麝香另加，不必同舂，恐粘染臼上，将蛤蜊壳填满，合病人脐上，用绢缚紧，一日夜即愈。又鲜虎掌草即天南星叶。捣烂，放茶盅内，平口扣在脐上一寸许，汗巾缚住，越一昼夜解下，腹上自起一大泡，用银针从下面刺破，渐渐流出黄水，水尽自愈。如无鲜草，以干者为末，水调照前法治之。

黄疸肿满 苦葫芦瓢如大枣许，以童便二合，浸一时，取酸枣大二块，纳两鼻中，深吸气，待黄水出良。

黄疸阴黄，及身面浮肿 甜瓜蒂 丁香赤小豆各七枚 为末，吹豆许入鼻，少时黄水流出，隔日一用，瘥止。

热病发黄 甜瓜蒂为末，以大豆许嗞入鼻中，轻则半日，重则一日，流出黄水，隔日再吹，乃愈。

湿热发黄 或因失饥过饱，或因素有湿热，汗出浴身而成者。生姜时时周身擦之，其黄自退。或加茵陈蒿尤妙。

遍身黄肿 握新鲜百条根一名野天门冬。洗捣，敷脐上，再以糯米饭半升，拌水酒半合，揉软盖药上，用帛包住，一二日后，口内作酒气，则水从小便出，肿自消。黄疸，眼黄不肿，黄肿色带白，眼如故，湿热未甚，多虫与食积所致。又烧酒调白芥子末二钱，摊贴小腹上，起泡为度。忌吃糖盐。

黑疸 明矾 滑石 大麦芽各等份 研敷。

劳伤

治 一切虚劳咳嗽，吐血，烧热等症，但脉息有神，无不应效，箭头砂一两 明雄黄五钱 共研细末，绵纸包固，选未曾行经十二三岁童女，身体壮实无病者，将药贴放童女脐内，用布捆紧，过一周时取下，称药比前多重一二钱者更妙，即刻捆于病人脐上，先备人乳十余碗，俟病者口干发燥，饮之渴止，然后解去脐上之药，其病自去。再用枇杷膏见《验方新编》。调养一月，百无一失。不可服别药，以免误事。

太乙真人熏脐法

通治劳伤失血，及阴虚，遗精，白浊，阳痿，精神倦怠，痰火，妇人赤白带，子宫冷诸症。麝香　龙骨　虎骨　蛇骨　附子　木香　丁香　乳香　没药　雄黄　朱砂　五灵脂　夜明砂　胡椒　小茴香　青盐两头尖各等份　以麝填脐眼，荞麦圈脐外，填药盖槐皮，艾灸之，汗出病已。慎风寒，戒油腻，生冷酒色等。如畏灸者，可加艾和药装袋铺腹上，熨斗熨之，逼药气入肚，但令温暖即止，亦有效。

济众熏脐法

川乌　没药　乳香　雄鼠屎　续断各二钱　麝香一分　食饱后，灸如前法。勿令痛，反泄真气。每年中秋行一次，隔两日一灸，灸至脐内作声，大便下涎物为止。只服米汤，食白粥、黄酒助力。

治劳病人未全虚者：水灸法　白鸽粪　净灵脂　白芥末各五钱　生甘草末二钱　加大蒜五钱　同捣，入醋，化麝香一分摊脊上，皮纸盖一炷香，七日一灸。或用白凤仙，猪脊筋同药末，摊贴背脊。又白鸽粪三五合　炒焦布包，从尾闾起，擦上至大椎，又从大椎起擦下至尾闾，如此数十遍，日夜数十次，虫尽死。先用湿纸搭背梁，看一点先干处，是虫所在，须竭力擦之。

验痨虫法

用乳香烧烟，熏病人手背，男左女右，以绸帕盖手掌心良久，有毛从掌中出，白者能治，红者难治，黑者不治。无毛者即无痨虫。

久痨虫法

用湿纸条贴背脊上，先干者即痨虫处，以墨点记。用老蒜切片贴上，以艾一团放蒜片上烧之，多烧为妙。无蒜用姜亦可。先备火盆铁钳，如虫出，即用钳夹入火盆内，

或远送野外埋于土内，恐飞入人口鼻内，须谨防之。

治痨虫法

凤仙根，蘸潮脑擦背。或加姜、桂同捣擦。又雄精　朱砂　硫黄去沙泥，各一钱　麝香一分　各研极细末，磁罐收藏。以顶好烧酒和匀，用独头大蒜，去蒂蘸药，从尾闾脊骨，徐徐逐节擦上。如有肿处，或极痛之处，即系痨虫所在，须于肿痛处，多擦数次，其虫自灭。不拘新久一切痨病，皆能除根。如病重者，须泽天医吉日，总以午时擦之为妙，端午日更佳。忌戊日、巳日、除日。此药能开背后三重关窍，即虚怯疰夏之人，于端午擦之，亦能神清气爽，经络流通，大有裨益。此方传自海外，屡试神效。又八月朔日，早收百草头上露水，点膏肓穴，在背上第四节骨左右两旁各三寸。最为神验。

传尸痨

熬商陆根，囊盛熨。或佩麝香、安息香，再用甘松　元参　炭屑　加白蜜，和丸常烧，可以辟虫，免传染。

诸血

凡鼻舌诸衄，皆分载各本门，须参看

吐血不止

好酒四斤　炖滚，浸两足即止。又用藕汁或鸡子清磨墨，涂胸口。韭菜汁亦可磨。肝血尤宜。

一切失血眩晕

生地，塞耳鼻。

九窍出血

新汲水洗足，即止。又小蓟百草霜　香附　蒲黄炒　擦牙，并掺出血处。又石榴花揉塞之，效。用叶亦可。

口鼻出血不止

用陈年尿壶，火上烘热，向鼻熏之，立止如神。亦治耳鼻流血不止。

毛孔出血不止 猪瘦肉一厚片，贴之即止，猪皮亦可。又草纸烧灰候冷，敷之亦止。

肌衄 朱砂 寒水石 麝香 研细末扑。又煮酒坛纸，揉碎如杨花，摊之立止。

瘀血在胸，不能饮食 炙肉令香，置口边引出瘀血，而上胸自开，名骗通法。

诸汗

自汗常出者，为自汗。郁金研末，临卧时蜜调涂两乳上，即止。或用津涂。又何首乌末，津涎调涂脐中，用布捆定即止。又旧蒲扇烧灰，和粉扑之。或用酒调服蒲扇来一钱甚效。又五倍子 枯矾各等份 为末，口水调匀，填脐中，用布缚定亦效。

自汗不止 粳米粉绢包，频频扑之。又糯米 龙骨 牡蛎各等份 为粉，扑之即止。又牡蛎一两 研末，绢袋扑之。又牡蛎熬二两 附子泡五钱 麻黄根二两 捣筛，以白粉一升和合粉汗。汗止忌猪肉。

盗汗睡中出者，为盗汗。五倍子研末，用人乳调，蒸熟，丸如龙眼大。每用一丸，贴脐上，外以核桃壳盖之，用布捆定，一周时取下再换，贴至十日后，即止。又五倍子焙 研细末，以自漱口水调敷脐上。一方，用五倍子去蛀末，炙干研细，男用女唾，女用男唾，调厚糊填脐中，外用旧膏药贴之。勿令泄气，两次即愈。

阴汗 肾虚阳衰者。蛇床子酒炒 白矾 陈酱各等份 煎汤洗之。

血汗 发灰扑。又郁李仁研，生梨汁捣敷。

治一切虚汗，盗汗，自汗，及漏风等，汗泄不止，诸药不效者。麻黄根 白术 藁本 牡蛎 龙骨各五钱 糯米粉二两 冰片五分 共研细末扑之。

误用麻黄，汗出不止。将病人头发浸水，并用上扑法。

疟疾

治疟方 牛皮胶二两 熬化，加生姜三两，捣极烂，搅匀，熬成膏听用。于病发之先一时，用皂荚水洗净背脊，拭干，再以生姜一大块，揉擦极热，用宽长细布一大块，将膏摊上贴之，从衣领处贴起。并敷两膝盖，过一二日即痊愈。愈后五日，方将膏药揭去，极效。又用草从左手中指顶尖处，量至中指根处为止，将草摘断，即用此草。从根量至掌，再从掌量至腕为度，以墨点记。用独头大蒜研烂，敷于墨点处，用核桃壳盖上，以布扎紧，一个时辰即去之，神效。又胡椒 硫黄各二厘 研末，掺膏药上，贴背脊之正对肚脐眼处，过期即愈。又明雄黄 制附子 真潮脑各等份 为细末，于疟未发前一时，以棉花少许，包裹药末三分，塞鼻孔中，男左女右，塞药后勿食汤水，睡过此时即愈。重者依法塞二次，小儿量为减用。又巴豆二十粒 南星一个 白面少许 水调捻饼，用膏药贴额上，及洒地金钱草又名遍地金钱，亦名破铜钱，又名满天星。清早塞两鼻孔中，各一丸，虽三日一发之疟，可以立愈。又桃头七个，向天者 独头蒜七个 胡椒四十九粒 五家粽尖，五月五日午时，共捣为丸，雄黄为衣，扎肚脐内，一周时即愈。又常山 草果 丁香少许用上好酒半茶杯，煎数滚，盛盅内，热熏鼻孔即愈。又老生姜四两 捣烂，于未发先一时，敷膝上，男左女右，用油纸蓝布包裹紧扎好，勿令汁流出，立效。又斑蝥一个　用膏药贴于印堂，须早一日贴，一周时即效。又马齿苋捣，扎手寸口，男左女右。又三次之后，临发前一时，用鱼醒草一握捣烂，绢包周身摩擦，得睡有汗即愈。又桃仁半片　放内关穴上，将独头大蒜捣烂罨之，缚住，男左女右，即止。又蛇蜕塞两耳，即愈。又生黄丹五钱　生白明矾三钱　胡椒一钱五分　为末　麝香五厘　共研末，临发时对日坐定，将好米醋调药末，男左女右，缚手心，外加绢帕紧扎，待药力热方行，出汗为度。如无太阳，脚下用火。此药一料，能治三人，年老身弱，怕服药者用之。又当归　川芎　防风　甘草　陈皮　苍术　杜仲　槟榔　草果　半夏　常山　荆芥　知母各一钱　真乌梅五钱，烧熟打碎将药共放锅内，炒热。于未发时，用稀布包裹，捆扎脐上，脐内先以药末三分填满，其发必轻。再炒再捆，无有不效。间日疟更效，轻则一服，重则两服。年老人不肯服药者，用此尤妙。又川贝母一片　放膏药上，男左女右，贴大膀弯软处，不与人知，立愈。又常山　草果　川乌　草乌　陈皮　甘草各一钱将绢袋盛之，闻于鼻间，即止。只闻香气，不可煎食。又绿矾少许，掺棉花上扎紧，男左女右，塞鼻内，又桂心一分　麝香三厘　川椒七粒　雄黄七厘　共研极细末，纳脐中，外以膏药贴之。虚寒疟更效。孕妇忌贴。又大枣肉两个，去皮核　斑蝥两个，焙研　同研匀，加熟猪油少许捣成饼子，指头大，贴在两眉中间印堂上，一周时即止。胎疟忌贴。

隔日疟方　旱莲草研碎　如黄豆大，以紫苏叶裹之。男左女右塞鼻孔内，半日即出涕泪，轻者立愈，重者渐次而愈。或照以上各方治之。

治疟发汗法　柴胡一握　捣烂，绢包擦周身，得睡有微汗解。又柴胡　当归　知母　穿山甲各等份　煎汤，新棉花或布蘸熨背。

疟疾胁痛　青皮炒熨痛处。

疟疾化痰　姜汁　贝母　半夏　为丸，擦胸背。

久疟成痞胸胁高起者是，又名疟母　毛脚芹菜　大蒜　银朱　同捣烂，涂患处，以油纸盖上扎住，半日皮上疼痛，口中有蒜气出，其块自消。又大蒜一个，晒干，研细末　朴硝三钱，研末　独头蒜　共捶融成膏，贴自消。又独头蒜一个　黄丹一钱　番木鳖焙，为末，五分　共捣成饼，放患处扎好，口中有蒜气出，即去之。内自消矣。

小儿久疟不愈　赭石三钱，烧红，醋淬　朱砂五分　砒霜一豆大　各药用纸包七层，水浸湿，火中煨干，研末，加麝香五厘　香油调，搽鼻尖、眉心，及手足心，神效。

久疟人虚　嗅甜肉桂，或塞鼻，则寒自退，热自轻，神爽气清，思食而愈。

截疟方　叩头虫一个　安眉心，虫头向上，膏药盖住，过时自愈。又名贴脐截疟丸，胡椒　雄精各等份　研末，将饭研烂为丸，如桐子大，外以朱砂为衣。将一丸放在脐中，外用膏药贴上，疟即止，神验。

禳疟法　用红纸包米一撮，茶叶一撮，铜钱三十文，包时断不可令人见，亦不可令人知。包成，次日于清晨出门，直走所向之方，不可回头，暗抛路旁，亦忌人见，抛后即头直走，不可回顾，由别路归家，其病如脱。又未发前，抱大雄鸡一只，著怀中，时时惊动，令作大声，无不瘥。

瘟疫

辟瘟方 名太乙流金散 雄黄三两 雌黄六两 矾石 鬼箭羽各一两五钱 羚羊角烧二两 上五味治下筛，三角绛囊盛壹两，带心前，并挂门户上。若逢大疫之年，以月旦青布，裹一刀圭，中庭烧之。瘟病人亦用此烧熏之。又名雄黄散。雄黄五两 朱砂 菖蒲 鬼臼各二两 上四味，捣筛末，以涂五心、额上、鼻、人中及耳门。又马骨一块，装红布小袋内，佩带身旁，男左女右。又向东桃枝煎汤，日浴二次，自然不染。又黑豆一撮，暗投水缸，忌人见。又贯众一个 白矾一块 放水缸内，亦效。又艾炷密熏卧床四角，不令人知。又苍术为君，倍用 羌活 独活 白芷 香附大黄 甘松 山奈 赤箭 雄黄各等份 为末，面糊丸，如弹子大，黄丹为衣，晒干焚之。又苍术 雄黄 丹参 桔梗 白术 川芎白芷 藜芦 菖蒲 皂角 川乌 甘草 薄荷各五钱 细辛 芜荑各三钱 以上俱用生料，晒干研末烧熏，可辟瘟气，屡试神验。又红枣二斤 茵陈八两，切片 共烧烟熏，可免瘟气。又苍术末 红枣 共捣为丸，如弹子大，时时烧之，可免时疫传染。又凡入病家，用香油调雄黄、苍术末，涂鼻。既出，用纸条刺鼻孔，取喷嚏，再饮雄黄酒一杯，决无传染。又雄黄研细末，水调多敷鼻孔中，即与病人同床，亦不传染。真神方也。

治瘟方 凡闻病人汗气，入鼻透脑，即散布经络。初觉头疼，即用芥菜子研末，温水调填肚脐中，隔布一二层，上以壶盛热水熨之，至汗出而愈。又苍术 良姜 枯矾各等份 为末，每用一钱，以葱白一大个捣匀，涂手心，男左女右，掩肚脐，手须高起，勿使药著脐，又以一手兜住外肾，女子掩住前阴，煎绿豆汤一碗饮之，点线香半炷，久可得汗。如无汗，再饮绿豆汤催之，汗出自愈。并治大头瘟。

瘟疫心腹疼痛 白乌骨鸡，杀之破开去肠杂，扑心上即愈。或用血涂心上，亦可。并用鸡肉煮汤食，极效。或用癞虾蟆破开，扑心上，亦效。愈后须戒杀放生，免再传染。

酒熨法 治瘟疫，伤寒，时症，或饭后气恼，心口胀闷，填塞不舒。用上好烧酒炖热，将布二块蘸酒，自胸向下搓抹，布冷再换热布，轮替搓抹，如此数次，其气自通而愈。

羊毛瘟 凡男妇大小，陡然腹痛，不过一二时即死。医药不及，用针灸不及施。惟有速往十字街心，或十字路心，于众人日逐往来之处，挖泥土数升，以冷水和丸，如鸡子大，即在病人脐旁，及心窝内外，磨擦良久，俟泥丸稍热，破开看之。如丸中有羊毛，是其症无疑。另换泥丸再擦，以不见羊毛为度。虽已气绝，身未冷者，皆可治。若擦之并无羊毛，即非此症。当另治。又用荞面照上法治之，更妙。

虾蟆瘟 侧柏叶，捣自然汁，调蚯蚓泥敷之。

大头瘟 此症头面肿大，咽喉闭塞，急用延胡索一钱五分 皂角 川芎各一钱 藜芦五分 踯躅花二分五厘 共为末，用纸捻蘸药，堆入鼻孔中取嚏，日三五次，甚效。嚏出脓血者更妙。无嚏者难治。左右看病之人，用此取嚏，亦不传染。又扁柏叶捣烂，鸡子清调敷，又蚯蚓十余条，又名曲蟮，以白糖拌人，碗碟盖好，半日即化为水。至迟一日必化。用鸭毛蘸水敷之即消，百发百中之仙方也。无白糖之处，用蚯蚓粪井水调敷，须戒杀生。又燕子窝连泥带粪捶融，醋调敷立愈。又吴茱萸研末，醋调敷足心，一周时取下即消。如未愈，再敷一周时，必效。又马兰头一把捣汁，将鹅毛搽上，一日五六次，热气顿出，神效。

中暑 宜与霍乱、痧证两门参看

夏天道路受热，忽然昏倒，名中热，切不可误用冷水喷灌，一受寒冷，则不可救。急用稻草即结为长带，曲盘肚脐，外用热土搓碎围之。使人撒尿其中，令温气入腹，久之自愈。又草纸卷成筒，点火向口鼻间熏之即活，甚效。又用布蘸滚水更换，熨脐与脐下三寸。醒后仍忌饮冷水，饮之复死。

中暑暴昏 大蒜捣烂，调冷水小半杯，取茶匙挑灌于鼻孔中立苏。又凡热行道中，自觉头目昏闷，不能支持，速伏道上，口鼻向土立效。

中热口渴面赤，烦躁欲死 掘地深尺余，取净黄土以新汲水调化，敷胸口及脐上。

中暑挟虚昏绝 沉香 檀香 烧熏，令香气满室以达其窍，即醒。

暑风手足搐搦 以苏合丸擦之，并用香薷 黄连 煎水拓胸。

暑症 身热头疼，状如伤寒，烦渴呕吐，昏闷不食。硫黄 硝石各一钱 明矾 雄黄 滑石各五钱 白面四两 井水调敷腹。

暑天怕风 鹅不食草阴干，好烧酒浸一宿，日干，夜间又浸，如此七次。若右边痛，将草塞右鼻，左痛，塞左鼻。一时许，鼻流冷水尽即愈。

受暑大小便不通 用田螺三枚 捣烂，入青盐三分，一作青黛 摊膏贴脐下一寸，一作一寸三分。即愈。

霍乱 与中暑、痧证参看

治霍乱方 细看病人背上，如有黑点，用针一一挑破，出血即愈。若迟一日，则不能救矣。又炒盐填脐内，用艾放脐上烧之，以烧至止痛病醒为度。已死而心头微温者，亦可活。

霍乱腹痛 大蒜捣如泥，涂心上立效。又盐二斤 炒热，用青布包，两包更换，熨腹上，久之气透即愈。又吐泻腹痛，用苍术 藿香 陈皮 半夏 青皮 桔梗 枳壳 苏叶 厚朴 甘草节各五钱 原蚕沙二两 生姜 葱白各三钱 炒热，布包熨，甚妙。

霍乱腹痛，两腿转筋。芥菜子研细末，填脐内立效。又蒜、盐敷脐。又用热醋煮青布，抹胸腹，或擒脚膝，冷复易之。又蒜泥加黄蜡，涂足心。又皂角末吹一豆大入鼻，取嚏即安。又南星醋调涂两足心。又如转筋已死，心下尚温者，用朱砂二钱 黄蜡三两 和匀，烧烟熏口鼻并脐，更贴手足取汗。又转筋而肢冷者，用烧酒摩拓患处效。又男子以手挽其阳物向上，女子以手牵其乳向两旁，即愈。亦治寻常转筋。

脚麻腹泻疼痛熨脐方 倭硫黄 上肉桂 吴茱萸 丁香各一钱 麝香三分 共研细末，每用二分，青葱汁调匀，置脐中，外贴一小膏药，炒热麸皮熨之。不可误入口中。一方无吴萸，有香附，共五味，各等份，掺暖脐膏贴脐上。并治吊脚痧。

脾元虚损，霍乱不吐泻，腹胀如鼓，心胸痰塞。丁香七粒　菖蒲根五钱　甘草炙，一两　生姜三大片　盐一合　炒熨。

痧证 与霍乱参看

刮痧法　择一光滑细口磁碗，另用热水一盅，入香油一二匙，将碗口蘸油水，令其缓而且滑。两手覆执其碗，于病人背心上，轻轻向下顺刮。切忌倒刮。以渐加重，碗干则蘸油水，再刮良久，觉胸中胀滞下行，始能出声。顷之腹中大响，大泻如注，其痛遂减。睡后通身搔痒，或发出疙瘩遍身而愈。今有于颈臂刮痧者，亦能治病。然五脏之系，咸附于背，向下刮之，邪气随降，故毒深病重者，非刮背不可也。此为痧证起死回生简便良方，最灵最稳。吾乡有用铜钱蘸香油或水刮痧者，似较简便。又擦法，以食盐一握，揉擦两手腕、两胁、两足心，并心窝、背心八处，擦出紫红点许多，自然渐渐松快而愈。一切痧胀，及中暑霍乱等症，虽垂死亦活，真良方也。又方，嫩车前草七根　揉软，塞鼻孔内，男左女右。

乌痧胀 即干霍乱　凡暑热痧胀，将烧酒半盅，用头发一团，蘸烧酒向胸前揩擦，以酒尽为度，痧胀即解。又用老姜汁点眼角内，男左女右，汗出即愈。

绞肠痧阴证　吴茱萸　食盐各四两　炒热，用布分作两包，轮熨其脐腹，效。阴证时痧，水足抽吊者。即今之吊脚痧。硫黄　肉桂各二钱五分　炮姜　朱砂各二钱　黑附子五钱艾绒二两　和匀，布包放脐上，熨斗熨之。又辣蓼草八两，捣烂　宣木瓜四两　上二味，同福珍酒二斤，加水煎汤，乘热揩洗手足及遍身，即愈。又樟脑两许一块　布包好，浸入烧酒令透，由背脊顺擦至尾间，数十次即松。又如症轻者，用烧酒、姜汁擦手足。

羊毛痧　此因天气郁勃，潮湿酷热，夜不能睡，将曙露体，乘凉风中，有丝乘虚易入，无论头面手足胸背猝入，则满身刺痛，一刻紧一刻，痛至半夜，白皮入心，咆哮跳跃，面色渐黄而死。治法不用针刮，将现藏烧酒瓮上泥头敲碎，水调捻成泥团，向周身滚转几遍，剥开泥团，见有丝如羊毛色亮，则邪气滚出，自然平愈。此仙法也。案：此与瘟疫门中羊毛瘟相似，当参看。

鼓胀

试鼓法　用盐四两　炒热，绢包放脐上，水鼓，盐化水。若食鼓，盐红色。血鼓，紫色。气鼓，黑色。倘气虚中满，盐水不改，必用白盐试验。

治水鼓方 手按之，下陷不起者是　轻粉二钱　巴豆四钱去油　生硫黄一钱　共研成饼，先以新绵一片放脐上，次以药饼当脐按之，外用布捆紧，如人行五六里自泻下，候三五度，除去药饼，以温粥食之。久患者隔日方去药饼，愈后忌饮凉水。此方治水鼓如神，其余鼓胀，功力稍缓。又取盖屋稻草煎汤，倾入盆内，先坐盆上熏之。待汤温方洗其腹，小便随下黄水，熏洗数次，永不再发。余鼓胀亦可用此法治，惟功力稍缓耳。又杜蒺藜或地骨皮，照前法煎洗，水气自下。

水鼓小便不通 小便通者，亦可治　大田螺四个去壳　大蒜五个，去衣　车前子三钱，研末共捣成饼贴脐中，以帛束定，水从小便出，换二三次痊愈。终身勿食田螺。又商陆根　葱白　捣填脐中，小便利，肿自消。或加麝香三分。

治气鼓方 按之随手即起者是　多年瓦油盏

头连垢腻，火内烧热，合脐上，良久自落，垢腻已净如洗，腹亦平矣。又面黑胁痛者，用大麦芽炒熨。

血鼓　小腹胀有血丝，通身老黑色，皮内有紫黑斑点者是　酒煎荷叶洗。

妇人血鼓　刘寄奴或马鞭草，煎汤熏洗。

食鼓嗳气作酸，饱胀　萝卜子炒热熨。

治实鼓方　甘遂　巴霜　木香各等份　研细末，填脐中。

治五鼓琥珀散　大黄二两　巴豆五钱　牙皂一两五钱　枳壳　萝卜子炒，各四两　琥珀一两　沉香五钱　姜皮捣汁丸。临用研末掺膏贴。凡治胀，皆取三里穴。在膝下三寸外旁，膏药照贴。

一切鼓胀肚饱发虚，小便不通者　脐内先填麝香一分，再用甘遂末　雄黄各一钱　田螺一个　捣敷脐上，以帛束之。待小便大通，即解去。

肿满

卒患肿满　以蓢蕫茎叶埋热灰中，令极热，以敷肿上，冷再易，一日夜尽消。

通身水肿　黍茎扫帚，煮汤浴之。

水肿面浮甚　土狗一个　轻粉二分五厘为末，每嗜少许，入鼻内，黄水出尽为妙。

水肿从脚起入腹能杀人。赤豆一升　煮烂取汁，温渍足膝。

水肿但两足肿　锉葱叶煮令烂，以渍之。日三四度良。

身体暴肿如吹　巴豆三十枚　合皮咬咀，以水五升，煮取三升，绵纳汁中，以拭肿上，随手减消，日五六拭。勿近目及阴。

腹中胀满　绵裹煨姜，纳下部，冷则易之。

上气咳嗽，腹满，体肿。　楸叶三升　煮三十沸，去滓煎，堪作丸如小枣子大，以竹筒纳下部，立愈。

痞积

治痞方　吴茱萸酒炒　布包，走逐熨之。又苋菜，不拘红白均可，拾斤。洗去泥，不必去根，以河水煎汤两大钵，用活甲鱼一个，重十二三两者　不必切碎，入苋菜汤连骨煮烂如膏，去渣，将甲鱼膏薄摊晒干，研末，用麻油八两，熬至滴水成珠，下甲鱼膏四两，如甲鱼膏不足，以铅粉添配搅匀，成膏收之。用青布褙纸一层，量块大小摊贴，七日即消。重者贴至两次，永不再发。屡验。又用水红花新鲜者，同老蒜打烂，量入皮硝一二两　捏成饼，比痞块大一团，放痞上，用袱包扎紧，待干再换，则痞自消。又水红花子熬膏，入麝香少许，贴之。又红芥菜子即猪血芥　不拘多少，生姜汁浸一宿，大约芥子一酒杯，加麝香一钱，阿魏三钱，同捣极烂如膏药，摊青布上，贴患处，外用汗巾扎紧，一宵贴过，断无不消。又名药猪胞，麝香一钱　阿魏三钱　水红花子　大黄　归尾　甘遂　急性子　甘草各一钱　上为细末，用猪尿胞一个，量痞块大小，用尿胞大小，装入干烧酒半胞，将前药末放入胞内，紧扎住口，用白布将胞兜扎于患处，俟块化尽即去之，不可迟也。又桌椿树皮在上中者佳。要一大束，去粗大，止用白皮二斤，切碎入锅内，水熬，沥去渣，用文武火熬膏，薄摊布上，先以生姜搓出垢腻，后以膏药在锡茶壶烘热，贴痞块上。其初微痛，半日后即不痛，候其自落，一张即好，永不再发。贴膏时微撒麝香少许于膏上，然后贴之。贴上膏药，周围破坏出水即愈。虽胀满腹硬过脐者，贴一二张亦见效。孕妇忌用。又雄黄 白矾各一两 为末，面糊调膏，摊布上贴之。俟大便胀满而极多者即愈。此秘方也。又葱白汁 姜汁各四两 水胶八两 好黄酒二盅，同水熬成珠，摊狗皮上，贴患处。

治诸积及气血食 三鼓白马粪，同大蒜捣敷。

治卒暴癥方 蒜十片，去皮，取五月五日户上者 伏龙肝鸭蛋大，一枚 桂心一尺二寸 上三味合捣，以陈酒和之如泥，涂著布上，掩患处，三日即消。又腹中暴癥，有物如石，痛刺啼呼不治，百日死。用商陆根捣汁或蒸之，以布藉腹上，以药铺布上，以衣覆之。冷即易，昼夜勿息。

治鳖癥 陈酱茄烧存性 入麝香 轻粉各少许 脂油调贴，奇效。

治积块龟鳖癥 白马尿同白僵蚕捣敷。

治发癥 乃由人因食而入，久即胸胃间如有虫去来。惟欲饮油 油一升 以香泽煎之，安病人头边，以口鼻临油上，勿使饮，及传之鼻面，并令有香气，当叫唤取饮，不得与之。必疲极眠睡，其发癥当从口出饮油，人专守视之。并备石灰于旁，见癥，以灰粉手捉癥抽出，须臾抽尽，即是发也。初从腹出，形如不流水中浓菜，随发长短，形亦如之。无忌。又胸喉间觉有癥虫上下，偏闻葱豉食香，此是发虫故也。油煎葱豉令香，二日不食，张口而卧，将油葱豉置口边，虫当渐出，徐徐以物引去之。无所忌。

食积

治食积 凡饮食停滞，胸膈胀满，或大便不通，或大便泄泻，或年老，或体虚，难以攻击内消者。用乱发一个，剪断 酒曲一个，小者二三个亦可 葱白七个 老姜二钱 胡椒七粒 以鸡蛋一个 破壳，倾入碗中，将各药捣融，和入调匀，用隔夜灯油煎成一饼，贴病人心口下胃脘处。先用灯油于胃脘处顺擦十次，再贴。如嫌太热，用纸隔贴亦可。用布带束住，冷则煎热再贴，约一二时，似觉松动，即便取去，其病立愈。屡试神效。若治小儿，药料可以稍减。又紫苏熨法亦极神效。见伤寒门。

食积血痞 葱白捣，和蜜摊布上，贴患处，用熨斗微火熨之。

治积聚，及老人虚寒便秘。巴霜 干姜 良姜 白芥子 硫黄 甘遂 槟榔各等份 饭丸，清早花椒汤洗手，麻油涂掌心，握药一丸，少时即泻。欲止泻，冷水洗手。

治老人伤冷，及难化之物。生姜或紫苏煎汤，揉擦心胃肚腹，气通即食自化。或煎汤倾，浴盆中坐揉。

噎膈

开膈方 用牛口涎以盐涂牛口即有涎。狗涎吊狗一脚，即有涎出。童便煮大附子一个。

先涂麝于掌心，俟附子脐发时，取弄嗅之，并嗅其汤，亦能开关。又雄鸡破洗，置大碗内糊纸，饭上蒸熟戳孔，以笔管插入含吸之，俟热气冲入，喉自开。

开关丹 胆星一个 瓦楞子一钱五分 生矾 枯矾 雄黄 牛黄 琥珀 乳香 没药 珍珠 白降丹各五分 白砒用人粪黄泥固煅，取五分 麝香一分 以青鱼胆丸如芥子大，掺膏贴。

咳嗽

咳嗽熏法 天南星 款冬花 石钟乳 郁金 雄黄各等份 为末，以生姜一片含舌上，用艾烧药，含烟入喉中，取效。

久嗽不止 罂粟壳末，或五倍子末，掺膏贴脐上。又咳从脐下起者，用补骨脂末掺膏贴，纳气归肾自止。

干咳嗽 火郁也。姜汁和蜜擦背佳。

胸膈胀满，咳嗽不安。宫粉 香油入铁器内，熬数滚离火，用头发一团蘸粉，擦胸膈数次即愈。并治各项咳嗽亦效。又荞面 鸡子清和成团擦之。

劳嗽，火嗽，久嗽，干嗽，食积嗽，酒嗽。用青黛 瓜蒌 贝母 研末，和白蜜为丸，擦之甚佳。

咳嗽呛逆 雄黄一钱，研细 黄纸三张 用鸡蛋白将雄黄调匀，搽黄纸上晒干，卷成纸管，插入笔管或烟筒内，烧燃吸之如吃烟样，少顷呕吐嗽止。一日一次。忌食诸物七日，惟食白粥。如嫌气味难受，食白煮猪肉即解。

哮喘

治哮吼妙法 喉内有声而气喘者是 病发先一时，用凤仙花，又名指甲花。连根带叶熬出脓汁，乘热蘸汁在背心上，用力擦洗，冷则随换，以擦至极热为止，无则用生姜擦之。再用白芥子三两 轻粉 白芷各三钱 共研为末，蜂蜜调匀作饼，火上烘热，贴背心第三节骨上，贴过热痛难受，正是拔动病根，务必极力忍耐，切勿轻易揭去。冷则将药饼启下，烘热再贴，一饼可贴二三日。无论病愈未愈，多备药饼换贴，不可间断。轻则贴一二日，重则三四日，或五六日，永不再发。虽患此数十年者，贴至数日断根。无论寒热虚实盐酱醋酒哮吼皆治，药味不可加减。并治痰气结胸及咳嗽痰喘。

治寒哮 白果 麻黄各等份 捣塞鼻。

治远年近日哮喘痰嗽 蝉蜕去足 轻粉 马兜铃各一两 生灵脂 生雄黄 杏仁 生砒各五钱 淡豆豉四十九粒 以生姜、葶苈自然汁丸，如黄豆大亦可，以姜汁化一丸，临卧擦胸。

痰实气喘 紫苏子 白芥子 萝卜子各等份 炒熨。

痰喘上气 南星或白芥子，用姜汁调敷足心。

治肺热闷不止，胸中喘急，惊悸，客热来去欲死，不堪服药，泄胸中喘气方 桃皮 芫花各一斗 以水四斗，煮取一斗去渣，以故布手巾纳汁中，敷胸温四肢，不盈数日即歇。

定喘方 巴霜 姜汁为丸，橘皮裹塞鼻。

呕吐

治呕吐，噎膈，反胃，**通用方** 胡椒八分 酒药一个 葱头五根 捶融，有热用茶炒，无热酒炒，贴心窝。

呕吐面赤，手足心热者 竹茹 生姜绞汁，绵浸擦胸口。

治呕吐并治嗳气，痞气，及哮喘有声 金沸草 代赭石 土朱各等份 研末，醋调涂胸口。

大吐不止 附子煎汤，抹足。

闻药即吐百治不效 取家中灶心土药店买者不真，则不效。水为丸，塞两鼻孔，即不吐，极效。

呃逆呃，一作咳

阴寒呃逆 明雄黄二钱 烧酒一杯 煎七分，急令病人嗅其热气即止。又好硫黄 乳香 陈艾各二钱 为细末，用好酒一盅，煎数沸，乘热气使患者用鼻嗅之。外用生姜擦胸前，最效。又黄蜡烧烟，熏二三次即止。

虚寒呃逆 麻黄 酒煎，嗅其热气。或烧麻黄烟嗅。又羌活 附子 茴香 木香 干姜 盐各等份 布包，烘热熨之。又如阴火上冲者，用龟甲 熟地各四两 黄柏 知母各二两 麻油熬，黄丹收，摊贴脐下。

久病呃逆 姜汁，白蜜和匀，擦背。

偶然呃逆 纸捻通鼻，取嚏即止。

泻痢

治寒泄 胡椒末和饭作饼，敷贴脐上。又热柴灰布包敷。又炒盐敷。又糯米酒糟和盐炒敷。又酒炒艾绒作饼敷。又胡椒、大蒜作饼敷。又艾叶 灶心土 门斗灰 吴茱萸 共为末，醋炒敷，均效。以上各方均敷贴脐上。又车前子 肉桂各等份 研末纳脐。

治热泄 车前子捣汁，调甘草末 滑石末，各等份 敷脐。

气虚暴泄 硫黄 枯矾 朱砂各等份 研细末，丸纳脐。泻不止，用艾一斤坐身下，以火烘脚。

久泄不止 大蒜捣贴足心，或贴脐中。又大蒜须加银朱捣融，敷脐眼内，立止如神。又土木鳖半个 母丁香四粒 麝香一分 共为细末，口水调为丸，如黄豆大，纳脐中，外用不拘，小膏药贴之立止。并治痢疾。

小儿水泻不能服药 巴豆三粒 黄蜡三钱共捣烂成膏，贴脐上，用绢帕缚住，半日即愈。如噤口不食者，加麝香三厘，同贴。并治痢疾。又香白芷 干姜各一钱 共研细末，以蜜为膏，先用酒洗脐温，微热后贴膏，用鞋底烘热，熨膏上，气通即愈。

宁和堂暖脐膏 治水泻、白痢神效。孕妇忌贴。香油一斤，一方用麻油 生姜切片，一斤 黄丹飞过，八两 熬膏摊布，再加红药丸贴脐上。红药丸方：硫黄三钱 母丁香一钱麝香三分 加独蒜数枚，一方不用。捣如泥，入前三味，研匀为丸，如桐子大，飞过朱砂为衣。

四时暴患泻痢四肢脐腹俱冷者。煎百沸汤，令患者坐深汤中，浸至膝上为度。生阳之药，无速于此。按：百沸初出，恐不能即坐，或者先熏，俟其稍凉方坐浸耳。

治痢方 胡椒一岁一粒，打碎 大鲫鱼一个，去头尾骨肠 入椒末捣浓，敷脐上，甚效。又茜草一握 煎水浸两足底。又梧桐叶三四斤煎水洗足。又巴豆一粒 绿豆 胡椒各三粒 布包捶碎，用红枣二枚，捣为丸，敷脐上，痢即止。止后即去药。

又 川椒五钱，研末 麝香一分 大枣一枚，去皮核 将二药末掺枣上，放入肚脐，不拘何等膏药盖之。

痢疾点眼法 初胎小儿粪瓦上焙干，一钱雄黄四分 梅花冰片五厘 为极细末，水调点两眼内角。无论红白痢，及噤口痢危笃者，皆神效。

红白痢 葱二十四根，连须，不见水，用布拭去泥 真麻油十二两 铅粉四两 将葱入油熬去渣，入铅粉收膏，油纸摊贴肚脐，一周时一换，三张痊愈。孕妇忌贴。又吴茱萸 黄连 木香各等份 研细末敷脐。

泻痢至于脱肛 石榴皮 陈壁土 加明矾少许 浓煎熏洗，再用五倍子炒研细末，敷托而上。

痢后脱肛 五倍子三钱，研末 白矾一块 水煎洗，并可研末涂少许于肛门四旁。又五倍子炒黄为末，放热鞋底上熨之。又经霜浮萍草，新瓦焙干为末，热鞋底上熨之。

噤口痢 田螺一个 捣碎入麝香少许 罨

脐中，引热下行即效。又细辛五钱 牙皂一钱 葱三根 酒药子半个 大田螺一个 共捣成泥，敷脐中，候干即去药，自然饮食。又新大附子一个 切片，贴于新石灰上，洒之以水，俟热，即取附子片贴脐上，冷再换贴，三四次愈。又雄黄 巴豆 朱砂 蓖麻子 麝香各等份 捣为细末，和蜜为丸，如芡实大，收好不可泄气。放眉心，以膏药盖之，一炷香久，腹内自响，即思饮食，去药而愈。此方百发百中，可以预合济人。又黄瓜藤经霜者更效，烧存性 香油调敷肚脐上。又吴茱萸研末，醋调敷两足心极效。此亦引热下行之法。又木鳖子仁六个 分作二分，用面烧饼一个，分作两半只，用半饼作一剂，纳在内，乘热覆在病人脐上，一时再换半个热饼，其痢即止，思饮食。又苍术 甘草 陈皮 厚朴各等份 为粗末，用布包之，放在肚上，将熨斗熨布上，逼药气入腹。病者觉腹中爽快，即将药放枕头下，以受药气。一日连熨三四五次，痛痢渐止，即能饮食矣。又真乌梅一斤打碎，熬水十数碗入一桶内，令病人坐桶上，周围堵塞，不令出气，使热气冲上粪门，如温即洗，其人即睡去，随扶令安卧，待醒即思饮食。先以粥汤半盏食之，少顷再食，不宜饱餐，当渐渐加增。小儿乌梅减半，用之，神效。又铁秤锤或砖石 烧红，放瓦盆内，好醋淬入，令病人闻之。一日数次，甚效。

冷疳痢 莨菪子，熬令黄，捣为末，和腊月猪脂更捣，令熟为丸。绵裹如枣许大，纳下部中，因痢出即更纳新者，不过三度即瘥。

疗疳法 男妇小儿久痢，百方不效，此方最验。用丁香 麝香 黄连各等份 捣为末，似杏核大，取竹筒吹入下部。小儿取核子，量力减之，不过三四度瘥。

外治寿世方卷二

海宁邹存淦俪笙辑　新安胡增彬谦伯校　嘉兴马星樵重校句读

身

身体麻木　芥子末，醋调涂之。

遍身瘙痒　苍耳子约半斤，煎水洗之效。又茵陈煮浓汁洗之。

风燥身痒　威灵仙　零陵香　茅香各半斤　干荷叶　藁本　藿香　白芷　甘松各四两　上锉细，每用四两，水一桶半，熬数沸，于房内沐浴。

遍身生泡　桃枝连叶煎汤频洗。

身上无故生蛆　蛇蜕研末，麻油调擦，蛆出自愈。

体臭　竹叶十两　桃白皮四两　水一石二斗，煮取五斗，浴即香。

皮里作痛　不问何处，用何首乌末，姜汁调成膏，涂上，以帛裹住，火炙鞋底熨之。

皮肤血溅　以煮酒坛上纸数张，扯碎如杨花，摊在出血处，按之即止，勿扯去。

治筋疙瘩　五倍子一两　密陀僧一钱　共研末，水调涂，膏药贴之。日久自消。

飞丝缠住耳鼻手足等处，肿痛不已　威灵仙，煎浓汤洗，即愈。

头

偏正头风　此症发时，虽盛暑亦觉畏风，痛不可忍。用荞麦粉炒热，加醋再炒，乘热敷上，用布包紧，勿令见风，冷则随换，日夜不断自愈。愈后鼻流黄水数日，从此断根。此治头风第一验方。并治寻常伤风头痛，惟气虚及风火虫痛不效。又陈年黑鱼头，煎汤，熏数次，断根。又斑蝥一个，去头足翅　隔纸研细为末，筛去衣壳，将末少许，点膏药上，如患左痛贴右太阳，右痛贴左，隔足半日取下，永不再发。久贴恐起泡。又硫黄一钱　川椒取红色者，去子，为末三分　二味拌匀，熔成小饼，左疼塞左鼻，清涕从右鼻出，右疼塞右鼻，正疼左右俱塞，清涕流尽即愈。又真蕲艾，揉融为丸，时时向鼻嗅之，以黄水出尽为度。又凤尾草捣融，加麝香一分拌匀，敷囟门上甚效。又天时阴雨即发，用桂心末一两　酒调涂额上顶上。又决明子三钱　研末，水调贴太阳穴，甚妙。又木槿子，烧烟熏患处。又藁本　细辛各五分　白芷一钱　辛夷八分　共研细末，用纸条四条卷实，将火点着，以烟熏鼻，日熏二次，即效。又谷精草一两，为末　白面糊调摊纸上，贴痛处，干易。又谷精草末　铜绿各一钱　硝石五厘　随左右嗜鼻。又川芎五钱　晚蚕沙二两　僵蚕如患者年岁之数　水五碗，就砂锅中，以厚纸糊满，中开钱大一孔，取药气熏蒸痛处，每日一次。虽年久者。三五次，永不再发。又生牛蒡子梗叶，无梗叶，用根。取自然汁两碗，陈酒一碗，食盐八分，共熬成膏，涂之。须极力搽热，乃效。凡头风抽掣作痛者，用此必愈。

偏头痛　鲜萝卜捣烂，绞自然汁，加冰片少许调匀，昂头灌入鼻孔，左疼灌左，右疼灌右，少时即愈。又蕲艾一团，如胡桃大　生半夏少许，研极细末　剪棉料纸一方　将艾铺纸上，半夏末放艾上，连纸药共卷如小指粗，塞鼻孔内，左痛塞右，右痛塞左，隔一宿，俟鼻内流出清涕为度。倘一次不愈，再塞一次，则无不除根矣。又生姜三片　将桑皮纸包好，水湿，入灰火中煨熟，乘热将印堂两太阳各贴一片，以带缠之，立愈。并治太阳风寒头痛。又白芷　细辛　石膏　乳香去油　没药去油，各等份　为末，吹入鼻中，左痛吹右，右痛吹左。

头痛　远志末嗜鼻。又大鲜红萝卜皮，贴太阳穴。又吴茱萸煎浓汤，以绵染，频拭发根。又荞麦粉冷水调敷，痛去立愈。又柚叶同葱白捣烂，贴太阳穴。又年久者用萝卜子　生姜各四钱　捣取汁，入麝香末四厘　灌入鼻中，立止。

头风沐方　葶苈子煮沐，不过三四度愈。又川椒二升　以水煮取汁，沐发良。又川芎　羌活各一两　薄荷　甘草各二两　僵蚕每岁一条　上药水煎。每日中早晚各洗一次，以三日为止。忌见风。

头痛觉热　白蕃薯切片，随痛处贴之，干即易。

头风畏冷　桑木烧灰淋汁，乘热熏洗效。

虚火头痛　用南枣切片，贴两太阳穴效。

风痰头疼　苦瓠膜取汁，以苇筒灌入鼻中，其气上达脑门，须臾恶涎流下，其病立愈。干者浸汁亦效。其子为末，吹入亦效。年久头风皆愈。

湿气头痛　甜瓜蒂末，嗜入鼻中，口含冷水，取出黄水愈。

湿热头痛　黑牵牛七粒　砂仁一粒　研末，井华水调汁，仰灌鼻中，待涎出即愈。

风气头痛甚者　乳香　蓖麻仁各等份　捣饼，随左右贴太阳穴，解发出气，甚效。

头风风眼　荞麦，作钱大饼，贴眼四角，以米大艾炷灸之，即见愈。

头皮虚肿　薄如蒸饼，状如裹水。口嚼白面，敷之良。

头皮肿痛　好鸡蛋黄白调匀，涂肿处即愈。又杏仁捣膏，和鸡子黄，杵涂帛上厚裹之。干则又涂七八次愈。又杏仁杵为膏，涂之。

头面发肿猪头风　野苎根数两　捣烂，敷之即愈。

琉璃头疖　旧鞋底烧灰，菜油调搽，神效。

头上软疖　野芋头磨醋敷。或用大芋捣敷亦效。又鸡肫皮　明矾为末，麻油调涂。

头疮不愈　菖蒲末，油调敷，日夜各二次。

头上薄皮疮　马齿苋熬水，每日洗二三次即愈。

头疮生蛆　以刀刺疮破，挤丝瓜叶汁搽之，蛆自出。

头上疮不干　用鞋底泥擦上，即效。

头面癣疮　生白果中切断，频擦取效。

小儿头疮　桃枭烧研入腻粉，麻油调搽，又杏仁烧灰敷之。又麻子五升　研细末，绞汁和蜜敷之。又糯米饭烧灰，入轻粉，清油调敷。又旧油头绳烧灰，油调涂立愈。又乌梅烧存性研末，生油调涂。

秃疮一名腊黎，又名癞头　麻子二升　熬焦末，以猪脂和涂之。发生为度。又初起者，用紫甘蔗皮，煅存性，香油调搽。又东行枣根，长三尺，以中央安甑中心蒸之，以器盛两边汁，敷头即生发。又取烂熟黑椹三升　于磁瓶中，三七日化为水，以涂洗之，发生。妙。又蜗牛数十条洗之，二次痊愈，神妙。

白秃疮　白面　豆豉　和研敷。又紫草煎汁涂之。又雄黄末　猪胆汁，调敷即愈。

小儿秃疮　冷泔水洗净，以羊角葱捣泥入蜜，和涂之，神效。又陈火腿骨烧灰，如痒加矾少许，麻油调敷。不生发用老姜擦。又楸叶捣汁涂。又芜菁叶烧灰，和脂涂。

小儿白秃疮美首膏　百草霜　雄黄各一

两　胆矾六钱　轻粉一钱　榆皮三钱　用石灰窑内烧红流结土渣四两　共为细末，猪胆调，剃头后涂之。神效。

头风白屑　桑灰汁沐之良。又楮木作枕，六十日一易新者。又藜芦末煎汤，洗头半干时，再用藜芦末掺上，令入皮内，用布扎紧，数日即愈。又王不留行　白芷各三钱　研末，干掺一夜，梳去即愈。

脑漏一名鼻渊　白鹁鸽翎毛三钱　擦生漆丝绵一块，如无丝绵，即揩漆布亦可，须问漆匠铺买用　将二味于瓦上焙脆存性，共研细末，入冰片少许　令病人仰卧，用笔管吹入鼻内，不过三四次即愈。又大蒜切片，贴足心，取效止。又真松花粉，时时嗜入鼻中。又荔枝烧灰存性，绵裹塞鼻内，立效。又烧酒半壶，煎极滚，鼻吸热气入脑内，数次即效。又玉兰花蕊，塞鼻即愈。

脑破骨折　蜜和葱白捣匀，厚封立效。

发

沐发方　取生柏叶细锉一斗，煮取汤，沐发妙。又桑根白皮切一升，淹渍煮五六沸去滓，沐发，数数为之，不复落。又桑根白皮　柏叶各一斤　宣木瓜半斤　泡油，搽头即润。男子煎水洗数次，亦黑润也。

发不生　侧柏叶阴干作末，和麻油涂。又生胡麻油涂之。又用米泔水洗净，以柴灶内百草霜五钱　水粉二钱　研匀，生麻油调搽。又妇人秃鬓发稀，用川椒四两　酒浸，密室中，日日涂之，自然长出。

发短而少桑叶　麻叶一方作麻油　用米泔

水煮汁洗之，洗至七次，可长数寸。

发易脱落　榧子三个　胡桃两个　侧柏叶一两　捣浸雪水梳发，永不落且润。又覆盆子榨汁，日涂之。

头脑内痒渐至发落　芦荟　苦楝子各一钱　为末，吹入鼻内，数次自愈。

发黄而赤　生柏叶一斤，研末　猪油和为丸，如弹子大，每日用一丸。米泔水放开洗之，一月后色黑而润。

令发长黑　蔓荆子　熊脂等份　调涂之。又生麻油桑叶煎过，去滓沐之。

白发还黑　生麻油浸乌梅，涂之良。又用盐汤洗沐，以生麻油和蒲苇灰敷之。

染发令黑　醋煮黑豆去渣，煎稠染之。

蒜发　蔓青子油，日日涂之。

咬发癣　黄连　黄柏各五分　飞丹　枯矾各一钱　松香二钱　烟膏四钱　研末，以紫草、黄连，浸油调搽。

发中生疖如珠，相染不已　此名火珠，迟则难治。急用生萝卜捣烂，好醋泡透敷之。

鬌发疮　生头上如葡萄状。用黄柏一两　乳香二钱五分　为末，槐花煎水调敷。

鬈边疽　数年不愈者。用猪猫头上毛各一撮，煅灰　又雄鼠粪一粒　研末，以青油调搽立愈。

眉

眉毛不生　芥子　半夏等份　为末，生姜自然汁调涂，数次即生。又桑叶七片　日日洗之，一月复生如旧。发落亦然。又芝麻花阴干为末，用楷灰加麻油调涂。又黑芝麻花阴干为末，以黑芝麻油泡之，日搽数次自生。又旋覆花　天麻　防风各一钱　共研末，麻油调敷。生旱莲草捣敷，数日即生。并治发落不生。又雄黄末一两　好醋调搽即生。

眉毛脱落　蔓青子四两　炒研，醋和涂之。

眉上生疮　肥皂烧存性　枯矾要烧透　各等份为末，麻油调搽，先用白矾泡水洗净。

面

面上生疮　急寻有壳蜗牛一二个　捣融摊纸上贴之，中间留一小孔出气，初起用之神效。又方鹿角烧，研末　猪胆调搽。又生杏仁捣烂，以鸡子清调匀，捻成煎饼，至夜洗面后敷之，旦即洗去，连敷数夜自愈。

面上生五色疮　温盐汤绵浸拓疮上，每日五六度，二三日自瘥。

肺热面疮　苦丝瓜　牙皂荚等份　烧灰，油调搽。

面肿　杏仁杵为膏，搽之自消。

面上粉刺　又名酒刺，由肺经血热而生轻粉　黄芩　白芷　白附子　防风各一钱　为末蜜丸，每日洗面时，多擦数次。临睡复洗面擦之，三日消痕灭迹。又白矾酒调敷。又白蔹　白石脂

杏仁各等份　捣末，以鸡子白和匀，用井花水洗净敷之，三五次即效。

面上风刺　黑牵牛，酒浸三宿为末，先以姜汁擦面后，用药涂之。

面上雀斑　白茯苓末，夜夜敷之。二七日愈。又紫背浮萍　汉防己　煎水洗，或晒干为末，搽之甚效。又苍耳草嫩叶尖和盐少许捣烂，五六月间，日擦十余次，效。又鹰屎白，水调敷之。又附子　蛤粉　茯苓　白芷　陀僧　山奈各五钱　共为末，蜜调擦面上，次日洗去，甚效。并治酒刺。

面皯　李子仁和鸡子清涂上，则落。又皂角子　杏仁各等份　研匀，夜以津和涂之。又橙核湿研，夜夜涂之。又白附子末以水和涂，频频用，即落尽。

雀卵面皰　桃花　冬瓜仁等份　研末，蜜调敷。

面上靥子　七月七日午时，取瓜叶七十一片，直入北堂中面南立，逐片拭靥即灭。

面上黑子　鹅不食草煎汤，日洗之。

面上黑气　半夏焙研　米醋调敷，不可见风，不计遍数，从早至晚，时时敷之。如此三日，皂角汤洗之，面莹如玉。

面黑令白　天门冬晒干，和蜜捣作丸，日用洗面。又栝楼瓤三两　杏仁一两　猪胰一具同研如膏，夜夜涂之。令面光润，冬月不皱。

面黑皮厚　羊胫骨末　鸡子清调，每夜敷，早以米泔水洗去。十日后，面白皮嫩，神效。

面生皱纹　大母猪蹄四个　洗净煮成膏，卧时搽面上，次早洗去，半月后即不绉矣。

冬天面唇皱破　熟猪油，夜夜敷之。

面上瘢痕　蒺藜子　山栀子各一合　为末，醋和匀，夜涂旦洗。

洗面光彩　轻粉　滑石水飞净　杏仁去皮，取霜，各等份　为末蒸过，加冰片少许，一方并加麝香少许。用鸡子清去黄调匀，洗面敷之。一月后色如红玉，名红玉膏。又顶上金色密陀僧一两　研细末，用人乳或蜜，调如薄浆糊，每夜略蒸，待热敷面，次早洗去，半月后面光如镜。又冬桑叶煎浓汁收藏，冬月早晨用一酒杯掺入水内洗面，光滑如镜，面亦不冻。

两腮赤肿又名疰腮　醋调陈石灰敷。又丝瓜烧存性，研末，水调涂。又皂角二两　生南星二钱　糯米一合　共为末，姜汁调敷，立效。又大黄　白及　五倍子　共为末，鸡子清调搽。轻者用靛花或磨鹿角搽，重则用此。

被酒仆石，面额俱伤，血流不止　水磨橄榄汁涂之，信宿而愈。

目

明目枕　荞麦皮　绿豆皮　黑豆皮　决明子　菊花　同作枕，至老目明。

洗眼方　每年九月廿三日，用桑叶煎水洗

657

目一次，至老永不昏暗，且夜能看细书，其妙无穷。桑叶须五月五日，六月六日，立冬日采者为佳，同黑芝麻等份，蜜丸，名为扶桑丸。能除风湿，乌须明目。

一切眼疾 箬叶即蒉叶 烧灰，用布淋汁洗之，洗久自效。又韭菜根洗净，用橘叶外裹，男左女右，塞鼻中，过夜即愈，屡效。又青萍少许 研烂，入顶上梅花冰片少许，贴眼皮上，过夜渐散，治努肉攀睛，神效。又冬天取净腊雪，将大荸荠同雪水磨粉晒干，加冰片少许入鹅毛管中，点眼神效。

治赤眼 黄丹 白蜜调贴太阳穴，止痛立效。又以盐汤洗之。又用人乳浸黄连蒸过，频点神效。又烧荆木出黄汁敷之。又芙蓉末水和，贴太阳穴。又姜汁调飞矾，涂眼皮上，痛即止。又雄狗尿乘热搽，如神。又五更头，用自家热小便蘸洗。又涩痛者，用三七磨水涂眼眶胞，效。又桑叶为末，纸卷烧烟，熏鼻取效，又荸荠汁涂上，即效。又日久不愈者。用蕤仁选白净者，去壳，研细，去净油，不净不效。调白蜜，用骨簪点眼内角，即能退红止痛，效验之至。

风火眼 童便煎甘菊汤，频频洗之。又久害不愈，尚未生翳，用生姜汁一点即愈。

烂弦风眼 羖羊胆去其中脂，满填好蜜，拌匀蒸之候干，即入瓶细研，为膏点眼。以蜜采百花，羊食百草，故名二百味花草膏。又真麻油浸原蚕沙二三日，研细以箆子涂患处，不问新旧，隔宿即愈。名一抹膏。又薄荷以生姜汁浸一宿，晒干为末，每用壹钱，沸汤泡洗。又覆盆子叶捣取汁，以皂纱蒙目，将笔蘸药汁，画两眸子于纱上，然后以汁滴之，当有虫出。

目中风肿 枸杞根白皮 伏鸡子壳等份

捣极细末，著目上。又捣杞汁洗之，日六七度。

目赤生翳 枸杞子捣汁，日点三五次，神验。

明目去翳 鹅不食草捣汁熬膏，一两 炉甘石火煅，童便淬三次，三钱 上等磁器末一钱五分 熊胆二钱 硇砂少许 为极细末，和作膏，点翳上，一夜取下。用黄连黄柏煎汤洗净，如有再点。又好焰硝一两，铜器熔化 入飞黄丹二分 顶上梅花冰片二分 铜筷搅匀，入磁瓶收之。以蜡封口，勿令泄气。每点少许，其效如神，名天赐膏。又治远年攀睛翳膜，名五蜕散。人蜕即指甲，乳汁炒，为末 山甲炒 蝉蜕洗净，炒 龙蜕即蛇壳，炒 凤蜕即鸡蛋内白膜，炒 上为极细末，每用三厘，令患者含水一口，患左眼吹入右鼻，患右吹左，再以锡作眼样，合患眼上，如此三次，则翳膜或血丝俱落。又书中白鱼末，注少许于翳上。又刮怀妊娠人大指甲末，乳调敷即愈。又新象牙物件，水磨点翳膜上即去。又新象牙磨屑，将生男乳浸透，点之即退。

眼中起星 以人乳磨山慈菇汁，滴目中，日三四次。又鹅不食草塞鼻，左眼塞右，右眼塞左。又白蒺藜三钱 水煎洗之，三日即无星。初起者效，久则不能去。又樟脑 东丹等份研细末，磁瓶盛储。如患左眼有星，将药末半匙，吹入右耳，以绵塞耳，隔宿即愈。患右吹入左耳。

眼中息肉 马齿苋一大握 洗净，和芒硝少许 绵裹，安上频易之。

目生努肉 或痛，或痒，渐覆瞳人，杏仁去皮，二钱五分 水粉五钱 同捶烂，绵裹箸头，蘸点之。又好梨一个，捣汁，以绵裹黄连少许，浸汁，仰卧点之。又急起努肉，不过半日即遮白眼，一日即遮黑眼者，用刀上铁锈，滴凉水少许，以筷子头磨起锈水点患上，频点即开。

目中生管 即努肉之类，以上各方亦可治生白蜜涂目，仰卧半日洗去，每日一次，自愈。又樱桃三个，去核炒 研末，纸卷条烧，熏之即消。

眼中如有虫行，痒不可忍 羌活 枯矾 硼砂 共研细末，入口无渣方合用。口水调如米大。时将一丸，纳入眼中，少顷枣汤洗下。

眼内生虫 红枣去核 用黑矾填满枣内，入炭火煨过，研为细末，再用朴硝放砂锅内，熬炼滴水成珠，取出候冷，不必研。用枣矾末一二钱 朴硝五六分 一并和匀，开水对冲，露一夜洗之，三五次即愈。

眼边生虫 鲜色铜绿三钱，研末 以生蜜浓调涂粗碗内，用艾叶烧烟，将碗覆艾烟上熏之。须熏至铜绿焦黑为度，取起冷定，以人乳调匀，饭上蒸过涂之。并治眼边湿烂红肿，及痘后风眼，诸药不效者，用此如神。

眼皮生珠 俗名偷针。生南星研末 生地黄等份 同捣成膏，贴太阳穴，肿自消。又臭虫血，每日点敷，神效。又用蛇蜕皮点之。又白及磨水点之。又精猪肉贴之。

眼泡生珠，生菌，坚凝不痛 取过江珠丝缠之，即落。凡蜘蛛牵丝搭过屋者，谓之过江。又樱桃核磨水，采之自消。并治眼皮生瘤。

眼珠缩入 老姜烧热，敷眉心即愈。

眼珠伤损 凡眼珠打出，或触伤，或火炮冲伤，用南瓜瓤捣烂厚敷，外用布包好勿动，渐次肿消痛定，干则再换。如瞳人未破，仍能视物。瓜以愈老愈佳。如无南瓜，用野三七叶敷，或用生地黄浸酒捣敷亦可。南瓜，北人呼为倭瓜。又用牛口涎日点二次，避风即愈。忌酒并各热物。又如火药冲眼欲瞎者，急用热小便频洗，自愈。又如眼珠受伤突出，赶紧揉进，用生猪肉一片 当归 赤石脂末各少许 掺肉上贴之，即愈。又眼目打伤青肿，以生半夏为末，水调涂之，即效。

眼见黑花，或黄白不定。此肝肾虚风上攻。附子泡 广木香末，各一两 青盐一两五钱 牛酥二两 鹅油四两 朱砂二钱 冰片一分 熬膏涂顶上。

眼生萝卜花 大萝卜一个 剜空，入生鸡蛋白一个 包好，种土内，待开花结子后，取鸡蛋白研细，加白芦甘石以浮水者为佳，用童便浸七日，用炭火销银朱锅内煅红，再入童便内浸十日，晒干，研末，一钱 真熊胆五分 顶上牙色梅花冰片一分五厘 共为末，调蜜点眼，一日一次，七日痊愈。神效。

眼生花翳，涩痛难开。慎火草捣汁，日点三五次。

两目忽然不见 取地上三尺下黄土，搅水澄清，洗之。又令人嚼母姜，用舌日舐六七次，以明为度。

头风痛坏一目 川贝母一粒 白胡椒七粒 共研末，葱头汁为丸，如柏子大，用膏药贴太阳穴，目可重明。

眼盲脑痛 鲤鱼脑并胆等份 调以注目

眦，日三良。并治雀目。

雀目 雀头取血，滴眼中即效。

目热雀盲 地肤苗叶，煎水洗。

青盲内障 雄鼠胆 鲤鱼胆各一个 和匀，每日早起滴之。又猪胆一个 微火煎之。可丸如黍米大，纳眼中，食顷良。

双目不明 黑豆一百粒 黄菊花五朵 皮硝六钱 水一盅，煎七分，带热熏洗，五日换药再洗，一年后可以复明。平日忌茶，并戒恼怒。又鸡胆一个 入蜜半匙，以线扎紧，再入猪胆内，挂房檐下，通风不见日处，二十一日去猪胆，留鸡胆。先以人乳点患处润之，少刻用骨簪蘸鸡胆点上，遍身透凉，流泪出汗，二三次即明。忌茶百日。可将霜降后桑叶煎汤代茶饮，并忌恼怒。

目多泪 鲫鱼胆七个 人乳一盏 和匀，饭上蒸一二次，点眼，其泪自收。

眼瞠成漏 凡眼下空处生疖，出脓流水不干，日久成漏，诸药不应者。柿饼，去皮取肉，捣烂涂之，十日痊愈。

拳毛倒睫 五倍子为末，蜜调敷眼皮上，其睫自起，又摘去拳毛，以虱子血滴数次愈。又木鳖子一个，去壳 捣烂，绵裹塞鼻，左目塞右，右目塞左，一二夜，其睫自出。切不可将毛拔去，拔后重出硬而更拳，将为终身之累。又冬天壁上干苍蝇研末，时向鼻内嗅之，立愈。或用饭蝇塞鼻，立效。又无名异为末，掺卷在纸中作捻子，点火吹灭，以烟熏之，其毛立起。

蟹睛 鳝鱼血，晒干蘸点。

眼癣 杏叶煎汤洗。又铜绿 胆矾或加明雄黄 涂碗上，以牙皂 荆芥 薄荷 艾叶卷纸捻点，熏升黄色搽之。

暑月行路眼昏 薄荷叶揉汁滴。

茫草沙石等眯目不出 磨好墨以新笔点注目中瞳子上。又盐 豉各少许 著水中，临目视之即出。

麦芒入目 煮大麦汁注眼中即出。或煮水洗。又用蛴螬虫即粪草堆内之灰白虫 捣烂敷眼上即出。并治竹木入眼。

蟾酥入目 紫草取汁，点之即消。

泥沙入目 顶粗牛膝一条，约二寸长，本人自行嚼烂。患左眼于口内右嚼，右眼左嚼。吐出搓丸，塞于两眼角，其泪流必多，少刻泥沙裹药尽出。虽肿痛欲瞎，无不立效。

尘芒入目 生藕汁滴入自出。或用大藕洗捣绵裹，滴汁入目中。

尘屑入目 人指甲以津唾磨浓，点之顷刻，一抹即出。

飞丝入目 白菜揉烂帕包，滴汁二三点即出。又荷花缸内细泥汁，点之即消。又芥菜汁点之。又桑叶汁点之。又凡诸药不效，赤肿痛甚者，以滚水一杯，入食盐少许 明矾三钱 将舌尖浸入水片刻，其丝自落水中。又好墨磨浓，用新笔蘸点眼角内，闭目片时，其丝自然成块，用手轻抹即出。杂物入目，亦可治，并可散翳。或用京墨点眼，以灯草拨去。

烟渣入目 用乱头发或棕榈，缓缓揉之即愈。勿用汤洗。

石灰入目 生栀子煎浓汁频洗。

箭头入目 米糖点入，待其发痒，一拔即出。

杂物入目 鸡冠血滴少许，入眼能出。又新桑根皮，洗净捣烂，入目拨之自出。

耳

治聋 鲤鱼胆滴耳。又取蛇膏塞耳中神效。又乌公鸡脂绵裹塞耳效。又甘草末吹入左耳，甘遂末吹入右耳即通，两药须两处买。又以竹筒盛鲤鱼脑，蒸之令烊，以灌耳中。又雄黄 硫黄等份 绵裹塞耳中，数月闻。又老鼠胆汁滴耳中，二三次效。又菖蒲 附子泡，各二两 捣末，以苦酒和丸，如枣核许，绵裹卧即塞耳中，夜一易之，十日有黄水出，便瘥。又蓖麻子百粒，去皮 大枣十九枚，去皮核 捣丸，如杏仁大，纳于耳中，二十日瘥。又取杏仁七枚，去皮 捶碎为三分，以绵裹，各于中著一裹盐，如小豆许，以器盛于饭甑中蒸之。候饭熟，出一裹，令患者侧卧，和绵捻以油汁入耳中，久又以一裹进前捻之，瘥为度。又左耳聋，妇人常有之，多怒故也。右耳聋，男子常有之，好色故也。用麝香三厘，或用羚羊角代 研末，先入耳中，然后用好烧酒滴两三点入耳中，又用葱一棵去头梢取管，插入耳中，以通其气，少顷即愈。

耳暴聋 芥子末，人乳和丸，绵裹塞，日二易。又椒目 巴豆肉 石菖蒲 松香各一钱五分 为末，以蜡融化和匀，作筒子样，绵裹纳

耳中，一日一换，神效。

耳忽聋闭 木香研末 酒浸一宿，取酒滴入耳中，少顷倒出，二三次即瘥。

两耳聋闭 北细辛末一钱 将黄蜡熔化为丸，如鼠粪大，以绵裹塞耳，一二次即愈，切戒恼怒。又甘草 生地 研极细末，胭脂包三分，日间塞耳。甘遂 草乌 研极细末，绵花包三分，晚间塞耳，甚效。又真麝香一二分 绵包塞耳，一日后，耳中如雷鸣，屡试神效。

耳塞聋闭 生麻油日点三五次，候耳中塞出愈。

耳聋不闻人声 松脂四分 巴豆去皮心，熬 麻子仁 蜡 熏陆香 石盐各二分
上六味，捣如膏，丸枣核大，纳耳中，三日一易，取瘥。

肾虚耳聋 灵磁石如豆大一块 同穿山甲煅末，绵裹塞耳中，口含生铁一块，觉耳中如风雨声，即通。又声响如风水鸣，如钟磬音者，用真川椒 巴豆 菖蒲同研细，以松香 黄蜡为丸塞耳，一日一换，初起者数日即通，神效。

病后耳聋 生菖蒲汁滴之。

耳聋有脓 番木鳖一个 磨水滴耳，即效。又蒲黄末掺之。又鸡冠血滴入耳内，即愈。又乌贼鱼骨去甲，炙 釜底墨各二分 附子泡，四分 禹余粮 龙骨 伏龙肝各二分 上六味，捣末取如皂荚子许大，绵裹纳耳中，日一易，取瘥，有虫加麝香一豆大。

耳出脓汁 杏仁炒黑捣膏，绵裹纳入，日三四易，良。又胭脂绵五分，煅存性 枯矾一钱

上研末掺之。

耳中脓水不干　石榴花瓣不拘多少，炙脆研末，加冰片少许　再研吹耳，自愈。又羊屎弹烧灰，一钱　枯矾　轻粉各五分　上为末，用绵花卷净耳内脓，将苇管吹入，效。

聘耳出汁　陈皮烧研，一钱　麝香少许为末，日掺立效。又青皮烧，研末　绵包塞之。又韭菜自然汁入滴三次。

耳出臭脓　龙骨煅　五倍子炒　乳香　枯矾　血余灰各等份　为末，卷净脓水，吹之。

聤耳脓血出　附子末，以葱涕和，灌耳中，取瘥。单用葱涕灌亦佳，须侧卧令入。又桃仁熟捣，以故绯绢裹塞耳中，日三易，以瘥为度。又釜月下墨。以猪膏和绵裹纳耳中，日再。又黄连　附子泡，各等份　捣末，先用绵花卷净恶物，然后以药末少许，微微吹入，良。

耳中肿痛，并出脓血。　橄榄核烧存性每一枚，入冰片二厘　研极细末，吹入耳中，即愈。

耳常出血　五色龙骨煅　研细末，吹入耳中即止。又人牙煅存性　出火毒，入麝香少许共研吹之。

耳内有虫，脓血不干。鸡蛋一个，香油炒猪肝四五钱，香油炒　黑芝麻一升，炒研　同捣融，微火烘暖，布裹贴耳外，血虫出尽即愈。

耳烂　胭脂　陈皮　灯草烧灰，各一钱　冰片一分　研匀吹之。

耳内生粒，如棉花子大，极痛，名耳疓。

人指甲瓦上焙枯存性研末，加牙色梅花冰片少许　吹入，极效。

耳闭不通，又作痛。大田螺一个　拨开盖，入麝香五分，自化成水滴入。又每日平明，以大指食指捏住鼻孔，勿令泄气，咬牙努目，目唇闭紧，使气俱入耳窍，闷极放手，时时行之，久则自效如神。

耳卒疼痛　蒸盐以软布裹熨之。又瓦松捣汁灌之。

耳底痛　郁金磨汁滴之。又鲜虎耳草捣汁滴之。

耳鸣耳痒　生乌头一个　乘湿削如枣核大，塞耳，日换数次，过三五日便愈，久恐成聋。

耳鸣　生地黄　截断塞耳，日十易之，瘥。或用纸裹微火中煨之塞，又巴豆二枚，去皮熬　桃仁二枚，去皮熬　松脂大豆许　捣作二丸，绵裹塞耳中。

耳疳，震耳，缠耳，聤耳，风耳。各症俱系耳内闷肿出脓，但脓色不一，而名各异。耳疳则出黑色臭脓，震耳则出青脓，缠耳则出白脓，聤耳则出黄脓，俱由胃湿与肝火相兼而成。惟风耳则出红脓，偏于肝经血热，俱宜用酱茄不宜多　自然油滴之。俟脓浮出，再用核桃仁即胡桃　研细，拧油去渣，每油一分，入冰片二分，用少许，滴耳自愈。又青鱼胆和冰片，滴之即愈。又桑螵蛸一个，烧存性　麝香一分　研末掺入，神效。有脓先绞净，又鲜鱼血滴入，甚效。又白矾煨，研，入麝香少许，绵裹塞耳中。又头发瓦上烧，存性　研末，每一钱加冰片七厘研匀，吹少许入耳，效。又虫蛀竹灰加麝香

少许 吹入，神效。

耳内外生疮 蚯蚓粪为末吹入。或用麻油调搽。又黄柏五钱 马齿苋一两 为末敷之。

耳外湿疮 大鸡腰子一对，蒸熟，去皮 枯矾三分 共捣融，加顶上冰片一二分 敷之。并治小儿胎毒及头面耳前后一切湿疮兼羊须疮。又黄丹一钱 松香八分 轻粉 枯矾各一分 共为细末，香油调擦效。

耳下生疮 用铅粉掺之。

耳后锐毒 大天南星，煅存性，醋调涂三次，即愈。

耳被挖伤 金头蜈蚣一条，瓦上焙，存性研末吹入，立效。又青鱼胆一个 红花一钱 元参 生地各二钱 蒸出浓汁，灌入耳中，即愈。

两耳冻疮 生姜自然汁，熬膏涂。又橄榄烧研细末，油调涂之。并治足上冻疮。

两耳脱落 用人发入瓦罐，以盐泥封固，煅过为末，急以所伤耳蘸药，安于旧处，再用老姜嚼融，四围厚敷。用绸捆定自安。并治鼻落治法同。

耳中有物不出 用弓弦或麻绳，将一头搓散，用好鱼鳔黏着，放耳内，其物徐徐引出。

百虫入耳 姜汁少许滴之。又人乳滴之。又韭汁灌之。又胆矾和醋灌之。又车缸脂涂孔上自出。又猫尿滴之。生姜擦猫鼻即有尿。又桃叶作枕枕之，虫自鼻出。或火熨桃叶卷之，取塞耳立出。

蛆虫入耳 杏仁捣如泥，取油滴之。又皂矾掺之，即化为水。

壁虎入耳 鸡冠血滴入即出。

蜈蚣入耳 炒肉放耳边，闻香自出，烹鸡更妙。或用生姜汁，或韭菜汁灌入，即出。

蚂蝗入耳 取田中泥放耳边自出。

蜒蚰入耳 生半夏末，麻油调涂耳门，虫闻香即出。又蒜洗净捣汁滴之，未出再滴。又羊乳滴之，化水流出。又白洋糖熟水调浓汁滴入，亦化为水。

飞蛾入耳 用铜器向耳边敲打自出。

蚂蚁入耳 穿山甲烧研为末，调水灌入，又用手将耳扯动即出。

蚤虱入耳 菖蒲末炒热，盛袋枕之，其虱自然而出。

壁虱入耳 用稻秆灰汁灌。

水银入耳 枕金器自出。

水入耳中 薄荷汁滴入，立效。

鼻

鼻血 用线扎紧手中指第二骨节弯屈之处即止，左流扎右，右流扎左，双流双扎，极效。又井底泥和苔藓贴囟上立止。又石榴花瓣塞之。或以萝卜子藕汁滴入鼻内。或火煅龙骨吹入，俱可。又薄荷叶塞之。又大蒜一枚，去皮，研如泥 作钱大饼子，厚一豆许，左鼻出血，贴左足心，右贴右足心，两鼻俱出俱贴，立效。又莲蓬壳煅存性 吹鼻。又栀子烧存性研末吹之。又槐花末吹之。又猝然以水噀其面，即止。又左衄以绵塞右耳，右衄塞左耳，神应。又青蒿纳鼻中，即止。又井水磨陈京墨，灯草蘸塞之。又多年溺壶，于火上烘热，向鼻熏之，立止。又生吴萸研末，津调涂足底涌泉穴，用山栀炒黑研末，吹鼻中，效。又青菜叶塞鼻，即愈。又纸条浓蘸真麻油入鼻取嚏，效。

鼻中息 鹅不食草捣烂塞之，自落。又藕节有毛处一节，烧存性为末，吹患处，效。又甜瓜蒂末七月七日收者更妙 白矾末各五分 绵裹塞之。或以猪脂和挺子塞之，一日一换。又白矾一钱 硇砂五分 共为末，以三四分吹之，其息肉即化。

鼻中塞肉不通利 细辛 瓜蒂各等份研末吹鼻中，须臾涕出，频吹即愈。又陈瓜蒂捣末，敷塞肉上，取瘥。

鼻塞不通 麻鞋烧灰，吹之即通。又通草 细辛 附子 共为末，蜜调绵裹纳鼻中。又菖蒲 皂角去虫蛀者 共为末，每用一钱，绵裹塞鼻，仰卧少时，效。皂角末单用吹之，亦通。

鼻室痛 杏仁 白芷 细辛各一钱 全蝎两个 焙末，麻油调敷。

鼻痔 霜梅一个 蓖麻仁七粒 生矾少许同捣匀，绵裹塞鼻内，一日夜即愈。又轻粉二钱杏仁七粒去油 白矾五钱 共为末，吹入痔即化水。又甜瓜蒂四钱 甘遂一钱 枯矾螺壳灰草乌灰各五分 为末，麻油调作丸，如鼻孔

大，每日塞入一次，其痔化水，肉皆烂下而愈。又顶上梅花冰片点之，虽痔肉垂下亦入。或用生藕节连须瓦上焙枯研末，和顶上冰片水调敷。

齇鼻 将铁磨石上取末，猪油调绵裹塞鼻，肉出愈。又干姜为末，吹鼻中，或蜜调塞鼻。

疳虫蚀鼻生疮 绵裹人屎灰，夜卧著之。又烧牛狗骨灰末，以腊月猪脂和敷之，瘥。又烧故马绊末敷之。又取乌牛耳垢敷。又取牛鼻头津敷之，良。

鼻内生疮 黄柏 槟榔 共为末，猪油调敷。又嫩桃叶捶烂塞之，无叶用枝亦可。又紫荆花阴干为末贴之。又元参研末吹入，或以水将元参泡软塞之。又陀僧 白芷各二钱 共研末，蜡烛油调搽甚效。又杏仁油和盐涂之。

鼻流清涕不止 荜茇末吹之，有效。又生花生四五斤 入锅内，合患者亲手拌炒，炒之数次即愈。

老人鼻流清涕 大蒜捣贴足心。

口鼻生疳蚀烂 青黛搽患处，每日十次，每夜五次，三四日愈。

鼻皶赤泡 密陀僧二两 细研，每夜用一钱，人乳调涂，早洗去。

风刺赤鼻 大风子仁 木鳖子仁 轻粉硫黄 为末，夜夜津调涂之。

酒皶赤外 桐油入黄丹、雄黄敷之。又食

盐研细，每早擦牙，噙水漱口，吐入手中洗面，月余自愈。又白果嚼融，和甜酒糟，夜敷日洗，甚效。又马兰子花捣封之佳。又荞麦面烧灰研细，麻油涂之。又鸬鹚矢末，以腊月猪脂和涂之。

各项鼻病 凡鼻渊，鼻痔，鼻中肉块，鼻塞. 鼻疮等症，用辛夷花苞又名木笔花 去赤肉毛子，以芭蕉煎水，泡一夜焙干为末，加麝香三厘 葱白蘸入鼻孔，数次极效。

鼻中生毛，昼夜可长一二尺，渐粗如绳，痛不可忍 此食猪牛羊血过多所致，用猪毛焙存性 研末，吹入鼻中即愈。如食牛羊血过多者，或加牛羊毛亦可。

鼻垂红线尺许，痛甚欲死 真硼砂顶上牙色梅花冰片各一钱 为末，以人乳调之。轻轻点在红线中间，顷刻即消。

诸物入鼻，胀痛不出。牛油如枣核大，纳鼻中，油溶则物润而随出矣。

唇

唇中肿大 生蒲黄二钱 川连顶上梅花冰片各一钱 共为细末，麻油调敷。

唇肿破烂流水 黄连二两 铜绿五钱 枯矾一钱五分 宫粉三钱 熬膏，临用加冰片五厘麝香一厘 敷。

口唇肿黑，痛痒不可忍 大铜钱四个 于石上磨猪油，时时擦之。照疗疮法治亦可。

唇疮 以头垢敷之，日三。又东壁土敷之。又胡粉敷之。又白梅瓣贴之。开裂出血者即止。又饭甑上滴下汗，擦数次效。又白荷花瓣贴之，亦妙。

嘴唇四围，疮如黄蜡 旋覆花瓦上煅，存性研末，真麻油调涂。又葵花根瓦上焙，存性研末，麻油调涂更效。

唇破生疮 瓦松 生姜汁捣融，入盐少许，敷之。

唇燥生疮 青皮烧研，猪脂调涂。

嘴唇翻转，形如猪嘴，名唇菌 此心脾热毒所致，对时必死，无药可救，急烧两手少商穴，在两手大指内外甲缝之中，不上不下即是。一面用蚯蚓十条，捣烂 吴茱萸二钱，研末 加灰面少许 热醋调敷两脚心，用布捆住，半日一换，以愈为度。或用溏鸡粪敷。

唇干裂痛 桃仁捣烂，和猪油调涂即愈。

唇燥舔舌 松毛煮老豆腐贴之，日换数次，良。又橄榄磨汁涂之。或以橄榄炒研猪和涂之。

茧唇 口不能开合，风热蕴于脾经也 青皮烧灰 黄柏各等份 为末，猪脂调涂，效。又用新白布作卷如酒杯大，烧捻放刀口上，俟刀口汗出，取汁涂之。日搽十余次，效。并以青布烧灰，冲酒服。又五倍子 诃子肉等份 为末，香油调敷，神效。

紧唇 炙松脂贴上，又以蜡片炙贴之，一宿瘥。又取膝头垢，绵裹烧敷之。又烧人屎灰敷之。

缺唇 蟹烧灰，二钱 乳香 没药去油，各二分半 熟水和涂，即生肉。

口与唇癌参看

口臭难闻 每早洗面时，用白牵牛粉擦牙漱口，日久自无此病。又密陀僧一钱 醋调漱口。又真藿香常噙口中即解。

口疮 陈白螺蛳壳烧存性 加儿茶少许为末，吹敷即愈。又生黄柏蜜炒为末，敷之。又萝卜自然汁，频漱去涎。又草乌 南星各一个 生姜一块 为末，临卧时，贴两手足心，便愈。又缩砂壳煅研涂之。又茄蒂烧灰敷之。又白杨嫩枝铁上烧灰，和脂敷之。

天行口疮 橄榄核仁，研敷之。又五倍子末擦之，吐涎则愈。

口吻生疮 世谓之肥疮，一名燕口疮 楸白皮及湿贴之。数易，取瘥。又掘经年葵根欲腐者弥佳，烧灰敷之。

口舌烂疮 蚯蚓 吴茱萸同研末，醋调涂足心。又川黄连 北细辛各二分 生研极细末，以小管吹入疮上，神效。此方热因寒用，寒因热用，功成而无偏胜，大人小儿并治。切忌入喉。

口内上腭生痈 亦名悬痈。生口上腭，形如紫葡萄，舌难伸缩，口难开合，鼻内出血，时作寒热，急用食盐烧红 枯矾各等份 研细末，以筷头蘸点，日三五次自消。

通治口舌生疮，及风火牙疼。上热足凉者 白矾三两 热汤化之。以足浸半日，即效。

舌

舌胀满口 醋调锅底烟子，敷舌上下，多敷更效。又蓖麻子四十粒 纸上取油，将油纸烧烟熏舌即消。若舌上出血，熏鼻中自止。

木舌肿强 用糖醋，时时噙漱。又僵蚕一钱 黄连蜜炒，二钱 为末擦之，痰出为妙。或单用僵蚕为末，吹之。

舌肿 柴灶内百草霜，和酒涂舌下，即愈。又朴硝 白矾为末，擦。或用朴硝 绿矾煅 敷。

小儿舌肿 以食盐 百草霜为末，井水调敷。

舌忽肿，出口外，或长数寸，此亦心火极所致。用雄鸡冠血一小盏，以舌浸之。即缩。或照舌肿各方治之 又真川连三四钱 煎浓汁，以舌浸之，亦效。

舌下肿痛 蒲黄五钱 煎浓汁去渣，含口中数次，极效。又肿痛欲死者，皂矾二钱 瓦上焙红研末，醋调敷。

喉风，舌大如胕，不急救即死。用冰片一分 火硝三分 青黛二分 僵蚕五分 胆矾二分 硼砂三分 共为末，吹之即愈。

舌苔语蹇 薄荷自然汁，和白蜜姜汁搽之。

重舌 陈醋一碗 五灵脂一两 入铜杓内，煎三沸为度。沸即离火，用箸搅之，沫平再煎，候冷，将醋少许频含，待涎沫满口即吐，勿咽下。又牙皂角四五挺，须不蛀者，去皮核，炙焦 荆芥穗

二钱　共为细末，以米醋调涂肿处，即消。

舌硬生衣　犀黄　朱砂各一分　元精石二两　共研细末，将舌尖刺出紫血，用此药搽之，即愈。

舌出不收　用辰砂敷之。或暗掷盆碗作坠地声，惊之即收。

伤寒热病后，舌出寸余不收　顶上梅花冰片　研细掺舌上，应手而缩，须用五钱方效。并治舌长过寸及小儿舌肿。

舌出口角，时时摇动　此名聻舌风。用翠乌舌舌须阴干备用　在两额点戳几下即愈。

舌忽缩入　银针刺破舌尖，出尽恶血，以蜡烛油搽之即愈。又生艾捣敷。

舌上出血　槐花炒为末，掺之。又头发烧灰，醋调敷之。又茅草根　生车前子　乱发各为末，吹擦。

舌梗出血　木贼四钱　煎水，嗽口即止。

舌烂　吴茱萸三四钱　研末，好热醋调敷两足心，用布捆好，对时一换，甚效。或兼用人中白散治之。见齿部。并治咽舌生疮。

小舌落下　以食盐炒热，点数次即上。先用箸将大舌压住，然后点之。又盐橄榄并核烧存性　研末，吹之。

补断舌法　凡人遇含刀在口，割断舌头，已垂落而未断，用鸡蛋内白软皮套住舌头，另以天花粉三两　赤芍二两　姜黄　白芷各一两为末，蜜调涂舌根，以白蜜调白蜡，稀稠得宜，

敷在鸡蛋皮上，日敷数次，三日舌自接住，去鸡蛋皮，再用蜜蜡勤敷，七日痊愈。又如跌仆穿断舌心，血出不止，以鹅翎蘸米醋频刷断处，其血即止。或用瘦猪肉片贴之，更妙。又活蟹一个，炙干，为末　敷上，即能生肌。药宜预制，以备急用。又活蟹烧灰　乳香　没药各二钱　涂之即生肉。如咬去唇舌，用川乌　草乌　为末，摊纸一条，以凉水调合，贴之即不觉疼。

齿

固齿方　取老鼠头骨牙同盐煅存性，研细，以擦动牙，牙即收上不摇。又生竹叶去梗，净一斤　生姜四两　净白盐六两　先将竹叶熬出浓汁，又将姜捣汁用熬，沥渣，将盐同熬干，如遇牙痛，用擦一二次即愈，名竹叶膏。又腊月腌猪羊骨煅灰，研细，每晨擦牙，不可间断，至老而其效益彰，头上齿骨亦佳。

取齿丹　活鲫鱼一条，重十两　以白砒一钱入腹内，放无风无猫犬处，七日鱼身发白毛，用鸡毛拂下，以少许膏药收之。每遇病牙，取些些膏贴齿，片刻即落。又用白马尿浸茄根三日，炒研为末，点在牙根，须臾其牙可落，切勿近好牙。又大蒜一个　捣烂，入白龙骨末一二分　拌匀，贴痛处，半时即下。

齿牙疼痛　老蒜二瓣　轻粉一钱　同捣融敷经渠穴，在大指脚下手腕处寸脉后即是。用蚬壳盖上扎住，用别物盖亦可。男左女右，少顷微觉其辣，即便揭去。随起一泡，立时痛止，泡须挑破，揩尽毒水，良效。又上方，如不知穴处，即用老蒜捣烂如蚕，豆大，敷在大指二指手背上微窝处，亦极神效。又独头蒜煨热切，熨痛处，旋易之。亦主虫痛。又槐条熬浓水者，盐炒干擦。又烧牛膝根末，以绵裹著齿痛处含之。又黑豆煮酒，频频嗽之。又用溺壶烘热熏

667

耳。又石膏二两　俱半生半熟，研细末擦之，当永无齿痛。如痛者擦四五次效。又骨碎补二两，铜刀切细，以石上生者为佳　食盐五钱　桑椹子五钱　瓦锅内熬成膏，去净渣，早晚擦牙，良久吐之。不惟可治牙痛，且能固齿益髓，去骨中毒气。牙动将落者，擦一月后，再不复动。又川椒三分　细辛二分，此味必须称准，多则头必牵引作痛　白芷　防风各一钱　共用滚开水泡透，时时含水入口，片刻吐去再含，无论风火虫牙，莫不见效，不可轻视。又石膏二钱　胡椒三粒　共研细末，敷之极效。又老生姜瓦焙，二钱，入枯矾一钱，共为末，涂二次即愈。又乌梅烧存性研末，临用加顶上牙色冰片少许，擦之。又壁钱包胡椒末，塞痛一边耳，手掩枕之，额微汗愈。又黑山栀　桑叶　二味泡汤，乘热嗽口，不痛乃止。又冰片　朱砂等份　共研末擦之。又瑞香花含之即止。又火硝　雄黄　元明粉　共为末，擦患处效。又雄黄　没石子各一钱　细辛五分　共为末，左痛用少许吹入左鼻孔，再用少许吹入右耳，右痛吹右鼻左耳。

风热牙痛
大黄　瓶内烧存性研末，早晨揩牙嗽口，名紫金散。并治一切牙痛去口气大效。又甜瓜蒂七枚，炒研　麝香少许　和之，绵裹咬定，流涎。

风火牙痛
松木节一小片，咬痛上，立止。又杉树皮煎浓汤嗽之。又辣椒根即辣茄根煎浓汤含漱。又五倍子末，冷水调敷腮颊，甚效。又生地捣烂，加潮脑少许，不可过多，捶匀贴患处，吐出涎水，神效。又苋菜根烧灰敷之。又生丝瓜一条　擦盐少许，火烧存性研末，频擦，涎尽即愈。腮肿用水调末，敷之极效。又北细辛　北五味各二分　共捣为丸，塞痛处，立效。

风虫牙痛
皂角子末，绵裹弹子大两个，醋煮热，更互熨之，日三五度。

虫牙痛
雄黄末和枣肉为丸，塞牙缝，日换数次，极验。又蛇床子三钱　煎汤一盅，乘热嗽，二次即止。又川椒盐水炒，七钱　枯矾三钱　共为末，每日擦牙甚效。

立止牙痛
荜茇一钱　川椒　石膏各五分　青盐四分　共为细末，点痛处即止。

牙齿肿痛
李根白皮，煎水含嗽。又隔年糟茄烧灰，频频干擦。又酱茄陈年者佳，烧存性为末掩患处。

齿根肿
松毛一把　盐一合　以好酒三升，煮取一升，含之冷即吐，瘥即止。又马齿苋嚼汁含之。

阴虚牙痛
缓痛者是。生附子　研末，口水调敷两足心，极效。又胡桃壳四五斤　打至粉碎，加川椒　食盐各少许　熬成浓汁摊冷，时时嗽齿，甚效。

打动牙疼
蒺藜子或根为末，日日揩之。

牙龈肿烂出臭水
芥菜根烧存性　研末，连敷六七次，效。又瓦松　白矾各等份　水煎嗽之，立效。又刀豆壳烧灰，加冰片擦，涎出即安。

走马牙疳
牙根腐烂者是　凡大人热病之后，及小儿痘症后，火毒流于胃经，致有此患，势甚危急，甚则落牙穿腮透鼻，一二日即能致命，故有走马之名。言其骤也。此症有五不治。不食烂舌根者不治，黑腐如筋者不治，白色肉浮者为胃烂不治，牙落穿腮鼻臭不堪闻者不治，山根上发红点者不治。如是凶险，命在须臾，急用生大黄三钱　丁香十粒　绿豆二钱　共研末，热醋调敷两足心，最为神效。仍照后金鞭散治之。庶几十可救五。又名金鞭散。绿矾五两，煅赤透　人中白三两，煅　明雄二两　真麝香顶上梅花冰片各一钱　先将银针挑刮去腐肉紫血，然后将药研末敷之。吐出毒血恶涎，方能愈也。又名赤霜散，专治走马牙疳，用红枣一枚，去核　入红砒一粒，如黄豆大　扎好放瓦上，炭火炙至枣枯烟尽为度，取出用碗盖住候冷，加顶上梅花冰片一分，研末，将患处洗净吹入，效甚。久烂之孔，生肌亦速。又柳花烧存性。入麝香少许搽。又陈年南枣核，烧灰研末掺之。又屋上猫屎，经过霜雪雨淋日晒色已白者，取下瓦上炙灰研细，放在地俟冷，加冰片少许，研和吹之。虽延及喉间者，立愈。又蒲黄炒擦即愈。又生附子一钱　生半夏二钱　加葱白共捣烂扎脚底，男左女右，鼻内有气出，即愈。又名人中白散，治男妇大小，走马牙疳。并治咽喉疼痛，腐烂红赤舌肿龈臭映血，牙床溃腐等症极效。人中白　儿茶　真青黛　真硼砂各一钱薄荷　元明粉　马勃各五分　顶上梅花冰片二分共研极细，如灰面细，放舌上无渣为度。掺之。如病重者，加真犀黄三分　珍珠五分其效更速。咽喉痛，用笔管吹入，日三次，夜二次更妙。

牙疳痛　蜒蝣一条　用细夏布包之，揩在患处，二次效。又黄柏末　青苔各一钱　冰片一分　研细擦。

牙缝出血一名牙宣，又名牙衄　苦参一两枯矾一钱　为末，日三揩之，愈。又枯矾敷擦。又童便温热，含之立止。又五倍子烧存性　研末敷之。又百草霜即锅底下煤　敷之。又梧桐泪，研细末，纳缝中即止。又黄豆渣即豆腐店中取过黄豆浆之渣，黄豆为佳，黑豆不可用。敷之立止。

满口牙齿出血　马粪烧存性，搽之立愈。

牙齿稀疏　芦甘石煅研　石膏各等份　日日擦之，不可刷动，久则自密。

牙关紧闭　盐梅擦牙上，涎出即开。

齿折重生　雄鼠脊骨为末，每日擦揩折处，一月内即生。又雌雄鸡屎各十五颗　焙研，入麝香末一分　先将牙根，以针挑破，血出敷之。十日之间，即可重生。

齿黄　糯米糖，烧取白灰，旦旦擦之。

须

乌须法　五倍子一两　铜绿三钱，炒红，用醋淬之。醋不宜多，再炒再淬，凡三次，研碎青矾二钱，炒研　生盐五分，炒　先将五倍子研碎，用铜锅炒至出油成团，放地上摊冷，再将各药研碎，用好烧酒调成面糊样，蒸至镜面为度，不宜久蒸。先用皂角水洗须一次，又用茶洗一次，将药乘热浓染，俟干用热水洗去，其须光润如漆，可保两月不白。又落花生，净肉，炒极焦黑，研极细，捻须一二日后，色黑如漆。又酸石榴结成时，就东南枝上拣大者一个，顶上开一孔，纳水银五钱于中，原皮封之，麻扎定，牛屎封护，待经霜摘下，倾出壳内水，用鱼鳔笼指蘸水捻须，久久自黑。

拔白还黑　先将白须抉去，用猪胆涂孔中，即生黑须。或用白蜡点孔中，不再白也。

腮颊

腮车热肿　赤小豆末和蜜涂之。或加芙蓉叶尤效。又老丝瓜，烧存性研末，清水调涂。

颊东开不能合 皂角末吹鼻，嚏出即合。

下颏脱落 真乌梅捣融为饼，塞满牙尽头上，张口流涎，随手掇上。或口含乌梅一个亦效。

痄腮 葱煎水尽洗，即消。又赤小豆为末，醋调敷。又山栀末 飞面各等份 猪胆汁好醋各半 薄调敷之。

羊须疮 小红枣烧枯，存性，研末 清油调敷。又诸药不效者，以旧绵絮胎烧灰，麻油调涂，立愈。

颈项

项软 五加皮为末，酒调敷顶骨上，干则再易，湿者敷之。

项强 黑豆蒸熟，纳袋中枕之。又生桃叶蒸熟，入袋中，著头上熨之。又蓖麻叶捣敷效。

项后结核，或赤肿硬痛。生山药一挺，去皮 蓖麻子二个 同研贴之，神效。

闪颈促腰 真硼砂研粉，以灯心蘸点眼四角，泪出即松，连点三次，立愈。

燕窝疮 本名发际疮，生头枕骨下，发尽处铜灯盏内青垢刮下，研烂擦之，神效。

对口疮 妇人头上油垢三钱 黑背鲫鱼一个，约一两 猪眼梢一对 同捣烂，敷之。又象贝母研末，敷之。又雄猪眼梢肉三钱 剁烂如泥，加滑石末四钱 和匀，敷患处顶上，以膏药盖之。拔去僵肉，放出黄水即愈。

瘰疬 破琉璃烧灰，菜油调搭，神效。又蓖麻肉 嫩松香等份 千锤摊贴。又蜈蚣一条 瓦焙研末，油调敷。又用铅三两 铁器中熬久，当有脚如黑灰，取此灰和脂涂疬上，或用醋调涂，以旧帛贴之，数换旧帛，拭去恶汁又贴，如此半月许，不痛不破不作疮，内消为水而愈。并治痰核。

咽喉

紫袍散 治十八种喉风。青黛水飞 石青雄黄各一两 胆矾三钱 人中白 硼砂 元明粉各五钱 黄连二钱 真冰片五分 共为细末，磁瓶收藏，勿泄气，急时以二三分吹喉，愈。

单双喉蛾 又名喉痹。生于咽喉关上者轻，关下者重。此症喉闭片时，即不可救。若男子从鼻梁中心寻至顶门，妇人则从后脑寻至顶上，小儿则看两手虎口，如有水泡红子，即有银针挑穿，喉蛾即破。忌见灯火。一面用老蒜捣融，如蚕豆大，敷经渠穴，在大指下手腕处寸脉后即是。男左女右，用蚬壳盖上扎住。用别物盖亦可。片时起一小泡，银针挑破，将水揩净，以去毒气，立刻安痊。再服甘桔汤，金银二花二钱，甘草一钱，桔梗八分，牛蒡子钱半，水煎服。以免后患。无药之处，不服亦可。此方屡试神效。又手指甲烧灰吹入，其蛾立破。或用灯草烧灰吹入，亦验。又治走马喉痹，喉蛾气绝者，用巴豆一粒，去皮 麝香一分 同研匀，以绵裹，随所患左右塞鼻中，如左右俱有，用二枚左右俱塞。

喉闭乳蛾 鸡肫皮勿洗，干烧末，用竹管吹之，立愈。又燕子窠泥 雄黄等份 共研为末，以堆花烧酒调敷咽喉外两旁，即愈。又喉间方觉胀满起泡者，急以食盐用搓手掌心，盐干复易，新盐搓之，数刻即消。又马兰汁嗽之，即愈。又土牛膝根，生掘洗净，忌铁与油，须用指甲摘断，入磁碗中，滴入人乳和拌，用木槌捣烂，然后将碗坐热水中，熬出药汁，以茶匙挑药汁，灌入鼻中，男左女右，片时肿消疾愈，神效。

喉痹 矾石一两 水三升，渍洗手足。又肿痛者，用芥子末水和敷喉下，干即易之。又肿塞不通者，用箬叶 灯草等份 烧灰退火性吹之。

喉肿难食 韭一把，捣熬敷之，冷则易。又蘋根醋捣敷肿处，冷即易。又苦酒和黄蘖末敷之，冷即易。又白面和醋涂喉外肿处。

咽喉卒塞 无药处以皂角末吹取嚏，用李树近根皮磨水涂喉外，良。

缠喉风噤口 急用牵牛鼻绳，将穿鼻一段，烧存性吹之，甚效。又牙皂一两，去皮弦研末，醋调敷外颈上，干即易，极效。并治乳蛾。又芒硝一两 白僵蚕五钱 甘草二钱五分 青黛一钱 共研细末，每取二三分吹之，效。又蟢子窠十余个，墙上者佳 瓦上焙取灰，加冰片少许 吹喉，神效。一方止用蟢子窠，无冰片。又僵蚕炒，去丝嘴 白矾各二钱 共研细末，加冰片少许 吹喉。

急喉风 巴豆一粒 不拘何物包好塞鼻孔，男左女右。又巴豆七粒 细辛八分 共研末，用绵裹，随患左右塞鼻孔，双蛾左右换塞，肿消去之。又年久尿壶垢，瓦上炙研细，吹入立愈。

喉症开关方 牙皂 巴豆共为末，米汤调刷纸上，晒干作捻子，点火以烟熏鼻孔，立能开口，鼻流涕涎，专治十八种喉闭。又头发指甲 各煅存性，红纸卷筒，吹患处。男右用女左指发，男左用女右指发。女左用男右指发，女右用男左指发。

喉中结块，不通水食，危急欲死。胆矾衔口内，恶涎吐尽自愈。

喉卒攻痛 商陆根 切炙热，隔布熨之，冷即易。又捣艾敷之。

忽然口不能言 附子研末，吹入喉中即愈。

喉内生疮，鼻孔亦烂 若作喉风治立死。用白盐梅一个 烧存性，枯矾一钱 穿山甲炙，一钱 共为末，吹喉中神效。或有人中白散见齿部。治之。

喉癣 刀豆壳，烧灰，以二三厘吹之，立效。

风火喉癣 秋蝴蝶花根二两，即射干。秋间开黄花者是 洗净捣烂，甜酒煎汁，含口中嗽三五次，吐出再换再嗽，可以除根。

烟筒伤喉，出血不止。桂圆核去外面黑皮，惟取内核仁，焙捣为极细末，看喉中伤处，用笔管安末吹之，即定疼止血而愈，屡效。并治刀伤出血。

鱼骨哽喉 午日午时，韭地上，面东不语，取蚯蚓粪泥藏之。圆如碎珠，粒粒成块为妙，遇鱼骨哽喉，用少许擦咽喉外皮即消。

外治寿世方卷三

海宁邹存淦俪笙辑

新安胡增彬谦伯校
嘉兴马星樵重校句读

肩腋

担肩痛疖 此惟担夫有之。五倍子烧存性为细末，加黄丹用水飞过 醋调敷之，甚效。

腋下狐臭 凤仙花不拘红白，捣成大丸，挟腋下，待干再换，每日易三四次，二三日内，腋下结有黑坠；以圹灰调水点去，永远断根。又伏龙肝作泥，敷之良。又煮鸡子两枚 熟，去壳，乘热各挟腋下，冷弃之三岔路口，勿反顾，三为之。又好矾石煅研末 绢囊盛之，常以粉腋下，不过十度。又三年苦酒和石灰敷之。又蒸饼一个，劈作两片，放密陀僧细末一二钱 急挟入腋下，略睡片时，候冷弃去。如系一腋狐臭，只用一片夹之，神效。又密陀僧 潮脑各四两 枯白矾二两 轻粉三钱 共为细末，频擦两腋，擦至半月见效，不可间断，半年愈。又姜汁频涂，绝根。又麝香一分 胆矾二分 水粉三分 取田螺二个，将靥起开，以各药入螺中，过一夜，螺肉即化为水，将水擦腋下，其臭从大便出。宜埋土内，恐人闻则头眩晕也。此方极效，勿轻视。

腋下瘤瘿 长柄葫芦，烧存性，研末涂之。以消为度。

手

灌甲初起 用磁锋于甲上刨去一层，并用枯矾末敷之，神效。

油灰指甲 每日取凤仙花连根蒂叶，捣敷指甲上，用布包好，一日一换，月余愈。

指头畏冷 天气不寒，指尖作冷，名曰螺疮。用醋和盐调匀，将指头泡入，自愈。

手丫枝痛 痛苦无奈者，以通草屑为末，用鸡子清调涂，即愈。并治各手指缝生疮肿烂。

手指掣痛 用酱清即酱上汁水 和蜜，温热浸之，效。

指头麻木痛痒 取蜒蝣和银朱，共捣擦之。若迟延不治，必生蛇头蛀节等疔。蛇疔治法，载疔疮门。初起多擦几遍，即消。

指甲生疮 名蛀节。用生黄豆嚼融敷，须先嗽口再嚼。即愈。

甲疽 凡指甲边，生一赤肉突出，时常举发者，甲疽也。用狼毒一钱 黄芪二两 醋浸一宿，入猪油五两　微火上煎取二两，绞去渣，退火气敷之。日换三次，神效。又乳香　胆矾研细末　时时敷之。此症须剔去甲，不药亦愈。若已成疮久不愈者，此方甚效。又皂矾五钱，火煅，候冷，研末　先以盐汤洗疮拭干，以矾末敷之，旧绸裹定，一日一换，神效。

脱骨疽　此症生手足各指，或云生手足第四指者是。或指头，或指节指缝，初生或白色，痛极，或如粟米，起一黄泡，其皮或如煮熟红枣，黑色不退，久则溃烂，节节脱落，延至手足背腐烂黑陷，痛不可忍。顶大甘草研极细末　香麻油调敷，要敷极厚，一日一换，不可间断。忌食发物，并忌抓擦，不出十日即愈，真神方也。或用甘草嚼融厚敷，干随换，日夜不断，数日必愈。

虎口并各手指缝生疮，或肿或烂，痛不可忍，若不早治，即烂入手。鲜蒲公英捶融敷之，数日即愈，又白芷　滑石　黄丹各等份　研极细末敷之。并治手指缝触著纸角衣角，痛痒破烂。又白及三钱，研末　蟾酥一钱　共和鸡子清搽之。

手掌连虎口边肿毒　猪肉台上刮下木屑如膏，作饼贴患处，即愈。

手指及掌生黄白脓泡，痛痒无时，缠绵不已，内必有虫。猪肝切片，和桃叶捶融敷之，神效。

拍蟹毒　即手大指食指间所生，俗名丫指用活蟹杵烂涂之。

沸沸伤臂，皮尽蜕。猫头骨煅灰敷之，效。

掌中红丝断之，血流不止。用灯火烧之，

自能渐收平愈。

热毒攻手，肿痛欲脱。猪油和羊粪涂之。又水煮马粪洗之。

代指　山慈菇研末，醋调敷之。又猪胆和蚯蚓，捣烂涂之。又田螺生捣碎敷之。又蜣螂虫碾末，和酱搽一日愈。又取萎黄葱叶煮汁，热渍之。又蒲公英　苍耳草等份　为末，好醋煎浓，浸洗。又乌梅捣烂，和醋浸之。又甘草煎汤渍之。

手背皲裂　大风子捣泥涂之。

手足皲裂　大萝卜一个，雕空入柏油五钱安炉火上，炖熟候冷，取油擦患处。又白及末水调涂之。

手足皱裂　生白果嚼烂，夜夜涂之。又猪脑髓入热酒中以洗之，自瘥。

手足冻疮　山药一截，磨泥涂之。又老丝瓜烧存性，和腊月猪脂涂。又松香一两黄蜡五钱　将火化和，带热涂患处。作筒笼指头并治代指。又鸽子粪煎浓，水洗数次，效。又冬瓜皮五六两　茄根数两　煎水洗之，自愈。

手足肿　捣苦菜敷之，良。

手足心肿　风也　用花椒研末，和盐醋封之，自愈。

手足麻木　桑枝并叶，煎汤浸洗。

手足心中，勿然肿起，或痛或不痛。或烂或不烂，名穿掌。又名擎疽，又名托盘。生附子切片贴之。或用生附子煎水泡之，更妙，数

日后不痛者，必然作痛作痒，切不可用手搔，仍用附子泡之。或附子切片，加轻粉一分贴，必愈。又溏鸡粪敷之。鲜桑叶捣敷，数次可愈，永戒鹅肉。又未破者，用白盐 花椒末等份 醋和敷之。已破者勿用。

手足生疮久不收口

取大路口多人撒尿木版，烂成白色者，以炭火煅化，研细末，加冰片少许掺之，效。

手足被抓

夜合树皮，取咀煎，浴。

手足软疼

吴茱萸三两 煎汤，热洗三四次，避风即愈。

手足火烂疮

梓叶，煎汤洗，仍以叶为末，敷之。

两臂弯

两腿生疮，痛痒，经久不愈，多年风毒上蛳壳烧灰，以腌猪油同捣如泥涂之，经宿即愈。

乳

乳头破裂

胭脂和蛤粉，用水调敷。又秋月冷茄子裂开者，阴干，烧存性。研末，水调涂。又丁香末 敷。如燥，津唾调敷。

乳头硬肿

生山药不拘多少，捣烂敷之。又莲蓬杆一把，或用荷叶杆 煎汤熏洗。又蚯蚓粪以陈醋调涂。

乳疖初起

巴豆一粒 细辛一钱五分 上焙研，用稀绢包缚扎紧塞鼻孔，周时即消。又生半夏一粒 塞鼻，生右乳塞左鼻，生左塞右，一宿即消。

乳核初起可散

久则成岩。用葱和蜜同远志末敷，忌入口。又蚶子壳，煅研末，醋调涂。又乌头 桂心 甘草各等份 研末，酒调敷。

乳中有块

积久不消。活鲫鱼一个 捣烂，去鳞骨，和老酒糟厚敷患处，一宿消。

女子妒乳

生蔓菁根捣，和盐醋浆水煮汁，洗五六度，和鸡子白封之。又柳白皮酒煮，令热以熨上，即消。

乳痈

红肿疼痛者。是男女皆有此症 白梅，杵烂贴，佳。又地黄，捣敷之，热即易。又豆腐店棹上，做豆腐淋下之水一桶，入锅熬干成膏，冷透火气，厚敷之。干即再敷。乳上结块自消，五七次必愈，屡验。又佛手 山药捣敷患处，围露出头，次日即出脓消去，最验。又葱连根捣烂敷上，用瓦罐盛炭火，盖葱上，一时蒸热，出汗即愈，稳而神效。并治乳吹。又白面半斤 炒黄，醋煮糊，涂即消。又水柳根生擂贴之，其热如火，二贴即愈。又大黄 灶下黄土各一分，末 生姜二分 捣末，醋和涂，神效。

乳痈多至二三百头者

柳树根刮去皮，捣烂蒸热，布包熨之。冷则随换，过一宿即愈。

乳痈久不收口

茅屋上陈年茅草，剪尾一束研末，加顶上梅花冰片少许敷之良。又日久肿痛不愈者，用虾酱入好醋蒸热，敷之奇效。

乳痈寒热

蔓菁根叶，去土不见水，以盐和捣涂之，热即换，三五次即瘥。冬月用根，须避风。

勒乳成痈

益母草为末，水调涂乳上。生

捣罨之亦可。

乳痈窜烂，年久洞见内腑，深陷不愈者。取摇船橹上首手捏处旧藤箍剪下，以阴阳瓦上煤干研末，用竹管扎棚筛，日日掺之，干处以香油调搽，半月必愈。

乳头生疮，痛不可忍。生鹿角三分 生甘草一分 共研末，用鸡蛋黄一个 入药搅匀，置铜器中，炙温敷之。日二次即愈，神验非常。

男女乳上湿疮，脓血淋漓成片，痛痒不休。用蜂壳煅，五钱 轻粉五分 冰片一分 共研末，用银花煎汤调涂，二三次结痂收功。

乳疮肿痛 糯米饭涂之。又生萝卜连根带泥捣烂敷，热即易，二三次效。又胡麻，炒焦研末，以灯窝内油脚调涂，即散。

妇人乳吹，时时吹气有声 朱砂写地支十二字于本妇所戴簪上，惟本命所属之字不写，戴之自愈。初起时用之最妙。

妇人乳忽缩入 急用两手紧紧抓住，取公鸡一只，约重十两内外，连毛破开去肠杂，加真麝香一钱 入鸡肚内，覆肚脐上，即愈。

无子食乳，肿痛难消。用本夫穿过包脚布，敷乳过夜，肿消痛止。或用本妇现穿之鞋，包乳上过夜亦消。

胸

结胸 用初出壳黄毛鸡子一只 生姜四两共捣烂微炒，温摊胸前结实之处，外用绢帛缚定，候半日，觉腹中热燥方解去，更以热手揉之。

龟胸 龟尿时时擦之，久久自平。置龟铜盆中，以镜对照，龟见其形，尿自出。

胸旁生疮 凡大人小儿胸间两旁，各生红白瘰泡，湿烂疼痒，每处直长一条，连生十余个不等，名帘珠倒挂，久则难治，诸药不效。用端午日人家檐口所挂菖蒲，连根叶切碎，瓦上焙枯研末，香油调涂，五六次效。

胸背疼痛而闷，因风寒湿起者。用熨背法。肉桂心 附子 羌活 乌头 细辛 川椒各一钱五分 川芎一钱 共为细末，以帛包之，微火炙令热，以熨背上，取瘥止。

心

心口生疽 此名井泉疽，又名慢心锐毒。初起若心口内有块渐大，心口发高，毒陷即死，医皆束手，亦无药治之。惟林屋山人秘方载一法。以本人两手十指，以线量其长短，共有若干，积于一线，放喉管正中处，双环至背脊之中，看两线合拢尽头处为中穴。又以本人中指之中一节，用竹片量准作一寸，放在中穴之左右，各远一寸，各以墨记。分立三穴，如夵形，每穴用艾三团，一齐火灸，灸毕痊愈。

心窝成漏 一人胸口一片碗大，无皮溃烂成漏，脓血时流，经久不愈。用荸荠磨粉掺之，数日即瘥。

心痛危急症奇效方 王瓜一条 剖对开，去肉去子，填入明矾末，合住线缚，悬挂阴干，待瓜皮上起白霜，刮下研细，藏磁器封固。凡遇急症心痛欲死者，但口有微气，将瓜霜点眼四角，立愈。

心腹冷痛　以布裹胡椒安痛处，用熨斗熨椒，令汗出即止。并治尸蛀。

心腹卒然胀痛　急煮热汤，须百沸者。以渍手足，冷即易之。

胁

治胁痛　白芥子为末，水调敷痛处。又吴茱萸醋调敷。又青皮醋炒熨。又韭菜连根醮炒熨。又枳壳　小茴香　盐炒熨。

两胁胀痛　炒盐，布裹熨之。

背

御寒膏　治背恶寒，及妇人产后风寒，手足厥冷至骨，又治腰痛。生姜半斤，取自然汁　入黄明胶三两　乳香　没药各一钱五分　铜杓内煎化，移在滚汤上炖，以柳条搅至成膏，又入川椒末三钱再搅匀，用皮纸摊贴患处，时以鞋底烘熨之。候五七日脱下，或起小泡，乃寒湿之气外出也。

背热如火　此虚火也。生附子研末，口水调敷两足心。

发背初起　鸡内金不落水者，阴干，用时温水润开贴之。随干随润，以愈为度。如已溃，鸡内金同绵絮焙末，搽。又生姜一块　炭火炙一层，刮一层为末，以猪胆汁调涂。又肿焮赤热者，用浮萍捣和鸡子清贴之。

治发背　取猪羊脂封之。亦治发乳。又人

粪烧灰，醋和敷，干即易。又取白面搜围肿四畔，令童子七人尿渍之。又以马粪封之，干即易。亦治妇人发乳。又鲜王瓜切片贴，周时换，若破烂，先用花椒汤洗净贴。又苎根叶熟捣敷之，数易，效。又芭蕉根捣烂涂之。并治一切肿毒赤游风疹。又冬瓜截去头，合疮上，瓜烂截去再合，以愈为度。已溃者，合之亦能渐敛。又滴乳香四两，箬包，烧红砖压去油　净没药四两，照上法去油　鲜油血竭　白色儿茶　上好银朱　杭州定粉　上好黄丹各四两　上铜绿三钱以上俱各另碾无声，筛极细末，共一处，临时照患大小，用夹连四油纸一块，以针多刺小孔，每张称药末五钱，用真正麻油调摊纸上，再用油纸一块盖上，周围用线将二纸合缝一处，贴患上，用软绢扎紧，自然止痛化腐生新。过三日，将膏揭开，浓煎葱汤，将患上洗净，软绢拭干，将膏药翻过，用针照前多刺小孔贴之。因药甚贵，取其又得一面之药力也。无火之人，内服十全大补汤。有火之人减去肉桂、姜枣煎服，兼以饮食滋补，无不取效。至重者用膏二张，百无一失。此方甚奇，以千金得之，用无不效。又治背疽即溃如碗面，见五脏者亦治。用大鲫鱼一枚　去肠杂，以羖羊粪实其中，烘焙焦黑极干燥，研为细末，干糁之，神效。又治背疽，用芝麻油一斤　黄丹飞，八两　宫粉一两　槐枝数寸　头发一团，洗透　锈钉五七个，洗净土　铜绿五钱　将油烧滚入钉，熬数滚，去钉，入槐枝熬枯去之，入发熬焦又去之，入丹粉、铜绿熬成膏，置水中，隔夜取出贴之。其效如神，百无一失。

腰

腰痛　芸苔子　用米醋研涂敷痛处。又以黄狗皮裹腰痛处，取暖彻即定。又贴腰膏，用生姜一斤，取自然汁四两　水胶一两　同煎成膏，厚纸摊贴腰眼，甚效。又菊花　芫花　羊踯躅

各二升　以醋拌令湿润，分为两剂，内二布囊中，蒸之如炊一斗米许，顷适寒温，隔衣熨之，冷即易，熨痛处即瘥。又黑大豆一大碗，一方作大豆六升　水拌令湿，炒热以布裹，隔一重衣，熨痛处，令暖气彻，冷即易之。

风冷寒痹腰痛　川乌三个　生捣烂，少加盐水，摊纸帛上，贴痛处，须臾止。

坠腰有血，痛不可忍。桂心捣末，以苦酒和涂痛处。

腰脊胀痛　芥子末调酒贴之，立效。

腰肾痛　白檀磨水，涂患处。

腰腿风湿冷痛　吴茱萸一茶杯，研末　以黄酒一杯　拌匀，炒热摊油纸上，敷患处，用布捆好，立时止痛。如冷再炒再敷。

养元固本暖腰方　广木香　真川椒　大茴香炒　故纸　升麻各一两　川附子五钱　蕲艾半斤　丁香四钱　上肉桂　川楝子各一两　先将艾搓软，次以各药为末和匀，用绫绢做暖腰，入药密行贴肉着，神妙。

闪跌殴打腰痛三仙散　罗裙带叶叶长二尺余，花梗长二三尺不等，花如龙爪，四围下垂。又名龙爪花。与金针花相似而略大，颜色或红或白　杉树皮　槐树皮各等份　煎水热洗，其渣捣融炒热，布包敷之。冷则随换，日夜不断，有人闪跌伤腰，筋已结缩成团，多年不愈，以此敷洗，筋即舒散，数次平复。又名生军散，先以葱白捣烂炒热，将痛处擦遍，随以生大黄研末，姜汁调敷，盖以粗纸，一日一换，尽量饮以好酒，三日即愈。年余不瘥者皆效。并治闪跌内伤，肩挑重物受伤。初时不觉，日久忽然疼痛，浮面按之不痛，或咳嗽牵扯作痛，三五年不愈者，用此亦效。又真硼砂，研极细末，用灯心点眼四角，泪出即松，连点三次痊愈。

缠蛇丹毒　糯米粉和盐涂之。又刺鳝鱼尾血同蜒蝣捣涂。又用织机上草辫，以陈为妙　烧存性，麻油调搽。又旧伞纸烧存性，香油调敷。又系腰带煅存性，研细和好酱涂。或加水龙骨和柿漆水涂。

肚腹

腹痛　骤然急痛，不知何症。只用盐微炒热，以布包盐热熨痛处即止。并治肝胃气及胃脘腹中胀痛。又羌活一两　葱白十根　老姜二两　麦面和，炒热用布包裹熨腹，冷再炒熨，又以痧药嗜鼻。

寒火相结，小腹疼痛俗名阴寒　枯白矾一大块　枣肉一大个　连须葱白三段　胡椒按病人岁数，一岁一粒　共研末，用男孩所吃之乳合一处，共捣为丸，安放肚脐上，一炷香时痛止。忌食生冷。

寒证腹痛　或炒葱姜熨之。或炒盐熨之。或用热灰熨之。或用滚水一壶隔布熨之。均止痛妙法也。

热证腹痛　用铜铁冷物熨之。

虫疾腹痛　如有块硬起者，用手在硬处，久久揉擦至一日，其虫即死，从大便出。或察痞疾各方治之。又川楝肉酒浸，绵裹塞肛门，小儿用煨大蒜塞。

尸柱腹痛，胀急不得喘息，上攻心胸，旁攻两胁痛，或瘕块涌起。煮商陆根囊盛，更互熨之，取效。又取屋四角茅，纳铜器中，以三尺布覆腹著器，布上烧茅令热，随痛追逐，蹑下痒便瘥。若瓦屋，削四角柱烧用之。

因色欲致手足冷，脐腹痛　用胡椒十五粒　丁香十粒　黄丹一钱　生白矾三钱　共研末，醋调涂脐中，被盖出汗愈。又炒葱热贴脐中，冷则易之。

忽然肚黑　铅粉和盐炒焦，敷之立效。

肚腹胀大，亮如水晶　取癞虾蟆六只，将四足扎住，以虾蟆肚皮，在病人肚腹光亮之处，轻轻摩擦几次。再取一蟆，照前复摩，用至六只即愈。但虾蟆眉内有蟾酥，须防其进出射人伤眼，宜用绸帕遮住病人两眼。虾蟆用过后，即放水中，使吐毒气，以救其命，至要。

气滞腹胀，手背脚膝疼痛　大麦醋糟炒热，布裹熨之，三两换愈。

脐中出水　龙骨醋泡焙枯，研末敷。又龙骨　枯矾等份　为末，掺之即止。又赤石脂研细末敷。

遗浊

梦遗　紫花地丁草捣为膏，贴脐立止。又用阔布带，将膝弯一只，或左或右，扣绊项上，令脚屈，睡醒解伸，左右更换，屈伸而睡，自止。又五倍子一两二钱醋调为丸，如大黑豆样，点灯后，用一丸填脐内，以小膏药盖上，不拘何项膏药均可。日间取下亦可。每夜换一丸，

近十日，尽料痊愈。

遗精　文蛤研细末，以女儿津调贴脐内，立止。又阴茎泄，用红杷子即南天竹子　烧存性一钱，加冰片五厘，麻油和涂。

赤白浊　椿根白皮三两　干姜　白芍　黄柏各一两　麻油熬黄丹收，摊贴。又在浴堂中，不使人知，出一小便，可愈淋浊。

治男子精寒痿弱，白浊遗精，女子子宫虚冷，赤白带下，亦治寒泻　倭硫黄六钱　母丁香五钱　麝香一钱　独蒜丸如豆大，朱砂为衣，每用一丸纳脐眼上，贴红缎膏。红缎膏方川椒三两　韭菜子　蛇床子　附子　肉桂各一两　独蒜一斤　真香油二斤　浸药熬黄丹收，摊贴。

淋证

治石淋沙淋妙方　白豆蔻连壳　砂仁去壳　白胡椒　真川椒不真不效　各等份，共研末，每用一二钱，入小布袋内，以好汾酒顶上煤酒亦可。炖滚，乘热冲入布袋，套上阳头，盖衣熏之。药冷再冲滚酒再熏，一日数次，三日必愈。熏后阳物及肾囊，稍觉辣疼，热水洗净自安。一切淋证属虚者，并小便不通，皆治。

气淋　脐中著盐，灸三壮。又熬盐热，熨小腹，冷复易。亦治小便血。石淋，又名沙淋。瓦松煎浓，乘热熏洗小腹，约两时即通。又地榆煎浴腰腹。又生葱头同生盐捣融，敷肚脐上，其砂自出。

血淋　麻根　发灰　车前子　地骨皮　煎

汤洗。

冷淋 寒战后溲，用胡椒煎汤浴腰腹。

急淋阴肿 泥葱半斤 煨热，杵烂贴脐上。

前阴

男女交感乐极，精脱而死 用人抱起坐之，以人之口气呵其口，又恐不能入喉，急以笔管通其两头，入病人喉内，使女子呵之。不必皆妻妾也，凡妇人皆可尽力呵之。虽死去亦生。

阳痿 蛇床子煎浓汤浸洗。又新凤仙花子又名急性子，研末三钱 鸦片烟二钱 蟾酥八分 真麝香二分，须于做丸时加入 共为一大丸，外用葱白捶烂包裹，再加纸一二层，用水泡湿，放炭火中煨热，换纸再煨，煨至七次去葱纸，将药改为小丸，如绿豆大，每于将睡先一二时，取二丸，用酒化开，敷阳头上半时，俟阳物举起，将药洗去，然后行事，坚且而久，并能种子，其效如神。又大附子一个，重一两五六钱者 鸦片烟五分 硫黄末二钱 穿山甲二片，炙黄，研末 将附子挖空，以各药纳入，用好酒半斤和附子，用文武火煮干，取出捣烂如膏，先用麝香三厘，放脐眼内，再将此膏贴上，应验无比。

痨病火动，阳物易举 皮硝放手心内，两手合住，其硝自化，阳物即不举矣。以烧酒和泥敷阴毛上，阳物即复举。总之阳举，即相火妄动，其病难愈，必致贪色亡身。不如不举，安心静养为妙。保身惜命者，宜加意焉。

阳物被捆肿大 一小儿被人用头发系住龟头，少时气闭肿大，无法可解，后将小儿坐冷水中，即刻缩小，去发而愈。

飞丝缠绕阳物，肿痛不已。威灵仙二两煎浓汁泡洗。

阴头生疮 名下疳 鳖甲烧灰敷。百药不效，用此如神。又五倍子研末，丝瓜捣烂包敷，虽腐烂不堪，亦效。又芦甘石一两，火煅醋淬，再煅再淬，五次 儿茶三钱 共研末，香油调敷。又先用甘草 银花 葱头煎汤洗净，用生橄榄核一个，无则以盐橄榄核煮净盐味，代之。烧存性，加顶上梅花冰片一分 共为细末，麻油调涂，虽臭烂不堪，敷之即效。又白蜜调生甘草末涂。或用蜜煎甘草涂之。又滕黄磨油搽之。又鲫鱼鳞焙干，煅研白色，名白龙丹，敷之即愈。又土墙上白螺蛳壳煅存性，一钱五倍子烧灰，二分 灯草灰 黄柏灰 儿茶各五分 轻粉四分 牛黄 冰片各五厘 上为细末，先用皮硝汤洗，次用土茯苓汤洗，后将药敷患处。又大红绒一钱 冰片三分 铁锈一分 凤凰衣五分，煅存性 血竭一钱 共研极细末，敷患处效。又下疳阴痒，用生甘草煎浓汤，久久熏洗，外以海螵蛸，去甲研末掺之，立效。

泻烛疳 半边溜烂者是，又名蜡烛泻 从内烂出者，将人脚跟上老皮不拘多少，瓦上焙脆，为末 黄柏末 用猪胆汁拌，晒干再研，掺患处，乌金纸包头。又蜒蝣 雄黄各三钱同研敷。

龟头肿痛 儿茶 冰片研细，各三分 甘草水洗后搽。

玉茎湿痒 肥皂一个 烧存性，香油调涂。

阴囊肿痛 煨葱入盐，杵烂涂。又以醋和面涂之。或炙令热熨之。又釜月下土，以鸡子白和敷之，效。又葱白 乳香捣涂，即时痛止肿消。又阴肿核痛，人所不能治者，蔓菁根捣烂敷之。

阴肿如斗 取苋菜根捣敷之。又捣马鞭草敷之。又痛甚者，雄黄 甘草各一两 白矾二两共为细末，每用一两，滚水五升，煎至三升，冲和。洗患处良久，再暖洗至冷，候汗出即瘥。并治疝疼肾子疼。又肿痛如灯笼者，灶口黄土 苍术炒 牡蛎煅，各等份 为末，用纱作袋扑之。

肾子肿痛 牛屎烧灰，酒和敷之即愈，勿令病人知。

肾子偏坠作痛 热而睾丸舒纵也 大黄和醋涂之。又棉花子煮汤入瓮，将肾囊坐入瓮口，俟汤冷止，一二次散其冷气，即效。并治阴囊肿大潮湿。

绣球风 五倍子 松萝茶各五分 为末，茶调敷。又杉木焙灰，熟鸡子黄炒油调搽。

阴囊肿水晶 肾子肿大潮湿。灶心土三升研碎炒热，铺凳上，再以川椒、小茴香各一两研末，撒在上面，将阴囊熏烫，冷则再炒，三次愈。

阴囊忽然肿大 多因坐地所受风湿，或虫蚁吹著所致。蝉蜕五钱 水煎洗肿处，二三次即愈又雄黄 枯矾茶调敷，随敷随效。

肾劳热，阴囊生疮 麻黄根 石硫黄研，

各三两 米粉五合 上共捣研，如常用粉法拓患处，粉湿更拓之。

阴囊生疮 花椒七粒 葱头七个 煎浓汤洗之。又绿豆粉 蚯蚓粪等份 研涂之。

阴疮烂痛 杏仁烧黑，研成膏，频敷。

阴痒生疮 胡麻嚼烂敷之。又煮桃皮和黍米汁洗之。又烂煮黄蘗洗之。又用白蜜涂之。又黄连 黄蘗各等份 为末，先煮肥猪肉汤洗之，然后以药敷。

阴囊烂尽，止留二子者 凤仙花子 甘草等份 为末，麻油调敷，即便生肉。

阴囊油湿 以饭汤洗之，后用六一散数钱加冰片一分 搽之，二次即愈。

阴囊湿痒 麸炭 紫苏叶共为末，扑之。又荷叶三个 吴茱萸三钱 煎汤洗之。又地骨皮二两 吴茱萸五钱 煎汤，久久熏洗，三五次愈。

阴下湿痒 槐白皮炒 煎水日洗。又蒲黄末敷，数次愈。又矾石熬令汁尽 蛇床子 黄连各三分 为末，盛疏布袋中，扑患处。

肾风阴痒 以稻草烧皂角，烟熏十余次即止。

肾囊痒 干者，用油核桃研油润之。湿者用芦甘、石灰、蛤粉末掺。又干荷叶摘碎，以口水润软，贴痒处，立效。又艾叶 苏叶明矾各三钱 煎水洗之。

阴奇痒难忍 用青夏布旧蚊帐烧存性，

麻油调搽，即愈。并治走游风。

各种疝气初起 寒热疼痛，如欲成囊痈者。新鲜地骨皮　生姜各四两　共捣如泥，以绢包于囊上，其痒异常，一夕即消，永不再发。

湿疝阴丸作痛 蕲艾　紫苏叶烘　川椒炒热，各三两　上三味拌匀，乘热绢袋盛，夹囊下，勿泄气。

疝气偏坠 用肥姜切片，铺凑板上，上堆蕲艾一尖，点火烧之。候将完，即乘热带火连姜并艾捣极烂，将鲜菜叶一大片，放手掌内，即以姜艾摊匀菜叶上，用手向肾囊底下托之。初时其冷如冰，须臾滚热，通身出汗而愈。又牡蛎煅　良姜　共为末，用津唾调涂之，立消。又苦楮树叶半斤　煮滚放坛内，先熏后洗，每日数次，甚效。又大茴香炒热，作两布包，更换熨之。又生石菖蒲柑子叶　京茴香各一钱　捣极融烂，置酒壶内，加开水一碗，将壶入锅内，隔水烫滚，于患处隔衣频频熨之，止痛如神。又蓖麻子七粒　和饭捣为丸，敷脚心，左痛敷左，右痛敷右，双痛双敷。又凡患偏坠，如服荔枝核、小茴香等药不效者，此热证也。取芙蓉花根要丹心者　用皮捣极融烂，加大黄末敷患处，二三日必愈。

小肠气 川楝子　吴茱萸　小茴香　共研末，用飞面一合　和药盛注于红色绸肚兜肚内，束小腹上，药末易于垂下，须细针密线横切为妙。

蚯蚓呵肾 盐水汤温洗，数次即愈。

肾茎肛门搔痒 陈葫芦烧存性，研细末

扑之效。

阴毛生八脚虱 白果嚼融擦之。又桃仁嚼融擦之。

房劳阴毒 胡椒七粒　葱心二寸半　麝香一分　捣烂，以黄蜡溶和，做成条子，插入阴内，少顷汗出即愈。

便毒肿痛 初起时以肥皂捣烂，敷之甚效。又生菖蒲根捣敷之。又皂角炒焦　水粉炒，等份碾末，以热醋摊贴患处，频以水润之。即效。

鱼口生左胯名鱼口。右胯名便毒　初起未成脓者，以五倍子炒黄，研末　入百草霜等份以醋调涂患处，一日一夜，即消。

鱼口便毒 初起便如小核桃，用瓦松花捣浓汁敷上，即效。或焙干为末，以鸡子清调敷，不出脓自效。

后阴

大肠脱肛不收 蜗牛瓦上焙枯，研末，一两。桑树蜗牛更好　猪油调敷，立效。又甲鱼头焙枯研末，麻油调敷，或以纸托患处。又大螺蛳一个　入顶上梅花冰片一分　即时水出，敷之神效。又赤石脂　伏龙肝　枯矾　共为末敷之。又熬石灰令热，布裹熨之，随按令入，冷即易。又蝉蜕末，菜油调敷，立效。又鱼腥草即蕺草，三两　捣如泥，先以朴硝水洗肛疮，用芭蕉叶盛药坐之自入。又猪脂一两　炼去渣，入蒲黄末一两　调匀，涂肛即缩。又苎麻根捣烂，煎汤熏洗。又胡荽切一升，烧烟熏之即入。又名缩肛散。鳖头一个，煅　枯矾三分　五倍子三分，煅　共研极细末掺之。又名倍矾煎。五倍子三钱

白矾少许　共为末，水一碗，煎汤洗之，立效，若妇人产后脱肛，五倍子末掺之。

小儿脱肛　凡小儿脱肛不收，久则坚硬难入。用连须葱斤许　煎汤入桶内，坐上，乘热熏之。随后慢慢洗软，再照以上各方，用药敷之即上。

肛门忽肿此肺胃湿热下注也　带壳蜒蝣十数个，即蜗牛　捣烂涂之即消。

肛门肿痛　马齿苋叶　酸浆草等份　煎汤，熏洗，一日一次效。并治脏毒。

下部虫䘌　梅叶　桃叶一斤，杵烂蒸热，纳小器中，隔布坐蒸之，虫尽死。又杏仁杵膏频敷。又虫痒者，蒸大枣取膏，以水银和捻，长三寸，以绵裹，夜纳下部中，明日虫皆出。

下部卒痛，如鸟啄之状　赤豆　大豆各一升　蒸热，作二囊，更互坐之即止。

下部疳疮　生白果杵涂之。

肛门生疮　鸡肫皮，烧灰研末，候冷干掺之，自愈。

肛门鼠瘘　蜘蛛丝缠之即落。又蜣螂烧末，醋和敷之。又未成脓者，以柏叶捣涂，熬盐熨之即消。

脏毒肛门突肿，大便秘结，肚腹不宽，小水不利　木鳖肉五个　研如泥，安盆内，以沸汤冲洗。另用木鳖研成泥，少许涂患处，效。又象粪煎水，先熏后洗。并治痔疮肿痛。

治五痔方　取桃根煮洗之。又取槐根煮

洗之。又十年者，涂熊胆取瘥止。一切方皆不及此，神效，又桃叶一斤　细糠　胡麻各一斗，熬　上三味，合蒸之，取细糠熟为度，纳小口瓮中，将肛门坐桃叶气熏入，虫尽出，甚效。

治痔方　生槐皮十两　削去黑皮，捣熟，丸如弹子大，绵裹纳下部中，大效。又鲤鱼肠三具　以火炙令香，用绵裹纳下部中，一食顷虫当出，鱼肠数数易之，尽数枚当瘥。又凤尾草熬水洗之。又以肥大枣一枚　剥去赤皮，取水银掌中，以唾研，令极熟，涂枣瓤上，内下部中，瘥。又冬瓜煎汤洗之。又皮硝五钱　入小便壶内，开水冲出熏洗之。又郁金为末，水调敷之。又芥菜末捣饼，频坐之。又胡黄连末，用鹅胆汁调敷。又木槿根煎汤，先熏后洗。又五倍子三个　皮硝一撮　水二碗煎浓，先熏后洗，一二次即愈。又枯痔法，红矾五厘　蝎梢七个　白明矾五钱　共入银罐内文火煅末，入朱砂四分　冰片五厘　同研，真麻油调涂，十八日瘥。此方乃专门医痔者所不乐闻也。

内痔　内痔落下，用大甲鱼头一个　煅为末，涂痔上，即刻收进，甚效。又内痔不出，以草乌为末，口水调点肛门，痔即拔出，乃可用药敷治。又蜒蝣虫七个　银朱细末，一两　入罐封口，放阴处七日，启视化为水，以湿朱搽患处，久搽自愈。

肠痔　以谷子烧末敷之，深者导之。又捣槐白皮作屑粉以导之。又以繁缕烧灰，矾石熬和为粉，粉之。又肠痔出血者，葱白三斤，煎汤熏洗立效。

止痔下血　蜒蝣一条　用盐泥裹煨通红，去泥，用硼砂　朱砂　雄黄　冰片　共为极细末，入龙骨少许　更妙。大便时，乘其脱出，以

细草纸盛药少许，托之使入，大效。

痔痛难忍 虾蟆头，阴干烧烟熏之，奇效。又蜒蝣捣和陈墨敷之，极效。

痔漏肿痛 隔年风干橙子，于桶内烧烟熏之。又先以木鳖子煎洗，旋以葱涎和蜜敷之。其冷如冰，即愈。

痔痒痛如虫齿 菟丝子，熬令黄黑末，以鸡子黄和涂之。又猬皮烧灰敷之。又杏仁熬令黑，捣膏涂之。

翻花痔 木瓜为末，鳝鱼涎调贴之。纸护。

坐板疮疥 初起者用芫花 川椒 黄柏煎水洗，即消。又丝瓜皮，焙干为末，烧酒调搽。又海螵蛸五钱 雷公藤三钱 共为细末，擦之，干则以菜油调敷。

悬痈 即骑马痈。纺车上弦线烧灰，麻油调敷，已溃者干掺，亦效。又雄黄二钱 密陀僧一钱 研细末，水调敷。

下部湿疮 马齿苋四两 研烂，入青黛一两 和涂。

二便

大小便闭塞不通 以病人坐桶上，烧皂角烟熏自通。又雄鼠粪两头尖者。研末，纳脐中。又独头蒜去皮，绵裹纳下部，气立通。又全葱一斤，不洗 生姜一块 淡豆豉二十粒 加盐一匙 共捣烂作饼烘热，扎脐上，久之气透自通。又食盐炒热候冷，填脐中，艾灸七壮，

立通。又男女大小便不通，危在顷刻者，用田螺十个 葱白七根 麝香五分 轻粉一分 共捣成泥，敷脐上，隔布数层，以熨斗熨之，立效。

大小便热结不通 大田螺二个 捣烂，加青盐三分 贴脐下一寸三分，即通。

大便不通 用麝香包肚脐内，一二时即通。又生姜削长一寸，涂盐纳下部，即通。又猪胆汁灌入肛门即通。加好醋少许，治大便热闭更妙。又甜瓜蒂七枚 研末，绵裹塞下部即通。又气奔欲死者，乌梅十个 汤浸去核，丸如枣大纳下部，少时即通。

大便虚闭 张仲景《伤寒论》云：阳明病自汗，小便反利，大便不通者，津液内竭也。用蜜二合 铜器中微火煎之，乘热捻作条，或以好蜜煎膏，滴冷水中即硬为度。大如指，长寸半许，候冷涂油纳粪门中，少顷即通。或加麝香 细辛 皂角末 和匀，捻成条，浸冷水中候硬，推入谷道。凡年老气衰，妇人新产，及久病之后，下不可，不下不可，则宜用此，其效甚速。并治大便热闭。

小便不通 此症寒热虚实不同，治无一定。每用一方俟过一二时不效，方可另治，不得性急乱投自误 猪尿脬一个 用鹅毛管插入尿脬孔内，线扎定，用口吹气胀满，以手按住管口，将管口插入小便孔上，用手捻气，透入孔内，小便即出。诸药不效者，此法最妙，妇人更效。又甘遂末，水调敷脐下一寸三分，内以甘草梢煎汤饮之。又韭白煎浓汁，洗脐下一寸三分即通。又莴苣菜捣敷脐下，一二时即通，神效。又猪胆一个留汁，以阳物插入胆中，少倾汁入自通。妇人以胆汁滴入阴中。又苎根洗净，捣摊绢上，贴小腹连阴际须臾，即通。又皂角葱头 王不留行各数两 煎汤一盆，坐浸其中，

683

熏洗小腹下体，久之热气内达，即通。又白凤仙花连根叶熬水，乘热洗肾囊阳物及两胯内，即通。又黄酒浸脚。又蓖麻仁三粒 研细，入纸捻内插入茎中，即通。又半夏末，加麝香少许填脐中，用葱白 田螺二味捣成饼，封脐上，以布捆定，下以皂角烧烟，熏入阴中自通。妇女用皂角煎汤，洗阴户内。又蜗牛捣贴脐下一寸三分，以手摩之，加麝香少许 更妙。又热结不通，刮滑石屑水和涂少腹，及绕阴际，干复涂之。又遍身水肿欲死者，以青布十七层贴脐下，用滚烧酒一大壶熨之。

小便闭胀 葱白三斤 锉炒，帕包二个，更互熨小腹。

老年小便闭塞 上肉桂五钱 为末，纳入脐内，以葱和面，作饼盖之扎好，小便立通。

小便转脬 葱管吹盐入玉茎内，甚效。又布包蒲黄，裹腰背，令头至地，数次取通。

小便出血 莴苣菜捣敷脐上。

肿毒未溃，小便不通 用葱切，入麻油煎至黑色，去葱取油，时涂肿处即通。

足

脚气肿痛 白矾二两 地浆水一大碗，于净土地上掘二三尺深，用新汲水倾入搅浊，少俟澄清，取半清半浊者，吹去浮沫用 新杉木三四片 煎六七滚，用杉木桶新者更佳 盛一半浸脚，留一半徐徐添入，上用衣被围身，使略有微汗，洗完，随饮薄粥，如一次未愈，再洗一次。照前方加硫黄三钱 无不愈矣。又以盐搽痛处，少时用热水洗之，神效。又用紫荆茎于坛中烧烟，熏

涌泉穴及痛处，使汗出愈。又皂角 赤小豆为末，酒醋调贴肿痛。又水煮杉木或用杉木刨花。浸，捋脚，去肿满，甚验。又白芷 芥子等份为末，姜汁和涂之。又取蓖麻叶蒸裹，日三易，即瘥。

脚气走疼 萝卜煎汤洗之，仍以萝卜干为末，铺袜内。

脚气腿胫红肿 枸杞叶 凤仙花叶 共煎汤熏洗，并生捣融敷。又大田螺捣烂敷之。并治脚气上冲。

脚膝浮肿 荷叶心 藁本等份 煎汤淋洗。

脚筋挛痛 木瓜数枚，酒水各半煮烂捣膏，乘热敷痛处，绵裹之，冷即换，日三五度。

足上转筋 肝血虚烦所致，治有三捷法。一则手拔玉茎，妇女则手拔乳根。二则脚踏实地。三则口念木瓜。又黄蜡半斤 融化，摊旧绸上，随患大小，乘热缠脚，须当脚心，便著袜裹之。冷则随换，并贴两手心。又以旧绵浸醋中，甑蒸热裹之。冷即易勿停，取瘥止。

腿足麻木 用木瓜一个 黄豆半升 地骨皮 透骨草 艾叶 川椒 槐条各二两 煎汤熏洗最效。

老人腿脚疼痛 烧酒糟初出时，乘热将腿足插入，熏浴数次即止。

赤游风脚腿红肿 芭蕉根捣烂，涂之效。

流火 鲜紫苏 鲜凤仙花 二味洗净，连根叶捣烂，故木盆内，以滚水冲入，将脚架盆

上，熏至可洗，以软绵洗之，立愈。数十年者，不过三四次不发矣。又夏枯草一斤 水二碗煎，放瓮内熏之。又马钱子磨水涂，二次止痛而愈。

膝上生痈 名牛头痈 连须葱头二三两 切碎，用糯米饭乘热拌敷，重者五六次，亦消而愈。

臁疮 棉花子炒脆，取末，填满疮内，扎好，不可开看，自然收功。虽三年贴骨之疮，亦验过。又蒜杆烧灰，香油调涂。又人乳桐油等份 和匀，以鹅毛扫涂。又豆腐渣炒热敷，冷即更换，以愈为度。又木耳，瓦上焙枯，研末敷。又名夹纸膏。樟脑三钱 铜绿一钱 用猪板油和药捣烂，以油纸夹之，贴患处一二日，翻转贴三四日，脓尽而愈。如四日后，脓尚未尽，再换一纸即效。

烂腿 水龙骨 研碎，桐油调敷。又黄丹三钱 白芷焙，五钱 研末，用麻油调匀，摊油纸上，双折将针刺细孔，贴患处，两头只用带拴住，使得透气，一日一换，效。

寒湿脚痛 川椒一两 姜三两 水数碗煎汤熏洗，肿消痛止。

两足痛如刀割 先用生姜切片，蘸香油擦痛处，随用生姜，火烧熟捣烂，敷患处，其痛立止。

脱疽 此症生于脚趾，渐上至膝，色黑内痛不可忍，逐节脱落而死，亦有发于手者。用土蜂窠研细，醋调搽，应手而愈，真神方也。

脚丫奇痒难受 用硫黄擦之，擦后再用硫黄厚敷，布包穿袜，一日一换，数日断根。

切忌用手搔擦。

脚丫烂疮 陈火腿骨，米泔水漂尽盐味，烧枯研末敷。

脚指缝烂 五倍子煅，三个 冰片五厘 茶油调敷。又鲜鹅掌黄皮阴干，烧存性为末，掺之极效。又桂圆核烧灰，掺之立效。又陈松萝茶末掺之。

脚上皮蛀 生水孔而皮湿烂者，用豆腐渣不落水者，贴三日即愈。

脚痒 麦柴秆煎汤频洗。

脚冷如冰 生附子二钱 好酒面三钱 共为末，烧酒调敷足心，甚妙。

脚多汗湿 杨花铺鞋及袜内穿之。

脚底开裂 白及刮取细末，用口水调敷。

远行脚上成泡 生面和水调涂。

远行脚肿 草乌 细辛 防风各等份 共为末，作护膝或衬鞋底。并除膝风及腰冷痛。又萝卜子炒，研末 白矾研末 共铺鞋底，远行脚不作痛，极效。

钉鞋打伤足跟 羊皮金面贴伤处，过宿即愈。又脚胫被靴山擦破者，用白蜡五钱 藤黄一钱五分 入麻油融化，涂伤处即消。

脚城 荸荠半个 贴患处过夜，次晚再贴，五六次，其城连根脱出。又葱头 荸荠 捣汁一碗煎，再取松香四两 麻油半斤 熬至滴水成珠，方入前汁，摊膏贴即落。

685

脚生鸡眼 真乌梅肉捣烂，入醋少许，加盐水调匀，贴之即消。又荸荠一个 荞面一钱 共捣融贴上，一昼夜自落。又地骨皮 红花 共研细，敷之立愈。又生白萝卜口嚼如泥，敷之止痛如神。

嵌甲作痛不能行履 浓煎陈皮汤，浸良久，甲肉自离，轻手剪去，以虎骨末敷之即安。又胡桃皮烧灰贴。

疔毒

蜘蛛拔毒法 先将疔头，用磁片刺破，寻活蜘蛛一个，越大越好 放疔疮上，蜘蛛一见，自能奔往吸拔其毒，少时蜘蛛不动，即取放冷水中自活。如疔未愈，可用蜘蛛再行吸拔，或另取蜘蛛用之，以毒尽为止。无论疔在何处，虽毒重极痛，不省人事，命在垂危，立可回生。此急救第一良法。凡手指生蛇头疮及毒蛇毒虫咬伤，皆可照此拔毒。

取疔膏 乳香一粒 麝香米大一粒 黄连末 连翘末 桃仁二个，去皮 同虾蟆肝肠肺三味，共一处入乳钵内，捣如泥，白皮纸一张，摊贴患处，三四日连疔揭去。

拔疔根法 疔毒重者，愈而复发，此疔根未出之故。若不急治，再发则根愈深而难治矣。用蓖麻子一粒，去油 乳香一分，去油 共捣烂，用饭和饼贴之，少时疔根自去。又葱白加蜜捶融，将疔刺破敷之，如人行五里，根自出。

消疔 人指甲炙为末，放患处，将核桃平破取肉嚼烂，安半壳内合住，不可露气，一饭顷即消。

治疗初起 生山药同白糖捣烂，涂敷即消。

治疗各方 生黄豆嚼烂，敷之极效。又黄色溏鸡粪，厚敷四围，将疔头挑破，留头不敷，甚效。又用烟杆中烟油，厚敷四围，留头不敷，少刻疔破出水而愈，奇效。如有红丝者，用烟油离丝三分处敷之，丝即不走。又灶上蟑螂，不拘多少，捣烂敷之，其疔根自出。又臭虫同米饭捣匀，涂疔上，能立拔疔根外出。又生半夏 石灰等份 捣末，敷疮上。又赤小豆花为末敷之。又马齿苋和梳垢封之。又取患者耳垢，齿垢，刮手足指甲屑，和匀，如豆大，放茶匙内，灯头上炙片刻，作丸，将银针挑破疔头贴上，外覆涎湿绵纸，痛立止。真妙方也。又青石末同荔枝肉杵烂，将婆鸡粪调干涂。其根自拔，神效非常。又荔枝肉 白梅肉各三个 捣饼贴之，根即出。又干姜 胡椒 龙骨 斑蝥去足翅，熬 皂荚炙去皮子 各等份捣筛，以酒和封疮上，日一敷之。又先刺疮出血，以海螵蛸末搽之，其疔即出。又马齿苋二分 石灰三分捣匀，以鸡子白和涂之。又皂荚子中仁研末敷之，数贴五日愈。又刺破，以老葱 生蜜杵贴，两时疔出，用醋汤洗之，神效。又蒺藜子一升熬捣，以醋和，封头上拔根。又名大戟膏，真红芽大戟用整枝者 温茶洗净去心，嚼融敷之，立刻止痛而愈。再发再敷收功。嚼时药汁不可咽下。并治一切恶疮及阴疽甚效。又苦荬白汁，涂之拔根。青苗阴干，冬月水调敷之，亦效。又面和腊猪脂封之，良。

唇口疔 凡口唇生疔，看大腿弯中，如有紫筋，用银针刺出血，即愈。又一人唇口生疔七个，头肿如斗，百药不效。后遇一医云：此名七星赶月，用蛔虫捣烂敷之，顷刻疮口出黄水，肿消神清，次日痊愈。如无蛔虫，以五谷虫一钱，瓦上焙，研末　白矾　蟾酥各三分　用烧酒融化调匀，敷疗上，少刻疗亦破，流毒水而愈。又雄鸡冠血点上，神效。又生蚬去壳捣融敷，即效。又乌色草鱼，去鳞取皮，切片贴之，随贴随干，干则换贴，贴至数十次，即破口而愈矣。又大虾蟆一个　取肝，贴之立消。兼治面上生疗对口疗等症。

面疗　饭蝇七个　冰片一二厘　同研烂，敷之，即不走黄。

鼻内生疗　烂黄鸡粪　荔枝肉　同捣烂，涂上即愈。又用花盆中青螺即鬼螺蛳。二三个，同盐捣涂，立效。

眉心疗　粗草纸上，拣内有米壳，取二三十粒　去壳，将米研细，和砂糖调涂疗上，数次即愈。

红丝疗　此疗最易走黄，犯者用针挑断其丝，且拔去发中红头发一根，将多年粪坑上碎木橼子，煅灰研细，用饴糖拌涂疗上，露出疗头，疗毒拔出无事。若不急治，隔日即死。又此疗流走最速，生于足者，其红丝渐长至脐。生于手者，红丝渐长至心。生于唇面者。红丝渐长至喉，至则不可救矣，手足两处，可用头发，离丝一二寸远紧紧捆住，并将丝头刺破，或用灯火或用艾火，在丝头烧之。丝即退散而愈。不散再烧，以散为度，其效如神。又蟑螂一个，去头　和青糖，捣涂即效。

鱼子疗　活蛏壳，煅用，猪苦胆汁调涂。

鱼脐疗　寒食饧即饴糖。涂之，良。干者烧灰。又瞿麦烧灰，和麻油敷之，效。

水疗　蜗牛同菊叶捣烂敷之。无菊叶以野苎麻头代之。又用鲥鱼腮下近腹处，有划水二瓣，瓣间有长鳞二瓣最佳，但难得。今人以背上大鳞代之，贴上即消。

水疗暗疗　水疗色黄，麻木不痛，暗疗疮凸色红，使人昏狂，并先刺四畔，后用银杏去壳，浸油中，年久者捣罨之。

指上蛇头疗　又名天蛇头。生各指头，又足指头生者亦是。凤仙花下半截连根用，不用水洗　和甜酒糟捣融敷，甚效。又蜈蚣焙枯，为末猪胆调搽甚效。又鸡蛋一个　穿一小孔，入信石一分　套指头上，热则再换，立刻止痛如神，真仙方也。又鸡子开一孔，将指入内，待蛋化水，又换一个，如此三枚，必效。又活鳅捣敷。又雄黄　枯矾等份　研末，用麻油或醋调敷。又风菱角，灯火烧存性，研末，香油调敷，未溃即散，已溃者止痛，立愈。又痛臭甚者，黑豆生研末，入茧内笼之。

疗毒痔疮　田螺入冰片，化水点之。

疗疮走黄　陈年苔菜研末，敷上即消肿收口而愈。试过，无不效。又白梅干肉无白梅，用乌梅肉，此味能拔疗根。腌荔枝肉加银朱少许，共捣烂，溏鸡矢拌匀，留头敷效。按：走黄为疗疮至危之症，当内外兼治为是。速取芭蕉叶、或根，捣汁灌之。或服别药。专凭外治，恐难全效。

痈疽

乌龙膏　治一切痈肿发背，无名肿毒。初发掀热，未破者取效。用隔年陈小粉，愈久愈佳，以锅炒之，初炒如饧，久炒则干成黄色，冷定研末，陈米醋调成糊，熬如漆，磁罐收之。

用时摊纸上，剪孔贴之，即如冰冷，疼痛即止。少顷觉痒，听其干燥。久则毒自消，药力尽，亦自然脱落矣。

治痈肿 白敛 黄芩 乌头泡，各等份捣筛末，和鸡子白敷上即愈。又已溃者贴之，黄连 黄蘖 地榆 白芷各二两 共捣为末，鸡子白和涂布敷痈上，对疮口穿布，令疏气。又生黄豆浸胖捣涂。又猪胆汁和芥子末贴之，日三上，猪脂亦可。又蔓青叶不见水烧灰，和腊猪脂封之。又初起者绿豆粉炒黄黑色，入牙皂一两 同研，米醋调敷，皮破者油调敷之。

一切肿毒 蓖麻仁捣敷，即止。又葱汁敷之，日四五度。又醋调大黄末涂。又商陆根和盐少许，捣敷，日再易。又初起用芭蕉叶，熨斗内烧存性，入轻粉、麻油调涂，一日三上，或消或破，皆无痕。又芭蕉研末，和生姜汁涂之。又萍草捣敷之。又独头蒜一枚 津唾磨鞋底泥箍之，三五次即消。

多骨痈 紫玉簪根，捣烂敷上，其骨自出。

快马痈 山药磨砂糖水，搽围即散。

决脓妙法 治痈脓不出，用人乳汁和面敷之。

一切痈疽 初起有干姜一两 炒紫研末，醋调敷四围留头，自愈。又赤小豆四十九粒为末，水调涂，无不愈者。但其性黏，干则难捣，入苎根末，则不黏，此法尤佳。或用鸡子清调敷。又疮肿者，盐白梅，烧存性为末，入轻粉少许 香油调涂四围已溃未溃，均可用。下方同。又黄连 槟榔等份 为末，鸡子清调搽之。又痈疽不敛，疮口太深，用丝瓜捣汁频

抹之。

瘰疬 熬芜菁子熟捣，绵裹敷之，勿止。又酒和面敷之。又以猪胆敷之，良。又鲫鱼三寸长者 乱发如鸡子大 猪脂一斤 煎成膏涂之。

骨疽 猪脂和楸叶捣封之。又捣白杨叶下筛敷之。

疽疮骨出 黄连 牡蛎各二分 熬为末，先以盐汤洗，然后敷之。

疽溃后方 用盐汤洗拭后，烧皂角灰粉之，良。又以牛耳中垢敷之，良。

治疖 烧葛蔓灰，封上自消。又牛粪封之，佳。又鼠黏根叶贴之。又水和雀粪敷之。又生椒末 釜下土等份 醋和涂之。一方有曲末。又已破用益母草捣敷。

诸疮

杨梅疮 雄黄一钱五分 轻粉一钱 杏仁三十粒去皮 共为末，用雄猪胆汁调涂。又儿茶杏仁霜各一钱 轻粉五钱 冰片三分 用鹅胆调点一次，过夜即脱靥。一方惟用杏仁霜、轻粉二味，鹅胆调点之。

杨梅疮癣 水萍煎汁，浸洗半日，数日一作。

天行热气病，豌豆疮 浓煮黍穰汁洗之。又疮若黑者，捣蒜封之。又若赤黑如疥大者，煎羊脂摩敷之。

浸淫疮 生鲫鱼切片，盐捣贴，频易。

血风疮 旧伞帽 坏皮掌 焙灰，桂花油调敷，神效。

黄水疮 真柏油熬稠涂。又芋苗晒干，烧存性，研擦。又木槿子烧存性，猪骨髓调搽之。又老菱壳烧灰，以小磨麻油调涂。又石膏煅 龙骨煅 松香 枯矾各三钱 共研细，用煮熟鸡子黄熬油和敷之。又头面俱生者，苍术 糯米粉等份 均炒燥研匀，掺之。

天泡疮 荷叶贴之。又丝瓜叶捣汁涂之。又生百合捣涂，一二日即安。又莲蓬壳二枚煅存性研末，以井泥调敷。又生蚕豆荚壳炒黑研末，麻油调涂。

脓窠疮 用火纸卷雄黄，熏被三次即愈。临卧忌熏。又大风子油百粒 蛇床子五钱 雄黄二钱 枯矾 花椒各三钱 共为末，烛油 猪油各五钱 同捣烂，熔化调涂。又菖蒲末铺席卧，并煎水洗，数日愈。

月蚀疮 燃烛照疮，使烛之热气相及疮，即愈。又菜萸根 地榆根 蔷薇根各等份 为末，作汤洗疮，取药涂之，日三。

疥疮 枯矾 滑石各五钱 硫黄三钱 共为细末，猪油同研糊涂，极效。又红枣三枚 蕲艾 雄黄 花椒各三分 共烧炉内，熏焙衣被，俟冷透穿盖，免受火气，甚效。又风化石灰和醋浆水调涂，随手而减。石灰淋汁洗之，甚效。

一切疮疥 桂圆核，煅存性，麻油调敷。

诸毒恶疮 蟑螂捣石灰敷之。

蠼螋尿疮 绕身匝即死。以蒺藜叶，无叶用子。捣敷之。

蝼蛄漏疮 茜根烧灰 千年石灰等份 为末，油调敷。

五种瘘疾 芥子末水蜜和敷，干即易之。

赤游火丹 新生荷叶捣烂，入盐涂之。又麻仁捣末，水和敷之。又赤小豆末，鸡子清调涂之。

热毒丹疮 慎火草捣汁拭之，日夜一二十遍。又浮萍捣汁遍涂之。

疥癣满身，不可治者 何首乌 艾叶等份 煎浓汤洗浴，甚能解痛生肌。

治癣方 初起用海螵蛸一块 常向患处，时时擦之，效。又楮树脂抹之。又白及 木鳖子 土槿皮 白糖各等份 为末，醋调涂。又巴豆五六个去皮打碎，包绢内擦之，不可擦好肉上。身面上如钱大者，擦之如神。又珠兰花叶，时时擦之，半月断根。又荔枝核磨醋，将癣抓破搽之，虽痛不妨，数日即愈。再发再搽，断根。又用新棉花扯如纸薄一层，量癣宽大，将绵花铺贴，用火向花上一点，顷刻燃尽，当即止痒，且并不焦痛，不须用药，极简，极效。绵花须用弹过者。倘再发，照治一回，断根。

阴癣 土槿皮 槟榔各两文 切片，用滴花烧酒五文 将二药浸三四日，候酒色变赤而腻，蘸涂患处，痛痒立止，癣亦即愈。又明矾生熟各一钱 轻粉二钱 银硝三分 共研，将土大黄根捣烂，布包蘸药末擦之。又蛇床子 稀莶草 川芎 川柏 银花 共煎滚，入干净便桶内，以身坐上，熏其热气。

牛皮血癣 枯矾 水银各二钱 川椒炒，一钱 用土大黄根，盐猪油同捣烂，敷患处即效。

漆疮 韭菜捣汁，入烧酒少许涂之。又干荷叶煎汤洗之。又石灰水拌敷，一日除根。又生蟹黄涂之。又以马尿洗之。又煮柳叶汤，适寒温洗之。柳皮尤妙。又麻油调铁锈涂之。又浓煮杉木汁洗之。

暑月痱疮 俗名痱子 绿豆粉二两 滑石研末，一两 和匀扑之。一加蛤粉二两。又冬瓜切片摩之。

冻疮 剥辣茄皮贴之。又方头黄色蚱蜢，风干，煅研，香油调涂，掺亦可。又蟹壳烧存性研末，香油调涂。又冻在脸上，用活雀脑涂之，立效。又冻在手足，白萝卜一个 热柴火内煨熟，去皮擦之。又橄榄核烧存性研末，加轻粉少许 香油调涂，良。

冻疮手足指欲堕 生姜捣自然汁，熬膏涂。又黄蜡浓煎涂之。又以蚶子壳煅研极细，麻油调涂，湿则干糁。又马粪煮水，将冻指浸半日，冷加热水。

冻疮裂坼 人乳调黄柏末涂之。又甘草煎汤洗，次以黄连 黄蘗 黄芩各等份 研末，入轻粉麻油调敷。又藕蒸熟，捣烂涂之。

瘤痣

治瘤方 水银 硼砂各一钱 儿茶 血竭各三钱 麝香 冰片各三分 各为细末，将此药掺于瘤之根处，随擦随落，根小者无不落也。又极细铁屑醋拌，放铜杓内煅，干则再拌，如此三次，研细，再用醋调敷，便觉患处，不甚适意，过一宿剥去再敷，以平为度。又用竹刺

将瘤顶稍稍拨开油皮，勿令见血，细研铜绿少许 放拨开处，以膏药贴之。又生马钱子，以荸荠汁磨涂患处，早晚二次，软者不周月而愈。

粉瘤 天花粉一两 陈壁土五钱 穿山甲 川贝母去心，各三钱 共为末和匀，擦膏药上，不拘何膏。贴之即穿出粉泽而愈。

眼皮生瘤 樱桃核，磨水搽之。其瘤渐渐自消。

肉核 真乌梅去核烧存性，研末，搽数日即消。又生萝卜皮贴之，连贴数次，即愈。

疣瘊 又名瘊子。拔之丝长三四寸 姜汁和好醋，时时搽之。又地肤子 白矾煎汤，洗数次即消。又以墨涂之，不过五度，瘥。又以屋漏下水，涂疣上。又松香 柏树枝上油和匀，敷之过夜即落。又牛口涎，时时涂之即落。又杏仁烧令黑，研如膏涂之，令瘥止。

肉痣 小黑子是。用针挑破，以碱水泡石灰点之，即消。

血痣 初起如痣色红，渐大如豆，触破时流鲜血，以黄鳝血同蒜汁，好墨汁频涂之，效。血出甚者，宜内服凉血地黄汤。又血痣挑破，血出不止者，鲗鱼鳞贴之，即结痂而愈。

除痣方 取桑条烧灰淋汁，入石灰熬膏，自己唾调，点之自落。又糯米百粒 石灰拇指大一块 巴豆三粒 去壳研为末，入磁瓶同窨三日，每以竹签挑粟许，用碱水点上，自落。又杏仁为末，鸡子清调点，一宿自落。又桑柴灰 风化石灰各一斤 鲜威灵仙六两 煎浓汁，淋二灰取汁，熬成稀膏，磁器收藏，用点患处，不必挑破，应手而除。并治疣痣及息肉鸡眼。

诸伤

天下第一金疮药　凡刀斧损伤，跌仆打碎，敷上即时止痛止血，更不作脓，胜于他药多矣。其伤处不可见水。公猪油二十两　松香黄蜡各六两　面粉炒筛，四两　樟脑三两　麝香冰片各六分　血竭　儿茶　乳香筲皮上烘，去油没药同上去油，各一两　以上药研极细，先将猪油、松香、黄蜡三味熬化，滤去渣待冷，再入药末搅匀，磁器收藏，不可泄气。又名桃花散，止血定痛，价廉功敏，极宜制送。用陈石灰二升，愈陈愈佳　大黄四两，切片　同炒，俟灰成桃花色，去大黄，将灰细筛，入磁瓶，过月余方可用。又千年石灰　韭菜　共捣成饼，贴墙上阴处，干透听其自落。研筛极细收藏，血流不止，掺上立愈。

箭镞伤　头上黑虱及人牙齿同研，涂之即出。又栝楼根捣敷之，日三易，自出。并治竹刺入肉。

中毒箭　以犀角刺疮中，立愈。又捣苎根罨之。

鸟枪伤　凡枪子打入皮肉，用生南瓜切片，贴患处即出。南瓜瓤敷之亦佳。又泥鳅捣烂敷之。

被斫断筋　旋覆根捣汁沥疮中，仍以渣敷之，日三易，半月断筋便续。又白蜡　合欢皮各五钱　研融，调敷伤处，极效。

跌打损伤　闪挫初时，即于无风处，将纸捻触鼻内，用力打嚏二三十次，则气升而痛自止。又绿豆粉炒紫色，新汲水调敷，以杉木皮缚定。又胡椒　黄蜡各二两　公鸡一只去毛　共捣烂敷患处，如痒即愈。

头面跌仆青紫　生半夏末，醋调敷之，神效。一方用水调敷。

打伤眼睛　生猪肉一片　以当归　赤石脂　二味研末，掺肉上贴之，拔出瘀血，眼即无恙。

闪拗手足　生姜　葱白捣烂和面炒热，罨之。

踢伤　冬青叶，醋煮数沸，略滴麻油少许，取叶换贴。

抓破面上皮　生姜自然汁调轻粉末敷之，无疤痕。

抓破肾囊，卵丸脱落，悬挂未断者。即教人慢慢托上，多取壁钱敷贴患处，日渐就安，其囊如故。

接骨方　山栀五分，生研末　飞罗面三钱用姜汁调和涂患处，一日夜，皮肉青黑，是其验也。或用水调搽，干则扫去。又用市镇上乞小儿破鞋一只，烧灰，白面等份，好醋调成糊，敷患处，以绢束之。杉木板夹好，须臾疼止骨接有声，甚妙。

损伤碎骨，在内作脓　田螺捣烂，加酒糟和匀，敷四围，中留一孔，其骨即出。

脑破骨折　蜜和葱白捣匀，厚敷立效。此药切忌入口。

误断指头　降香研末掺之，包以丝绵，七日忌落水冒风，一次即痊。又真苏木为极细末，掺于断指间接定，外用蚕茧包缚牢固，数日即如故。

破伤风 白面 烧盐各一撮 新水调涂。又破伤风肿者，杏仁杵膏厚涂上，燃烛遥炙之。

火烧疮 贯众煅灰，油调涂，立刻止痛。

滚油泼伤 陈面和敷之。又蟹壳灰麻油调搽。又生寒水石研细末，油调涂。又扁柏叶冷浓茶捣敷。

爆竹炸伤 鲜柏枝捣烂，香油调敷。

汤泡火伤 大麦炒黑研末，油调搽之。又油调芙蓉末敷之。又生萝卜捣涂之。子为末敷之亦可。又辰砂末，鸡子清调敷。又旧葫芦瓢，烧灰敷之。又以竹中蛀虫末涂之。又醋淋洗。又地榆末麻油调涂。又新热牛粪涂之。又柳皮烧灰，如粉敷之。

人咬伤 鳖头，焙存性研末，香油调涂。又用童便淘米水亦可。洗净污血，虽痛至不省人事，亦须忍住洗净。以人粪敷之。或用人中黄煎汤时洗。又白萝卜叶嚼敷，又溏鸡屎涂。

虎咬伤 土蚕捣敷。又雄黄 硫黄 紫石英各等份 研末涂。又嫩松毛捶融如泥，将伤口内塞满，极效。

马咬 益母草切，醋炒研涂。

疯狗咬 半夏末擦。又紫苏叶嚼敷。又妇人尿浇。又白果仁嚼涂。又荔枝肉贴。又捣栗子涂。

狗咬 甜杏仁去皮尖 嚼烂敷之。又鹅屎敷之，不烂痛。

猫咬 薄荷煎水洗之。或用川椒煎水洗之。

鼠咬 陈火腿烧灰，香油和敷。又猫屎揉敷。

蝮蛇螫人 姜末敷之，干即易。

蛇咬 生杵芹汁涂之。又杵白扁豆叶敷。又铜青敷。又梳垢一团，尿和敷。又人粪封。

蝎螫 芝麻油涂。又木碗盖于痛处，过半日即愈。

蛇及诸毒螫 烟筒中垢涂之。

蜈蚣咬 嚼香附涂之。又胡椒嚼封之，即不痛。

蜂螫 人乳涂。又野苋擦。又芋头梗捣融敷。

蜘蛛咬 炮姜切片贴之。又热甜酒洗之。

射工溪毒伤 芥菜子末和酒厚敷，半日止痛。又切蒜片贴之。

蝼蛄咬 醋和石灰涂。

百虫咬 灯火熏，又香油浸紫苏涂。

乌龙刺伤 又名火芭蕉 乌龙刺入泥中，人若足上签踏，较蛇咬更毒，肿至肚腹，则无药可救。急用蛔虫无则用粪蛆。数条，捣烂敷患处，肿消刺出而愈。

外治寿世方卷四

海宁邹存淦俪笙辑

新安胡增彬谦伯校
嘉兴马星樵重校句读

妇科

通经 益母草煎洗小腹。又鬼螺蛳十四个，生在阴处者是 研碎油纸摊贴脐上，缚定周时。又经闭用蚕沙酒炒熨。又经闭按腹内似有痞块者，鳝鱼血随患处大小涂一圈，另用皮硝 黄丹 百草霜各研末，五钱 红皮独蒜一枚 同捣敷圈内，觉口中有蒜味，即擦去。

经前腹痛 紫苏阴干四两，候经期，如肚腹胀痛，煎汤熏洗下部，摩运小腹，每经摩洗三四日，则经正痛止。

妇人因开甑为热气所冲，面目肿大，经水不通 旧蒸饭布越旧越好，烧灰 用锅盖上气水甑盖上气水亦可。调敷，随敷随消，经水亦通。无蒸饭布，蒸底烧灰，亦可。

妇人气滞 木香 生地黄 捣饼，贴患处，熨斗熨之。并治肿核。

血崩不止 枯矾 黄丹各五钱 研绵绢包裹，麻油抹绢面，线扎一团，用线穿竹筒上，仰卧入阴户内，将竹筒退出一炷香久即止，止后将线掣出药团。又烧漆器令闻。又旧毡条或绵花胎坐身下。又黑驴粪烧熏之。又危急者以黄丹 铅粉 绢包，塞入阴户，以线带住，止即去之。

治带下 以灶下黄土，水和为泥，作弹子丸百枚晒干，以火烧热彻，用三年酢渍一丸，绵裹纳阴户中，唯深，待冷即易之。新患者三十丸差。久者五十丸。

白带 鸡冠花醋炙 红花酒炒 荷叶灰 白术 茯苓 陈壁土 车前子各一钱 为末，酒或米汤调敷脐上，可利湿热。又热盐炒艾熨脐。

五色带下 年久古砖一块 烧极红赤，以油煎面饼七个 安放砖上，再用黄瓜根研末，铺饼上，加布两层，令病人坐上，使药气熏入腹中，当有虫出，治三五次，虫尽即愈。以上调经崩带。

阴冷 母丁香为末，纱裹如指大纳入。又蛇床子炒研，二钱 白粉一钱 调匀，如枣大，每用一枚，绵裹纳入阴内，自然温暖。

子宫寒冷不能受孕 吴茱萸 川椒各八两 共为末，炼蜜为丸，如弹子大。绵裹纳入阴户中，日夜一换。一月后子宫和暖，即可成孕。又硫黄煎水常洗效。

妇人无子坐导药方 皂荚一两，炙去皮子 大黄 戎盐 矾石烧 当归各二两 五味子干姜

细辛各三两　蜀椒汗，二两　葶苈子《千金方》无此味　苦瓠各三分，《千金方》作山茱萸　上十一味，捣筛纳轻绢袋子，如中指许大，长三寸，盛之令满，纳子门中，坐卧任意，勿行走急。小便时即出之，仍易新者。一日当下青黄冷汁，汁尽止即可幸御，自有子。若未见病出亦可，至十日安之。一方有砒霜三分。又蛇床子芫花各三两　捣筛取枣大，纱袋盛，纳产门中，令没指，袋少长，便时须去，任意卧著。慎风冷。

四奇种子丸　粉龙骨五色者佳，瓦上煅　锁阳醋洗　北细辛水泡一夜，晒干　阳起石见太阳飞动者佳，各三钱　旱黄桂花人乳拌晒　旱地浮萍要肥大者　吴茱萸醋泡过一夜，炒　上肉桂去皮，各二钱　紫梢花色润紫者佳　石榴皮瓦上焙干　砂仁去壳，烧酒洗，焙干　肉苁蓉红色者佳，焙干　川椒要开口者　枸杞去核，炒　麝香用当门子　白芷铜器内炒黄　闹杨花焙　象皮末　真鸦片各一钱　高丽参芦五钱　蓖麻子四十九粒，去壳，去油净　共为末，炼蜜为丸，如小圆眼肉大，丁香油为衣。每于经净七日之内，先放一丸入阴户内，待一顿饭时药化，然后行事。然种子务宜节欲，若藉此淫佚无度，窃恐子未种而身先丧，观者慎诸。

丁公仙枕方　用槐木薄板做枕一个，高三寸三分，宽四寸五分，长一尺二寸，如天盖地，二面上钻孔一百二十八个，如桐子大，用后药装入枕中，百日后诸病消除，精神倍长，寿高多子，真仙方也。如夫妇皆以此作枕，更见功效。其药料三五过月一换。真川椒　桔梗　荆实子　柏子仁　姜黄　吴茱萸　白术　薄荷　肉桂　川芎　益智仁　枳实　全当归　川乌　千年健　五加皮　藜芦　羌活　防风　辛夷　白芷　附子　白芍　藁本　苁蓉　白细辛　猪牙皂　芜荑　甘草　荆芥　菊花　杜仲　乌药　半夏　共三十四味，每味一两，务选顶好，鲜

明咀片，研为细末，绢袋盛之，装入枕中。以上种子。

转女为男法　妇人觉有娠，即以雄黄一两装绛纱囊，佩小腹。

妊娠心痛　蜜一升　和井底泥，涂心下。又取弩弦急带之，立愈。

妊娠伤寒热病保胎法　用井底泥入灶心土，敷于脐下，或加青黛，如干再涂。又白药子不拘多少为末，以鸡子清调摊于纸上，如碗大，贴脐下胎存处，干则以湿水润之。

妊娠风寒交中，不省人事，状如中风。用熟艾三两　米醋炒极热，以绢包熨脐，良久即愈。

妊娠目鼻咽喉唇口诸病　孕妇专以清热为主，目鼻诸病多属热。用吴茱萸五钱　研末，好温醋调敷两足心，用布包好，过一日夜，足心如觉发热即愈。如尚未愈，连换数次，再敷一日夜，则无不愈矣。并治胎上冲心，安即洗去。

妊娠遍身搔痒　此症有风，不可服药，用樟脑调酒擦之，即愈。

妊娠腹痒　取铁箭头用旧针线袋亦可。安卧席上，勿令妇知。

子鸣　子在腹中鸣者，谓之子鸣。此由孕妇或欠身向高处取物，子在腹中失脱口中所含疙瘩，故啼。治法或令孕妇作男子拜状，或以豆撒地，令其检拾，子复含著则止。

妊娠小便不通　葱白二十根　细切，和盐炒熨脐下。又吊起一脚睡即尿。又将孕妇睡短

梯上，用带兜扎住，倒悬片刻，则尿自出。或选二便门方用之。上胎前。

催生膏　治交骨不开，及各种难产。用大鳖全个　初死者佳，头足血肉俱用，约十两外。如无，用生龟甲一斤代，以小磨麻油二斤　熬去渣，炒黄丹十二两　炒铅粉四两　收。每用四五钱，皮纸摊贴脐上。外用车前子四钱　川芎　当归各三钱　冬葵子二钱　枳壳　白芷　半夏　白敛各一钱　研末，麻油葱汁各一大盅调药，敷于膏外，纸盖扎。令产妇平身安睡，睡醒即产。盖睡则阴气复，母子皆有力也。

催生方　取槐东引枝手把之。又手捉鸬鹚头，甚验。又取马衔一枚，觉痛即令左手持之。又急采树叶一片，或花或草叶皆好，要新鲜青翠，以净水贴在床背，勿令人知。又取海马或石燕下，两手各持一枚，即产。又取蓖麻子十四枚，每手各持七枚，须臾立下。又用新朱笔在黄纸上无新朱笔，用新墨笔亦可。写语忘敬遗四字贴床柱，及门窗上。凡有门窗之处各贴一张，临产令产妇默念此四字即产，可免邪祟。又黄表纸朱书北斗紫英夫人在此八字，贴于帐上即生。如片时不应，将黄纸揭下再贴产妇背心，顷刻即下。俟小儿及胞衣生下，速即另备香纸，将黄表字纸焚化，送于流水，迟则恐大肠随下矣。又乡村僻壤无药之处，不幸遇此，即觅花椒叶　香橼叶　柚子叶　茱萸叶　生姜　生葱　紫苏　浓煎汤一盆，俟可下手，即令产妇以小凳坐盆上，浇汤淋洗其脐腹阴户，久久淋洗，气温血行，登时即产。以上诸药，如全更妙，若缺一二种，亦不妨。又用急流沙数升　炒热，铺于腹上，先下垫葱白再以沙铺之。又蓖麻子七粒，去壳　研如泥，入麝香一分　再研成膏，涂产母足心，胎下即洗去，迟则恐子肠出也。如子肠出，可移涂产妇顶心，肠即收上，速去之。此方催生下胎虽速，药性猛峻，用者慎之。又乌梅一个　巴豆三个　胡椒七粒　研末捣成膏，酒醋调贴脐

下，即产。又巴豆三个　蓖麻子七个　共去壳捣烂，入麝香少许　油纸摊贴脐下三指，产后立用湿布将药抹净，免烂皮肤。此与上两方临产艰难，始可试用。如未临月误用，打胎，陡伤孕妇耳。慎之。又名龟壳散。能开交骨，治难产及死胎，敷之最妙。龟甲二两　川芎　当归各一两　发灰五钱　加蝉蜕七个　蛇蜕一条烧灰以葱汁麻油调敷腹上，闭目静卧一时即生。或加车前子一两　敷。

妊身热病子死腹中　乌头一枚　细捣，水三升煮取大二升，稍稍摩脐下及阴下，胎当立出。

子死腹中　醋炒黄牛粪，敷肚腹上，用布捆好即下。又名立圣丹。治横生倒产，胎死腹中，用寒水石二两生用，二两煅赤　同研细末，入朱砂五钱　再研，如深桃花色，每用三分，井花水调如薄浆，糊以纸，剪如杏叶大，摊上贴脐心，候干再易，不过三次，即产。

逆产　用手中指点锅底黑煤于小儿足心，昼一交，即刻顺生。又盐和粉涂儿两足下，即顺。又以盐涂儿足，以指甲搔之，并以盐摩母腹上，即顺。又手足逆出者，以真灶心土涂母脐中。

盘肠生　临产小肠先出，不可用醋喷妇面，恐惊则神散。宜先以产妇发梢或纸捻，入鼻取嚏，再放肠漆器中，黄芪煎汤温浸之，自收。又蓖麻子四十九粒　去壳研烂，敷产妇顶心，待肠收尽，急抹去之。勿迟。此方须胞衣下后方可用，然不如前方稳妥。又产肠不收，用芝麻油五斤　炼温热，令妇坐盆中浸之半时，先用皂角炙去皮，研，少许　入鼻作嚏立上。或用葱汤或用枳壳汤浸，均可。

临产胡言乱语　用四焰灯火加朱砂入盏内，点之即安。四焰者，一盏内用四灯头

是也。

临产晕绝，不省人事 生半夏捣为丸，如豆大，纳鼻中，或研末吹鼻，待嚏即苏。又觉晕即用三股麻绳，长五六尺，系产妇右脚膝上，令人捉两头急挽得醒，徐徐解之。

胞衣不下 葱白煎浓洗下部，胞即下。又取夫单衣盖井上，立出。又当户烧黍穰，即出。又用竹杆于堂中正梁上戳三下，即下。又取皂荚末，着鼻孔中，嚏即出。又黑豆四五合 醋三大碗煎数滚，布蘸温熨脐腹，并厚敷之，衣自下。又蓖麻子十四粒，去壳 捣烂，敷两足心，衣即下。下后速急将药洗去，久恐肠出。如肠已出，仍用此药敷囟门上，肠自收入，药随洗去勿迟。

子死衣不出，上抢心者 急取蚁垤土三升 熬之，令热，囊盛熨心，良。以上临产。

产后玉门不闭 石硫黄研 蛇床子各四分 菟丝子五分 吴茱萸六分 捣为末，以汤一升，投方寸匕，用洗玉门，瘥止。又取大纸捻蘸油点，火吹灭，以烟熏鼻，即闭。又阳气虚寒不闭，用石硫黄 海螵蛸 北五味各等份 共为末，掺患处，日三易。

玉门不闭，或脱出 温水洗软，用雄鼠粪两头尖者是 烧烟熏之，即愈。

产后阴下脱 取蛇床子一升 布裹炙熨之，亦治阴中痛。以铁精粉上推纳之。又蜀椒吴茱萸各一升 戎盐半鸡子大 捣，以绵裹如半鸡子大，纳阴中，日一易，二十日愈。

产后玉门肿痛 蛇床子三两 煎汤频洗，即愈。又葱白和乳香捣成膏，贴肿上，效。又

桃仁炒研细末敷。又羌活 防风各一两 煎汤熏下体，亦消。

初产伤重，玉门肿痛 浓煎甘草汤洗之，其肿自平。

阴户破烂，久不收口 白及 白龙骨 诃子 烂蜂窠 黄柏炒，各一钱 研末，先用野紫苏煎水洗擦，干再用此药敷之，效。

产后阴翻 泽泻四两，一方作泽兰叶，未知熟是。煎汤熏洗二三次，再加枯矾四钱 煎洗，即安。

产后阴户垂出肉线，长三四尺，触之痛引心腹。老姜三斤 连皮捣烂，入真麻油二斤炒干，先用旧绸五尺摺叠，轻轻承起肉线，使之屈作二三团，纳入阴户，再用绸衣盛姜，使姜气就近熏之。冷则随换，熏一日夜，收入大半，二日收尽，神效非常。肉线切不可断，断则不治，并宜禁风。

产后腹痛 苎麻安腹上，又兔头炙令热，以熨产妇腹，如刀绞痛者立定。又取一苦瓠芦未经开者开之，去子讫，以沸碱酢投中蒸热，随痛熨，冷即换，极效。又因感寒起者，用陈蕲艾二斤 干捣，铺脐上，以绢覆住，熨斗熨之。口中艾气出，痛自止。

产后防晕 旧漆器不拘多少，烈火烧烟熏鼻中，即醒。

产后血晕 切韭菜安瓶中，沃以热醋，令气入鼻中。又枕苎麻即止。

恶露不下 马槟榔去壳，两手各握二枚，立下。

产后恶露，奔放不止 用带旧黑毡帽，帽内招牌纸宜剥净。垫住产门，即止。

产后小便不止 厚肉桂一两 丁香三钱为末，作饼放脐上，即止。

产后脱肛 荆芥末 鳖头灰 蜜调涂肛上，以陈年草鞋一只烘热，缓托上，数次可愈。

产后宜挤两乳 凡妇人初产，即将两乳放温热淘米水内，揉洗良久，将乳挤出，乳孔内有白丝数条，即用手扯去，方与儿食，不但小儿易食，且免乳吹乳痈等患，此秘法也。又乳不通，用麦芽煎洗，以木梳梳乳千遍，即通。以上产后。

妇人阴脱 煎羊脂涂。并治赤丹如疥。

阴蚀 蚯蚓三四条，炙干为末 葱数条，火上炙干为末 先以蜜一碗，煮成膏，将前二味，捣放其中，纳入阴户，虫尽死。又当归 甘草炙 川芎 芍药各二两 地榆三两 切，以水五升，煮取二升洗之。日三夜一。又蒲黄一升 水银一两 研之。以粉患处。

阴户虫痒 炙猪肝纳入，当有虫出。又杏仁去皮，烧存性 研烂，绵裹纳入。又鸡肝去脂，乘热纳入，虫尽死。又蜂蜜炼过，二两 甘草研末，三两 二味和匀，敷痒处，虫自出。再以蛇床子 朴硝各一两 煎汤频洗，更效。并治粪门生虫。

阴吹 紫葳为末，用鲤鱼脑或胆调涂。又硫黄末敷。又桃仁杵烂绵裹塞。又杏仁烧，研末 雄黄 矾石烧，各二分 麝香五厘 和敷之，日三度。又阴疮如虫咬痒痛者，生捣桃叶，绵裹纳之，一日三四易。又阴户内生疮作痒，用活

蚌一个 剖开，将有肉半个，手拿对阴户一夜，次日又用一个，全安。

阴痒或生湿疮 蛇床子 地骨皮各三两 煎汤熏洗，一日两次，二三日效。又胡麻嚼烂敷之，并治阴挺。又鲫鱼切片 以稀布裹纳阴户内，其虫尽入布眼，纳二三次，以出尽不痒为度。再用蛇床子 朴硝各五钱 煎水二碗，洗疮拭干。以乳香 没药各一钱五分 研末，加枯矾六分 擦之，尤效。又蛇床子一两 艾叶 明矾 五倍子 杏仁杵碎，各五钱 川连三钱 煎汤，先熏后洗，即愈。

阴肿 甘菊苗杵烂煎汤，先熏后洗。又作痒者，大蒜三两 切片，煎汤洗之。并治阴挺。又产门两旁肿痛，手足不能伸舒，用四季葱入乳香末同捣成饼，敷患处。

阴中肿痛 炙枳实以熨之。又防风三两 大戟二两 艾五两 切，以水一斗，煮取五升，温洗阴中，日三次，良。又矾石熬，二分 甘草炙，五厘 大黄一分 捣筛，取枣大，绵裹纳阴中，二十日即瘥。

阴户疼痛 食盐炒热，青布包裹熨之。又葱头加乳香捣融敷之，极效。又痒痛不可忍者，枸杞根一斤 水三升，煮十沸，适寒温洗之。并治阴肿或生疮。

子宫大痛不可忍 五倍子 白矾 煎汤熏洗，又将二药研细末掺之。

阴挺 白果嚼融敷之。又川椒 乌头 白及各二分 为末，绵裹纳阴，令入三寸，腹中热，明旦更著，瘥止。一方无川椒。又水仙花兜交红糖捣极融烂敷之。又茄根烧存性为末，油调在纸上，卷筒纳阴中，一日一上。又鲫鱼

生煎炼油涂之。或用鲫鱼胆搽之。又藜芦为末，猪脂调涂，一日一易，努肉自入。又槐白皮炒煎水日洗数次，甚效。又大蒜煎汤洗。

妇人交合痛不可忍。

黄连六分　牛膝　甘草炙，各四分

上三味切，以水四升，煮取二升洗之。日三四度，瘥止。

交接伤阴出血不止　五倍子研极细末掺之。

鸡眼痛　生车前草捣敷之甚良。又生葱剖开取有沫一边，贴患处包好，三日愈。

脚丫及足底弯曲处作痒　枯矾五钱　熟石膏　轻粉　黄丹各三钱　共研末，开水候温洗净，擦之即愈。又如破烂有脓水者，葱汤洗净，用海螵蛸去硬板三钱，人中白三钱，冰片三分，共为末，每用一钱，擦之效。

儿科

初生气绝不啼　切勿断脐，即取小锅烧水，以胎衣放热水中，并以水浇脐带，俟暖气入腹，儿气即回，啼声发出矣。若先断脐带者不治。

初生去毒开口法　小儿初离母体，口有液毒，形如血块，啼声一出，随即咽下，而毒伏于命门，他日发为惊热，疮疾恶痘等症。须于未啼时，急用丝绵裹指，挖去口内浊秽，以清脏腑。

小儿初浴　新生时，用益母草五两　煎水浴，不生疮疥。

初生无皮　色赤有红筋，乃受胎未足也。用早稻白米研细末，频扑之，皮肤自生。名先天粉。又以东向陈壁土研细末掺之，亦能生皮。

初生遍身红赤　用浮萍　水苔　捣取汁，调朴硝，赭石末敷之。

初生遍身如鱼脬，或如水晶，破则水流不止　以密陀僧研细末敷之。

三朝浴儿　取桑槐榆柳桃嫩枝各二三十段煎汤，候温浴儿，可免疮疥。

治儿啼　取犬头下毛，以绛囊盛，系儿两手，立效。

夜啼不止　黑牵牛子一钱　研极细末，水调敷脐上，立止。又五倍子研末，以津唾调作饼子，贴脐上，用带扎之，效。又朱砂磨新汲水，涂心窝及两手足心五处，最验。又用本儿初穿汗衣放瓶内，自不哭。又明镜挂床脚下，自止。

曲腰啼哭　此受寒腹痛也。用淡豆豉　生姜　葱白细切　盐共炒热，以手巾包熨肚上，立止。

遍身奇痒，叫啼不止　生姜捣烂，稀布包擦，甚效。

身如蛇皮鳞甲　名胎垢。又名蛇胎。用白僵蚕去嘴　为末，煎汤洗之。或加蛇蜕研末和入，亦可。

身热　苦参二两　煎汤浴之。又郁李根煎汤浴。

壮热 李树叶一斤 煎汤浴之，良。并治小儿疟疾及惊痫。

小儿瘟疟，积热不解 菖蒲煎汤浴。

初生疟疾 赭石二钱，醋煅 朱砂五分 砒霜二分 共为末，以纸包七重，打湿煨干，入麝香一分 再研细，麻油调搽鼻尖上及眉心四肢，神验。

患黄 韭根捣汁，日滴鼻中，取黄水出，愈。或用黄疸门黄蜡纸筒方治之，稳而且妙。

小儿客忤，发作有时 取母月衣覆儿上，大良。

赤白痢 茛菪子 羊肉薄切布上 绵裹纳下部，不过两次，瘥。

饮食停滞，饱闷不消 糯米一升，炒热，分作二布包，轮熨脐腹，助其脾气转运，立消。

伤冷食及难化之物 生姜切片 紫苏各四两 煎浓汤，置浴盆，令小儿乘热坐汤，以手揉其胸腹，以热汤淋之，气通即化。或有二味捣烂炒热，分作两布包，轮流熨胸腹，如冷再炒再熨，神效。

小儿无故卒死 取葱白纳入下部，及两鼻孔，气通或嚏即活。

痰喘 巴豆一粒 研烂绵裹塞鼻，男左女右，痰即自下。

截惊 以芭蕉汁 薄荷汁煎匀，涂头顶，留囟门，涂四肢，留手足心勿涂，甚效。

预断惊风 于小儿卧室养鸽数对，令小儿日嗅鸽味，自免。

急惊风 大栀子一枚，研末 鸡蛋一个去黄用白 调匀，搽儿腹四围。又明雄黄五钱 砂仁六分 栀子五枚，炒 冰片五厘 共为细末，以鸡子清调敷肚之四围，如碗口大，安脐眼，入麝香五厘 上用绵纸盖好，再以软绵扎之。一昼夜后，温水洗去，神效。又甜杏仁 桃仁各六粒 黄栀子七个 共研烂，加烧酒 鸡子清 白干面 量患者年岁，作丸如胡桃大小，男左女右，置于手足二心，用布条扎紧一周时，手足心均青蓝色，则病已除矣，效甚。

慢惊风 大红芙蓉花一朵 将花心紧对小儿肚脐中贴，再用鸡蛋一个煎饼，置花蒂上，一时即转。又胡椒七粒 生栀子七个 葱白七根 飞面一撮 共研末杵和，再加鸡子清半个 调匀摊青布上，贴小儿心窝，一日夜除去，有青黑色即愈。如不效，再贴一服。愈后仍当服补脾之药。

急慢惊风 白颈蚯蚓刀截两段，跳急者治急惊，跳慢者治慢惊。加入麝香一分 捣烂贴当脐，外以膏药盖之。又用白丝毛鸡乌骨绿耳，又名绒毛鸡。又名白凤凰。多出江西泰和县 以鸡尾粪门向小儿肚脐上，无风鸡则远去，有风鸡必贴紧吸拔风毒，少时即愈，神效之至。愈后须用麻油灌入鸡口以解其毒。并治大人阴证。又杏仁 桃仁 糯米 胡椒 栀子各七枚 共捣极烂，用鸡子清调飞罗面敷足心，男左女右，敷过夜，次日脚板甚青黑，即愈。又芙蓉嫩叶约五六钱 男单女双一作男双女单。捣烂，用鸡蛋和入，煎熟作饼，点脐上，冷则随换，立愈。

惊风烦热 慎火草，煎水浴之。

暑惊 生半夏 皂荚等份 研末，吹鼻取

外治寿世方

嚏，即愈。老少并用。

乌痧惊风 遍身都乌，急推向下，用黄土一碗 研末，入陈醋一盏，炒热包定熨之，引下至足，刺破为妙。

小儿疳疾，及诸病后天柱骨倒，乃体虚所致，宜生筋散贴之 木鳖子六个，去壳 蓖麻子六十粒，去壳 研匀，先包头擦项上令热，以津调药贴之。

小儿鼻塞头热 用薰草即蕙，一两 羊髓三两 铫内慢火熬成膏，去滓，日摩背上三四次。

头缝不合即解颅 防风 白及 柏子仁各等份 为末，以乳汁调涂，一日一换。又干姜七钱 细辛三钱 肉桂五钱 共为末，姜汁和敷颅上，小儿面赤即愈。又南星微泡为末 醋调摊旧绸上，贴囟门，用热手时时熨之。干则用热醋润湿。又茵陈 车前子 百合各五钱 为末，乌牛乳汁调涂足心，及头缝开处，用绸包裹，二日一换。

囟肿 生下即肿者，黄蘖末水调，贴足心。

囟门陷下 乃受冷所致，用半夏末水调足心。

小儿发迟 陈香薷二钱 水一盏，煎三分，入猪脂五钱 和匀，日日涂之。又楸叶中心汁频涂。

小儿闪癖，头发觉黄，极瘦弱者 干林檎脯研末，和醋敷之。

头面胎毒 桐油调经粉涂之。多年不愈皆效。

小儿疬愈后，脱疤不长发 用饭蝇捣涂，立生。

秃疮 松香研末，五钱 猪脂调搽，一日数次，数日即愈。又腌茄子炙灰，麻油调涂。

蟮瘝头 活虾蟆一只 剥一整皮贴疮上，奇效。又大蚌肉捣烂，加冰片少许 摊患处，立愈。

一切头疮 松脂研细 轻粉各五钱 和匀，油调敷。

黄水头疮即肥疮 水边乌桕树根，晒研末，四五钱 雄黄一钱 生油调涂，又鸡蛋三个煮熟去白用黄，炒枯出油，搽上三五次，即愈。

小儿目闭 桑叶 白菊花 煎汤，以青绸擦洗之。

蓐内赤眼 生地黄薄切，冷水浸贴。又取黄蘖以乳浸点之。又雄鸡胆，灯心蘸点，神效。又胡黄连一钱 研末，人乳调敷足心。男左女右。又以蚯蚓泥捣敷囟门，干则易，三次愈。又生南星 生大黄等份 为末，用醋调涂两足心。又茶调胡黄连末，涂手足心，即愈。

眼痛 取淡竹沥拭之。又鲤鱼胆点之。车前草汁和竹沥点之。

误将竹木刺眼 白颈蚯蚓掐断，滴血入眼，刺即出。

小儿耳内湿烂 上梅花冰片二分 芦甘石煅一钱 枯矾 粉口儿茶各三分 龙骨煅 海螵蛸 赤石脂各一钱 橘皮炭三钱 蚕茧壳 石首

鱼脑骨煅，研细，各二钱

上共为细末，加胭脂边二钱　用纸包固，以水浸湿，用火煨炭存性和匀再研，吹之极效。

耳疮　马骨煅存性研末敷之。又鸡粪白敷之佳。

耳疳　地骨皮煎汤洗，仍以香油调末搽。

鼻衄不止　以马粪绵裹塞之。又烧发灰末吹鼻。又烧桑耳令焦，捣末，纳鼻孔中，作丸塞之，亦得。

生下腮肿　黄柏末水调，贴足心，效。

痄腮两腮肿硬有核，又名螳螂子　麝香一钱　朱砂五分　螺蛳七个　同捣如泥，敷囟门上，俟干时自落，切勿剥去。若重者，将铁微刺患处出血，以好陈墨搽之自愈。或溏鸡粪涂之，更妙。切勿妄用刀割，致伤儿命。后有芙蓉花诸方最妙。又蜒蚰一条　银朱一钱五分　同研烂搽肿硬处，勿令擦去，即消。又丝瓜烧存性研末，水调搽之。又橄榄核醋磨浓汁，以鸭毛蘸涂，数次即效。又桑柴灰少许　入雄鸡冠血二三滴　再加盐卤一匙　和匀，时时搽之。

初生小儿，或两腮肿硬，或口内生疮，或生马牙，或重舌，木舌，蛇舌，吐舌，及口不开，不食乳等症　芙蓉花或叶，或皮，或根捶极融烂，用鸡蛋二个，和匀，煎热，候冷，敷心口，并肚脐，用布扎紧，屡试如神。又生香附　生半夏各二钱　研末，生鸡子清调作饼，贴两足心，一周时即愈。此引热下行法也。又吴茱萸四钱　好醋调敷两足心，又如口舌破烂者，用活鲫鱼以尾入口中，频频摇摆，随摆随换，能去口中热毒。初用时儿尚啼哭，用一二次后，口内生凉，儿自不啼，

尾虽有刺甚软，并不伤人，治后即能食乳，不过三日，痊愈。

鼻疳蚀烂　胆矾，烧烟尽，研末掺之，一二日愈。

口疳　甘蔗皮烧灰研末，吹之效。又吴茱萸二两　研末，少加面粉醋调作二饼，贴两足心，以布扎之，过夜即愈。并治咽喉疼痛。

口疮　荸荠，烧存性研末掺之。又寒食面五钱　硝石七钱　水调半钱，涂足心，男左女右。

口角生疮　乱发烧灰，猪油调搽。又蒸饭时收甑盖上流下气水，搽之效。

口流涎水　新桑根白皮，捣自然汁涂，干者煎浓汁涂之，效。

口生白点俗名雪口，又名鹅口　马兰头捣汁，抹之神验。又槟榔烧枯研末，点之立效。又黍米嚼浓汁涂效。又赤小豆研末，醋和涂。并治重舌

唇肿　桑木汁涂之。

唇紧　赤苋捣汁洗之。又马芥子捣汁晒浓，揩破频涂之。又头垢涂之。

重舌　黄蘗浸苦竹沥点之。又巴豆半粒饭四五粒　共捣烂为饼，如黄豆大，贴在印堂中，待四围起泡，去之即愈。各项舌病皆效。

舌膜　初生小儿，有白膜皮裹舌，或遍舌根，可用指甲刮破，令出血，以烧矾末，拌如绿豆大，敷之。若摘去，儿必哑。

舌笋 小儿不吃乳啼哭，即看舌上，倘起白泡一粒，名舌笋，不治即死。急用鲜生地取汁。如无鲜者，以干生地凉井水浸开，捣烂取汁，涂患处数次，渐愈。

木舌 黄葵一钱，为末　黄丹五分　和敷。又蒲黄研末，时敷舌上，其肿自消。

舌忽胀大肿硬，即时气绝，名翠舌 百草霜酒调涂舌上，即消。又干姜　蒲黄等份为末，干擦患处。

蛇舌 其舌常卷两边口角者是　明雄黄研末，点舌数次即安。

舌疮饮乳不得 白矾和鸡子置醋中，搽儿足底自愈。

语迟 小儿四五岁，只会叫人，不能言语。以赤小豆研末，酒调涂舌下，二三次即能说话。

喉嘶声哑 虾蟆胆取汁，点舌上立愈。

颈软 乃肝肾虚风袭入。用生附子去皮脐　生南星各二钱　为末，姜汁调，摊贴天柱骨上。

项上瘰疬 以榆白皮烂捣如泥，封之。频易。

乳癖 白疥子研末水调，摊膏贴之，以平为期。

龟背 龟尿调首乌末，敷背上，日久自愈。

背上起白泡，累如缀珠，一二日即破，脓血外流，痒甚，一处方好，一处又起者　如意草捣烂敷之，长巾缚定，一夜即愈。

腹鸣如蛙 淡豆豉　生姜各二钱，切碎葱五茎　食盐一两　同炒热，置脐上熨之，效。又葱姜煎浓汤，洗肚腹，另用葱姜捣烂，炒热作饼，贴脐上，良久即愈。

盘肠内钓腹痛 葱汤洗儿腹，仍以炒葱捣贴脐上，良久尿出痛止。

肚脐肿出 红饭豆　淡豆豉　南星去皮脐白敛各一钱　共为末，用芭蕉无叶用根　自然汁调敷脐四旁，即愈。

脐烂成风 杏仁去皮研敷。

脐风噤口 以艾叶烧灰填脐上，用帛缠之。若脐带已落，用蒜切薄片贴脐上，以艾火灸之。候口中有艾气，立愈。

预防脐风 枯矾　硼砂各二钱五分　朱砂二分　冰片　麝香各五厘　共为末。凡小儿下地洗过后，用此末掺脐上，每日换尿布时，仍掺此末，掺完一料，永无脐风等症。

脐内汁出不止，兼赤肿 取东壁土末敷之。又大红泥烧灰为末，敷之。又甘草炙　蝼蛄各三分　捣末，安脐中，瘥止。又黄蘗炙，一两　釜底墨四分　捣末，敷脐中，良。又白石脂一两　研末熬令温，以敷脐疮，甚良。

脐不干 棉花子烧灰，每用一钱，敷之。又当归煅焦，研末　胡粉等份　敷之。

脐疮 马齿苋烧研末　敷之。

初生肾缩 乃受寒所致。用硫黄 吴茱萸各三钱 研极细末，捣取葱汁调药末涂脐腹，另以蛇床子烧烟熏之，即伸。

初生阴囊过大名胎疝 久恐变成木疝。如过满月外，或一岁以内，俟端午日午时，以脚盆盛热水，安于中堂，随抱小儿，将阴囊放水内一浸，再将小儿在于中门槛上中间一搁，其阴囊上之水，印痕于槛，将艾火在槛上湿印处烧三次，其囊逐渐收小如故，神效。又石蟹用好醋磨汁搽之。

癗疝胎疝 双蒂茄悬房门上，出入视之。茄蔫，所患亦蔫，茄干亦干矣。又法双茄悬门上，每日抱儿视之二三次，钉针于上，十余日即消。

肾囊虚肿 甘草浓煎汁，调地龙粪搽之。

阴囊赤肿 老杉木烧灰存性，加宫粉和清油调敷。

忽然阴肿 此被蚯蚓吹肿，令妇人以吹火筒吹之，即消。又真硼砂研末，水调敷。又雄鸭涎抹之即消。

阴囊肿坠光亮，啼哭疼痛 蝉蜕一两煎汤洗，再用生紫苏叶捣成泥，包之而愈。或用干紫苏研末，湿则干敷，干则香油调敷。虽皮破子出，悉有神效。

初生小便不通 用猪毛于阳物眼上刺去薄皮，即通。

小便数日不通，遍身肿满 苏叶一斤煎浓汤一盆，抱小儿向盆中熏之。冷则再换热汤，外用炒盐熨脐上，及遍身肿处，即愈。又连须葱白一斤 捣融炒热，分作二包，轮流热熨脐下。又皂角末吹些须入鼻，令其喷嚏，百药不效者，用此即通。又嚼生葱以绵裹少许纳小便道中，即通。

初生粪门闭塞 以金银簪挑开一孔，不可过深，用油纸捻套住，免其再合。

大便不通 白蜜一合 煎为丸，纳下部中，即通。

初生大小便不通 急令妇人以热水嗽口，吸吮小儿前后心及脐下，数次即通。一方并吸两手足心共七处。又连须葱头七个 生姜一大块 豆豉 食盐各三钱 同捣作一饼，焙热掩肚脐上，带扎住，良久自通。

胎癞 土茯苓二两，焙研 苦参五钱，焙研 陈芭扇一两，炙 用柏油一杯调涂，可除根。此药初搽必痛，过时即止，勿畏也。

水肿从脚起入腹则难治 油杉根切碎杉木切断，内色红者是油杉。若色白者不堪用。煎浓汤，将肿脚先熏后洗，一二次自消。又以红糟一大碗，加生姜生葱，三味同煎汤，先熏后洗。

小儿丹瘤 蓖麻子五个，去皮 研入面一匙，水调涂之，甚效。

丹毒 莜麦面醋调涂。又慎火草捣以封之。瘥止，又捣蓝汁涂之。又蓝靛涂之，妙。又苎麻根捣汁频浴，效。又丹毒遍身，百方不效者，用芸苔菜叶即油菜 捣烂敷之。随手即消。如无生菜，以干者为末，水调敷。

火丹 热如火，绕脐即损人 马齿苋捣涂之。又捣栀子，调水涂之。又桑白皮煮汁浴，或为末，羊膏和涂。

五色丹游 多致杀人 败蒲席烧灰，和鸡子白涂之。

赤白游疹，火焰热疮 藻菜捣烂封之。

婴孺风疹，在皮肤不出，及热疮丹毒 慎火苗叶五两 和盐三两 同绞汁，以热手磨涂，日再。

虫疮 榆皮末和猪脂涂绵上覆之。虫出，立瘥。

天泡疮 蓝叶捣敷之，良。

浸淫疮 烧艾作灰，敷之。又以牛屎烧作灰，敷之。

恶疮 取笋煮汁洗之。又烧笋皮作灰，敷之。又取豆豉熬令焦黄末以敷之。瘥止。

蝼蛄疮 燕窠土研末，以猪脂和涂之。干易。

疳疮 嚼栗子涂之，瘥。

癣疮 枸杞根捣末，和腊月猪膏敷之。又煎马尿洗之。又搭破，以牛鼻上津涂之。

湿癣 桃树青皮为末，和醋频敷之。

疥癣 藁本煎汤浴之，并以浣衣。

痘疮

免出痘法 除夕昏黄时，取大黑鱼一尾，小者用二三尾，煮汤，浴小儿遍体，须七窍俱到，可免出痘，不可嫌腥，而另以清水灌濯。如不信，试留一足一手不洗，他时痘多出在不洗处。此方异人所传，毋以易而忽之。

不出天花经验方 天麻子三十粒，去壳衣，拣肥大者 朱砂一钱，拣明透者 麝香五厘，拣真净者 上三味，先将朱砂、麝香研极细末，后入天麻子，共研成膏。于五月五日午时，擦小儿头顶心，前后心，两手心，两足心，两脚弯，两胁，共十三处，俱要擦到，不可短少，擦如钱大，勿使药有余剩，擦后不可洗动，听其自落。本年擦过一次，出痘数粒。次年端午再擦一次，出痘三粒。再次年端午再擦一次，永不出痘。如未过周岁小儿，于七月七日，九月九日，依法擦之更妙，男女治法皆同。传方之家，不出天花三世矣。又凡婴儿，不论男女，用川楝子选肥大光洁者 于臼内捣烂，一岁至三岁七个，水三碗。四五岁者九个，水五碗。六七岁者十五个，水七碗。八岁至十岁者二十个，水九碗。十一岁至十五岁者，用川楝子三十个，水十五碗。新砂锅煎浓，倾入盆内，避风处，将新白布一方蘸水，自头至足，遍身洗擦，不留余空，仍将布擦干，避风一刻。捣药忌铁器，非但不出痘，且免疮疖。洗浴日期，须择七个除日，洗七次。如五月至八月初止，内有七个除日，俱在热天，更妙。

解秽法 凡犯房事经水生产秽，以大枣烧烟解之。若防发痒者，以桦皮和大枣烧烟解之。被酒气犯者，以葛根、茵陈蒿烧烟解之。犯五辛气者，以生姜烧烟解之。被死尸气及疠气所犯者，以大黄、苍术烧烟解之。被狐臭犬羊气犯者，则烧枫树叶解之。若遇风雨时者，则烧苍术、枫树叶解之。若血少而浆难之痘，则忌烧苍术，盖恐愈燥而浆愈难耳。若遇诸恶气，则以乳香烧烟熏之，以胡荽酒喷之。俗有煮醋熏痘者，以醋能活血，殊不知醋能收敛，大非所宜也。

暑月出痘　房中多置凉水，以收热气，心自清凉。

冬月出痘　房中多置炭火，以除寒气，使血气和畅为妙。

防痘入目　胭脂不拘多少，口中嚼汁，频搽眼眶，则痘不入目。如已见点，用牛蒡子不拘多少，在母口中嚼烂，贴儿头囟门，甚良。又白芥子末水调涂足心，引毒归下，令疮疹不入目。

痘出眼中　本儿生母中指上，刺血一点，滴入眼，痘即移出。又猪血点之，即不生翳。又黑狗耳上血一滴，点眼内，其痘即除。又鳝鱼尾血点之，即移开。又象牙磨水，滴入眼中，即退。又蜘蟵虫放眼皮上，周围走动，吐出涎水，其痘自散，屡效。又细茶叶口嚼敷眼外。又鲫鱼胆点之，良。鲢鱼胆亦可。又益母草浸水点之。又轻粉少许　东丹倍用　共研末，卷入纸条，剪断见药，或注葱管内，入耳内，左眼则置右耳，右则置左，即移去。并治痘后目中有翳。

出痘眼目红肿　人乳汁蒸热点之。又金银花　胭脂　人乳汁，取灯心蘸点之。

出痘眼有脓血　兔子粪清油调涂。

出痘眼痛　翳子草捣烂，左眼痛塞右鼻，右塞左鼻。

舌与鼻孔有痘　黄丹　老土砖　共为细末吹之。又青扣布烧灰吹之。又硼砂　檀香烧枯，共为末吹之。又先用皂角末吹入，再用黄蜡塞鼻。

舌上有痘　人中白焙　硼砂　儿茶　共为末，掺舌上。又先用茶洗净，将京墨磨水粉调涂之。又先用盐茶洗净，用黄柏　黄连　元参苦参　共为末，蜜调涂之。又鸭粪烧灰研末，鸭毛蘸掺之。

舌上烂痘　用油胭脂敷，最妙。又硼砂水飞　冰片点之。

出痘肾肿　桑树皮　细茶　生姜　槐树皮共捣，清油拌炒包之。又若肾红肿，取蓝靛脚汁擦之。或用青黛敷之。又如风肿者，用盐炒热熨之。或用槐花叶炒热敷之。

肾嘴有痘　公鸭嘎气数次，即消。

阴口有痘　女子阴内有痘同　雄黄研末，清油搅匀，鸭毛蘸擦。

痘症小便不通　细茶嚼融，纸包敷脐上。又樟树皮　姜　葱　老艾　共捣烂炒热，放小肚上。女人放阴门上，即通。

痘症大便不通　葱一把，捣作饼，敷脐上，用锡壶盛滚水，熨葱上即通。

女子出痘，天癸忽至　月月红连枝叶煎汤，抹周身。

孕妇出痘，腹痛胎动　益母草　莲蓬壳俱烧存性　艾叶　共研末，醋调敷脐，连换三次，胎自安。又或胎欲下，及死胎不下，蜣

外治寿世方

蟛蚅连所堆泥，一并焙末。加威灵仙同研，用酒调为丸，纳脐中，将膏药贴住，不拘何项膏药。三炷香久为度，其胎即下。并治经闭不通。

闷痘及毒重　闷痘毒重，至三四朝后，或二便下血极危者。觅活蟾蜍，至少四五十只，将儿脱尽衣裳，盖在被内，令侧卧，轻将蟾堆在前后心，以次排放至下身，蟾得温气，自能将头顶住儿身，儿得蟾酥，开窍，痘自出矣。不要惊动，一昼夜后，将蟾取出，用冷水频频浴之。以解痘毒，切不可伤之。冬间蟾在向阳桑树下，掘之可得。

杂痘一齐涌出　杨柳叶　柑子叶　老艾叶　腊树叶　共煎水，遍身洗之即退。又清油一杯　白蜡　生姜汁　朱砂　雄黄　共熬热，从头至足，遍身一揩，杂痘一退，正痘即见。

痘症发热，胡言乱语　千脚泥捣碎，鸡子清调敷脐上。又蓝靛脚汁一杯，燕子泥调敷脐上，烧五寸香久，取去。又生萝卜捣烂，和铅粉作饼，敷脚心。又燕子窝泥，鸡子清调饼，敷脐上。又小雄鸡一只　剖开，用雄黄、麻油涂入鸡肝内，将鸡敷脐上，最稳，最妙。并治痘齐热退，爱睡地上。

皮肉红肿，而痘不肿　黑豆　绿豆　红饭豆　共研细末，再将醋研为浓汁，以鹅毛扫之，神效。

痘疮发痒　茵陈烧烟熏之，良。

痘中生蛆，痒不可忍　桃叶不拘多少，揉软盖在痘疮上，并垫身下即消。又醋汤遍身喷之。又嫩柳叶铺席上卧之，蛆尽出

而愈。

痘疮黑陷　沉香　檀香　乳香各等份　烧于盆内，抱儿于上，熏之即起。

痘中黑疔　将疔挑破出紫血，以蒲公英膏涂之。

痘症溃烂，脓水淋漓　多年盖屋茅草，洗净焙干，为末掺之，神效。又松花粉掺之，效。又黄牛粪焙干研末，清油调敷。又紫草麻油　熬成膏，和白蜡再熬数滚，取起敷之。

烂痘，及面上抓破者　密陀僧　滑石各二两　白芷五钱　共研极细末，湿则干掺之。或用白蜜调敷，良。

痘不落痂　羊胫骨髓同炼蜜一两　轻粉一钱　和成膏涂之。痘痂即落，且灭瘢痕。又猪骨髓　白蜜共捣匀，火上熬三五沸待冷，用鸡翎刷上，数次即落。又十二朝不落，不免痘毒等症，煮鸡蛋黄去白，用铁杓炒取油冷定，鸡毛蘸涂，立落如神。

痘毒　糯米粽尖，焙灰冷定，同百草霜拌匀，洒毒上，神效。又生螃蟹飞罗面捣膏，贴患处，效。又陈小粉　山药　共捣烂，敷患处，干则换，毒即退。如已烂用杜仲　牡蛎　煅石膏各等份　研细，以白蜜调敷，干掺亦可。

移痘毒法　痘毒生要害之处，如两臂弯两腿弯，谓之四环痘毒，不伤命即残废，当用移毒之法。以生黄豆在口中嚼烂，涂痘毒上，不必留头，连涂数次。轻者消散，重者移生他处，极效。

痘后余热结毒，缠绵不愈　赤豆　黄

豆 黑豆各等份 浸水中一日捣烂涂患处，干即更换。敷上用油纸隔，包好立愈，名三豆散。

痘后余毒，结成痈疽，连珠不已 马齿苋捣汁 猪油 白蜜各一碗 共熬膏涂之。并治年久恶疮头上秃疮。

痘后风眼，或起翳，或红赤 经霜桑叶七片，或冬至收，或立冬收 蒸水半盅，加入食盐少许，早晚洗。又顶上胭脂泡水，铺纸上，以新笔在纸上蘸水，二日点三次，三日即愈。又仰卧床上，取黄鳝尾上血滴入，闭目，少顷拭去，一日三五次，即愈。重者数日痊愈，但必须鳝鱼尾血，每次换一鳝，用过即放去。诸药不效者，此最应验。

痘后两目难开 灯心蘸清油润眼上。又黄柏末入水久浸，将纸染湿，铺眼胞。又黄连 黄柏 黄芩 元参 乳汁调匀，饭上蒸擦之。又黄豆口嚼成饼，敷之。又自己热小便，黄纸浸湿贴之。

痘后耳内肿痛，时流脓血 先用棉花搅净脓血，然后用黑砂糖调水少许，滴入耳中，其痛立止，其汁自干。戒勿抓挖，即愈。

痘后肚腹肿胀 黄柏 苦参 共为末，清油调匀，熬过作膏，贴之。又桐子叶滚水泡软，用清油、雄黄涂叶上，贴三五次，效。又灯花数十朵，入盐炒过，加铅粉调成饼，贴脐上。

痘后遍身无皮，脓水不绝 茶叶去梗 热水泡透铺床上，睡上一夜，脓水自干。

痘后虫蚀瘡疮，脓水不绝 出蛾蚕茧，不拘多少，将生明矾末入内填满，烧令汁尽成灰，为末掺之，即愈。

痘风疮逢春即发 黄丹 黄芩 黄柏 大黄 轻粉 共为末，猪油调敷。

疹发未透，冒风忽隐，肿胀气促，命在顷刻者。生葱头一二斤 连须捣烂，放盆内，盆置床上帐中，盆面横一板，将儿坐于板上，然后将滚水冲入盆内，以葱气熏儿周身，稍温即抱起，在帐内勿受一线风吹，疹仍透出而安。

麻发不透，气喘欲死 芝麻五合 以滚水泡之，乘热熏头面，即发。又沉香、木香、檀香，不拘多少，于大盆内焚之。抱小儿于烟上熏之，即起。

麻疹作痒 好白蜜调水，以鹅翎时时蘸扫。

瘄乖 用桃叶浸盐卤擦。

羊毛疹，眼目黄色，指甲多紫色 用烧酒抟黄土，慢揉擦心口。

跋

《外治寿世方》初编四卷，予友邹君俪笙所手辑，而嘱予校勘者也。外治之法，惟针灸最古，然非熟读《灵枢》，深明经络者，不能用以施治。故世之医者，动以法仲景为言，而实未窥仲景之堂奥，不过废弃针灸，仅知以汤液治病而已。第老人小儿，不喜服药者多。一则精血耗竭，一则脏腑娇嫩，要皆不堪攻伐。产妇瘰人，用药更难。古方所以有熨浴熏蒸诸法，以补其术之穷。唐宋诸公，在在讲求，且有汤药不能尽病之说，则除针灸以外，非用熨浴熏蒸之法，将何以收其功效。是编之成，固宜于穷乡僻壤医家鲜少之区，亦岂不为杏林切要之书哉。

光绪三年丁丑天中节新安胡增彬谦伯氏跋。

文堂集验方

（清）何惠川　辑

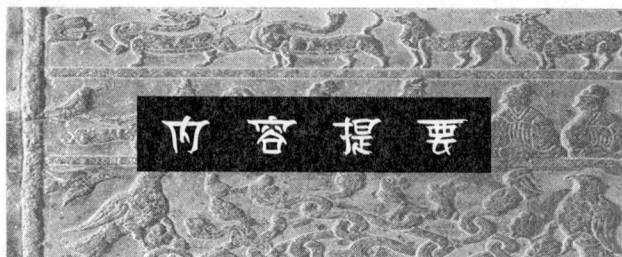

内 容 提 要

　　《文堂集验方》四卷，仁和何惠川辑。为便利穷乡僻壤持危济急之用，故不列伤寒六经。然论症极清，采方亦精，即医家各置一篇，亦属便利。惟孤本无从对勘，中有原缺三处，未敢擅补，以待世之藏有完本者校正焉。

例　言

医期明理，不贵执方。以方论医，失之浅矣。是编专为僻壤穷乡，持危济急，第志捷法，不列全方。如伤寒六经症论，概不备录。

行世方书，匪乏善本。或虚实寒热，有未缕析条分，偶尔轻投，虑多贻误。兹刻悉为详注，用者审诸。

群方或采诸古本，或传自良师，虽极搜采，终嫌挂漏。偶阅济人自济一刻，颇觉先得我心。用是广为增订，参互旧文，谨志由来，匪同掠美。

纂辑甫竟，即患沉疴，未经雠校。或症论参差，辞意刺缪。惟冀当代宗工哲匠，示我周行，节取所长，校其所短。

是集授梓，原期利济，公诸海内，毫不取酬。同志如欲印施，概无所吝。

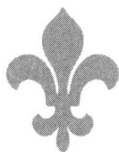

目 录

文堂集验方卷一

仁和何京惠川辑

杭州徐志源校订

中风 附：类中

总论 凡卒然仆倒，昏不知人，痰涎壅塞，口眼㖞斜，四肢不遂，概名中风。然中风证候，与中气相类。中气乃忿怒忽然昏仆，不可以中风一概治之。中风身温，中气身冷，中风多痰涎，中气无痰涎，中风脉浮应左人迎，中气脉沉应右气口。以气药治风则可，以风药治气则不可，中风多痰，勿骤以人参补之，恐痰愈盛而气愈塞矣。慎之。阳中者面赤，牙关紧闭，目上视，身强直，手拳掉眩。阴中者面青白，痰喘，手足冷，多汗。更有元气虚，忽然昏仆似乎中风者，手必撒，口必开，与正中风不同，又宜温补药治之。凡中脏口开心绝，手撒脾绝，眼合肝绝，遗尿肾绝，鼻声如鼾肺绝，五症齐犯，不治之症也。如只见一二症，用重参芪治之，或灸法救之。更有气血偏枯，半身不遂者，如在左者血虚，宜四物汤，熟地黄、当归各三钱，川芎一钱，白芍二钱，酒炒，水煎服。如在右者气虚，宜四君子汤，人参一钱，白术土炒，二钱，茯苓二钱，炙甘草五分，水煎服。二方中皆可加祛风活络之药，如防风一二钱，桂枝一钱，钩藤三五钱之类。如有痰加竹沥、姜汁，佐之。此二症尚须审视，左或死血，右或湿痰。若类而推之，则又有中痰，中寒，中暑，中食，中恶等症，分别证治，切勿误施。惟是中风一证最急而暴。历代名贤，各有发明，良法具在，所当深究。第一时卒倒，医药迫不及备，故节取古方之效捷而易办者，谨述于下。庶几对症

处方，稍为救急之一助云。

传心方 治卒然仆倒，痰涎壅盛，难辨虚实。扶病人于避风室内，用炭火一盆，将米醋洒上，使醋气冲入口鼻，病轻者即苏，重者亦易治。勿遽服补药米汤之类，恐痰涎永系于心，致成终身痼疾。此法即虚中亦可用。

中风昏迷不省 不论风寒，食痰邪祟，一时昏仆，用生姜汁半盅，童便一盅和匀，荡温灌下即醒。牙皂荚去皮弦，二两，用生矾一两，同入水中煮化，取出晒干为末 北细辛五钱，去叶土净 共研细末，用少许吹入鼻中即醒。人手足指甲炒黄，酒煮服。立醒。

中风口噤不能开 白盐梅揩齿即能开，并不伤齿。不拘男妇小儿中风，口噤身直，用干鸡屎，或鸽粪炒黄，再以黑豆同炒，酒煎去渣服，即齿开能言。

中风口吃不语 白明矾二钱，研末 用生姜自然汁调化，斡开口灌服，其涎或吐或化下即醒。马料豆一升，煮浓汁如饴，含汁在口，即能言也。侧柏叶一握，去枝梗，葱白一握，连根研如泥，无灰酒一斤，煎十余沸温服。按：柏叶能行血消风，葱白散气祛痰，酒能通经助药力。如初中即服数杯，能使风退气和，一切易治。

初中痰盛不省人事 苏合丸一圆，用竹沥、姜汁，调药灌下。醒后，用白术土炒、当归、天麻各二钱，川芎、薄荷、桂枝、南星姜汁制、陈皮各一钱，水煎，临服加竹沥一酒盏，姜汁二茶匙，和匀服。

中风口眼㖞斜　生瓜蒌绞汁，和大麦面炙热熨心头。一正便止，勿令过分。口㖞用皂荚五两，去皮，为末，三年老醋和糊，左㖞涂右，右㖞涂左，干更上之，以正为度。用石灰一合，醋炒调如泥，于不患处涂之，立便牵正。灸法最妙，听会、耳珠前陷中，开口有空。颊车。目下八分，曲颊陷中。用麦大艾丸灸三壮，即效。如不效再灸。

中风灸法　一时昏仆气塞，涎流不语，药物难施之际，灸法最善。百会、头顶中。风池、耳后一寸半，并治偏正头风。大椎、项背一节骨陷中。曲池、屈手陷中。足三里、膝眼下三寸，骨外廉陷中。绝骨、一名悬中，外踝上三寸，附飞阳之前。间使。手掌上横纹中后一寸。以上七穴，凡人心中昏乱，或手足麻痹，不拘是风是气，用绿豆大艾丸，各灸三五壮。卒死不知何症，用此灸法即苏。

中风手足麻痒　羌活煎汤洗。大肠燥闭不见虚证者，枳实、厚朴、大黄、羌活各二三钱，水煎服，自解。即三化汤。

太玄汤　治中风痰塞不语。染布活靛缸水一盏，温灌下，即能言语。按：蓝汁解诸风热毒，散经络结气败血。染布活水，内有石灰能下痰水，取攸扬之义。

豨莶丸　专治肝肾风气，四肢麻痹，骨间疼痛，腰膝无力，亦能行大肠气，治三十六般风，或受寒湿而起，瘫痪年久不愈，服久神效。豨莶草，法于五月五日，六月六日，九月九日，采叶，洗净焙干。用好酒白蜜和匀，洒在叶上，铺入甑中，上锅内蒸透，取出晒燥，再洒再蒸，晒共九次，碾末，炼蜜丸如桐子大。每服五十丸，空心白酒下。病五七年者，服至二千丸。病转盛者，乃药胜于病，服至四千丸仍如完人。

浮萍一粒丹　治中风瘫痪，三十六种无名风疾，遍身癫癣脚气，并治跌仆损伤，胎孕筋搐挛结。此药性寒而散，中风挟火者，功效至灵，服之百粒，乃为完人。紫背浮萍宜七月十五日采，检净，以竹筛摊晒，下置水一盆，映之易燥。研细末，炼蜜丸弹子大，每服一粒，空心豆淋酒下。

史国公药酒方　防风、秦艽、川草薢、鳖甲、虎胫骨炙酥、羌活、晚蚕沙炒黄、油松节、白术土炒，各二两，杜仲姜汁拌炒，当归各三两，川牛膝一两，苍耳子四两，干茄根八两蒸，枸杞子五两。上切片盛夏布袋中，投大坛内，入好酒三十五斤，封口，浸十四日，将坛入汤锅内煮三个时辰，取坛入土埋三日，去火气。每日清晨午后，各服三五杯，大有效验，愈于服他药也。

中风拘挛　中风昏仆省后，筋络挛结，肢节疼痛，或半身不遂。用八角刺树皮俗名老鼠刺，树高三五尺，冬季结红子，鲜者取皮，四两，木莲叶似茶花叶而色老，生于土墙头上者，多一岁一片，无灰酒二斤，煎至两碗，作二次服，大有奇功，三四服全效。

预防中风方　凡人觉大指次指麻木，或眉棱骨痛，三年之内，定有风疾，宜服此方。更以慎起居，远房帏，节厚味醇酒，为最要。豨莶草三片，制法如前，制首乌、当归、熟地黄各八分，牛膝、续断、秦艽、五加皮、川芎、赤芍各四两。俱为细末，炼蜜丸，桐子大，空心淡酒下三钱。

附类中风

中气　前已合辨。用苏合丸姜汤调灌醒后，次用人参、白术炒、茯苓、青皮、陈皮、白芷、乌药各一钱，甘草五分。水煎温服。或分二次服。即是中风，去人参，先进此方顺气，次进治风药，亦善法也。此即八味顺气散。

中痰　寒痰迷闷心胸，僵仆卒倒，口角流涎，四肢厥冷，脉沉滑，姜汁调白矾二钱灌下。如不效，再用牙皂去皮弦，炙，净末一钱，藜芦五分。俱为细末，每服五分，灯心汤下。吐去顽痰即醒。次服导痰汤，陈皮、姜半夏、茯苓、枳壳炒、南星姜汁制，各一钱，甘草五分，加生姜五七片。水煎服。端午日取白凤仙花，浸于烧酒内封固。无论年月，遇此证温服一杯，其痰立时消化。

中寒 身体僵直，口噤不语，四肢战掉，洒洒恶寒，脉浮紧，无汗。用热酒姜汁各半盏，灌下即醒。或用生葱二斤，截去其根叶，用绳缚作两束，先用一束，入空锅内顿热，不可用水。乘热，置病人脐上熨之。再将次束置锅内，候前束冷则易之。如此数换，病人鼻中闻葱气即醒，此法最善。或用豆大艾丸，隔大蒜片，灸脐下一寸五分气海穴，不拘壮数，以手暖为度。醒后，次服干姜、附子各一二钱。以病之轻重增减。佐以麻黄五分，水煎服。或服加味理中汤入参、茯苓、姜半夏、干姜、北五味、白术、陈皮、炙甘草、细辛、姜枣。加减，水煎服。

中食 饮食过伤之后，或感风寒气恼，以致填塞胸中，胃气不行，脉紧盛，状似中风，或有半身不遂，手足抽搐等症。先以萝卜子捣碎，以温汤和搅，取淡汤徐徐饮之，少顷即吐。此法即吐不尽，亦能下行。或用食盐少许，于热锅中炒红色，入水，煮至将滚之际搅匀，淡盐汤徐饮徐吐，以去病为止。次用平胃散，厚朴姜汁炒、陈皮各一钱，苍术米泔水浸一宿，切片，炒，一钱半，炙甘草六分。或加减，水煎服。以风药治之则死。

中阴毒 房劳后感中风寒，一时沉重，四肢逆冷，腹痛冷汗，爪甲面色青黑，六脉俱沉，两尺脉伏，乃阴毒也。用豆大艾丸，隔大蒜片灸气海脐下一寸半。关元脐下三寸。二穴，各灸百壮，以手足暖为度。更服羌附汤，羌活、附子制、干姜炮、茴香各一钱，木香五分，加黑枣二枚。水煎服。

中恶 多由暮夜登厕，或行人所不到之地，忽然眼见鬼物，卒然僵仆，四肢逆冷，两手拳屈，甚者口鼻出血，惟心腹俱暖。凡遇此症，切勿移动，即令众人围绕，打鼓烧火，或焚紫金锭、檀香、苏合香、樟木之类，直候省知人

事，方可移归。用菖蒲根生捣绞汁，灌口鼻中即醒。或用紫金锭磨灌下。或用犀黄五钱，锉细、麝香、朱砂各二钱五分。俱研细，水调服二钱。凡中鬼祟，一时不醒，用麦大艾丸，灸人中穴，一壮即醒。或于两脚大拇指离甲一韭叶处，各灸七壮亦效。

风痫诸证

总论 痫病有五，多属痰迷心窍，故一时病作，或类猪羊六畜之声者，皆应乎脏腑之所属，亦有得之大惊恐者。

风癫不识人 伏龙肝即灶心土，水调五分或一钱服。凡风痱卒然口噤，手足强直，俱可用此。

暗风痫证 及痰涎晕闷欲绝者。芭蕉油饮之，得吐即愈。取油如取漆法，削竹筒插蕉树上。腊月乌鸦一只，盐泥固济，于瓦罐中煅过，出火性，为末，入朱砂末五钱，每服一钱，淡酒下，日三服，半月愈。

痰迷 风痰迷闷不识人，及肺热痰实，胸膈不利。其法用半夏、火硝，为末，糊丸绿豆大，姜汤下五十丸。风加南星。汤泡七次。热甚加黄芩。一方加朱砂、雄黄各少许，小儿牛胆汁为丸。

风邪痫疾 皂荚四两，存性。苍耳四两，连根茎。陀僧一两。为末，蜜丸朱衣，每服二三十丸，枣汤下，日二服，稍退日二丸。

妇女郁气风痰 郁金七两，明矾三两，为末糊丸，白汤下五十丸。亦治痫症。一妇人，病狂十年。遇异人授方，初服心间如有物脱去，神气洒然，再服而愈。

心风痰迷颠痫 甘遂二钱，为末，取猪心血和匀，入心内，纸裹煨熟，为末，入朱砂一钱，分作四丸。每服一丸，猪心煎汤送下，以泻下恶物为效。不泻再服，并治妇女心风血邪。

急救痰晕方 生姜汁一小盏，砂糖四两，和

匀，入盐少许，白汤调服。

化痰丸 治风痰痫证。生白矾一两，红花五钱，为末，炼蜜丸如桐子大。一岁十丸，茶汤下。大人五十丸。久服痰自大便中出，断病根。

痫病神方 牙皂四两，陀僧一两，为末，蜜丸，朱砂为衣。每服二三钱，滚水下。终身忌食一切诸血。

失心疯 闹杨花根竹刀掘取，勿犯铁器，去梗，用皮五钱，木杵捣碎，金首饰重五七钱，珍珠五分，豆腐煮数滚，布包捶碎，同灯心碾末。将前二味，用水二味，用水二碗，煎八分，投珍珠末服之。服后吐痰如愈，随以补剂调治。水银一两、藕节八个，研成砂子，丸如芡实大。每服二丸，磨刀水下。方内有水银，不可误服。辰砂、远志肉、川贝母去心、白芍酒炒、生地、枣仁炒研、抚芎、胆星九制陈者佳、玄明粉、茯神、当归各五钱，川黄连姜汁炒、石菖蒲、陈皮去白、青黛各二钱，西黄五分。用猪心一个，勿去血者，入辰砂末在内，线扎，箬包火煨熟，捣如泥，后入药末和匀，浸蒸饼为丸，杵极坚，丸如黍米大。食后灯心汤服二钱。狂邪发作无时，披头大叫，不避水火，惟苦参一味为末，蜜丸桐子大，薄荷汤服。

感冒伤风

总论 凡人坐卧当风，或起居失于衣被，风邪之气，从毛孔鼻中而入。所感者浅，在于经络腠理之间，故身体憎寒壮热，头痛面赤，或四肢逆冷，无汗恶寒，或咳嗽痰稠，鼻塞声重，左脉浮缓，口能知味者是也。宜用紫苏、陈皮，行气轻浮之药发散。若多服姜汤，重被盖覆，风邪入里，反成热咳者有之。宜戒生冷，勿使风邪变成寒中，慎之。

鼻塞咳嗽胸胁吊痛发热口渴 苏叶、广皮、前胡、葛根、薄荷各一钱，杏仁、姜半夏、炙桑皮、桔梗各一钱半，加生姜三片，葱白三茎，水煎服。如上攻头痛，鼻塞声重，防风、荆芥穗各一钱半，薄荷、川芎、细辛各一钱，甘草五分，加葱白三茎，水煎服。

四时感冒风寒 初起，葱白连须五茎，生捣，滚酒冲服。如身痛，头痛，腰脊强，发热不散，不思饮食，羌活八分，川芎、白芷、苍术、生地、黄芩、防风各一钱，细辛八分，加生姜三片，枣一枚，水煎服。如恶心，去黄芩、生地。如有汗，加白术，去苍术。如口渴，加知母、煨石膏。如两头角痛，及寒热协痛，加柴胡。如鼻塞，加苏叶、葱白。周身连项脊疼痛，用羌活能散肌表之寒邪。定痛，川芎辛温，能散风寒。治头痛，白芷温散，逐肠胃风寒邪热，止头痛。生地取其凉心火，退血热，去烦躁。苍术温散，发汗宽中，止呕吐。黄芩苦寒，取其消痰利气，清上焦之火。欲其上者酒炒，欲其下者生用。防风散风邪，治一身之痛。细辛温散，善祛阴分之寒邪，除阴经之头痛。以病之轻重，加减服之，无不应的。

身热有汗脉浮咳嗽痰多 广皮、姜半夏、苏叶、杏仁去皮尖、炙桑皮、象贝去心、白术土炒、各一钱，甘草五分。加生姜三片，水煎服。

风热发痒风疹块 防风、荆芥各一钱半，黄芩、连翘、木通、桔梗各一钱，钩藤、蝉蜕各二钱，升麻、甘草各五分。水煎服。外用盐草包煎汤洗，或白鸡冠花煎汤洗，即效。

伤寒

总论 伤寒传变，先哲已详，证候繁多，难于枚举。大抵自霜降后，春分前，寒邪所感者，为正伤寒。至春夏别感，俗谓之四时伤寒，或兼杂症。惟得病之初，宜加审辨，则调理自得其宜矣。如头痛，恶寒，发热，身足酸痛，昼夜不歇者，伤寒也。如胸膈胀满，头痛发热，时有止歇者，劳役食积也。伤寒最为难治之症，其患一日病在皮，二日在肤，三日在肌，四日在胸，五日在腹，六日在胃。初起即治，邪浅易为消散也。

伤寒传经，一日在太阳，则头项痛，腰脊强，脉浮紧，或浮缓。二日在阳明，则为目痛，鼻干，脉浮长，身热不得眠。三日在少阳，则为耳聋，胁痛，脉弦，寒热，口苦而呕。四日在太阴，则咽干，腹满，自利，脉沉细。五日在少阴，则舌干，口燥，脉浮缓。六日在厥阴，则烦满，囊缩，脉沉涩。此传经之大概也。所忌者，脉坚大急，身汗如油，水浆不入，喘而不休，环口黧黑，形如烟煤，直视摇头，唇吻青色，反目直视，溲便遗矢。有犯于斯，皆不治之症也。

伤寒初起，疑似之际，无论四时阴阳虚实，用洁白糖五钱，阴证葱姜汤下，阳证百滚汤下，重者亦能减轻。不问阴阳二证，仓卒无药，用生姜一两，葱白十茎，好酒二大碗，煎一碗，热服，盖被出汗即解。勿令汗太过，忌大荤五七日。春季依此方，夏月减半，冬月加黑豆二合，炒焦，同煎服。

神白散 治一切时行伤寒，不问阴阳二证，老少男妇孕妇皆可服。白芷一两，生甘草五钱，生姜三片，葱头三寸，黑枣一枚，豆豉五十粒，水二碗，煎服取汗，不汗再服。病至十余日，不得汗者，皆可服。按：白芷芳香之品，行手阳明大肠、足阳明胃、手太阴肺三经，解利风寒之剂，味和平，不大峻烈，用至一两，取其力专，以解三经之邪，诚仙方也。

头痛内热脉洪无汗 葛根一两，豆豉一勺，水煎，临服，加生姜汁少许，顿服取汗。按：葛根解利足阳明，伤寒头痛之圣药，味甘平，解表止渴，古方用至四两，以其味淡也。用者审之。治时疫病更妙。日久不得汗者，大梨一个，生姜一块，同捣取汁，入童便一碗，隔汤顿热，服之即汗。初起寒重者勿服。

伤寒结胸停食 初起胸中满闷，喉中有痰声，寸口浮滑，用中风门中，食吐法治之。如三四日后，不能吐，痛结不通。用陈香糟六两，生姜四两，水菖蒲根四两，食盐二两，共捣匀，炒热为饼，敷胸前痛上。如再不解，以熨斗火熨之。内响即去。如口渴任吃茶水，待大便利下恶物即愈。如胸膈不宽，疼痛，及一切寒热，痰食水结，用生姜捣烂如泥，去汁，取渣，炒热，绢包，徐徐揉熨心胸胁下，其效甚速。如姜冷，入汁再炒再熨，如大便结，熨脐下。

阴毒伤寒四肢逆冷 茱萸一升，酒拌，湿绢袋二个，包蒸极热，更换熨足心，候气透即止。四时杂病呕吐，手足逆冷，橘红一两，生姜一两，水煎，徐徐饮下即止。

伤寒内伤 食积蓄血，小腹硬胀，不能言语，两目直视，手足强仆，神气欲脱，难以下药者。用紫苏五七两，煎汤，将手巾入汤内泡热，取起绞干，乘热摊病人肚上，令人以手在手巾上旋旋摩擦，冷即易之。待其宿食积血自下，即易医治。如肛门闭结，照大小便症导引方治之。

喉管伤寒 凡喉中痒不可忍，用薄荷二分，麝香少许，研极细末，吹入喉中。待其气通，吐出涎水碗许，然后吃陈米汤半茶杯即止，如误饮茶酒水解痒，则不可救。

伤寒发颐 原受风寒，表邪未尽，日久身热不解，耳项前后结肿疼痛，身热口渴。柴胡、天花粉、干葛、牛蒡子、黄芩、桔梗、连翘、石膏各一钱，甘草五分，升麻三分，水煎，不拘时服。

邪热亢极 黄连二两，煎浓汁一盏，放井水上顿冷，浸青布，搭胸前，徐徐换之。以热势稍退即止。

伤寒发黄 五六日上，周身发黄，用麻油半盏，和水半盏，入鸡子清一枚，搅和服之即退。

舌黄烦躁狂言 吞生鸡子清一二枚，即清爽。发热狂走，用鸡子壳出过小鸡者，泡汤服即睡。

服药吐出不纳 生姜自然汁，温服数匙，或半盏即进。

吐血不止 陈京墨，用鸡子清磨服即止。鼻血不止，用冷水浸纸，搭于鼻冲，再用黑山栀研细，吹入鼻中。

小便不通 半夏、麝香各少许，研末，填入病人脐中，再用葱白、田螺去壳，取肉，共捣成饼，封脐上。

服附子过多身目发红者 黄连、生甘草各五钱，用萝卜汁同煎服，其红自退。如不急治，恐血从诸上窍出，则无救矣。如无萝卜时，用子煎汤可代。或以地浆水不种洁净地上，掘深三尺许，入泉水搅和，澄清取饮。服二三碗即解。如轻发附毒者，用小黑豆煮汁，连豆吃数升效。

服麻黄汗出不止 糯米粉、龙骨、牡蛎、防风、藁本各一两，共研细末，遍扑周身即止，并将病人头发披入水盆中，捷效。

护胎法 妊娠伤寒，恐伤胎气，用伏龙肝即灶心土、青黛、井底泥，各等份为末，涂脐中二寸许，不损胎。

伤寒病初愈，勿过饱，勿劳动，忌食厚味、羊肉，饮酒，大忌房事百日。盖脾胃初复，犯之无救。

暑证 附：痧证

总论 深堂大厦得之为中暑，日中劳役得之为中热。有冒暑，有中暑，有伤暑，三者轻重之分耳，腹痛呕泻者，冒暑也。宜凉解清利。身热头痛，烦躁不宁，或面垢背寒，昏不知人，为中暑。宜温散。不思饮食，四肢困倦，汗出不止，为热伤元气。宜清暑益气。手足搐搦者，为暑风，不可以风治，宜清凉药，加通经药治之。夏月中热、中暑，乃因时而感。或有伤寒，亦类似中暑。但伤寒恶寒而身寒，伤暑恶热而身热。故脉紧恶寒，胁下无汗，为之伤寒。脉虚身热，胁下有汗，为之伤暑。盖伤暑气散，故脉弱而散，或弦细而迟

也。是宜详审。

中暑 中暑者静而得之。避暑于深堂大厦，为阴寒所遏，暑不得越之，故此寒为标，热为本。先以辛温之药治其标，继以清凉之药治其本热。若头痛恶寒，身形拘急，肢节疼痛，烦热无汗，虽因暑而得，仍如伤寒证治之。用干姜炒一钱，甘草八分炒黄，杏仁去皮尖炒研、肉桂去皮，各六分。水煎温服。如烦躁并水调服。凡盛暑之时，必令身有微汗，此养身之道，得时宜者也。经云：夏暑汗不出者，秋成风疟。

中热 冒暑远行，初觉昏闷之时，急嚼大蒜头一枚，或生姜一块，捣烂，冷水送下即醒。如不能嚼，用水研灌之。牙皂荚刮去黑皮，取不蛀者佳。烧烟欲尽，用盆合于地上，勿令透烟。每皂荚末一两，加甘草焙研末六钱，和匀，每服一钱，温水调下。重者两服，即昏沉不省者，立能救之。盖皂荚能通利去痰也。途路之人，酷日之下，劳力过度，卒然昏倒，切不可使冷及饮冷水，得冷则不救。仓卒无药，取路上微热黄土，堆于脐上，中空脐眼，使一二人撒尿于其中，再以大蒜捣烂，温汤灌之，内外通畅，立可回生。若得热汤徐徐浇于脐中更好，或以布蘸热汤，熨关元，在脐下三寸。皆能立醒。醒后吃冷无救。以上之症，若得紫金锭，井水微温，杵化一钱，灌下，或急痧至宝丹五七粒，温水灌下立苏。好于他法也。

冒暑 头痛腹痛昏愦，或吐或泻，香薷一钱，茯苓二钱，白扁豆二三钱，炒。水煎服。如热甚者，加黄连一钱姜汁炒。胸膈饱闷者，加厚朴一钱五分，姜汁炒。脉虚者，加人参、甘草，同煎服。初起时，凉水磨紫金锭五六分，重者一钱，甚妙。

热伤元气 肢体倦怠，汗出不止，脚软无力。人参、麦冬各二钱，五味子一钱，水煎服。

竹叶石膏汤 治气虚暑热烦躁。石膏、半夏制、麦冬各二钱、人参、甘草各一钱，粳米一撮，竹叶二十片，加生姜三片，水煎服。凡热

证烦躁口渴，觉心胃热，宜用石膏。

益元散　治受暑，烦闷身热，小便不利。滑石六两，水飞净，粉甘草一两，研极细末，朱砂三钱，俱研细和匀，每服二三钱，新汲井水调下，或灯心汤调服，酷暑宜服。

中暑大小便不通　田螺三个，青盐三分，同捣烂，贴脐下一寸即通。

解暑　干葛二两，苏叶、乌梅肉各四两，青盐一两，白糖一斤，俱为末，和糖捣为丸，不时噙化，口中生津，途行不受暑。途行仓卒无水，渴甚，嚼生葱二寸，和津同咽，可抵水饮二升。

太乙紫金锭　通治百病，功效甚速。寒热皆投，真能起死回生，仙传至宝，修制济人，奇效不可尽述。山慈菇洗去毛皮，切片，焙研，细末三两，五倍子槌破，拣净，研细，二两，麝香拣净毛皮，三钱，千金子去壳，取仁，色白者，研碎，用纸数十层夹去油，数易成霜，一两，红芽大戟去芦根，洗净，晒干，研细末，一两，朱砂水飞，净一两二钱，雄黄水飞，净三钱，山豆根晒燥研，六钱，各药先期制就，宜端午七夕，或上吉日，净室修合，将各药秤准入大乳钵中，再研数百转，方入石臼中，加糯米粉糊如汤团厚者，调和，燥湿得中，用木杵捣千二三百下，至光润为度，每锭，三五分，一钱不拘。

治一切饮食药毒蛊毒，及吃自死牛马六畜等肉，恶菌河豚之类，人误食之，胀闷昏倒，急用温汤磨服。得吐利即解。

治山岚瘴气，途行触秽，即时呕吐，憎寒壮热者，用凉水磨服一钱，轻者五分，途行少许噙嚼，则邪不侵。

治中风卒倒，用生姜汤磨服。

治痈疽发背，一切无名肿毒，用无灰酒磨服，外用米醋磨涂患处，中留一孔日夜数次，已溃只涂勿服。

治一切咽喉风闭，双蛾单蛾，汤水不进，无药可救者。用冷薄荷汤磨服，或口中噙化，立时即通。风火牙痛，用少许含化痛处。

治中热中暑等证，温井水磨服，或吐或泻，生姜汤磨服。

治一切水泻急痛，霍乱绞肠痧，赤白暑痢，用姜汤磨服。

治男妇急中，癫邪，喝叫奔走，鬼气鬼压，用石菖蒲煎汤磨服。

治一切毒虫恶蛇风犬咬伤，随即发肿，昏闷喊叫，命在须臾，用酒磨灌下，并涂患处，再吃葱汤一碗。盖被出汗立苏。

治小儿急慢惊风，一切寒暑疾病，用薄荷汤磨服。如膨胀噎膈，用麦芽汤磨服。

治妇女经水不通，红花汤磨服。

治暑疟邪疟，临发时，取东流水煎桃柳枝汤磨服。

遇天行疫症传染者，用桃根煎汤，磨浓抹入鼻孔，次服少许。任入病家，再不沾染，时常佩带，能祛诸邪。

以上诸邪，大人每服一钱，虚弱者减半，小儿未及周岁，半分一分。一二岁者，每服二三分。或吐或利，即效。势重者，连进二服。孕妇忌服。凡服此丹，忌甜物、甘草一二日。所列治法，指其大概，各病经验处，及焚烧可以辟鬼魅。一切蛇虫，焚之立去。真卫身济世之宝，居家出外，皆宜佩之。

急痧至宝丹　蟾酥用活虾蟆，取下晒干，三钱，临用切半，烧酒化开，丁香二钱，研细，真西黄三分，研，广木香二钱，研细，沉香二钱，研细，茅山苍术四钱，土炒焦，如不焦，合好则易霉，朱砂水飞，净一钱半，雄黄水飞，净三钱，麝香捡净一钱，上药先期各研极细，照合太乙丹法，上吉日，净室中和匀，同蟾酥，加糯米粽尖五个，捣千余下，丸如椒子大。晒干，盛于细磁盖碗内。再用朱砂一钱五分，烧酒调涂碗内，盖好摇一二千下则光亮。收贮磁罐内，每服三粒。轻者一粒，至重者五粒，泉水吞下。或口内含化，津液咽下。专治霍乱吐泻，腹痛昏愦，及一切痧气，暑气瘴气，途行触秽中暑热，绞肠痧，即已死途中，略有微息者，灌下即苏。止痛如神。孕妇少服。制之济人，功效不可尽述。凡服药后，停烟、茶、酒、饭一二时。

人马平安散 朱砂水飞，净五钱，雄黄水飞，净五钱，越石三钱，火硝萝卜子汁煮，净五钱，冰片一钱，麝香捡净一钱。俱研极细末，择上吉日和匀后，再加明矾研细末三钱，再和匀，入磁罐内。治一切中暑中热，腹痛头昏，及途行触秽等症。用少许嗜入鼻中，眼角，或服少许，立效如神。

治绞肠痧法 阴痧一时腹痛极，神气昏沉，手足冷，身上有红点。以灯草蘸油，点火焠之，以灯近肉即提起。即愈。如阳痧腹痛极，而手足暖，先将手臂捋下至手，令恶血聚于指头，以红绳扎住，以针刺其手指反面，近指甲一分许，出紫血即安。或以手蘸温水，于病人膝腕处，用力拍打，有紫黑处，以针刺出恶血即安。如尿粪已出，垂危将死者，用生芋艿一片，放在病人口中，咽汁下喉即醒。醒后，再食二三片，亦可生。明矾研末，滚水调服三五钱，亦效。

黑痧 俗名满痧。患者立时昏倒，微觉肚疼，面色黑胀，不呼不叫，甚者过两三时即不救。急用荞麦数合，焙燥研碎，去皮为末，每服三钱，温汤调服。重者再一服即愈。服药时，忌吃茶。日后设染别症，倘药内有皂矾合就者，忌服。凡此症食清油，不觉油气如水者是，随灌一碗，得吐即愈。凡一切痧证，疑似之间，先煎艾汤试之，吐者是。

霍乱吐泻 附：转筋

总论 其症初因好饮冷物，或冒寒，或失饥，或大怒大惊，或乘舟车，动伤胃气，外感内伤，阴阳乖隔，以致心腹卒痛上吐下泻。偏阳多热，偏阴多寒。心痛则先吐，腹痛则先泻。初起宜用淡姜盐汤，令其徐饮徐吐，以尽为度。痛时即得吐泻者，其症轻，盖所伤之物尽出也。切勿与谷食米饮，吃入口即死。直至饥甚，吐泻过二三时辰，方可与稀粥食之。吐止后，勿妄用凉药。盖吐泻之后，脾胃更虚，宜以和胃健脾为主。

干霍乱 胸腹搅痛，胀急闷乱，上欲吐而不能出，下欲泻而不能行，即今所谓绞肠痧，最为危急之症。急以炒盐搅滚汤内，入皂荚末三分，候汤冷灌之。令其大吐，庶可得生。或用生白矾末一钱，入滚汤内，候冷灌之。如不止，将针刺十指出血。如治痧法。将病人腿腕横纹上，蘸温水拍打，紫红纹见，以针刺出紫血立愈。用手在脚弯内拍数十下，即有青麻突起，用针刺去黑血立愈。如手足厥冷，转筋入腹，并痰壅汗出，气冷欲绝，即用炒盐一包，熨其心腹，令气透。又以一包熨其背，待手足暖，再用丁香、白豆蔻二味，等份为末，姜汤调下一钱。如寒重数服不拘。吴茱萸三四两，食盐数两，炒热熨脐下亦效。霍乱危急将死，用盐填脐中，艾灸二七壮，立愈。以脉气浮洪者易治，若脉微迟，加以气少，昏沉不语，皆难治。吐后仍照前缓进米饮，吐泻止后口渴者，用白术、茯苓、猪苓各一钱半，泽泻二钱半，肉桂五七分，体寒者加重。水煎服。如不渴者，用白术、人参各三钱，炙甘草一钱，干姜二三钱，水煎服。如泻不止，加橘红、茯苓各一钱，肉豆蔻面煨，一钱。如呕吐不止，加丁香、姜半夏各一钱。二三剂后即安。

伤暑霍乱 丝瓜叶一片，白霜梅一个，同仁。二味，研极烂，用新汲水调服立愈。凡冒暑霍乱，勿吃热汤。热而燥渴烦闷者，以凉水调益元散服亦效。方见暑症门。

中湿霍乱吐泻 凡水泻而腹不甚痛者，湿也。夏秋多有之。用苍术炒、广皮、姜半夏各一钱半，霍香二钱，炙甘草五分，加生姜三五片，枣二枚。水煎服。一方加苏叶、桔梗、厚朴。

霍乱吐泻不止 陈皮、霍香叶各三五钱。水煎服，或为末，热酒调服。有一点胃气存者，无不见效。泻痢不止，转筋入腹欲死者，生姜三两捣烂，入酒二碗，煮三四沸顿服可解。或用艾一把，水三碗，煎一碗，顿服，亦效。

霍乱烦渴不止 糯米三合，白蜜一合，同研，煮汁饮即止。如吐泻已愈，烦热多渴，小便不利，用麦冬、茯苓、半夏、陈皮、白术各一钱半，人参、小麦各一钱，生甘草六分，加生姜三片，乌梅半个。水煎服。

吐泻不已转筋 白扁豆叶捣汁一碗，入米醋少许，温服。因暑而起者，服之立效，转筋十指挛急，不能屈伸者，灸足外踝骨尖上五壮，麦大艾丸。即止。转筋不止，用蓼一大握，水煎浓熏洗，或以帛蘸汤熨患处。

寻常转筋 不因霍乱而发者，四时皆有。因血虚而转者，多以大蒜捣烂，涂足心即止，再服四物汤，方见中风门。加酒炒黄芩、红花各一二钱，水煎服。有筋动于足大指，至腰而住者，乃奉养过厚，因风寒湿而作，用威灵仙一两，窨酒，每日服二杯，湿去自止。如睡中伸欠而转筋者，男子以手挽其阴，女子以手牵其乳近两边，即止。

转筋遍身人腹不可忍者 重盐汤浸患处，或浓煮蓼汤，或白矾汤，皆效。或以盐擦痛处，三五十匝，即皮破亦无妨，可以断根。

肝虚转筋 赤蓼茎叶三两，水一盏，酒一碗，煎六分服。

转筋疼痛挛急 松节二两，锉如米粒，加乳香一钱，以瓦器内慢火炒令焦。出火性，为末。每服一钱，渐加至二钱，热木瓜酒调下。

转筋诸药不效 雄猪肾二条全者，薄切，香油煎熟，空心细嚼，盐汤送下三四次，如神效。

泄泻

湿泻 肠鸣腹不痛，纯出清水，湿也。白术土炒、猪苓、茯苓各一钱半，泽泻二钱。水煎服，即四苓散，小水利而泻自止也。如兼湿热者，茯苓、白术土炒焦，各三钱，白芍炒，二钱。水煎服即效。如兼寒湿者，四苓加肉桂一钱，同煎服。

寒湿 手足冷，口不渴，小便清，泻下清冷者，为寒泻。先以老姜、砂糖，煎汤服之。次以山药炒、白扁豆炒、炙甘草、焦干姜各二钱，白术土炒焦，二三钱，吴茱萸滚水泡过三次，三五分。腹痛甚者，加广木香八分，水煎，食远服。

食积泻 或胀或痛，痛甚而泻，泻后痛减，得食又痛，粪色白者是。枳术丸。白术面炒、赤芍酒炒，各二两，枳实面炒，一两，广皮一两。用新荷叶汤，煮老黄米为丸，桐子大。米饮下五七十丸，或百丸。如体寒，加干姜炒黄五七钱，同丸。

热泻 腹痛泻水如热汤，热渴喜冷，或泻黄垢，或赤粪如糜者，皆热也。益元散方见暑症门。三钱，灯心汤调服二三次，即愈。或服茯苓、泽泻、木通各二钱，猪苓、栀子各三钱，枳壳、车前子各一钱。水煎，食远温服。热泻如痢，用苦楝树根去粗皮，晒干为末，米饮为丸，米汤下甚效。

中寒泄泻腹痛无度 厚朴一两，姜汁炒，肉豆蔻面裹煨、草豆蔻煨，各五钱。俱为末，每服二三钱，煨姜汤调服。

水泻 夏秋初起，不拘寒暑湿，腹痛水泻，用紫金锭，药真者效速。冷滚水磨服五七分。重者两服。忌食甜物。冬月寒重者，蕲艾三钱，水煎空心服。不论男妇老少，水泻垂危者，用诃子一枚，湿草纸包裹，煨熟去核，肉果一枚，水调干面包裹，微火煅黑色。共研细，每服五分，米饮调下。

平胃散 治脾胃不和，腹痛满胀，呕哕水泻。厚朴姜汁炒、陈皮去白，各五两，苍术去皮，米泔浸炒，八两，炙甘草三两。俱为末，每服二三钱，姜汤下。如小便不利，茯苓、泽泻各一钱，煎汤下。如饮食不化，神曲一钱，麦芽二钱，煎汤下。水泄症，丸散效如煎药。

久泻成痢 不拘赤白，腹胀攻痛。川黄连二钱，肉豆蔻、木香各一钱。俱研细，米饮丸如米粒大。每服十数丸，渐加至三十丸，日夜四五服即效。

虚泻 饮食入胃，不住，完谷不化，或困倦自汗者，气虚也。人参一钱，黄芪蜜炙透、白术土炒焦、茯苓、枣仁炒研，各二三钱，归身一钱，木香、炙甘草各五分，加煨姜三片。水煎，食远服。

脾胃虚寒泻 陈老米淘净，炒香燥。磨为粉，每粉一两，加干姜炒燥，研末，二分半，白糖二钱，拌匀，于饥时滚水调服一二两。气滞者，加炒广皮末二分，或砂仁末一分，能治食滞气滞，腹痛泄泻久不止，多服自效。

泻久饮食不进 糯米一升，水浸一宿，滤干，慢火炒熟。磨为粉，入山药末一两，川椒末少许，和匀，加砂糖，二三匙，空心，滚水调服，老少皆宜，大有资补。再加莲肉、芡实皆可。

久泻不止 猪肾一个，批开，掺入骨碎补末一钱，火内煨熟，食之。三四次即止。柿饼一个，开一孔入白矾末三分，湿纸包裹，灰火内煨熟。大人三个，小儿一个，立效。

肾虚脾泄 日泄三五次，如鸭粪稀溏，或五更早晨泄一二次，乃脾泄也。与泻不同，最难治。补骨脂盐水炒，五钱，白术炒焦，二钱，杜仲盐水炒，二钱，泽泻一钱。水煎，空心服三十剂后，自愈。鲜稻根不拘多少，洗去泥。熬成膏，早晚滚水冲浓，入白糖一钱，调匀服。

灸法 泄泻日久，诸药不效者，用豆大艾丸，灸天枢二穴，脐旁各开二寸。或气海穴，在脐下一寸半。隔蒜片灸二七壮，以得效为止。

瘟疫
仁人君子，倘遇此疾，或制药以济，或书方以救，功德最为无量。

附：救饥方

总论 众病一般者，即谓天行时疫。其治法有宜补，宜散，宜降之不同。甚者仍类似伤寒，察其传变，治之方能奏效。其病初起，先

憎寒而后发热，日后止热而不憎寒也。其脉数，昼夜发热，日晡益甚，头疼身痛，乃时邪伏于脊之前，肠胃之后，不可认为伤寒表证，辄用麻黄桂枝之类，强发其汗，徒伤表气。即热不减，亦从缓下，恐伤胃气，宜用达原饮。槟榔二钱，厚朴、知母、芍药、黄芩各一钱，草果仁、甘草各五分。水煎。午前温服。如胁痛耳聋，寒热呕吐而口苦，加柴胡一钱。如腰背项痛，加羌活一钱。如目痛，眉棱骨眼眶痛，鼻干不眠，加干葛一钱。症之轻重，药之分两，临时增减。如舌上白苔薄，热不甚，脉不数，症不致传里，照方一二剂，其病即解。盖疫病从口鼻而入，必先犯胃，上膈痞满者多。此方用破气之品三味，服之即效。若年老气弱之人，胸膈不满闷者，槟、厚、果，不可全用。又或三四日后，舌上苔如粉积，脉洪而数者，又须或汗或下解之。伤寒汗解在前，时疫汗解在后。伤寒投剂可使立汗，时疫汗解俟其内苏，汗出自然。是故瘟疫不必重加衣被发汗。四时头痛发热，初起用黑砂糖一盏，生姜汁二盏，化开，令病人多少服之。轻者即愈，重者减轻。

时疫不传人 苍术三钱三分三厘，米泔水浸一宿，切片，炒，生甘草一钱六分六厘，抚芎八钱五分，干葛一钱三分六厘，加生姜三片，连须葱头三个，水煎空心服。已病者，一服即愈。未病者服一半不染。白粳米五合，连须葱头二十根，水二十碗，煮成粥汤，加米醋一小碗，再煮一滚，各与一碗，热服得微汗即解。如有汗者勿服。初病之人，衣服蒸过，则一家不染。

避疫法 凡入病人家不宜空腹，饮雄黄酒一杯，再以香油调雄黄末、苍术末，涂鼻孔则不染，出则以纸燃探鼻，得嚏更好。误触汗气入鼻，即觉头痛不快，急以水调芥菜子末填脐中，以热物隔衣一层熨之，汗出即愈。如觉胸次饱胀者，以淡盐汤探吐即解。

预辟疫法 青松毛，切细为末，酒下二钱，

常服大能辟疫。每年四五月，用贯众一个，置食水缸内，不染时疾。五月五日，用艾扎一人形，悬挂门户上，辟邪气。以五彩丝系于臂上，不染疫。正月初一日，将赤小豆二十一粒投井中辟疫。十二月二十五日，煮赤豆粥合家食之，能祛疫。除夕以花椒二十一粒，赤小豆二十一粒，投井中，勿使他人见。一年不染疫。时疫之年，每日早晨，水缸内投黑大豆一握，全家无恙。五更时，投黑大豆二三合于井中，勿使人见。凡饮水家俱无染。

每日多焚降香，再随身佩带，祛疫。

凡时疫之年，能首忌房事，即受病亦易解也。

瘟疫发狂　天行时气热极，狂言不识人，即以地浆水，服一二碗，即解。方见伤寒门。或用童便浸白头蚯蚓，捣烂，取新汲井水，滤下清汁，任服一二碗，即清爽，并能即愈。如热甚无汗，用新青布以冷水浸过，略挤干，置病人胸上，以手按之，布热即易之。少顷汗出如雨，或作战汗而解。夏月用此法，他时勿用。

病八九日后，已经汗下，热仍不退，口渴咽干，欲饮水者，以六一泥，即蚯蚓屎，不拘多少。播新汲水饮之，即效。

三白饮　治天行时疫，热极狂乱，及发热不退，或大便燥结不通。鸡子清一个，白蜜一大匙，芒硝三钱，合一处泉水送下即愈。

瘟疫发斑　病至困笃者，取大虾蟆一二个，去肠肚，生捣绞汁，服下可解。

虾蟆瘟　其症项肿头大。用贯众、黑豆炒香各三钱，生甘草、白僵蚕各一钱半，葛根二钱。水煎服，外用井底泥，调大黄、芒硝涂之。大黄四两，僵蚕二两，姜黄二钱半，蝉蜕六钱半。俱为末，姜汁糊丸，每丸重一钱，蜜水调服。大人一丸，小儿半丸。外用靛青涂肿处，燥即再润之，亦效。

辟瘟丹　苍术一斤，降香锉末，八两，雄黄、朱砂、大黄、独活、藿香、赤小豆各二两，羌活、白芷、菖蒲根、桃头端午日收者佳，各四两，柏叶八两，硫黄、火硝各一两。俱为末，红枣糊为丸。印方锭焚烧祛疫，即端午除夕，宜多焚之。

许真君救饥方　黄豆七斗，芝麻三斗，水淘净，即蒸，不可浸多时，恐去元气，蒸过即晒，晒干去壳，再蒸再晒，共三次，捣极熟，丸如核桃大，每服一丸，可耐三日饥。此方所费不多，一料可济万人。夫仁人君子，义田储粟，利及后世，此仁德之大者。其或凶年荒岁，随力施赈，贵买贱卖，以救一方，能救千人者，名登仙录。仁人力行利济，天之报施，未有不富贵倍之者。

救饥方　芝麻三升，糯米三升，俱水淘晾干，慢火炒。先将糯米磨成粉，和入芝麻，再磨一遍，另用红枣三斤，煮烂，只留汁一碗，去皮核。同粉石臼内捣熟，丸如弹子大。约重五钱。白汤下，每服一丸，可耐一日饥，久服勿饿。

咳嗽 附：哮喘　痰证

热嗽　有痰面赤，烦热午前更甚，起于夏季者多。黄芩、知母、桑皮、杏仁、黑山栀、象贝、桔梗各一钱半，生甘草五分。水煎服。

秋月肺燥咳嗽　嗽多痰少，午后至夜更甚。松子仁一两，胡桃肉二两。研膏，加熟蜜五钱，和匀，每服二钱，食后沸汤点服。日久痰多者，加北五味二钱，屡效。

肺热久嗽　痰少有声，肌瘦将成肺痨者。枇杷叶蜜炙去毛，木通、款冬花、紫菀、桑皮、杏仁各等份，制大黄照分减半。各为末，蜜丸如樱桃大，食后夜卧，含化一丸。

肺郁痰嗽胸膈疼痛夜卧不安者　贝母、杏仁各等份。共捣，研入姜汁、白糖，蒸饼为丸，夜卧含化。

痰嗽　胡桃肉三枚，生姜三片。卧时嚼服，即饮汤二三呷，再食胡桃三枚，生姜三片，缓缓嚼下，数次即效。气壅痰盛者，用雪梨一个，开一窍，入白矾一钱，用纸封固，隔水蒸熟，食二三次愈。

食积痰嗽 萝卜子半斤，焙燥炒为末，以糖和丸，如樱桃大，绵裹含化，汁下甚效。

膈中老痰 不论男妇，久积老痰，或失音，或发喘，汤药不效者。密陀僧一二钱，砂糖调白汤送下，痰与药从大便出无碍。不宜多服。

痰晕 明矾火煅枯。研末，姜汤调下，吐之即愈。

痰厥 千年石灰一合，水一盅，煎滚，去水，再用清水一盅，煎至极滚，倾出澄清，灌之痰下自愈。即气绝心温者皆效。

久嗽接连四五十声者 即名顿嗽。姜半夏一两，贝母一两，初时用象贝，久嗽用川贝。为末，姜汁为丸，每服一二钱，小儿减半。即二仙丹。频服即效。生姜连皮捣汁，入白蜜一二匙，滚汤点服亦效。

咳嗽吐脓 乃肺伤也。知母、贝母、白及、枯矾各等份。为末，每服三钱，生姜三片，泡汤，嚼服三五次愈。

久嗽不愈 枇杷叶去毛净，切碎，杏仁去皮尖研，等份，泡汤，多服即止。若无痰虚嗽，止用枇杷叶，去毛，蜜炙，泡汤饮。叭哒杏仁，去皮尖，四两，胡桃肉泡去衣，四两，上白糖六两。共捣如饴，时时入口含化。如痰未尽，加川贝母五钱，同捣能治一切久嗽，及体虚午后面赤气冲，至晚更盛者，屡效如神。

涤痰散 陈广皮，先用泉水洗净，每一斤，入食盐四两，同入水浸过一指，锅内煮干，去筋膜，切作小片炒干，每陈皮一两，入粉甘草二钱，共为末。每日早晚服二匙，白汤调下。能清肺消痰，定嗽解酒毒，除一切痰火甚效。

痰火 选老足西瓜一个，刮去青皮，钻一孔，入白蜜一碗，绳络挂于当风处，过冬，春天取用。凡痰火者，止服半小盅立愈。天萝水，霜降后三日，老丝瓜藤三四株。离地三四尺割断倒插入瓶中，取汁存用。痰火者，以滚水冲服甚效。痰火面赤鼻红者，用青黛水飞晒二次，研极细，三四钱，蛤粉三钱。二味，炼蜜为丸。临卧时，口中噙化即效。如兼烦渴者，用生萝卜汁，以瓦罐熬稠，入熟蜜少许，点汤饮。年久不愈者，用饴糖二两，豆腐浆一碗，煮化，多服即愈。鸡蛋用豆腐浆冲服，久则自效。盖鸡蛋能去喉中之风也。

痰喘咳嗽 藕汁、梨汁、白果汁、萝卜汁各等份和匀，铜锅内熬成膏，随意服之。白蚬壳多年陈者，煅过存性，为极细末，以米饮调服一钱，日三服。盖蚬蛤蚌粉，皆能清热行湿，湿热去，痰自消，嗽自止也。

喘急欲绝者 韭菜汁服之可治。

老年痰喘 秋白梨一个，去心，入燕窝一钱先用滚水泡，再入冰糖一钱，蒸熟，每日早晨服，勿间断。如气促坐卧不得，胡桃肉连衣，杏仁去皮尖，生姜各一两。同捣成膏，入炼蜜少许，丸弹子大，卧时白汤含化一丸。

风寒郁结哮喘气逆 麻黄去节，二两，炙甘草二两，御米壳即罂粟壳，去蒂炒黄，四两。俱为末，每用二钱，白汤调下，以好为度。

虚喘 喘无休歇，呼吸不接续，出多入少，乃不足也。用人参一钱半，胡桃肉五个连衣，加生姜三片，枣一枚，水煎温服。

劳症发热喘嗽 鲜百部二斤，切细，用无灰酒浸坛内，灰火煨熟，每日五更，温饮一杯，以好为止。

口燥咽干有痰喘嗽 瓜蒌一个，入明矾枣大一块，同烧存性，研细，以熟萝卜蘸食，一服即效。

痰哮 苎麻根火烧存性，研细。用生豆腐蘸食三五钱，或以猪肉二三片，蘸食即效。

盐哮 豆腐浆，每日早晚久服即效。如小儿，用芝麻秸瓦上炙焦存性，出火毒，研细，以生豆腐蘸食即效。

疟疾

总论 疟有内因外感之殊，有隔一日二日三日之不同。治法邪从外入者，宜发散之，兼扶持胃气为本。又须分别阴分阳分而用药。如邪疟及新发寒热者，服发散药三五剂后，其势减轻，或可用截药治之。虚疟及病久者，宜补气血为主。若急用截药，致伤脾胃，则延绵不休矣。

治疟奇效三方 不论老少久近，一日二日三日，不用加减，次第服之，无不应手而愈。

第一方 广皮、姜半夏、白茯苓、威灵仙各一钱，苍术米泔浸一日，切炒，净八分，厚朴姜汁炒，八分，柴胡梢八分，青皮六分，槟榔六分，炙甘草三分，生姜三片。井水河水各一盅，煎七分，空心服，渣再煎服。如头痛，加白芷一钱。此方平胃消痰，理气除湿，有疏导开先之功。受病轻者，二服即愈。若三服后病势虽减而不愈者，即用第二方三五剂。

第二方 何首乌制过，三钱，如三剂后不效，生用三钱，广皮、柴胡、白茯苓、黄芩各八分，白术土炒、当归、威灵仙各一钱，知母二钱，鳖甲醋炙，二钱，炙甘草三分，生姜三片。井水河水各一盅，煎七分，加无灰酒五分，再煎一滚，空心服，渣再服。此方极有神效，体虚缠绵不已者，十剂后，立奏万全。

第三方 人参一钱，炙黄芪一钱二分，当归一钱二分，白术土炒，一钱，广皮、柴胡各八分，升麻四分，炙甘草三分，煨姜一片，黑枣一枚。水煎，半饥时服。三五剂后，元气充足，则不发矣。

治疟初起无汗 苏叶二三钱，葱白三五个，扁豆叶五七片。浓煎，入生姜汁四五匙，乘疟发口渴时，热服取汗。无汗再服，汗时勿受风。如现热象，无汗，进凉药润之，亦即汗。

暑疟 单热少寒，口苦咽干，小便赤涩者。青蒿子童便浸，焙干，研细。头一日晚，白汤调下三钱。临期早晨，淡酒调服三钱。暑重者井水调服。

脾寒疟疾 石胡荽一把即鹅不食草。捣汁半盅，入热酒和匀，服即效。良姜麻油炒，干姜炮焦，各一两。为末，每服五钱，用猪胆汁调成膏子。临发时，热酒调服。或用胆汁为丸，酒下亦佳。大抵寒发于胆，用猪胆引，姜性入胆，去寒而燥脾胃，一寒一热，阴阳相制，甚验。多寒少热，饮食不进者，服之即止。橘红生姜汁浸，一宿，石器内重汤煮，干焙研末，每服三钱，黑枣汤下。

疟疾寒热 萝卜子拣净，炒至烟尽，存性研极细。新疟用白汤调下三钱，只吃汤去渣。重者三服愈。如久病体虚者，加人参三分，同煎服。独头蒜，火上炙熟，酒服二钱，数次即止。

邪疟 黑牛尾烧存性，研末。每服二钱，酒下三服即效。

久疟阴疟效方 荞麦面不拘多少，用鳖血和成丸，阴干，临发之日，朝东白汤下三钱，小儿减半，即效。

老年疟劳疟久不愈 鳖甲醋炙黄，研极细。每服一钱，入雄黄一二分，酒调下。隔夜一服，早晨一服，临时一服，无不断者。

止疟方 归身、制首乌、荆芥、山楂炒，各三钱。酒水各一碗，慢火煎至一碗，露一宿，次日早晨温服。不论一日二日三日，及久病体虚者，皆可服。小儿减半。知母、生槟榔、象贝各二钱，常山一钱。水酒各一碗，煎至一碗，露一宿，早晨隔汤温服。体虚加人参三分，同服。凡服常山，忌食鸡肉三月。大枣肉二个，去皮核，斑蝥二个，焙研，同入枣肉，研匀，加熟猪油少许，捣成饼子，指头大，贴在两眉中间印堂上，一周时即止。蛇蜕一条，完全者，用纸包固。男左女右，系臂上勿令患人知，忌四目见，愈后送之野外，勿开看。不论一日二日皆效。端午午时，取虾蟆，以大为佳，倒挂阴干。系臂上，勿令病人知即止。

三阴疟 疟久饮食如常者，用何首乌二钱，人参一钱，桂圆肉十枚，甘草炙，三分。

水煎服即愈。大淡菜煮烂连汁。陈酒下，久服即止。南天竺子，隔年陈者，蒸熟，每岁一粒，每早晨白汤下。陈香圆一个，切开，入雄黄末三钱，原合好，用纸封固，火煨至烟尽，取出为末，每服二三钱，米饮下。此方初起者宜服。

三阴疟年久不愈 野茄根一两，不沾水，不沾铁器，用无灰酒一斤，将根洗去泥，原酒澄清滤净，入根同煎一碗，临发日服之，即止。

疟痞 即病久胁下成块疼痛，名疟母。核桃壳煅灰，研细末，三钱，木香研细，八分。好酒调服，三五次即消。外用芒硝五钱，独头蒜肉一两。共捣烂，贴患处，上用布盖之，并治诸痞。

心腹痛 附：胁痛 闪痛

总论 心痛即胃脘痛，有寒有热。或气逆，或痰饮，或虫，或死血，皆能致痛。如真心痛，大寒直中中宫，手足青冷过节，随发随死，非药可治。白杨花煎汤服，或可救治。又名天蜈蚣，北京甚多。

胃脘食滞气逆胀痛 凡宿食停滞上焦者，心与腹相连皆痛，兀兀欲吐，欲其速效，用伤寒门吐法即止。陈皮、藿香各一钱半，香附、乌药、泽泻各二钱，木香七分，厚朴、枳壳各一钱。水煎服。如食重者，加山楂、麦芽各二钱。如寒滞者，加焦干姜一二钱。如气逆之甚者，加沉香、青皮之属。如呕而兼痛者，加制半夏、丁香之属。如兼疝者，加荔枝核煨熟，二三钱。

寒滞痰饮痛 胸腹胀满，呕秽，痛时手足厥冷，遍身冷汗，便清不渴。丁香、白豆蔻等份，为末，姜汤调下五七分，日二三服，即愈。良姜、香附炒，各等份。为末，白汤调下二钱，即效。因寒而起者，良姜多一倍。因气而起者，香附多一倍。

通治心痛 即胃脘痛初起，用淡豆豉五钱，

煎汤半盅，服下即止。久痛屡发者，荔枝核煨焦研碎，一钱，木香七分。为末，白汤调服。或酒神效。二蚕沙不拘多少为末，滚水泡过，滤净晒燥，每服一二钱，白汤下。万灵膏贴当痛处，三五十日除根。檀香孔内泥，冲酒服效。瓦楞子即蚶子壳，醋煅七次。为末，每服三钱，白汤下。诸药不效者，用玄胡索三钱，酒煎服即止。牙皂角不拘多少，微火烟烧，甫尽取起。为末，以烧酒调服五七分，即效。年久心痛，不可忍，醋煮小蒜头，食饱，勿着盐，不拘十年五年，随手见效。

腹痛 有寒、热、食、痰、死血、肠痈、虫、疝之不同，大要以甘温为主。惟夏秋卒然痛不可忍，照暑证治之。如热则大便燥闭。如阴证痛，四肢逆冷或冷汗。如热宜凉散，佐以甘温。如阴证宜服理中汤治之。方见黄疸证。或巴豆三粒，红枣一枚。同捣烂，裹缚脐上立止。

一切男妇心腹痛不可忍 葱头去根二斤，炒热，布裹作二包，脐上熨之。如冷则易次包。如无葱则韭菜。或食盐俱可。脐下忽大痛，人中黑色者，不治之症。

心腹虫痛 恶心吐水，痛极如咬，面清白少光彩，时痛时止，四肢微冷，痛定便能饮食者，是虫。干漆四两，慢火煅烟尽，醋糊为丸，绿豆大，食后，或酒或醋下十五丸，日进二服。豨莶草捣汁，醋调和服，即效。石灰二三钱，和鸡蛋煎饼，食前服之。少顷虫从大便出。虫咬如刺，生艾汁，如无生艾，用熟艾二两，水三碗，煎汁一碗。隔宿勿食，早晨空心先食香味之物少许，咀嚼勿吞下，令虫闻香，然后饮艾汁，虫自出。并治鬼击卒死，及中恶腹痛。如痛时自上而下，自闻唧唧有声，搔抓无措，眠坐不稳，心下如刮，上连胸臆，乃积血不消，因火而动，不可认以为虫，而投以虫剂也。

心腹痰饮痛 痛时嘈杂不宁，如饥如饱，快快欲吐，吐即稍宽。姜半夏、猪苓各二两，白芥子、干姜炒黄，各一两，陈皮四两，切碎，入盐水中拌浸，晒干，炙甘草五钱。俱为末，水法为

丸，每服一钱，淡姜汤下。

蛔厥心腹痛 乌梅二个，川椒十四粒，煎汤服，即止。

瘀血心腹痛 平日好食热物，致死血留于胃脘。山羊血一分，烧酒化下，即散。胸痹痛如锥刺，不能俯仰，汗出彻背，韭菜一斤，捣汁服，即止。

郁火心腹痛 有因病久，郁热生火，温散不效者，用山栀一两，姜汁炒黑，木香三分。水煎服。初起即觉热者，用锅脐煤三钱，热童便调服，即愈。

气滞腹痛 乌药水磨浓汁，半盅，加陈皮、苏叶各一钱半，同煎服。

九种心痛 千年石灰研，端午午时独蒜捣丸，如桐子大，每服十三丸，烧酒下。

胁痛 芥菜子研末，水调敷。韭菜炒热熨之，即止。有因肝火胁痛，或胁下如食积一条梗起者，黄连六两，炒，吴茱萸一两，汤泡四五次，炒。俱为末，蒸饼，丸如绿豆大，每服三十丸，淡醋汤下。肝气平和，痛即止。

心气痛 生芝麻半升，候痛时，不必看，随手取来，不拘多少，放铜锅内炒黑为末，好酒下，一服除根。

七情交感丹 治一切公私拂情，名利失志，抑郁烦恼，七情所伤，不思饮食，面黄形瘦，胸膈痞闷疼痛。香附米一斤，长流水浸三日，砂锅炒干，为末，白茯神四两。俱研细，炼蜜丸弹子大，清晨细嚼一丸，白汤或陈皮汤下。

闪痛 凡闪挫打伤腰胁痛，或不出血，皮肉青紫色者。先用葱白炒热，捣烂罨伤处擦遍，再用生大黄研末，以生姜汁调敷，内服陈酒，以醉为度。即半年不愈者，立验。

脾胃 附呃逆 反胃噎膈

食伤脾胃 陈火肉骨，或白酒酒药煅存性，砂糖调服，皆效。

胃强脾弱 饮食不能运化，胸膈胀闷不舒。

白蒺藜去刺，炒黄，取净末十两。水法为丸，每服二钱，空心白汤下。如食积重者，加山楂肉饭上蒸三次，晒干，净末四两。如呕吐作酸，口苦舌烂，有痰加苍术去芦，米泔水浸洗，刮去黑皮，切片晒干，炒黄，磨取头末十两，川黄连酒炒，净末二两。蜜丸，白汤下。老年血枯之人，宜酌用之。恐苍术过于燥血也。

胃脘嘈杂吐清水 广橘红为末，五更坐起床上，安末五分于手心，男左女右，干舐下，勿卧，服三四次愈。

饮食不住口仍易饥饿 绿豆、糯米、黄麦各一升，炒熟。共磨成粉，每服一酒杯，以滚汤调服，三五日即效。

胸膈饱胀虚肿 苍术制如前，末四两，陈皮、厚朴各五分，川椒少许，獖猪肚一具，去油净，入大蒜装满，线缝口，用冷热水各七碗，先烧滚入肚，煮至水干为度，取出捣烂无丝，合前药末为丸，每日空心滚汤下二钱，最速效。

呃逆 因寒而起者，良姜一钱五分，丁香一钱，柿蒂二钱，甘草炙，五分。水煎服，柿蒂煎汤饮亦止。日久不愈，连四五十声者，生姜汁一杯，加蜜一二匙，温热服之即止。用纸燃刺鼻中，得嚏即止。诸药不效，用硫黄、乳香各等份，以酒煎，令病人以鼻嗅之即止。或单用雄黄，酒煎，嗅鼻即止。

呃逆灸法 妇人以乳头垂下到处是穴。男子以乳头下一指许为率，骨间动脉处是穴。男左女右，灸一处，艾炷如小麦大，著火即止。三壮不止者，不可治，此最神效。

噎膈反胃 凡人朝食而暮吐，暮食而朝吐，或食罢即吐，谓之反胃。饮食膈噎，咽吞不下，谓之膈食。二者名异，而证实同。盖反胃未有不由于膈噎起，此症年老及血气枯槁者难治。惟痰火久郁，胃脘壅塞者，可渐次调治。

胃热呕噎 芦根五两，切碎，水煎空心服即止。凡噎证，用糯米粉，以牛涎拌作小丸，煮熟食之即效。或水服牛口涎二匙，终身不噎。

以水洗净老牛口，用盐涂之，以荷叶包牛口，使耕力乏，即涎出。

气噎不下饮 枇杷叶去毛，净蜜炙五钱，陈皮去白，一钱半，生姜三片，水煎匀二次服，并治暴呕吐。

反胃 芦根、茅根各二两。水煎服。凡用芦根，取不浮露在外者。反胃吐食初起，用树上黄香圆，粪内浸七日，再用童便浸七日，水洗风干，煎汤吃。干柿饼，每用三枚，连蒂捣烂，用酒服甚效。甘蔗汁一碗，入生姜汁半盅匀二次，服三次效。甘蔗汁又治中酒毒干呕者。大鲫鱼自死者一个，活者不效。剖去肠留鳞，用大蒜头去皮切薄，填鱼腹内，仍合，用湿纸包定，以麻缚之。又用黄泥包固，晒微干，炭火上慢慢煨熟，取出鳞骨俱去。用平胃散，姜炒厚朴一钱，陈皮一钱，米泔浸过苍术一钱，甘草六分，共为末。杵丸桐子大，晒干慢贮，勿令泄气，空心米汤下三十丸。日久不效，用韭汁二两，牛乳，一盏，生姜五钱取汁，竹沥半盏，童便一盏，和匀温服。曾治一人，饮食一二日后，一齐吐出，气味酸变，病久肌肉尽落，皮枯羊粪，诸药无效，用《千金方》。猪板油十两，熬净去渣，白蜜八两，炼净。二味再入铜锅内熬数沸，入生姜自然汁三两，和匀，取起成膏，不时含服含化。初吃一服，尚吐一次，连吃三服痊愈。原孙真人治关隔不通神方也。久吐枯燥，有服人乳，多吃燕窝而愈者。

冷涎反胃 其形发时先吐冷涎，次则吐食。因劳而起者多。用大黄一两，生姜自然汁半茶杯，炙大黄令燥，浸入姜汁内，再炙再浸，以汁尽为度。切焙为末，每服二钱，用陈米一撮，葱白二茎，煎汤下。

膈食 马子碱火煅透，四两。研细，蜜水调服。

膈气 沉香一钱，磨汁。白汤徐下。凡噎膈症病久，已经血枯，肠结羊矢，口吐蟹沫。或年过五十岁者，勿服峻利之药。

腰痛

总论 腰痛有湿、热、寒、滞、肾虚、之不同，然患者起于真阴不足者多，故宜培养肾气。其实邪腰痛者，十之二三耳。

湿热腰腿痛 痛时腰骨如板，不能俯仰，遇阴雨，或久坐而痛更盛者，用苍术米泔水浸一宿，焙燥切片，三钱，防风、黄柏酒炒，各一钱。水煎，空心服，以好为度。

寒湿腰痛 威灵仙五钱，好酒一斤，蒸出味，每日空心饮二杯，得微利下即效。并治痰积腰痛，寒湿脚腿痛。

腰痛如刺 面肿垢黑，气血虚惫，发落齿枯，唾涕痰涎，痛不能行立者。新鹿角心黄者勿用，刮去黑皮，取白者锉屑，四两炒黄。为末，加牛膝五钱，为丸，每服空心酒下二钱，神效。并治瘀血积痛。凡腰痛难忍者，用丝瓜根烧存性，为末，酒下二钱，立止。腰痛屈而难伸，山楂三钱，研末，盐汤下。

肾虚腰痛 痛时悠悠戚戚，屡发不已，劳动即痛。杜仲、补骨脂、青盐，共为末，入猪腰子内蒸熟，好酒下，连服数次即效。小茴香研末，煨猪腰子服亦效。羊肾为末，每服酒下二钱，日三服，大能补肾气，益精髓。

跌仆瘀血腰痛 橘核炒去皮，二钱。为末，酒调下，日一服。

诸药食毒

解诸中毒 一觉腹中不快，即以生豆试之。入口不觉豆腥气，乃是中毒。急以升麻煎汤连饮，以手探吐即解。白蜡一块，研细。清水搅匀服下，得吐泻即解。

百药毒 生甘草，或用绿豆煎浓饮之。能解百毒。甚至口眼已闭，垂危而气未绝者，急以上白糖、淡豆豉、靛花、甘草各等份，研细。冷水调灌即醒。或服药过多，以致头面浮肿，唇裂流血，或心腹饱闷，脐下撮痛者，有马料豆、绿豆各三四合。煎汁，连豆服，以好为度。服散风药过多，以致闷乱不省，用甘草同生姜，煎汁顿服。

中附子天雄毒 绿豆、小黑豆水浸捣汁服。或煎汁服。

中巴豆毒 口渴面赤，五心烦热，泄痢不止，川黄连二钱，炒，干姜炮，一钱。煎服。芭蕉根叶捣汁饮之，利止即安。绿豆煮汁冷服之，皆效。

铅粉毒 肥皂水灌下，得吐即解。砂糖水调服，亦效。

生半夏毒 令人口哑，以生姜自然汁灌之。即垂危者服之即解。

中钩吻毒 生池傍，与芹菜相似无他异，惟茎有毛别之。误食杀人，急取鸡蛋，须抱未成雏者，研烂，和麻油灌之，吐出毒物可生。或白鸭血，羊血灌之。或用荠苨即甜桔梗。八两，水煎浓，分二次温服。

野蕈毒 忍冬藤生啖之。或煎浓汁饮。或煮黑豆汁饮。或饮地浆水方见伤寒门。并治食枫树蕈，令人笑不止。

闭口椒毒 误食之，舌麻心开，口吐白沫，甚者身冷欲绝，地浆水灌之。或饮醋解之。如只气闭，饮井水可解。

升丹毒 地浆水，多服即效。口破烂者，先服绿豆汁。

误食桐油 令人呕吐不止，急饮热酒即解。

解果毒 麝香一分，煎汤服。或猪骨烧灰，水调服。多吃白果成疯者，用白鲞骨煎汤服。小儿多食菱成病者，用龟肉煮食即愈。

解中蛊毒 嚼白矾反甜，食黄豆不腥，吐唾于水内，沉下水底，乃是中蛊。或令含黑豆，豆胀皮脱者为蛊。初中在上膈者，急以白矾、建茶各三钱。新汲水调下，得吐出毒物即解，不净再服。或服青油取吐，遇有蛊之处，见饮食上有蛛丝者勿食。先用炙甘草一寸，嚼咽下，然后饮食，即中蛊，仍吐出，再以炙甘草、生姜各二三两，水煎，日三服。

酒毒 醉后经日不醒，用大黑豆一升煮汁，温服。即至将死，服之即效。有因酒醉而气绝者，用尿桶洗去浮垢，急以滚水浇在桶内，片时取其清汁，缓缓入口中咽下，鼻中有气息即生。

烧酒醉死 锅盖上气水半盏灌下，再以冷污泥搭胸前，燥即再搭，直至泥湿即效。

解食自死六畜毒 犀角磨浓汁，饮之即解。豆豉煎浓服，或雄鼠屎两头尖者是，研末，和水服。或饮人乳二碗皆效。

食牛肉毒 猪牙煅灰，水调服。或甘草汁亦效。多食马肉毒，用芦根煎汁服，或多吃好酒亦解，皆忌饮水。误食牛马生疔肉，用生菖蒲擂酒服。菊叶或花，或根，捣汁服。

食狗肉毒 心下坚，或腹胀，口干，忽发热妄语，用芦根汁煮服。凡食肉不消，仍饮本畜汁或脑即消。

食猪肉伤 杏仁煎汁饮，或韭菜汁煮服，或朴硝煎汤服皆效。食物中未知何毒，用苦参煎汁饮，令吐出自安。

多食禽鸟毒 生白扁豆研末，冷水调服。误食鸟兽中药箭死者毒，用黑大豆煮汁，入盐少许服。

多食鸡蛋伤 米醋饮三四口，即消。

解河鲀鱼毒 香油一碗灌之，吐出即解。橄榄煎汁，或芦根、粪清，皆可救之。

如诸鱼毒 只用橄榄煎汁饮。或用橘皮煎浓，冷服即消。鱼无腮及腮大者有毒，如鳖肚下有红藻文者，有毒。

解蟹毒 紫苏、生姜煎汁饮大蒜汁，或黑豆煮汁，皆可解。误同柿吃，大吐泻不止者，磨木香汁灌之即止。

解食鳖毒 饮蓝汁数碗即安。无蓝用靛青水亦可。

解食蚂蝗 多吃芹菜者有此疾。空腹时食黄泥小圆数枚，即从大便中出。

误食水蛭 食蜜即化为水。凡井中生蛭，以白马骨投之即消。误食诸虫，以香油灌之，

731

取吐即消。

误食蜈蚣毒 舌头肿胀，以鸡冠血生饮之。伤损则用血涂上即消。如误食毒物，肚痛欲死者，用鸡蛋一枚煮熟，连壳切开，将半片入纹银一块。或小银器。于蛋黄内，将蛋合在肚脐上缚定一时，银上有黑色，易换二三次止痛。如食久不能吐者，以熟鸡蛋入朴硝同捣为糊服下，肚泻后即安。凡饮食虑有毒者，入麻油多煮可解。

一切食毒 不知中何毒，一时无药可解者，荠苨、生甘草各二两。水煎待冷，入白蜜少许，分三次服。

解闷香 触之昏迷不省者，饮冷水即醒。

文堂集验方卷二

仁和何京惠川辑

杭州徐志源校订

血证

总论 血证有吐血、唾血、咳血、衄血之别，大抵多属于热。盖脏腑有热火逼之，然后血涌溢而出也。吐血即呕血，属胃经兼肝经。多因酒过，或食热物太过，或劳伤用力太过，也有瘀血紫黑色者，吐之无妨。若鲜红者，则火太盛。若劳伤而吐者，未尽属火也。唾血咯血，出于肾经兼脾经，因色欲太过者，多咳血，嗽血。血出于肺经兼肝经，乃酒色怒气，种种不节。咳嗽有痰，痰中带血也。衄血，鼻中出血也。属肺经兼肝经。治法须究其因。若饮食过饱，负重伤胃而吐者，调胃安血。思虑伤心，积热而吐衄者，须补益心志。积热则清之。如气郁则顺之。脉宜沉细，不喜浮数。吐而不咳易治，唾中带红丝者难医，为有内损也。有因怒气伤肝，肝木火旺，侵克脾土，致肝不能藏血，脾不能统血，忽然血晕，不省人事，吐血至升斗者，一时切勿用寒凉之剂，及骤用补药，先服童便二三碗，得血止瘀安。次用归身、丹参、丹皮、生地、熟地、远志、枣仁、茯苓各一钱半，炙甘草五分。水煎浓，和童便一盏服。临卧用广西真山羊血，每服三分，引血归源，不过三服，其血自止。然后徐用气血兼补之剂，宿疾自霍然矣。

吐血不止 白茅草根水煎服之。按：白茅草根除肠胃中客热，止吐血，消瘀血，利小便。凡劳伤而中气虚者，常服最有益，味甘平无毒。

白薄纸五张烧灰，水服立效，此方甚奇。蒲黄、生地各一两。忌铁器，水煎，再用藕节七个，捣汁入药，食后温服。韭菜根于净石臼内木杵捣烂，入童便在内，布帛滤去渣，止将汁与便以碗盛之。置火边令热，浊者俱下不用，止取汁便之轻者，服之立效。嫩荷蒂七个，擂水服之甚佳。经霜败荷叶烧存性，研末，新汲水调服二钱。按：《本草》荷叶灰止吐血，莲房灰止泻血。

血热妄行 生荷叶、生艾叶、生侧柏叶、鲜生地，各等份，捣烂，丸如鸡子大，每一丸水煎去渣服。不拘吐血鼻血，妄行不止，鲜生地二三斤，取汁服即止。如病久者，用干生地煎浓，日饮三五次即效。

酒伤吐血 饮酒过多，热积胸膈，以致吐衄。葛花二两，川黄连四两。俱为末，以大黄末熬膏为丸，如桐子大。每服百丸，温汤下。

妇女吐血不止 益母草捣汁一盏，和童便半盏，顿热服。如无鲜者，以干者二两，煎汁和服。或用韭菜连根取汁，和服同效。

血喷成升斗者 花蕊石不拘多少，煅存性，研如粉，每用二三钱，用童便一盏顿温，食后调下。止后，用人参煎汤补之。须熟睡一觉即安。如吐出瘀血至升斗，及跌打损伤，瘀血冲心，与女人血崩等症，用真广西山羊心血，每服三分，用无灰陈酒下，立见神效。

久嗽以致吐血 鲜桑白皮一斤，米泔水浸，刮去黄皮，锉细，入糯米四两焙干，同捣为细末，每服二钱，米饮调下，以好为度。

吐血咳嗽 藕节汁、梨汁、茅草根汁、萝卜汁、鸡冠油、麻油各四两，煎膏，早晚服即愈。真阿胶五钱，蛤粉炒，天冬去心，一两，川贝母水洗，去心，五钱，白茯苓五钱，杏仁汤泡去皮尖，炒黄，五钱，甘草五钱。俱为末，炼蜜丸如龙眼核大，不时嚼化一丸。

夜热咳嗽口燥吐血初起 枯黄芩四两，用猪胆三个，取汁拌匀，饭锅上蒸透晒干三次，为末，米糊为丸，每服二钱，空心白汤下。轻者四两，重者一斤，无不痊愈。

痰中带血 肺热咳嗽初起，萝卜汁半盏，入盐少许，服之立效。如因虚损而起者，童便和竹沥服之即止。

咯血 喉中常有血腥，一咯血即出皆是也。或鲜或紫，又如细屑者是也。白及一两、藕节五钱，各切片焙燥为末，每服一钱，白汤调下立效。新丝绵烧灰五分，好酒下即效。嗽久虚劳咯血，五倍子炒研细，每服五分，渐加至一钱，茶调匀，米饮下。

心肺受热受暑吐血 真桑黄每用三五钱煎汤服，以好为度，枯黄芩二两，桑皮一两，水法为丸，每服二钱白汤下，日二服，以好为度。

妊娠吐血 马勃研末，浓米汤调服五分即止。

鼻血不止 好陈酒烫热，自足浸至膝腕，以汗出为度，凶者浸至半身，再无不止。栗壳烧存性，研末，米饮调下二钱立止。刀刮指甲细末，吹入鼻中立止。本人头发烧灰，吹入鼻中立止。或乱发烧灰存性，去火毒，井水调下一钱五分，并用少许吹入鼻即止。纹银一锭，烧红烫足心。或用红线一根，紧扎手中指中节，右鼻扎左指，左扎右，皆立止。大蒜头捣烂，厚涂足心即止。附子末酒调涂足心亦效。纸燃蘸麻油入鼻取嚏即止。有人一夕衄血盈盈，用此而效。白纸一张八拓，水湿铺于头顶上，用熨斗微熨之立止。用小豆大艾丸灸项后发际两肋中间，即常人括痧处，三壮立止。盖血自此入脑注鼻中出也。久衄虚者，用栗壳灰二钱，人

参末五分，黄连末一钱。人乳调服立效。人乳、童便，各一杯，和酒少许，顿热服立止。好后多服润肺之剂，或用枇杷叶刷去毛，蜜炙泡汤当茶吃，久服不再发。

九窍出血 黄荆叶捣烂，和酒服之。墙上青苔揉匀塞之。生大蓟一握，捣汁和酒服。如无生者，以干者为末，冷水调下三钱。或以冷水浸足，或以冷水喷面，皆可救止。然此症名曰上厥下竭，百中救一耳。

劳损诸证 附：怔忡 不寐 盗汗

骨蒸劳热 地骨皮一两，小青草三钱，六月雪五钱，胡黄连一钱，米仁三钱，柴胡二钱。用嫩鸡一只，约一斤许，取乌骨者佳，用铜刀宰，白酒洗。将药塞鸡内，线缝，酒水少许盛碗内，蒸熟食之。鸡骨同药炒燥为末，炼蜜丸如桐子大。每巳申时服三钱，白汤下，数次即效。青蒿子连叶去梗约一斗，水三升，童便五升，煎取一升半去渣，慢火熬成膏，甘草末收之。空心白汤调服五茶匙最效。

五劳七伤咳嗽吐血 白蒺藜二斤，炒去刺，研末，枸杞子一斤，慢火炒，黑芝麻二斤，炒极熟研，牛骨髓二斤，化开去渣，白蜜二斤，炼去渣。上将三味药末同髓蜜和匀，盛磁盆内，锅中蒸熟，丸如弹子大。随意食之，白汤送下甚效。

气虚血弱饮食减少 莲子肉不拘多少，去皮，酒浸一宿。入猪肚中煮捣烂成饼，炙燥为末，酒糊丸桐子大。每服百丸白汤下。

补中益气汤 治劳役负重，内伤元气，或中气不足，体倦食少。人参、黄芪炙、白术土炒、炙甘草各一钱半，当归一钱，广皮五分，升麻、柴胡各三分。加姜枣水煎，空心服。

六味丸 治肾气虚损，新久憔悴，盗汗发热，瘦弱烦热，吐血下虚等症，人秉阴虚者十之八九，中年以后，宜常服之。熟地八两，山萸肉、山药各四两，茯苓、丹皮、泽泻各三两。为

末蜜丸，每服三钱白汤下。

棉花子丸 久服乌须黑发，暖腰肾，起痿弱，种子，阳虚者宜之。棉花子十数斤，滚水泡过，盛蒲包内，闷一炷香取出晒裂，取仁去衣净三斤，压去油，酒浸一夜，再蒸三炷香晒干，补骨脂一斤，盐水泡一夜炒，枸杞子一斤，酒浸蒸晒干，杜仲一斤，姜汁炒去丝，菟丝子一斤，酒煮炒燥。俱为末，蜜丸，桐子大，每服三钱白汤下

胡麻丸 黑芝麻一斗酒拌，九蒸九晒，以汤脱去皮，炒香杵为末，炼蜜丸，弹子大。每日空心服一二丸，能补虚羸，润肺腑，益精神，疗一切疾病，去风。服至三年，白发还黑。黑取其入肾，蒸去其寒滑之性耳。

冬瓜仁丸 治男子五痨七伤，补肝明目。老冬瓜仁二升，以绢袋盛投三沸汤中，须臾取起晒干，如此三次，又以苦酒渍之二宿，晒干为末，水法为丸。每服三钱白汤下，久服悦颜色，延年不老。按：《本草》极赞性味平和，功效之妙。

痨证 不拘男女，用鲜剥出小胎羊，砂锅内焙干为末，淡酒调服。腌鳗鱼细嚼其骨，能追痨虫。元参一斤，甘松六两为末，加炼蜜一斤和匀，入瓶中封闭，埋地下十日，加炭末六两，再埋五日，取出烧之。常令闻香疾自愈。亦可熏衣被。栗子煮粥食，或羊肾煮粥食，大能补肾益腰脚。芡实煮粥食，能固精气，明耳目。

乌须种子丸 治男子精虚无子，肾水不足。小黑豆二升，砂锅内酒煮熟，晒干，补骨脂十两，盐水炒，菟丝子一斤，酒煮晒燥，枸杞子一斤，酒炒，川椒八两，去闭口并椒目。先扫净土地一块，炭火烧红水泼湿，将椒放在地上，用布衬之，以瓦盆盖之。一宿取用，鱼鳔一斤，蛤粉炒成珠，极焦，不可生。俱为末，酒糊丸桐子大，每服三钱，空心白汤下。

传尸痨 血气未甚虚损者，不必多方，早服此味，则虫不能为患，无有不愈。此方传自神授，济世之功，不可尽述。川椒二斤，照前法，

制研末。酒煮米粉糊为丸，每服三十丸，渐增至五六十丸，白汤下。

返本丸 补诸虚百损。黄牛肉去筋膜切片，水浸一宿，洗二三遍，用无灰酒入瓦罐内，盐泥封固，文武火煮一昼夜，取出如黄沙样为佳，焦黑无用，焙干为末，每用八钱，山药盐水炒、白茯苓、小茴香、莲肉盐水炒，各四两。为细末和匀，用酒煮红枣，去皮核。同捣为丸，每服三钱，淡酒下。

怔忡 其症心中如有人欲捕状。人参、茯苓各三钱，制半夏二钱。水煎服，久服不发。

天王补心丸 人参、玄参、丹参酒洗，各一两，生地、归身酒洗，各二两，天冬去心、麦冬去心、远志去骨、甘草水泡、柏子仁去油、桔梗、枣仁去壳炒黑、杜仲姜汁炒、生甘草各一两，白茯神二两，五味子、百部、石菖蒲各五钱。俱为末，蜜丸，每丸重二钱。朱砂为衣，临卧时服。大能养心神，益智慧，生精补血，安睡不忘。

不寐 灯草煎汤，代茶饮即得睡。每日向晚以后，勿饮茶，勿多言静养。或用人参、当归、远志肉各一钱，白茯神一钱半，枣仁炒黑、炙鳖甲各三钱。水煎服。以新布火炙热，熨目即睡。大黑豆蒸热，囊盛作枕，冷即易之，即得睡。

盗汗 睡著有汗，故曰盗。阴虚也。莲子七粒，黑枣七枚，浮麦、马料豆各一合。水煎服三次愈。五倍子研细末，以津吐调涂脐中，用绢帕包住，一宿即止。病后体虚者，用黄芪六两，甘草一两。各用蜜炙数次，出火气，每用一两，水煎服。

自汗 病后身体虚而出汗，阳虚也。麻黄根、黄芪，等份为末，飞罗面打糊丸，桐子大，每用百丸，浮麦汤下。经霜桑叶煎汤服即止。多食鲜山药自止。黑豆腐浆取衣一张，同豆浆一碗，每日清晨食之即止。炙黄芪、小黑豆，等份，煎服，半月痊愈。诸汗皆治。

凡虚损证由劳力过度而成者，得安养药食

之功，尚在易治。若由偏性七情六欲而成也，药力之功居其三，惟静养之功，方可回天。随分忘其家业，住于安闲之所，清心寡欲，去其酒色财气之私心，清晨醒即起，醒而再睡，易于神驰而昏乱。物我相忘，安神静坐。若有妄念，即徐步自审，此念因何而起，如何而止，与身心无益之念去之。静则再坐，动则再步，此即道经之回光也。如此行一炷香。少顷再行，必得心息相依，呼吸自然。坐时以口生精液，久久自多，满口运气咽下。坐起周身筋骨安舒为验。道经云。人之精华，上注于目，此人身之大关键也。此指坐时神注两眼齐平，处如平时，心神内守，两目不动。试细思之，一日不静坐，此光流转，何所底止。若一刻能静坐，万劫千生，从此了彻。万法归于静，真不可思议，此妙谛也。然工夫下手，由浅入深，由粗入细，总以不间断为妙。工夫始终则一，依此法参之，可以超凡入道，岂特却病而已哉。即行住坐卧，皆要安神内守。行之半月，即有奇功。加之善愿助之，可以希仙矣。若从服奇药，或逆气闭息，非徒无益而有害。

胀满诸证

总论 胀与满不同，胀者胀于皮肤之间，非脏腑肠胃之内，满者满在肠胃之内，如饱满一般。胀多属虚，而满有虚实之别，实者属热，中气郁滞不行也。若大便结，小便赤，口干，体壮者宜下。如虚则吐食，或食不下，大小便清利，以指按之陷者为虚。或朝宽而暮急，或朝急而晚宽，皆属气虚，宜温补。妇女满胀兼积血者多，治宜行血。又若男妇四肢节痛而兼肿，则属风湿。又有周身四肢皆肿，乃表病也。有先胀满而后肿者可治，若先肿而后胀满者难治。男从脚下肿而上，女从头面肿而下，为顺可治，反此则难治也。四肢安而腹独胀者为鼓胀。其治之法，须审其气鼓、水鼓、湿鼓、食鼓之不同。大抵气与水者居多，将手指按病人腹上，有窝者可治，脉壮者易治。若脉细脐肿突出者，阴囊无缝者，肚上青筋见，泻后腹肿者，皆不治。

满胀 气滞属实者。鸡内金一个焙，真沉香、砂仁各三钱，陈香圆去核，五钱。共为末，每服五分，姜汤下。土鳖即接骨虫。瓦上焙燥，每用一二个，以沉香一钱，磨水调服甚效。

气虚中满 或因病后，或劳役过度，胸腹痞满者，宜补中益气汤方见劳损门。多服取效。

气鼓 陈年大麦须水煎汤服，泄气即消。再以清补药服之，不再发。

一切鼓胀 雄猪肚一具洗净，入大蒜四两淡煮烂，去蒜连汁食之。连吃五七次痊愈。忌盐醋酱百日，不再发。

水鼓 赤尾大鲤鱼，用大蒜二两，淡煮食，以好为度。或服陈皮、木通、大腹皮盐水洗，茯苓各一钱，车前子、米仁各三钱，茵陈一钱半，槟榔八分。水煎服。忌食盐，好后，调养脾胃，方无后患。真水银粉二钱，巴豆肉研去油，四两，生硫黄一钱。研成饼贴脐上，黄水自下。贴时，先以绵二片铺脐上，次贴药饼，外用帛缚之。如人行三五里，黄水自下。待三五度后，去饼温粥补之。调理脾胃自愈。久患者，隔日取水，一药饼可治二三十人。凡水鼓食盐太早，复发无药可治者，用大虾蟆取腹中拿肚，不见水，切碎。用湿豆腐衣裹吞二三枚。一周时后，水从小便中出，仍食淡可治。

腹胀及四肢发肿 干鸡屎半斤，酒一斗浸七日，日饮三杯，或炒燥为末，酒下二钱即效。鸡屎炒研，沸汤淋汁，调木香研、槟榔炒研，各一钱。即效。按：本草鸡屎白微寒无毒，治痕癥鼓胀，诸药不效者，用之即验。用此等方，勿与病人知之。鸬鹚鸟焙干为末，米饮调下亦效。

妇人血鼓 马鞭草、刘寄奴，煎浓服。

黄疸证

总论　其证有黄疸、谷疸、色疸、劳疸、酒疸之分，大抵多属湿热。盖湿热积于脾胃之中，久而不散，故致土色形于面与肌肤也。凡郁郁不得志之人，多生此病。虽云：湿热不可纯用寒凉，必佐之以甘温，行之以渗泄，则湿易除，热易解，其病自愈。若纯用凉药，重伤脾土，湿未必除，热未必解，反变为腹胀者有矣。脉宜洪数浮大，如微涩即难医。

谷疸　谷疸者，食已头眩，心中怫郁不安，饥饱失调所致，胃气蒸冲而黄。苦参二两，龙胆草一两，碎，牛胆汁一两。入炼蜜少许，丸如桐子大，每服五十丸，滚水或生姜汤下。

酒疸　酒疸者，身目俱黄，足胫肿，尿赤，面黄，赤斑，因酒后胃热，醉卧当风，滞湿得之也。葛根三钱，山栀仁、淡豆豉、枳实熬炒，各二钱，炙甘草一钱。水煎服，以好为度。

黄疸　黄疸者，多起于饮食劳倦，脾土不能运化，湿热内郁所致，通身面目悉黄如金。白术、猪苓、泽泻、茵陈各一两，茯苓一两五钱。为末，白汤调下五钱，日三服，多饮热汤，汗出愈。田螺去尾，单取头肉，以米醋浸吃数次愈。如吃时觉腥气者，非黄疸也。凡患疸症，宜多吃荸荠，不拘生熟自效。如黄焦色而兼渴者，难治。

食积黄疸　老丝瓜连子烧存性为末，每服二钱。因面得病者，面汤下。因酒得病者，淡酒下。连进数服即愈。

女劳疸　大劳大热之后，或房劳之后，为水湿所搏，以致日晡发热畏寒，膀胱急，少腹满，目黄，额上黑，腹胀如水，大便黑色时溏，故云黑疸。白术、茯苓、白芍、炙黄芪、白扁豆炒，各三钱，炙甘草一钱，加生姜五片，枣二枚。水煎服，以好为度。凡疸症好后，忌盐及糟鹅百日。

一切黄疸通治方　平地木生于山上，随处有之。叶似山茶而色老，冬结红子，如南天竺子，木本高尺许者多。至冬不凋。采叶煎汤当茶饮，数日即效。黑山栀、萝卜子炒，各等份为末。每服二三钱。即饮食不进，病至垂危，有湿热者，服三钱，二三次。如虚黄者，减轻服。用天青地白叶生于平野者多，叶似山茶而狭，面青底白，故名天青地白，春结子形如鼠屎大，至清明时，色即红黄，其味似橘，可以点茶，故俗名茶橘，梗上有刺。采叶煎汤调服，每日煎汤当茶吃，立能见效。三白草捣汁，一茶杯，冲生白酒空心服。冬用根。如干者，研末三钱酒下。枸杞根捣汁，用生白酒热冲服。土牛膝四两，生白酒三碗，煎六七沸，空心连服三日除根。益母草捣汁一盏，好酒送下，泻三五次即愈。凡好后忌一切鲜发之物，并宜食淡。

虚疸　阴虚病后调理失宜，以致周身色似黄疸者。其状耳鸣口淡，怔忡微热，四肢无力，怠惰嗜卧，脚软脉细，以理中汤治之。人参、白术土炒，各二钱半，炮姜、炙甘草各一钱。水煎空心服。

食积脾病黄肿　青矾四两，火煅成赤珠为度，归身四两，酒浸七日焙燥，百草霜三两。俱为末，以浸过归身酒为丸如桐子大。每服五丸至七丸温汤下，一月后痊愈。

瘀血发黄　起于伤力，或因跌仆，身体发热，小便利，大便黑，脉芤涩者是。桃仁、丹皮各一钱，桂枝、枳壳各八分，生甘草六分。水碗半煎至一半，入大黄炒熟，一二钱，再煎一二沸，五更时热服，利下黑物即愈。此即桃仁承气汤，治一切瘀血胀满，大实大痛手不可近者，加重服之立效。须量人虚实用之，不可乱投。

黄汗　身体俱肿，汗出不渴，其汗能染衣如柏汁。此由脾胃有热，汗出为风所闭，热结于中之病也。生黄芪、赤芍、茵陈各二两，石膏四两，麦冬去心，豆豉各一两，炙甘草五钱。俱为末，每服五钱，淡姜汤调，食远服。

黄病　六味丸，方见劳损门。照分两，加青矾二两。即绿矾中颜色深，青莹净者。醋炒

737

红。为末和匀，蜜丸，每服二钱，白汤早晚下。

痞积诸证 附：虫积

总论 丹溪论积聚癥瘕不一。积者停蓄之总名也。宜以在中在左在右分治。凡块乃有形之物，气不能成形，痰与食积死血而已。在中为痰饮，在右为食积，在左为死血。大法咸以软之，坚则削之，行气开痰为主。久痞及老年者，大约不宜妄动，虚损人亦不宜乱治，而孕妇尤不宜治痞，恐伤其胎也。慎之慎之。有此症者，大宜戒气恼，及冷物发气等项。不然，恐再发难治。积聚之脉，实强可生，沉细难愈。

治痞积方 不拘何膏药二张，以一张揭开，用白信五分，研细掺之。小儿止用三分。再以一张贴上，将背面贴患处，以布包好，数日痞化。治皮里膜外者，效尤速。如贴膏药后，腹中胀闷，乃痞积将散，须服枳壳八分，大腹皮盐水洗，一钱，苏梗八分，厚朴一钱二分，青皮、莪术各八分，山楂二钱，乌药六分，香附一钱五分，缩砂五分，广木香三分。水二碗，煎六分，空心服，三四剂愈。

痞块熨法 葱白同蜜二味捣烂，厚涂患处上，以布盖，用熨斗微火熨之，痞即消。愈后宜服四物汤。方见中风门。以养气血。

消痞膏 大黄、朴硝各一两，独部蒜七枚。同捣烂贴患处即消。水红花无花，用子捣取汁。每汁一碗，水三碗，桑柴火熬成膏，量痞之大小，用纸摊贴，以好为度。仍将膏用酒调服。忌荤腥油腻。独部蒜、穿山甲、真蕲艾等份，将穿山甲洗净，瓦上煅过成炭研细，又将艾拌匀，同蒜捣烂贴患处，照痞大小药味量加，候线香一炷为度。

腹中痞积 观音柳即垂丝柳，煎汤露一夜，五更空心饮数次，痞自消。如已成痞块，猪腰子两个切薄片，用木鳖子肉一两，与猪腰子相间缚定，外用湿纸包，火煨熟，捣如泥，加黄

连三钱，研末为丸，桐子大。初服二十丸，乌梅甘草汤下。第二服加五丸，渐加至以痛为度，块从大便中出，神效。凡服利药，或外治消痞之后，宜服人参一钱，熟地、当归各二三钱，白术炒一钱半，炙甘草一钱。水煎。食远服，五七剂后不再发。

诸物食积久不愈 海蜇一斤，水煮化，加白荸四十九个同煮收干，每早晚空心吃五七枚，以好为度。如食积作痛，白术炒焦、茯苓、制半夏各一两，萝卜子二钱，山楂肉一两五钱，陈皮五钱。炼蜜丸如弹子大，空心米汤下一丸即止。如已成痞块胀痛，野芋头一名仙人掌，同野芋一种，但此种叶较小，略似慈菇，叶有尖。磨烂和糯米粉淡煮粥，每早食一茶盅，不用油盐，十服之后，其积自消，甚效无害。

食积成痞 木贼草为末，每服三五分，白汤空心服即消。年远不过两服。

痰积成痞 瓦楞子火煅，醋淬三次研细。醋糊为丸，桐子大，每服三四十丸，淡醋汤下。

气滞似痞 胡桃肉，每两加明矾末三钱，同捣为丸，桐子大，每服三五十丸，好酒下。

鱼鲊生鲊积 生鱼多食不化，即成瘕癥。马鞭草捣汁饮之即消。生姜汁点汤服，或橄榄煎浓汁服皆效。

诸虫积 痛时口中清涎流出，汤饮不能进。用乌梅、花椒、生姜片煎汤服止痛。于月之初一至初五六虫头向上，用芦荟二钱，使君子肉、雷丸各四钱，苦楝根向东不出土者佳，去皮及骨，一两半，白芜黄仁炒、鹤虱草、槟榔各五钱。俱研末，砂糖为丸，每丸重三钱，五更空腹时，先以猪肉汤少许吃下，随服一丸，虫尽不再发。

痿痹 附：鹅掌风　鹤膝风

痿症之状，四肢难举，不能伸缩转动，状若瘫痪，而不痛者。乃因气血不足属虚，勿以

风治，误用热燥攻风之药。宜当归、白芍、杜仲、牛膝、黄芪、炒白术各一钱，熟地二三钱，知母、黄柏各八分。水煎，空心服自愈。

风痹之证，即今人所谓痛风也。盖痹者，闭也。以血气为邪所闭，不得通行而病也。故宜行血养气药治之。

筋骨酸痛　十大功劳叶即老鼠刺叶，采一篮剪去叶上刺，好酒一斤拌蒸晒干七次。红花五钱，炒，当归一两，酒炒枯，虎骨一两，炙酥。同为细末，砂糖调服二钱。日两次。

风气痛　一切肩背手足皆治。姜汁、蒜汁、凤仙花汁各一碗，米醋一小碗，牛皮胶八两，先将五味汁煮浓，次下胶慢火熬成膏，出火毒，用布摊贴立止痛。麻油一斤，入独部蒜四十九个，葱头一大握，油内煎枯，去渣，加入血丹四两，铅粉四两，俱炒黄。慢火熬至滴水成珠，倾入水内七日，摊贴患处，即能止痛。凤仙花连子煎汤洗即效。

历节风　每遇天将阴雨，手足作痛，至夜转甚，肢节肿痛者。用松树节十斤，好酒三斗，浸二十七日，每服二盅，日五六次，以好为度。腰腿风气痛不可践也，用松叶一升捣，酒三升浸七日，服之即效。按：松节松叶，大能治百节久风，去血中风湿，治痹痛如神。

手足痛风冷痛如虎咬者　樟木屑一斗，以急流水一担煮沸，将樟木屑入大桶内，用沸水泡之。桶内安一踏脚凳，桶边放一兀凳，患者坐桶边，以脚在桶内熏之。候温洗。外以夹布单围之，勿令汤气入目，恐致坏眼，其功甚捷。一切风湿脚气肿大者俱宜。

风热臂痛　桑枝切段炒，水煎服。小便黄涩者，用木通一二两水煎，服三次愈。

秘传黄豆丸　治湿痹膝痛，五脏不足，脾胃气结积滞。大黑豆一斗，水浸透。甑上蒸熟，如造酱法铺席上，用荷叶覆盖七日，黄透取出晒干，去黄为末，炼蜜丸如桐子大，空心每服百丸，白汤下。并能壮力，补虚损，开胃进食，大有神验。

秘传药酒方　治一切风痹，手足麻木，肢体不仁，将成瘫痪之症，不拘男妇屡效。肉桂、秦艽、山萸肉、川断肉各一钱，广木香、牛膝各三钱，当归、枸杞、风藤、防风、黄芪各五钱，熟地、杜仲、木瓜、白术、丹皮、五加皮各二钱。陈绍酒二斤，连药入瓶内，隔水蒸出药性，待凉，加烧酒十斤，冬用煮酒亦可。过七日，早晚饮三杯。如体素热者，去肉桂，加桂圆肉二两。中年之人，加甘菊五钱。

鹅掌风　穿山甲、雄黄二味，火烧烟熏之。数次自愈。吕祖传方：鸡脑髓，乘热掌心搓擦数次即愈。真蕲艾四五两，水煮五六滚，入大口瓶内盛贮，将手心放在瓶口熏之。如冷再煮热即效。活蟹煮汤，洗手即效。

鹤膝疯　三阴之气不足，风邪乘之，两膝作痛，久则膝愈大而腿愈细，因名鹤膝风。乃败症也。乳香、没药各一钱五分，地骨皮三钱，无名异五钱，麝香一分。共为细末，用车前草捣汁，入酒少许，调敷患处，不拘久近，敷三日愈。用去湿膏药贴患处一二日，次用鲜威灵仙捣烂罨上，须略痛一日，出黄水即愈，仍贴膏药收功。此症须内服人参二钱，白术、制附子、当归、白芍酒炒，熟地、川芎、防风、杜仲、黄芪、羌活、牛膝、甘草各一钱。加姜一片水煎，食前服，多服易效。此方兼治附骨疽。皮色不变，大腿通肿，疼痛无奈，及痢后脚疼缓弱不能行，或腿膝肿痛等症。须配参方验。

疝气　附：囊痈

总论　疝气证有各别，治亦不同。如寒疝，囊冷结硬如石，阴茎不举，或引睾丸痛，乃起于坐卧湿地，或寒月涉水，喜暖畏寒者是也。以温暖去湿之药治之。水疝，囊肿如水晶，阴汗痒搔出黄水，或小腹按之作水声，乃得于醉酒行房，汗出遇风寒，湿结囊中。以逐水之剂下之。筋疝，阴茎肿胀，或溃或脓，里急筋缩疼痛，痛极则痒，或挺出不收，溺浊如精，乃得于房中邪术所致，宜降心火之药治之。血疝，状如黄瓜，在小腹两傍，横骨两端，俗名便痈，得之春夏大暖，劳于使内，其气流溢，渗入胕囊，结为痈肿，以和血药治之。气疝，上连肾区，下及阴囊，或因号哭忿怒气郁而胀，以散气药治之。狐疝，状如瓦，卧则入腹，行则出，上下无定，如狐之惑也。以逐气流经之药治之。癞疝，阴囊肿大，如升如斗，不痒不痛，因受湿气而生，多服去湿之药治之。凡患疝气者，杨梅不可与烧酒同食，食则即时举发，无药可解矣，慎之。

疝气初起　白凤仙花阴干、荸荠风干等份，烧酒浸服，日饮二三盅即效。橘核炒去壳为末，每日空心温酒调服一二钱甚效。山楂、苍术各五钱，无灰酒碗半，煎八分热服，盖被出汗数服愈。

寒疝攻痛及偏坠　不论老少，病在左，荔枝核一岁一粒，慢火煅存性，研末，空心好酒调服。年纪多者，不妨作数次服，须一日服之。病在右，小茴香盐水炒，研末，空心烧酒调下三钱，黄酒亦效。

寒疝气上冲中脘筑痛　乳香箸上炙去油，研细，二钱，生姜自然汁二钱，水一盅，同煎三五沸，通口服。

寒疝诸疝心腹痛不可忍　当归三两，生姜五两，羊肉一斤。共煮浓汁，每服半碗，日三服。如寒重加生姜。呕吐者加陈皮二两，白术一两，玄胡索、小茴香等份。胡椒少许为末，每服二钱，酒调下。寒重加胡椒。

寒疝偏坠　大茴香一两研末，小茴香一两，用猪尿胞一个连尿，入二末于内，系定入罐内，以酒煮烂，连胞捣丸，如桐子大。每服五十丸，白滚汤下。

热疝　乃火邪聚于阴分，大能作痛，必以热证热脉，或大便秘结，小便热少，烦热喜冷者是也。用紫背天葵草三两，好酒二斤，灰火上煎至十分之五，早晚饮一二杯，两次愈。忌铜铁器煎炒十日。即《本草》名落葵。

水疝　苍术八两，米泔水浸一宿，晒干，用生姜八两，葱白四两捣，炒苍术干，去葱姜不用，茴香八两，用生姜汁四两浸一二宿后，用盐炒燥，吴茱萸汤泡三五次焙燥，二两。共为细末，捣葱白成膏为丸，桐子大。每服五十丸，空心温酒下。

湿疝　阴丸作痛。艾叶、紫苏叶、川椒同炒热拌匀，乘热用绢袋盛夹囊下，勿令走气，冷即易之。

血疝偏坠肿痛　苏木煮酒服。楮树叶、栗树叶，煮酒服，俱效。以铁秤锤烧红淬酒服，亦效。雄鸡翼毛，左患取左，右患取右，烧灰酒调下。

偏坠　鸡子一个，尖上开一孔，入硫黄末三钱，火煅成炭，研细，白汤下。丝瓜叶烧存性三钱，鸡蛋壳烧灰二钱，温酒调服。左里臁螺蛳骨上排起四指，是三阳交穴。灸七壮，止痛如神，即除根。

主心疝　山羊血不落水者，荷叶包裹，挂当风处阴干，不可着雨。遇此症，取三五钱冲热酒服。不饮酒者，滚汤亦可。并治诸疝。

癞疝　南星汤泡、山楂、苍术各二两，白芷、半夏制、枳实、神曲各一两，海藻、昆布各五钱，玄明粉、吴茱萸汤泡三次，各二钱。为末，酒糊为丸，盐汤下，三五十丸。

木疝　即木肾。凡人心火下降，则肾水不患其不温。真阳下行，则肾气不患其不和。温且和，安有所谓木强者哉？木强则伤肾矣，故不可纯用燥药，当行温和散利，以逐其邪，病邪渐去，营卫流转则愈。须服枸杞子丸。枸杞子、昆布、吴茱萸汤泡二三次，各四两，南星汤泡七次、半夏制、白芷、山楂去核、神曲炒，各二两，滑石炒、苍术盐炒、橘核各三两。俱为末，酒糊丸，如桐子大，每服五十丸，空心盐汤下。

诸疝举发痛不可忍　荔枝核炒脆为末，空心白汤下，或加青皮、山栀、山楂、茱萸，各等份，炒末，仍用白汤调服。大茴香同荔枝核炒黑，各半研末，每服一钱，温酒调下。如兼肿痛，取旱莲草捣汁一盏，酒半盏和匀，顿热服。不论老少新久，服之立效。以旱莲草能行血治血故也。

疝气囊肿 田间青蛙皮贴之效。艾灸大敦穴，在足大指肉甲相连之处。灸三壮即愈。

治诸疝 茄蒂，伏天晒干切片，交秋不用，蒸好，酒服自愈。如主心疝，加砂仁五分，蒸服。箬叶烧灰冲酒服，灸外陵穴，在脐左右开一寸半。灸七壮立效，永不再发。

偏坠初起 小茴香盐水炒，一两，穿山甲炮，五钱。俱为末，每服二钱，酒调下。如肿痛，用雄黄一两，白矾二两，甘草五钱。水煎温洗。偏坠大如瓜者，用鸭蛋九个米醋二斤，锅内浸煮，以醋干为度。取出去壳，每食三个，好酒下。年久者，二次愈。

木癫偏坠上下不定疼痛不止 牡蛎不拘多少，盐泥固济，用炭三斤，煅令火尽，冷取出，每用二两，加干姜末一两，同研和匀，冷水调涂患处，小便大利即愈。内服玄胡索盐水炒，一两，全蝎五钱。俱为末，每服二钱，盐汤下。

囊痛 凡小腹作痛，牵引肾子，多寒少热，好饮热汤，乃疝气也。如阴囊红肿发热，小便赤涩，内热口干，坠重作痛，乃囊痛之症，不宜用疝家热药，清肝渗湿汤治之。川芎、龙胆草、天花粉、当归、生地、柴胡、山栀、黄芩各一钱，泽泻、木通、甘草各五分。加灯心水煎，食前服。溃后掺药，蚌壳煅，黄连炒、青黛，各等份，研极细敷之。

阴肿核痛大如升者 捣马鞭草汁涂之。韭菜地上蚯蚓粪，以生甘草煎浓调涂。

阴囊烂尽只留二子 凤仙花子、甘草，等份，研末，麻油调敷即生肉。囊痛，乃阴虚湿热流注于囊，结而为肿。至溃后睾丸悬挂者，犹不伤人，以其毒从外发，治当补阴清利湿热，取效者十有八九。老杉木烧灰存性，苏叶焙燥，各等份，为细末敷之。仍以苏

叶包之。

肾子肿如水晶阴汗潮湿 灶心土二升研碎，砂锅内炒热，加川椒小茴香于上，乘温将阴囊放在上面，冷则再炒，三次愈。内服米仁朝东壁土同炒燥，去土。水煮连汁服。多吃见效。

肾囊风肾子肿大 鸡蛋煮熟，去白留黄，炒枯出油，再用老杉木烧灰存性，调油搽之。

囊痒 燥者以油核桃取油润之。湿者五加皮、千里光、明矾、刘寄奴、豨莶草，煎汤洗之。猪窠草生小猪时者。煎汤洗。陈壁土研末扑上愈。阴囊，肾茎，肛门瘙痒难忍，用陈葫芦烧灰存性，擦掺患处立愈。

痢疾

总论 治痢大法，当祖述《内经》，参考诸家名论，方能尽善。或六淫之邪侵于外，或饮食之积伤于内，间或岁时疫气流行，皆能致痢。其病大率至三秋而发者，盖暑湿之邪偏多。伤气分则白，伤血分则赤，赤白相兼，气血俱病。焦黄色者，食积也。绿豆汁色者，湿也。纯血无粪者，热毒极深也。杂下散血者，内伤也。五色备者，五脏俱受病也。青碧色者，有风邪，肝气实也。当分内伤外感，虚实寒热而施治。初起头疼发热，四肢酸痛者，宜表散微汗之。勿骤服攻里之药。倘口干舌黄，里急后重，或日下数十行者，则攻里又不容缓矣。手足热能食为实，手足冷不能食为虚。古人以行血调气为主，行血则便脓自愈，调气则后重自除。三五日内，宜通因通用，不可即服收涩之药而遽止之，必变生他病。惟日久正气虚而不止者，然后用补涩之剂。更须节饮食，慎起居，忌一切油腻面果之物。若宿滞未除，又增新积，肠胃何由而清，元气何由而复，渐至痞满恶食，成噤口痢，多至不救者有之。痢稍久不宜下，胃虚故也。属热滞者十之六七，亦有虚而寒者。虚者宜补，寒者宜温。老年及

虚弱人不宜下。

主方 黄连酒炒，一钱半，黄芩酒炒，二钱半，白芍酒炒，二钱，木香、枳壳炒，各一钱，槟榔五分，炙甘草三分。腹痛加当归一钱半，缩砂一钱，再加木香、白芍各五分。后重小便涩，加滑石炒，一钱半。白痢加白术炒、滑石、陈皮各一钱。烦躁闭急，再加大黄五钱。兼食积者，加山楂、枳实各一钱。红痢加当归、川芎、桃仁各一钱半。初欲下之，再加大黄五钱。红白相杂，加当归、川芎、桃仁各一钱半，以理血。滑石、陈皮、苍术炒，各一钱半，以理气。有食积，亦加山楂、枳实。赤黑相杂，小便赤涩者，加木通、泽泻、茯苓各一钱，黑山栀五分，以分利之。

痢疾初起 水红花近水边者取花叶晒，炒，研，每服三钱，红痢蜜汤下，白痢砂糖汤下。山楂肉炒炭研末，三钱，槟榔一钱，焙研末，陈细茶二钱，研。红痢蜜汤下。白痢加橘红五分，木香六分，同研末，砂糖调服即效。《千金方》用薤白一握，细切煮粥食即止。灰苋菜子连叶阴干研末，每服三钱，砂糖调下。

白痢 痢下白脓不止，白面炒熟筛，煮米粥将好，入面和匀食之。即日痢百行，亦能见效。痢下如鱼冻，用白鸭血好酒冲热服。

冷痢腹痛 肉豆蔻一两去皮，醋和面裹煨捣末，每服一钱，米饮下。即饮食不进者，亦能见效。如食蟹冷痢，用鲜藕节洗净，捣碎煮汁热服。白痢如冻胶，如鼻涕者，又宜干姜、缩砂、厚朴、肉桂之类温之。

热痢 痢下纯血鲜红，小便热涩而痛，脉息滑实有力，畏热喜冷，躁急多烦，益元散，方见暑证门。每服三钱，新汲井水调服，以好为止。车前草取子叶，捣汁，一杯，入白蜜半杯调服。或用大黄一两，酒浸一日，去酒，水煎匀，两次服，或加入煎药内服。

血痢 韭菜连根捣汁一杯，和酒一杯，温服最效。荷叶蒂水煎服亦效。臭椿树取根上白皮，枯矾各一两，槐米二两，炙甘草五钱。俱为末，水法为丸，每服三钱，米饮下，日两服。血痢诸药不效，垂危者，取臭椿根白皮五钱，酒二杯，煎一杯服下即效，屡验。痢下纯血，麻仁汁、绿豆同煮食即效。饮食不进，疼痛不可忍者，用延胡索炒为末，三钱，米饮调下立止，或淡酒温下。痢下清血，腹中刺痛，樗树根白皮切片炒，研末，米醋丸，如桐子大，空心米饮下三五十丸。

酒痢 痢血腹痛，或如鱼脑五色者，老丝瓜一条，连皮烧研，空心酒服二钱，以好为度。

不论赤白久痢 白扁豆花，照本人每岁一朵，加冰糖三钱，陈细茶三钱，水一碗，煎至六分服，缓一顿饭间，再用红扁豆花如前法煎服，屡验。

久痢不愈 桑树蛀虫屎炒燥，研细，筛过，砂糖调服即效。

肛门痛 久痢痛不可忍，炒食盐布包温熨之。或用枳实炙热熨之。熟艾、黄蜡、诃子，烧烟熏之。

痢后脱肛 赤石脂、伏龙肝即灶心土。研细敷之。五倍子三钱，研入，白矾一块，水碗半煎汤洗之。大肠虚冷脱肛，用蜗牛一两，焙燥烧灰，猪脂调和，敷入立缩，最效。

清暑丸 治痢疾不拘红白，日夜无度，里急后重等症，用猪苓酒炒、赤芍、广皮、乌药、玄胡索淡醋汤炒、生甘草切片，晒燥，研末，各二两，葛根三两，黄芩三两，酒炒，泽泻四两，盐水拌炒，广木香一两，切片研。俱为细末，用青蒿三两，苏叶二两，煎浓汤洒药末上，如水法为丸，外用白云苓四两，研末，滑石八两，水飞研，为衣。每服三钱，以白扁豆花二十朵，鲜荷叶三钱，同煎汤吞下。或用陈年萝卜菜干，煎汤下更效。服一二次后，屡试立效。忌油腻荤腥、面、蛋、生冷数日。如酷热之后，宜多备济人。惟白痢如鱼冻者勿服，水泻勿服。

禁口痢 古方用石莲肉二钱为末，陈米饮下。但石莲如无真者，用藕汁煮熟，稍加砂糖频服，兼进多年陈米稀糜，调其胃口必效。丹溪方，用人参二钱，黄连一钱，姜汁炒。水煎浓，终日细细呷之。如吐再服，但得一呷下咽便开。又宜引热下行，用田螺一个捣碎，入麝香少许，罨脐中即效。大蒜捣烂贴足心。并治小儿。水蛙，即田鸡一个。连肚肠捣烂，新瓦上烘热，入麝香三分，贴脐上气通即食。金鲤鱼一尾重一二斤者，洗净，用葱酱入胡椒三五分煮熟，令病人嗅之。欲食随意食之，即效。乌梅一斤敲碎，置盆中，用滚水十余碗泡熟，令病人坐盆上，待热气冲上肛门，温即洗。其人如睡去，即扶上床，煎陈米粥汤候之。如思食即食半碗，少顷再饮，不宜多。若小儿减半治之。诸药不效者，用水仙子即粪缸中蛆。洗净，瓦上焙干为末，每服一二匙，米饮调下，便能思食，大有奇功。

凡噤口痢，如头痛，心烦，手足温热，未尝多服凉药，察其脉症，脾胃不弱者，乃毒气上冲心肺，以致呕而不食，宜用败毒散，茯苓、川芎、柴胡、前胡、桔梗、羌活、独活、枳壳、生甘草。各等份，每服四钱，加陈仓米百粒，生姜三片，枣一枚，水煎温服。若脉气微弱，或心腹膨胀，手足厥冷，初病则不呕，因服罂粟、乌梅，若涩凉药太过，以致闻食先呕者，乃脾胃虚弱。用山药一半生，一半熟，炒为末，米饮下。若虚寒甚，脉弱者，须理中汤治之。人参、炒白术、炮干姜、炙甘草。各一钱，水煎服。

渴痢不止　羊肺一具，和盐豉作羹食，三次即愈。

大小便证 附脱肛　便血　淋浊　遗精

大便闭结　胃实能食，小便热赤者，芝麻二两，捣烂，和水少许汁，杏仁二两，去皮尖，研如泥，大黄二两，煨熟，黑山栀四两。俱为末，炼蜜入麻汁和丸，桐子大，每服五十丸，空心白汤下。

大肠实热秘结　生大黄四两，牙皂荚去子筋，炒黄，四钱。俱为末，蜜丸绿豆大，每服一二钱，白汤空心下，并治肠风秘结。如年老不可服大黄者，柏子仁、松子仁、火麻仁各一两。共研匀，用黄蜡五钱，熔化和丸，桐子大，每服二三十丸，空心米饮下即通。苏子、麻仁不拘多少，研烂，水滤取汁，煮粥食之。即津液枯燥肠风，服之即效。

风结血秘　或胃中伏火，大便秘涩不通，不思饮食，皆应润燥和血疏风，则自通矣。归尾、大黄煨熟，切片研，羌活各五钱，麻仁、桃仁去皮尖，各一两。先以二仁研如泥，同药末蜜丸，桐子大，每服五十丸，空心白汤下。

老年津液枯燥秘结　猪脂油一斤，熬净去渣，白蜜一斤，炼净。再同入铜锅熬数沸，加归身四两，煎浓汁，和入成膏，不时挑服至妙。

一切秘结　生蜜一大杯，滚水一碗，调玄明粉三钱，服之即通快，不损脾胃。大小便，五七日不通者，牙皂二分，取不蛀者烧灰。米饮调下二三钱即通。

大小便日久不通欲死者　推车客七枚，土狗七枚。男病推车虫用头，土狗用身。女病，土狗用头，推车虫用身。新瓦上焙干为末，用虎杖树皮向南者，浓煎汁调服，诸药不效，用此即通。

大小便一切秘结　或兼他症，或老弱虚极，不可用下药者。蜜不拘多少，熬老。入皂荚末少许，以葱白作骨，乘热捏作兑，候冷硬，用油涂肛门，插入立通。以锅杓炒盐至赤，为末，入竹筒中纳肛门内，一次立解。葱白一斤，捣烂炒热。用帕包熨小腹上，气透即通。无葱，大蒜同效。食盐炒红待冷。填脐内，切蒜一片盖盐上，用艾炷灸三五壮即通。此二方小儿同治，男妇皆效。大猪胆一枚，取汁，和醋少许，用竹筒灌入肛门内，少顷即通。如不得进，竹管一头，用猪尿胞扎紧，然后入汁内，手力一捻，药即入内。

汤下。

743

脱肛　气虚而脱者多。人参一二钱，炙黄芪三钱，川芎、当归、升麻各一钱。水煎，食前服。如血虚，加白芍、熟地。如血热，加炒黄柏。如虚寒，如炒黑干姜。外用五倍子炒研，水煎汤浸洗即收入。或再用五倍子研极细，或加赤石脂细末，糁在芭蕉叶上，托而上之，再无不效。如肠风有血者，加蛇床子煎汤洗，外用蛇床子炒为末，出火性，糁肛上立收。

大肠伏热脱肛红肿　砂仁、黄连、木贼，各等份，为细末，空心米饮下。外用五倍子、荆芥，煎浓洗之，再以木贼烧灰存性，研细糁上托入。

脱肛下血　韭菜一大握，捣碎，瓦罐内煎熟。再用生韭汁冲汤内，先熏后洗，一二次即效。

一切脱肛　常以升麻煮猪大肠食之，即收上。常以二桑叶代草纸效。用药收上频脱者，多服补中益气汤。方见劳损门。年久不愈，生铁三斤水一斗，煎至五升。取汤洗。鳖头一枚。烧令烟尽，为末敷上，手按托之，即止。

肛门肿痛　木鳖子去壳取油，五六枚。研如泥，滚水泡汤乘热洗，另研少许敷患处。

肛门肿痒　杏仁捣膏，敷上即止。病久虫多者，用桃叶五七斤，蒸热透，纳小口坛内，以患处坐上受熏，虫尽死。有因脱肛，里急后重，久而生虫者，刮取猪肚上垢腻，入花椒末拌匀，涂痒处。上以青布袋兜之。再以温汤入坛内，坐上熏之，少顷虫入布袋内，二三次虫去痒止。

大便血　血清色鲜者，肠风也。血浊而色暗者，脏毒也。肛门射血如线者，虫痔也。

肠风下血　槐米二两，防风、地榆、黄芩酒炒、当归各一两，枳壳六钱。俱为末，用面糊丸，桐子大，空心白汤下二十丸。赤小豆炒黑为末，每服二钱米饮下。如先血后便，用赤小豆五两，浸令芽出，晒干，当归一两。为末，白汤调下二钱，日三服。绿豆粉一斤，炒黄黑色。为末，每服五钱，砂糖汤调服立效。忌食榠子。豆腐未入袋滤出浆者，带渣取来。锅内炒黄燥，可

以研末为度，每服三钱。如下紫血块者，白糖汤调服。红血块者，砂糖汤服。日三钱，即远年便血，至面皮黄色垂危者，服之神效。木耳炒黑，一两，生，一两，芝麻五钱。煎水作茶饮甚效。荞麦粉一斤，二蚕沙二斤，焙燥研细。米饮丸桐子大。每服五钱，以好为度。便血服凉药不效者，用归脾汤，加槐米、黄芩治之。

脏毒血痔　秦艽、防风、当归、川芎、地榆、红花各五钱，宣州大黄连二两，去毛净。俱为末，糯米一茶杯浸一宿，用猪大肠洗净，将药末装入肠内，两头扎紧，煮烂杵为丸，桐子大。早晚空心白汤下三四十丸。日久不止者，用僵蚕炒黄、一两研，败棕烧灰存性，二两。米饮丸桐子大，每服二钱，醋汤空心下。年久不效，用百药煎生用一两，烧灰一两，炒焦一两。共研细蜜丸，桐子大，空心参汤下五七十丸。或米饮下二三十丸。

酒积便血　神曲一两半，白酒药二丸。俱为末，水调捏成饼，慢火炙黄为末，每服二钱，白汤下。

粪后红　下霜时冬青子，蜜浸，晒干三次，空心，白汤下二三十粒。

小便不通　脉浮发热，口渴溺管疼痛者，猪苓、滑石各三钱，茯苓、泽泻各二钱，阿胶一钱半。水煎温服，连服即通。益元散，方见暑症。泉水调下三钱即通。因肺燥热，小便不通，黄芩一钱，黑山栀二钱，盐豉二十粒。长流水煎服。如服热药过多，致小便不利，或脐下痛不可忍，黄连炒，一钱，黄柏、知母俱盐水炒，各一钱半，生甘草一钱。水煎服。如血郁脐下切痛不通，蒲黄粉二钱，滑石六分。白汤调下，日三服。或用妇人油发灰二钱，酒调下，止痛即通。

小便不通兼血淋　茎中痛不可忍者，牛膝二两，煎浓，用无灰白酒冲服，或时刻煎汤当茶饮，以好为度，并治五淋。如不通畅，每牛膝一两，加朴硝三钱。

热证中暑小便不通 蚯蚓杵烂，用凉泉水搅和澄清。取汁半碗，服下立通。能大解热疾，不知人事欲死者，服下即效。

老年或虚弱小便不通淋涩 琥珀研细末，每服一钱，人参汤调服。并治一切淋证，诸药无效，病久虚损，服之即效。

小便不通至急 大田螺三枚，生去壳。捣烂，入麝香三厘，封脐上即通。不拘男妇，用大蒜分开取瓣内心一条，入水门内即通。至急者，土狗一枚，独头蒜一个，同捣烂，贴脐上即通。皂荚、葱头、王不留行，各数两，煎汤一盆，令病者熏洗小腹下体，热气内达即通矣。如妇女用葱白塞水道中，再加熏洗，其通尤速。前法炒葱，熨脐至效。白菊花根，捣烂，生白酒冲汁温服。有因膀胱气闭，结滞，不能通达，诸药不效，危困将死者，用猪尿胞一个，两头俱用鹅毛管穿透，线扎，先缚住下口，将上口进气满亦绑定，将下口鹅毛管尖插入马口内，去根下所缚，则气直入膀胱，塞开小水自通矣，最妙法也。

尿哽淋滴不出 屋檐上清明日插杨柳条，朝北者效。煎汤服，一二日效。大人病此，忍小便一二时，畅解即愈。

老年遗尿不知 蔷薇根捣烂绞汁，温酒冲服。桑螵蛸不拘多少，酒炒为末，姜汤调下二钱。

小便血 尿血不痛，如溺管中痛者，以淋证同治。发灰二钱，用茅草根、车前子，煎汤调下，二三次即止。并治舌上出血。干柿饼三枚烧灰，陈米汤调服，以好为度。苎麻根一两，煎汤服。益母草捣汁服皆效。日久不愈，用鲜地骨皮洗净捣自然汁，加酒少许，空心温服。清心肾，开郁结，兼分利。如无汗，煎浓，每服一二杯。久病而体虚者，阿胶三两，蛤粉炒成珠，研末。淡酒调服三钱。

房劳小便出血 山药一两，鹿角五钱刮屑，发灰二钱。俱研末，苎根捣汁，打糊为丸，桐子大，每服五十丸，空心白汤下。凡小便血，服

清利药不效者，用补中益气汤，加车前子治之。方见劳损门。

小便淋证 淋者，淋沥涩痛也。小便尿血为血淋，火气煎烁为砂石淋，气滞涩痛为气淋，尿出凝如膏糊为膏淋，因劳而作为劳淋。此五淋之辨也。总以疏通清热为主。韭菜捣汁，和生白酒空心服，其渣煎汤洗阴茎。船底青苔煮水饮之。此药得水气之精，大能分利阴阳，去脏腑之邪毒。

血淋痛不可忍 侧柏叶、藕节、车前子。煎浓温服，如重者调益元散方见暑证门。三钱，服下即效。茅草根煎汤，当茶饮即止。旱莲草、车前草同取汁，每服一盏立效。发灰二钱，藕节汤调服三次愈。

诸淋 初起，用车前子五钱，淡竹叶、赤茯苓、荆芥穗、灯草各二钱。水煎服，以好为度。痛不可忍者，白硝石二钱研细，以泉水调下即止。如气淋小腹急满，尿后而有余沥，用木通煎汤下。如石淋将硝微炒研，温水调下。葛粉、砂糖和丸，如弹子大，泉水化服，日三服，多吃即效。杜牛膝，捣碎煎浓汁，入麝香少许，频服至效。盖牛膝茎叶煮酒服，治小便不利，茎中痛欲死，及妇人血结，坚痛如刺，及治淋证之要药也。

砂石淋 石首鱼脑骨五对，火煅，滑石五钱。俱研细，分两服，用木通煎汤调下，以好为度。白扁豆根数寸煎汤服，能止痛。瓦松煎汤乘热洗，良久即通。

膏淋 海金沙、滑石研细，各一两，瞿麦穗、杏仁各三钱，甘草二钱。俱为末，每服二钱，用麦冬通草煎汤调服。

死血作淋 牛膝四两，酒浸一宿，归尾二两，酒洗，赤芍一两半，生地一两半，酒洗，川芎五钱。水五碗煎至二碗，入麝香少许，分四次服。

白浊 色白若泔浆浊，在溺后不痛者，乃湿热所致。用五爪龙藤连根一两，土茯苓、杜牛膝各八钱。生白酒三碗，煎至一碗，空心服三次愈，并治下疳如神。冬瓜仁炒为末，米饮下五

745

钱，亦治白带。按：冬瓜仁久服悦颜色，益气血，补肝，明目，治五劳七伤。病久下元虚冷，小便不禁，浊而兼遗者，韭菜二斤，取汁，牡蛎左边者，八两，炭内烧红，煅干韭汁为度。研末，每服三钱，空心灯草汤调服。

淋浊 小便频数而痛者，车前草四两捣烂，生白酒搅汁，入盐少许，空心热服一二次即愈。痛不可忍，羊角烧灰三钱，好酒空心下。

赤浊 益母草子茎叶，取汁一盏，空心服即效。

梦遗 肾虚精滑，日久不愈，服之如神。鸡蛋十个煮熟，去壳，再用砻糠火煨如黑炭，如不能透，皮上先焦者，剥下再煨，中心以黑炭为度，研细，每服三钱，用潼关沙苑蒺藜一钱，煎汤冲服。新出蚕茧七枚，去蚕蛾，用新瓦二片合茧，火上炙烟尽存性，逐个各包开，每日清晨，用楮树脂一茶匙，调化一枚，好酒半杯送下，服完痊愈。

茯菟丸 治思虑太过，心肾虚损，溺有余沥，或白浊遗精。菟丝子五两，酒煮，白茯苓三两，石莲肉二两。酒糊丸桐子大，每服五十丸，空心盐汤下。

一切遗证 白浊血淋难愈者，谷精草、猪骨髓各一两。酒煎服，以好为度。

脚气 附：肾脏风

总论 脚气始受于湿，复挟风寒暑热之邪而成，故先起于腿足，脚先屈弱，而举体转筋，肢节痛，而足胕肿，少腹不仁，心中悸动，胸满便涩，发热头疼身痛。其状绝似伤寒，人多误治。仲景以脚气为类伤寒证，另立篇目以别之，盖为此也。初起按之必热且痛，但红肿自足起渐行至股，势必上升，如升至心者不治，急宜疗之。

一切脚气初起 土乌药一二两，去皮。以碗片刮下屑，收于磁器内，以好酒一斤，浸一宿，次日空心去药，入麝香少许，将酒分三次温服。如无麝，多服一二次，得溏泻后即效。

脚丫湿烂肿痛 两足生疮，不能行走。苍术米泔浸一日，晒干切片，盐水炒三钱，黄柏酒炒，三钱，川牛膝酒炒，二钱。水煎，空心服，重者日两服，五七次后，再无不效。外用枸杞叶捣汁，将鹅毛涂患处。或萝卜菜连根煎汤洗皆效。

防己饮 治湿气足痛胫肿。白术土炒，苍术照前制、犀角、生地酒炒、黄柏酒炒，各一钱，木通、防己、槟榔、龙胆草各八分，甘草五分。水煎热服。如有痰，加竹沥、姜汁。如大便秘，加桃仁。小便涩，加牛膝。凤仙花叶，晒干，煎汤热洗，仍以叶捣烂敷患处。

脚气发肿 马鞭草，煎汤洗二三次愈。如老年或病后虚肿，用补中益气汤，方见虚损门。加米仁三钱，牛膝二钱。多服即效。

脚气止痛 牛皮胶锉碎，同麸皮炒成珠，研细末，每用酒调下一钱，日两服止痛。赤小豆研末，南星炒研。和匀，姜汁调涂止痛。艾叶八两，揉，花椒一斤，草乌二两，切片。和匀，布包如棉褥，置悠火炉上洗足，于褥上踹之，椒气上升，立能止痛。

脚气冲心 槟榔一个为末，用童便姜汁，共半盏调下。

脚气垂死 恶寒发热，两足肿大，心烦体痛垂死者。用杉木节三两，槟榔、大腹皮、橘叶各一两。俱切细，长流水六碗，煎至二碗，分作三服。如少年体实者，一日服尽，大便利下黄水，其病除根。未愈，数日再进一服，以病去为度。外用杉木屑、橘叶，煎汤洗。按：此症非风邪，乃气逆也。槟榔行至高之气，腹皮行胸膈之气，杉节行肢节之气，橘行肝气，气行则病去，药非大剂，不胜其邪，用者酌宜。

流火 腿足红肿，疼痛无定处，活络丹，酒调服甚效。外用海蜇皮，取薄者，贴上，燥则易之。或用碱，不拘多少，研细。水调涂，燥则有霜，拂去再涂。或用煤炭研细，米醋调涂，皆止痛妙法也。杉木屑煎汤洗亦效。

肾脏风壅积腰膝沉重　威灵仙炒研细末。蜜丸桐子大，五更时酒下七八十丸，平明微利恶物如青脓，即是风湿积滞。如未动，次日再服百丸，利后吃粥补之。愈后仍服平补药数剂，则不再发。按：威灵仙去众风，通十二经络，

微利不泻，服之忌茶面。

肾脏风攻注脚膝腿肿如瓠　甘遂一两，木鳖子一雌一雄，去壳，为末和匀，用猪腰子二个，批开入药末一钱，湿纸裹数重，火内煨熟，五更初细嚼米饮下，平明利下积水为度。利后吃粥助之。如止患左腿，用左边腰子，患右用右，药末只用一钱。即年久，服之得效。

文堂集验方卷三

仁和何京惠川辑
杭州徐志源校订

头痛

风热上攻头目昏痛 黄芩一两，酒炒三次，不可令焦，川芎五钱，白芷二钱五分，荆芥二钱，芽茶、薄荷各一钱半。为末，每服三钱，清晨调下，如头巅及脑痛，加细辛、藁本、蔓荆子各一钱半，或煎服亦可。

伤风头痛 白芷切片，以萝卜汁浸透，搐入鼻中即止。

湿热头痛 痛时头重如山，脉细是也。麻黄根炒、苦丁香各五分，红豆十粒，羌活炒、连翘各二钱。为细末，搐入鼻中效。

痰厥头痛 其痛如裂，头旋眼花，目黑不敢开，如在风云中，烦闷恶心，厥冷不得安卧者是也。川芎、细辛、南星火炮、橘红、茯苓各一钱，半夏二钱，枳实、甘草各五分。加生姜三片，水煎，食后服。

寒湿头痛 苏叶、川芎、花椒、雨前茶、葱头。水煎，熏头一刻，服下。多盖衣被，汗出即愈。

血虚头痛 起自鱼尾，上攻头痛，日轻夜重也。当归、川芎各等份。每服二三钱，水煎服。产后头痛，服之即验。

气虚头痛 耳鸣九窍不利，或因病后而起者。人参、茯苓、炙甘草各一钱，白术土炒二钱。加生姜三片，枣二枚，煎服。如连巅顶痛进，加藁本、防风各一钱，柴胡三五分。

头痛连睛痛 石膏、牛蒡子炒，各等份为末，清茶食前调下三钱即止。

眉棱骨痛不可忍 防风、羌活各三钱，黄芩酒炒，一钱，冬不用，如能食而热痛者，加用。甘草三钱，夏生用。冬炙用。每服三钱，水煎食后服。

半爿头痛 熟石膏、牛蒡子各三钱，为末。酒调随量饮醉，取汗即愈。香白芷、天南星炮制，各一钱，川乌、制半夏各八分，为末。每服一钱，水调服。妇人加甘草一钱。

诸头痛 生萝卜汁一蚬壳，仰卧注鼻中。左痛注左，右痛注右即效。

风热痛 川芎、白芷、石膏煅、荆芥各等份为末。每服一二钱，白汤调下，以好为度。

头风 头连筋痛，受风即发，恶心呕吐，偏左者属风与血虚，或属火也。偏右者痰与气虚，或属热也。左右皆痛者，气血两虚也。不拘偏正远近，用白芷、川芎各三钱，黄牛脑子一枚，同药入臼捣匀，加酒煮熟食之。尽量饮，睡后酒醒，其患若失。羌活一两半，独活炒，一两半，赤芍一两，白芷、菖蒲各六钱。俱为末，葱头煎浓汤调涂，药到痛止。石姜树叶煎汤频熏洗，或用荆芥、蔓荆子作散皆效。或用荆芥焙燥研末。每日服二钱，豆酒下。或用羊粪为末，嗜入鼻中亦效。鹅儿不食草牵藤丫枝有一粒，小子者真，阴干。研末吹入鼻中，连打数嚏即效。

头风煎药 痛在左，属风者。荆芥、薄荷之类。风热者用荆芥、白芷、麻黄各一钱，陈皮八分，苍术米泔水浸，一钱，甘草八分。水煎服。血虚者，川芎、当归各三钱，荆芥、黄芩酒炒，防风、白芷、薄荷、蔓荆子各一钱。水煎服。头风在右属痰，苍术、半夏之类。湿痰头风，酒芩三钱，苍术四钱，川芎、细辛各一钱半，甘草一钱。为末，姜茶擂匀调服。头风属火，酒芩二三钱，陈皮、半夏、茯苓、薄荷、川芎、细辛各一钱，甘草五分。水煎服。

头风年久不愈 痛甚者，用玄胡索七枚，青黛二钱，牙皂二个，去皮子，为末。俱研细，水和丸，如杏仁大，每用水化一丸，灌入病人鼻内，随左右咬钱一枚，当有涎出成盆而愈。

偏头风 蓖麻仁五钱，黑大枣十五枚去核。同捣烂涂纸上，用箸一只卷之，去箸纳鼻中，良久取下，清涕即止。

头风发晕 苍耳草叶，晒干为末，蜜丸桐子大。每服二十九，十日愈。

头风白屑 桑灰汁沐之，或用山豆根油浸涂之，皆效。

头上白秃 大鳝鱼捣烂敷之。或用生鹅油涂头上，将旧鞋底洗净烤热擦之，去白皮，一连数次，不可洗去即愈。如不生发，用枸杞煎汤饮，生半夏磨汁涂之。

诸头眩 风热头眩。用薄荷、川芎各一钱，荆芥六分，羌活、白芷、炙甘草各五分，细辛、防风各三分。水煎服。痰火眩晕，用大黄酒浸九蒸九晒，为末水丸，如绿豆大。每服百丸，食后临卧清茶送下，甚效。

乌须黑发 茄树上留茄一个，挖一洞，将上好京墨二钱嵌茄内，用纸封好，留在树上，待茄老取下烧灰水调，将指头蘸灰搽上即黑，永退，勿沾肉上。

妇女乌发丹 侧柏叶一握，核桃一个，榧子三个。同捣烂，用滚水泡待凉搽发，频年不断，至老黑而不秃。

面病 附：脱颏

头面癣疮 生白果仁，切断频擦即效。日久者，用黄柏末、黄丹、烟胶各等份，同研细。香油调涂。

面上暴生疮 杏仁研细，以鸡子清调如煎饼，至夜洗面后敷之，旦仍洗去，数十次效。生小疖，用生半夏、面、食盐各等份，同细研。醋调敷。

抓破面上皮 生姜自然汁调轻粉敷之，无疤。

两颧骨红疮 初如细斑，久则成堆。白敛、白芷等份，炒研末存性。盖烛油、黄蜡，同药末熔化，调匀搽上即退。

面上雀斑 鹰粪白水调敷之。并治疤疤。樱桃枝、紫背浮萍、白梅肉、牙皂各等份，焙干为末，洗面时和水擦之渐退。绿豆生磨细，八两，白芷、白僵蚕各二两，防风、滑石各一两。共研细，妇女常年代皂擦面，临睡用少许水和搽面，去斑润颜色，并治周身白屑。皮肤作痒，若面生黑点如芥者，鹿角烧灰，猪油调涂。黑牵牛研细末，鸡子清调，夜敷旦去。皆效。

面上肺风疮 鹿角尖无灰酒磨浓，频涂即退。

痄腮 靛青花涂之即消。如无靛用大黄生研细末，葱汁调涂立消。赤小豆研末，米醋调敷，常以醋润之即消。

两腮红肿 百合一个，山芝麻根去皮，贝母、元明粉各一钱，银珠七分。加白面调敷。口含白梅置腮边，良久吐涎出肿退。

脱颏 起于肾肺虚损，元神不足，或笑谈高兴忘倦，一时元气不能接续所致。患者平身正坐，令人以两手托住下颏，向脑后送上关窍，随用绢条兜颏于顶上。或口含乌梅一个即上。或用南星末，姜汁调涂两颊，一夜即上。须避风。如虚损不足者，宜速服煎剂，以免风邪外受，毋致痰涎壅盛，口眼歪斜，而风中脏腑，十无一瘳矣。制附子六分，僵蚕酒炙、当归各二钱，人参、制半夏、茯苓各一钱五分，陈皮一钱，炙甘草三分，川芎八分。生姜三片，水煎服。如年壮者，饮酒醉睡中，吹皂荚末入鼻中，得嚏即上。

耳证

治耳暴聋　全蝎去尾毒为末，酒调滴入耳内即效。芥菜子捣碎，入人乳和丸，绵裹塞耳内，数易即通。骨碎补削作条，火炮乘热塞耳中亦效，聋久不效。大蒜一瓣，中剜一孔，以巴豆一粒去皮膜，火炮极熟，入蒜内，用新绵包定，塞耳内三次效。白蒺藜半生半炒，去刺。为末，蜜丸，空心服二钱，久服益耳。

气闭耳聋　甘遂一寸塞耳中，甘草一寸口嚼，即通。

鼻塞耳聋　柿饼三枚切细，加粳米三合煮粥，空心食之。

虚聋　茯苓二两，山药炒，三两，杏仁炒，一两，去皮尖。俱研细，用黄蜡十两熔化为丸，弹子大，盐汤嚼下。或止用黄蜡一味，细嚼，点好茶送下亦效。

病后耳聋　石菖蒲捣汁滴入耳，或用叶揉软塞之。

耳中虚鸣　全蝎十四个，麝香少许，薄荷十四叶，裹香、蝎，瓦上焙燥。研极细末，滴水捏作锭子，塞耳内极效。

耳中常鸣　生地黄，煨熟截段，塞耳中，日数易，即效。

耳痛　杏仁炒黑研碎，加葱白捣捏枣核大，塞耳中，数易即效。耳痛不可忍者，用磨刀铁浆滴入耳，极验。鲜薄荷叶，同蜗牛捣汁，滴耳中，即效。

初痛，用油胡桃绞汁，滴入耳，即止。吴茱萸、大黄、乌头尖，共为末，贴足心，引热下行即止。耳内忽大痛，如有虫在内奔走，或有血水流出，或干痛不可忍者，用蛇蜕皮烧存性，研细，以鹅毛管吹入耳中，立愈。耳内肿痛者，用番木鳖磨水，滴入耳，即愈。连外根肿痛者，蚯蚓泥调涂。

耳根肿痛　连腮齿太阳俱痛不可忍者。大黄一两，青木香三钱，姜黄三钱，槟榔三钱。共为末，醋蜜调匀，贴患处，中留一孔出气。赤小豆、木鳖子研末，鸡蛋清调涂立止。

耳内出血　蒲黄炒黑研细，吹入，或用龙骨煅枯研细，吹入，即止。

耳内肿痛出脓及黄水　枯矾五分，胭脂坏烧灰，二分，麝香五厘，陈皮烧灰，五分。共研细，先有菖蒲根汁和熟水，以棉杖将耳内脓水洗净，再以新棉杖蘸药引入耳中，即愈。凤凰衣即鸡雏壳内衣，炒黄为末，香油调灌，即止痛。日久不愈，铜香炉盖上香烟结成块者，配轻粉研匀，吹入耳。或用人牙煅存性，加麝香少许吹入。圆眼壳烧灰存性，研细吹入，夏月加冰片少许，或用五倍子烧灰吹入，皆效。

耳烂　贝母焙炒，研细，干糁入，即效。久烂耳聋，取大鼠一枚，立时热水泡死，剖取胆汁滴入即效。迟则胆化。

耳冻　茄蒂，煎汤乘热多洗，或用胡椒煎汤亦效。至春夏用生姜自然汁熬膏，揉散血块，冬月不再发，或用桑椹捣汁，甚效。

诸虫入耳　葱汁、韭汁、桃叶汁、人乳、鸡冠血、猫尿以姜擦鼻即尿，止用一味，灌之即出。或用火熨桃叶塞耳，或善取耳用长箸夹出之捷也。苍蝇入耳，生鳝鱼血滴入即出。蜈蚣、蜒蚰入耳，用鸡一只去毛，油煎熟，以箸穿孔枕之即出。或用牛乳入耳。误吃蜒蚰者，多服牛乳即化。马蟥入耳，以黄泥作枕即出。飞蛾入耳，用酱油滴入即出。蚤虱入耳，用菖蒲为末炒热，以绵裹著耳边，或作枕即出。

目疾

总论　其症虽曰七十二种，大约红为热，白为冷，痒为风，涩为毒气之作也。风则散之。热则清凉之。冷则温补之。气结则调顺之。切不可刀针点割，偶得小愈，出乎侥幸，倘或不然，终身之患。又不宜过用凉药，恐冰其血凝而不流，致成痼疾。当谅其老少体气虚实治之。又有肾虚者，亦令眼目无光，或生冷翳，补暖下元，益其肾水自愈。孩童之患眼，有实无虚，多热无冷，勿用吹药，恐血气未定，致伤其目，宜以败毒药治之。凡目疾者切忌浴，令人盲，犯房事者必生内障。

目疾通治　荆芥、羌活、甘草、甘菊、防风、藁本、黄芩酒炒、当归、山栀、赤芍、白芷、乳香、没药各一钱，全蝎三个。水煎，空心服。目疾初起，服二三剂，立效。

眼痛　鸡肝不落水者一个，芙蓉叶烘燥，研末二钱，肉果末五分，龙胆草七分。将三味研末，共入鸡肝内，饭锅上蒸熟食之。即初瞎者，多服亦能开也。

风火赤眼肿痛　大菜头一个切去盖，剜中心，作一孔。又生黄连末三分，仍用盖住签定，慢火煨熟取出，以菜头中水，冷滴入目中即愈。猪胆一个，古钱三文，同置盏内蒸干，取胆丸粟米大，安眼角中即效。内服方当归、黄芩、连翘、甘菊、山栀、生地各一钱，赤芍、柴胡、川芎、防风、龙胆草、桔梗各八分，黄连六分，甘草五分。加灯心二十根，水煎服。患赤目以热水沃足佳。若澡浴必至失明。切忌食犬、鸡、鱼、鹅、鸭、蛋，勿用冷水洗。

暴发肿痛　青布一块，水浸洗令干。另用生姜汁、白矾末，将布蘸搭眼胞上，闭目少顷，泪出痛止。

一切目疾痛痒血风　生羊胆一个，剖开，入蜜，用线扎紧，揉匀，入滚水内一二沸即取出，冷水浸半日，将胆汁入瓶中，点眼眦流泪即愈。杏仁去皮尖研，人乳浸蒸汁，点眼最效。

目珠至晚疼甚　夏枯草、香附各二两。共为末，每服一钱五分，清茶调下，服三四日即效。盖夏枯草治厥阴目痛如神。

眼胞肿大如拳　霜梅三个，去核，白果七个，去壳，青铜五分。共捣成饼，置磁器内，用井花水浸一宿，用绵纸滤去渣，用古钱蘸洗之效。

目中多泪　鲫鱼胆七个，人乳一盏。和匀，饭上蒸透，点眼一二次即止。

冷泪　菊花、密蒙花、石决明、白芍、甘草、木贼、白蒺藜去刺，各等份为末，每服自一钱二分起，渐加至二钱止，茶调下即效。凡眼昏暗，或流冷泪，子后初醒，未曾开言，用津唾搽之，久行即验。

迎风流泪　蕲艾一团，烧烟熏磁碗内，以黄色为度。加黄连一撮，枯矾少许，再滴温水碗内，用五铢钱磨匀，洗一二次即愈。年久不愈，用炉甘石绿色者，一钱，煅数次，海螵蛸五分，冰片少许。共乳研极细，点大眦角数次即收。勿使入眼珠内为妙。

烂弦风　眼眶湿烂红赤。二蚕沙，真麻油浸二三日。取起研细涂患处，不问新久，大人小儿，一二次即愈。名一抹膏。红枣二枚，明矾二三分，铜青二三分。水半盅，蒸熟，频搽即效。

风痒冷泪烂弦有风　生姜一块，银簪插入即拔出，点眼两角效甚。

年久烂弦风眼虫痒　覆盆子叶，手揉碎取汁。用皂蒙眼，取笔画眼眶于纱上，然后滴药汁先渍眼下弦一时，虫从纱中出，下弦愈。数日照前法再渍上弦。按：覆盆治眼暗不见，冷泪浸淫等症。取此草晒干，研细绵裹，以人乳汁浸一二时，用点眼中，即仰面卧，不过三四日，视物如平时。忌食油酒面。

烂弦倒睫　青矾火煅，出火毒。研细泡汤澄清，点洗二三次即效。

眼内翳障　蕤仁一两，去油净，硼砂一钱，麝香三分。共研极细，入磁瓶内，临用点眼，以好为度，神效。如赤筋缠瞳神，用白丁香研极细，以初胎生男儿乳调点。食盐取雪白者，生研如尘，以粗灯草蘸盐少许，轻手指定浮翳，点上三次即没，亦不疼痛。内服，夜明砂、当归、蝉蜕、木贼去节，一两。共为末，用黑羊肝四两，水煮烂和丸，如桐子大。每服四五十丸，食后温汤下，服之百日后，明如旧。皆仙传也。

一切云翳雾膜遮睛　鹅不食草，研塞鼻中，频频更换。时时自嗅其鼻，五日可以复明，亦大治赤眼。雀粪小直者，以人乳和敷目上，并治赤脉贯瞳神，及努肉青盲眼，点之极效。猪胆皮，曝干，作两股绳如箸大，烧灰出火毒，点之亦效。

目中风翳作痛 取薤白截断安膜上，少顷去之。数次痛止膜去。按：薤白味辛，能散血行气，故可以去膜。

青盲不见 小青草晒干为末，每日以不落水猪肝一块，入草末五钱，用无灰酒同煮，单食猪肝，饱时服，半月即效。诸葛菜子六升，蒸之气遍取下，以釜中热汤淋之，乃晒干再淋，再晒三次，杵为末。饱时，清酒服二三钱，日两服。并治虚劳目暗，冷泪眼障，十得九愈。

青盲雀目 雀目即鸡盲，至夜不见物。谷精草一两，羊肝一具，勿犯铁器，入瓦罐内，水煮熟，食羊肝，以好为度。小儿同治。如小儿不肯食，则焙干为丸。石决明入炭火煅存性，夜明砂淘净瓦上炙黄，各二钱，谷精草二钱。共为细末，用不落水猪肝一块，将竹刀切肝为两片，夹药末于内，用麻皮缚之，米泔水一碗入瓦罐内，煮至半碗，临卧连肝连汁饮，以好为度。

拳毛倒睫 木鳖子一个，去壳为末。绵裹塞鼻中，左目塞右鼻，右目塞左鼻，即效。先拔去毛后，用石燕子一雌一雄，磨水频搽，再用黄连汁频洗，则不复出。内服黄连酒炒、炙甘草、人参各一钱，归身一钱半，葛根、防风各五分，细辛叶、蔓荆子各三分。水煎临卧时温服。忌白芍，五味，敛药。

努肉攀睛 浮萍草研烂，入冰片少许，贴眼上效。白丁香，人乳调点最效。并治面上酒刺雀斑。

目中起星 初起用鹅不食草，研烂塞鼻中，过夜即去。如韭菜根、橘叶、菊叶，研烂，俱须用绵裹塞鼻中，皆效。日久不去者，用象牙细磨汁，频点眼角即去。

肾虚目暗 或见黑光，照方常服自明。甘菊、熟地各二两，枸杞三两，山药五钱。炼蜜丸桐子大，每服二三钱，空心食后服。小红枣十二枚，冷水洗净去蒂，枸杞三钱，小马料豆四钱。水煎浓，每日早晨连汤，共食之。久服明目，并治筋骨疼痛。

肝虚目翳 凡气血虚者，眼白睛俱赤。海蚌壳火煅成灰、木贼草去节焙，各等份为末，每服三钱，姜枣同水煎和渣服，日二次即效。

眼生珠管 鲜牛膝连叶同捣汁，日点三四次即退。鲤鱼胆取汁，入黄丹一二钱，和如膏，日点三五次即效。

疳眼 珍珠草，煮羊肝食效。一名阴阳草，以其叶朝开而暮合也。

眼目打伤青肿 生半夏为末，水调涂之即愈。眼内伤用羊胆，鸡胆，鲤鱼胆各等份，取汁。和匀，日点数次即效。

眼内生毒 鸡嘴壳瓦上焙燥研细，加乳香、没药、麝香各少许。共研细，香油调敷眼眶上即愈。

斑疮入目 马勃、蛇蜕各五钱，皂角子十四粒。共入瓦罐内，盐泥固济，烧存性研细，每服一钱，温酒食后服。

飞丝入目 春天风高之时有之。每从上而下者是。红肿如桃，不拘三五日皆治。篦下头垢少许，揩入眼角内即出，亦治赤肿。芥菜汁点之立效。刺鸡冠血滴入眼内，捉去丝即效。细刮指甲末，唾津和点，其丝自聚，拔出即效。菖蒲研碎入鼻孔内，左患塞右，右患塞左，好明矾一两研细，水调碗内，以舌浸之，丝从舌出，甚奇。

蛛丝入目 京墨磨浓，新笔点眼角内，少时轻手抹眼即出。如丝未出，再以墨点之。别物皆治。

一切物入眼中 细刮指甲末，津唾调，用灯草点上即出。东墙上马齿苋，晒燥烧灰研细。点眦头少许即出。

麦芒入目 煮大麦汁，洗之即出。

眼生偷针 如左目，以红丝系扎右手中指节根。如右系左，一宿即愈。

眼皮上生瘤 樱桃核磨水搽之，即渐渐日消。

鼻证

鼻渊 即脑漏之渐，因风寒凝入脑户，与太阳湿热交蒸，乃成其患。鼻流清涕，或流黄水，点点滴滴，长湿无干。用白芷一两，苍耳子炒、辛夷仁各五钱五分，薄荷五钱。为末和匀，每服三钱，加葱头一个，清茶调，食后服。长尾五谷虫，炒燥为末，吹入鼻，二三次即愈。江鱼牙煅存性，研细，去鼻中清水仰卧，吹入一二分入鼻中，再以一两煅研细，茯苓一两。共研匀，每服三钱白汤下。鼻中时时流臭黄水者，有虫入脑中也。治法：用丝瓜藤近根三五尺，晒燥，烧存性，研细。每服一钱，温酒调下，以好为度。

鼻塞不通 不论外感证，及内火炽盛，用通草、细辛、炮附子各一钱。研细蜜丸，绵裹塞鼻中立通。菖蒲、牙皂荚各一钱。研细绵裹塞鼻即通。

鼻生息肉 凡息肉之患，乃因食积胃中，热痰流注，宜内服消痰之剂，再加外治，可以效捷。用瓜蒂、细辛各一钱，研细。绵裹塞鼻中，以好为度。藕节有根处一段，烧灰存性。研细吹患处立效。

鼻痔 苦瓜蒂四钱炒，甘遂炒二钱，枯矾、螺蛳壳煅、草乌尖各五分。共为末，麻油调作一团，每用一丸，入鼻内点痔化为臭水，一日一次，自烂下。

鼻疮 百草霜研细，三钱。冷水调服。杏仁去皮尖，研细，人乳汁，调和搽之。桃叶嫩心捣烂，塞之即效。

酒齇鼻 硫黄用豆腐水煮三次，净研二钱，轻粉一钱，密陀僧一钱，白芷一钱，杏仁五分。共为末，以津唾调搽。年久不愈，用大黄、朴硝，共为细末，津唾涂之。内服苦参、当归。各净末，四两，和匀。酒糊为丸，桐子大。食后热茶吞八十丸，药尽即愈。连翘心四两，每用二三钱，泡汤当茶吃即愈。凌霄花、山栀子，等份为末，每服二钱，清茶调下，日二服。

口舌

总论 凡肝热则口酸，心热则口苦，脾热则口甘，肺热则口辛，肾热则口咸，胃热则口淡，口臭。

口疮 黄柏炒、蒲黄、青黛、人中白煅，各等份。为末敷之。陈年白螺蛳壳烧灰存性，加儿茶、冰片少许，同研细，吹患处一二次即效。不能饮食，用五倍子研细末糁之，便可进食。如口疮饮食不进，服凉药不愈者，乃中焦土虚，相火冲上无制，须服理中汤，人参、白术、甘草、黑姜。补土之虚，干姜散火之标，甚则加附子。或口噙官桂方愈。或用黄连、干姜各等份，研细搽上，流涎即愈。捣生姜自然汁漱口数次，涎出即效。烧青钱二十文令赤，投酒中服之，立效。

口疳疮 红枣十枚烧灰存性，加冰片二分研细，吹患处即效。

三焦实热口舌生疮 黄芩春四两、夏秋六两、冬五两，黄连春四两、夏五两、秋冬三两，大黄春三两、夏一两、秋二两、冬五两。各炒研为末蜜丸，桐子大，每服五七十丸，食远白汤下。即三黄丸。药末麻油调涂一切热疮甚效。用吴茱萸研末，醋调涂足心一夜，引火归下即愈。凡口疮无论新旧，夜卧时将自己两肾子以手拉紧，左右交手揉三五十度，但于夜卧觉时即行之。因酒而生者，一夜即愈。久病者，三五夜即效。

口破 滑石一钱，辰砂三钱，冰片二分。研末糁上，即效。忌水漱口，并治鹅口。如跌破者，用象牙或象皮刮细末敷之。

口烂 生明矾，研极细。敷之立效。或噙良久，以水漱之再噙。久烂不愈者，人中白煅，真铜绿、杏仁各等份。加冰片少许，共为末敷患处，并治小儿走马牙疳。

口唇肿痛 痛不可忍，胃中风热也。用磁

文堂集验方

锋刺破出紫血，以古铜钱磨猪油搽上即消。大黄，生研细，用猪胆汁调涂即效。

口唇燥裂 青皮烧灰，猪油调涂效。橄榄泡汤服，核中仁研烂敷燥处，或胭脂敷之皆立效。燥裂出血者，用白梅花瓣，贴患处立效。以上之方，唇疮同治。

口臭 香薷煎浓汤，稍稍含之。并治口上出血。连翘为末泡汤当茶饮，多服即效。儿茶四两，桂花、硼砂、薄荷各五钱。各研细，用甘草三两熬膏，入药末为丸，口中噙化。如齿龈肿痛而臭者，北细辛五七钱煎浓汁，乘热漱口，冷即吐之。口中生疮臭烂者，白僵蚕，拣直者。新瓦上焙干断丝。为细末，用少许敷上，吐涎出即愈。

木舌 涨大满口，肿胀坚硬，语言不利，或胀出口，乃因心火妄动，结热于舌，不急治即杀人。白矾、百草霜，各等份为细末，用糟茄自然汁调服。如无茄以白酒调服。不能进药者，用真蒲黄研细调稀，频刷舌上，其肿自退。或用针砭出血，稍退后，急用黄连三五钱，煎浓汁，细细呷之。以泻心经之火，即消。再服黑山栀、荆芥、黄芩、连翘、木通、薄荷、黄连、牛蒡子各一钱，甘草五分，灯心二十根。水煎，食后服。忌食煎炒半月，不再发。如用针，舌下不可妄刺。

舌胀出口者 蓖麻油涂绵纸上，即将纸作捻三五个。点着，旋即吹灭，以烟熏之，良久即消。舌出寸许者，以梅花冰片一钱，研细敷舌上即入，皆奇验方。

重舌 舌尖叠厚为重舌。牙皂角，不蛀者，四五挺，去皮核炙焦。荆芥穗一钱。共为细末，以米醋调患处，即消。

舌木不知味 黄连酒炒研细。米糊为丸，每服五七分，重者一钱，白汤食后下，数服即效。

舌上出血如簪孔 香薷煎汤服，发灰二钱，米醋调敷出血处。槐米炒研为末。糁上即止。仍用人参、甘草、麦冬补之。

牙齿痛

总论 大凡齿牙疼，属手足阳明胃经之风热上侵，虚火上炎而发者。有热，有风，有寒，有虫，有湿热，皆能作痛。清火除热诛虫之法，备列于左。

风热牙痛主方 煅石膏三五钱，年壮火盛者生用五七钱，荆芥、防风、丹皮各一钱，生地二钱，青皮六分，虚弱者勿用，生甘草五分。如上正四门牙痛属心火，加黄连炒八分，麦冬一钱半。下正四门牙痛属肾火，加知母盐水炒、黄柏炒各一钱。上两边虎牙痛属胃火，加白芷八分，川芎一钱。下两边虎牙痛属脾火，加白术八分，白芍一钱二分。上左边尽牙痛属胆火，加羌活、胆草各八分。下左边尽牙痛属肝火，加柴胡八分，黑山栀一钱。上右边尽牙痛属大肠火，加大黄酒炒，枳壳各一钱。下右边尽牙痛属肺火，加黄芩酒炒、桔梗各一钱。按经加药，再加灯心甘根，水煎。食远温服三剂即愈。忌油腻、煎炒、鸭蛋、糟醋等物。

牙痛清胃汤 煅石膏三钱，生地三钱，黄连一钱，丹皮、当归各一钱五分，升麻五分。水煎服。凤头荔枝一个或桂圆亦可。将壳上开一孔，入盐填满，火煅烟尽出火毒。研细搽痛处，略含片时。再以防风、甘草、细辛、浮麦各一钱。煎汤漱口即止。如风虫牙痛，加花椒同煎。

风火牙痛 黄连末，同生姜捣烂，塞痛处即止。香薷蒂捣碎，浸湿贴痛处即止。粗碗一只，用薄荷铺底，樟脑盖面，覆碗一只于上，盐泥封固，文武火煅一炷香取出，研细出火毒，每用一二厘擦牙根即止。如虫牙用川椒铺底，白蒺藜一钱，冰片半分，同研细，痛时擦之。

虫牙痛 韭菜子煎浓汤漱之，虫自出。贯众一两，以米醋两碗多煮。如左牙痛侧左边呷，右痛右呷，不宜吃。松脂烘软塞孔中，少顷虫出在脂上。五灵脂，如米粒大三粒，令咬在疼牙上，少顷以温水漱出小虫，即止。

虚火齿痛 诸药不效，用人参二三分贴患处，即止。附子五七分，研末，以津唾调涂足心，引火归元，即止。

擦齿至验方 无论风火虫痛，初用生明矾六两，生石膏四两。共研细，早晚擦牙，一料擦完，矾加二两，石膏减二两，渐渐用生矾一味。常年不可间断，终身无牙痛之患。风牙诸药不效，用凤头荔枝，连壳烧存性，擦牙至验。

取痛牙法 白马尾烧灰存性，用新笔蘸一二厘，点牙根上即落。勿沾着好齿。腊月取大鲫鱼一尾，用白砒，为细末，装入鱼腹中，挂当风处，其霜吐出鳞上，扫下收之。每用半厘点在牙根，即刻自落不痛。

牙宣血 经霜丝瓜筋，火煅存性，研细擦上即止。苦竹茹以醋浸一宿，含之即止。牙宣而痛甚者，用丝瓜藤一握，川椒一撮，灯心一把，水煎浓汁，漱吐即止。牙缝出血不止，用纸燃蘸蟾酥少许，插入出血处立止。内服薄荷、花粉、连翘、桔梗、玄参、木通、葛根各一钱，甘草五分。水煎服。凡牙宣服凉药不效者，又宜滋肾水，泻相火，即愈。外以香附同青盐炒黑色，为末擦之。

虚火牙痛出血牙龈痛痒 骨碎补二两，炒黑色为末。早晨漱久吐出，临睡再擦勿漱，候津满口咽之即愈。骨碎补捣烂豆大一团，用绢包塞痛牙上，立止痛。

鹅口牙烂 满口黄皮肿烂，鹅口皮三个，儿茶、马子碱煅研，各等份，加冰片二分研匀，搽上自愈。凡牙龈烂不论大人小儿，用人中白煅研，糁上最效。

牙痛灸法 独大蒜一个，蓖麻子七粒 樟脑一钱。同研碎敷在大指根背上穴，左痛敷右指，右痛敷左指。痒即去之。不论风火虫痛，皆效。大蒜、铅粉同捣烂，照法敷灸，治牙痛甚效。

咽喉 附：骨哽

总论 单乳蛾者，谓肿于咽之一边。双乳蛾者，谓肿于咽之两旁也。其形圆突如珠，乃痈疖之类，结于喉间，宜刺之出毒，或出血而愈。缠喉风即满片红肿，多不成脓，亦不出血，但使火降，其肿自消。锁喉风者，以咽喉肿痛，饮食难入，或痰气壅塞不通者。须吐出痰涎。喉癣证，凡阴虚劳损之人，多有此病，其状满喉生疮，红痛，久不能愈，乃水亏火上炎也。

通治风热上壅咽喉肿痛 甘草一钱，桔梗二钱，荆芥穗一钱半。以三味为主方。加防风、连翘、牛蒡子、薄荷、丹皮各一钱，小生地二三钱。灯心甘根，水煎服。初起肿痛，三剂即愈。

一切肿痛喉闭吹药 薄荷一两，另研为极细末，硼砂二钱五分，僵蚕直者五分，瓦上炙焦研，儿茶一钱，牙硝七钱五分，雄黄二钱，冰片三分。俱研细和匀，贮磁罐内勿泄气，用芦管挑末少许，吹入患处，或以茶匙挑入舌上，噙一会咽下，日八九次即愈。或用山豆根，口中噙汁，下咽即效。

喉闭 饮食不通，危急欲绝者。紫金锭即太乙丹。须真药料者佳，薄荷汤磨服五分，缓缓灌下，喉间即通。重者两服，屡验神效。巴豆取油，涂竹纸上合满，作纸燃点灯，旋吹灭之。令患者张口，以纸燃烟熏刺喉间，吐出紫血即通。凡肿痛喉闭，初起用络石一味，水煎，服下即效。或用牙皂荚去皮筋，白矾、黄连各等份。新瓦上焙干为极细末，出火毒。芦管吹入少许即愈。凡喉闭至急，仓卒无药，急将病人两臂，以手勒数十次，取扎发绳扎大拇指如放痧法，以针刺指背离指甲一分许，紫血滴下即解。乳蛾同治。

喉闭连牙关不开 巴豆七粒，纸裹捶油，将油纸作条烧烟，熏入鼻内，牙关即开。再用箸点雄黄、胆矾末入喉间，吐出涎痰立愈。白矾三钱，慢火熬化，入去壳巴豆研烂者两粒，候干，去巴豆，取矾研细末，用少许吹入喉中，吐出顽痰立愈。真陈胆星一粒许，含口内即通。

一切喉闭，无论轻重，紫金锭为最效。宜多吃雪梨汁和泉水一半和匀饮。或绿豆煎数十沸，以豆末开花即取起，用豆皮上绿性凉解。入蜜少许，频吃甚佳。如无此二味，以萝卜汁和泉水，入玄明粉少许，搅匀，徐徐饮之。既可消痰，又能清火，皆妙法也。咽喉十八证，皆属火热内结而成，俱宜凉药治之。惟格阳咽闭，火虚于下，格阳于上。寒热相搏而成喉痹，其脉细数而微，声似不能振者，方是此症。大附子一个，去皮脐，切作大片，用蜜涂炙令黄，待冷含口中，津咽甘味，淡即易之。脉症不对勿用。

单蛾双蛾　鸡蛋清半盅，入明矾末三钱，调匀，仰卧以茶匙锹入口，着喉即解。兰根捣汁滴入即效。冬月取青鱼胆，入研细胆矾二钱，阴干研末，贮磁瓶中。如遇此症，吹少许入喉，吐痰立愈。至重危急者，用壁上蟢蛛窠七片，内取活蛛二个，团作一处。以白矾一块七分，化开，以蟢窠惹矾煅存性，出火毒，加灯草灰，取灰，用竹筒内烧草闷灰。和匀，吹少许入喉中，即破。人指甲一二个，瓦上炙黄色，研细末，吹入喉中立效。双蛾至急者，用麻雀粪二十一粒，砂糖和作三丸，每用一丸，绵裹吞咽立愈。甚者不过二丸，有奇效。一时无药，或有药不能进者，用干猪尿脬一个，水润套指上，蘸生桐油少许，入喉搅吐，得吐即解。或用温汤半碗，加入桐油三四匙和匀，用硬鹅翎蘸油探入喉中，连探四五次，其痰吐出，再探再吐，须以人苏醒声高为度，再服清咽利膈之剂。凡急症通后，略进薄粥半碗，压下邪热，不致再发。忌食热物硬物。

帝锤垂下　即喉间小舌垂下。以食盐，雪水淋，炒枯，出火毒。频点患处即消。或加枯矾少许。如状悬痈肿痛，用射干、炙甘草各五钱，川升麻、大黄、木鳖仁各二钱五分，杏仁去皮尖，

炒微黄，五钱。俱为末，蜜丸小弹子大，常含一丸津化。

喉癣　冰片、西黄各一分，胆矾三分，大硼砂八分，山豆根二钱，雄黄、儿茶各八分，陈白梅去核，三个。共研末，次将白梅捣烂，入药和匀，丸如芡实大，临卧含口内，过夜即消。再用兰花根捣汁，时时漱之。头胎黄牛粪，以新瓦洗净盖粪周围，用文武火煅，烟尽存性，研末，将芦管徐徐吸入自愈。多年芥菜卤埋地中者，每服数匙，并时时漱口。嘉兴城中大家藏此者多。

梅核气　喉中介介如梗，吐之不出，咽之不下者。用瓜蒌仁、青黛、杏仁、海蛤粉、桔梗、连翘，各等份为末，炼蜜和姜汁少许丸，如芡实大，时时含化。

虚火上炎伤肺咽喉生疮破烂　黄柏为末，蜜炙数次，以熟为度，研细一两，硼砂、僵蚕各一钱半，牛黄三分，冰片半分。俱研细和匀，蜜调如稀糊，涂敷患处，或丸如芡实大，含化即效。

喉烂至宝丹　人中白自制者佳，取多年尿壶，或尿坛经风日晒者，击破去其浮垢，刮下白色硬碱，在新瓦上煅红，研细，再入水中，飞去浮腻。每用五七分，白蜜和匀，流入喉中，日二三次。重者一二钱，立效如神。并治一切大人小儿牙龈久烂不愈，烂久饮食不进，诸药不效者。立夏前池荡中取未变成形小虾蟆，黑色而有尾者。不拘多少，取起晒干研末，吹上即效。或取小虾蟆入磁瓶中，以碗盖之，黄蜡化开封口，埋入地中，三四月成水。治喉以鸡翎时时润患处，奇效。并治一切痈疽肿毒，涂敷四围即消。有因杨梅疮毒之后，喉烂不愈，又须照毒症重服土茯苓汤方愈。

缠喉风声不出　靛花、薄荷叶，等份为末，蜜丸弹子大，每服一丸，临卧噙化。

暴失音　公猪板油一斤，熬净去渣。白蜜一斤。熬净去泛。并和，再熬少顷，入磁罐内，冷定成膏，不时挑服，肺润即愈。因热而哑者，

天萝水空心温服。方见痰嗽门。

鱼骨哽 白饴糖切如枣栗大，吞之立下。韭菜煮半熟，忽切断，吞下一束，即裹而下。在喉刺痛，用威灵仙五钱，饴糖五钱。酒水各一碗，煎服软化。鹿角屑含津咽之。橄榄多服即化。诸药不效者，用贯众，不拘多少。煎浓汁一盅，二次服，以好为度。以上之方，诸骨同治。如七日不出，烧鲤鱼鳞皮，以水服之。已经入肚刺痛，煎茱萸汁一杯饮之。凡鱼骨，或误食竹木丝，即席间将鱼骨一根，或竹丝顺插入发辫中，不令人知即下。或傍人代插，勿令患人知，颇有奇效。又法用白面调稀糊，涂两膝盖骨，自然下，颇验。

竹木丝等物哽喉 丝绵扯长，将一头拌白糖，徐徐咽下，约下喉一二寸，待糖化尽，渐将丝绵拖出，则所哽之物亦带出矣。铁斧磨水灌之即下。

猪骨哽 硼砂一块，入口含化自消。贯众汁亦效。

诸兽骨哽 虎骨锉细末，水调徐徐咽之自化。

鸡骨哽 野苎根捣如泥，每用圆眼大，鸡汤化下。或捣汁服亦效。鱼骨，鱼汤化下，贯众汁亦效。

稻芒谷哽 多吃饴糖即下。或用鹅吊一足，取涎咽之。

误吞金钱及铜钱 初在胸胃，哽痛不下进，先以砂仁研碎煎浓，徐徐饮下，再以羊胫骨，煅灰研细。每服三钱，猪油调服，服至从大便裹物而出为度。杉木炭烧红，带红即研细末，砂糖调服三钱，日二三次。如肠中不能转送坠痛者，多吃青菜猪油，自然送下。至肛门不能出者，只须以钳取之。竹鸡血吃下，能裹真金而出。

小儿误吞针 先用虾蟆眼，或用鸡眼。一对，木通汤吞下，其针两头穿眼，立能吐出，或从大便而出，奇效。如冬天急不可得，大桑树下掘深二三尺可得也。出芽蚕豆，半生半熟，捣烂，用韭菜汁为丸吞下。砂糖和黄泥为丸，令小儿吞下。皆能从大便中出。

小儿误吞钉 活磁石一钱，朴硝二钱。同研细，以熬熟猪油白蜜和稀糊，一顷吞下，次早即从大便中出。凡铁器皆可以此法治之。

误吞发绕喉不出者 将自己乱发烧灰，白汤调下一钱。

女科

凡妇女之症，惟经水与胎前产后诸证为异耳。余病与男子同，在诸科中参治之。

逍遥散 治血虚烦热，月水不调，脐腹胀痛，潮热咳嗽。当归、茯苓、白术炒、白芍酒炒，各一钱，柴胡八分，炙甘草、薄荷各五分，姜一片，水煎服。

经候不调 或三四月不行，或一月再至。归身、白芍、黄芩各五钱，白术土炒、川芎各三钱，山萸肉一两五钱。俱为末，每服空心酒调二钱，日二服，白汤下亦可。

子芩丸 治四十九岁之后，天癸当住之时，每月仍行，过多不止。子黄芩四两，米泔浸七日，须一日换泔水一次，至七日晒燥，如此七次，共浸四十九日，晒七次。为细末，米醋丸，桐子大，每服三五十丸，空心淡醋汤或白酒下，服完全效。

经水久闭 蚕沙四两，炒半黄色，入无灰酒一壶，于砂锅内沸过，取起，以磁器盛之，去蚕沙，温饮数盏即通。室女数月不通，或寒热并作，或血滞腹痛，用雄鼠粪两头尖者。炒研细末，温酒调下二钱，通即止。久闭不通，渐成癥瘕气块者，香附一斤，米泔水浸一宿晒燥，石臼内杵，去毛分四处，一用童便浸一宿，一用米醋浸一宿，一用酒浸一宿，一用盐水浸一宿，晒燥和匀。蕲艾八两，米醋煮炒黄色。俱为末，用米醋丸，如桐子大，每服五十丸，淡醋或白汤下日进二服，以好为度。忌生冷、油腻等物。

血瘕 经闭结成血瘕，腹胁胀痛欲死者。

水红花，马鞭草各洗净，一斤。熬成膏，配入当归、生地、川芎、白芍酒炒，各二两，红花、没药炙去油，各一两，延胡、五灵脂各一两五钱，乌药、木香各一两。俱为末，和前膏，少加米糊为丸，桐子大，每服空心酒下五七十丸，以好为度。

逆经 久闭血从口鼻中出者。好陈墨水磨一杯服之，其血即止。次用当归尾、红花，各二钱，水煎服。或服韭菜汁甚效。

血漏不止 或一月两次，或逢期过多。槐花烧存性研末。每服二三钱，食前温酒下，或盐汤下。子黄芩酒炒，白芍酒炒，各一两，黄柏盐水炒，三钱，龟甲醋炙，一两，椿树白皮酒炒，七钱半。俱为末蜜丸，桐子大，空心淡醋汤下，每服三钱。

血崩不止 不拘寒热。用莲蓬壳，风干久者佳。荆芥穗，俱烧灰存性。各等份，研细末，每服二钱，米饮下。并治血漏不止。白扁豆花焙干为末。每服二钱，空心米饮入盐少许调下。

血崩如泉 老丝瓜筋，败棕或旧棕器洗净。俱烧灰存性等份，盐汤调服二钱。至重不止者，乌梅、干姜俱烧灰存性。 各等份为末，每服二钱，盐汤下，止后用藕节煎汤频服效。

风热血崩 荆芥穗二两，麻油灯上烧灰存性研细末。童便调下二钱。

凡血漏或血崩日久不止，用人参叶，每用一钱，泡汤服，连进五七服即止。

血崩小腹痛 下血不止，兼小腹痛者。白芍酒炒，一两，侧柏叶微炒，三两，为细末，每服二钱酒调下。

血淋 金针菜一斤，每日淡煮数两，任意吃之，自愈。青蒿子不拘多少，研细末，同冬米饭捣烂成丸，每日早晨好酒送下三钱，轻则半月，重则二十日自效。但此药服后断产，如年少生育之女勿服。

白带 因肾虚带下，补骨脂炒燥研末，每用八分，将鸡蛋一个开一孔，入药末内搅匀，用纸封固，饭上蒸熟，空心食之。十次痊愈。石

菖蒲、补骨脂各等份，炒研细，每服二钱，以菖蒲浸酒调下。鱼胶慢火炒为末，好酒下亦效。

内热血热白带 土沙参不拘多少，炒燥为末，每服二三钱，每日早晨米饮下，以好为度。荞麦面炒焦研，用鸡子清捣为丸，绿豆大，每清晨白汤下二钱，以好为度。

湿痰流注带下 由此而下者多。风化石灰一两，白茯苓三两，米糊丸桐子大，每服二三十丸，空心米饮下甚验。按：石灰能敛，茯苓渗湿故也。累试有效，必用石灰乃可。

白带年久不愈 赤白带下，诸药不能疗者。贯众一个全用抹去毛，及花萼。以米醋蘸湿，慢火炙熟为末，空心米饮下，每服二钱。累试甚验，能不再发。

安胎散 治气血两亏，或肥而气虚，或瘦而血热，或脾胃素虚，倦怠少食，屡有堕胎之患，此名泰山盘石散，药味和平，兼养脾胃。人参、黄芪蜜炙、当归、续断、黄芩酒炒、熟地各一钱，川芎、白芍酒炒，各八分，白术土炒，二钱，炙甘草、砂仁各五分。加糯米一撮，水煎，食远服。如觉血热者，倍加黄芩，少用砂仁。如胃弱者，多用砂仁，少用黄芩。有孕之后，三五日进一服，四月之后，方无虞。宜戒欲事，节恼怒，忌酒、醋、辛热之物，勿服艾附热药。

小产神效膏 久惯小产者，贴之可保，当归一两，生地八钱，白术、川断各六钱，子黄芩酒炒、益母草各一两，白芍酒炒、黄芪、党参各五钱，生甘草三钱。用麻油二斤浸七日熬成膏，加（原缺）三四沸，入飞过黄丹七钱（原缺）炒研搅匀，滴水成珠，入井中浸十日取出，红布上摊碗口大，贴丹田上，十四日一换，贴过八个月为妙。

小产 老雌鸡，白煮食，约二十只，不再发。受孕后，用苎麻根三钱，糯米煮粥食，一月五七次效。鲤鱼约二斤重者一尾。用盐酱煮食，一月三次，并能长胎。丝绵一两，入磁罐内，烧灰热酒冲饮，约七次服。

佛手散 治一切胎气不安，或因病后，或

因跌磕，伤胎子死腹中，或疼痛昏闷，或血上冲心，服之生胎即安，死胎即下。全当归五钱，川芎三钱。水酒对和煎服，以好为度。

胎动不安 苎麻根如足大指粗者一尺。水煎去渣服。按：苎根大能补阴血而行滞血。胎动如重物所坠，冷如冰者，用全当归酒洗、益母草各五钱，川芎三钱。水煎服即安。胎动痛不可忍，如坠在须臾者，用砂仁连壳炒黑为末。每服二钱，温酒下。或用大生地一两，砂仁连壳，五钱，酒炒。水酒各半煎服，安则再服一剂。

气虚胎动 糯米一合，炙黄芪一两，川芎三五钱。水煎分二次服。即腹痛水下者可保。

胎漏下血不止 生地五六两，淡酒煎浓服。无故下血，用真陈阿胶一两，炒为末，酒煎化匀二次服。如血热者，加生地二两，煎汁和匀服。

胎动恶漏 妊娠忽然下黄汁如胶，或如豆汁，胎动腹痛，以气虚治之。糯米五合，黄芪一两，煮粥食之即止。苎麻根二两，纹银五两，水酒各半煎服，并治胎动痛不可忍，胎漏欲坠。如无苎根，以茅草根代之。

妊娠子烦 口渴烦躁，夜不得卧。黄连为末一钱，米饮调服。竹茹水煎，饮即安。

妊娠痢疾 鸡蛋一个开一孔，以银簪搅匀，加入黄丹五分，饭上蒸熟食之。

妊娠咳嗽 川贝母去心，麸皮炒黄，去麸为末。砂糖为丸，芡实大，口中不时含化即止。

琉璃胎 受孕之后，肚腹头面浮肿。赤茯苓二钱，防己、苏叶、桑皮各一钱，木香五分。水煎服，间数日一服。

肾虚痛腰 马料豆二合，炒焦待冷。白酒煎服。或用猪腰子一个批开，去膜，入补骨脂一钱，蒸熟去药，连汁食之。

小便不通 车前草捣汁，调滑石末，涂脐四围，如碗口大，热则易之。如怀孕至六七月，小便不通，乃胎气下陷，溺孔被压而然，气虚不能举胎所致，宜服补中益气汤。人参、黄芪炙、白术炒、甘草炙，各一钱五分。当归一钱，陈皮五分，升麻、柴胡各三分。加姜枣水煎，空心午前服。

如临产之月，小便不通，宜以手指托起其胎，则小水自出。

束胎散 受孕五六月后，一切胎气不安者。一月两剂，胎安易产。归身、菟丝子酒炒，各一钱半，川芎、白芍酒炒、川贝母去心，各一钱，炙黄芪、荆芥穗各八分，厚朴姜汁炒、蕲艾醋炒，各七分，羌活、甘草炙，各六分，枳壳麸拌炒，六分。加生姜三片，水煎服。此方体肥安逸者常服之。安胎易产，产后可保无病。若瘦弱淡薄者，不宜多服。凡怀孕五六月后，宜多食猪肚，能令易产，腐衣煮烂，麻油拌食，大能解毒滑胎清补，宜日食一次。即乳母常食麻油磨下，日久者勿服。能令小儿无病。

临产 孕妇临月，忽然腹痛如欲产而不产者，名曰试月。至腹痛连腰痛极者，乃是正产。试捏产母手中指本节跳动，方是当产。初觉欲产，先须惜力，安心养调，不可用力妄施，致临产乏力。若用力太早，每致横生逆产之病，故临产要言：一曰睡，二曰忍痛，三曰慢临盆。此人道之常，容易之事，切谕不必惊慌。即遇逆产，一时难下，仍宜仰卧，使腹中宽舒，小儿易于转动，稳婆用手推正，得顺即下。若小儿果然逼到产门，则浑身骨节疏解。胁前陷下，腰腹重坠异常，大小便一齐俱急，目中金光爆溅，真其时矣。于此临盆，用力一阵，即安然生下矣。

加味芎归汤 治交骨不开，不能生产。全当归一两，川芎七钱，血余灰三钱，龟甲手大一片醋炙研碎。水二碗，煎一碗服之。如人行五里即下。如横生倒产，急服此方，仍令安睡，用手将小儿手足缓缓托入，再睡一夜，自然生矣。如临盆一二日不下者，亦服此方，用手推上，安睡气平，自然生下。暑天因热难下者，六一散滑石六钱，甘草一钱。冷滚水调服三钱。不因酷热者，勿用。

759

催生丹 难产及横生倒产不下者，车前子研末，二钱，酒调服即下。不饮酒者，水调服。按：车前甘寒无毒，治妇人难产，利小便而不走气，即连进二三，亦无妨。黄蜀葵花，焙研为末，温酒或白汤调服二钱。如胎脏干涩难产者，连进三服即下。如无花，用子半合，研末温酒下。按：蜀葵性滑，甘寒无毒。催生服之，能令腹中气宽，胎滑即下也。益母草，煎汤当茶吃易生。小虎刺根捣烂，好酒一盏冲服即下。乳香炙去油，为末。以猪心血丸，桐子大，朱砂为衣，阴干，每服二丸，温酒下。荷花瓣上书人字，嚼而吞之即下。凡一切催生丹不宜早服。如胞浆不下，只宜稳守，须俟胞浆破后一二时，再迟则力乏干涩，愈难下，急宜服之。如加味芎归汤、佛手散，皆催生之妙品，即早服之亦无妨。催生不须奇药，活血滑胎，如水推船矣。

难产 胞浆先干，胎涩不下，用此最效。滑石水飞过一两，白蜜，麻油各半盏。先将蜜油慢火熬熟，去沫调滑石顿服，外以油调涂产妇脐腹，上下摩之立效。

难产灸法 米粒大艾丸，灸右脚小末指三五壮，即下。

盘肠生 慎勿惊忙，从容产毕，剪去产妇头顶心发少许，用蓖麻子四十九粒去壳，去衣，捣烂，涂顶心，肠即入，将入完即洗去，迟则有害。或用半夏末少许，搐入鼻中，得嚏肠自上。或盛以洁净漆过木盆内浓煎黄芪汤，得温浸之即入。

胎衣不下 令产妇将自己头发稍搅入喉中，恶心即下。此法亦治难产。吞生鸡蛋清一枚亦下。取产母鞋底烘热，熨小腹上下十四次即下，蓖麻子仁一两，研烂贴产母右足心，胎衣下后须速去之。迟恐肠出。即肠出仍以此膏贴头顶心即收。

产后血晕 恶血上冲，不知人事者，须先以两手提起产妇头发勿放倒，如放倒恐血攻心则不救。急以韭菜一把切碎，先放入有嘴壶瓶内，再用米醋煮滚，冲入瓶内，上扎瓶口，以壶嘴出醋气熏病人口鼻间，或以少许涂妇手鼻，安定后然后放手。以荆芥穗六分炒黑研细，热童便调灌下即苏。即一时无药，单用热童便灌下可救。如去血过多，时时发晕者，用当归五钱，川芎三钱。水煎服。

预防发晕 置好醋于床头，用烧红栗炭盆内，常以米醋洒上，令房中常有醋气，或时焚旧漆器，皆妙法也。产后用莲蓬蒂十数枚，毛米一合，清水煎一杯，和童便一杯服之。好血上收，恶血自下，甚效。苎麻根作枕止血晕，安腹上能止腹痛。

产后烦闷 恶血未尽，上奔冲心，致烦闷腹痛者。藕捣烂取汁。温服一二盏即效。恶露未尽之时，儿枕腹痛，用山楂肉百个，打碎煎汤，入砂糖和成膏，好酒冲服三钱，催下败血即安。恶血不尽心痛，荷叶炒香为末，便童或白汤调服。

产后血瘀 恶露不行而兼腹痛者。蒲黄五钱，微炒。水煎服。按：《本草》蒲黄甘平无毒，能运血活血，止心腹诸痛。产后一二两皆可服。瘀血上攻痛而兼胀，手不可近，心胁满喘，命在须臾者。用没药箬上炙，去油，血竭各一钱，研细。童便和酒调服。按：《本草》没药味苦平无毒，能散血定痛。血竭甘平无毒，能散滞血，止痛，补心胞络。

子宫不收 产后外坠者。宜补中益气汤，方见前。加醋炒白芍服之。外用黄芪煎浓汤洗之即收。阴突阴挺，用艾叶煎汤洗，外用蛇床子微炒热。绢包熨之。内服四物汤当归、熟地各二钱，川芎，炒白芍各一钱半。水煎好，入龙骨末少许，空心服三次愈。

产后大小便不通 诸药不效，饮人乳三日即安。无则牛乳代之。

小便不禁 白微、白芍酒炒为末，温酒调下三钱，日二服。气虚遗溺，用鸡肶皮、鸡肠一具，烧为末，温酒调下。

小便出血 血余灰二钱，滑石末一钱，生地汤调下。

虚汗 小麦、牡蛎煅研，各等份。俱为末，以猪肉汁调服二钱。

舌出不收 辰砂敷之。或暗掷盆碗作坠地声惊之即收。

乳汁不通 麦芽二三两炒研，煎汤常服即通。并可治痈。鲤鱼头烧灰，白酒调下一钱，一服即通。外用葱头、橘叶煎汤洗三五次。忌食冷物，即夏月亦宜盖暖。木馒头二个，猪前蹄一只，煮烂食之，饮汁尽，一日即通。即无子妇人食之亦有乳。忽时乳胀，及乳眼不通，有青蛤蜊壳新瓦上煅焦研，青黛等份拌匀，加冰片少许，每服三钱，酒冲服神效。

乳少 芝麻炒香捣烂，入盐少许，食之即生。

乳疬初起 蒲公英七钱，金银花五钱。水酒各半煎服，得睡即消。至重者，加穿山甲三片炒黄色，橘叶七片。煎服，外用葱白捣烂炒热，多围乳上，冷则易之即消。葱头三个，每个切一片，生半夏三粒，胡椒三粒，雄黄少许。米醋捣烂为丸，绵裹塞鼻孔内，过夜即消。右乳塞左，左乳塞右。

乳上结核 肿痛难忍者。广皮浸去白，晒燥干面炒黄。研末，入麝香少许和匀，每服二钱，热酒调下即散。外用葱白，和白蜜捣烂敷之。

乳头肿硬 鹿角尖烧灰存性，研末。酒调服一二钱。外以鹿角石上磨汁涂之。

乳头裂破 秋茄子开裂者，阴干烧存性。为末，水调涂之。

止乳 产妇气血壮盛，乳房或胀，或无儿饮，因而肿痛，憎寒发热。老丝瓜近蒂连子，烧灰存性。为末酒下，盖被出热即消。或用麦芽三两炒熟，水煎服立消。外用长布束紧，以手揉散自消。

乳涌 劳役过度，乳出如泉，神昏痰塞者。以独参汤灌之即苏，再以十全大补汤服之。

乳痈 红肿发热疼痛者是痈，坚硬腐烂者是疽。凡初起当有发散流气之药，若已成脓，又当内托排脓、养血顺气，切勿用刀针取咎。瓜蒌一个捣烂，当归五钱，生甘草三钱，乳香炙去油，没药去油各一钱。酒煎服，或水酒各半煎亦可，良久再服。如数服不效者，宜以补气血之药兼服之。初起用芙蓉根切片，以无灰酒煎服。蟹爪尖、鹿角尖，俱炒黄为末，酒下二三钱，皆能即消。紫苏叶煎汤频服之。以渣敷乳上即消。四旁硬者，以牙梳梳四旁亦消。外用京墨、猪胆汁、玄参研末，和匀搽上立消，益母草和生酒糟捣烂敷之。玉簪花根捣敷四围即消。

乳痈红肿 蒲公英一两，忍冬藤二两。水煎，食前服，睡觉病即去矣。芭蕉叶捣烂敷之。取汁，白酒冲服亦效。

乳痈成脓痛不可忍 蜂房烧灰为末，每服一钱，水煎去渣，食后服。重者连进二服。

乳吹 因吃乳时，含乳睡着，乳为儿气所吹，乳汁不通，肿硬重者即成痈。生山药捣烂敷之即消，消即速去之。

乳上生毒 败龟甲一枚，烧存性，研末，酒服四钱。

乳癌 忧郁积成乳中隐核，如棋子大，其硬如石，不痛不痒，或一二年五七年始发为疮，破陷空洞，是为难治之症。若能清心寡欲，薄滋味，戒恼怒，仍服内托活血顺气之药，庶有可生之理。初起用生蟹壳，砂锅内焙焦为末。每服二钱，酒调下，日一次不间断效。或用巴豆肉焙燥，研，麻黄焙燥，俱研极细，等份。作香袋嗿入鼻中，数次渐消。外用圆蛤壳研极细末，加皂荚末少许，米醋煎滚调敷即消。

乳癌已破 甘草汤洗净，用白蜡三钱，好酒化服五七次，可愈。贝母去心、核桃楣、金银花、连翘各三钱。水酒各半煎服。荷叶蒂七个，烧灰存性，研末。酒调久服见效。白糖一两，活鲫鱼一尾，连鳞同捣烂敷之。即烂见骨者，数次可效。

乳癣 白松香二钱，川椒二十粒。研末，先

文堂集验方

用槐枝汤洗，和猪油调涂。

误服坠胎药 已伤未坠，致口噤，手强，自汗，头低，似乎中风者。生白扁豆去皮为末，米饮调服。如胎动呕血下血者，靛青草叶汁一碗，急服即安。

妇人心痛 青鱼枕骨，磨水服即愈。并治血痛气痛，陈瓦棱子煅灰存性为末，酒下六分立止。生萝卜同白蜜，捣烂蒸熟食之。

心风癫痫 因血邪风痰迷心癫狂者。甘遂二钱为末，以猪心内三管血和药，仍入猪心内缚定，用湿纸裹火煨焦，取出药末，入朱砂一钱，分作四丸。每服一丸，仍将猪心煎汤调下，大便下恶物为效。

小便不通 鲫鱼一尾捣烂，用少许填脐内即解。墙上活蜒螺或田螺，入麝香三厘，即将螺肉水滴入脐中即解。盐一味纳入脐中，再滴水入即解。

鸡爪风 或逢月事受风，手足拘挛，拳束如鸡爪，颇疼痛，急于膝骨两旁，各有小窝共四穴，俗名鬼眼。用艾丸各灸三壮立效。

阴内生疮 马齿苋四两，青黛一两，同捣烂敷之即效。杏仁烧存性，雄黄、明矾各五钱，麝香五分。共为末敷之。治痒疮。

阴内痒疮 新桃叶捣烂绵裹纳阴中，日三易。猪肝切片，以花椒葱拌猪油，将猪肝煎干，待稍冷纳入阴内，日三五易，以虫尽为度，以黄葱煎汤洗。

脚丫痒 枯矾五钱，石膏煅，轻粉，黄丹各三钱。洗研细后搽上，并治湿烂。

裙边疮 梨叶百片，用鲜猪油二两，将梨叶入锅内，炒拌油在叶上，次下白蜡二两，亦令熬化在叶上，又下食盐二两，亦拌在内，取起待冷出火气，贴上神效。勿令梨叶炒焦。黑鱼皮不拘大小、乳香、没药等份，研末。糁鱼皮上贴之。初起用鲜茶叶捣烂敷之，即效。

驴眼疮 生脚胫骨周围，亦似臁疮。田螺，去壳捣烂，敷数次即效。

腋臭方 密陀僧四两，枯矾二两，轻粉三钱。共为细末，频擦两腋，半月见效。半年痊愈。生姜频擦亦效。蒸热馒头一个，擘作两片，入密陀僧末一钱许，急挟在腋下，略睡片时，冷则易之。数次效。田螺大者一个，巴豆一粒，研细，胆矾豆大一块，麝香少许，共三味研细。将田螺水养三日，去土揭起靥，入药末在内，以线栓住，置磁器中，次日化成水。五更时将药水以手自抹在两腋下，不住手抹，直待腹内欲行方住手，择于无人处大便去其臭秽，如是二三次，再用前药擦数次，永绝病根，男女皆治。

胎死腹中 因跌仆损伤者，看产母面赤舌青，母活子死。面青舌赤，子活母亡。面舌俱青，子母俱死。或因误服毒物，以致死胎坠胀瘀痛，亦与常产不同。用平胃散。苍术米泔浸炒燥，厚朴姜汁炒，陈皮各二钱，甘草六分。水酒各半煎浓，入朴硝二三钱，再煎三五沸，温服即化水而下。或以巴豆二三粒，蓖麻子十数粒，去壳，加麝香少许，同捣成饼，贴脐上即下，如下净即速洗去。

产后鼻衄 红线一条，并产妇顶心发两根，紧扎中指节即止。鼻血兼中风者，用荆芥炒焦，为细末。童便调下。如气虚者勿服。

产后血痢 小便不通，脐腹绞痛，用生马齿苋捣汁三合，煎一沸，下白蜜一合和匀服。

儿科 证有所不备者，查各门治之

小儿初生 宜以甘草浓汤，用软帛蘸汁拭口中，去其秽浊，随用胡桃肉去皮捣取汁饮之。非独和中，且能养脏。如母气素寒，又值冷天，只以淡姜汤拭口，可免吐泻之患，拭后仍用胡桃汁饮之。

浴儿 用槐、榆、桃、桑、柳枝，各三五寸煎汤，临浴加入猪胆汁一二个，浴周岁内可免疮疥丹毒，又辟邪恶。

多啼 初生二三日内多啼，即看口中上颚，如有白泡子，即以银针轻轻挑破，将白泡内如米粒取出，勿令入喉，以金墨涂之。或因胎毒未尽，多啼不乳，用淡豆豉浓煎汁，常与三五匙，其毒自下。又能助养脾气消乳。

二便不通 急令人以热汤漱口，吸吮小儿前后两心，两手足心，脐下，共七处，吮到红色即通。六七日内小便不通，用葱白一寸捣烂，入人乳拌匀二次，入儿口内，再与乳吮咽下即通。

初生谷道不通 金银器或玉簪，烧热穿通。

初生周身无皮 速取白籼米粉遍身扑之，一日三次，以皮遍为度。遍身如鱼泡，或如水晶，擦破则不渗流，即用密陀僧研极细末炒燥，出火毒，掺上即效。

生下即死 可看上颚有泡，急须挑破。以绵拭去血，勿令血入喉，即活。

不乳 初生面赤眼闭不开，大便不通，不能进乳，多由胎中热毒所致。用粪清数匙饮之立解，即能吃乳。开口后不乳，用葱白一寸破开，以人乳同入砂罐内煎过，饮之即乳。即口噤者亦效。如因受风，鼻塞不能吮乳，用天南星为末，以生姜自然汁调成膏，薄贴于囟门。勿轻用发散药。

小儿口噤 猪乳滴入口中即开。此法最良，须令小猪吮吃，时将小猪后脚提起，其口即开，取之可得。面赤多啼，口噤不乳，天南星一个，炮去皮脐，冰片三厘，同研细，将指蘸姜汁同药末少许，在牙根上擦之立开。

脐中汁出 或赤肿，或出血，用白石脂研极细末，一日三次敷之。如久不干，用当归炒研末，去火气，频敷即效。多年墙上白螺蛳壳，火煅研细，掺上即效。

脐突光肿 赤小豆、豆豉、天南星火炮，白敛，各等份，研细末，每用五分，以芭蕉自然汁调敷脐四旁，一日一次，三次后得小便下白物即消。

马牙 初生口唇牙龈生白点，不能食乳，亦胎热所致，鹅口不同，少缓即不能救。急用银针将白点挑破出血，凶则连日，缓则间日挑之。挑后仍用青绢绞出涎，以好墨、薄荷汤遍搽满口，勿令食乳，待睡片时醒，方与乳，无不立效。

阴囊收缩 初生六七日，阴囊入腹，啼哭不止者。每因受寒所致。硫黄二钱，吴茱萸三钱。为细末研，大蒜调涂脐下，再以蛇床子微炒，帛包熨其囊即下。

月内多啼 真西黄、朱砂各五厘。同研细，用少许点舌上。

脐风 断脐带之后，为水湿风冷所乘，或胎中受热所致，肚胀脐肿，四肢强直为脐风。用独蒜切片安脐上，以绿豆大艾圆灸三壮，口中有蒜气即效。七日之内，若有脐风，肚腹上必发青筋一道，寻照青筋行至处灸三壮，如分两岔，即灸两尽头可救。已行至心，则不治。全蝎五个，酒洗炙脆，僵蚕七条，白而直者炙脆，麝香二三厘。俱研细，每服一分，用薄荷，灯心，加金器一件，煎汤调服，并治撮口。

撮口 或因胎中受热，或因脐风不愈，面赤喘急，啼声不出，名曰撮口。看牙龈上有小泡子如粟米大，急以温水蘸净，绢裹手指轻轻擦破即开口。或灸小儿头上三五壮即愈。照治脐风药服一二分即效。犀角、羚羊角，水磨，和蜜饮之亦效。如大便不通热甚者，制大黄、甘草各五分。水煎服。脐旁及爪甲青黑者，不治。

鹅口 满口白烂，用枯矾一钱，朱砂二分，共为末，每以少许敷之。三次即效。人中白为末，拭口内即效。

口中白点 百日内口中白点，拭之则去，少刻复有，口内流涎，啼哭不乳。黄丹研极细，用竹沥调涂口中，日洗三次即去。内服益元散，灯心汤调下。即不再发。方见暑证。

乳伤 大麦芽煎汤服之。如恶吐者，加陈皮五分，同煎服。

竹衣垂 因胎中遗毒，周身脓血淋漓，疮形如赤剥杨梅状。上白芦甘石火煅淬，入黄连汁三次，童便内四次一两，黄柏猪胆涂，炙七次，七钱，紫甘蔗皮烧灰存性，五钱，儿茶五钱，真绿豆粉炒七钱，冰片五分，赤石脂煅，五钱。俱为细末，用鸡蛋二个煮熟去白，将黄煎出油去渣，和麻油调末药搽患处。内服丸方，真西黄三分，朱砂、雄黄各七分，乳香、没药去油，各五分，麝香一分，山慈菇一钱。俱为末，蜜丸，重三分，金银花汤调服一丸。愈后逢节气调服一二丸即能稀痘。土茯苓研细末，乳调服，一月全好。

赤游风 啼叫惊搐，次生红肿光亮，发热，瞬息游走，发无定处，先起于腹背，流入四肢者易治。若起于四肢，流入胸腹者难治。先用生姜汁、葱汁，加食盐炒，煎水，和汁洗疮，洗时勿令水入目，恐伤目。长流水一碗，石灰一块，入水化开，取水面上如浮油者，涂肿处即消。朴硝、大黄，等份为末，井水调敷。如寒凉药涂之不效，用灶心土，研烂细末，以煮熟鸡蛋黄入锅熬出油调涂。马齿苋捣汁，调银朱涂之即效。干则以汁润之。内服连翘、荆芥、木通、当归、赤芍、防风、滑石、蝉蜕各八分，黄芩、甘草各五分。水煎服。游风肿痛，用破草鞋、人乱发，烧灰，米醋调敷。如平常红肿，以青菜捣汁涂之即消，亦可服之。

慢惊风 多因久病之后，或因吐泻之后，损伤脾胃所致。则四肢冷，手足微动，眼上视，面青唇白，或乍发乍静，或身凉身热，二便利，其脉迟缓。治法当培养元气，即有风痰，不得过行消散，致伤元气为主。病后脾胃虚弱，致成慢惊。四肢渐冷，虚肿面有浮气者。人参、茯苓、扁豆炒、陈米炒，各一钱，木香、全蝎酒洗，炙脆，天麻各五分。匀两剂，姜枣水煎服。如尚有阳证咳嗽喘急，胸膈煽动，痰涎壅塞之状，仍须全蝎酒洗炙脆，乌梢蛇酒浸，去骨，瓦上焙燥，各五分，天竺黄、朱砂另研，各二分半，白附子炮，天麻、青黛另研，各一钱，麝香一分。俱为细末，蜜调为膏，贮磁器内，以蜡封口，大儿一分，小儿五六厘，薄荷汤下，并治急惊。

囟门肿 因热上冲而肿者，高而柔软。用黄柏末，水调涂足心。因寒而肿者，则坚硬。宜温散之。

囟门陷 水调半夏末涂足心。因病久气虚而陷者，用狗头骨炙黄为末，鸡子清调敷。

小儿赤眼 黄连为末，水调敷足心。

头上肥疮 嫩松香，绵纸包作纸燃，入香油内浸一宿，灯上点烧，滴下油敷之。皂荚烧灰，香油调敷，三次即效。

头上痒疮 柏油二两，入紫草、川椒、明矾，蒸透，乘热搽之。轻者白果仁擦之，并治面疮。黑芝麻，口嚼敷之效。

腊梨头方 石灰窑内烧过土墼四两，百草霜一两，雄黄一两，胆矾六钱，榆皮三钱，轻粉一钱。共为末，猪胆汁调匀，剃头后搽之。百发百中之妙，宰猪汤取面上浮腻，入砂罐内，再加葱头五个，明矾、花椒各五钱，同煎，乘热洗二三次即愈。

小儿重舌 舌尖叠厚为重舌，用巴豆半粒，饭五粒，共捣为饼，如黄豆大，贴眉心中间，待四围起泡即去之。或黄柏用竹沥浸一宿，点舌上即效。

木舌 舌下生薄膜如连舌尖，绊住不能吮乳。治法，用针横刺舌下总筋之外膜中，勿穿总筋之内。直勒至舌尖上断此膜，舌即能伸。勿治，大不能言。刺后出血，用蒲黄末涂之。或乱发灰敷舌下，皆能止血。四五岁不语，用赤小豆研末，酒和敷舌下。

口舌生疮 桑皮中白汁敷之。生黄柏末涂之，皆立效。

耳内出脓 枯矾、龙骨炙，胭脂烧灰，各一钱，麝香少许，俱研极细末，先以棉杖拭去耳中脓，吹入药末少许。如不效，如海螵蛸一钱炙研同吹，脓汁久不愈，用山羊角烧存性为末，每吹二三分入内，一日三次即效。

耳后项间湿烂 五倍子，研极细末，糁上即效。如体肥耳后腋下阴囊湿痒者，用海螵蛸研末，炒微黄，敷之甚妙。

月蚀疮　生于耳后，用黄连切片，焙研末敷之。

羊须疮　生于口下，用小红枣烧灰存性，香油调涂。

瘰疬头软疖　大枳壳一个泡软，去穰磨口平，以面糊合在疖上一周时，脓血自出。古磁器碗片研极细，菜油调涂，并治痘毒久烂。

燕窝疮　用鼠屎研末，香油调敷。

小儿歪嘴　蓖麻子七粒，去壳，麝香少许。共捣成一团，安于手心，内用滚水半碗，将碗足坐在手心药上，左歪放右手，右歪放左手，久久行之正即止。

两目夜不见物　羯羊肝一具，勿见水，勿犯铁器。以竹刀划开，入谷精草末，瓦罐内水煮熟，不时服之，屡验。

鸡矇眼　夜合草燥干为末，蘸猪肝常食之即效。鸡蛋开一小孔，入雄黄一钱，煮熟食之，多吃即效。

误将竹木刺入眼内　白头蚯蚓捏断，滴血入眼即出。

小儿咳嗽　生姜四两，煎浓汤沐浴即愈。

小儿癣疥　藁本，煎汤沐浴，并浣衣即效。或用柏油敷之。

肛门作痒　杏仁嚼烂敷之即止。生艾叶同川楝根煎汤熏洗即止。如阴亏燥痒，兼服六味丸易效。

蛔虫　因失乳而早哺，或食甜过多，胃虚虫动，以致腹痛恶心，口吐清水，腹上有青筋，火煨使君子与食，以壳煎汤送下，宜每月初四五五更时服之验。

小儿吐　砂仁童便拌炒，三四次，为末，一两，加丁香、藿香各三钱，俱研细，每服一茶匙姜汤下。如百日内吐乳，直出而不停之为。呃乳。用麦芽三钱，橘红一钱，丁香三分。水煎服立止。

呕吐　吐时酸逆而难出者为热。用和中清热饮。黄连姜汁炒，一钱，姜半夏一钱，陈皮、藿香、砂仁各七分，茯苓一钱半。分两服，水煎徐饮。如吐时顺而直出，或吐清水者，为寒，用温中止吐汤。白豆蔻、茯苓各一钱，半夏五分，加生姜五片，分两服。水煎热服不效，加沉香二分，为末和入。

泄泻　干山药半生半炒为末，每服二钱，砂糖水调服即愈。或巴豆研末为膏，贴顶门上，烧线香一炷，未尽即去巴豆，立愈。伤乳腹泄，仍用人乳一碗，铜锅内煎成红色焦皮，研细频吃即止。

久泻不止　白术土炒，白茯苓各二钱。黄米一合煮粥，只服米饮，泻自止。

痢疾　鸡肫皮焙炒，研末，以乳汁调服。鸡蛋一个煮二三沸，取起去白用黄，研碎，以生姜汁半小盅和匀服之。不宜吃茶，俱神效。木香二钱，生黄连五分，肉豆蔻一个。俱为末，以鸡子清和作饼，慢火炙黄色转红为度，研细末，用白面糊为丸，麻子大，每服三五十丸，米饮下即效。

血痢黑痢　茅草花一把，水煎服。无花以根代之。

泻痢　土木鳖半个，母丁香四粒，麝香一分，研末，津唾调丸如芡实大，纳一丸于脐中，外用膏药贴之立止。

泻痢肚痛　砂仁、川椒各五分　炒研，和姜汁少许，津唾为丸，纳入脐内，外以膏药贴之。

休息痢及疳泻久不愈者　鸡蛋一个，先用黄蜡如指大一块，锅内熔化，入鸡蛋拌炒熟，空心食之，大效。

噤口痢　莲子内心五分，研末，陈米饮调下。毒气上冲心肺者，用此以通心气，则思食。如胃口毒气所阻，不能进食，用精猪肉一两，扯薄片，于炭火上慢炙时，随用腻粉少许糁肉上，令匀成脯，每以少许，放小儿鼻边，自然吃下。

久疟　不拘寒热，用桃叶尖取东南方者四十九片，半夏四十九粒。俱为末，捣桃尖为丸，雄黄为衣，晒干贮瓶中封固。临用取一丸绵裹塞鼻中，男左女右，即止。端午日合更验。

痰核 公鲫鱼一尾，竹刀去肠，用酒洗净，入红花少许，蒸食六七次即消。

痞块 肚大肌瘦面黄，渐成疳疾。白芙蓉花，阴干为末，用鸡肝破开，入花末在内，饭上蒸熟食之。至重者，用木鳖子肉、使君子肉各五钱，各为细末，水丸圆眼大，每一丸以鸡蛋一个破顶，入药调匀，饭上蒸熟食之。

好吃生米茶炭黄病 麦芽一斤，炒，使君子二两，槟榔一两，南星一两，姜汁炒。为末。如吃茶加茶八两，吃泥加泥，吃炭加炭，只用八两。炼蜜丸，桐子大，每服五十丸。每日早晨空心砂糖汤下。如初起多服肥儿丸即效。方见后。

睡中遗尿 鸡肫皮二个，鸡肠一具，焙燥烧灰，猪胞一个，炙焦。俱为末，每服二钱，酒调下。男用雌，女用雄，三四次愈，白纸一张铺席下，不令人知，待遗尿于上，取纸晒，烧酒服，用红花煎马四匹，令小儿自安身下，每夜如之。

小便频多 乌药、益志仁去壳，盐水炒，桑螵蛸，等份，为末，酒煮山药糊为丸，空心盐汤下二钱。

尿血 甘草一钱，煎汤，调六一散一钱服。加升麻二三分，更效。

小便不通 木通、茄儿蒂，水煎服立通，并治尿梗。

阴囊忽肿痛 生甘草汁、蚯蚓粪，调涂之。或用蝉蜕煎汤，洗二三次效。内服四苓散。白术、赤苓、泽泻、猪苓等份。每服二钱，灯心汤调服。如中蚯蚓毒忽肿，用盐汤洗后，以鸭血涂之。

脱囊疮 因湿热所致，阴囊溃烂，皮脱子欲堕。用紫苏叶，研细，湿则糁上，干则清油调敷。多年白螺蛳壳研末，搭亦效。内服木通五分，甘草三分，黄连炒，四分，当归六分，黄

芩七分。水煎，空心服。

疝气 肾子收上肚痛。用小茴香一钱研末，好酒调下。

盘肠吊痛 忽然腹痛吊痛之甚，用葱一大握捣烂煎汤，手巾蘸洗儿腹，再以葱白炒热，捣贴脐上，良久尿出痛止。如先恶寒小腹痛甚，皮急，一脚不能举行者。又须以肠痈治之。用苍耳子二钱，杏仁、薄荷、瓜蒌各一钱，甘草五分。水酒各半煎服，渣敷脐上，二服见效。如便下脓血者，加木香、当归各五分。同煎服，再每日空心酒吞蜡矾丸三五十圆。方见外科。

疳疾 如心脏受疳者，小便不通，口干，舌烂，牙臭，此乃心脏受积也。用羊肝散。谷精草五钱，胡黄连二钱，甘草五分，地骨皮五钱，芦荟三分。俱为末，羊肝一具，竹刀剖开一缝，将药末五分入肝内，用线捆好，砂锅内煮熟肝为度，随时服七日，频服即效。

肝脏受疳 眼生翳膜，羞明不见物。用鸡肝散。雄黄、威灵仙、谷精草、蛤粉、夜明砂水洗净，各一钱。俱为末，每用鸡肝一具，入药末五分，砂锅内煮熟，连汁服，以好为度。鸡肝一具不犯铁器，不落水。入硼砂少许，蒸熟服十次，即能开瞖复明。

胃脏受疳 撒泻口干，夜出盗汗。用茯苓、白术土炒、泽泻各二钱，山楂肉五钱，胡黄连一钱，神曲五钱，炒黄，陈皮一钱。俱为末和匀，每服一钱，清晨米汤下。

肺脏受疳 发热夜啼，胸高咳嗽。用天冬、麦冬、苦楝皮、桑白皮、橘红、生地各三钱。河水十碗煎至一碗，再入白蜜八两炼熟，山药一两为末，再煎成膏，每日服三次即效。

食伤成疳 六月收五谷虫洗净，入竹筒封之。待干研末，入麝香少许，每服一二钱，米汤下。食积腹硬者，用香圆半干者，入尿缸中，每日更换者。浸一月，取起洗净，晒干研末，白汤调服一钱。年小者三五分。肚软仍服肥儿丸。

完谷不化 脾胃不能消运所致。用绿矾一

钱，为馅，作面馒头一个，蒸好晒干，火煅存性，研细，绿者转为红色，用砂糖调服一钱，以大便如常即止。

五疳丸 治一切疳疾皆效。羊肝一具竹刀切片，新瓦上焙干，海螵蛸二两，醋浸炒黄，白米炒，五钱。和羊肝同捣，丸如黍米大，日服二钱，米汤下。肚大筋青，口舌生疮皆效。

五疳八痢 面黄肌瘦发焦，诸药不效。用牙皂荚二个，去皮炙酥，蛤粉三钱，麝香一分，另研，大虾蟆二个。瓦上炙焦黑枯，存性。俱为末，米糊为丸，粟米大，每服二三十丸，米饮下。

疳鼓 久疳腹胀如鼓者。大虾蟆一个剖开，入白豆蔻四十九粒，外用黄泥固济，火煅存性，每服一钱五分，淡酒下甚效。如因湿气而成者，用鸡屎炒燥，一两，入丁香一钱，研末蒸饼丸，米汤下一钱。此方甚验，并治四肢发肿，勿以其秽而忽之。

久疳不愈 疳积病久，身体羸弱，不能重药下者。雄猪肝不见水者，四两，竹刀批开。新荷叶晒干为末，每用二钱。入肝内蒸熟，空心服之。半日后得下恶物从大便而出即效。再以人参、茯苓、白术之类调理。立秋后大虾蟆去头足肠，以麻油涂之。净瓦上炙熟食之，积秽自下。连服五六枚，一月之后形容顿改，其效如神。一切疳积，泻痢，疳泄，皆治。

走马牙疳 即肾经受疳，肌肉瘦，遍身生疮。寒热时，头热脚冷，牙床腐烂溃脱。走马者，言其危急之症。多因痘疹余毒所致，或热甚而成者。患之甚者，黑腐而臭，宜多吃绿豆汁解热。初起用人中白，即多年尿缸中澄下白垩，以风日久干者为良。或尿壶中白碱洗净，瓦上煅红研极细。先用荆芥汤洗疳处，日敷六七次，涎从外出为吉，涎毒内收为凶。或用妇人尿桶上白垢，火煅，研细，一钱，铜绿真者，三分，麝香一分。和匀研细，贴之神效。蜗牛连壳火煅，研极细。敷患处，皆即效。内服芦荟、银柴胡、胡黄连、玄参、川黄连、牛蒡子、桔

梗、山栀、石膏、薄荷、羚羊角各五分，甘草、升麻各三分，淡竹叶十片。水煎，食后服。即穿腮破唇，皆宜服之。或用大蚱蟆一个，煅灰，黄连、甘草、青黛各六分，麝香少许。俱研细和匀，敷患处神效。如口臭涎秽，黑腐不脱，牙落无血，用药不效，穿腮破唇，皆不治之症。马桶碱不拘多少，米醋煅三次。常年擦牙，则无是病。

疳痢 益母草叶，煮粥食，并绞汁服之，立效。鸡肫皮，炒黄色为末，每服一钱，并治水泄及脾胃虚弱。

肚腹胀满 胀久成鼓胀者。用猪肚一个，入大蒜肉四两，同煮蒜化为度。忌盐酱。食之三个全效。余治一人，十二岁时交夏腹满，用广、半、腹皮之药，随减随发。至两月后，朝暮胀急，连及腰胯，气急食少，诸药不应。食蒜肚两个如旧，五六个不再发。

锅焦丸 小儿常服健脾消食，能治黄瘦大便不结，水泻等症。锅焦炒黄，三斤　神曲炒，三两　砂仁炒，二两，山楂蒸，四两，莲肉去心，四两，鸡肫皮炒，一两。共碾细末，加白糖和匀，白汤调服。

肥儿丸 治面黄肌瘦，食积脾疳，大便不结，疳泻等症。山药二两，炒，茯苓、白扁豆炒，五壳虫洗净，焙燥，山楂炒，白芍炒，麦芽炒，神曲炒，当归各一两五钱，白术土炒，一两，陈皮一两，使君子肉煨，八钱，胡黄连七钱，姜汁炒，生甘草七钱，焙。俱研末，用米糊丸，重一钱，白汤调服。

班龙丸 治小儿一切内热潮热，神昏不宁，咳嗽痰涎，及惊风惊搐等症。天竺黄、辰砂、胆星姜汁炒、枳壳、茯神、硼砂各一两，琥珀七钱，山药二两，沉香、雄黄各五钱，麝香三分。俱为极细末，甘草一斤，煮浓汁捣丸，芡实大，金箔为衣，阴干收贮磁器内。每服一丸，薄荷或灯心汤下。

稀痘丹 赤小豆、大黑豆、绿豆、生甘草各等份，焙燥为末。用大竹一段两头留节，刮去青，

钻一孔入药末填满，以木针塞之。熔黄蜡护口。至冬间浸入粪窖中月余，立春前三日取起。水洗净，挂临风处百余日，取出再研。不用时，原存竹筒内不蛀。每月药末三钱，配入绿萼梅蕊不经手取下，石灰内窨燥，研末一钱。不拘春秋时，清晨用经霜丝瓜藤上细藤丝，煎汤调服。服药后，忌荤腥，油腻，十日内得利下青黑粪为验。则胎毒出矣。每年服一次。时痘行年，用玳瑁、犀角，各水磨服，日三次最良，并治心热血凝痘陷。蓖麻子三十六粒，去壳，去衣，朱砂一钱，研细，麝香五厘。于五月五日共研匀，即于午时搽小儿头顶心，及心前心后，两手心，两足心，两臂弯，两腿弯，两胁肋，共十三处，均搽如象棋大，勿使药余多，不可洗去，听其自落。搽过一次，出痘数十粒，二次出痘数粒，三次则终身不出。过周岁七夕、重九皆可搽。

六味稀痘饮 将发痘时预服之，出痘无虞。山楂、牛蒡子、紫草各一钱，防风、荆芥各一钱二分，甘草五分，生姜一片，水煎服。将出未见点时，用绿萼梅蕊三钱，草兰五朵。水煎服。花须预收焙燥，或蜜藏住。即多者可少，并得易发。

治痘不起 紫草茸即紫草根头，白毛。五分，滚汤，砂锅内煎服即起。按：《本草》紫草治斑疹痘毒，活血凉血。利大肠，痘欲出未出，血热毒盛，大便闭涩者，宜用之。若已出而红活，及白陷，大便利者，不宜用。惟用茸以取其初得阳气相类之义，发痘如神，有益无损。绿萼梅蕊五钱，焙，桃仁、朱砂、甘草各一钱，老丝瓜枯燥成筋者近蒂，三钱，烧存性。俱研末，每服五分，白汤调下。隐在皮肤之间者，服之即起。并治麻疹斑疹。按：《本草》老丝瓜，烧灰存性，甘平无毒，能通脉络而去风，解毒消肿化痰。治痘疮不快，用枯者烧存性，入朱砂研末，蜜水调服甚妙。出痘时或因触犯，或痘不起，多用胡荽，即原荽菜。捣汁和酒，卧处、门户、床帐，及墙壁各处喷之即起。如手足未发齐者，水煎汤，温洗神效。若儿虚弱，天时阴寒，即

无变证，用之最妙。若见壮实，春夏晴暖，又所不宜。用红枣烧烟熏之亦妙。不论冬夏阴晴，凡出痘家皆宜用，能转逆为顺。

天萝水 一名西来甘露饮。治痘疮清热解毒，及斑疹烦热，口渴、咳嗽、疹色枯燥，或谵语喘急，睡卧不宁，服之神效。痘症发热三四日而热不退，痘色红紫口渴，大便燥结之症，服之即能红润。丝瓜藤，霜降后三日近根三尺剪断，将根头一节倒插入新瓦瓶中，上以物盖之，勿使灰入。次日另用新坛一只，将瓶中之汁倾在坛内，将藤仍插入瓶中，三日后汁收尽，不拘三五枝数。将坛封固，窨于泥地上。如遇热证痘疹，每服两酒杯，和蜜少许，温服二三次，胜于别味凉药。若夹斑痘疹，和犀角磨汁服，寒月和酒服。一切时疫热证，或配药服之，甚验。

防痘入目 未见痘时，用绿豆七粒，令儿自投井中，频看井中七次而还。胭脂，不拘多少。口中嚼汁，频揩眼眶，则痘不入目。如已见点，用牛蒡子，不拘多少。乳母口中嚼烂，贴儿头上囟门，则痘不入目。

痘疮入目 目中已生痘，用芥菜子一合研碎，入百草霜同研匀，男女各吐津一口，拌匀作饼，左目贴右足心，右目则贴左足心。两目皆有，贴左右足心。一昼夜即消。黑狗耳上取血一滴，入眼角即去。兔粪，炒黄为末。炼蜜丸绿豆大，用木通、蝉蜕煎汤下三十丸，以好为度。眼内有痘痛楚者，用浮萍晒干，为末，三钱。晒时摊竹筛上，下用水映，则易干。以羯羊肝半个，水煮熟捣烂，取汁调服。未伤者，一服即愈。已伤目者，十服全效。

痘疮入目后生膜翳 白菊花、谷精草、绿豆皮各等份。为末，每用一钱，用柿饼一个，米泔水一盏，同煎，候水干，只吃柿饼，日三次，十日效。

痘后眼疳 菊花、蛤粉、兔粪、草决明、谷精草各一两，蝉蜕去翅足，三钱。为末，鸡肝一具，不落水者。竹刀批开，入药末一钱，箬裹

蒸熟食之。以好为度。

痘疮作痒 荆芥穗，一把，束成帚。刷痘痒处，以散郁邪，其痒即止。再以茵陈梗叶烧烟，房内熏之。

痘陷不起 痘色变黑气欲绝者。穿山甲洗净，蛤粉炒令黄脆，为末。每用五分，紫苏煎汤，加酒调服。即发红色如神。倒陷黑色，口唇冰冷，取狗蝇七枚，狗身上夏月最多，冬月藏于耳中以镊取。焙干为末，酒调下，移时即红润如常。痘疮倒陷，人中白火煅为末。水调三钱服之。陷者自起，年大倍加。此三方，按：《本草》亦皆验过而无碍，胜如用人牙多矣。

治痘口渴 红花子、牛蒡子，水煎，细细咽之。即口中如烟，服之即止。按：红花子能治血热烦渴，天行时痘，宜水吞数粒甚效。

痘疮擦破 松花，糁之即效。发热发痒，擦破，用蝉蜕、地骨皮各一两，为末，每服二三匙，白汤服，日二三次。

烂疮及误抓破者 黄牛粪在风露中久者，火煅成灰。取中心白者为末，以薄绢包盛于疮上扑之。如久不愈，墙上白螺蛳壳，煅研敷之。

痘疮溃烂 荞麦面，用绢袋盛，扑烂处，或铺席上衬卧。

斑烂 痘出抓成疮，浓血淋漓者是。多年墙屋上烂草，焙燥，研极细，糁疮上即效。此草善解疮毒之功，甚验。气虚血热，遍身皆是者。铺席上，令儿坐卧其间，甚验。黄豆壳烧白灰，研细糁之。遍身无皮，脓水黏衣被，茶叶不拘斤数，拣去子梗净。入滚水一泡，随即捞起，乘湿铺床上，用草纸隔一层，令儿睡一夜，则脓皆干，神效。

湿烂 痘疹十余日，湿烂不结痂，干绿豆粉糁之。

痘后头上破碎不结痂 黑豆炒焦，为细末。香油调敷。

痘后不收脓 墙上草，研末即前治斑烂之草。敷之。内服保元汤。人参一钱，黄芪二钱，甘草五钱，生姜二片，水煎。拘时服。

痘痂燥 痂皮溅起作痛，或痘痂欲落不落者。白蜜不拘多少。略用汤和稀，时时以鹅翎润痛处，痘痂易落无痕。

痘疮不靥及痂靥不落 猪骨髓、白蜜，共捣匀，火上熬三五沸退凉，用鸡翎刷上，数次即落。如不能脱靥，用乳香，房内焚之。

痘痂不落肿而成斑痕者 马齿苋捣汁，猪脂油熬净，石蜜，各等份，共熬成膏，涂肿处即消。并治痘后肿毒。

落靥后痕痘疤痛痒 马齿苋捣汁一碗。冰糖一两，猪脂油三钱。绿豆、赤小豆末，各五钱。先将苋菜汁同豆末熬成膏，加入糖油和匀涂之。

出汗不止 牡蛎粉、贝母各五钱，粳米粉一升。和匀，绢袋盛，周身扑之即止。

痘有浆时腹泻 大魁栗，以酒坛头黄泥和湿，火煨熟。服之即止。

痘中出蛆 桃叶不拘多少，揉软。盖在痘疮上，并垫身下即消。或用真麻油滴一点痘上，即消尽不再生。并治夏季一切疮毒皆效。

痘疔 凡痘中数颗不起，变黑而痛者，痘疔也。绿豆、碗豆各四十九粒，各烧存性，珍珠一分，入豆腐内煮过研细。油发灰二分。俱为极细末和匀，用胭脂水调成膏，先以银针挑破痘疔，拭去紫血，敷药疔上，升麻煎浓汤去渣，将胭脂浸汤内，揉出红汁，即以脂棉蘸汁，时时涂之。

暑天火痘 遍身皆红者是。白花地丁捣汁，白酒冲服。并治痘喘，用水煎服甚验。

痘后余毒 初发红肿，用赤小豆、绿豆、黑大豆各等份。为末，醋调时时敷之。如已成痈毒，四围涂之即消。

痘毒 即高肿不宜开刀。大虾蟆一个，取皮。中用针穿五七孔，盖在毒上，燥则易之。至三四个立消，并不再发。冬月在乱石下，或沿河近水石寻之。羯羊屎，以新瓦洗净置屎于其中，上下以瓦覆定，慢火炙燥，烟尽存性，研细末，香油调敷。

痘毒溃烂 百合，焙研，细末。掺之。自溃出脓之后，脾胃虚弱，脓清不敛。人参、黄芪、白术炒，各一钱，甘草三分。加姜一片，枣二枚，水煎，食远服，以好为度。

痘后疳蚀疮 遍身及肢节生疮，脓水不绝。鹅口茧，不拘多少。将生明矾末，装入满，火烧枯为末。干掺疮口内即敛。

痘后面疮 密陀僧、白僵蚕、白芷、鹰矢白、白附子各等份。研极细末，以水调敷。凡痘后不宜即吃豆腐、鱼腥、肥肉。多食致泄脾气。

麻疹发散 樱桃核四十九粒。敲碎，葱头一个，水煎服，即能透发。分开顶门，内有红筋瘰挑破，即闷者易出。如发时腹泻，只宜清解，不宜止泻，用西河柳五钱，水煎服。如闷疹发不出，喘嗽烦闷躁乱者，用西河柳叶，风干为末。每服四钱，水煎服。疹后痢泄，砂糖调服。

治疹不透 头面眼眶肿胀，气喘命在顷刻者，以熏法治之。生葱头斤许，连须捣烂。放在盆内，儿大盆大，葱亦加多。盆上用木架将小儿睡在盆架上，然后将滚水冲入盆内，以葱气熏儿周身，稍温即抱起。此法须在密布帐中，勿受一线风吹，直待汗干，即得透发全好。须防小儿手足入滚水。杏仁十粒，去皮尖，研细末。酒酿乃酒初酿之酒母，不可误服烧酒酒浆。调服发暗疹最效。

冬月麻疹 因寒不得发透，喘渴闷躁者。麻黄去节，汤泡过。用蜜酒拌炒八分，加入治疹药中，一服立透。

误吞诸虫 饮靛青水即泻出。

腹内虫积 槟榔为末，清晨蜜水调服。使君子肉，半生半熟。每日食数粒。榧子切片多吃甚效。如觉咬痛，痛时恶心吐水流涎，时痛时止者。为虫痛。用五灵脂二钱，白枯矾五钱，研匀，每服一二钱，不拘时服，以好为度。

寸白虫 色白两头尖，长三五分不等，常从肛门口出。槟榔八两，榧子一斤，木香一两。俱切片，微炒为末，每服二三钱。先吃素三日，择初三、四、五更先吃炙肉，口中嚼汁咽下。

文堂集验方卷四

仁和何京惠川辑

杭州徐志源校订

外科

总论 外科最重者莫如痈疽，最急者莫如喉风疔肿。患之者生死立见。痈者，壅也。大而高起属乎阳，其发红肿广大者痈也。痛而实者为热，痛而痒者为寒。发于六腑易治而难瘥。浅而大者为痈，深而恶者为疽。疽者，沮也。平而内发属乎阴，其发猛恶。其初发也，形如黍粟粒大，白色焦枯，触之而痛应心者，疽也。最不可轻忽，难治而易痉。如其不痛，更为恶证。所发之处，最忌发背，发脑，发鬓，发眉，发颐。初生之时，便觉壮热恶寒，拘急头痛，精神不宁，烦躁饮冷者，其疮必重。若得起居平和，饮食如故，便利调匀者，为易治。一寸以上曰痈疽，一寸以下曰疮疖。发热于皮肤之间，浮肿根小，即大亦疮疖。大抵痈属热，宜凉药。已溃勿服。疽属寒，宜温补之药。

背疽 初起之时，不拘日期，阴阳肿痛，即用独头大蒜切片，如二三钱。安于疮头上，用大艾炷灸之。三壮一换蒜片，不论数十百壮。大痛者，灸至不痛。麻木不痛者，灸至痛时方止。最宜早觉早灸，过七日则无效。如背疽，赤热肿痛，莫辨其头者，但以湿纸覆于背上，立候视之，其纸上有先干处，即是疮头。如十数头作一处生者，即用大蒜捣成膏，作饼铺头上，聚艾于蒜饼上烧之，亦能活也。盖艾火能使毒气随火而散。凡毒初起皆可灸，惟头顶以上属阳明，断不可灸。若失之于初，疮势以成，又当审其虚实寒热。实热则清之。虚寒则温之。

得毒散脓溃，方为可治之症。痒极者，用针刺破，挤出恶血，数次得痒止，即易治。

托里护心丸 灸后即宜多服白矾一两二钱，黄蜡一两，雄黄一两二钱，朱砂六钱，水飞，琥珀一钱。俱为细末，先将黄蜡化开，入药末和匀，须众手为丸，桐子大。每服三十丸，白滚水下，日三服。可免口舌生疮黑烂等症。凡痈疽毒症，多进数服。已成者最能止痛，未破者即能内消。不问阴阳老少，皆可服。原方用白矾末一两，黄蜡七钱，化蜡，众手为丸，每服三十丸，多服神效。仙方也。

一切痈疽发背对口 不论阴阳平肿，无名肿毒，皆治。大虾蟆一个。毒大者，二三个。生于住屋檐下者佳。冬天为乱石下，或河沿口石缝中。入明矾二三钱，连肠肚同捣烂，厚涂四围，中留一孔。毒重者，一二时后即臭，再取捣换，以好为度。至重昏沉不知疼痛者，更换十余次，再无不效。是能收提散毒，至稳方也。

发背肿硬痛深 槐米五两，鲜者更佳。炒黄微，乘热入酒二碗，煎十余沸，去渣热服，取汗即愈。未成者二三服即消，已成者三四服即减轻。渣捣敷患处。惟胃寒者不连服，甚神效。肿硬脉实，邪在内者，用大黄不拘多少，一半火煨，一半生用。生甘草节，等份为末，每服一二钱，空心温酒调下二三次，以疏利为度。

阴疽外势平而不起色黑暗 艾叶一斤，硫黄、雄黄各五钱。以水同煮半日，捣烂候温敷上，冷则再煮，易十余次，不痛者知痛。如痛在肉里者，肿痛出外可生。猪胆汁炒紫色，研末，醋调涂四围，中留一孔，三五次即效。

痈疽半阴半阳 肿不甚高，积日不消。白芷、石菖蒲、赤芍药炒，各二两，紫荆皮炒，五两，独活去节，炒，一两。俱为末，葱头煎浓汤，调涂四围，即肿出高起易治。

一切痈疽发背 由七情内郁而生，蕴热在内，热气逼人，服之极验。并治乳痈、乳疬尤效。远志米泔浸洗，去心。焙燥为末，每服三钱，酒一杯，煎数沸，澄清饮，渣敷患处，以好为度。

蟾酥丸 治一切痈疽发背，疔毒恶证，此药服之，不痛者即痛，如痛者即止，昏愦者即醒，呕吐者即解，未成者即消，已成者即溃，真有回生之功，乃恶证之至宝也。宜备施之。蟾酥生取，晒干，二钱，用时烧酒化开，轻粉五分，枯矾、铜绿、胆矾、寒水石、乳香箬上炙去油，没药箬上炙去油、麝香各一钱，蜗牛二十一个，朱砂三钱。上药俱为细末，照合太乙丹法，于端午、七夕静室中，先将蜗牛研烂，再同蟾酥和匀，方入群药，共捣极匀，丸如绿豆大。每服轻者三粒，重者五粒。用葱白五寸，患者自嚼，吐于男左女右手心，包药在内，用无灰酒送下。重者盖被出汗即效，轻者过夜即散。

仙方活命饮 治一切痈疽，无名肿毒，未成脓者内消，已成者即溃，此止痛消毒通用之神方也。不论虚实老幼皆可服。穿山甲炮黄、白芷、防风、天花粉、赤芍药、归尾、贝母、皂角刺、生甘草、乳香去油，没药去油，各一钱，重者加重，金银花、陈皮各三钱。在背俞用角刺为君。如在胸次，加瓜蒌仁三钱。在四肢，金银花为君。如疔毒，加草河车根三钱。将各药水酒各半煎浓，再将乳、没研细，入药调服，日进二服，侧睡片时即效。如阴毒平而不起者，去花粉、银花。如热甚脉实，大小便秘者，加疏利之药。

七厘散 治一切无名恶毒，诸药不效者。赤练蛇，煅灰存性。研细末，米糊为丸，如芥菜子大。每服七粒。症重者加至十四粒。好酒下

四五服全消。此方甚效。孕妇忌服。

大归汤 治一切痈肿大毒，初起者立消，已溃者止痛收功，服下立效。大全当归一两，切片，生黄芪、金银花各五钱，生甘草二钱。水酒各半煎浓温服。重者日二服。上部加川芎一钱。中部加桔梗一二钱。下部加牛膝一二钱。如孕妇勿加牛膝。鲜忍冬藤五两，用木槌微捣不可碎，甘草节一两，水二碗，入瓦罐内慢火煎至一碗，加生酒一碗，再煎十数沸，分二次，一日服尽，得两便通利即效。如不利，再服。此方神效。

一切痈疽肿毒围药 不拘部位，红肿高起者。用野苎麻根取白嫩者，赤小豆水浸软。同捣烂涂四围，中留一孔，干则易之，即效。平者用鸡粪涂之，不痛者可以知痛。如大痛者可以止痛。大虾蟆一个取皮，包四围，中留一孔，二三次其效甚速。不论阴阳皆治。活蜗牛不拘个数，入银珠二钱，同捣烂敷四围。活蜗牛百个，以井水一盅同入净瓶内，自晚封闭至晓，其水如涎，调真蛤粉涂四围，治发背效。葱白捣烂，和蜜调匀，涂四围，轻者即效。端午日取苍耳草根叶风干，研细，或烧存性。重阳日采芙蓉叶，风干为末，等份和匀，蜜水调涂四围，即消。芙蓉叶捣汁，和生白酒服，将渣敷上即消。或用芙蓉根，切片煎酒服，随量饮更效。王瓜放在滴卤内，发背初发时，将王瓜切薄片贴上，一周时一换即消。发久破烂不住，用花椒煎汤，或甘草汤洗去烂肉，亦用王瓜贴上，一日一换，二三日内可收口。发背诸药不效，芭蕉根捣烂敷之，效。

秘方托里散 治一切疮毒，始终常服，不致内陷，至效仙方也。瓜蒌大者一个，捣碎，当归酒拌炒，黄芪盐水炒，白芍、生甘草各一两五钱，熟地、天花粉、金银花、皂角刺切片炒，各一两。每用五两，以无灰酒五茶杯入磁器内，厚纸封口，再以油纸重封，置汤锅内盖煮至药香，取出，每日分服，直至疮愈为止。此方药品平易，消毒之功甚大，且不动脏腑，不伤血

气，不问阴阳肿溃，屡用屡效之妙。凡治背疽脑疽，势甚者，先用蒜法灸之。若脉实大小便秘者，先用疏通而后用此，其功甚捷。若火毒已退，不作脓不溃者，更宜托里。如溃而不敛脓清者，又宜峻补，如十全大补汤之类。

定痛散 一切肿毒发背，痛不可忍，服之即止。白芷未溃五钱，已溃二钱五分，贝母未溃二钱五分，已溃五钱。水酒各半煎浓服。外用鲜山药一两、白糖霜、大黄各四钱。同捣敷之，即能止痛。乳香、没药、寒水石煅、滑石各四钱，冰片五厘。俱研细，用蜜水调敷即止痛。壁虎一二个，焙干为末，香油调搽立止。平陷不高痛甚者，用赤练蛇火煅存性，研末，不犯铁器。加姜黄、藤黄。各研细，米醋调敷，即能止痛。

透骨丹 治一切痈疽肿毒，坚硬不溃，此药立能溃脓。蟾酥、硼砂、轻粉、巴豆各五钱，蜗牛二个，麝香一分。先将巴豆研如泥，次入蜗牛、麝香再研，后入各药研极细，以磁瓶收藏。每用少许，以乳汁化开，先用银针轻轻拨破，挑药米粒许纳于疮口，外用清凉膏贴之，即溃。凡疮未破，先湿热脓水淋漓不得卧者，用菖蒲晒干为末涂之。鲜用亦可。

替针散 一切肿毒，不出头，不穿破。用蛾口茧出过蚕蛾者，一枚，烧灰。酒调服，自出头。切不可多服。二三枚即出二三头。雄麻雀粪头尖挺直者是也。同赤小豆为末，调敷之，自破。痒肿无头，用皂角刺烧灰，酒下三钱。嚼黄蜀葵花子三五粒，即穿。

透脓散 一切痈疽肿毒，内脓已成不穿破者。生黄芪四钱，穿山甲炒末，一钱，川芎、当归各二钱，皂角刺一钱五分。水二碗，煎一碗，随病前后服，入酒一杯同服，即出毒。

猪蹄汤 洗一切痈疽杖疮溃烂，去恶肉。黄芩、白芷、赤芍药、当归、羌活、甘草、露蜂房有蜂儿者佳，各等份。看毒之大小，每用两许，先用猪前蹄二只，重一斤许者。并水六碗，煮蹄软为度，去油只取清汁，入前药两许，再煎十数沸，去渣，以旧绸片温洗，恶肉随手而

下。宜避风，忌人口气吹之，并忌月妇孝服，及猫犬入病人房。次用抿脚挑玉红膏于掌中捺化，遍搽新腐肉上，外以黑膏贴护，早晚洗换两次，内兼服大补脾胃暖药，腐肉自脱，新肉即生。洗疽之方甚多，惟此方为最效。然轻者仍用生甘草煎浓洗。

玉红膏 白芷五钱，归身二两，紫草二钱，甘草一两二钱，血竭、轻粉各四钱，白蜡二两。真麻油一斤，先以前四味入油内浸三日，大杓内慢火熬药微枯色，细绢滤去渣，将药再煎滚，下血竭化尽，次下白蜡亦化，遂倾入碗内，顿冷水中，候少顷，将研细轻粉投下搅匀。收口，生肌，长肉，诚外科收敛药中之神品也。凡用吸敛收口药，须看疮内新肉淡红色掺入，好后无患。紫色者尚须提毒。

治一切腐肉 巴豆二十粒，去壳及细皮，炒黑存性，雄黄二分。共研极细，取少许掺腐肉上一日夜即去。麻油调涂亦可。即乌金膏。去腐生新之宝也。

肿毒烂不住者 白盐梅，同皂角烧灰存性为末，四围箍之。发背烂见五脏，用大鲫鱼一个，去肠，入羖羊粪其中，烘焙焦黑，为细末，掺之疮口自收。昔有人溃烂将死，人传是方，用之即效。后屡试皆验，须脓少生肌时用之。

治努肉瘀突 南硼砂黄色者，一钱。入冰片少许研细，灯草蘸药点之。如恶疮死肉不消成紫黑突出高起，乌梅肉捣烂，入蜜少许，摊纸贴之。恶肉即收，永无后患。

治一切痈疽不收口 红粉霜四钱，即三仙丹，乳香二钱，炙去油，没药二钱，炙去油，儿茶二钱，珍珠一钱，入豆腐蒸过，布包捶碎研细。俱为细末，先用甘草汁洗净，棉花拭干，将药末掺上，外用膏药贴之。一日一洗，此药能提毒生肌，脓未尽时即可用。或只用乳香、没药俱炙去油。等份，研极细，少许掺入，去毒收口，即名海浮散。亦无后患。

制红粉霜法 水银一两，焰硝一两，明矾

一两，俱研细，与水银拌匀，入铁锅内，用厚磁碗覆之，盐泥封碗口，晒干，不令些微透气，用石一块压之，文武火烧三炷香，常看泥干有缝，即以湿衣补之。忌孝服，月妇、鸡犬见。候冷升在碗上者即三仙丹。能治一切肿毒，及刀伤跌破成脓者，皆用少许掺入疮口，上以膏药盖之。未溃者能化脓，已溃者能提毒收口。不须换药，如加入朱砂、雄黄各水飞三钱。同升，即五仙丹。利于收口。凡升就一年后用，入疮不痛。急用者以井水飞之。

一切痈疽痔漏恶血不止 琥珀二三分。研极细末掺上，即能止血收口。脓水不干，用黄蜀葵花煎汤洗。如多年不瘥，及翻花疮，用马齿苋捣烂敷上，多次即效。

一切肿毒脓尽虚不收口 鳖甲煅存性，研极细末，掺入疮口即效。地鳖虫新瓦上焙焦，研极细末，掺上即效。并治马斧久不收口。如年久不收口成管者，用不见天日蛇壳贴上，即效。一人疮毒年久不收口，仙传用平地下掘深三尺取土一星，入疮口上，以膏盖之，即愈。

多年恶疮肉顽不收口 久年石灰研末，鸡蛋清和成块，煅过，再研姜汁调敷即敛。蜣螂一个，煅焦研极细，掺入即敛。漏疮皆治。上好松萝茶一撮，先用水漱口，将茶叶嚼烂敷在疮上一夜，次日揭下，再用人参末拌油胭脂涂在疮上，二三日即收口。

诸疮成管 大蒜梗，烧灰存性，搽患处，其管即退。

诸疮久溃 丝瓜老根，熬水洗之，数次即愈。

豆豉饼 治一切肿毒，硬而不溃，溃而不敛，及顽恶年久不敛。用江西豆豉研末，唾津和饼，如三钱厚，一钱大，置患处，以艾壮于饼上灸之，干则再易。如背疮，以漱口水调饼铺患处，以艾铺饼上灸之。如未成者即消，已成者亦杀其大毒。不问阴阳，至稳之方也。如有不效，必气血虚败也。

溃后煎方 凡疮毒已溃之后，不生肌而色

赤甚者，乃血热也。四物汤熟地、当归各三钱，川芎一钱，芍药二钱。加黑山栀、连翘各二钱。色白而无神者，气虚也。四君汤人参、白术、茯苓各二钱，炙甘草一钱。加当归、黄芪各二钱。晡热内热，阴血虚也。四物汤加人参，白术各二三钱。脓水清稀者，气血虚也。十全大补汤。四物、四君汤相合，加黄芪、肉桂各一钱。食少体倦，脾气虚也。补中益气汤。方见虚损门。烦热作渴，饮食如常。胃火也。竹叶黄芪汤。淡竹叶二钱，人参、黄芪、生地、当归、麦冬、芍药、甘草、煅石膏、炒黄芩各一钱。若败肉去后，新肉微赤，四沿白膜者，乃胃中生气也。但用四君子汤以培补之。如毒深溃浅，红肿未退者，仍宜金银花、黄芪、当归、甘草各等份，水酒各半煎。分病上下，食前后，日二服。不问老少虚实皆可服。

巴膏方 治发背，对口，搭手，疔疮，肿毒仙方也。象皮、穿山甲各六钱，人头发一两二钱，山栀子红者，八十个，去壳，血竭、儿茶研，各二钱，真番硇砂一钱五分，研末，桃、柳、榆、桑、槐、五种树枝，每种七条，三寸长，麻油二斤，将树枝煎枯，取出树皮，再入头发、象皮、穿山甲煎化，再入山栀煎枯，用绢袋滤去渣，将前油复入锅内，熬沸去火，少定入炒过黄丹半斤搅匀，将锅取起，再入血竭、儿茶、硇砂，细细搅匀，用冷水一盆，将药倾入水内，用手扯药千余遍，换水数次，拔去火气，存贮磁罐内。临用温水荡开摊贴，不用火烤。如存地下年余，不用水拔，每净油一斤，入黄丹四两，夏用五两，炒枯加入。

紫云膏 治一切肿毒初起，未破者即消，已破者即愈。白及、白蔹、马钱子、商陆根、黄柏、蓖麻仁、独活、羌活、生大黄各一两，生地、当归、血余各四两。用麻油四斤，春夏浸三日，入桃、柳、桑、榆、槐枝三寸许，各三十段。每净油一斤，加炒黄丹五两收之。一切膏药熬好，浸入尿缸内，愈久愈妙。

鲫鱼膏 治百样疮毒，未成者即消，已成

者拔毒收敛。牛脚合二只，羊角二只，猪脚合三十个，穿山甲、番木鳖、南星、赤芍、白及各一两，商陆、地丁、白紫英花即夜合花。各一两五钱，巴豆肉五钱，大黄四两，蓖麻仁二两，生地、当归各二两，元参三两，鲫鱼一尾，约十两重。用麻油五斤，将药煎枯，滤去渣，再熬滴水成珠，每净油一斤，入炒黄丹五两收之。

神效当归膏 治一切发背肿毒，汤火疼痛，生肌止痛，去腐生新，其效如神。凡洗拭换膏，必须预备，即贴之，新肉畏风故也。当归、生地黄各二两，白蜡一两。用麻油六两，先将当归、生地各一两，入油内煎黑去渣，又将二味各入一两，煎至微焦，复去滓，乃入蜡熔化，候冷搅匀，即成膏矣。有涂患处，以纸盖之。如有死肉剪去，则生肌尤速。

疔疮 证有十三种，色有青、黄、赤、白、黑。青疔发于目下，黄疔发于口唇，赤疔发于舌根，白疔发于鼻右，黑疔发于耳前。因发于五脏，色故有各别。内一种名三十六疔，其状头黑浮起，形如黑豆，四畔赤色，初生一个，日增一个，若满至三十六个，则药所不治，急疗之得生。复有暑疔，火疔，气疔，冷疔者，皆以其时候缓急浮实之不同。但初起疮心先痒后痛，先寒后热，热定则寒多。凡人一二日恶寒发热，四肢沉重，心惊眼花，或遍身麻木，头痛呕逆，稍异如常，须宜遍身寻认，如有小疮突起如钉，即是疔也。大抵起紫疱者多，起堆核者少。发于手骨节之间，其证最急。或肩或腰或足稍缓。初生用黄豆入口嚼，无豆腥气者是疔。即吃菜油一盅，保无性命之忧。生两足者，多有红丝至脐。生两手者，多有红丝至腋。生唇面口内者，多有红丝入喉。以针刺疮不痛无血，是其候也。急宜用针于血丝尽处挑破，使出恶血。若红丝已近心者，即挑破疮头，用铁锈三钱，生铁上衣也。牡蛎二钱，青盐一钱为末，以灯盏内油调搽，其丝自回。凡疔初起，急用针刺中心至痛处出毒血，并刺疔四畔十余针出恶血。即以蟾酥丸一粒，方见治痈疽。

研碎掺入，上以巴膏无则拔毒膏。贴之。或用大蒜片贴疮口，用艾丸不拘壮数灸之。若灸而不痛，去蒜贴疔灸之。如灸或刺之后，宜服乳香一炙去油。绿豆粉四两。和匀，每服三钱，甘草浓汤下，即护心散，连下数服，可免毒气攻心。迷闷呕吐，并服通利药，乳香、木香、沉香、丁香、香附、黄芪、射干、连翘、升麻、独活、桑寄生、甘草、木通各一钱，水煎服。或蟾酥丸之类。如针之不痛，其人眼黑，或见火光若呕，直视谵语如醉者，皆不治。凡人暴死，取灯遍照其身，若有小疮，即是疔毒，宜急灸之，并服蟾酥丸，可以得生者。

治疔急救方 家菊花叶，捣汁一碗，冬间用根。生甘草四钱，另煎浓汁半盅和入菊汁内服之。重者二三次，再无不效。如一时无鲜者，以茶菊四两，甘草四钱，煎浓服。《肘后方》云：生疔垂死者，菊汁入口即活。苍耳子及梗内虫，冲酒服，至验。外用蜘蛛一个，巴豆一粒，同捣极烂敷上，即能拔去疔。苍耳根、白梅肉，同研烂敷疔上，即能拔疔。陈年露天铁锈，研极细末，将银针挑破疔头一孔，纳铁锈末于内，仍将皮盖好，少顷黑水流尽，有白丝如细线，慢慢抽尽疔根即愈。虾蟆取肝胆一副，加银朱五分，麝香五厘，共捣敷疔上，干即易之，数次即消。蝼蛄虫，捣烂敷疮上，疔即拔。仙乔草、紫花地丁、豨莶草，各一大把，陈好酒煎服，尽量饮卧自效。

疔疮毒气入腹呕吐 苍耳草，根叶共捣。服之即效。

嘴唇上疔疮 将两腿腕中紫黑筋，用针刺出恶血，即消。

疔疮针刺之后余毒走散作肿 郁金、白及、白蔹、大黄、白芷各四两，黄柏二两，轻粉五钱，绿豆粉一两。俱为细末，蜜水调涂四围。凡疔毒点化毒丸之后，如无巴膏及拔毒膏，宁用白及为细末，放在磁碗内，入水沉下如糊，涂纸上贴之。切勿用生肌膏。出脓血之后，中如黑陷漏疮，四围死肉不去，不生肌者，仍不治。

血疔 刺破血出不止，用真麻油一盅服下，即止。

麻子疔 其状肉起头如黍米，色稍黑，四边微赤，始末皆痒。忌芝麻、麻油，着麻衣，仍照前法治之。

刀镰疔 其状如韭菜阔，长一寸，左侧肉黑如烧烙。忌针器针刺。仍照前法治之。

暗疔 疮头凸红，人气昏狂。乌柏根当行路者取二尺，去皮捣烂，井花水调下一盏，服后泻一二次立效。

鱼脐疔 丝瓜叶、葱白连根，韭菜，同捣烂取汁，以热酒和服，渣贴脐下。病在左手贴左腋，右手贴右腋，左脚贴左胯，右脚贴右胯，在中贴心脐，用绵缚住，候肉下红线处皆白则散矣。须令人抱住，恐其颠倒，则难救矣。

食牛马六畜毒生疔 昏狂欲死者，用乌柏叶，或根捣汁一二碗服之。得泻即愈，不泻再服。

疔疮恶毒攻心烦燥作渴 青黛无灰净者，二两，雄黄五钱，苍耳子烧灰，二钱。俱研细，每服二三钱，蜜水调下，可以护心。

疔疮危笃 土蜂房连子全个，蛇蜕一条全。入瓦罐中，黄泥固济，火煅存性为末，每服一钱，酒调下。少顷，腹中大痛，痛止其疮已化为黄水矣。危笃者两服愈，轻者一服立效。愈后再服大黄一两，皂角刺、金银花各二两，瓜蒌一个，甘草一两，生姜二两。和匀，每服一两，水酒各半煎浓服，解毒尽为度。即生疔走黄将死者，加牛蒡子一两，乳香、没药各五钱，和匀服之，即可回生。凡生疔毒，忌孝服、月妇，并安息麝香、汤火气、臭气触犯。更忌风寒、房事、荤腥、油腻、生冷等物。若有不谨，则痛不可忍，亦且难治。疔症由于恣食厚味，或食自死六畜等肉，或人汗入肉而食之。或感蛇虫之毒，皆致生疔。人事者咸宜避之。

水疔 蜗牛同菊叶捣烂敷之。如无菊叶，以野苎麻嫩头代之。初生白头痛而兼痒，亦带黑色，

不在部位，不发寒热，易治。

对口疮 大鲫鱼一尾，入磁器内捣烂，再加头垢二三两拌匀厚敷上，中留一孔，外以纸贴之，一二日即愈。膨皮鱼连肠骨，捣烂敷上，即散。至重昏沉者，虾蟆一二个连肠骨捣烂，加白矾末二三钱，拌匀厚敷之，中留一孔，或干或臭即易之。甚者一二十次，再无不消，屡试神验。芭蕉根四两，洗净捣烂，热酒冲服，渣敷患处。鲜茄蒂七个，鲜何首乌等份，水煎服。一服出脓，二服即敛。老母鸡出窠热屎，抱小鸡蛋时佳。涂之即愈。

肺痈 咳时膈上隐隐作痛，吐咯如脓血臭秽乃是。鲜橘叶，捣汁一盏，缓缓服之。吐出脓血即效。鱼腥草水煮，不住口，食之神效。兼治鱼口。金丝荷叶捣汁，生白酒冲服亦效。大鲫鱼重半斤者，两尾。剖开洗净，入白果仁去心衣，即银杏。塞满鱼腹，用苎线扎紧，每日饭上蒸熟食之。不拘次数，以好为度。鱼内勿用盐。白花百合，洗净捣汁，每日用一碗，不拘时呷之。服七日后即见效。芥菜卤，久窖地中百年者，每日服数匙，白汤下神效。惟嘉兴府城中大家藏之。即转成肺痿者，服之即效。愈后忌食荤一年，白鳖、鸭蛋、萝卜终身忌。

肠痈 小腹坚硬如掌而热，按之则痛，肉色如故。或掀赤微肿，小便如淋，汗出憎寒，脉气紧实者。用明矾四两，肥皂十五个，煅存性，雄黄一两，大黄一两，酒拌蒸。为末和匀，每服三钱，酒煎金银花五钱下，有脓从大便中出，无脓暗消，不泄再服。若腹肚胀，大转侧闻有水声，或绕脐生疮，或脓从脐出，或大便下脓血，皆恶证，不易治。如脓出收口，白木耳淡煮猪大肠食之，即效。

悬痈 由于三阴亏损，湿热结聚而成，在谷道之前，阴器之后，即海底穴也。初生状如莲子，少痒多痛，日久渐如桃李，赤肿掀痛。溃后轻则成漏，重则沥尽气血，变为劳瘵不起者多矣。用粉甘草四两，长流水浸透，炭火上炙干，再浸再炙，如此三度，切片，甘草三两，

当归三两，水三碗，慢火煎至稠膏，去渣再煎，稠厚为度，每服三钱，无灰热酒一大杯，空心化服。未成者即消，已成者即溃，既溃者即敛。不问寒热，乃悬痈之良药也。

搭手 生于背上近肩，全蝎三个，核桃肉同捣末，好酒冲服二三次。未成者即消，已成者即轻。如已破烂，仍照痈疽门治之。搭肩，大蒜片贴患处，艾灸三五壮即消。

肚内无名肿毒 鳖甲，煅存性为末，酒服。腹内生疮，在肠胃不可医治者，取皂角刺，不拘多少，酒一碗，煎七分温服。其脓血俱从大便中出。

热疖 端午日午时，独蒜切片贴眉心，至夏不发。芙蓉叶同菊叶捣敷之。立夏前水塘中小虾蟆初出黑而有尾者。置瓶内，用碗盖之。以蜡封口埋地下，久窨成水，加入冰片二三钱，如无亦可。涂疖四围即消。一切肿毒，其效甚速，并治一切喉烂，涂上即效。热疖久不收口，用白木槿花，煅存性。为细末，糁上即愈。即疮口如碗大者亦效。兼治金疮刀斧伤。

扎马疔 豨莶草、车前草、紫花地丁，水酒各半煎服。忌食鲜肉。

瘰疬 项颔结核名曰疬。生于胸膈者名马刀。久恐成漏，宜从早治。初起未破者，将面捏成薄条，照疬子大小略离患处作圈围，着留疬子在内，再取槐树根在地土内掘出者，白皮数条，放面圈内，皮上用小艾丸于疬子中心灸之，肉上略觉痛，即拂去艾丸，更换白皮，灸三次，面圈不动，照法连灸三日即消。嫩苎根捣如泥，照疮大作小薄饼，每疮点一个，再用艾加入乳香末丸如黄豆大，灸苎根饼上，每日灸三五壮，一月痊愈。

治疬方 不论已破未破，蓖麻子去壳，四十九粒，沥青一两，杏仁去皮尖，十三粒半，真铜青二钱。共捣千余槌，自然黏软成膏，摊贴患处神应。未破者即消，已溃者去腐收口。内服玄参四两，蒸，牡蛎四两，醋煅，贝母四两，去心蒸，甘草一两。为细末蜜丸，每服三钱，白汤下更效

速。雄猪胆约百个，取汁去皮，入夏枯草三两，锅内同熬去渣，滴水成珠，加入沉香末三钱，砒霜三分和匀，收入磁罐内。摊贴患处。如已破者涂四围，中留头，以好为度，屡验。夏枯草熬膏服，并涂患处。

瘰疬肿痛久不瘥 狸头蹄骨并涂酥炙黄为散，每日空心米饮下一钱。外以狸头烧灰，频敷之。已破者更效。

瘰疬溃烂 土茯苓水煎服，以多服为妙。或白玉簪花叶取其嫩者，以米醋浸一宿，饭锅上蒸三次，先用苦茶洗过，贴患处。久不收口，用田螺数个，炭火上炙干为末，糁上即效。凡此症，多食海带亦易消。

痰核 红肿寒热，状如瘰疬。用石灰窑中流结土渣，轻虚而色赭者为末，菜油调涂，其肿即消。三桑叶晒干为末，红砂糖调服，至二三两即效。如不痛不红，痰结痰核，用天南星研末，芭蕉根捣汁，加姜汁少许，调匀涂之即消。内服金银花、蒲公英各四五钱，煎汤代茶，饮半月效。

一切瘰疬验方 不问已成未成，已溃未溃。取肩尖肘尖骨缝交接处各一穴，即肩髃、曲池二穴也。艾丸各灸七壮。如止病在左灸左，在右灸右，内服益气养营汤数十剂，再无不效。人参、黄芪盐水炒、当归、川芎、熟地、芍药酒炒、贝母、香附、茯苓、陈皮各一钱，白术炒，二钱，柴胡六分，甘草、桔梗各五分。水煎服。脓多加芎、归，脓清加参、芪，脓不止加参、芪、当归。

鼠疬 石菖蒲生研，罨之微破，以猫鼠皮连毛烧灰，用香油调敷。内服白蔹为末酒下，多服即效，并以酒调敷之。

瘤赘 初生如莲子大者，取蛛丝捻成粗线，缠扎其根，数日其丝渐紧，瘤根渐细，屡易屡细即落。蒜片贴患处，艾丸灸五七壮，即能渐消。血瘤已成大者，用甘草煎膏，以笔涂周围，一日上三次。又芫花、大戟、甘遂各等份，为末，醋调。另以新笔涂甘草圈内，勿近甘草，

频涂即消。

项下瘤 牛蒡子根为末，蜜丸。常服即消。

两腮肿毒 大黄末，葱汁调搽即效。风热腮肿，用老丝瓜，烧存性，研末，水调涂。

痄腮 用赤小豆为末水调涂。痄腮破烂，用野苎根捣敷处，内服龙须草煎汤服。

浸淫疮 生耳边面上出黄水，殁羊须、荆芥、干枣去核，各二三钱。俱烧存性研末，入腻粉五分，每用少许，先以温汤洗净拭干，以清油调搽。轻者以五倍子研细，敷之。

火珠疮 其疮如珠，始于发中，相染不已，亦有伤命者。用生萝卜捣烂，将滴醋浸敷患处即愈。

金丝疮 形如绳线，巨细不一，上下至心即死。治法于疮头截住，刺之出血，后嚼浮萍涂之，即愈。

白蛇缠 生于腰肚间，细白泡如白蛇相缠因名之。白及、水龙骨。粪船板缝上干灰，陈年朽烂者妙。共研末，天泉水调涂。橘叶七片，糯米共捣敷即效。柿漆汁敷上四围，以朱点之，粪桶箍烧灰研末，麻油调涂，即红泡者皆治。凡肚上生疮，口嚼糯米敷之。五倍子末，黄泥水调涂。

天泡疮 天萝水方见痘证门。调宫粉敷上立愈。白花百合，捣烂敷之，即效。丝瓜叶捣汁涂之，立愈。小麦炒黑为末，以生桐油调涂，立效。鲜蚕豆壳，炒黑研末，麻油调涂，立效。如日久作烂，疼痛不已，脓水淋漓，用石膏火煅研，轻粉各一两，青黛、黄柏各三钱。俱研细，甘草汤洗净糁之，其痛即止。初起用柿漆涂之，即效。

漆疮 韭菜捣汁，入烧酒少许涂之，即效。麻油调铁锈末涂之。蟹壳、滑石，研细末，蜜和涂之。旱莲草捣汁和酒服。另用煎水，日洗数次。忌浴热水，兼戒口味。畏漆之人，口嚼川椒，涂口鼻可免。漆入目，蟹汁滴入愈。

艾灸火疮不收口 瓦松阴干为末，先以槐枝、葱白煎汤洗之，以药糁上即效。

蛇窠疮 即缠腰火丹。小疮如麦大，千百缠腰如蛇形。用蛇泡勒烧灰，麻油调搽。雄黄末酒调服，外用油调涂。

天蛇头疮 生于手指尖，初起用生鸡蛋两个开一孔，取蜈蚣一条焙末入蛋内，套在患指上候热，再一个即消。猪胆一个，加入蜈蚣末，套上亦妙。白及末一钱，蟾酥三分，共和鸡子清调涂，燥则易之。内服绿豆粉一两，乳香一钱，水调服三次愈。痛不可忍，用蜈蚣一条火上烧，以烟熏之。良久即止。按：用蜈蚣者，取相制之义。凡手足指尖毒，用田螺捣烂涂上，即愈。

手指罗疔 菊叶捣汁和酒服三次，外以苍耳子内虫一枚，捣敷疮口，上以膏药盖之。数次效。夏秋取苍耳子内或梗内虫，以麻油浸入磁瓶内。如遇疔疮肿毒，将虫敷疮口，并冲酒服，其效神速。

甲疽 绿矾火烧赤，五钱，芦荟一钱半，麝香二分半。俱研末，以绢袋盛包患指上扎定，以好为度。如已溃烂，用牡蛎，厚处生研。每服二钱，靛青和酒调下，渣敷患处。凡手足甲疽，或割损成疮，日久不愈者，用绿矾五两，火烧至汁尽，研细，色如黄丹，收入磁罐内，先以盐汤洗净，敷上即愈。

手指忽然肿痛 乌梅肉，连仁捣烂，醋调稀入指浸之即愈。如因蛇蕈毒气触痛，以柏树叶，同蜜捣烂敷之。

指义生毒 名鸦翅。用蛇瓢草捣烂，入酒酿少许，敷上愈。

虎口毒 在手大指次指中缝，不治烂手，用鲜蟹捣烂涂患处，自消。

寒湿疮 鸡子煮熟，去白用黄，慢火炒出油，加黄柏末调匀涂上，立效。烟胶为末糁上。若燥，香油调涂。

湿热疮 痛多出血，去靥即流血者。番木鳖二十个，切片，和麸上同炒去油尽，为末，加雄黄三钱，烛油调搽。

脓窠疮　大枫子肉一百粒，蛇床子五钱，雄黄二钱，枯矾、花椒各三钱。俱为末，用烛油、猪油各五钱，同捣烂，熔化调搽。内服川黄连三钱，白酒十斤，雄猪板油一斤。共入酒瓶内，蒸三炷香，随量饮。须出火气一二日服。苦参一两，花椒三钱。煎汤洗效。如生疮周身至重，诸药不效者，用穿山甲片炒黄，研极细末。每服一两，好酒调服，至三四服后尽行发出，连进七服后，即如完体，甚验。

疥疮　风化石灰和醋浆水调涂，随手而减。石灰淋汁洗之，甚效。枯矾五钱，滑石五钱，硫黄三钱。俱为细末，猪油同研糊搽。苋菜根，焙燥为末，香油调涂。东瓜藤或皮煎汤洗。遍身风痒者，浓煎浮萍汤浸浴速效。或用茵陈草浓汤洗。遍身燥痒者，内服红花、归尾、荆芥、紫草、生地各二钱。水酒各半煎，多服即效。

遍身热疥　痛而不痒，黏着衣被不得卧者，菖蒲根叶晒干为细末，先铺席上，恣卧于上，仍以衣被覆。既不黏衣，又得安睡，五七日愈。

恶疮似疥十年不愈　全蛇蜕一条，烧灰，猪油调搽。另烧一条，温酒服即效。

膝上生无名肿毒　名牛头痛，不即治则伤人。用糯米三合，连须葱头五个，同煮饭，乘热敷二三次即消。曲鳅末过七日用。牛皮胶四两，入烧酒煎服，醉卧立愈。

冻疮　鸽子粪煎汤洗之，自效。东瓜皮、茄根煎汤洗之。蟹壳，烧灰存性，研末，菜油调涂。冻脸上，用活雀脑涂之即效。端午日用姜葱汁于冻处揉散血结，冬不再发。鲜樱桃不拘斤数，入磁瓶内封口，放在凉处发过，至冬月将樱桃水涂冻疮甚效。早涂数次则不冻。

翻花疮　其状疮内如饭粒，破之血出，随生反出。苍耳叶，捣汁服半碗，并日涂三次即效。

肛门口痒疮　葫芦，火烧存性。糁搽。生疮久不愈，用鸡内金，即鸡肫皮。烧灰存性，研极细，干贴立效。

偷粪老鼠　生肛门口。仙茅一两，山豆根二两，大黄一两，金银花一两，百草霜五钱。俱为末和匀，每日清晨米饮和酒下五钱。外用干猫粪煅灰，用井底泥调敷。

坐板疮　牙皂荚，微火炒。天南星，等份，俱研末，用姜汁调匀敷疮上，即效。绿矾一把，放脚盆内，滚水冲下浸洗，待痒止坐草纸上自干，数次效。切勿入尿管中，入则疼痛，水洗即止。黑芝麻，口嚼敷之，立能止痒。浮萍煎汤洗，甚效。

肾囊忽肿　韭菜地上蚯蚓粪二两，加甘草末五钱，和匀，水调涂。肿痛者，用葱白、乳香捣涂，痛即止。

肾囊疮　密陀僧、滑石，各等份，研细，姜汁调涂。如阴汗湿痒疮，用栲炭、紫苏叶为末，糁上即效。连两腿生疮，用牡蛎炒，黄丹炒，各二两，枯矾四两。为细末，至夜睡时连擦两三次，五七日全消。松毛煎汤温洗。燥痒疮，至五更时先以粗布擦过，口中嚼生芝麻搽涂五七次，即效。抓搔成疮，以致肿痛者，甘草汤洗，以丝瓜汁调五倍子末涂之。凡下部湿气，每日以百沸汤洗，亦能去湿。忌用生水。

肾囊风　地骨皮二两，吴茱萸一两。煎汤洗。松毛枫树叶同煎汤温洗。如血热风痒，用地肤子，煎浓汤洗。绿矾冲汤洗效。勿可入尿管。

阴颈生疮　白蜜调甘草末敷之。阴头溃烂，用女人经布烧灰，油调涂之。阴肿痛极，用马齿苋捣烂敷之。

癣疮　新鲜羊蹄叶，不拘多少，捣烂，加川椒、白糖，并食盐少许，以布共包之。浸陈醋内半日，取布包擦癣，三日愈。土蒺藜，连根带叶捣烂，煎水汤洗即效。皂矾不拘多少，炒极干为末，猪胆调敷甚效。大露蜂房，不拘多少，以生白矾填入孔内，用破罐底盛之，仰口朝上，用炭火煅令白矾化尽，为末搽癣上二三次，除根不发。年久罗汉松树皮，煅存性，米醋调搽。风癣时好时发者，巴豆壳二钱，明矾一钱，同研细，生姜擦之。三年老芋擦之，能治年久顽癣。凡癣治好后忌食茄子。

黄水疮 石膏三钱火煅 龙骨三钱火煅 松香三钱 枯矾三钱 共研细，用煮熟鸡蛋黄熬油，和前药敷上，头面俱生者。苍术炒燥 糯米粉炒燥 等份，研匀，掺上即效，久不愈者。用真柏油熬稠搽上立效。

臁疮 杏仁去皮尖，纸压去油，取霜五钱，轻粉一钱。和匀，将雄猪脊髓同捣，先用黄柏煎浓汤洗净拭干敷之。将绢包好，数日即愈。如污臭者，用龟甲醋炙黄，火煅存性，加轻粉、麝香少许和匀，先用葱汤洗净敷之。柿叶，烧灰存性，同川椒为末，搽患处即效。花椒水洗过，将妇女头上带过通草花，不论颜色，贴之即效。敷治后，不合口，以血竭为末掺之。将好用鲤鱼腹前鳞眼贴之，半月揭下，则不再发。

注脚臁疮 马齿苋捣烂敷之。或焙燥研细，蜜调涂之。

臁疮隔纸膏 松香一两，火上化开，倾入水中取起。乳香、血竭各三钱。共为末，香油调摊贴纸上，用针刺数百孔，反贴疮上，三日一换。贴时先用米泔水温洗净，初起用香油浸千张纸，盖饭上蒸过，贴患处，一日换两次，数日即效。年久不愈者，用白蜡、陈年猪脂油，数年久者佳，各等份。乳香三钱，研末。共入锅内熬化，用白绵纸裁成疮大二三十张，每张在药内提过，候纸两面蜡凝厚为度，将三十张叠成半寸厚，用针刺数百孔，以便通气，贴于疮上，用绢缚住，过一夜将贴疮一张抽去，又复包上，每日如此，俟恶水消尽，即生肌长肉矣。血臁用桑根白皮，捣烂，加猪油研匀，照隔纸膏贴之。

两腿血风疮 猪鬃煅灰，五钱，烟胶即皮市熏皮烟煤炒净，五两，黄柏一两，炒研，真川连三钱，轻粉三钱，乳香去油，没药去油，各五钱，血丹炒，五钱。俱为细末，用真柏油调匀，先

以葱椒水洗透，拭干敷上，用油纸包好绢扎，至七日后，再洗再敷，屡验如神。如腿疮流黄水，搔痒不止，用地肤草四两，花椒三钱。煎汤洗之。再用房内倒挂屋龙灰敷之，二三次立愈。

脚面恶疮 羊粪，煅成白灰，麻油调涂。痒入枯矾、轻粉少许。久不收口，枯矾、杉木烧灰，各一钱。共研细，麻油调敷。

脚指缝烂疮 鹅掌黄皮焙干，烧灰存性，为末掺之。赤石脂、苍术炒焦，俱研极细末，掺上皆效。暑月抓烂疮，口嚼细茶叶敷之。风痒流黄水者，黄柏去皮，不拘多少，用猪胆汁涂搽，晒干数次，酥透柏皮，方研末。先用花椒汤洗过拭干，随以末药敷之。二三次即效。极痒有虫者，有乌柏根为细末，油调涂上，少顷涎水出即愈。湿烂不愈者，以多年尿桶烧灰存性，敷之。

凡下部湿气脚烂，不能移步者，内服黄柏酒炒，苍术米泔水浸一宿，盐水炒燥，各五钱。水煎食前服，连服四五次，再无不效。

脚上生疮乱孔如蚁窝 如意草，捣烂敷上。桃树嫩精和陈年石灰，共捣成饼敷之。穿山甲烧灰敷之，皆效。

远行足打成泡 水调生干面涂之，一夜即消。

脚垫毒 人走长路紧急，被石块脚底垫，肿痛不能移步者，急用旧草鞋入尿桶内浸半日，或一夜，将新砖烧红，以浸湿草鞋放砖上，随以肿脚踏上，火逼尿气入里即消。若不即治，烂则难愈。远行肿痛，亦用此法。

脚碱鸡眼 葱白荸荠捣汁一碗，再取松香四两，蜈蚣三条，麻油八两，另煎滴水成珠，方入前汁再煎，摊膏贴之即落。

手足冻裂 蛇壳、乱发、鲜猪板油各二两。用清水十数饭碗，锅置露天，入药同煮，以棍频搅，熬至壳发无形，如不化，再加水五十碗。加入黄蜡四两，俟蜡化，倾入极厚磁钵内，待其自凝。患裂者，先以温汤洗净。临睡

时，用抿脚挑入裂内，立时定痛。冬至日制更效。

痔疮 初起用马齿苋，不拘鲜干，煮熟食之。并煎汤熏洗即效。痔疮肿痛，用白鹅蛋两个，去壳，入熊胆二分，冰片少许，研匀，入磁罐内，密封，临用以手指蘸药搽之。

痔疮红肿翻头痛不可忍 极大螺蛳一个，去盖，入冰片五分，置茶盅内一夜，尽化为水。用鸡翎蘸扫患处，其性凉，立能止痛消肿。葱头和蜜捣点肿处，觉冷即消。破流脓血，用儿茶口中嚼烂敷疮上，先作微痛，数次后即结痂愈。

痔疮日久成漏 胡黄连一两，穿山甲麻油内煮黄色。石决明煅，槐米微炒，各五钱。炼蜜丸如麻子大，每服一钱，空心清米汤下，早晚日进两服，至重者四十日痊愈。如漏之四边有硬肉突起者，加蚕茧二十个，炒枯研末，和入药内，外用苦参煎汤洗，每日二次效。如脓血多，肠污从疮孔中出者，先服刺猬皮炙切片，再炒黄，胡黄连切片，姜汁炒，各一两，麝二分。俱为末，软饭丸如麻子大，食前酒下一钱，服后脓水多去尽，再服前药，更易见功。

痔疮去管 犀角末、象牙末、乳香去油、没药去油，各一两，明矾末、黄蜡各五钱。先将黄蜡铜锅内熔化，糁入药末，丸如桐子大。再用连翘、金银花各一两，好酒五斤，同煮去渣，收入磁瓶内。每日酒一杯，服前药二十一丸，即能除根。辣茄一百个，连蒂晒干为末，糯米粉三升拌匀，水法为丸，如芡实大，每空心服十丸，白汤下。药完其管挂出如带，用麻药剪下，贴膏收口。立秋后马齿苋三十斤，取汁熬膏，用槐米三斤，焙研细和入膏内，每服三钱，空心滚水下，即能去管。

洗痔极效方 威灵仙、槐米、防风各一两，五倍子五钱，瓦松、柳须即杨柳小红根。各二两。各锉碎，水煎浓熏洗。未破者茄蒂或根，晒干煎洗，日二三次即效。已成漏者，用蒲公英一斤，猪蹄一只，煎汤去油，滤净熏洗。

血痔内胀 枯桑树，烧成白灰，每服酒下三钱。韭菜煎浓汤先熏透，候温洗疮，日二次。盖韭菜大能散血也。

痔疮出血 橡子研成粉，糯米粉各一升，炒黄，滚汤和作饼，饭上蒸熟食之。四五次即效。如不因疮内由大便而下血者，用干莲蓬壳烧灰煎汤，代茶饮即止，以好为度。

内痔不出 草乌为末，津调点肛门，痔即反出，便于敷治。

灸痔疮法 蕲艾，丸黄豆大，灸手背腕陷内，待灸疮发，用清凉膏贴之。灸疮愈时，痔亦愈矣。

痔疮脱肛 脚鱼头，煅灰为末，糁上即收。

杨梅疮 凡生疮之人，只图速效，因而医家投之升丹、轻粉，半月奏功。至后半年，或数载，水银轻粉之毒，流入四肢，以致结喉烂头，无药可治者，不可胜数矣。更有甚者，名状有五，或观灯，药灯点于房中，病人眼看臭烟，数日即愈。或焚香，药香入鼻。或看水，药投水内。或供被，药香熏被。或药擦脉息。犯此复发，无药可解。凡一切杨梅广疮，周身红块广栗，不论初起已经溃烂，先用茯苓、木通、防风、荆芥各一钱，当归二钱，生黄芪三钱，麻黄一钱，大热有汗时少用。犯此症者五火并升，即病至瘦弱者皆可发汗，有羊肉为佐，即大汗无损。用精羊肉二斤，水五碗，煮至三碗，去肉用汤，煎药至二碗，先于下午照常食饱，至晚吃药。如寒冷时，服生白酒一杯，盖被出汗，已经得汗，不必过厚。头面亦须出汗，发汗一处不透，此一处即有后患。至天明时自然汗止，即用热汤沐浴，另换新衣被将有汗衣被换水自洗，病中大便泻无人空处。不可使他人闻，触之未有不生者。然后用大黄一两，生研细，加牙皂荚，炒黄，研净末三钱。水法为丸，每服二钱白汤下。早食薄饱，即服药泻三五次后，如脾倦吃粥一二碗即止，体厚者间日一服。是后每日用土茯苓一斤，即土草薢。病重者用斤半，取白色糯者佳，红色者杀人，不犯铁器，以石捶碎，入磁罐内，入水二升煎汁六碗。存磁器内，将前渣再入水一升，煎汁三碗取起，再入水煎三碗，并入前汁，以为一日之用，如只用一斤酌减。此药治一切杨梅疮毒，不问远年近日，虚实溃烂，筋骨拘挛疼痛之妙药。久服开胃进食，能解轻粉水银宿疾。每服一碗，入五宝丹六厘约每日服五六分，体厚者加二三分。病者不得另饮茶汤，将土茯苓汤十一二碗，一日饮完，逐日照法服，不拘日期，以全好日为止。服三五日后，筋骨减痛，至十日后，未成者内消，已成者照痛疽门，用三仙丹掺入提毒，贴膏收口。如旧受轻粉伏毒，服药三五日上，当尽发出，无则不发。大忌房事，忌一切鸡、鱼、鲜发之物，只食猪肉、猪肠、肚。鲫鱼、鸭，即菜蔬之鲜发者，亦勿食。医家每以丸散秘方居奇，亦无能胜过此方也。照方依治至三五日，头上发出多疮，此皆筋络透出之效验。如生疮日久，或未服升药者，亦不发。如口臭起泡，破烂齿浮，用银花一两，寒水石、甘草各五钱。煎浓，加柿霜一两和匀，漱口，五七日自愈。

五宝丹方 琥珀透明血色者，用甘草水煮过，三钱五分。珍珠三钱五分，豆腐包蒸，布包捶碎，同灯草磨。钟乳石三钱五分，用木香、甘草各一钱同煮干。飞罗面炒过五钱五分，真西黄二钱研细，临用加冰片五分，俱各研极细末，入磁罐收贮。治九种杨梅结毒，服之如神。一方加水飞朱砂一钱五分。

杨梅疮余毒未尽 槐米拣净微炒，略研去尖。每服一二钱，不拘白汤好酒空心下，日二次，服至一二升，永无后患。

解升丹毒 误服升丹水银轻粉之毒，流入筋络，老年手足直硬，不能行走者。平地上掘深三尺许，取净黄土，入井水搅浓，澄清取起，泡汤煮饭，皆用此水，一二月即效。如初服口破齿浮，痛不可忍者，以地浆水解之。方见药食毒。

鱼口 生在左胯缝内名鱼口。五月五日采树上青核桃，筐内阴干，临用火煅存性为末，

好酒空心服，少行一二次，服三次，未成者即消，已成者减轻。槐米炒黄色二两，好酒煎熟，饮酒盖被出汗。未成者即消，已成者减轻。

便毒 生于右胯缝为便毒。白芷、僵蚕炒黄色，穿山甲炮，各二钱，当归、生大黄各三钱、乳香、没药各一钱。水煎服，即消。此恶毒初起之妙方也。外用千年石灰入白矾一撮，食盐少许，米汤调敷即散。若久旷房室，大小便秘，发热焮痛，或交感时强固精气，以致交错壅滞，而结为肿痛便秘者。用当归酒拌，甘草节、滑石煅各一钱五分，牡蛎二钱，生大黄三钱，木鳖子三五个，杵，非有大热便秘者，此味不可用。水煎浓，露一宿，五更顿服，冬月温服。无论已溃未溃，脓血俱从大便中出。若劳倦虚弱之人，不甚焮痛，大小便无热秘者，不宜轻用。鱼口便毒已溃者，照痛疽门升药提毒，膏药收口。

下疳疮 阴头皮皱处湿烂疼痛。生甘草、瓦松，煎汤洗净拭干。用凤凰衣即出鸡雏壳内衣，炒黄，儿茶，等份，为末敷之。壁上蟢蛛钱，逐个在灯上烧存性研细，加冰片少许，搽之立能止痛。如已蛀烂，照疮毒门升药提毒贴膏。初起即服，照前大黄一两，皂荚二钱，水法为丸，每服二钱，泻去其毒。日一服。如不服大黄，用猪胰子一个，核桃肉二两连槅，银花一两，甘草五钱，土茯苓二两，不犯铁器敲碎。瓦罐内煮烂，酒食胰子汁。另服四次后，至重者亦愈。或有延生别证，用米仁、木瓜不犯铁器，木通、金银花、白鲜皮、防风、甘草各二钱，皂角刺三钱，先用土茯苓六两，不犯铁器捶碎，煎汤煎药一碗，分二次，一日服。不拘九种杨梅疮毒，一切鱼口便毒下疳，久近服久自效。下疳从阴茎管心内烂出者，须用升药药线提毒，仍照法服药，数日即愈。此二方即至重杨梅疮毒，服头方四次，再服第二方八十剂，日二三服，无不全效。

下疳阴痒 生甘草煎浓洗，用海螵蛸末敷之。鳖甲为末，鸡子清调涂。

下疳日久不愈 墙上白螺壳去土，火煅研末，五钱，轻粉、宫粉各三分，冰片一分。研细，先以第二次米泔口内漱过，洗净拭干，敷上即效。如已烂去半段者，用蜘蛛丝以箸头缠成弹子大，用酥油微炙燥，研细末，菜油调涂，并能复长。

杨梅疮毒，若因地气卑湿，由受湿热或触臭气而生者。所受不过皮毛肌肉之间，生于前阴通肾囊筋上者多，或身上紫色红晕癣，不在骨节穴道，用前下疳症下米仁、木瓜。等煎方，数服即愈。若因淫毒传染而生者，盖此淫秽之毒气，从精道乘虚直透命门，以贯冲脉，无处不到，为害最恶。起则发于四肢骨节穴道之间，或发于头顶，或先遗精如浊，下疳蛀烂，疮头高矗红紫，根盘红黑元晕，形如杨梅，数日之后，中起白头，脓出臭不可近，或白累如堆，如棉花，已溃者去腐，照痛疽门提净毒气，深处用药线。他处不再生。若治失其宜，头鼻烂穿者多矣。明哲之人，静而思之，何苦贪瞬息之欢娱，轻则痛苦之灾，毒于别病，重则终身残疾，毒延子女。如此恶途，不寒心知避者，其愚亦甚矣。

白癜疯 由于脾滞而生，食后即睡者常有之。白蒺藜六两，炒黄去刺，研为细末。水法为丸，每服二钱白汤下，一月除根。久服并能耳聪目明。羊蹄根二两如无用，生姜二两，枯矾五钱，轻粉一钱，信石五分。为细末，同捣如泥，沐浴后，以布包药着力擦之，暖卧取汗即愈。并治汗斑。

紫雪斑 川乌姜汁炒，草乌黑豆炒，豆熟，去豆用，防己各五钱，甘草一两，牛膝七钱，炒，羌活上部用，独活下部用，川芎、白芷、马兜铃炒，各四钱。俱为末，每服七分，好酒调下。外用蛇床子、夏枯草，煎汤洗数次，风块自退。硫黄一两，醋煮一日，海螵蛸三个。同研细，浴后以生姜擦之，须避风少时。

汗班 枯矾、轻粉、硫黄、密陀僧，各等份，用浮萍取汁，调匀擦之即退。或用红花果蘸药擦之，不再发。

丹毒如火 赤小豆末和鸡子清调糊，时时涂之不已，即消。铁锈水浓涂不已亦消。

大麻疯

总论 麻疯之证，大抵得之传染，或一时感天地不正之气，故深居处女亦有之。然须验其果系此病，方用是药治之。或有风热所感，遍体如云，似是而非，若误用药则反促之而成真矣。其验之之法，初起之时，周身必有一二点，或如莲子，或如橄榄，或如鸡蛋大，或在身上，或在四肢手足，或红或青，或微白，或同好肉一色，不痛不痒，麻麻木木，随月渐次而大，又或身上皮间，常如虫蚁内走，或如蜂刺咬痛，或筋骨刺痛，或膝后肉麻，或大小手足一指麻痹。凡麻木处，以手指刺之不痛者是，以上有一者，皆谓之真麻疯矣。人秉厚薄气血之不同，风湿所感深浅之各易，治之亦有轻重之别。病者急欲见功，每用巴豆、牵牛、斑蝥等烈药以下之。或大枫子、川乌之类以发之。其次轻粉、麝、脑之药敛之。亦能取效目前，然转眼复发，则症反更甚也。盖泻与发皆能虚其血气，故暂觉势减红退而微白耳。敛者，敛其毒气于脏腑之内，则红肿收缩，火毒久而发则愈烈也。每医者舍此三法，无能速效，故患此症而能治者鲜矣。孙真人医中之仙也。恒谓生平治此病再发者，十常八九。以其不守禁戒也。然果能自谨，渐可得效，何患病之不去。盖人患此疾，则父母妻子亲友，皆厌秽而断绝之矣。是天地中之弃人，虽生不如死，患者于此，能绝嗜欲，持斋戒，守禁忌，而信之于医，病岂不愈。古人此证谓之天刑，患者或出于少年不谨，或无故自生，必有定数，此生既为弃人，则须安命以悔夙业之前非可耳。每见近世之人，患此病者，明知妻子之厌恶，又不能舍，甚而淫欲他人，唾涕传染，种种秽恶作贱，奴婢不知此疾最能传染，如此损人，愈膺天怒，岂特医治不愈，更增罪过而已。然非独此证，如虚损已成者，能忘形而静养，可保永寿。如年久痼疾，无药可治者，安心悔过行善，每得仙方。非特书籍累累，目击者亦不少矣。

治大麻疯 大黄煨，皂角刺各一两。为末，每服三钱，空心温酒下。泻恶物如鱼脑，未泻再服，所下之虫，如乱发状，候虫取尽，乃止此药。老虾蟆一个，白矾二钱，铜绿二钱，人中白二钱，研末装入蟆口内，线缝好，外以泥包裹，火煅烟尽为度，取起去泥，约有五钱，随轻重配苦参、瓦松各一两，神曲打糊为丸，如桐子大，每服四五十丸。

大麻疯眉发脱落 松香不拘多少。化去渣，取河水于净锅中将松香煮化，不住手搅匀，视水色如米泔，尝味极苦者，即倾入冷水内，将松香乘热扯拔，冷定坚硬，另换清水再煮再拔，如前法数十次，以松香松洁白，所煮之水不苦为度。再用葱汁煮一次，阴干为极细末，每料二斤，每日将白粥量投药末和匀食，不可多嚼，日进数次，不可更吃干饭，只以菜干、笋干少许过口，忌一切油、盐、酱、醋、荤、腥、酒、果。如渴时只饮白滚水，每日约服数钱，以渐而进，勿太骤。服后大便得下毒物，服尽一料自愈。或炼蜜丸亦可。好后服补气之剂。紫背浮萍，捡净摊竹篮，水映晒燥为末，蜜丸弹子大，黑豆汤调下三钱，腹内泻虫之后，服之大能去周身之疯。盖浮萍大治疯瘫恶疾，服至百丸，再无不效。如类似麻疯之证，服之即效。生穿山甲一只，以生漆三斤纳其腹中，及涂外面，以盐泥固济，炭火煅存性为末，每服三钱，白汤下。盖漆大能杀虫，穿山甲直透病根，治眉发已脱之病，大能见功。或有畏漆之人，服下虫虽治而生漆疮者，即饮铁浆水、黄栌汁解之。一僧大麻疯眉发俱落，哀苦不堪，忽得仙传，教服长松。生山谷中古松树下，其叶如松，其根似人参，长三五寸，其味微苦，清香可爱，取根食之，即骸体腐溃者，服之半月，毛发复生神方。每服长松一两，入甘草少许，水煎服。无

病者服之，大有补益长寿。

绿云散 治肺毒风疮，状如大麻疯。好桑叶洗净蒸熟。一宿日干为末，水调二钱。

防风天麻丸 治麻疯癫病，其效如神。此方应是仙传。一年中常疗数人，初服药有呕吐者，不可疑弃，久服自愈。防风去芦、天麻、升麻、白附子炮，定风草即乌头茎，细辛去苗，川芎、人参、丹参、苦参、玄参、紫参、蔓荆子、威灵仙、穿山甲炒，何首乌另捣，各二两，蜈蚣二条。上为细末，同首乌末拌匀，再用芝麻一斤淘净晒干，炒香研细末。入前药末二两和匀，炼蜜丸作十圆，不拘时候，日三圆，细嚼白汤下。忌房劳，须食淡白粥四五月。

白花蛇膏 治诸疯癫，遍身生疮。白花蛇取肉，四两酒浸。天麻七钱，荆芥、薄荷各三钱。俱为末，用好酒二斤，蜜四两，以磁器熬成膏，每温服一酒杯，日三次，不拘饼食压下，于暖处得汗即效。

折伤诸证 附：金疮 破伤风 夹杖烫火伤

总论 凡折伤证，如跌仆木石所伤，或兵器，或烫火伤，为症不一。切不可饮冷水，血见寒则凝，多致不救，慎之。即口渴以温肥腻之物解之。勿吃粥，恐血沸而出，则无救。

从高坠下 或木石所压，或仆车落马，一切伤损瘀血凝滞，气绝欲死者。一时无药，擘开口以热小便灌之即醒。再取净土五升，蒸热，以旧布重裹作二包，更与熨之。勿过热，恐伤破肉，取痛止则已神效。如跌破血出不止，伤处以穿旧丝绵，极旧者为佳。照伤口略大剪下贴上，或先将丝绵不拘新旧，烧灰研细待冷。护上，立能止血。如无丝绵，用干面和生姜汁捣匀，贴伤者，亦能止血止痛。或预备后方金疮药敷之更佳。或用白蜡刮细末，罨上伤处，不论大小，皆宜包好，勿见风，七日后方愈。

如出血过多，昏沉不醒者，人参三五钱，煎汤灌下，醒后白米一合，同参渣煮服。血出多者，脉沉细者生，浮大者死。若伤处调理不谨，五七日后成脓肿者，又须用外科证五仙丹，以收口法治之。

压伤 压倒打死，头尚温者，将本人如僧打坐，令一人持其头发稍放低，用半夏末吹入鼻中即醒。醒后以生姜汁、真麻油，和匀灌之，再以山羊血少许，酒调服。如无山羊血，以干荷叶烧灰，童便调服三钱，日进三服自愈。或用木耳四两，烧灰研极细，出火性。好陈酒调服二钱，日两服。大能去瘀生新，止晕之妙药。跌打损伤气绝不能言，用韭菜汁、童便各一盏，温服即醒，常用韭汁和酒少许服，能止痛。

瘀血胀痛 一切跌打压坠，瘀血腹内痛。大黄酒炒熟，归身酒炒，等份为末，每服二三五钱。以瘀积之轻重增减。早晨空心酒调服。大便中取下黑物自愈。如痛至不可忍者，加桃仁去皮尖，二十一粒，大黄用至七八钱。瘀血攻心，胀满疼痛，气急，用青麻叶连根捣汁温服。如无叶，以麻子和酒研汁代之。竹青、乱发，各一把，炭火炙焦为末。酒一斤，煮三五沸，去渣服之。如体虚不能服大黄者，用生地汁一碗，好酒半碗和匀，温服三次愈。凡跌损之后，即大便不通，喘咳吐血，照方皆可治效。脉弦者生，脉细者死。

跌仆疼痛 跌打未曾出血，内伤疼痛，用延胡索，盐水炒研。每服二钱，日进二服，好陈酒调下。或用乳香、没药，俱箬叶上炙去油，研细。每服一二钱，酒调下，皆止痛之妙品也。外用葱白，不拘多少，捣烂炒热。罨伤处，冷则易之。止痛如神。不拘已伤出血，连伤处罨上，止痛止血之第一品也。鲜山药、活鲫鱼，同捣烂敷伤处，立能止痛。跌坏日久肿痛，用生姜、陈香糟，各一斤，同捣烂。炒热罨伤处。如不急治，一年之后，成东瓜串不救。

伤痕紫黑血不散 大黄末以生姜汁调涂，一夜黑者转紫，二夜紫者即白矣。

跌伤青肿 新做下热豆腐切一指厚片，贴伤处，冷则易之，数次即消。凤仙花叶捣如泥，涂肿处，干则再上，一夜血散即效。周身青肿，用熟麻油和酒饮之。以火烧热地上卧之，觉即肿痛全消矣。

坠跌吐血 荷花晒燥为末，每服二三钱，好酒调下。

跌仆折骨脱臼 不论折伤骨碎脱臼，白凤仙根，酒磨服半寸，伤处不知痛。至重者服一寸。多服伤人，以一寸为极。或茉莉花根捣烂罨上，立能定痛。此根不可吃。急将骨断处理好，脱臼者揉托而上，外用公鸡一只，地骨皮、五加皮各四两，鲜者佳，如无鲜者，用干者研细末。同鸡乘活连毛同捣烂，厚敷伤处。再用杉木皮，活树上剥下者佳。树脂能补皮肉。缚好，然后用生蟹一二斤捣烂，以好陈酒煮熟，去渣取汁，连服数碗。渣亦可敷患处。如不饮酒者，随量缓饮。半日后，其伤骨处瑟瑟有声自合，一周时全接合矣。街路上尿缸边砖瓦片，须用常有日光晒着，多年久尿处者佳，新者勿用。取回洗净，火内烧红，即入醋内淬之，冷即再烧，如此五七次，研细末，每服二三钱，酒调下。或取露天地上窑坑中多年砖一块，亦照法火煅，醋淬五七次，研极细，好酒调下，每服五分。此二味极能理伤续断，接骨止痛，功效如神。未打之时服之，可以不痛，不可多服，令人骨软。

接骨方 土鳖，即接骨虫。去足，用生半夏二粒同焙干，去半夏一钱。乳香、没药，俱瓦上炙去油，研。自然铜，火煅醋淬七次。骨碎补，去毛焙。当归尾、硼砂各一钱。俱研极细和匀，磁罐内收贮。治一切跌打损伤，每服八厘好酒下。土鳖隔纸砂锅内焙干，净末六钱。自然铜火煅醋淬七次，净末二两。和匀，每服二钱，温酒调下。治一切跌伤筋骨。每日一服自愈。病在上食后服，病在下食前服。自然铜，大能接骨续断，惟好后终身忌食白荠。凡跌仆损伤，照方调治。如体虚不安者，兼服人参一钱，白术土炒，炙黄芪、当归各二三钱，白芷一钱，川芎、厚朴、甘草各五七分。每日一剂，兼助气血自愈。

折伤头脑肩骨　葱白同蜜捣烂，厚封伤处，再以蟹盖瓦上，炙成炭，研细末，酒调尽量饮，其骨自合。

打伤眼睛　生猪肉一薄片，用当归焙燥研，赤石脂研细，用少许糁肉上贴之，燥则易之。拔去毒血自愈。

制土鳖虫法　米栈中或酒栈中取大土鳖虫百余个，入大缸中养三日，去土，再入大酒坛内，以稀布包口，用红花八两，酒浸与之食，俟食尽，令其大小自食，约留十个，入小瓦罐内，泥封护，慢火内煨四寸半香倒转，再煨二寸半香，不可焦，提起存石上，三日取出，入磁罐中收贮。如跌伤筋骨者，用土鳖一个研细，以真古钱一二个，酒磨调服。如至重折骨者，照前法将伤处理整缚好，用土鳖三分，好酒调服。病在下用下半个，病在上用上，或配乳、没香、自然铜，更效。接骨至灵，一二日即见效。宜备以施人。如半身不仁，或久远痼疾，药力不能到者，用此配药服下，直达病所，除宿疾。病在左用左，病在右用右。

金疮方　金疮者，即刀斧箭镞之伤也。如伤后两目直视，痛不在伤处，出血赤后见黑者，或痛处寒冷坚实者，皆不可治。一切破伤出血，急用小便乘温淋伤处易好。最忌饮冷见风，恐风邪从此而入。忌食粥。宜食童便韭汁，渴时食肥腻。紫降香锉，研极细末，或煅灰，圆眼连壳肉核，火煅存性。研细和匀敷伤口，止血无后患。此行军中之第一方也。千年石灰研极细。和大黄切片。同煮烂晒干研细，敷疮口止血如神。如无千年石灰，用陈年风化石灰六两，和大黄十两切片，同入砂锅内，炒至桃花色取起，研极细，功效同。血竭为末糁之，止血生肌。乳香五分，没药三分。研细末糁入，极能止血止痛之妙药。冬月取牛胆一个，入风化石灰悬当风处候干。出血不止者，刮细末敷之极效。血出不止，陈紫苏叶蘸所出

血，研烂敷之，既不作脓，且愈后无瘢痕。或用胎发烧灰研细敷之，立止。蝙蝠一只，火煅存性，烟尽为末。酒调下三钱，血立止，肿痛自消，此方甚奇。或用雄鸡血冲酒服，同效。端午日取野苎麻叶，和风化石灰炒，同捣烂，阴干研细末，敷上止血如神。或用韭菜连根，照法治之，同效。秋间取丝瓜叶，晒燥去筋，研细末，每末八两，加千年石灰二两炒研，如无千年即多年者，炒燥可用。和匀敷之。止血如神。如无石灰，单用亦效。

以上之方，止而兼散，好无后患，宜备以济急，传述同人。止痛之法，前方葱白炒热罨之最灵。如疮口已经敷药，乘热四围厚涂，冷则易之，立能止痛。

刀伤跌损深入寸外者　千年石灰、轻粉、竭血、白蜡，共等份，为末糁上。外用生肌玉红膏敷之。方见外科症，日久成脓不愈，以五仙丹，方见外科门。糁入少许，膏盖之。

刀伤断筋者　紫降香锉，研极细末。铜花即打铜店打红铜落衣也。五倍子炒研极细。各等份，为末，糁上扎住自愈。外以缠枝牡丹根捣汁，滴疮口，渣敷四围，半月自愈。

出血过多寒热口渴　补中益气汤方见劳损症。加麦冬一钱，五味子五分，水煎空心服。金疮烦痛，酒制大黄研细末，黄芩酒炒研，水法为丸，早晚淡酒吞一二钱。

箭伤入肉　花蕊石形似硫黄，有白斑点者。火煅七次。研末敷伤处四围，箭渐自出，或易拔。巴豆仁略炒，取蜣螂虫同捣烂，厚涂四围，须臾痛定微痒，忍之，待痒极，便摇动拔出，速以生肌玉红膏敷之。方见外科证。

恶刺入肉　象牙屑研细水调涂，或用栗子生嚼细敷之，刺自出。竹木刺入肉，用蓖麻子去壳捣烂罨上，过夜即出。或以鹿角烧灰，研末调敷，半日即出。竹木签伤成疮痛甚，用炉炭灰干糁上肿处，以米醋润之。

蚯蚓散　打伤至重者，用白头蚯蚓洗净，焙干为末，每服二钱，姜葱汤下。盖被出汗即

愈，神效。止痛后，以松节浸酒服之。如打伤筋缩痛甚者，急取白颈蚯蚓二三钱，捣烂冲酒服，外以前方敷药治之，甚效速。

金疮久不收口 白及末、石膏煅，各等份。研细糁入疮口，即能见效。千年石灰，入象皮末和匀，敷上即效。内服白及末，酒调二钱，并能接骨，以好为度，或米饮下。

破伤风 一切跌破出血，及蛇犬伤，不即药护包扎，以致感冒风寒，或吃鲜发毒物，或疮口久不收口，因之寒热并作，身体强直，甚则角弓反张，口吐涎沫，传入阴分，则身凉自汗，伤处反平陷如故者，乃毒气内收。当用万灵丹发汗，令风邪外出，外用南星、防风、蚯蚓等份，为末，用生姜、薄荷汁，调敷伤处，得脓即效。如汗后前症不退，伤处不高，渐醒渐昏，时发时止，口噤不开，语多不出者，终为不治。

万灵丹 茅术八两，全蝎、石斛、明天麻、当归、甘草炙、川芎、荆芥、北细辛、防风、麻黄、川乌汤泡去皮，草乌汤泡去皮尖，何首乌各一两，雄黄六钱。俱为细末，炼蜜为丸。或一两分四丸，或一两分六丸，或一两分作九丸，三等做下，以备年岁老壮，病势缓急取用。外以朱砂研细为衣，磁罐收贮。如治破伤风，每用连须大葱白九枚，煎汤一茶盅，将药一丸乘热化开，通口服，盖被出汗为愈。如服后汗迟，再用葱汤催之。汗必如淋，少顷渐去盖被，其汗自敛。此丹治一切肿毒风气，四时感冒风寒，头疼身痛，寒热交作，初病在表宜发散者，葱白汤化服，出汗即愈。如诸病无表证相兼，不必发散者，只用热酒化服，服后避风，宜食稀粥，忌冷物房事，孕妇勿服。治病甚灵，有力之家，多备济人，美事也。如忌出汗者，皆以酒化服。

头面身体因破伤风顷刻肿胀 急用豨莶草二两，酒煎服，少顷即可，迟则不救。蝉蜕一两，酒煎浓服。或用蝉蜕四两，烧灰存性，无灰酒服，盖被出汗愈。生葛根四两，水六碗，

煮取两碗，去渣分服，口噤者灌之。若干者捣末，滚水调服五钱，及竹沥多服取效。

玉真散 天南星，汤泡五七次，如急用以湿纸裹煨。防风、白芷、天麻、羌活、白附子，等份研末，敷伤处。此药如破伤风，牙关紧急，腰背反张，甚则咬牙缩舌，以童便调服三钱。虽内有瘀血亦愈。如治疯犬咬，急用漱口水洗净，搽咬伤处亦效。如治打伤欲死，心头尚温者，以热酒童便灌下二钱，随进二服，立可回生。蛴螬虫三五个，一名土蚕。粪土堆中多有之，剪去尾，将肚内黄水涂患处，再将黄水滴热酒内饮之。治破伤风汗出立效。

破伤风表证未传入里 蜈蚣一对炙，鳔胶三钱，炒焦。为末，用羌活、防风、川芎各一钱。煎汤调服。脉气浮紧者，速服即效。

破伤风服表药过多自汗者 白术炒，黄芪各一两，防风二两。和匀，每服五七钱，水煎服。脏腑已和而自汗者可服此方。如脏腑秘，小便赤而多汗者，仍宜川芎、羌活、黄芩各五钱，制大黄一两。和匀，每服三四钱，水煎服。或五七钱皆可。

夹棍伤 一出衙门，即用热小便一盆，将足浸之。如冷，烧红砖二块淬之即热。直浸至童便面上浮起白油，其伤尽出矣。不疼不烂，再用肥皂捣如泥，入鸡蛋清和匀罨患处，以草纸包裹脚，缚紧一夜不可动即效。内服末药。人中白，煅一两，即多年尿壶中白碱，研细，水飞净，新瓦上焙。燥足，再研细末用。自然铜，火煅，醋淬七次，五钱。乳香，箬上炙去油，二钱。没药，箬炙二钱。牛膝三钱，木耳烧灰存性，五钱。为末，再用牛膝五六钱，煎酒，调服三五钱。如仓卒无末药，用当归、川芎、乳香、独活、鳖虱、胡麻、骨碎补、红花、五加皮各一钱，生白酒一壶煎数沸，纵量饮，避风寒，厚被出汗即止痛。如骨伤加土鳖一枚，数服即愈。

预防夹棍 大肥皂用陈米醋煮捣烂，加皮硝，敷过夜，夹时不痛。若夹出肿痛难走者，热豆腐和松香末捣匀，敷过夜即好行走，永无

后患。

挺伤 皂矾二两，水四五碗，砂锅内蒸滚，将手熏洗，良久即血活痛止，不致溃烂。忌用铜铁器。其洗手水过夜即臭，洗后服治夹伤末药，去牛膝，酒调服。

杖伤 杖后即饮童便一碗，以免血攻心，再用热豆腐铺在杖伤处，其气如蒸，其腐即紫，复易之，须散尽紫色转淡红色为度。如人受责极重，昼夜无眠，种种诸证，用木耳四两净，砂锅内炒焦炭，存性为末，每服五钱，好酒一碗调服。服药后坐少时，俟药力行至杖疮上，从肉里往外透，如针刺痒甚，不时流血水，贴上膏药，次日即消。如临杖先服四五钱，则不痛亦不甚伤。

受杖不痛 无名异、乳香去油，没药去油，蚯蚓去土，自然铜火煅，醋淬五次，木鳖去壳，各等份，蜜丸桐子大，温酒预服十丸，不痛。

杖疮敷药 乳香、没药、干胭脂各一两五钱，腻粉五钱。为末，入冰片五分，葱白十根，全羊骨髓研如泥，摊帛上贴之。立时止痛。野苎麻嫩根白色者，不拘多少。洗净，同盐捣如泥敷上神效。止痛无淤，血伤重者多用盐。不破者，韭菜、葱白二味同捣烂炒热，厚敷之。冷则易之，止痛如神。已破者，刘寄奴焙燥研，马鞭草，研末，和匀掺上。如已溃烂，用乳香煎油搽上，外贴膏药。如只肿痛，用生大黄研末，醋调涂，或小便调涂。凡杖后日服白及末一二钱，米饮下最效。

杖后发热腹痛 或杖处瘀积痛甚，当归尾五钱，大黄酒蒸一两，桃仁去皮尖，廿一个。酒煎，五更时服，利下瘀血即效。轻者减半。

人咬伤 即将小便或浓茶洗去牙龈毒，如不洗，必至红肿疼痛，日久伤命。山半枝，背阴处采取，捣敷即效。龟甲、鳖甲。俱烧灰存性为末。香油调涂。生栗子捣烂敷四围，每日一换。止痛消红。

烫泡火烧 切不可以井泥冷水拓之。盖热气得冷，深入至骨，烂人筋脉，后至手足挛缩

之患，且恐火毒攻心，则难治。凡火烧昏倒者，急用萝卜捣汁两碗饮之。如无萝卜，和水捣浓汁。或童便一碗，皆可服以护心。即死者灌之，可活。外以冷柴草灰不拘多少，入盐少许。以水调如稀糊，尝味微咸为度，用以厚涂伤处，觉热则易之。连易数次，则火毒皆拔于灰中，肿痛随散而愈。火烧周身痛甚者，用好老酒，或烧酒，冷浇上，或浸入片时，干则再浸。半身受伤者，以马槽盛酒浇之。以散火毒，立能止痛。大黄末、芒硝，研细，以鸡子调涂。银珠以鸡子清调涂，皆能止痛。鸡子清磨金墨涂患处，上用鸡子清湿纸盖之，则不起泡。猪毛连衣火煅存性。研细末，加轻粉、白硼砂少许，麻油调敷，止痛无疤痕。真金箔贴伤处稠密，用桐油涂金箔上，或蚌壳粉须盐萝中者佳。香油调敷，不溃烂，止痛无痕。磁瓶一个，入麻油大半瓶，采黄蜀葵花，入瓶内，采时勿犯人手，以箸夹取。密封。遇有伤者，以油浓涂神效。秋冬烂南瓜贮磁瓶中，日久成汁，涂患处，止痛易好，并治一切无名肿毒。冬间烂橘子贮瓶中，成汁涂之。同效。此二方用蜡封瓶口埋地中，再加冰片一二钱，更灵。泡过残茶叶瓶中久烂，取涂频换，不痛不烂。凡火伤，先用宿小便浇洗过，易好不烂。

烫火伤溃烂 人中白制法见喉证门。用桐油调涂即效。如肉烂赤痛，用煮熟鸡蛋不拘个数，去白取黄。置磁罐内熬出油，调胡粉敷之。汤火之妙方，初起皆治。赤石脂、寒水石、大黄，俱研细，冷水调涂止痛。如烂久见骨者，用百草霜三钱，轻粉一钱半。研细，掺入，或麻油调涂，即收口。

烫火伤烦热不宁 服玄妙饮即愈。黄连、天花粉、玄参各二钱，陈皮、桔梗、黑山栀各一钱半，淡竹叶二十片。水煎服。如误用冷水所浸，火毒入内，致生烦躁，口渴，大便秘实者，连翘、赤芍、羌活、防风、当归、黑山栀、生甘草各一钱，大黄切片，炒熟，二钱。灯心二十

根，水煎服。

火药伤　先用小便浸洗，再用蚌壳盐笋中者佳。火煅研细末，同烂茶叶捣匀敷上，止痛易好。火药冲眼，登时仆地者，亦用小便浇洗，候痛定，徐用自己小便频洗即明。如误被乌枪伤，白蜂蜜八两煎滚，入好烧酒一斤，随量热服，取汗安卧，次日铁子自黏被上。

五绝

五绝　一自缢，二墙压，三溺水，四魇魅，五产后晕绝。皆以生半夏研末，冷水为丸，如小豆大，塞鼻中，并用燥末吹耳内。或用皂荚末吹耳鼻。即死一日者，犹可治。鸡粪炒燥，调酒服下可救。或用艾灸人中穴，易醒。

缢死　切不可用刀剪断绳索。即旦至暮，心下微温者，尚可救。轻轻解下，安放平坦，仰面朝天，头要扶正，将手足慢慢屈弯，将粪门用力塞住，勿令泄气。一人用手揪着头发，脚踹两肩，用鸡冠血滴入，男用雌，女用雄。再二人将苇筒或通气笔杆入耳内，不住口吹气，再不住手按摩胸前，即醒。若气不接续，将腰打三四拳，须臾少以桂汤或姜汤含与之。老鹅一只，将香油抹鹅嘴上，插入粪门内，一二时即活。

溺死　切忌火烘，逼寒气入内，则不救。用牛一头，令腹横卧在牛背上，两边用人扶策，牵牛徐徐而行，出腹中之水，以老姜切片擦牙即活。先口中横放箸一根，以便出水。或卧于铁锅上亦可出水。醒后，即以大凳卧之。后足放高，用盐擦脐中，水自流出，切勿倒提。以苏合丸调灌之。如水不行，用纸裹皂荚末纳肛门，水即流出。

冻死　切忌火烘。用灰炒暖盛囊中熨心头，冷即易之。先温其心，得气回开眼，少以温酒姜汤徐徐灌之，即醒。

惊死　以醇酒温灌之，即醒。

解砒毒　凡中此毒，烦躁如狂，心腹绞痛，头眩呕吐，面色青黑，四肢逆冷，六脉洪数。从饮食中得者，为易治。若空心酒醋中服者，难救。如在初吃，急灌香油一二碗，得吐即解。鲜羊血、鸭血乘温吃一二碗，即解。地浆水方见伤寒门。多服。若吐出再服。治此毒不必澄清，混泥水饮。所谓洗净腹中毒，全凭地上浆。毒解，然后用绿豆半升，生磨粉。入新汲水搅和，去粗取汁服。如醒后一日，仍癫不语者，每日煮绿豆汁冷饮，毒尽自安。如已过两三时，毒入腹中，吐不出者，用青铅水磨一二两，灌下，得泻即解。

解盐卤毒　生豆腐浆，多多灌下。如无生浆，急以黄豆浸湿，捣烂绞汁。服下片时，再用肥皂，或抹桌布水灌下，即能吐出如脑子者，即生。切勿热吃。或用鲜羊血乘温灌下，或取活鸡去头，以颈接喉中灌下，毒少一二只，毒多四五只。得吐即生。吐后心痛声哑者，每日调白糖汤服，五七日即安。

虫兽伤

疯狗咬　春末夏初，犬多发狂，其尾直拖，口流涎，舌黑色者最伤人。若不急治，男七日，女一月即死。如仓卒无药，急于无风处捏去伤处恶血。如伤孔干者，用针刺出血，即以小便，或盐汤洗净，随以葱白捣烂敷之。或用蓖麻仁，井水捣成膏贴之。或杏仁炒黑成膏贴之。或牛屎、蚯蚓泥皆能救急。或天南星生研，防风等份，为细末。掺上不溃烂。若少缓毒气入内，不救。大斑螯二十一个，去头足翅。用糯米一撮，先将螯七个，木鳖子半个，入米内慢火炒，勿令焦，去螯，又入螯七个，木鳖子半个，同米炒焦色变，又去螯，再入螯七个，木鳖子半个，以米炒出青烟为度，去螯不用，只将米与木鳖研末，分作三服，冷水入香油少许空心调服。须臾又进一服，以二便利下恶物为度。若服后腹痛，急以冷水调靛青服之。或煎黄连甘草汤冷服，或冷水调益元散方见暑证门。服。切勿吃热物。盖斑蝥有毒，服之杀人，以毒攻毒，非此不可，故只用糯米，亦宜预备凉药解之。一二日后用白芷五钱，雄黄二钱五分，捣韭菜汁和酒调下。四十九日之内，宜多吃韭菜汁，百日之内，忌食发风、荤腥、鸡、鸭、蛋，勿听锣鼓声，大忌房事，犯者不救。终身切戒狗肉，食之复发无救。勿食茄子、小赤豆。凡服斑蝥药至四五服后，即不利亦无妨，咬后大约七日一发，三七日不发可免。三四日内头顶中若有红发，急宜拔去之。如见痛定疮合，便谓已好而不治者，多死。轻者用番木鳖一钱，铜锅炒为末，入雄黄四分和匀，冷水调服三分五厘，服后以大小便出血为度。好后不戒忌，复发诸药不效。垂危者，用雄黄五钱，麝香三分研细，好酒调服二钱，服药后必使得睡，切勿惊起，任其自醒，俟利下恶物，再进前药即生。

诸犬咬 先须忍痛，以人尿或河水洗，捏去血水，即用虎骨火煅存性，研细末。干糁上即效。或以头垢敷伤处，外用牛屎涂于外，或刮肉店切肉墩上腻屑，拌砂糖敷之。前治疯犬敷药方皆可用。

破伤风 狼犬蛇蝎蜈蚣诸伤痛极，或因伤受风而牙关紧急，腰背反张，不省人事者。速切蒜片，或捣烂罨伤处，隔蒜艾丸灸之。不拘三五十壮，无不应手。内服方，列入折伤诸证。外用人参于桑柴火上烧成灰敷之。

毒蛇咬 先将伤处用针刺出血，随用绳紧扎两头，勿使毒气延入好处，将伤处浸入尿缸内，腹中即须食饱，免毒气内攻。如轻者勿浸入尿缸。即用雄黄五钱，五灵脂一钱，共为末，每服二钱，好酒调服。外以药末调敷伤处，留出疮口。如疮口干燥者，以油润之。或以三七捣烂罨上，毒即消散。或取大虾蟆一个，去肠肚捣烂敷之。干则易之，三四次无害，皆神妙无比。并治疯犬一切毒物咬伤。次服细辛、白芷各五钱，雄黄五钱。俱为末，每服三钱，好酒调下亦妙。

如毒重不知痛者，用水调干面和作圆圈，

箍于伤处，将明矾一两枸，内熔化，乘热浇在圈内，伤处顷刻化为清水，毒解知痛。如轻者将矾熔化，以箸头挑矾点伤处，数次知痛即解。半枝莲取汁冲酒服，渣敷患处。或九龙草状如杨梅，生平泽。捣汁，入雄黄末一钱服之，皆能止痛，即效。如毒入内，眼合口噤，急用苍耳草捣汁，和酒服之。渣敷患处可救。

诸蛇咬 急以小便洗去恶血，取口中津唾涂之。以近牙垩刮取封伤处，则不肿痛。前方皆可酌用。

百虫毒 蛇虫沙虱百虫咬，捣大蒜敷之。多食蒜饮酒。或用艾丸隔蒜灸之。皆可解毒止痛。靛青汁，敷之即效。

蛇入七窍 急以艾灸，蛇尾即退出，即用雄黄、朱砂，共研细，煎人参汤调灌之。再食蒜饮酒，内毒即消，可救。凡有蛇之处，常以雄黄豆大一块烟熏衣被，皆远避。

夏月犬伤，及诸折伤，蛆虫极多，臭不可近者。用蛇蜕一两，火烧存性。蝉蜕、青黛各五钱，细辛二钱半。共研细，好酒送下三钱，外以寒水石研末敷之，旬日即愈。

蝎螫毒 生半夏、白矾等份，研细。以醋调敷痛处。胆矾研细擦之，立消。

蜈蚣毒 盐汤洗伤处，以紫菜口中嚼敷上，止痛。生半夏末醋调敷即效。或蜒蚰二个，入冰片少许敷上，最效。吴茱萸嚼烂敷之亦妙。皂荚半片钻孔贴伤处，艾丸灸孔上三五壮，止痛妙法也。草纸点烟，从下熏伤处，立止痛。井底泥亦可敷效。一人误吞蜈蚣入喉，急以鲜鸡血顿饮之，复灌以香油取吐，蜈蚣随出。

蜂刺入肉 先以热酒洗之，得拔去刺为好。即用青黛研，香油调涂，或口嚼青蒿敷之。或芋芳擦之，皆能止痛。无芋，用梗亦效。生半夏末，醋调敷亦效。

八脚虫毒 其虫隐壁间，以尿射人生疮，状如烫火伤，用乌鸡翎烧灰，鸡子清调涂。

中蚯蚓毒 形如大麻疯，眉须脱落，用石灰泡热水，候凉洗患处，浸之良久即效。

蜘蛛咬　花蜘蛛伤，令人遍身生丝，惟羊乳饮之可解。外用生姜汁调胡粉敷疮口，即效。凡百虫咬毒痛不可忍者，用大纸捻蘸麻油点火，照熏伤处，其毒尽入油烟内，立能止痛，最妙法也。

杨刺子　水搭伤处，随用马齿苋捣敷止痛。蜜涂上亦效。

蚂蟥入肉　不得出者，用女头发一握，菜油八两，先将油熬滚，入发煎枯去渣，再煎鸡蛋五个，服之无害。

蚕咬毒　蚕咬人毒入肉中，令人发寒热，苎叶捣汁敷之。

虎咬　麻油一碗饮之，毒不入内。生姜汁洗伤处，研白矾末敷之止痛。多服生葛汁，日夜五六次，并以汁洗疮口。

马咬　苏木汁一碗，服之止痛。鼠屎烧研末。和猪脂调涂伤处即效。或艾丸灸伤处。如毒气入心则危，用马齿苋捣烂煎汤服。马踏伤，急服童便，或韭菜汁一二碗，外以寒水石研细敷伤处。

猪咬　黄连、甘草，煎汁洗净，以松脂熔作饼贴之。

鼠咬　猫毛，烧灰存性，入麝香少许，香油调敷。

疑难急症简方

（清）罗越峰　辑

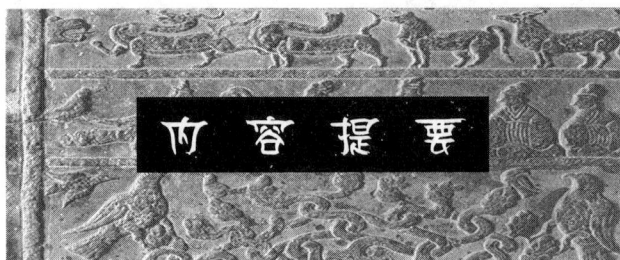

内 容 提 要

　　《疑难急证简方》四卷，清·罗越峰先生辑。先生绍兴人，藏书甚富，医书尤夥。与蔡子民、何廉臣、胡瀛峤、裘吉生诸先生友善，故本书蔡子民先生为其署签，胡瀛峤先生为其序，裘吉生先生为其募资刻版。先生三世之医，学有渊源，故所辑之方精湛，与一般验方不同。且专为疑难症，易为医者所误，危急症不及延聘医生诊治，及农村乡僻医药皆不易办到着想。所谓仁人之心，良堪钦迟。

序

　　上药三品，神、气与精。今人不知保真，妄泄真气，以致百病蜂起，《内经》所谓冬不藏精者，春必病温是矣。而四时之病，可类推也。夫疾病存亡，权在司命，苟能挽回生死，岂非不笏而同良相业哉？瀛于乙未暮春，访友至绍，适遇罗越峰先生。叙谈日久，知先生秉性纯粹，品行端方，业宗岐黄，肱称三折，摘集良方，逐渐搜罗，十年窗下，一卷始成，捐赀刊板，以启同人，俾见者一目了然，价廉而功大，至易至简，求之难者，不若取之便。斯谓惠而不费之意，功不在大，事贵乎急，仁心济世，广传普施，而先生救世之心，亦并垂不朽也夫。

　　　　　　　　　　　　　　　　光绪二十一年初夏姚北瀛峤胡震叙

序

　　越峰先生，外舅砚香公之弟也。外舅官于涿，佐州牧以牧民，历有年所，靡日不以民生之疾苦为心，思所以疗治之，是殆寓医于政者。先生虽不仕，而济人之心如一，其家多藏书，尤多医书，半为先生之祖敬轩公、父履安公所手录。先生少而习之，至于老不倦，迄今几四十年矣。又以贫苦之民有疾者，恒艰于就医，或就医而艰于药资。且疾之发于仓猝者，虽富厚之家，急难觅药。于是遍采各书中经验之方，而其药易致者，分门别类，汇为一编，付诸手民，刊印传送，一以传十，十以传百，庶居荒村僻壤者，遇有是疾，咸得按方以治之。余既钦外舅之寓医于政，又服先生济人之心，常寓之于医也，爰为之序。

光绪二十一年夏五月倅婿章华国拜序

凡　例

　　猝暴之症，生死须臾，那时不但医药难招，而且迟疑莫决，待到商量定当，病已垂危，药难措置，故特精选各书，纠资刊告，以济仓皇。倘蒙辗转印送，广济无穷，则幸甚矣。

　　是书熟悉后，肯传播城乡者，则更胜于书。书赖人行，人赖书知，二者相资，不可相失。

　　各书药味分两，或无或重者，什有其二，恐难通行，兹已加减注定，余照原本。

　　书内所用雄黄，必须夭黄。因平常雄黄，臭而力小，夭黄不臭而力大，正救急之要药也。如今麻油夹以他油，用者慎之。

　　用酒是绍酒、烧酒，另有注明。醋须米做，酒醋不效。

　　生姜，即鲜姜，干姜减半；药店干姜，表而中守，与此统表者有别。

　　黑大豆，用广而功大，无奈遍问药肆，有马料豆，而无此豆。马料豆，本草另立其用，岂堪混入！不知何时失传。今姚北胡瀛峤云：他处乌豆有两种，小者即山会之乌豇豆，大如扁豆者，俗名乌毛豆，其豆乌皮绿肉，可止冷汗_{书云盗汗}。但此豆懒生少获，故人间少种，购之者，稍升其价，以合其算，则自然广种，从此核来，就是黑大豆，而山会惟黄豆中，间或有之。恐难骤得，姑以大豆卷，暂时权之。属望有心人，告诸同道，传种各方，俾随地皆有，岂不便宜！黑大豆功用大略：中风不语，喉痹不语，并用黑豆煮浓汁服；中风危笃煮服，孕妇腰痛，产后余血，并炒焦，酒淋服；胞衣不下，酒煮服，或醋煮服。

　　赤小豆，功用亦大，代以红黑豆，名相思子，谬已多年。今司马池张璞山云：即沙地种之暗红细豆。越经办到试用，果得功效，《本草从新》亦然。赤小豆功用大略：外科痈疽散药，内科胀病利药，血下难产，重用赤豆，次阿胶、滑石，胞衣不下，炒煮温服。

　　书中写灰者，炭也。灰白性尽，炭黑性存，用炭不用灰也。

　　用醋汤者，和以开水，用酒送而遇不吃酒者，不妨加以开水。

　　凡急症之药，迟则不救，总宜预备，以便人己。

　　是书虽分其类，亦有兼治之方，未免失登，用时再查。

对症施药，毋得模糊，一服不效，须再服，再服不效，则另议可也。

是书，传者传，述者述，一一注明出处，不敢杜撰，不敢掠美，有参以鄙见者，则以愚按别之。惟古方轻重妄改者，或经试验，或系妄断，则不得不任其咎也，识者谅之。

凡取童便，五六岁起至十二三岁止。当时为父母者，恐其减福，不许其溺，不知救人性命，乃增福延寿之事，何乐不为？倘无他童，即自己子侄，切宜踊跃。

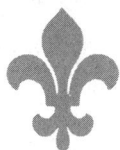

目　录

卷四

疑难急症简方卷一

山阴罗越峰辑　杭州徐志源校

癫狗恶狗

癫狗咬方 节录《江西急救应验良方》等原委

凡蛇虫，每年惊蛰后桃花时出洞，霜降后梅花时入洞。出入呼吸吐纳之毒，常遗洞口，犬性喜嗅，适触其毒，遂成癫，名猘犬。每日只出毒一口，不拘何时，并不拘咬伤多少。春夏之间，名桃花癫，秋冬之间，名梅花癫。其状，颈硬头低，耳垂尾躲，直向前行，并不识生熟人畜，随见随咬。若人不知此狗而善避，或含衣，或咬身，鼻闻其气，身受其毒，都要肚痛，痛甚，内如刀刺，昏抓脣胸，嚼舌嚼指，咬衣，咬物，咬人。如人被人咬，亦生此证。畜被畜咬，固不待言，约二三时痛死。若牛羊鸡鸭等，被咬死者，皆弃而不食也。初咬并不知觉，须待七日、百日发。或疑恶狗，试以蒲扇搧去，人必战惧，更用鸣锣，其癫即发；而又人狗俱怕，药后头顶，又有红发，须拔尽，七日内服一帖，毒化为血，从大便而出。净否，用生黄豆捣末试服，呕恶者，毒已净，不再服；可口者，毒未净，宜再服。服后七日一试，试三次，共三帖，必愈。恶狗咬者无此证，其方另备。倘牙关紧闭，红糖擦开，进药，孕妇治同。前辈有用斑蝥及草药攻打，追逐恶血，从溺窍出，痛裂难禁，虽不即死，亦死中求活，诚非良法。如已误服斑蝥者，毒留腹中，另煮乌毛豆、生甘草浓汁饮之，或靛汁或黄连水或凉水调六一散三钱，服二三次，可解斑蝥毒。

潞党参　红柴胡　生甘草　浙茯苓　前胡　羌活　独活　鲜生姜各三钱　炒枳壳　桔梗　抚芎各二钱　生地榆三两　紫竹根一大握

越按：如无紫竹根，不论何竹根俱可。

恶狗咬方 又

照前方加乌药一两，浓煎拌饭服，断不致癫。

癫狗咬方 又萧山陈庆祚

咬后，不论久近，服之极效，一切不忌，真仙方也。

老万年青根叶，捣汁一碗，生服。如仍痛，再服一碗。倘多服不快，用生姜汁，毒亦可解。

癫狗咬方 《玉历良方汇录》

咬后，于无风处，挤出恶血，再用盐水洗净，取蚯蚓泥、百草霜越按：即烧茅柴灶火门上烟煤也，老灶更妙等份搅匀，敷扎数日，日中照见头顶红发，须拔尽。

韭菜地红蚯蚓七八只，破肚去泥，盐水洗净

米醋煮一二沸，绍酒送下，毒从大便出，重则两服。

癫狗毒蛇咬方 又

人粪涂咬处，用布缚，新粪尤佳，诸药不及此。

恶狗咬方 又

蚕豆嚼烂涂之，或棉絮烧炭，敷上愈。初咬时，急将砂仁末掺之，愈。或将木鳖子煨炭，研末掺之，愈。

恶狗咬方 《食物本草》

热牛粪，封之，即时痛止，冷而湿，亦可。

毒蛇恶虫

蛇咬 陈笃轩抄本

梳垢一团　尿和敷。

又方　尿洗去血，牙垢封护。

又方　蜘蛛捣敷。

又方　活虾蟆捣敷。

又方　蓖麻仁嚼敷。

又方　新汲水调香白芷末一两灌。

又方　紫苏叶汁饮。

又方　薄荷研酒服，并涂。

又方　丝瓜汁冲酒服，并涂。

又方　苋菜根顺杵，酒泡饮，渣敷。按：野苋菜更胜于真。

又方　急用针刺咬处，两头扎缚，随浸粪缸内，食蒜饮酒，令饱醉外，或捣蒜敷，艾团灸。

又方　嚼盐涂。

毒蛇咬 姚北胡瀛峤

鲜天南星一名独立一枝枪

治失荣、瘰疬、蛇咬等症，捣敷，极妙。

越尝闻治蛇伤者云及独立枪，深以为秘，今特点破。又按诸书，南星治蛇伤，不分干湿，如时值无鲜，正可照书而行，所逊者迟速之间耳。

蛇咬及诸毒虫螫 《随息居饮食谱》

烟筒中垢涂之。

毒蛇咬 《玉历良方汇录》

半边莲其草极细小，一茎一叶，生于蔓草中，三四月开花，似莲之半朵，故名半边莲

捣烂，涂患处，其毒即消笃轩抄本。半边莲藤汁名金钱草，用唾揉敷。谚云：有人识得半边莲，终朝可伴毒蛇眠。

又方　青木香，不拘多少，煎服痛止，再用白矾滚水泡洗即愈。

又方　大蒜和胡粉涂之，愈。

疯狗毒蛇咬 又

人粪涂咬处，新粪尤佳，诸药不及此。

蛇缠人足 又

急以热小便溺之，即解。

大蛇缠身 又

急用铁针，插入蛇粪门，立解。

又法 《验方新编》　蛇缠人身，愈缠愈紧，最难解脱，急令其人倒地，遍身转滚，蛇自骨软解放，神效。

又法　用草刺蛇尾上小眼，亦极神验。

越按：平常蛇缠，用后两法足矣，到万不得已，方用铁针。

蛇蝎蜈蚣咬 又

大蒜头捣汁服，滓敷咬处。

又方 《济阴纲目》　五灵脂兼解毒及蛇蝎蜈蚣咬，涂伤处，立效，有心人宜预备。

又方 《洞天奥旨》及《准绳》　治蛇伤，解虫毒，神效。

五灵脂一两　雄黄五钱

研末涂患处，良久后，用五灵脂二钱，天雄黄五分，煎服，神效。

蚕啮 《玉历良方汇录》

毒入肉中，令人发寒热，以苎麻叶捣汁，

涂之即愈。凡喂蚕，误杂苎叶，蚕食之必坏。

蜂刺 又

急口嚼栗子敷之。或用生芋艿，或芋根擦之，立止痛。

辟臭虫 《随息居饮食谱》

木瓜片，铺席下。

阴虱癣疮皲裂 又

手足皲裂，下疳阴虱，头面癣疮，并用生白果杵烂，涂擦。

守宫 即壁虎 咬 陈笃轩抄本

桑木炭，研水煎滚滤汁，调白矾末敷《验方新编》。桑叶煎浓汁，余同。

射工溪毒伤 此水中射工，又有树上毛虫亦名射工。节录《验方新编》。

射工，一名溪鬼虫，又名射影，又名水弩，出南方有溪毒处，长二三寸，宽寸许，形扁，前宽后窄，腹软背硬，如蝉又如鳖。六七月，甲下有翅能飞，作铋铋声，宽头尖嘴，嘴上有角如爪，长一二分，有六足，如蟹足，两足在嘴下，大而一爪，四足在腹下；小而双爪，口如弩形。以气射人影，去人三四步即中，令人发疮，不治即死。病有四种，初得皆如伤寒，或似中恶，一种遍身有黑黡子，四边微红，犯之如刺；一种作疮，久则穿陷；一种突起如石；一种如火烧状。又有溪毒中人，一名中水，一名中溪，一名水病，似射工而不见形。春月多有此病，恶痛恶寒，状如伤寒，二三日则腹中生虫，食人下部，渐食五脏，注下不禁，虽良医难治。初得则下部有疮红赤，形如截肉，为阳毒，最急。若疮如虫啮，为阴毒，其势稍缓，皆能杀人，过二十日不治。方家用药，与伤寒瘟病相似，须用苍耳草绞汁，

服一二升，并用棉蘸汁，浓敷下部，或以小蒜煮微热汤洗之。若身发赤斑，其毒已出也。《玉历良方汇录》 此虫鹅所喜食，邻近人家宜多蓄鹅以克之。

又方 取豉母虫一枚，含入口中，立愈，虽死亦活。或用盐梅裹含之亦可，此葛仙《肘后方》也。豉母虫，一名豉虫，光黑大如豆，浮游水上者即是。

又方 猪血饮之即解。

又方 知母连根叶，研末服，或投水绞汁，饮一二升，煮汤洗浴亦佳。夏月出行，多带知母连根捣碎，投水上流，可辟此毒。陈笃轩抄本。知母连根叶捣服。

又方 鸡粪要白色者与糯米，糖调敷，效。

又方 芥菜子末和酒厚敷。

又方 马齿苋捣汁一升服，以渣敷之，日四五次。

又方 白鹅血饮之，并敷其身，极效。

又方 《玉历良方汇录》玉枢丹即太乙紫金锭磨服一锭，即安。

又方 陈笃轩抄本 酒熬皂荚涂。

又方 蜈蚣一条，炙，研醋和敷。

食毒五伤

蛊疰论 《幼科准绳》

巢氏云：人聚蛇虫杂类，以器皿盛之，令相啖，食余一存者，即名为蛊。能变化，能随饮食入腹，食人五脏，中其病者，大小人无异状，心腹刺痛，懊闷，急者即死，缓者涉历岁月，渐深羸困，食心脏尽，利血，心脏烂，乃至死。死又疰易旁人，故为蛊疰也。

越按：此为人下之蛊，而诸书多不分明者，盖亦有自下之蛊也。一则饮食不洁，二则不藏不盖，适逢蛇虫暗过，遗毒于中，人不知觉而食之，亦成此症。故诸书蛊方皆云通治，俗传过夜饮食必蒸煤者，不但适口，

兼避毒也。

蛊疾 《验方新编》

寸白虫疾，此症面色黄瘦，饮食少进，发时腹痛，口吐清水。

尖槟榔一两，俗名枣核槟榔　木香五钱

末，大人每服五钱，小人每服三钱，开水调下，其虫即随大便而出。先用煎炒香味，令病人闻之，然后服药，须在月初乃效，病重者二三服，即愈。

又方　连须老葱头捣汁，麻油调服，或炒葱头食，能化虫为水。

又方　榧子七个　日服二次，服至七日，虫化为水。

又方　鸭蛋一个　破一小孔，入使君子肉末一钱，槟榔末一钱，用纸封口，蒸熟食之，虫随大便而出。

又方　小儿科杂治门内，羊尿脬方，治疳疾最效，并治大人虫疾。

蛊毒下血 《类方准绳》

地榆散　治蛊毒下血，或腹痛，或不痛，百治不效，烦渴不止。

臭榆东引根白皮，蜜炙焙干，地榆各半两研细末，每服一钱，热米饮汤调下。

治诸蛊毒 《随息居饮食谱》

鳗鲡鱼干，研末，空心服之，三五度，瘥。

一方　烧炙令香，食之尤佳，其鱼有五色纹者佳。

避蛊 又

荸荠晒干为末，每日汤下二钱，蛊家知有此物，即不敢下。

漏脯郁肉诸食物毒

韭菜汁灌之。

过食蟹蚌瓜果致病 又

丁香末五分　姜汤下。

解鸦片毒 又

肥皂，或鱼汁，或猪粪，水和绞汁灌之。吐出即愈。

甘草煎浓汁，俟凉频灌。

青蔗浆恣饮。

凡服烟而死，虽身凉气绝，若体未僵硬，宜安放阴处泥地，一经日照，即不可救。橇开牙关，以竹箸横其口中，频频灌以金鱼汁、南瓜汁、甘草膏之类。再以冷水在胸前摩擦，仍将头发解散，浸在冷水盆内，或可渐活。

解吞生鸦片

天雄黄二钱　鸡蛋清一个　生桐油一两　河水调匀灌之。

急解生熟鸦片 节录《斜桥周宅》

真柿漆徽漆店及雨伞店有真的半茶碗，清水半茶碗，调匀灌下，并不吐泻，神效。若迟至指甲青黑口闭，用筷撬开灌下，使两人扶走百余步，无不见效。凡鸦片投以柿漆，立化白腐，其味不苦，其毒尽消。姚北胡瀛峤方亦然。

解食鸦片 诸邑郭睿吾

硼砂不拘多少，冷水调服，得吐即愈。

治误服洋烟、砒霜、水银等毒方 感应篇引经笺注

条炭即木炭研末，冲水饮之。如炭受潮无力，必须烧过乃效。

蛇毒及畜兽诸毒方 《医级杂病类方》

天雄黄、生白矾等份研末，端午日，熔黄蜡为丸，梧子大，每服七丸，服时温酒下。

腹中蛇瘕《随山宇方钞》

误食菜中蛇精，成蛇瘕，或食蛇肉成瘕，腹内常饥，食物即吐。

赤足蜈蚣一条　炙，研末酒服。

越按：瘕，即块也。书云：蛇交在菜地居多，故菜宜洗净。此症与肝胃气块有别。肝块者，先自过饥过饱，及冷食，而又殴气，由渐而得；此乃食菜后起，腹痛日重，食物即吐，以致肚大如块，非肝块之或上下或左右之不定也，不可浑治。

水溪毒《类方准绳》

中此毒，如伤寒状。

五加皮末一钱　酒调下，日两服，夜一服。
又方　丹皮末二钱　酒调下，日三服。

蛇交水毒又

一人春渴，掬涧水两口咽下，数日觉心腹微痛，日久痛甚，因蛇精入腹，生蛇作痛。

天雄黄七分水调服，泻小赤蛇，愈。

中毒及蛇虫咬并痈疽始作又

好青黛七分　天雄黄七分　研末，水调服。

解一切药毒草毒六畜肉毒方《证治合参》

白扁豆生晒干，研末，新汲水调下二三钱。

臭虫入耳《玉历良方汇录》

鳖甲烧烟熏耳，其虫立死无害。过后可服菊花汤，以杜火气。

诸虫入耳又

菜油滴入耳中，即出。

误吞铜钱又

多食胡桃自化。

按：胡桃与铜钱共食，即成粉可证。

误吞铜铁又

胡桃肉四两　荸荠一斤　共捣汁，冲酒服。东浦。陈笃轩说：凡吞铁宜以白炭研细末，糯米汤下。三日，其炭末裹铁从大便而出。

误吞金器又

原根韭菜，团熟如丸，生吞之，以多为贵。至六七日，其韭裹金即从大便而出。熟吞亦可。

误吞针方《随山宇方钞》

田鸡，即青蛙眼珠一对，冷水囫囵吞下，针两头贯珠而出。冬月无田鸡，桑树下掘三尺即得。

一人半针鲠喉，外项已肿，冬时由清厕内取田鸡眼两副，生吞即愈。

吞五金按：五金，金银钢铁锡也。又

啖饴糖半斤

服盐卤方　服秋石卤治同又

生豆腐浆灌之，或用生鸭血灌之。

又方《玉历良方汇录》　急用净白本间糖四两调汤灌下。

又方《随息居饮食谱》　熟豆腐浆灌之。

砒毒又

黑铅磨汁，灌。
又方　生豆腐浆。
又方　热鸭血。
又方　柴胡。
又方　蝴蝶花根汁。
又方　生桐油，灌吐。
又方　灶上抹布洗水，灌吐。

河豚又

嚼橄榄。

吴融钟馥堂说：光绪十三四年间，孙塈南

货店卖出鱼鲞，内有河豚一尾，而买者明知故食，次日果伤其命，慎之。

马肝

人头垢，水服。

蟹柿并食毒 又

服木香汤。

银黝 又

黄泥水灌，或用生羊血。

菌毒 又

冬瓜蔓即藤头汁，灌。

又 嚼鲜银花。

又《剪雨楼随笔》 苦茗、白矾，酒调服即解。

巴豆毒《玉历良方汇录》

绿豆煮汁，冷饮之。或吃冷粥一碗，即解。

蛇入七孔《食物本草》

割母猪尾血滴入，即出。

救犬吃木鳖子《玉历良方汇录》

绿豆煎浓汁，与犬吃之，即愈。

蚯蚓毒 又

治中蚯蚓毒，阴囊肿者。

鸭涎涂伤处，或用吹火筒吹之，即愈。

虎咬爪伤 又

蚕豆叶捣敷，如无叶时，以枯蚕豆，用水浸软，连皮捣敷，亦效。

马咬伤溃烂 又

马齿苋一握煎汤，日日服之，以愈为度。

疮口以打马鞭子，或笼头索，烧灰糁之，即愈。其毒入心者，此二方亦效。

查马齿苋，即俗云豆版苋也。性甚凉，勿过食。

猢狲抓伤 又

金毛狗脊，焙研末，糁之。或麻油调搽，俱效。

一切饮馔毒 又

甘草、甜桔梗煎汤饮之，即解。

解百毒 又

绿豆、甘草煎汤，能解百毒。

白果毒 又

木香用滚水磨汁，入麝香少许服之。陈笃轩钞本。此症骤然一声即晕去如惊状者是也。

铅粉毒 又

麻油调蜂蜜如饴糖，服之。

误吞蝼蚁 又顾氏《应验良方》

有妇人项下，忽肿一块，渐至乳上，偶用刀破肿处，出水一碗，日久疮不合口，此误吞蝼蚁成漏也。用穿山甲片炙研，敷。

好食茶叶《证治合参》

榧子食之，愈。

食蟹中毒 又

藕汁饮之，愈。

好食生米 又

腹中有米癥也。以白米五合，鸡屎一升，同炒焦，研末，水一升冲服，当吐出癥，如烂米汁，或白沫淡水，乃愈。

司马池 张璞山云：鸡屎者，线鸡笼有带白成颗粒者是也。饲米栈鸡更妙，雄鸡亦可。

爱食泥土等《玉历良方汇录》

治小儿爱食泥土、炭茶、生米等类。

炒芝麻一盅研末拌食天雄黄末二分，以滚汤送下，三日后独食芝麻，久服自愈。

嗜茶成癖王暗人抄本

一人病此，方士令以新鞋盛茶令满，任意食尽。再盛一鞋，如此三度，自不吃也。男用女鞋，女用男鞋，用之果愈也。

嗜米成瘕又

好食生米，口中出清水，以鸡屎、白米各半合，炒研末，水一盅调服，良久吐出如米形，即瘥。昔慎恭道病此，肌瘦如劳，蜀僧道广处此方而愈。

避疫法《证治合参》

预防瘟疫，凡水缸内各贮贯众一对，可免疫病传染。

又法 凡入瘟疫之家，以麻油涂鼻孔中，出则以纸捻探鼻令嚏，则不传染矣。

一方 以天雄黄、苍术为细末，香油调敷鼻内，或用天雄黄末水调涂鼻内，虽与病人同卧，亦不相染。

越按：天灾流行，往往以传染之故，虽至亲有不相问视者，殊非人情，得此数方随便行之，岂不甚善。

避疫法《玉历良方汇录》

凡入病家，不宜空腹，饮天雄黄酒一杯，再以香油调雄黄末、苍术末涂鼻孔，出病家再以纸捻探鼻得嚏，更妙。

传疫

凡瘟疫传染，皆病气为之也。暑月天气炎热，病房不洁，原气稍弱。每罹此患，要在保精养神，清心寡欲，多食五辛，以辟恶气。或多烧苍术，以除秽气，俱是良法。

解食甲鱼田鸡黄白鳝毒方同《验方新编》

饮蓝靛汁即解。

又方 冷水调盐饮之。

又方 淡豆豉一合捣烂，搅去渣，服汁。

又方 白马尿饮之，即解。苋与鳖同食者，此方尤妙。

解蚂蝗毒又

此物入腹，久必生子，食人肝血，痛不可忍，面目黄瘦，不治必死。用桂圆肉或荔枝肉，包旱烟管中油，吞之，蝗即死，从大便出。神效第一方也。

守宫即壁虎咬并遗毒陈笃轩抄本

桑木炭研，水煎滚滤汁，白矾末敷。此虫性喜淫，夜间遇桌几上有茶水，入相交，余沥遗入最毒。凡经宿茶水，渴极勿饮。如误饮者，即觅地浆水饮解，或吐或泻，尚可救一二。《验方新编》。用桑叶煎浓汁调白矾末敷之。地浆水，干净地上黄土地更好挖三尺深，入水一桶，用棍搅动，能解百毒，

服丹石冲眼陈笃轩抄本

扁竹根洗捣，服。

吞瓷锋又

生红萝卜捣烂，吞。

解屋漏水毒又

大黄 山楂 厚朴各三钱 白芷 麦芽各二钱 生甘草五钱 煎服。

疑难急症简方

解菌蕈毒

紫金锭磨服。

又方　橄榄捣如泥服。

解草乌豆毒　即乌喙，又名射罔，与附子、例子、天雄同。

绿豆、乌豇豆煎汁，冷服。

跌打五伤

跌损、刀伤、经风、杖疮、金疮《医级杂病类方》

南星酒浸三宿　防风等份　研末，酒糊丸，每二钱酒调下。昏闷欲死者，童便调灌，兼敷疮口。南星生用治犬伤，此名玉真丹，又名定风散，神效。

骨断、脑破、刀伤、跌打伤《证治合参》

葱白研烂，和蜜浮封损处，气未断者，治之立愈。

金疮又

鸡肫皮焙研末，敷，立刻止血，并收疮口。

一切损伤血瘀又

大黄酒蒸，一两　归尾五钱　桃仁去皮尖，七粒　酒煎，鸡鸣时服，取下恶物，即愈。此治一切损伤，血瘀不散，用此推陈致新。

治跌打损伤神效方《随山宇方钞》。大路陈丽升传

安越堂此方，从走索妇人，重价购得，历治多人，万勿轻视。

乳香、没药并去油，当归、生地、丹皮、五加皮、海金沙、煅自然铜八味各一钱，酒水各半煎服，不用酒者不效，不过两帖，即开口，再

服两帖痊愈。

治破伤风又

伤处受风，每致不治，此方神效。

荆芥、黄蜡、鱼鳔炒黄，各五钱，艾叶三片，无灰酒一碗，重汤煮一炷香，热饮汗出即愈，百日内忌食鸡。

治咬指伤方又

人尿入瓶，以指浸之，一夕愈。如烂，用呷蛇龟壳炙炭末，敷。如无，易以龟甲。

踢伤又

冬青叶醋煮数沸，略滴麻油少许，取叶换贴。

闪挫痛不可忍

当归二钱　川芎一钱　红花六分　茜草钱半　威灵仙钱半　酒煎服，其渣敷痛处。

灭瘢生发《本草拾遗》

桂圆核去乌壳，研末，遇面上磕伤及金刃伤，敷之定疼，止血生肌，愈后无瘢。若伤鬓发际，愈后能生发，不比他药不生发也。居家宜预备。

手足闪挫《证治合参》

姜、葱捣烂，和面粉，炒热罨之。跌仆损伤亦然。

远行脚泡又

生面粉，水调贴，过夜干者，不可窜破。

脚被石顶《医学指南》

脚走急被石块，脚底垫肿，不能行步，痛甚。

烧红砖一块，将草鞋浸尿缸一宿，或半日，

取放红砖上，将肿脚底立鞋上，令火逼尿气入患处，即消。此病诸方不载，如不早治，烂入脚底，俗云蜇。

救自刎断喉法 《玉历良方汇录》

自刎者，迅速之症，迟则额冷气绝，不救。初刎时，气未绝，身未冷，急用现剥去毛热鸡皮，贴患处，安稳枕卧；或用丝线缝合刀口，糁上桃花散，多些为要，急以棉纸四五层，以女人旧布裹脚，周围绕五六转，扎之颈项，郁而不直，刀口不开，三日后解去前药，再用桃花散糁刀口，仍急缠扎。过数日，用玉红膏敷患处，外用生肌长肉大膏药贴之，再以绢帛捆裹，针线缝扎，俟其长肉收功。

桃花散 治一切刀疮出血不止，俱效。

石灰半升　大黄两半

切片，二味同炒至石灰变红色为度，去大黄，筛极细末。

玉红膏 治一切疮口，能止痛生肌长肉。

紫草二两　全归三两　生地四两　象皮乳香各二两　没药一两　甘草五钱　合欢皮二两

此药麻油一斤，黄占四两，白占二两，血竭五钱，煎至滴水不化，成膏备用。

杖伤 又

杖后即饮童便一杯，以免热血冲心，再用热豆腐铺伤处，其热如蒸，其腐即紫，复易之，以转淡为度。另服白及末二钱，米汤送下。

压死 又

凡压死，及坠跌死，心头温者，急扶坐起，提其发，用半夏末吹入鼻内，少苏，以生姜汁同香油打匀灌之，次取散血药服。如无药，以小便灌之。或向东桃枝七十煎服。

闪挫 又

初时即于无风处，将纸捻触鼻内，用力打嚏二三十次，则气升而痛止，再用胡桃肉捣烂，倾入热酒内，尽量一醉，即愈。

折伤、断筋、损骨 又

生地捣取汁，好酒和服，一日二三次，最妙。又捣烂蒸热，封贴伤处，二日筋骨即连续矣。盖地黄属骨也。

眼目伤肿 又

凡眼青肿，以生半夏末，水调涂之愈。

损目破睛 又

牛口涎日点一次，避风，黑睛破者亦瘥。

指爪抓伤面目 又

橄榄核水磨搽之，过宿即无痕迹。

误断指头 又

降香研末糁之，包以丝绵，七日忌落水冒风，一次即愈。

人咬伤 又

荔枝核焙研末糁之，外用荔枝肉盖贴。若牙黄即牙污入肉，必烂成痼疾，宜速浸人尿内，良久，待牙黄毒出，以龟甲炙如炭，研末，敷。人咬指烂，久而欲脱，阴头生疮，诸药不效者，鳖甲炭末，鸡子清调敷。《随息居饮食谱》

竹木刺入肉 又

煨鹿角研细末，水调敷之，一夕即出，《本草》。牛膝捣烂蜇之，即出。纵疮口合，刺犹自出。又刺入肉中，乌梅捣烂蜇之，即出。

金伤箭镞伤 又

真降香一两　五倍子五钱

各研末，糁患处，扎好，即收口，象皮一两更妙。

铁珠即铅弹。又

凡受枪伤铁珠入肉者，不论上下身，急用南瓜一片贴患处，一时即出，迟则不救。

又法　泥鳅打烂敷之。晚收老南瓜浸盐卤中，备用。

跌磕伤西小路贺子玲

凤尾草生阴处，如兰叶而边皴者，少加盐抟熟擦之，仍以渣罨之，布缚，不论新陈伤，神效。

一切伤及火炮伤保佑桥杨小长生传

黄柏九两　细辛一两

晒燥，研末，先抹去浮毒，后敷此药，方名锡笼，神效。

热油烫伤古方

蜂蜜涂之立止。

烫火烧灼《食物本草》

湿牛粪，捣涂之。

又《本草从新》　白及末油调敷。

又　先以盐末糁之，再用药。

烫泡《本草拾遗》

圆眼壳炭研末，桐油调涂，愈后无痕。

汤火烫《玉历良方汇录》

烂橘子敷患处，神效。

又　西瓜皮置坛内烂成水，浇烫处，神效。

火烧又

人被火烧，皮肉焦烂，有虫出如蛆者。杏仁末敷之。

救溺死法《玉历良方汇录》

凡救溺死，急开其口，横含一筷使水得出，屈两足，使有力者，肩上背对背，倒驼而行，令吐出水，仍取燥土，或干灰铺地，卧溺者于上，再以燥土盖之，止露口眼，使水气收入土中，渐渐苏转，令活人口对口接气自活。此法虽身僵气绝，亦可救活，倘口开腹不饱者，不救。

又法　开口横筷，以细竹管吹其两耳，以生半夏末吹入鼻中，以皂角末，置竹管中，吹入粪门，用镬覆地，以溺者脐对镬脐俯卧，待水从口中并大小便流出，再用姜汁灌之，令人接气即活。

一方　将梯乘其人倒放，用盐塞鼻填满，盐化即醒，及将盐堆脐上。

冬月溺死，即去湿衣，一面炒盐布包，熨其脐，一面褥上厚铺灶灰，覆卧溺者于上，当脐垫一棉枕，再以灶灰浑身盖之，上加以被。其含筷吹耳吹鼻等法，亦不可缺，醒后少以温酒饮之。

凡冬有溺死，及冻死人，胸前微有温者，可救，倘或微笑，急掩其口鼻，不掩则笑不止而不可救。

凡溺死冻死者，切忌火烘，逼寒入内，皆不救。又方，用鸭血乘热灌之，可活。

救冻死法又

凡救冻死，急以活人暖衣裹好，再以米炒热绢包，熨其心胸，冷则再换，俟其少有生色，以淡姜汤，或温酒灌之即活。若浴以热汤，必死；若遽近火即死。如微笑，急掩口鼻，否则不救。

救缢死法又

凡男妇缢死虽僵，若心口温者，一日以上犹可救，不可割断绳索，缓缓抱起解散，将缢人安放平坦处，仰面朝天，头要扶正，先将手足慢慢屈伸，然后将大小便用软物塞紧，不令泄气。用一人坐于头前，两脚踏其肩，揪住头发，将缢人之手拉直，令喉项通顺。再用二人将细笔管入耳内，不住吹气，并不住手揉其胸，再用一人口对缢人之口轻轻呼吸其气。少顷，即气从口出，眼开苏醒后，将官桂汤及粥饮，频进之，令润咽喉，不可将茶水灌。自缢者，刺鸡冠血滴口中，男用雌，女用雄。

凡溺缢魇死，急取韭菜捣汁，灌鼻中，得皂角末，麝香，各少许，同灌更快捷。

官桂汤

制半夏、厚朴各一钱，官桂片、干姜各五分，生甘草三分，广皮八分，煎服，再宜嗅通关散。

通关散

细辛、皂角等份各研末

五绝透关散 又

一自缢，二墙壁压，三溺水，四魇魅，五冻死，并一切中风，尸厥，暴厥，不省人事症，产晕忌用。

生半夏、牙皂各五分，各研末　取黄豆大吹鼻中，男左女右，得嚏即苏。

越按：一症数方，以便随时采择，非必遍服也。

猝死神方救五绝 《名医类案》

一缢死气绝，二墙屋压死，三溺死气绝，四魇死气绝，五产乳死乳死，产时死、产死、产后死气绝。

生半夏末，吹入鼻中，即活，均系半夏精灵，现身自说。

越按：虽有透关、通关、五绝，三方之各妙处，其实只教半夏一味可也。所费不多，各宜预备，以免临时忙促。并写明五绝，贴在门旁，凡有此急者施送。

惊怖死 《随山宇方钞》

温酒灌之。

又方 《玉历良方汇录》　救惊死法，以温酒

一二杯灌之，即活。

又方 《验方新编》　惊吓死。

回生丹灌之立活，真仙方也。

又方　温酒同，或用生半夏末一豆大，吹鼻中亦可。

鼻中塞物 安宁桥余晟记

小儿搅豆塞鼻内不出，用笔套管，塞右吹左，塞左吹右，即出。

解烟熏闷死 陈笃轩抄本

白萝卜汁灌，或温水和蜜灌。

有因救火冒烟，遂成咳逆如噎膈症者，以莱菔子及消痰诸药而愈。越附志

解煤火毒 又

新汲水灌，又房中置水一盆。

又方

萝卜汁灌，并移向风前。

又方

盐菜卤，灌少许。

解爆竹炸伤 又

鲜柏叶捣烂，香油调敷。

又方

煤炭烧红取末，醋调涂。

烫火伤起疱 又

圆眼壳烧炭末，桐油调敷。

诸物鲠喉

诸物鲠喉 《随息居饮食谱》

喉痹肿痛，诸物鲠喉，并以大蒜头塞鼻中。

又方

橘皮常含咽下。

鱼骨鲠 道墟章墨舫

大蒜头塞鼻，如鲠右边塞右，鲠左边塞左。

鳖骨鲠方 《随山宇方钞》

此症无方可治，必至溃烂而死，惟此方可救，若不能下咽，终于不治。

生鳖眼珠一对　豆腐皮湿包，努力吞下，鲠即若失。凡鱼骨鲠，亦用本鱼眼珠，依法吞之。

诸兽骨鲠 《食物本草》

象牙磨水吞之。

稻芒梗喉 《医学指南》

饴糖频食，即下。

谷贼稻芒阻喉 《随息居饮食谱》

芝麻炒研，白汤下。《食物本草》稻芒黏咽不能出，名谷贼鹅，口涎灌之愈。

稻芒黏咽 《本草从新》

紫花地丁草嚼咽下。

鸡鱼骨鲠 又

苎麻根捣汁，以匙灌之，立效。

诸骨鲠喉 《玉历良方汇录》

南硼砂一块，含化咽下愈。

又方　威灵仙二钱，砂糖和酒煎，一口吞下，百骨软如绵，并治木鲠。

大小人鱼骨鲠 《名医类案》

白饧糖，食即解。

越按：饧糖，即饴糖也。有两种，一大麦糖，系大麦做。一线版糖，系糯米做。两种以糯米为上。小儿女多不肯吃他物，惟此最合。如一时无买处，可托南京店做，盖即寸金糖皮壳也。凡虚证药内用饴糖者仿此。

猝死惊风胎毒

尸疰 《幼科准绳》

巢氏曰：尸疰者，是五尸中之一尸疰也。人无问小大，腹内皆有尸虫，尸虫为性忌恶，多接引外邪，共为患害。小儿血气衰弱者，精神亦羸，故尸疰因而为病。其状沉嘿，不的知病之处，或寒热淋漓，涉引岁月，遂至于死，死又疰易旁人，故名之为尸疰也。

张涣论小儿亦有疰病，与大人所病无异，久后疰易旁人，传染骨肉，如尸疰蛊毒之类是也。

越按：此症共有五方，其药太猛，只取张仲景一方备用。

《外台》张仲景治大人小儿飞尸走马汤方

巴豆去心皮　杏仁去皮尖，各二枚

取绵缠裹，杵令极碎，投以滚汤二合捻取白汁服之，须臾差。未差，更一服，老小量之。通疗鬼击有尸疰者，常蓄此药，用验。忌野猪肉、芦笋。《证治合参》云：疰之言住也，谓其风邪鬼气留人身内也。

小儿中客忤 又

客忤者，惊忤也。小儿神气软弱，忽有非常之物，或未经识见之人，触之与儿神气相忤而发病，谓之客忤也。亦名中，又名中人。

灶肚中黄土研，二两　鸡子一个，去壳　两件和匀，少加水调，先以桃柳枝汤浴儿，后将此药涂五心及顶门。

陈无择法：用灶中黄土、蚯蚓屎等份，如此法涂。又

越按：五心：手足心、心胸也。顶门在头前顶。

治猝客忤噤口不能言 又

细辛二分　瑶桂心片二分　纳口中效。

越按：桂心，草藐桥杜景桥表兄云：近多用末，恐黏咽不下，无药可治，直至烂而后已，小儿更甚，故加片字。今药肆末片皆备，高明者慎之。

经疗小儿客忤 又

菖蒲汁纳口中。

生艾汁纳口中。

磨刀水三四滴　纳口，妙。

好墨捣碎二分纳口。

大小人魇死 又

韭菜汁灌口中，剧者灌两耳。

又方　伏龙肝末，吹鼻中，即老灶肚中央黄泥也。

又方　《本草从新》　百草霜水化，吹鼻中，百草霜，即烧叶柴老灶火门上烟煤也。

《圣惠》治小儿猝死方 又

煅豮猪粪，煎取汁，服之。

按：豮，音焚，强健猪也。

又方　煎盐汤，令极咸，以物拗口灌之，令入腹即活。

婴孺治小儿不知所病便死绝方 又

取雄鸡冠，临儿口上割血，滴入口下即活。

《千金》治猝忤方 又

此病即今人所谓中恶者，与猝死鬼击亦相类，皆宜参取用之。

盐三钱　水煎得吐，即愈。

《备急方》云：治鬼击，若小便不通，用笔头七枚烧作灰水和服之，即通。

小儿中恶 《证治合参》

此病是鬼邪之气，猝中于人也。无问大小，其状猝然心腹刺痛，闷乱欲死是也。凡中恶，

腹大而满，脉紧大而浮者死，紧细而微者生。治宜先下苏合香丸，未醒，以皂角末搐鼻，次服沉香降气丸，加人参、茯苓。巢氏

沉香降气汤

降真香、沉香、白胶香、虎胫骨酥炙人参、鬼箭、草龙胆各五钱，各为末，次入天雄黄五钱、麝香一钱，炼蜜丸，乳香汤化下。

越　按：大人服钱半，小儿酌减。

又扁鹊方以小便灌其面，数回即能语。

又方　以皂荚末吹鼻令嚏。

鬼击猝死、寝死、忤死、缢死 又

并用雄鸡血，滴口令咽。

缢死未绝　雄鸡血涂喉下。

猝中恶死　雄鸭向死人口，断其头沥血入口，又以竹筒吹其下部。一人力竭，则易一人，以气通苏醒为度。

《金匮要略》治小儿猝死而吐利不知何病方 《幼科准绳》

马粪一圆，绞取汁灌之。干者水煮，湿者取汁。

又方　救猝死而四肢不收，及便粪者，牛洞半升酒煎汁，灌口中。洞者，稀粪也。

《千金》猝死无脉，无他形候，阴阳俱绝故也 又

牵耕牛，临鼻上二百息，牛舐必瘥。若不舐，则以盐汁涂面上，牛即肯舐。

又方　炙熨斗，熨两胁下。《备急方》云：又治尸厥。

又方　视其上唇里弦，有见如栗米大者，以针决去之。

越于咸丰初年，见有冲棺材而死者，用俗

传追劈棺木一片，煎汤服，并牵舐胸次，遂得活。按：是则冲花冠花轿，皆可用此法。俗传冲花冠，用花冠上纸片煎汤。冲花轿，则应以轿上彩绸也。

尸厥死《验方新编》

由入庙吊丧问病而得者。

制附子七钱分两服，酒三盏，煎一盏。如无附子，生姜汁半盏，和酒煎，连进三服即醒。

越按：尸厥者，不知人事，如身死，而手足冷如尸也。

小儿无故猝死《随息居饮食谱》

葱白纳入下部及两鼻孔内，气通即生。

越按：葱白捣烂，既便按纳，亦气猛易达也。或谓以上飞尸中忤等症，每闻时医，不分名目，概曰急惊，概用惊药，并概曰中风，概用风药，而时人亦从而和之曰：惊风、中风而死，诚可怜矣！今既分明，自无拟议，从今后遇有此症，照此认真医治，而果有命尽不活者，医不任其咎矣。

土地打方 王暗人抄本

人有梦被土神打者，无药可救，急刺左耳三针，滴血下地，再刺右耳二针，滴血下地。如不愈，用铁锴抓地，立愈。

治喜神 即活无常 打方

用有花扇，打遍身百下，即安。

小儿猝惊《证治合参》

三年老雄鸡冠血，滴入口中，治猝惊。

俗传小儿惊风

桃仁、杏仁、生黄栀各七枚 面粉，鸡子去黄用白，捣和，贴男左女右手足心，布缚一昼

夜，青出愈。

急慢惊风《随山宇方钞》

糯稻田中蚱蜢，取相交者，炙干，末服。

急慢惊风并治大人阴证甚效《玉历良方汇录》

以手巾盖病人腹上，捉真丝毛鸡一只，令人捧住，立肚皮上少顷，其鸡自能扑翅，蹲定半日，鸡自走落，儿即愈，鸡灌香油救之。

治小儿惊风秘方 又

用蜂蜜擦大人手掌内，少用滚水匀开，在小儿背心摩擦，轻重得宜，渐渐吸出黑毛，即用钳拔去，再用蜜擦，毛出再拔，至久久黑毛不出为度，其惊风不药自止。此屡验目睹者。

胎惊 又

新产小儿，或月内，或月外，忽然惊搐，一二周时不愈，取鼠卵两枚，拌以朱砂，悬挂阴干研末，用开水调送一二匙，立瘥，能乳。

急慢惊风、吊眼撮口、搐搦不定等症 又

代赭石，醋煅十次，研极细末，水飞晒干，每服一钱，轻者五分，真金煎汤，送下三服。见儿脚胫上有赤斑，即病出可全，无赤斑不治。

急慢惊风奇方 又

白颈蚯蚓，刀截两段，跳急者治急惊，慢者治慢惊。加麝香一分，捣烂，贴当脐，外以膏药盖之。

胎惊《增广大生要旨》

月内壮热，翻眼握拳，搐搦惊啼，此胎惊。因妊妇调摄乖常，常伤于胎，故生下即病。急以猪乳一茶匙，细研辰砂、牛黄少许，调抹口

中，神效。

慢惊又

庄氏：因风热不退，及吐泻而成者，总属阴虚阳越，必成慢惊。治当培元固本，引火归原。先用热药冲开寒痰，再进温补。

丁香五粒、胡椒、肉桂片、炮姜各五分、灶心黄土即伏龙肝三两，水煎服，吐泻立止。接服温补方。

惊痫嚼舌《食物本草》

迷闷仰目。

牛黄一豆许　研和蜜，水灌之。

小儿初生无皮《证治合参》

有红筋者，乃受胎未足也。

早白米粉扑之，肌肤自生。

脐风撮口又

初生一七日内，忽患此症，百无一效，坐视其死，良可悯也。看儿齿龈上，有小泡子如栗米状，以温水蘸熟帛裹指，轻轻擦破便安。

又方　五通膏周景阳传

生地、生姜、葱白、莱菔子、田螺肉各等份，共捣烂，搭脐上，四围一指厚，包住，候一时，有屁下泄，愈。

又方　神仙退《增广大生要旨》

父母指甲三分，炙炭末，乳汁调下，或含烧酒对脐呧之，亦妙。

又方又

白僵蚕四枚，炒去丝口嘴，研末，蜜调敷唇内。

脐风又

独头蒜切片，安脐上以艾灸之。口中有蒜气，即止。

赤游风又

行于上下，至节死。

按：节者，如手骨节、背骨节之类。

白菜捣汁敷之。

脐风肿硬又

香螺膏鉴泉翁传治脐风肿硬如盘。田螺三个、麝香少许捣烂，搭脐上，须臾再易，肿痛立消。

丹毒又

泥金膏　治小儿一切无名肿硬㿉赤，及诸般丹瘤热瘰湿烂，大人亦同此法。

阴地上蚯蚓粪一股　熟皮硝二股　共研细，河水浓调，厚封患处，干则再敷。

赤游丹毒《增广大生要旨》

小儿一岁以内，身发赤游风者，皮如丹涂，故谓之丹。发于四肢易治，入腹入囊，皆难治也。发于头面胸背，身如火灼，烦躁胀闷者，古人谓入心必死。用朴硝、大黄、青黛，共为末，河水调敷，或芭蕉根捣汁涂，干则再涂。冬月畏冷，炖稍温涂上，无论赤白并效。如寒凉不效者，用伏龙肝，即灶心黄土，研末，熟鸡子黄熬油调涂。

疳

走马疳《增广大生要旨》

牙床腐烂，渐至烂龈脱牙，名走马，言急也。此热毒积成，大为凶症。以绿豆煎浓汁频饮，使毒从小便出，外以人中白四分，铜绿醋制、杏仁各三分，真梅冰少许，各研细，敷患处，病重加倍。

走马牙疳《随山宇方钞》

此症至速至危，齿落腮穿，必致不救，此

方效亦至速。

桐油涂之，一宿即愈。

姚北胡瀛峤方亦然。

眼科

一切眼科验方 胡瀛峤

赛空青丹，治风火赤肿，怕日羞明，内外障翳，两眦赤烂等症。河间曰：玄府热，则目昧，皆人出入之门户，即至善之地也。经文所谓山中有空青，世上无瞽目，借斯隐语也。《本草》载：出益州，得铜之精气而生，空中有浆，而皆未或见其真，余因其义，体会配合，屡试屡效，因以名之。

上上浮水甘石一斤煅研，用川芎　羌活　刺蒺藜　银花　条芩　防风　川连　蔓荆子　当归　谷精草　蒙花　甘菊　白芷各三钱，煎浓汁入甘石，晒干，每取净粉一钱用。真犀黄二厘、老港濂珠二分、煅石决明三分、腰黄二分、头梅一分、风化玄明粉二斤、西瓜一个，切去蒂，挖一孔入明粉，悬阴处，俟冬令发霜取四分。

光明丹 又

治远近红白翳障，迎风流泪，睫毛倒入，蟹珠凸出，视物昏花等症，皆效。赵占一

浮水甘石煅研，用川连　川柏　条芩　木鳖子等份煎浓汁，去渣入甘石晒干，取净粉三钱、老港濂珠一钱、煅石蟹一钱、煅石燕一钱、海螵蛸二钱、镜面朱砂三分、头梅三分。

珠珀丹

专治一切星障，久年云膜，胬肉攀睛，诸般寒翳等症。

老港濂珠七钱　琥珀二钱　淡磠五分　姜汁制甘石一钱　凡一切点药，须小心碾筛，总以齿齦无砂为则，磁器珍藏听用。

飞鱼膏 又

治湿毒烂沿，眼癣脓窠，睫毛脱落等症。

腰黄一钱、晚蚕沙炒灰一钱、蕤仁油调搽。

清净煎 又

治风热赤肿，痒甚难开，眼癣沿烂等症。

鲜覆盆子叶一两，如无干者减半、铜青一钱、胆矾一钱、川连五分、乌梅一个、杏仁三钱、荆芥三钱，煎洗。

一切眯目 物入眼中 《丁氏奇效良方》

以手爪抓下头发中垢，点入目中，物即出。如物靳不出，左手指甲研细末，灯草蘸点一二次即出，或用鸡冠血滴少许，愈。

飞丝入目 又

刀刮指甲末，再研细，同津液点之，其丝自聚可出，并尘屑，或用白菜汁 胡瀛峤，用好陈墨磨点，将己发捻出，并一切丝屡验，迟则瞎。

花爆火药冲目 又

急令卧地，解热小便浇之。缓，用自己小便洗。

蟾酥入目 又 按：酥在癞虾蟆眼，捉时易受此害。

紫草汁点之。

尘沙眯目 《食物本草》

鸡胆汁点之。

又方　尘芒入目。

大藕细捣，绵裹滴汁，点目即出。

又方 《玉历良方汇录》

顶粗牛膝一段约二寸许纳患者口中，令自嚼如泥，吐出搓丸，塞于两眼角，其泪流必多，片刻泥沙裹药尽出而愈。

石灰入目《医学指南》 三日内再治，三日外不再治。

生山栀子，煎浓汁澄清，常洗愈。

损目破睛《食物本草》

牛口涎，日点一二次，避风，黑睛破者亦瘥。

又方 目为物伤。

羊胆一枚 鸡胆二枚 鲤鱼胆一枚 和匀，日日点之。

又方《眼科大全》一绿散 治打扑伤损，眼胞赤肿疼痛。

芙蓉叶、生地黄各等份，捣烂敷眼胞，或鸡蛋清调匀敷亦可，或生精猪肉一片、当归末、赤石脂末，掺贴患处。

痘疮入目生翳又

兔屎末每服一钱，茶下即安。《随息居饮食谱》。柿饼，日日食之。《随山宇方钞》 鳝鱼血滴翳上，闭目少顷，拭去再点，日点三四次。《医学指南》。牛身上虱子一个，取血点之，一次即愈。或以银珠用三年老雄鸡冠血调，以圆头物点眼内，三次即愈。

痘后眼病又 痘风风眼，其边红烂。

混屎虫长尾巴粪蛆在清水粪池对断，取其白浆点患处愈。如四边红烂，蒸痒非常，猪肚随时去粪，上有稀涎贴皮，用刀刮下，抹在患处，用绢帛盖住，其眼虫尽出，二三次见效。

风火翳障《食物本草》

二百味草花膏 治青盲明目，赤障白翳，风泪等症。

羊胆一个、白蜜二钱拣净，入胆汁拌匀，点眼角。如时暖要臭，二三日后，以纸封蒸，再点。或猪胆炼膏，每用少许噙口中，或服下，仍点眼中。

按：诸胆点睛，初则稍痛，转瞬便愈。

小儿赤眼《古今医鉴》

川连末一钱，水调敷足心，干则再敷。

又方 小儿热眼。

南星末四分、大黄末六分 醋调匀，左眼敷右脚心，右眼敷左脚心，双眼双敷。裹脚布缠缚，俟口内闻药气，即愈。

又方丁氏 初生眼目红赤肿烂。

蚯蚓泥，捣敷囟门脑盖跳动之处，干则再换，或人乳蒸川连点目。

又方《食物本草》 赤眼涩痛。

干姜末五分 水调贴足心，甚妙。

又方 拔毒膏 治婴儿患眼肿痛。

熟地黄一两，新汲水浸透捣烂，贴两足心，布裹住，效。

又方《眼科大全》 神仙拈痛散 治一切暴发火眼疼痛，昼夜不止。

生白矾研细钱半，鸡蛋清调匀，搽肿眼胞，如干再搽，数次即愈。

又方 治暴发赤肿痛泪，隐涩难开，大黄末二钱，新汲水调涂两眉正上头两脑，燥者润之，须臾肿消痛止。或黄连末钱半，薄荷末八分，鸡蛋清调匀，隔纸涂眼上良久，干则原药润之效。

按：外治法虽便小儿，其实大小并治。

翳障《医级杂病》

碧云散 治外障攀睛，眦泪稠黏。

鹅不食草嗅之作嚏者真，二钱，青黛、川芎各一钱，共研末，先噙水一口，用少许搐鼻中，以取嚏泪。

一方 如寒证翳障，加全蝎一只，附子四分，姜黄五分，搐之自愈。《医学指南》 只用鹅不食草塞鼻，时时换塞，并治赤眼。

又法 石燕子磁器内水磨汁，用象牙物点翳上，膜去。

又方《食物本草》 赤目障翳。

熊胆少许化开，入梅冰一二片研匀，铜器点之极妙，或泪痒，加生姜末少许。

又法　荸荠澄粉，点目神效。

又方丁氏　刀刮指甲末，研极细末，乳汁调点三五次。

又方　胬肉覆瞳，或痒或痛，好梨一个打汁澄清，以绵裹川连一分浸之，仰卧点之。

诸目疾 诸书并俗传

羊肝煮食

按：虚证则可，实证切不可食，恐闭住其风邪，以致时发时愈。虚眼者不红不痛不热泪，惟觉目视不明，无力则更甚。并无眼污，亦不封粘，或神瞳痛者有之，实眼羞明红肿痛痒泪涩翳障等症。

睛脱《玉历良方汇录》

治肝胀，眼睛垂出，至鼻色黑，痛不可忍，时时大便下血。

羌活钱半　煎服数次，愈。

眼睛缩入《丁氏奇效良方》

老姜捣汁钱半炒热，敷眉心，用膏药贴住。

瞳神不正《本草》

士瀛曰：小儿惊风后，患此症者。

阿胶一钱、人参五分，煎服最良。

拳毛倒睫 目边毛也 论《医学指南》

查此症眼棱紧缩，阳虚也。宜法东垣参芪补气为君，佐以辛味疏散之药，忌用苟药五味收敛。

又方《玉历良方汇录》

木鳖子一个，去皮为末，绵裹塞鼻孔，左眼塞右，右眼塞左，一二夜，其睫即分上下，切不可摘去毛，摘后重出毛，硬而拳，难治。

眼漏流脓《丁氏奇效良方》

热牛粪敷眼皮外，日数次。

眼菌 又

眼胞生珠生菌，坚凝不痛。

过江蜘蛛其丝牵搭过屋者故名，丝缠之即落，或樱桃核，水磨搽之。

视一物如两物 又

此好食鱼鲜所致。

姜醋加紫苏，河水浸食，数日愈。

雀盲 鸡盲同类 眼 各家抄本

苍术末五钱，每晚生豆腐一块，拌末一钱，服完愈。

又方《医学指南》　治雀目夜昏，百治不效。

石膏末一钱，猪肝薄切一片，拌匀，蒸熟食之。不效再服。

又方又　雀目鸡盲。

谷精草末，二钱，夜明砂末，一钱，甘菊汤调服。

头风痛致目盲《随息居饮食谱》

徐灵胎云：尝见一人头风痛甚，两目皆盲，遍求良医不效，有乡人教用十字路口及人家屋脚边，野苋菜煎汤，注壶内塞住小嘴，留一大口熏之。日渐见光，竟得复明。

又方丁氏　凡头风痛，若不吐涎久则瞽，炒瓜蒂赤小豆各五钱共研，温米泔水和服二钱，取吐为度。

又方　桑木烧灰淋汁熏洗。

青盲不见《食物本草》

雄鼠胆　青鱼胆螺蛳青鱼　鲤鱼胆
和匀点之，立效。

又方《难经》　丹溪治一男子，忽目盲，其

脉涩，谓有死血在内，因数饮热酒故也。以苏木调人参膏饮之，二日，鼻内两手掌皆紫黑，此滞血也。以四物地芍归芎汤加苏木、桃仁、红花、陈皮煎调人参末，数服愈。

按：古有参苏饮治产后败血入肺，盖证虽异而瘀则一也。

瞽目重明法《随山宇方钞》

此方试验数人，皮硝六钱，乌梅三枚，水一碗，煎至半碗，澄清温洗，至洗期早向东，午向南，晚向西，先熏后洗，用青布一小块蘸洗，洗过水泼屋上，是日斋戒，勿犯恼怒秽浊，永戒韭蒜昏神之物。洗至三年，瞽者复视，治一切目疾悉效。

洗眼日期

正月初五或初七 二月初一或初二 三月初三或初四 四月初九 五月初五或初六 六月初四 七月初三 八月初一或初十 九月十二或十三 十月十二 子月初四或念六 丑月初四

闰月照前，每月止洗一日，或概用朔望日亦可。

双目不明《医学指南》治疗无方，遇一真仙传授此方。

立冬之日，采桑叶一百二十斤，将叶悬放自干，每月用此十片，水一碗，煎七分澄清洗，一日几次。按日洗一年，如童子眼一般，见人就传。

洗期

正月初五 二月初九 三月初五 四月初八 五月初十 六月初七 七月初八 八月初一 九月初三 十月初四 子月初十 丑月初一

又方 皮硝三钱，开水冲洗，或桑白皮晒干，一两，烧灰煎洗。

洗期 闰月同正。

正月初八 二月初一 三月初五 四月初十 五月初十 六月初七 七月初七 八月十五 九月初十 十月初五 子月初十 丑月念三

积年失明《类方准绳》

决明子一钱，为末，食后以米饮汤送服。

又方 补肝散 治三十年失明。

七月七日收蒺藜子，阴干捣末，食后水送钱半。

按：此两方谅必日日服之。

养生

食物宜忌《食物本草会纂兼杂说》

凡物益于人者，虽有所戒，不得附从，然而损亦在其中也。既欲其益，又不欲其损，只得举寻常所不免者，略陈几物。

龟益在甲墙背不用，鳖益在甲是背壳，食鳖者要取色相完备，否则有毒。忌苋、薄荷、芥末、桃子、胡桃、鸡鸭肉并蛋、木耳、豆豉、猪、兔。中其毒者黄吴芦，煎汤服。又有：白色鳖俗称水底月亮，能大补，前修会稽白塔桥，石匠得此，食之伤人一桌，阴毒故也。鳗固益人，有黑点白斑异相者毒人，忌银杏即白果。光绪十年间，绍城花园池，钓大鳗一只，食之杀人。大抵阴毒及异相，人不知也。鳝血益在外治，不多用，食之者亦取色相。俗传大鳝大补，近年有戚姓者，告老还乡，食此而双目盲。老年阴衰，鳝性助阳，能涸阴故也。鳝毒食蟹可解。鲫鱼忌芥末、蒜、猪肝、鸡、雉、鹿、糖。虾子忌猪肉、鸡肉。诸鱼忌荆芥。惟鲻鱼百药不忌，虽则如是，亦当谨慎。河豚，一名吹肚，如今绍河也有，须向细鱼中留心。田鸡，一名龟，医家取用甚稀，其肉细看都是虫，所谓虫吃虫而互相吃也。蟹名螃蟹，益人少而适口多，未被霜者有毒，食水莨所致，人中之不疗，多死。独螯，独目，两目相向，腹下有毛，腹中有骨，头背有星点足斑目赤者，并不可食。冬瓜、紫苏、蒜、豉、芦根各汁可解。妊妇食之，令子横生，此物极动风，风疾人不可食。并不可同柿、荆芥食，发霍乱，木香汁可解。飞禽走兽，立冬内可食，立冬外有毒，自死者不论何时皆甚毒。惟雉与麂，春夏多吃毒蛇，山林无此物，樵更难采。鸭取白毛乌骨，黄毛老鸭，次取白毛乌嘴及青头鸭，黑白相杂者有毒，不医人，子鸭亦不取医，忌木耳，余详鳖注。野鸭，甘凉无毒，忌木耳、胡桃、豆豉。鸭蛋忌李子、鳖肉。鸡取白丝反毛乌骨，次取丹黄黑色。若五色相杂，玄鸡白首，六指，四距，及自死足不伸者，皆不可食，害人，忌诸鱼汁、鲤、生葱、蒜、胡桃、芥、李、糯米、犬、兔等物。阉鸡能啼，即绍云半脚鸡，有毒，鸡蛋忌同鸡肉。老鸡首有毒不食，用首者另讲，鸡肫皮肠，如用之不洗，干去浊，非污也。鸡汁汤去浮油，毒在此也。四月勿吃抱鸡肉，小儿五岁以下，食鸡生虫，风病人，食而复发。鹅肉勿多食，嫩鹅毒，老鹅良，医用取白不取苍，熏鹅尤毒。黑羊白头，白羊黑头，并独角，皆有毒，食之生痫，羊脑食之伤阳道，反半夏、菖蒲，同荞麦、豆酱食，发锢疾，同醋食，伤人心，猪反乌梅、桔梗、黄连、胡黄连、苍耳、生姜、荞麦、葵菜、吴茱萸。合牛肉食生虫，合羊肝、鸡蛋、鲫鱼、豆黄食，滞气。合龟肉、鳖肉食，伤人。猪首食之生风发疾，有病者用之另讲。舌最良，健脾补不足，脑伤男子阳道，诸瓜忌油饼。李子忌蜜酱、鸭、雀肉、鸡、獐。橙橘忌槟榔、獭肉。枣子忌葱、鱼。枇杷忌热面。杨梅忌生葱。银杏忌鳗鲡。砂糖忌鲫鱼、葵菜。荞麦忌猪肉、羊肉、雉肉、黄鱼。黍米忌葵菜、蜜、牛肉。绿豆忌榧子、杀人鲤鱼、鲊。炒豆忌猪肉。生葱忌蜜、鸡、枣犬肉、杨梅。韭薤忌蜜、牛肉。胡荽忌猪肉。胡蒜忌鱼鲙、鱼鲊、鲫鱼、犬肉、鸡。苋菜忌蕨、鳖。白花菜忌猪心肺。梅子忌猪肉、羊肉、獐肉。凫茈即荸

荠，忌鲈肉。生姜忌猪肉、牛肉、马肉、兔肉。芥末忌鲫鱼、兔肉、鸡肉、鳖。干笋忌砂糖、鲟鱼、羊心肝。笋同羊肝，食目盲，木耳忌雉肉、野鸭、鹌鹑。胡桃忌酒、雉、野鸭。栗子忌牛肉。慈姑忌茱萸。南瓜忌羊肉。茄子一名落苏，食之伤女人子宫。面筋，食积。无解药，栗子积亦然。

服药总忌 《食物本草》

凡服药，不可杂食肥猪犬肉，油腻羹鲙腥臊陈臭诸物，并不可多食生蒜、胡荽、生葱诸果诸滑滞之物，不可见死尸、产妇、淹秽等事。

妊娠忌物 又

食子姜令子多指生疮。食永酱绝产。食豆酱合藿堕胎。食桑椹鸭子令子倒生心寒。食山羊肉令子多疾，肝尤不可食。食鲤鱼鲙及鸡蛋，令儿成疳多疮。食犬肉令儿无声。食兔肉令子缺唇。食骡驴马肉延月难产。鸡肉糯米合食令儿多寸白虫。鸡蛋干姜食之令儿多疮。食雀肉饮酒雀麻鸟令子心淫乱。雀肉合豆酱食令子面多黑。

越按：驴皮胶，诸书治胎孕，不在忌内。夫骡，驴与马交而生，故骡无生育，食之者恐象骡耳，故忌。前闻京都王姓者说：近有射利之徒，见北地骡多，将死后之皮，与驴皮杂而煎为阿胶，故购此胶者，须加意也。万安桥叶月三，游山东册年说，济宁州之水，与阿井之水，一脉相通，向济宁店去买可也。兄砚香，游羊谷县云：阿井非干，惟到冬令，要煎贡胶，民间不得汲耳，水黑伏流，用此可引到肾家云尔。

诸鸟毒 又

鸭目白者　鸡有四距　白鸟玄首　玄鸟白首　鸟足不伸　卵有八字　鸟四距六趾

诸鱼毒又

鱼目有睫　目能开合　脑中连珠　鱼无鳃者
二目不同　腹下丹字　鳖口白者　额下有骨　虾
煮不弯　虾白须者　蟹腹下毛　两目相向

诸果毒又

桃仁、杏仁皆双仁，按：杏双仁毒，蓝汁
解之，如无以靛汁代之。及果未成核者，按：
如柿小而青则涩，大而红则甘，嫩鹅毒，老鹅
良是也。俱有毒。五月食未成核者之果，令人
发疮疖及寒热，秋冬果落地，恶虫缘食者，食
之久漏。

诸肉毒又

牛独肝　黑牛白首　牛马生疔死　猪羊心
肝有孔　马生角　马鞍下黑肉　马肝　六畜
自死首北向及口不闭　马无夜眼　白马青蹄
猘犬肉　鹿白臆　诸兽带龙形　诸兽赤足　诸
畜肉中有米星　兽并头　禽兽肝心　脯沾屋漏
诸兽中毒箭死　祭肉自动　诸肉经宿未煮　六
畜五脏着草自动　脯曝不燥　生肉不敛水　六
畜肉热血不断　肉煮不熟　肉煮熟不敛水　六
畜肉得咸酢不变色　肉落水浮　肉汁器盛闭气
六畜肉落地不沾尘　乳酪煎脍　六畜肉投犬，
犬不食者以上并不可食，能杀人，令人生痈肿
疔毒。诸脂燃灯损目　春不食肝　夏不食心
秋不食肺　冬不食肾　四季春三夏六秋九冬十二
不食脾。

诸心损心　诸脑损阳滑精　六畜脾一生不
可食　诸肝损肝　诸血损血败阳　经夏臭脯痿
人阴成水病　鱼餒肉败　诸脂燃灯损目　本生
命肉令人神魂不安按：已上有用者另讲。

解诸毒又

菱多腹胀　暖酒和生姜饮之即消。
瓜多腹胀　食盐汤解之。
诸菜毒　甘草胡粉解之。

诸菌毒　地浆汁解之。
蜀椒毒　饮水或食蒜解之，鸡毛灰亦解。
大醉不醒　大豆豉、葛花、椹子、柑子皮
汁皆可解。
中六畜肉毒　六畜干屎末、灶心黄土末、
黄柏末、赤小豆烧末、东壁土末、白扁豆末。
已上并水服人乳汁、头垢一钱水服起死回生。
豆豉汁服。
马肉毒　芦根汁、杏仁、甘草汁饮美酒。
马肝毒　猪骨灰、牡鼠屎、豆豉、狗屎灰、
人头垢，并水服。
牛马生疔　泽兰根捣汁、猪牙灰水服、生
菖蒲擂酒、甘菊根捣水、甘草煎汤服。
牛肉毒　猪脂化汤饮、甘草汤、猪牙灰
水服。
独肝牛毒　人乳服之。
狗肉毒　杏仁研水服，犬肉不消杏仁去皮
尖末煮饮。
羊肉毒　甘草煎水服。
猪肉毒　杏仁研汁、猪屎绞汁、韭菜汁、
朴硝煎汁、猪骨灰调末、大黄汤。
药箭肉毒　黑大豆煎汁盐汤。
猪肉过伤　本畜骨灰水服、生韭汁、芜荑
煎汁。
食肉不消　还饮本汁即消，食本兽脑亦消。
鸡子毒　醇醋，或煮秫米饮。
诸鱼毒　橘皮芦苇根汁，或黑大豆汁皆
可解。
河豚毒　芦根水、或扁豆汁皆可解。
酒积　各家抄本　酒药三粒为末，花椒一
撮，砂糖一盅和匀，酒服。
误服补剂《随息居饮食谱》莱菔子治痰嗽胸
喘气闭、头风、溺闭及误服补剂。
鸭肉《名医类案》　鸭肉烧炭，生韭汁，调
下六七钱，下黑粪碗许而安。
食米面存胃《丁氏奇效良方》　如因米饭受
伤，将米饭烧末开水下，伤面食，生面浸湿烧
末，开水或萝卜汁炖热服。

食鱼积滞又　红曲三钱，煎连渣服，三服愈。或山楂炭末二钱，数服愈。

鸭蛋肉咸蛋又　淘糯米水煮热饮一盅。并治鸭肉积、咸蛋积，肉豆蔻一粒，煨去油煎，数服。

食鸡蛋闷绝又　饮醋即解。鸡蛋积饮醋或饮豆豉水。如腹中有鸡啼鸣者，多食蒜愈。

食羊肉停滞又　油胡桃两个，煅末开水服。

酒肉胀闷又　盐擦牙温水漱下二三次。

食粽成痞又　白酒曲两丸焙末，清晨开水下或酒下。

肉瘕又　常喜食肉是饮白马尿二三碗吐出肉愈。按：瘕非一朝一夕而成，服之，无论吐否自可消也。不效，再服其数一二碗可也。

龟鳖瘕又　腹中疼痛，坚硬如有龟鳖，僵蚕末二钱，白马尿一碗调服，或煮虾日食二次。

急解百毒简方《证治合参》

凡遇事急，智尽方穷，或为人所陷，始自服毒，或误中者，大法甘草、绿豆为解百毒之总方也。芝麻油，香油亦妙。按：孕妇不忌。

中毒脉又

洪大者生，微细者死。又曰：洪大而迟者生，微细而数者死。

疑难急症简方卷二

山阴罗越峰辑　杭州徐志源校

胎

孕妇哭笑

红枣烧炭末，米饮调下。

孕妇无故悲泣 《增广大生要旨》

小麦一两　甘草钱半　大枣五枚　煎服。

孕妇误服毒药 《东医宝鉴》

二物解毒汤　治误服毒药动胎。

甘草七分　乌毛豆四钱　淡竹叶二十片煎服。

又方　白扁豆散　治妊娠误服诸般毒药
毒物。

生白扁豆水浸，去皮，或晒或烘，研末　米饮
调服三钱，煎服亦可。

孕妇中恶 良方

如忽然心痛，闷绝欲死者，谓之中恶。盖
因气血不足，精神衰弱，故邪毒得以中之也。
用金银花藤一两煎服。

又方　生地二钱　枳壳一钱　木香三分
煎服。

又方 《济阴纲目》　中恶，心腹绞急切痛，
如鬼击之状，不可按摩。或吐蛔者，熟艾一团
如拳大，煮汁频服。

妊娠中风口噤，语言不得 又

於术钱半　独活钱半　乌豇豆炒，三钱
煎服。

妊娠高坠，下血烦闷 又

生地五钱　当归二钱　益母草四钱　黄芪二
钱　鲜姜二片　煎服。

久惯小产 《本草纲目拾遗》

凡妇人三个月，久惯小产，百药不效者。

梅梗三五条，煎浓汤饮之。复饮龙眼汤，
无有不保者。

秘传保胎 《玉历良方汇录》

川杜仲一斤　盐水浸，炒断丝，研末，黑枣
一斤，酒壶许，煮极烂，去皮核，和杜仲末作
丸。晨用盐汤下三钱。

又方 《随息居饮食谱》　南瓜蒂，煅存性，
研，糯米汤下。

胎漏 又

娠妊下血不止，血尽则子死。

鸡子黄十四枚　酒二升　煮如饧服，未止，
再服。

漏胞 《增广大生要旨》

《千金方》妊娠下血不止，名漏胞，胞干
便死。

生地八两　酒二升　煮服。

孤浆水 又

孕妇六七个月，暴下黄汁，或如胶，或如
豆汁，多至升许，名孤浆水。是气血虚，非产

也。若认为产，心慌神张，则胎必堕，急服。

黄芪六两，人参更妙　糯米半升　分作四服，日三，夜一。

胎动 《食物本草》

蛤粉炒阿胶钱半　蕲艾八分　葱白三寸

又方 《济阴纲目》　竹茹一两　煎服。

损动胎 《济阴纲目》

治伤损动胎，下血腹痛。

阿胶二钱　艾叶钱半 《指迷方》加秦艽三钱。

又方 《随息居饮食谱》　葱白煎浓汁饮，未死即安，已死即下，未效再服。

又方又　胎动见黄水。

干荷蒂三枚，炙研，糯米泔滚送。

又方又　胎动下血。

鸡子二枚，打散，粥搅熟服。

妊娠下血不止 《证治合参》

罗氏立胜散

鸡肝三个　酒半升　煮熟，共食之，大效。如肝经有风，致血散不归经，防风末、黄芩末各一钱，白汤送服。

妊娠下血 《食物本草》

炒阿胶三两　酒半升　煎化，作七次服。

尿血

炒阿胶，研末，粥饮送之。好牛皮胶，酒煎，亦效。

妊娠水道不通

莱菔子一钱研末，灯心汤下。

又方　冬葵子钱半　茯苓二钱　末服。

小便不通 《医学指南》

紫菀一钱研末，井华水送下。即清晨第一桶井水也。

又方　葵子茯苓散　治妊娠有水气重坠身，小便不通，洒淅畏寒也恶寒，起即头眩。

葵子　黄芩各钱半　研末，白汤送下。

又方又　小便涩痛。

猪苓二钱，研末，白汤送。

胎前产后遗尿不知时 《本草从新》

白薇钱半　白芍钱半　研末，酒调服。

又方 《证治合参》　产后遗尿。

猪胞、猪肚各一具，糯米半升。入胞内，更以胞入肚内，同五味煮食。醋姜糖酱油。

妊妇心痛甚 各家抄本

食盐烧赤，酒服。

又方　胎气上冲，心不安，腹中胀痛，神效。

紫苏钱半　广皮八分　葱白四寸　砂仁四分酒煎服。

胎不转动 《证治合参》

阿胶一两　桑寄生五钱。书云：寄生无真，宜加桑白皮少许　酒一升，生鸡子一枚冲入，分作两碗，饭前温服，每日两次。

不语 又

孕妇不语，非病也。不须服药，产后自然能语。

胆怯烦闷 又

治孕妇心惊胆怯，终日烦闷，名子烦。

茯苓三钱　防风　麦冬　黄芩各二钱　竹叶十片　煎服。

泻痢疼痛 又

治妊娠下痢，赤白灰色，泄泻疼痛垂死者。

乌毛豆三十五粒　罂粟壳二两，半生半炒　甘草二两，半生半炒　生姜三片　煎，食前随便服。

又方《痢证汇参》

仲景：痢临产，泻痢滞下疼痛。

黑山栀研末，每服五钱，空心滚水下，甚者二服即安。

腹作啼声又

如娠已气备形全，适胎乳脱唅，腹作啼声者有之。但令娠妇曲身左右，以凑其唅，即已。

腹中儿哭

《补遗方》治孕妇腹中儿哭，用黄连浓煎汁，母常呷之，即止。

乳泣《增广大生要旨》

孕在腹，乳自出，名乳泣。出多，恐生子难养，宜多服八珍汤。

人参钱半　生於术一钱　浙苓三钱　炒甘草七分　生地三钱　川芎一钱　炒白芍钱半　全归三钱　清煎。

子悬又

怀孕而胎气不和，凑上心腹，腹满胀闷，气塞欲死，名子悬。

苏梗一钱　橘红一钱　当归二钱　川芎八分　大腹皮二钱，米泔汁洗　甘草五分　人参一钱　炒白芍钱半　葱三寸　煎服。

子痫又

怀孕而晕仆者，由阴虚火动，痰气上逆，故令晕倒，作羊犬声，名子痫。

当归二钱　川芎六分　熟地三钱　酒炒白芍酒炒黄芩各二钱半　酒炒黄连五分　制半夏二钱

生姜一片　煎服。

妊娠腹痛危急《玉历良方汇录》

葱白连须两个　水酒合煎服。

妊娠腰痛《本草从新》

乌毛豆炒热，酒沃，饮其汁。《千金》云：一以去风，一以消血结。

胎上冲心《随息居饮食谱》

蒲桃煎汤饮，无则用藤叶亦可。

越按：原本北产大多液，味纯甜者良，服时向南货店买可也。

妊娠热病《证治合参》

青羊粪研烂涂脐，以保胎元。

交骨不开又

葱四斤　酒水煎汤，坐桶上熏之，即开。

又方　加味芎归汤　治交骨不开，不能生产，并治死胎亦下。

当归五钱　川芎钱半　炙龟甲八钱　血余炭三钱　煎服。

又方　软胯方。

乌梅　生姜　甘草各八分　煎服。

令胯骨软，易产不痛。

孕妇逆生《丹溪心法附余》

华佗十件危病方：其证孕妇欲产时，遇腹痛，不肯舒伸行动，多曲腰眠卧忍痛，其儿在腹中，不得转动，故脚先出，谓之逆生。须臾不救，子母俱亡。

乌蛇蜕一条　蝉蜕十四个　血余胎发一球

各烧炭，服二钱，酒调下，并进二服，仰卧霎时，儿即顺生。如无前药，用槐子十四粒，井华水，即清晨第一桶，吞下。又无槐子，用小绢针，即绣花针，于儿脚心刺三五针，急用盐少许涂脚心刺处，即时顺生，子母俱活。

血下难产 各家抄本

临产累日，恶露出尽，气竭干久不产者。

滑石二钱　赤小豆十三两　煮豆汁，去豆。此豆出沙地，细小红豆，非药肆之红黑豆也。阿胶三两，入豆汁，滑石熔化，每服半盏。未产再服，即生如神。

难分娩 《古今医鉴》

黄金散秘方　治生产一二日难分娩者，服之如神。因屡验不敢自私，广以济人，人得之者，亦勿自私，庶施者愈广矣。

真金箔大者五片，小者七片，小磁钟水少许，去纸入金在内。用指研匀后，再添水半盅。一面先令一妇人，扶产妇虚坐，又令一妇人用两手将大指按定产母两肩上肩井穴，将药温服，其胎即下。如产月未足，又能安之。

沥浆胞干胎不得下 又

香油、蜂蜜各一碗，入铜锅内煎，掠去沫，调滑石末一两，搅匀，炖服。外以油蜜于母腹脐上下摩之。

又方 《证治合参》　产难横生。

蜂蜜、真麻油各半碗，煎服，即下。

外治难产兼胞衣死胎不下 又

如神丹

巴豆三粒　蓖麻子七粒　各研如泥，作饼，加麝香少许作糁，贴脐下。

又歌曰：巴三蓖七脱衣裳，细研如泥入麝香，捏作饼儿脐下贴，须臾母子便分张。产后，即以温汤洗去。

又方　朱砂　雄黄各钱半　蛇蜕一尺，煅蓖麻子十四粒　研末，粥糊作丸，先用椒水洗净脐穴，纳药于脐中，用油纸数重，覆药上，阔

布缚之，立效。产后揭去。

难产外治法 《东医宝鉴》

如圣膏　治难产及死胎不下，十分危急者。

巴豆十六个，去壳　蓖麻子四十九粒，去壳麝香二钱　同捣如泥，摊绢帛上，贴脐上，一时产下，即洗去。

又方　蓖麻子一两，去皮　雄黄二钱　同研成膏，涂母右脚心，才产速洗去，否则肠出，用此膏涂顶上，肠自入，亦名如圣膏。

临产禳法 又

产妇持海马，或石燕子，两手各把一枚，即验。《本草》

漏血胎干 又

催生如圣散

黄蜀葵子，研末二钱，酒调，滤去渣温服。《丹心》

一方　蜀葵花研末，热酒调下一钱，即效。《正传》

方歌　黄葵子炒百余粒，研烂酒调济窘急，若患临危难产时，免得全家俱哭泣。《正传》

难产神效神方

喉科秘钥附方

云母粉一两　酒一盅　调服即下。

液干难产 《随息居饮食谱》

津枯血夺，火灼燥渴，干嗽便秘，并以猪肉汤，吹去油，饮。

越按：此症必无头痛寒热之病，宜认真的，若风邪作祟，则误矣。

液干难产 《医方集解》

黑神散　服之甚效。横街马九如

百草霜即烧叶柴灶火门上烟煤也　香白芷各二

钱　煎，入童便、米醋少许。

产难《名医类案》

吴茭山，治产难，三日不下，服破血行经之药，罔效，故制此方。

车前四钱　冬葵子三钱　白芷钱半　枳壳二钱　寅服卯产。

越按：车前，即野田菜，田塍上多有之。鲜者照方加倍。在药肆只有子也。

惊产《增广大生要旨》

因初次生产，或向来难产，临期恐惧，以致气结不行，儿不即下。

紫苏钱半　当归三钱　河水煎服。

盘肠产又

因平日气虚，及临产时，用力努挣，周身气血下注，以致肠随儿下，一次如此，下次路熟，亦必如此。以洁净不破漆器盛之，待小儿胞衣俱下，产母仰卧，自己吸气上升，稳婆以香油涂手，徐徐送入。

古方　蓖麻子四十九粒　研烂，涂产母头顶，肠收上急洗去。

一法　生半夏研末，搐鼻中，其肠自上。

一法　米醋喂面，恐受惊气乱，反生他病，故不取不载。

又方　大纸捻麻油渗之，点火吹息，以烟熏产妇鼻中，肠即收，平善可用。

《名医类案》云：此证宜怀孕时，多服补中升提药，庶几可免。若脱出，多取麻油抹之，勿令见风。以蓖麻子四十九粒，去壳捣烂，贴产妇头顶心，服补中益气汤，加升麻，胜于冷水喂面多矣。肠收尽，即揭去。

生化汤《达生编》

当归五钱　川芎二钱　炮姜五分　桃仁钱半　炙甘草一钱　清煎。

越按：《达生编》云：此方分两，不许庸医增减，盖恐后世庸医，未必真知产也。但今人气体，不比古人强健，惟川芎减五分，或一钱，炮姜如逢热证伤寒，或减用二三分，生化汤方多，独此方为是。

撮胞生戒

予侄含初游北，闻撮胞生说，须择灵巧妇人去撮，不料一次撮过，下次非撮不下，略不小心，便成大害，不如照旧用自己头发塞口，呕而胞下为是。

胞衣不下《东医宝鉴》

童便一升　鲜姜　葱白各三钱　煎数沸，热服之。

越按：分两折半，用之不效，则再服耳。

襁法　初洗儿汤一盏服之，勿令产母知，立下。《四要》

又方《证治合参》　乌毛豆半升　酒三升煮升半服。

愚定对折。

华佗十件危病方：其证心头迷闷，胎衣上逆冲心，须臾不治，其母立亡。附子一枚，去皮脐，干漆五钱，大黄五钱，各研末，酒醋熬干为丸，梧桐子大，每服三十丸，淡醋汤吞下，须臾又进二服，胞衣立下。此药须先备，如无前药，赤小豆半升，此豆系细小红豆，出沙地，非药肆之红黑豆也。炒过，用水煮，去豆取汁，温服，其胞衣立下。又无豆，用妇人自己手足指甲，不拘多少，烧灰酒调，须臾又进一服，更令有力妇人抱起，将竹筒于心上赶下妙。《丹溪心法附余》

死胎《证治合参》

妇人正产，下血太多，子死腹中，其人憎寒，手指、唇口、爪甲青黑，面色黑黄，或胎上抢心，闷绝欲死，冷汗喘满，或食毒物，或服草药，冲动胎气，下血不止，胎尚未损，服之可安，已损服之可下。

桃仁去皮尖，麸炒　赤芍　官桂　茯苓　丹

皮各等份　研末，蜜丸，桐子大，每服三十丸，淡醋汤嚼下，连进两服。若胞已腐烂，亦可取下，淡醋汤者，醋上加白汤也。

人物胎死作喘《名医类案》

曾道士家，有猫孕五子，一子已生，四子死腹中，腹胀啼叫欲死。医教以朴硝末二钱，温童便调下，死子即下，猫得不死。后有一牛，亦如此，用此法亦治。此本治人常验，用以治畜亦效。

又方《玉历良方汇录》　芒硝二钱　牛膝三钱　水煎，入童便半杯服之，立下。

横逆不顺，子死腹中《古今医鉴》

伏龙肝，即灶心黄土，研细末，黄酒调服二三钱，其儿带土而下。

产

产后肉线《食物本草》

老姜连皮三斤，捣　麻油二斤　拌匀，炒干，先以熟绢五尺折作方结，令人轻轻盛起肉线，使之屈曲作三团，纳入产户，乃以绢袋盛姜，就近熏之。冷则更换。熏日夜，缩入大半，二日尽入也。

越按：打对折用足矣，袋作两只，以便更换。

产肠不收《证治合参》

香油五斤　炼熟，盆盛，令妇坐盆中，饭时久，先用皂角炙去皮弦，研末，入鼻中作嚏，立收。

又方　加味八珍汤　治产后生肠不收。

人参　生於术　浙苓　炒甘草　熟地　炒白芍　全归　川芎各一钱　防风　升麻各五分　煎服，外用荆芥、藿香、樗皮各二钱，煎汤熏洗。

产后子袋拖出 安宁桥余晟记

蓖麻子去壳，捣贴头顶，即收，收后，即揩去，方书亦用此法。

阴脱

当归黄芪散　治产后阴脱，谓阴户脱下也。

人参　白芍　黄芪　当归各三钱　升麻五分　一方有甘草，无芍药。外用五倍子泡汤洗，又用末敷之，五倍固脱也。

子宫下脱《增广大生要旨》

人参　酒炒白芍　山药各一钱　归身二钱　炮姜五分　炙甘草五分　煎服。

产后风

华佗愈风散　治产后血晕，不省人事，中风，角弓瘈疭，四肢强直，并吐泻，此药清神气，通血脉，其效如神。

荆芥穗略炒勿焦，研末，服三钱后，服乌毛豆炒后，酒淬服汁，或童便。口噤者，撬开灌之。或吹鼻中，皆效。《指迷方》加当归三钱。

口襟《丹溪心法附余》

苏合香丸，擦牙能开。

产后中风《本草从新》

治产后中风危笃，及妊娠腰痛，兼能发表。

乌毛豆炒，酒沃，饮其汁。

又方　白鲜皮三钱，煎服。

又方蜜雪县杨医

乌毛豆一茶盅　炒有烟，入连须葱白五六个，酒一盅，煎服，汗出即愈。此方救人多矣，宝之。

产后昏搐吐涎 《医级女科》

定风散

当归钱半　荆芥钱半　末服。

越按：不效，宜再服。

产后小便出血

滑石散

滑石研末，血余炭末各一钱，开水送。

产后血晕，昏迷不省，冲心闷绝

独行散

五灵脂半生半熟，二钱，研末　温酒调，灌入喉，即愈。不愈，更加炒蒲黄，名失笑散。

一方　加荆芥末二钱，童便调下。

恶积闷痛

荷叶散　治产后恶露不下，腹中疼痛，心神烦闷。

干荷叶　刘寄奴　蒲黄各二钱　桃仁去皮尖麸炒，一钱　共研末，分作两服，生大黄一分，生姜一片，煎，入童便送下，此方分两，系越按定。

血晕迷狂 《济阴纲目》

一方　治产后血晕，心迷狂乱，恍惚如见鬼。

益母草四钱　生地四钱　鸡子清一个　童便一杯煎服，此方分两。越酌定。

血瘕

《千金方》

生地汁一两　乌贼骨末二两　空心温酒调服二钱。

越按：生地滤汁不易，不若二两煎浓汁较稳便。

产后血晕

韭菜寸断，安瓶中沃以热醋，令气入鼻即安。

越见一法，栗炭烧红，淬醋气熏鼻，他症昏迷者，亦用此法，惟痘瘄忌此。

产后遗尿 《证治合参单方》

猪脬　猪肚各一具　糯米半升　入脬内，更以脬入肚内，配以五味煮食。

越按：此方，无病胃强可食，五味甘用糖，辛用姜，咸用盐，苦酸用米醋。醋一名苦酒，而酸在其内。

产后遗溺 《随息居饮食谱》

羊脬甘温补脬损，摄下焦之气，凡虚人或产后患遗溺者宜之。

产后虚闷 《食物本草》

炒阿胶　炒枳壳各一两　滑石二钱半　共研末，蜜丸，梧子大，每服五十丸，开水下，未通再服。

脬破 《医级女科类方》

补脬散　治产后伤动脬肠，大便小便互易而出，或不小便而淋沥，虽云交肠，实因脬肠破损。

生黄丝绢一尺，剪如末，如黄蚕茧亦可。

白牡丹根皮　白及各钱半　研末，用水一碗，入绢末同煮如饴，以木槌研烂，空腹时顿服。服时不得作声，作声则不效。服五七日，兼服八珍、补元汤剂。

八珍汤方

人参钱半　生於术一钱　炒甘草五分　浙苓三钱　熟地三钱　炒白芍三钱　川芎钱半全归三钱

脬破 《济阴纲目》

固脬散　治妇人临产时，手伤脬破，小便不禁。

黄丝绢自然黄而非染黄者 取三尺，以炭灰汁煮极烂，以绢水洗去灰令净，剪如末。黄蜡半两 蜜一两 白茅根 马勃研末各二两

水二升，再煎至二盏，空心温服，不得作声，作声无效。

一方 生熟绢，煎至绢烂如饧，服之，名为补脬饮。

一方 生熟绢自黄色者一尺 白牡丹皮、白及各二钱 煎服。

越按：黄丝绢者，取其陈也。丝绢年久，其色必黄，借用黄蚕黄者，不得已而通变也。古时衣用白绢为里，惟此真陈最妙，他症脬破，亦用此方。凡产妇脬破者，俱因动手所致，须知稳婆是守生接生之人，非催生造生之人也。一听其骗，遂致难治，或有儿带缠肩，及头攻产户之旁，用手指去拨者有之。大概产妇气血不足，产户难开，或孕为忧思嗜欲，不知撙节，坐卧不正，临盆心慌，用力太早，以成难产。若血虚户闭，服加味芎归汤。方列前页。至于思欲坐卧等病，要自平日讲究，悔亦何及？姑用保生无忧散，再服加味芎归汤，余详《达生编》。古人云：生产如瓜熟蒂圆，自然容易。至于催生，原有此说，其方以调气补血为主，后人不探其本，一味破血下气，反致多病缠身，况人生天地，自有定数，何用催为？不特此也，世有治病不愈，不知追求精妙，而反以坠胎为捷径者，荒唐如此，病者慎之。

保生无忧散

酒洗当归钱半 酒炒白芍钱二分 生黄芪 荆芥各八分 川贝一钱 麸炒枳壳六分 川芎钱三分 蕲艾 川朴各七分 羌活 炙甘草各五分 菟丝饼钱四分 生姜三片

脬破及小便欠利药引《医级女科类方》

猪脬饮 治妇人因产伤脬，致作交肠之候，及太阳经虚，小便欠利者。凡用汤药，当以此作引。

猪脬一具，煎汤煎药，即尿脬也。

越按：屠司习气，将脬触破出尿，未堪入药，用者须求完全为妙，羊脬亦然。

脬破

先君摘本，治妇人产后脬破，小便不禁。

人参 於术各二钱 桃仁 广皮 黄芪 茯苓 当归 川芎各一钱 一剂，入猪脬，或羊脬同煎，空心服，一切妇人，以守生之人不谨，故有是症，服此可愈。

越按：随破随医，日久必烂，不可治也。

交肠证又

治妇人小便中出大便，名交肠证。

五苓散

泽泻钱半 猪苓 茯苓 於术各一钱 桂枝五分 或用肉桂片三分 服而未愈，旧袱头即为乌帕烧炭末，温酒调服。

一妇人嗜酒，常痛饮不醉，忽糟粕出前窍，溲便出后窍，六脉皆沉涩，与四物汤加味方。

熟地三钱 白芍三钱 当归三钱 川芎钱半 海金沙钱半 木香五分 槟榔钱半 木通钱半 桃仁一钱 服愈。

产后肿块各家抄本

产妇恶露，流于腰肾腿足关节之处，或漫肿，或结块，久则肿起作痛，肢体倦怠，宜用葱熨方，以治外肿，内服参归生化汤，以散滞血，勿缓也。

葱一握，炙热捣烂作饼，贴肿处，盖布三四层，以熨斗熨之。

参归生化汤

川芎 黄芪各钱半 当归三钱 甘草五分 肉桂片六分 人参 马蹄香各三钱 煎服。

产后舌出不收又

辰砂敷舌上，掷盆盎碎，即收。

陈笃轩云：大声震响，恐非所宜。

一法 《增广大生要旨》

辰砂敷后，乃于壁外破盎坠地作声。

越按：此法是。

不语 又

生白矾末一钱，热汤调下。

产后气喘 又

人参　胡桃肉各二钱　煎服。

越按：如怕服参，照喘家法，淡盐水炒，现敲胡桃肉，杵碎二钱，开水送下。

产后水肿，血虚浮肿 又

泽兰　防己各二钱　研末，淡水醋汤调下。

产后口渴 又

炼过白蜜，不计多少，热汤调服，即止。

产后泻血不止 又

艾叶炙熟一钱　炮姜五分　煎服。

产户痛 又

产后起居太早，产户感风，如生阴毒，其痛甚苦，手不能近，被难盖着。医者无不以为生毒，惟蜀阜僧云：生产七日内，少穿下裳，风入产户，是以病此治风可愈。余喜其明而简也，谨志之。

产后下痢 《证治合参》

白头翁汤加甘草阿胶汤　治兼虚极。

白头翁一钱　黄连五分　黄柏　秦皮各钱半　阿胶一钱　甘草七分　煎服。

产后阴肿

桃花膏

桃仁去皮尖　枯矾　五倍子各等份　研末，成膏敷之。

一方 《本草从新》《随息居饮食谱》

桃仁捣研，敷之俱效。

中风并吐泻 又

华佗愈风散　治产后中风，口噤，手足瘈疭如角弓，或血晕不省人事，四肢强直，或心眼倒筑，吐泻欲死。

荆芥穗，微焙研末，每服三钱。

又方　乌毛豆炒热，淋酒调服，或童子小便服之。口噤，则挑齿灌之。挑不开，灌入鼻中，其效如神。

越定豆用一两，去豆服汁，三方是备方，非复方，初方不效，再服后方，随病而服，随效而止，非概服也。

产后血闭 又

桃仁二十粒，去皮尖，藕一块，煎服。

越按：血闭，即恶露不走也。

产门不闭 《增广大生要旨》

产门不闭，气血虚也。服加味芎归汤，总以大补气血为主。

当归三钱　川芎一钱　炙龟甲六钱　血余炭钱半　煎服，不效再服。

方产昏晕 又

子方生下，母即昏晕不省，此时药不及备，迟则不救。急用绸绢旧衣，谨闭产户，令知事妇女，曲膝抵住，勿令下面气泄。又令人一手挽住发，一手扪住口，勿使上面气泄。俟其稍转，方用医治。

两乳忽长 又

新产之后，有两乳忽长，细如肠，垂过小腹，痛不可忍，名曰乳痈。

川芎　当归各一斤　以半斤锉散浓煎，随量频服，以半斤于房内烧烟，令妇将鼻吸烟。如未愈，再制一料，更以蓖麻子一粒，研碎涂顶。

831

俟愈，急洗去。

产后生虫 又

有产后生虫一对，长寸余，置地能行，埋入土中，数日发视，暴大如拳，名子母虫，以后月生一对，用苦参米泔浸一宿，蒸熟晒干，加入祛虫药为丸，服之。

产后肠痒 又

产后肠痒难忍者，以平日所用针线袋，或箭竿及簇，置卧褥下，勿令妇及他人知，痒自止。《产科心法》曰：产后肠痒，因去血多、或调理失宜，气血两亏所致。服四物汤，滋阴自安。或以食盐炒热，布包，熨脐上，自愈。

四物汤

熟地三钱　当归二钱　炒白芍一钱　川芎五分　水煎。

子宫不收 又

子宫不收，产户不闭，脱肛重者，并宜倍参生化汤。

当归五钱　川芎钱半　桃仁钱半　炮姜五分　炒甘草一钱　人参要多。

愚谓此系定方，可以随症加减。

儿枕作痛 《本草从新》

恶露积于太阴，小腹作痛，名儿枕痛。

砂糖调山楂末服。

愚曾遇儿枕疼，小腹攻有块，痛难忍，生化汤加山楂炭二三钱，屡验。

呕青水 《随息居饮食谱》

产后怒哭伤肝，呕青绿水。

韭汁入姜汁少许，和服。

产后痢 又

赤白痢，产后痢，小儿疳痢。

薤白和米，煮粥食。

大小产昏痛 《济阴纲目》

蒲黄、五灵脂，各炒等份，名失笑散。治失血，及产后半产，恶血攻心，昏迷不省，及心腹绞痛欲死者。其效如神，真救急之良方也。

越：酌用。

炒蒲黄、炒五灵各钱半　水煎腋，不效再服。

产母怯

长桥袁步洲说产后怯，诸药不效，用多年牛间，有牛粪黏壁者，刮下，为取其陈，新瓦焙炭研末，开水调下愈。不愈，再服。

越谓：此症系孕时重病及难产，双胎怯力，为之产母怯。历览诸书，未曾说及，而屡见此症，服药不效，沉瘦不起者，实属不少。今既有方，而且极妙，不可轻视。

又说 《随息居饮食谱》

淡菜甘温补肾，益血填精，治遗带崩淋，房劳产怯，吐血久痢，膝软腰疼，疝瘕癥瘕，脏寒腹痛，阳痿阴冷，消渴瘿瘤。干即可以咀食，味美不腥。产四明者，肉厚味重而鲜大弥胜。

越谓：患怯者，正可食，勿轻视。

崩漏

崩中 《食物本草》

白马粪绞汁，或水煮服，止妇人崩中。

血崩不止 《济阴纲目》

五灵脂散　治血崩不止。

五灵脂炒令烟尽，研末一钱，温酒调下。

一方　治血崩不止。

五灵脂二钱，炒熟　当归二钱　酒煎，或水

酒童便各半盏，同煎服。

一方　五灵脂半生半熟，研末一钱，温酒调服。

一方　五灵脂，水煎半干，去渣，澄清，再煎成膏，入神曲末为丸，梧桐子大，空心温酒下二三十丸，便止。越意不吃酒者，滚水冲，酒同。

一方　五灵脂三钱，水酒、童便各半盏，煎至八分，通日服，名抽刀散。治产后有病，服三服，散恶血。或心腹胁肋脚痛，不可忍者。或只用童便尤佳。或中风，即入草乌豆五分同煎，亦治肠风下血。如不饮酒者，乌梅柏叶汤调下。如心烦口干渴者，加蒲黄炒减半。

一方　五灵脂、蒲黄同炒等份，名失笑散。治失血，及产后半产，恶血攻心，昏迷不省，及心腹绞痛欲死者，其效如神，真救急良方也，人家须预备。五灵脂兼能解毒，及蛇蝎蜈蚣咬，涂伤处立效。

一方《医级女科》　治血崩不止。
败棕一握烧炭，末服二钱，百沸汤调下。
越按：败棕，即破棕绷，破棕衣最好，滚水洗净晒燥，或烘燥煅。

饱食血崩 节录《丹溪心法附余》

因方饱食，胃气不行，故崩甚，血既大崩，胃气益虚，而不能运化，宜乎崩晕不止，而血药无效也。急宜调理脾胃，用白术五钱，陈皮、麦芽各二钱。服未半而晕止，再服而崩止。遂专理脾胃，服数十剂，胃气始还。然后加血药服之而安。若不审知食滞，而专用血崩血晕之药，岂不误哉！书此以例其余。

越谓：大道之变通，固不可废，而小道亦然。

大崩

治崩中昼夜不止，医不能治者。
川芎一两，生地黄汁一盏，先用酒五盏，煮川芎一盏，去滓，下地黄汁，要煎二三沸，分

作三服。批曰：此方以酒煎川芎，配生地汁，自有妙用，甚奇甚奇。用酒之意，便是升法。

越谓：服此不效，生地倍于川芎，以取散少补多之义。

生地二两　川芎二钱　酒水合煎服。

崩

犀角地黄汤　主治吐衄便血，妇人血崩血淋。

生地二钱半　白芍钱七分　丹皮四分　犀角四分　共研末服。

越于此方，照六剂分两派定，不效再服。

崩漏 各家抄本

缩阳医法，用丝瓜子炒研末，每三钱，空心酒下。

崩中漏下《证治合参》

木耳炒见烟，研末，每用二钱一分，血余炭三分，共二钱四分，以应二十四气，酒调服。
又　漏下方。
鳖甲醋炙，研末酒下。越定每服二钱。

治崩如神《古今医鉴》

黑龙丸　专治血崩如神，及经水过多不止者，尤效。
黑驴粪，烧灰存性，研末，用面糊作丸，每服七十丸，空心酒送下。

血崩如泉 又

断源散胡云阁传　治血崩如泉流。
棉花子铜器炒尽烟，研末，每服二钱，空心酒调下。

一切血证《东医宝鉴》

治衄吐便尿，一切失血，兼治内崩。
乱头发，以皂角水洗，晒干烧炭，研末，

每二钱白茅根汤调下，或淡醋汤调下，如作丸，名发灰丸。

漏下五色 又

地榆散　治漏下五色，黄瘦虚竭。

地榆三两，锉　醋一升　煮十余沸，空心热服一合。《入门》

又　地榆治崩漏不止，煎服末服，并佳。《本草》

又　鳖甲治漏下五色羸瘦。

鳖甲炙黄，研末酒下一钱，又用鳖肉，作羹常食之，佳。《本草》

崩中带下 又

伏龙肝，即灶心土也。主治妇人崩中带下，为止血之圣药，盖燥可去湿也。《汤液》治血露。

蚕沙　阿胶各一两　伏龙肝五钱　同研末，温酒调下二钱。《本草》

血闭血崩 又

黄芩下血闭，治淋露下血。《本草》

血崩

黄芩研末二钱　烧秤锤，淬酒调，空心服。《良方》

崩漏 又

血崩乃经血错乱，淖溢妄行，遽止则便有积瘀，凝成窠臼，不止则又恐昏晕，必先服。

五灵脂末，名独行散，一钱，温酒调下，其性能行血止血，然后用五积散，加防风、荆芥，入醋煎服三剂后，再服五灵脂散，去故生新，如再不止，乃用五灰十灰丸散。

五积散

麻黄一钱　苍术一钱　白芷七分　白芍八

分　当归一钱　川芎四分　枳壳八分　桔梗五分　桂枝五分　干姜八分　甘草五分　茯苓五分　厚朴八分　陈皮一钱　半夏七分　鲜姜一片　葱白三茎　再加防风　荆芥各五分　醋五匙　煎服。

血崩不止 《证治合参》

胡桃肉十五枚，烧存性，研作一服，空心温酒下，神效。

月经及试胎法

经成血泡并不止

经来下血泡，经来不止，或下血泡三四个，如鸡子，绵软如絮，割开内如榴子，其妇昏迷不省，虽惊不妨，宜用十全大补汤。

潞党参二钱　生於术一钱　浙苓三钱　炒甘草五分　熟地三钱　全归三钱　白芍三钱　川芎钱半　肉桂片五分　附子一钱

经闭 《医级杂病类方》

通真丸，治瘀停血积，妇可通经，男可活血。

大黄醋制　桃仁研泥　益元散各四两　干漆二两，瓦上焙令烟尽　牛膝生用二两　俱研末，醋糊丸，每服五六十丸，丹参汤下。

崩闭疝痛 《东医宝鉴》

桂枝桃仁汤　治寒入血崩，月经不通，绕脐寒疝痛，其脉沉紧，此由寒气客于血室，血凝不行，所以作痛。宜

桂枝　赤芍　生地酒洗，各二钱　炙甘草一钱　桃仁三十粒　鲜姜三片　枣二个　煎服。

经水过多

黑龙丸，详治崩如神条下。

经断复行又

妇人四十九岁以后，天癸当住不住，或过多不止，宜芩心丸、当归散、加味四物汤。《纲目》

芩心丸

条黄芩二两 米泔水浸，或醋浸一日，炙干，又浸又炙。如此七次，研末，醋糊丸，梧子大，每七十丸，空心温酒下，日二。瑞仲越酌对折服。

经脉不通《古今医鉴》

二黄散秘方 治妇人室女，经脉不通，服之如神。

大黄煅炭 生地黄各三钱 各研末，空心温酒调下。

干血气《证治合参》

血极膏 治妇人干血气。

川大黄一味，研末，米醋熬成膏，丸鸡头大，每服一丸，酒化开，临卧温服。大便利一二行后，红脉自下也。

又单方 丝瓜烧存性，温酒服一二钱。

按：此症是阳旺阴衰，以致月事不下，其势日以憔瘦，夜卧不安，即干血痨之初病也。

月水不断又

羊前脚左胫骨一条 纸裹泥封令干，煅赤，入棕炭等份，俱研末，温酒服一钱。

月经迟早《医级女科》

返魂丹 即益母丸，益母膏也。治月经迟早不调，不能受孕，及产后一切诸病。

五月五日，六月六日，或小暑日，益母草花正开时，连根采收阴干，用花叶及子，捣末蜜丸，或熬膏，如丸服三钱，膏服一钱。

异经论又

经有三月一至者，谓之居经，俗名按季。有经年不至者，谓之暗经。有一年一至者，谓之避年。此等经候，经脉之变常者，若起居饮食如常，非经病也。欲调之，亦未卒应，不过从血虚为论耳。

试胎法《证治合参》

验胎散 经脉不行，已经三月，疑似未明者。

川芎研末，每服一钱，空心艾叶煎汤调下，觉腹内微动，则有胎也。如服后一月不动，非胎，必是经滞。

又方 米醋汤

米醋半盅 清水一盅 艾一钱 煎服半盅后，腹中番大痛，是有孕，不痛定无。

干血痨奇方《玉历良方汇录》

白鸽子一只，去肠 入上血竭，病经一年用一两，二年用二两，三年用三两，以线缝住，用酒煮，服之，瘀血必行。如心中慌乱者，即食白煮鸽子肉一块，可止。越于光绪十六年四月，王四六说：一妇人停经十年，照此服，不食尽，而经来。

月水不通柏舍项文显云

外乡传方

月月红花根，煎汤服，即下。不必多，已验。

妇女带证

一切带证

断下汤 治冲任气虚，崩中漏下，经脉不调，每遇月候将来，脐腹腰脚先痛，饮食渐减，四肢乏力，及带下三十疾，悉能疗之。

人参 熟地 醋炒艾叶 乌贼骨炭 酒洗当归各二两 蛤粉炒阿胶 川芎各七钱 炮姜五钱 分作五剂煎服，如丸每服三钱，滚水空心送下。

赤白带如骨立 《东医宝鉴》

地榆主带下十二病，一曰多赤，二曰多白，三曰月水不通，四曰阴蚀，五曰子脏坚，六曰子门僻，七曰合阴阳患痛，八曰小腹寒痛，九曰子门闭，十曰子宫冷，十一曰梦与鬼交，十二曰五脏不定。又治崩漏不止，煎服，末服，并佳。《本草》

地榆一斤，锉　熬成膏，空心服两合，日二。《良方》

又方　鳗鲡鱼，疗妇人带下百病，作羹食，或炙食并佳。《本草》

淋带 《医学指南》

一方　治妇人白淋白带。

石莲子　白茯苓各等份　研末，每服三钱，空心温酒调下。

白带 《证治合参单方》

酒艾煮鸡蛋，日日食之。

又方　生白果，日服，治妇人白带。

又方《随息居饮食谱》　小便频数，肠风下血，赤白带下，并以白果煨熟，去火气，细嚼，米饮下。

又方《丁氏奇效良方》　年久赤白带下，贯众一个，去皮毛　醋泡透，慢火炒热为末，空心米汤下，每二钱。

统治一切血证

血分虚实 《证治合参》

当归补血汤，解曰：血实则身凉，血虚则身热。《内经》所谓脉虚血虚是也。

越按：血实用苦寒，血虚用甘寒，不胜尽录，《本草》分明。尚有寒热郁伤四大略，须问

识者。

血家脱证 《时方妙用》

若脱血之顷，不省人事，大汗不止者，宜参附汤。贫者以当归补血汤，加熟附子二三钱。

参附汤

人参一两　熟附子五钱　生姜二片　黑枣五个

当归补血汤

黄芪一两　当归三钱

越按：脱血与血晕有别，不可误施，血晕无汗，脱血有汗，且大而不住，血晕用熏醋法，便醒。

熏醋法

栗炭烧红，面盆一个，盛醋半斤，将红炭淬入熏鼻，称锤淬法同功。

简止血方 《惠直堂经验方》

白薄纸五张　烧灰水送，效不可言，此方奇妙。

按：白薄纸如白皮，荆川纸是也。近有洋白纸张不在此例。

又方　韭菜捣汁一盏　童便半盏　炖热，服一二次立止。

又方《证治合参》　陈红米泔水滚服。

诸窍出血 《时方妙方》

血余炭　败棕炭　莲蓬炭各等份　研匀，每服三钱，木香二分，煎汤送下。

九窍出血 《证治合参》

属血热妄行，缓则不治，急用

血余炭必自发为佳，即父子一气者，次则男胎发，又次则乱发，皂角水洗净，晒干烧灰为末，每服二钱　茅草根　车前草即野田菜叶

煎汤送下，大蓟、小蓟捣汁，冷水下亦可。

又方《食物本草》

热饮羊血，治九窍出血。

按：九窍，两耳目鼻，一口，两大小便，齐出血也。

诸血单方 《东医宝鉴》

生地黄，治吐衄便尿一切失血，取汁饮半升，日三。或和薄荷汁，或和生姜汁，皆效。《丹心》

又方　犀角地黄丸　治吐衄便血，妇人血崩血淋，照古方分两派计。

生地二钱半　白芍一钱七分　丹皮　犀角各四分　各研末服，滚水送。

又方　白及末治衄、吐、咳、唾、咯血，冷水调服三钱，神效，米饮汤调亦可。《家宝四集》

加藕节三个，同米煎送，盖藕节散血。

诸经血方 《玉历良方汇录》

与吐血仙方同详下。

毛窍出血 又

穿山甲片炒研细，罨之。以帕扎住即止，随服补血汤数剂而愈，真神方也。

越按：补血汤，想是当归补血汤。方见前页

立止血方 又

治针灸疤内发拱出血，及一切血管出血不止者。

热黄牛粪，涂之即止。

指缝发际出血 《名医类案》

一人指缝中，因搔痒成疮，有一小窍，血溅出不止，用止血药及血竭之类，亦不效，数日遂死。复有一人，于耳后发际搔痒，亦有小窍出血，与前相似，人无识者，适有道人云：此名发泉，但用多年粪桶箍，晒干，烧灰研，敷之立愈，使前指缝血出遇之，亦可以无死矣。

衄血一月不止 《食物本草》

刺羊血热饮，即瘥。

鼻红

鼻衄 鼻孔流血。《随山宇方钞》

凡频衄不愈。

紫菜拣净，一斤　不拘如何吃法，须于三日内吃尽，永不复发。

又方　丝绵塞耳，左鼻塞右耳，右鼻塞左耳，两鼻齐衄，两耳俱塞，内服白茅根汤。

又方　鳖头烧炭，搐鼻。

又方　安宁桥余晟记说：旧有《千金方》抄本，用葱头捣烂，加酒少许，左衄左塞，右衄右塞，双衄双塞，立效。

又方　绳缚名指第四指末节，男左女右效。《丁氏奇效良方》。扎中指，左扎左，右扎右。

又方《古今医鉴》　葱韭各根同捣，捏枣大，塞鼻孔，频易，二三度即止。

贴引止衄法 《医级杂病类方》

生附子两大片，贴两足心，引火下行，其衄自止。越按：如附子已燥，用末，水调裹足心。

又方《丁氏奇效良方》　鼻血不止。

大蒜一个，去皮　研如泥，作饼如钱大，左鼻血贴左足心，右则贴右，双衄贴双足心。

又方　柏子仁四钱烧灰，冲酒服，再用甘草一两，水捣烂，贴足心，男左女右。

妊娠鼻衄 香桥船老贵

贵妇孕妇已九个月，鼻血流出几碗成块，诸药不效，有人说以旧棕衣襟，滚水洗干，烧成炭，绵花子炒成炭，各研末，酒送下，即止。

越按：无棕衣襟，旧棕绷之棕可代，滚水洗干烧炭，同搅匀，服三钱不止，再服温酒送下亦可。

吐血

止吐血《食物本草》

白马粪微温无毒　绞汁服，或水煎服。

血上逆心 又

其症烦闷刺痛。

水牛角烧炭研八分，酒送。

又方　血气逆烦。

羚羊角烧末五分水服。

吐血咯血 又

牛皮胶一两，平常之胶，臭而污可用而不可食，独杭省药店制售切片　牡蛎粉炒　新绵花一两　烧炭研，搅匀，食后，米饮汤送服一钱，日两次。

又方《丁氏奇效良方》　卒暴吐血。

藕节荷蒂各七个　蜜少许　捣烂煎服。

肺破出血 又

牛皮胶注在前　涂酥炙，无酥，牡蛎粉炒研，滚水送服三钱，即止。

又方　肺损呕血。

蛤粉驴胶一两，研　木香一钱，研　糯米蒸燥二合，研　每日服一钱，百沸汤送。

吐血不止 又

蛤粉炒阿胶一钱　炒蒲黄五分　生地一两煎服，不效再服。

又方　血似鹅鸭肝。

犀角五分，研　桔梗五分，研　酒送，不效再服。

吐血下血《心法附余》

华佗十件危病方：其证皆因内损，或因酒色劳损，或心肺脉破，血气妄行，血如涌泉，口鼻俱出，须臾不救。

侧柏叶蒸干　人参焙干各研末，一两　每服二钱，入飞罗面二钱，新水调如稀糊服。如无前药，用荆芥炭碾末，米饮调下三钱。如无荆芥，用釜底墨研，米饮下三钱，连进三服。

劳损血证《玉历良方汇录》

治劳病呕血及气怯等证，有起死回生之功，切勿轻视此方。

大黑枣一斤　置红布袋中，用线密缝，浸尿桶内，童便更佳，浸至七昼夜取出漂净，去皮核，用建莲肉磨粉，捣和作丸，梧桐子大，每日清晨，开水送服三钱。

酒痨吐血 又

鸡距子一两　煎，不拘时服，服至数十日愈。

吐血神验方 又

《千金翼》：专治吐血，百发百中。

生地一两　生大黄五分，研　先煎地黄，后加大黄末，调和，空腹饮之，三日即瘥。用大黄极少，不过引生地下达耳。

吐血仙方 又

不拘何经之血俱效。

蚕豆花须茎上第一朵，阴干研末　煎汤频饮，并可除根，如无花，即用叶，抽去筋，阴干煎汤，服之亦可。

吐血除根方 又

生西瓜子一二升　淘净泥灰，用大锅浓煎滤清，加入冰糖少许，代茶饮之。常服勿间断，可以除根。

耳衄齿衄舌衄及他证

耳血《医级杂病类方》

香佛手散　治耳出血诸证。

人牙煅过存性出火毒　麝香少许，各研匀　吹耳内，即干，痘疮倒靥者。服之即出。

又方《本草从新》　耳中出血。

蒲黄炒黑研末，掺入效。

耳内脓血《存朴堂樊》

枯白矾研末，少许入耳即止。

又方《医学指南》治耳内肿痛脓血。

治同，或以绵裹塞耳中。

耳衄《证治合参》

龙骨研末　吹耳即止。

齿痛血出或痒痛《存朴》

倪宗贤传。

骨碎补二两，铜刀锉，炒黑研末　常揩其齿，良久，吐咽俱可，神效。

又方《医级杂病类方》冰玉散　亦名冰硼散，治牙痛、牙疳、口疮、齿衄、喉痹皆效。

石膏一两　月石七钱　梅花冰三分　僵蚕一钱，各研末　小磁罐盛贮，或敷，或吹，亦可加薄荷、青黛。

牙宣血《医级》

蒲灰散　治血泄不止，及舌衄、鼻血、重舌、木舌，并下部诸血。

蒲黄炒黑　清火止血，可填，可掺，可服。

又方柴氏　旱莲草灰　蒲黄炭各半　为散治同，加青盐擦牙，治牙宣。

舌衄又

噙咽参连法　治怔忡不寐，心虚舌衄。

人参炒研　黄连盐水炒黑，等份，用桂圆肉五七层，摊好，少置末于肉，团裹如丸。卧时噙口中，令其汁自出，徐徐咽之，自能得寐，忡亦渐已。

舌无故血出如泉《医学指南》

槐花炒研末掺之，立止。

又方　舌衄不止。

槐花末掺之。

舌胀出外又

俗云蜈蚣毒。

雄鸡冠血一小盅　浸之，即缩入口内。

又方　舌肿舒出口外，用蓖麻子去壳纸包槌出油，透纸作捻，烧烟熏之。又以蓖麻油捻纸烧烟熏之。

又方　舌长过寸。

梅花冰研敷之，立效。

舌肿硬又

百草霜烧叶柴灶，火门上烟煤也　海盐等份研末，并井华水清晨第一桶水调敷患处。又宜真蒲黄末，频掺舌上，内以黄连煎汤服，以泻心火。

又方　治舌忽然肿大，用雄鸡冠血浸舌，咽下即缩，或用蒲黄掺之，即愈。

又方　治舌肿满口，不能出声，用蒲黄、干姜各半研末频掺，即愈。

又方《存朴》细看有小白头。

铁落打铁墩下脱落之铁片也　研细末，掺其头即消，急用锅底墨醋调厚敷，脱去更上。

舌大又

一方治喉风舌大如胕，当时不救即死。用梅花冰一分　火硝三分　胆矾二分　僵蚕五分　硼砂三分　共研细末，吹之愈。

小儿重舌木舌弄舌《增广大生要旨》

舌为心苗，三症系心脾蕴热，皆能殒命。重舌者，舌根肉壅肿叠出，短小如舌，用竹沥新竹截短破开，去内节片，搁炉上，两头用碗接好，柴火烧热有油流下便是　浸黄柏一宿，点舌上。

木舌，乃舌尖肿大，塞满口中，或僵硬如木，不能转掉，用蓖麻子油，蘸纸捻，点火吹灭，以烟熏之即消。若舌下有如蝼蛄，或如卧蚕，急于肿处砭出血，用釜底墨，以盐醋调，厚敷之。脱去再敷，或井华水调亦可。

又方经验　用真蒲黄，频试刷舌上，亦愈。

弄舌，舌出掉弄如蛇也。心安则舌静，心扰则舌动。已上三证，总属火象，轻者灯心汤，重者黄连汤，细细与服。

越按：釜底煤墨都是烧叶柴茅草镬底煤也。木舌肿处须破，惟恐累及哑门，则终身不能言语，不若多敷药，待其自行消破为妙。若大人舌上有此三证，治法同。

重舌鹅口外治下行法《本草从新》

白及研末　乳汁调涂足心。

越按：外治法最妙，小儿更妙，燥去则再涂，热下更速。

耳鼻出血不止《丁氏奇效良方》　不速救即死。

生地　麦冬各一两　净水煎服，即愈。

大小便血

大小便下血《医学指南》

陈败棕烧灰存性，研末，每服二钱，空心酒调下。

又方　独头蒜数个　黄连末十股之二　为丸，每服四五十丸，空心陈米汤送下。

越按：此两方不效，应向统治一切血证内寻方。

又方《丁氏奇效良方》　刘寄奴末二钱　茶调，空肚服。

大便血并肠风。

治便血方《随山宇方钞》

侧柏叶炭研末　每日米汤调服，或用柿饼烧存性，研末，每服二钱。此证因内痔者最多，非真便血，故用柿饼。

又方　治休息痢方，兼治肠风便血，及热利久不愈者。

苦参子去壳，三十粒　外包龙眼肉捻丸，清晨米汤送下二三服，即愈。

肠风下血经验方

麸炒枳实　炒黄芪各八两，研末　米饮随时送服二钱，如糊丸亦可。

粪后下血

不拘大小人，用五倍子末艾汤送一钱，或半生半熟，研末，米糊丸，梧子大，每服二十丸，或粥饮送下，日三服。

大便下血《食物本草》

羊血煮熟，拌醋食最妙。

又方　白马粪绞汁服，或水煮服，止下血。

又方　黄牛角䚡名角胎即角尖中坚骨也一具煅末，煮豉汁服二钱，日三，神效。

血泄窍滑《医级杂病类方》

榴灰散

石榴一个，连壳　烧灰存性，衄者吹之，下血者服一钱。

又方　蒲灰散　与上牙宣血方同。

吐血下血

华佗方，已详上吐血证。

大肠红《证治合参》

萝卜皮　荷叶各烧存性　生蒲黄等份　研末，每服一钱，米饮下。

又方　肠风下血。

蜜炙萝卜，任意食之。

肠风下血不止 《医学指南》

大乌梅一斤，连核置火上烧之，俟烟少清即取下存性　研末，陈米饭丸，梧桐子大，每早服三钱即止。

又方　肠风若泻血。

人参　椿根白皮各等份　研末，每服二钱，酒调，或茶服。如无参，止用椿根皮末亦可。

又方　白鸡冠花根，煨熟，服数次，即愈。

又方　椿根皮蜜炙，二两半　蕲艾炒，二钱　黄芩炒，二钱　共研末，每服二钱，酒送下，立效。

脏毒下血 又

不拘远近皆效。

柿饼烧灰，米饮下二钱，或为丸，治肠澼宿食，解热毒。

大便下血 又

木耳炒黑，一两　生木耳一两　芝麻五钱煎汤作茶饮，甚妙。

肠风下血不止 《证治合参》

柿饼一斤，切片　猪苦胆一个，去皮　拌晒或烘干，槐米四两共研末，蜜丸，开水送服二钱，不论男女大小俱得愈。

蛊血 《类方准绳》

地榆散　治蛊毒下血，或腹痛，或不痛，百治不效，烦渴不止。

臭榆根东引根白皮蜜炙，焙干　地榆各半两研细末，每服一钱，米饮调下。

便血脱肛 《随息居饮食谱》

猪肠甘寒润肠，止小便数红，去下焦风热，疗痢痔便血脱肛。治净，煨糜食。外感不清，脾虚滑泻者忌。

又方　肠风脏毒，血痢不已，脱肛出，并以猪大肠入槐花末，令满缚定，以醋煮烂捣丸，梧子大，每服二十丸，米饮下。

杂证下血 又

反胃噎食，沙石诸淋，噤口痢疾，肠风下血，蜜炙萝卜，任意食之。

又方　小便频数，肠风下血，赤白带下，并以白果煨熟，去火气，细嚼米饮下。

便血 又

荸荠捣汁，一盅　酒半盅和，空心温服。

大便血 王暗人抄本

大便泻血，三代相传，用缩砂仁研末，米饮热服二钱，以愈为度。

又方《丁氏奇效良方》　乌芝麻　乌豆各五钱　愈。按：不效再服。或酒煮鲫鱼常食。

又方　乌芝麻常生嚼两许除根。

又方异人传授　带皮荸荠生熟各七个　每用生熟各一个同吃，重者数服愈。

又方　鲜枸杞根煎浓汁，酒少许食前服。或苎麻根煎服，或黑豆一升炒焦研末，酒淋之，去豆饮酒。或胡桃肉四两，黄蜡一两，共末，糊丸，每服二钱，艾汤送下。

诸般下血 又

香附童便浸，焙研末，二钱　入麝香、百草霜详癫狗方各少许，甚效甚速。

男子便血 又

黑大豆详明矾例一升炒焦研，热酒淋之，去豆饮酒，神效。

下血危笃不可救 又

丝瓜一条，烧存性，干者亦可　槐花减半研末空心米饮下二钱。

脏毒下血 又

一人患是半月，自问必死，得方以干柿烧灰，开水服二钱，遂愈。

酒毒下血并下利鲜血 又

老山栀仁焙研　每新汲水服三钱。

又方　下利鲜血。

栀子仁烧灰研末　水服一钱，神效。

又方陈笃轩　侧柏叶蒸晒，二两　炒槐花一两　共研末蜜丸，空心酒下四十丸。

按：栀子仁炭，另煅厌烦，只教多买焦栀子，自去皮壳为便。

先便后血 《金匮三字经》

黄土汤　治此症为远血属脏难治，亦治衄血吐血不止。

灶心黄土八钱　生地　黄芩　甘草　阿胶白术　附子炮，各钱半

又方《丁氏奇效良方》　粪后下血。

白鸡冠连子炒钱半　煎服。

先血后便 又

赤小豆散　治此症为近血。属腑易治。

赤小豆浸令出芽晒干，一两　当归四钱

小便血

尿血

地骨皮煎浓汁，每服一盅，入酒少许，食前温服。

又方　血余炭二钱，研末　醋汤调下。《东医宝鉴》以侧柏叶汁调。

又方《证治合参》　淡豆豉二撮　煎汤，空心酒和服。

又方《丁氏奇效良方》　指甲五分　头发钱半　各煅研末，空心酒下，或莴苣捣敷脐上。

男女溺血

花龙骨末三钱　日三服。

又方　瘀血内漏。

蒲黄末二两　每服三钱，水调服，尽即止。

越按：凡石药宜煎服为是，恐黏滞肠胃，反致他病难医。

溺血 《随息居饮食谱》

脂麻杵末　东流水浸一宿，平旦绞汁，煎沸服。

妊娠尿血 按：书云属胞热者多。

阿胶蛤粉炒黄研末　米汤下二钱。

又方　黄明胶即牛皮净膏二两，酒煮化，顿服二钱。

产后尿血

滑石散

滑石　发炭等份　煎服。

又方《丁氏奇效良方》　牛膝二钱　煎服。

周岁小儿尿血 又

大甘草一两二钱　煎服完愈。

癫痫癫狂笑哭

癫痫论 《证治合参》

癫疾者，目当闭，非如狂病之张目怒骂也。又脉虚可治，实则死。又癫病与卒中痉病相同，但痫病仆时，口中作声，将醒时吐涎沫，醒后复发，有连日发者，有一日三五发者。中风中寒中暑之类，则仆时无声，醒时多涎沫，醒后不再发，痉病虽亦时发时止，然身强直，反张如弓，不如痫之身软，或如猪犬牛羊之鸣也。《食物本草》：野马肉可治马痫。盖五痫者，猪犬牛羊马也。

续命汤加紫苏陈皮

龙齿末　石膏末，各三钱　防己二钱　防风　附子　桂枝　紫苏叶各钱半　麻黄七分　橘红六分　水煎，加竹沥二钱，姜汁一钱，搅匀冲入。

按：此是外感重，内伤轻。

加味参术芪附汤治癫痫

人参　煨天麻各二钱　白术三钱　炙黄芪五钱　制附子　煅龙齿各一钱　制南星　当归　制半夏各钱半　炙甘草五分　姜二片　胶枣二个　水煎。

按：此是内伤重，外感轻。

追风祛痰丸治诸风痫暗风《证治》

防风　天麻　僵蚕炒，去嘴　煨白附子　猪牙皂炒，各一两　全蝎去毒炒　枯白矾　木香各五钱　半夏曲　制南星各三两　为末，姜汁糊丸梧子大，每服七八十丸，食远临卧，淡姜汤或薄荷汤下。

麻仁煎治癫风又

麻仁四两　煎，空心服。解曰：麻仁润药也，多与之令人通利，故足以泻癫痫风，可以济火，可以润肝脾肾，有攻邪祛病之能，无虚中坏气之患，足称良法。吴鹤皋

邪狂癫痫丁氏　于寅初时，勿令人见，用左手，摘向东桃叶七片，暗藏患人发内。

又方　苦参为末，蜜丸梧子大，每服十丸，薄荷汤下。

小儿痫疾《证治》　青羊肝煮食。

羊痫风丁氏　甜丝瓜蒂即丝瓜七个为末　白矾一钱　无根水即缸内池内水　调送吐痰，过五日再一服愈。

羊儿风又　孵退鹅蛋挖出合蒜一个，捣烂仍入原壳　煨熟，服四五个除根。

又方　青草或菜叶，塞口中即苏。

癫狂论《证治》

狂病者，目当开，非如癫症之闭目惊张也。又脉实大者生，沉小者死。

白金丸治癫狂失心又

白矾三两　郁金七两　研末，薄荷糊丸，每服钱半，开水下。按：此丸分两不一，服者依此。

熏醋法《东医》　治发狂，炭火一盆，置病人之前，醋一碗，急沃火内，气冲入鼻内，须臾自定。

一醉膏《证治》　酒二碗，香油四两，和匀，用杨柳枝二十条，逐条搅一二百下。候油与酒相入，煎至八分灌之。熟睡则愈，或吐泻亦安矣。

生铁落汤失名　治狂妄不避亲疏。

铁落即打铁墩下碎片　一盏，水六杯，煮取三杯，加石膏末一两、龙齿末、玄参、秦艽各三钱，茯苓、防风各二钱，一日两服。

三白饮《东医》　治伤寒热极狂走。

鸡子清一个　白蜜一大匙　芒硝三钱，研凉水调匀下。

大黄一物《证治》　大黄三两　酒浸一宿，煎分三服，不已再服。

牛黄膏《证治》　保命，治热入血室，发狂不认人者。牛黄二钱半　朱砂　郁金　丹皮各三钱　冰片　甘草各一钱　共末，蜜丸，皂子大，河水下一丸。

惊忧发狂丁氏　丝瓜蒂五钱，研末　每服一钱，井水调服，即大吐得睡，勿惊醒。

痰疾癫狂又　丝绵烧灰　开水或酒下。

一切风痰眩晕癫狂日久不愈又

白矾一两　细茶叶五钱　共末，蜜丸梧子大，食远姜汤下五十丸，久服痰从大便出。

独圣散《医鉴》　治中风痰迷心窍，癫狂烦乱，及五痫心风等症，甜瓜蒂为末，服五分，重者一钱，熟水调下即吐。如不吐须再服，吐不止，以白汤或葱汤止之。

暴仆痰涎壅塞《玉历》　竹油一盏，姜汁五匙，调入白矾末一钱，灌下。

朱砂消痰饮《医级杂病》　治无端歌泣，惊妄昏沉，厥逆痉挛。

胆星六分　朱砂三分　麝香五厘　姜汤调服三痫丸。又治一切惊痫，荆芥穗二两　白矾二两五钱，半生半熟　合丸，砂朱为衣，姜汤下一钱。

惊痫嚼舌，迷闷仰目《食物》　牛黄一分　和蜜水灌之。

小儿惊痫又　犀角浓磨水，服之立效，末服亦可。

小儿痫又　木牟穿牛鼻木也烧灰，酒服。

小儿马痫又　白马牙齿，味甘平，有小毒，水磨服。

牛痫又　牛蹄甲青牛者良　烧灰，开水服。

笑《本草》　经曰：神心火也有余，则笑不休，盐炒赤煎饮即愈，盐属水，能制火也。

又方《名医》　一妇喜笑半年，食盐成块烧红放冷研细，河水煎三五沸，温分三服，须臾探吐，出痰半斗，次服黄连解毒汤，黄连五分、黄芩钱半、焦栀子、黄柏各三钱。不数日愈。

哭《证治》　大枣十枚　小麦一两六钱　甘草三钱　煎服，此乃无故而然也。

怔忡喜忘不寐

怔忡　天王补心丹　治心血不足，神志不宁，津液枯竭，健忘怔忡，大便不利，及舌上生疮等症。

生地四两　枣仁　麦冬　当归　柏子仁　天门冬　五味子各一两　远志　茯苓　人参　玄参　丹参　桔梗各五钱　蜜丸，金箔为衣，灯芯枣汤下。

又丁氏　柏子仁三钱　煮饮，日久自愈。

喜忘《食物》　牛马猪鸡心焙干研末　酒服钱半，日三，则智慧日生。又云：猪心多食耗心气，忌合吴茱萸。

又　黄牛心，治虚忘，补心。

不寐丁氏　灯草煎服，或用白糖含卧。皆忌茶水。

又《医级》　治怔忡不寐，心虚舌衄。人参炒研　黄连盐水炒黑，等份　桂圆肉五七层裹入。卧时噙口中，令其汁自出，徐徐咽之自寐，谓之噙咽参连法。

五疸

三十六黄病《证治合参》　鸡子连壳烧灰研末醋一合　和之温服，鼻中虫出为效。身体极黄者，不过三服神效。

又方丁氏　茵陈蒿一把　生姜同捣烂，擦胸前。

五疸神丹《医鉴》　孙柳堂治五疸黄肿。

绿矾二两，煅白研末　枣肉为丸樱桃大，每

服五丸。晨午晚各一服，冷酒送下，忌醋、生冷、发物。若有虫，服之吐出，神效。

又方《医学》　丝瓜络连子煅灰为末，如因酒病酒下，面病面下。

又方　益母草捣烂取汁一盅　酒冲服四五次。

黑疸危证丁氏　栝楼根捣汁温服，黄水从小便出，不出再服，或黄瓜根汁空心服。

黄疸第一必效方《随山宇》　青壳鸭蛋，上敲小孔，入朴硝数粒以满为度，饭锅上蒸熟去壳，日食一二枚，或四五枚，轻者十日，重者一月必愈，黄疸入腹，或变黑疸，皆治。

谷疸酒疸《证治》　治谷疸身热腹痛，右关脉滑。枳实二钱，生栀子十四个，大黄五钱，豆豉钱半，酒疸欲吐，谷疸腹痛，此方主之。

又方　田螺捣汁，酒服滚冲，治酒疸。

又方　螺蛳能去酒积，煮而食之。酒疸发黄，无不愈也。

黄汗《食物》　《千金方》治黄汗染衣皆黄，莱菔子末二钱，水调下。又治黄疸皮肤目黄如金色，小便热赤，研末，白汤下。

水肿

分辨水肿《医学指南》　肿在腹上为鼓胀，肿在四肢头目为水肿，须分别治之。

一方　治水肿，无论年久，虽肚有青筋亦治之。大戟、当归、陈皮各一两，水煎服，利下水多者更好，如病重者再服，切忌盐酱。

又方《证治》　田螺　大蒜　车前子等份熬膏，摊贴脐中。《医鉴》捣贴脐中为便。少顷，小便水出，一二饼即愈。

水蛊肿胖《医学》　轻粉二钱　巴豆四钱，去油　生硫黄一钱　共研成饼，先以新棉一块铺脐上，次以药饼当脐按之，外用帛缚。如人行五六里，自泻下，候三五度，除去药饼，以温粥补之。久患者隔日可解，一饼救数人，其效如神，愈后忌饮冷水。

腹胀黄肿《丁氏》　葫芦不去子，烧炭研，钱半　温酒下，开水下亦可。

肚腹肿胀又　炒萝卜子三钱　煎服三次。

水蛊肿满喘促多年又　旧鼓皮三钱，焙末酒下。

水肿腹大，遍身浮肿仙方又　土狗即蝼，焙研末　温酒下，上半截，即消上半之水，下半截，即消下半之水，左可消左，右可消右。

又方《玉历》　远志姜汁炒，五钱　煎服。

水胀又　按之下陷不起者是，商陆根、葱白共捣，填脐中。

又方《丁氏》　水鼓气鼓，多食野水鸭最妙。

小儿浮肿又　丝瓜、灯草、葱白等份煎汤浴之，并少饮。

鼓胀

鼓胀硫黄兜神效《医级杂病》　制硫黄用莱菔子、豆腐、甘草、黑大豆等　巴豆霜　轻粉各一两　研末，用布作肚兜一个，先以绵衬之，放药于上摊匀，再用绵盖，用针密行之，系腹上，则气自通，宜戒咸味。

845

气鼓神方《随山宇》 近日有人试效，因以传人，多年瓦油灯盏连垢腻火内烧温，合脐上，良久自落油腻，已净如洗，腹亦平矣。

又方 盖屋稻草煎汤，倾盆内，坐盆上熏，待温频沃其腹，小便随下黄水二三次愈。

草灵丹《医学》 四五月牛屎阴干炒微黄色研末 每服一两，煎半时，滤清服之，三服即愈。

又方 黑鱼一尾 从尾上抽去肠，皮硝二两装入鱼腹内，焙干为末，每服二三钱，开水下。

又方 端午取虾蟆一只，随时亦可 朱砂七钱放其腹内，悬至次日，以黄泥打烂包之，煅存性，每早服五分，开水下。

气鼓气胀《玉历》 萝卜子二两，研末 再以生萝卜捣烂，和子绞汁，将砂仁二两浸汁内，一宿捞起，再浸再晒，七次为度，研末，再服一钱，米饮调下效。

又方 远志煎。见上水肿。

又方樊氏 一草丸 土牛膝根 盐少许 酒浆即酒酿，一匙 共杵为丸，入黄蚬壳，覆脐上一昼夜，过限起泡。如此不愈，内服浆梅嫩叶杵汁，滚烧酒，如量冲服，无不应验。陈克三传。

阳亡

脱阳《心法附余》 华佗十件危病方：其证多因大吐大泻之后，四肢逆冷，元气不接，不省人事，或伤寒新瘥，误行房事，其证小腹紧痛，外肾搐缩，面黑气喘，冷汗自出，亦是脱阳证，须臾不救，先以葱白数茎炒热熨脐下，次用附子一钱 白术七分 干姜五分 木香三分煎令冷服，须臾又服。

四逆加人参汤《医级伤寒》 治亡阳厥逆危败之证，甘草、干姜、附子、人参各五分。

六味回阳饮《孝慈伤寒备览》 治阴阳两虚，元气将脱。人参 熟地各五钱 附子二钱 炮姜五分 归身三钱 煎服。

灸脱阳法《医级杂病》 治阳亡大汗，厥利欲脱之证，急于关元穴在脐下三寸灸七九壮，以固阳气。如脉脱不复者危，肢温者复。

参附汤《济阴纲目》 治阳气虚寒，自汗恶寒，或手足逆冷，大便自利，或脐腹疼痛，呕逆不食，或汗多发痉等症。

人参一两 附子炮，五钱 姜二片 黑枣二个 煎服。

芪附汤又 治阳气虚脱，恶寒自汗，或口噤痰壅，四肢逆冷，或吐泻腹痛，饮食不入，及一切虚寒等症。

黄芪一两 附子炮，五钱 姜二片 黑枣二个 煎服。

按：阳亡之证，须认明手足冷至手臂及足胫身冷，蜷卧不渴，六脉沉细者是真虚寒证。若冷在四肢尖，身热，舌干引饮，六脉洪弦者，是假虚寒证。用之不当，不如勿药为中医也。

牙

牙痛余晟记说 附子捣烂贴足心。

又方章墨舫说 轻粉研，填合谷穴。在手拇指食指之背又里些，属阳明大肠经。将艾灸三五壮，即愈。

火牙疼《医学》 巴豆一粒，去皮壳 捣烂，灯花纸包，左边牙疼塞左耳，右边塞右耳。

风牙虫牙攻蛀疼痛，动摇连频，浮肿
《医级》 川椒炒出汗 蜂房炙，等份 为末，每用二钱煎，温漱即愈。

牙虫痛又 韭菜子五钱 煎漱之，虫自出。

牙痛神效漱方 陈仪臣　一撮花椒水一盅，细辛白芷与防风，浓煎漱齿三更后，不怕牙疼风火虫。

一切牙痛 《医级》　蟾酥少许　巴豆一粒，去油　杏仁一粒，去皮炒焦　共研如泥，绵裹如粟米大，若蛀牙塞入蛀孔，风牙寒牙贴之，吐涎即愈。

牙痛 道法统宗净明堂　五灵脂一两　川椒五钱　共末，擦患处。

齿痛血出或痒痛 倪贤宗　骨碎补二两　铜刀锉，炒焦研末，擦牙良久，吐咽俱可。刘松石云：能固牙益髓，并去骨毒，经验。

牙龈肿痛臭烂 《证治》　老芥菜梗烧炭研敷。

牙龈肿势欲成痈者 《医级》　葡萄干去核　焰硝填满，煅后放地出火气，研末擦，涎出任吐，愈。

齿痛 丁氏　牙龈胬肉渐长，朴硝末敷。

盘根牙痛 又　破烂至牙骨脱落，白矾生，六钱，熟，三钱　天雄黄一钱　共研掺绵纸上，卷成纸捻，塞牙边。久塞可保余牙，饮食时，去药捻，日换数次。

牙蜓蚰火 樊氏　牙龈一时腐烂，牙歪将落，饮食难吞，可用生桐油刷患处，吐涎即愈。

无病忽然齿长 《玉历》　名曰髓溢，白术煎汤，漱口愈。

老年免落牙 丁氏　凡人将老，初落一牙，

取瓦上焙枯研细，敷满口牙上半日，再行吞下，可保余牙，永不脱落。

离骨丹取牙 丁氏　白马尿浸茄根三日，炒为末，点牙即落，勿近好牙。

睡卧咬牙 又　取所卧席下灰尘一捻入口中，勿令本人知，即愈。

牙关紧闭 又　盐梅擦牙上，涎出即开，若因中风，白矾、盐各半研，擦牙即开。

耳

暴聋猝闭 《医级杂病》　活磁石一钱　山甲末　麝香各少许　绵裹入耳中，口含生铁少许，觉耳内有声即通。

耳聋 各家　山萸肉　猪腰一对　煮熟，每朝空心食之，十日即聪。

又方《医学》　石菖蒲一寸　巴豆一粒，去壳　全蝎一只，去足尾　共研，葱涎丸，塞耳即通。

又方　细辛　石菖蒲各三分　麝香三厘　共研，绵裹塞耳中，即愈。

又方　细辛研末　黄蜡熔化为丸，绵裹塞之，二次愈。

又方《良方海上方》　耳聋久矣不闻言，那怕成灾三五年，鼠胆寻来倾耳内，真如顷刻遇神仙。

又方 丁氏　十月上己日，采槐荚内中粒成双者，牛胆汁拌过，装入猪尿脬内，扎住，挂在阴处檐下，至次年三月上己日取下，每早服一粒，开水下，服百日。

又方　三十年久聋，酒一升，牡荆子一升，浸七日去渣，任性服之。

847

耳鸣及耳聋、目病、癫狂痫失名　煅磁石二两　朱砂一两　神曲三两　蜜丸，每服二钱。

耳痛聋丁氏　杏仁炒焦末　葱涎为丸，绵裹塞耳，兼治带脓。

风邪杂病耳聋《医学》　蚯蚓去土，阴干为末　麝香三分　葱寸许　塞药在内，左聋塞右耳，右聋塞左耳，左右俱聋俱塞。

肾虚耳聋《随息》　羊腰子羊内肾也　甘平，补腰肾，疗癥瘕，止遗溺，健脚膝，理劳伤。

耳内诸证丁氏　耳疳，震耳，缠耳，聤耳，风耳。抱过鸡子壳内白衣炒黄末，香油调搽，或蟮血滴入。若耳底肿痛，时流脓血，大木鳖子一个研细，醋调滴耳愈。

耳忽大痛，如有虫难忍樊氏　蛇蜕烧研吹之。

鼻

肝胆风热，郁脑成渊，时时流臭黄水，久则为漏。

头脑苦痛者《医级杂病》　僵蚕去嘴，一钱黄鱼头中石醋煅五七次　共末，吹入鼻中，另取丝瓜近根藤数条烧炭末白汤下，日服一钱。

鼻渊斗门高卦灵传　漆铺滤生漆绵兜烧炭研末　绵裹塞鼻，验。
又方神效《喉科秘钥》　石首鱼脑坚如石煨透研末，丝绵烧炭研，仍用丝绵包裹塞鼻愈。

鼻渊不止《随息》　干湿霍乱转筋，噤口痢，鼻渊鼻衄不止，并杵蒜贴足底心。

鼻痈鼻息鼻内疮《医级》　夭黄　细辛各五分　瓜蒂二个　白矾　绿矾各一钱　麝香一分　共末，绵裹塞鼻，数日自平。

鼻疳烂通鼻孔《医学》　鹿角　白矾各一两放瓦上煅过，人头发灯火上烧过末，先用花椒汤洗净，掺药疳上，三四次即愈。如疮不收口，瓦松烧炭研干掺即收。

鼻中肉赘臭痛难忍又　白矾末　硼砂末少许　吹其上，自化水而消矣。

鼻痔又　轻粉二钱　杏仁七粒　白矾五钱共末，入鼻中，即化为水。
又方《玉历》　瓜蒂炒　甘遂炒，各四钱枯矾　松香各五分　香油调点，每日一次，化为臭水。

鼻塞《医学》　通草　附子炮　细辛各一钱，末　蜜丸，绵裹塞鼻。

久不闻香臭又　桑白皮八钱　煎，早晚温服愈，忌椒辛鱼膻。

鼻中痒各家　芦荟末吹之愈。

鼻内生虫丁氏　韭菜子烧烟，向鼻熏之，引虫出净愈。或天雄黄向鼻，时时熏之。

流涕不干《医学》　独蒜捣贴足底心，纸封愈，不再发。

酒齄鼻又　因血热入肺，故红出而成此症。苦参末四两　当归末二两　酒糊丸，每服三钱，食后热茶下。

又方　雄猪胆　每晨滚酒调一个服，半月如旧。

又方《证治》　白果，酒糟同嚼，涂旦洗，效。

又方丁氏　油胡桃肉一钱　土鳖子仁二钱樟脑二钱　水银三钱　共杵烂，每早洗脸后擦之。药尽即愈，切勿洗去。

耳鼻脱落又　人发入瓦罐，盐泥捣封，煅为末，急以所伤耳鼻，蘸药安旧处，再以老姜嚼烂，四围厚敷，用绸捆定自安。

呃吐

伤寒呃逆《本草》　白茅根煎服。

气滞呃逆，膈闷不舒，及病后呃而不止《医级》并《本草》　刀豆老而绽者，炒研　每服二钱，开水下。

久病呃逆陈修园　人参　附子各五分　干姜　丁香各三分　柿蒂七分　煎服，不效再服。

肝胆胃火致逆《医级》　广橘皮七分　竹茹钱半　人参四分　甘草三分　生姜一片　大枣二个

胃冷呃逆又　丁香五分　柿蒂二个　人参四分　干姜三分

又方《玉历》　制半夏三钱　生姜钱半煎服。

又方《证治》　纸捻探鼻，则嚏而止，或闭口，鼻气使之无息，立已。或作冤盗贼，大惊骇之，亦已。

又方丁氏　黄蜡烧烟熏口，二三次愈。

呕吐《证治》　姜半夏二钱　鲜姜四钱　不愈者，人参一钱，姜半夏二钱，煎服。

食物直出《丁氏》　焦栀子去皮，二十粒煎服。

喑

医鉴经云：无故而喑，脉不至，不治自已，谓气暴逆也，气复则已。审如是，虽不服药，亦自可。

失音不出《医学》　苏子钱半　诃子去壳，八分　杏仁三钱　百药煎一钱　共末，作二次服，热酒下。

又方《证治》　萝卜汁、姜汁，同服。

喉痹失音《医学》　瓜蒌皮炒　僵蚕炒甘草炒，各二钱　共末，每服三钱，姜汤下。

惊喑《名医》　密陀僧即淡底，四分，研茶调服，一切惊喑屡效。

小儿失音不语丁氏　虾蟆胆取汁　点舌上，少顷即语。

渴　三消

时病消渴《证治》　藕汁白蜜和匀服。按：实火者勿服。

烦渴不止又　糯米泔水饮之。

消渴又　乌梅肉炒，一钱　豆豉百粒　煎服数次。按：有寒热者勿服。

枯渴证_{景岳、修园} 熟地七八钱　当归二三钱煎服。

三消《壶隐子医谭》　三消，乃三焦受病，上消饮水百杯，中消能食善饥，下消小便如膏末传。能食者，必发痈疽背疮；不能食者，必传中满鼓胀，大抵脉多数。治法宜滋阴抑阳，则心肾交通，水火既济，何消渴之有？

缫丝汤《医鉴》　治三消如神，或以原蚕茧，或丝绵煎汤，随时饮下大效。

又方　退雄鸡汤，澄清饮之，神效。按：此勿令病人知。

肾消小便如膏《证治》　小茴香炒　苦楝子炒，等份末　空心酒服二钱。

汗

盗汗_{寐时出}　**自汗**_{寤时出}《医学》　煅白矾一二钱，末　津唾和塞脐内，膏药封之自止，或香白芷末，津唾和填亦可。

盗汗又　青桑叶焙干末，二钱　空心米汤送下。

自汗又　麻黄根　黄芪等份末　小麦粉糊丸，每服钱半，小麦汤送下。

黄汗《证治》　黄芪五钱　白芍　桂枝各三钱　醋水煎，分作两服，服至六七日乃愈。

心虚自汗《医学》　茯神末二钱　艾汤送下，二服愈。

心虚自汗不睡《证治》　猪心一个，破开入　人参　当归各二两　煮熟去药，数服愈。按：此乃劳心太过，可食一，兼外感反为害矣。

血汗《东医》　猬皮主血汗，烧炭，米饮调服，肉煮食之。

又方丁氏　胎发烧炭末扑之。

脚汗《医学》　白矾　干姜各五钱，末　或掺或煎，洗五日愈。

疑难急症简方卷三

山阴罗越峰辑　杭州徐志源校

统治一切中证

中风、中气、中暑、中恶、猝暴等证
《本草从新》

姜汁和童便饮效，姜汁开痰，童便降火也。

又方　《丁氏奇效良方》　兼治中寒中毒，及干霍乱，一切猝暴之证。又中恶猝死，视上唇内沿，有粟米大一粒泡，以银针挑破之。或令人溺其面。

暴厥《医级杂病类方》

玉壶丹　即扁鹊玉壶丸也。治命火衰微，阳气暴绝，及虚寒、水肿、寒中等候，服之神效。

九制硫黄，糯米粉等份糊丸，每服三分，温水下。

又方陈修园　治脾肾虚冷，上实下虚，奔豚，五种水气，中风痰嘶危急。黑锡丹，每服五分滚水送。

猝中又

通关散　治卒中壅闭，握手咬牙，不省人事，用此探嚏。

细辛　牙皂等份　研末，吹鼻取嚏，以验肺气之绝否。按书云：有嚏是气存可治，无嚏是气绝难治。

又方　矾皂散　治卒中痰嘶，壅闭会厌。在喉间为音声启闭之户。汤饮不得入口，以此灌之，得吐痰涎，可商投剂。

白矾牙皂等份　煎灌取痰。

又方　参芦散　治脉形不足，卒仆昏愦痰涎壅塞。

参芦二三钱　煎服取吐。

又方　《丁氏奇效良方》　口闭涎壅垂死者，一服即愈。

巴豆两粒，去皮膜　白矾二钱　新瓦上同煅，以巴豆焦为度，炼蜜为丸，芡实大，每服一丸，绵裹放口中近喉处良久，吐痰乃愈。

山岚瘴气《丁氏奇效良方》

犀角磨水服，或羚羊角末水调服一钱，或生熟大蒜头七片共食之。少顷吐泻，或吐血而愈。

中风

中风陈修园《三字经》

三因白散　治中风猝倒，痰涎如壅，危在顷刻，用此极效。

滑石五钱　半夏三钱　附子二钱　研末，每服五钱，加生姜三片，蜜三钱煎送。

又方　黑锡丹详上一切中证。

中风偏左右又

偏左宜六君子汤。

人参　於术　茯苓各二钱　甘草　广皮各一钱　半夏二钱　盖左半，虽血为主，非气以统之，则不流也。

偏右宜四物汤。

熟地　当归　白芍各三钱　川芎钱半　盖右半，虽气为主，非血以丽之，则易散也。二汤俱加竹沥详小儿重舌二钱，姜汁五分，以行经络之痰。再加僵蚕、钩藤、天麻、羚羊角，以熄风活络，或加附子以固阴，肉桂以胜阳，黄芪以胜风。

丹溪：中风治痰，气实而能食，用荆沥。如无沥用荆芥。气虚少食，用竹沥。此二味开经络，行血气故也。

按：偏左偏右，如中风后，半身或痛或木，并不能动摇，即半身不遂之初症，治法难，宜慎。

半身不遂《古今医鉴》

左瘫右痪痿痪四体麻痹不仁者，因气血虚，而痰火流注也。血虚，则痰火流注于左，而为左瘫，宜四物汤，加白芥子、竹沥、姜汁，兼有死血，加桃仁、红花。气虚，则痰火流注于右，而为右痪，宜四君子汤，合二陈汤，加白芥子、竹沥、姜汁。能食者去竹沥，加荆汁尤妙。肥人多湿，少加附子行经。痿痪初起，急治则可，久则痰火郁结而难治也。

又方《丁氏奇效良方》

芝麻　桑叶等份　共为末，冲酒服。

失音不语又

诃子清音汤　治诸风失音不语。

桔梗半生半炒，一两　诃子半生半泡，四十九个　甘草半生半炙，二钱　研末，每服七钱，如煎服者，加童便一碗，冲入。

又方　太玄汤秘方　治中风失音，昏迷欲死。

染布活靛缸水一盏　温而灌之，即能言语。

猝风不语《本草从新》

黑大豆煮汁，煎稠如饴，合杏仁等，并饮汁。

又方《证治合参》　中风不语。

黑大豆煮汁，煎如饴，含而饮之。亦治喉痹不语。

女人血虚中风《食物本草》

热饮羊血。

口眼歪斜

猝暴中风，口眼㖞斜《丹溪心法附余》

天南星不拘多少，研末　生姜自然汁调，左㖞贴右，右㖞贴左，如正洗去。贴在颊车，即耳垂下八分。凡涂灸者都照此穴。

又方　蓖麻子去壳　捣烂，右㖞涂左，左㖞涂右，或鳝鱼血，入麝香少许涂之即正。

又《仁存》方　治口㖞即正。

耳垂下，用艾炷如麦粒大灸三壮，左㖞灸右，右㖞灸左。

又方《医级杂病类方》　治风中经络，口眼㖞斜。

白附子　僵蚕　全蝎等份研末　酒调下二钱。

又方　改容膏　治口眼歪斜。

石灰醋炒红，再入醋熬如膏，左歪涂左，右歪涂右。

又方《丁氏奇效良方》　邪风口歪。

皂角去皮弦五两，研末　醋调，左歪涂右口角，右歪涂左口角。干，另换。

中气

中气论《玉历良方汇录》

凡人猝然昏倒，身冷无痰，名气厥，亦名中气。若身温有痰，则名中风，但扶正坐，气顺则安。或皂角末吹鼻，令嚏亦佳。如无医药，当浓煎姜汤灌之。盖气行则火降，而痰消矣。

中气

近来说肝厥者，就是此证，用当归四逆汤。

白芍　桂枝各二钱　甘草　木通各钱半　细

辛一钱　红枣五个　如寒气盛者，加吴茱萸二钱，酒半盅，生姜二钱。

按：今人气质，不比古人，细辛应减用五分。虽云寒盛，其实阴虚者多，吴萸茱亦减用五分，生姜减一钱，以免寒去而阴不伤。

产后中气

治产后中风，诸体疼痛，自汗出者，及余百病。

独活八两　当归四两　加酒，日三夜一，以取微汗。若中气者，加桂心二两，不瘥再服。

按：此方分两，可打一折，而肉桂折倍，只用三分，不效再服，产外亦宜。

中暍

中暍 《玉历良方汇录》

凡夏月行路，及乡农踏车耘稻昏倒者，以路上热土围脐，令人尿其中即活。或以姜汤童便，乘热灌之。或置日中，或令近火，以热汤灌之即活。若饮以冷水，及卧冷地，皆不救。若妇女用布蘸热水，更换熨脐，并熨脐下三寸，醒后亦忌生冷。

中暍昏迷方 《随山宇方钞》

街心土　大蒜瓣等份　捣匀，井水调澄，去渣灌，即苏。

又方　道上热土堆腹露脐，令数人溺脐中。

又方　《验方新编》　草纸卷成筒，点火向口鼻间熏之，即活，其效如神。

又方　白矾末一钱　阴阳水按：井水与河水，滚水与冷水皆是。调服神效。

中暑

中暑辨 《医级无问录》

暑证、阴证辨。面垢者，热甚之极，如火

之烟煤也。又暑必汗，烦而热渴壶隐子，其证身热头痛，状类伤寒，但恶热而垢，是以异也。

经曰：脉虚身热，得之伤暑。

中暑 《玉历良方汇录》

急救中暑法，忽然倒地，气欲绝者。

路上热土一块　大蒜四五个　剥净，共捣烂，新汲水和匀，去渣灌之，即愈。

又方《丁氏奇效良方》　水蓼即辣蓼草　捣汁，随量灌。

又方　扁豆叶捣汁饮。

中暑赤丹 又

暑月身热昏沉，未明证候，疑是出丹按：此身有红块。以白扁豆数粒食之。如不醒，用生白扁豆，水浸湿研汁一小杯服之，愈。

中恶

中恶心痛 王暗人抄本

苦参一钱　醋半盅　清水合煎。

又方补遗　治妊娠中恶，心腹急痛，如鬼击不可按摩，或吐蚖者。

蕲艾三钱　煎服，不效再服。

按：艾性逐寒湿，并理三阴气血，岂特妊娠可治，而他人不可治乎？故白之。

喉证

一切喉证 《随山宇方钞》

锡类散　治烂喉时证，及乳蛾牙疳，口舌腐糜。凡外淫为患，诸法不效，吹入患处，濒死可救。烂喉痧最难治，稍延误即死，惟此方最良。昔有人无子，传此方救人而得子。故名锡类，功效甚著，不可殚述。

853

象牙屑焙　真珠各三分　飞青黛六分　梅冰片三厘　壁钱即蟢子窠泥，壁上者良，木板上者勿用，三十个　西牛黄　人指甲男病用女，女病用男，分别配合，各五厘　各研细末，又合研匀，磁瓶密收，勿泄气。

急喉风方 又

青梅入瓮，陆续捉蜒蜒蜈蚣浸之自化，取梅含之，即愈。

烂喉痧神方 又

紫石英研细　蒲公英各四钱　六神曲炒，三钱　杏仁　射干各五钱　煎服二三帖，小儿分两减半，孕妇不忌。

又方《丁氏奇效良方》　喉痛破烂久不愈，名烂喉痧。

苋菜根烧枯，一钱　加梅冰一二分吹之。

喉癣神方 又

长指甲烧灰　清水送下，即愈。一说治蛾子，吹着即破，愈。

喉痹劫涎法咽疼赤肿《医级杂病类方》

鼓槌风即土牛膝　连根捣汁，冬日取根用之，冲半温酒及水，含口中呵漱之，吐出恶涎，则不致成痈。

大小喉痹 又

珠黄散　治风痰火毒喉痹，及小儿痰搐惊风。

珍珠三分　牛黄一分　各研细，或吹或掺。如治小儿痰痉，以灯心汤调服二三分。

喉痛 又

甘桔汤，治咽喉痛痹，并表散寒邪。
甘草钱半　桔梗七分　煎服，不效再服。
按：此方是一切喉证之通治方，最稳便。

急喉证《医学指南》

治急锁喉风，顷刻不救方。其症先一二日胸膈气紧，呼吸短促，忽然咽喉肿痛，手足厥冷，气闭不通。

巴豆即江子，二生四熟，生者去壳，熟者炒去油存性　矾黄三分　郁金一钱　共研末，入口半匙，清茶送下。如口噤咽塞，宜调清茶，匙灌，细细而下，须臾吐利即安。

喉痛舌出不收《玉历良方汇录》

咽喉回生散　治喉痛咽哽，舌忽胀大，渐至如脬，或伸出不能缩者。此名雯舌，治之稍缓，即时气绝。

皂矾置新瓦上煅红，放地候冷　研末掺舌上，如口噤，须撬开牙关，擦舌上即醒。

喉块 又

百灸方　治喉中结块，不通饮食，危困欲死者。

烧柴茅草之锅底煤，蜜丸，如芡实大，新汲水灌下一丸，甚者二丸。

喉痹不语《本草从新》

黑大豆煎稠如饴，饮汁。

喉蛾穿方《验方新编》

壁钱详锡类方　向灯上烧灰，吹之。

喉风 又

蛇蜕即蛇壳　阴阳瓦焙炭，吹之即愈。

喉痛《随息居饮食谱》

喉痹肿痛，诸物鲠喉，并以大蒜塞鼻中。

喉痹舌胀《本草从新》

蓖麻仁研细作纸捻，烧烟熏之。按：如不便熏，入瓶内熏。

咽喉痛 《医学指南》

蛇床子入瓶内烧烟熏，进口即愈。

乳蛾 又

巴豆一粒，去衣壳　研放葱管中，塞男左女右鼻内，愈。

喉痹下行法 《证治合参》

生附子一个，捣末　水调匀，贴于两脚心，引火下行，其喉则开，开则去之。

喉痛 温州《温疫条辨》

简便方　治大头瘟，并咽喉肿痛。

吴茱萸五钱，捣汁　醋糊和敷足心，即消。

喉风外治法 《玉历良方汇录》

韭菜地蚯蚓捣烂，和麝香、梅冰各少许，涂喉间外面即愈。如无冰麝，将曲蟮捣敷亦可。

喉证验方 姚北胡瀛峤

治喉风、喉痹、喉蛾等证，此方神效，立可开关。值端午合，预先七日斋戒。

真牛黄一钱　头梅　硼砂　青黛　熊胆各二钱　露蜂房黄色者佳，焙存性，五钱　研细，磁器收藏候用，每二三厘，吹入喉间，缓缓咽下。

喉证统治 《丁氏奇效良方》

后项窝处，搽油少许，用铜钱如刮痧样，要顺刮，切忌倒刮。其痛稍缓，以便乘宽进药。轻者不药亦可，或生附子末，用吴茱萸亦可，热醋调敷两脚心，不论实火虚火皆妙。

又方　独蒜二枚　削去两头，塞鼻中，左患塞右，右患塞左，双患双塞，俟口中血出愈。

小儿锁喉 又

芙蓉叶捣汁，煎鸡蛋，贴囟门按：囟是颠字，脑盖骨也，其穴跳动及肚脐中。按：小儿有病，每难服药，如遇此症，断难缓待，可查上有外治法，随酌以治之。

喉中有珠 又

此非喉证，乃是鼻中生一条红线如发，悬一黑泡，大如樱桃珠，垂挂喉门。如用刀针即死，急取活土牛膝根，独条肥大者草药担有之，捣取汁，以醋四五滴和匀，滴入鼻中二三次。线断珠破，吐出瘀血愈。或针刺手腕中按：腕臂掌之交也。紫筋，或刺少商按：是肺经穴，在两手大指甲旁，靠里角一韭叶许，出恶血，神效。

痧瘴时疫

越按：《痧症全书》，亦如伤寒，分出六经，可称精细。然恐不善观书者，一味理痧，以致有误伤寒，况痧少而伤寒多乎！惟吊脚痧证，自秦汉以来，已有此说，于今传矣，厥后续有羊毛等痧，可以遵之。其余痧证，只录大略，以作主脑。

乌痧 《痧症全书》

此证有二，俱系预先感冒邪气，未经发泄。又因受寒而发者，先发寒战，牙齿眼白俱黑色，周身俱胀痛，胀入腹者，延至周时不治。因受热而发者，先身热如火，牙齿眼白俱黑，若周身胀痛入腹者，半日不治则死。

治法：先以三指拍曲池穴即手臂弯，一直拍上至臑穴即肩下高肉上。按：此两穴皆通大肠经拍出紫块，不拘多少，刺出黑血。热证用麻油四两，滑石三钱，和服，服后呕出臭水而愈；寒用鸡毛，向喉中搅呕，呕出黏痰而愈。如腹仍痛，大便闭者，用小红药下之，或瓜蒂尖。无论寒热证，针刺刮呕，俱用槟榔二三钱，砂仁五分或一钱，藿香一钱或钱半，粟梗、阴阳水即河井两水，煎冷服。

按：此书言先受邪气，后或感寒，及感热而发者，岂止乌痧云然？即他痧亦不外此。痧证之大略，从可知矣。

羊毛痧又

此系天气炎热，郁勃潮湿，恶热者，夜不能寐，挨至天曙，露身乘凉，风中有游丝飘来，沾入皮内。丝系天地间之邪气，无论头面手足胸背，猝然满身刺痛，时重不医，至半日自皮入心，跳哮跑喊，面色渐黄而死。

现贮烧酒坛上泥敲碎，水调成团，周身滚碾，碾至一时，将泥开看，有丝如羊毛色亮者，此已滚出邪气，其痛自平而愈。

又方《证治合参》　其症百节疼痛，头目昏眩，胸膈痞满，心腹搅痛，畏寒恶热，胁肋腰背头脑，无处不痛，北人呼之谓羊毛斑，南人则名曰斑痧也，皆血气不和所致。有以砭针于两手曲池即手臂弯青筋上刺之，出紫血而愈者，有不愈者，有变为大患者，有常惯病此者，有一月一次，或二三次者。

白虎丸龚云林

千年古石灰不拘多少，刮去杂色泥土，杵为末，水飞过，日晒，勿令太干，量可成丸即丸，如桐子大每服五十丸，烧酒送下。若青筋已老，多服取效。又治崩漏滞下，打扑内损，血不能散，服之皆效。

痧证通用药方又

木香理气散滞　藿香止霍乱　槟榔破气消瘀下积　青皮理下部气　陈皮理霍乱　粟梗消痧各一钱，灯芯阴阳水煎，冷服。

又方　有患痧，肚痛而难忍者。

羊屎一握滚汤泡，以物盖之，令出味，将绢或布滤去渣，凉服一碗，并勿令病人知，痧痛并愈。

又方验方　郁金丸　治随常痧证腹痛者，一服见功，且治九种心疼。

炒五灵脂一两。按：汤服用钱半　元胡索八

钱，汤服二钱　炒砂仁汤服五分　生白矾各五钱，汤服钱半　木香汤服六分　广郁金汤服钱半　天黄各三钱，汤服三分　神曲糊丸，神曲汤服三钱。卜子大，每三四十丸，温水下。

痧筋节录天台山人普净述

须看耳后青筋紫筋，及两臂弯两腿弯内痧筋，或青或紫，便可知是痧也。或痧筋隐伏，以水拍之即见。

试痧法《验方新编》

芋艿带毛生嚼，不麻口。

生黄豆细嚼捣粉为便，豆不腥。

吐痧法又

食盐炒红，淬水作汤饮下，即用鸡翼大毛，探喉作吐。

又方　白矾二三钱　调阴阳水送下。按：吐与不吐俱可，并干湿霍乱可服。

急治法又

菜油二两　麝香一钱　昏迷欲死者，调下立苏。《验方新编》按：俗传只用香油半盅或一盅都效，重者遂可加麝香，不过几分而已。阴阳汤即冷水合滚水饮。又按：霍乱吐泻以及中暍俱用此法。羊屎一把滚汤泡，闷盖一时，去渣，冷饮。又麻油一盅灌下。又

丝瓜叶捣汁饮，可止霍乱。又

灶肚心黄土，泡水服，止呕吐甚。又

萝卜子煎汤饮。又

童便连饮碗许。又

刮痧法节录又景岳集　呕恶腹痛，择一光滑碗，热汤一盅，香油一二匙，入汤，将碗蘸油汤，令其暖滑，两手覆执于病者背心，轻轻向下刮之，以渐加重，碗干而寒，则再蘸再刮，则胀滞自然渐下，或泻如倾，痛滞遂减。只准顺刮，不准倒刮。

腹痛 大公鸡一只 病人仰卧，放肚上，鸡即伏，如疼止，即跳下而愈。

备急丸修园 治寒气冷食，稽留胃中，心腹满痛，大便不通者。

干姜 大黄各一两 巴豆一两，去皮 研末蜜丸，黄豆大，密藏勿出气，候用，每服三四丸，暖水或酒送下。按：此丸已用过二丸，即泻而愈。

绞肠痧痛欲死者，马粪研汁或水煮浓汁。饮之立愈。并时疾吐下垂死者，日夜各二服。《食物本草》

腹急痛昏眩，腰如绳束，饮真菜油一杯取吐。《随山宇方钞》

干湿霍乱忽吐泻不止而腹痛曰湿，欲吐泻不得而痛甚曰干

《本草从新》：凡一切霍乱证，用生熟水，名阴阳水，甚稳。

又方《丁氏奇效良方》

饮小便一盏 按：此法是治乡人最宜。

又方《随息居饮食谱》 治干湿霍乱转筋，噤口痢，鼻渊，鼻衄不止，并捣蒜贴涌泉穴。即足底心。

霍乱吐泻转筋《证治合参》

华佗百沸汤 治夏月过食水果，填塞至阴，是脾抑遏肝气，霍乱转筋。

吴茱萸 木瓜 食盐各五钱 同炒焦，用百沸汤煎，频频饮之。

又法 用香油染大棉线数条，刮于胸背项臂。按：顺刮不倒刮，项在颈后，臂即四肢弯。或以细碗边蘸油刮之，俟皮中起红紫色粟样，即愈。

又方 霍乱转筋，以小蒜、食盐各一两，捣 敷脐中，灸七壮，立止。

又方 脚肚转筋。

大蒜擦足心，令热即安，仍以冷水食一瓣。

又方余姚吴凤昌 吊脚痧即转筋。

吴茱萸 食盐各三两 炒热，布包熨脐下丹田。从本人男左女右中指中节钩拢侧看，两头缝角量为一寸，脐下三寸便是。危急将脱者，食盐摊脐中。薄者艾炷小，厚者艾炷大。艾灸其上，二七壮即苏，后服四逆汤。柴胡、枳实、白芍、甘草各钱半。

又简便法 暮夜转筋，无人刮放，男子自以手挽其肾囊，女子自以手挽其两乳，令分向两旁。凡症轻者，无不立愈。因肝为筋府，肾子乳头，皆厥阴肝经所过也。挽其肝络，则筋舒。

又方《医学指南》 转筋入腹欲死者。

生姜三钱 酒煎服，不效再服。按：此证就是将变绞肠痧。

又方 霍乱转筋。

皂角末吹鼻得嚏愈。

又方《丁氏奇效良方》

以墨书木瓜二字于痛处，令病人口呼木瓜，随声而愈。

又方 反筋腹泻，两手抽掣搐搦，用妇女木梳煎服。

又方《玉历良方汇录》 吊脚痧即转筋外治法。

樟脑两许一块 布包住，浸入烧酒令透，由背脊顺擦至尾闾，数十次即松。

绞肠痧按：吊脚痧在足，绞肠在腹《医学大成》《心法附余》

手旋温水，于病者膝弯内拍打，有紫黑点处，以针刺去恶血紫血按：刺避筋上，伤筋则难走即愈。

又方《医学指南》

白矾三四钱 滚水调匀，温服即愈。

又方 盐一撮 置切菜刀上烧红，淬入水中，乘热饮，愈。

又方《随息居饮食谱》

烟筒中垢如豆大一丸　放病人舌下，掬水灌之，垂死可活。

又方《丁氏奇效良方》　绞肠痧心腹痛。

大蒜一二个　捣烂，涂两足心即痊，或白矾二钱研末，开水冷水各半，名阴阳水，调服，或生食芋艿数枚，味甘是痧。

又方　小儿盘肠，内钓腹痛，以葱汤洗儿腹，仍捣葱贴脐上，良久溺出痛止。

干霍乱《证治合参》

此病卒然而至，俗云绞肠痧是也。其症心腹绞痛，手足厥冷，脉沉细，或沉伏，欲吐不得吐，欲泻不得泻。阴阳乖隔，升降不通。急用盐汤探吐，及刺委中穴出血。按：委中即腿弯，不可强刺，照《医学》先用温水拍出红紫色，以针或磁锋破出紫血，旁人不得闻其气。治用理中汤甘草、人参、白术、炮姜各七分加减，慎勿用米饮补住邪气，难治，直待吐泻后，方可用清米汤，补接元气。若吐泻不出，胸腹胀硬，面唇青，手足冷过肘膝，六脉伏绝，气喘舌短囊缩者，死证也。

又方《随山宇方钞》　盐三匙，炒黄　童便冲服。

又方《丁氏奇效良方》　蒜头一个　捣汁冲水温服，或连服地浆水三五碗，忌米汤。

又方　韭菜汁一盅　温服。

又方《食物本草》　烦闷欲死。

槟榔五钱　童便清水煎服。

又方《古今医鉴》　盐姜汤　治干霍乱垂毙者。

盐一两　生姜五钱，同炒色变　以童便一盅煎温服。按：对折不效再服。

又方《随息居饮食谱》

紫苏三五钱　煎服，并治蛇咬及蟹毒。

又外治法《玉历良方汇录》　干霍乱，即乌痧胀，顷刻杀人，急用滚井水各半盅调，白矾末二钱，以鹅毛探喉吐去暑毒，或用热童便将盐炒，调饮亦可，更用温水拍打腿弯红紫，刺出恶血。

又方　干霍乱痧胀，将烧酒半盅用头发一团蘸透，向胸前揩擦，以酒尽为度，痧胀即解。

时疫兼瘴《验方新编》

祛瘴辟瘟丹　治时疫痧瘴，老幼男女皆同。

厚朴　苍术　羌活　防风　陈皮　枳实　香附　牛蒡子各一钱　槟榔　白芷　藿香　川芎各五分　细辛四分　甘草三分　葱三寸　煎服。

普济消毒饮　泰和间，初憎寒壮热体重，次传头面，肿盛目合，喉喘，舌干口苦，俗云大头伤寒，诸药莫治。东垣曰：身半以上，天之气也。邪热客于心肺，上攻头面为肿耳。制方活众刻石，以黄连　黄芩水酒炒，五钱　牛蒡子　大黄各三钱　橘红　玄参　生甘草　连翘　板蓝根各二钱　马勃一钱　川芎　防风各八分　僵蚕　升麻　柴胡各七分　薄荷五分　桔梗三分共研末，半用汤调，半用蜜丸，嚼化尽剂而愈。

二圣救苦丸温州府《温疫条辨》　治温疫表里双解之药，屡效。

大黄酒制，二两　牙皂去皮弦，各一两

研细末，面糊为丸，绿豆大，每服四十丸，绿豆汤放冷送下，得汗而愈。一云每服二钱，亦视症酌之。

五瘟丹又　四时瘟疫流行，并诸疟热病。

黄连　黄柏　黄芩　甘草　紫苏　香附各一两

于冬至日为末，用锦大黄三两浓煎去渣熬膏，和前药为丸，如弹子大，辰砂、雄黄、金箔为衣，每服一丸，冷磨服，神效。

升降散又　凡瘟疫未曾服他药，或一二日，或七八日，或至月余未愈，服此即痊。

白僵蚕酒炒，二钱　全蝉蜕去泥，一钱　广姜黄去皮，三分，用片姜黄　川大黄四钱，生　研细末，病轻者分四服，每服计钱八分零。

冷酒一盅　白蜜五钱　搅匀冷服，胎产不忌，蜜丸，名太极丸，服必空腹，忌半日饮食。此方一升一降，上行下导，君臣佐使俱备。

疗时疫者，服大黄良，事见宋史。又

泄泻

泄泻水粪夹杂**不止**《证治合参》

猪腰一个，批开掺　骨碎补末，煨熟食之。

按：久泻虚证所宜，勿误食。

腹痛水泻各家抄本

蒜捣烂　敷脚拐下窝内立止。按：足跗后两旁圆骨名孤拐骨，敷内窝跗足面。

小儿脾虚泄泻《古今医鉴》

山药半生半炒　研末，每服一二钱，空心黑砂糖水调下。

按：脾泄下有定时，初泻者勿服。

水泻久不愈《医学指南》

五倍子　枯矾各等份，研末　面糊丸，梧子大，每服三十丸，滚汤下。

又方　久泻大肠滑泄。

五倍子炒五两，研末　面糊丸，梧子大，空心米饮下一钱，日三服。

暴泻不止又

陈艾三钱　生姜钱半　煎服。

新久泄泻又

枯矾末　面糊丸，梧子大，每服三十丸，米汤下，兼治痢。

食下即泻　又治泄泻不敢食，食即泻，诸药不效者。

生红柿核，纸包水湿，灰火煨熟食之，不三四个即止。

中虚脾胃属中**久泻**《随息居饮食谱》

猪肚一个　入蒜头煮糜，捣烂为丸，梧子大，每服三十丸，米饮下。

又方《丁氏奇效良方》　脾泄不止，完谷不化。

柿饼烧红，放地下，盖住，俟冷研末，米汤调二钱，年久不愈者，三服愈。大小并治。

又方　久泄不止。

大蒜二个　捣贴两足心，或贴脐中。

又方　大便久泻。

北产飞罗面炒熟，每晨加白砂糖即白糖，或烧盐烧盐火成晒盐曝成，调服。

冷痛泻痢又　心腹冷痛，虚寒泻痢。

陈醋浸大蒜，食数个。

反胃便泻又

柿饼，饭上蒸熟，日日同饭嚼食，能不饮水更妙。凡小儿初食饭时，亦如此嚼喂甚良。

小儿泄泻《丁氏奇效良方》

葱鲜姜各二钱　捣入黄丹末一钱为丸，填脐内，膏药盖之。

又方　马齿苋汁一盅　蜜二匙。空心煎服。

又方　巴豆三粒去壳　黄蜡三钱　共捣成膏，贴脐上，用绢缚住半日愈。如噤口不食者，加麝香三厘。

痢证

下痢如冻如涕**肺痛**《痢症汇参》

仲景紫参汤　治肺气不通而痛。

丹参八钱　甘草三钱　煎服。

临产滞下 即痢又

黑山栀末，每服五钱，空心滚水下，甚者两服即安。

胎产下痢 《证治合参》

龟甲两枚，醋炙研末　流水服二钱，日三服。

赤白痢、产后痢、小儿疳痢 《随息居饮食谱》

薤白和米煮粥食。

五色痢 《证治合参》

酒后便血，或下五色痢。

丝瓜络煅研，空心酒服。

小儿白痢 又

鸭血止此痢，并解百虫毒。

赤白病 又

葱白一握　细切煮粥，日日食之。

血痢 不甚滞痛，又其色全红。

木耳炒研，五钱　酒送，或以水煮盐醋食之。

又方《本草从新》　血痢。

乌梅　胡黄连　灶肚心黄土各等份，为末茶调服而愈。

又方　曾鲁公血痢百余日。

盐梅肉一枚　研烂，合腊茶醋一啜而安。

又方《痢症汇参》　如血痢，腹不痛而无后重，用炒槐花三钱，炮姜四分，煎服，血痢神效。合丸亦可，每服三钱，空肚开水下。

又方《丁氏奇效良方》　血痢不止。

荷叶蒂十个　煎服，或柿饼煎汤，日饮数次。

又方　马齿苋汁半杯　入蜜半杯，温煮服皆可。

冷痛泻痢

方详上泄泻。

新久痢

方详上泄泻。

暴痢脱肛并脱肠 《丁氏奇效良方》

生铁二斤　水一斗，煎五升洗，或鳖头煅炭，入枯矾少许掺，用绢托入。

大小人痢疾 又

萝卜汁　蜜各半　和匀服之。

小儿疳痢垂死 又

新羊屎一升　水浸一夜，绞汁炖服，重者三服愈。

噤口 一物勿要食 痢 杂本摘钞

五谷丹　专治此证，诸药不效者可服。

五谷虫焙干研末，一二茶匙　米汤调服，就能饮食。一说用酒温服。

又方《食物本草》　鸡内金即鸡肫皮，不洗为是　焙研两张，乳汁调下。

又方《纲目拾遗》　白燕窝二钱　人参四分水煎，徐徐服之。

又方《药性考》　玫瑰花阴干，五朵　煎服。

又方《痢症汇参》　半夏泻心汤　治此症，或去甘草，取其补降辛开，最为允当。

半夏二钱　人参　甘草各五分　黄芩钱半干姜三分　黄连五分　大枣二枚

又方《修园歌括》　仓廪汤，即人参败毒散，加米三钱。

人参　甘草各五分　枳实二钱　茯苓三钱桔梗五分　柴胡　前胡　羌活　独活　川芎各七分　薄荷三分　生姜一片　陈米三钱　煎服。

又方《证治合参》　久痢噤口。

石莲肉炒为末，二钱　陈米汤调下。

又方　田螺二个　麝香一分　同研作饼贴脐，引热下行，即思食矣。

又方　煎萝卜汤饮之。或用萝卜切片，染蜜噙之，味淡再换，思食以肉汤与之，不可过多。

又方《古今医鉴》　仓连煎　治噤口，不拘赤白。

陈仓米赤痢用三钱，白痢用七钱，赤白相兼用五钱

黄连赤痢用七钱，白痢用三钱，赤白相兼用五钱　水煎露一宵，空心温服。按：不论赤白陈仓米三钱，黄连一钱足矣。

又方　纳脐膏　治此症，危急用之立愈。

黄瓜藤不拘多少，连茎叶经霜者晒干，煅灰存性，出火毒　用香油调纳脐中即效。按：此藤须预备以行方便。

又方《医学指南》　糯谷一升　炒出白花去壳，用姜汁水拌湿再炒，每服一瓢，三服即止

又方　人参　黄连各七分　煎服。不效再服，小儿减半，虽至危立愈。

又方　老仓米炒香熟研末，三四匙　淮盐火煅即绍地盐奶　少许，滚水下。

又方《随息居饮食谱》　山药半生半炒，研末二钱　米饮下。

又方　干湿霍乱转筋，噤口痢，鼻渊，鼻衄不止，并捣蒜贴涌泉穴即足底心。

又方　反胃噎食，沙石诸淋，噤口痢疾，肠风下血。

蜜炙萝卜细嚼，任意食之。

休息无休无息**痢**《证治合参》

白豆腐醋煎　食之即愈。

又方《食物本草》　白马粪煅灰钱半　滚水送服，治久痢赤白。

又方　阿胶止泄痢，得黄连、黄蜡尤佳，按：阿胶钱半、川连五分、黄蜡四分。煎服。

又方《医级杂病类方》　简易方　治下痢久脓，日百余行，汤药不效者。

白面炒熟揉筛一小杯，煮粥食之，自瘥。

又方　治久痢赤白，症属肝脾者。如素称肝胃痛者而患久痢是属肝脾。鸡子醋煮，空腹食之效。

又方　治久痢白，因于寒者。炮姜研末，一钱，米饮调下。

又方　治热毒血痢，久不已。

当归　黄连各三钱　乌梅两个　水煎空心服。

又方　治邪伤太阴是脾经，腹痛下痢后重，或寒热交结，不得升降。

干姜三分　黄连五分　木香四分　煎服。

又方《随山宇方钞》　治休息痢，兼治肠风便血，及热痢久不愈者。

鸦胆仁即苦楝子去壳三十粒，外包桂圆肉捻丸，每晨米汤送下二三服，即愈。

又方《本草从新》　梅根叶，治休息痢，煮浓汁，饮之。

又方《丁氏奇效良方》　久痢百药不效者。陈石榴皮焙末，每服三钱，米汤下。

又方　鸡冠花三钱　酒煎服。红痢红花，白痢白花。

又方　蚕豆花捣烂，每服三钱，砂糖一钱，煎汤送下，或香油煎咸鱼，食数次，奇验，仙方也。按：惟胃强则可。

又方　小儿气虚久痢，初痢者不可用此。

鸡蛋一个　煮熟，去白用黄，姜汁研和，食之忌茶。

又方　休息痢。

老松树皮二钱　研末，稀粥和服一碗，日三次，必愈。又平时收红白椿树皮，分开红白，各研末分瓶收存，遇白痢，白糖调服二三钱，红痢，红糖二三钱，红白杂，红白糖并用。

五淋

五淋气石血劳膏**捷径方**《医学指南》

车前即野田菜叶，宜自采，药肆有子无叶不可

用，惟新鲜分两亦须酌加，研末，三钱　牛膝三钱
煎汤送下。

又方　治五淋。

船底青苔煮水饮。

又方　治五种淋疾，及小便不通至甚者。

硝石一两，不夹泥土而雪白者，生研末　每服
二钱，白汤下。

又方《名医类案》　治五淋血淋，百药无
效，白冬瓜煮食，至七日而愈。

又方外治　五淋，王仲阳用细灰于患人连
脐及丹田，作一泥塘，径如碗大，四围高起，
以新汲水调化朴硝一两，倾入灰塘中，勿令漫
溢，须臾大小便迸然而出。

又方《丁氏奇效良方》　多年木梳烧存性，
研，空心冷水调服，男用男梳，女用女梳。或
苎麻根两茎煎服，或木通五钱、甘草二钱煎服。

又方　五淋痛甚久不愈。

生天门冬捶汁半盅服。

血淋病原《证治合参》

痛者为血淋，不痛者为小便血。又胞遗热
于膀胱，则癃而溺血，未有不本于热者。大抵
溲血、淋血、便血，虽前后所出之窍有不同，
其受病则一也。

血淋又

干柿三枚，烧存研末　米饮下。

又方各书　犀角地黄汤　主治吐衄便血是大
小便，妇人血崩赤淋，照书分两派计。

生地二钱半　白芍钱七分　丹皮　犀角各四
分　研末服，滚水送。

又方《医级杂病类方》　发灰散　治血淋、
尿血、鼻衄等症。

乱发洗净煅炭　如血淋尿血者每服一钱，入
麝香少许，淡醋汤调下。

又方　胖大海，时泡汤作饮。

又方《医学指南》　治死血作淋。

桃仁　归尾各一两　牛膝四两　赤芍　生地

各五钱　川芎一钱　水煎，分四次服。

又方　血淋胀痛。

发灰末二钱　藕节汁调下。

又方《丁氏奇效良方》　白鸡冠花烧存性，
研，三钱，米汤送，数服愈。

又方《指南》　治小便淋痛血淋效。

焦栀子末二钱　滚汤下。

又方《名医类案》　血淋百药不效。

白冬瓜治五淋，煮食，至七日而愈。

又方　便血淋。

旱莲草三钱　水煎服愈。

又方　外治法。

独蒜一个　生栀子七个　盐少许　共捣如
泥，贴患人脐上，所亲患血淋二年余，愈。

又方失名　血淋不通而痛甚。

肥皂一个　醋一碗　煮干取起捣烂，贴脐
上愈。

热淋《本草从新》

生地汁、葡萄汁等份，有鲜用鲜，无鲜用干，
煎汁蜜搅温服。《证治》照此加藕汁。

又方《医学》　外治热淋痛甚，或不痛者。

猪胆一个，去汁少许　入麝香三厘，以阴茎
纳其中，良久即愈。

又方《丁氏奇效良方》　热淋涩痛。

马齿苋捣汁半盅服，或柿饼、灯草各三钱，
煎服，日数次。

男女白淋痛甚失名

侧柏叶　柳梢各五钱　煎后，露宿一夜，空
心服。

又方《丁氏奇效良方》　兼诸淋痛苦。

白矾末一小盅　覆脐上，布包一昼夜。

又方　白浊白带。

清明日所摘杨柳叶煎服，或生白果仁十粒
研，水送下。

淋沥痛甚《证治合参》

鸡肫皮五钱，阴干煅存性　白汤送服立愈。

又方　白浊不止。

鸭蛋一个，去白少许　川大黄末，填满搅匀，以纸封口，饭锅内蒸熟，空心服之自止。

小便石淋几死，诸药不效，以手揉之，百千而出，如石灰之块而坚，此俱欲泄不泄而成。亦宣如玄传，是几死无可奈何之法，勿轻试。

石淋破血《食物本草》

牛角烧灰末一钱　酒送，日数服。

沙淋石淋《医级杂病类方》

牛膝通淋散　治此症溺如屑块胀痛者，立通。

牛膝五钱　麝香五厘　先煎牛膝去渣，调麝香服。

又方《医学指南》　草豆饮　治沙石淋。

黑大豆百二十粒　生甘草一寸　水煎乘热入滑石末一钱，空心服。

又方《随息居饮食谱》　反胃噎食，沙石诸淋，噤口痢疾，肠风下血。

蜜炙萝卜细嚼，任意食之。

又方　石淋痛楚。

胡桃肉一斤，现剥拣去油者　同米煮浆粥，日日食之。按：久病者服此，初病要通恐塞。

又方《证治》　沙石淋。

九肋鳖甲，醋炙黄，末二钱，酒送下。

又方《丁氏奇效良方》

白扁豆根数寸　煎服。

又方　沙淋小腹急胀，茎内痛如刀割。

瓦松煎浓汁，熏洗小腹，两时辰通。

膏淋《医级杂病类方》

海金沙散

海金沙　滑石各一两　甘草二钱半　研末，每服二钱，灯草汤空心调下。

赤白浊《证治合参》

秘方治此证如神。

鸡蛋一个打一孔，去白留黄，拨散，掺入川大黄末三钱搅匀，白纸封固，贮于碗，饭锅

蒸熟为丸，每服三钱，空肚或酒或开水送下，二三次愈。按：如难丸，用此蒸熟。时嚼服，仍用酒水送下，惟湿燥不等加服四钱。

又方《丁氏奇效良方》　治白浊。

白果打烂，包于龟头，扎紧一夜愈，或每晨捣生白果，冲豆腐浆服。

又方　赤浊。

益母草叶茎子均可用，取汁温服数次。

淋急阴肿又

外治法。

泥葱半斤煨熟捣烂，罨脐上。

下淋又

芹根捣汁，井水下，小便出血亦然。按：芹有水陆两种，此用水芹。

关格

关格论《证治合参》

关者不得小便，应出者不得出也。格者吐逆，应入者不得入也。上下俱病也。此阴阳乖戾，气血稽留，更实更虚，升降失常，不得尽命而死，病之最巨最急者也。按：此如有头痛寒热、上逆下闭，是伤寒之类，非此症也，不可误认。

关格又

喻嘉言进退黄连汤。

治格

黄连　人参　干姜　半夏各钱半　桂枝一钱　大枣二枚　水煎温服。

治关

黄连姜汁炒，七分　人参人乳拌蒸　炮姜

姜半夏各钱半　肉桂五分　大枣二枚　水煎温服，平日服桂附八味丸三钱。

又方　皂角散　治大小便不通，关格经三五日者。

大皂角烧存性，研末，五分　米汤下，又以猪脂即板油一两煮熟，以汁及脂俱食之。又服八正散，加槟榔、枳壳、朴硝、桃仁、灯心草、茶树根。

八正散

车前子　木通　滑石　瞿麦　焦栀子　萹蓄　制大黄　甘草各二钱　灯心二十节　加药各用钱半。

又熨脐法　治关。

炒盐乘热熨脐腹，冷则易之。分作两包。

又法　大田螺一个　盐少许　同捣碎，置病者脐下一寸三分。尺详吊脚痧。用帛或布紧系之，少顷小便如注。

又方《本草从新》　大蒜治关格不通，捣烂敷脐，能达下焦，消水，利大小便。又说，捣纳肛门，能通幽门。即小肠上口，凡敷大蒜屡闻起泡，候他自平为是。

又参看法详胞转《古今医鉴》。

大小便不通

两便不通《证治合参》

倒换法　治内热小便不通。

大黄一两　荆芥二两　研末，每服二钱，开水送下。

如大便不通　大黄二两　荆芥一两　研末，每服三钱，开水送下。

又方　大小便不通。

独蒜煨熟贴丹田。脐下三寸，尺详吊脚痧证。

又方《食物本草》　集要方。

葱白捣填脐中，灸七壮，立下。

又方《医学指南》　治热证小便不通，腹胀疼痛欲死。

蚯蚓五七条　研烂，投凉水一碗搅匀，澄清去泥滓饮下，即时通。大便热疾，不知人事几死者，服之立效。

又方《玉历良方汇录》　全葱一斤，不洗　生姜一块　淡豆豉二十粒　盐一匙　共捣烂作饼，烘热扎脐上，久之气透自通。

又方《名医类案》　大田螺一个，在水者妙　盐一匙　和壳生捣碎，置脐下一寸三分。尺详上。用宽布紧系之，暴下而愈。

初生大小便不通《增广大生要旨》

腹胀欲绝者，急令人温汤漱净口，吸唾儿之前后心及脐下两手足心，共七处，吸唾五七口，取红赤色气透为度，气透则便自通。

大便不通

年高冷闭虚闭《医级杂病类方》

半硫丸　治此证及痃癖犹急滞也冷气。

半夏汤泡七次　焙研末，硫黄明净研细等份，生姜汁打糊为丸，每服三五十丸，温酒送下。

又方《食物本草》　炒阿胶二钱　葱白三寸煎服。此方系裁定。

又方《玉历良方汇录》　凡产妇及老弱人风秘不通，难用药者，此方主之。

松子仁去皮，三钱，研烂　酒半盅　开水冲服，即通。

大便秘塞《食物本草》

羊胆汁灌服，即通。

又方《名医类案》　紫菀末钱半　开水送下，须臾大便遂通。

又方《证治合参》　大便难。

桃花研末服。

又方《本草从新》　外治大便不通，气奔欲死者。

乌梅十粒　汤浸去核，丸如枣大，约入肛门，少时即通。

痘证大便不通 《丁氏奇效良方》

葱一握　捣成饼，敷脐上，用锡壶盛热水，熨葱上。

小便不通并数

小便秘塞立死方

五苓散。

泽泻三钱　猪苓　茯苓各二钱　白术一钱　桂枝五分　加大小蓟各二钱，即映山红、土续断此方宣如玄传。

男妇热结尿痛不利

干荷叶煎浓汤饮，即愈。

又方　瓜蒌末三钱　酒调服，即愈。

小便不通 《证治合参》

猪胆连汁，笼入阴头，包住一二时，汁入自通。

又法　田螺一个　盐少许　生捣烂，敷脐下一寸三分，即通。

又方　小便不通，小腹胀满，不急治，即杀人。

连根葱白一斤　捣烂炒热，以布裹，分作两包，更换熨脐下即通，再加麝香少许，尤速。

又方 《本草拾遗》　龙眼核去黑壳打碎，钱半煎服，如通后欲脱，以此肉煎饮。此是虚不能通。

又方 《食物本草》　胀急者。

象牙屑三钱　煎服。

又方 《时方妙用》　治癃闭。

人参　麻黄各一钱　长流水煎服。

又方　倒换法。详大小便证。

又方　蚯蚓方。又

又方 《医学指南》　猪胆汁投滚酒中服，立通。

小便闭，连胸腹痛 《玉历良方汇录》

陈海蛰四两　荸荠二个　煎汤服，神效。

小便闭，连痰气塞 又

白萝卜子炒香研末　滚汤吞下数钱，立通。

又方　新象牙末一钱　河水煎汤服。

女人小便不通 《医学指南》

紫菀研末　井华水调服三撮，即通。如小便下血，五撮止。

又方 《类方准绳》　妇人积血，小便不通。

牛膝膏。

桃仁去皮，炒　归尾酒洗，各一两　牛膝四两，去芦，酒浸一宿　赤芍　生地酒洗，各两五钱　川芎五钱　按此方想是十剂之数，一剂不效，须再剂，日夜可服三剂。

老虚人小便不通 《类方准绳》

琥珀散　因虚老心气闭塞而然。

琥珀研末，一钱　浓煎人参汤下，有验。

又方　利气散　治老人气虚，小便闭塞不通。

绵芪去芦　橘红　甘草等份同研末　煎服三钱，自通。

又方 《名医类案》　七十老人，秋患小便不通，念余日，百方不效。

地肤草捣自然汁，服之遂通，此草叶名铁扫帚，虽微物而有回生起死之功，故并载之。

初生小便不通 《增广大生要旨》

初生六七日不小便。

葱白三四寸，捣烂　人乳拌入儿口内，再与乳吮咽下，即通。

小便过多 《食物本草》

象牙烧炭一钱，研末　开水送下。

865

又方《医级杂病类方》　缩泉丸　治脬气不足，小便频多。

乌药　益智仁等份研末　山药糊丸，每服五十丸，空心米饮下。

又方《医学指南》　治遗精虚漏，小便余沥，及夜多小便。

益智仁二十四个　水煎入盐少许，服。

又方　治小便多。

草薢三钱　夜煎服之，永不夜起。

又方　治肾气不足，小便频数，日夜百余次。

乌梅　益智仁等份研末　山药糊丸，每服三钱，空心盐汤下。

又方《证治合参》　小肠中热，下焦虚冷，小便多者。牛乳饮之。

又方《随息居饮食谱》　小便频数，肠风下血，赤白带下，并以白果煨熟去火气，细嚼，米饮下。

又方　胡桃肉卧时嚼之，温酒下。

胞转并交肠

转胞一证《古今医鉴》

阴阳关格，前后不通，寻常通利大腑，小水自行，中有此证，诸药不效，失救则胀满闷乱而死。予尝以甘遂末水调敷脐下，内以甘草节煎饮，及药汁至脐，二药相反，胞自转矣，小水来如泉涌，此急救之良诀也。按：甘遂照《医学指南》用三钱，甘草节按用一钱。

过忍小便胞转《类方准绳》

自己爪甲烧灰研末，水服。

又方　男妇过忍转胞不小便。

滑石末葱汤调服。

又　内外治方。

良姜　葱头　紫苏各一握　煎汤洗。

过忍小便不通并治五淋《丁氏奇效良方》

强忍后有血点滴出者。

尖槟榔一个　煎汁，冲白蜜服。

密室内熏洗小腹外肾肛门，留汤，再添棉絮蘸洗，以手抚于脐下，拭干，棉被中仰坐，垂脚自舒其气，次用蜀葵子二钱半，赤苓、赤芍、白芍各五钱，锉碎，每服三钱，煎汁，乘热调苏合丸三粒并研细，青盐五分，食前温服。

又外治法　炒盐半斤　囊盛熨小腹。

又葱熨法　治小便难，小腹胀，不急治杀人。

葱白三斤，切断炒热　以青绸裹分两包，更替熨脐下，即通。

又方　葱白汤　治小便猝暴不通，小腹膨急，气上冲心，闷绝欲死。此由暴气乘膀胱，或从惊忧，气无所伸，郁闭而不流，气冲胞系不正。

陈皮三两　葵子一两　葱白两茎　煎服。

又方《类方准绳》　治男妇过忍小便，胞转。

滑石末五钱　葱二枝，后入　煎服。

又方《随山宇方钞》治男女胞转，不得小便，小腹胀至八九日者。此病医多不识，必至水气攻心而死，此方神效。

滑石一两　寒水石细末，三钱　冬葵子五钱　煎服。宜久煎，石味方出。

又方《食物本草》　阿胶三两　水二升，温服。是随时服。

又方《本草从新》　发灰二钱，研末　醋汤调下。越今治孕妇过忍小便，胞转，用此愈。

妊娠转胞《增广大生要旨》　胎坠于下，胞系被压，故名转胞，产后自愈，勿用药。

交肠《名医类案》　丹溪治马姓，年五十，嗜酒痛饮不醉，忽糟粕出前窍，尿溺出后窍，脉沉涩。

当归　熟地　白芍各三钱　川芎钱半　海金

沙　槟榔　木通各二钱　桃仁钱半　木香五分
八帖安。

又方　一妇患此证。

破漆纱帽问盔头铺　煅灰研，米饮下。

又方　一人患前证。

旧袄头即妇人乌纱帕　煅灰，酒调下五
分愈。

遗尿

梦中遗尿

燕子窠之草烧灰研末，水调服。

又方《医级杂病类方》　桑螵蛸即螳螂子，药
肆是杂树上，非桑树上也。要真自辨　炙研末，糯
米饭捣丸，空腹米饮下钱半。

又方《医学指南》　治遗尿不禁。

鸡肶皮一具　并肠干去秽净，不用水洗　男用
雌，女用雄，烘研末二钱，开水下。

又方　益智仁七个　桑螵蛸七个，详上　为
末，温酒调服，用熟白果送下。

又方　治夜中遗尿，将本人睡席常尿湿者，
烧灰研末，酒下二三钱，数服即愈。

下虚遗尿《食物本草》

羊脬以水盛入，炙熟，空腹食之，四五
次愈。

又方《随息居饮食谱》　猪脬甘咸凉，炙食。

小儿遗尿《玉历良方汇录》

鸡肶皮连肠一具，干去秽净　猪尿脬一个，治
同　各炙焦研细末，每服一钱，酒送下，男用
雌，女用雄。

治男妇尿坑按：见厕欲尿故名　良方

硫黄二钱　葱头七钱　同捣烂，用布包罨
脐上。

胎前产后遗尿　详于胎。

遗精白浊

梦遗《时方妙用》

沈录芊云：心藏神，肝藏魂，肾藏精。梦
中所主之心，即心之神也；梦中所见之形，即
肝之魂也；梦中所泄之精，即肾之精也。要之，
心为君，肝肾为相，未有君火动而相火不随之
者。当先治其心，而后及其余，宜黄连清心饮。

黄连五分　生地五钱　当归钱半　人参一钱
甘草五分　茯神二钱　枣仁三钱　莲子莲心九粒
煎服。

又方《时方歌括》　封髓丹　治梦遗失精，
及与鬼交。

砂仁一两　黄柏三两　炙甘草七钱　蜜丸，
每服三钱，淡盐汤送下。

又方《医学指南》　治梦遗。

五倍子一两　茯苓二两　研末，面糊丸，每
服三钱，白汤下。

又方《本草从新》　奠一曰：荷叶研末　酒
服三钱，治遗精极验。

又方《随息居饮食谱》　治心动遗精。

莲子心一钱，研末　入辰砂一分，淡盐
汤下。

虚泄《医级杂病类方》

鬼仙丹　治男子嗜欲太过，精血不固而
多热。

莲须　芡实　石莲子各十两，研末　金樱子
三斤，研末　熬成膏，搅上三味末为丸，每服三
五十丸，空心盐水下。

又方《随息居饮食谱》　治虚弱遗精。

猪肚一个　入莲子带心皮　煮烂为丸，桐子
大，淡盐汤下三十丸。

又方　遗精淋带。

羊石子，外肾也。功同内肾而更优，治下

部虚寒。

又方《医学指南》 治遗精。

胡桃肉四两，研烂 黄蜡二两 化开，共合为丸，每服一钱，滚水下。

又方 治梦遗。

鹿角锉细末，止脱精梦遗，酒服一钱。

又方 治暂睡即泄。

白龙骨四两，研细末 韭菜子二两，炒研末每服一钱，空心酒调下，即愈。

又方 小菟丝丸 治虚劳遗浊。

石莲肉 山药各二两 茯苓一两 菟丝子五两，研末 山药糊丸，盐酒汤下二钱。

遗精白浊《医级杂病类方》

蛤苓丹 治此症久不能止者。

茯苓 车前子 文蛤 白莲蕊等份研末糯米糊为丸，每服二三钱，空心开水下。

又方 治此症兼久带。

金樱子去毛 芡实等份研末 米糊作丸，每服三钱，白汤下。

又方《医学指南》 金珠粉丸 治阴虚火旺。

白浊

真蛤粉 黄柏各四两，研末 水丸，酒下二钱。

又方《证治合参》

生白果十枚 日服取效。

痰饮喘哮

痰饮 控涎丹 甘遂面裹煨 白芥子 治痰稠则为痰涎稀则为饮凝闭，以致胸背、手足、腰胁牵痛，吐逆厥冷，姜汤下五分。

饮《名医》 仲景云：气虚有饮，用肾气

丸。即六味丸。歌诀：地八山山四，丹苓泽泻三。按：时人多是阴虚阳盛，方中惟山萸肉照歌减半。补而逐之。诚开后学之矇瞶，济无穷之夭枉。每服三钱，开水下。

胸胁饮气积聚疼痛《医级》 甘遂五分半夏 白芍各二钱 甘草四分 煎，和蜜服。

痰嗽不已而见血又 百合蒸焙干末 款冬花炙末 蜜丸圆眼大，临卧细嚼。

痰《名医》 橘红一斤 甘草 盐各四两水五碗，慢火煮干，捣末，随时点服。

久嗽 生姜五两 饴糖八两 煎熟，食尽愈。

三十年嗽《千金方》 百部熬，入蜜，不时取服。

久咳嗽《名医》 喉中作声不得眠，白前为末，温酒调服一钱，可多服。

小儿虾蟆咳香桥陶祖培 闻得叶柴梗之子，如地力大者，俗名孵鸡娘，煎汤服，无不愈。嗅法《医鉴》 治咳逆服药无效者，好硫黄乳香等份 酒煎透，急令患人嗅之。或天黄一钱，酒一盏煎透，嗅其热气即止。

喘 黑锡丹《时方歌括》 黑锡 硫黄各三两，同炒，结砂研至无声为度 胡芦巴 沉香 熟附子 肉桂各半两 小茴香 补骨脂 肉豆蔻金铃子去核 木香各一两 研末，酒煎，面糊为丸，桐子大，阴干，以布袋擦令光莹，每服四十丸，姜汤下。治脾元久冷，上实下虚，胸中痰饮，或上攻头目，及奔豚上气，两胁膨胀，并阴阳气不升降，五种水气，脚气上攻，或卒暴中风，痰潮上膈等症。

肺虚发喘少气，并治大小人，难以布息。《医鉴》　参桃饮　人参二钱　胡桃二个，去壳不去皮　生姜五片　大枣二枚　食后临卧时，煎服。按：此慎勿将实喘为虚喘。

实喘　旋覆代赭石汤　人参三分　半夏二钱　甘草四分　生姜一片　大枣二枚　代赭石　旋覆花各三钱　按：初喘痰多为实，久喘痰少为虚。

小儿痰壅喘急《医鉴》　巴豆一枚，去壳杵作丸，棉花包裹，男左女右塞鼻中，痰即坠下。

小儿痰喘《名医》　观音赐方　人参寸许　胡桃一枚，去壳不去衣　煎服愈。

哮喘《丁氏》　每早吃米仁粥一碗。
咸哮冷哮，每早食豆腐浆，愈。

年深哮喘《本草》　鸡子数枚敲损，浸尿缸中三四日，煮食，姜汁竹油汤送，能去风痰。

小儿咸哮喘嗽《名医》　乌贼骨末，白糖和服，愈。

小儿咸齁喘又　甜瓜蒂七枚，研细　冷水调，澄清服，即痰涎喘定，次日再服，三度病除。

心胃气痛等

一切心疼《名医》　生地汁合面，勿加五味，作糕饺食，久服虫自泻出。

九种心腹疼《食物》　公鸡肫皮七张，煅末　酒调服，立效。

真心痛《丁氏》　桑叶杵烂，开水送服。

心气痛甚及小肠气痛《证治》　蒲黄一钱五灵脂去砂土，一钱　共研末，醋水煎服。

心痛气痛《丁氏》　盐一撮　放刀口上炭火烧红，淬入水中，乘热饮之。

心痛《随山宇》　生菜油一杯　温服。
又方　当归末三钱　酒送服。

心腹痛，不问新久，寒热皆效《食物》　肉桂心六分　白芍炒，二钱　甘草五分　不效再服。

心腹大痛危急者《证治》　良姜面炒　厚朴　五灵脂等份　共末，醋水调服一钱，立止。

心痛《医学》　蜜一小盅　酒一碗　合煎汤，送枯矾末一钱，温服出汗。

积年心痛立效又　浓煮独蒜头，淡服，以饱为度，不再发。

蛔厥心痛《随山宇》　服缫丝汤一碗，止。

蛔虫心痛，痛时口出清水者是《丁氏》　米仁一两　煎浓汁服，虫死俱出。或乌贼骨末二钱，醋调服，或生地取汁，冷服。

心痛兼胃气救急奇方《证治》　治男妇心痛，牙关紧闭欲死者。隔年葱白三五茎，去皮须，杵成膏，入口，麻油送下或和服。所停虫物，化为黄水，微利为佳，永不再发。

心胃气痛《医学》　生白矾　熟白矾等份末　面糊丸，樱桃大，每服三丸，白酒下。

869

心胃痛至死又　良姜末四分　米饮调下。

又方　炒盐一钱　生姜二片　煎服。

心胃方《良方》　新棉花子炒黄末　每二钱温酒下，连日三服，即可除根。

又方道法　牙皂一两　朱砂四钱　共末，饭粘为丸，梧子大，烧酒送下十丸。

九种心痛及腹胁积聚滞气《名医》　牛膝一两　炒烟尽，研末，醋糊丸，梧子大。每服九丸，熟酒下。

心脾痛又　求神赐方，名一服散。高良姜逐寒　香附子散气等份

越按：定每服钱半，煎服不效，可再服。

寒热胃气等证道法　棉花子炒起微烟　醋喷一次，又炒又喷，计七次，炒干末，每服三钱，白酒送下。

胃气痛《丁氏》　芝麻炒焦末，温酒下。

又方　砂糖半杯　白酒调服。

胃脘久痛，屡触屡发，数服可愈《医级》　荔核一钱　木香八分，共末　开水调下。如病在血分，加五灵脂、没药各一钱。挟火呕吐者，加栀子二钱，吴茱萸三分，川黄连一钱。挟寒者，加干姜四分，桂心三分。

胃脘痛极，诸药不效者又　牙皂煅炭末，开水送服。

铁落饮　治肝经相火之逆，为痛为厥者。又　称锤一枚洗净　煎汤煎药，取重镇意。

按：肝气之病，先贤不道，而又今世得此疾者甚多，以致后人治无头绪。曾见绍城时贤张璞山、陈勉亭、赵晴初、陈东畦，凡遇此证，

不外建中汤、小柴胡汤、逍遥散、当归四逆汤等加减，治效多多，诚足法也。有曰心痛，有曰胃气，有曰肝气，其实不外乎此方也。如真心痛，手足青至节者，死不治。如真肝气，土败木贼者，亦不治。若专用延胡、香附等散气破血之药，是只治其标，不治其本，恐难尽效。标本兼治者，散气中加滋阴药也，其庶几乎。如左金丸，初治则效，久治则不效者，因治标不治本故也。鄙见如此，以待后贤笔削，则幸甚矣。

胸胁腰腹

罨胸熨法　治胸下闭闷结痛《医级》。香附　莱菔子各五钱　麸皮　生姜　葱白各一两　盐四钱　丁香二钱　酒曲二粒　切捣炒热，以帕包之，乘热熨胸下。

胁下刺痛王暗人　小茴香炒　枳壳麸炒共末，每服二钱，盐酒汤送，效。

两胁胀满《丁氏》　炒盐包裹熨之。

痰在胁下及皮里膜外丹溪　白芥子钱半煎服。

又丁氏　炒白芥子末钱半　开水下，虽年老虚弱百治不效者，三服除根。

邪留胁下或水气内结，以致痞硬作痛《医级》　牡蛎四钱　鳖甲三钱　煎服。

胁漏出水《丁氏》　乌牛耳垢，敷之。

小儿胁痛《食物》　马粪中粟，煮粥食之。

按：马如食草，何粟之有，须饲粟者，未

能尽化，可有其粟。若疑心，勿使他知。

统治腰痛《医学》　川芎钱半　当归三钱
煎服。

卒腰脊痛失名　鹿角五寸　烧赤，投浸酒
内一宿，温饮良。

腰痛如刺《医学》　鹿角屑四两，炒黄末
温酒下二钱，加牛膝为丸，更妙。

腰痛甚又　丝瓜根煅末，二钱　温酒下，
无则丝瓜络连子，亦效。

肾虚腰痛又　小茴香末，入猪腰内，
煨服。

又方　鳖甲炒黄末　每服二钱，日两服。

腰疼流泪属肾虚又　补骨脂末，温酒
调下。

腰痛《证治》　槟榔末，二钱　温酒送下。
按：此方内伤外感俱可。

又方　日啖生栗子愈。

又方　六味汤，加炒川断、炒杜仲各三钱，
神效。

又方樊福生　桂心三分　参三七五分　共杵
末，温酒冲服，已验。

又方丁氏　韭菜汁温服，如腰痛兼酒湿作
泻，白术三钱煎服。

中恶腹痛《医学》　艾三钱　煎服。

阴毒腹痛《证治》　急饮热酒，又用葱白
打碎，炒热敷脐，或用布包熨脐，令汗出，痛
止。若厥逆手足并冷六脉欲绝者，葱白半斤排
脐上，布覆，以熨斗熨之，更换为妙。

寒犯三阴，腹痛，脉绝肢冷《医级》
葱一握　炒热熨关元脐下三寸穴。

血胀腹痛《证治》　韭菜汁，热酒冲服，
或桃仁一钱炒研酒下。

腹内生疮毒药不能治又　皂角刺三钱
酒煎或水煎，温服。

腹中痛块如刀刺《丁氏》　商陆根杵碎
蒸熟，以布裹两包，更换熨痛处。

心腹冷痛《证治》　醋浸大蒜头，食之。
醋煮亦可。

又方丁氏　艾叶二钱　香附三钱　醋三匙
丸服、煎服俱可。

心腹胸胁并痛欲死者《医学》　古铜钱
七文，或九文，甚至二十四文，煮汤饮，即愈。

蒸脐法　胸腹结痛不可忍以此蒸之《医
级》。

丁香　木香　茴香　肉桂各一钱　香附五钱
共末加青葱，合捣成饼，放脐上，艾如荔核大，
灸之，令药气内通遂止。按：此穴可以多灸。

疝气奔豚

诸疝痛丹溪　小茴香　补骨脂　吴茱萸各
五钱　芦巴盐水泡炒，七钱半　木香二钱半　共
末，萝卜汁为丸，桐子大，淡盐汤送下五十丸。

肝气滞逆攻痛胁肋并肠气寒疝诸候
《医级》　川楝子三钱　茴香　木香各一钱　吴茱
萸四分　煎服。

积聚痞块

三圣膏膏药，贴积聚，五脏之积为积，六腑之聚为聚。积有定位，聚无常处；积如杯覆，有定处，聚亦如杯覆而无定处也。

诸痞胸膈闷而不痛《医级》 石灰十两，炒红，醋熬成膏 官桂五钱 锦纹大黄二两 共末搅匀，磁瓶收藏，以柿漆纸小布摊贴。

化铁膏 治积块久不愈者又 肥皂姜各四两 葱 独蒜各半斤，各捣烂 皮硝半斤，化水 大黄末四两 先将肥皂熬膏，入硝水再熬，次入葱蒜姜，熬至三炷香，滤去渣，后入大黄，搅匀成膏，另以醋炒麦粉黑，再入醋，同前药再熬成膏，用纸布摊贴积块上，神效。

一切痞块又 水红花子在水边，一碗，研碎水数碗，桑柴火熬成膏，量痞大小，用纸布摊贴。

积聚胀满《食物》 白马粪，同蒜捣膏，敷患处效。

积聚痰气痞胀《各家》 黑丑炒，二两香附炒 五灵脂各一两 共末醋糊丸，桐子大，每服二十丸，食后姜汤下。

琥珀膏贴积块《医学》 大黄 朴硝各一两 共末，大蒜捣成膏，贴之。

痞块《玉历》 鲜水红花即水边蓼 同老蒜打烂，加皮硝一二两捣成饼，比块大一围，放痞上，用布扎紧，干则再换，痞自消。

又方张璞山说 一人痞块，商陆根，杵烂蒸熟，用绸裹擦之愈，如转移他处，亦擦之愈。

癥瘕腹胀《名医》 一人用三棱、莪术，以酒煨服，下一物如黑鱼状而愈，或加香附子水煎，多服取效。

血瘕癥癖《证治》 鳖甲 琥珀 大黄等份 共末，温酒送下二钱，恶血即下。

脾积痞块又 猪脾七个 每个用新针刺烂，以皮硝一钱擦之，盛磁器内七日，用铁器焙干。又水红花子七钱，同杵为末，温酒空肚调下。一年以下者，一服愈。五年以下者，两服。十年以下者，三服。

嚼风成癥下虫不止《医级》 油篦箕油木梳各一具 洗净，每截一半，煅研末，一半煎汤送服。

皮肤中痛《玉历》 名曰瘥痤，醋调燕窠泥，敷之即愈。

三棱煎丸《医鉴》 治饮食过伤，诸般积块，又治妇人血块，干血气，及经闭不通。大黄八两，醋浸焙末 三棱末 莪术煨末，各一两醋熬干为丸，绿豆大，每服二三十丸，食后白汤送下。

大小人痞积，时痛难忍，并远近恶积，服之神效《各家》 乌梅三枚，去核 巴豆十八粒，去衣油 胡椒五十四粒 共研烂，或加水为丸，绿豆大。大人每服十丸，或十三丸，小人九丸或七丸，空心白汤下。

小儿痞块樊氏 飞黄丹五分 独蒜一个面一撮 和杵成饼，贴痞上，外用大蚬壳覆之，一宿即效，鼻中有蒜气者便妙。

狮狲袋

牛皮胶 五倍子 二味水烊化匀，敷，

立消。

痨证

浴法 上青紫庭追痨仙方　香草一名佩兰，一名省头草　乃三尸九虫所憎之物，煮汤沐浴，其虫必死。今之人病，莫重于痨，天下名医多不能疗，盖由一人得病，传染子孙亲姻族属，故曰传尸痨，乃至灭门尽族，人皆畏之。或焚尸山林，殡弃江湖，不入坟墓，族属无骨肉之亲，夫妇弃义合之礼，有此伤痛，深可悯怜。凡觉得此病，不先焚灭三尸九虫，服药无效，十少一生。凡人多秘此法，不传于世，人以疾呼为宿业，甘心受病，至死无憾。嗟乎！误矣。今述上圣之方，以救世人，三月四月，取香草五片，捣熟，解衣坐之，令气入下部，散入腹中，从旦至暮，其尸虫尽去。

痨瘵《名医》　邵氏女年十八，染瘵疾，灸药无效，渔人煮鳗羹与食，觉内热，病寻愈。今医家所用鳗鱼煎，乃此意也。

又方　葛洪曰：鬼疰者，是五尸之一，疰又挟诸鬼邪为害。其病变动，有三十六种，至九十九种，大略使人寒热淋沥，沉沉默默，不的知所苦，无处不恶。累年积月，渐就沉滞，以至又传旁人，乃至灭门。觉如是候，急取獭肝一具，阴干杵末，服方寸匕，日三，未愈再作。

又说　獭爪屑为末，以酒服之。獭爪者，殆獭肝之类与？

又一妇染瘵病骎剧，遇赵道人见而言曰：汝有瘵疾，不治谓何？答：医药罔效耳！赵曰：吾得一法，治此甚易。当以癸亥夜二更，六神皆聚之时，解去下体衣服，于腰上两旁微陷处，针灸家谓之腰眼，直身平立，用笔墨点定，然后上床，合面而卧，每灼小艾炷七壮，痨虫或吐出，或泻下，即时平安，断根不发，更不传

染，如其言护全。

又有女事郑迪功，苦有骨蒸内热之病，时发外寒，寒过内热，附骨蒸盛之时，四肢微瘦，足跗肿，其病在脏腑中。适处州吴医，只单石膏散，服后体微凉如故。其方出《外台秘要》，只用石膏，研极细，新汲水服方寸匕四方，一寸瓢也。余依此。取身无热为度。

验痨病有虫否《丁氏》　乳香烧烟熏病人手背，男左女右，以绸帕掩手上良久，有毛从掌中出。白者易治，红者难治，黑者不治。无毛者，非虫证也。

灸痨虫法　用湿纸条贴背脊上，先干者，即痨虫处，以墨记之。用艾多灸，先备火盆，烧红，并用绵兜罩住病人口鼻，虫出付火盆烧之，免飞入旁人口鼻，多结人冤。

虚痨又　黑大豆炒熟研末，红枣煮熟，去皮核，同豆末为丸，每服四钱，盐汤或酒送下，名坎离丸。

男女童痨虫积又　五谷虫焙黄色，一两　粳米　糯米各二两，炒　共研细，砂糖米汤调服。

小儿腹大肌瘦、面黄痞块等症又　白芙蓉花阴干研末　入鸡肝内扎合，饭上蒸熟食。

童子痨仙方《玉历》　屋上晒干雪白猫粪，多收，以土裹火煨研细，黄糖拌食，或略加炒米粉，亦可。

又方《随息》　蚕蛹茧内虫也　甘温补气，止渴杀虫。治疳积童痨，助痘浆乳汁，缫丝后滤干，晒焙极燥，可以久藏。气香，最引蜈蚣，故须密收，炙食味佳，患脚气者忌之。猘犬咬者，终身勿犯，误食必难免也。

手足冻裂并趼

手足开皲即开裂《证治》 白果嚼涂。

脚开裂缝无冬夏者又 鸡屎煎汤渍半日取效。

手背皲裂《本草》 大枫子捣烂涂之。

脚跟开裂出血《丁氏》 生虾肉三枚 杵敷，外用皮纸盖之，不可擦损，一二日愈。

手足冻疮东坝蒋佳云 砂糖煨滚，用棉花蘸贴患处，连年来不发。

冻疮皮裂《丁氏》 萝卜菜煎汤洗后，用蟹壳煅研末，油调涂。

冻疮溃烂又 蚶子壳煅研 香油调搽，如疮湿，则燥掺之。
又方 制香附末搽。

手足冻裂出血又 猪脑髓，入热酒搅散洗，或牛皮胶炖化涂之。外用纸黏贴。

远行脚趼成泡《证治》 水调生面张涂之，一夜即平。

手指掌皮厚如铁《丁氏》 苦参酒煎服，外用苦参末，酒调敷。

尸脚坼裂《食物》 牛皮胶烊摊布上，烘贴之。

脚底木硬《食物》 牛皮胶、生姜汁化开，调南星末涂上，火炉熨之。

男妇阴中诸症

阴纵《证治》 谓前阴受热，挺长不收也。
小柴胡汤 柴胡钱半 姜半夏二钱 人参八分 黄芩钱半 甘草五分 生姜一片 红枣二枚
三一承气汤 大黄 枳实 芒硝 厚朴 甘草 两方随意煎服。

阴痿又 谓元气耗散，肝筋受伤，不能起也。
八味丸，六味丸。

阴缩又 谓前阴受寒，缩入腹内也。
正阳散 附子制 皂角酥炙去皮弦，各一两 炮姜 甘草炙，各二钱半 麝香二钱 俱研末，每服二钱，开水送，或附子理中汤。

阴挺阴吹《医级》 妇人阴中挺出数寸如菌如芝，宜一阴煎、栀子、龙胆、六黄汤。如挺由胞络损伤，宜三阴煎、左归饮、四物汤。如阴虚滑而致拖，秘元煎、固阴煎。如气虚而挺出，补中益气汤。如阴挺引腰痛痒，水杨汤，熏洗能瘥。如阴吹气泄奔鸣，补中益气汤、补阴益气汤，加丹皮、栀子可愈。

阳痿阴寒《随息》 羊石子外肾也 功同内肾即腰而更优。治下部虚寒，遗精淋带，癥瘕疝气，房劳内伤，阳痿阴寒，诸般隐疾，并宜煨烂，或熬粥食，亦可入药用。下部火盛者忌之。

阳痿《丁氏》 麻雀即麻鸟 煮食之，须冬令。或用麻雀蛋，尤妙。

阳事不起《证治》 泥鳅煮食。

脚膝无力，阳事不举又 羊外肾一枚，煮服。

阳物挺胀丁氏　甘草梢二两　黑大豆半斤
煎浓汤服。

飞丝缠阴，肿痛欲断又　威灵仙煎浓
汁洗。

生产阴门触破数日蒋佳云　老水蛤壳煅研
麻油调敷。

女子交接，违理血出《证治》　雄鸡冠
血涂之。

女子阴痛阴痒《本草》　蛇床子　白矾煎
汤洗。

痿

痿症《医学》　两足痿弱，不能动。
嫩鹿茸　人参各五钱　长流水煎服，连进数
次愈。

又一方　用新砖火烧红，以醋烧之，候温，
布包，烙脚上遍处，立能行动。

痿症神方《丁氏》　栗子两个，必须两面
俱扁者，交五更时，细嚼一粒如浆，不饮茶，
不出言语，运气吞下，送至脐下三寸名丹田。
再嚼一粒，照前式，听其熟睡。食至半月后，
不必服药，自能渐渐行动。至百日内外，起居
如常，已验。法虽奇，每日只宜两粒，不
多少。

疑难急症简方卷四

山阴罗越峰辑　杭州徐志源校

痘瘄

痘疹大略

或谓公余，略览医书，知先天孕时之毒，发于痘疹。盖为父母者，或质禀阳强，及食椒姜熏炙热毒之物，归于欲火，贻于胎胚，而又不愿服药。及有名无实之女科，不清胎火，遗害儿身，并有名无实之儿科，不善升散，草率了事，医虽如是，咎各半归。

稀痘法《古今医鉴》

独圣散　丝瓜老者，近蒂之梗，取三寸，放新瓦上，桑柴火烧成炭，研末，砂糖搅匀，时与儿服完，则痘疹少。或蒸热三两日不出者，或每遇作热时，即与食之，出痘必稀。

痘中热证又

热毒上攻头目，热胀疼肿，血丝遮睛，用洗肝散。

归尾　川芎　羌活　薄荷　栀子　防风大黄　甘草各七分　壮热盛者，加黄连三分　黄芩　黄柏　栀子各七分　肿胀不能开者，用鸡蛋清一个，调黄连末一钱，涂两太阳、两足心，以引热下行。

痘后痈毒又

不问痈发于何经，初起红肿时，即用黑豆、绿豆、赤豆，皆用醋浸研浆，时时以鸡翎刷上，随手退去如神。

痘后口烂又

天黄散　治痘疹后，多食甜物，及食积疳热，唇口生疮，牙床肿烂，甚至牙落，臭不可闻，神效。

南星五钱　雄黄一钱　拌入，用湿纸包煨为末，每以指蘸药敷患处，日三四次，临卧再敷，以咽为妙。

火闭痘《本草纲目》

胖大海二钱　煎服立起，并治一切热证。

痘疮稠密《食物本草》

生犀角　新汲水磨浓汁二分，冷水冲服。

痘疮黑陷又

牛黄五厘　朱砂一分　研末，蜜浸，胭脂取汁，调搽。

痘疮溃烂又

腊月黄牛屎，烧取白灰，敷之，或卧之，即易痂落无瘢。按：腊月黄牛屎寻在路上，请识者拣之或磨坊牛间。

痘中虚证《时方歌括》

治气虚血弱之总方，小儿惊痘虚甚最宜。

黄芪一钱　人参七分　甘草三分　肉桂春夏一分，秋冬二分

痘疹危笃

喻嘉言云：黑锡丹，凡遇阴火逆冲，真阳

暴脱，气喘痰鸣之急证，舍此别无方法。即痘疹各种坏证，服之无不回生。予每用小囊佩带，以得吾身原气，一遇急证，不及取药，用此无不灵效。按：大人服八分或一钱，小儿三四分。

痘疹扒破黑陷 《丁氏奇效良方》

破则掺过他药，复扒破者，取露天高泥墙上白螺蛳壳，洗净煅为末，掺之，名白螺散。并治痘不收靥，兼治黑陷。

又《各家钞本》 痘疹擦破者恐泄元气，真血竭、赤石脂，煅为末，将纱包扑之，即愈。

又《古今医鉴》 痘疮抓破成脓血，用多年草屋上及墙上烂草，焙干研末，干敷。若浑身破烂，其效如神。

痘初发免险症 又

大黄、苍术熏之。

表散疹方 又

带红壳小米熬，不拘时服，并治痘时出疹。

出花免抓 又

孩子出花，往往有抓破者。欲其不抓，可于床下用木盆一个装冷水，将红纸撕十数块，绿纸数块，漂在水面，自不抓矣。

阴户有痘 又 雄黄末，清油调，鸭毛蘸擦。

舌与鼻孔有痘 又 黄丹老土砖共研末，吹，或青扣布烧灰，吹，或鸭粪烧掺。

外科

诸疮大略

曾闻杜景桥论一切疮疡，如服过败毒散茯

苓 枳壳 柴胡 前胡 羌活 独活 川芎各二钱 甘草一钱 薄荷钱半 鲜姜一片者，其势衰，则易治。《名医方论》罗东逸云：仙方活命饮穿山甲酒炙三片 防风七分 皂角刺 没药各五分 乳香 归尾 白芷 花粉 贝母 陈皮 甘草节各一钱 赤芍 银花各二钱 酒一盅冲 乃疡门开手攻毒之第一方也。治一切疮疡，未成脓者内消，已成脓者即溃。又止痛消毒之圣药也。若脾胃素弱，营卫属血气不调，则用托里消毒散人参 黄芪 白术 当归 川芎 芍药 银花 白芷 甘草各一钱 连翘三钱 茯苓二钱。此两方，是万古不易之治也。越谨录。

统治一切疮毒等证

护心散 《玉历》 此散治一切外证毒甚者，急宜服此。

真绿豆粉一两 乳香五钱，与灯心拌 同炒研，研好吹去灯心，两味一同再研末，用生甘草一钱煎调下，每服一钱，凡痈疽在三日内，连进十服，使毒气外出，方免变证。稍迟内攻，渐生呕吐，或鼻生疮菌，不食则危矣。五日后亦宜服，服至一两，则香彻疮孔中，真圣药也。

恶疮肿毒叫号猝难辨证 《丁氏》 独头蒜数个 香油拌，厚敷。

疮皮厚不出头 《丁氏》 麻雀屎研细 醋和如豆大，乘湿放疮当中，即穿破。

又疮毒肿硬无头，蛇蜕贴于肿处。如燥贴不住，用水浸湿。

咬头膏 《各家》 苍耳虫一根 膏药一张贴患处，其头即通，治一切无名肿毒，疔疮恶毒，甚效。

治疮肿，风入垂死，血出不止方 《随

山宇》 杵生葱白，入口细嚼封上，初痛后痒，痒定，更换敷七八度，愈。

又方 醋淀即混脚，麸、酒糟、盐、花椒总熬热，布裹熨疮，冷则易之。

遍身烂疮，脓血淋漓，按此疮药不胜敷，可用《古今医鉴》

败草散 治痘疮脓血淋漓之方。屋上多年烂草，经过霜雪，或盖墙草，晒干焙为末，搽敷。

马咬人疮，及马汗入疮《食物》 白马尿烧灰和猪脂涂。

小儿百鸟朝王疮《各家》 芦甘石、滑石各末，冰片麻油调敷。

人面疮丁氏 雷丸三钱 轻粉 茯苓各一钱为末敷，或贝母煎灌疮口，数日愈，为末敷上亦可。生在两膝，亦有生两手弯者，眼口能动食。

脓窠疮又 旧蹝鞋一只 旧丝棉絮筋各烧灰，候冷，大枫子肉研末，菜油和匀敷之，湿者燥掺之。

鱼脐疮又 疮窄而长，肿而黑者，腊猪头骨烧枯研末，鸡蛋白调敷。

蜂窠疮形如蜂窠之多孔又 小坛纳碎布，火烧成烟，向患处熏二三度。

蜘蛛疮，形如蜘蛛状，极痒又 豆腐皮烧枯末，菜油调搽。

蚂蚁毒，形如珠粒，成片成串，或红或白，破则流水，好而复发又 穿山甲焙末香油和敷。

蟑螂疮，又名脏螂，其疮初如粟米，渐大如豆，如火烙浆泡甚痛者又 春茶叶研末，麻油调搽。

蟢儿疮，蟢子隐于壁间，以尿射人，遍身生疮，如烫火伤又 乌鸡翎烧灰，鸡蛋白和敷，或嚼梨敷，或杵韭菜汁涂，或蓖麻子敷。

疮内或出鸟雀，或出乱发，或出瓜菜杂物又 狗屎干而白者 烧烟熏之，出尽物自愈。

火烧成疮《随息》 饧糖烧灰敷。即饴糖，诸米皆可做，以糯米熬者为胜。

十年恶疮，下疳，赤游火丹又 老母猪屎，烧存性研敷之。下疳及赤游火丹，同。

火丹《玉历》 芝麻炒研，菜油调敷，大小人俱神效。

又 缠腰火丹，凡腰间起红泡一圈，若不早治，缠转者，不救。蛇壳一条，烧存性粪坑板上浮泥，刮下同研，童便调敷数度，即愈。或用粪缸上旧竹箍，煅研，麻油调搽。

又方 烂铁锈，磨浓敷之，立效。

赤白蛇缠疮《丁氏》 兜粪杓上竹箍煅研，香油调涂。

又 白蛇缠，红土香油调敷，或陈石灰麻油调敷。

又 蛇缠丹毒，糯米粉合盐嚼涂，或龙胆草研末，柿漆调涂。

十肿丹毒《丁氏》

一从头项起肿，散开者。葱白杵汁涂。

二从头项起红肿，痛苦异常者。赤小豆研末，鸡蛋白调涂。

三从面部起红肿。伏龙肝即灶心土，研牛皮胶，水化薄调涂。

四从背上起赤点。桑白皮研末，羊油和涂。

五从两臂起赤肿，黄色。柳水烧灰，井水和涂。

六从两胁起赤肿。旧铁锈研末，猪油和涂。

七从脚背上起红肿。猪槽下土研末，麻油和涂。

八从脐上起红肿。槟榔研末，醋和涂。

九从两脚起红肿。乳香，羊油和涂。

十从阴囊下起红肿。门限下千步土，研末羊油和涂。

更有毒重者，满身皆是。油菜子擂酒频饮，油莱叶杵敷，无叶以子代之。

芥菜疥俗名 王四六说，一人患此症，用牛间内黏壁多年牛屎，刮取煅炭研，麻油调敷愈。

疥疮胡瀛峤 用皂角刺四两入猪肚煮熟，去皂服肚，已验。有人误以皂角即牙皂服而致命数人，附志。

又方王老大 樟脑 枯矾 胡椒 蜡烛 油和匀擦之，已验。

又洗疥癣疮方宗净明 白果树枝或树皮，煎洗二次愈。

诸恶毒疥癣丁氏 驴屎烧灰掺，或醋和搽。

一切癣《洞天奥旨》 半夏三两，杵末 陈酱汁，调涂二三度，即瘥。

头面癣疮《随息》 手足皲裂，下疳阴虱，并用白果，杵涂擦。

虫癣《证治》 带露丝瓜叶七片 逐片擦七下，愈。

风癣有虫《本草》 海桐皮 蛇床子等份研末 腊猪脂调搽。

牛皮风癣《食物》 牛蹄甲 驴粪各一两烧存性研末，油调，抓破敷之，五七日即愈。

癣传蔼庭 见宁波俗传治癣，陈墨搽之愈。不愈，碗一只，皮纸封口，针破细孔，将谷糠敷上，用火烧之，自有糠油滴下，以此油涂之，愈。

疮癣发虱《丁氏》 银朱四五分 揩擦厚纸上，点着，放干碗内，用一湿碗盖上，有汗用指揩擦发中，覆以帽，则虮虱皆尽矣。以此烟汗，擦于猪鸡熟肝片上，贴诸疮癣之有虫者，愈。虫蚀肛门者，以此烟汗，和枣肉作丸，绵裹纳肛中，须留绵头在外，以便次早取出，一宿便愈。

丹药毒《玉历》 因生疮过服丹药，以致火毒发作，水中丝草大抵俗云蕴草如丝者书云捣敷。

遍身泡如梨，破则水流，其泡复生，内有小石片，如指甲大丁氏。三棱 莪术各一钱 研末，酒调服。

天疱疮《东医》 有数种，书云：形如鱼胞，内多白水，按之不紧者，乃数种之轻者。天荷叶在家园老花盆上阴面 同盐少许擦之，愈。

又徐傅二人云：滑石、青黛、金黄散搽，效。

又丁氏　天疱形如水泡，大黄磨水，时涂之。或莲蓬烧研末，井泥和敷。或荷花瓣杵损贴。

又各家　蚯蚓粪研末　青黛少许　鸡蛋白　和搽愈。或野百合《证治》生百合杵烂敷之。

黄水疮《玉历》

老菱壳烧灰，小磨麻油和搽。

诸恶疮《本草》

贝母末，入雄黄少许掺之。

治恶疮第一又

雄黄、硫黄末掺之。或马齿苋捣敷，或生肥皂去子弦及筋捣烂，醋和敷，立愈。不愈，再敷。肥皂，辛温泻热毒，不拘奇疡恶疮可用。此物方书少载，若贫人僻地，仓猝无药者，用之甚便。

一切肿毒未成已成者

用牛皮胶热水浸软，摊厚纸上，留中一孔贴之。未脓者内消，已脓者外出。

无名肿毒《医鉴》

蚯蚓屎一股　皮硝两股　研细，新汲水调敷，干则再上。

简易方，能托散诸毒，并女人乳痈，尤效大生。远志用米泔水浸洗，打去心，酒煎服，滓敷患处。

一切诸毒围方《玉历》

乳香　没药　麝香各三分　蜒蚰两条　同捣烂，敷患处，即消。《东医》云：乳香止痛长肉，令诸疮内消，为疮家奇药也。

无名肿毒又

芙蓉花，或叶，或皮，或根，捣涂。起者消，成者脓，溃者敛，奇效。

入赤小豆敷之，更妙。

又初起时，用蚤休土名金线重楼一味研末，醋调敷，甚妙。

又　银花、甘草，治肿毒初起，内服此药，外敷远志，一切恶毒，无不立消。但宜早服，倘疮毒已成，则脓必外溃，无从消散。金银花二两　甘草二钱　水煎，酒冲服。若毒在下焦，加牛膝二钱。孕妇忌用牛膝。按：此内外夹攻最妙。

又《随息》　山药捣烂涂，即散。

又　醋调大黄末涂。

又　葱白杵烂，和蜜涂。

善恶诸疮《名医》

无药可治者，惟赤小豆皆能治。有僧发背；状如烂瓜，周邻家乳婢，腹疽作，用之皆如神。其法：细末，水调敷疮，及四旁赤肿，药燥药落，再敷。

恶疮有肉如饭粒突出丁氏

马齿苋烧枯研末，猪油调敷。

百种顽疮又

蒲公英、马齿苋捣敷。

诸疮结管又

烂不收口，浮石周身小孔落水不沉南方又名赶车石，煅灰末，麻油调搽，切勿洗去，每日搽添极厚，自然连管拔出。或用鳖甲炒研末，香油调敷。

诸疮久不收口又

明瓦须多年天窗经过霜雪者　煅灰末，冰片少许，麻油调敷，湿则燥掺之。

又诸疮收口生肌，牛屎要山上陈者焙末，搽敷数次。

诸疮毒类分

小儿头面，或遍身生热疮者是胎毒《丁氏》

陈石灰　黄柏　滑石各二钱半　研，桐油

和搽。

发中火珠疮又　疮如珠者，疼痛相染不已，亦能伤命。生萝卜杵烂，入醋浸，敷患处。

凡顶上生疮　五色如樱桃状，破则自顶分裂，连皮剥落，脱至足，名曰肉人怪病，常饮牛乳自消。

一切头疮《证治》　羊屎烧存性，或燥搽，或麻油和搽。

头疮生蛆又　丝瓜叶汁，搽之。

癞头疮《王暗人》　用露天泥墙上远年稻草，或茅屋上旧草，烧灰，麻油调敷，愈。

小儿胎癞验方《玉历》　土茯苓二两　苦参五钱，焙　陈芭蕉扇一柄，焙　俱研细末，柏油一杯调涂，可除根。此药初搽必痛，顷刻便止。

小儿头疮《食物》　野路久干牛屎，烧灰，轻粉麻油调搽。

又　小儿头疮胎毒等疮《医鉴》　白芷　五倍子各五钱　花椒　黄丹各二钱半　枯矾一钱　共焙末，疮干，香油调搽，疮湿，干掺之。

面上疮《各家》　线鸡烂溏屎搽上，七日愈。

又　面上肥疮，血风疮。黄连、黄柏、黄芩、轻粉、文蛤等份　为末，香油调敷。

小儿瘠疮《本草》　生嚼栗子敷之。

口舌生疮《医学》　疼痛臭烂，阴阳散。

干姜　黄连各五分　研末，干敷舌上。

又　绿云散　炙黄柏二钱半　青黛五分　共末，掺于患处。

又蜒蚰火樊氏　是口舌内生疮者，用桐油搽入，甘甜出涎，又搽知油气，病愈。

又方《医学》　黄丹　蜂蜜各三钱　水煎，鹅翎刷上。

又　咽喉口舌生疮，吴茱萸三钱为末，醋调，敷两足心效。

一切口疮《证治》　鸡内金烧灰敷之，立效。

口内肉球《医学》　球根如线如钗股，吐出乃能食，捻之则痛彻心者，用麝香三分作三次服。

又《丁氏》　根如线长五寸余，如钗股，或用人发烧灰研，开水送。

满口烂疮又　萝卜自然汁，频嗽去涎，又含朴硝。

口臭又　大黄烧研擦牙。
又《医学》　香薷含之。

口唇肿黑，痛痒不可忍丁氏　大铜钱四个石上磨，猪油和涂。

唇口疮《玉历》　黄如蜡者，旋覆花五钱煅末，香油调敷，用葵花亦可。

口唇紧不能开，不治则死。《丁氏》乱发　露蜂房　六畜毛　同烧灰，猪脂和敷。

又口唇紧小，名茧唇，又名渖唇，新白布作卷如杯大，烧放刀上，俟其汗出，取搽十余次，并以青布烧灰，冲酒服。或五倍子、诃子肉等份为末，香油调敷。

唇菌蕈也**症**《丁氏》　嘴唇陡然翻突，形如猪嘴，对时必死，黄溏鸡屎敷之。燥则再敷。按：此屎大败毒。

驴嘴风又　下口唇先肿，系危症，牛膝叶加盐、酒糟，捣敷。

唇干裂痛《证治》　桃仁杵和猪脂敷上，又或橄榄烧研，和猪脂敷。
又方丁氏　白荷花杵损贴之。

唇裂生疮《医学》　瓦松生姜杵和，入盐少许涂。

唇边生疮，多年不愈《丁氏》　蓝靛叶取汁，多洗。靛汁亦可

唇口疮《玉历》　黄脂如蜡者。旋覆花煅存性研末麻油调搽，即愈。

鼻中生疮《医学》　杏仁去皮尖　杵如膏，人乳调涂，甚效。

鼻孔穿烂《丁氏》　名鼻疳，五倍子烧存性研，黄蜡、猪油和匀敷。
又　鼻疮脓臭，锅底煤冷水送服二钱或玄参末吹之。

眉间生疮谓之燕窝疮《丁氏》　白矾汤，或芥菜汤，或白菜杵涂，或肥皂烧灰、枯矾等份为末，香油和敷上。

耳蕈鼻痔极妙方胡瀛峤用乌梅肉，塞半月愈。此胡升高秘方。

耳忽大痛樊氏　如有虫，难忍，蛇蜕烧研吹之。

又　耳塞疼痛，韭菜根杵汁滴入。《证治》百虫入耳，聤耳亦然。

耳底疼痛，时流脓血《丁氏》　大木鳖一个研末，醋调汁，滴耳内，次早愈，余垢亦自脱去，干痛，蛇蜕烧灰吹之。

耳后疮名镟耳　地骨皮煎汤洗，又研末，掺疮，如疮干，麻油调上。
又　耳疮肿痛，五倍子为末敷之。如干者，水调掺。
又　耳内诸脓疮《医学》　柿蒂烧存性，研细，用物吹入耳内，效。

小儿甜疮《丁氏》　生于面耳口间，嚼生米涂之。
又　耳边疮烂，生羊血。要新鲜不见风者佳搽之。切勿洗去，愈搽愈厚乃痊。
又樊氏　鲤鱼瘟即耳边毒，天南星末，大黄末，飞罗面等份，水和涂。
又耳缝湿烂绿豆，枯矾、黄丹等份，研敷之。
又冻耳成疮　生姜自然汁搽。

黄豆入耳《丁氏》　鹅翎管截长二寸，去其中膜衣，留少许于一头，以有膜之头入耳中，口吸气即出。

羊须疮《玉历》　此疮生颔下，如疥疮，多黄水者，旧绵絮胎少许烧灰，麻油调搽，即效。
又方　小红枣数枚烧灰，香油调敷，亦效。

颈上生疮《丁氏》　大如樱桃，有五色者，疮破则颈皮断，日饮黄牛乳，久则愈。
对口初起又　不论偏正，蛇蜕一条煅炭末，酒调服，或嫩桃花尖七片，用铁物杵烂，贴之。
又方　大肥皂一个，去子及边　妇人篦下发

垢三钱　生山药三寸，干者亦可　同杵，厚敷之。或山药、绿豆粉杵匀，醋调敷。或鸡屎雄者妙敷数次，最能败毒。如荔枝核末，尤妙。

对口疮方《各家》　猪脑子一个　朴硝调匀，摊布上作膏药贴之，即愈。

吕祖治发背灵宝丹《玉历》　瓜蒌五个，去壳取子　乳香五块，如枣大　共研细末，白蜜一斤，同熬成膏，每服三钱，温酒送下，此为孝子，而特降医治也。

又方　全黑公牛屎　黑芝麻各等份　同杵，涂患处，已溃即效，既腐者生新，至验。

发背初起《各家》　溏鸡屎，入核桃壳要半个全的内，合毒上，将大艾团，固放壳上灸之。灸至百余壮，其气透肉内，自愈。

又灸法《丁氏》　小麦面即粉和作条，围疮口，再用杏仁去皮尖杵烂填满，熟艾作薄饼，如围大，三饼四面点火灸之。三饼完，黄水出，毒消，愈。按：怕痛须厚敷杏仁。

背疮溃烂《食物》　黄黑牛屎多年者晒干为末
入百草霜，搅匀，掺之。按：牛屎寻路边干宿者亦可。

发背恶毒《各家》　蟹壳煅存性，一两　大黄三钱，各研末　醋调，旧笔敷上，已成者留头，未成，敷二三次即去。

发背危急《丁氏》　蟹壳炙脆为末，临卧温酒冲服，或人屎烧灰，醋和敷。

发背欲死　详统治一切疮毒等证。

坐板疮《王暗人》　炒姜末，枯矾末，先洗

后搽。

又《玉历》　松香　宫粉　硫黄　寒水石等份　熟猪板油，和敷。

又《证治》　生芝麻　嚼敷之。

肛门疮《丁氏》　鸡内金烧末，干敷之。

心窝成漏《玉历》　凡胸膺一片如碗大，无皮溃烂，浸淫成漏，流脓血水，经久不愈，此方掺之，即愈。荸荠粉，看疮大小，日掺之。毛达可曰：亲试数人，其效如神。

腋臭《各家》　腋臭人闻不可言，谁知子母亦相传，若还得遇仙方药，管取教君却断延。用自己小便洗一次，米泔洗二次，鲜姜自然汁一日擦十次，一月后除根。

又一方　白矾末，百草霜少许　半月擦一次，半年除根。

胁下漏疮《丁氏》　白牛耳内垢，取时用盐少许放牛耳内，则牛耳痒，易取，敷之。

脐疮不干《玉历》　白矾　龙骨等份　煅研敷之。全璧传八爷红旧哗叽，烧灰敷，已验。

小儿脐疮《随息》　马齿苋烧灰敷。

小儿脐烂成风又　杏仁去皮尖研敷。

肾漏《本草》　石灰散　治此症阴囊先肿，后穿破出黄水，疮如鱼口，能损命。五倍子同石灰炒黄色，去灰　摊地出火毒，研细，不犯铜铁器，干掺上。

阴肾猝痛《食物》　牛屎烧灰，酒和敷之，良。

阳肿极痛《各家》 马齿苋杵烂，敷数次，消。

阴囊肿烂，肾子落出《丁氏》 凤仙花子 生甘草各二钱，研 香油调敷，食蒸老母鸡，亦妙。按：胃开则可。

阴囊湿气，甚至无皮《随息》 川椒 黄柏 蛇床子等份 先熏后洗，二日愈。

玉茎疮溃《证治》 五倍子末，丝瓜汁，搽之。

阴囊及茎热肿《丁氏》 牛屎、黄柏煎洗。

肾子肿痛又 牛屎烧灰 酒和敷，或荔子核烧研，酒服钱半。

囊烂《各家》 因坐板疮，毒水流落作烂，甘草汤洗，滑石末敷，愈。

人咬指烂 久而欲脱，及阴头生疮，诸药不愈者。鳖甲煅成性末鸡子清，和敷。

阴囊肿痛《证治》 煨葱盐杵烂涂。

阴茎风痒《丁氏》 蒜杆煎水洗。

飞丝缠阴，肿痛欲断又 威灵仙煎浓汁洗。

又方 阴囊奇痒，名肾囊风，又名绣球风，已破者为肾囊疮。阉公猪肉四两，须肾处者佳 胡椒十粒，打碎 煎洗，日数次，数日愈。或包盐蒲包一块，约一尺大，熬汤洗之。洗毕，原水存留，再热再洗，一日数次，三日愈。患二三十年者，屡效。或新荷叶一张 连须葱头七个 煎，先熏后洗。

又方 茄树皮连根叶 切碎，煎，熏洗一周时。

又方 蒜梗煎洗。

阴毛虫痒又 白果打碎搽之。如阴中生虱，槟榔嚼汁搽，并以少许煎水洗。

阴肿生疮又 枸杞根煎汤，多洗。

肾囊生疮《玉历》 头发烧灰 苏叶焙干 杉木皮烧灰 研细，干掺，或柏油调敷。

如囊烂无皮，以苏叶包之。

肾肠风痒痛又 陈壁土研细扑之。

又方又 乱发炭煎汤熏洗。

阴囊肾茎肛门痒难忍又 陈葫芦烧炭，擦掺患处。

阴囊干湿痒又 乌贼骨、蒲黄末，扑之。干者，油胡桃油搽。

阳头溃烂又 女人经布烧灰，油和涂之。

下部虫蚀丹皮末二钱酒下，日三服。

肾茎中痛又 甘草梢八分煎服。

男子病后，伤于交接，卵肿，或缩入肚内，绞痛欲死又 急取本妇人阴毛烧灰，开水送，并取洗阴水饮之。越曾医一妇，新产将满月，夫与交后，小肚痛而难愈。用华陀十件方葱白五茎烘熨小腹即愈。

淋急阴肿《证治》 泥葱八两 煨熟捣烂，罨脐上。

阴肿又 桃仁杵烂涂。

小儿卵肿《丁氏》 蚯蚓连土为末,吐涎调敷。如因坐地,被蚯蚓呵肿者,雄鸭口涎,抹之。

小儿囊肿又 薄荷、生甘草煎汁,和蚯蚓泥涂之。或蝉蜕五钱煎汤,日洗二三次。

又方 阴囊赤肿,老杉木皮烧炭研,加宫粉、清油调搽。

女人阴肿《随息》 甘菊苗杵烂煎汤,先熏后洗。

又方《丁氏》 蝉蜕五钱 煎洗二三次,或真硼砂煎洗,或老鸭嘴涎搽,鸭血亦可。

女子阴中肿痛《本草》 湿热乘虚客肾,与膀胱所致,白苏皮浓汤洗之。

阴户疼痛《丁氏》 此受寒也,葱头、乳香杵敷,或盐炒热,青绸包煨之。

女子阴痛阴痒,因湿生虫《本草》 蛇床子、白矾煎汤洗。

妇人玉户生疮作痒,不可忍者,皆因欲事损元。硫黄、生矾调水,洗三五次,杏仁烧灰,香油和搽。

又方《证治》 切猪肝一块 纳之,引出虫则愈。

又方《随息》 桃仁杵烂,绵裹塞。

阴户生疮生虫《丁氏》 身发寒热,状似伤寒,又似痨病,芝麻嚼烂,敷,或大蒜煎汤频洗,或硫黄末香油调搽。

天菌病《各家》 治妇人月间不谨慎,阴户菌如蕈出,如肠一二寸,故名。清晨起床即出,晚上入,进出一二年不愈,有云因肠火盛,用大柴胡汤柴胡、姜半夏各二钱,黄芩、枳实、白芍各钱半,红枣二个,鲜姜一片。而愈。

又方 鳖鱼头烧灰,每日连搽数次,甚效。

又方《丁氏》 猪油调藜芦末敷,或白果嚼敷,或芝麻嚼敷。

阴中生物如茄,亦名阴挺又 茄树根,烧灰末,香油和敷,或乌豆烧末,醋煎熏洗。或水仙花根、红糖、杵敷神效。或大蒜煎洗,或槐白皮煎洗。

杨梅疮秘方《证治》 百发百中。建烟切丝四两 辰砂研细,一钱 和匀,每日五更日午临睡,以烟筒如常吃烟法,吃三次,或五七次,服完则愈。未吃前,以肥羊煮烂食之,后用此烟,甚妙。

又方《丁氏》 癞蛤蟆大者一个,红眼有毒不可用 取时,不可拿重,恐走蟾酥,用圆口小瓶一个,缓缓赶其自进瓶内。如患者能饮酒一斤,折用半斤,置瓶内,木盖盖固,更用纸固封,勿令泄气。先将此瓶,秤过若干,慢火煨煎,煎至折半,可住火,去蟆,只取清酒温服。服后,将被覆盖取汗,俟汗止,方可起动,须避风。若上部疮多,略吃米粥,下部疮多,空心服。一服未愈,三四日再服,终身不发。越曾闻一妓妇,正五六年后独居四五年,乃生杨梅疮,直至鼻上,就是愈而复发。

杨梅诸疮又 细草纸 普儿叶 水银 共煅灰,装磁瓶内,埋地中七日,香油调敷。

下疳杨梅并寒湿疮樊氏 百草霜一两 铜绿二两半 猪骨髓杵匀,敷患处,已验。

不染杨梅疮法 患此疮者,其家人宜早制服，以免传染又　雄黄　川椒各五钱　杏仁百粒，去皮尖，炒研末　烧酒面糊为丸，梧子大，每服十五丸，开水下。越曾闻家丁由厕坑而生此疮者，自亦不觉，以致传染主人，而主人亦不觉问医，方知已传染多矣。虽传染则易治，亦宜谨慎。越医传染妇孩二人以连翘败毒散加银花数贴而愈。即人参败毒散去人参加荆穗、连翘。避法：患者坐卧之处不可乘热接之，手巾面盆不可合用，其屎上不可我之小便浇之，以及坑中死蛇死狗等并阴处，皆当戒也。

内外痔《玉历》　治痔灵膏　生甘草三斤，取悬崖滴水或瀑布水，浓煎去渣，再煎。

好茯苓末收膏，仍用悬崖滚水送下，立效。

又一方　蜓蚰杵烂涂之，立效。

五痔作痛《证治》　桃根煎水，浸洗之，当有虫出，或冰片入田螺厣内，化水频涂。

外痔《本草》　百一方，木鳖煎，熏洗，以青葱涎对蜜调敷，其凉如水。

又方保佑桥小长生　露天树上所挂死猫，取其头骨煅研，麻油和敷，已验。

又方《王暗人》　鳖鱼头泥裹煅成，五钱大番木鳖子煅末，一钱　梅冰片三分　共细末，先用木鳖打碎，煎汤熏洗，干后抹此药，二次愈。

痔漏失名　旱杨柳根，浓煎汁洗，百草霜、僵蚕、川乌各一钱末，用笔搽上即落。

熏痔方又　荔壳、青皮、血余、鼠屎、牙皂角、乳香等份　艾叶纸卷点熏。

敷痔方又　大蜘蛛不拘多少，炙干研末　冰片三分　共研，收藏磁器，敷患处立止，虽臭烂

而脓血淋漓者，半日结痂，一日痊愈。

痔漏肿痛《丁氏》　冰片二分，研　葱汁调敷。

痔漏退管法失名　蓖麻子十四粒　杵烂，贴痔上，能出管，又服《本草》胖大海。

痔漏脱肛《食物》　丝瓜炭、陈石灰、雄黄各三钱，末　猪胆汁、鸡蛋清、香油和贴，收上乃止。

秘方《医鉴》　治痔坐卧不得，诸药不效，惟此药一点即愈。大田螺八九个针破其厣，入白矾末少许尖底埋土中，其厣仰天经一宿，取厣上汁，鸡翎搽上五七次，痛止肿消。

又方　全蝎研末，用纸卷点熏，不二三次即愈。

痔有虫作痒，或下脓血《丁氏》　槐根白皮，浓煎汁，先熏后洗，当有虫出，洗三四次愈。仍以槐白皮末，绵裹纳肛中，或雄黄和艾烧烟熏。

十年痔患《食物》　熊胆搽之神效，一切方不及也。胡瀛峤说：搽诸胆汁皆初痛转愈。

久痔下血又　冬令野猪肉二斤　加五味炙，空腹食之。作羹亦得。

儿乳痔《丁氏》　蜘蛛丝缠其上，自落。

大小人脱肛又　五倍子末，铺纸上，卷成筒，烧烟入便桶，坐熏自上，或五倍煎汤洗，将白矾末少许，搽肛上自上，不再落。

脱肛失名　鳖头烧炭末，抹之已验。

又方《医学》 蝉蜕为末，菜油调敷，已验。

肛门虫出《丁氏》 鹤虱末二钱半 水调服两剂。

产后脱肛《证治》 鳖头五个，煅研 井华滚水送服。

海底漏《丁氏》 甘草晒干，半斤 蜜丸，每服三钱，久服愈。

截肠病《玉历》 肠头拖出寸余，痛苦之极，直候干自退落。又拖出肠尽，不治。初截寸余，可治，用芝麻油，以器盛之，以臀坐之，再饮大麻仁汁数升愈。

又方《丁氏》 同按：无麻仁汁可服麻仁肉，没有许多吃，可以日日吃如量而已。

又方 肠头挺出，虾蟆皮一张，瓶内烧烟熏之，并又一张研末敷之。

又方 风肠作痛，胡麻子煎汤洗。

鱼口便毒《丁氏》 一剂即消。炙鳖甲炒穿山甲各一钱 炒全蝎七个 生大黄三分 煎服。

便毒并肿毒又 生右胯者，是初起肥皂核一把，略煨杵细，入连须葱白，再杵烂作饼，磕患处，若燥硬加醋或蜜，复和杵磕之，数次即散，并治一切肿毒。

又方 胡桃七个，煅研 酒下三服，见效，已成者，猪腰一个切开，纳银朱五钱于内，罨患处一夜，即消。或胡芦巴炒研，酒服三钱，并消诸毒。外治千年灰、白矾研，块盐研少许，米汤调敷。

鱼口便毒，又名横痃，又名外疝又

生小腹两旁缝中，形如腰子，皮色不变，按之坚硬而微痛者。五倍子瓦煅末 醋调匀，摊布上，贴布上先贴纸一层

鱼口便毒倪贤宗错枉散 治鱼口神方。僵蚕、姜黄、大黄、穿山甲麸炒各等份 共研末，未成者三钱，已成者五钱，酒调下。尽量盖被出汗，毒气从大便出，未成者消，已成者亦减去八九分也。

又方 便毒。锦纹大黄二两 五灵脂 穿山甲火炙 白芷各四钱 乳香 没药各钱半 共末，每服六钱，空心酒下。

便毒《各家》 已成未成形者，俱可用。文蛤随患而定炒黄研末，醋调成膏，摊布上，贴患处，即消，已验。

便毒初起《食物》 牛皮胶水溶化，涂之即散。

手足指尖疮倪贤宗 一名天蛇头，俗呼为指发，彻骨疼痛，不可忍者。蜈蚣一条，焙研 雄黄三钱，研 鸡子清调搽患处。

手足指罗纹生疮《丁氏》 橄榄核有咸者煮淡 醋磨，鸡尾毛蘸搽，念日后消，甲下指节生疮又 名蛀节，又名蛀甲，生黄豆嚼敷。

手足心忽肿又 或痛或不痛，或烂或不烂，名穿掌，又名擎疽，又名托盘。生附子热水泡贴数日后不痛者，必然作痛作痒，切不可用手抓，仍用附子泡贴，或附子上加轻粉一分贴之，必愈。

又方 黄溏鸡屎涂，或鲜桑叶杵敷，或花椒末盐醋和敷，已破者勿用。

指甲溃烂又 黄蜡 松香 溶化作筒，套

指上，久之愈。

手指蛇头方樊氏　雄黄末入猪胆内，套指即愈。

又方《丁氏》　手指天蛇头。雄黄末钱半蜈蚣一条，末入猪胆内，套指上，效。或荔枝肉，同麻油嚼敷。

虎口疮樊氏　在大指次指之间，忽生肿毒，不治则烂手。鲜蟹杵烂，涂患处自消。

指缝并虎口疮《丁氏》　生蒲公英杵烂敷，数日愈，或生黄豆嚼敷，或白芷、滑石、黄丹等份末敷。白芷并治指缝触破痛痒溃烂。

指掌生泡又　手指及掌心生黄白浓泡，痛痒缠绵，内必有虫，猪肝切片，和桃叶杵敷。

脚底疮《丁氏》　有细孔，日久不愈，名蚁疬，又名鼠瘘。穿山甲十四片，炒枯研，猪油调敷。

脚泡又　脚底皮肉生泡，痛难行走，名牛踩脸，宜略去老皮，用生草乌酒磨敷，立愈。

脚痔脚蛀又　水仙花根晒干研末，湿者掺之，燥者香油调涂。

又方　脚痔。淡底杂货店有　赤石脂各一钱梅冰二分　共研细，麻油和敷。

脚指缝烂方《医学》　鹅掌黄皮，烧存性，掺之。如有水出，黄丹研，掺之。

缠脚生疮《各家》　荆芥炭、葱汁和敷，先以甘草汤洗。

手抓成脚疮，细茶叶嚼敷。越知此疮用己指甲烧炭末敷上，愈。

脚面恶疮樊氏　羊屎煅灰　枯矾　轻粉各少许　麻油调涂，如不痒，去枯矾、轻粉。

脚上风疮痒甚《丁氏》　皂荚炒热熨之。

腿肚生疮《随息》　初起如粟，搔之渐开，黄水浸淫，痒痛溃烂，遂致绕胫而成锢疾。酸榴皮煎浓汁，冷定频扫。

烂腿奇方《丁氏》　数十年者，一月收功。芙蓉鲜叶阴阳瓦焙末，乌背大鲫鱼去鳞骨同捣，先用水熬，加麻油成稀膏，收磁罐内，临用视疮大小，摊油纸上贴之，用芙蓉叶包好，一月愈。

脚胫骨疮《丁氏》　田螺吐出涎水，敷之。

又方　鸽屎烧末　干者桐油调贴，出黄水者干掺之。

脚胫烂疮又　蜒蚰十条　瓦焙研末，香油调敷。

又方　千年石灰末，香油调敷。

小儿胫血风疮，又名裙边屡验又　羊屎瓦上焙，石膏减半，赤石脂又减半，共研，香油调敷，油纸包好。

血风臁疮已验方胡瀛峤　乳香、松香各研末，敷。

又方　血竭麻油和敷。

臁疮虫蛀《丁氏》　马齿苋研末蜜调敷，或荔枝烧灰油调敷。

臁疮失名　黄柏研　麦粉、人乳调成膏，贴之。一说臁疮烂腿裙边俱治。用桐油调敷。

烂脚疮《各家》　旧皮鞋底烧灰，干掺，先以甘草汤洗。

膝馒头上生疮《丁氏》　老雄鹅鼻顶红搽之。须治于未破时。

又方　膝馒头内外对生疮，穿牛鼻针，北方系以绳穿鼻绳亦可用。惟须用入鼻处煅灰末，麻油调敷。

统治一切痈疽六腑属痈五脏属疽**等证**

诸般痈肿《食物》　牛胶一两　水化开，入黄丹一两煮匀，以翎扰上疮口。如未成者，涂其四围，自消。

又俗传　活龟刺取血，涂痈疽肿毒，即消，神验。

又《本草》　治痈疽发背，未成脓者。苎根叶捣烂敷上，日数易，肿消即瘥。

发背疮疖，诸盘肿毒，及杖疮　芙蓉花及叶，并晒干为末，醋调敷，如杖疮，鸡蛋清调，白莲尤佳。

痈疽发背欲死《本草》　野人干屎即路旁干燥人粪　烧存性，醋和敷肿上，干则易，甚良。

又　治疗肿封其上，一日根烂。

痈毒及疗肿垂死《医鉴》　菊叶捣取汁，饮一升，神效。或取茎叶，捣涂疗上，亦效。

又　痈疽发背，取菊花连根叶捣烂，先以醋洗患处后，敷药，一日一换，如神。

又方《纲目》　紫金锭　治内外痈疽，恶疮疗疮，无名肿毒，乳痈便毒，醋磨敷。

又《食物》　痈疽疗肿，白马牙齿，烧灰，口涎和涂患处，出根，效。

一切痈疽

神效瓜蒌散　瓜蒌一个　当归　甘草各五钱　乳香　没药各一钱　酒水煎服。

痈疽肿毒初起　远志膏　治一切痈疽肿毒，初起即消。远志肉三两，去心　酒煮捣烂，敷患处，以油纸隔布扎定，越一宿，其毒立消，屡验。

又方《本草》　痈肿，大蒜捣烂，麻油调敷，或白芥子末北产者良醋调敷，消。

孙真君治背痈初起，兼治各痈。白矾一两　银花三两　煎服一剂，即消。

又《江西急救验方》　雷公真君曰：痈疽发于背，或生于头，或生于胸腹，或生于手臂腿腰脐之间，前阴粪门之际，无论阳毒阴毒，一服即消，已溃即效，真神方也。

银花四两　蒲公英　玄参各一两　当归二两　煎服，切勿嫌其药数之重，减其分两，则功效亦减矣。此方既善攻散诸毒，又不耗损真气。可多服，久服，俱无碍。即内治肺痈、大小肠痈，亦无不神效。

又《洞天奥旨》　雷真君传治痈疽初起。

甘草　玄参各五钱　银花三两　当归一两　天花粉三钱　白矾一钱　附子一片　煎服。初起者，一服即消，肿起者，二剂即消。

痈疽发背欲死，须吸毒丁氏　冬瓜一个　削去盖，合疮上，瓜当烂，再削去，合之未尽烂，则疮口已敛小矣，即将膏药护之，甚妙。

一切痈疽发背，不论已成未成，已溃未溃，均效又　生赤小豆末四两　醋和为锭，阴干，或石灰收燥，芙蓉叶四两，醉芙蓉者尤妙或根皮，或花，阴干研末，或生研，麻油调涂

891

肿处，或蜜和涂，中间留出毒头，干则换，溃者棉花扑掺，均可，名铁箍散。

痈肿不合《食物》　牛屎烧末，鸡蛋白和封，干即易。

诸痈疽类分

蜡矾丸《证治》　固脏气，护心膜，化毒止疼，痈疽溃后，不可缺也。

黄蜡二两　白矾三两　熔化，乘热丸，如桐子大，每服二三十丸，酒下，不饮酒者。开水下。

脑上生痈疖《丁氏》　石灰入饭，杵敷，或大芋艿头，敷。

鼻痈又　干姜末，蜜和塞。

耳痈又　蝉蜕　蛇蜕各一钱　血余炭二钱胭脂煅，二块　硼砂七分　梅冰五分　研细吹之。

耳内痈疽《各家》　痛不可忍者。肥人头垢五分，煅　麝香一分，各研　共吹耳，立愈。

担肩痈疖《丁氏》　此惟挑夫有之。五倍子煅末　黄丹醋调敷。

又方　担肩疮，磁锋刺出血，老鸭口内沫，搓搽。

瘭疽又　生手足背，累累如赤豆，剥之出汗。大鲫鱼一个　乱发一大团　猪肉四两　同熬成膏涂，永忌食蟹肉。

背疽《食物》　牛皮胶有吃有用两色四两，酒一碗顿化，随意饮尽。不能饮者，白汤饮之。

手足甲疽倪氏　或割损成疮者，日久不愈，变成怪症，种种难悉。绿矾五两，煅至色黄收贮，先以盐汤洗净，再敷前药。

甲疽《丁氏》　又名嵌甲，系一赤肉，生指甲边突出者，方同。或大甘草嚼烂厚敷，干则换。

脱骨疽甲疽又　生手足第四指，初生痛极，久则溃烂脱节。甘草嚼烂厚敷，干即换，日夜勿停，数日愈。并治甲疽，生指甲边，又名嵌甲穿掌。详上手足指疮。

脱疽《玉历》　发于脚趾，渐上至膝，色黑，痛不可忍，亦有发于手者，宜急治。土蜂窠研细末　醋和搽，应手而愈。

胸臆生痈《丁氏》　瓜蒌一个　乳香钱半没药一钱　煮酒服。

产门虫疽《证治》　痒痛难忍。杏仁去皮煅杵烂，绵裹纳入阴户，取效。

又　阴疮烂痛，杏仁烧黑研膏，敷之。

囊痈樊氏　凡小腹作痛，牵引肾子，多寒少热，好饮热汤，乃疝气也。如阴囊红肿发热，小便赤涩，内热口干，坠重作痛，乃囊痈之候，不宜用疝家热药，以清肝渗湿汤治之。

川芎　龙胆草　天花粉　当归　生地　柴胡　山栀　黄芩各一钱　木通　甘草各五分

灯心煎，食前服。如溃后掺药，蚌壳、黄连、青黛等份，研细敷之。

又方《丁氏》　抱出鸡蛋壳连衣，轻粉等份研末，熬过麻油和敷，余同。

外肾痈疮又　乌金散　麸皮炭　苏叶等份

麻油和敷。

骑马痈《丁氏》 俗名偷粪老鼠。未成脓者，用甘草、熟大黄各三钱，酒煎，空心服一剂，愈。已成脓及色白者，勿服。

又方 纺花车上弦绵烧灰敷。

便痈 又 皂角烧末，五分 酒调服。或皂荚子十粒水煎服，或桃仁七个焙干末酒下。

阴疽《丁氏》 有人于尾骨间生疽，用此治好。白豆末，少加水揉作团，数个蒸透，趁极热轮流一团罨疽上，勿息。

附骨疽《玉历》 生在大腿，无头无脓者。黄蜡三钱 古钱锉末三分 油胡桃六个 杵烂，和匀。腐皮水潮包好空心酒下。

又方《丁氏》 又名贴骨疽。白芥子研 烧酒调敷。并治咬骨疽，生大腿里侧。

膝上生痈《丁氏》 名牛头痈，红肿者是。连须葱头切碎，糯米饭乘热拌敷，重者五六次。

疽愈肉突《本草》 乌梅烧存性，研末敷之。一日减半，两日而平。

又 疮中胬肉，乌梅去核捣饼贴之，即收。

肺痈《家宝四集》 咳久成肺痈，吐出脓血，觉有腥臭，若不急治，则成肺损，不救。米仁三两煮粥，每日频服，食尽愈。或白花百合煮食，愈。

又方《随山宇》 治肺痈，并治一切肺病，或嗽或喘。陈腌芥菜卤，瓮埋地下三年，不臭不咸，白如清水，服一杯。按：此须救世者预行置备。

肺痈神方《玉历》 三年陈芥菜卤，随意

下饭菜内，服至半月后，必愈。

又方 白花百合杵汁，日服一碗，不拘时，七日愈。

又方《丁氏》 右手举不能过项，侧卧，痰似烂鱼肠，极臭者是。老丝瓜去皮焙末酒调服二钱。或橘叶绞汁一盏服，吐出脓血，愈。危急者亦效。

肺痈吐脓血《江西》 白及末三钱 调真藕粉，代点心，食至三五两，愈。或白及炖蛋糕，或入粥中吃，或竹叶打汁服，或霜后菊叶汁冷服，并治肠痈。

肺痈肺痿《医级》 贝母括痰丸，治久嗽伤金肺也肺痈肺痿肺叶枯燥，虽服滋清之剂，当用此丸。川贝一两 天竺黄 硼砂各一钱 文蛤醋炒五分 枇杷叶毛净蜜炙，数两 熬膏作丸，芡实大，嚼咽二钱。

肺疽肺痈《江西》 陈年咸芥菜卤，每早取半杯滚豆腐浆冲服二剂，则胸中一块，塞上塞下，塞至数次，方能吐出。连吐恶脓，日服自愈。终身戒食鸭、豆、白鲞、红萝卜、鳗鱼、甲鱼，食则复发难生。

肺疽吐血《证治》 因啖辛辣热物致伤者，红枣连核烧存性，百药煎煅过等份为末，每服二钱米饮下。按：肺疽与肺痈名虽异而实同。

胃脘成痈《医级伤寒》 杏银瓜蒌散，治此症胸下拒按，呕脓之候。蒌仁 银杏 金银花 连翘 天花粉各三钱 贝母 黄芩各二钱 石斛四钱 甘草 蒂丁各一钱

肠痈《各家》 小肚坚硬如掌而热，按之则痛，肉色如故，或焮赤微肿，小便频数，汗出增寒，脉紧实有力，服此神效。炒大黄三钱 朴硝钱半 丹皮 白芥子 桃仁去皮尖，各二钱

煎，空心温服。

肠痈收口 又 白木耳，淡煮猪大肠，频食之。

肠痈不可药者《丁氏》 皂角刺八钱 酒煎服。即从小便出，不饮酒者水煎服。

肠痈论《洞天》 肠痈者，生于大小肠也。其症：口渴，小便如淋，时时汗出，小腹痛，一定而不移，手不可按，恶寒，身皮错即不顺正，腹皮急如肿，此痈生于大小肠，所同然也。当辨其屈右足者，大肠痈也；屈左足者，小肠痈也。然生于肠内者，必屈其足，而生于肠外者，皆不屈足也。当辨其痛在左，而左中不移，小肠生痈也。痛在右，而右中不移，大肠生痈也。以此辨症，断断不爽。惟是肠内生痈，可听其溃破，而肠外生痈，必不可使之溃破。以肠外无可出之路，一经溃破，毒留在腹，无不死者。故治法必须急消，万不可因循以丧人命耳。

大肠痈 又 清肠汤，治大肠生痈，手不可按，右足屈而不伸。金银花三两 当归二两 麦冬 地榆 玄参各一两 米仁五钱 生甘草三钱 黄芩二钱 煎四剂，全消。

又 开胃救亡汤，治大肠生痈，右足不伸，腹痛便脓血，肛门如刀割，此肠溃也。人参 山药 米仁 白术 玄参各一两 金银花二两 甘草三钱 山羊血研，一钱 煎，十剂愈。

小肠痈 又 泄毒至神汤，治小肠生痈，左足不伸，痛不可忍。金银花 茯苓 米仁各一两 生甘 车前子 刘寄奴 泽泻各三钱 肉桂一分 煎，六剂愈。

又方 内化丹，治小肠生痈，足不屈而痛在左，不可手按。金银花四两 当归二两 茯

苓 米仁各二两 车前子五钱 生甘三钱煎，十剂愈。

大小肠痈 又 三真汤。地榆一斤 水十碗煎三碗，再用生甘二两 金银花一两 同煎一碗，一剂服完则消，不消两服。

又 救肠败毒至宝丹，治大小肠痈。金银花八两 煎汤两碗 当归三两 地榆一两 米仁五钱 水十余碗，煎成两碗，同银花分作两服，上午一服，临睡一服，两剂愈。凡肠痈必须内消，而火邪甚急而甚猛，非杯水可救，必用大剂始效。然大剂败毒，恐伤元气，惟银花败毒，而又补阴，故可重用也。若少少用之，反无效矣。

乳头裂破《随息》 丁香末，敷，并治痈疽恶肉，外以膏护之。

又方《丁氏》 胭脂和海蛤粉水调敷，或鸡屎白炒研，每服一钱，酒下三服。

乳头开 俗传 橘核煅炭研敷，得效。连乳珠上黄脓，即消。

乳疮《玉历》 治乳头生疮，汁出，疼痛不可忍者。生鹿角四分 生甘草三分 鸡子清一个 调匀，置器中炙温，敷，日二次。

乳头裂疮神方《丁氏》 茄子秋后冷露裂开者，阴干煅末 水和敷。

产后乳头生疮，名妒乳，梁上尘醋和敷。

乳内结核《古今》 连翘饮子。薛立斋治此症。连翘 川芎 瓜蒌仁研 皂角刺炒 橘叶 青皮 甘草节 桃仁各钱半 食远服。按：不效再服。

乳中结块《玉历》 治乳中有块，积久不

消。活鲫鱼—尾，杵烂去鳞骨　和酒糟，厚敷患处，一宿消。

乳结《丁氏》　蚯蚓粪，陈醋调敷，热手揉之自散。或大鲫鱼头煅灰，酒服二三钱出汗。

乳硬作痛又　嫩桑叶，左采叶在树左边，研细，米饮调，摊厚纸上，贴之。

乳痈初起《古今》　神效瓜蒌散，治此症初起肿痛，及一切痈疽，或脓出后余毒。黄瓜蒌一个，用子多者　白当归　生甘草各五钱　没药　乳香各一钱，另研　酒水煎，食后服。

又方《证治》　葱汁一盏　饮之即散。

又方《本草》　蔓荆子末八分　酒送。

又方《丁氏》　水杨柳根，生捣烂贴之。其热如火，再贴即平。此葛仙方。

又方　玉簪花根，擂酒服，渣敷患处。

又方　百齿霜即梳篦上头垢　手搓成丸梧子大，黄丹为衣，五七丸酒下。

又方《食物》　雄鼠屎七枚，两头尖者是研末，温酒送服，取汗即散。一切乳痈，及无名肿毒，发背初起者，大效。金银花　蒲公英各五钱　酒一盏　水煎，被盖之时，再饮葱白汤一盏，取微汗，即消。

乳痈并治一切痈疡《随山宇》　鲜蒲公英连根取汁　温酒冲服，渣敷患处，干者酒煎亦可。

又熨法膏秘方古今　治吹乳乳痈，登时立消，葱连根杵烂　铺乳患上，用瓦罐盛灰火，盖葱上，一时蒸热出汗，即愈。择妙手熨。

葱矾丸《玉历》　治一切疔毒，并治乳疖初起。白矾三钱　葱白七茎　共杵作七饼，每饼开水一盏送下，厚被盖出汗即愈，无汗再服。葱头汤一盏必得畅汗。

乳疖初起《食物》　牛皮胶，以热浓醋化涂，立消。

乳痈已成《各家》　新湿鼠屎　黄连　大黄等份　为末，米粥清和涂四边，即散。

乳痈肿痛《随息》　紫苏汤频饮，渣滓封患处。

乳痈多至二三百头者《丁氏》　柳树根去皮杵烂　蒸热，布包熨，冷即换。按：痛不可熨者，罢之可也。

乳痈并乳头破裂　白鸡屎炒研　酒服一茶匙，三服愈。

治乳串久溃，乳痈串烂《玉历》　年久不愈，洞见内腑，此方主之。取摇船橹捏手之处旧藤箍，瓦上煅干研，以竹管扎细筛，日日糁之。如干处，以香油调搽，半月必愈。

乳痈已成未破《丁氏》　牛牙二个，煅末酒冲三五服。

乳痈久不收口又　茅屋上陈茅草剪尾一束，研末　梅冰片少许　和敷。

乳痈日久不愈又　虾浆醋蒸热敷之，奇效。

疔肿乳痈又　生地捣敷，热即换。

又方　芝麻炒焦杵烂　灯盏油脚，调敷。

乳痈溃烂见心又　猫腹下毛要多，瓦上煅炭末　干掺，或清油调，入轻粉少许敷。

乳岩论，乳房为阳明所经，乳头为厥阴所属《证治》　凡不得于夫、不得于舅姑，忧怒郁遏，时日积累，脾气消阻，肝气横逆，遂成隐核，如鳖棋子，不痛不痒，十数年后，方为疮陷，名曰奶岩，以其疮形嵌凹，似岩穴也，不可治矣。

初起乳岩《玉历》　橘叶一味，或瓜蒌一个煎浓汤，冲酒服，立消。

乳中初起，坚硬一粒，如豆大，渐至如蛋大，七八年必破，破则难治，用生螃蟹壳，瓦上焙焦研末，酒冲，每服二钱，以消为度。

乳岩已破《丁氏》 荷叶蒂七个，烧末 酒调下。按：不效再服。

治乳岩《证治》 青蛙皮烧存性末之，蜜和敷。青蛙即田鸡，冬月无此，桑树下掘三尺即有。《随山字》

又方《玉历》 枸橘李切片，炙研末 每日酒调服二钱，服半月愈。

又方 瓜蒌一个，研碎 当归五钱 蒲公英三钱 乳香 没药并去油，各一钱 生甘草二钱 鲜橘叶每岁一叶 酒煎服立消。

乳汁不通《随息》 赤小豆煮汁饮，或煮粥食。

又方《玉历》 丝瓜连子烧研 酒下三钱，被盖取汗即通。

又方《证治》 白芷三钱 酒煎服，再以儿尿布烘热，揉乳上，冷则易之。依书服一两，今改轻。

又方 乳汁不行 胡桃仁去皮，十个 杵烂，入穿山甲炒末一钱，酒调服。

乳少《随息》 芝麻炒研 盐少许 食之。并作饭菜，且可治口臭。孕妇尤宜常食，其益儿也。

无乳《证治》 七星猪蹄一只 通草一钱煮熟，去通草，连汤任食。胃弱者，饮汁可也。

内外乳吹沈家坂胡六 野田菜即车前叶 盐少许 搓卷塞鼻孔，左吹塞右，右吹塞左，双吹双塞，一周时即愈。孕中吹为内吹，产后吹为外吹。越历试多人屡验。

又张璞山 用葱杵烂，敷乳，更用熨斗熨之，其气透入，屡效。并医乳壅不通，以致胀痛之症。

又方《证治》 橘皮一两 甘草一钱 煎服立散。

又方 乳香一钱 瓜蒌实一个 研，酒水煎服。

乳胀《本草》 薛立斋治一妇人丧子，乳胀欲成痈，麦芽一二两炒煎服，立消。其破血散气如此。

又方《丁氏》 本夫旧包脚布，敷乳上，过夜即消。或本妇现穿鞋，罨之亦可，余同。

妇人乳忽缩入《丁氏》 急用两手抓住，取公鸡一只，约重十两内外 连毛破开，去肠等，加麝香一钱入鸡肚内，覆脐上愈。

新产两乳忽长，细如肠，过小腹，痛不可忍，名曰乳痈。大生 川芎、当归各一斤，以半服浓煎，不拘多少，频服。以半服于房内烧烟，令妇鼻吸其烟。如未愈，再制一料，更以蓖麻肉十粒杵碎涂顶，俟愈，急洗去。

又方《丁氏》 产后乳悬，两乳细长，下垂过膝，瘀血上攻所致，川芎、当归浓煎熏鼻，将汁常饮之。

乳吹，时时吹气有声《丁氏》 朱笔写子丑寅卯辰巳午未申酉戌亥，于本妇所戴簪上，戴之愈。于初起时用之，最妙。

瘰疬马刀论《证治》 结核连续者，瘰疬也。形长如蛤者，马刀也。或在耳后耳前，或在耳下，连及颐颔中为颐颔腮下，或在颈头颈之侧曰颈下，连缺盆喉下，皆谓之瘰疬。或在胸及胸之侧，或在两胁，皆谓之马刀。手足少阳三焦、胆经经主之。

地龙即蚯蚓**膏**又 治瘰疬未破，贴之立消。

雄黄　蚯蚓屎　小麦粉等份共研　醋调敷。

瘰疬马刀《洞天》　夏枯草膏，不何已溃未溃，或日久成漏。夏枯草六两水煎，食远服。甚者熬膏服，并涂患处。兼以十全大补汤人参、黄芪、茯苓各二钱，甘草一钱，于术、川芎各钱半，熟地、白芍、当归各三钱，肉桂三分加香附、贝母各二钱，远志七分尤善。夏枯生血，乃治此症之圣药也。

又方《各家》　年久不溃不愈者。羊角碎如豆大，同砂炒焦，去砂　当归等份共末　米糊丸，桐子大。每日食后数十丸，服一月愈。

又经验方　芦荟一钱，研末　湿豆腐皮包吞，或酒下。

又方　白矾　雄黄　轻粉各三钱　巴豆一粒共研末，人乳调敷数次，愈。按：脓多烂甚，方可用此药。

又方　水红花子即红辣蓼，不拘多少，半炒半生为末　酒调服七分，日三服，破者亦治，久则效，效则止。

丹青散《证治》　治瘰疬已破者，搽上即愈。银朱　铜青各一钱　松香五分　共研末，有汁干上。如干，灯盏油调搽。

咸软丸又　治一切瘰疬大效。煅牡蛎四两玄参三两　共为末，酒面糊丸，桐子大，卧时温酒吞三十丸。

又方　夏枯草一味研末　酒送下，可长服。

消瘰疬神方《随山宇》　生芋头念斤切片晒干研末，泛丸，每服四钱，日两服。或用新下牛粪，乘热涂之。不及此方之必效。

又方　羊屎烧灰　杏仁烧研各五钱　猪骨髓调敷。

又方《丁氏》　墙上白螺蛳壳，研末，日日敷之。

又方　汁出不止者，鸭血调，半夏末敷之。

又方《洞天》　桑椹黑者二斗，以布袋绞取汁，夏枯草十斤取汁，二味石器中熬成膏，白汤化下二匙，日三服，一月即愈。忌酒、色、鹅肉。

帘珠《丁氏》　红白瘰疱，湿烂疼痒，每处直长一条，连生十余个不等，名帘珠倒挂，久则难治。用端午人家檐下所挂菖蒲，连根叶，同切碎瓦上焙干研末，香油调敷，五六次即愈。按：此类余姚埭最多。

又方　瘰疬、流疽。白蚁即吃竹木之白蚁，俗名白米　火熬取油，去渣，成膏贴患处，能消毒长肉，名白蚁膏。

项边瘰疬又　胡桃放铁刀上，烧烟熏之。或常食海带菜，或羊肚内白皮烧灰，香油调敷或玉簪花嫩者醋浸一夜蒸熟扯碎，如膏药大，贴之。

又方《证治》　鸽屎炒末　饭和丸桐子大，每服三五十丸。

瘰疬《丁氏》　鲜狼毒生山野坟墓处，叶尖而长，实似榆钱，厚而大，其根即狼毒，大者如碗，小如茶盅其汁浓而白，俗名猫眼，干者无用，取汁涂上，一夜即效，不可着他肉。

又方　全蝎去勾，酒洗净焙末，一两　黑枣去核，四两　核桃现剥肉，二两　共捣成丸，分数次服。按：定每服四钱。

疬痈又　草薢醋酒煮三日，以酥为度，研末，麻油调敷。

又疬痈不收口　淡豆豉嚼烂成饼，盖疮上，大艾壮灸之，微痛即止。隔日再灸。

瘰疬溃烂《食物》　腊猫屎，以阴阳瓦合，盐泥固封，煅过研末，油调敷。

瘰疬久烂《证治》　破烂臭秽，用鼋甲酒炙黄浸酒饮之。能杀疮内之虫而愈，未破者更可服。

乳串久溃详上乳岩

瘰疬破烂，连及胸腋，臭秽难闻，十数年不愈，药到病除，极神。《丁氏》　新出窑石灰一块，滴水化粉　桐油调匀，先以花椒、葱煎洗净，以此敷之。

多年瘰疬又　全蝎三两，去勾足　焙末，捣油，胡桃肉为丸，绿豆大，日服两次早晚各六分，烧酒送服，七日痊愈。

统治一切疗毒等证

治疗初起《玉历》　饮菜油一盅，可无性命之忧。

又《疗疮五经辨》　用玉簪花根杵烂，敷于患处，疮口留出。

又方《丁氏》　生煤一块　冷水磨少许　以新墨笔蘸涂，或铁锈磨醋，涂四围。

葱矾丸《玉历》　治诸疗毒，并乳疬初起，一切恶疮未成者，无不效。凡疗皆忌针刺刀划，十有八九。白矾三钱，研细　葱白七茎　共捣烂，作七饼，每饼开水一盅送下，厚被盖出汗，即愈。无汗再服，葱头汤一盅必得畅汗。惟疗用开水下，余以热酒下。

又　拔神疗方。蜒蚰五钱　银朱一钱　雄黄八分　冰片一分　共捣烂，搽患处，立消。

另以菊叶捣汁，饮一盅。

疗疮拔根《丁氏》　荔枝肉　白梅各三两捣作饼子，贴疗上拔根。

拔疗疮又　带壳蜒蚰二三个　宽永钱一个，捣碎　再共捣，敷疮，须留头即愈。

疗肿又　葱蜜同捣，贴之。

又方　巴豆去壳一粒，捣烂　饭等份　同杵敷疗上，立时拔疗出，愈。

疗肿甚效《本草》　荆芥同醋杵烂，敷疗。又水煎浓汁服之。

疗肿垂死《随息》　菊花一握　杵汁饮，冬月取根。

疗疮恶疮又　胡桃破开取肉　嚼烂，仍安壳内，合疮内，频换。

菊花甘草汤，乃治疗仙药，他剂皆不及此。《玉历》　白菊花四两　甘草四钱　水煎速服，重者不过二剂即消。

疗疮《丁氏》　指甲炭研，香油和搽，或生蚬去壳捣敷，愈后戒食。

误食温肉生疗又　乌桕树叶捣汁，炖服一二碗，得泻毒解。无叶，用梗或根，研末服。按：煎服为妥。

疗疮破烂又　野猪骨漂去油煅埋地下，去火气，麻油调敷。

红丝疗《玉历》　先将疗头挑碎，去恶血，浮萍草打烂，涂两头。

又方《丁氏》　用针挑断其丝，取多年粪坑上碎椽子木煅炭，饧糖拌，涂疗上。

血疗《丁氏》　血出不止，饮麻油一杯，或火焙银器，乘热烙疮口即止。按：此法人情所不愿。

又方大坊口屠明　细疮即疗破后，血出不止，用棉花蘸麻油罨之，干则再罨，有盅许可渗，已愈二人。

刀臁疗又　形如韭菜，宽长一二寸，肉色紫黑者是，忌用针刺，溏鸡屎敷。

鱼脐疗又　丝瓜叶连须　葱韭同捣烂，酒和汁温服，渣须搓贴。病在左手，贴左腋下；在右手，贴右腋下；左足贴左胯即小肚旁，俗名皮缝，右足贴右胯，在中贴心脐。并棉包住，后下丝皆白大抵疗边皆白则愈。如有潮热，亦用此法，须令人抱住，恐其颠倒难救矣。

又方　头黑皮破，黄水出，四畔浮浆，蛇蜕一大条瓦上煅末，鸡子清调敷。

疗疮走黄又　因患者误食猪肉而然，难治。芭蕉根汁，服之立效。

凡疗疮胬肉凸出者又　用乌梅肉煅炭灰，掺上即愈。

诸疔毒类分

唇疔《玉历》 追疗夺命散姚理堂 疗疮正宗，论证最详，以五疔分五色，为五脏所发而主方。惟一黄连解毒汤，平常之疗，未尝不效。独有一种疗，发唇部，其唇肿若猪嘴，坚硬无脓，唇之内外，起细头黄泡无数，身常有热，神气不定，七八日间，七恶叠见而不救者，医家遇此等疗证，若但书黄连解毒汤，及犀角地黄汤治之，势必走黄莫疗，百不一治，心滋戚焉。于是广为搜讨，知惟追疗夺命汤，暨雄麝汤两方，迥异他法，爰遂遵而用之，以治此疗，颇著灵效。昔之十不一愈者，今可十全七八，而犹虑一人所得，未由济众，爰述方案，附刻以传。

蝉蜕四分 防风八分 羌活 僵蚕 草河车 藕节 黄连各一钱 细辛三分 泽兰五分 青皮七分 鲜首乌二钱 葱姜煎，临卧入酒一杯服，衣覆取汗。如大便秘结，加大黄一钱。按：一剂不效，可以再剂，至三剂后另议。

雄麝汤 地丁根即大蓟有开黄花者，有开紫花者，可用黄花地丁或用紫花地丁，洗净，二钱 白芷 牡蛎 牛蒡子 金银花 僵蚕 山栀子 荆芥穗 炙甘草 木香 茜草根各一钱 核桃仁三钱 酒一碗 浸片时，又加水一碗煎。去渣，入天雄黄、麝香、乳香俱另研末，各一钱，真绿豆粉二钱，搅匀服。如大便秘结，其人壮实者，加大黄、芒硝各一钱。

唇疔 大虾蟆，取肝贴之。

翻唇疔章墨舫 用黄溏鸡屎搽上，燥则再搽，愈。昌安傅福林说：此疮有寒热，目睹一人对人中与唇沿交界生疗用。各人手指甲炭研末，麻油调敷，即愈。

又方樊氏 银枝散。疗生上唇者，名虎须，又名反唇疔。生下唇者，名龙泉疗。并效。荔枝三枚 银朱三钱 杵烂，留头敷之。

又方《玉历》 蛔虫捣烂涂之，顷刻疮口流出黄水，肿消神清，次日愈。

又法 如无蛔虫，以五谷虫一钱，焙末 白矾 蟾酥各三分，烧酒化烊 共调匀，涂疗上。少刻疗破，流出毒水，亦效。毛达可曰：余见一少年，唇口患疗，并连七个，头肿如斗，心冈神昏，诸医覆绝。适凤阳女丐临门乞食，病者坐靠堂前，女丐视之，谓其家曰此名七星赶月，授方急治即全，余乃记之，每用治唇疗多效。

又法 凡疗生唇口上，即看大腿弯想即膝弯有紫筋起者，即用银针刺出血，即瘥。

又《丁氏》 方同，惟内服乌柏树叶，或根，擂水饱饮为度，临死可救。再用椿树叶擂烂，和酒饮。

又方东街裴赓三 知登坛必读内。臭虫三四十个杵烂涂之，立愈。

马嘴疗《丁氏》 生唇中下，不急治，即死。鸡冠血频滴，或蜘蛛一个杵烂涂。

又方 山慈菇，陈醋磨涂几次，须留头，或蛔虫杵敷，或雄鸡冠血点，或雄鸭溏屎涂。

唇疗耳目鼻疗《丁氏》 荔枝烧研 麻油调敷。

耳疗鼻疗《玉历》 用蔡烟或黄烟油熏之。

鼻内疗又 烂黄鸡屎、荔枝肉，同捣烂涂上，即愈。

颧疗探花桥周小宝 伊妻生此疗，用烂黄鸡屎敷上，干则又敷，不周时，肿退而愈。

又方顾渭清 自患此疗，如米细，兼发寒热，用皮硝掺膏药贴之愈。

入心疗《丁氏》 生身，而四肢头脚不定，指甲煅末，香油调搽疗头，立愈。

指上疗疮，俗名天蛇头《玉历》 天雄黄七分 白芷三分 俱研末，入雄猪胆内，套指上，立愈。

指上螺疗裴赓三 鸡蛋一个，打一孔倒出黄白，打碎，同梅冰三分末 调匀，仍安壳内，患指浸之，其蛋即熟。一再而三，以不熟为度，无不立愈。

又方陈笃轩说 千金子几粒 嚼烂敷上，外用膏药护之，一夜疔出即愈。

瘤核腮颔

血瘤《玉历良方汇录》 治眉毛忽长奇病方。眉毛上忽生一毛，长尺余，触着大痛，名曰血瘤，断之则血流不止而死。陈艾一团放于瓦上烧烟，离长眉七寸许，熏之。能缩短病除，至来年初夏再熏，永不复发。

血瘤错破，血流不止 万安桥沈友三说，此症，将涌泉穴刺一针，血出，少顷遂止而愈。又叶凤川说，一人瘤破，血流不止，遇过路医，用大蒜头捣贴涌泉穴足底心，引血下行而愈。按：鼻衄不止者，此法用之神效。

又方在下赘瘤

眼皮生瘤胡心渊 生鸡蛋一个敲一孔，入川贝末三钱，用纸封固，饭上蒸熟，每食三个，一月而愈。

又方《医学》 樱桃核磨水搽之，其瘤渐消。

唇上右边瘤 桑盆赵进财患此症，已如磁棋子大，自用艾灸七壮，结痂后，内毒如饭粒挤出而愈。即俗云饭瘤。

消瘤方胡心渊 铁屑一名铁砂 研细，醋拌放铜锅内，煅干再拌，如此三次，研，醋调敷，便觉患处不甚适意，过一夜剥去，再敷，以平为度。

赘瘤《丁氏》 葱白捣，接茅檐水和洗。

又方 大蜘蛛丝，缚住瘤根，三四日退落。或鬼馒首一个作四块，新瓦焙末，香油调敷。

又方 醋浸石灰六日取汁频滴之，自落。或牛口涎涂。

又奇验方 银硝、煤炭等份研细，水调涂，再用旧纸窗上纸盖之，粘住四角，瘤自渐消。血瘤伤破，出血不止者，将此药干掺，旧窗纸贴之，其效尤速。

粉瘤又 蛛网包缠，日换新鲜，四五天即消。内有小白粉，撤去不痛。

瘊子瘤也 又拔之有丝者是，姜汁和醋搽，或牛口涎涂。

面上肉核又 非疮非瘤，不痛不痒，乌梅去核，烧炭末水调敷。

牙旁结核又 生萝卜皮贴，数次愈。

颈项前后曰项，两侧曰颈 肿核证治 小蒜吴茱萸等份 捣敷即散。若项后结核，赤肿硬痛。生山药去皮 萆麻子二个，去壳 同研贴之。若颈项强硬，不得顾视。黑大豆一升蒸变色，囊裹枕之。

痰核《医鉴》 南星 淮乌等份为末，姜汁调如膏，敷核上立消。

小儿月内两腮肿硬有核，或在一边，面黄鼻黑，啼哭不乳，切勿听俗传割去之法《大生》蜒蚰一条 银朱一钱 同研，搽患处即消。

一法 桑炭灰少许 雄鸡冠血二三滴 盐卤一匙 调匀频搽。

又方 斑蝥三个 蝎尾五个 枣肉一个 麻黄一钱 煎浓汁，和为丸白豆大三粒，贴印堂即两眉之间，及左右两颐，皆用膏药盖住，一周时起泡，毒泄下流，勿令入眼。

下颏下巴也 脱落玉历 口含乌梅一个

即上。

又方丁氏　瘤核腮颊，乌梅贴耳垂下两颊车穴，或苏叶八两煎汤熏之。

风气风毒

孙真人治三十六种风《良方·唐太宗风药论》　羌活　当归　独活　防风　天麻　川乌　草乌去芦，用甘草水一盅，煎至五分，晒干为末　海桐皮　何首乌不犯铁　计十味，内九味生用，共为末，炼蜜丸如弹大，空心细嚼，温酒下。有汗者，避风寒。忌羊、鱼、葱、蒜、生冷、油腻等物。

摩痛风法《医级杂病》　治腰疼痹痛，或流或着。凡邪之结聚于形体者，以此拔之，并贴痛风。蓖麻子去壳，一两　川乌五钱　南星三钱　乳香　丁香　肉桂各钱半　麝香五分　先将蓖麻打烂后，入诸末拌匀，再以葱涎、猪骨髓捣和为丸如圆眼大，每用一丸，少加姜汁，置掌上摩痛处，自瘥。

痛风走注又　虎骨丸，治此病酸疼麻木。虎骨四两　五灵脂　僵蚕　蚯蚓　白胶香　威灵仙各一两　川乌二两　胡桃肉四两　为末，酒煮，面糊为丸桐子大，每服十五丸，温酒下。

筋骨疼痛《医学》　治此症，如夹板状，痛不可忍。骡子修下蹄爪甲煅炭研末，酒下或白汤调服，立愈。

又方　白附子　硫黄共末等份　生姜自然汁调匀，茄蒂蘸搽。无茄蒂亦可。

遍身痒入骨髓，不可忍者《丁氏》　盐九钱　泡汤三碗，作三次服，每服一碗，探而吐之三吐效。

身痒痛忽然肉出如锥，痒而且痛，名血摊证，不速治，则溃烂脓出又　赤皮葱一大把，煅灰　淋汁洗，内服淡豆豉末二钱，汤送数次愈。

身痛又　身上忽现蛇形，痛不可忍，雨滴礁石上苔痕，水化噙之即消。

痹风寒湿三气合而为痹**痛熏洗方**《医级杂病》　治痹痛呼号，昼夜不止，此邪不得泄，用以熏洗。威灵仙　羌活　艾叶　生姜　葱白各两许　蓖麻叶三片　樟木屑半升　红花　乳香　延胡索各三五钱　煎洗。如周痹者，加药加水，以布盖好熏之。熏后，绸帕拖水洗之。冷则再换热汁，以通透汗出为度，宜避风。瘥而未已，再照前法熏洗。若遍身历节痛者，须倍药倍水，用荐席围住，露头，并不可入目，仍照前法而愈。

鬼箭《玉历》　治箭风神方，俗名鬼箭，或头项手足，筋骨疼痛，半身不遂等病。

穿山甲一钱，炒砂　白薇二钱　泽兰三钱　酒煎。一服即愈。

鬼箭风《丁氏》

烧酒搽患处，手拍之见青色愈。

疠风论《东医》　古人谓之疠风，然皆不外乎阳明一经。盖阳明者，胃与大肠，无物不受，乃脾肺二脏之腑也。脾主肌肉，而肺主皮毛，乃腑及于脏病也。《丹溪心法》

治疠风《医学》　眉发尽落，肌肤腐溃，兼治一切恶疮。浮萍煎汤，浴洗半日大效。

疠风毒壅《医级杂病》　通天再造散，治此毒蓄于内，不得疏泄。郁金五钱　大黄　皂角刺各一两　白丑六钱半，半生半熟　共为末，每服五钱温酒下，当利下恶物三五次，效。忌荤腥发气等物，犯之再发，则不救。

二世疬风《名医》　一人面浮油光，微肿色变，眉脱痒，二世疬风，死者三人，与醉仙散。胡麻仁五钱，牛蒡子、蔓荆子、枸杞子炒黑色各五钱，天花粉、苦参、白蒺藜各五钱，末之，每一两加轻粉末一钱拌匀，大人用一钱，日午临卧两服，茶下，类方加防风。出涎水如盆而愈。又一人面肿色变黑，燥痒，眉发脱落，手足皮燥，厚折，痛痒无全肤，有时痒入骨髓，爬至血出，稍止复作，昼夜不眠，与醉仙丹即上之醉仙散照样服，再造丸即以上通天再造散二药而愈。

大麻疯奇方《医学》　治全身肿烂，头发眉毛俱落，两脚臭烂，一治一效。虾蟆一只，泥裹烧熟，去泥，以大碗盛蟆，小碗盖住，乘热冲酒，再烹一刻，止服酒，取汗为度。只服一次，三日痊愈。

又外治法　薪艾半斤　白矾四两　楝树皮白椿皮各半斤　煎汤，先熏后浴，数次即愈。

又秘方《道法统宗》　硫黄四两　皂角一斤铺满罐底，置硫于上，将醋浸之，以淹没为则，文武火即幽猛火煮干，去角留黄。每日清晨，淡姜汤送下三分。其虫旋从毛孔中出，百日痊愈。

癞风眉落《丁氏》　生半夏末　羊屎炒焦等份生姜汁调涂。

癞风《医学》　浮萍一两　荆芥　麻黄去根节　川芎　甘草各五钱，共末　每服五钱，葱白、豆豉煎送，汗出则愈。

癞《名医》　赵氏病癞，历年不愈，乃赍粮送弃于山穴中，赵自怨不幸，吁嗟叹泣。经月有仙人，下穴而哀，赵知其异人，叩陈乞命，仙人取囊中物赐之，嘱其服。百余日疮愈肌润，

并谢恩乞方。仙人云：此是松脂即松香，彼中极多，汝可炼服。长服者，身轻力倍，登危涉险，终日不困等语。

小儿身如鳞甲《丁氏》　白僵蚕去嘴为末煎汤洗。

白癜风并紫癜《丁氏》　白蚯蚓油，搽之。

又方　猪肝春季猪肝有毒，勿用淡煮吃完，忌房事一月。兼一治紫癜风即汗斑。或茄子花擦之。冯九安黄瓜切断蘸硼砂末，擦愈，或醋磨知母擦之。又生姜擦。

紫云风《随山宇》　鳝血涂之。

又方《丁氏》　蛇床子、夏枯草煎浓汤，洗数次。

猪头风《丁氏》　头面皆肿，野苎麻根捣烂敷之。或外用桑枝烧炭　淋汁，乘热熏洗。

又方樟头朱东升　乌梅肉一个，蒸捣　斑毛二个　捣掺膏药上，左牵右贴，右牵左贴太阴穴，愈。

头风失名　香白芷洗晒为末蜜丸，弹子大，每嚼一丸，清茶或荆芥汤化下，名都梁丸。头风眩晕，及胎前产后，伤风头痛，血风头痛，皆效。

雷头风《医级杂病》　清震汤　治风热上壅，三阳热盛，脑似雷鸣，头额核结如疙瘩状，名雷头风者。升麻四分　苍术五分　荷叶干者八分

又方《证治》　羊屎焙研　酒服二钱。

偏头风，左为血虚，右为气热。蓖麻子五钱　大枣去核，十五个　共捣如泥，涂棉纸

上，用箸一只卷之，去箸纳鼻中，良久，取下清涕即止。越治陶姓卧当箪门缝，风吹后患头痛数年，用此法不片时，清涕从口出不少而愈。

头旋《丁氏》　蝉蜕一两　微炒为末，不时酒下一钱，开水亦可。

眩倒《医学》　一方头眩昏倒极效。白果两个，去壳　生捣烂，空心滚水冲服。至重者，五服即安，老年更效。

真头痛《证治》　手足青至节，夕发旦死。盖脑为髓海，受邪则死，灸百会穴在前顶后顶之间，猛进大剂参附，亦有生者。

又方《类方》　黑锡丹治真头痛，每服四十丸，姜盐汤下。黑锡　硫黄　肉桂　附子　木香　沉香　茴香　芦巴　阳起石　肉蔻　金铃子

气攻头痛不可忍者《证治》　蓖麻子四粒，去壳　乳香二钱，共捣　白蜜作饼，贴太阳穴上。如痛定，急解顶上头发出气，并去药。

止痛太阳丹又　天南星　川芎等份为末连须葱白，同捣作饼，贴太阳痛处。

血虚头疼《医学》　当归　川芎各五钱煎服。

一方治头疼年久不愈者又　黄连一两酒煮服即愈。按：作五次试服。

头疼不愈《随息》　羊脑甘温，治风寒入脑，头疼久不愈者良。多食发风生热，余病皆忌。

头疼欲死《各家》　硝石末，吹鼻内即愈。

面上痒樊氏　川椒六钱　煎汤洗。

骨槽风张璞山传　屋上瓦松越陈越好新瓦上先煅炭　猪下巴骨，按患取骨后煅炭　梅冰三十文，共研，麻油调敷患处，须留出疮头。如果对症，十余天必效。

头足麻木《丁氏》　自头麻木而下，至心窝即死。由足上麻，至膝即死。小儿粪须干者瓦上焙至烟尽为止，每服三钱，豆腐浆调服，或豆腐调亦可，或吴茱萸末，热醋调敷两足心，周时一换，以愈为度。

腰脚口眼历节《医学》　一治风，腰脚疼，不可履地，兼治中风，口眼歪斜，及历节痛风。松叶一升，捣烂　酒三升　浸七日，每服一合，日两服。或细切为末，酒下二钱。或蜜丸，服三钱亦可。

瘫痪按：四体麻痹不仁。**偏枯**《医级杂病》铁弹丸治此证，麻木瘙痒，或喎口歪僻牵钓，多痰疼痛，用此止痛通经。乳香　没药各一两，各去油　川乌两半　五灵脂四两　麝香一钱　各研细，再合研，滴水为丸如弹子大，每服一丸，临卧温酒调服。

洗浴方《医学》　治风瘫四肢不顺，筋骨拘挛。歌云：椿槐桃李并茄柯，桑柘蓖麻共一锅。不论远年与近日，一洗风疾尽消磨。

手足诸风《丁氏》　四肢风痛，及一切湿脚风，漏肩风，湿气作痛。葱、蒜、姜各取自然汁一碗，醋一小碗熬浓，入飞罗面二两　牛膝四两　再熬成膏，用青布摊贴患处，或加凤仙花汁一盏更妙。

又方《医学》　冷痛如虎咬者，俱宜樟木屑一升　急流水一斗　煎，乘热熏之，外用草荐

洗之。

脚气肿痛《医级杂病》　敷脚气方，白芥子、白芷等份，姜汁调敷。

又方《丁氏》　石膏生熟各一钱　青黛　赤石脂各一钱　梅冰少许　共研，香油调敷。

干脚气痛又　干木瓜一个，切片　白矾一两　煎，乘热熏洗数次。

寒湿脚气《食物》　可吃牛皮胶一块，面炒成珠，研末，每服一钱，温酒下，其痛立止。

手足不举《名医》　孙少府治一人病此，诸医以为风，针手足，不效。孙曰：此脚气也。用槟榔三钱　生姜三片　紫苏七片　陈皮三钱　数服愈。按：此乃脚气上冲手也。

鸡鸣散《医级杂病》　治男女脚气第一方，如感风湿流脚，痛不可忍，及浮肿者，宜先与此方。槟榔七个　橘红　木瓜各一两　吴茱萸苏叶各三钱　桔梗五钱　共末，每服五钱，加生姜一片，宜五更空心服，服后宜食干物压之。天明当下黑水，此寒湿之毒邪下泄也。

脚气上冲《医学》　腹胀满闷，威灵仙末，温酒调下二钱，痛减一分，则药亦减一分。

脚气入肾又　小便闷痛，气喘面黑欲绝者。牛膝二两　当归一两　桂心八钱　小茴香木瓜各七钱　朴硝五钱煎。按：作十剂服。

脚气冲心又　白矾三两　煎汤，浸洗两足，自愈。

脚气暴死方《名医》　脚气作发，恶寒发热，两足肿大，心烦体痛，垂死者。杉木节四两　槟榔　大腹皮　青橘叶各二两半　切细，长流水煎，分作三服，一日服尽。如大便利下黄水，其病除根。未愈，数日后再服一剂，以愈为度。外用杉木、橘叶煎汤洗。查此症非风邪，乃气逆也。槟榔行至高之气，腹皮行胸膈之气，杉节行肢节之气，橘叶行肝气，气行则病去，药不大剂，恐不胜其邪气也。

足久不履地又　威灵仙末，空心温酒和服二钱，可加至六七钱，忌茶面。

背腿腰间一点痛不可忍《王暗人》　芫花根末，醋调敷之。如贴不住，以帛束之，更宜产后。

肩背筋骨痛方《医学》　槐子　核桃　细茶叶　脂麻各五钱　煎服神效。

肾脏风失名　远志一两　煎汤洗。

阴囊湿痒抓破又　蛇床子煎汤洗。

囊痒《各家》　大蒜壳、陈荷叶煎洗，或皮硝煎洗，妙极。

肾漏樊氏　石灰散治此证，阴囊先肿后穿破，出黄水，疮如鱼口，能致命。

五倍子同石灰炒黄色去灰　摊地上出火毒，研细，不犯铜铁器，干掺上。

杂证

肥人求瘦又　服芦茹即茜草丸，以自消损。

浑身虱出丁氏　但能吃水，不能食物，舌尖出血不止，身齿俱黑，唇动鼻开。

饮盐醋 汤十余日，愈。

身上无故出蛆又 蛇床子末，香油调搽。

鬼击身青肿又 金银花一二两 煎服。

鬼击欲死又 乌鸡血，滴口令咽，破开此鸡，贴放心坎，冷乃弃之路旁。或将鸡血涂心坎。或雄黄末，吹鼻中。或醋少许，吹鼻孔。

鬼怪交合又 男女为鬼怪迷惑，而交媾不已者。桐油多涂阴处，数次自绝。

食物作酸又 萝卜生嚼数片，或生菜嚼之。

饮食善饥又 糖煮芋艿，尽量食之。或蚕茧壳七个，丝绵亦可，煎饮，并治三消诸病。

闻药即吐者又 灶心即镀脐下土末，以水丸，塞两鼻孔。

异乡不服水土又 本乡穿过鞋底上泥，和水澄清，饮之。

虾蟆瘟又 侧柏叶捣自然汁，调蚯蚓泥，敷最肿处。按：此即今之痄腮。

药辨真假损益

鹿茸 东双桥裘庚三说 最好是关东茸，额阔黄毛无黑色，并顺逆柔软不硬，角顶高者为高庄，即低者亦佳，取粗壮为是。鱼茸是鲨鱼所化，额内有黑毛，且硬不柔，不中用。

蒙桂又 此桂最好，出自蛳子做窠之处，原来皮外有蛀虫眼。又说，凡桂油，留一线就好。

燕窝又 有七十八种，最好出是缅甸。如拳者，名拳燕。亦有似瓢者，名瓢羹燕。熟后冷而复热，其肉不硬，此外复热则硬。

胖大海《道听集》 味甘淡，治火闭痘，服之立起，并治一切热证，劳伤吐衄下血，消毒去暑，时行赤眼，风火牙疼，去积下食，痔疮漏管，干咳无痰，骨蒸内热，三焦火证诸疮皆效，功难尽述。按：此肉味佳可以并服。

黄精《食物》 仙书太阳之草，名黄精，食之长生。太阳之草，名钩吻，食之即死。越遇余姚药客骆说：黄精有根，如根硬者，食之死，未卜是否。

马齿苋《丁氏》 一名长命菜，性清凉，内服外敷，神效之至，亦名瓜子菜。按：一名豆版苋。

一三十六种风，熬膏内服外敷，日久自愈。

一杨梅疮，用一大握煎汤，温服。

一发背诸毒，水煎冲酒，热服出汗，三服愈。

一痔漏，每日蒸熟服，以愈为度，外用瓦上松旧屋上有，花椒煎汤熏洗，尤妙。

一痔疮，煮食，并以汤熏洗。

一肛门肿痛，煎汤熏洗，日三次。

一头疮肿焮，年久不已，捣敷三次。

一各种顽疮，同蒲公英捣敷。

一恶疮，有肉如饭粒夺出，破之流血随生，烧枯研末，猪油调敷，永忌鹅肉。

一身面瘢痕，煎汤日洗二次。

一多年顽疮臁疮不收口，蒸煮多食，外捣敷，日三换。

—臁疮有虫蛀烂，捣敷，虫自出。

—蚁蝼窝，生脚腿间，及皮肉生疮，或痛或痒，加盐少许，捣敷数次，须先用花椒煎汤，洗净。

—湿癣白秃，加石灰末，炒红捣敷。

—赤游风毒，加靛青根，捣敷。

—血淋，捣汁温服。

—血痢，捣汁和蜜一匙，空心温服。

—产后血痢，小便不通，捣汁三合，煎，冲蜜一合，服。

—腹中寸白虫，煮一握，和盐醋空心食，虫尽出。

—小儿走马牙疳，烧灰搽，用根，加雄黄末，搽。

—阴肿，捣敷。

—外肾肿胀，鸡蛋黄和涂。

—白带白淫，捣汁一盅，鸡子清调，温服二次。

—痘后起疔，捣烂敷，数日拔出，愈。

—痘后余毒，晒干，加绿豆、赤小豆、石膏，共研末，猪油调搽。

—各种虫毒，捣汁一升，饮，日饮四五次，渣敷患处。

补遗

斑痧《丁氏》 食盐一握 擦前后心，及腰胁，出许多紫斑，愈。或捣蒜头，涂两足心。

阴阳痧又 盐二斤，炒热 青布裹作两包，熨背心，冷则易，或熨脐上，亦可。

喉痹 林屋山人 秘方治喉蛾，缠喉风闭，虽暑天可用。生附子片涂白蜜炙黑收藏，临用取如绿豆大一粒，含口内，咽津下，愈。

心经疗《丁氏》 喉肿心痛，牙紧发慌，手足麻木，名朱砂证，又名心经疗，非喉风也。红纸油捻，照前后心，见有红点，银针挑破，内有红筋，须挑出，用往来门脚下泥，敷，立愈。如无红点，少顷再照，或药后再看。

喉鼻烂，喉内生疮，鼻孔亦烂，若作喉风治，立死。又 白盐梅一个烧灰 枯矾 炙穿山甲各一钱 共末，吹。

山岚瘴气又 犀角磨水服，或羚羊角末，水调服，或生熟大蒜头各七片 共食之，少顷吐泻，或吐血而愈。

中暑赤丹又 生白扁豆数粒，食之不腥，即捣生扁豆汁一小杯，服之愈。按：身有红块者是。

年久无子又 二月丁亥日，取杏花、桃花要多，阴干研末，择戊子日，和井水煎服一茶匙，日三服，三个月后必孕。

小产又 丝绵一两 新瓦上煅炭末，空心温酒冲服，须于月内服，不再堕。

保小产方又 头二蚕茧黄名绊丝瓦上煅炭末，二钱 桂圆十六粒 煎汤送下。

跌仆动胎下血又 砂仁炒研末，六分 酒下。

孕妇又 小便多而动红，势欲小产，葱头三钱，煎服。

孕中胎压尿闭又 令孕妇睡下，将腿吊起，即通。

孕妇怔忡又 猪心一个，不下水蒸 朱砂三分研捣 调服。

产后便闭又 五七日，大小便闭塞，切不可服苦寒打药，用大麦芽微炒研末，每服三钱，开水调，与粥相间食。

产伤尿胞，茶水入口即尿又 大鲤鱼一尾 只取鳞，用油炸，令酥脆，加盐醋姜葱拌匀，蒸食之，立愈。按：是胞破。

产后尿胞脱出又 棕树根和瘦猪肉即精猪肉，久煮去根，食肉与汤，三五次，自收。

妇人血枯又 白鹅血滚酒冲服。有血积者，饮白鸭血。

白淋中正同陈廿八 鲜益母草一两 煎服，无不效。

诸物入鼻胀痛不出《丁氏》 牛油如枣核大 纳鼻中，油熔，则物润而出。

小便尿血又 指甲五分 头发一两 各烧研末，空心，酒下。或莴苣捣敷脐上。

急慢惊风又 酒药一丸 切开，用半丸，同葱头连须数个，捣如饼，中作小窝，加香油少许 滴窝中，新瓦焙，摊布上，如膏药然。先将灯草两段十字交，放在当脐贴上，终食间，即泻出风热寒积而愈。

吞金箔又 或闭喉管，或闭肺管，迟则难救，生羊血灌之。

壁镜即蟢子**毒人**又 白矾末涂之。

蚯蚓毒又 形如大麻疯，眉发皆落，每夕闻身中有声，如蚯鸣，多用盐煎汤浸洗。

蜘蛛毒又 成片如痱子状，苎麻叶连梗捣汁，青黛调，或蓝靛，鸭翎蘸敷，麻汁隔夜不用。

鹤血毒又 此系鹤顶之血，黏在树草间，人以手足误触，登时赤肿疼痛，青松毛和糯米饭同捣敷。

中闷香蒙汗毒又 饮冷水，及喷面。

中飞丝毒又 嚼苏叶，愈。

雷误震死又 蚯蚓捣烂，敷脐中。

入井冢受伏气又 凡入井坟，须先以鸡鸭毛投之，如直下无毒，徘徊有毒，宜以酒数升，洒其中良久，可入。如受伏气，则令人冒闷，奄忽而死，急取井水，喂其面，并冷水调天雄黄二钱，灌之。倘转筋入腹，痛欲死者，即于脐之左边离二寸，艾灸十四壮。又用生姜一两 酒五杯煎服。又醋煮衣服，令热湿裹于转筋处。又浓煎盐汤，浸手足，洗胸腹。

解吞木鳖子又 中此毒，发抖欲死者。香油一两 白糖一两 和匀灌之。按：如禽兽受此毒者，亦可用此法。

受一切毒气又 五爪金龙，到处有，用根，加盐少许捣敷。

刺毛虫伤方《证治》 春夏树下，墙堑砖瓦间，有一等杂色毛虫，极毒。凡人触着，则放刺毛，入人手足，自皮至肉，自肉至骨，先痒后疼，必至骨肉皆烂，甚可恶也。此名中射工毒，诸药不效。用好豆豉一碗 青油一名柏油，半盏 拌匀捣烂，厚敷，经一时久；豉气透入，则引出虫毛，纷纷可见。取下豉，埋在土中，

909

香白芷汤，洗患处。如肉烂，乌贼骨末敷之，愈。

蚂蟥入耳《丁氏》 田中泥放耳边。

蜈蚣咬伤又 头垢泥擦之，或黄烂鸡屎涂，或嚼小蒜涂，或十指甲磨水敷，尤妙。

拔蛇牙方

凡蛇咬，必有一齿脱下，以致肿烂，灯草烧灰掺之。

恶兽毒蛇咬伤

白矾 生甘草各二钱

共末，每服二钱，冷水调下，并此末，香油调敷。

流火又 腿红肿放光，野木莲蓬藤叶，煎汤熏洗，豆腐渣敷之。三日愈。

又方周枫亭 矿灰二三斤 水浸隔宿，取其水面浮起一层，逼去清水，生桐油调敷，颇效。或酒店治酒灰缸面，亦可。

烧酒醉死又 井底泥罨心胸，新汲水浸其发，再将青布浸湿，贴胸膈，温则另换，时以冷水，少灌其口。或绿豆粉荡皮，令多食，或热豆腐切片，遍身贴之。冷者，即换热者。或锅盖上气水半盅，灌之。

跌打损伤《丁氏》 生半夏末敷，止血定痛。

筋缩又 损伤筋缩，年久不愈。杨梅树皮晒干为末 和烧酒，蒸熟调敷，用布扎紧，每日一换，五次愈。

旧伤天阴作痛又 益母草膏为丸，每服钱

半，热酒下，十日愈。

跌厥又 跌打损伤，气绝不言者。韭菜汁和童便一盅灌之。

金伤肠出又 小麦水煎滤汁，待极冷，令病人卧席上，含喷其背，则肠渐入。初喷时，勿令本人知，并勿使多人在旁，以泄其气，如肠尚未入，抬席四角轻摇，则自入。既入，须麻油润线，缝之。仍以油润帛，扎束，慎勿惊动，以免疮口复开。

又方 戮伤肠出，醋煮温洗，随洗随入，外用活鸡，剥皮去毛，乘热贴之。

眼睛跌出又 活猪身上刮肉一小块，趁热贴上，少顷自纳。

又方 老南瓜用瓤瓜内如絮之物，捣烂厚封，外以布包勿动，干则再换。并治炮伤眼目。

车辗及坠马下伤又 服热小便一碗，立愈。

又方 坠马血瘀胸腹，吐血。藕根末，酒服一匙，日两服，不效再服。

又方 骑马伤股破烂。抱过鸡蛋壳，瓦上煅末，香油调敷。

跌仆伤筋又 韭菜，捣烂敷之。

又方 接筋，旋覆花根绞汁，以筋相对，密涂而封之，即续好矣。

阳物割落，伤口不合又 将所割阳物焙末，酒冲服。

折伤筋骨疼痛又 刺雄鸡血，和温酒服，随量饮。或鸡屎烧末，涂患处。

一切损伤又 军营出征，每将臭虫数个，

缝在衣襟边内，得以人气不死，遇有一切伤残，将衣襟擦牙，使臭虫血黏牙，用温开水灌，即活。

跌打伤后，行动不便又 用罐盛尿，火上烧热，时时熏之，数次愈。

脚趾割破，久不收口又 鸡脚骨烧枯研敷。

闪跌伤腰又 白蒲萄干一两 酒煎服，重者两服愈。

跌打损伤，湿烂不干又 羊皮金纸，以金面贴伤处，过夜即愈。

损伤碎骨，在内作脓又 田螺捶烂，酒糟和匀，敷四围，中留一孔，其骨即出。

马咬及踏伤又 不论人屎、马屎、鼠屎，烧灰，猪脂调敷，内服苏木汤一碗，或服童便，韭菜汁亦可。

跌打损伤不食又 生猪肉切细末，一钱温酒送下，即思食。
又方 白糖冲酒多服。

箭头针刺入肉又 栝楼根捣敷。

铳子入肉又 蜂蜜八两 煎开，加烧酒一斤，随量热服，安卧取汗，次日铳子自出。

跌打牙动又 藜蔟根烧灰，涂。

割伤舌，已将断未落又 鸡蛋壳里白皮，套住舌头，用天花粉三两 赤芍二两 姜黄 白芷各一两 研末，蜜调涂舌根。以白蜜调白

蜡，稠稀合宜，敷在鸡蛋皮上，日敷数次。三日舌自接住。去鸡蛋皮，用蜜、蜡两物勤敷，七日痊愈。

跌仆穿断舌心，血出不止又 鹅翎蘸醋，频刷断处，血即止。或精猪肉切片贴之。或用蒲黄炭 杏仁 硼砂各少许 研末，蜜调成膏，含化愈。

咬去唇舌又 川乌 草乌 共末，摊纸上贴之。按：此症乃病使然者居多。

鱼肉各骨入肉又 山楂研末调敷。如在口中牙缝等处，煎浓汁，含一二时，自出。

水银入肉又 川椒末，生鸡蛋白调敷，用布包紧，过夜即出。

伤烂又 铜铁竹木等物入肉，拔出后，伤口肿烂不愈，天雄黄末敷之。有水流出，即愈。

铜铁拔之不出又 米糖即饴糖敷之。俟发痒时，将本人缚住，用力敷之。

跌闪腰痛又 葱白捣烂炒热，将痛处擦透，即以生大黄末，姜汁调敷。

打死回生又 皂角 细辛 半夏 南星各一钱 共末，吹鼻即醒。

足伤又 足被鞋挤破，及赤脚者，误踏菱角受伤。不带壳蜒蚰名鼻涕虫煅存性，研末，加梅冰片少许，麻油调敷。
又方 足踏钉物受伤。泥鳅捣烂，入白糖敷之。

肩伤又 肩被重担压磨伤。鸡蛋两个，去白

用黄　熬取油，加冰片少许捣敷。

火泡伤《丁氏》　蚕茧或绵子煅研，麻油调敷。

火伤又　龟甲末　冰片少许　麻油调敷。

汤火或粥泡伤又　砻糠即谷壳烧灰，研，和水厚敷患处，一日愈，并无痕。

骨入胸膈作痛又　鱼鳞烧末，酒送服。

天丝入咽生疮又　白矾、巴豆烧灰吹之。

蝇入咽喉又　虾蟆眼睛研烂，咽下。

吞发绕喉又　乱发烧灰即血余炭　开水下，已发尤妙。
又方　旧木梳烧枯，研末，酒冲服。

误吞豆入气管又　土狗即蝼蛄，数个　杵烂，敷喉肿下，其豆自入。
又方　诸豆鲠喉，蝼蛄捣烂，敷喉外肿处。

误入碗丝，喉舌肿大又　嫩绿麻秆一根将一头烧透，当作烟筒，呼吸自消，或多食熟韭菜。

吞田螺及螺蛳靥鲠喉又　以水多灌鸭口，少顷将鸭倒提，接取流出之涎，饮下即化。

保产神效方《道听集》　凡妇人三个月，久惯小产，百药不效者。梅梗三五条　煎浓汤饮之。复饮龙眼即桂圆汤，无有不保者。按：此须产之半月外及月外无病时服。

古黑神散《医方》　治横生逆产，及胎前产后，虚损崩漏等证。百草霜即素烧茅草灶火门上煤也　香白芷等份　共末，每服二钱　水煎，冲童便一盅，醋少许。
《女科要旨》陈修园　名为催生如神丹，治逆产横生，其功甚大。书云：血见黑则止，此药不但顺生，大能固血，又免血枯。此方有加麝香而仍名黑神散者，不知产妇临盆，气血宜顺，安得以芳香之物散乱之，致生他变。特录原方以质高明。

小儿初生《名医》　韭菜汁灌之，吐出恶血，长则无病，验。韭能归心气，而去胞中恶气，并治胸中也。

治瘰疬方应验如神胡瀛峤　闻此方治验多人，从此设法取来，有来历用八十洋银而得此云云。熟地八钱　炒生地　山药各四钱　制首乌　西潞党　穿山甲　鳖甲　麦冬各三钱　当归　皂角刺　象贝　天花粉各二钱　荆芥　生黄芪各钱半　甘草八分　全蝎四只　服者多则八帖，小儿减半，切勿轻视。

扶 寿 精 方

（明）吴近山　辑

（明）曹水峪　传

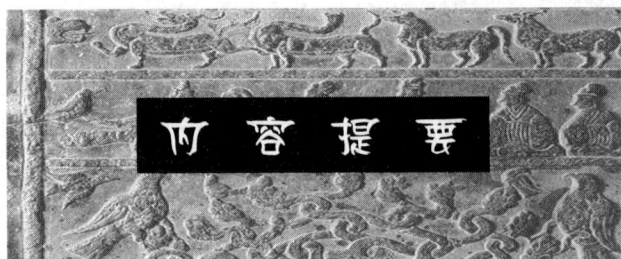

内容提要

《扶寿精方》，为明嘉靖时，江夏吴旻字近山辑，以寿人寿己者。万历间，曹水峪重梓以传之。集方极精，间多他书所未见。且所载丸散膏酒，泡制各法亦甚精，可以纠正现代药铺之因讹传讹。书将失传，爰为刊行。

重刻扶寿精方序

人生修短，有数存焉，寿果可以药石扶与？精气为物，寿之元也。惟所禀有强弱，故修短因之，药石果能增损于其间与？然人有生而精气充盈，自信为寿征而忽以疾夭；亦有生而羸弱，常自惧短折而卒得以寿终者。所禀强弱，抑有不足信与！盖得其养者长，失其养者消。孟轲氏山木之喻，尽之矣。然则药石固养生之必不可废者也。水峪曹公，于公暇出一方书示余与诸僚友阅之，乃《扶寿精方》。方甚简易，僚友有拟其非甚奇秘者。施子曰：用药如用兵，兵有奇正，药亦如之，惟用各有所宜耳。人忽七情内伤，六气外感，厥疾暴发，呼吸决存亡者，匪劫以奇方，信不可瘳。若人居无大恙，时以奇方投之，则精气反为沸乱，未有不速其毙者。然则此方真扶寿之正道也。山木之寿，雨露培之；夫人之寿，药石扶之。信非诬与？诸僚友曰：善。曹公复虑旧刻模糊，久将湮灭而无以寿斯民也，乃谋重梓之以广其传云。

万历元年癸酉五月五日恒阳山人施笃臣书于东藩经济堂

915

重刻扶寿精方序

　　春台子曰：余守淮安，尝作寿民亭于狱左。狱之系人，即清之亦不下三四百，故群医之良者以治，药饵方书，余处备焉。狱觉生生，余去淮三年矣，未知斯意犹存否？然余心固耿耿不忘也。今余承乏三关，爰处于代，代寡良医，方书亦鲜，军若民奚啻数万，病者待命于天，余无以寿之。偶于致政亚卿谢畹溪公处，获见《扶寿精方》，方甚易简，随试辄效。第察于字者皆可稽而用焉，乃捐俸寿之梓人，多印善本，广布三关之地。昔人云：八荒开寿域。盖圣人自寿以寿天下，余当今圣人封疆之臣也。代亦八荒之一耳。兹方之传，医用以良，夭用以免，代之民其为寿域之民也夫。

　　嘉靖癸丑孟冬赐进士出身中宪大夫奉敕整饬三关兵备山西按察司副使海滨赵大纲撰

重刊扶寿精方序

近山子曰：尝闻之司马公，达则为良相，不达为良医。夫岂不义而互言之。盖造命于相，寄命于医，匪良则病夫人。人一也，道之不同，何啻十百？而所以行吾之仁无少异焉，此心此理同也。窃见曹辈获一试方，珍如拱璧，蕴椟索价。夫人壮而行之，将以医天下而期跻人于寿域，匪直利执一方而已。况南北禀赋不同，气运感召亦异，故东垣、丹溪，同方异治，率有足征者。岂可恃一人一时之效，遂泥以眩人耶！粤自轩岐及俞、华、卢、扁诸名家，尽平生所得，倾之载籍，惟恐人不之知，亦独何哉？愚自结发事师读书外，漫无所嗜，惟好诸方事，亦以切人实用，而事亲者不可不知。积之见闻，汇以成书，虽不敢自拟于医之良，将以广吾心焉耳矣！尝欲锓梓，公之若人，以裨采而力弗逮，假因手录备忘，若更充之岁月，或有进于此者俟之。

　　　　　　　　　　嘉靖甲午端一日江夏近山吴旻书于仰北堂

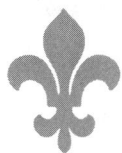

目 录

扶寿精方

扶寿精方

吴近山辑
曹水峪传
杭州李锦章校

诸虚门

太极丸 人之五脏，配天之五行，一有不和，是以为病。药有五味，各主五脏，常欲适调，因配合诸味，使人精、气、神、心、肺、肾，保和无遗。生化之源既清，邪不能入矣，故曰太极。

黄柏属水滋肾，苦以坚精，去皮，盐酒浸三日，微炒褐色，净末三两六钱　知母属金主润肺，苦以降火，佐黄柏为金水相生，去毛酒浸一宿，微炒，净末二两四钱　补骨脂属火收敛神明，能使心包之火与命门之火相通，故元阳坚固，骨髓充实，涩以治脱也。新瓦炒香，净末二两八钱　胡桃仁属木润血，血属阴，阴恶燥，故油以润之，佐补骨脂为木火相生。古书谓黄柏无知母，补骨脂无胡桃，犹水母无虾也。去皮研烂，三两二钱　砂仁属土醒脾开胃，引诸药归宿丹田，香而窜，和五脏中和之气，如天以土为中气也。去壳一两。分作二份，五钱生用，五钱同花椒一两炒香，去椒不用

上各制为细末，炼蜜丸，梧桐子大，早夜沸汤茶酒任下五七十丸，服至三年，百病渐消，终身服之无间，可以为地仙矣。

一方加橘红盐水拌炒　半夏沸汤泡七次，锉片晒，为末，姜汁拌为饼，阴干

上合前五味米糊丸，名加味太极丸，谓神仙秘方。

加味四制黄柏丸

黄柏去皮一斤，内四两盐酒浸，四两米泔水浸，四两童便浸，四两初生男乳浸，日晒夜露，取日精月华之气，合阴阳造化之功　知母去毛皮，盐酒浸，晒干，一两　人参五钱　白茯苓去皮　白术各一两　甘草三钱　当归酒浸　川芎各一两　白芍药　熟地黄酒拌蒸，各二两五钱　山茱萸酒浸，肉一两

上为末，炼蜜丸，梧桐子大，每服三十丸，空心酒下，此坎离丸，四物四君子汤料也。

加味坎离丸

厚黄柏八两，内二两酒浸透，二两盐水浸，二两人乳浸，二两蜜浸，俱晒干炒赤　知母八两，同上制　熟地黄八两，白茯苓四两打作小块，砂仁二两，三味同入绢袋中，好酒二壶煮干，去茯苓、砂仁，止用地黄　当归　白芍药各酒浸一日　川芎大者水洗，各四两

上锉片，合匀铺开，日晒夜露各三度，白蜜一斤八两，重汤内炼成珠为丸，空心盐汤冬月温酒送下。生精养血，升水降火，王道之剂。

滋阴清化丸 滋化源，清痰火。

怀庆生地黄二两，酒浸，竹刀切，捣　天门冬二两，去皮心，晒　陈皮去白，盐水拌，微炒　天花粉　贝母　熟地黄酒浸，竹刀切　麦门冬酒浸透，去心，捣　薏苡仁绢包，同糯米砂锅内蒸一炷香，去米不用，晒干　白茯苓去皮，得人乳浸透更妙　干山药　甘枸杞　白芍药酒炒　川玄参各一两　五味子　生甘草各五钱

上为细末，炼蜜丸，弹子大，每服一丸，空心临睡不时津液噙化，沸汤调下亦可。

原方有黄柏、知母，甚苦，不利于噙，姑除之。益以陈皮、天花、贝母，使理痰气也。

班龙丸 除百病，补百损，壮精神，养气血，大有奇效。此方制法与旧本不同，久服成地仙。

闻昔蜀有道人，酣歌酒肆中。尾闾不禁沧海竭，九转灵丹都漫说，惟有班龙顶上珠，能补玉堂关下血。真人许仲源索方以传。

鹿角霜一斤，制法：用新鲜鹿角二三对，锯作寸长，东流水浸七日刮去垢，每斤用楮实子、桑白皮、黄蜡各二两，杜仲三两，共入锅炒或丸器中。另以东流水淹过一寸，覆以木盖，盖中开一孔如鸡子大，沿锅口并孔封以湿纸，常以沸汤一瓶在火侧，觉锅内水少，从孔中以渐注之，煮三昼夜，慢火常令微滚，煮足取角以指甲剥之成粉为度，薄切片晒干研末 菟丝子无灰酒浸春秋约一宿半，夏一宿，冬二宿，蒸熟晒将干，轻杵捣去皮更晒干，扬皮净碾为细末，半斤 柏子仁京城药肆中有去壳净仁，如无净仁，中秋日采一二斗，水洗净，仍以水浸一日，连壳水磨成浆，布绢袋滤，接汁尽，去壳渣，掠取水面浮油听用，余澄清倾去水，存结底者取晒干半斤 生地黄半斤，酒浸三日，砂锅木甑蒸，自卯至午熟透和酒捣极烂为膏 鹿角胶煮角汁水滤去前药渣，入白蜜五两，柏仁油砂锅慢火熬半熟，入地黄膏搅热匀，再熬成胶贮磁器听用

上各如法制，将胶火上化开，如胶稠硬，量入无灰酒一二两，胶得法不必用酒也。合前末捣千余下，丸如梧桐子大，每服七八十丸，空心临睡盐汤酒任下。

班龙二至丸

一方霜半斤，黄柏人乳拌，慢火焙十五两，生熟地黄、天麦门冬酒润各四两，当归二两。如阳痿加鹿茸三钱，炼蜜丸，神效。

霜胶各一斤 黄柏 知母各酒炒黄色，各半斤 生熟地黄酒浸一宿，各四两 天麦门冬酒浸去心各四两 何首乌去皮，春如弹子大，人乳浸一次，蒸晒各一次，如此九次 当归酒洗 白茯苓去皮为末，

水淘去筋膜，各二两

上为细末，炼蜜丸，梧桐子大，空心酒盐汤任下。

菊花丸 性平，补诸虚，除诸疾，明目滋阴，常服血气永不衰，须发永不白。驻颜益寿，功效不可尽述。

甘菊花家园菊黄白色，盛开时采，阴干末，六两 秦当归去芦头梢尾，酒洗，焙干为末，三两 地黄膏采生鲜者，取自然汁，每斤入蜜二两，瓦器内慢火熬成膏。忌铜铁。六两 牛膝淮上出者佳，川中者次之，须肥软堪用。酒浸透，焙干为末 覆盆子四五月栽秧时熟，红色味甘者，俗名栽秧苞，乌黄者非是，各四两

上炼蜜合膏丸，如梧桐子大，每服八十一丸，空心临卧各一服，盐汤酒任下，忌三日白莱菔、猪血、牛血、木耳。凡初服药皆忌，未满日、游祸日，犯之有害。

二至丸 调养元气，滋益子息，方名取冬至一阳生，夏至一阴生之义也。其效如神。

怀地黄肥大沉水者，酒浸，九蒸九晒，竹刀切 白术无油者，面炒 败龟甲酒浸一宿，酥炙脆，石器捣碎 黄柏厚者，酒浸春秋一日半，夏一日，冬三日，炒褐色，各三两 知母肥大者，酒浸一宿 当归肥大者，酒洗 生地黄肥大者，酒浸，软竹刀切，晒干 山茱萸鲜红者，六两，水润，剥肉去核，各二两 白芍药酒浸一时，锉炒 白茯苓坚白者，去皮筋 人参肥白人如数，苍黑人减半 绵黄芪蜜炙 山药白而无皮，手可粉者 广陈皮水润，去白 五味子肥大者 甘枸杞 补骨脂炒 菟丝子酒浸一宿，蒸熟，杵去皮，晒干 杜仲酒浸，炒去丝 牛膝肥大者，酒浸一宿 苁蓉去甲心，酒浸一宿，酥炙，黄竹刀切 虎胫骨酥炙黄，各一两

上为细末，炼蜜丸，梧桐子大，每服八十丸，或百丸，无灰酒盐汤不拘时送下。

七珍至宝丹又名乌须健阳丹

何首乌赤白各一斤，浓米泔水浸一日，磁瓦刮

去皮舂碎，黑豆五升，同牛膝三味同蒸　补骨脂半斤，炒香为末　牛膝川中肥大者，去芦，半斤，砂锅木甑一层豆一层乌膝，蒸二炷香，以黑透为度，去豆不用　当归半斤，酒浸一日，捣烂晒干　菟丝子半斤，酒浸一日，蒸二炷香，取出石臼舂去皮，晒扬皮净，复以好酒浸二日，晒干，捣烂为末　枸杞子半斤，酒洗晒干　茯苓赤一斤，去皮，舂如圆眼大，牛乳五升浸透讫，方晒干。白一斤，去皮舂如前，人乳五升浸透，晒干。凡用乳须作两三次则易透。

上七味皆勿犯铁，为极细末，炼蜜和匀，于石臼内木石杵捣千余下，每一丸重一钱二分，每服一丸，日进三次，空心酒下，午间姜汤，临睡淡盐汤，必如此引，不可错乱。久服渐渐加大，初服三四日，小便多或杂色，是五脏中杂病出，二七日唇红生津液，再不夜起，若微有腹痛，勿惧，是搜病也。三七日身体轻便，两乳红润，一月鼻觉辛酸，是诸风百病皆出，四十九日补血生精，泻火益水，强筋骨，黑须发，此与二至丸，小异。

延寿丹　七宝丹少当归、枸杞，加生熟地黄，丸样服引治效，皆七宝同，炼蜜滴水成珠，取俟三日火毒退，方合服。

赤白何首乌鲜者，竹刀刮去皮，各净一斤，切片。如无鲜者，用干者米泔浸一宿，以磁瓦片刮皮，舂作弹子大　牛膝去芦净，半斤，用黑豆三升，同二乌木甑一处蒸一日，取牛膝去心，共捣成泥，晒干为末　菟丝子半斤，酒浸蒸熟，舂去皮，晒干扬净，复舂为末　白茯苓去皮，舂作弹子大，一斤，用人乳五升浸透，蒸透熟　补骨脂半斤，炒香为末，外加　生地黄二斤，内一斤酒浸，九蒸九晒，一斤止酒浸透用　赤茯苓去皮，一斤，用牛乳同前制

胡麻延寿丹　水火既济之妙，坎离交媾之功，备载方中。祛宿病，生新血，百日内须发返黑，耳目聪明，身体步健，保生延年，优入仙境矣，唐刘渊梦中神授。

春季三月用胡麻　秋石　何首乌　生地黄粉甘草各四两　秋季三月前三味各四两　熟地黄四两　甘草一两　夏冬两季前三味各四两　白茯苓四两　甘草一两

上为细末，每一料蜜一斤，炼蜜丸，梧桐子大。空心、午间、食远、临卧各一服，好酒下。

制秋石法：用童便两三桶，以一缸盛之，入新汲水一桶，柳木棍一条，搅千余回，澄至午后，慢去上面清水，约大半桶，复入水一桶，仍搅千余回，至次早午后亦然，至七日将清水倾尽，缸底白沫，取试无秽气，取起杉柏木板上，以绵纸摊晒干成粉。如秽不除，更注水搅之。粉用人乳拌作饼蒸，晒干。

大造丸　余每验河车一制，后其子多不育，若却我之疾，损人之子心亦忍矣。因注之俟用者审焉，或云水煮熟用不损子。

紫河车一具，男用男胎者，米泔水洗净，新瓦上焙干，用须首生者佳，或云砂锅随水煮干捣烂

夫紫河车者，天地之先，阴阳之祖，乾坤之橐籥，铅汞之匡廓，胚腪将兆，九九数足，我则载而弃之，故谓之河车。历验篇中，名曰混沌皮。释氏书谓佛袈裟，制服有接命之功。男羸女弱，素无孕育者，服此成胎延寿，咸有左验。养生书云：病蛾无能茧之蚕，蕊破无结实之果。盖藉此以返本还元，以人补人之意。非金石草木，夜霜晓露之比。尝制此方，惠诸士夫，每获生子固阳之效。按：河车，首生男孩胎衣也。然儿孕胎中，脐系于胞，受胞之养，胞系于肾，受母之荫。丹溪云：父精母血相合而成。乃造化自然生成之物，真元气也。用此栽接，至理存焉。古治虚劳，甚者用之。但非可常得之物，且或有所嫌忌，故人不之用耳。一人禀弱，阳事痿，因以此味配他药为一方，服之不二料，体貌顿异，嗣生数子。一妇年近六十，衰惫日侵，用此味加补血药作丸服即效，自后自制常服，寿至九十，强健如壮。一人大

923

病后，久不能作声，此药服之数次，呼声顿出。一人足痿不任地者半年，服此一料，病去其半。用于女人尤妙，岂其本所自出，而各从其类也。若多女少男，夫妇咸服，辄更多男。病革垂死，一服可更延一二日。大抵补益妙用，百发百中，自有不期然而然者矣。久服却病益年，功夺造化，岂曰小补云乎？故以大造名。配合诸药，亦有至理，并注各味之下。

败龟甲年久者，童便浸三日，酥炙黄，二两 黄柏去粗皮，盐酒浸，炒褐色，一两五钱

邪火止能动欲，不能生物，俗医用药峻补，无益有害，此二味补阴补肾，为河车之佐，冲和而无弊也。

杜仲酥炙去丝，一两五钱，主肾亏精损，腰痛余沥 牛膝去苗，酒浸，晒干，一两二钱，滋阴壮阳，益精填髓，止发白，除腰脊腿痛，引诸药下行为使

以上四味，足少阴经肾药，古方加陈皮名补肾丸，配河车名补天丸。

怀生地黄肥大沉水者，二两五钱，内入砂仁末六钱，白茯苓一块重二两，稀绢包，同入银罐内，好酒煮七次，去茯苓不用。盖地黄得茯苓、砂仁、黄柏则入足少阴肾经，名天一生水 天门冬去心，一两二钱 麦门冬去心，一两二钱 夏月加五味子七钱

上四味，手太阴肺经药，二冬保肺气，不令火刑，降肺气，生肾水，其性有降无升，得人参一两，则补而降。本草云：主多生子以此也。二地二门人参名固本丸，麦门五味人参名生脉散，处方配合，要之有道。大抵以金水二脏为生化之源，用补肺肾二药，及人参补气，地黄补血，合河车以成大造也。上除地黄另用石木春一日，余共为末，和地黄膏，再加酒米糊，如小豆大，每服八九十丸，空心临卧盐汤沸汤姜汤任下，寒月好酒下。妇人加当归二两，去龟甲。男子遗精，妇人带下，并加牡蛎煅粉两半。

还元丹 此剂千益百补，服一月自觉异常，功效不可尽状。

何首乌一斤，鲜者止用竹刀刮去皮，干者米泔水浸软刮皮，四制忌铁，砂锅或瓦器盛酒、生脂麻蒸一次，晒干，羊肉一斤蒸一次，晒干，酒拌蒸一次，晒干，黑豆蒸一次，晒干。一方黑羊肉一斤，黑豆三合，量用水，上加竹炊笆置药盖蒸熟透，晒干 生地黄 熟地黄各三两，酒浸，焙干，各取末一两 天门冬 麦门冬各四两，米泔水浸，去心，各取末一两 人参一两，取末五钱 白茯苓去皮，三两，打成块，酒浸，晒干 地骨皮三两，童便浸，晒干，各取末一两，俱忌铁

上取首生男孩乳汁六两，白蜜十两，炼同一器中，合前末为膏，磁气贮，勿泄气，不拘时服一二匙，沸汤温漱。如首生乳难得，但凡人乳皆可。

草还丹 益元阳，补元气，固元精，壮元神，此延年续嗣之至药也。

山茱萸酒浸，取肉一斤 补骨脂酒浸一日，焙干，半斤 当归四两 麝一钱

上为细末，炼蜜丸，梧桐子大，每服八十一丸，临卧酒盐汤下。

紫霞丹 固阳注颜，益精填髓，起痿延年。世传广成子彭祖，皆藉此不老。紫霞真人亦由此得道。

肉苁蓉酒洗，去甲并内白膜，晒干，七钱 白茯苓坚白无筋者，去皮 生地黄酒浸蒸晒，各三钱 鹿茸慢火酥炙三次，另研 雄雀脑七个 雌雄乌鸡肝二具，慢火瓦上焙 雄鸡肾二付，酒沃，慢火炙干，另研

上为细末，先将葱白十两，净苎麻叶包裹，外用绵纸三四层，水湿固之。火上煨熟，取起捣烂，合前药末杵千余下，丸如梧桐子大，晒干。以鸡子十二枚，每头开一小孔，去清黄净，盛丸在内，以纸壳封其孔，另将鸡子四枚，同前十二枚作一窝，与一伏鸡抱。至四枚小鸡出为度，贮磁器内，用麝少许，铺器内底，盖固

封养七日，方服。每空心盐酒汤下十丸，干物压之。久久精自不泄。欲生子以青黛、甘草、陈壁土，调水饮之。

秘方千金种子丹
此方服之，令人多子，并治虚损、梦遗、白浊、脱衔。

沙苑蒺藜四两，净末如蚕种，同州者佳，再以重罗罗，二两极细末，二两粗末，用水一大碗，熬膏，伺候。

莲须极细末四两，金色者固精，红色者败精 山茱萸极细末三两，须得一斤，用鲜红有肉者佳，去核取肉为细末 覆盆子南者佳，去核取极细末，二两 鸡头实五百个去壳，如大小不一等，取极细末四两 龙骨五钱，五色者佳，火煅。煅法：以小砂锅将龙骨入锅内，以火连砂锅煅红，去火毒方用。

上用伏蜜一斤炼，以纸粘去浮沫，数次无沫，滴水中成珠者，伺候，止用四两。将前六味，重罗过，先以蒺藜膏和作一块，再入炼蜜四两，入石臼内捣千余下，方可。丸如黄豆样大，每服三十丸，空心盐汤送下。忌欲事二十日，此药延年益寿，令人多子，不可尽述。

乌鸡丸
治童子室女身发热，吐血痰出，盗汗，少饮食，四肢无力，大人亦治。武进唐国秀方。

人参 黄芪 白术 生地黄 当归 白芍药 秦艽 陈皮 软柴胡 银柴胡 前胡 胡黄连 黄芩 地骨皮 麦门冬 贝母 桑白皮 五味子 黄柏 知母各一两

上锉细片，用乌骨白鸡，耳有绿色，脑有金色者更佳。重一斤者，麻子喂七日，以索缢杀，去毛并内杂，纳药。用绿豆一斗五升浸湿铺入小甑内，三寸厚。又将青蒿四两衬之，放鸡在上，仍以绿豆盖之。蒸烂熟，将鸡拆碎，同药晒干，磨细，汤浸蒸饼，丸如梧桐子大，空心米汤下七十丸。古之一升，即今之一茶盅也。

四圣不老丹
透明松脂一斤，以无灰酒砂锅内，桑柴火煮数沸，竹枝搅稠黏，住火，以磁器盛水，倾入水内，结块，复以酒煮九遍，一日煮讫，次日亦如是，三日通计三九二十七遍，其脂莹然如玉，不苦不涩乃止，为细末，净用十二两。凡煮不宜酒少，少则易干，煮之三分之二，即倾水内。

白茯苓去皮，净用半斤 黄菊花家园味甘者 柏子仁纸包捶去油，半斤

上为末，炼蜜丸，如梧桐子大，每空心好酒送下七十二丸。

一方炼松脂，以长流水，桑柴煮拔三次，再以桑灰，滴汁煮七次，扯拔，更以好酒煮二次，扯拔，仍以长流水煮一二次，扯拔，色白不苦为度，一斤。

怀地黄酒蒸，十两 乌梅净肉，六两，甑内蒸熟取肉

上为末，炼蜜丸，梧桐子大，空心米汤盐汤任下。

名松梅丸，健阳补中，强筋润肌，大能益人。

女真丹
冬青子，《本草》名女真实，采去梗叶，酒浸一昼夜，粗布袋擦去皮，晒干为末，待旱莲草出时，采数石捣汁熬浓，丸前末如梧桐子大，每夜酒下百丸，旬日间膂力加倍，发白返黑，健腰膝，强阴不足，能令老者，无夜起之劳。

柏子养心丸
柏子仁水洗净，略蒸晒干，去壳，四两，北京有净仁卖 生地黄水洗，次入酒浸蒸一时，晒一日，又酒拌如前蒸晒共五次，二两 枸杞水洗净，三两，晒干 玄参坚黑者，水洗，二两 麦门冬水润，去心 白茯神去皮木 当归酒洗，各一两 石菖蒲去尾洗净 甘草各五钱，如心神不宁，多惧少睡加酸枣仁，水润去红皮

健忘加远志，水润去木，甘草煎汤浸一宿，如志一两则草用五钱。

上为细末，除柏子地黄石臼捣如泥，余末加炼蜜丸梧桐子大，每服四五十丸，临睡白汤下，宁心保神，益血固精，祛烦热，除惊悸，长聪明，久服令人不忘。

辰砂既济丸　治梦遗。

人参　当归酒洗　黄芪盐水洗，炒　白山药　牡蛎酒浸一宿，煅　锁阳　甘枸杞蜜拌　熟地黄酒洗，四两　知母去毛，酒洗，略炒　败龟甲酒浸一宿酥炙，各二两　牛膝酒洗，各一两半　补骨脂一两二钱　黄柏酒炒，六钱

上为末，加白术八两，水八碗，煎至半，取渣再益水煎，漉净合煎至二碗为膏，丸如梧桐子大，辰砂研细为衣，空心淡盐汤，或酒服七十丸，干物压之。

水陆二仙丹　治遗精白浊。

芡实去壳　金樱子去皮刺及肉

上等份炼蜜丸，如梧桐子大，临卧白汤下八十丸，又用晚蚕蛾焙干去翅足，净身为末，饭丸绿豆大，每服四十丸，淡盐汤下。此丸常用火烘，不烘则历。

又用猪心切薄片，不须连续，内飞朱砂，每个钱余，绵缚，白水煮熟食之。

少阳丹

苍术乃天之精也。米泔浸半日，先刮去皮，晒干捣罗，细末一斤。

地骨皮乃地之精也。温水洗捶打遍去心，晒干捣罗，细末一斤。

桑椹乃人之精也。用黑熟者二十斤，入磁盆内操烂，绢袋内榨汁去渣，将前二末投在汁内，调匀，大磁盆四五面晒干，从朝至暮，四十九日，采日之精，夜有月明时，高置净露台上，采月之华，亦须四十九度，复捣为末，炼蜜丸，小赤豆大，每服十丸，无灰酒下，日进三服，服至一年，发白返黑，三年面有童颜，寿年无算。

加味宁志丸　治虚愈精神恍惚，心思昏愦，气不足，健忘怔忡。

白茯苓去皮　人参　远志甘草汤浸软，去木　菖蒲寸九节者，米泔浸　黄连去毛　酸枣仁水浸，去红皮　柏子仁如法去壳，一两　当归酒洗　生地黄酒洗，各八钱　木香四钱，不用火　朱砂研，水飞一两二钱，半入药半为衣

上为末，炼蜜丸，绿豆大，半饥时，用麦门冬去心，煎汤下五六十丸。

壮胆镇惊丸

橘红水润去白　枳实水浸去穰　当归酒洗，各五钱　熟地黄水洗，姜汁浸蒸　天门冬泔水润去心　白茯苓去皮木　远志甘草水煮软，去木，各一两　甘草生用，五钱　白石英火煅，醋淬七次，三钱，如无真者，银箔代之

上为末，粳糊丸，每饥时五十丸，沸汤下，日二服。

安神复睡汤为丸亦可

圆眼肉　当归　熟地黄　白芍药　益智　酸枣仁各一两　川芎　远志各五钱，皆照常制

上为细末，山药糊丸，或炼蜜丸，绿豆大，临卧沸汤酒任下。

参归腰子　治心气虚损，并怔忡自汗，不过三服。

人参　当归略去头尾，细切五钱，腰子一枚，薄切

上水两碗，煮腰子至一碗半，入二药同煮至八分食，腰子以汁送下。腰有食不尽，同渣焙干为细末，山药糊丸，梧桐子大，三五十丸多服效。

加减补心汤　治诸虚健忘等证。

白茯苓　归身　远志去心　黄柏　知母

生地黄　陈皮　酸枣仁去皮　麦门冬各五钱　人参　石菖蒲　白术　甘草各三钱　白芍药五钱，炒

上锉片，水二盅，煎八分，三六九日服，暑月尤宜。

治盗汗

五倍子，用完全不蛀者，瓦上焙黄碾细，临睡以自己唾调和，纳脐中缚住。若虚汗无度，更以黄芪节、麻黄根飞面作丸，浮麦煎汤下。

三子养亲汤　出《韩氏医通》。

凡人年老形衰，苦于痰气喘嗽，脑满艰食，不可作病治，妄投汤涤燥利之剂，反耗真气。予因求治其亲，静中精思以成此方，随试随效。孝哉人子，不可不知也。

紫苏子主气喘咳嗽　白芥子主痰下气宽中　白莱菔子主食痞兼理气

上各拣洗净，纸上微炒击碎，视何症多，以所主为君，余次之。每服约三钱，用生绢作小囊盛之。水盅半或二盅，煎沸即取起顿之。如煎久则味苦辣口。若大便素实，入熟蜜一匙，冬寒加姜一片。原著论以赞其妙，兹不复及也。

凉膈散　治一切积热效如神，并诸热吐血。

连翘　栀子仁　黄芩　薄荷　甘草　大黄　朴硝　竹叶

上锉等份，水煎熟，用蜜一二匙，入药服之。若愈，服鸡苏丸滋补。

秘传二仙糕　固齿黑发，壮阴阳，益肾水，养脾胃。

人参　山药　白茯苓　芡实仁　莲肉去皮心，各半斤　糯米一升半　粳米三升半　蜜半斤

白糖十斤

上为细末，合匀将蜜糖溶化，和末掺揉得宜，小木笼炊蒸之。上以米一撮成饭，则药成矣。取起尽作棋子块，慢火上烘干作点心。或为末，贮磁器，每早一大匙，白汤调下。百日内见效，妙殊不尽。

琼玉膏　补百损，除百病，返老还童，发白复黑，劳瘵尤宜。若二十七岁服起，寿可至三百六十；若六十四岁服起，寿亦可至五百年。进御服食，赐号益寿永真膏。

新鲜地黄八斤，取自然汁　新罗人参锉杵一千下，一十二两　甘枸杞国朝太医院会议者，半斤　天门冬去心　麦门冬去心，各半斤　白蜜五斤　白茯苓去皮，一斤半，捶碎春细，水飞去浮筋，澄晒干，复为末

此半料药也。昔人尝谓一料分五剂，可救瘫痪者五人，分十剂，可救瘵者十人。

胡尚书壮阳丹　滋补元阳，美颜益寿。

莲肉水浸去皮心，八两　甘枸杞　芡实　干山药　白茯苓去皮　山茱萸去核，各四两　年老人加辽参四两

上为细末，熟糯米一升，炒黄色为末，白糖五两，酥油五两，拌匀磁器贮。

每早朝沸米汤酒任调五六匙下，干物压之。御医颜东溪传

日用仙酥丹　补百损，除百病，返本还童，卓有奇效。

莲肉去皮心，半斤　柏子仁去壳，半斤　杏仁去皮尖，六两，捣　胡桃仁去皮，四两，捣　枣肉半斤，煮去皮，捣　砂仁二两，碾末　酥油半斤　白蜜半斤

上文火炼蜜，次入酥油搅匀，再数沸方入莲柏末，又数沸入桃杏枣膏，慢熬半炷香，量诸味皆熟，入砂仁末搅匀，用磁罐数个贮置冷水中，浸一日出火气，油纸或脂膜封口，每服

三匙，空心卧时温酒一二杯送之。

大参内江邓松坡传。

蒸脐方

每年中秋日，蒸一次，却疾延年，彻上部火或腹心宿疾，妇人月信不调，赤白带，男遗精白浊。荞麦，水合为一圈，径寸余，脐大者，径二寸，内入乳香、没药、虾鼠粪、青盐、两头尖、川续断各二钱，麝一分虾鼠粪，头尖者是，各为末，槐皮去粗半分厚，覆圈药之上，加豆大艾炷，灸至腹内微作声为度，不可令内痛，痛则反损真气。若患风气，有郁热在腠理者，加女子月信拌药，则易汗，汗出而疾随愈。槐皮觉焦即更新者。有奇效。扬州游虚亭方。

药酒门

延龄聚宝丹　一名保命丹

何首乌去皮，赤白各四两　生地黄肥嫩者，八两　熟地黄鲜嫩者，俱忌铁　白茯苓去皮　莲蕊　桑椹子紫黑者　甘菊花家园黄白二色　槐角子十一月十一日采，炒黄　五加皮真正者，各四两　天门冬去心　麦门冬去心　茅山苍术去皮，泔浸一宿，忌铁，二两五钱　石菖蒲一寸九节者　苍耳子炒，捣去刺　黄精鲜肥者　肉苁蓉酒洗，去甲心膜　甘枸杞去蒂捣碎　人参　白术极白无油者　当归鲜嫩者　天麻如牛角尖者　防风去芦　牛膝酒洗　杜仲姜汁浸一宿，炒断丝　粉甘草去皮，炙　沙苑白蒺藜炒，舂去刺

以上各要拣洗极净。

上锉片，生绢袋盛，无灰醇酒九斗，磁坛中春浸十日，夏浸七日，秋冬浸一十四日，取出药袋，控干晒碾为末，炼蜜丸梧桐子大。每服五十丸，无灰酒下。每五更服三小杯，仍卧片时，午夕亦然，但觉腹空，并夜坐服三杯，最益。服酒后，切忌生冷、葱蒜、韭白、莱菔、鱼。脱落尘事，诚心修服无间，百骸畅快，百

病潜消。林以和自三十九服至今六十四岁，宿病咸愈，身体强壮，须发不变，耳目聪明，齿牙坚固，精神胜常。

一醉不老丹　固精养血，乌须，壮筋骨。

莲蕊　生熟地黄　槐角子　五加皮各三两　没石子三雌三雄

上将石臼杵碎，生绢袋盛，无灰酒十斤，夏月浸十日，秋二十日，春冬二月，取起袋控晒干为末，忌铁，用大麦二两，炒和前末，炼蜜丸，每一钱作一饼，以薄荷为细末，一层末，一层饼，磁器贮，每饭后嚼化几饼，前酒任意饮之。须连日饮尽，顿久恐泄味，如饼难咽，以酒下之。

保命延寿丹　治虚损风气，湿积心腹，腹胃膀胱疼痛，淋痔膈噎，肤燥疮癣，一切恶症，及妇女赤白癥瘕，久服益精润肌。

胡桃仁　小红枣　白蜜各半斤　酥四两　苍术　甘草　厚朴各去皮　陈皮去白　生熟地黄　天麦门冬去心　补骨脂　川芎　白芍药　白术　牛膝　香附　肉桂　五味子　半夏　枳壳　荆芥　防风　独活　白芷　细辛　麻黄　小茴香五加皮各一两　虎胫骨酥炙，一两　当归　白茯苓　人参　苁蓉去甲　枸杞子　何首　砂仁　干姜煨　杏仁　乌药　川草乌去皮　川椒　木香沉香各五钱

上各制，洗净锉片，生绢袋盛，堆花烧酒一大坛，入药固封，锅内水煮三时，木棍不住手顺搅，使水周旋，取起埋地三日毕，将药晒干为末，本酒糊丸，梧桐子大，每日三十丸，黄酒下。其药酒空心午戌，任意进一三酌。

史国公药酒

至元十七年，奉仙驿偶值异人授以此方。因浸酒一斛，初患手足拘挛，起伏不便，服酒三升，手能栉洗，三升半，屈伸渐有力，五升后，言语清爽，步履轻便，百节通畅，宿疾脱

落矣。遂题请颁示天下，传以拯患。

苍耳子炒香，碾碎，四两，治风湿骨节顽麻 当归一方用三两，补血生血 牛膝治手足麻痹，补髓行血 羌活一方止用一两，治风湿百节疼痛 防风治肢体拘急 川萆薢色白酥炙，一方止三两，治骨节疼痛 松节壮筋骨 秦艽治四肢拍急言蹇 干茄根蒸熟，一方用八两，治风湿骨节不能屈伸 晚蚕沙炒黄，一方三两，治瘫患百节不遂，皮内顽麻 虎胫骨酥炙，去内毒气，壮筋骨 鳖甲九肋者佳，酥炙，各二两，治瘫痪 甘枸杞一两，一方五两，治五脏风邪并明目 脚中湿步艰者加威灵仙一两

上锉片，生绢袋盛，无灰酒一坛浸，固泥坛口，二十七日方启坛，早暮服二三杯，渣晒干为末，酒糊丸，梧桐子大，空心三五十丸，酒下。

一方加杜仲锉，姜汁拌炒，去丝三两 白术二两，用酒三十五斤 一方加白花蛇一条 风藤二两

五加皮酒 好酒一金华坛，煮滚，入五加皮一斤，不拘时饮，微醺，最胜湿益人。

李冢宰药酒 治虚损咳嗽，明目养血，除膈气，去风湿，驻颜，益寿，男女老幼，皆可服。

桃仁 杏仁俱去皮尖，各一斤 脂麻去皮炒熟，一升 苍术去皮，四两 白茯苓 艾揉去筋 薄荷 小茴香各三钱 好铜钱五文 荆芥一两

上为细末，炼蜜和作一块，高烧酒一大坛，入药煮一时，将药煮散，厚纸封埋土中七日，取出，空心饮二三杯。

仙酒方

世传前监察御史，兼两京留守窦文炳，患手足拘挛，半身不遂，延访医至奉化县，县尉李能传此方。依合浸酒一斗，饮及二升，能运手足，三升，能伸腰背，至四升，脱如释负，因具开奉，救送。御医院附灵宝上方议加

天麻半斤 当归三两 枳壳二两，正方见下 枸杞二升 牛蒡子半斤 牛蒡根一斤 天麻子一升 牛膝 秦艽 苍术去皮，米泔浸，瓦器蒸熟 羌活 防风 桔梗 晚蚕沙各二两

上为粗末，无灰酒二三斗，瓦坛浸七日，勿令面近酒，恐气触目有伤，每日空心午夜，各温进一杯，忌鱼面三个月。

固本酒

生熟地黄 白茯苓去皮，各二两 天麦门冬酒润去心 人参一两

上切片，用磁瓶盛好酒十大壶，浸药三日，文武火煮一二时，以酒黑色为度。如上热，减人参五钱。如下虚或寒，将韭子炒重黄色为末。空心服三五杯，用铜钱抄韭末一钱，饮之。

妇人下虚寒，胡桃连皮作引饮之。久则能生子，治劳疾，补虚弱，乌须发，美容颜，久服面如童子，忌莱菔、葱、蒜、豆饭。

菖蒲酒

主大风十二痹，通血脉，养荣卫，治骨立痿黄，医所不治者。服至百日，颜色丰足，气力倍常，耳目聪明，行如奔马，发白更黑，齿落更生，昼夜有光，却病延年，久服得与神通。

菖蒲削至薄，切晒干一斗，生绢袋盛之。好酒一石，入不津大瓮中，安药袋在内，泥封固，百日开视，如绿叶色，复炊糯米二斗，内酒中，再封四十日，滤去糟，温饮一盏，日三服。其药渣晒为末，酒调一钱，服之更觉爽快。

痰门

法制清气化痰丸

南星 半夏各二两，用皂角二两，白矾二两，

生姜二两，水六碗，煎沸取起，浸至次早，再煎透为度，二味须四两足，去皂角　瓜蒌仁微炒，纸包捶去油　白术　黄连去毛，姜汁拌炒　香附子杵毛净，童便浸　陈皮去白　白茯苓去皮　莱菔子炒唐球子各一两　紫苏子　黄芩各七钱　枳实面炒甘草各五钱

上为细末，竹沥一碗，生姜自然汁一酒杯，神曲细末一两，和面作糊丸，如小赤豆大，每服七八十丸，温沸汤下。

造三奇神曲方，六月六日谓诸神集会之辰，故名神曲，过此日造者非神。

白面一百斤，取白虎意　苍耳自然汁三升，取勾陈意　野蓼自然汁四升，取腾蛇意　青蒿自然汁三升，取青龙意　杏仁四升，去皮尖，看面干湿可用，取玄武意　赤小豆三升，煮软熟，去皮汤，研共一处，拌匀，取朱雀意

上修合用三伏内上寅日，取前药汁拌前面，捏得实散，分开为度，甲寅戊寅庚寅乃三奇也。近时神曲只以面蓼为之。入药不咳。此方传自蜀府，与造曲法同。

清热化痰丸　治痰饮为患，恶心头眩，心悸，中脘不快，或因食生冷饮酒过多，脾胃不和。

半夏汤泡七次，五钱　陈皮去白，四钱　白茯苓　当归酒洗　川芎各三钱　黄芩酒炒　生甘草栀子各一钱半，去杤　黄连去毛炒，一钱

上为细末，面糊丸，梧桐子大，食远白汤下，五十丸。

玉髓丹　治痰火上涌，或流入四肢，结聚胸背，或咳嗽，或头目不清。

软石膏三两　半夏一两，汤泡七次　白矾五钱
上为细末，淡姜汤打糊丸，如赤豆大，每服三十丸，食远茶清下。

款冬花丸　治年老气虚，痰盛涎涌，喘嗽不已，遇寒尤甚，并劳瘵久嗽痰气。

款冬去梗，二两　桑白皮一两半　人参　京紫菀　杏仁去皮尖　知母去毛　贝母各一两　五味子　桔梗各五钱　苏叶三钱　槟榔一钱半　广木香一钱

上为细末，炼蜜丸，弹子大，每临睡嚼一丸，滚水下。

化痰丸　治热在上焦，火盛，或作痛，宜风疾。

半夏泡七次　南星水泡，各姜汁拌　黄芩寒水石煅　黄连去毛，各一两　猪牙皂角　薄荷各五钱　甘草炙三钱

上为细末，淡姜汁打糊丸，赤豆大，食远茶清下，五十丸。

大麻化痰丸　治背上及胸中之痰。

天麻一两　南星一两　半夏三两，汤泡至冷七次，以内透为度　软石膏煅赤一两　雄黄通明者，初服如前末一两，如此味，水飞七次，以后常服减此

上为末，淡姜汁打糊捣丸，赤豆大，食远茶下九十丸。

加味润下丸　降痰如神。

橘红去白，半斤，水化盐一两，拌匀，蒸极熟南星　半夏俱水煮，姜汁制　黄芩　黄连　甘草各一两

上为末，滴水丸，或蒸饼丸，梧桐子大，每服五七十丸，白汤下。

煎剂

羌活胜湿汤　治背恶寒，虽盛暑亦欲着绵，人之背属阳，湿中太阳，久而热，乃火也。火起而痰随之渗入于背，兼以饮酒，酒乃湿热之物，与病辏合，湿痰结聚，所以外虽恶寒，其中实热也。先燥湿，次降火，病则除矣。内多太阳引经之剂，且能胜湿。

羌活一钱半　独活一钱半　炙甘草　南川芎

藁本　蔓荆子　防风　酒炒黄芩　米泔苍术各一钱

上为一帖，水煎，食远温服。

清热化痰汤　化热痰，清郁气，亦可常服。

半夏汤泡七次，姜汁拌，一钱二分　枳实面炒香附童便浸　贝母各一钱半　白茯苓　山楂肉各一钱　橘红　黄连炒，各八分　桔梗　苍术米泔浸，各七分　甘草二分

上锉一服，生姜三片，水二盏，煎至一盏，食远温服。如痰壅上，加苏子降气汤料，视病增减，消息服之

苓连二陈汤

橘红　白茯苓　软石膏各二钱　片芩酒炒白术　黄连酒炒　防风各五分　川芎　天花粉各一钱　薄荷八分　半夏制，七分　羌活五分　甘草炙，三分

上锉片，水盏半，姜三片，煎八分，食远温服。

加味顺气化痰汤

人参　白术各一钱　白芍药　白茯苓　半夏陈皮　枳实　柴胡　苏叶　黄柏　甘草炙，各三分

上如常制锉片，每水二盏，生姜三片，煎至七分，食后温服，渣再煎。

定喘汤　专治齁喘，取效甚速。金陵浦舍真方。

白果二十一枚，去壳，炒黄色，分破　麻黄款冬花　桑白皮蜜炙，各三钱　苏子二钱　法制半夏如无，甘草煎汤泡七次，三钱　杏仁去皮尖黄芩微炒，各一钱半　甘草一钱

上锉，水三盏，煎至二盏，作二服，每服一盏，不拘时徐徐服之。

歌曰　诸病有药方，齁喘最难当，苏子同桑白，杏仁与麻黄，款冬须白果，半夏忌生姜，黄芩甘草佐，神仙定喘汤。

头痛门　附眩晕。丹溪云：在右属痰，主苍半酒芩，在左属风属血，虚风主荆，瘀血主芎归芍酒黄柏，治远年近日偏正头风痛，诸药不效，收功如神。

川芎　白芷各三钱

上为极细末，黄牛脑子一个，擦药末在磁器内，加酒顿熟，乘热和酒食之。尽量一醉，睡后酒醒，其疾如失，甚验。

白术半夏天麻汤　治痰厥头痛，都作一服尤妙。

黄柏一分，酒浸　干姜三分　泽泻　白茯苓天麻　黄芪　人参　苍术各五分　神曲炒　白术各一钱　麦蘖面　半夏　橘皮各一钱五分

上锉，每服五钱，水煎热服，食前一服而愈。此头痛苦甚，谓之足太阴痰厥。头痛非半夏不能疗。眼黑头旋，风虚内作，非天麻不能除。黄芪甘温泻火，补元气，实表虚，止自汗；人参甘温泻火，补中益气；二术俱苦甘温，除湿，补中益气；泽泻茯苓，利小便导湿；橘皮苦温，益气调中升阳；神曲消食，荡胃中滞气；麦蘖宽中助胃气，干姜辛热以涤中寒，黄柏大苦寒，酒洗以疗冬天少火在泉发燥也。

调中益气汤　治气血俱虚，头疼，其效如神。

芍药炒，六分　升麻四分　黄芪蜜炙，二钱甘草一钱　五味子一十四个　当归　白术　人参各六分　柴胡　陈皮各四分

上少加川芎、蔓荆子、细辛，作一服，水煎，临卧温服。

参术汤　治气虚头痛，眩晕，宜降火

为主。

人参　白术　黄芩酒炒　黄连　黄芪　生地黄酒洗，等份，煎服

芎归汤　治血虚眩晕。

川芎　当归等份煎服

眼目门

夜光丸　治肾气虚血弱，风毒上攻，眼目昏花，久成内瘴，降火升水，夜可读细字。

生熟地黄酒浸　天麦门冬水润去心　人参　白茯苓　山药各一两　菟丝子酒浸，焙，另捣　肉苁蓉酒浸，去浮甲并心膜　牛膝酒浸　石斛酒浸，焙　枸杞子　五味子　青葙子　白蒺藜炒，舂去刺　草决明　甘菊花　川芎　黄连去毛　枳壳水润　杏仁　防风　甘草

上为细末，炼蜜丸，梧桐子大，每服三五十丸，空心酒盐汤任下。

三花五子丸

甘菊花　旋覆花　密蒙花各一两　地肤子　青葙子　覆盆子　牛蒡子　蔓荆子　外加草决明一两五钱　白蒺藜炒，杵去刺　川芎　木贼　黄芩去节　防风各一两

上为细末，无灰酒糊丸，梧桐子大，每服三十丸，麦门冬煎汤下。如有翳，加桑白皮煎汤下。

密蒙除昏退翳丸

当归活血　川芎去头风瘴痛　木贼去翳　天麻去羞明　甘菊花去内瘴　白蒺藜去赤眼　黄连去翳膜　藁本去湿热　羌活去风清头　独活　青葙子去气眼　楮实子去瘀肉　荆芥　苍术去湿热　夜明沙　甘草

上各三钱为细末，炼蜜丸，或饼或圆，每丸重一钱，临睡细嚼米饮任下，日进二丸，早

饭后临睡皆可，刻日见效。又以橄榄核清水磨擦眼，去昏翳尤速。煎剂。

明目流气饮　目疾久者。此方殊妙。

当归酒浸　地黄酒浸　川芎　芍药　甘菊花　草龙胆酒浸　决明子炒　防风　防己　香附童便浸　甘草

上锉片，水盅半，煎八分，上半日服。如有翳，加密蒙花、木贼。

蝉花散　目疾发翳，此药主之。

蝉蜕　甘菊花　当归　生地黄　玄参　赤芍　羌活　连翘　柴胡　木贼　石决明煅，童便淬　草决明　白蒺藜炒，去刺　蔓荆子　青葙子　荆芥　防风　薄荷　升麻　黄连　黄芩　栀子　黄柏　枳壳　龙胆草　谷精草　夏枯草　桔梗

上锉片，白水煎，食后服。

拨云散　专治内瘴青膜。

当归　生地黄　甘菊花　黄连　山栀子　黄芩　石膏　荆芥　防风　郁金　旋覆花　木贼　青葙子　草决明　白蒺藜　草龙胆　蝉蜕

上锉，每服水盅半，煎七分，食远服。

治眼外瘴，赤肿暴痛。

生地黄　赤芍药　当归尾　赤茯苓　防风　细辛各一钱　桑白皮　大黄各二钱　如瘴加甘菊花　谷精草　生甘草各三钱

上锉，水二盅，煎至七分，卧时冷服。

治眼中努肉攀睛，及两睫上下纹绁。

生熟地黄　当归　生甘草各一钱　蔓荆子　覆盆子　白蒺藜　川连翘　荆芥　川芎　薄荷　羌独活各五钱　防风七分　灯心七根

上水二盅，煎八分，食后服。

四精膏　治赤瘴热痛。

蜂蜜花之精　羯羊胆草之精　青鱼胆水之精　人乳人之精

上等份，磁杯盛，蒸熟入磁瓶中，油纸黄蜡封固，悬井中七日取起，点眼妙。以匙抄少许，入口咽下亦可。

黄连膏

凡点眼，先以好烧酒洗之，攻出热泪，次点药易愈。

黄连五钱

锉以麻布袋，又用青古钱一文，同浸在薄碗中，外用铜杓盛水置碗于内，俟水沸良久去袋，入人乳少许，或加蜜少许，乘热以银簪蘸点眼中，闭少时又点。入冰片五厘更妙。

神应八宝丹

芦甘石煅用，童便浸七次，煅七次为灰，研细，水飞，一两　黄丹研细水飞，一两　珍珠用蚌蛤盛之，铁线缚，合火中煅过，研末，五钱　朱砂研细水飞，五钱，内一半入药，一半为衣　麝香研细，三钱　明矾生用，一两　冰片三钱　乳香以笋壳叶摺作一包，篾拴定，火上炙透，俟冷即研，或以灯草少许，同研细，三钱

上皆为极细末，用福蜜一两半，以铜锅熬去膜，丝绵滤过，先下砂麝珠矾丹，次下冰石，随热即丸，如黄豆大，少冷则成块，难丸。修合之日，用天色晴明，成开收吉辰或清明端午中秋重阳四节。忌生人妇女鸡犬污秽之地。须洁净，两人方能成就。用磁罐盛，年久愈坚愈效。以井花水浓磨，照常点之。功不尽述。

宜兴倪秀才家秘方，闻人北江提学南直隶时，得之传。

八宝推云散

芦甘石二两　当归一两　艾五钱　槐皮一两

用水一碗半，煎至一碗，以火煅石，将前水洒之三次毕，则用青布裹之，埋于小便地下，更宿取出。

血竭三分　没药三分　乳香三分　麝香三分　朱砂三分　轻粉三分　硼砂三分　珍珠三分　玛瑙三分　水晶三分　熊胆二分　胆矾二分　铜绿

一分　牛黄三分　雄黄三分　冰片五分

上研为极细末，清晨以温水洗净眼，以银簪点两眼角。如赤暴眼一夜点三次，其效甚捷。

治火眼风眼障眼

当归兼用根梢　黄连去毛，四分　朴硝　铜绿　白矾各二钱

俱碎，用丝绵裹置磁器中，沸汤一碗，浸不拘时，先以白汤洗净，次以药水洗之。

耳门

四物汤

加瞿麦、蓄蓄、山栀、木通各一钱

锉水煎服，治聋有验。

又苍术一头，削尖入聋耳中，一头削平在外，上艾炷灸之。不拘壮数，但以热气透彻其中为度。

蛆入耳，杏仁捣如泥，取油滴入内，非出则死。

虫初入耳，香油或驴牛乳鸡冠血，灌入即出。

虫入耳久食脑痛，桃叶为枕，虫自鼻出。见陈逊齐间览

冻耳成疮，生姜取自然汁，熬膏擦。见刘跛暇日记

耳后根生疮如割，小儿多有此患。

地骨皮碾细，将粗末煎汤，净洗拭干，如疮出水，则以细末干付，疮干香油调付。见鲜于伯机钩玄

鼻门

洗肺散

治鼻中生疮。

黄芩　半夏各二钱　天麦门冬去心　五味子各一钱半　杏仁去皮尖，一钱　甘草五分

上锉片，姜五片，水二盅，煎至一盅，食

933

后服。

赤鼻方

枇杷叶去毛，一两　栀子仁五钱

上为末，每服二三钱，温酒下，早服去右边，晚服去左边。

木鳖子去壳　大枫子去壳　轻粉　硫黄

上为细末，不时以唾调擦，二方亦治面疮风刺，鼻中有肉下垂，用冰片点之自入。

口门附喉舌

丹溪云：脾热口甘，三黄丸主之。胆热口苦，柴胡汤、麦门、酸枣、地骨、远志主之。实热生疮，凉膈散、甘桔汤主之。

孩儿茶　硼砂

等份为末，付口内疮。

又　冬青嫩叶，嚼烂噙之。良久咽下，渣吐去。

黄连　细辛

等份为末，敷舌疮，涎出吐去更敷。

口疳

鸡内金不拘雌雄，取出不落水，以纸拭净，新瓦上焙脆，置青石上拔火毒，为细末，先以米泔水漱，次付末。

急喉风

胆矾五分，半生半枯　熊胆　木香各三分

上研细，番木鳖磨，井水调和，以鸡翅蘸扫患处，如势急口禁，以箸启之。药一扫下即消。蔡霞山传。

喉痹并乳蛾

车前子　凤尾草洗净擂烂

盐霜梅煮酒各少许，再和擂，绢绞去渣，以

鹅翅蘸汁扫患处，痰涎随出即消。内江邓笔峰传。

喉闭重者，刺少商穴、顶门上、地角下，近喉处微放血后，以白矾、硼砂、僵蚕、皂角刺同研末吹入喉中，或用前方皆可。

一方用硼砂、胆矾等份为末，吹入喉中。凡胆矾入青鱼胆内，挂风处，入喉药妙。

又方用笋壳叶削尖一头，刺两鼻孔中，有血流出，闭肿即消。

又治喉痹双乳蛾

壁上蛛白窝取下，患者脑后发拔一根缠定蛛窝，灯上以银簪挑而烧之，存性为末，吹入患处即消。溧阳陆简斋传。

薄荷点汤　主治风壅，咽喉不利，痰实烦渴，困倦头昏发热，及一切风痰疮疥，并宜服之。

薄荷去沙土，十两　天花粉　甘草俱生用，各五两　荆芥穗生，四两　砂仁生用，三两

上为细末，每前药末四两，入霜梅肉末一两，研匀，以磁罐贮。每服一钱，百沸汤点服，炼蜜丸噙化亦通。

治暴失音　用猪脂一斤，入锅炼去渣，入真白蜜一斤，再炼数沸，住火滤净，磁器贮，冷即成膏，不时挑一茶匙服亦可，常用能润肺脏。

治骨哽　白饧糖大口嚼哽下。硼砂成块者，水涤净日夜噙化下，其骨自软。

治误吞铜钱铜物，多食核桃或荸荠，其铜自烂。

治误吞针，蚕豆煮熟，同韭菜吃下，针同菜大便而出。

牙齿门

清胃散　治齿痛断肿或出血，或痛引

头脑，面上发热并效，服此不应，加石膏五分。

升麻一钱半　牡丹皮　黄连各一钱，夏此倍生地黄　当归俱酒洗，各六分

上锉片，水盅半，煎一盅，温服。见东垣方。

立效散　治一切牙疼，连及头脑项背皆不任。

防风一钱　升麻七分　草龙胆四分　炙甘草三分　细辛叶二分

上锉，水一盅，煎至五分，去渣，向疼处漱噙良久。如恶热饮，加草龙胆一钱；恶风作痛，加草豆蔻、黄连各五分，减草龙胆。此法无定，随寒热多少，临时消息。凡痛，或温漱吐去，或噙，少顷咽下，二次即愈。天台蔡霞山先生传。

定痛散

大黄　细辛　雄黄　甘草各一钱　真麝香一分

上为细末，擦痛处。

一笑膏　治风牙虫牙。

陈艾捶净，一两　川椒连子用　细辛　蜂房五钱　雄黄另研　蝎梢各三钱　防风五钱　槐柳青条一两

上锉细，高烧酒二碗，煎一碗，生绢绞去渣，入雄黄末，熬酒成膏，磁器贮。每用匙挑一豆许，咬患处勿吞，徐吐去，数次见效。

又治风虫牙疼

芫花　细辛　花椒　小麦　蜂房　盐各一钱，水煎滚，噙漱之，勿咽。

又治风虫牙

升麻锉，炒黑，二两　石膏五分　细辛炒，三分

上研末，不时擦牙吐之。通山朱两崖先生传。

固齿延寿膏　专贴龈宣齿槁，黄黑腐败，风虫作痛，腮颊红肿。又贴坚固牙齿，驱逐垢腻，益肾生津，壮骨强髓，添精倍力，大有奇效。

珍珠五钱，绢作小袋，豆腐一方，中开一孔，内珠袋，仍以原腐掩孔，留袋上一线悬锅口上，勿令珠袋落底，恐伤珠元气，桑柴火煮一炷香为度雄鼠骨腊月内雄鼠一只，面作饼，将全鼠包完，外用盐泥复包，阴干，炭火烧红，冷定，破取骨，五钱

秋石二钱　龙骨制法与鼠骨同，五钱　阳起石象牙各五钱　鹿角霜五钱，制法见虚门　广木香二钱半　沉香二钱　南川芎　怀熟地黄　白芍药当归　乳香　没药各一钱　青盐一钱半　白芷大小皂角各五分　补骨脂炒香，忌铁　细辛去土，洗净，晒干，三分

上各味另研极细末，白蜡五两，俱各作二份，用蜜煎罐一个，先将白蜡化开，次下一份药末，桑柴文火溶开蜡，将药搅匀，外用呈文纸二张，将前药一份，散在纸上，用手擦磨药末，在纸上下周围后，将罐内药火化开，搅匀倾在纸上，周围俱用药汁走到，用刀作条，临卧贴在牙上，一夜，次早取出，药条皆黑，齿牙渐贴渐固。

走马牙疳

香油通口噙漱，觉无油气吐出，更漱五六七次，吐尽，更以沸汤入盐醋温漱吐讫，擦后药。

五倍子炒焦　铜绿　明矾各一钱　麝一分

上为末，擦患处。

又红枣一枚，劈开去核，入白砒半分合之。火煅存性，加铜绿半分研细，用簪尖挑一粟大点患牙两旁缝中，其虫立死。口中聚涎微吐出，

935

慎勿咽下。

灸法治一切牙痛腮肿，关紧苦楚不禁者。

手掌后尽处外侧覆之，皆有一圆骨起见，外虽如一，中实两骨，相续续处取穴，米大艾灸三五壮，其痛当愈。如不应，承浆穴灸三壮，艾如前。

擦牙附

江类苑揩齿仙方 固齿黑发。

牙皂、生姜、升麻、生地黄、木律、旱莲、荷叶心、青盐。

上各烧存性，等份细研，日用。古方有槐角、细辛。

又当归、生地黄、香附、牙皂、细辛、青盐，俱为末，老米饭捣和药为一饼，桑柴火烧存性，置净地，纸衬之，上以瓦器覆一宿，去火气。每早擦之，白汤咽下。

擦牙防齿患，取青槐枝捶半碎半斤，水四碗，煎二碗，去渣，入好盐一斤，煮干更将盐炒研细，擦牙，温水漱之。吐水洗眼齿目皆宜，五月五、六月六合，更妙。

又每于空心时扣齿三百下，永无齿患，出《颜氏家训》，殊验，不可以其易而忽之。

乌须固齿补肾方

当归 雀脑芎 熟地黄 白芍药 香附米 甘枸杞 川牛膝 荆芥 青盐各二两

上为细末，用米一升煮饭，将末拌匀，分作五团，阴干，桑柴火烧成炭，存性研细，铅盒贮之。每早鸳鸯手擦牙二次，药与水咽下，至老牙不疼不落，甚妙。

乌发固齿方

七月取旱莲草，连根一斤，用无灰酒洗净，青盐四两，捶碎腌三宿，取出，无油锅中炒，将原汁旋倾入炒，干焦为末，每晨用一钱，擦牙咽下，用久殊效。

脾胃门

加味枳术丸

白术补脾胃为君，四两 枳实面炒，二两，通胃滞气 人参润肺宁心，开脾助胃 陈皮行气益脾，去白，各二两 甘草健脾和中，通经脉，利血气，一两五钱，斯四味为臣 川当归脾胃中多气多血，使此润之补血，对陈皮酒洗，三两 白芍药伐肝木扶脾土，三两 香附米开郁理气，童便浸 黄连厚肠胃，去积火，姜汁炒，各二两，斯四味为佐 葛根足太阴、阳明二经引药，一两五钱，或止用一两为使

上为细末，神曲糊丸，梧桐子大，半饥半饱时沸汤下百丸。

三补枳术丸

白术二两 枳实面炒 黄柏滋肾养阴，青盐炒 陈皮去白，各一两 贝母去胸膈中顽痰，八钱 白茯苓 黄连 黄芩醋浸一宿，炒 山楂肉神曲炒，各五钱 麦牙 砂仁 香附醋浸一宿，炒，以上各三钱

上为细末，荷叶煮饭杵作丸，梧桐子大，每食后姜汤服七八十丸。有热，茶汤下。人之精血元气，皆因谷气而生，脾乃肺之母，母实子盛，顺气消痰，理以类应。

健脾丸

白术微炒，五两 陈皮洗净，存白 半夏泡七次，姜汁拌炒，各三两 神曲炒 山楂去子，蒸晒 归身酒洗 白芍药炒 白茯苓去皮，各二两 川芎小者佳 黄连姜汁炒，各两半 香附童便浸 枳实面炒 炙甘草各一两

上为末，荷叶包老米饭，慢火上蒸饭丸，小赤豆大，食后服八九十丸，滚白水送下。

参苓白术散

人参 白茯苓 白术 山药各一斤 甘草 白扁豆去皮，姜汁炒，各十两 莲肉 薏苡仁各

半斤

上为细末，每服二钱，枣汤下。

橘半消化丸　消食化痰，开郁下气。

陈皮、半夏与连翘，苍白二术、神曲膏，山楂、抚芎共香附，茯苓、莱菔子能消。

上各味如常制，神曲为细末，作稀糊丸服。

黄连磨积丸　治一切痰饮痰积，积聚怫郁，胁下闷倦，懒惰饮食不消，或吐逆，恶心，眩晕怔忡，时作时止，用之如神。

黄连一两，内五钱吴茱萸同炒，五钱益智仁同炒，去二味不用，止用黄连　栀子炒，去枵　白芥子醋浸炒，各五钱　川芎　苍术米泔浸七日　桃仁去皮存尖　青皮去穰　香附子童便浸，炒　莪术酒浸，炒　山楂肉　莱菔子炒研　白术各一两　三棱用西安府者，一两五钱

上为细末，量用汤浸蒸饼为丸，梧桐子大，每服五七十丸，茶汤白汤下。

腹痛类　治肚疼以生姜自然汁半酒杯，砂糖半酒杯，沸汤一盅，调服半时即愈。

治干霍乱　其疾肚疼不可忍，又不吐不泻，急以盐一两，沸汤调下，但盐气入肠即定。

治搅肠痧　即腹疼难忍，视腹痛而手足冷，阴经受病，身上更有红点，以灯草蘸油，然灯炮之。凡痛甚而手足暖，属阳，将刀臂将下恶血聚十指，以针刺各指背近爪甲一分半处，令血出，动其指臂爪甲皮肉，致有血出即安。

气门

沉香化滞丸　消结滞，化痰饮，去恶气，解酒积，中满呕哕恶心。

沉香五钱　蓬术三两　香附　陈皮各二两甘草　木香　砂仁　藿香　麦芽炒　神曲

上为末，酒糊丸，绿豆大，每服五十丸，空心沸汤下。

一块气　治男女噎膈痞满胸胁刺痛，癥瘕疝气。

香附童便浸炒　陈皮　青皮　三棱　莪术各一两　神曲　麦芽　郁金　莱菔子　黄连　槟榔　白牵牛头末，各五钱　枳实　皂角　百草霜各二钱五分

上为细末，面糊丸，绿豆大，每二十五或三十丸，视疾上下，为食后，先热酒姜汤任下。

清气利膈丸　虽云气无补法，然中年以后人，气血渐衰，如正气不调，则邪气何由而除。

人参　白术　白茯苓　半夏汤泡姜制　陈皮去白　青皮去穰面炒　当归酒浸，各一两　川芎　枳壳去皮穰，面炒　柴胡　黄芩去枵，各七钱　甘草炙，一钱

上为细末，蒸饼汤浸为丸，梧桐子大，每五七十丸，姜汤沸汤，不拘时服。

鼓胀

用赤尾鲤鱼重一斤，或十三四两者，破开洗净，将赤豆填满腹内，以线缝住，不用盐酱，白水煮熟食之。食过数鱼，腿上自裂缝出水而愈。仍忌盐酱，不忌病复发。

又牵牛妙酒　治一切四肢肚腹发肿，不问水肿、气肿、湿肿皆效。

干鸡粪一升，锅内炒黄，以好酒三碗，淬下，煮作一碗，细绢滤去渣，令病人饮之。少顷，腹中气转动作鸣，从大便利下，于脚膝及

脐上下先作皱起，其肿渐消复。如利未尽，再服一剂。以田螺二枚，滚酒内淖熟食之，即止，续以温粥调理。峨嵋有僧以此方治一人，一二日即愈，自能牵牛来谢，因名。

保身丹 治三十六种风，七十二般气，上热下冷，腰膝酸疼，手足倦怠，喜睡恶食，颜枯肌馁，赤黄疮毒，气块下注，肠风痔漏，语颤言蹇，左瘫右痪，憎寒毛竦，久疟吐泄，洞痢，男子阳痿，女人无嗣，七癥八瘕等疾，服至一年，百病消除，醉后一服，能却宿酲，药后如泄，以羊肚肺煮羹补之。搜风顺气之要药也。

白槟榔　车前子　大麻子略炒，一两，砖微磨去壳，另研　郁李仁汤泡去皮　菟丝子酒浸二宿，蒸捣晒，去皮，再酒蒸　牛膝酒浸二宿　山茱萸酒洗取肉　山药各二两　大黄酒拌蒸黑色，原方用五两　枳壳　独活各一两

上为细末，炼蜜丸，梧桐子大，每早晚二十丸，米汤茶酒任下。此方见《医林集要·脚气门》。以大黄为君，以槟榔等八味为臣，以枳独二味为佐使。盖中年以后人厚味，色欲过度，阴虚火动，往往生风，故立方以降火疏风为主，大黄所以五两也。后人妄自加减，殊非本旨。患风气诸证，而大便秘实者宜服之。风盛加防风二两，气盛加广木香五钱。

风门

丹溪云：半身不遂，大率多痰，在左属死血与无血，在右属痰属气虚，见《纂要》。知所属施治，易愈。

惺松饮 凡中风，急以苏合丸，姜汁灌醒，方服后药。

天麻　南星　陈皮　白术　当归　川芎　薄荷　桂枝

上锉等份，水二盅，煎七分，加竹沥一酒杯服之。

加味黑虎保安丹 治一切风气，大有神效。

川芎　苍术　草乌炮　何首乌　白芷　荆芥　防风　麻黄　细辛　石斛　甘草各一两　川乌　全蝎各五钱　樟脑一钱　加两头尖　豨莶草　威灵仙各一两　白花蛇一条　又加乳香　没药

上为末，炼蜜和，木石臼中杵千余下，丸如樱桃大。病在上食后，在下食前，随引嚼服。忌过饮，及热物欲事，避风。左瘫右痪，急闷或四肢顽麻，并热酒下。初病劳瘵，吐血腥或小便不通，并好酒下。

眉须脱落，大麻疯，口眼㖞斜，心热风，腰足疼，偏正头痛，夹脑风，或腰痛耳聋肾脏风，并茶清下。

狂言心邪，防风煎酒，入飞朱砂在内下。

紫白癜风，并鼻赤肺脏风，并防风汤下。

耳作蝉鸣，骨气风，川乌酒下。

小儿吃泥土，或饮食无味，缠脏风，并皂角子汤下。

心气胀闷，噎食喷嚏，咳嗽，女人赤白带下，并生姜汤下。

手心退皮，天麻或益智仁汤下。

迎风冷泪，米汤下。

筋骨疼痛，乳香汤下。

膀胱肿痛，醋汤下。

指头破裂，烧梨汤下。

诸淋沥或发鬓退落，并炒盐汤下。

搜风丸 口眼㖞斜，左瘫右痪，此疾本难治，姑备方俟采。

天麻去土皮净，三两二钱　玄参去芦　萆薢另研末，三两一钱　杜仲去粗皮，酒拌，炒去丝，三两五钱　附子盐水浸，去皮，五钱　羌活七钱　牛膝去芦　独活酒洗，各三两三钱　当归酒洗，五钱　生地黄忌铁，酒浸一日夜，捣成膏，一两

上为细末，炼蜜丸，梧桐子大，空心温酒

下八十丸或百丸。

中风难治之疾，姑备方俟采。

丝瓜子研成浆，加防风、荆芥各一两　升麻五钱

上锉，姜三片，水一大盏，煎成，入丝瓜浆灌下，可解。如手足麻痒，羌独各七分，煎汤洗。

治大小人忽然昏晕倒地，五痫病并宜。

朱砂水飞，用猪心一个割，入朱末五钱，湿纸包，慢火炙熟，去砂净，空心，食心，砂入后药　南星沸汤浸三次，锉，姜制　草龙胆各二两　巴豆仁五钱，石灰半碗炒红，入仁在内，灰冷去仁，又炒，又以仁入内，次将仁草纸捶油净　全蝎去首足尾，炙，二钱

上为细末，面糊丸，梧桐子大，每服十五丸，淡姜汤下。

白花蛇煮酒方　治诸风，无问新久，手足腰腿缓弱，行步不正，精神昏运，口眼㖞斜，语言塞涩，痰涎盛，或筋脉挛急，肌肉顽麻，皮肤燥痒，骨节烦疼，或生恶疮，疼痛无常，或风气上攻，面浮耳鸣，腰痛体重，一切风湿疮疥，皆治之。

全蝎炒，一钱　当归一钱　防风去芦，一钱　羌活一钱　芍药　升麻　白芷　天麻　独活　甘草各五钱

上锉片，用白花蛇温水洗净，去头尾各三寸及骨刺，取净肉一两，先用糯米二斗，如法造白酒，将前药绢囊贮置酒缸中，俟酒来，春五，夏三，秋七，冬十日，取酒同药囊一并煮熟，空心热饮。初饮一杯，至三日加半杯，三日后二杯，渐至三杯为常，不可多服，多则反生变，归罪于药之不善也。慎之。此方传自广中，极有神应。

天麻丸　诸痛属火，兼受风寒湿热之气，发动于经络之中，以致肩臂手膊疼痛。

天麻二两　秦艽去芦　川续断　防风去芦

独活各一两　威灵仙五钱　桂枝三钱　片芩五钱，炒

上为末，酒糊丸，如梧桐子大，每服五十丸，滚水下。

独活寄生汤　治风湿卧床不起，七日见效。

独活　桑寄生　杜仲炒去丝　牛膝酒浸　秦艽　茯苓　川芎　人参　防风　细辛　桂心各二两　芍药　当归　熟地黄各三两　甘草炙，五钱

上锉，每一两，姜三片，水二盅，煎至一盅，通口热服，每日一剂。外用金凤花、柏子仁、朴硝、木瓜，煎汤洗浴，每日二三次。

又蜜与生姜汁等份，慢火熬，滴水成珠，纸绢摊贴患处。

法制木瓜丸

治脚气下元虚，腰疼，及风湿在下，亦除转筋。

新木瓜，开顶去穰净，填满陈艾，合顶蒸熟，去艾，锉片，晒干为末，二两。

羌活　熟地黄　当归各六钱　五加皮　杜仲炒，各八钱　牛膝　苍术盐炒　虎胫骨酥炙，各九钱

上为末，蜜丸，梧桐子大，每七十丸，酒盐汤任下。

膝风

陈艾、菊花作护膝，久自除患。

防风、细辛、草乌等份为末，擦靴袜中，能除风湿，健步。

捉虎丹　又名一粒金　专治风寒暑湿，脚气，不问远年近日，一切走注疼痛不可忍。临发时，空心服一丸，赶到脚面上赤肿痛不散，再一丸，赶到脚心中出黑汗，乃除根。如病在上，食后临卧酒下，自然汗出，定痛为验。及

中风瘫痪麻痹不仁，手足不能屈伸，偏枯，酒下二丸，进二服。初中风不省人事，牙关不开，研一丸，酒调灌下，一醒是验。

白胶另研　草乌去皮脐　五灵脂　地龙去土　木鳖子捶去油，各一两五钱　乳香　没药　当归各七钱半　麝香二钱半　京墨烧烟尽，一钱半

上为末和匀，糯米粉糊丸，芡实大，温酒研化一丸，神效。

又以砖烧红，将多年米泔臭水淬之，乘热布包三片，用膝住绵被覆之，三五次愈。

泄泻门

三白散

白术　白芍药炒，各钱半　白茯苓二钱　泽泻　厚朴姜汁炒　黄连炒，各一钱　干姜炒，五分　乌梅肉煎用二钱，为丸用三钱

如兼伤食，加神曲、麦芽各一钱。

上生姜三片，水盏半，煎一盏，食前服。神曲糊丸服，更妙。

贴脐膏　治水泻不止。

木鳖仁五个　母丁香五个　麝一分

上为末，米汤调作膏，纳脐中，外以膏药掩之。

六神丸　治脾虚肾虚，不时作泻。

补骨脂炒，四两　肉豆蔻生用，二两　神曲　麦芽　小茴香俱炒，各五钱　广木香不见火，三钱

上为末，生姜二两，切片，煮红枣肉丸如梧桐子大，每服三十丸，盐汤下。

痢门　凡泄痢，惟以乌梅捶碎，煎汤服之，亦且止渴

简易承气汤

大黄五钱　枳实米泔润，锉，三钱　甘草二钱

上锉，先以大黄一半，同二味煎熟，又入一半，起温服。气虚者大黄三钱，枳实二钱，甘草一钱。

加减导气汤

白芍药二钱　大黄三钱，煎熟入　黄连　厚朴姜炒　枳壳面炒，各一钱半　黄芩炒　木香各一钱　槟榔一钱　青皮七钱

上锉，生姜三片，水二盅，煎七分，食前热服，渣煎四分，通前得利数行愈。二帖后不愈，去槟榔、厚朴、枳壳、大黄，加白术一钱半，白茯苓、陈皮各一钱。血虚加当归一钱，砂仁七分，黄连减五分，进数服食减，加炒神曲五分。

加减导气丸

黄连二两，内一生姜汁拌炒，一用朴硝水浸白芍药二两，一生一炒　黄芩炒　木香　大黄　青皮　枳壳面炒，各二两

上为末，蜜少入，姜汁打面糊丸，梧桐子大，每服四五十丸，白汤下。

又痢初发三五七日内，不问赤白紫红，每日二服。有积自行，无积自止，止后勿服。

加味香连丸

黄连十两，炒　大黄四两，酒蒸　木香二两　槟榔一两

上为细末，陈面糊丸，绿豆大，每服七十丸，空心米汤下。

通玄二八丹

治积聚，空心以姜汤服，泻一二次即愈，用粥补治。泄痢，饭后茶汤服，即止。若肠滑肠风下血，可常服。

黄连去毛，八两，雅州者　当归酒浸　生地黄

酒浸　白芍药　乌梅肉各五钱

中丞周约庵先生，常服下四味各二两，与黄连方称觉有理。

上为细末，以雄猪肚一个，盐醋洗去秽气，煮将熟，取控干水，入药在内，置甑中，上下韭菜厚铺，自辰至酉，慢火蒸之。以银簪插试有黄色为度，乘热捣一二千杵，丸如梧子大，每服七十丸。食后服以姜汤下则行，以细茶汤下则止，能通能塞，故曰通玄。

还少丹　治发白返黑，益精补髓，壮元阳，却病延年。

何首乌半斤，黑豆一碗，水三碗，同煮去豆　牛膝酒浸，炒　生地黄酒浸，九蒸九晒　肉苁蓉酒浸，刮去浮中心膜，酒拌，蒸酥炙，各六两　黄柏去皮，炒褐色，先用酒浸　补骨脂酒浸一宿，东流水洗，蒸半日　车前子微炒　柏子仁微炒　麦门冬水润去心，微炒，各四两　天门冬去心，酒拌蒸，二两

上为细末，用煮熟红枣去皮核，同炼蜜和，杵百余下，丸如梧桐子大，每空心午前酒服五十丸。忌莱菔、猪血、羊肉。服至百日，逢火日摘去白发，生出黑发，是其验也。犯所忌，不效。

流金丸　治内外上下诸积热，尤去肺胃脏疾。

大黄四两，酒浸，切薄片，九蒸九晒，初用大香二炷，蒸熟透，取晒如初，一次蒸不透，后次虽八蒸亦不能透矣　石膏二两，水飞　陈皮去白　香附去毛，各一两五钱　枯梗一两

上为极细末，炼蜜丸，弹子大，嚼服。

腰痛门

五仙助肾丹

八角茴香　补骨脂　杜仲青盐末炒，去丝　青盐各八分　肉苁蓉酒洗去浮甲

上为细末，大猪腰子一枚，去筋膜分四片，下相续夹末片中，包以荷叶，外加湿纸，慢火上炙熟，空心酒下。

续断丸　腰痛并脚酸腿软。

续断二两　补骨脂　牛膝　杜仲　木瓜　草薢各一两

上为细末，炼蜜丸，梧子大，空心无灰酒下五六十丸。

又大胡桃二枚，炮焦去壳，细嚼，烧酒送下，腰痛立止。

胁痛门

枳壳　草豆蔻俱炒　赤芍药　香附　乌药　砂仁

上等份为细末，热沸汤调下二钱。或锉，每二钱，水一盏，煎五分热服。天台蔡霞山先生传。

伤寒门

九味羌活饮　见《丹溪纂要》《陶节庵六书》，效速。

治疫气传染，此疾汗气入鼻，至脑即散，布经络，初中觉头痛，急以水调芥菜子末，填脐，以热物隔衣一层熨之，取汗而愈。

凡至病所，以雄黄、苍术为细末，香油调敷鼻内，则邪气不能入。

疟疾门

五神丸

巴豆去油，五钱　麝一分，东　官桂五钱　朱砂一钱，南　白矾五钱　白芷二钱，西　青黛五钱　黑附子三分，北　硫黄五钱　雄黄一钱，中

上端午日各为末，各包按五方置案上，取

五家粽尖，午时捣合丸，如梧子大。每服用一丸，丝绵裹，男左女右，未发日晚塞鼻孔中立效。合药忌鸡犬妇人见。用过留俟有病者，以醋略洗，另用绵囊如法治之。一丸可愈七八人。愈后，忌食鸡鱼羊三五日。

一方用大葱一根，捣如泥，同猪胆一枚，取汁合面丸，如芡实大，朱砂为衣。将发时，以绵包，男左女右塞鼻孔中效。溧阳马竹湖先生传。

截疟丹

端午取独蒜，不拘多少，舂烂入好黄丹，再舂干湿通匀为丸，圆眼核大，晒干收贮，三二发后，临发日鸡鸣时一丸，略捶破，井水面东服，立止。

苍术 柴胡各两半 川芎 干葛 黄芩 陈皮 半夏 知母 甘草各一两

上锉，作十剂，生姜三片，水一盏，煎七分，清晨温服。气弱加人参，每剂一钱，多服有益。天台蔡霞山先生传。

又方

柴胡钱半 白术 芍药 厚朴 草果各八分 半夏 槟榔各七分 青皮 川芎各六分 陈皮 知母 甘草各四分

上锉，水一盏，生姜三片，向东桃枝七个，煎七分，临发时，先服三五剂见效。

续方截剂

柴胡 苍术 苏叶 槟榔半尖半圆者，等份 青皮 陈皮 知母 贝母 草果 甘草各等份 乌梅 厚朴量用 常山 黑豆等份，炒，去皮

上锉，水二盏，煎至一盏，留当发日五更温服一日。忌茶、油腻、鱼、生冷。虽用常山，以豆炒熟，而槟榔用雌雄相半，则有以制常山，不至吐泻矣。

五淋门

如酒后恣欲而得者，则小便将出而痛，既出而痒，以八正散主之。如上盛下虚，口苦咽干，烦热将淋者，清心莲子饮，倍加地肤子，效。

又生用螺蛳一碗，连壳干锅内炒热，淬以好白酒三碗，煮至一碗，取螺以针挑肉食，仍以此酒下之。食至二三次，殊效。虽白浊晚卸亦治。

又白茯苓去皮，锉作钱余大块四两，用知母、贝母，锉开各一两八钱，瓦器水煮至干，去二母，将苓铜器内慢火炒散为末，黄蜡溶化，和如弹子大。每空心食远嚼一丸，蜜汤下。

淋茎中疼 甘草梢无甘味者，木通各五钱，食盐二分半。

上锉，水煎，露一宿，空心服。畏冷者，再温服。

小便不通 土狗大者一个，小者二个，炙干为细末，入冰片、麝香各少许，用小筒或鹅翎管吹入龟口内，少顷气透自通。

有以生明矾末填脐中，井水频以指蘸滴矾令湿者。有以蚯蚓粪、朴硝等份，调敷小肚者。

痞块门

神效阿魏散 治痞有验。

大黄一两 阿魏二钱二分 天竺黄 芦荟 白僵蚕各二钱 孩儿茶 甘草各三钱 穿山甲七片，炮焦 木鳖一个

上为细末，每服三钱，好酒调服，如重车行十里许，浓血即愈。中翰屠白石方。

治痞块疳积兼噎膈

五灵炒烟尽研细，阿魏研细等份，用雄黄、狗胆汁和丸，如黍米大，空心唾津送下三十丸。忌羊肉醋面。

痞膏

桐油五两　松香八两　当归一两，熬枯去渣，入　乳香　没药各一两，将起火，入　真阿魏三钱

上用红绢摊膏，先以生姜煨过，擦肌肤后贴膏，频以热手按摩，或炒盐熨之。

折伤门

乳香定痛散　治金创打扑，折骨伤损。

乳香　没药各二钱　败龟甲酥炙脆，十两　紫荆皮二两　当归须　虎骨酥炙　骨碎补　穿山甲火炮，各五钱　半两钱五文，如无，以自然铜一两，醋淬七次

上研细末，每服一钱，重伤者二钱，好酒调下。

没药丸　打扑伤损，筋骨疼痛。

乳香　没药　川芎　川椒　芍药　当归各五钱　自然铜二钱五分，醋淬七次

上为细末，黄蜡二两，化开入药搅匀，丸如弹子大，每用一丸，好酒煎沸热服，连服一二次。

通血散　打扑伤损，血污入心，下之立愈。

当归尾　枳壳　木通　泽兰　大黄　桃仁各五钱　苏木　红花各三钱

上为细末，或滴水丸，每服二钱，好酒下，重者童便合酒下。

加味芎归汤　打跌伤损，败血入胃，呕吐黑血如豆汁。

川芎　当归　百合水浸　白芍药水浸　荆芥各二钱

上锉，水一盏，酒半盏，煎八分服。

又，死童子骸骨煅过，香瓜子仁炒干等份

为末，好酒下，止痛极速。

破伤风门

烧鱼胶存性，研细热酒服。

又南星　半夏　川乌　草乌　天麻　朱砂雄黄每服一字

上为细末，避风处热酒调下，仍进热酒取汗为度。

痔漏门

牙猪大脏连肛门七寸长，盐水洗去秽气，以百草霜滚黑，煮热，换清水再煮至烂，空心点飞盐食，依法连食七日，间服后药。

又当归酒浸，焙干　穿山甲酥炙　黄连用木香五钱，同水浸一日，去木香晒干　地骨皮　槐角子瓦焙　刺猬皮一个，慢火酥炙黄色，各三两

研为细末，每二钱空心酒下，以蜜炼数沸，入黄蜡等为丸，梧桐子大，每三钱，酒下亦可。

又甘草煎汤洗浸，可救一时之急。

东垣试方中秦艽白术汤可按服。

痔痛水不干，蜣螂一枚阴干，冰片少许，共为末，纸捻末入孔中，渐生肉，药自退出。

一方用乳、没、朱、雄、麝各二分，熊胆一分细研，田螺一个，以麝入在内，俟螺水加绿豆粉少许，为锭子，量疮孔大小，深浅塞之。

脱肛门

赤石脂碾细，水合包大蜘蛛一个，麝一分在内，烧为炭，覆地上为末，用少许托在肛门上即收。

又以狗悬后二足控取涎，敷肛上即收。

下血门

槐角丸 肠风下血，不问粪前后，远年近日，并效。

槐角子一两 枳壳麸炒 当归尾 黄芩各酒洗 黄柏 侧柏叶各酒洗 黄连 荆芥穗 防风 地榆各五钱

上为末，酒糊丸，梧桐子大，每七十丸，空心米汤下。忌生冷。朱上卿传。

枳壳面炒黄，一两 当归身蜜敷，慢火炙，再敷再炙，以透为度，二两 大黄煨，一两

上为末，炼蜜丸，梧桐子大。临卧时三四十丸白汤下。何旸冈传。

又乌梅灰火炮焦，令勿烟尽覆地上，冷碾细，醋糊丸，梧桐子大，空心好酒下三四十丸。陈近所传。

治粪后红

枳壳 黄连 黄芩 黄柏

上锉等份，水煎服，二三贴效。

治大便不通

用大皂角碾为细末，将蜜炼滴水成珠时，入皂角末炼起丸，如枣核式，如橄榄而小，入肛门内，不时即通。

一用大生葱白一根，蘸蜜插入肛门内，葱软又易新者。

一方用蜜一酒杯，入朴硝二钱，沸汤一茶盅，空心调下。

疝门

一方川芎、木通、灯草各二钱，青盐、甘草各一钱，锉，水煎服。林静斋传。

四制川楝丸

川楝子去核一斤，分四份，一盐炒去盐。

一补骨脂一两炒，俱用。一斑蝥一个去翅足炒，去斑蝥。

一小茴香六钱，同盐炒去盐，并用茴香，面糊丸，梧桐子大，每服六十丸。

仍用川芎 当归 生地黄 白芍药 小茴香盐水炒 补骨脂炒 杜仲炒去丝 海藻

上等份，水煎与丸药，间服。

回春丸 治疝如神。

茯苓 白术 山楂炒 大茴香 吴茱萸各一两 荔枝核炒，一两 枳实八分 橘子核炒，三两

上为细末，炼蜜丸，每丸一钱五分重，空心每细嚼一丸，姜汤送下。

苍六散 治下元虚损，偏坠肾疼痛。

真正茅山苍术，刮去皮六斤。

一斤老米泔水，浸二日夜。

一斤酒浸三日夜，切晒。

一斤青盐半斤，同炒黄色，去盐不用。

一斤小茴香四两，炒黄色去茴香不用。

一斤大茴香四两，炒黄色去茴香不用。

一斤桑椹子二斤，取黑汁拌晒干。

共为细末，以酒空心送下三钱。

疮疡门

凡疮痒皆属热，痒者热之微，痛者热之极。

凡向火远而灸之则痒，近而灸之则痛，是其验也。出《原病式》。

玉枢丹 加透明雄黄三钱，名太医紫金丹。

治一切毒药，蛊毒，瘴气，并狐狸、鼠、莽、恶菌、河豚之毒，误食死牛马肉，毒蛇狂狗恶虫所毒，痈疽发背，无名恶疮，诸风瘾疹，赤肿丹瘤，随手取应，万无一失。凡居家出外，不可阙此。

山慈菇如杏仁而差大，外茸毛壳包之，去毛焙，

二两，此味不真则药不效 文蛤一名五倍子，捶破，洗净，焙干，三两 红芽大戟河南者佳，去芦洗焙，一两半 千金子名续随子，去壳研去油，取霜，一两 麝香研，三钱

一方朱砂、雄黄各五钱，治疟引见后尤捷。

上各为极细末，糯米煮粥，合剂木石臼杵千余下，每两分为四十粒，印作锭子，饰以朱砂或金箔，每服一粒，以生姜薄荷汁、井华水研服，干薄荷浓煎汤，磨服亦可，通利一二次，用温粥即止。合宜端午七夕重阳，或天德月德日亦可，须净室焚香至诚修制，毋令妇人鸡犬见，效不尽述。痈疽发背初起时，用凉水磨涂痛处，并磨服，良久觉痒立消。

阴阳二毒，伤寒心闷，狂言妄语，胸膈壅滞，邪毒未发，及瘟疫，山岚瘴气，缠喉风，并冷水入薄荷叶同磨服。急中颠邪喝叫鬼胎鬼气，并用暖无灰酒下。自缢落水死，头尚暖者，及惊死鬼迷死，未隔宿者，并冷水磨灌下。蛇犬蜈蝎伤，并水磨涂伤处。

诸疟不问新久，临发时煎，桃柳枝汤磨服。

小儿急慢惊风，五痫痢，蜜水薄荷同磨服，量小大与之。

牙疼酒磨涂，及含少许吞下。

烫火伤，东流水磨涂伤处，打扑伤损，炒松节无灰酒磨服。

年深日近头痛，太阳疼，酒同薄荷磨，纸花贴太阳穴，诸痫疾，口眼㖞斜，唇眼掣颤，言语蹇涩，卒中风，口禁，牙关紧急，筋脉挛缩，骨节风缠，手足疼痛，行动艰辛，并酒磨服。孕妇忌服。

凡疮发背疽疮，瘰疬疔疮一切恶，除头面外，余处觉起时，即以蒜切两钱，厚贴患处，豆大艾壮，灸至百十余壮。痛至觉痒，痒至觉痛，灸三五壮，觉蒜大热，更换新者。百试百验。

内服生明矾碾细末，壮人五钱，气弱人三钱。以大老葱一握，煎汤三碗，以一碗顿温，通口吞下，随以二碗，热葱汤饮，厚被取汗即

愈，百无一失。纵是疮溃烂开，服一服后，缘边起皱，自然归束，不过二三服有验，随以清热消风养血药理之。

一方生矾末一两，葱白煨熟，捣合为丸，晒干，每服二钱半，热酒送下。

溃脓散 治诸肿毒疮疡，疼甚难忍，初起者，服之即消，成事即溃。

大黄四钱 穿山甲炒黄色 白僵蚕 白芷各二钱半 乳香 没药各一钱

上共为细末，用当归四钱，以水一盏，酒一盏，合煎至一盏，调一二钱，空心服之。如汤少，加酒亦可。

治痈疽不分上下，或发背初起，服更宜。

穿山甲火炙 白芷 僵蚕 蝉蜕各三钱 北大黄五钱

上锉，水酒各半盏煎，空心服，渣再煎服，不过三帖，立效。

消肿汤 治一切无名肿毒，并痈疽背瘵，初发宜服此能消。

鼠黏子炒 黄连酒炒，各三分 当归身 甘草各五分 天花粉三分 黄芪三分 黄芩酒洗，五分 柴胡一钱 连翘一钱二分 红花五分

上锉片，作一服，水二盏，煎八分，空心热服，渣再煎，相继服。忌生冷面食热物。

救苦化坚汤 治瘰疬马刀挟瘿，从耳下或耳后下，颈至肩上，或入缺盆，乃手足少阳经分；其瘿在颏下，或至颊车，乃足阳明之经分，受心脾之邪而作也。今将二症合而治之。

与消肿汤相间服。

黄芪一钱 人参三分，补肺气之药也，如气短不调及喘者加之 炙甘草五分 真漏芦 升麻各一钱 葛根五分。此三味足阳明本经药也 连翘一钱 牡丹皮三分 当归身 生熟地黄各三分。此三味诸经中和血生血凉血药也 芍药 鼠黏子各三分 羌活一钱 独活 防风各五分。此三味关手足太阳

证，脊痛项强不可回视，腰似折，项似拔者是也　柴胡八钱，无肿或肿消不用

防风一味辛温，若疮在膈以上，虽无手足太阳证，亦当用之，为散结去上部风邪，凡病人身拘急者风也。

昆布　三棱煨　神曲炒，各二分　广茂煨黄连各三分　黄柏炒，一钱　麦芽面　厚朴各一钱

上为细末，汤浸蒸饼和丸，捻作饼子，晒干捣如米粒大，每服三钱，白汤下。

如气不顺，加橘皮，甚者加木香少许。量病人虚实，临时斟酌与之。无令药多妨其饮食，此治之大法也。

如止在阳明分为瘰疬者，去柴胡、鼠黏子二味，余皆用之。

如在少阳分为马刀挟瘿者，去独活、漏芦、升麻、葛根，更加瞿麦穗三钱。

如本人素气弱，其病势来时气盛而不短促者，不可考其平素，宜作气盛而从病痛之权也。宜加黄芩、黄连、黄柏、知母、防己之类，视邪气在上中下三处。

假令在上焦加黄芩半酒洗，半生用，在中焦加黄连半酒洗，半生用，在下焦则加酒制黄柏、知母、防己之类，选而用之。

如本人大便不通，而滋其邪盛者，加酒制大黄以利。

如血燥而大便燥干者，加桃仁、酒制大黄二味。

如风结燥不行者，加麻仁、大黄。

如风涩而大便不行，加煨皂角仁、大秦艽以利之。

如脉涩，觉身有气，涩而大便不通者，加郁李仁、大黄以除气燥也。

如阴寒之病，为寒结闭而大便不通，以《局方》中半硫丸，或加煨附子、干姜，冰冷与之。大抵用药之法，不惟疮疡一说，诸疾病量人素气弱者，当去寒之药，多用人参、黄芪、甘草之类，泻火而先补其元气，余皆仿此。

治疗疮

初发即以苍耳烧灰，陈醋调敷。

又川乌三个　草乌七个　杏仁九个　碾细飞矾一两

上无根水敷，留口，纸盖频以水润。

治瘰疬

广木香一两　穿山甲五片，瓦焙枯　麝五分　蜈蚣一条，去头足，瓦焙干

上为细末，或滴水丸，白酒一斤，分作三次服。

遇仙无比丹

古方中有斑蝥，服之甚捷，觉小便赤涩，水调益元散，频服最妙。

疬脓溃用膏贴

乳香　没药　大黄各二钱半　赤石脂二钱　孩儿茶三分　轻粉二分　冰片半分，另研

上为细末，先以菜油二两，煎滚，次入黄蜡一两溶化，入药末搅匀，起火方入冰片再搅，磁器收贮，随疮大小用油纸敷贴，先以花椒汤洗疮。

对口疮，野苦荬数根捣取汁，和酒服，渣敷患处，二三服愈。如已溃脓，取韭菜地上蚯蚓捣细，凉水调敷，日换三四次，敷烫火伤更妙。

头生黄水疮，即肥疮。

黄柏　黄连　蓖麻子仁　草决明　轻粉

上为细末，疮痛香油调敷，痒则酽醋调。常正夫传。

下疳疮

黄柏一两，分作手指大条，慢火炙热，淬猪胆汁中，用二枚，每炙每淬，汁尽为度，研细入轻粉钱余，香油调敷。余姚魏景岐传。

又下疳

冰片　珍珠　轻粉　孩儿茶

上末细，干，香油调敷，湿，干末敷。溧阳马竹湖先生传。

治鱼口疮

大黄五钱　穿山甲三钱　白僵蚕三钱　五灵脂三钱

上为末，作一服，热酒送下，取汗为度，脓血从大小便出。初起用牛皮胶醋煮敷之，即消。又照年数，白汤吞皂角子，如十岁则吞十枚，如二十岁则吞二十枚。

疥灵丹

苦参刮净，锉片，糯米泔浸一日，又换浸一日，取出晒干，二两　白蒺藜子炒，杵去刺，一两　白芷一两　山栀连壳，用仁去秀，俱炒　枳壳面炒　羌活　当归　连翘各七钱

上末蜜丸，梧桐子大，空心临卧荆芥汤下五十丸。

擦药

柏油一两，水银五钱，顺搅水银不见星擦之。

又杏仁去皮　大枫子去壳，各四钱　樟脑二钱，共碾　白矾生熟各钱半　水银一钱，先以茶三钱碾不见星　轻粉一钱　猪脂或柏油二两，夏月一两，同碾用

又治疥作痒作痛，嫩桃柳枝三寸长，各四十九，用菜油一大碗煎至半碗。去渣，入辰粉一两，和成膏洗净涂之。

又治干湿疥癣，并脓颗烂疮。

大枫子连壳二两，取仁　枯矾四钱　樟脑三分　蛇蜕烧存性，三分　蜂窝烧存性，二分　水银五钱　柏油四两

上以枫子诸药为末，次入柏油，次入水银，同研匀敷之。

治风癣

枣五枚去核，每一枚入砒二钱在内，仍将湿纸外包，灰火中炮烧过纸为度，取为细末，猪胆调擦。

治牛皮癣

以秃笔蘸涂疮上，覆以青衣，夏月治尤妙，但忌浴数日，水有臭涎更效。

川槿皮一两　半夏五钱　大枫子仁十五个

上锉片，河井水各一碗，浸露七宿，取加轻粉一钱，任水中。

治湿癣

川槿皮去粗，一两　大枫子去壳，一两　白及一两　大黄二两　木鳖子去壳，五钱　槟榔五钱　半夏　枯矾各五钱

上为末，水调擦。溧阳陈南谷传

治远近年风癣脚疮，流黄水者，黄柏去皮，不拘多少，用猪胆汁涂，晒干，更涂更晒数次，又以酥透柏皮，方研细末，每用先以花椒煎汤洗过，拭干后以末敷之。二三次愈。

加味仙遗粮散

治远年杨梅风，漏，筋骨疼痛。

冷饭团二斤　荆芥　防风　五加皮　白鲜皮　木瓜　威灵仙各两半　当归酒洗　生地黄酒洗　白芍药炒　川芎　白茯苓　牛膝　杜仲炒去丝　地骨皮　白芷　青藤　槐花　黄连各一两

上锉片，作十帖，水盅半，白酒一盅，煎至一盅，疮在上食后服，在下食前服，渣再煎，每日一帖，煎两次合一处，庶浓淡得宜，作两次温服，第三次勿煎，逐日晒干至三帖，统煎汤俟温，洗浴。初服五贴之内，疮势觉盛，乃毒气攻外，勿惧。轻者至十帖，重者至二十帖，方见奇功。忌房事、茶、生冷、煎煿、母鸡、鹅、羊、猪头、蹄、虾、鱼，此皆动风之物。

药酒方

冷饭团二斤　五加皮五两　当归　生地黄　白芍药　白茯苓　白术　牛膝　杜仲　木瓜

地骨皮　荆芥　防风　大风藤　白鲜皮　金银花　威灵仙　川芎　白芷　甘草各五钱

上锉片，生绢袋盛，无灰酒一坛，煮沸入袋浸七日，每日进三四五杯。

擦药方

杏仁水润，去皮　轻粉各一钱　朱砂　雄黄各五分

上研烂，猪胆调敷，以上三方互用，神效。

三黄败毒散　治杨梅疮，并一切疮毒。

升麻　当归尾　川芎　生地黄　赤芍药　白粉葛　黄芩各一钱　黄连　黄柏　连翘　防风各八分　羌活　金银花　甘草节各五分　蝉蜕二个

上锉片，白水煎服。

三乌追风散　治诸疮惹风者。

川乌　草乌各以火炮，水淬，去毒　何首乌　石菖蒲　甘草

上石舂为细末，紫苏、荆芥煎汤，每服止于一分，酒下亦可，服此宜居密室，误触风，反败事。

生肌散

蛤粉一两　象皮三钱　海螵蛸　孩儿茶各一钱　珍珠三钱，入红干锅内，碎之　寒水石火煅，一钱，痛加乳香　没药

上为细末，擦患处。

撮合山

五倍子、绛真香各炒为细末，敷上，皮肉自合。

又乳香二钱　苦丁香　没药　血竭各一钱　赤石脂　轻粉各五分　蚕壳十个，烧存性，如不收，加枯矾三分，研细用，敷疮即生肌

又治刀斧破伤，以生姜细嚼烂敷上，勿动，次日肉自生合，效。

又五月五日以韭菜、青蒿嫩头捣烂，入陈石灰为锭子，晒干用。

妇人门

滋阳百补丸　治妇女百病。

香附子春杵，去毛，一斤，分四份，一份米泔水浸，一份童便浸，一份盐水浸，一份醋浸。前二份频换水，后二份干则益之，以各浸透为度　益母草忌铁，洗晒微炒　当归酒洗全用，六两　川芎四两　赤茯苓二两　白术无油者，四两　白芍药酒浸煨，三两　人参二两　甘草一两，有热生用，无热炙用　生地黄酒洗，晒干，素无热者用熟

经不调，加玄胡索黄明者，二两，　有热加条实黄芩二两，炒，有嗽加五味子二两。

上用石臼杵为细末，炼蜜丸梧桐子大，每服六十丸，白汤酒下。冬用煎汤，随人所好，用引皆可。

女圣丸　香附，古云女中圣药。味苦，能降无根之火，性勇毅发畅，能解女人郁怒之偏，男子亦可服。

香附子杵毛净，一斤，四两盐水加姜汁浸透，煮熟，捣，微炒四两，醋浸透，煮熟，微炒，四两栀子仁四两同炒，去栀子仁，四两童便洗，生用

上各碾细拌匀，酒煮面糊丸，桐子大，各疾随引下。

枇杷叶丸　主妇人血崩，经事失期，或前或后，能令有子，卓有奇效。

枇杷叶二斤，蜜炙　山药一斤　枸杞子　山茱萸去核，半斤　吴茱萸一两

上为细末，炼蜜丸，桐子大，每服七八十丸，清米汤下。中翰屠白石传

治赤白带下

干姜焙黄　白芍药焙黄　香附各一两，炒焦黑　甘草五钱，生用

上为细末，每服三钱，用水白酒送下。

又荞麦面不拘多少，鸡子清为丸，每三五十丸，白汤送下。

小儿门

三黄枳术丸

白术四两，微炒　枳实一两半，面炒　黄连二两，姜汁炒　黄芩三两，炒　大黄面包煨　陈皮存白　半夏酒浸炒，各两半　当归酒炒，二两　甘草炙，一两

上为细末，荷叶煮老米饭杵丸，绿豆大，每服七八十丸，食后白汤下。

启脾丸　消食止泻止吐，消疳消黄，消胀止肚疼，常服健脾开胃，生肌肉。

人参　白术　茯苓　山药　莲肉去心，各一两　山楂　陈皮　泽泻　甘草各五钱

上为极细末，熟蜜丸芡实大，米汤化下。杭州儒医吴世良方。

白术膏　又名助胃膏

治小儿吐泻，大能和脾胃，进饮食。

人参　白术炒　白茯苓各二钱　甘草炙，二钱　白豆蔻七分　肉豆蔻二个，面包煨　木香一钱　山药五钱　砂仁二十个，炒

上为细末，炼蜜丸肥皂大，每空心米汤化下一丸。

抱龙丸

南星汤泡，去皮脐，锉片，微炒为末，入黑黄牛胆中，悬风处阴干，春夏五钱，秋冬六钱　白茯苓去皮　山药各三钱　天竺黄　雄黄水飞，另研　琥珀猪胆浸一宿，火焙研，各一钱五分　麝一分　朱砂水飞，另研为衣

上为细末，腊月取雪，新坛盛埋土中，合药取一碗，甘草三钱，煎汁为丸。如无雪水，新汲水亦可。和匀如芡实大，阴干，葱头、薄荷汤任下。痰嗽，姜汤下。痘疹见形，白汤下。悸不安，灯心汤下。

辰砂丸　治小儿惊积食积及急慢惊风。

辰砂一钱，另研　巴豆以纸去油如霜，一钱　牛胆南星再炮细末，一钱

上面糊为丸，如黍米大，每服三五丸。量儿大小虚实加减，薄荷汤送下。

牛黄丸　治惊风。

朱砂水飞　轻粉　牛黄各一分　僵蚕三个　全蝎一个

上共为末，桑虫捣烂为丸，如梧桐子大，金箔为衣，每服一丸，薄荷汤下。如无虫以人乳为丸，至服时寻虫与丸，同研凉水灌下。

紫金锭　主急慢惊风。

人参　白茯苓　白茯神　白术　山药　乳香笋叶夹火上炙过，研　赤石脂火煅醋淬七次　辰砂各三钱　麝一钱　金箔

上为细末，金箔为衣，金钱薄荷煎汤，磨一锭服之。

小儿疳积黄瘦，不思饮食，四肢发热，发无光泽，时疮疥。

八月内取大虾蟆去头皮，用净肉盐花姜醋腌过，砂锅内香油炸熟，去骨，与食之十余枚，更妙，非但除疳积，长大再无腹患，及惊疳痘疹之虞耳。

小儿泄泻　肉豆蔻切去顶，剜空其中，入丁香末三分，仍盖之，面包煨熟，去面为末，米汤调服。

小儿于六月六日，吞皂荚子，论岁每一岁一枚，每年至此日，白汤吞一次，岁以为常，可免疮患。尝见大人亦于此日吞七枚，或二十

一枚，一年免疮疖之患，有验。林静斋方。

杂方门

洗面散

皂角三斤，去皮弦子．另研　楮实子五两　白及一两，细锉　甘松七钱　缩砂　三奈　白丁香各五钱　绿豆粉八合　糯米一升二合

上为细末，如常用。

神梭散　去风屑垢腻，解结。

当归　白芷　黑牵牛　诃子　荆芥　侧柏叶　威灵仙

上等份，为细末，临睡擦发内，次早理之。

醒头香

滑石五钱　甘松　三奈　零陵香各一钱　樟脑二分

上为细末，入发理之。

治肺风　脸上起风屑或微有赤疮，蓖麻子仁四十九粒，白果、胶枣各三枚，瓦松三钱，肥皂一个捣为丸，早洗面用之。内服洗肺散，三五日见效。

治面生雀斑方

霜梅肉　樱桃枝　牙皂　紫背浮萍

上等份，为细末，如常洗面，其斑自去。

治面上谷嘴疮

苦参　荆芥　连翘　甘草　川芎　贝母黄连　白芷　桑白皮　栀子

上锉片，水煎，食后服。

莹肌如玉散

白丁香　白牵牛　白及　白蔹各一两　白蒺藜　当归末　升麻各五钱　白芷　楮实子　白茯苓各三钱　麻黄去节，二钱　白附子　连翘各一钱五分　小椒一钱

上为细末，如常用。

又，每早以漱口水吐在手掌中洗面，久则自光润。

伤寒续添

隆冬盛寒之时，体虚辛苦之人，触冒寒邪，一二日间脉息洪紧，其症头痛项强，腰脊肢节疼，发热恶寒，无汗者病在太阳，羌活散，一入麻黄汗之。

感证同前，但有汗恶风者，羌活散，不用麻黄，易桂枝一味，春温夏热之疾，悉宜用之。

伤寒二三日者，脉息洪大而数，传入阳明，头痛发热，作渴，面赤口鼻干燥，目痛不得眠卧，而不恶寒者，升麻葛根汤。头痛入川芎、白芷、防风。吐呕加半夏，热甚加黄芩。

伤寒三四日，脉息洪大而数，头痛恶寒，发热腰脊项强，面赤口干，作渴。此太阳与阳明合病也。羌活散合升麻汤，二药合而用之，是为偶剂。

伤寒三四五日，脉息弦急而数，传入少阳也。其证头痛发热，胁痛耳聋，干呕口苦，寒热往来，小柴胡汤主之。大抵病在少阳为半表半里，小柴胡汤四时用，柴胡汤发解表邪，以黄芩微下里热，此平和之剂也。胸胁或奶旁下疼痛，因误用下药太早，引邪入里，内加郁金三钱。

《内经》云：伤寒六日，传六经，传遍则热已。近验伤寒在表者多，在里者少。又云：二阳有合病，有并病。又首尾只在一经者，又不可拘于日数而执一耳。大率脉浮者，在表汗之，羌活散之类。脉实者，在里下之。承气汤之类。脉弦数者，半表半里，小柴胡主之。此大法也。

伤寒三四五日，脉息洪弦而数，其证头痛发热，作渴面赤，口干耳聋，胁痛干呕口苦，

寒热往来，乃阳明与少阳合病，升麻合小柴胡汤主之。

伤寒八九日，热不退，脉弦数，口干作渴，大便亦通，小柴胡去半夏，合解毒汤与之。

伤寒曾用汗药，而脉退身凉，及曾用小柴胡及承气汤等药下之而解。复发热者，此经所谓劳食再复，乃内伤，不可以六经传变论之。

虚烦脚气，食积痰饮，四证类伤寒，最宜辨明，切不可轻用六经传变之药。

伤寒投剂，先须分别六经，六经既明，必须急审虚实。所谓能知阴阳表里虚实六字，则三百九十七法，一百一十三方，可坐而定也。又云：杂病可用伤寒法，伤寒不可用杂证之剂。近世之医，不能识仲景之药，多以感冒和中内伤之剂，方法混杂，轻率治疗。经云：误服汤丸者，食不及新。特犯禁戒者，死必不腊，非此之谓欤？

羌活散　治伤寒一二日，头痛恶寒，发热脊项强，脉洪大紧数。

川羌活一钱五分　防风一钱　白茯苓一钱　桔梗一钱，去芦　川芎一钱　苍术米泔浸，炒，一钱五分　枳壳面炒，一钱　甘草三分

无汗恶寒者，入麻黄八分。有汗恶风者，易桂枝八分。㕮咀作一服，水二盅，姜三片，葱一根，煎一盅，不拘时热服。

升麻汤　治伤寒二三日，脉洪大而数，乃阳明之证，头痛发热，作渴面赤，口鼻干燥，目痛不得眠卧，而不恶寒者。

升麻三钱　干葛二钱　甘草五分　白芍药一钱五分，炒　头痛甚，加川芎、白芷、防风各一钱。

㕮咀，水二盅，姜三片，煎一盅，不拘时服。

羌活散合升麻汤　治伤寒三四日，头痛

恶寒，发热腰脊项强，面赤口干，作渴烦躁，此太阳与阳明合病也。

羌活一钱五分　防风一钱　桔梗一钱　白茯苓一钱　川芎一钱　苍术米泔浸，炒，一钱五分　枳壳麸炒，一钱　甘草三分　升麻一钱五分　干葛一钱五分　芍药炒，一钱

㕮咀，水二盅，姜三片，煎一盅，不拘时服。

小柴胡汤　治伤寒四五日，脉息弦急而数，病传入少阳经。其症头疼发热，胁痛耳聋，呕吐口苦，寒热往来，宜服之。

柴胡三钱　半夏一钱五分　人参六分　黄芩二钱　甘草三分

㕮咀，水二盅，姜三片，煎八分，不拘时服，仍发大汗。

升麻汤合小柴胡汤　治伤寒三四五日，脉息洪弦而数，其症头疼发热，作渴面赤，口干耳聋，胁痛干呕，口苦，寒热往来，此阳明与少阳合病，宜服之。

升麻二钱　干葛一钱五分　甘草三分　白芍药炒，一钱　柴胡二钱　人参八分　黄芩二钱　半夏一钱

㕮咀，水二盅，姜三片，煎至八分，不拘时服。既服煎药，无大汗，仍厚盖发大汗遍身即解。

柴胡解毒汤　治伤寒八九日，热不退，脉弦数，口干烦躁，大便不通。

柴胡二钱　黄芩一钱五分　半夏一钱　人参八分　甘草三分　黄连一钱五分　栀子一钱　黄柏八分

㕮咀，水二盅，姜三片，煎一盅，不拘时服。

伤寒五六七八日，病传入里，脉洪大实，发热作渴，烦躁，肚腹胀满，谵言恶热，而不恶寒，大便秘结，此内实之症，宜以大柴胡汤

951

治之。

大柴胡汤

柴胡三钱　枳实麸炒，二钱　大黄酒洗蒸，三钱　黄芩二钱　芍药炒，一钱　半夏一钱

㕮咀，姜三片，水煎，不拘时服。

大承气汤

大黄酒洗蒸，五钱　芒硝二钱五分　厚朴姜制，三钱　枳实麸炒，三钱

㕮咀，姜五片，水煎不拘时服。欲下速者，留大黄、芒硝，候诸药煎熟，入二味滚五七沸，即取服，其下甚速。

三乙承气汤

治伤寒瘅热十余日，大热不减，咽干烦渴，谵言妄语，发狂，肚腹胀满，心下按之硬痛，大便小便秘结，闷乱惊悸，目赤口燥，或斑疹诸阳热证，宜此药下之。

大黄酒蒸，五钱　芒硝三钱　厚朴去皮，姜制炒，二钱　枳实麸炒，二钱　甘草五分

㕮咀，用水二盅，姜三片，煎一盅，方入芒硝，再煎一二沸，去渣，通口顿服。

九味羌活汤

治伤寒十数日虽多，脉尚浮数，恶寒不除，头疼腰强不止，此太阳证未解。

羌活二钱　川芎一钱五分　白芷一钱　防风一钱五分　细辛三分　苍术米泔浸，炒，二钱　黄芩一钱　生地黄八分　甘草三分

㕮咀，水二盅，姜三片，煎一盅，不拘时服。

竹茹温胆汤

治伤寒日数过多，其热不退，梦寐不宁，心惊恍惚，烦躁多痰。

柴胡二钱　枳实麸炒，一钱　半夏一钱　竹茹一钱　陈皮一钱　茯苓一钱　桔梗一钱　香附八分　甘草三分　人参五分　麦门冬去心，三分

黄连一钱五分

㕮咀，姜三片，枣一枚，煎八分，不拘时服。

瓜蒂散

治脉大胸满，多痰涎，及湿气头疼作热。

瓜蒂炒　赤小豆各等份

上二味为末，以水二盅，煮香豉一合，作稀粥去渣，取三分之一，和散一钱七分，顿服之。不吐，少少又加服，若吐乃止。诸亡血虚家不可服。

吴茱萸汤

治少阴头疼吐利后，手足厥冷，烦躁欲死，呕而胸满。

吴茱萸　生姜各五钱　人参二钱五分

㕮咀，水二盅，枣一枚，煎八分，不拘时服。

葱豉汤

治伤寒三二日，头项痛，恶寒，脉紧，无汗，虽五七日脉紧大无汗者，亦宜服之。

葱白十五茎　豉二大合　干葛八钱　麻黄四钱

㕮咀，水二碗，先煮麻黄六七沸，去白沫，内干葛煎十余沸，下豉煎取八分，分二服，热服汗出愈。

黄芩芍药汤

治伤寒五七日，发热作渴，太阳少阳合病，下利，及肠垢协热自利，悉宜服之。

黄芩二钱　芍药二钱　甘草一钱半　大枣三枚

㕮咀，水二盅，姜三斤，煎八分服。呕者加半夏二钱。

柴苓汤

治伤寒七八日，发热泄泻，作渴引饮，烦躁不宁。

柴胡二钱　黄芩一钱，炒　猪苓八分　泽泻八分　茯苓一钱半　白术一钱　官桂三分　半夏一钱　甘草二分

渴甚去白术、半夏，加干葛、芍药各一钱。

㕮咀，水二盏，姜三片，煎一盏，不拘时服。

通脉四逆汤　治伤寒八九日，四肢厥逆，大便自利，脐腹痛，脉不出者。

甘草三钱，炙　附子去皮，三钱，炮　干姜五钱，炮

面赤者加葱九茎，呕加姜，咽痛加桔梗，水二盏，煎一盏，热服。利止，脉不出，加人参二钱，一方加猪胆汁一合。

附子理中汤　治伤寒五七日，太阴自利，不渴，寒多而呕，肚腹疼痛泄泻。

大附子二钱　干姜炮　白术　人参各一钱五分　甘草炙，一钱五分

俱㕮咀，用水二盏，煎八分，不以时服。一方去白术，加桂二钱。吐者，加生姜二钱。小便不利，加茯苓二钱。

附子理苓汤　治伤寒五六七日，传入三阴，大便自利，四肢厥冷，脐腹疼痛，小便不利作渴。

白术一钱半　泽泻一钱半　茯苓一钱半　干姜一钱，炮　大附子一钱半，炮　人参一钱　猪苓一钱　甘草炙，五钱　官桂一钱

腹痛甚者，灸关元。

㕮咀，水二盏，生姜三片，煎八分，不拘时服。

柴胡栀子豉汤　治伤寒热退，身凉，因过食复发热，烦躁口干，胸膈满闷，夜卧不宁。

柴胡三钱　半夏一钱半　黄芩二钱　人参八分　甘草三分　栀子一钱半　豆豉一大合

㕮咀，水二盏，姜三片，煎一盏，不拘时服。

柴胡六君子汤　治伤寒热解，平复后，或劳碌过食，复作大热。

柴胡二钱　黄芩一钱五分　半夏一钱　茯苓一钱　甘草三分　人参八分　白术一钱　陈皮一钱半　枳壳炒一钱

头痛加川芎，口渴加干葛各一钱。

㕮咀，水二盏，姜三片，煎一盏，食后服。

小柴胡汤加茯苓，治小便难，潮热腹满。小柴胡汤去黄芩加芍药，治下后阴虚发热，脉微恶寒。小柴胡汤去枣加牡蛎，治水结胸。小柴胡去半夏加栝楼根，治大热而渴。小柴胡加桂，治身热不渴。小柴胡加五味，治咳而嗽。

蒙斋云：伤寒为病，返复变迁，吉凶反掌，非杂症之可比，长沙乃百川之宗，诚哉是言也。一证一药，一法一治，井然可遵，但麻黄、桂枝二汤，乃为各时节病伤寒而设，惜乎后人不能体用。粗知者，往往首以十神汤、正气散、芎苏散、香苏散、败毒散等药表散之，悉非伤寒之正剂。四时感冒者，间亦收功，不知伤寒六经传变，自非寻常。近世之人，不知分别，深为可慨。春温初感之时，败毒散皆轻扬发表之剂，或者可用。夏之热病以通圣散、凉膈散，抑亦近似。兼内伤者以正气散，伤风见寒者，参苏饮，仅亦可用。于伤寒分清解汗吐下之法，仲景之全文，不可斯须而废，是以举其要旨，而择出以为摄者便览云。

食伤太阴，脉必大数，身热而烦，心腹胀满，脐腹疼痛，大便不通，虽微利亦是胁热而利，或手足微冷，乃是阳厥，脉或小而必弦数，皆非阴寒，不可便灸艾火，轻服热药，又脉虽伏而必沉弦而数，为可辨耳。

阴经中寒，或犯房室，过食生冷冰水，或

感寒湿之气，心腹绞痛，四肢厥冷，脉必沉迟细小，大泻青冷，汗自出，身不发热，烦满囊缩，此乃阴经受寒，方可灸关元、气海，服四逆、理中、姜、桂、附子回阳抑阴之剂，急宜治之。不可不慎。

又法治伤寒甚妙，奇效如神。

治伤寒十神汤

麻黄　白芷　川芎　升麻　葛根　紫苏　陈皮　香附子　甘草　赤芍药　如口干加乌梅。

用姜三片，葱七根，水煎温服，发遍身大汗，如服不解，用升麻葛根汤。

升麻　葛根　赤芍药　甘草　川芎　白芷　麻黄

用姜三片，葱七根，水煎温服。发遍身大汗，如不解，又用柴葛各半汤。

升麻　葛根　甘草　黄芩　半夏　赤芍药　柴胡

姜三片，水煎不拘时服，如五心烦热，用小柴胡汤

柴胡　黄芩　甘草　半夏　人参　麦门冬
用姜三片，水煎，温服三次。

若伤寒六日，或十余日不解，口渴面红，大小便或利或不利，浑身潮热，狂言乱语，宜用三黄泻心汤

黄连　黄芩

用水二碗，煎熟，加大黄一两，同煎滚，去渣，温服三盏，通利为妙。

治咳嗽。

麦门冬汤

黄芩　黄连

水二盏，熬熟，外用生麦门冬二两，去心捣烂，取自然汁半盏，将柏叶、茅根各一大把，

捣汁拌前药，共服一碗。又将麦门冬、柏叶、茅根渣，与前药渣共用水三碗，煎倾出渣，将瓦罐装此药，时时温服，其嗽即止。

治伤风咳嗽，苏陈九宝汤。

紫苏叶五钱　陈皮四钱　桔梗三钱　川芎三钱　白芷三钱　杏仁三钱，去皮尖　麦门冬三钱　麻黄五钱　茯苓二钱

姜五片，葱七根，水煎温服，发遍身大汗即止。

治痰涎咳嗽，五虎定喘汤。

杏仁三钱，去皮尖　赤石膏一两　半夏三钱　细茶三钱　粉草三钱，火炮去皮　用姜五片，水煎，食后温服，同前。

三拗汤

麻黄五钱　石膏一两　细茶五钱　甘草五钱，火炮去皮　水一碗，温服三次。

治伤寒不俱咳嗽，阴阳二证。

全料五积散

枳壳　当归　陈皮　茯苓　甘草　麻黄　川芎　白芷　赤芍药　苍术　厚朴　干姜　官桂　半夏　桔梗

用姜三片，葱七根，水煎服，发遍身大汗。

柴平散　治疟疾。

柴胡三钱　白术三钱　人参　半夏三钱　甘草一钱　苍术三钱　用姜五片，枣一枚，水煎，未发时先服，发遍身大汗。若病重者，连三服为妙。

五苓散　治痢疾，暑热呕吐。

白术　白茯苓　泽泻　猪苓　肉桂　用姜三片，水煎，温服三次。

孙真人海上方

(唐) 孙思邈　著

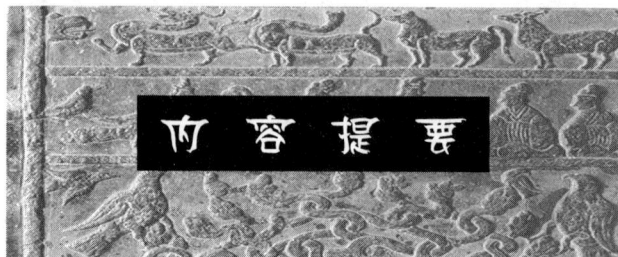

内 容 提 要

　　《孙真人海上方》一卷，唐·孙思邈著。末附《孙真人枕上记》《孙真人养生铭》。《孙氏千金方》，几乎家喻户晓。本方少见刻本，因之互相传抄，错讹难免。此本为沈仲圭先生录寄三三医社，宜为流传。

重刻海上方序

　　《孙真人海上方》，洞有旧石刻，第以碑小方多，字画伤于琐屑，不便检阅，且舛讹太甚，乃令生员谢沾细加订证，砻石大书。旧有木刻，病症列于目录，诗首只列号数，读者须寻病于前，以求方于后，尤为不便。兹将病证即列诗首，似亦省目。其他风药论，及九转灵丹诸方，洞前已有楷书大碑，兹不复赘及之。

　　　　　　　　　　　隆庆六年岁在壬申三月之吉秦王守中识

孙真人海上方

唐孙思邈著　杭州沈仲圭录

暑月伤热

途中大暑最堪怜，急取车轮土五钱，盏内澄清汤服尽，身轻体健即安然。

伤寒咳嗽

伤寒咳嗽夜无眠，细碾明矾末一钱，半夏橘皮姜共煮，煎汤调下化黏涎。

鱼脐疮

鱼脐疮毒为难治，火内飞矾地上摊，寒食面糊才贴上，生肌退肿即安然。

口疮

口疮发作痛难言，香麝铜青一处研，干捻些儿频掺上，不逾时刻自安然。

产难

妇人临产十分难，若得良方也不艰，寻敢路旁草鞋鼻，烧灰酒下即时安。

妇人口干

妇人口舌并焦干，不治如何得暂安？寻取黄龙肝一具，烧灰调酒似灵丹。

眼中流泪

迎风冷泪听根原，腊月寻桑不等闲，若得梢头不落叶，煎汤频洗自然安。

小便不快

小便不快有何难，不用庸医说再三，匾竹水煎连口咽，方知此法不虚传。

大便不快

大便不快听吾言，腹满如山起坐难，用水来研麻子汁，一时吃了自然安。

鼻中出血

鼻中衄血涌如泉，乱发烧灰有甚难，竹管吹将鼻内去，时间恰似遇神仙。

牙疼

牙疼齿痛不堪言，得法犹如遇列仙，大戟烧来疼处咬，名方留下岂虚传。

远年咳嗽

远年咳嗽最难痊，休要求人枉费钱，但用款冬花作末，烧香一吸便安然。

刺毒肿痛

刺毒肿痛叫声连，无血无脓不得眠，研烂松脂为细末，帛封其上免灾愆。

刀伤出血

刀伤出血不能停，下子秋蛾效最灵，研碎烧灰伤处贴，即时定止见安平。

小儿骨痛

小儿骨痛不能言，出血流脓实可怜，寻取水蛇皮一个，烧灰油拌贴疼边。

水泻

曾闻水泻有何方，焦炒车前子最良，细末一钱调米饮，只消七剂即安康。

臁疮

里外臁疮久不痊，令人行动痛如煎，如君会取牛蹄甲，油拌烧灰敷患边。

痼冷

人身痼冷夜无眠，生用川乌细细研，好醋拌调摊绢上，贴于冷处暖如绵。

蝇子入肠

忽遭蝇子入咽喉，苦脑心肠吐不休，寻取世间虾蟆眼，烂研咽下解君愁。

蚊虱

木鳖川芎二味均，雄黄减半共调匀，用蜜为丸烧一粒，自然蚊虱不相侵。

破伤风

破伤风病莫迟延，脱壳秋蝉三二钱，紧了牙关难治矣，烧灰酒下便安然。

急伤寒

急伤寒气听人言，此法谁知有圣传，半夏酒姜煎一处，时间服了即安然。

蛇伤

若人苦被毒蛇伤，独蒜原来力甚良，切作片儿遮患处，艾烧七炷便安康。

犬伤

犬伤何必苦忧煎，我有仙方只口传，刮取砖青和牛粪，傅于伤处即时痊。

心头疼

心头疼苦不堪当，急看仙传海上方，匾竹

水煎连口咽，教人服已便安康。

龟病

腹中龟病不能言，肚里生来硬似砖，自死僵蚕白马尿，不过时刻软如绵。

内瘴

眼睛内瘴泪连连，且莫将心若自煎，但取鲤鱼用胆脑，和调相拌贴安然。

骨头疼

骨头打碎最艰难，寻破山鞋莫等闲，火里烧灰油和贴，管教哭脸变欢颜。

烫火烧

烫火烧浇不可当，肉皮溃烂痛非常，鸡清好酒来淋洗，信是神仙海上方。

咽喉

咽喉闭塞不能言，幸有硼砂可保全，捣和盐梅如枣大，口中噙化即时宽。

胡臭

身边胡臭不能堪，授汝良方用小便，夜静频频承热洗，子孙后世免流传。

血痢

要医血痢莫迟延，湿纸包盐火内燃，研碎分为三处用，白调粥饮即时安。

自缢

悬梁自缢听根源，急急扶来地上眠，皂角细辛吹鼻内，须臾魂魄自还元。

耳聋

耳聋久矣不闻言，那怕成灾三五年，鼠胆寻来倾耳内，真如顷刻遇神仙。

小儿夜哭

小儿夜哭最堪怜，彻夜无眠苦逼煎，牛甲末儿脐上贴，清清悄悄自然安。

耳疼

耳中疼痛似刀剜，出血流脓久不干，鸠屎夜明吹入耳，除脓消肿便安然。

牙疼

一撮黑豆数枝葱，熟艾川椒共有功，半碗水煎勤自漱，牙疼立止显神通。

赤鼻

肺风赤鼻最难医，幸有良方好受持，但用硫矾为细末，和调茄汁最相宜。

重舌

小儿重舌最难熬，秀锁将来火内烧，打落屑儿为细末，水调吃下即时消。

阴脱子肠不收

脱肛阴脱两般忧，寻取鲫鱼只用头，火上烧干为细末，半搽半服自然安。

脱肛

脱肛不愈久难安，真个仙方遇有缘，寻取蜘蛛烧得烂，抹于肛上应时痊。

乍寒乍热

乍寒乍热却淹延，反覆犹如鬼祟缠，道上喜蛛寻数个，将来系在脉门边。

咽喉

咽喉急闭莫因循，快取芦都草的根，好酒煎来三四滚，竹筒灌入妙通神。

双蛾

牛膝生根取汁擂，男左女右鼻中吹，不怕双蛾来势急，酒调一服自然回。

痢

七个乌梅七个枣，七个栗壳七寸草，更加灯心共酒煎，赤白痢疾登时好。

月水不通

妇人月水不能通，鼠粪烧灰立见功，热酒调时逢扁鹊，只消一服显神通。

乳少

妇人乳少听吾言，只用穿山甲五钱，研碎米泔连夜饮，乳流恰似井中泉。

乳疮

乳疮肿痛叫声连，焦炒芝麻细细研，灯盏油调涂上面，除脓消肿即时痊。

产多

麝香肉桂及红花，冰水为丸共一家，牛膝煎汤来送下，断胎绝产定无差。

来溺

小便不禁有何难，寻取天台乌药研，饭后服时宜米饮，日须两次每三钱。

骨鲠

骨鲠难医苦叫天，金莺根用醋来煎，入喉切莫沾牙上，骨出令人体自便。

胎前发疟

胎前发疟若难言，寒热交攻最可怜，急取夜明三钱整，空心茶服自安然。

血崩

妇人崩漏血何多，贯众还同米炒和，每服两钱酒醋下，应知此症自消磨。

牙疳

走马牙疳齿动摇，枣中包信火中烧，更将黄柏同为末，患处捻些立便消。

妇人五心热

五心发热欲如何，赤芍药同水薄荷，等份研细白汤下，自尔清凉转见多。

口疮

满口生疮痛可怜，干姜急取共黄连，口中细嚼流涎出，从此疮灾永不缠。

小儿吐泻

小儿吐泻怎能安，滑石硫黄一处研，每服一钱饮调下，方知妙药属神仙。

头风痛

头风头痛太阳间，芎芷石膏三味全，细末三钱茶送下，当时吃了效无前。

耳聋

耳聋终日不闻言，细辛为末蜡熔丸，入耳绵包如鼠粪，始信却灾似解悬。

自汗

自汗不止防风末，浮麦煎汤服二钱，不效还将牡蛎散，二方经验可流传。

犬伤

人遭犬咬痛堪怜，去壳蓖麻五十圆，烂捣成膏伤处贴，又方虎骨可同传。

手足厥冷

四肢厥冷腹中难，热水蘸来拍膝弯，紫黑点见针刺破，去些恶血就安痊。

烫火烧

烫火烧淋痛可怜，杨梅皮末使油抟，又将好酒调来洗，目下应知即便安。

转筋吐泻

转筋吐泻实难当，艾叶木瓜煎冷汤，急取食盐安口内，方才咽下即平康。

痞癖

大人小儿患痞癖，肠间一块硬如砖，捣将大蒜硝黄共，傅贴患处软如绵。

臁疮

黄柏相将轻粉末，再加猪胆调膏药，傅贴仍将绵紧缠，一旬再易疮拈却。

骨鲠

骨鲠单方野苎根，又方甘草对砂仁，金凤花实根并用，三般妙法尽通神。

催生

黄葵子炒七十粒，烂研酒服济人急，妇人产难即全生，免得合家共忧戚。

吹乳

妇人吹乳最难当，急用男梳百齿霜，取下饭丸桐子大，三丸酒下不成伤。

痔漏脱肛

痔漏脱肛人受苦，疼痛之时面如土，急取川椒可二钱，空心水送免凄楚。

吹乳

妇人吹乳意如何，皂角烧灰蛤粉和，好酒将来调八字，立时痊疴效诚多。

疔疮

疔疮神效豨莶草，五月五日午时讨，细末酒调半两余，服讫汗出果然好。

蛇犬伤

细辛荜芨及雄黄，用酒研来入麝香，不问蛇伤并犬咬，当时吃了便安康。

安胎

紫苏陈皮橘皮葱，细末砂仁煎酒同，胎气不安心下揉，腹中胀痛有神功。

癫犬伤

癫犬所伤人最苦，雄黄五钱麝五钱，酒调二钱作二服，不服灌鼻亦安然。

止痛

草果玄胡索最先，灵脂没药乳香联，酒调一盏宜温服，腹痛心疼似手拈。

痔漏

凡人痔漏痛成疮，遗种蚕蛾纸半张，碗内烧灰调好酒，服之去病水浇霜。

牙疼

寒菊花儿五七团，雪花同捣饭为丸，搐入鼻中如枣大，去疼真似手来拈。

接骨

接骨谁知甚药佳，急须觅取大虾蟆，生捣如泥涂患处，杉皮夹定甚堪夸。

解酒

酒能醒酒不寻常，草果加煎干葛汤，解毒频频三四盏，醒前醉后并宜尝。

忘事

凡人日夜事多忘，远志菖蒲煮作汤，每旦空心服一碗，诗书如刻在心肠。

果毒

世间果品甚多般，性毒有无冷与寒，误食

中伤何可解，朴硝加麝即时安。

吃噫

老幼忽然吃噫连，川椒生面和为丸，醋汤十粒梧桐大，信是仙方不妄传。

伤寒

伤寒忽觉若难医，半两茱萸不用余，用水煎来空腹服，管教所患当时除。

头空痛

脑痛悬空在顶高，急宜细碾马牙硝，好把酥来同捣合，暂安鼻上自逍遥。

赤眼

赤眼难开不见天，宣州土产好黄连，便将驴乳淹三宿，点上光明即豁然。

翳眼

眼中生翳莫能窥，想是肝经蕴热虚，快取兰香七个子，煎汤一服病消除。

小儿疟

幼小孩儿抱疟疾，乌猫取粪最相宜，桃仁七个同煎服，病前一盏显良医。

咳嗽不止

咳嗽多时如不止，谁知只用好浮萍，干时烂捣浓煎服，一夜安眠宜到明。

刀斧伤

金疮刀斧偶伤残，只用黄丹对白矾，最好生肌兼止痛，即时伤处见平安。

疟疾

常山捣末取三钱，四个乌梅去核研，疟疾未来调酒服，须臾得吐去痰涎。

恶癣疮

世人诸般恶毒疮，更兼疥癣有良方，好将驴粪烧灰掺，日见皮肤复得常。

足筋急痛

两脚筋疼拘急挛，不分昼夜动移难，快捣生姜膏子剂，薄摊其上复如前。

小便不下

小便终朝难得下，莴苣一味捣成泥，将来作饼脐中贴，能使泉流得应时。

蛔虫寸白

虚胃自然成节病，多生寸白与蛔虫，蜂窝收采烧存性，酒调一匕有神功。

干湿癣

头面若生干湿癣，半生半熟与明矾，酒调涂上登时愈，管取皮肤日下痊。

反胃

病来反胃几多时，干柿三枚捣似泥，好酒调开乘热服，此方效验少人知。

血流不止

血流不止是如何，驴粪烧灰不用多，但取纸儿吹鼻内，须知此病即消磨。

口臭

如人口气臭难当，但取明矾共麝香，两件相交搽齿上，言谈呵笑不闻扬。

鼠咬

鼠咬肉皮最不良，毒攻疼痛肿难当，急将猫粪填痕内，端的公然不作疮。

痔

肛门痔病若恓惶，炒过胡荽子最良，细碾酒调三五服，自然动履得如常。

蜈蚣蛇蝎伤

蜈蚣蛇蝎毒非常，咬着人时痛莫当，我有灵丹随手好，自然姜汁和雄黄。

消渴

栝楼根是天花粉，消渴能令目下痊，采得无时煎白水，服之口内似生泉。

小便血

小肠尿血不曾疏，采取新鲜刘寄奴，为末茶调空腹服，便中赤色自然无。

胎衣不下

灶中土是伏龙肝，药贱功殊不等闲，为末酒调温口服，胎衣不下是灵丹。

倒生

儿在腹中将倒生，浑家惊恐计无从，寻取伏龙肝末服，酒调一剂便分生。

产后无乳

妇人乳汁不行时，莴苣三枚研作泥，好酒调开通口服，任他石女也淋漓。

产后咽干

产后咽喉又苦干，更兼咳嗽不能安，猪脂胡粉同交和，熟水调开服自痊。

阴中肿

妇人忽患阴中肿，葱白研膏入乳香，贴敷逾时休洗去，原来海上有奇方。

阴疮

妇人阴内忽生疮，痛痒无时不可当，寻取鲫鱼将胆抹，不逾时刻便清凉。

月信不调

阿胶灰炒成珠颗，乘热将来即便研，月信不调宜此末，酒调一服应时痊。

产难

铁锤火炼透中红，淬酒乘温饮一盅，专保妇人临产难，即时分娩喜相逢。

产后心痛

产后妇人心气痛，叫声切切手摩拈，酒调鸡子空心服，一夜能教肃静眠。

产后血不止

妇人产后血难住，诸药无如百草霜，为末酒调乘暖服，明朝立马见平康。

胎衣不下

产后胎衣不落身，惶惶惊动一家人，蓖麻去壳十四个，白面同研敷足心。

小儿惊风

急惊风与慢惊风，夺命方知有大功，水磨但得青礞石，调下痰涎主便通。

小儿喘嗽

咳嗽小儿多气喘，石膏火内慢飞煅，研为细末蜜汤调，一夜分明减一半。

小儿夜啼

小儿夜哭不能眠，收拾灯花四五圆，捻烂灯心汤化下，一宵肃静到明天。

小儿撮口

撮口脐风总一般，十儿难得两三痊，快觅僵蚕为细末，蜜调涂向口中安。

小儿泻痢

泻痢脱肛不用焦，槐花为末米汤调，食前一盏频频进，效验如同鼓应桴。

牙疼

牙疼鹤虱共甘松，白芷细辛分两同，为末少将牙上擦，煎汤灌漱自安宁。

附　录

孙真人枕上记

清晨一碗粥，夜饭莫教足，撞动景阳钟，扣齿三十六。

大寒与大热，且莫贪色欲，醉饱莫行房，五脏皆翻覆。

艾火漫烧身，争如独自宿，坐卧莫当风，频于暖处浴。

食饱行百步，常以手摩腹，莫食无鳞鱼，诸般禽兽肉。

自死兽与禽，食之多命促，土木为形象，求之有恩福。

父精母血生，那忍分南北，惜命惜身人，六白光如玉。

孙真人养生铭

怒甚偏伤气，思多太损神，神疲心易役，气弱病相侵。

忽被悲欢极，当令饮食均，再三防夜醉，第一戒晨嗔。

亥寝鸣云鼓，寅兴漱玉津，妖邪难犯己，精气自全身。

若要无诸病，常当节五辛，安神宜悦乐，惜气保和纯。

寿夭休论命，修行本在人，若能遵此理，平地可朝真。

鲁 府 禁 方

（明）龚廷贤　编

内 容 提 要

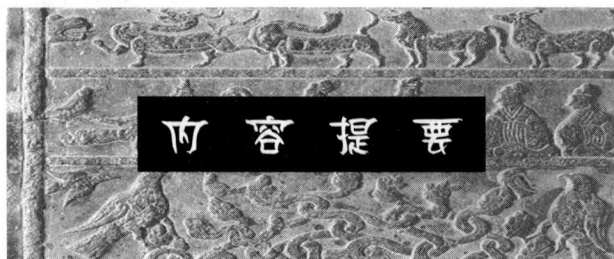

　　《鲁府禁方》四卷，明·龚廷贤编。龚氏任太医院吏目，著书甚多。盛行于今者为《万病回春》，又有《云林神彀》及《医鉴》二书，已经少见刻本。本书亦从日本得来，所谓礼失求诸野，良有以也。至书中采辑之方，亦颇可传。内有咒治方数则，亦即古时祝由之法，亦近时心理疗法，存之以备参考。卷末载人有百病、人有百药二篇，尤属上医医国之方也。

序

　　余自袭封以来，恒念民间疾苦，每以济人利物为心，施药活民，盖亦久矣。第恨奇方未广，明医希觏，无能俾天下黎民无恙，此心恒歉歉然，愿为而未逮也。频年以来，博集奇方，殆今数载，续以成帙，什袭珍藏，世不多有。癸巳秋，缘余妃张氏，遘鼓胀之恙，即以吾藩医，医弗瘥，遂访海内明医，百药千方，曾无寸效，病势垂危，仓皇无措，有荐金溪明医龚子廷贤者。余特致书币，遣官抵大梁聘至，询其所蕴，真儒医也。究其方脉，悉皆超迈群识，遂投一二剂，辄有奇效。以后药则时时进，而恙则时时愈，历冬迨春，恙已潜瘳矣。以吾藩医医妃，弗愈。俾海内诸医医余妃，亦弗愈。而易龚子医医余妃，辄愈之。龚子之医，岂非天下医之魁手，余嘉之以衔，奖之以匾，题曰医林状元，举国欣羡，咸谓古之卢扁，不是过矣。余思穷檐荜屋，设遘斯恙，遇有医若龚子者，则病无弗廖，否则望其生者难矣。今将所治验方，推而广之，以济天下有是恙者。余闻龚子所著《医鉴》《回春》《仙方》《神彀》四书，盛行于世，推其心仁且厚矣。兹今所蓄秘方，并渠素蕴珍奇，厘为四卷，题曰《鲁府禁方》。是皆百发百中者，悉附诸梓，愿与斯世斯民共焉。盖以施药限于一方，传方布于天下，欲起天下疲癃之民，咸跻于仁寿之域，庶几少慰余之素志云。

　　　　　　　万历甲午岁仲春之吉鲁王三畏书于存心殿

969

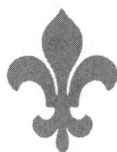

目 录

鲁府禁方

鲁府禁方卷之一

太医院吏目金溪龚廷贤编
鲁府良医古燕刘应泰校正

后学诸暨刘淡如新校点

禁方括曰

鲁藩仁主，心同天地，忠孝贤明，精金美玉。时值饥馑，叠施赈济，积善累德，阴功普被。施药传方，弗忍私秘，特命良医，选奇拔萃。删繁就简，分门析类，不用切脉，问病投剂。药性平和，奏效奇异，屡施屡验，辄投辄愈。好生君子，依方修制，救急济贫，扶危苏剧。刊布天下，咸沾恩惠，国泰民安，功垂万世。

中风

神仙夺命丹 治中风痰厥气厥，牙关紧，不省人事。

南薄荷叶一两　天南星汤泡透，切片，姜汁炒，五钱　僵蚕三钱　南羌活五钱　荆芥穗二钱　川椒去目，一钱　辽细辛二钱　牙皂刮去皮弦，八两　石脑油真者，二两　硼砂一两

上各制如法，将牙皂以上八味，共合一处；用好酸浆水四碗，入磁盆内浸药，春秋五日，夏三日，冬七日。临熬时，滤去滓，存净汁，入银锅或铜锅内，用桑柴火熬，以槐柳枝频搅，熬数十沸，方入石脑油、硼砂，再熬成膏，形如琥珀色，乘热摊于厚连四纸上，干收贮。临用时，剪方寸一块，以温浆水熔化盏内，用二苇筒，吹入二鼻孔中，良久吐痰涎即省。若吹之太重，或药水太热，致鼻出血勿惧，即饮淡盐汤一二口便止。

紫金锭子 专治男子妇人诸般风证，左瘫右痪，口眼歪斜，半身不遂，及破伤风。量虚实，轻者半锭，重者一锭，无灰黄酒研下，汗出即愈。避风。孕妇不可服，其效不可尽述。

鲜玄参去芦，四十斤　鲜地榆去芦，四十斤　鲜天麻十二斤　鲜草乌去芦，四十斤　全蝎洗去土盐，足稍净，三斤　白面十斤　麻黄去根，四十斤　麝香真正净肉三两

每年五月初一日，采取鲜药，至初五日，先将玄参等四味，用水洗净，切片碾压，取自然汁，入磁缸内，每日搅晒，至九月甲子庚申日，入全蝎同碾为细末，入麝香拌匀，候麻黄四十斤，碾取细末，一半，其渣入锅内熬水二三柱香，滤去渣，加入麻黄末，及白面打糊，搓成锭，用竹叶包裹，随症研服。

千金不换刀圭散 治男妇小儿诸般风证，左瘫右痪，半身不遂，口眼歪斜，腰腿疼痛，手足顽麻，言语塞涩，行步艰难，遍身疮癣，上攻头目，耳内蝉鸣，痰涎不利，皮肤瘙痒，偏正头风，无问新旧，及破伤风，角弓反张，蛇犬咬伤，金刀所伤，出血不止，敷贴立效，痔漏脓血，疼痛难禁，服之顿愈。

川乌　草乌并用火泡，去皮尖　苍术米泔浸，各二两　人参　白茯苓去皮，各一钱半　两头尖一

钱　甘草炙，一两半　僵蚕隔纸炒，三钱半　白花蛇酒浸三日，弃酒火炙，去皮骨　石斛酒洗，各五钱　川芎　白芷　细辛　当归酒洗　防风去芦　麻黄　荆芥　全蝎瓦上焙干　何首乌米泔浸，忌铁器　天麻　藁本各二钱半

上为细末，每服二分或五分，渐加至六七分，临卧酒调下。不饮酒者，茶亦可。服后忌多饮酒，并一切热物饮食，一时恐动药力。

牛黄紫金丹　治中风暗风，痰厥气厥，不省人事。

朱砂二钱　阿芙蓉一钱　沉香一钱　牛黄三分　广木香五分　冰片三分　麝香二分

上共为细末，人乳为丸四十数，阴干细嚼，用梨汁送下，每服一丸。如无梨汁，薄荷汤送下，或研碎灌之即醒。

治风内消丸　治男妇左瘫右痪，口眼㖞斜，半身不遂，言语蹇涩，手足麻木，行步艰难，遍身疼痛。神效。

川芎一两　干山药　白芷　甘松　防风各七钱半　草乌炮去皮　当归　芍药酒炒　天麻　甘草　细辛　白胶香　牛膝去芦　两头尖各五钱　人参　木香各二钱

上为细末，酒糊为丸，如樱桃大，每服一丸，细嚼，无灰黄酒送下。

华山五子丹　治左瘫右痪，遍身疼痛，三十六种风，二十四般气，胎前产后，腹胀咳嗽，气急伤风，痔漏，手足顽麻，遍身疮痒疹癞，五般痫疾，并血气风，血晕血崩积聚，赤白带下，一切疾病俱服之。此药生精补髓安五脏，定魂魄，补下元，治虚损，壮精神，补血气，和容颜，其功如神。

当归　川芎　生地黄　熟地黄　川乌煨去皮　白术　苍术酒浸三日，焙干　甘松　益智仁　五灵脂　桔梗　人参　白茯苓　白豆蔻各二两　天麻　陈皮　麻黄　滑石　川椒　甘草　白芷各

一两　木香　丁香　沉香　乳香　没药　牛黄各二钱半

上为细末，炼蜜为丸，如樱桃大，每服一丸，细嚼，茶酒米汤任下。

祛风散　治中风，口眼㖞斜，半身不遂。

白附子　僵蚕　全蝎各等份

上为细末，每服一钱五分，热酒调下。

牛黄散　治中风痰厥，不省人事，小儿急慢惊风。

牛黄一分　辰砂半分　白牵牛头末，二分

上共研为末，作一服，小儿减半。痰厥，温香油下。急慢惊风，黄酒入蜜少许送下。

寿星散　治痰厥不省人事。

腊月牛胆南星五钱　枯矾二钱　朱砂一钱

上共为末，每服一钱，酒茶姜水皆可送下。

治中风不语，及打伤血攻。枯矾为末研细，弱人三分，壮人五分，黄酒调服。血从大便下，或口吐一二口即已。

治左瘫右痪，半身不遂。

用好麻二两，烧灰存性　朱砂二钱

上共一处研末，分作四服，黄酒送下。

治口眼歪斜神方

当归　白芍　川芎　白术　茯苓　陈皮　半夏　枳壳　白芷　桔梗　僵蚕　天麻　防风　荆芥　细辛　黄芩　乌药　甘草　生姜　煎服。

通关散　治中风痰厥，昏迷，不省人事欲绝者。先用皂角、细辛等份为末，每用少许吹入鼻中，有嚏可治，随用吐法。

皂角末五分　半夏　白矾各三分

上为末，姜汁调服，探吐后，服对症药。

红白散　治中风痰厥，不省人事。

用辰砂、白矾各等份，三伏内装入猪胆内，

透风处阴干，每用一块，凉水研下可也。

伤寒

伤寒金口诀

这伤寒，世罕稀，多少庸医莫能知。仲景玉函节庵泄，千金不易伤寒秘。方不同，法更异，四时伤寒各有例。惟有冬月正伤寒，不与春夏秋同治。发表实表两妙方，用在三冬无别治。真伤寒，真中风，表实表虚各自中。表虚自汗脉浮缓，疏邪实表有奇功。表实无汗脉浮紧，升阳发表汗自松。背恶寒，背发热，头痛脊强一般说。俱属太阳膀胱经，有汗无汗须分别。有汗表虚无汗实，脉浮缓紧胸中别。春夏秋，另有方，通用羌活冲和汤。春温夏热秋治湿，随时加减细斟量。病症与冬皆相似，浅深表里脉中详。脉有浮，脉有沉，半浮半沉表里停。有力无力求虚实，或温或下细推寻。更有汗吐下三法，当施当设莫留停。两感症，日双传，一日太阳少阴连。肾与膀胱脉沉大，口干头痛是真原。二日阳明与太阴，沉长之脉脾胃兼。目又痛，鼻又干，腹满自利不能安。三日少阳厥阴病，肝胆脉息见沉弦。耳聋胁痛囊踡缩，古人不治命由天。陶节庵，泄漏方，不问阴阳两感伤。通用冲和灵宝饮，一服两解雪浇汤。更明表里多少病，治分先后细推详。表病多，里病微，麻黄葛根汤最奇。表缓里急宜攻里，调胃承气急通之。寒中阴经口不干，身疼发热自下利。脉沉细，又无力，回阳急救汤最的。都言两感无治法，谁知先后有消息。结胸证候分轻重，双解六一二方觅。阳明证，不得眠，鼻干目痛是根源。柴葛解肌汤一剂，犹如渴急遇甘泉。耳聋胁痛半表里，柴胡双解立苏痊。腹又痛，咽又干，桂枝大黄汤可蠲。太阳发黄头又汗，茵陈将军汤独羡。无热自利是脏寒，加味理中汤最端。时行病证身大热，六神通解须当啜。小水不利导赤饮，下焦蓄血凭斯诀。一切下证并结胸，六一顺气分明说。身有热，头无痛，面赤饮水不下咽。庸医误认为热证，岂知心火泛上炎。自是戴阳多不晓，复元汤服得安然。身如朱，眼似火，发斑狂叫误认我。病在三焦无人识，三黄石膏汤最可。发斑之症先咳呕，耳聋足冷定无他。休发汗，愈斑烂，消斑青黛饮莫慢。劳力感寒证又异，调荣养胃金不换。内伤气血外感寒，莫与伤寒一例看。身出汗，热又渴，如神白虎汤最确。食积证，类伤寒，发热不恶寒。呕逆身不痛，头痛休疑痰。只消加味调中饮，气口紧盛休变延。小水利，大便黑，桃仁承气对子说。热邪传里蓄血证，血热自利病安逸。吐血衄血另有方，生地芩连汤最切。阴格阳，难遍详，阴极发热面戴阳。欲赴井中脉无力，急救回阳返本汤。水不下饮瘀血证，加减犀角地黄汤。真中寒，真厥证，回阳救急汤连进。阳毒发斑脉洪数，三黄巨胜汤之症。再造饮治无阳证，重复发汗汗不定。如狂证，原无热，精采不与人相摄。热结膀胱休误下，桂苓饮子真奇绝。心下硬痛利清水，热结利证医莫测。又谵语，又作渴，身热黄龙汤莫错。口噤头摇名痉痓，如圣饮内抽添诀。痓后昏沉百合病，柴胡百合汤休越。亡阳证，过汗多，头痛振振病不和。筋惕肉瞤虚太甚，温经益元汤最和。男女劳复阴阳易，逍遥汤治脉沉疴。脚气证，类伤寒，禁用补剂与汤丸。暑中身热寒中冷，浮风湿热脉之端。便闭呕逆难伸屈，加味续命汤保全。撮空症，仔细认，休认风证误人命。循衣摸床为症验，又手摸胸不识人。只因汗热相伤肺，升阳散火效如神。睡觉中，忽言语，梦寐昏昏神不主。汤粥与之虽吞咽，形如中酒多不举。心火克金越经证，泻心导赤汤急取。身热渴，不头痛，神思昏昏乱语言。小水不利大便黑，误投凉药丧黄泉。病传心肺夹血证，当归活血汤最玄。夹痰证，类伤寒，寒热昏迷头又眩。涎出口中为症验，七情内损伤之根。神出舍空乱语言，加味导痰汤可增。大头病，是天行，项肿恶寒热并煎。一剂芩连消毒饮，痰饮喉痹尽安痊。此是先贤千古秘，不是知音莫浪传。

升阳发表汤　治冬月正伤寒，头疼发热，恶寒项脊强重，脉浮紧无汗，是足太阳膀胱经表证。若头如斧劈，身似火炙者，宜用此方。

麻黄　杏仁　桂枝　甘草　川芎　白芷　羌活　防风　升麻

用姜葱豆豉水煎，热服出汗，汗出药止，勿多服。

疏邪实表汤　治冬月正伤寒，头疼发热恶风，鼻塞项脊强重，脉浮缓有汗者，太阳表证也。

桂枝　芍药　甘草　防风　川芎　羌活　白术

姜一片，枣二枚，水煎服。汗不止，加黄芪。喘加柴胡、杏仁。胸中饱闷，加枳壳、桔梗。

羌活冲和汤　治春夏秋非时感冒，暴寒头疼，发热恶寒无汗，脊强脉浮紧，此足太阳膀胱受邪，是表证。

苍术　羌活　防风　川芎　白芷　细辛黄芩　生地黄　甘草

姜葱煎，热服出汗，胸中饱闷，加枳壳、桔梗。夏月加石膏、知母。有汗去苍术，加白术；再不止去细辛，加黄芪；如再不止，以柴胡加桂枝、芍药一钱，名神术汤。不作汗加苏叶。

柴葛解肌汤　治阳明身热，鼻干不眠，微恶寒，头痛眼眶痛，脉微洪，宜解肌。属阳明经病，其正阳明，别有治法。

柴胡　黄芩　葛根　芍药　羌活　石膏末白芷　桔梗　甘草

生姜枣煎服。本经无汗恶寒，去黄芩加麻黄。

柴胡双解散　治少阳经，耳聋胁痛，寒热痛，呕而口苦，脉来弦数，属半表半里，宜和解。此经有三禁，不可汗下利小便也。

柴胡　黄芩　半夏　人参　甘草　茯苓芍药

生姜枣煎服。呕者，加陈皮、竹茹、姜汁。痰多，加瓜蒌、贝母。口渴，加知母、石膏。心中饱闷，加枳壳、桔梗。心下痞满，加枳实、黄连。内热甚，错语心烦，不得眠，合黄连解毒汤。小便不利，大便泄泻，合四苓散。挟热而利，加炒连、白芍药。

桂枝大黄汤　治太阴经腹满痛，咽干而渴，手足温，脉沉实，此为太阳传经热证。

桂枝　大黄　芍药　甘草　枳实　厚朴

生姜煎，临服加槟榔磨水二匙入，温服。

茵陈将军汤　治太阴腹满，身目黄，小便短赤，或不利，燥渴谵语，脉沉有力，此属湿热发黄。若形如火煤，摇头直视，出汗不流，环口黎黑者不治。

茵陈　大黄　栀子　黄连　枳实　甘草梢滑石末二钱

滚水煎热服，以利为度，但头汗出身无汗，小便不利，渴饮水浆，身必发黄，宜此药调下五苓散。

六一顺气汤　治伤寒热邪传里，大便结实，口燥咽干，怕热谵言，揭衣狂妄，扬手掷足，斑黄阳厥，潮热自汗，胸腹满硬，绕脐疼痛等症，可代大小承气、调胃承气、三乙承气、柴胡大陷胸等汤之神药也。

柴胡　黄芩　芍药　枳实　厚朴　大黄芒硝　甘草

滚水煎，临服入铁锈水二匙调服。

如神白虎汤　治身热，渴而有汗不解，或经汗过，渴不解者，脉来微洪。无渴不可服。

石膏　知母　甘草　糯米　人参　麦门冬
五味　山栀　天花粉

姜一片，临服入乌梅汁一匙服。心烦加竹
茹。湿温证热不退，而大便溏者，依古方加
苍术。

三黄石膏汤　治阳毒发斑，身如涂朱，
眼珠如火，狂叫欲走，六脉洪数，燥渴欲死，
鼻干面赤齿黄，过经不解，已成坏证，表里皆
热，欲发其汗，病热不退，又复下之。大便遂
频，小便不利，亦有错治温证，而成此证者。
又治汗下后，三焦生热，脉洪谵语，昼夜喘息，
鼻时加衄，狂叫欲走者。

黄连　黄芩　黄柏　山栀　麻黄　石膏
豆豉

生姜细茶煎服。

三黄巨胜汤　治阳毒狂妄乱言，登高而
歌，弃衣而走，面赤脉大有力，发斑黄，大渴，
大便燥实，舌卷囊缩者难治，此因毒入脏腑。

石膏　黄芩　黄连　黄柏　大黄　芒硝
枳实　山栀　甘草

姜枣煎热服。

冲和灵宝饮　治两感伤寒，头疼身热恶
寒，舌干口燥。以阳先受病者，先以此汤导之；
如阴先受病者，当先以六一顺气攻里下之。如
里先下利，身体痛者，又当以回阳救急汤。

羌活　防风　川芎　生地黄　细辛　黄芩
柴胡　知母　干葛　石膏

姜枣煎，临服加薄荷十片，煎一沸热服，
中病即止。冬月去黄芩、石膏，加麻黄。

桃仁承气汤　治热邪传里，热蓄膀胱，
其人如狂，小水自利，大便黑，小腹满，身痛
目黄，谵语燥渴，为蓄血证，脉沉有力，宜此
下尽黑物则愈。未服前而血自下者，为欲愈，
不必服。

桃仁　桂枝　大黄　芒硝　甘草　柴胡
青皮　枳实　芍药　当归

生姜枣煎服，临服入苏木二钱，煎二沸
热服。

生地芩连汤　治鼻衄成流下不止者。或
热毒入营，吐血不止者并治。若见耳目口鼻并
出血者，则为上厥下竭，不治。

生地黄　黄芩　黄连　犀角　茅根　甘草
人参　桔梗　山栀　当归

姜枣煎，临服入捣韭汁、墨磨一匙，调之
温服。

消斑青黛饮　治热邪传里，里实表虚，
血热不散，热气乘虚出于皮肤，而为斑也。轻
如疹子，重如锦纹，重甚则斑烂皮肤。或本属
阳，误投热药，或当汗不汗，当下不下，或下
后未解皆能致此。不可发汗，重令开泄，更加
斑烂也。其或大便自利，佛郁短气，燥粪不通。
黑斑主不治。凡汗下不解耳聋足冷，烦闷咳呕，
便是发斑之候。

柴胡　玄参　黄连　知母　石膏　生地黄
山栀　犀角　青黛　人参　甘草

生姜一片，枣二枚煎，入醋一匙服。大便
实，去人参加大黄。

加减犀角地黄汤　治烦燥渴欲饮水，水
入不下者，属瘀血在上焦，则邪热入里也。

犀角　生地黄　当归　黄连　苦参　枳壳
桔梗　赤芍药　红花

生姜一片煎，临服入藕汁二匙。如无，韭
汁亦可。

柴胡百合汤　治伤寒瘥后，昏沉发热，
渴而谵语失神，及百合、劳复、食复等证。

柴胡　人参　黄芩　百合　知母　茯苓

芍药　鳖甲　甘草

姜枣煎，临服入生地捣汁一匙温服。

加味理中汤　治伤寒自受其寒，直中阴经是也。初得病，无身热无头疼，止有腹痛，怕寒厥冷，或下利呕吐不渴，脉沉迟无力。

人参　白术　干姜　肉桂　陈皮　甘草

姜三片煎，临服加木香磨一匙，入姜汁温服。

回阳救急汤　治伤寒初起，无头痛，无身热，便就怕寒，四肢厥冷，或过于肘膝，或腹痛吐泻，或口吐白沫，或流冷涎，或战栗面如刀刮，引衣踡卧，不渴，脉沉迟无力，即是寒中阴经真寒证，不从阳经传来。

人参　白术　白茯苓　附子　干姜　肉桂　陈皮　半夏　五味　甘草

姜枣煎热服。呕吐涎沫，或有小腹痛，加盐炒吴茱萸；无脉，加猪胆汁一匙；泄泻不止，加黄芪、升麻；呕吐不止，加生姜汁。

回阳返本汤　治阴极发燥，微渴面赤，欲于泥水井中坐卧者，脉沉迟无力，或脉伏者，不可服凉药。若误认为热证，而用凉药，死不可复生矣。服热而燥不止者，宜再服，燥自定矣，决不可服凉药。

附子　干姜　人参　肉桂　麦门冬　五味　茯苓　甘草　童便

姜枣煎，临服入蜜二匙，顿服之。无脉者加猪胆汁一匙；面赤者，加葱七茎；呕者，入姜汁炒半夏。

温经益元汤　治汗下后，头眩怅怅欲倒地，及肉瞤筋惕，或大汗后，卫虚亡阳，汗出不止，脉来无力。

附子　人参　白术　甘草　芍药　当归　黄芪　生地　干姜　肉桂

姜枣糯米炒，水煎温服。

如圣饮　治伤寒重感寒湿，则成刚柔二痉，头面赤，项强直，手足搐，口噤背张，与瘛疭同法。

羌活　防风　柴胡　枳壳　甘草　川芎　人参　白术　白芷　芍药

姜一片煎，临服入姜汁、竹沥各二匙温服。有汗，去枳壳加桂枝；无汗，去白术加麻黄；口噤咬牙，加大黄；手足拘搐，加当归。

六神通解散　治三月前后，感寒疫，头疼大热，恶寒体痛而渴，脉浮紧有力，无汗，年力壮盛之人，用羌活冲和汤恐缓，故用此。

麻黄　甘草　黄芩　滑石　苍术　细辛

生姜葱白豆豉煎，热服出汗。头痛甚，加川芎；渴甚，加天花粉；身痛甚，加羌活；无头疼恶寒，反怕热者，大渴谵语，大便实，此热邪传里也，去麻黄、苍术，加大黄、柴胡、枳实。

加味调中饮　治伤寒夹食停滞，亦有头痛身热，不恶寒为异耳，气口脉紧盛是也。

陈皮　枳实　青皮　厚朴　干姜　白术　砂仁　苍术　草果　甘草

生姜炒萝卜子一撮，煎温服。

桂苓饮子　治伤寒初得，症无大热狂言，烦燥不妥，精采不与人相当，不可认为发狂，而用下药，死者多矣。不知此因邪热结膀胱，名曰如狂证。

桂枝　猪苓　知母　泽泻　黄柏　甘草梢　滑石

生姜三片，灯心二十四茎，煎温服。

逍遥汤　治伤寒瘥后，发大热昏沉，错语失神，小腹绞痛，头不能举，足不能移，眼中生花，百节解散，热气冲胸，男子则阴肿，入小腹攻刺，妇人则里急，腰胯重引腹内痛。此男女劳复，阴阳易也。

知母　人参　竹青　茯苓　甘草　生地黄　黄连　滑石　猴鼠粪两头尖者，十四枚

姜枣煎，临服入烧裈裆末调服，阴头痛即愈矣。

黄龙汤　治伤寒下利，纯清水，心下硬痛而渴，谵语怕热者。

大黄　芒硝　枳实　厚朴　甘草　人参　当归　年老气血虚者去硝

姜三片枣二枚，煎之后，再加桔梗煎一沸，热服以利为度。

调荣养胃汤　治有患头疼身热，恶寒体痛，脚腿酸疼，微渴自汗，脉浮无力，此劳力内伤气血，外感寒邪，名曰劳力感寒证。

黄芪　人参　白术　陈皮　当归　川芎　柴胡　羌活　防风　甘草

生姜、枣子、葱白煎服。

升阳散火汤　治伤寒热证，叉手摸心，寻衣摸床，谵语昏沉，此邪热乘于肺，元气虚，不能自主，名曰撮空症。小便利者可治，不利者难治。

人参　当归　黄芩　柴胡　麦门冬　芍药　陈皮　甘草

姜一片枣二枚，入金银首饰，煎之温服。有痰加姜炒半夏；大便实而燥渴，谵语，加大黄。

再造汤　有患头疼身热，恶寒脊强，用汗剂二三次，汗不出，此阳虚不能作汗，名曰无阳证。

黄芪　人参　桂枝　甘草　熟附　羌活　细辛　川芎　白术　芍药　夏月去附辛加石膏

姜一片枣二枚，临服入童便，以助阳气。

当归活血汤　有患无头疼恶寒，止发大渴，口出无伦语，此内伤血郁肝脾之证，使人昏迷沉重错语，故名挟血，如见鬼祟矣。

当归　赤芍药　甘草　红花　桂枝　干姜炒　枳壳　柴胡　人参　生地黄　桃仁泥二钱

姜一片，水煎温服。大便实而谵语，加大黄利之。

加味导痰汤　有患憎寒壮热，头疼迷闷，口出无伦语，此内伤七情，以致痰迷心窍，神不守舍，故名挟痰，如鬼祟矣。

茯苓　半夏　南星　陈皮　甘草　枳实　黄芩　黄连　白术　桔梗

生姜一片，水煎，临服入姜汁少许。一方加人参、瓜蒌仁。

泻心导赤饮　治伤寒渐变神昏不语，或睡中独语一二句，目赤神焦，将水与之则咽，不与则不思，形如醉人。此邪热传入心经，因心火上而逼肺，所以神昏，故名曰越经证。

山栀　黄芩　麦门冬　滑石　甘草　人参　犀角　知母　黄连姜炒　茯神　灯草二十根

姜枣煎，临服入生地黄汁二匙。

复元汤　有患伤寒，无头疼，无恶寒，身微热，面赤微渴，目无精光，口出无伦语，脉数无力。此汗下太过，下元虚弱，无根虚火泛上，名曰戴阳证。

熟附　黄连　甘草　人参　五味子　麦门冬　知母　芍药　童便

姜枣煎，临服入葱白二茎，捣汁调之温服。

安神益志汤　治伤寒虚烦，心惊微热，四肢无力体倦者。又治六七日，别无刑克证

候，昏沉不知人事，六脉俱静者，无脉欲出汗者。

柴胡　人参　麦门冬　知母　五味子　竹茹　茯苓　远志　生地黄　当归　甘草　黄连姜炒

姜枣煎服。

熊胆夺命散　治伤寒热极发狂，不认亲疏，燥热至甚，神效。

熊胆一分研末，凉水调服立苏。

点眼圣仙方　治伤寒大头瘟，肿项疟疾，痘疹等证。

人屎　猫屎　狗屎各一两，用黍糠二升炒黄色，入前三味制过，各净用六钱　山慈菇五钱　白犀角锉，七钱　羚羊角锉，七钱　火硝七钱　黄连去毛，六钱　血竭五钱　没药五钱

上共为细末，将小枣剖开去核，每一个入药末二分，合上，用针将枣刺遍眼，乌金纸包裹，入阳城罐内封固，打火线香一炷，取出冷定，去枣上皮，每枣连枣秤一钱，研细，入好片脑三分，共研极细。如伤寒，点男左女右大眼眦，汗出即愈；如伤寒十二日无汗者，用药吹入男左女右鼻孔，汗出即愈；如阴证，瘟疫头项俱肿者，俱如上点，汗出即愈；驴马中结，点眼亦瘥。

年分散　治伤寒，头疼身痛发热，恶寒无汗。田承奉传。

雄黄南星半夏，川乌草乌朱砂，更加一味白天麻，姜葱酒调送下，伤寒无汗被盖之，万两黄金无价。

上俱生用为末，每服半分，出汗如神。

千金散　治症同前，张承奉传。

苦实去皮，用香油焙黄色为末，每服三分，先吃绿豆汤一二盅，次将药用绿豆汤调服，再

吃绿豆汤一二盅，汗即出，神效。

预防伤寒　韩典宝传

六月六日三伏时，采黄蒿阴干，冬至日捣为末，待正月初一日早晨，蜜水调，浑家大小，各吃一口，一年不犯伤寒。

伤寒日久，汗不出者。

用梨一个，姜一块，同捣取汁，再入童便一碗，重汤煮，热服即汗。

瘟疫

神效清震汤　专治天行瘟疫，头面肿盛，咽喉不利，舌干口燥，憎寒壮热，时气流传，亲戚不相访问，染之多不救。若依此方服之，无不应验。

羌活一钱　荆芥　牛蒡子　防风　葛根柴胡　赤芍　独活　白芷　前胡　川芎各八分升麻　甘草各六分　薄荷七分

姜葱煎，出汗

内府仙方　治肿项大头病。

僵蚕二两　姜黄二钱半　蝉蜕二钱半

上为细末，合一处，姜汁打面糊为丸，每丸重一钱，小儿半丸，蜜水调服立愈。

逼瘟丹

广陵零香　小陵零香　苍术　茅香　霍香各八两　香附子　山奈子　川芎　藁本各四两细辛　白芷　甘松　防风　远志各二两

檀香　沉香　降真香　樟脑　乳香　辰砂焰硝　安息香　鬼箭草各一两　大皂角二十四个

上为细末，水和丸，任意大小，黄丹为衣。

二圣救苦丸　治伤寒瘟疫，不论传经过

经，俱可服。

大黄四两，切片，酒拌蒸　牙皂二两

上为细末，水打稀糊为丸，如绿豆大，每服三五十丸，绿豆煎汤，待冷送下，即汗而愈。众人病一般者，此瘟疫也。即服此药，汗出立已。

中暑

天水丸　治中暑身热，小便不利，此药性凉，除胃脘积热，治一切热病。

白滑石水飞，六两　大粉草微炒，一两

上为细末，生蜜捣为丸，如弹子大，井水化服一丸。

九似丸　治伏暑暍，变生诸证，头疼壮热似伤寒，寒热往来似疟疾，反胃呕吐似膈气，大便下血似肠风，小便不利似淋沥，饮食无度似消渴，四肢困倦似虚劳，眼睛黄赤似酒疸，遍身黄肿似食黄。

舶上硫黄　白矾　玄精石　滑石　石膏煅，江水浸一宿　盆硝　甘草炙，各半两　寒食面一两

上为细末，滴水丸如弹子大，每服一丸，用热水一呷许，浸透其药，然后以姜汁蜜各少许，先嚼芝麻，一捻咽下，不拘时服。

梅苏丸　治上焦热，润肺生津。

乌梅不拘多少，温水洗净，取肉半斤　白砂糖半斤

上为细末，入南薄荷头末半斤，再捣成膏，丸如弹子大，每用一丸，口中噙化。行路备之，戒渴极妙。

千里水壶芦

白砂糖　白杨梅去核　南薄荷　乌梅去核各二两　百药煎　天门冬酒浸去心　麦门冬酒浸

去心　白檀香各一两

上为细末，炼蜜为丸，如樱桃大，每用一丸噙化。

内伤

参术膏　治饮食失节损伤脾胃，劳役过度，耗伤元气，肌肉消削，饮食不进。

拣参去芦，二两　白术去芦油，八两

上锉片，入砂锅内，水六碗熬至二碗，滤取汁，再入水熬，如此四次，共得汁八碗，滤净去渣，将汁再熬至二碗，入蜜二两，再熬成膏，磁罐盛入，土埋三昼夜出火毒，每服二三匙，白米汤下，不拘时，任意服。

调和大补羹

大米　小米　糯米　薏苡仁　莲肉　芡实山药　白茯苓各等份　白糖少许

上炒熟黄色为末，每日空心白滚汤和羹食之。

伤食

消滞丸　消酒消食，消水消气，消痞消胀，消肿消积消痛。

黑牵牛炒，取头末，二两　南香附米炒　五灵脂各一两

上为细末，醋糊为丸，如绿豆大，每服二三十丸，食后淡姜汤送下。

消导平胃散　治饮食所伤，胸膈痞闷，肚腹疼痛。

苍术米泔制　陈皮　厚朴姜汁炒　神曲炒麦芽炒　枳实麸炒　香附米　甘草

姜枣水煎，温服。伤肉食加山楂，腹痛加

莪术，恶心加砂仁，有痰加半夏，伤酒加姜炒黄连、干葛。

健脾丸

枳实一两，麸炒　白术三两，麸炒　陈皮二两　神曲一两，炒　木香五钱　半夏姜制　黄连炒　黄芩炒　厚朴姜制　当归酒洗　香附子去毛　大麦牙炒　白芍酒炒　白茯苓去皮，各一两　川芎五钱

上为细末，用荷叶煮，糯米糊丸，如桐子大，每服四五十丸，食后白米汤下。

痰火

神异痰火膏子

生地黄四斤　熟地黄　核桃肉　红枣肉　莲肉　柿霜　山茱萸去核，各一斤　甘枸杞　胡黄连　人参　知母　贝母　银柴胡　诃子肉　牡丹皮　地骨皮　山药　黄芪　黄芩　黄柏　陈皮　白沙参　杏仁去皮尖　桔梗　黄菊花　五味子　白芍　栀子　香附　松花　天门冬去心　麦门冬去心　厚朴姜炒　枳壳去穰　当归　白术去芦　桑白皮　天花粉　瓜蒌仁　白茯苓　乳香　没药　玄胡索　玄明粉　鹿角胶　粟壳　柏子仁以上四十味各四两　梨汁五斤　藕汁二斤　五加皮六两

上用甜水一大锅，将生熟地黄煮熬稠水十碗，收起；又用水一大锅再煮熬，待稠浓，收十余碗汁，将二黄用冷水磨细，绢袋滤渣，将煎调药下锅，用水一大桶，煮一次，收水十碗，如此将药煮熬五次，取水五十碗，将煎煮二黄汁，投入诸药汁和匀，仍再将水用细绢袋滤净，止用净药水，下铜锅，以文武火熬成膏子，下蜂蜜五斤，再熬一二沸时，下松花、玄明粉、白矾、乳香、柿霜、梨藕，已成膏子熟美，用磁罐盛之，勿令泄气。每日早用三钱，以滚水和食。不拘食之前后，永无痰火。仍将诸药渣

为末，炼蜜为丸，如桐子大，每服五十丸，不拘时滚水送下。

法制陈皮　食之清气，化痰甚妙。

广陈皮一斤　青盐　五味子　甘草各四两　山茱萸去核　乌梅去核，各二两

将陈皮在温水浸一宿，取出，将内白刮去晒干，将青盐等五味，置砂锅底，陈皮在上，水可满陈皮，用文武火烧干，止用陈皮，任意嚼下。

治痰火

广陈皮四两　甘草一两

二味盐水炒黑色为末，加玄明粉二两，神曲糊为丸，绿豆大，每服五十丸，食后茶下。

钓痰仙方

硼砂　白矾半生半枯　磁青上细磁打下青，研极细　青礞石煅红淬生姜汁内，各一钱　瓜蒂五分

共研极细末，每用二厘，薄荷浓汤调入鼻内即愈。

秋露白　治痰火。

经霜丝瓜，自根至蔓，留尺五长断，余藤不用。将断蔓就地脉接水二日，用瓶罐扎，严埋地不要漏土。每一料，盛者可取二碗水，小者亦取得水一碗，共埋地下。临用痰火，甚者二两，轻者一两，以麦米白糖化，对甜为则，缓化糖连瓜水重汤顿取下，露一夜，一气饮之。急则煮化放冷饮下，即消痰利膈。如米糖无，以白砂糖亦好。

瓜蒌膏　治上焦痰火如神。

青嫩瓜蒌洗净，切片捣烂，用布绞取汁二碗，入砂锅内，慢火熬至一碗，加真竹沥一小盏，白蜜一碗，再熬数沸，磁罐收贮，每用一小盏，倾茶瓯中，白滚汤不拘时服。

咳嗽

治咳嗽方

清油一两　蜜三两　生姜自然汁三两　诃子
皮　白矾各五钱

慢火熬黑如漆，空心服二匙最效。

治咳嗽如神

槐花　杏仁去皮另研，各四两　人参五钱，
为末

上为末，炼蜜丸，龙眼大，每一丸，临卧
嚼化下。

治寒热久嗽方

川芎　官桂　薄荷　细茶各等份

上为末，用茶罐一个，盛火在内，以药末
些须散入内，烟起即用书本覆上口，烟从罐嘴
出，患人用口吸烟咽之，米汤随即压下，神效。

治咳嗽

桑白皮一两　枯白矾五钱

上为末，面糊为丸，如梧子大，每服五十
丸，食远淡姜汤下。

治咳嗽

杏仁去皮尖　胡桃肉去皮，各等份

上二味，研为膏，入蜂蜜少许，每服一匙，
临卧姜汤调下。

治肺热喘嗽久不愈者

用石膏火煅红为末，每服二钱，食远用蜂
蜜水调下。

治喘嗽

用萝卜子二两蒸熟，皂角烧存性为末，每
服二钱，蜜水调下。

治喘嗽

杏仁去皮尖，童便浸，一日一换，半月取
出，焙干研如泥，每服一指顶大，薄荷蜜水一
匙，水一盅煎半盅，食后服。

治痰嗽

用黄熟瓜蒌一个，取出子若干数，照还去
皮杏仁于内，火烧存性，醋糊为丸，如梧子大，
每服二十丸，临卧时，白萝卜汤送下。

治久嗽

川椒一百粒，去目为末，杏仁一百粒，
去皮尖，小红枣五十枚，去核，共捣如泥，
丸如小枣大，每服一二枚，临卧时，细嚼
咽下。

治吐脓血咳嗽

半夏二两，先用白矾滚水浸十日，再生姜
汁浸五日，阴干为末，甘草二两，熬汁为丸，
如樱桃大，早晚嚼化一丸，神效。

治痰嗽神效方

生矾　枯矾各五钱　槐子炒，一两　辰砂
三钱

上为末，醋糊丸，如梧子大，每服三十丸，
姜汤下，日三服。

治咳嗽吐脓乃肺伤也

知母　贝母　枯矾各等份　白及

上研细，每服三钱，生姜三片嚼，服三五
服后，即已。

齁喘

治喘嗽

半夏　麻黄　石膏　杏仁去皮尖　细茶　甘

985

草　川芎少许　粟壳少许　淡豆豉

锉生姜三片，水煎服。

治齁喘

千叶雌雄黄　牛黄　片脑各一分

上为末面糊丸，如绿豆大，每服一丸，临
卧温茶送下。

疟疾

塞鼻丹　治疟疾。

草乌一个　巴豆三个　胡椒七个　枣二个

上四味为末，枣肉为丸，如梧桐子大，每
用一丸，绵花裹，男左女右塞鼻孔中，于未发
之先。

治疟疾方

木鳖子七个，炮过，去壳，刮去贴肉绿皮　全
蝎七个，去头足，焙干　槟榔结实者佳　广木香
砂仁　草果火炮　知母去皮毛　贝母去心，各一两
五钱

上为末，每服一钱五分，烧酒送下。

龙虎丹　治疟，端午午时制。

龙骨　虎骨等份

上二味为末，水丸如弹子大，朱砂为衣。
临发日，预握男左女右手心内即止。

截疟丹　治诸疟。

端午日，以独蒜不拘多少，捣烂入好黄丹
研匀，干湿得所，搓作丸，如龙眼大，晒干收
贮。但疟疾发一二次后，临发日鸡鸣，以一丸
略槌碎，面东井花水下。

治疟疾仙方　不拘年月新久。

柴胡　黄芩　乌梅　草果　桂皮　槟榔

干姜　知母各一钱　陈皮　半夏各一钱二分

寒多干姜二钱，热多知母用二钱，酒水煎，
空心服。

痢疾

治痢不拘赤白

白萝卜捣汁，与蜂蜜调对服，三四匙即愈。

治血痢

用苦参炒为末，每服半钱，米汤调下。

治白痢

肉豆蔻面包煨过，入乳香一粒为末，每服
二三分，米汤调下。

治禁口痢不思饮食

莲肉不拘多少，为细末，每服二钱，蜜水
调下。

又方，糯米半升，入生姜汁，浸炒为末，
每服三钱，白汤调下。

椿根散　治痢疾如神。

椿根白皮二两　松花面　地榆　荷叶蒂约四
指长，各一两

上和匀为末。若白痢用白糖调服，红痢用
黑糖调服，立止。

妙应散　治远近痢疾。

用男左女右旧草鞋一只，取中心一寸许，
烧存性为末，用黄酒调服，或井花水亦可立止。

治下痢禁口不饮食

黄鸡一只，制如食法，以炭火炙之，盐、
椒、醋以椒末搭之。炙令香熟食，患人在侧，
闻香即食其肉。

治久痢

酸石榴皮一个劈破，火烧黑灰为末，每服二钱，不拘时，米汤调下，作丸服亦可。

治赤白痢疾久不止者神效

乌梅六七个，烧存性为末，空心黄酒调一服，见神效。

久痢神方

雅片五钱　牛黄　冰片　麝香各三分半　木香　沉香　朱砂各二钱　乳香　雄黄各一钱

上为细末，烧酒为丸，如绿豆大，朱砂为衣，每服一丸，空心服。白痢井水下。红痢黄连水下。水泻米汤下，忌醋茄子菜。赤白痢井水下。

泄泻

治大人小儿脾虚泄泻方。

丁香　木香　陈皮　甘草炒　白术去芦土炒泽泻　茯苓去皮　藿香　厚朴姜汁炒　冬瓜仁去壳　白芍酒炒，各等份

上为末，炼蜜为丸，如鸡头子大，每服一二丸，米汤或淡姜汤下。

万补丸　治脾胃不和，溏泄晨泄，一切脾气不足。治男子遗精，女人赤白带下尤妙。

苍术八两　厚朴去皮　陈皮各五两　甘草小茴略炒，各三两

上为末听用，将牙猪肚一个，莲肉为末半斤，将猪肚擦洗极净，入莲肉末于中，线扎住，用猪腰二个同煮，用童便煮极烂为度，取出捣如泥，和前药再捣，极匀为丸，如梧子大，每服七八十丸，姜汤送下，白水亦可。

金丹散　治水泻。

箱壳子不拘多少，炒去刺，黄色为末，每服三钱，姜汤调下，小儿服一钱半即止。

霍乱

顺逆丹　治霍乱上吐下泻，伤食腹胀。

白术去油芦，土炒　白茯苓去皮　陈皮　厚朴去皮，姜炒　泽泻各一两　猪苓八钱　苍术米泔浸，炒，一两五钱　神曲炒　麦芽炒，各七钱　砂仁三钱　木香二钱　甘草炙，五钱

上为末，炼蜜为丸，如龙眼大，每服一丸，滚水化下。

秘方　治霍乱吐泻。

干姜　胡椒　胡黄连各二分　绿豆粉五分

上为末，每三分，沸汤点服，治霍乱吐泻转筋，筋粗大如桃李挛缩，痛不可说，秋菊叶煎汤，饮之即效。

青筋

白虎丸　治青筋初觉，头疼恶心，或心腹腰背遍身疼痛，憎寒壮热，不思饮食，此瘀血上攻，即进一服，当时血散。若遇三五日，青筋已老，多服亦效。及妇人崩漏带下，久患赤白痢疾，或打扑内损，血不能散。

古矿灰不拘多少，杂色泥土为末，水飞晒干

上为末，水糊为丸，如梧桐子大，每服三五十丸，温烧酒送下。看病轻重，加减丸数。

反胃

噎食方

皂矾　黄糟正发者控干，各二两　硼砂　硇砂各一分半

俱拌在前二味内，装入老酒瓶内，封固令干，先文后武火煨半日，取出，利就三钱作三服，先一服将药末放舌上，即用酒送下，第二服以酒调作一硬块，放舌上，亦用酒送下，第三服亦用酒调服，连三服，一日服尽立愈。

治五噎如神

雄黄　五灵脂各五钱

上为末，黑狗胆丸如梧桐子大，每服七丸，靛缸水送下。

又方

螺蛳二升，米泔浸一宿，去螺取水澄，去泥焙干为末，酒下。忌一日饮食不吃，如神，病重加一服。

治反胃

胡桃肉　旧铜钱　蜂蜜各五钱

上捣三千下，丸如弹子大，噙舌下不可嚼，待消自化下即愈。若随食随吐者，加珍珠末二分。

又方

干糟六两　生姜四两　甘草炙，二两

为末，同捣作饼，焙干为末，每服二钱，用盐汤调下。

魏灵丹　治噎食转食痞疾。

真阿魏　五灵脂各等份

上为细末，用黄狗胆汁为丸，如绿豆大，每服五七丸，小儿三丸，白滚汤送下，有痰姜汤下。忌生冷葱蒜鱼面，其中满中窄，奔豚伏梁，肥气癥瘕，十常八九之效。

治反胃

用枣一枚去核，裹全斑蝥一个，湿纸包，慢火煨熟，将斑蝥弃之。用枣细嚼，空心米汤送下。

又方

用甘蔗汁七升，生姜汁一升，二味和匀，分作二服效。

又方

用黑驴尿一盅，服之即愈，有虫吐出。

又方

五月五日，山里去处寻野人肝即人大便是也。用真阿魏等份为细末，空心用生姜薄片蘸药食之。其效如神。

治反胃转食

用干柿饼三个，连蒂捣为细末，酒调服如神。

咳逆

七粒散　治咳逆。

柿蒂七个，焙干为末，黄酒调下，立止。外用雄黄二钱，酒一盏，煎至七分，急令患人嗅其热气即止，或有硫黄、乳香等份，酒煎嗅之亦可。

嗳气

南极丸　治胃中有火有痰有郁，作嗳气。

南星汤炮透，切片，姜汁浸炒　半夏同上制软石膏　香附子童便浸炒　栀子炒，各等份

上为细末，水打神曲糊为丸，梧子大，每服五七十丸，临卧姜汤送下。

吞酸

茱连丸　治郁积，吞酸吐酸。

苍术米泔水浸炒　陈皮　白茯苓去皮　半夏汤炮透，切，姜汁炒，各一两　黄连姜炒，一两半，

夏月倍用　吴茱萸炒，冬月倍用

上为细末，蒸饼水打稀糊为丸，如绿豆大，每服三十丸，食后姜汤下。

嘈杂

三圣丸　治嘈杂。

白术去油芦，四两　红陈皮一两　黄连姜汁炒，五钱

上为末，神曲糊为丸，如绿豆大，每服五十丸，津液下，或姜汤半口亦可。

七气

交感丹　治一切公私怫情，名利失志，抑郁烦恼，七情所伤，不思饮食，面黄形羸，胸膈痞闷，疼痛等症。

南香附米一斤，长流水浸三日，砂锅炒干为末　白茯神去皮木，为净末，四两

上搅匀，炼蜜为丸，如弹子大，每清晨细嚼一丸，白滚汤下，陈皮汤亦可。

神仙一块气　治诸气食积，及噎膈痞满，胸胁刺痛，癥瘕气并皆治之。

青皮　陈皮　三棱　莪术　香附童便炒，各一两　神曲　麦芽　白丑头末　槟榔　萝卜子　郁金　黄连各五钱　枳实三钱　皂角　百草霜各二钱半

上为末，面糊丸绿豆大，每三十丸，视疾之上下，为食之先后，热酒姜汤任下。

痞满

枳术丸　治心下坚如盘。

枳实一钱，麸炒　白术三分

水一盏，煎至七分温服。

治气结聚心下不散。

用桃树上不落干桃子三两为末，每服二钱，空心温酒调下。

香砂枳术丸　治脾胃虚弱，饭食减少，胸膈痞闷宜服之。

枳实尖炒，一两　白术二两　香附子各五钱

为末汤浸蒸饼为丸，如桐子大，每服三十丸，食远白汤下。

痨瘵

治痨嗽吐脓血

款冬花一钱四分　藕节六分

上共锉为一罐，内铺灰火上，放熟炭四五块，将药全放火上，用布围罐口，病人以口鼻受烟气入腹，每日清晨一次，不过三次愈。

治痨疾眠阳方

鳖头一个　麻黄根二两

皮硝以水煮一炷香，取出麻黄根，切碎晒干，鳖头用面包煨熟，焦，去面，将此为细末，以皮硝水打面糊为丸，如绿豆大，每服三十五丸，无根水送下，自然安眠，任意食肉饮酒，不可用烧酒，宜十全大补汤调治。

治阴虚火动，发热咳嗽痰喘。

人乳一盏　童便白者一盏　竹沥半盏　姜汁二匙

上四味，合一处入磁碗内，重汤煮熟，空心一服，午间一服，晚上一服。

治传尸痨瘵，及传染灭门者。

用鳗鲡鱼，白水煮食之。用骨烧烟，熏病人断根。

治痨瘵好食诸物，而有劳虫者。

用猪心肺一付去胆，用白茎蓖麻子仁一两，石膏一钱，乳香、没药各三分，葱白三根，用

酒研烂，灌入肺管内，用河水五十斤，桑柴五十斤，文武火煮干水为度，限三日吃完，如肺吃不尽，作丸用之神效。

八珍膏 治痨瘵。

用梨汁、萝卜汁、藕汁各一碗，柏枝捣烂，用童便熬浓汁一碗，稀一碗，乳汁一碗，共熬成膏，再入知母、黄柏各二两为末，入膏搅匀，每服二茶匙，白水送下，其疾自愈。

清肺饮 治男子虚阴火动，发热咳嗽，吐血盗汗，痰喘心慌。

当归 白芍 生地 麦门冬 生知母 贝母 紫菀 前胡 黄连 五味子 地骨皮 人参 甘草各等份

水煎，入童便一盅同服。

滋荣健脾丸 治阴分不足，四肢倦怠，脾气不能布化，或五心烦热，盗汗，将成痨瘵，或大病后，羸瘦一切不足之症。

白术六两 白芍炒 白茯苓各五两 当归酒洗 橘红各四两 川芎三两半 甘草蜜炙，三两 生地酒浸 麦芽炒 枳实麸炒 山楂肉蒸 黄连姜炒，各二两半

上为末，酒糊丸，如梧子大，每服七八十丸，白水下。

失血

清火凉血汤 治吐血，一服立已。

当归尾酒洗 赤芍药酒洗 生地黄酒洗 百合 贝母去心 栀子仁炒黑 麦门冬各一钱 川芎 熟地黄 桃仁去皮尖 阿胶蛤粉炒，各五分 牡丹皮 蒲黄炒黑，各七分

加生姜一片，水煎服。

治吐血成斗，命在须臾。

贯众为末，二钱 血余灰，五分 侧柏叶捣汁，一碗

放一大碗内，重汤煮一炷香取出，待温入童便一小盅，黄酒少许，频频温服立止。

将军丸 治吐血不止，一服如神。大黄用酒拌，九蒸九晒为末，水丸，每服四五十丸，白滚水下，下血用条芩汤下。

衄血

鼻衄久不止

驴粪焙干为末，血余烧灰等份，每少许吹鼻立止。

止血方 吐咯衄血下血皆止。

鲜藕汁上 白萝卜汁上 刺脚芽汁即萋萋芽上 韭汁中 生姜汁下

上合一处，碗盛顿热，不拘时服，立效。

治鼻衄神法

勿令患人知，以井花水忽然猛噀其面即止。

衄血神方

人乳 童便 好酒

三味重汤煮沸，饮之立止。

灸衄血方

灸项后发际两筋间，宛中三壮立止。盖自此入脑注鼻中。

眩晕

将军九战丸 治头目眩晕，多是痰火。

大黄不拘多少，拌九次，蒸九次，以黑为度，

晒干为末，水丸，每五十丸，临卧白水送下。

治酒虚头晕

小川芎一两　羌活　藁本　蔓荆子　香白芷各五钱

上为细末，每服五钱，入牛脑髓内，好黄酒煮熟，连酒脑服之。

麻木

止麻消痰饮　治口舌麻木，涎及嘴角，头面亦麻，或呕吐痰涎，或头眩眼花恶心，并遍身麻木。

黄连　半夏　瓜蒌　黄芩　茯苓　桔梗　枳壳　陈皮　天麻　细辛　甘草　南星

如血虚加归，气虚加参。亦有十指麻木，胃中有湿痰死血，加二术，少佐熟附子。行经中死血者，四物加桃仁、红花、韭汁。忌生冷鱼腥发风发热之物

癫狂

独参丸　治狂邪举发无时，披头大叫，欲杀人，不避水火。

苦参不拘多少为末，炼蜜为丸，如梧桐子大，每服二三十丸，薄荷汤送下。

一方治气心风，即是痰迷心窍，发狂乱作，以花蕊石煅，黄酒淬一次为末，每服一钱，黄酒送下。

养血清心汤　治癫狂喜笑不常。

人参　白术　茯神　石菖蒲　远志各一钱，甘草水煮，去骨　酸枣仁炒香，一钱　当归一钱半　川芎　生地各一钱　甘草五分

水煎服。

治喜笑不休神方

先用食盐二两，成块烧令红，放冷研细，以河水一大碗，同煎三五沸，待温分三次啜之。须臾以钗探喉中，吐去热痰数升，以黄连解毒汤，加半夏、竹沥、姜汁服，不数剂而愈，殊效。

五痫

清明丸　治风痫久服其涎随小便出。

白矾　细茶各一两

上为细末，炼蜜为丸，如梧桐子大，每服三十丸，茶清送下。

治诸痫神志不宁，时发狂躁，多言好怒，面容不泽。

生地黄姜焙，五钱　橘红　贝母　茯苓　黄连　远志　酸枣仁炒　枳实　甘草少许　石菖蒲　瓜蒌仁　天花粉

上生姜煎服。

健忘

定志丸　治心气不足，恍惚多忘，怔忡惊悸。

远志甘草水泡去心　石菖蒲各二两　白茯神去皮木，三两　人参一两

上为末，炼蜜为丸，如梧子大，朱砂为衣，每服二十丸，临卧米汤送下。

邪祟

秦承祖灸鬼法　治一切惊狂谵妄，逾墙上屋，詈骂不避亲疏等症。

以病者两手大栂指，用细麻绳扎缚定，以大艾炷置于其中两个甲，及两指角肉四处，着

火一处，不着即无效，灸七壮，神验。

怔忡惊悸

安神丸 治血虚，心烦懊侬，惊悸怔忡，胸中气乱。

朱砂水飞，另研，五钱　黄连酒洗，六钱　生地黄一钱　当归二钱半　甘草炙，二钱半

上四味为末，蒸饼打稀糊丸，如黍粒大，朱砂为衣，每服三五十丸，津液咽下。

参归腰子 治心气怔忡而自汗者，不过一二服即愈。

人参　当归身各五钱　猪腰子一个

先以腰子，用水二碗，煮至一碗半，将腰子细切，入三味药同煎至八分，吃腰子，以药汁送下。有吃不尽猪腰子，同上二味药渣，焙干为细末，山药糊为丸，梧子大，每三五十丸，以米汤下。

宁神定志丸

当归　白芍　茯神去木　麦门冬去心　陈皮去白　贝母　朱砂各一两为衣　川芎　远志肉各七钱　生地黄一两半　酸枣仁炒　黄连　人参各五钱　甘草三钱

上为末，炼蜜为丸，如豆大，每五七十丸，食远枣汤下。

鲁府禁方卷之二

太医院吏目金溪龚廷贤编
鲁府良医古燕刘应泰校正

后学诸暨刘淡如新校点

鼓胀

金蟾散　治气鼓。

大虾蟆一个，以砂仁推入其口，使吞入腹，以满为度，用泥罐封固，炭火煅至透红，烟尽取出，候冷去泥，研末为一服，或酒或陈皮汤送下，候撒屁多，乃见其效。

秘方　治胀满水肿。

癞虾蟆一二枚，装在猪肚内，用好酒煮一伏时，去虾蟆，将猪肚与酒尽服，大便屁如雷，或水下，水肿自消，极效。加宿砂些须尤妙。

金枣儿　治肿胀仙方。

红芽大戟一斤，红枣三斤，火煮一昼夜，去大戟，用枣晒干食之。

秘方　治肿胀。

白商陆根以人形者捣取汁，一合　生姜汁二点，黄酒一盏和服，空心三日服一次，元气厚者，服五次，薄者三次。止忌盐酱。凡人年五十以里者可服，以外者不可用。

水肿鼓胀神验秘方

大田螺四个　大蒜五个，去皮　车前子三钱，为末

上三件，研为一处为饼，贴入脐中，以手帕缚之。贴药后少顷，水从小便出，一二饼而愈。

附：经验治法

鲁藩贤国母，年近五旬，于癸巳秋，因惊风恼怒过度，患腹胀如鼓，左胁积块刺痛，上壅夯闷，坐卧不宁，昼夜不寐，身痒时热，痰嗽喘促，二便涩滞，间或作泻，四肢羸瘦，腹大如蛛，饮食不进，苦楚难禁，诸医罔效。遂晓谕四方人等，复遣牌如两京，历诸省，遍访明医，未几旬日进方，馈药者纷然。药屡至而屡试，病愈久而愈剧。医祷百计，并无寸功。忽曹州医官张省吾荐予，蒙千岁仁主，差官赍聘仪抵大梁，召予至。诊其脉，六部虚浮散乱急促，气口紧盛，脉无至数，病已垂危。细察其原，乃为前医误投攻击杀伐之过，以致元气脾胃，亏损之极，由是肾水枯竭，心血干耗，肝木太旺，湿热壅盛。治之宜大补脾土，养肺金以制木，滋肾水，生心血以制火，平肝木，清湿热，升提下陷之气。先以补中益气汤加减，倍用人参为主，一剂之内，若非五钱，不能收耗惫之真气也。我国主曰：向来诸医，人参分毫不敢轻用，恐补起邪火，而动痰喘，万一上壅，吉凶反掌，将何以救之乎？予赧然答曰：病以脉为主，脉以断为妙，脉病认真，用之何妨？是时本府不下千百余人，未有不惊骇者。奈病势已笃，不容不服，参止四钱，遂试服之，一夜安妥。次早，我国王欣然问曰：天时严寒，且饮食不进，芩连之凉，可以用乎？予曰：经

993

云必先岁气，勿伐天和。芩连之凉，冬月固不可用，饮食不进，尤不宜投。但肺火太盛，非黄芩不清，肝火太旺，非黄连不平，所谓舍时而从症也。又曰：痰嗽壅喘，人参可多用乎？予曰：气口脉紧，元气大亏，若不用之，将何以补元气耶？此所谓舍症从脉，非有灼见，不敢用也。又曰：地黄腻膈伤胃，岂不返增胀满耶？予曰：肺金一虚，不能生水，是肾断生气之原，非地黄不补。但地黄用药制过，竟入少阴肾经。又用参术膏为丸，则不能犯胃腻膈也。又曰：腹胀壅塞不通，当用分消之剂，返用补药，岂不补住邪气，愈增病耶？予曰：用补药以治胀，初服则胀，久服则通。经云：塞因塞用。此惟精达经旨者知之。于是先进补中益气，倍用参术，至三十余剂，后复诊其脉，左三部弦数，右三部洪数，气口紧盛，脉来七至，似有可生之机。每日五更，进六味地黄丸一服，辰时进汤药一剂，内加参术膏调服。午间进太和丸，或瑞莲丸一剂。晚上又汤药一剂，日日如斯，未少间焉。服之五十剂，诸症稍减，至百剂，苦楚全无。奈病者，不能戒劳节食慎劳，三者屡屡犯之。又时值春令，肝气愈盛，脾气愈惫，深为可虑。因循至此，病难脱体。幸天相吉人，阴骘可以延寿。后调治半年余，人参服至六七斤许，始获全安。我仁恩国主，喜而羡曰：真天下夺魁之国手也。遂题之匾曰：医林状元。众皆欣服。第予惭谀陋，何敢当此灶渥哉？后之医斯病者，可不以补虚为主耶。

加减补中益气汤　补元气，健脾胃，养心血，平肝火，清湿热而消鼓胀。

黄芪二钱，炒　人参四钱　白术三钱，土炒　当归一钱　白芍一钱，酒炒　陈皮七分　柴胡五分　升麻三分　黄芩酒炒，三分　黄连姜炒，五分　木香三分　砂仁四分　茯苓五分　甘草五分

上锉一剂，生姜三片，枣一枚，水二盅，煎至一盅温服。

人参四钱，服三剂后，每一剂止用三钱，

又服五剂后，止用二钱。黄芪服至三十剂后浑身不痒，去之，恐生湿而助胀也。

升麻服至二十剂后，去之，恐升提太过，益增痰嗽。上方逐日看病加减不同，大略如此，服至三十剂后，又易后方。

益气补脾，养心平肝，清火消胀之剂。

人参三钱　白术去芦土炒，三钱　白茯苓去皮，一钱　当归酒洗，一钱　白芍药酒炒，一钱　麦门冬去心，五分　五味子十个　柴胡酒炒，五分　黄连酒炒，五分　黄芩酒炒，五分　香附子炒，七分　陈皮七分　厚朴姜炒，五分　枳实麸炒，五分　砂仁五分　萝卜子炒，五分　甘草二分

上锉一剂，生姜三片，枣三枚，水煎不拘时服。此药调参术膏同服，与后地黄丸、瑞莲丸、太和丸，相间服之，以愈为度。愈后，去枳实、萝卜子、柴胡、黄芩、厚朴，倍加参、术，以收万全之功。

参术膏　补元气健脾胃为主。

拣参四两　白术去芦油净，八两

上锉片，入水十碗，熬至二碗，滤汁将渣再熬，如此四次，共得汁八碗，将汁滤净，入砂锅慢火熬至二碗，入蜜再熬成膏，磁罐盛入水内，拔去火毒，每用三四匙米汤下。

六味地黄丸　养心滋肾，补肺健脾，清热除湿。

大怀生地黄用好酒拌炒，锅内蒸熟取出，再用砂仁一两，茯苓二两，二味用绢袋包藏在地黄内，用酒浸平慢火煮干，去砂、茯不用，竹刀切碎晒干，八两　山茱萸酒蒸去核，四两　白茯苓去皮，三两　干山药四两　牡丹皮去骨，三两　泽泻二两

上忌铁器，为细末，用前参术膏为丸，如梧子大，每服三钱，空心米汤下。此方止用半料，后又制入鹿角胶四两为丸，乳汁下，又日进乳汁三四次效。

瑞莲丸　补元气，健脾胃，进饮食，止

泄泻。

人参二两　白术土炒，三两　白茯苓去皮，二两　山药炒，二两　莲肉炒，二两　芡实去壳，二两　白芍药酒炒，一两　陈皮一两　甘草炙，五钱

上为细末，用獖猪肚洗净，令净水煮烂，杵千余下入药，再捣和为丸，如梧子大，每服三钱，米汤下。

太和丸　补元气健脾胃，养心血平肝火，清湿热化痰涎，开胸膈消鼓胀，化积滞进饮食，顺气宽中，解郁结。

人参二两　白术土炒，二两　白茯苓去皮，三钱　半夏汤泡切片，姜汁炒，二钱　枳实麸炒，二钱　陈皮二钱　黄连姜炒，三钱　当归酒洗，三钱　川芎二钱　香附炒，二钱　白芍药酒炒，三钱　神曲炒，三钱　麦芽炒，二钱　山楂去子，三钱　木香二钱　厚朴姜炒，三钱　萝卜子炒，二钱　宿砂炒，二钱　甘草炙，二钱

上为细末，荷叶手掌大煎汤，煮仓谷米饭为丸如梧子大，每服三钱，米汤送下。

白雪糕

干山药二两　人参二两　茯苓二两　莲肉二两　芡实二两　神曲炒，一两　麦芽炒，一两　大米半升　糯米半升　白砂糖一斤

上为末，蒸糕当饭食之。

水肿

丹房奇术，不服药，自去水虫胀肿病。

真水银粉二钱　巴豆四两，去油　生硫黄二钱

上三味，一处捣研成饼，用新绵一斤铺脐上，次以药当脐掩之，外用帛裹住。待人行三五里，自然泻下水来。行之三五度去药，以温粥补之。久患者隔日取水。此药不可弃，一饼可救二三人。忌一切腥冷酸硬之物。

又方　治症同前。

用精猪肉一二两，加甘遂细末一分，锉一处，用湿纸包裹，火煨香熟细嚼，好酒送下，便出一切恶物即愈，重者不过二服。

扶脾消肿汤

人参　白术去芦　茯苓　猪苓　泽泻　木通　滑石　木香　麦门冬去心　黄芩　大腹皮桑白皮　茯苓皮　陈皮　生姜皮　灯草　甘草水煎服。

金匮肾气丸　治脾肾虚，腰疼脚肿，小便不利，或肚腹胀痛，四肢浮肿，或喘急痰盛，已成虫证，其效如神。此证多因脾胃虚弱，治失，其因元气复伤而变证者，非此药不能救者。

白茯苓三两　牛膝去芦，酒洗　肉桂　泽泻山茱萸酒浸，去核　车前子　山药　牡丹皮各一两　大附子制五钱　熟地黄四两

上为末，炼蜜为丸，梧桐子大，每服七八十丸，临卧米汤送下。

秘方

粟米、绿豆各一抄，猪肝一叶，切碎，三味煮作粥食之。至重者，不过五次，其肿自消。切忌气恼生冷之物。

积聚

三棱煎丸　治饮食过度，痞满疼痛，食不消化而成癖。又治妇人，血积血块，干血气郁经闭，小儿癖疾。

莪术　三棱各一两，二味湿纸包煨　大黄去皮，八两

上为末，先以大黄银器内，好醋渍，令平慢火熬微干，入二味为丸，如绿豆大，每服十丸至二十丸，食后温白汤送下。虚实加减，大

人如梧子大每四十丸。

神化丹 消癖疾，破血气，下鬼胎，通经脉，及诸癖积血气块。

硇砂 干漆炒 血竭各三钱 红娘子二十个，去翅 斑蝥二十个，去翅足 香乳一钱五分

上为末，枣肉为丸，豌豆大，每服一丸，至三五丸，临卧枣姜汤，或红花苏木汤，均可送下。

胜金丸 治一切痞块，积气发热。

大黄 皮硝 甘草各一两

上三味，共为细末，每服三钱，蜜一茶匙，滚水调下，空心加减服之。大便下脓血效矣。

五疸

地黄散 治遍身黄肿。

地龙一两 黄瓜一两

上二味，共为细末，每服二钱，用黄酒，或茶清调下。

露珠饮 治五疸黄病神效。

露珠即土头，形如姜，捣烂取汁，半碗服之。

酒煮茵陈汤 治酒疸，遍身眼目发黄，如金色者。

好茵陈一两，好黄酒一盏半，煎至八分，食后温服，不过五六剂全安。

治五疸黄肿

绿矾不拘多少，炒至白色

上为细末，煮枣肉为丸，如樱桃大，每服五丸，早晨午间晚上各一服，用冷黄酒送下。忌醋生冷发物，百发百中，或有虫即吐出。

治黄疸专属湿热， 合曲相似。

茵陈三钱 白术一钱半 赤苓一钱半 猪苓 泽泻各一钱 苍术 山栀 滑石各一钱二分 桂 甘草各二分 灯草

水煎服。

治黄病方

黑矾一两 雄黄二钱 五灵脂五钱

上三味为末，用红枣煮熟去皮核，采和为丸，如梧桐子大，白面为衣，每服二十丸，姜汤送下，干物压之。

补益

神仙接命秘诀 一阴一阳，道之体也。二弦九炁，道之用也。二家之炁，交感于神室之中，而成丹也。万卷丹经，俱言三家相会尽矣。三五合一之妙，概世学仙者，皆不知下手之处。神室黄道，中央戊己之门，比喻中五即我也。真龙真虎，真铅真汞，金木水火，此四家，众皆喻阴阳玄牝二物也。炼已筑基，得药温养，沐浴脱胎，神化尽在此二物运用，与己一毫不相干，即与天地运行日月无二也。悟真云：先把乾坤为鼎器，次将乌兔药来烹，临驱二物归黄道，争得金丹不解生。此一诗言尽三家矣。千言万语，俱讲三性会合，虽语句不同，其理则一而已矣。但周天数度，分在六十四卦之内，以为筌蹄，朝进阳火，暮退阴符，其数内，暗合天机也。

诀曰：此乃先师吕相传之秘旨也。宝之宝之。

一三二五与三七，四九行来五十一，六十三兮七十五，八十七兮九返七。若人知此阴阳数，便是神仙上天梯。

河图数

三五一都三个字，古今明者实然稀。东三南二同成五，北一西方四共之。戊己自居生数五，三家相见结婴儿。是一含真气十月胎，完入圣机。

先天度数

（一〇）（八）（六）（四）（二）

温养火

（一一）（九）（七）（五）（三）（二）朝屯暮蒙十月火也

暮退阴符

（一六）（一四）（一二）（一〇）（八）（六）（四）戌时居右，自十六起至四止，炼巳之度数，东升西降。诗曰：河车周旋几千遭，正为此工夫也。

朝进阳火

（一七）（一五）（一三）（一一）（九）（七）（五）（三）寅时居左，自三至十七，每圈一次吹嘘，此道尽之矣，塞兑垂帘默二窍。

待先天炁自十六起，至四止，就换于左起，三至十七止，即换炉用鼎。在右自二四六八十，吹嘘，须女上药。右边数尽，即换于左，从一三五七九十一。行尽工夫，吐水而睡，其药周身无处不到，自然而然也，即沐浴也。经云：采药为野战，罢功为沐浴。此之谓也。自此得药之后，却行温养火候之功，十月共六百卦终。身外有身矣，却行演神出壳之功，一日十饭不觉饱，百日不食不显饥。尽矣。秘之秘之。

此二节工夫，待人道周全，方可行之。

驻世金丹 治诸虚百损，五劳七伤，万病临危，服之能起死回生，百发百中，大补元神，培养精气，乃补益中第一方也。宝之宝之。

红铅要十三四岁清秀女子首经，阴干，二分五厘　人乳要壮盛妇女生男子乳汁，晒干，二分五厘　乳香二厘半，要透明者　朱砂二厘半，要有神者　秋石用新小乌盆一个，入童便于内，令满放净去处阴地上，倾此童便在地下，乌盆坐于上，将布围日久，盆外生出秋石，扫下用少许

上各为细末，合一处研匀，用初生男乳汁，加童便少许，揉和为丸，如梧桐子大，用鸡蛋取顶去清黄，令入丸在内，厚纸封顶，放众鸡蛋内，鸡抱二十一日取出。每遇病轻者一丸，病重者二丸，乳汁送下。无病之人，服之延年，须要居一静室，清心绝欲，勿太醉太饱、太喜太怒、太劳，静养。每早卯时伏气后，用一丸。晚上伏气后，用一丸，俱用乳汁送下，服至四十日为止。身体康健，耳目聪明，发白返黑，齿落更生，延年益寿，其功不可尽述。

呼吸静功妙诀

人生以气为本，以息为元，以心为根，以肾为蒂，天地相去八万四千里，人心肾相去八寸四分。此肾是内肾，脐下一寸三分是也。中有一脉，以通元息之沉浮，息总百脉，一呼则百脉皆开，一吸则百脉皆阖，天地化工流行，亦不出呼吸二字。人呼吸常在于心肾之间，则血气自顺，元气自固，七情不炽，百病不治自消矣。

每子午卯酉时，静室中，厚褥铺于榻上，盘脚大坐，瞑目视脐，以绵塞耳，心绝念虑，以意随呼吸，一往一来，上下于心肾之间。勿亟勿徐，任其自然。坐一炷香后，觉得口鼻之气不粗，渐惭和柔。又一炷香后，觉得口鼻之气，似无出入。然后缓缓伸脚开目，去耳塞，下榻行数步。又偃仰榻上，少睡片时，起来啜淡粥半碗，不可作劳恼怒，以损静功。每日能专心依法行之，两月之后，自见功效。

夫万病之原，总归于虚，虚者人不自慎，而戕之也。盖饮食失节，损伤脾胃；劳役过度，

耗散元气；思虑无穷，损伤心血；房欲过度，耗伤肾水。此四者人常犯之。虽智者慎之，亦难免无一伤也。然伤之者，则内伤劳瘵，诸虚百病生焉。良工未遇，峻剂复攻，则轻病变重，重病变危，可胜叹哉！预为调摄者，晚服保合太和丸，以培元气脾胃之亏，可以壮气而增力，可以代劳任事，可以助困而不倦，可以当寒而耐饥；早服坎离既济丸，以补心血，肾水之损。由是添精而养神，由是升水而降火，由是却病而除根，由是延年而益寿。然此二药，专补人自戕之虚，可免终身之患，乃王道平和之剂，能收万全之功。卫生君子，禀赋薄弱，或斫丧太早，不能节慎者，不可一日无此药也。可不信服而预防哉。

保合太和丸

白术去芦，炒　当归酒洗，各四两　茯苓去皮　白芍酒炒，各二两　人参去芦　山药　陈皮带白　莲肉　半夏姜制　枳实麸制　神曲炒　麦芽炒　山楂去子　香附童便炒　黄连姜汁炒　龙眼取肉一两　白蔻去壳，三钱　甘草炙，五钱

上为细末，荷叶煎汤，下大米煮粥稀为丸，如梧桐子大，每服六七十丸。食后临卧米汤送下。

坎离既济丸

熟地黄酒蒸，姜汁浸，焙，四两　生地黄酒浸　天门冬去心　麦门冬去心　山茱萸酒蒸去核　山药　甘枸杞　肉苁蓉酒洗蒸　黄柏去皮酒炒　知母酒炒　当归酒洗　白芍药酒炒，各二两　白茯苓去皮　牡丹皮各一两半　泽泻　五味子　拣参　远志甘草水泡去心，各一两

上忌铁器，为细末，炼蜜为丸，如梧子大，每服一百丸，空心盐汤黄酒任下。忌三白。凡人年过四十以后，气血渐衰，可加斑龙胶四两，酒化开丸服效。

制斑龙胶法　此胶能生精养血，益智宁神，顺畅三焦，培填五藏，补心肾，美颜色，却病延年，乃虚损中之圣药也。

鹿角连脑盖骨者佳，自解者不用，去盖至缶，净五十两，截作三寸段，新汲泉井水，浸洗去垢，吹去角内血腥秽水尽，同人参五两，天门冬去心皮五两，麦门冬去心五两，甘枸杞去蒂八两，川牛膝去芦五两，五品药以角入净坛内，注水至坛肩，用箬壳油纸封固坛口，大锅内注水大甑蒸之。文武火密煮三昼夜足，时常加入沸汤于锅内，以补干耗，取出滤去渣，将汁复入砂锅内，熬成膏听用和药末，其角去外粗皮，净者为末，名鹿角霜也。亦有可用处。

戒病诗

万病根源总属虚，酒色财气致灾危，忌医讳疾轻难治，寡欲清心重易医。履霜不谨坚冰至，霸药休投良剂宜，堪嗟真病非容易，调摄还从未病时。

全鹿丸

治诸虚百损，精血不足，元气虚弱，久无子嗣，并四肢无力，精神欠爽。常服能还精填髓，补益元阳，滋生血脉，壮健脾胃，安五脏，和六脉，添智慧，驻容颜，久服其效不能尽述，修合沐浴至心，勿轻视之。

黄芪　人参　白术去皮　白茯苓去皮　当归酒洗　生地酒洗　熟地　天门冬去皮心　麦冬去心　补骨脂炒　陈皮　甘草炙　续断　杜仲酥炙去皮　牛膝酒洗　五味子　山药　芡实　锁阳　楮实　秋石　枸杞子　巴戟去心　胡芦巴炒　菟丝子酒浸焙干　覆盆子　肉苁蓉酒煮焙干，以上各一斤　川椒去目　小茴香炒　青盐　沉香以上各半斤

上药精制如法，各为细末听用。牡鹿一只，宰杀退去毛肚杂碎，洗净以桑柴火煮熟，横切片，焙干为末，骨用酥油涂炙为细末，髓同杂碎入煮鹿汤内，熬成膏，和肉骨末，一处拌匀，石柏内捣为丸，如膏不匀炼蜜添之，丸如梧子大，每服六七十丸，空心炒盐汤送下。

神仙不老丹

用牛乳一瓶，干山药末四两，无灰好黄酒一大盅，童子小便一大盅，去头尾，共和一处入盅，重汤煮，以浮沫出为度取出，每用一小盅温服，每日服三次。

痼冷

治阴证搅肠痧

胡椒末五钱　黄丹炒，三钱　枯矾三钱　细面一撮

上研细，或好酒或酽醋，调匀作膏，放手心，合在外肾上，即时汗出愈。或摊厚纸上，或布绢上，贴脐大能起痿。

治阴证冷疾

用鸡血，入好热黄酒，饮下即愈。

回阳丹　治阴证，手足厥冷，心腹病痛。

白及二钱　胡椒二钱

上为细末，黄酒为丸，如麦粒大，每服九丸，用热黄酒送下效。

治搅肠痧

用胡椒二十四粒，绿豆二十四粒，同擂碎，热酒调服极效。

治伤寒阴证方

艾一撮　干姜　甘松　细辛　胡椒

上药各等份为细末，每用三钱，好醋调匀，入男左女右手心，男朝马口女朝阴门，汗出为效。

火精散　治阴证，心腹冷痛，不可忍者。

硫黄四分　胡椒六分

上为末，每服三分，烧酒调服。

治夹阴伤寒

用刀刮锅盖木皮，炒糊为细末，滚热酒调一碗服。又灸两中指尖，又灸两脚大栂指尖，汗出为妙。

治男妇阴证

用葱去粗皮，捆住如酒盅粗，上下分三指长，切去胡叶，放肚脐上，用热熨斗熨葱气透则热而愈。

寒证方

乳香　当归各一钱　胡椒一岁一个

为末鸡血研，热黄酒下。

头痛

治偏正头风

羌活　白芷　细辛　川芎　蔓荆子　薄荷防风　甘草

上八味，各等份为细末，每服一二茶匙，白汤调下。

香茗散　治因气恼冲动头痛，神效。

香附子二钱　川芎一钱　细茶一撮

上锉二剂，水煎温服。

三灵散　治八般头风。

草乌　细辛等份　黄丹少许

上为极细末，吹鼻内效。

独乌膏

治风寒头痛，服药不效。

川乌一两为末，醋调如膏，涂于顶脑角、太阳、风府处，须臾痛止。

太阳膏　治头痛头风。

川乌　天南星　白芷

上为细末，用葱白连须，同药捣烂，贴太阳穴上，纸盖之。

二黄散　治偏正头疼，头风眼痛，破伤风并验。

黄丹三钱　雄黄三钱　乳香　没药各二钱焰硝一两

上为细末，令患人噙温水，吹药于鼻内立效。

须发

乌须固本丸　生精补髓，益血补虚，乌须黑发，返老还童，延年益寿。

何首乌八两，米泔水浸三宿，竹刀刮去粗皮，切片，黑豆五升，同首乌滚水浸一时，蒸熟去豆　黄精四两，黑豆二升，同煮熟，去豆，忌铁器　生地黄酒浸　熟地黄酒浸　天门冬去心　麦门冬去心　人参　浙术去芦　白茯苓去皮　甘枸杞　五加皮巨胜子　柏子仁　松子仁　核桃仁各二两

上为细末，炼蜜为丸，如梧子大，每服七八十丸，加至百丸，空心温酒下，盐汤亦可。忌葱、蒜、萝卜、豆腐、烧酒等物，并房事。

乌须

何首乌一斤，打碎面包，蒸一炷香，去皮　白茯苓去皮，半斤　当归半斤　苍术米泔浸去皮，一斤　熟地黄　生地黄酒洗　麦门冬泡去心　天门冬泡去心　旱莲花去根，各半斤　金墨烧去烟　没药　乳香各五钱

上为细末，黄酒面糊为丸，如绿豆大，每服五十丸，青盐汤送下。服二十日见效黑，至三月再服十日见效，朝暮各一服。

乌须方

五倍子一两　硇砂春冬八分，秋夏三分　红铜末　白矾　没石子各一钱

上各研极细末，先将须发用肥皂洗净，以布拭干，将药入于白茶盏内。又用浓茶食盐些须，调前药放于锅内，煮三四沸。看其不稠不稀，取起，趁热以眉掠挑药染涂白处，以油纸包裹，一二时解去油纸，候干洗净，须发即黑。

制五倍子法

用五倍子，不拘多少，捣碎如黄豆大，用糠筛筛去细者，入无油净锅内，不住手炒，以黑色为度，不要黄色，不要焦枯了。用青布一方，水湿趁五倍热包裹在内，于地上板盖踏成饼，候冷取出听用。

制铜末法

用红铜末，将好醋铜末锅内炒干，如此七次，方好入醋，看末多寡酌量。

牢牙乌须　养生不用炼丹砂，每日清晨只擦牙，若还用之三五日，转教须鬓黑如鸦。

旱莲草　青盐　槐角子　猪牙皂　生地黄各一两

上俱切碎，捣和一处，纸包盐泥裹，烧存性，研为细末，早晨擦牙，吐出，洗须上，久则其黑如漆。

益牙散　补肾去脾湿热，固齿止疼，明目乌须发，大有神效。

熟地黄　地骨皮　川芎　青盐炒　香附子　补骨脂各二两　细辛　防风各二钱半　白蒺藜　五加皮　石膏各五钱　川椒　猪牙皂角各二钱

上为细末，每早蘸药擦牙，用百沸汤漱口咽下，其效不可尽述。

神仙延龄丹　专治男妇瘫痪，五劳七伤，

颜色枯干，身体羸瘦，妇人久不成胎，男子精神减少，行步艰难，筋骨疼痛，能使衰返壮，折骨复坚，素发青堕生癍痕，耳聪目明。能治病益寿延年，其效不可尽述。

旱莲取汁晒干成膏子，半斤　补骨脂炒香为末，一斤　五加皮酒浸一昼夜，晒干　赤茯苓去皮，乳浸，牛乳可代　生地黄二斤，酒浸一昼夜取汁晒膏子　红枣去皮煮熟　生姜二斤，取汁晒干膏子　杜仲去皮，炙炒去丝，为末　核桃仁去皮，各半斤　川芎　枸杞去蒂酒浸，各四两　没石子　蜂蜜炼老熟，各二两　细辛一两

上除桃仁、红枣、蜜外，其余各为细末，将前三味药煮熟为丸，如桐子大，每服三五十丸，或酒或盐汤下服。二十日外，退白生黑，日久延年，神效。

乌须大补丹

何首乌一斤，铜刀切碎，黑豆三升水泡入甑内，与首乌层层铺盖，蒸一炷香，尽取出晒干，如此三次听用　当归　熟地　牛膝　补骨脂　萆薢　苁蓉各二两　锁阳　覆盆子　桑椹子　柏子仁　酸枣仁　没石子　川椒　小茴香　茯苓各一两　巴戟　百药煎　槐角子各五钱　青盐　甘草各三钱

上二十一味，各制为末，石臼内不犯铁器，蜂蜜一碗，头生儿乳汁一碗，二味和匀，铜锨盛之。重汤煮三炷香，取出冷定，和药捣千下，不可间断一时。如服药时，忌猪、羊、萝卜、豆腐，不可用服。至二十日须发从根发黑，至一月，阳物雄壮，须当谨慎，效。

鼻病

治红糟鼻

升麻　牡丹皮　生地黄　大黄各一钱五分　黄连　当归　葛根各一钱　生甘草　白芍各七分

薄荷五分　每帖加红小豆面一撮。

上剉，水一盅半煎至一盅，去粗渣，徐徐服之。忌蒜椒酒。

赤鼻久不瘥

用大黄、芒硝、槟榔等份为末，调敷患处三四次，洗净却用银杏嚼烂敷之。

瓮鼻塞肉，乃肺气盛。用枯矾研为末，绵裹塞鼻中，数日自消矣。

鼻疮久患不已，脓极臭者

用百草霜研细，每服三钱，冷水调卧服。

鼻中时时流臭黄水，甚者脑亦时痛，俗名控脑砂，有虫食脑中。

用丝瓜藤近根三尺许，烧存性为末，酒调服。

治鼻疮

杏仁去皮尖，用乳汁和之搽疮处。

口舌

治口舌生疮方

黄连　细辛各等份
上为末，干掺之效。

治口疮方

黄连三钱　干姜炮，二钱　甘草三分
上为末，搽患处，良久嗽吐涎出，再搽再吐涎愈。

治舌肿方

用百草霜，醋和敷舌上下，脱皮须臾立消。

舌长过寸，研冰片敷之即收。

舌出血如泉，炒槐花为末，掺之立止。

面病

治汗斑经验方

宫粉一钱　轻粉五分　硫黄三分　珍珠五厘，砂锅内煅过研细

上为末，以生姜擦之。次日即去其斑。

点痣

好碱　矿灰各等份

用铁杓内炒良久，以草叶放入药上即起焰，可以离火。临用以清水调和，以铁条蘸涂痣上，极妙。每日三次，待五日自落。

牙齿

立止牙疼方

好雄黄为末　蒜一瓣，捣烂麻布扭汁

令患人先噙水一口，将布包蒜扭汁，滴鼻中，男左女右，弹上雄末一指甲，些须患人，提气一口将药吸上，即吐水疼止。

治牙疼方

雄黄五分　矿灰五分　麝香一分

上为细末，用黄蜡溶化，入药为丸，入疼处立效。

又方

全蝎一个阴干　胡椒三分

共为末，搽疼牙，立止。

治虫牙疼方

蟾酥　朱砂　雄黄各一分

上为细末，面糊为丸，如米粒大，每用一丸，咬疼处，立止。

治牙疳

用栀子不拘多少，以水润，每个钻眼三五个，入明矾小豆大填在眼内，以火烧烟微尽为末。先以水漱净，干擦之。

治牙疳

用明矾五钱枯，鸡肫黄五个烧存性为末，擦之。

治牙疳

枯白矾五倍子烧存性，共为末，擦患处。

治牙疳

荆种不拘多少，半生半熟，醋浸漱口三五次，痛止吐去效。

又方

巴豆一粒去壳，用铁丝针，注灯火烧半熟，用绵裹咬在疼处，有涎水任流即愈。

栀子散　治一切牙疳效。

大栀子一个去穰，用生白矾末入栀壳内，烧矾熟，取出研末，先以米泔水漱口后，敷患处。

走马牙疳

杏仁　铜青　滑石各等份

上为末，擦患处立愈。

擦牙　固肾保牙，用久齿不动摇，须发不白，是其验也。

熟地黄　当归　青盐各一两　川芎八钱　细辛　荷蒂　葛花各五钱

上七味，共研细末，逐日早晨，用药少许擦牙上，不许吐，只要漱咽之。

固齿明目方

赤芍药　荆芥穗　香白芷　当归尾　防风　青盐

上用青盐一斤捣碎，以井花水五碗先煎，洁净为末，然后将咀成片五味药，用水八升，煎至四升，用马尾罗内，薄绵一叶滤去滓垢，将青盐入在药水内，用文武火煎干为度。每日早晨洗面时，用手指蘸水，湿擦于牙上下周遍，却噙半口水，漱三十六次，吐水在手，洗面眼最效。如觉牙齿微痛，晚亦照前擦之便愈，常行睡卧擦之亦效。如无青盐，白盐飞过者亦可，用水一升，即一茶盏也。又或添细辛五钱尤妙。

治牙疼

麝香五分，另研　胡椒　甘松各一分　雄黄半分

上为细末研匀，炼蜜为丸，如桐子大，用新绵裹一丸，安在患处，咬定立效。

眼目

治暴发眼赤，肿痛眵泪，隐涩难开。

黄连五钱　南薄荷二钱半

上为末，用鸡子清调和，隔纸涂眼上良久，干则以水润之即效。

一方用大黄末，新汲水调涂，两眉正上头两脑，水润之即愈。

洗法　治火眼赤眼，暴发肿痛，不可忍者。

黄连　黄柏各一钱　白矾生二分　胶枣一枚

水煎半盅，洗之即消。

拜堂散

白矾二钱　铜绿一钱

泡水洗之即愈。

风眼赤烂

黄连　黄芩　黄柏　荆芥　防风　薄荷各等份

先将各味共切有半碗洗净，晒，略带湿入碗，加朝脑五六钱，散在上，以一碗合，着纸数重糊严，慢火在碗下，三钉支烘升灵药，些少点眼。

治红烂眼

铜绿五钱　玛瑙一钱

上为极细末，用秋时熟天茄不拘多少，换水五七次，绞取汁，丸如桐子大，每用一丸，乳汁化开，搽患处，勿着睛，三日好。

治雀目昏暗方

干菊花　黄连各三钱　夜明砂七钱

上三味为末，井花水为丸，桐子大，每服五七丸，盐汤送下。

治暴发肿痛方

先将青布一块，水浸洗令干，另用生姜汁白矾末，将布蘸搭眼胞上，闭目须臾，泪出而痛止。

咽喉

吹喉散　治咽喉肿痛。

腊八日猪胆一二个，用枯矾五钱，茄柴灰五钱，共入胆袋满阴干，吹些须即愈。

治咽疮肿方

鸡内金倒净勿洗一个，用壁钱十个，共焙焦为末，吹肿处即消。如成疮则愈，多少量用。

诸喉风

用猪牙皂角一两，去黑皮并弦，锉碎水二盅，煎至一盅去滓，加蜜一匙，如无以鸡清半个，和匀服之，随即吐出风痰。如牙关紧急，

用巴豆三五粒去壳，研油于纸上，作捻熏两鼻中苏矣。

治乳蛾气绝者即时返活

单蛾用巴豆一粒打碎，入绵茧壳内塞鼻，在左塞左，在右塞右。若双蛾者，用二粒塞两窍，立效。

吹喉散　治咽喉肿痛如神。

牙硝一两半　硼砂五钱　雄黄　僵蚕各二钱　冰片二分

上为末，每少许吹患处立已。

针急喉闭法

于大指外边指甲下根，不问男女左右，用布针针之，令血出即效。如大势危急，两手大指俱针之，其效尤捷。

治喉痹双单蛾风肿痛，涎咽不下，死在须臾。

真山豆根为细末，用熊胆和为丸，用鸡肫皮阴干研末为衣，如绿豆大，每用一丸，放舌根下，徐徐咽下立已。

瘿瘤

海藻溃坚丸　治瘿大盛，久不消。

海藻　海带　海昆布　广术　青盐各五钱

上为细末，炼蜜为丸，龙眼大，每用一丸，食后嚼化。

治瘿方

猪气眼一两，壁上干过旧瓦焙干　明矾一钱二分，生用八分　急性子十五粒，焙干

上为细末，均作五服，临卧烧酒调服，不拘远近大小。

治瘰方

木香　当归　海藻各一两　穿山甲五片，炒　海纳子五钱　猪枣肉三个

上用烧酒二壶，煮二炷香，每服一小盅，酒尽见效。

南星膏　治头面皮肤，手足生疮，瘤大如拳，小者如栗，或软或硬而不痛，用大生南星一枚，研细稠黏，用好醋五七滴为膏。如无生以干者为末，醋调作膏，先将小针刺瘤上，令气透贴之。痒则频贴。一方加草乌、细辛、白芷。

治瘤神方

用金凤花草，煎水频洗。若夏月鲜用，若秋冬用干者。

结核

治顶后侧少阳经中疙瘩　不变肉色，不问大小，及月深浅远，或有赤硬肿痛。

生山药一块，去皮　蓖麻子去壳，三个

研匀摊帛上，贴之即消。

敷法　治痰核。

南星　淮乌各等份

为细末，姜汁调如膏，敷核上立消。

治结核肿痛

夏枯草一味，水煎频服。

肺痈

治肺痈

薏苡仁略炒为末，糯米饮调服，或入粥内

煮吃亦可，或水煎服，当下脓血而安。

锡肺丹 凡治肺痈，必以此药，间而服之，以护膈膜，不致溃透心肺，最为切当。

白矾生三两　黄蜡二两

上为末，溶蜡为丸，梧子大，每二十丸，蜜汤送下，临卧服。

心痛

红玉散

白生矾九钱　朱砂一钱

共研细，每服钱抄一字，温水调下即止。

六合金针散
点眼，治蝎肚疼，心疼转筋。

雄黄　朱砂　乳香　没药　火硝各一钱　麝香少许

共为极细末，点眼。

文圣散
治急心痛。

旧笔头三个烧灰，作一服，白滚汤调下立止。

独步散
治心腹暴痛不可忍，神效。

紫色香附三钱为末，热黄酒调下。

治心疼方

用兔血和荞面为丸，如弹子大，每服一丸，捶碎热黄酒送下，立止。

碧玉丸
治心胃刺痛，其效如神。

生白矾　枯白矾

上等份为末，稀糊丸如樱桃大，每四丸，烧酒下立止。

拈痛丸
治九种心疼，神效。

五灵脂　蓬术煨　木香　当归

上四味，各半两为细末，炼蜜为丸，如桐子大，每服二十丸，食前橘皮煎汤下。

治心疼

椰瓢用荞面包裹，烧面去烟为度，多用些　磁石少许　青盐少许

上共研为细末，每服七分，或一钱，黄酒调下。

心疼方

槐子炒黄色，一两　古石灰炒黄色，一两

上共为细末，每服一钱，黄酒或温水送下效。

治虫咬心疼

用楝根去粗皮，用白皮，水煎去渣服。

清肝顺气汤
治心胃刺痛，及两胁作疼，上呕大便硬，六脉急数。

柴胡　黄芩　赤芍药　厚朴　大黄　芒硝　枳实　栀子炒　黄连　半夏　青皮　甘草　生姜煎服。

拔去病根丸
治男妇常患心腹疼痛，终身不愈者，服此一料除根。

香附　姜炒山栀　川芎　苍术米泔浸炒　神曲　山楂肉　带白陈皮　半夏曲　草豆蔻要两头尖的方可用，如无以白豆蔻代之

上九味，各一两共为细末，姜汁打稀糊为丸，如梧子大，每服七十丸，临卧白水送下。

灸心疼神法

两手肘后陷出酸痛是穴，称用香油半盅重汤煮温服，即用艾水入粉揉烂为炷，每处灸五壮，立止疼。

腹痛

调气散
治气滞于内，胸膈虚痞，腹中

刺痛。

木香　紫苏各五分　槟榔七分　青皮麸炒
香附各一钱　陈皮　半夏各八分　甘草　乳香
没药各三分

上锉，生姜三片水煎服。

平肝散　治七情不顺，郁火攻冲，腹痛时
发时止，痛无定处是也。

陈皮　青皮麸炒　香附　白芍　山栀炒　黄
连炒　黄芩炒，各一钱　姜制半夏八分　甘草五
分　生姜三片，水煎服。

椒矾散　治心腹刺痛。

胡椒　白矾各一钱

上为末，每服五分，黄酒调下。

治肚痛

用明矾不拘多少，为细末，以葱白捣烂
和丸，如弹子大，每用一丸研烂，白滚水
调下。

腰痛

治肾虚腰痛　久则寒冷，此药壮筋骨，
补元气，利小水，养丹田。杜仲苁蓉巴戟天，
茴香故纸共青盐，猪羊腰子将来吃，八十公公
也少年。

杜仲酒炒去丝，一两　肉苁蓉酒洗，五钱　川
巴戟酒浸去骨，五钱　小茴一两　青盐五钱　故纸
盐水浸，一两

上为细末，将腰子分开，入药在内缝住，
纸包裹煨熟，每一个一服，用黄酒送下。

治腰痛眼疾，乌须黑发。

蓖麻子去壳一斤　白军姜四两

共为细末，蒸饼糊为丸，如桐子大，每服

二十五丸，空心黄酒送下，以干物压之。

如神散　治闪挫一切腰痛甚者，不过
三服。

当归　肉桂　玄胡索

上等份为末，每服二钱，黄酒调下。

胁痛

开气散　治胁间痛，如有物刺，是气
实也。

枳壳去穰麸炒，二两半　甘草炙，七钱五分

上为末，每服二钱浓煎，葱白汤下，不拘
时服。

疏肝饮　治左胁下痛者，肝积属血，或因
怒气所伤，或跌闪所致，或为痛。

黄连吴茱萸煎汁拌炒，二钱　当归　柴胡各一
钱半　青皮一钱　桃仁研如泥，一钱　川芎　白
芍酒炒，各一钱一分　红花五分

水煎，食远温服。

痛风

治一切筋骨痛

陈皮　青皮　甘草　白芷　良姜　麻黄
罂壳　洛阳花　无灰酒一瓶

上为细末，入壶内煮三炷香，取出温服，
汗出为度。加木香三分，白花蛇三钱尤妙。

治一切遍身骨节流注作痛

人参　白术　茯苓　当归　川芎　赤芍药
生地黄　防风　羌活　独活　天麻　南星　陈
皮　黄芩　甘草

上锉，生姜煎服。

遍身疼痛丸

全身当归　羌活　木香各一两　木通　陈皮　青皮　枳壳各七钱　川芎　白术各六钱　肉桂　独活　香附　桔梗　沉香　枳实各三钱　甘草三钱

上共为细末，神曲糊为丸，如绿豆大，每服五七十丸，不拘时，热酒送下。

和血止疼如圣散

鹿角烧灰，一两　茺蔚草小暑前取，阴干为末，三钱　乳香二钱　没药二钱　当归炒黑，二钱　麻黄去节，一钱

上六味为细末，每服一二钱，重者三钱，好黄酒调下，有汗避风立效。

治筋骨疼神验方

大猪胆一个，用热烧酒调下，服不过三二个即安。

治遍身骨节疼痛，久不愈者

木通不拘多少，酒煎，服之立止。

脚气

治风湿，腿痛艰行

当归一钱，酒洗全身焙干　白芍药　陈皮　川芎　白茯苓各八分　白术一钱　肉桂六分　防风一钱　苍术一钱五分，米泔浸宿　枳壳八分　乌药一钱　独活八分　半夏一钱二分　羌活八分　南星一钱二分　白芷八分　知母八分，蜜水炒　黄柏八分　甘草五分

上作一服，水二盅姜三片煎服。

治寒湿气作，脚腿痛　此药服后，竟投痛处，出汗如神。

番木鳖子一两，用牛油炸黄色，炒干　两头尖火炮，三钱

上共为细末，每服四分，空心烧酒调下。未止，次日再加二分，三服觉有汗即效。

治寒湿气，脚腿疼痛

乳香　没药各一钱　白糖一两　绵子仁三钱，炒红黄色

上为末，黄酒调下。

癞疝

小肠气坠偏痛

以猪毛烧灰为末，每服二钱，空心热黄酒下，一服立止。二次加茴香服。

小肠疝气方

荔子核不拘多少，炒过为末，每服二钱，空心热酒送下。

治偏坠气方

猪悬蹄，烧存性为末，每服三钱，黄酒调下。

治阴囊肾茎肛门，瘙痒不可忍者　抓破出血，好了又痒又抓。

人言，用酽醋二碗，熬至一碗，洗患处立止。

消渴

黄连猪肚丸

黄连五两　麦门冬　知母　天花粉各四两加葛根　生地黄各二两

上为末，入雄猪肚内，缝定，置甑中蒸，极烂取出，药捣肚成膏，和药。如干，加炼蜜杵匀。如梧子大，每服五十丸，米饮下，加至百丸。

治三消如神

用蚕茧壳或丝绵，煎汤服之皆可，无时服之。

浊证

清浊锁精丹　治白浊，大能化痰如神。

白矾二两，飞过　滑石二两

上为末，早米糊为丸，梧子大，每五十丸，米饮空心下服之。

治白浊淋沥痛　因房欲不节，或精未施泄，而将成下疳神效。

绿豆不拘多少，擂，井花水澄清，空心服。洗法，用花椒三钱，葱白七根，煎水，先熏后洗。

治遗精白浊

山药一两　黄柏二两，酒炒　牡蛎五钱，火煅火淬七次　白茯苓一两

上共研细末，酒糊为丸，如梧子大，每四十丸，空心水酒送下。

遗精

滋补丹　治夜梦遗精，或滑精虚损。

人参　白术　茯苓去皮　当归酒洗　川芎　熟地　白芍酒炒　枸杞子　杜仲去皮，酒炒　牛膝去芦，酒洗　天门冬去心　麦门冬去心　补骨脂炒　远志甘草水泡　牡蛎煅　龙骨煅　金樱子去毛　莲蕊　甘草各等份

上为末，干山药末，打糊为丸，如梧子大，每百丸，空心酒下。

石莲散　治遗精。

莲蕊　石莲肉　芡实　人参　麦门冬　茯神　远志　甘草

上锉，水煎空心服。

神龙丹　治遗精。

文蛤炒，二钱　白龙骨煅，三钱　白茯神去皮术，五钱

上为细末，醋糊为丸，梧子大，每服三十丸，空心温水下。

淋证

治淋方

车前子草　葵花根

二味煎汤服之。

又方

木通五钱　甘草一钱

二味煎汤，服之立效。

青龙银杏酒　专治五淋白浊，疼痛苦楚，神验。

天棚草即瓦松嫩者去根尖，三钱　银杏即白果，去壳，七个

上二味共一处，顺研极烂，滚黄酒调饮，一服即愈。

治血淋方

乱发烧灰，存性为末，每服一钱，空心白滚汤下。

治久淋不止

当归　川芎　白芍　熟地　陈皮　半夏　茯苓　甘草各五分　升麻　柴胡　牛膝　黄柏　知母　白术　苍术　水煎露一宿，空心服。

鸳凤散　治淋血。

公鸡一只，用二腿骨共六节，烧灰存性为

末，每服一钱，黄酒送下。

小便出血方

用莴苣菜捣烂，贴脐上立止。

加味滋肾丸　治热淋管痛，并两足热宜服。

黄柏八两，酒拌晒炒　知母法同上　五味四两　青盐五钱

上为细末，粥糊为丸，如梧子大，每服五七十丸，空心米饮汤任下。

小便闭

治小便不通 樊进忠经验

用蟋蟀一名促织，大者三个，焙干为末，煎竹叶汤，调服神验。

治小便不通

麝香半夏末，填脐中，上用葱白、田螺捣成饼，封脐上，用布带缚住，下用皂角，烟熏入马口自通，女人用皂角煎汤，洗阴户内。

治小便不通

用皮硝一合，葱连须一根，捣为一处，用青布摊在上，以膏药样用热瓦熨之即出。

治小便不通腹胀疼痛欲死

野地蒺藜子，不拘多少，焙黄色为末，温黄酒，调服立通。

神灰散　治小便不通，登时见效。

用苎麻烧灰，黄酒调服。

大便闭

通肠饮　治大便不通经验。

皮硝提过净者五子　葱白连须五枝，捣烂加蜜少许

用黄酒调饮即通。

大便不通

用皮硝五钱，热酒化开澄去渣，加香油三四茶匙，温服须臾即通。

大便不通

大黄　皮硝　牙皂

三味等份水煎一服立通。

治大便不通

大黄　皮硝　细茶各一两　蜂蜜三匙

上用水煎，去渣温服，忌生冷之物。

大便不通

用大麦芽，不拘多少，捣碎入黄酒壶，煮一沸，服之立通。

大小便闭

颠倒散　治脏腑实热，或小便不通，或大便不通，或大小便俱不通。

大黄六钱　滑石三钱　皂角三钱

上为末，黄酒送下。如大便不通，依前分两服。如小便不通，黄三钱，石六钱，角如前。大小便俱不通，黄、石均分，角亦如前。

痔漏

痔肿痛

葱头共蜜捣，点一指头肿处，冰冷即消散。

点痔漏方

熊胆　量大小捻进疮孔内自化，日一次。

不过数次，神效。

洗痔漏方

头伏日采下瓦松，熬水不时洗之。

治肠风下血

乌梅连核四两，烧存性　黄连四两

上为末，醋糊丸，桐子大，每服七十丸，茶清送下，药尽而愈。

又方

猪肠头，五寸长煮烂，用黄连为末，和捣极如泥可丸，如梧桐子大，每服七十丸，空心盐汤下。

治肠风痔漏

用鹅胆汁点痔，又用新汲水，早晚洗之，常洗最效。

治痔下血

槐花　荆芥穗各等份

上为末，每服一钱，空心茶清送下。

治翻花痔

马齿苋一斤，烧存性，细研猪脂调搽。

痔漏

五倍子大者一个取孔　当归　防风等份为末装实以环眼马粪入油篓，置五倍子熏之。一两次有一桶落下，长短不等，疮永不发。

治漏方

熟枣一大枚　水银一钱

共揉不见星，随漏眼大小，作条塞入，虫死疮即渐愈矣。

槐壳丸　专治痔疮。

槐花拣净微炒，八两　枳壳去穰，三两

上共为细末，炼蜜为丸，如梧子大，每服一百丸，空心白滚汤送下。

洗痔神方

曲曲菜　小虫卧单　马齿苋　猪牙草　花椒　槐条　茄根

煎水先熏后洗，后用珍珠煅，一钱　琥珀一钱　片脑二钱　为末搽上。

治痔漏

地骨皮炒　金银花　槐角子煮熟去皮炒　当归酒浸炒　刺猬针炒黄色，各等份

上为细末，江米饭捣丸，如梧子大，每服三钱，一日三服，米汤送下。忌发气物，再加皮硝、五倍子，煎水熏洗。

肠澼

大便下血，肠痛不可忍，肛门肿起。

大黄　黄芩　黄连　栀子　黄柏　赤芍　连翘　枳壳　防风　甘草

上水煎，空心服，外用金凤花，煎水频洗，肿消痛止。

治大便下血

槐子不拘多少，炒为末，雄猪胆为丸，梧子大，每服五十丸，空心白滚水送下。

大便下血秘方

茅根不拘多少，煎汤服之立止。

大便下血如流水不止者

黄连一两，金华酒煎服，一服立止。

大便下血方

当归　川芎　白芍　熟地各一钱　阿胶炒

槐花　条芩各八分　栀子六分

酒煎空心服。

大便下血秘方

干柿饼，烧存性为末，每服二钱，空心米汤调下。

脱肛

脱肛方

蟾脱焙黄　为末点即止。

洗法　治脱肛。

用五倍子三钱，白矾一块，水煎温洗，以芭蕉叶，或荷叶缓缓托上。

又宜蜘蛛七个，烧存性为末，每少许香油调敷。又宜生蜘蛛，捣搭脐上即收效。

又宜死鳖头一枚，烧令烟尽，捣末敷肛上，以手接援之。

又宜乌龙尾即梁上尘灰，同鼠粪和之，烧烟于桶内，令坐其上，熏之数遍，即上，不脱为效。

诸虫

追虫取积丸

黑牵牛一斤，取头末四两　槟榔六两，取头末四两　巴豆二两，去壳　大皂角半寸长，二十锭

上用水三碗，将巴豆、皂角入锅内，煮之一碗去滓，将水和前药末为丸，如梧桐子大，晒干。用水一碗，洒之再晒干，又水洒之又晒，光亮如水晶相似。每服三钱，四更时，调砂糖送下。如不行，饮热水一口催之，行十一二次，忌口五七日为妙。此药有虫取虫，有积取积效。

杀虫丸　宜虫疾当时取效，消痞块即除根。

槟榔一两二钱　牵牛一两二钱　锦纹大黄四钱　木香八分　雷丸　芜荑　锡灰　使君子肉各三钱

上为细末，用连须葱煎汤，露一宿为丸，如小豆大，每服四钱，连根葱汤送下。

鲁府禁方卷之三

太医院吏目金溪龚廷贤编
鲁府良医古燕刘应泰校正
后学诸暨刘淡如新校点

妇人

加减四物汤　治诸病神效。

驱风四物汤　治血虚头目眩晕，头风头痛，或时头面作痒，或肌肤痒皆治。

生地黄酒洗，一钱　川芎一钱　赤芍八分　当归酒洗，一钱　荆芥八分　防风去芦，七分　羌活八分　独活八分　白芷七分　藁本八分

上锉水煎，量疾食前后温服。

除寒四物汤　治气血虚，身体怯冷，但逢时少寒，为之耸肩。

熟地黄　南芎　白芍酒炒　白茯苓皮去　当归身酒洗，各一钱　干姜五分　石菖蒲七分　黄芪蜜炒　人参各七分　甘草三分

上锉水煎，不拘时服，或寒战加官桂。

清暑四物汤　治盛暑身热，头疼目昏。

生地黄　赤芍　赤茯苓去皮　白扁豆　当归去头酒洗　川芎　香薷　柴胡　黄芩去朽　桔梗去芦　甘草各等份

上锉水煎服。

除湿四物汤　治感湿气，遍身骨节疼痛，四肢困倦。

当归去头，酒洗　川芎　赤芍　生地黄　赤茯苓去皮　苍术米泔浸炒　猪苓　泽泻　木通

防风去芦　羌活各等份　甘草减半

上锉水煎，不拘时服。

明目四物汤　治血虚，目暗生花。

当归酒洗　南芎　白芍酒炒　熟地黄　肉苁蓉酒洗　酸枣仁炒，各一钱　木通五分　石菖蒲七分　甘枸杞子一钱　甘菊花一钱

上锉水煎服。

聪耳四物汤　治耳闭。

当归酒洗　川芎　赤芍　生地黄各一钱　石菖蒲　酸枣仁炒　白芷　木通　枳壳麸炒　青皮去穰　荆芥　薄荷　藁本各七分　甘草二分

上锉水煎，食后服。

除眩四物汤　治头目昏眩。

当归身酒洗　川芎　赤芍　生地黄各一钱　羌活八分　细辛五分　藁本七分　蔓荆子一钱　白芷一钱　甘草三分

上锉，水煎服。

清晕四物汤　治血虚时时昏晕，不得清爽。

当归　川芎　白芍酒炒　熟地黄　蔓荆子各一钱　细辛五分　金沸草六分　半夏汤泡透，切片，姜汁炒，一钱　荆芥　防风　羌活　独活各六分　甘草三分

上锉散，生姜三片，水煎服。

止呕四物汤　胃气不和，时或呕吐，有物吐出。

当归酒洗，七分　白芍酒炒，一钱　川芎减半五分　半夏汤泡，切片姜炒，一钱　陈皮一钱　人参去芦，五分　白术去芦土炒，一钱　白茯苓去皮，一钱　枳壳去穰麸炒　槟榔

上锉，生姜三片，水煎不拘时服。

除秽四物汤　胃气不和生呕，不进饮食，无物吐出者。

当归身酒洗，一钱　南芎五分　白芍酒炒，一钱　槟榔七分　半夏汤泡姜汁炒，一钱　干姜炒，五分　桔梗五分　枳壳去穰麸炒，七分　青皮去穰，七分　金沸草五分　陈皮一钱　青木香五分

上锉，生姜三片，水煎不拘时服。

散痞四物汤　脾胃虚，胸中不时痞闷不宽。

当归酒洗，八分　川芎五分　白芍酒炒，一钱　枳壳去穰麸炒　枳实麸炒　青皮去穰　香附米炒　乌药　槟榔各七分　青木香五分　陈皮一钱

上锉生姜三片，水煎服。

消胀四物汤　治气块，时时鼓胀。

当归酒洗，一钱　南芎八分　枳壳去穰麸炒　赤芍八分　枳实麸炒　青皮去穰　陈皮　槟榔各一钱　半夏汤泡，切片姜炒　大腹皮各一钱　青木香五分

上锉，生姜三片，水煎温服。

清热四物汤　血虚津液干燥，肌体烦热，手足心热。

当归酒洗，一钱　川芎八分　生地黄　熟地黄　赤芍各一钱　天花粉　地骨皮　柴胡　前胡　黄芩　桔梗　百合　麦门冬去心，各八分

上锉水煎，不拘时服。

除烦四物汤　虚损面上心中，时或烦热。

当归酒洗　川芎　赤芍　生地黄　天花粉各一钱　五味子十个　麦门冬去心　前胡　干葛各八分　淡竹叶十个　人参七分　石膏一钱

上锉水煎，不拘时服。

止渴四物汤　血虚心火旺，津液少，故生渴也。

当归酒洗　川芎　白芍酒炒　生地黄各一钱　柴胡　前胡各七分　五味子十个　麦门冬去心一钱　干葛七分　人参七分　天花粉一钱　知母一钱　石膏一钱　乌梅一个

上锉水煎，不拘时服。

止痛四物汤　血虚弱，浑身四肢疼痛。

当归酒洗　川芎　白芍酒炒　熟地黄各一钱　秦艽　丹参　羌活　骨碎补各八分　木瓜　良姜　干姜　五加皮　玄胡索各七分

上锉，水煎服。

除痿四物汤　治身虚，四肢痿弱倦怠。

当归酒洗　川芎　白芍酒炒　熟地黄　菟丝子酒洗　肉苁蓉酒洗　白术去芦油，各一钱　五味子十个　陈皮　香附子　骨碎补各八分　鹿茸酥炙，七分　补骨脂酒炒，七分

上锉水煎，空心服。

健步四物汤　血虚不荣于下部，故令足痿弱不能行步。

当归酒洗　川芎　白芍酒炒　熟地黄各一钱半　牛膝去芦，酒洗　木瓜　川续断各一钱

上锉水煎，空心服。

和解四物汤　伤风感冒，四肢倦怠，头目昏痛，身热。

当归酒洗　川芎　赤芍　生地黄各八分
藁本　羌活　前胡　防风　白芷各一钱　甘草
三分

上锉，生姜三片，葱二根，水煎热服。

止嗽四物汤　肺热上壅痰嗽。

当归酒洗　川芎　赤芍　生地黄　前胡
桔梗去芦　紫苏　杏仁去皮尖　金沸草　黄芩
知母　贝母　桑白皮各等份　甘草减半

上锉，生姜三片，水煎温服。

化痰四物汤　痰壅不利，胸膈不宽。

当归酒洗　川芎　赤芍　陈皮　半夏汤泡，
姜炒　白茯苓去皮　桔梗去芦　枳实　青皮去穰
香附米各等份

上锉，生姜五片，水煎温服。

顺气四物汤　时觉心中不下降，痞塞不
通，或有积块。

当归酒洗　川芎各一钱　赤芍　枳壳麸炒
乌药各八分　三棱醋浸炒　莪术醋浸炒　槟榔
远志甘草水泡，去心　青木香　砂仁各五分　青
皮去穰　陈皮　香附米各一钱　辰砂另研，五分
麦门冬去心，一钱

上锉，水煎服。

定喘四物汤　肺气不利，故令喘促。

当归酒洗，六分　川芎六分　白芍酒炒　生
地黄七分　白茯苓去皮　前胡　桔梗去芦　杏仁
去皮　葶苈　紫苏　桑白皮　金沸草　枳壳去穰
麸炒　枳实麸炒，各八分　甘草三分

上锉水煎服。

消肿四物汤　治遍身浮肿。

当归酒洗　川芎　赤芍各六分　车前子一钱
青木香五分　赤茯苓　猪苓　泽泻　大腹皮
葶苈一钱　防风　木通　槟榔各一钱

上锉，葱三根水煎，食前服。

治淋四物汤　膀胱热结，小便难。

当归酒洗　川芎　赤芍　生地黄　葶苈
木通　车前子　防风　山栀　条芩各等份

上锉，葱白三根，水煎，空心服。

止泻痢四物汤　治肠腹虚滑，或泻或痢
不停，虚寒久者宜服。

当归酒洗，六分　川芎五分　苍术米泔浸炒
白术去芦，各一钱　木香　丁香　干姜　官桂各
五分　香附子　厚朴姜炒　车前子　诃子肉　肉
豆蔻火煨去油，各一钱

治痢干姜要炮，里急后重加槟榔、木香。

上锉生姜三片，水煎服。

治痢四物汤　治痢赤白日久，虚寒者
可服。

当归酒洗　川芎　白芍酒炒，各一钱　干姜
炒，五分　阿胶炒　厚朴姜炒，各一钱　青木香
艾叶各五分

热盛加黄连、黄芩，里急后重加槟榔。

上锉，水煎，空心服。

通经四物汤　经脉不通，不可一例用药。
有血壅盛而不通者，用破血之药以通之。有血
不行者，非是不行，乃血虚乏。若用破血之药
以通之，非不通行，经后愈损人矣。血虚血旺，
俱在两尺脉中试之，有力无力辨之耳，庶获
不差。

当归酒洗　川芎　白芍酒炒　熟地黄各一钱
人参　黄芪蜜炒　肉苁蓉酒洗，各七分　五味子
十个　红花五分　苏木一钱

上锉，葱白三茎，酒水煎，空心服。

清血四物汤　血壅过不行。

当归酒洗　川芎　赤芍　生地黄各一钱　鬼

箭　三棱醋浸炒　玄胡索各七分　红花五分　姜黄　苏木各八分　白术去芦　牡丹皮各一钱

上锉，水煎，入酒同服。

安胎四物汤　胎气不安，腰疼重坠。

当归酒洗　川芎　白芍酒炒　熟地黄各一钱　地榆　续断　木香　前胡　丹参　紫苏　阿胶炒　砂仁　艾叶醋炒，各五分

上锉，葱白二根水煎，空心服。

催生四物汤　胎连日不下，死于腹中。

当归酒洗，二钱　南芎二钱　桂枝　鬼箭　白芷　苏木　红花　干姜　牛膝去芦　牡丹皮　玄胡索各五分　麝香另研三分，临服入汤药内，搅匀服之

上锉一剂，水酒煎服即下。

保产四物汤　治产后，虚损诸病。

当归酒洗　南芎　白芍酒炒　熟地各一钱　白术去芦炒，一钱　白茯苓去皮，一钱　陈皮八分　干姜炒黑，五分　益母草一钱　香附米炒，一钱　甘草炙，三分

昏愦加荆芥穗。口干加麦门冬。盗汗加黄芪蜜炒。不寐加酸枣仁炒。恶露不行加桃仁、红花。

上锉，生姜三片，枣一枚，水煎温服。发热加童便一盏同服。

化积四物汤　因饮酒中毒，或时胸中痞闷，腹中鼓胀者，有妨饮食。

当归酒洗　川芎　赤芍　三棱醋浸炒　莪术醋浸炒　青皮去穰　陈皮　枳壳麸炒　枳实麸炒　槟榔　砂仁　香附　莲肉各七分　乌梅一个　青木香五分　白豆蔻去壳，五分

上锉，水煎服。

进食四物汤　脾气不和，胸中饱闷。

白芍酒炒，一钱　川芎七分　香附一钱　砂仁八分　陈皮八分　枳实麸炒，七分　槟榔七分　乌药七分　青皮去穰，七分　莲肉七分　白豆蔻去壳　青木香各五分

上锉，生姜三片，水煎温服。

化气四物汤　气逆上攻，胸胁作痛。

川芎　赤芍　青皮去穰　陈皮　香附　槟榔　木香　乌药　莪术醋炒　川乌火炮，去皮尖　三棱醋炒　石菖蒲　良姜各等份

上锉，水煎服。

扶劳四物汤　血虚成劳，遍身骨节酸痛，五心烦热，盗汗不进饮食。

当归酒洗　川芎　白芍酒炒　熟地黄　黄芪蜜炙　麦门冬去心，各一钱　柴胡　地骨皮　秦艽　丹参　天花粉各七分　陈皮　香附　砂仁　枳壳麸炒　前胡各七分

上锉，水煎服。

调经四物汤　血气不调，或前或后，或多或少，但调气经脉自匀。

当归酒洗　川芎　白芍酒炒　熟地黄各一钱　青皮去穰　陈皮　丹参各八分　川乌火煨，去皮脐，七分　红花五分　桃仁去皮，十个　紫苏　香附各六分　砂仁五分

上锉，水酒煎服。

清带四物汤　治血淋赤白带下。

当归酒洗　川芎　熟地黄　枳壳麸炒　香附炒，各一钱　白附子　防风各五分　橘红一钱　良姜五分　荆芥七分　甘草三分

上锉，枣三枚，酒一盏煎七分，入白面一撮，入净肉汁，再煎二三沸，空心服。如白带多，加干姜炮，吴茱萸炒。

胎产四物汤　胎前产后，腰脐疼痛，胎前数服，胎滑易产，产后数服，能去败血。

白芍酒炒，一钱　川芎七分　枳壳麸炒，七分
陈皮八分　莪术醋炒，六分　香附炒，一钱　大腹
皮　当归各一钱　紫苏七分　甘草三分

上锉，生姜三片，葱白三根，水煎，空心
服，忌生冷。

四时增损四物汤　调理妇人女子诸证。

春倍川芎，夏倍芍药，秋倍地黄，冬倍
当归。

经闭

治妇人经脉不通方

大黄二两，面包烧熟　头红花二两　肉桂一
两，去粗皮　吴茱萸一两，炒　当归一两，酒洗炒

上五味为细末，每服二三钱，好黄酒调下，
量人虚实加减。一方加香附米一两，莪术、槟
榔各五钱尤佳。

治妇人干血气

海金沙二钱　穿山甲一钱　大附子二钱　皂
角二钱　苦丁香二钱　巴豆一钱半，生用　麝香一
分　红花二钱五分　桃仁七个　葱白三枝　丁香
二钱

上共为末，丸如弹子，丝包入。内用每药
三分加麝半分。

万化膏　治日久经闭不行，神效。

真香油一小酒杯　蜂蜜一小酒杯

上共合一处，磁碗内盛之。重汤煮一炷香，
空心热服即通。

养血调经丸　治妇人经闭，或二三年不

通者。脐左下一块如碗大，间或吐血或便血，
余无恙。此血虚气盛脾弱郁，用后二方一消一
补即效。

当归酒洗，二两　南芎一两　白芍酒炒，二两
熟地四两　山茱萸酒蒸去核，二两　白茯苓去皮，
一两半　山药二两　牡丹皮一两半　泽泻一两半
栀子炒一两半　益母草二两　生地酒洗，二两　香
附醋炒，二两　陈皮一两半

上为末，炼蜜为丸，梧子大，每服三钱，
空心淡姜汤下。

消积通经丸

南香附醋炒，十两　艾叶醋炒，二两　当归酒
洗，二两　南芎一两　赤芍一两　生地二两　桃
仁去皮，一两　红花酒洗，一两　三棱醋炒，一两
莪术醋炒，一两　干漆炒，一两

上为细末，醋糊为丸，如梧桐子大，每服
八十丸，临卧淡醋汤下。

血崩

治血山崩不止

用核桃连粗皮，以黄酒煮数滚，取出嚼食，
仍用酒送下即止。

葙子散　治血山崩漏。

用葙子二枚，烧糊为末，黄酒调服。

固经散　治血山崩神效。

大蓟根不拘多少，烧灰存性

上一味为末，空心好热黄酒调下即止。

治妇人血崩如泉流不止

用棉花子，铜器炒尽烟为末，每服二钱，
空心黄酒下。

备金散　治妇人血崩不止。

香附子炒，四钱　五灵脂炒，二两　当归尾
一两二钱

上为细末，每服二钱，空心黄酒送下。

又一方米糊丸，空心五十丸，用醋汤送下。

治血山崩如泉涌不止

干驴粪为粗末，入坛内烧烟，令崩妇人坐其上烟熏，久久自止。

治血山崩

郁花子仁炒黄色　黄芩　甘草

上等份为末，每服二钱，空心黄酒送下。

治血崩

腥腥草锉一剂，水煎服之立止。

妇人血崩方

蒲黄　五灵脂　官桂　雄黄　甘草各一钱

上为末，每服一钱，姜汤调下。

血山崩

当归一两　龙骨煅，一两　香附子炒，三钱　棕毛灰半两

上为细末，空心米汤饮，调下四钱。忌油腻。

带下

治女人赤白带下，男子白浊

硫黄一两，烧酒淬七次　官桂三钱　陈皮一钱二分　白芷二钱　当归一钱二分　甘草二钱

上共为末，每服一钱，空心黄酒送下。

刘刺史丸　治赤白带下。此药不寒不热，得其和平，助阴生子，神效。

肉苁蓉酒洗，一两三钱　覆盆子去蒂，一两二钱　蛇床子一两二钱　菟丝子酒制，一两二钱　乌贼骨八钱　五味子六钱　当归酒洗，一两二钱　川

芎一两一钱　白芍一两　防风六钱　黄芩五钱　艾叶三钱　牡蛎八钱，盐泥固济煨透，去泥研

上焙干为末，炼蜜为丸，每服三十或四十丸，早晚青盐汤送下。

二白丸　治白带如神。

石灰一两　茯苓二两

上为末，水丸，每服三十丸，空心白水下。

火龙丹　专治男妇下元久冷，赤白带下如神效。

硫黄　丁香　甘松　三柰各二钱

上共为细末，炼蜜为丸，如绿豆大，每服七丸或九丸，空心热黄酒送下。

求嗣

神仙种子奇方

巴戟肉二两五钱　菟丝子酒制，二两　鹿茸酥炙去毛，一两，须真鹿茸　吴茱萸　白及　白茯苓各一两　大附子童便浸三日，切片阳干五钱　牛膝酒洗去芦　细辛各五钱　菖蒲　厚朴姜炒　桂心　人参　白蔹　没药各四钱　当归三钱　乳香二钱

上共为细末，和丸如梧子大，每服五七十丸，空心黄酒送下，或盐汤亦可。壬子日修合，男女每日服之。无男子，妇人不可服，亦不可过服，恐成双胎。

金莲种子方

附子生用去脐　白茯苓去皮，各一两半　杜仲去皮，炒去丝　桂心　秦艽　防风各三钱　干姜一钱，生用　牛膝一钱　砂仁一钱　细辛一钱　人参二钱　何首乌二钱　菟丝子一钱　益母草二钱　大黑豆二钱

上共为细末，炼蜜为丸，如黄豆大，每服

鲁府禁方

三十丸，茶酒送下效。

仙传种子药酒方

白茯苓去皮净，一斤　大红枣煮去皮核，取肉半斤　胡桃肉去皮泡去粗皮，六两　白蜂蜜六斤，入锅熬滚，入前三味，搅匀再用微火熬滚，倾入磁坛内，又加高烧酒三十斤，糯米白酒十斤，共入蜜坛内　黄芪蜜炙　人参　白术去芦　川芎　白芍炒　生地　熟地　小茴　枸杞子　覆盆子　陈皮　沉香　木香　官桂　砂仁　甘草各五钱　乳香　没药　五味子各三钱

上为细末，共入蜜坛内和匀，笋叶封口，面外固入锅内，大柴火煮二炷香取出，埋于土中，三日去火气。每日早午晚三时，男女各饮数杯，勿令大醉。安魂定魄，改易颜容，添髓驻精，补虚益气，滋阴降火，保元调经，壮筋骨，润肌肤，发白再黑，齿落更生，目视有光，心力无倦，行步如飞，寒暑不侵，能除百病，交媾而后生子也。神秘不可传与非人，宝之宝之。

种子方

人参　五味子各三钱　白及　吴茱萸去皮，各一两　白附子火炮，二两　细辛去土，五钱　乳香五钱，另研　当归酒浸，三钱

上共为细末，炼蜜为丸，如梧桐子大，每服十五丸，空心温黄酒送下。

秃鸡丸　治男子阳道痿软，久无子息，服之旬日见效。

肉苁蓉酒洗，一两　远志去心，一两　甘草水泡　蛇床子一两，盐酒炒　山药一两　木香一两　菟丝子酒制，三两　细辛一两　五味子一两　莲蕊一两　沉香一两　益智仁一两半，炒　木鳖一双，去壳

上为细末，炼蜜为丸，梧子大，空心五十丸，温酒下。大壮阳道，无妻不可服。

诗曰：活人曾不受黄金，红杏栽成春满林。

石室丹炉藏世域，青囊后发复全生。

妊娠

安胎方　半产多者，有胎先于两月半后，即服此药十数剂。四月六月之后，各服数剂，以防此患。至九个月内，服达生散数服，可保无虞。至十个月可服瘦胎散。

人参　白术　茯苓　甘草　当归　川芎　白芍药　熟地黄　陈皮　阿胶　艾叶　条芩　多气加香附、砂仁，有痰加姜制半夏。

上味姜水煎服，为丸亦可。

紫苏饮　治胎气不和，凑上心腹，胀满疼痛，兼治临产惊恐，气结连日不下。

当归　川芎　白芍药　人参　紫苏　陈皮　大腹皮　甘草

上锉，生姜五片，葱白七寸煎服。

腹痛加香附米。咳嗽加枳壳、桑白皮。热加黄芩。呕加砂仁。泻加白术、茯苓。

胎前诸病用此加减有效。

产育

治妇人难产，及横生逆产如神。

蛇蜕皮焙干一条为末，每服五分，黄酒调下效。

治横生逆产，胎死腹中。

先用伏龙肝三钱为末，黄酒调服，即用平胃散，加皮硝五钱，麝香一分，水煎温服，立效。

治难产方

用鱼鳔三寸，灯焰上烧过为末，每一分用

好黄酒调服，横生直下者服五分。

治胎衣不下

当归二钱　苏木二钱　麝香少许另用

上用水一盏半，煎至一盏，入童便一盏，并麝香末，调匀服之立下。

产后

妇人产后十八证论

第一论　产前母遭热病欲死者何也？答曰：因母掩热病，六七日脏腑极热，蒸煮其胎，是妨子死在母腹中。何以治之？但服乌金散，须臾自然儿生。其状脐下疼痛，指甲青，口边沫出，用滑石、榆皮、酒三味，同煎三五沸温服。

久缠热病近子宫，肚热蒸胎不可禁。脐下疼时有顷刻，口中沫出命逡巡。唇青齿黑推三命，手腿筋抽唤四邻。试看乌金功力效，酒调三服便安宁。

第二论　难产者何也？缘已成就，食母血十月满足，自有余血，遂结成块，名为儿枕。凡生产之时，儿枕先破，败血散入囊中，故难产。急服乌金散，逼去败血，自然儿生。若胎衣未下，用燕子粪炒黄色，同滑石、榆皮、酒，四味同煎温服。

腹痛连时至夜半，医人无路投灾危。千斛汤药施无计，万种书符效验迟。痛愁彻心何路去，昏迷勿听认人知。试将酒调乌金散，必定平安效莫疑。

第三论　产后胎衣不下者何也？缘母子生讫，腹中败血流入，衣中被血所胀，故衣难下。但服乌金散，去衣中败血，则衣带自断，须臾自然衣下。用树棕烧灰、燕子粪炒黄、童子小便、酒，同煎温服。

子落衣留在腹中，居家愁闷一心同。须知血返衣中聚，结胀衣根在产宫。莫信凡医行取次，无过此药有神功。连将温酒调三服，须臾逐血自然通。

第四论　产后三五日以来，起坐不得，眼见黑花，及昏迷，或极冷，不识人者何也？答曰：缘产后三五日，血气未定，败血流入，浑身五脏，奔注于肝脏。医人不识，多作暗风治之，百无一存。用榆皮烧灰，生铁烧红，酒浸三次，玄胡索、童便四味，同煎温服。

血夺肝时眼见花，邻人都道是风邪。狂言似鬼安知次，乱语如神莫测涯。恍惚清神看不定，惊慌愁虑恐悲嗟。若吃三服乌金丸，管保全安喜气赊。

第五论　产后口干，闷多烦渴者何也？答曰：缘生产三五日，血气未定，因食腥酸热物，瘀血结住在心脏，故有此疾。医人不识，多作胸腹膨闷，治之非也。宜用当归、酒、童便三味，同煎温服。

因伤热物口生干，积聚心头返不安。迷闷昏沉增败血，惊忙困渴又生寒。唇干口齿咽喉急，恍惚精神语数难。性命不安看顷刻，乌金试服立安痊。

第六论　产后寒热往来，腰背疼痛者何也？答曰：缘产后寒于风穴，邪气入腹，败血不尽，上连心肺，下逐肝脏，故令寒热如疟疾，或腰腹疼痛。医人不识，作疟疾治之，百无一存。但服乌金散，童便、酒、当归，同煎温服。

败血流来似疟看，肺羸脏气变多端。喘残壅盛连心肺，紧逐风邪即入肝。头疼腰痛身壮热，口干体战更增寒。神功是有乌金散，入口逡巡命自安。

第七论　产后返热，遍身四肢寒热者何也？答曰：缘五脏败血攻注，流于四肢，停滞日久，不能还原，仍化作脓血，故四肢俱肿。时人不识，多作水气治之，百无一存。夫生气不固，何以治之？水气肿则喘、小便涩滞，血气肿，则四肢寒热。先服乌金散，去败血，次服局方通宝散立效，用桂枝红花酒煎服。

血气肿淫入四肢，皮肤肿闷欲何医。还因拥作三焦出，积恶攻心五脏衰。气粗喘息如痫涩，血伤疼痛莫能知。神仙是有乌金散，解救临危果不虚。

第八论 产后眼见鬼神，癫狂言语者何也？答曰：盖因产后败血攻心，受之适忧触，被败血蒸煮其心，遂乃言语癫狂，如见鬼神。医人不识，多作风魔治之误也。但服乌金散，去却败血，其病自瘥。用当归、童便、酒煎服。

言语无休岂可轻，亲眷来看总不通。物无事见言作怪，眼中须臾鬼神惊。时时喘息心烦闷，往往增寒败血冲。动似风魔缘血气，乌金服了便安宁。

第九论 产后失音不语者何也？答曰：人心有七孔九窍三毛，却被败血冲心脏，闭七孔，遂乃言语不得。时人不识，多作失音治之。但服乌金散，去却心中败血，其病即愈。用玄胡索、棕皮灰、酒，三味煎服。

失音不语有何因，败血冲心误损人。羸弱既过知本意，参差性命必沉沦。满胸奔注冲七孔，流塞心中闷五魂。莫言中风邪气作，乌金三服得安宁。

第十论 产后腹疼兼泻痢，或腹胀虚满者何也？答曰：缘产后未满月，误食冷水，或食热物，余血相投，结聚日久，渐渐腹胀疼痛，米谷不消，或脓血不止，腹胀虚满。若水气入腹，因冷疼痛，或泄泻或痢，五脏不安，血入小肠，变赤白带下。先服乌金散，去却败血，后调中，痢即安。用葛根、童便、酒，同煎温服之。

腹中疼痛有千般，呼吸精神语不安。冷水热汤为疾病，分明相击血流残。朝朝米谷难消化，日日虚盈五脏寒。自有乌金散取治，何愁此病不安瘥。

第十一论 产后百节疼痛者何也？缘产后被败血流入关节中，伤注日久，结聚虚胀，不能还原，因此疼痛。用牛膝、童便、酒，煎服之。

百节疼时胸胁排，血流无处不经来。或时肿痛人难辨，发作疼时似刃摧。回转翻身无可忍，四肢疼痛叫声雷。只因五脏皆虚弱，服取乌金散不衰。

第十二论 产后崩中败血，有如鸡肝者何也？答曰：产后败血，恶露自下未定，久而不治，或食腥酸之物，变作崩中，败血如鸡肝，发热昏闷难治，万无一存。先服乌金散，用樟柳根杏胶，酒煎服之。

腹中疼痛如刀割，因食腥酸惹病愆。频频落似鸡肝色，虚羸四体热兼寒。有时奔注急烦躁，恍惚昏沉命转难。但取乌金三二服，当时神效得安瘥。

第十三论 产后血气不通，上气咳嗽，昏迷惊恐者何也？答曰：缘产后未经满月，血未还原，不能填补。因食热物湿面，壅结成病，积聚成块，即上气咳嗽，四肢寒热口干心闷，背膊燥肿，梦多惊恐，腹中疼痛。日久月经不通，多致腹疼绕脐，下面带黄色忽赤，因此不治，变成骨蒸。但服乌金散，用樟柳根杏胶，酒煎服之。

气残血败中心积，性命行看误杀人。还因热面相牵系，往来增寒喘息频。虚冷昏沉常在枕，形骸常被痛来临。如何不用乌金散，便着身亡做鬼魂。

第十四论 产后胸膈气满，呕逆头疼者何也？答曰：缘产后血气未定，心中有恶物，是以肺气既否不安，自然吐逆，胸膈胁胀，勿作返食证治之。须服乌金散，去却心中恶物，其病自愈，用樟柳根杏胶，酒煎服之。

腹中凝血气喘呵，又添呕逆吐涎波。遍脐败血冲胸膈，绕心虚气汗流戈。增寒头疼兼口苦，两胁鼓胀怎奈何。若要气顺心不闷，服取乌金见效多。

第十五论 产后小便赤色，大便涩滞者何也？答曰：缘产后败血，流入小肠中，闭却水门，故小肠闭涩，或攻产门肿。时人不识，多作下淋治之。但服乌金散，去却败血，用樟柳根杏胶，酒煎服。

血入胎中推不知，小便淋涩大便迟。乍寒乍热头流汗，恰以英荧向日葵。花向日前如绫锦，孔悲手足乱黏衣。须臾诚验乌金散，莫信凡愚取次医。

第十六论 产后舌干鼻衄，绕项生瘀点者何也？答曰：缘产后败血，流入五脏，故此有疾。但服乌金散，用当归、童便、酒煎温服。

绕项血瘀点不除，渐凝残血道流余。败血流通伤七孔，口鼻经过以次衢。通结四肢黄似赤，不然如面上皮肤。早早寻医忙救治，服取乌金病自无。

第十七论 产后中风，腰疼眼涩，腿脚如弓者何也？答曰：缘产后未满月之时，或百日之内，伤行房事，或因于灸疮内中风，初时眼涩，体腰脊浑身斤急，有如角弓，牙关紧闭，用河乌虾、野麻子草，酒煎服。

眼涩腰疼困后眠，多因房事致如然。此肚为因邪血入，昏沉恍惚病牵连。牙关紧闭筋还急，腰脊弯时腿亦弯。毋号见风兼血气，乌金三服得安身。

第十八论 咽喉如蝉声者何也？答曰：产

后有热血相兼，或宿食热败血攻注，喘息不定，上下往来，于顽涎相结，故令喉中有此声，时人难救，遂言语不得，五脏未实，用乳香酒煎服。

血冲心脏热相兼，喘息喉中不可堪。顽涎瘀血相缠紧，往来徐徐渐加添。富贵此时何不乐，姻亲满室不相瞻。但服乌金三二服，管教身病即时安。

乳病

治吹乳

蒲公英　金银花
共一处煎浓，加黄酒服。

治吹乳乳痛神方

用葱根捣烂，铺乳患处上，用瓦罐盛火，盖葱上，一时蒸热，汗出即愈。

下乳方

半夏泡三粒
为末酒调服，即有乳。

治吹乳肿痛不可忍

用半夏一个，葱白二寸，捣一饼，如左吹塞入右鼻孔，右吹塞入左鼻孔，经宿愈。

妇人杂证

神秘万灵丹 专治妇人，一切胎前产后，诸般病证，三十六种冷血风，八十二种风疝病，气乳中风淋血聚，妇人胎孕不安。死胎不下，不过二三丸。胎衣不下，只一丸。产后腹内搅痛，脐下如刀刺者，只服一丸。胎前产后，赤白带下，呕逆填塞，心气烦满，怀胎近产，一日一丸。临产不觉疼，若经脉不通，或来频并，或赤白带下，饮食无味，面赤唇焦，手足顽麻.，遍身生黑点血斑者。一切诸疾，但服一丸，细嚼温酒送下。又治产后伤寒中风，体如板者，用麻黄汤下。

何首乌去皮，用黑豆九蒸九晒，忌铁器 川当归酒浸 两头尖各五钱 川乌去尖用火炮 草乌去尖用火炮 大茴香 川芎 人参去芦 防风去芦尾 白芷 荆芥穗 桔梗米泔浸 麻黄水煮四沸，去节 炙甘草 天麻各二两 白术米泔浸 木香火不见 辽细辛 血竭另研，各五钱 苍术半斤，米泔洗过，入酒浸一宿，晒干为末

上共二十味，俱为细末，炼蜜为丸，如弹子大，每服一丸，细嚼黄酒送下。

紫霞杯

硫黄一斤，烧酒煮，每一两加雄砂一钱 丁香一钱 木香一钱

上共为细末，将硫化开，入药搅匀，倾于模内，即成杯矣。如有下元虚寒，酌酒服之甚妙。后有西江月，传得西方妙诀，炼成紫霞金杯，暖宫种子世无极，善破胸中积滞，男子下元久冷，妇人白带淋漓，空心酌酒饮三杯，胜服丹药良剂。

玉兔散　治妇人产后，阴下脱似肠者。

用鲜兔头一个，烧灰存性，敷之即缩上，此药虽平有殊效。

小儿惊风

金箔镇心丸　治风痰胸膈积热，心神恍惚，急慢惊风如神效。

朱砂 马牙硝 片脑 麝香各一钱 甘草二两二钱三分 人参五钱七分 白茯苓六钱六分 紫苏一两

上为细末，炼蜜为丸，如圆眼大，金箔为衣，每服一丸，不拘时薄荷汤化下。

保命丹　治惊风发热痰嗽，神效。

朱砂 郁金 天麻各一钱 防风 粉草 僵蚕炒去丝 白附子 青黛 薄荷 南星制同下半夏用生姜汁浸二日，锉碎，各二钱 麝香少许 全蝎去尾尖，一钱

上为末，炼蜜为丸，如皂角子大，每服一丸，灯心薄荷汤送下。

保童丹　专治小儿急慢惊风，痰咳嗽喘满，不进乳食，虫疳积热，鼓胀等病，亦皆治之。

陈枳壳五对大者，去穰，用巴豆七粒，去壳入内，十字缚定，好醋反覆煮软，去巴豆切片焙干，余醋留煮糊 三棱 莪术各五钱，煨 金箔十片 朱砂二钱，另研

上为细末，以前醋面糊为丸，如绿豆大，朱砂为衣。小儿未及一周一丸，已上三丸，三岁以下七丸。用薄荷、灯心、金银环同煎汤下。如不能吞者，磨化与服大效。

大红末子

乌药顺气散一贴，加朱砂五钱为细末。

治小儿发热惊风，及痘疹诸疾，量大小与服，黄酒或米汤调下，多则一钱或几分。

脐风惊风

一粒朱砂一片雪，砂、轻粉各一分。七个僵蚕三个蝎，蚕沙去丝、蝎焙。不论急风与慢风，只用原母身上血。

上为细末，乳汁调一分，敷乳头，儿口嘬，吃下即安。

疳疾

芦荟丸　治小儿疳积食积，面黄或青或白，小便如泔，大便溏泻，腹有青筋，肚大如

鼓，足瘦如柴，不时发热皆治。

胡黄连乳浸　山楂肉各五钱　鹤虱　芜荑芦荟乳浸　川楝子肉　陈皮　白术　三棱醋炒莪术醋炒，以上八味各三钱　使君子肉十个　尖槟榔二钱　虾蟆头一个，乳浸炙干　阿魏八钱，醋煎化

上为末，加飞罗面，入阿魏为糊丸，如绿豆大，每服三十二丸。忌腥晕猪肉，百日外不忌。

治小儿癖疾如神

硇砂　硼砂各五钱　白滑石一两

上共一处为末，用鲇鱼一尾，去肠屎净，将药入肚内，用小铜瓦合住，盐泥固济入炭火煅红，去鱼取出药为末，每先用一分，渐加至四五分为止，入鸡子内搅匀，蒸熟与儿食之，癖即愈矣。

神仙化癖丸

芦荟　青黛　木香　厚朴姜炒　陈皮去白槟榔各一钱　使君子去壳　胡黄连　山楂肉　香附水浸　三棱煨醋炒　莪术煨醋炒，各二钱　人参白术各三钱　水红花子　神曲炒　麦芽炒，各四钱　阿魏为糊，一钱　甘草炙，六分

上为末，将阿魏一钱水研开，和面糊为丸绿豆大，每服四五十丸，米饮白汤任下。

小儿癖疾，并男妇一切积块

核桃一斤　槟榔二十个　硇砂一钱　大黄一两

上三味为细末，入桃仁，水煮一炷香，水滚时，陆续入皮硝半斤，香尽硝亦尽，止食桃仁亦好。

牛黄散　治癖，神效。

牛黄　芦荟　僵蚕各二钱　孩儿茶　阿魏甘草各三钱　大黄一两一钱　穿山甲十斤，黄土炒焦黄色

上为细末，每服五分，蜜水或黄酒空心服，忌生冷。

痞疾丸

阿魏二钱　天竺黄　芦荟　沉香　胡黄连硇砂　雄黄　没药　穿山甲炙　三棱　莪术各三钱

上共为末，将阿魏用黄酒，放入白磁盅内，再坐砂锅内溶化，取出入群药搅匀，丸如豆大，每服二丸，黄酒送下。忌生冷油腻，热物不可食。

化癖膏

黄狗脑子三个　皮硝半斤　麝香三分　珍珠一钱

共捣成饼，分作三次用。先令病者，饮食稍饱，令仰卧，揣块之大小，用笔圈定，以篾作圈围住，另用面作圈，放篾圈里，以草纸贴块上，将药摊贴纸上，用火慢慢熨之，熨尽药枯为妙。次日又如此，三次熨尽，用桃仁承气汤，一剂服之，即下血块神效。其脐翻出不治，其块收上心去不治。

贴癖神应膏

皮砂　山栀子　蜂蜜　酒糟　猪脂　水萝卜皮各一两半　硇砂一钱半　鸡子青二个　大葱一根　水红花子二钱　阿魏五分

上各味为细末，捣葱同鸡青，相和诸药，摊布上，贴患处，或用油纸裹住，频频润之。如今日午时贴起，至来日午时去之再贴，甚者不过三五贴，神效。

千金不换挝癖膏

血竭一钱半　乳香另研　没药各二钱，另研阿魏二钱　大黄　雄黄　米壳　巴豆去油　人言各三钱　穿山甲三斤，炙　芥子五钱，另研　鹳粪醋烹　皮硝　野蒲萄根皮炒干　凤仙草　蓖麻子各五钱，炒黄

上为末，用小黄米做成粉子，炒糊，四两研细。用陈醋和成膏，贴患处，每贴加麝香五分。独蒜一头捣十下，红绢一方，将药摊上。如干用醋润之。三炷香尽去药。三日一次，贴二次即好。

经验化癖千捶膏
治小儿大人内有积块，发热口臭。

皮硝提过明净者　川椒去目　蓖麻仁去壳，各六两　黄香即拔过松香，三斤　绿豆半斤

先将绿豆半升，川椒六两，用水二瓢，熬成浓汁，滤去椒豆，止存净汁，再熬一炷香，入黄香在汁内，再熬二炷香离火，入皮硝，搅匀取出，入石臼内，加蓖麻子仁，陆续捣成膏为一块。临用时，量积块大小，以热水浴软，捏成一饼。先用麝香少许擦皮肤，使引气透，方覆药。仍以狗皮盖贴，随将有火熨斗，在膏药上熨三五次。再用绢帛勒之，三日一换，可除病根。此药能医大人小儿积块，忌食苦菜、豆腐、香椿、王瓜、茄子、鸡、鱼、醋、猪首肉。

黄阁化癖膏
专贴癖积气块，身体发热，口内生疮。此药用狗皮摊贴患处，每个重七钱，贴三日止热，贴七日觉腹微疼，十日大便下脓血为验，大有神效。忌生冷及腥晕发物百日。申阁下传。

秦艽　三棱　黄柏　莪术　蜈蚣各五钱　当归　大黄各三钱　真香油二斤四两　黄丹一斤二两，水飞过炒紫色　穿山甲十四片　全蝎十四个　木鳖子七个

上将药入油内，煎黄色为度，滤去滓，捣烂待用，油冷入黄丹，用文武火熬，槐柳条不住手搅，黑烟起，滴水成珠，手试软硬，方可离火，次下四味细药，并入捣烂粗滓于内，真阿魏一两　乳香五钱　没药五钱　麝香一钱　皮硝三钱，风化为末　搅匀，以磁器内盛之。如用坐水中溶化开，不可火上化。如

有马刀瘰子疮，加琥珀一两在内，无不效验。

明目化积丸
点痞积热甚，眼矇神效。

牛黄　冰片各一分　熊胆二分　麝香七厘

上为极细末，人乳为丸米大，每二丸入眼，合久自化，有奇功。

治大人小儿癖积方

黑矾三斤　皮硝三斤

上用金花烧酒一碗，调二味匀，面一升和块，围病上，以熨斗加火，三日一熨，十日癖软。忌醋酱鱼犬肉豆等物。宜牛肉白米粥，加小枣三个，入饭煮，先吃枣后用饭，日三服。

吐泻

治小儿吐泻方

寒水石一两　硫黄煅过，四钱

上为末，藿香煮水，打糊为丸，如鸡头子大，每服一丸，针扎灯上烧红研末，米汤送下。

治小儿泄泻

赤石脂为末，面糊为丸，如黍粒大，每服十丸，米汤送下。

久泻不止及脱肛

五倍子炒，一两　枯白矾三钱

上为末，水糊为丸，如梧子大，每服五七丸，空心米汤送下。

治小儿水泻

白矾　黄丹

上各五钱，用葱白同捣烂，涂脐上即止。

贴小儿惊痫水泻

巴豆二个，火炮去油　皮硝　黄蜡

上三味各等份，捣成膏，摊在纸上，贴额颅上囟门下是也。有小泡起，即止其泄。

痢疾

治小儿噤口痢

甜梨一个取出子，入蜜填满，纸包火煨，熟吃立止。

治小儿水泻痢疾

蜂蜜三茶匙　飞矾三钱，为细末

白萝卜捣汁半酒盅，调在一处饮之，出微汗即好。忌酸冷三五日。

治小儿一切痢疾，并噤口痢，七八日乃可服。

五倍子不拘多少，炒黑色存性为末，葱汁为丸绿豆大，每服一二十丸，生姜汤送下，一服不已，再进一服，甘草汤送下，立愈。

治痢疾口疮神效

红麻子百粒　巴豆四十九个　雄黄　朱砂各五钱　蜂蜜量加

共捣烂，小儿痢贴印堂，如钱大，二炷香即起。久痢贴三日，一日一换。男女五七岁，贴三炷香。口疮贴鼻尖，久贴三日，一日一换。如少合二麻子一豆，雄黄朱一分。

疟疾

治小儿疟疾

用芫花根为末，每用一二分，三岁儿用三分。以鸡子一个，去顶入末，搅匀纸糊顶口，外用纸裹糖灰，火煨熟嚼吃。

治疟秘方

天灵盖，烧存性为末，每服五厘，黄酒调下。

咳嗽

小儿咳嗽方

用生姜四两，煎浓汤，沐浴即愈。

治小儿痰嗽方

甜梨一个，入硼砂一分，纸包水湿火煨，熟吃立愈。

治咳嗽方

杏仁去皮尖　胡桃肉各等份

上二味为膏，入蜜少许，每一匙，临卧姜汤下服之。

牙疳

治小儿牙疳　搽上即生肌肉方。

轻粉二分　孩儿茶一分　麝香一分　靛花三分

上共为细末，照疮大小，贴患处即效。

姜矾散　治小儿走马牙疳。

干姜五分　晋矾二钱　红枣三枚，烧存性

上共为细末，敷在患处。

口疮

治小儿满口白烂　生疮口糜。

白术　茯苓　猪苓　泽泻　木通　生地肉桂　甘草

上各等份，煎服神效。

治小儿白口疮方

黄丹　巴豆同炒焦，去豆用丹，掺疮上立止。

小儿口疮方

用孩儿茶为极细末，敷之立效。

一方用小红枣去核，入些微白矾，煅存性为末，加入雄黄末、孩儿茶各一分，和匀搽之。先用荆芥煎汤洗口，后敷药立效。

小儿口疮方

黄柏蜜炙　僵蚕炒

上为末，敷之立效。

预解胎毒

消毒丹　其效如神。

初觉时，将朱砂一味，先研为末，次用磁石引去铁屑，然后研为极细末。蜂蜜和水调匀，量儿大小与服。不问已出未出，痘疮疹子，皆可服之。轻者全然无事，重者可保无虞。服之多寡，因小儿岁数，二岁以下，可服三四分，五岁以下，可服六七分，十岁以下，可服八九分。

消毒保婴丹

缠豆藤一两五钱，六七月收，青豆上缠细红丝者是，采取阴干，妙在此　黑豆三十粒　赤豆七十粒　山楂肉一两　新升麻一钱半　荆芥　防风　川独活　甘草　当归　赤芍药　黄连　桔梗各五钱　生地　辰砂水飞另研　牛蒡子各一两，纸炒过　连翘二钱半　苦丝瓜二个，长五寸者，经霜方妙，烧灰存性

上共为细末和匀，净砂糖拌丸，李核大，每服一丸，浓煎甘草汤化下。其前项药，须预办精料，遇春分秋分，或正月十五日，七月十五日修合，务在精诚。忌妇人猫狗见之。合时向太阳祝药曰：神仙真药，体合自然，婴儿吞药，天地齐年，吾奉太上老君，急急如律令敕。一气念七遍。

痘疮

痘煮砂

升麻　川芎　当归各四两　甘草三钱　天麻干葛各五钱

共六味，锉如豆，东流水五瓢，于砂锅煮朱砂四两，细绢袋盛之，悬于锅内，盘覆之。文武火煮水干为度，水续添，勿令太沸，亦不可不沸，待煮水尽取出，凉干收贮听用。量儿大小，一服六七分，炒过糯米三分，同研为末，白蜜一匙，熟水同调下。初发热者，服之毒气即散。见苗者服之，则稀亦稳。早回者，服之复起。

九味神功散　治痘出大盛，血红一片，七日以前，诸症可服。

黄芪　人参　白芍　生地　紫草　红花牛蒡子　前胡　甘草

上锉，水煎服。热甚加黄连、黄芩各一钱。有惊加蝉蜕去翅足。若头粒淡黑色者，有寒乘之，加官桂一钱。

内托散　治气血虚损，或风邪秽毒冲触，使疮毒内陷，伏而不出，或出而不匀快。此药活血匀气，调胃补虚，内托疮毒，使之尽出，易收易靥。

黄芪炒　人参　当归各二钱　川芎　防风桔梗　厚朴姜炒　白芷　甘草生，各一钱　木香肉桂各三分

泄泻加丁香、干姜、肉豆蔻。

上方于红紫黑陷，属热毒者，去桂加紫草、红花、黄芩。若淡白灰黑陷伏，属虚寒者，加

丁香救里，官桂攻表。当贯脓而不贯脓者，倍参、芪、归，煎热入人乳好酒温服。

起死回生散 治痘疮至七八日，忽然变黑收入，遍身抓破，吭喘慌乱，生死须臾，服此从新另出，立可回生。赵神仙传。

当归　川芎　白芍　生地黄　升麻　红花

上陷加白芷，下陷加牛膝，遍身黑陷加麻黄。

象粪微炒，如一岁儿用二钱，大则用至三五钱者

上锉一剂，半水半酒煎服，从新发出脚下有黑疔，至七八日用针挑去，以太乙膏贴之，即拔去毒，连进二三服。

复生丸 治痘疹不起胀。

当归身　西芎　升麻　干葛　白芍　人参黄芪　甘草各五钱　辰砂一两二钱　紫草茸一两

上为末，糯米粽为丸，鸡头子大，每服一丸，河水煎滚，入黄酒少许送下。

独参汤 治出痘至贯脓收靥之时，倒塌陷伏，心慌闷乱，死在须臾。

人参一两，水煎浓汁，灌下即省。

小儿杂证

碧叶膏 治小儿遍身丹毒神效。

菠菜叶，不拘多少，捣极烂取汁，扫敷在患处，二三次即愈。

牛黄消毒膏 治小儿一切丹毒神验。

雄黄一钱　蜗牛五十个　大黄末一两

上共研为一处，用铁锈水调搽患处。

一郎二子散 治诸虫。

槟榔五个，切片锡灰炒　榧子十个，去壳　使君子去壳，二十个

上共为细末，每服大人二钱，小儿一钱或五分，空心用蜜水调下。每月初一日起，至十五日止可服，虫头向上。如十六日虫头向下，不可服。

夜安一粒金 治小儿夜啼立安。

牛黄生者三分，研极细，用乳汁调灌咽下，仍将小儿脐下，写一田字效验。

神仙万亿丸 救封通微显化真人。

朱砂　巴豆去壳　寒食面清明前一日，用白面二两，酒和捍成饼，包干面在内，蒸熟收起阴干，至端午日取开，将面用酒和稀重汤蒸成稠糊听用。以上三味各秤净末五钱

上先将朱砂研极细，即将巴豆研极细，即以寒食面，好酒打成糊，入药中，仍同研百余下，丸如黍米大，每服三五七丸，看病加减，照后引下。

感冒风寒，姜葱汤送下出汗。

内伤饮食，茶清送下。

心痛，艾叶煎水，入醋少许送下。

伏暑热，冷水送下。

心膨气胀，淡姜汤送下。

霍乱吐泻，姜汤送下。

痢疾，空心茶清送下。

肚腹疼痛，热茶送下。

小儿急慢惊风，薄荷汤送下。

一切病证，茶清送下。

鲁府禁方卷之四

太医院吏目金溪龚廷贤编
鲁府良医古燕刘应泰校正
后学诸暨刘淡如新校点

痈疽

一枝箭 治诸般肿毒，恶痛不可忍者。

白及 天花粉 知母去毛 牙皂 乳香 半夏 金银花 穿山甲酥炙 贝母去心

上锉，每一剂，各一钱五分，酒二盅煎一盅，温服汗出即愈。

感寒失于表解，流成便毒痈疽，往来寒热，甚艰危。独活、生芪、归尾、要真金银花穗、大黄酒炒甚奇，穿山甲要炒成珠，利下脓血即愈。

黑白散 专治一切痈疽发背，无名肿毒，医所不识者，并皆治之，神效。牵牛黑白者，各一合，用布包捶碎，好酒一碗，煎至八分，露一宿，温热服，大便脓血为度。

朱砂解毒丸 治一切恶疮，走胤无形，并皆治之。若人不能服药，心中霍乱，不省人事，撬开牙关，舌尖贴一丸，汗出为度，其效不能尽述。

朱砂一两 龙骨五钱 雄黄少许

上三味，蟾酥为丸，如绿豆大，轻者五七丸，重者九丸，或十一丸，冷水送下。或舌尖上贴之，汗出为度，大有神效。

溃脓散 治贴骨痈，无名肿毒。

当归七钱 穿山甲炙，七钱 大黄五钱 白

芷二钱 乳香 没药各一钱 僵蚕炒黄，二钱 甘草节一钱半

共为细末，每服三钱，好酒送下，行一二次肿毒消。

治一切无名肿毒，痈疽发背等疮。

用蒜掐断，擦患处立消。

治痈疽发背，已溃未溃如神。

芝麻一碗，炒糊，入枯矾七钱，再炒，捣成饼，敷患处，三日一换。

夹纸膏 治发背溃烂者。

百草霜 壮人血余灰

上各等份研细，腊月油烛泪化开，调为膏摊旧柿油伞纸上，夹住周围线缝，凉水浸之。先以温淘米泔洗疮净，贴药勒住，次日再洗疮洗药，翻过贴之。三次照前洗，换新药贴渐愈。

千槌膏 治无名肿毒，及发背初起者，效如神。

赤杆蓖麻子四十九个 杏仁四十九个 黄丹一钱 软黄香二两 没药一钱 乳香一钱半 轻粉五分 麝香一分

上以端午日午时捣千槌，收磁器，绢摊贴。

追毒五香丸 治发背疔疮。

丁香 木香 沉香 乳香 没药 血竭各二钱 巴豆去皮净仁，三钱

上为末，然后入巴豆，同研极细，重罗过，以磁器盛之，黄蜡塞口。临用时，以生蜜调一丸，如小黄豆大，新汲井水送下，行三次，疮即愈。又看疮势大小，药之多寡，若疮日久势大，药丸不过大黄豆大。若疮势新起，则丸药但如小豆大即可。若病势已急，口不能开，但得药下，无不愈，乃用一大丸，作二三五小丸灌之。此药旋用旋丸，不可预丸，积久而无用矣，神效。

瘰疬

治远近瘰疬

麝香　黄丹　轻粉　乳香各一钱　斑蝥五钱，麦炒去头足翅

上为末，每服一钱，鸡清调匀，入鸡蛋壳内，饭上蒸熟，鸡鸣时，汤瓶上嘘热细嚼，饮汤送下。患自小便出，浅者见小便疼涩下血块，如小指。患深者下如鼠。已溃者用敷贴，旬日自干，永不发。忌三日不得用冷水洗面，手脚不许踏冷地，忌生冷鱼鸡动风之物。

治瘰疬

用猪肚去净勿洗，刮肤上极细嫩油一层，以葱蜜捣烂，上疮即溃，蚀旧干生新肉。

又方　已破未破皆可。

用男左女右，搦拳后绞尽处，豌豆大艾炷灸三壮，三四日愈。

又方

用五倍子末，醋调贴敷。如已破，以蜜调敷硬处，消肿软坚。

治瘰疬老鼠疮

猪悬蹄，烧存性为末，每服三钱，黄酒送下，一服立消。

治项瘰疬

斑蝥四十九个，去头足翅，糯米炒　白槟榔一个　麝香五分　硇砂一钱

上为末，用鸡清二个，调前药入壳内，绵纸封固，坐饭蒸熟，取出晒干为末，平明酒送下七分，觉小腹疼痛，炒苎麻子末五分，没药五分，茶三口送下。服药后打下恶物，如豆如鼠，病尽。忌生冷。

琥珀散　治瘰疬。

滑石一两　白芷一两　斑蝥三钱　琥珀二钱　僵蚕一两　枳壳五钱　甘草三钱　赤芍五钱　黄芩一两　木通七钱　柴胡五钱　连翘七钱

上锉一两，水煎服。

疔疮

治疔疮

掏头去白水，以葱白共蜜捣贴效。又以此贴无名肿毒有效，惟要捣黏。

又方治疔

门枢下土取来，勿令人知，以独蒜切蘸，擦疮顶，立消肿。

治疔

雄黄　朱砂　棺钉锈各等份

上为末，将疮挑破，量上药掩口，绵纸贴，留顶有效。

治误食瘟牛肉生疔毒疮

白头蚯蚓八九条擂，酒滤，用其渣，贴在四围患处，可留头出气。

治疔疮如神

用杏仁切去下少许，令平蘸，溏鸡粪，安

坐于疔头上，痛即止。

夺命丹　治无名肿毒，疔疮发背，小儿急慢惊风，及痘疮伤寒阴证。

朱砂五钱　雄黄五钱

上为末，以蟾酥为丸，如菜子大，每服三丸，葱酒下，取汗为效。

治疔又方

取芭蕉根研，生酒服。

便毒

神异散　治鱼口便毒疮。

金银花　天花粉　木鳖子各一钱　甘草三分　连翘　黄芩各八分　山栀子七分　穿山甲二钱　皂角刺三钱　木香五分　大黄三钱

上锉水煎服，或用水酒煎，空心温服。

治便毒极效方

当归尾　金银花　赤芍药　天花粉　白芷各一钱　穿山甲二片　木鳖子十枚　大黄三钱　僵蚕炒，六枚　芒硝二钱

好酒二盅，煎一盅，连药罐露一宿，五更热服，厚盖出汗，利一二次即愈。硝黄待群药煎将熟，入二沸用。

下疳

治下疳如神

宫粉煅，一钱　冰片三厘

上研末，搽上立已。

治下疳溃烂立效

珍珠烧存性　片脑　血余烧成灰　人指甲

脚指甲烧成灰

上各等份为末，搽患处。

治下疳

皮硝一碗　乳香　雄黄　孩儿茶各五分

上入小坛内，外用牛粪火焊热坛，其硝自化熏之。晚上使以心口凉为度。

治疳疮方

轻粉五分　密陀僧五分　没药五分　川黄连二钱，净去须上土　川黄柏去皮，二钱　飞过黄丹五分

上六味，研细末和匀，先将米泔水，务要洗净脓血水见肉，然后用药末，微微薄薄散上，一日洗二次，上药二次神效。

鱼口

金蟾膏　治未成鱼口横眼，疙瘩疼痛难忍。

大虾蟆一个，剥去皮另放后用　大葱白三根

上将虾蟆身连肠，及葱捣一处如泥，敷在肿处。

用虾蟆皮盖覆膏上，经宿即消，神验。

子花煎　治鱼口疮。

槐子五钱　穿山甲微炒，三钱

上用无灰黄酒半碗，水半碗，煎至半碗，空心热服即愈。

治鱼口疮方

大黄火炮　僵蚕去丝嘴炒　穿山甲黄土炒黄色　五灵脂

上四味各等份，共为细末，每服三钱，黄酒送下，即时吃二三服，便脓血即退，效。

杨梅疮

杨梅疮方　已发未发者，皆可服之。

土茯苓二两　金银花　皂角刺　归尾　白芷　白鲜皮　薏苡仁　防风　荆芥　木瓜　木通　连翘　羌活以上各一钱

上用白酒二碗，水二盅，煎至一半去渣，不拘时温服，五七日效。

治杨梅疮

土茯苓四两　金银花五钱　雄猪肉半斤

上用水五碗，入药同煮烂去药，将肉同汤吃饭，一服食七服七日效。忌醋、牛肉、烧酒、茶、房事。

治顽疮

乳香　没药各二钱　雄黄一钱半　牙皂五分　苦参五钱　土茯苓干用一斤，鲜用二斤

上用好黄酒十斤，入坛下锅煮三炷香，每日三服，各二三盅，如能饮，一醉即止疼。

治筋骨疼　用过轻粉者。

黑铅三钱，化开　以好麻二钱　以作刷研，铅汁务要汁干为度，取土罗细末。

穿山甲五分，末炙黄　乳香五分　没药五分　水银三分半，铅死

上共研，生蜜和成一丸，以麻黄煎酒送下，出汗。

治天疱疮疼痛三五日即好

轻粉三钱　朱砂　雄黄　乳香　没药以上各五分　孩茶五分

上为细末，每服一钱八分，三帖，黄酒送下。忌油腻物三七日。

玉粉散治天疱顽疮效。

南京宫粉一两，火烧黄色研细末，每服二三钱，温烧酒调下。

五宝仙丹　治天疱顽疮，杨梅溃烂，经年不愈者。

珍珠一分半　琥珀一分半　片脑一分半　朱砂一分半　滴乳石三分　飞面炒过，三分　土茯苓十二斤，每一日用一斤煎汤十二碗，一日要饮尽，不可用别汤水，日日如此，服尽此十二帖为愈

上为细末，分作十二帖，每服一分，土茯苓汤调下，空心服。治病于后。

一种腹患口臭，不能饮食。

二种流穿烂肉，骨出痛甚。

三种皮不损，时时肉痛，年久眠床，误作疯气疾治。

四种发牛皮癣连肉遍身，不识错认作大麻疯治。

五种发手足癣，千重万重，或好或发。

六种发黑紫色遍身，头痛四肢及水道谷道烂。

七种红色满面，及面各处发疮。

八种发白色斑癣，及手足四肢等处。

九种原生痦疮未服药，尚存余毒，及延小儿，原产毒多，人不识误作异疮治，不应验。

治筋骨疼痛，顽疮不愈甚效

乌药一钱二分　当归　细辛　陈皮　麻黄　甘草　荆芥各五分　川芎　良姜　青皮　枳壳　薄荷　白芷　知母各四分　桔梗四分　川乌　草乌　乳香　没药各三分

上锉一剂，酒水煎，生姜三片，葱一根煎服。忌生冷油腻之物。

治杨梅疮妙方

轻粉一钱二分，用铜杓炒黄色　尘壁土五分　槐花末一钱　乌药八分瓦罐内煨过，生二分

上共为细末，杵饭为丸，均作六十三丸，每服三丸，日进一次酒送下。忌茄子、牛肉。

臁疮

治臁疮膏　臁疮裤口风效。

香油半斤　黄蜡一两，夏加五分　定粉一两六钱，研细末　桑皮纸厚者二半张

用铜器将香油入内，以火煨热，下蜡慢火熬，如桐油色，入粉末，以箸频搅沫起，熬至沫落搅视微清沫不黏箸。将纸剪成方，用纸钉锭了后，入锅内蘸干油，去火毒三二日。将疮用葱椒槐条茄根煎汤净洗，用穰绢拭干，将药纸贴患处，上用油单纸拴盖，着疮处。药贴一日揭去一张，不十张痊矣。极效。

神效臁疮方

黄香　黄蜡　猪脂油各五钱

先用黑碗火上，将油化开后，入蜡香溶匀取出，连碗坐凉水内，待冷听用，将疮米泔水洗净，油伞纸摊药，与疮一般大小，火上烘热，贴于患处，每日换三遍，以绢帛紧住二十日痊。靴袜及一切发物不忌。

疥疮

擦疥方

用鸡子清，同香油入铁杓内煎三沸，冷定火烤，抓破涂上，土坑上睡即好。

又方

蛇床子、大枫子同为末，油调擦一宿即瘥，忌发物。

吕祖苦参散　专治风癣疥疮。

石菖蒲一两，九节者　威灵仙一两　胡麻炒，一两　川芎一两　苦参四两　荆芥　甘草各一两

上七味共为细末，每服三钱，好黄酒调服

三次愈。

天棚散　治疥癣诸疮，神效。

干瓦松经霜者，烧灰研末，不拘多少，用鸡蛋黄，煎取自然油，调搽患处。

治疥癣坐板血风痛痒方

大风子去壳，四十九个　蛇床子三钱　木鳖子去壳，二十个　川椒二钱　枯矾二钱　轻粉一钱　水银一钱　朝脑一钱

上为细末，柏油捣匀，先将椒艾汤洗令净，待痒抓破，擦药大效。

治疥内消散

硫黄一二钱，细嚼烧酒送下。

熏疥如扫

银朱　雄黄各一钱　木鳖子一个　好掸香一钱　艾叶三钱

上五味为末，以纸卷条，阴阳瓦盛熏二腿腕，以被盖之，留头面在外，先以布包裹二便。

治疥癣癞疮

人言末一钱放锅内，入硫黄一两，化开取出为末。用香油炒葱拌前药，入绢帛包擦患处。次日又入油又擦。

癣疮

治风癣

巴豆炒　草乌烧存性　皂角如上　人言少许上共为细末，干则香油调敷，湿则干掺之。

治牛皮癣极痒抓破烂

牛角爪，烧存性为末，香油调搽立效。

治疥癞风癣　脓血诸疮毒煎药。

归尾一钱半　赤芍　黄芩　黄连　黄柏各一钱　大黄三钱七分　防风八分　木鳖子去壳，一个　金银花　苦参各一钱二分

上锉，用酒、水各一盏，煎至一半，后下大黄，煎三四沸取起，露一宿，五更服。肠风脏毒下血，去木鳖加槐花一钱。

治癣疥老鼠疮蝼蛄等疮

水银　铅各一钱，将铅化开入水银，冷定为末听用　木香一钱　归尾　栀子　黄芩　朱砂各二钱　阿魏五分　安息香三炷　连翘二钱

上为末和匀，加熟红枣捣，丸弹子大，每用一丸，瓦上阁火，将药放火上烧，烟起口吹，以待烟尽为度，重五丸轻三丸。

治癣方

枯矾　狼毒各一两　硫黄少许　斑蝥三钱

共为末，芝麻炒糊色，口嚼成膏，量疮大小贴上，用布绢包住。脓癣去矾。

川槿散　专治一切顽癣。

大斑蝥七个，或小用十个，去头足　巴豆五个，去油　川槿皮为末，三钱

上三味，共为细末一处，用醋调搽，稍时作痛起泡，泡落即愈。

秃疮

治秃疮

苦葶苈、芫花捣为末，杏仁四十五个烧存性，捣一处，香油调搽。

治秃疮

白矾在杓内化，入信一钱，一并在内滚，矾枯干取出，用矾研细，洗疮净，散即干，几

次全好。

乌龙膏　专治头发内生白顶疮。

伏龙肝即灶心土，研末　飞过白晋矾各五钱

共研极细，用灯窝香油调敷患处，搽不过三五次，其发复生如黑漆。

秃疮方

用猪外肾捣烂，去筋渣用，先用花椒细茶，熬水洗净后，将搽上封固，一七日自愈。

治秃疮

香油　黄香　轻粉　头发

上入锅熬，得不稀不稠，将疮用苦练根水洗净，只搽一遍除根。

癜风

治紫癜风

硫黄一两，醋煮一日　海螵蛸二个

上同研为末先浴，后以生姜蘸药，热搽患处，须谨风少时，数度断根。

又以知母磨醋搽亦妙。

治白癜风

茄子一个破开，入人言一钱于中，煨熟取去人言，以热茄搽之即消。

厉风

厉风疮

乳香　没药　丁香　擤香即安息香　水花朱麝香　蜈蚣　白花蛇　看谷老各一钱

上九味为细末，黄蜡二两化汁为丸，化作十丸，男左女右握之。未用之先，早服天花粉

汤，或柴胡汤，晚吃羊肉烧酒发之，或次日早用羊肉酒亦可。方以药握之三炷香，出汗。

诸疮

绵花膏　治诸疮。

香油四两　鸡子五个，煮熟去白留黄，入油炸紫色　黄柏五钱，去粗皮入油炸褐色，绵纸滤过，再入锅内下黄蜡四钱，倾碗内坐水盆入麝香少许　乳香　没药　孩茶　轻粉　雄黄　蟾酥　片脑　血竭任意再加

治肿毒

鸡子油，加头发、黄蜡些须，量用黄丹试熬贴，每用一个即消。

治暴起疮肿如烧，半日串身

雄黄五分　没药五分

共研极细，入油熬一二滚取下放将冷，下鸡子清调匀，治热疮神效。

治风疮各样烂疮

香油四两

鸡子二个，清黄俱用，熬枯灰碾为极细末，入油亦好。

硫黄一两为细末。

雄黄三钱为末。

油搅匀搽疮，鸡毛扫。

治头疮并黄水疮

细茶二钱　银朱一钱　水银五分

先将茶捣，次加二味捣研，不见星散，搽一宿虱净，疮自然好。

龙凤膏　治一切恶疮。

凤凰壳即出鸡蛋壳，不拘多少，微火炒黄色为细末，入蚯蚓粪末

二味等份，用腊月猪脂油调膏，敷疮即愈。

红玉散　专治头面黄水到处生疮。

宫粉二钱　黄丹五分　拔过松香五钱

共为极细末，干掺患处。如疮结痂，用香油调敷，神效。

二仙扫痱汤　治伏热遍身痱痒。

枣叶一升　好滑石末二两

用水数碗，共合一处，熬二炷香，承热浴洗，二三次即愈。

点疮顶方　治无名肿毒日久不破者。

用葛条烧灰，点在疮顶上，就破奇效。

治恶疮出汗方

飞过白矾一钱　干姜一钱

共在一处为细末，每服二钱，黄酒下汗出效。

治无名肿毒

大黄五钱　枯矾　皮硝各二钱半　榆皮四两

上为细末，凉水调敷患处。

治诸毒疮

大黄一两　僵蚕五钱　皮硝一撮或五钱

上共为细末，每服三钱半，空心用滚白汤送下。

治诸般肿毒疮疖

凡大人小儿妇女，偶生肿毒，于未成脓之先，锉鹿角末一钱，用滚白酒调服，量疮上下服之。经宿即成脓，无脓则肿自消、毒自解，神效。

杖疮

棒疮　疗了用此药贴。

黄蜡一两　猪脂油一两　汞二钱

三味共捣一处，作饼覆疗处，以油纸绑住，鲜血出为度，去此药洗净，收之仍可用。另贴棒疮膏生肌肉。

又方

黄蜡、猪脂各一两，汞二钱，孩茶一钱，大麻子四十九粒，片脑三厘，共捣成膏作一挺，临用置油纸于刀鐾，乘热将药一擦，即摊成膏，贴。

肉红膏　贴棒疮起疗止疼。

猪脂油二两，炼去渣　黄蜡一两，入一处化开银朱五分　花椒末一钱

上调匀用纸摊贴。

折伤

接骨方

用粪屎内瓦子煅红醋浸，以此七次为度，一两甜瓜子三钱，炒过为末　共一处匀，每服三钱，好酒送下立止。

接骨方

天花粉　瓜蒌仁各五钱

共为细末三服，用点香一炷，先以黄酒热调三钱三分，香尽三分之一，再服一服如前，香点余三分之一，服尽第三服亦如前。至一炷香尽，觉接患处有声，其痛止，次日全好如常。

又方

古文钱大者醋淬碎　乳香　没药各五钱　轻粉一分

上为末，酒糊丸服，酒调亦可。

又方

蟹焙焦黄为末，黄酒调服，接骨时学向出汗止疼。

接骨方

土鳖一个，焙干　巴豆二个　半夏二个　乳香一分　马包即灰包，烧灰存性，一钱

共为末，每服一二厘，黄酒送下，日三服，出微汗其骨止疼，忌盐醋。

抵金丹　治跌仆伤损，闪扭骨窍等证。

蚕沙　绿豆粉炒黄，各四两　枯矾二两四钱

上为末，酽醋调敷患处，厚纸贴之，绢布缚绑之，换敷三四次效。忌产妇房事。常饮黄酒，通和血脉妙。

筋断骨折痛不可忍

硼砂一钱半　水粉　当归各一钱

上为末，每服二钱，苏木汤调服，仍时饮苏木水立效。

当归补血汤　专治打伤，血气不足神效。

红花五钱　黄芪　当归　独活各一两　有风加羌活一两，水一盅煎服忌风。

神仙接骨丹　治跌打伤损，皮烂骨折，疼痛不可忍，十分危急。此仙传方也，秘之。

小儿胎骨火烧，醋淬七次，为末听用。

（上部末药）

小川芎　白芷　升麻　蔓荆子　茯苓　当归

上切片焙干，共为细末，秤服七分。

外加黄荆子炒乌色，研为细末三分，二样共一钱，再加接骨丹五分和匀，用老酒调，食后送下，一日服二次，葱头过口。

（中部药方）

当归　芍药　茯苓　黄芪　甘草　生地黄　秦艽　白芷　陈皮　白术　血楒梗

上切片焙干，共为细末，加黄荆子末五分，再加接骨丹八分和匀，老酒调，食后送下。一日服二次，生姜过口。

（下部药方）

当归　芍药　牛膝　木瓜　防己　片姜黄　羌活　独活　白芷　陈皮　防风　海桐皮　秦艽　铁线藤　千年矮　血楒

上切片焙干，共为细末，服一钱五分，加接骨丹一钱和匀，老酒调，食前送下，一日服二次，用葱头过口。

打伤疼痛

用久尿砖瓦，洗净烧红，放在醋内，五七次取出为末，每服三钱，黄酒送下。

破伤风

治破伤风

一对蜈蚣半两芽草乌尖也，三钱白芷共天麻，七个全蝎一处研，死在阴司也还家。

先嚼葱头二指咽下，以药一字黄酒一盏送下。

治破伤风

手指甲，用壮盛人者，灰水碱水洗净，香油炸黄为末，每服三钱，黄酒调下。

治破伤风及风犬伤

用胡桃壳半个，填人粪满，用槐白皮衬扣伤处，上用艾灸之。若遍身臭汗出，其人大困即愈。远年者，将伤处如前灸之。

立效散　治破伤风槐花酒亦妙。

雄黄　香白芷各等份

上锉，黄酒浓煎服之。如牙关紧急者灌之，即活。

腋臭

治阴汗鸥臭两腋下臭，不可与人共行

白矾　密陀僧　黄丹各一分　麝香一珠

上于乳钵内，研如飞尘，以醋于手心调药末，搽腋下。经两时辰许，却以香白芷煎汤洗之。一日用一次。

治腋臭神效

密陀僧四两　枯白矾二两　轻粉三钱

上为细末，频擦两腋下，擦至半月见效，半年痊愈。

治腋气神妙不可尽述

用活田螺一个，以好麝香少许，放于田螺内，却埋放于露地上，不可雨打，七七四十九日取出，看患处洗净拭干，用墨涂之。却再洗看，有黑处是窍子，用田螺汁点两度即愈。

治体气

用蜡胭脂搽在腋下，待一时看黄处，灸二十一炷，过三日，食干姜汤神效。

烫火

治汤烫火烧

柏叶为末，搽患处。如疮干者，香油调敷。

又方

大黄为末，凉水调敷，或栀子为末，鸡子

清调敷。

又方
大黄为末，凉水调敷，三钱有效。

又方
无名异为末，鸡子清调敷。

治火疮止痛
乳香为末，鸡子清调搽。

治火疮流水
犬油搽上即止。

缘白散　治烫火烧，疼痛难忍。
苦参不拘多少为末，香油调搽。

治油火疮
面和栀子末，油调敷。

虫兽

蟾酥丸　专治蝎子牙痛疼。
麝香　雄黄　蟾酥　草乌　黄蜡　胡椒各一钱
上六味共一处，将蜡化为丸，绿豆大，牙疼咬蝎涂之。

如圣散　专治蝎螫眼病。
片脑　白矾各四厘　火硝三厘　胆矾二厘半
上四味为细末，点眼效。
又方
朝脑一钱　蜗牛不拘多少
共为细末，涂之神效。

又方
青黛　飞白矾各等份

共为细末，男左女右，点眼，泪出即愈。

胆矾锭子　专治蝎螫疼痛。
白矾二钱　雄黄　蟾酥　胆矾　乳香各一钱
上五味共为细末，用水化皮胶为锭子。若蝎螫擦之即好。

风犬方
黎花斑蝥七个，去翅足，微焙黄色，温黄酒送下，汗出即愈。忌见风及人惊。

治疯狗伤人方
斑蝥七个去足翅，虾蟆去五脏，用江米一撮，砂锅片上炒黄色令干，各另研收，用时方合一处，黄酒送下。

凡疯狗咬伤人
本人散发眠在板凳上，用井中凉水泡发，如水温时，再换水泡。三个时辰，发上寻有红发者去之，自然无毒即好。

金疮

撮合山　治破伤刀刃伤箭镞。
降香三斤　片脑　珍珠各二钱　龙骨　白芷
孩儿茶各二两
用腊脚醋调合，加陈石灰四两，阴干为末，上患处。

冰片散　治伤手疮如神。
片脑二分　孩儿茶一钱二分
共为细末，掺于患处。

治金疮止血速瘥
炒石灰和鸡子白丸，弹子大，炭火煅赤，研末敷之。

金疮血不止

以血竭末竭末，敷之立止。

骨鲠

治鱼刺方

山楂一味，煎滚，先入鱼刺化之，即温服，速化如神。

治刺在肉中不出

研蛴螬汁，敷立出。

治医人折针肉中

以鼠脑涂之出。

治鱼鲠

取橄榄核为末，流水调服愈。

治骨鲠

香椿树子

用香椿树子不拘多少，阴干。每用半碗许擂碎，热酒冲调，服之良久，即连骨吐出。

救急

救急方　治缢死，颏下筋脉犹动者。

半夏　南星　珍珠

为末，吹鼻内，口出痰涎即苏，溺死以尿包吹起，以一管节口入肛门，嚏气入攻出水来，用几次可苏。

救死方

半夏细辛为细末，嚏鼻时下遇神仙。

救溺死方

凡人溺死者，以鸭血灌之可活。

通治

雄黄解毒丸　治诸证神效。

雄黄　郁金各一两　巴豆去油炒焦，八钱
乳香　没药各二钱

上为细末，醋糊丸，如绿豆大，朱砂为衣，每服五七丸，随引下。疗疮数日，毒气入内，服之即效。

心下疼，艾醋汤送下。急心疼，艾汤送下。缠喉风，茶汤下，吐痰为妙，不吐者再服。人暴死，但心头有热，灌下即活，发热，白汤送下。气不顺，木香汤送下。蛇伤，雄黄水送下。诸般肿毒痈疽，小儿急慢惊风，黄酒下，无不取效。疯犬伤，斑蝥七个炒，防风汤送下。身浮肿，荆芥艾汤送下。喉痹，薄荷汤送下。遍身疼，乳香汤送下。妇人经脉不行，红花汤送下。头风疼，川芎汤送下。口眼㖞斜，麻黄汤送下。肚腹鼓胀，香附汤送下。痄腮，芍药汤送下。痢疾，甘草汤送下。疟疾，井花水送下。产后诸疾，皂角汤送下。伤食，盐汤送下。赤白带下，好酒送下。腰脚痛，当归酒送下。半身不遂风证，用姜十片，枣十枚，葱十根，绢盛入罐内煮，酒送下，日三次。缓即浸酒亦可。春三夏一，秋五冬七日。小儿亦可用。

一粒金丹

沉香　木香　血竭各一钱　牛黄　狗宝各五分　鸦片一钱五分　麝香二分　朱砂为末

上共为末，用头生小儿乳汁为丸，如黄豆大，朱砂为衣，每服一丸，舌里押之，先嚼梨汁送下。

一粒金丹太上留，能医万病解人愁。吐血吐脓如捏去，咳嗽气喘当时休。胸膈膨闷立宽快，噎食虫证即时瘳。妇人室女月经闭，胎前产后不须忧。

十仙夺命丹

治梅核气，鼓胀气块，冷心疼，经脉不通，

食积气积冷积。

三棱　莪术　木香　沉香　丁香　没药　川芎　苦葶苈　皂角　巴豆捶去油

上各等份，为细末，枣肉为丸，如樱桃大，每服一丸，空心凉水送下。

膏药

神仙太乙膏　专贴打扑伤损，遍身疼痛，一切痈疽，恶疮疥癣，及筋骨疼痛如神。

黄柏　防风　玄参　赤芍　白芷　生地黄　大黄以上各五钱　血竭三钱　当归八钱　肉桂三钱　槐枝三十寸　柳枝三十寸　桃枝三十寸

共合一处，用真麻油四斤浸药，春五夏三，秋七冬十日，用桑柴火熬令油褐色，滤去渣，再熬油滴水，或朱下淘，炒过黄丹二斤，搅千余遍，待冷入地埋三日，去火毒摊贴。

杂方

嗑化上清丸

香口生津，止痰清热，宁嗽清头目。

五倍子打碎，去内末，净，一斤为细末。用水白酒曲二两亦为细末，二味合一处令匀。却将细茶煎卤，冷和二味如烙饼面样，放磁盆内，上用磁拌盖，严放木桶内，上下周围俱铺穰草，口间上用草拍盖住。次日验看发动作热，用棍动仍旧盖住，看盖上有水擦净。如此一日二次，看搅擦水。至二七日尝之，其味凉甜为止。后合法前制中煎，乘湿加南薄荷三两，白硼砂二两，砂仁焙、甘松焙、玄明粉，各为末五钱，将前共为一处，用梨汁熬膏，捣和为丸，任意嗑化。加片脑尤妙。如无梨汁，用柿霜白汤，和之亦可。

鸡苏饼子

柿霜　白糖霜各四两　冰片三分　南薄荷净

叶三两，水洗晒干　白葛粉一两　乌梅肉晒干，二两半　好檀香二钱　白官硼五钱

上为细末，入好片脑三分，再研末，炼蜜为丸，如樱桃大，捏成饼子，每一丸嗑化。

香茶饼

细辛四两　葛花　沉香　白檀　石膏　硼砂各一两　薄荷二两　孩茶五钱　乌梅五钱　百药煎五钱　白豆蔻一两　片脑一钱

上为细末，甘草膏为丸，捏饼嗑化。

沉檀香茶饼

檀香一两五钱，为末　沉香　芽茶　甘草　孩茶各一钱　百药煎二钱　龙脑量加

上用甘草膏为丸，豌豆大，每用一丸，嗑化，捏作饼亦可，以模印花样亦可，任意为之。

香身丸　入酒壶，名共殿香，又名一座香。

白豆蔻四两　木香二两　檀香一两　甘松一两　广陵零香一两半　丁香七钱半　白芷　当归　附子　槟榔　三奈　甘草炙　益智　桂心以上各五钱　麝香少许

上为极细末，炼蜜同酥油或羊尾油，于石白捣千余下为丸，如黄豆大，每用一丸嗑化，当日口香，后身亦香。久服治男女秽气，心腹疼痛，胸膈不利，痰证诸疾。又用一丸，投酒中，自然香美，又名共殿香。

硼砂丸　治口臭口干、口舌生疮。

硼砂二两　风化马牙硝四两　片脑一钱　麝香一钱　寒水石飞煅，十两

上为极细末，熬甘草膏和丸，桐子大，不拘时含一丸，咽津妙。

透顶香

片脑一钱　麝香五分　硼砂三钱　薄荷二钱

上为极细末，熬甘草膏为丸，如梧子大，朱砂为衣，每用一丸噙化。

洗香丸

孩儿茶一两一钱三分　上好细茶一两　砂仁一两三钱　白豆蔻三钱三分　沉香七分　片脑二分　麝香五分

上为细末，甘草膏为丸，如豌豆大，每用一丸噙化。

治制芽茶　清热化痰，消食止渴。

芽茶一斤，拣净冷水洗，烘干　白檀香末五钱　白豆蔻末五钱　片脑一钱，另研

用甘草膏拌匀茶，将前三味散为衣晒干，不拘时嚼咽，亦能解酒。

法制枸杞子　治虚烦生津，益寿延年。

枸杞子甘州红者，半斤　白檀香末五钱　白豆蔻末四钱　片脑一钱，另研

亦用甘草膏，同煎为衣。

莹肌如玉散

楮实五两　白及肥，一两　升麻白者，半两　甘松七钱　白丁香腊月收，半两　糯米一升二合，为末　连皮砂仁半两　三奈子五钱　绿豆八合，另用罗绢子罗过一料，用一升　皂角三斤，水湿烧干，再入水中再烧干，去皮弦子可得二斤半为末，另用罗子罗过

上俱为末，入糯米绿豆皂角末，一处搅匀，如常用之。

八白散

白及　白丁香　白僵蚕　白丑　杜蒺藜新升麻用白者佳，各三两　三奈子　白敛　白芷各二两　白茯苓五钱　白附子五钱

上为末，至夜津唾面上，明且以莹肌如玉散洗之。

洗面沤子

茅香　藿香　陵零香　朝脑以上为细末小袋盛之　加梨核　红枣　享糖量加

小磁罐盛，滚黄酒浸之，旋添旋用。

香肥皂

藿香　甘松　朝脑　细辛各一两　猪胰一两　白芷一两　肥皂去皮弦子，半斤

上俱为末，捣熟枣一两，为膏和丸，如干少加枣汁，丸如弹子大，晒收用。

孙仙少女膏

黄柏皮三寸　土瓜根三寸　大枣七个

上同研细为膏，常早起化汤洗面，旬日后，容如少女，以之洗浴，尤为神妙。

杨太真红玉膏

杏仁去皮　滑石　轻粉

上三味等份，为细末，蒸过入脑麝香少许，以鸡子清调匀，早起洗面，后敷之，旬日后色如红玉。

省头香

茅香　三奈　荆芥　川芎　檀香　细辛　沉香　防风　川椒　樟脑各一两　白芷　甘松　广陵零香　香附子各二两

上为细末，掺头发内。

干洗头

甘松　川芎　百药煎　薄荷　白芷　五倍子　藿香　茅香　草乌各等份

上为末，不拘多少，干洗头发。

衣香方

茅香锉，蜜炙炒　陵零香各三两　香白芷　甘松去土，各一两　檀香　三奈七钱，面裹煨

上为细末，入麝少许和匀，以绢袋盛之。

造仙酒方

细面四斤干后称，糯米一斗熟软蒸，胡椒良姜三两等，桂花细辛四两停，肥好杏仁五百粒，更兼磨麦半余斤。诸药将来一处用，捣罗为末入瓮中，用纸密封瓮口上，放在背后等消停。春夏七日冬半月，卯时方可得开瓮，取出烂捣三千杵，时间丸作弹子形。每丸煎水二大碗，药入瓮中自作声，不待一时便为酒，吃了延年更长生。

造蜜林禽酒方

用糯米一升，煮米汤三五碗，止用米汤饭吃之。又用好烧酒三五碗，入米汤，次用木香、檀香、沉香、藿香、白芷、砂仁、茴香各三分，入酒米汤内，用大壶盛之。水煮一二时，再入蜂蜜半斤，箬叶封口，一时取开，澄清就用，美味异常，亦能去疾，永为仙酒，顷刻而成。

诗曰：此酒至神至圣，号为王母仙浆。留传世上与人尝，服了神清气爽。善能调治五脏，又治满目眵光。曾将此酒献皇王，万两黄金陪赏。

黄酒省面方

糯米一斗　麦面一斗　绿豆面五升　蜂蜜二十四两　官桂二两　香附子二两　白芷二两　川芎二两

上为细末搜和，干湿得宜，荷叶包，外用故纸再包麦秸，埋一七日取出，日晒夜露，成熟听用。每斗米，春秋八两，夏六两，冬十两。

金盘露

白酒曲四两　小枣八两，煮熟　白糖一斤　糯米一升　加香数味亦妙

将米泡淘净，蒸熟冷定，将面糜四味和匀，用绢袋盛之，悬在烧酒坛内封固，三七日取出。若有浑脚，澄清才可。

兰陵酒方

白面八十斤　糯米面二十斤　沉香　木香各五钱　砂仁二两　当归一两　陈皮二两　杏仁四两　鲜姜八两　郁金五钱　花椒二两　白芷一两

上为末，和作曲，二十一日下吊翻覆如常法。

香茶饼子

甘松　乳香　大茴香　砂仁　官桂　白豆蔻去壳　细茶　绿豆粉炒　薄荷　藿香　陵零香　川芎各五钱　儿茶四钱　木香　细辛　白芷　朝脑各一钱　三奈三钱　柿霜一两　麝香少许　如绿豆大，每用一丸噙化。

玉露酒

薄荷叶五斤　绿豆粉一斤半　白砂糖一斤半　天门冬去心，一两　麦门冬去心，一两　天花粉四两　白茯苓去皮，四两　柿霜四两　硼砂五钱　冰片二钱

用新盆二个，将薄荷等药层相间隔，著实盛于内，二盆合封固如法，不许透气，蒸五炷香，取出晒干，抖去群药，止用豆粉，复加白糖、柿霜、硼砂、冰片。随用此药，诸疾痰饮，宿滞噎塞，气痞奔豚，鼓胀上喘下坠，乍寒乍热，头目晕胀，咽喉肿痛，不拘老少，并皆治之。不用引子，诸物不忌。

上清丸　化痰止嗽，清火生津止渴。

乌梅肉一斤，去核　薄荷八两　柿霜四两　砂糖四两　石膏火煅，一两　粉草一两　冰片二分

上为末，乌梅捣为丸，如梧子大，每服一丸噙化。

透体异香丸　专治五膈，五噎痞塞，诸虚百损，五劳七伤，体气口气颏气等证。初服一七，百体遍香。若常服，身体康健，壮阳滋肾，补益丹田，不可尽述。

沉香　木香　丁香　藿香　没药　陵零香　甘松　缩砂　丁皮　官桂　白芷　细茶　香附　儿茶　白蔻　槟榔　人参各一两　乳香　檀香　三奈　细辛　益智　当归　川芎　乌药各五钱　麝香　朝脑各二钱　薄荷一两

先将大粉草半斤锉片，水煮汁去渣，将汁熬成膏，将前药为末，炼蜜共膏捣和为丸，如芡实大，清晨嚼化一丸，用黄酒送下。忌生冷毒物解之。

肥皂方　专治粉刺，花斑雀子斑，及面上黑黡，皮肤燥痒，此药去垢润肌驻颜。如年高得之，转老色如童子，似玉之光润，乃奇方也。

角子糯肥皂一斤十二两，去核　真排草一两五钱，如铁线者佳　绿升麻四两　白及五钱　楮实子二两半　白芷五钱　砂仁带壳，五钱　糯米半升，另研　绿豆五钱，另研　天花粉五钱　白丁香二钱半　杏仁一两五钱，去皮研如泥　猪胰子五个，另研　甘菊花五钱　红枣肉去皮核，一两五钱　陵零香五钱　大片脑　藿香各三钱　广木香三两　宫粉一两半　梅桂七钱　南桂花一两半

上为末，加蜂蜜半斤，金酒一盏，量末均调，得所捣为丸，龙眼大，照常洗面，润开水搽脸。久用斑滞自消，面如玉色。

人有百病

喜怒偏执是一病，忘义取利是一病。好色坏德是一病，专心系爱是一病。憎欲无理是一病，纵贪蔽过是一病。毁人自誉是一病，擅变自可是一病。轻口喜言是一病，快意逐非是一病。以智轻人是一病，乘权纵横是一病。非人自是是一病，侮易孤寡是一病。以力胜人是一病，威势自憎是一病。语欲胜人是一病，债不念偿是一病。曲人自直是一病，以直伤人是一病。与恶人交是一病，喜怒自伐是一病。愚人自贤是一病，以功自矜是一病。诽议名贤是一

病，以劳自怨是一病。以虚为实是一病，喜说人过是一病。以富骄人是一病，以贱讪贵是一病。逸人求媚是一病，以德自显是一病。以贵轻人是一病，以贫妒富是一病。败人成功是一病，以私乱公是一病。好自掩饰是一病，危人自安是一病。阴阳嫉妒是一病，激励旁悖是一病。多憎少爱是一病，坚执争斗是一病。推负着人是一病，文具钩锡是一病。持人长短是一病，假人自信是一病。施人望报是一病，无施责人是一病。与人追悔是一病，好自怨憎是一病。好杀虫畜是一病，蛊道厌人是一病。毁誉高才是一病，憎人胜己是一病。毒药耽饮是一病，心不平等是一病。以贤唝嘀是一病，追念旧恶是一病。不受谏谕是一病，内疏外亲是一病。投书败人是一病，笑愚痴人是一病。烦苛轻躁是一病，摘捶无理是一病。好自作正是一病，多疑少信是一病。笑颠狂人是一病，蹲踞无理是一病。丑言恶语是一病，轻慢老少是一病。恶态丑对是一病，了戾自周是一病。好喜嗜笑是一病，当权任性是一病。诡谲谀诣是一病，嗜得怀诈是一病。两舌无信是一病，乘酒凶横是一病。骂詈风雨是一病，恶言好杀是一病。教人堕胎是一病，干预人事是一病。钻穴窥人是一病，不借怀怨是一病。负债逃走是一病，背向异词是一病。喜抵得戾是一病，调戏必固是一病。故迷误人是一病，探巢破卵是一病。惊胎损形是一病，水火贼伤是一病。笑盲聋哑是一病，乱人嫁娶是一病。教人捶挞是一病，教人作恶是一病。含祸离爱是一病，唱祸道非是一病。见货欲得是一病，强夺人物是一病。上为百病也。人能一念，除此百病。日逐检点，一病不作，决无灾害痛苦、烦恼凶危，不惟自己保命延年，子孙百世，永受其福矣。

医有百药

思无邪僻是一药，行宽心和是一药。动静有礼是一药，起居有度是一药。近德远色是一

药，清心寡欲是一药。推分引义是一药，不取非分是一药。虽憎犹爱是一药，心无嫉妒是一药。教化愚顽是一药，谏正邪乱是一药。戒敕恶仆是一药，开导迷误是一药。扶接老幼是一药，心无狡诈是一药。拔祸济难是一药，行常方便是一药。怜孤惜寡是一药，矜贫救厄是一药。位高下士是一药，语言廉逊是一药。不负宿债是一药，愍慰笃信是一药。敬爱卑微是一药，语言端悫是一药。推直引曲是一药，不争是非是一药。逢侵不鄙是一药，受辱不忍是一药。扬善隐恶是一药，推好取丑是一药。与多取少是一药，称叹贤良是一药。内省见贤是一药，不自夸彰是一药。推功引善是一药，不自伐善是一药。不掩人功是一药，劳苦不恨是一药。怀诚抱信是一药，覆蔽阴恶是一药。崇尚胜己是一药，安贫自乐是一药。不自尊大是一药，好成人功是一药。不好阴谋是一药，得失不形是一药。积德树恩是一药，生不骂詈是一药。不评论人是一药，甜言美语是一药。灾病自咎是一药，恶不归人是一药。施不望报是一药，不杀生命是一药。心平气和是一药，不忌人美是一药。心静意定是一药，不念旧恶是一药。匡邪弼恶是一药，听教伏善是一药。忿怒能制是一药，不干求人是一药。无思无虑是一药，尊奉高年是一药。对人恭肃是一药，内修孝悌是一药。恬静守分是一药，和悦妻奴是一药。以食饮人是一药，助修善士是一药。乐天知命是一药，远嫌避疑是一药。宽舒大量是一药，敬信经典是一药。息心抱道是一药，为善不倦是一药。济度贫穷是一药，舍药救疾是一药。信礼神佛是一药，知机知足是一药。清闲无欲是一药，仁慈谦让是一药。好生恶杀是一药，不宝厚藏是一药。不犯禁忌是一药，节俭守中是一药。谦己下人是一药，随事不慢是一药。喜谈人德是一药，不造妄语是一药。贵能授人是一药，富能救人是一药。不尚争斗是一药，不淫妓眥是一药。不生姘盗是一药，不怀咒厌是一药。不乐词讼是一药，扶老挈幼是一

药。古之圣人，其为善也，无小而不崇。其于恶也，无微而不改，改恶崇善，是药饵也。录所谓百药以治之。

延年二十箴

四时顺摄，晨昏护持，可以延年。三光和敬，雷雨知畏，可以延年。孝友无间，礼义自闲，可以延年。谦光慈让，损己利人，可以延年。物来顺应，事过心宁，可以延年。人我两忘，勿竞炎热，可以延年。口勿妄言，意勿妄想，可以延年。勿为无益，常慎有损，可以延年。行住量力，勿为形劳，可以延年。坐卧顺时，勿令身怠，可以延年。悲哀喜乐，勿令过情，可以延年。爱憎得灾，揆之以义，可以延年。寒温适体，勿侈华艳，可以延年。动止有常，言谈有节，可以延年。呼吸精和，安神闺房，可以延年。静习莲宗，敬礼孔训，可以延年。诗书悦心，山林逸兴，可以延年。儿孙孝养，僮仆顺承，可以延年。身心安逸，四大闲散，可以延年。积有善功，常存阴德，可以延年。

劝世百箴

父要严莫过，母要慈莫逆。子要孝莫慢，媳要顺莫逆。夫要刚莫懦，妻要贤莫妒。兄要友莫傲，弟要恭莫慢。内要和莫谤，家要富莫分。长要宽莫躁，幼要谦莫狂。亲要顾莫疏，友要益莫损。邻要睦莫争，人要长莫短。臣要忠莫佞，官要廉莫贪。吏要良莫欺，刑要威莫加。东要敬莫衰，客要礼莫失。师要严莫惰，学要严莫荒。士要志莫怠，农要时莫违。工要巧莫拙，商要回莫流。主要恩莫克，仆要勤莫走。天要听莫怨，命要安莫恨。身要惜莫轻，心要良莫丧。志要大莫小，量要洪莫窄。时要过莫望，名要扬莫隐。功要成莫废，道要明莫晦。德要修莫损，恩要报莫辜。仇要忘莫记，

节要守莫坏。义要尚莫负，贤要重莫轻。愚要化莫弃，富要仁莫骄。贫要甘莫谄，贵要平莫严。贱要屈莫强，奸要除莫容。盗要诛莫放，诈要去莫学。冤要解莫结，讼要息莫起。恶要殄莫纵，善要好莫欺。寡要惜莫辱，难要救莫论。饥要赈莫吝，尸要埋莫露。债要偿莫骗，借要还莫昧。势要丢莫倚，法要畏莫犯。舟要济莫难，路要通莫塞。桥要修莫毁，婚要择莫较。丧要哀莫忘，祭要诚莫亵。神要敬莫媚，邪要止莫信。银要真莫假，交要平莫欺。斗要官莫小，秤要平莫偏。物要惜莫枉，礼要有莫无。席要中莫费，用要俭莫奢。众要公莫私，事要忍莫生。言要谨莫妄，信要全莫爽。行要顾莫短，气要忍莫亟。理要顺莫越，性要直莫偏。情要厚莫薄，酒要节莫嗜。欲要寡莫纵，财要明莫苟。食要淡莫浓，衣要暖莫华。乐要为莫极，福要享莫尽。禄要重莫轻，寿要长莫戕。

古劝世百箴，乃人生日用之事，不论贫富贵贱，均为有益。倘能味而行之，则恶者善，而善者愈善；愚者贤，而贤者愈贤矣。未必无小补云。

秘传大麻疯方

佚 名

内容提要

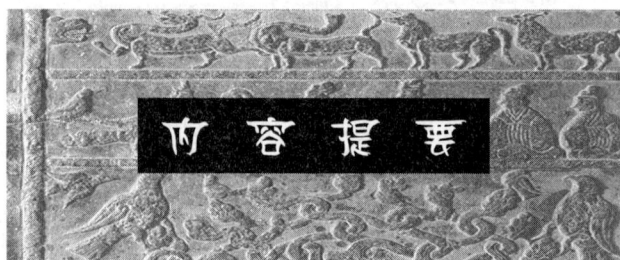

　　本书一卷，著者佚名。系抄本，无传考。所录之治麻疯诸方，何证何药，立法谨严。大抵皆由不少年、不少人经验所得而来。观其各方主要药，除蛇蝎等以毒攻毒外，多有大枫子。近来西医以大枫油注射麻疯，可证也。

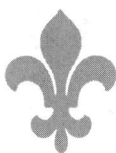

目　录

秘传大麻疯方

著者佚名　杭州蒋抡元校订

三十六种大麻疯症神效方

夫大疯者，天地杀厉之气，邪毒变化，秽浊伤人，为症不同矣，所见多端，甚为惨惧。虽三十六种，其要不离乎燥属肺，湿属脾也。或因醉后当风，或因汗身落水，或浴后近风，或房后冒风坐湿，或手足被风，伤引入毒。或暴风取凉，寒暑燥湿浸涩皮肤，流注经络，即时不知疼痛，变成此患。积于脏腑，发于四肢头面，轻则或痛或疮或疤，重则癫癣皮顽肉死，手足麻木，刀切不疼，溃烂成脓，筋死，眉指脱落，鼻梁崩塌，眼瞎唇反，以致声哑，决难治疗。须要审问，米洞虚云：五色不治，余皆治之。虫食肝则眉落，食肺则鼻崩，食脾则声哑，食心则足底膝虚肿，食肾则耳鸣啾及耳内烂，或燥或痛或痒如虫行。

自头面起者，为顺易治。自足起者，为逆难治。庸医不识秘妙，纵意刀针，火点艾炷，伤人多矣。治此者必须明医妙手，患者尽心绝欲，忌毒物，戒怒气，洗心涤虑，净室独居，存心调养，虑亏全功，然后可以服药调治。今具三十六种，疯症种种，辨形立方，次第蛇酒煎饮丸散，擦药敷药膏药洗浴，再审病证起末根由，从何而起，仔细看其轻重，发于何处，是何病源，量病加减，永无不验。重则半年，轻则三月，渐渐除根。服药之后，眼目清亮，皮肤光润，眉落更生，血气调和。服药先服搜风顺气散数帖，次服防风通圣散数帖。可服宣吊之药，次服丸药药酒。须要依方仔细医治，不可乱投药饵。如有不效，恐系察症之误。莫将此书轻视，戒之慎之。

第一起自手足头面，不过三月出水，乃是大疯之症，重者指头出水，眉毛脱落，其病难治，先服**乌药顺气散**。

麻黄　僵蚕　乌药各三两　陈皮　枳壳　桔梗　干姜各一两　川芎一两　归尾一两半　防风三两　五加皮一两

痰重加半夏，脚气加木瓜，共作十帖。若寒热四肢倦，加葱白三根，水姜煎，发汗。体不能伸屈，加好酒半盅。遍身瘙痒成疮，加薄荷，常服疏风顺气散。如浑身黑，而不发出者，须先用**追风散**表其秽毒。

葶苈三分　胡麻炒　苦参　蒺藜炒　防风花粉　全蜕各二两，醋炙黄　僵蚕炒　蝉蜕各三两甘草水洗

共为末，入轻粉一两　和匀，分作十八服，苦茶送一服（虚人误服，杀人甚捷）。三日，唇口肿起，牙缝吐黑水二碗，必遍身疼痛，如痛臭用漱口散，服尽必痢下五色便溺，乃脏腑根源，毒气恶水皆出，其物用瓦器盛之，埋于无人处。病人吃粥时，用漱口散药，吐尽毒物，方可吃粥，间人看望，须待嗽口完后，方可入所。吐毒物用盖桶盛之，埋入土内，须防毒气传染，再用

贯众　防风　羌活　香附　藿香　荆芥银花　寄奴　甘草　各等份水煎，漱口去毒涎，恶气吐尽，方可吃粥饭，以后服神蛇酒。如轻，但服后方**败毒散**。

大黄　朴硝　黄柏　角刺　浮萍各三钱，七

月半取　黑丑虚人不可误用　郁金各五钱

为末，酒糊丸，每服五钱，空心酒送下，辰时服三钱，加穿山甲五钱，午后服一钱五分，冷酒送下。任其吐尽，用蜜水漱口，方服神蛇酒。

专治三十六种麻疯，肌肤麻木，遍身瘙痒，癞疮癣疹，面上游风，如虫行，紫白点风，眉落鼻崩，脚底穿烂，肉死痒痛，一切瘰瘤疬串，无名肿毒，梅花烂疮，并痛风可治。

白花蛇一条，去头尾　黑蛇一条，去头　僵蚕一两，炒　川乌　白芷　生熟地　玄参　白术各一两　苦参五两　荆芥　防风　石菖蒲　细辛　天麻各一两　浮萍　当归　秦艽　海桐皮　麻黄　狗脊　牛膝　葶苈　草乌　苍耳子　木瓜　灵仙　胡麻　白芍　人参　马鞭草　枳壳　肉桂　蛇床　枳实　皂角　白鲜皮　五味子　肉苁蓉　木鳖子　五加皮各三两　土茯苓　青葙子　金银花各一两　薄荷三两　全蝎一两　蜈蚣三十条，去头　桑寄生　白茯苓　蝉蜕去头足　甘草各二两　连翘三两

上为饮片，先用元米七升，酿成白酒浆，匀作四坛盛之，听用。又用水二斗，放入酒糟一升，另用大坛盛之。将前二蛇及药，俱入坛封口，早煮至晚，取出待冷，开入四坛酒浆内，另将蛇取出，去皮骨焙干听用。又加下药。

血竭　乳香各一两　没药五钱　沉香　檀香　雄黄　辰砂　穿山甲各一两　麝香二钱　牛黄二钱　阿魏二钱

与前二蛇共研细末，搅匀四坛内封固，又煮一时，服一杯后泻六七次，方可吃饭。已后将稀粥补之，早晚各一次。再服宝鉴换肌丸药酒送下五十丸，吃稀粥，睡十日后方可。

宝鉴换肌丸

川芎　当归　天麻各一两　细辛　荆芥　干菊　苦参　紫参　沙参　甘草　芍药　苍术　草乌　蒺藜　木贼　天冬　何首乌　蔓荆子　淫羊藿　大枫子　胡麻子　石菖蒲酒洗，各一两，去土

上共为细末，酒糊为丸，每服五十丸，即用下方洗浴及擦药。

苍耳子一斤　黄荆条三斤　五倍子二两　大风壳半斤　金银花半斤　青木香四两　晚蚕沙半斤　上树龙五钱　荆芥半斤　防风半斤

加椿、槐、桃、柳枝各一把，矾三两同煎浓，大缸浸水洗浴，四围遮好，勿透风气为妙，后上擦药。

大枫子　川槿皮　蛇床子　无名异　寒水石　黄连　黑狗脊各二两　朴硝　狼毒各三两　巴豆　鹅管石　川椒　雄黄各一两　硫黄　樟脑　枯矾　槟榔各二两

上为末，加羊蹄根、芭蕉根、椿树叶捣烂，绞汁，入大枫子油和汁，加轻粉将麻布包药擦之黑处，任从出毒血。又擦三日，再一浴之后，再加大枫油搭之。待肉成疮，浓水浸淫，自然愈矣。并治一切疥疮神效，亦可用**麻疯膏**涂擦方。

草乌五钱　雄黄　轻粉各一钱半　儿茶钱半另研　青木香　木笔　天麻　蒺藜　狼毒各五钱　粉霜钱半

疮口不合，加乳香、没药各五钱，猪油四两，黄占七钱，大枫油一两，将前药切细片，入香油内浸，煎黑色，去渣入油，三次再煎，再滤，入前药七味细药，将磁罐收贮涂之。再用**生肌立效风膏**。

铜绿一钱七分　白及　穿甲各二两　乳香　没药五钱　银粉一两　乱发一团　好丹　龙骨　儿茶　花蕊石各五钱　赤石脂三钱

先将香油四两，入白及、穿甲、发、铜绿四味，煎黑色去渣，入猪油半斤，白胶香、黄占、松香各二两，化开入细药搅匀，摊膏贴患处，一日一换即愈。

第二起自脚底上一处切割不痛，然后上脸，脸上红色，满颧渐成紫色，一年之后，遍身麻木，眼烂及鼻崩，则难治之。先服**搜风散**。

乌药　防风　茯苓　半夏　香附　枳壳
陈皮　当归　川芎　紫苏　生地　地龙　桔梗
甘草　乳香　没药　砂仁各一钱

加生姜、黑枣煎服，自然疏风顺气，神效。
再服夺命神蛇散，治疯不愈者，眉落鼻崩，一
料痊愈。

白花蛇　黑梢蛇各一条，俱用酒浸一宿，去头
尾皮骨听用　蕲艾　地龙三钱，去土　川芎　当
归　天麻　蔓荆子　银花　细辛　沙参　甘菊
甘草　胡麻　草乌　木笔子　菖蒲各三两

为末，每服三钱，温酒送下，须在静室中，
无风处服之。上用被盖，汗出为度，切忌临风，
服其药灵效，病自除根矣。用后洗浴方，桃、
槐、榆、柳、椿、桑一把，防风、荆芥、苍耳
草各二钱，煎汤一锅，无风处洗浴。

擦药方

大黄　黄柏　黄连　黄芩　血竭　儿茶
水银　赤石脂　螵蛸　雄黄五钱　硫黄三两　轻
粉三钱

为末，调大枫油，一两擦之。

第三为紫云疯起时，形如紫云，不识误作
赤游风治之，故不愈耳。如若紫云，从上而下，
前后一同，须要早治，到阴处难治矣。用**防风
通圣散**。

防风　荆芥　当归　羌活　独活　僵蚕
甘草　滑石　黄柏　白术　桔梗　薄荷　山栀
川芎各等份

为末，先吃一服，后加大黄、芒硝连前药
各四钱，水煎缓服，至利为度，不用服尽。后
服**返元丸**。

川芎　羌活　独活　细辛　白芷　当归
黄芪　牛膝　蝉蜕　狗脊　首乌　全蝎各五钱
防风各二十两　苦参一斤　大枫子二十两　牛黄
二钱　血竭五两

上除血竭、牛黄、枫子三味，另研余药
为末，入三味匀和，老米粉糊为丸，每服五

十丸，起渐加至百丸为度，清茶送下。忌酒
色劳碌，猪、羊、鲜鱼、油腻、生冷、动气、
发风之物，止吃白鸭、鳖鱼，食淡更妙。重
者半年，轻者三月。如未痊愈，再服通圣散，
并丸药一料收功。如鼻塞，加皂角四两；骨
节痛，加谷树皮四两；眉落，加角针灰三钱，
生姜汁擦；通身疮，加羌活、独活各五钱；
眼目昏花发热，加姜黄一两。又用前五枝煎
汤洗浴，或用膏药方。

桐油　黄丹各四两　龙骨一两　乳香　没药
各五钱　大枫油八两　蛇床五钱　血竭　轻粉
人发　川椒　雄黄各五钱　硫黄一两

先将粗药入桐油煎黑，去渣，煎好成膏，
下细药收贮听用。

第四紫霞疯

第四紫霞疯，初起时形如紫霞，遍身如
云头样，其点牵长，色在头不露，将火照之，
见其细白点，可服**祛风散**。

人参　茯苓　甘草　僵蚕　羌活　防风
厚朴　藿香　蝉蜕　麻黄　薄荷　黄柏　独活

咳嗽加半夏，不咳嗽加陈皮各等份，或用
搜风散。

白芷　藿香　前胡　黄芪　甘草　人参
羌活　防风　黄连　荆芥各等份

或用川乌通圣散

川乌　防风　石膏　川芎　全蝎　苍术
枳壳　僵蚕　麝香一厘　桔梗　蝉蜕　当归
薄荷各等份

上三方，加姜水煎，再加好酒二小盅，热
服，再用**洗浴方**。

柴胡　前胡　银花　苍耳子　五爪龙　五
加皮　防风　荆芥

水煎汤洗浴，浴后用擦药。

硫黄　轻粉　枯矾各三钱　黄丹　蛇床各一
两　水银七钱　黄连五钱　黄柏三钱　人参五钱
无名异少许

为末，姜汁调擦之。痒加川椒一两，服前
二蛇散。如不愈者，毒深故耳，否则服治二次

除根。

第五火炼疯，起时面上火红色，四肢一身皆无力，重则气少，日久月深脸上如寒，先损其目，后折鼻梁，以后难治，先服**川芎通圣散**。

川芎　当归　白术　白芍　防风　荆芥　麻黄　连翘　黄芩　甘草　桔梗　石膏　山栀　薄荷　滑石

姜水煎服。如不行，加大黄、朴硝。咳嗽，加半夏。三帖后服**散风复元散**。

黄芩　白术　白芷　细辛　防风　当归　杏仁　羌活　独活　生地　熟地　秦艽　紫苏　防己　知母

姜水煎服，五帖后，将前方洗擦三四次即愈。洗擦药方，在第四紫霞疯内。

第六紫稍疯，此症色如紫藤模样，牛皮相似，服**防风复元散**。

防风　麻黄　人参　白芷　当归　枸杞　秦艽　桔梗　黄芩　甘草　羌活　独活　细辛　半夏　防己　茯苓　芍药　前胡　苍术　藿香　官桂　香附　生地　熟地

姜水煎服，五帖后，再服散风复元散，方在火炼疯内。

第七紫萍疯，起时形如紫萍，其点或没或见，数日起一次者，发作无时，系心经所染热邪，与前方不相宜，应服**通天散**。

麻黄　天灵皮　细辛　威灵仙　荆芥　黄柏　蒺藜　花粉　海桐皮　桑白皮　僵蚕　蝉蜕　川芎　木通　连翘　蔓荆子

姜水煎，临服加好酒二小盅，服五帖。后用前擦药，不过三次即愈。

第八珍珠疯，起初时形如小鳖棋子，遍身疙瘩块，久而不治，遍身作痒，若用热汤荡入皮肤，则难治矣，用**加味祛疯散**。

黄柏　细辛　黄连　大黄　山栀　薄荷　甘草　麻黄　连翘　荆芥　白术　滑石　川芎　羌活　独活　天麻　熟地　桔梗　黄芩　石膏　芍药　防风各等份

姜水煎，临服加好酒二小杯，十帖后，服**天仙换骨丹**。

狗脊去毛焙，十两　细辛十一两　当归一两　蝉蜕二两　白芷三两　川芎一两　牛黄五钱　水蛭一两五钱，另研　大枫子半斤，去壳，蒸熟　乌药十两　防风十两　牙皂三两　白及七钱　全竭一两五钱，炒

先将牛黄、水蛭、枫子蒸熟，臼内打烂，入药末，陈米饭为丸，如绿豆大，每服七十丸，早晚酒下，日进三服。再用**膏药方**。

荆芥　防风　白芷　羌活　黄芩　阿魏各三两　大黄　生地　水龙骨即船上的油灰　僵蚕各三两　乳香　没药　血竭　雄黄　轻粉　全蝎各五钱　穿山甲一两　蝉蜕一两　蜈蚣一两　宫粉五钱

先将粗药入香油一斤煎黑色，去渣成膏，后用细药，收之听用。

第九柘子疯，其形遍身如柘子，细突而起，久不出血，其痛难忍，即服千金托里散，在后冷水疯内。或用**加减天麻散**。

细辛　苦参　川芎　灵仙　首乌　薄荷　蒺藜　蔓荆子　明天麻　防风　荆芥　甘草　麻黄　枫子　石菖蒲各等份

姜水煎服，加好酒二小杯。后用**白花蛇酒**。

白花蛇　乌梢蛇各一条，去头尾皮骨　升麻　紫苏　枳实　当归　香附　熟地　黄芪　天冬　丹皮　粟壳　川芎　茯苓　厚朴　枳壳　三棱　苍术　牛膝　芍药　玄胡　杏仁　红花　肉桂　蓬术　防风　草果　杜仲　木香　陈皮　青皮　半夏　桔梗　荆芥　藿香各一两　僵蚕　麦冬　人参各二两　白芷　枫藤　麻黄各三两　乳香　没药各五钱　枳实五钱　核桃肉四钱　益智仁

五钱

上药入在酒内封口，晨煮至晚取出，埋土，去火毒七日，分作四小瓶，半月开饮。如疮口烂，外贴**阿魏膏药**。

防己一两五钱　荆芥　白芷　赤芍　当归黄连　黄柏　枫子肉　人参　连翘　蓬术各一两黑丑一两　寸香一钱　香油二斤　黄丹八两

桃、槐、柳、榆、桑、枝各七条，长一寸，为膏听用。另以枫子肉二两，穿山甲八钱，乳香、没药、寸香各下倾入瓶中收贮，一应疮疖俱可用。

第十冻眉疯，面上作痒，久则眉落，满身麻木，与麻木疯同治，先服**防风通圣散加减**。

防风　芍药　甘草　桔梗　滑石　黄芩薄荷　石膏　当归　川芎　大黄　麻黄　连翘荆芥　白术　山栀

先加芒硝三钱，一服泻后去芒硝，加半夏，再服用此药后，改用浸药方。

乌梢蛇三两　当归一两　连翘　甘草　生地熟地　山栀　黄柏　胡麻　大力子　枳壳　首乌　菖蒲　蔓荆子　蒺藜　灵仙　杞子　苍耳子　防己　茯苓　天冬　海桐皮　石楠叶　白鲜皮　金银花　甘菊各三两　人参　血竭各一两草乌半斤　五加皮五钱　木香　枫子肉　乳香没药各五钱

将蛇浸酒去骨，再将诸药为片，用酒浆二十斤入瓶，煮二时，取出，去火毒，半月可服，须尽醉服之。将渣为末，酒糊为丸，每服三钱，早晚二服，好酒送下。

第十一剑眉疯，面上不痒，只有眉眼二处作痛，与痛眉风不同。依方治之，**搜风顺气散**。

归尾　僵蚕　乌药　陈皮　桔梗　川芎白芷　枳壳　甘草　干姜　茯苓　羌活　金银花

姜水煎服，五剂如不好，再服前蛇酒方，

立愈。

第十二雁来疯，雁来遍身作痒，皮肤燥烈，雁去方好。三年后不治，成大疯之症，用**拔云散**。

川芎　当归　细辛　苦参　灵仙　首乌薄荷　天麻　甘草　防风　荆芥　蒺藜　菖蒲僵蚕　五加皮　蔓荆子

姜水煎，加好酒二小杯服，自然不痒，其风自退，不效再服后**药酒方**。

牛膝　狗脊　川芎　川断　杜仲　防风石蟹　石楠叶　乌药　半夏　甘菊　茯苓　防己　草乌　生地　熟地　五加皮

好酒浆二十斤，煮三炷香为度，去火毒，半月方饮，尽醉为度。

第十三雁去疯，此症与前症同治，皆因患寒暑不同矣。

第十四脱指疯，此症只因食不匀，损伤筋骨，十指尖得病，指甲皆落，若不早治，后成大患，用驱风汤。

川芎　羌活　独活　防风　甘草　连翘当归　山栀　黄柏　桔梗　薄荷

加葱白五个，姜水煎服，汗出为度。后服去葱十剂为止，再服**羌活通圣散**。

羌活　独活　防风　川芎　细辛　薄荷蝉蜕　白芷　黄芪　首乌　牛膝　狗脊　砂仁木香　沉香　血竭各二两　当归三两　苦参五钱牛黄二钱　乳香五钱　寸香一钱　蟾酥五钱　山甲　天灵盖　羖羊角　全蝎　虎骨各一两　地龙去土，一两　芒硝五钱　蜈蚣七条　乌梢蛇肉五钱

共为末，每服二三钱好酒送下。

第十五截指疯，此症筋骨先烂，后损十指，先起指肿，甲下出水，不过一年，逐节脱落，难治。先服前**搜风散**五帖，后服**香蛇酒**即愈。此方外科圣药，非但治疯，并可治杨梅疮，一切无名肿毒、恶疮，服轻粉太多者，遍身痛

1053

痒，疯症左瘫右痪一切可治，又治风癣疥疮等症。

乳香　雄黄　朱砂各五钱　寸香五钱　血竭一两　木香一两　蟾酥二钱

共为末，用元米二斗五升，入药拌匀，蒸熟做酒，听用。

白花蛇　乌梢蛇各一条　蜈蚣十条　蝉蜕五两　全蝎二十个

用水二斗煮，一斗五升，和前药酒，将药并蛇等为末，酒糊为丸，好酒送下。或用**芙蓉酒**。

金银花　蜈蚣　荆芥　灵仙　首乌　石膏甘菊　蒺藜　芙蓉叶　胡麻　苦参　天麻　连翘　杜仲　黄柏　川芎　大力子　当归　防风羌活　独活　白术　人参　甘草　苍耳子　黄芪　细辛各一两

用袋盛之，入前药酒内，煮三炷香为度，出火毒，过半月，随意尽醉方好。

第十六鼓钉疯，

形如鼓钉，疼痛难忍，疮头皆红色，初起不可出血，出血难治，先服前羌活通圣散，次服**达芷丸**。

黑丑　大黄　郁金　朴硝　浮萍　皂角刺

为末，酒糊为丸，每服三钱，空心好酒送下，取下毒气为妙，下黑色为度，亦用神蛇酒先吃，再用**保命丸**。

玄参一两　雄黄四钱　香蛇六钱　苦参六钱辰砂四钱　蜈蚣六钱　珍珠四钱　龟甲灰六钱冰片　朴硝三钱　牛黄六钱　麝香三钱　角刺四钱　云母石三钱　天灵盖五钱　桦树皮灰二钱

为末，赤豆粉为丸，每服二钱，冷酒送下。

第十七蛇皮疯，

形如蛇皮，此乃大疯之症。如遍身不痒易治，痒急早治之，必服大枫方，医治后有加减洗擦方，或先用**加味拨云散**。

桔梗　陈皮　乌药　枳壳　川芎　麻黄僵蚕　独活　甘草　干姜　防风　荆芥　金银花　五加皮

水煎服二十帖痊愈，再用**洗浴方**。

灵仙　沙参　紫参　厚朴　荆芥　蔓荆子各一两　白芷　五倍　苍耳子各二两　防风五钱黄荆条半斤

水一锅煎汤洗之，再用**擦药方**中丹砂。

大枫油一两　硫黄　黄柏　黄连　大黄朴硝　儿茶　雄黄　赤石脂　水银　轻粉　人参　蛇床各一钱

上为末，大枫油调擦，倘不愈，再服前酒药方。

第十八牛皮疯，

形如牛皮，黑色不痛不痒，皮肤厚而麻木，用大疯方治之。先服前通圣散五帖，后服**搜风夺命丹**。

雄鼠屎　防风　人参　草乌各八两　灵脂二两　京墨　南星二两，煨　细辛　乳香　天麻各二两　甘草五钱　寸香一钱　巴霜二钱　羌活二两　独活二两

共为末，酒糊丸，量病轻重，或一钱或二钱。先用葱白嚼烂，好酒送下。或用**追疯夺命散**。

当归　羌活　独活　防风　天麻　僵蚕全蝎　滑石　甘草　黄柏　连翘　薄荷　山栀黄连　黄芩　白术　茯苓　桔梗　苦参　牛膝木瓜　川芎各等份

水煎第一帖，加灯心十茎，大黄、芒硝各五分。第三帖，加麻黄令出汗，去大黄、芒硝。后服**浸酒醉仙散**。

羌活　独活　防风　白芷　细辛　天麻苦参　玄参　当归　芍药　麻黄　木瓜　牛膝首乌各三两　草乌一两　乳香　没药　川乌　全蝎各五钱

酒浸七日煮三炷香，随量服之。渣为末，酒糊为丸，仍用醉仙散酒服之。

第十九白粉疯，

形如白粉，肌肤如霜，久则难治，先用**追风散**。

大力子三钱　胡麻　杞子　蔓荆子　苦参

天花粉　蒺藜　防风各三两　蝉蜕　全蝎　僵蚕各三两　蜈蚣三条，酒洗

共为末，加乳香一钱一分，作十八服，每日空心服二钱，好茶送下。服三日后，如唇肿，牙缝出血，遍身如刀刺，觉口臭，用漱口药，服六七日，必痢下五色粪，乃脏腑毒气根源，所出恶水臭物，瓦器盛之，埋无人处。患人吐出漱水，不可咽下。少顷方可吃粥，不至毒气入肠。吐时须用有盖桶盛之，埋过勿令好人染其毒也。**涤秽漱口散**

羌活　防风　甘草　贯众　香附　荆芥藿香　川芎　寄奴　银花

水煎漱口吐出毒涎，毒气如沟，泻下无妨。亦可用**断后汤**。

诃子　厚朴　香附　陈皮　苍术　甘草半夏　猪苓　泽泻　藿香　苍耳子

水煎半碗服，吐出涎，六七日方好。

第二十鳝孔疯，身上疮不分大小，皆出脓血，服止血活血药，不出血可治。先服前搜风散五帖，后服**通圣丸**。

乳香　穿甲　铜绿　水银　苦参　辰砂没药　连翘　血竭各一钱　蟾酥五分

用海带研如泥，和前药为丸，如卜子大，每服五丸，用葱白嚼吃，热酒送下，以汗为度。如烂疮用阿魏膏贴之，再用**平安散丸**。

大力子　苦参　玄参　胡麻　荆芥　大枫子肉炒　当归各二钱　全蝎　蝉蜕各一钱　龟甲煅　连翘　蒺藜　蔓荆子　天麻　首乌各一两辰砂三钱　乳香　没药　天灵盖各一钱　雄黄三钱　乌蛇一两　轻粉二钱　蜈蚣二钱　寸香一钱

上为末，酒糊为丸，如绿豆大，每服五十丸，清茶送下，日进三服。半月之后，自然除痛止血，一月后愈。

第二十一冷水疯，此症四肢生疮，手足无力，急治好，久后变成大患，鼻塌指落难治，服**千金托里散**。

茯苓　白术　滑石　桔梗　荆芥　银花川芎　当归　苍术　麻黄　黄芪　芍药　大黄黄芩　防风　甘草　薄荷　连翘　石膏　芒硝木瓜　槟榔各等份

如有痰重，加半夏、陈皮、水姜。如痛，加乳香、没药。水煎热服，出汗为度，服四帖后，服**消毒救苦丹**。

防风　羌活　麻黄　升麻　生地　川芎藁本　连翘　黄柏　当归　柴胡　陈皮　黄芩苍术　细辛　甘草　白术　干姜　红花　茱萸

水煎服，空心服五帖，后用前洗擦方。

第二十二鹅口疯，形如鹅口，血色转黄，急宜治之。不可出血，出血难治，宜服前通圣散，再用**神仙太乙膏**。

首乌　当归　白芷　黄连　大黄　荆芥玄参　生地　川芎各一两　乳香　没药各三钱乱发三钱　麻油一斤

入前药煎枯，去渣下黄丹六两，煎成膏，贴破疮，再服固本汤。

白芷　甘草　滑石　荆芥　防风　羌活天麻　白附子　人参　芍药　五加皮　白术灵仙　木通

姜水煎服。

第二十三鸡爪疯，形如鸡爪样，遍身皆痒，年深指屈而不伸。此疯手足动摇以后难治，意以**消风败毒散治之**。

海桐皮　川乌炮　丹皮　川芎　芍药　干姜　银花　肉桂　五加皮　白芷　前胡　黄芪甘草　甘菊　人参　羌活　防风

姜水煎，加好酒二小盅，热服五帖，后用**加减八风散**。

藿香　白芷　前胡　甘草　黄芪　海桐皮甘菊　人参　羌活　防风　芍药　僵蚕

姜水煎服，此药不愈，后服前药酒方。

第二十四瓜皮疯，形如瓜皮，初起易

1055

治，久则难治，服**羌活剑风汤**。

当归　秦艽　防风　石膏　杞子　杜仲　厚朴　黄芩　甘菊　独活　柴胡　熟地　茯苓　前胡　苍术　桂枝　生地　芍药　半夏　白芷　薄荷　羌活　麻黄　细辛　枳壳　木通　天麻

姜水煎服，十帖后，服蛇酒，并用前洗擦方痊愈，或用下开**万应神妙汤**。

归尾　芍药　生地　防风　木瓜　黄连　黄芩　黄柏　山栀　黄芪　柴胡　牛膝　羌活　独活　连翘　苦参　荆芥　灵仙　甘草　白芷　白术　茯苓　陈皮　桔梗　桑皮　知母　银花

毒未收者加官桂、穿甲各二钱，角刺五钱。壮者加大黄、芒硝一服，酒水各一杯煎服，泻为妙，温粥补之，二服可愈。亦有用吊药方，出脓血毒气为妙，

大黄一两　穿甲五钱，炒　白芷　僵蚕各五钱

为末，每服加寸香二分，看患者虚实，壮者五钱，弱者三钱，五更冷酒送下。如不行，再服二钱。行，服四五次，冷米汤补之。

第二十五漏蹄疯，

先脚底作痒，后麻木肿起，底下开裂者可治，脓水不干者难治。须用前大疯方，神蛇酒治之。如不愈，服前搜风散十帖，后服蛇酒方为妙。

白花蛇　乌蛇各一条，去头尾　当归　槟榔　灵仙　菖蒲　连翘　薄荷　海桐皮　天麻　风藤　苍术　杏仁　蝉蜕　麻黄　红花　陈皮　麦冬各三两　枫子肉一斤，去油炒　胡麻　白芷　蒺藜　人参　辰砂　五味子　花粉　甘草　生地　熟地　木鳖　羌活　独活　防风五两　马鞭草　血竭　全蝎　乳香　雄黄　木香　茴香　沉香　大腹皮　天灵盖各一两　黑枣一斤　五加皮八钱　虎骨一两　核桃四斤　首乌五两　白鲜皮五钱　荆芥三两　草乌八两　甘菊三两　茯苓三两　蝉蜕五两　川乌五钱　没药　阿魏各五钱　蔓荆子二两　牛黄二钱　寸香五钱

共为片，另将粗药，用细麻布袋盛之。陈

酒三十斤，将袋入酒内，煮三炷香，隔宿取出药渣，药酒封固，每日空心早晚各服一杯，将药渣晒干为末，入细药为丸，将前酒送下百丸，再用**洗浴方**。

防风　荆芥　槐花　黄连　野菊花　银花　五加皮　苍耳子各二两

煎汤浴之，时常洗净为妙，再用**收口药**。

大黄　黄柏　雄黄　血竭　儿茶　乳香　没药　轻粉

共为末，敷疮口即愈。

第二十六涌泉疯，

左右脚底皆有一孔，如脓水不干者不治，患处有鲜血者可治。与痛漏蹄疯一样带红色，痛通骨髓者不治。

第二十七鹅掌疯，

掌如鱼甲一般，作痒不痛，须用前大疯方治之。未服药时，将中指握到手心中灸七壮，又灸七表八里，后服**搜风散加减**。

白芷　枳壳　桔梗　陈皮　乌药　僵蚕　甘草　麻黄　川芎　茯苓　甘菊　芍药　防己　归身

姜水煎，加好酒二小盅，热服二十帖，再用**驱风保命丸**。

当归　僵蚕　白芷　细辛　苦参　防风　荆芥　秦艽　麻黄　黄柏　山药　白术　薄荷　龟甲煅　甘草　乌药　石楠叶　补骨脂　茯苓　生地　熟地　川芎各一两　人参　菖蒲　五加皮　海桐皮　甘菊　银花　连翘　蒺藜　首乌　枫子各八两

共为末，入乌蛇末，三两酒糊丸，每服六十丸，空心好酒送下。

第二十八黑指疯，

十指甲黑，急服搜风汤十帖，日进三服，俱须出血，后用煎汤洗浴。
洗浴方

苦参　白芷　防风　五加皮　荆芥　五爪龙　金银花　香附各二两

煎汤洗。如不愈，服**当归活血汤**。

当归　川芎　生地　熟地　芍药　升麻　桔梗　灵仙　官桂　防风　羌活　红花　白术　杏仁　黄芩　荆芥

姜水煎服，数帖即愈。

第二十九樱桃疯　起时形如樱桃，急服**乌药顺风散**。

僵蚕　乌药　陈皮　麻黄　干姜　甘草　枳壳　五加皮　桔梗　川芎　归尾　金银花

姜水煎，加好酒一小杯热服五帖，再用**消风托里散**。

荆芥　山栀　归身　川芎　芍药　黄芪　苍术　茯苓　滑石　桔梗　黄芩　大黄　防风　乌药　薄荷　连翘　石膏　木瓜　槟榔

如痛加乳香、没药，姜水煎，加好酒二小杯，热服不愈，服前蛇酒即愈。

第三十脘疯，起初发手足拗曲之处，其疯最痒，用消风败毒（方在鸡爪疯内）散治之。服不拘时候，再用洗擦方，见前蛇皮风内。

第三十一燥麻疯，遍身如癣，其痒不可忍，皆是癣，后变成大疯，先服前搜风散，后服前蛇酒药，再用**一扫光酒药**。

元米一斗　乌蛇二条

去头尾酒煮，去骨焙干为末，蛇酒米一同拌匀，搭饭成浆，四五日后将小瓶盛贮，十日后开，空心服。服时用砂罐连糟蒸热，随意食之，十日见效。后服前蛇酒除根，再用**洗浴方**。

黄荆条三斤　五倍子　防风　荆芥　银花　五加皮各三两

煎汤洗之，后用擦药方。

硫黄　枯矾　白芷各一两　龙脑五钱

为末，用香油二两入椒一撮，煎三四沸，将冷去椒，调药擦之。

第三十二紫癜疯，遍身黑色花斑，虽则小患，若不治，久后变成大患。服前乌药顺气散五帖，再用前擦药。

第三十三白癜疯，遍身白花斑，皆是汗后入风，或汗后燥布擦之得病。先服前防风通圣散十帖，再用前擦药方，加枯矾、姜汁擦。

第三十四癞癣疯，遍身生癣，变成大疯，

上生下易治，下生上难治。惟服前通圣散，洗擦方及蛇酒则愈。再用洗浴方，用桃、槐、榆、柳、柘、樟、枝各七根，向阳者佳，并后药煎汤洗之。

防风　荆芥　苦参　银花　苍耳子俗名野茄，各一两

又用擦药方。

水银　硫黄　雄黄各五钱　砒一钱　藜芦　黄连　黄柏各五钱　大枫子一两

共为末，后用香油调擦。

第三十五鸡皮疯，形如鸡皮，粗糙不润，以手磨则粗刺，此是血燥，气虚入风，急宜治之，服**驱风养血汤**。

人参　黄芪　黄芩　白芷　羌活　芍药　独活　苍耳子　银花各一钱　川芎　生地　熟地　红花　防风　荆芥　桔梗　茯苓　甘菊各八分　麻黄五分

作一帖水煎，加好酒半杯热服，又用洗浴方。

防风　荆芥　归尾　苦参　黄柏

烧汤浴后，用前药擦药擦之，并服**润体丸**。

当归三两　人参　黄芪　黄芩　桔梗　薄荷　石膏　苍耳子　玄参　僵蚕　蝉蜕　全蝎　黄连各一两　乌蛇一条

炼蜜为丸，每服百丸，空心好酒送下。

第三十六软脚疯，此症皆因气血虚少，筋死耳聋，乃是脾胃与肺经受热，须去脾胃肺经之火，然后调养气血，次第治之，疯病自愈。若不泻火养血，纵然日夜服药，终不见效，先服**凉血散**。

当归　桔梗　黄芩　石膏　山栀　干姜炒薄荷　大黄　枳壳　木通　玄参　生地　甘草芍药　防己

姜水煎，空心服五帖，后服**调卫养荣散**。

川芎　防己　生地　熟地　白芍　红花牛膝　防风　人参　白术　黄柏　茯苓　陈皮甘草　木香

姜水煎，加好酒二小杯，热服十帖，后吃前蛇酒方，自然好也。

疠疯病浅论

疠者，火也。风者，六淫中之一也。故名疠风，即大疯也。至其败坏，面目可憎，形体可畏，乃恶疾也。书曰：风从虚入。凡人精元气血四者，设一不足，风寒暑湿燥火，得以乘虚而入，喜怒忧思悲恐惊惧之气，郁滞不行，饮食房劳跌蹼，醉卧风露，汗热解衣入浴，水后迎风，或手足破伤，引入风毒，侵于肌肤，流注经络，传于脏腑，发于四肢，内外熏蒸，而成泡疮，病状多端，痛苦难忍。欲求医治，须别居静室，断酒盐酱动气厚味，戒色欲，除思虑，洗心皈命，敬诚忏悔，耐性宽心，然后按证设法对症汤药，次序服去，始可获愈。

疯病八不治

一不知戒，二谴责病，三风水损，四年五十，五怯弱人，六复发症，七传染病，八面体黑。

疯病八难治

一乌麻疯，二截毛疯，三打乌疯，四赤游疯，五李子疯，六剪指疯，七振斗疯，八老鼠疯。

疯病八死症

一皮死麻木不仁者死，二肉死割砌不痛者死，三血死溃烂成脓者死，四筋死手足脱下者死，五骨死鼻梁崩塌者死，六目昏耳聋者死，七声哑者死，八未详。

疯病辨验法

虫食肝眉落，虫食肺鼻崩，虫食心足底穿膝肿，虫食脾声哑，虫食肾耳鸣耳沿生疮，或痹当作痒，或痛如针刺，虫食身皮痒如虫行。肺经受病，眉毛先落；心经受病，遍身起红色；肝经受病，面色紫泡；脾经受病，先损其目；肾经受病，脚底先穿及手指麻木。主年内有大疯者，至难治之症也。

疯病禁治法

乱用手法　纵意刀针　放血艾熏　毒药取涎　用油浸身

疯病戒忌法

戒忧怒　避风热　省劳碌　绝色欲　除妄想　忌盐酱　守药规

疯病静养法

子午卯酉时，端坐闭目，上下齿对以舌尖，虚空将及齿缝，念思字待口凉方止。不要出声，自己两耳不闻，口中念思字。午前午后，心中暗念百拜，朝天忏一遍，常要譬如死去。父母妻子，百万家业，不能管顾。

疯病食淡法

假如每日用盐一钱，只用九分，过数日再减一分，逐渐减去，以至不用。经云：淡之其为五行本，盐能助病。

疯病宜食品

猪肚　腰子　白鱼　黑鱼　白菜　刀豆　老酒　水梨　圆眼　绿豆　除此十物，其他不必想食。

疯病借用诸方

洗浴药方

地骨皮　苦参　荆芥　细辛各二两

水煎汤，无风处熏洗遍身出血为妙。又方桃、槐、榆、柳、桑五枝，煎浓汤一大缸，浸坐没颈半日，候汤如油为度。

发汗药方

川乌　草乌　当归　川芎各二两　麻黄　苍术各四两　甘草二两　葱姜各二两

上药切碎，入瓶内三日，取出晒干，米糊为丸，如弹子大，热酒送下，汗出为度，不许妇人鸡犬见之。

泻药方

先服此药泻出毒物恶气，又用三棱针望肉黑处针出死血，不可出太过，太过要损人。

连翘　防风　羌活　赤芍　川归　薄荷　麻黄去根节汤炮　甘草　黄芩　生地　贝母　桃仁　丹皮　皂角　芡实　白花蛇要龙角虎牙人爪者共，已上各四钱　大黄八钱　芒硝二钱

上药分作四帖，水酒各一杯煎，空心热服，日进二服，渣再煎，五六日再服，以利为度。

敷药方

狗脊用坚者，三两　蛇床子四两　石膏二两　硫黄六钱　矾二钱

朴硝少许，猪油调敷。

擦药方

乳香　没药各一钱　猪牙皂角一两　雄黄五钱　附子五钱　川乌五钱

为末擦之。

生眉毛药方

皂角刺焙干　鹿角烧存性

等份为末，生姜自然汁，调匀擦眉上，一日一次，眉自生矣。

治手挛曲痛脱落方

用蓖麻去壳，黄连锉如豆大，每一两，水一升，小瓶浸水，春夏三日，秋冬五日。取出蓖麻拍破，平旦时面东以浸出药水送服一粒，渐加至四五粒，微利不妨。忌猪肉，吃淡，神效。

灸法断根方

将手脚大拇指筋骨缝间，手指节约半寸，各灸三壮，去毒气也。

四神丹方（医家有传用此四味，久服即愈大疯者。）

羌活　玄参　当归　熟地　枳实

各等份为末，米饮糊为丸，如桐子大，每服百丸，白酒送下。

浸酒药方

用苦参五斤，好酒三斗，浸一月，每服一合，一日三次，常服不绝，苦参为末，服之亦良，尤治瘾疹恶疮，除伏热，养肝胆气，入紫萍尤捷。萍多蛀，寒月于山地取之，择净洗泥，

略蒸干用。

小续命汤

麻黄去芦　人参　黄芩　芍药　甘草　川芎　杏仁　防己　官桂各一两　防风一两五钱　附子五钱　草薢　独活　木瓜　川楝子各一两

均作十帖水煎，碗底先放麝香少许，去渣，将药入碗内，可服之至数十帖。

白花蛇煎

白花蛇四两，去头皮骨　白蜜三十两　姜六两　薄荷汁六两　白僵蚕炒　全蝎炒　苦参各一两　白附子炮三钱

为末，先下蜜并生姜汁、薄荷汁，煎滚数沸，次下诸药末和匀，瓦器中重汤熬成，煎好以无灰酒调下一匙。

乳香犀角丸

乳香研　犀角镑　附子去皮脐　自然铜火煅醋蘸七次，以上各一钱　没药研　木香　人参　草乌炮去皮尖　丹砂研　铁砂水洗十次，醋一盏煮镟内炒烟尽为度　蔓荆子炒　香附各五分

上为末，酒糊为丸，如梧桐子大，每服十五丸，米汤送下临卧服。

四神散

雄黄　雌黄　硫黄　白矾并用透明者各等份

上为末，每用时先浴，通身汗出，次以生姜蘸药擦患处，良久以热汤淋洗，当日色淡者，五日除根。

乌蛇浸酒方

乌蛇六两，酒浸去头皮骨　防风　五加皮　白蒺藜炒去刺　桂心各二两　天麻　牛膝去苗　生地　熟地　枳壳炒　羌活各四两

上以生绢袋盛药，用无灰酒二斗放坛中浸，密封七日后开，每日三度，温饮一小盏。忌猪鸡肉。

硫黄酒

用透明锋芒硫黄二钱，乳钵内研细，入酒再研，空心饮其清酒，将渣再研，又入酒饮之。日日如此，硫黄能杀恶虫从大便下。

五参散

人参　丹参　沙参　苦参各一两　白花蛇酒浸，去头皮各一两五钱

上为细末，每服二钱食后，临卧温酒调下。

故炊帚散

故炊帚　甑带　鞋底　蛇脱皮一条

上以月蚀夜，伺候正蚀时，都烧成灰，研令极细，每服不拘时候，以温酒调服二钱，仍以醋调药如膏，以涂敷上即消。

虎骨散

虎骨醋炙黄　乌梅肉　赤茯苓　肉苁蓉酒浸，切焙　甘草炙　芍药炒　鳖甲醋炙　白术炒　人参　豆豉文火炒　紫菀去土　黄芪蜜炙　常山炒　知母　枳壳炒　犀角镑各一两　当归　升麻　柴胡　桔梗　前胡　桂心　木香　桃仁汤炮，去皮尖　天灵盖酥炙，各一两

上为细末，每服二钱，温酒调下，早晚各一服。

熨法

黑豆五升　芫花一斤　生姜切用、半斤

上俱炒，旋入醋拌，用青布包熨痛处，更番炒熨，以效为度。

追风逐湿遇仙膏

海风藤六两　蓖麻子六两　麻黄八两　川乌　草乌　南星　羌活　桂枝各四两　蛇床子三两　土木鳖净肉，三两　大枫子八两　白附子　杏仁

研 独活 防风 荆芥 细辛 赤芍药 红花
当归 黄芪各二两 白芷二两 番打麻六两 银
花四两

以上药料，用麻油七斤，葱汁、姜汁各二
碗，共前药浸一宿放锅内，文武火熬煎，药色
不易黑，必待滴油黑色，去渣每药油一斤，下
飞过好丹六两，候成膏，再加白水煮过松香一
斤，黄占一斤，搅匀气温，方入乳香、没药、
木香、轻粉、胡椒、硫黄各四两，白芥一斤，
五味研为极细末，入膏内搅匀，每膏一斤，入
蟾酥五钱，厚绢摊贴，肉痒出汗。

禹粮丸

治五劳七伤，气胀饱满，黄病四肢无力，
女子赤白带，干血劳症，久疟痞块，俱宜服之。

余粮石二斤半　好醋八斤
同煮，醋干为度。

温毒结毒臁疮方

宫粉煅七分　红褐子煅灰，二钱　文蛤　胎
发　白螺丝壳各烧灰存性，各二分　轻粉一钱　乳
香六钱　没药二分　儿茶一分　瓜儿血竭一个
蟾骨五　真珠三分

上十二味，俱为细末，磁瓶收贮，用时先
将甘草汤洗去患处脓水，后将药掺上。

疯病另一名目形状鉴别法

大麻疯　十来日起如白肤冬瓜一般，节
节崩裂，生血直流。

癞麻疯　遍身癞疮又脓水。

鸡脚疯　面上浮行，眉毛十来日脱下。

冷麻疯　遍身冰冷，麻木不知痛痒，宜
服醉仙散。

蛇皮疯　身上花斑如蛇皮一样。

烂麻疯　身上连片而烂。

漏蹄疯　手足皆穿。

燥麻疯　身上白肉如麸皮一般。

胡桃疯　身上自起红块。

雁来风　手抚脚噪。

血　疯　身上手脚红胀。

荷叶疯　如荷叶连片无发。

白虎疯　走注骨节痛，宜服虎骨散

紫癜疯　身上红色如云头片一般，用四
神散，服乌蛇浸酒方。

白癜疯　身上有白点，遍身虚白，用四
神散，服乌蛇浸酒方。

姜孤疯　手除脚烂，用蓖麻法。

胭脂疯　半边面红，用浸酒药。

鹅掌疯　手上皮粗厚微黄色，用擦药熏
洗药。

鹤膝疯　膝上青红肿痛，服小续命汤，
加萆薢、川楝子、独活、木瓜。

草鞋疯 脚上疼如针刺，用蓖麻法。

裙带疯 腿肚连片生疮。

痛 疯 遍身麻痛，服醉仙散。

四柱疯 手脚麻木，服醉仙散。

四患疯 四肢生疮，用浸酒药，柏油丸擦。

蛊 疯 身上如刀割，服白花蛇煎。

刺 疯 遍身如针刺，服乳香犀角丸。

恶 疯 头面四肢全体瘾疼疹瘰，服硫黄散。

疬疡疯 面项生白驳，状如白癣，服炊帚散。

载毛疯 身上疼痛，衣服也穿不得，不治。

李子疯 身上起紫，溃烂深潭，不治。

打乌疯 口吐白沫，横倒在地，手足齐起，不治。

赤游疯 肚腹胀大者。不治。

剪指疯 手指并做一块，不治。

乌麻疯 黑漆柱一般，由骨里黑出来，不治。

振斗疯 手振不治。

老鼠疯 日间不痛，至夜疼者。不治。

疯病又一治法次序

以上三十六症状下，未列治法者，可照下列三次治法，分次治之。再不愈，另采备用各方辅助之。

第一次治法药

初一日服追风散，泻恶血，用

大黄二两 蝉壳一两八钱 白花蛇选用小者妙 皂角刺各二两

共为末，每服五六钱，入大枫子油一钱，朴硝少许，用老酒一盏调化送下。不可热服，夜粥不可食，待戌时放前药一碗，在桌上盆内，以糖煎，或蜜煎，少许放在盘中，不得令患者先见药，服药毕用水漱，以蜜过口切不可睡去，食人伴坐良久，肝腹大疼最妙，泻四五次，用薄粥补之。

初二日服消风散，用

白芷一钱 全蝎一两，去尖 人参一两

共为细末，每服二钱，午间吃粥，晚不要吃夜粥，次早温酒调服二钱，早饭须迟吃，身上微痒为妙。

初三日服磨风散，用

羌活 独活 小川芎 天麻 细辛 威灵仙 防风 荆芥 麻黄 何首乌 蔓荆子 牛蒡子 虾麻草 苍耳草各一两

共为细末，不见火煮酒调服一钱，假如初一日服追风散，初二日服消风散，初三日服磨风散，初四日又服追风散，初五日又服消风散，初六日又服磨风散。瘦弱者，半月一服，譬如初一日服起，初三日止，十五日服起，十七日止。强壮人十日一服，譬如初一日起，初三止，十一起，十三止，二十一起，二十三止。要切记日数为准，服两月后，日日服大麻疯丸药。

大枫子肉二两，白色者用，如油过黄色者，不可用　白花蛇　防风　乌药　羌活　独活　僵虫炒　全蝎　首乌　荆芥　细辛　甘草　天麻　苦参　人参　南星

姜汁拌炒，白芷、川乌、童便浸，蒸三次，牛膝、当归、麦冬、地黄各四两，沉香四两，米糊为丸，如梧桐子大，每服三钱，空心午间临卧白汤送下，一日准服三次，神效。

第二次治法药（第一次治法不愈，用此）

醉仙散　先量病人大小虚实，凡证候重而急者，须先以再造散下之。候补养得完，后与此药，用

胡麻子　牛蒡子　蔓荆子　枸杞子各一两，同炒　蒺藜　苦参　栝楼根　防风各五钱

上为末，每一两五钱，入轻粉二钱，拌匀，大人每服一钱，淡酒调下，辰午戌各一服。后五七日先于牙缝内流黄涎水，浑身觉痛，昏闷如醉，后利下脓血恶臭尿为度。服再造散，当日必利下恶物，或异物或臭，或脓或虫。虫口黑色，乃多年者，赤色，是近年。数日又进一服，无虫乃止，方用

郁金五钱，如无升麻代　皂角刺黑者　大黄泡，一两　白牵牛六钱，半生半炒　木通　朴硝

上为末，每服半两，早晨无灰酒面东送下，忌毒食半月，止食白粥，渐至眉毛皮肤如常，甚者三二次而愈。须依法调理，不可妄有劳动。终身忌牛马驴骡雄鸡野味糟脏，犯者再举，不治。又换肌散，治大疯年久不瘥，眉毛脱落，鼻梁崩坏，不易取效，用

白花蛇四两，酒浸去皮骨　地龙二两，去泥　当归　细辛　白及　白芷　天麻　蔓荆子　灵仙　荆芥　甘菊　苦参　柴胡　沙参　木贼　不灰木　炙甘草　沙苑蒺藜　天门冬　赤芍药　定风草　何首乌　菖蒲　胡麻子　草乌去皮脐　苍术　川芎各一钱

上为末，每服三钱，以酒尽量为度。

第三次治法药（第二次又不愈用此）

紫花丸用

木香　沉香各二钱五分　人参一两　当归七钱五分　天麻五钱　皂角刺五钱　寸香一钱五分　乳香　没药各二钱　雄黄五钱　辰砂五钱　肉豆蔻一枚　定风草一钱五分　还童子一两　为末，作一处包之。

白花蛇一条，酒浸湿，去头尾皮骨　何首乌　荆芥穗　灵仙　蛇床子各二钱　麻黄去根节，二钱　胡麻子一钱

上六味，拌蛇浸一宿，通取出晒干，仍还原酒浸曝酒尽为度，上药为末作一处包之。

防风　羌活　甘草　细辛　川芎　独活　苍术　枇杷叶　白芍药　赤芍药　白蒺藜　金银花　五加皮　白芷　苦参各五钱　胡麻子　白附子　麻黄　川牛膝　草乌　川乌泔水浸泡　石菖蒲各二钱五分

上药为末，作一处包之。以大枫子半斤去壳，新鲜者佳，发油黄色者不堪用，磁器盛之。封其口，顿沸汤中，锅盖密封之。勿令透气。文武火煎，候黑烂为度，杵无渣如油，入已上三包药，加元米饭杵膏糊丸，如梧桐子大，晒干不见火，每五十丸，鸡鸣午时临卧各进一服，茶汤送下。轻者一料可愈，重者三五料，断根为度。止吃时菜白粥，余物总忌，庶免再发。

回生录治疯法

夫风者，百病之长，故诸家方论集之于首也。至大麻疯虽有三十六种之症，然亦原于六邪，皆不外风寒暑湿燥火，或酷热，大水，或醉后坐卧迎风，传入毛窍。或雨雪湿衣沾体，或久冰皮肤，冻顽不知。或遇烘熏，其气收于经络，传于荣卫。或酒后坐卧湿地，或酒后大热睡卧深林，恣为凉快。或因湿草地上睡卧，或患者登厕，乘患者之毒。或睡卧患者床褥，或与患人交合传染。是皆五脏之受其毒，而有

青黄赤白黑者，形于面目，见于肌肤。假如心经受病，名曰火癞，其色赤，脚上起紫，眼昏有丝，或如火烧之状，或断肢节，眉发脱落。肝经受病，名曰木癞，其色青，遍身紫绿，或有泡起，眉毛不落，面目掩着，如生疮之状。脾经受病，名曰土癞，其色黄有浮气，遍身起黄癣，身有疮如痦瘟，形如弹子，或似青毒，渐渐溃烂肌肤，瘙痒眉发皆脱。肺经受病，名曰金癞，其色白，眉毛脱落，面如虫行之状，遍身如癣如鳞。肾经受病，名曰水癞，其色黑，有瘢，脚底溃漏，四肢少力。此乃毒气受于内，而形色现于外。又有五死之由。皮死之由，麻木不仁；骨死之由，鼻梁崩塌；筋死之由，指节断落；血死之由，溃烂成脓；肉死之由，割不知痛。又有二绝不治，肺绝失音，肾绝耳聋，此二者不治之症也。百骨节痛，毫窍出血，名曰悴㥪之癞，与肾经同治。初染之时，不以为害，风入皮肤，不知不觉，故流于四肢，传于五脏，则腠理壅塞不通，因血气乖离，遂至成症。况有愚人，不知生死之门，恣意贪淫，不节饮食，不避风寒，任意作乐，不信良言，以致不救，深可叹也。治法列于下。

心经受病

心经受病，其色红，遍身起红色者是也。**用火煎药方。**

防风 羌活各四两 天麻三钱 胡麻二两炒 苦参八两，米泔浸 菖蒲二两 花粉 木瓜 川归 僵虫 蔓荆子去皮 独活 升麻 黄芩 菊花 薄荷 蒺藜 槟榔各二两 川芎 地骨皮 前胡 黄柏 荆芥各四两 剪草 全蝎各一两 朱砂五钱 枸杞子一两 五加皮四两 大枫子一斤，去壳

上为粗末，每服一两，水煎温服，渣再煎。欲出汗之前，先服此药，一帖出汗，用火草药，四日汗一次，待红色消尽方止。

火草药方

桑叶 荷叶 皂角叶 菖蒲 何首乌 蓖

麻叶 苍耳草 豨莶叶 忍冬藤 葎草叶似天麻而小叶，上有刺而无尖者，各四两

上用河水三桶，煎滚热，用大浴缸一只，将滚药汤，倾入缸内，用木架，令患者稳坐其上，外用鸡笼罩定，用旧绵被四围密遮，放头出外，头上用衣盖之。待一时久，不耐坐去罩，即令上床。切勿见风，即服丸药，戒口为重，直候身无汗方起。次早切勿梳头，恐风邪引入脑耳，慎之。

火丸药方

玄参 枸杞 黄芪蜜炙 蒺藜 胡麻 五加皮 花粉 蔓荆子各三两 剪草二两 大枫子二斤，去壳 川芎 天麻 全蝎水浸 牙皂各二两 防风 防己各二两 荆芥穗 生地酒洗 木通 黑丑 当归 牛膝酒浸 黄芩 芍药 羌活各四两 苦参八两，米泔浸 大黄一两 牛蒡子五两 升麻四两 黄柏四两 木瓜四两

上药俱为细末，米粉粥打糊为丸，如梧桐子大，每日暮午，空心不拘时，淡汤送下七十丸，或百丸，米汤送下亦可，汗后五日，亦可发汗。凡汗通五脏，出热邪毒气，要候粪门口不热，其毒乃尽，又每日临睡之时，服萍丹，此能续筋去骨髓之风毒。

萍丹 采萍歌云：不在山兮不在岸，采吾之时七月半，不问瘫风与癞风，铁包头上也出汗。其功之大，不可尽述。采时须七月中，采起不拘多少，洗净晒干，用瓦缸烧灰炼白。又用牙皂煎滚汤，用栲箕以袱铺内将灰入箕淋水，待味淡，将水入釜内，煎熬成霜。晒萍法，先用水一盆，放在底下，以节晒萍在上，方始得干。不然，虽晒之日久，亦不干也。又扫屋上无烟处青龙灰，不拘多少，照前药一样熬炼成霜。又以大朱砂一两，绿矾一两，共装盛入阳城罐内，以铜皮用针钻孔，将铁线缠系瓶口，外用猪毛蚯蚓泥，以盐水调封固，晒干，以炭火四围烧炼。预先以水一瓶，两口相合，取水火既济之理，待烧二炷香尽，无烟为度。即退

出火取出，研细临用，加减于后。

鼻塞，萍丹一两，加牙皂一两，寸香一钱；身有痛处，萍丹一两加入羌活二钱，乌药二钱；有疙瘩块，萍丹一两，加血竭一钱；有疮，萍丹一两，加入雄黄三钱；麻木不仁，萍丹一两，加入天麻二钱，淫羊藿二钱，共为细末，临卧用淡茶送下五分，重七分，切勿见风。

肝经受病，其色青，遍身起紫红色，或有泡，初得眉毛不落，面目瘙痒如虫行之状。

木煎药方

大黄　全蝎各一两　连翘　黄芩　地骨皮各四两　升麻三两　川芎　麻黄各五两　黄连　陈皮　牙皂　枳壳各二两　甘草一两，炙　天麻三两　薄荷五两　大枫子一斤

有痰，加石膏；有淋，加木通、滑石各三两；有痛，加羌活、防风、苍术、藁本各一两，上㕮咀，水煎温服，渣再煎。一七后看仍有紫泡疙瘩，乃血瘀不行，加红花、苏木各一两五钱；眼昏，加菊花、黄柏各一两；有烂，加血竭一两；有疮，加雄黄二两，苦参三两；麻木，加淫羊藿、当归各二两；面有虫行，加附子二两；腹痛，加木香、芍药各一两。

木草药方

首乌　荆芥　马鞭草　忍冬藤　槐树叶　桑叶　苦参　枫树叶各四两　防风二两

上各味煎汤，熏洗照前法。

木丸药方

胡麻炒　全蝎水浸　蒺藜炒，各二两　甘菊　天麻　僵蚕　黄芩　前胡各二两　菖蒲　苍术　厚朴各四两　杞子　苦参各八两　荆芥　地骨皮各八两　川芎　木瓜　连翘各二两　黄柏　升麻　槟榔　羌活　花粉　牛蒡各四两　枫子一斤

有疮烂，加雄黄二两；筋骨疼，加羌活、独活各二两；遍身烂，加乌梢蛇一条，酒浸五日，去头尾皮骨煮用。入前药末，酒糊为丸，晚稻米粉为糊亦可，晨、午、夕，淡茶汤送下七十丸，或百丸。

脾经受病，其色面黄有气，顽皮久烂，遍身起黄癣，身有疮，形如弹子，或似青梅，渐渐溃烂，发动肌肤作痒，眉毛脱落。

土煎药方

羌活四两　荆芥　赤芍各一两　防风　黄柏各半斤　蒺藜三两　黑丑二两　杞子二两　南星半夏制　槟榔各二两　胡麻　全蝎各二两　鼠黏子四两

㕮咀，水煎，空心服。有痰加半夏、花粉各一两；渴加麦冬、五味子各一两；热加黄芩、黄连各一两。

土草药方

松枝　忍冬草　苍耳　槐　柳　榆　苦参　黄荆　枫树叶

上各四两，煎汤熏洗，照前浴法行出毒，同前逐月用之。

土丸药方

全蝎　甘菊　海桐皮各二两　白芷　薄荷　黄连　蔓荆子各二两　枳壳　胡麻　蒺藜　大黄　杞子　连翘各二两　牛蒡　黄芩　玄参　桔梗　防风各四两　枫子肉半斤　木瓜一两

上为末，酒打晚稻米粉糊为丸，晨、午、夕，空心或米汤，或淡茶送下百丸。眼赤，加朱砂二两，黄芩一两；有疮癣，加雄黄；身有血块，加血竭、红花、苏木各一两；有气升而不降，加沉香五钱。

肺经受病，其色白，初起粉色，眉毛先落，面若虫行，遍身起癣如鳞。

金煎药方

升麻　连翘各六分　桔梗　黄芩各五分　生地七分　苏木五分　黄柏五分　黄芪三分　全蝎三分　人参三分　白豆蔻四分　甘草二分　地龙去土焙干，五分　桃仁三分　虻虫三分，去头翅　梧桐泪一分　川归四分　水蛭三分，炒烟尽　黄连三分　寸香少许

上药除黄连、连翘、梧桐泪、豆蔻等，先将寸香、水蛭、虻虫亦研为末，余药都作一服，水二杯，酒一盅，入连翘同煎去渣，入梧桐泪、白蔻、寸香再煎至七分，稍热服。忌酒面、生冷、咸味、油腻。

金草药方

桑叶　桃枝　枫枝　槐枝　柳枝　松枝苦参

冬时可加枳壳、忍冬藤。上各四两，煎汤熏洗，法同前，逐日用之。

金丸药

防风　桔梗　羌活　全蝎　独活　天麻灵仙　升麻　陈皮　首乌　麻黄　狗脊　川芎牛蒡　蔓荆去花，各四两　荆芥八两　风藤　川归各四两　蝉蜕　胡麻各二两　枫子肉二斤半雄黄二两

上为末，酒打晚禾米粉糊为丸，一日三服，清茶荆芥汤送下。鼻塞，加牙皂二两；有痰，加南星二两制。

肾经受病　其色黑，或脚浮肿，有气，形如墨斑，脚底漏溃，四肢少力。

水煎药方

防风　羌活　荆芥　黄柏　前胡　地骨皮五加皮　川芎各四两　天麻　花粉　石菖蒲　木瓜　甘菊　蒺藜　薄荷　胡麻　全蝎　僵蚕洗软微炒　黄芩各二两　独活　蔓荆各二两　枫子肉二斤

上锉，水煎温服。眼赤，加菊花、木贼各三两；心热，加朱砂、麦冬各一两；皮有黑泡，加血竭二两；脚有气肿，加防风、木瓜各三两；脚软无力，加牛膝、羌活各二两；肉烂，加血竭、雄黄各二两。

水草药方

萆草　苦参　麻黄　艾叶各四两　草乌　地骨皮各二两　大葱一钱　花椒一合　米醋一升

用水二三桶，煎汤熏洗，照前法用之。

水丸药方

黄柏　荆芥　地骨皮　蒺藜　防己　黄芩羌活　独活　木瓜各四两　防风　升麻　蔓荆子各三两　苦参六两　杞子　花粉　全蝎各二两木香五钱　寸香五分　枫子肉一斤

共为末，酒打晚禾米粉糊为丸，一日三服，淡茶汤送下。脚有气肿，加防己、木瓜各二两；有疮，加苦参二两，雄黄一两，苍术一两；皮肤肿，加连翘二两。

金蝉脱壳方

当归　川芎　防风　滑石　天麻各三两　芍药　桔梗各一两五钱　僵蚕　大黄各二两　人参独活　山栀　黄连　白术　蝉蜕　黄芩　石膏各二两　苦参四两　连翘二两　黄柏二两　细辛一两　荆芥三两五钱　羌活二两　全蝎二两　芒硝　沉香各一两　枫子肉四斤

先将枫子肉为膏，余药为末，用黄米饭打糊和膏，打千槌为丸，如梧桐子大，每服一百丸，一日三服，或茶汤送下。血盛，加泽兰叶、革巴革、蚵蚾草各二两；麻木，加淫羊藿、天麻二两；血少，加生地、熟地、血竭各二两；鼻塞不通，不闻香气，乃血气不行，不能贯通，以致滞塞，加片脑、朱砂、硼砂、牙硝、玄明粉等份为末，吹鼻内，一日三次即通。

桃花生肌散

硫黄 石膏 黄丹 柏皮 乳香隔纸焙 没药隔纸焙 黄连 轻粉 文蛤 螵蛸 全蝎 有水加血竭、儿茶、龙骨。

上为细末，先用葱椒汤洗净，软绢拭干掺上。

宣毒通气丸

（五日一次，去脏内热毒）

川大黄 江子 条芩

上为细末，面糊为丸，粟米大，空心面东温汤吞下十二丸，弱人八九得通，五六次温粥补之。如不止，煎甘草汤，吃下即止。切忌一应食物，胡椒、生姜、鸡子、老鸭、水鸡、鹅、羊、犬、猪肉、炙煿、葫芦、茄子、豆腐、面、酱、梨、李、梅、酒、醋、房事、元米、莲肉、芡实、山药，皆不可食。惟淡食调理，为养病之要，谨之。

药性简记（以备随方加用）

黄连泻心火，山栀、黄芩泻肺火，白芍泻肝火，柴胡、黄连泻肝胆火，木通泻小肠火，黄柏泻膀胱火，柴胡、黄芩泻三焦火。

药品制用记要

川芎水浸 川归水浸一日，微炒 羌活生用 防风去芦 山栀去壳 甘草可生可炙 胡麻去土洗，浸一日一夜，九蒸九焙 天麻酒浸一夜，湿纸包煨 青风藤 苍术米泔浸，春五夏三秋七冬十日换水 熟地酒洗 川乌去皮尖，生用 白芷 川牛膝酒浸 首乌忌犯铁器 蝉蜕去足嘴水洗 升麻 黄柏去皮蜜炙 杜仲去皮 姜汁煮、姜汁炒，断丝 藁本去芦 灵仙去土 大黄生熟取用 荆芥去根 连翘去桔 苦参元米泔浸一宿，焙晒 乌药 牙皂焙去皮核 郁金 蔓荆酒浸一宿，培干 全蝎水浸，去足，翅微炒 白茯苓 白术土炒 黄连去毛，蜜炙 虎骨酒炙酥炙，焙黄用 黄芩 人参 乳香灯草同研 朱砂 牛黄 寸香研用

预免疯病方

（与患人接近者，服之神效）

灵仙 何首乌 川萆薢草 蚵蚾草 防风 蔓荆 苦参 川芎 荆芥 泽兰叶 麻黄 独活 羌活 甘草 天麻 苍耳 牙皂 牛蒡子 川归 北细辛各净一两五钱 枫子肉一斤半

共为末，酒糊为丸，每服四十丸，茶酒送下。

遍身大烂敷药方

蛇床子 雄黄 硫黄 白枯矾 草乌 寒水石煅 密陀僧各等份

为细末，或柏油、香油调涂神妙。

柏叶丸方（能生眉发）

用侧柏叶，九蒸九晒，为末，炼蜜为丸，一日三服，每服百丸，开水送下。

黑虎丹

（治大疯并治一切诸风恶疾）

川乌去皮尖，面包煨 草乌生用 苍术米泔浸 石斛蒸 白芷 细辛 防风 麻黄去根 首乌 川归 荆芥各等份

共为末，炼蜜为丸，如樱珠大，每服一丸，随引。手心肿风褪皮者，天麻汤下；指节破裂，断节恶疾，盐汤下；身生赤点，肺风大重，防风汤下；身上紫点疯，皂荚汤下；妇人脚麻疯，鸡爪疯白汤下；大疯眉毛脱落，冷茶下；瘫痪急疯，酒送下。

疮如树皮搽药方

黄柏　大黄　硫黄各一两　黄连三两　黄芩四两　螵蛸五斤四两　儿茶　赤石脂各一两　枫子肉一斤　水银五钱　雄黄三钱　轻粉六钱

俱为细末，柏油调搽。

治各疯配药法

凡治疯者，务须详细观察，必各有名。始则五脏染其毒气，毒归于内，形现于外，察形观色，治无不中。若患者轻视缓治，不禁酒色，不忌口食，难矣。

柘子疯

初起皮上有疹点，形如柘子样，周行遍身痒甚，重病配合前用枫子头四斤，丹用七分，乃心经受病，主而治之。

鳝孔疯

初起时因破肉处有出脓水，手爬出血，引风透入经络，不致散成此疾，配合前心经法治之。用枫子四斤，重者五斤，丹用二钱。

漏线疯

初染身上孔出脓血，风入骨髓，传于四肢，遂成重风，与鳝孔风同治。

脱足疯

初因手足破裂，损伤皮肤，风入腠理，大风形黑。与肾经配合治之，用枫子头三斤，丹用五分。

疱节疯

初起因骨节肿痛，或出脓血，因痰所致而作，或手足动处，作成疙瘩，或如梅子，不痛不痒，致成重症。照肺经配合，用枫子三斤，出脓血者四斤，丹用一钱。

紫云疯

初发形如云，有圈四围红烂，大小不一，此系重疯，形现于外，心火大虚。配心经药，用枫子头三斤，丹用五分。

赤牙疯

初生面上如赤牙尖样，或没或现，不时发出，乃心经受毒。用枫子头三斤，配合心经，丹用五分。

紫萍风

初起皮上形如紫点相似，或没或现，数日起一次者，发作无时，又如蚊蚤点形状，系心经所染热邪。用枫子三斤，丹用五分。

火炼疯

面上形如火烧，赤色手足热，睡卧不安，足喜蹀冷地，口中无味，风入骨髓，此系重症。配合心经药，用枫子头三斤，丹用五分。

赤霞疯

身与面形如赤霞艳色，乃热极甚矣，与前火炼疯同治。

雁爪疯

形如雁爪，或片或散，春深秋间发作，此腠理血不通，系至重症疯，必先落指甲。配合肺经药，治用枫子头三斤，丹用五分。

雁来疯

每遇雁来时发作，眉毛落，面皮皱，手足疼，颜色轻紫，此系重症难治。照肺经配合，用枫子头三斤，丹用七分。

鸡爪疯

初生如鸡爪样，有起瘰，热极骨髓，有麻木难治，系心经受毒。用枫子头三斤，丹用三分。

白炼疯

初生如花癣样，亦有其中生疮爬，初起皮若染湿风，气入于内。配合肺经药，用枫子头二斤，丹用三分。

炼眉疯

初起先从眉间作痒，眉毛脱落，攒行骨上作肿，或如虫行之状，如风吹发拂面，一名曰染滋疯，毒邪入内。用枫子头三斤，丹用二分半。

蛇皮疯

初起形如蛇皮，或黑白二色，起鳞作痒，肌肤粗糙，透入骨肉，皮皱爬燥，乃肺经受邪，系染滋疯。用枫子头二斤，丹用二分半加雄黄。

牛皮疯

初起形如牛皮，黑色不痛不痒，属于肺经，至重之症。用枫子头二斤，丹用三分。

疹子疯

初起或似皮下有点，或有或无，至旬而作，或一日又发，乃系肾经受病至重。用枫子头一斤，丹用二分。

白粉疯

初起时皮下作痒，爬动作粉色起，此风入肺经，则成大疯，发须渐落。用枫子头二斤，丹用二分。

鼓钉疯

初起时手足生大血疮，如鼓钉样，或烂或脓溃，或脓血才好，血盛又作，此系心经受毒。用枫子头一斤，丹用五分。

冷水疯

初起时两脚生疮作烂，此由汗出时投冷水

濯之，浸入毛孔，湿气不行，毒入肾经受病。用枫子头一斤，丹用三分。

血疯疮

初生疮起泡出血，未愈又作，皮下染风湿重，血肉溃烂，热极骨髓，此心经火盛。用枫子头一斤，丹用二分。

鹅口疯

初起生疮作痛，热引诸阳，聚会于面，久则致成大疯，乃皮染滋疯入肠极热之症。用大枫子头一斤，丹用五分。

乌蛇丸方

乌蛇一条，去皮骨，酒煮　地骨皮去土骨　山栀　白芷　草乌　白附子　胡椒各等份

为细末，入枫子油二两五钱拌匀。如无油，入枫子肉五两。和为丸，每服三四十丸，温酒送下，空心食前临卧，日进三服。

敷药方

黑狗脊去皮，二两　蛇床子四两　寒水石二两　硫黄六钱　枯矾　朴硝少许

各等份研细末，香油调敷，未烂不必敷之。

生眉毛药方

皂角刺焙干　鹿角煅存性　薄荷　蜂房　牛口茨　银花　天罗藤　地松各等份　为末，醋调敷上。

豨莶丸原方

豨莶净叶一斤，九蒸九晒　大胡麻二两，酒洗蒸　防风二两，去芦　生地四两，酒浸晒　白芷二两　羌活二两　白蒺藜二两，炒去刺　独活二两

荆芥二两　天麻二两，面包煨　苦参二两

炼蜜为丸，每服四钱，空心陈酒送下。

加减豨莶丸方

豨莶一斤，九蒸九晒，入肝肾二经，补元气，祛风湿，强筋骨，长眉发，生发鬓，能宣能补，久服延年　何首乌八两，去渣皮，酒浸，黑豆拌，蒸晒九次为度，要生者一斤制得八两　苦参四两，元米泔浸一夜，去浮面腥气，晒干焙，明目、止泪、去湿、杀虫，专疗大风肠癣　川牛膝二两，补肾气，除寒湿，引诸药下行　淮生地八两，竹刀切片，晒焙干，勿犯铁器，凉血补阴，去瘀生新　薏苡仁四两，炒，祛风湿，理脚气，除热健脾，多用自效　白蒺藜八两，杵，去刺炒，行血下气，明目治风，补肾止遗　牡丹皮二两，酒洗，除风痹，去瘀血　大胡麻四两，水淘去浮，酒蒸，补阴去风，久服延年　防风三两，去芦，专治久风恶风，尤解附子毒　甘菊花四两，焙干，补阴气，明目聪耳，除胸中热，去头面寒、死肌湿痹、目泪头疼　枸杞子四两，焙，明目补肾，又去皮肤骨节间风，散疮肿热毒，久服延年　川羌活三两，去芦，散八表风邪，利周身节痛，善行气分以理游风　当归二两，去瘀生新，舒筋润肠　独活二两，治新旧诸风湿痹，筋骨挛疼，善行血分以理伏风　云白术二两，九制，腰脐血结，祛周身湿痹，且制胡麻之滑润　白芷二两，明目散风，祛寒燥，又治头但不可久用　明天麻二两，大如茄，面包煨，活血通窍，治诸风麻痹不仁、语言瘫痪　荆芥二两，行血发汗，疗风在皮里膜外者　甘草二两，炙，亦可生用，解百毒，和诸药，尤解附子毒　秦艽二两，祛风活络，养血舒筋

上为末，用金银花五斤，煎膏为丸，每服五钱，陈酒或白汤送下，空心午后二次，第二次服，当加人参三两，去白术一味。

浸酒方

何首乌四两，生用，去皮　川牛膝一两　宣

木瓜一两，去湿，调荣卫，腰肾脚膝之要药也　防风二两　淮生地二两　丹皮一两　苍耳子四两，杵碎，去刺炒　当归二两　苦参二两　米仁二两　桂圆肉二两　川羌活一两　秦艽二两　蕲蛇一两，去皮骨

用陈酒不拘斤两，满坛隔汤煮，香三炷为度。

简便洗浴方

苦参一斤　荆芥一斤　防风四两　甘菊花四两

随意加桑叶、松毛、豨莶叶、金银花俱可。

擦药

当归五钱　红花五钱　芍药五钱　黄芪五钱　甘草　苦参　血余　白附子　防风　白芷　杏仁各五钱　胆矾三钱，不痒可不用

上用麻油二斤，同煎，煮药渣枯黑色，去渣，入白蜡二两，收为膏，不拘时敷患处。

紫云白癜破皮三等疯方

防风　荆芥　角针　僵蚕　乌药　陈皮　麻黄　灵仙　生地　银花　水煎空心服。

又三等疯酒方

风藤　蒺藜　荆芥　川芎　白芷　胡麻　羌活　独活　首乌　豨莶　乌蛇各一两　苦参　防风　当归各三两　川乌　草乌　桔梗各一两

将大酒七斤入瓶内，煮三炷香，出火毒，空心服一杯，日进三服。

麻疯出汗方

甘草一斤　麻黄三斤　乌药十二两　乳香

没药各三两　防风　荆芥　苦参　蒺藜各一两
僵蚕一两　闹杨花四两　大胡麻一两　核桃四两
红枣一斤　火酒一斤　水五斤　蝉蜕　全蝎各二
两　乌蛇一条

共入罐煮三炷香，出火毒吃。

仙传急救麻疯法

但有人犯此症者，全体顽麻，肉死割切不
痛可治，皮死麻木不仁不治。骨死鼻塞可治，
筋死手足脱落可治，血死遍身燥烂，外肾并肿
可治。凡三丧不治，心丧两目失明，肝肺丧失
声，肾丧两耳聋塞。除此三丧，急治之，皆效，
先服灵明散。

槟榔　大黄　贯众　黑丑半生熟，各一两
雷丸五钱半　角刺灰，一钱五分　大戟一钱五分

共为末，用皂角煎膏为丸，每服三钱，空
心冷茶送下。天明泻下，或虫或积，但见青黄
赤白虫可治，黑虫难治。用净盆小便看之，如
碎麸皮相似，过三日后再服。

妙应黑白散

凡人身中有一万八千尸虫，共成在人身。
体中若无尸虫，人身不立。复有诸虚诸积，黄
病诸疯，若犯之非害人身也，或眉发脱落，遍
身生疮，痛焠作痒，日久如鱼鳞者，服此药
立效。

乌梢蛇　白花蛇各四两，用中段酒浸一宿，
去皮骨　大川乌一两五钱，切碎　何首乌　草
乌三两，川乌用麻油浸一宿，取出去油，炒干用
薄荷　荆芥各五两　木香　芍药　当归　防风
白芷　天麻　川芎　羌活　独活　甘草各一两
乳香　没药各五分　自然铜醋煅七次，为末，
三分

如虚弱中年，将大黄、荆芥、羌活各退
用十味为末，每服一钱。夏天冷酒送下，冬
天热酒送下，日进三服，午时茶送下。一半

为末，一半糊丸，如桐子大，每服一钱二分，
清茶送下，末药酒送下，双日服末，单日
服丸。

除疯丸

枫子一斤，酒浸，秋冬五日，夏三日，研碎入
药　人参五钱　防己　没药各一两　官桂五钱
白芍一两　荆芥一两　防风一两五钱　当归一两
独活二两　羌活　玄胡索　大黄各一两　蝉蜕七
钱　苍术一两　半夏一两五钱　姜黄　麻黄　干
姜各一两五钱　甘草一两五钱　柴胡　枳壳　石
楠叶各一两　黑丑一两五钱　杏仁去皮尖　乌药
地骨皮　乳香　陈皮各一两　黄芩　胡麻炒，各
二两　香蛇一两　黄柏　苦参各二两　穿甲七钱
五分　黄连六钱五分　甘菊二钱二分灵仙五钱　蔓
荆子一两，炒

共为末，老米粉为丸，每服五十丸，空心
酒送下，日进三服。

大疯退热散

(大寒之剂，必倒脾胃，若非火热，不可轻试)

麻黄二两　石膏二两　滑石三钱　白芍一两
五钱　薄荷二两　黄芩　山栀各二两　白术二两
独活　羌活　连翘各二两　大黄三两　归尾　朴
硝各二两　为末，每服三分下。

洗浴方

(治疮癣如鱼鳞之形或痒痛，皆可治之)

首乌　苦参　荆芥　防风　朴硝　地骨皮
各一两　艾叶　桃　槐　柳各四两

先将上四味打碎，用水一锅，与前亦六
味同煎，数滚去渣淋洗。浴后，服前药一服，
百日可愈。如年久深远，风毒恶疮，俱可
洗之。

治疼痛走注疯症方

精德乌　草乌各二两　首乌二两　南星　自然铜醋煅五次　灵脂　松香　地龙去皮，各一两　木鳖子一两，切碎，水浸一宿，去壳末

如麻疯不知疼痛，加穿山甲五分、蛤粉同炒，入药拌晒干，酒浸后为末，水丸如弹子大，晒干细嚼，好酒每服送下一丸。如麻木处用刀破出血。若遍身生痛作痒，川芎煎酒送下。此药不可多服，忌房事、毒物、盐、酱、生冷。

金枣丹

（治诸般麻疯并痛疯顽麻瘫痪）

川乌去皮　防风　雄鼠屎各五两，炒　独活　苍术泔水浸三日　蔓荆子　荆芥各四分　木香三两　羌活　细辛各二两　全蝎一两，去尾　雄黄一两五钱　当归一两　蓖麻子三两　甘草二两　乳香一两　番木鳖二两，酥油蜜炙　首乌四两　僵蚕六两，炒　藁本四两　没药一两　草乌二两

共为末，元米粉糊为丸，金箔为衣，好酒送下。量大而壮者一钱，弱者五分，末尤妙。此药数服，不可见风。忌猪、羊、鲜鱼、发风等物。

治疯丸

苍术半斤，四制　皂角一斤，酒拌，九蒸九次　当归二斤，酒洗　苦参一斤　豨莶一斤，晒干，蜜酒拌，蒸九次晒干　为末，酒蜜为丸，每服二钱，老酒送下，日进三服。重者一月，轻者二十日可愈。

升炼擦药方

大枫肉　方八肉二味研　蛇床子　蓖麻仁　槟榔　黑丑　僵蚕　红花子　大麻子　白芥子　棉花子　芝麻　雄黄各二两　硫黄一两　黑豆一升

各为末，用油胡桃肉半两，将前药拌匀，共入罐内。槐枝条塞满罐口，四面用盐泥封固。如法开坑，先将大碗一只，放在坑内，次将药罐，倒令将罐口对碗口，四面盐泥固好，外用砖砌八眼炉，围药罐在中。四围桑柴火烧罐底，三炷香冷定。取出将油退火毒，擦疮患，妙极如神。

统治三十六种疯疾神方

苍术泔水浸，酒炒　麻黄去芦，各三两　白术麸炒，三两七钱　草乌一两半，甘草麻黄制　防风　细辛　甘草　首乌各二两　白附子　雄黄各五钱　川芎三两七钱五分　灵仙　羌活　全蝎　白芷　蜂房有子用　天麻　远志各三两

共为末，每服一钱二分，要发汗服一钱七分。临睡热酒送下，以醉为妙。

万灵龙蛇换骨丹

（专治三十六种大麻疯症神效仙方）

防风一两五钱　乳香五钱　沉香三钱　木香五钱　甘松一两五钱　大黄二两五钱　苦参一两五钱　没药三钱　白芷　紫背浮萍七月中取　天麻　苍耳子各一两五钱

将前药十二味为末听用。麻黄二两，将滚汤泡过，用泔水念碗，浸三日三夜。取出打烂，浸药水煮三五滚，去渣，煎成膏子。将前药末打为丸，分作一十八丸。将陈酒一碗用药打碎，入罐内重汤煮一炷香，取出服之。取汗避风方好，后用前项擦药。

除根丸药方

羌活　独活各六两　两头尖三两　寸香五钱　草乌二两　胡麻半斤　荆芥　苍术各七两　灵仙六两，酒洗　石菖蒲六两，酒洗　木通三两　当归

八两　虎骨二两半，炙　苦参一斤　藁本六两　僵蚕二两　蝉蜕半斤，酒洗　白芷六两　杜仲五两，盐水炒　连翘六两　蒺藜半斤，去刺　朱砂七钱七分　黄芩　生地六两　枫子肉二两，炒　升麻四两　风藤五两　首乌六两　天麻五两　牛膝半斤　全蝎六两　细辛四两　川芎三两　山栀半斤　蔓荆子六两　苍耳子半斤，取肉

共三十六味，管三十六种疯疾，共为末，老米粉为丸，每服二钱好酒送下，白汤亦可，日进三服。

治大麻疯仙方

用大肥鸭一只，饿一日。将赤练蛇一条，切碎，麻黄四两，羌活四两，大附子三两，寸香一钱，共为末，用好酒一碗，陈米二升拌匀，作三四日喂鸭。待后鸭毛将落尽，杀之煮烂，去骨，加川乌、草乌、红花、蝉蜕各一两，豨莶草、当归、白花蛇、金银花各四两，土茯苓五斤，发灰二两，伏龙肝五钱，共为末，和鸭与酒，糊为丸，桐子大。每服六十丸，加至百丸止，好酒日进二服。

治大麻疯洗浴取虫法

取大公鸡一只，带血挦光，去毛肚净，下锅多水煮熟，先以毛汤滤清，俱入浴缸内，洗浸长久得透。又用前汤再洗透，拭干，以新青布被单盖之，上用绵被，或夹被盖，须卧得安稳，量病人酒量多少，饮醉睡去，遍身出汗，看其被上细白虫无数，出尽痊愈。再服养气活血，去风顺气之药。忌房事、发风动气等物，百日可愈。双目昏黑，眉发自落，鼻梁崩倒，肌肤疮烂，不可救效。方用皂角针三斤，九蒸九晒为末，煎膏为丸，每服二钱，白汤送下。十日眉发自生，肌肤潮润，眼目复明。

大麻疯发汗洗浴方

松毛十斤　防风　荆芥　川椒各一两　皮硝四两　葱汁　姜汁各一盏　野菊花　闹杨花各一大把

将元米柴烧灰，淋水二三桶，煎前药，令患人入浴缸内重洗，待汗出透为度。未浴前先服防风通圣散，加麻黄五钱，葱五根，姜七片，煎服后，方可洗浴出汗。

雄漆丸（治疯如神）

好漆一斤，酱蟹半斤，打烂取汁，煮漆待干，烟尽为度，干漆四两，配明雄黄半斤共为末，豨莶草煎膏为丸。每服一钱，好酒送下。极重半斤，轻者四两为限。

豨莶膏

（入肝肾二经，补元气，祛风湿，明耳目，久服延年）

九月九日采得，去根连茎叶细锉，打烂取汁，煎炼成膏，以甘草熟地煎膏，炼蜜三味收之。酒调服，功妙不可尽述。

曹邑宰传酒药方

石衣半斤，洗净　当归四两，微炒　羌活　秦艽　独活各四两　乌芝麻半两，微炒

用煮酒十斤，浸数日，早晚服之。

治口眼歪斜立效方

川乌末，用蟮血调匀敷患处，左歪贴右，右歪贴左。

治半爿头痛疯方

用苦葫芦煅灰，每服一钱，好酒送下。先

要大缸内洗浴后，服药出汗即愈。

治大麻疯神效验方

大胡麻一斤，炒　小胡麻一斤，炒　苦参一斤，米泔洗晒二次　大枫子一斤，去壳，取肉，砂锅煮熟，用灯草押去油，研碎入药　当归四两　白术四两，土炒　白芷四两　白蒺藜四两，去刺　牛膝四两，酒洗　荆芥四两　苏州白菊花四两，去根蒂

共晒干，磨成极细末，水发为丸，或米糊为丸，如绿豆大，每服四钱，粗茶送下。无论时候，日服三次。忌猪肉、肝肠、鸡子、鲜鱼、鸭子、赤豆、面食、南瓜、茄子、牛、羊、鹅、犬肉、白酒、火酒，并房事、一切发物。如此四年，可痊愈矣。

治瘫痪乌龙方

川乌五钱，炮，去皮尖　五灵脂五两，淘去砂

二味共为末，加冰片少许，寸香一分，共为细末，滴井水为丸，如皂角子大。每日五更、临卧各服一丸，以姜汁化开，好酒调服，一日

二服。疾轻者，数日见效。一年以上者，一月可愈。

治鹅掌风方

槟榔末一钱　硫黄五分　川椒末五分

共为末，用腌猪油调搽，以侧柏烧烟熏之。又方，槟榔、冰片，用糠油调搽。取糠油法：用糙米糠勿晒干，将大碗三只，碗面上用绵纸糊盖，待其干，将糠升许堆尖，用火自上烧下，隔纸寸许，便去糠，碗中便有油矣。其子上有水窠，将针细细挑穿，用以擦上，三五次可愈。

愈疯丸（治白点疯）

生漆半斤，用蟹五只，竹刀切碎，拌漆内，滤去渣，煮三炷香　豨莶半斤，九蒸九晒　苍耳草净仁，四两　雄黄五钱　苦参六两　防风四两

共为末，将前漆水为丸，如桐子大，每服十五丸，加至五十丸，七十丸止。忌生冷、猪、羊、鹅肉等物为妙。

喻选古方试验

（清）喻嘉言 辑

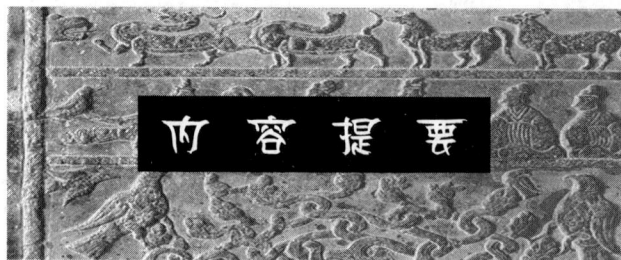

本书四卷，清·喻嘉言选辑。喻氏医名，不知医者皆知。其著作刊行传世者亦广，惟此书罕有知者。将万余首博而不约、泛而不精之《本草纲目》附方，选辑成之。沙中淘金，其精可知。又经钱塘王兆杏试验，绍兴裘吉生增订，洵一部家家人人宜备、为随时检用之简便验方也。不特以书稀为可珍。

序

《本经》昉自神农，岐伯造方疗疾，仓公、扁鹊皆有方，腐迁隶诸列传。厥后窥天人之笕钥，阐阴阳之奥窍，仲景之方为神。自是以降，代有明者。大都神仙隐逸，学士通儒，方书可考，有明·李濒湖辑《本草纲目》，淹贯群籍，搜览遗文，二十七年乃成，博而能精，不愧名士，兼采医方以万计。古越蔡氏集《万方针线》，为濒湖功臣。余幼嗜医学，苦质钝识肤，譬之无目而游，与道大远，兢兢焉不敢尝试贻谴。前年春，汪竹隐部郎告余曰：家藏《本草纲目医方》，皆喻嘉言选定。亟假归展阅。喻注云：非闻见凿然，不轻下笔，知其不我欺也。取所选录成帙，间有一知半解，触类发明，并以试验方附焉。夫医之有方，犹车之有轨也。车不遵轨，动至颠覆。然寒暑燥湿，穷通得丧，万变不齐，执方治病，患不相能。岂知古人制方，缓急奇偶，具有名理。今人智慧，远不逮古，化裁通变，师古而不泥古者，百不一觏。粗工冷热杂投，补泻互进，甚则虚虚实实，方与病乖，不服药为中医，良可悯叹！爰以喻选古方及试验者付梓，其或舟车仓卒，与贫无力者，遇病叩方，应手而得，亦推广前贤济世婆心云尔。

道光十八年岁在戊戌良月钱塘第花王兆杏识

凡　　例

一方数见者，注明见某门，有未能详注者，在叩方者触类求之。

神农《本经》，人部惟发皮头垢一二种，后世治传尸病，用天灵盖，虐及枯骨，作俑者其无后乎？且用之未有一效，人心已丧，安得延年，故天灵盖方概不录。

崔行功小儿方云：凡胎衣宜藏于天德月德吉方，深埋紧筑，令儿长寿。若为猪狗食，令儿癫狂；虫蚁食，令儿疮癣；鸟鹊食，令儿恶死；弃之火中，令儿疮烂。近于社庙污水井灶街巷，皆有所禁，亦铜山西崩，洛钟东应之理。后世术士，用胎衣蒸者炮炙，独不犯崔氏之禁乎？且用紫河车而效者，百不一闻，并恐有毒，转致杀人，故紫河车方概不录。

红铅乃方士邪术，取童女初行经水服食，以为秘方。按萧了真金丹诗云：一等旁门性好淫，强阳复去采他阴，口含天癸称为药，似凭洳沮枉用心。至理名言，可破下愚之惑，乃孙东宿列之服食，殊可怪叹！凡红铅方概不录。

牛犬皆有功人世，不食牛犬肉者，终身无犴狱之灾，并不染瘟疫，信而有征。且食牛犬肉易中毒，马肉亦然，不可不戒。昔陶宏景搜取虫鱼，编入本草，阻升仙路，况牛犬乎？故凡用牛犬等方，间载一二，其得已者概不录。

喻选而外，耳闻目见，试效者附录。

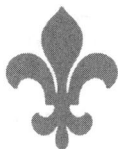

目　录

卷四

喻选古方试验卷一

喻嘉言选辑　　　　裘吉生增订

王兆杏试验

合药分剂法则

古称惟有铢两而无分名，按蚕初吐丝曰忽，十忽曰丝，十丝曰厘，四厘曰累音垒，十厘曰分，四累曰字，二分半也。十累曰铢，四分也。四字曰钱，十分也。六铢曰一分去声，二钱半也。四分曰两，二十四铢也。古之一两，今用一钱可也。

少许者，些子也。

等分者，非分两之分，谓诸药斤两，多少皆同尔。

方寸匕者，作匕正方一寸，抄药末，取不落为度。匕即匙也。

一字者，以钱一字，抄药末不落为度。又一字，二分半也。

药以升合分者，古之一升，即今之二合半也。

丸如细麻者，即胡麻也，略相称尔。黍粟亦然。如大麻者，准三细麻也。如小豆者，即赤小豆，以三大麻准之。如大豆者，以二小豆准之。如梧子者，以二大豆准之。如弹丸鸡子黄者，以四十梧子准之。

巴豆若干枚者，粒有大小，去心皮称之，以一分准十六枚。附子、乌头若干枚者，去皮毕，以半两准一枚。枳实若干枚者，去穰毕，以一分准二枚。橘皮一分，准三枚。枣大小三枚，准一两。干姜一累者，以一两为正。

半夏一升者，洗毕，称五两为正。川椒一升，三两为正。吴茱萸一升，五两为正。菟丝子一升，九两为正。菴䕡子一升，四两为正。蛇床子一升，三两半为正。地肤子一升，四两为正。

桂一尺者，削去皮，重半两为正。甘草一尺，二两为正。某草一束者，三两为正。一握一把者，二两为正。

养生须知

盛暑浴冷水，成伤寒。花瓶水，饮之杀人，腊梅尤甚。热米泔沐头，成头风，女人尤忌。水经宿，面上有五色者，有毒，不可洗手。汗后入冷水，成骨痹。产后洗浴，成痓风，多死。酒中饮冷水，成手颤。毡不宜久卧，吸人脂血，损颜色。夏月远行，勿以冷水濯足；冬月远行，勿以热汤濯足。

烧酒贮锡注，浸渍久，饮之杀人。葱蒜韭俱不可与蜜合食，能杀人。

早行山行，含姜一块，不犯雾露清湿之气，及山岚不正之邪。太上元科云：庚辰日去手爪，甲午日去足爪，每年七月十六日，将爪甲烧灰，和水服，三尸九虫皆灭，名曰斩三尸。又甲寅日，三尸游两手，去手爪甲，甲午日，三尸游两足，去足爪甲。

患病须知

凡喘嗽人及水肿者，禁食盐。糯米性黏滞

难化，小儿病人俱忌。凡病人忌食豆腐，难克化，大病后，溃疡后，断不可食腐衣，病目者尤忌，能生翳而障目光。病目赤，不可浴，浴汤驱体中热，并集头目，目必甚。凡患热病及喘嗽者，多食樱桃，立病，且致死。樱桃属火，性大热而发湿，小儿尤忌。患疮人，触马汗、马气、马毛、马尿屎，即加剧。马汗，无疮人亦不可沾肤，能生疮痒，近阴即成杨梅疮。患热病后，食牛羊狗肉必死。病痔人，多食姜兼酒，立发。淳于意曰：病有六不治，骄恣不论于理，一不治；轻身重财，二不治；衣食不适，三不治；阴阳脏气不定，四不治；形羸不能服药，五不治；信巫不信医，六不治。

服药须知

凡草木药皆忌铁器，补肾药尤忌。服地黄、首乌等补药，忌食羊血。服黄连忌猪肉，犯之漏精。元参勿犯铜器，饵之，噎人喉，丧人目。凡服荆芥药，不可食河豚，大相反，犯之不救。凡喉证，服甘桔汤后，切勿以玉枢丹继服，中有大戟相反，多服杀人。辰砂见火则有毒，能杀人。雄黄须油煎九日九夜，乃可入药，不尔有毒，慎勿生用。辰砂得火则毒，雄黄得火则良，各从其性。凡丸药，滴水丸易化，蜜丸取其迟化，而气循经络，蜡丸取其难化，而旋旋取效，或毒药不伤脾胃。制药贵在适中，不及则功效难求，太过则气味反失。酒制升提，姜制发散，入盐走肾而软坚，用醋注肝而住痛。童便制，除劣性而降下。米泔制，去燥性而和中。乳制润枯生血，蜜制甘缓益元。陈壁土制，窃真气，骤补中焦；麦麸皮制，抑酷性，勿伤上膈。乌豆汤甘草汤，渍曝，并解毒，致令平和。羊酥油、猪脂油，涂烧，咸渗骨容易脆断，去穰者免胀，抽心者除烦。病在胸膈以上，先食后服药；病在心腹以下，先服药后食；病在四肢血腹，宜空腹而在旦；病在骨髓，宜饱满而在夜。病下陷者升之，东垣补中益气汤。黄芪蜜炙，人参、炙草、白术土炒，陈皮、归身、升麻、柴胡加姜枣，表虚者，升麻蜜水炒。病上僭者降之，丹溪补阴丸。黄柏、知母、熟地、龟甲、猪脊髓和蜜丸。发汗药，必用紧火热服；攻下药，亦用紧火煎熟，下硝黄再煎温服；补中药，宜慢火温服；阴寒急病，亦宜紧火急煎服；阴寒烦躁，及暑月伏阴在内者，宜水中沉冷服。黄芩治肺，必妨脾胃，以酒炒同甘草用，即无害。苁蓉治肾，必妨心，以牛膝、磁石等驭之，即不入心。干姜治中，必僭上，干姜炮而同苍术用，即不僭上。附子补火，必涸水，以地黄、枸杞、元参辈滋之，即不涸水。故立方之运用在一心，而服药者，不可妄为增减。人参汤，须用流水煎，止水不甚验。凡药盐水炒者，以盐掺水中，搅匀拌炒，俗以井水为盐水者非。凡方中赤小豆，乃五谷中赤豆，俗以半红半黑之相思子为赤豆，误服杀人。凡汤中用酒，须临熟下之。凡服蛇酒药，切忌见风。

食物宜忌

猪、羊心肝有孔，六畜自死口不闭，六畜疫病疮疥死，脯沾屋漏，诸兽中毒箭死，肉煮不熟，肉煮熟不敛水，六畜肉得盐酢不变色，肉落水浮，六畜肉随地不沾尘。

以上十种，食之杀人。

诸畜心损心，诸脑损阳滑精，六畜脾一生不可食，春不食肝，夏不食心，秋不食肺，冬不食肾，四季不食脾。阉鸡能啼者有毒，勿食，鸡不可合胡蒜芥李食，同生葱食，生虫痔，同糯米食，生蛔虫，小儿五岁内食鸡，生蛔虫。乌兽自死者有毒，不可食，受疠气故也。羊肚久食，成反胃。驴肉动风，脂肥尤甚，服牛乳，必煮二三沸，停冷啜之。热食则壅，与酸物间食，令人腹中癥结。食白果满千枚者，必死，其花夜开，人不得见，阴毒之物也。榵子性热，同鹅肉食，生断节风，不食牛马犬肉者，不染瘟疫。

上《台仙馆笔记》载：菌蕈名笑矣乎实有毒，食之，笑而不已，久之必死，方用薜荔一束，煎汤饮之，笑止即愈。

通治方

万病解毒丹 即太乙紫金丹，又名玉枢丹。山慈菇去皮，洗净，焙，二两；五倍子洗，剖焙，二两；千金子去油，净霜，一两；红芽大戟去芦，洗焙，两半；麝香三钱，以端午、七夕、重阳，或天德、月德、黄道吉日，预先斋戒，精心治药，共为细末，陈设拜祷，重罗令匀，用糯米浓饮和之，木臼杵千下，作一钱一锭。病甚者，连服取利一二行，用温粥补之。凡一切饮食药毒，蛊毒，瘴气，河豚，土菌，死牛马等毒，并用凉水磨服一锭，或吐或利即愈。痈疽，发背，疔肿，杨梅等一切恶疮，风疹，赤游，痔疮，并用凉水，或酒磨涂，日数次立消。阴阳二毒，伤寒狂乱，瘟疫，喉痹，喉风，并用冷水，入薄荷汁数匙化下。心气痛，并诸气痛，淡酒化下。泄痢，霍乱，绞肠痧，薄荷汤下。中风，中气，口紧，眼歪，五癫，五痫，鬼邪，鬼胎，筋挛骨痛，并暖酒下。自缢，溺水，鬼迷，心头温者，冷水磨，酒下。传尸痨，凉水化服，取下恶物虫积为妙。久近疟疾将发时，东流水，煎桃枝汤化服。女人经闭，红花酒化服。小儿惊风，五疳，五痢，薄荷汤下。头风，头痛，酒研贴两太阳上。诸腹鼓胀，麦芽汤下。风虫牙痛，酒磨涂，亦吞少许。打扑伤损，松节煎汤下。烫火伤，毒蛇恶犬一切虫伤，并冷水磨涂，仍服之，皆效。《百一选方》

卧龙丹 灯草灰五钱灯心必须不经水浸者佳。炼灯心法：用瓦坛一个，内外俱有釉者，将灯心摘去根头一二寸，以净灯心作团塞坛内，将火点着以砖盖坛口，稍露缝出烟，听其自烧成灰时，用火箸挑拨使火气周匀，须拣不黑不白为度，大约灯心一斤，炼得好灰五钱几分为准，如过性白灰与未透黑灰俱无用 闹杨花二钱，荆芥穗、皂角、冰片各一钱。均为净细末，照方配准，收瓷瓶内，勿泄气，遇感冒风邪，头疼胀闷，中暑痧气，昏迷不省，痰迷心窍，卒然昏倒，小儿惊风痰塞，及关窍闭塞，不省人事等证，以少许嗜入鼻中，得嚏及涕泪并出，即安，仙方也。

凝神辟秽丹 白术东壁土炒、厚朴、姜汁炒、陈皮、苍术米泔浸一宿，刮去皮，各三两，甘草、蒺藜炒去刺、丹参各两半。共为细末，蜜丸龙眼大。凡人早起冷暖不时，或食油，或闻秽气，呕吐腹泻，及天行时疫，感冒风邪，寒暑疟疾，饮食不调，胃气不和，腹痛胸胀，感受湿气等证，以淡姜汤，或开水化服一丸，早行预服一丸，以杜诸患，及考试备服，解诸邪秽，均妙。

益元散 又名六一散。治中暑，伤寒，疫疠，汗后遗热，化食毒，及肌肉疼痛，腹胀闷痛，淋閟涩痛，为石淋要药。疗身热，呕吐，泄泻，赤白痢，除烦热，胸中积聚，止渴，消蓄水，妇人产后损液，血虚，阴虚热甚，催生，下乳，并吹乳，乳痈，牙疮齿疳。此药养脾胃之气，通九窍六腑津液，去留结，利湿，分水道，神验仙药也。水飞净滑石六两 甘草一两为末，每三钱，蜜少许，温水调服，实热用新汲水服，解利用葱豉汤服，通乳用猪肉面汤服，催生用香油浆服。凡难产，或死胎不下，皆由风热燥涩，结滞紧敛，不能舒缓，此药力至，结滞顿开矣。刘河间《伤寒直格》。 李濒湖曰：滑石利窍，上利毛腠之窍，下利精液之窍。盖甘淡之味，先入于胃，渗走经络，游溢津气，上输于肺，下通膀胱。肺主皮毛，为水之上源，膀胱司津液，气化则能出，滑石上能达表，下利水道，为荡热燥湿之剂。不似桑皮、车前、泽泻等之渗利而燥也。发表是荡上下之热，利水道是荡中下之热，发表是燥上中之湿，利水道是燥中下之湿，热散则三焦安，而表里和，湿去则阑门通，而阴阳利，故益元散能通治上下表里诸病。

喻选古方试验卷二

喻嘉言选辑　　裘吉生增订
王兆杏试验

头病 有外感　气虚　血虚　风热

湿热　寒湿　右属风虚　左属痰湿

太阳头痛，羌活、防风等份为末，嗜鼻。《玉机微义》

头痛欲裂，当归二两，酒一升，煮六合服，日再服。《外台秘要》

气厥头痛，妇人气盛头痛，及产后头痛，川芎、乌药等份为末，每服二钱，葱茶调下。《御药院方》加白术，水煎服。

风热头痛，川芎一钱，茶叶二钱，水一盏，煮五分，食前热服。《简便方》又：甘菊、石膏、川芎各三钱，为末，每服钱半，茶调下。

风气头痛，不可忍者，乳香、蓖麻仁等份，捣饼，随左右贴太阳穴，解发出气，甚验。德生堂方，用蓖麻油纸剪贴太阳穴，亦效。又方：蓖麻仁半两，枣肉十五枚，捣涂纸上，卷筒，插入鼻中，下清涕，即止。

治瘌痢头方：用蜡梅花为君，与花椒、白矾同研作末，先以猪油熬熟，取末搀和，涂患处即愈，屡试屡验。见《申报》。

头痛，高良姜生研，频嗜鼻。《普济方》

头目重闷疼痛，葱叶插入鼻内，二三寸，并耳内，气通即清爽。李濒湖

裕陵传王荆公偏头痛方云：是禁中秘方，生莱菔汁一蚬壳，入龙脑少许仰卧注鼻中，右痛注左，左痛注右，或两鼻皆注，数十年患，一注而愈。荆公与仆言，已愈数人矣。《苏沈方》

血虚头痛，公丁香一枚，南枣一枚，同捣如泥，摊贴两太阳穴，效。

头风旋运，及偏正头疼，多汗，恶风，胸膈痰饮，川芎一斤，天麻四两，为末，蜜丸，弹子大，每嚼一丸，茶清下。刘河间《宣明方》

《验方新编》载头脑晕眩方：用生白果两个，去壳生捣烂，冲滚水，空心服至重五服即安，老年更效。

头风眩运，用白芷一味，洗晒为末，蜜丸弹子大，每嚼一丸，以茶清或荆芥汤化下，并治妇女胎前产后，伤风头痛，血风头痛，皆效。戴原礼《要诀》云：头痛挟热，项生磊块者，服之甚宜。昔王定国病风头痛，至都梁求明医杨介治之，连进三丸，病若失。故名都梁丸。眩是目黑，运是头旋，皆是气虚挟痰挟火挟风或挟血虚或兼外感四气。

又方：治妇人血风头晕，欲死倒地，不知人事，用生苍耳草嫩心阴干为末，每用一钱，酒调服，神验。此物能通顶门，故易奏效也。

偏正头风，百药不治，服此便可，天下第一方也。白芷炒二两五钱，川芎炒，甘草炒，川乌头半生半熟，各一两为末，每服一钱，细茶薄荷汤调下。《谈野翁试效方》又方：以木槿子烧烟熏患处，极验。《保寿堂方》：不拘远近，诸药不效者如神，白芷、川芎各三钱，为细末，以黄牛脑子搽末在上，安瓷器内，加酒顿熟，乘热食之。尽量一醉，醒则其病如失，甚验。

《分甘余话》载：取新萝卜自然汁，入龙脑少许，治偏头痛奇效。左痛则仰灌右鼻孔，右

痛反是，皆痛则并灌之。此条已见《苏沈方》

雷头风肿，不省人事，地肤子同生姜研烂，热冲酒服，取汗即愈。《圣济总录》

风热冲顶，热闷，诃黎二枚为末，芒硝一钱，同入醋中，搅令消磨，涂热处。《外台秘要》

风热上冲，头目眩运，或胸中不利，川芎、槐子各一两，为末，每服二钱，茶清调下，胸中不利，以水煎服。张洁古《保命集》

头面诸风，香白芷切，以萝卜汁浸透，日干为末，每服二钱，白汤下，或以嗜鼻。《直指方》

头风白屑，新生乌鸡子一枚，沸汤五升，搅作三度，沐之甚良。《集验方》

头风热痛，山豆根末油调，涂两太阳。

治头风明目，以草决明子作枕。

偏头风痛，雄黄、细辛等份为末，每以一字吹鼻，左痛吹右，右痛吹左。《博济方》

《经验良方》以荜茇为末，令患者口含温水，随左右痛，以左右鼻吹一字，效。

八种头风，蓖麻子、刚子各四十九粒，去壳，雀脑芎一大块，捣如泥，糊丸，弹子大，线穿挂风处，阴干，用时先将好末茶调成膏子，涂盏内，后将灰火烧前药，烟起，以盏覆之。待烟尽，以百沸葱汤点盏内茶药服，后以绵被裹头卧，汗出，避风。《袖珍方》

头风摩散，沐头中风，多汗，恶风，痛甚，大附子一个炮，食盐等份为末，以方寸匕摩囟上，令药力行，或以油调稀亦可，一日三上。仲景方

头皮虚肿，薄如蒸饼，状如裹水，以口嚼面傅之。梅师方

头旋气短，养正丹，见炼服门。

目病

青盲洗法：昔武胜年宋仲孚，患此二十年，用此法，二年，目明如故。新采青桑叶焙干，逐月按日，就地上烧存性，每以一合，于磁器

内煎减二分，倾出，澄清，温热洗目，至百度，屡验。正月初八日　二月初八日　三月初六日　四月初四日　五月初六日　六月初二日　七月初七日　八月初二十　九月十二日　十月十三日　十一月初二日　十二月三十日《普济方》

青盲眼障，但瞳子不坏者，十得九愈。蔓菁子六升，蒸之，气遍，合甑取下，以釜中热汤淋之。曝干还淋，如是三遍，即收，杵为末。食后，清酒服方寸匕，日再服。崔元亮《海上方》

青盲雀目，《圣惠方》：苍术四两，米泔浸一夜，切焙，研末，每服三钱，猪肝三两，批开，掺药在内，扎定，入粟米一合，水一碗，砂锅煮熟，熏眼，临卧食肝饮汁，不拘大人小儿，皆治。又方：不计时月久近，苍术二两，泔浸焙，捣为末，每服一钱，以好羊肝一具，竹刀切破，掺药在内，麻扎，以粟米泔煮熟，待冷食之，以愈为度。

疳积眼盲，白芙蓉花三钱，肉果一枚，胡连五分，为末，竹刀片生鸡肝，掺入三末，酒煮熟，空心作二次食，效。

三十年失明，补肝散：蒺藜子七月七日收，阴干，捣，食后，水服方寸匕，日二。《外台秘要》

积年失明，决明子二升，为末，每食后，粥汤服方寸匕。同上

一切目疾，以木贼擦取爪甲末，同朱砂末，等份，研匀，以露水为丸，芥子大，每以一粒，点入目内。《圣惠方》又方：真炉甘石半斤，黄连四两，锉豆大，铜器内，水二碗，煮二伏时，去黄连为末，入冰片二钱半，研匀，灌收，每点少许，频用取效。又方：炉甘石煅一钱，盆消一钱，为末，热汤泡洗。

目中诸病，治眼中五轮八廓诸证，神效，炉甘石半斤，取如羊脑鸭头色者，以桑柴灰一斗，火煅赤，研末，用黄连各四两，切片，煎水浸石，澄取粉，晒干，用铅粉二定，以黄连水浸过，炒之。雄黄研末，每用甘石、铅粉各

三分，雄黄一分，冰片半分，研点甚妙。张氏方瀕湖方：炉甘石一两，煅淬，海螵蛸、硼砂各一两，朱砂五钱，共为细末，点目甚妙。按：炉甘石明目，去翳，退赤，治一切目疾。胜金黄连丸：宣黄连不拘多少，捶碎，以新汲水一大碗，浸六十日，绵滤取汁，入原碗内，重汤上熬之，不住搅，候干，即穿地坑，深一尺，以瓦铺底，将熟艾四两，坐在瓦上，以火燃之。以药碗覆上，四畔泥封，开孔出烟尽，取刮下，丸小豆大，每甜竹叶汤下十丸。

逐月洗眼，芒硝六钱，水一盏，六分，浸清，依法洗目，至一年眼如童子。正月初三日 二月初八日 三月初四日 四月初四日 五月初五日 六月初六日 七月初三日 八月初一日 九月十三日 十月十三日 十一月十六日 十二月初五日 《圣惠方》

眼目昏花，双美丸：甘菊一斤，红椒去目，六两为末，生地汁和丸梧子大，每服三十丸，临卧茶清下。《瑞竹堂方》李瀕湖曰：菊得金水之精英，故益金水二脏，补水所以制火，益金所以平木，木平则风息，火降则热除，用治诸风头目，其旨微矣。

《悦目益心》载：赤眼食蟹成内障，不辨路径，方用净水漂夜明砂一两，当归、蝉衣、木贼去节各一两，共碾为末，买羊肝四两，白水煮烂捣如泥，入前药，和匀，丸如桐子大，每食后以熟水下五十粒，服之满百日，立愈。

补肝明目，黄精二斤，蔓菁一升，淘和，九蒸九晒为末，空心米饮下二钱，日二服。《圣惠方》按：药中延年轻身之说，戊己之芝足以当之。又方：肝虚睛痛，冷泪不止，血脉痛，羞明怕日，夏枯草五钱，香附一两为末，每服一钱，腊茶汤调下。《简要济众》《圣惠方》：决明子一升，蔓菁子二升，以酒五升煮，曝干为末，每服二钱，温水下，日二。

病目复明，一人病目不睹，思食胡芦巴频频不缺，不周岁，目中微痛，如虫行入眦，渐明而愈。此益命门之功，所谓益火之源以消阴

翳也。张子和《儒门事亲》

眼目昏暗，苍耳子一升为末，白米半升作粥，日食。《普济方》《苏沈良方》：羌活、防风酒浸，黄芪、木贼、附子炮、蝉蜕、甘草、蛇蜕一条炙、荆芥穗、甘菊花、蒺藜去刺、旋覆花、石决明，泥裹烧通赤，别研，各等份，除附子、蛇蜕、决明，余皆锉碎，新瓦上焙为末，每二钱，米饮调服，效。

补虚明目，驻景丸：治肝肾俱虚，眼见黑花，或生障翳，迎风有泪，久服补肝肾，增目力。车前、熟地酒蒸焙各三两，菟丝子酒浸五两为末，蜜丸梧子大，每温酒下三十丸，日二。《和剂局方》

病后失明，羊胆点之，日二次。《肘后方》

《大观本草》载《肘后方》目中风肿赤眼方：矾石二钱，熬，和枣膏丸，如弹丸，以摩上下，食顷止，日三度。

内虚目暗，补气养血，生晒当归六两，炮附子一两为末，炼蜜丸梧子大，每服三十丸，温酒下，名六一丸。《圣济总录》明目方：谷精草、防风等份为末，米饮服，验。

肝伤目暗，菟丝子三两，酒浸三日，暴干为末，鸡子白和丸，梧子大，空心温酒下二十丸。《圣惠方》

头目风热上攻，冰片末五钱，蓬砂末一两，频㗜鼻。《御药院方》

治诸目疾及赤眼，睑眦痒，以铜器盛热汤，用手掬熨眼，眼紧闭，勿以手揉眼，但掬汤沃，汤冷则已。若有疾，一日可三四为之。无疾，日一二次，大率血得温则荣，目全要血养。若冲风冒冷，归即沃之，极有益于目。《苏沈良方》

睫毛倒入，川石斛、川芎等份为末，口内含水，随左右㗜鼻，日二次。《袖珍方》又方：以腊月蛰蝇干研为末，以鼻频嗅，即愈。

㗜鼻去翳，碧云散：治目赤肿胀，羞明昏暗，隐涩疼痛，眵泪风痒，鼻塞头痛脑酸，外翳扳睛诸病。鹅不食草晒干，二钱，青黛、川芎各一钱为细末，噙水一口，每以米许㗜入鼻

内，泪出为度。倪氏《启微集》　碧云散：以鹅不食草为君，青黛去热为佐，川芎之辛，破留除邪为使，升透之药也。大抵如开锅盖法，常使邪毒有出路，鹅不食草，凡目中诸病皆可用，生授更妙，除翳之功尤神。

目昏浮翳，兰香子即光明子　洗晒，每纳一粒入眦内，闭目少顷，连膜而出。一方为末点之。

目中翳遮，但瞳子不破者。杏仁三升，去皮，面裹作三包，煻火煨熟，去面研烂，压去油，每用一钱，入铜绿一钱，研匀点之。《圣济总录》

《分甘余话》载：熊胆少许，用净水略润，开去筋膜尘土，入冰脑一二片，如泪痒则加生姜粉些少，以银箸点眼，能去障翳及赤眼最效。

眼昏内障，神水宽大，昏如雾露中行，渐睹空花，物成二体，久则光不收，及内障，神水淡绿淡白者。磁石二两，火煅，醋淬七次，朱砂一两，神曲三两，生用，更以神曲末一两，煮糊，加蜜，丸梧子大，每服二十丸，空心米汤下。服后俯视不见，仰视微见星月，此其效也。亦治心火乘金，水衰反制之病，久病累发者，服之，永不再发。倪维德《原机启微集》有士人病目昏暗生翳，李濒湖用东垣羌活胜风汤加减法与服，以磁朱丸佐之，遂愈。磁石入肾，镇养真精，使神水不外移，朱砂入心，镇养心血，使邪火不上侵，佐以神曲消化滞气，生熟并用，温养脾胃发生之气，乃道家黄婆媒合婴姹之理。羌活胜风汤：治目疾一切风热表证。羌活钱半，白术一钱，川芎、桔梗、枳壳、荆芥、柴胡、前胡、黄芩各八分，白芷六分，防风五分，细辛、薄荷各二分，炙草四分。世本无细辛有独活。

赤眼生翳，秦皮一两，水一升半，煮七合，澄清，日日温洗，效。一方，加滑石、黄连等份。《外台》

病后生翳，白菊花、蝉蜕等份为散，每服二三钱，入蜜少许，水煎服，大人小儿皆宜，屡验。《救急方》　按：甘菊为虚风要药，风木通肝，肝开窍于目，故为明目之主。

内外目障，治目昏生翳，远视似有黑花，及内障不见物。麻雀十个，去毛翅足嘴，连肠胃骨肉研烂，磁石煅，醋淬七次，水飞，神曲炒、青盐、肉苁蓉酒浸炙，各一两，菟丝饼三两，以酒二升，少入炼蜜，同雀膏和丸梧子大，每温酒下二十丸，日二服。《圣惠方》《苏沈良方》：熟地、麦冬、车前相得，治内障有效，屡试信然。

《养疴漫笔》载：病眼生赤障者，取田螺一枚，去掩以黄连末糁之，置于露中，晓取则肉化为水，以之滴目，赤障自消。

翳膜羞明有泪，肝经有热，青羊子肝一具，竹刀切，和黄连四两为丸，梧子大，食远茶清下七十丸，日三服。忌铁器、猪血、冷水。《医镜》

目赤生膜，冰片、雄雀屎各八分为末，以人乳一合，调成膏，日日点验。《圣惠方》

明目去翳，大利老眼，盐一斤，以百沸汤泡汁，于铜器内熬取雪白盐花，新瓦器盛，每早揩牙漱水，以大指甲点水洗目，闭坐良久，乃洗面，名洞视千里法，神效。《永类钤方》

目中障翳，密蒙花、黄柏根各一两为末，水丸梧子大，卧时汤服十丸，至十五丸。《圣济录》　按：密蒙花治肤翳赤肿多泪，消目中赤脉，羞明怕日。

目中浮翳，蠡鱼末注少许于翳上，日二。《外台》

羊肝丸：治男妇肝经不足，风热上攻，头目昏暗羞明，及翳障青盲。黄连末一两，羊肝一具，去膜，擂烂和丸梧子大，每食后，暖浆水吞四十四丸，连作五剂，瘥。昔崔承元活一死囚，因后病死，崔病内障逾年，一夕，闻阶除窸窣声，问之。答曰：向蒙活命，今故报恩。遂以此方告，崔服之。不数月，目复明，因传于世。刘禹锡《传信方》

拨云膏：去翳膜。蕤仁去油五分，青盐一

分，猪胆子五钱，共捣二十下如泥，罐收，点之。又方，蕤仁一两去油，蓬砂一钱，麝香二分，研匀，去翳尤妙。

风眼烂弦，铜绿即铜青水调涂碗底，用艾熏干，刮下涂烂处。《卫生易简方》《明目经验方》：以真麻油浸蚕沙二三宿，研细，以篦子涂患处，不问新旧，隔宿即愈，名一抹膏。又方：胆矾二钱，烧研，汤泡，日洗。《杨诚经验方》：皮硝一盏，水二碗，煎化，露一夜，滤净澄清，朝夕洗目，三日，其红即消，虽半世者亦愈。

烂弦疳眼，以皂纱蒙眼，用覆盆子叶咀嚼取汁，渍眼弦，虫从纱上出，数日弦干，即愈。《夷坚志》

眼弦赤烂，薄荷以生姜汁浸一宿，晒干为末，每用一钱，沸汤泡洗。《明目经验方》二百花草膏：并治流泪羞明，及一切暴赤目疾。羯羊胆一枚，入蜂蜜于内，蒸之。候干研膏，每含少许，并点之。一日泪止，二日肿消，三日痛定。羊食百草，蜂食百花，故名。张三丰真人碧云膏：腊月取羯羊胆十余枚，以蜜装满，纸套笼住，悬檐下，待霜出，扫下，点之。神效。

眼热赤肿，人乳半合，古铜钱十文，铜器中磨令变色，稀稠成煎，瓶收，日点数次，或以乳浸黄连，蒸热洗之。《圣惠方》

时行赤目，黄柏去粗皮为末，湿纸包裹，黄泥固，煨干，每用一弹子大，纱帕包之。浸水一盏，饭上蒸熟，乘热熏洗，极效。此方有金木水火土，故名五行汤，一丸可用二三次。《龙木论》

赤眼肿痛，数日不能开，用生姜一块，洗净，去皮，以古青铜钱刮汁点之。宗奭云：奭常患此，客教以照方点治，初甚苦，热泪蓦面，然终无损。后有患者教之，往往疑惑，信士点之，无不一点遂愈，不须再点，但作疮者不可用。《医方摘玄》：决明子炒研，茶调傅太阳穴，干则易之，一夜即愈。又方：芙蓉叶末，水和贴太阳穴，名清凉膏。《圣济总录》：鲤鱼胆十

枚，腻粉一钱，和匀，瓶收，日点。

《居易录》载：粤西梧州所产鲭鱼胆，用少许和水点眼疾立效。

肝热目赤，大田螺七枚，洗净，新汲水养去泥秽，换水一升，浸洗取起，于净器中着少盐花于甲内，承取自然汁点目，逐个用了，放去之。《药性论》

肝虚目赤，青羊肝薄切，水浸吞之。极效。《龙木论》

睡起目赤，睡起良久如常者，血热也。卧则血归于肝，故目赤，良久血散，故如常。用生地汁浸粳米半升，晒干，三浸三晒，每夜以米煮粥食一盏，数月即愈。《医余》

暴赤眼痛，黄连锉，以鸡子清浸置地下一夜，次早滤过，鸡羽蘸滴目内。《海上方》：黄连、冬青叶等份，煎汤洗之。《选奇方》：黄连、干姜、杏仁等份为末，绵包浸汤，闭目乘热，淋洗之。又方：黄连、当归、白芍等份，煎汤热洗，冷即再温，甚益眼目。凡风毒赤目花翳，用之神效。盖眼目之病，皆是血脉凝滞，故以行血药合黄连治之。血得热则行，宜乘热洗也。又方：水洗生地、黑豆各二两，捣膏，临卧时，以盐汤洗目，闭目，以药厚罨目上，至晓，水润取下。《传信适用方》：四物汤加大黄酒煎服。四物汤：生地、白芍、当归、川芎。

赤脉贯睛，元参为末，以米泔煮猪肝，日日蘸食。《济急仙方》

男妇赤眼，十分重者，三七根磨汁涂四围甚妙。《濒湖集简方》

风热目暗涩痛，车前子、宣黄连各一两为末，食后温酒服一钱，日二。《圣惠方》

飞血赤目热痛，甘蓝叶切，二升，车前五钱，淡竹叶切，三握，水四升，煎二升，去渣温洗，冷即再暖，以瘥为度。《圣济总录》

目珠疼痛，《黎居士易简方》：夏枯草治目疼，用砂糖水浸一夜，煎服，取其能解内热，缓肝火也。楼全善云：夏枯草治目珠疼，至夜甚者，神效，或用苦寒药点之，反甚者，亦神

效。盖目珠连目本，即系也，属厥阴经，夜甚及点苦寒药反甚者，夜与寒皆阴也。夏枯草禀纯阳之气，补厥阴血脉，故治此如神。一人至夜，目珠疼，连眉棱骨，及头半边肿痛，用黄连膏点之，反甚，灸厥阴少阳，疼随止，半日又作，以夏枯草二两，香附二两，甘草四钱为末，每服一钱半，清茶调服，下咽则疼减，至四五服愈矣。《濒湖》

眉棱骨痛，属风热与痰，白芷、黄芩酒炒，等份为末，每服二钱，茶清调下。《丹溪纂要》

一切风热，时眼痛痒，荆芥、防风、连翘、白芷、归尾、蝉蜕、甘草、皮硝、白矾、胆矾各一钱，水煎，去渣，乘热洗，效。

肾虚目黑，宜暖水脏，沉香一两，川椒去目，炒出汗，四两为末，酒糊丸梧子大，空心盐汤下三十丸。《普济》　按：沉香能补命门真火，故又治精冷。

损目破睛，牛口涎日点二次，避风，黑睛破者，亦瘥。《肘后》

目为物伤，羊胆二枚，鸡胆三枚，鲤鱼胆二枚，和匀，日点。《圣惠方》

竹木入眼，蛴螬捣涂之，立出。《肘后》

飞丝入目，柘浆点之，以绵蘸水拭去。《医学纲目》又方：以珊瑚水磨点眼，去之。《危氏得效方》：刮爪甲末，用津液点之，其丝自然拔出也。又方：用新笔于目内运搅，即收在笔上。《物类相感志》：用头上白屑少许，揩之，即出。

尘芒入目，用大藕洗捣，绵裹，滴汁入目，即出。

辟瘴明目，七物升麻丸：升麻、犀角、黄芩、朴硝、栀子、大黄各二两，豉二升，微熬，同捣末，蜜丸梧子大，觉四肢大热，大便难，服三十丸，取微利为度。若四肢小热，只食后服二十丸，非但辟瘴，并能明目。王乃庆《岭南方》

冷泪目昏，贝母一枚，胡椒七粒，为末，点之。《儒门事亲》

泪出不止，黄连浸浓汁，渍拭之。

目中起星，急取韭菜根塞鼻内，一日夜，星在左塞右，在右塞左，大效。

叶桂《眼科方》载：大凡黑眼珠起星，用丁香一粒，红枣一枚，二味同捣烂捏成丸，用绢包好。如患左眼则塞右鼻，患右眼则塞于左鼻内，一周时去之，效。

面病面肿是风热，

赤紫是血热。雀卵斑，女人名粉滓斑，是风热客于皮肤，痰饮渍于脏腑

肺风面疮，起白屑，或微有赤疮。蓖麻仁四十九粒，白果、胶枣各三枚，瓦松三钱，肥皂一枚，捣为丸，洗面用之良。《扶寿方》

《验方新编》载：面上似疥非疥，似癣非癣，方用鹿角烧研，猪胆调搽效。

又方：寻有壳蜗牛一二条，捣融摊纸上，贴之即愈。纸上留一小孔出气，初起用之神效。

面疮粉刺，菟丝子苗绞汁涂之，不过三上，神效。《肘后》

粉滓面䵟，山慈菇根夜涂旦洗。《普济》

身面疣目，以猪脂揩之，令血出少许，神验。

面上紫块如钱大，或满面俱有，野大黄四两，取汁，穿山甲十片，烧存性，川椒末五钱，生姜四两，取汁和研，生绢包擦，如干，入醋润湿，数次如初，累效。《积德堂方》

灭诸瘢痕，春夏用大麦麸，秋冬用小麦麸，筛粉和酥傅之。

雀卵斑䵟，樱桃枝、紫萍、牙皂、白梅肉研和，日用洗面。

鼻病鼻渊流浊涕

是脑受风热，鼻鼽流清涕是脑受风寒包热在内，鼻崩臭秽是下虚

鼻衄不止，血余烧灰吹之，立止，永不发。男用母发，女用父发。《圣惠方》：乱发灰一钱，人中白五分，麝香二厘，为末，嗜鼻，名三奇散。经验方，五七日不住者，人中白新瓦焙干，入麝香少许，温酒调服，立效。《圣济总录》：用白纸一张，接衄血令满，于灯下烧灰，作一服，新汲水下，勿令病人知。《儒门事亲》：就用本衄血纸捻，蘸血点眼内，男点右，女点左，神妙。《梅师方》：鼻衄不止，眩冒欲死，浓墨汁滴入鼻中。又：百草霜末吹之，立止。《易简方》：萝卜自然汁和无灰酒热服，即止，并以汁注鼻中，良。或以酒煎沸，入萝卜再煎，饮之。《简要济众方》：服药不效，独云散。糯米微炒黄为末，每服二钱，新汲水调下，仍吹少许入鼻中。《简便方》：以所出血，调白芷末，涂山根，立止。《千金方》：韭根、葱根同捣，枣大，塞入鼻中，频易两三度，即止。《普济方》：贯众根末，水服一钱。《经验方》：津调白及末，涂山根上，仍水服一钱，立止。《集简方》：三七一钱，自嚼米汤送下。又：槐花、乌贼骨等份，半生半炒为末，吹之，效。《圣济录》：当归焙研末，每服一钱，米饮调下。《保命集》：麦冬去心，生地各五钱，煎服立止。《黎居士方》：棕榈、乱发烧灰，随左右吹之。《卫生易简方》：青蒿捣汁服之，并塞鼻中，极验。孙兆《秘宝方》：干地黄、地龙、薄荷等份为末，冷水调下。又方：诸治不效，以蒜捣敷足心即止，真奇方也。《医林集要方》：血竭、蒲黄等份为末，吹之。又方：大衄不止，口耳俱出，阿胶炒、蒲黄各半两，每服二钱，水一盏，生地汁一合，煎至六分，温服，急以帛系两乳。《三因方》：黄明胶烫软，贴山根至发际。《千金方》：醋和土涂阴囊，干即易之。

鼻血不止，用诸方不效，至于脉缓面白之时，急煎熟地半斤，桂圆肉四两，服之立止，

轻者减半。此方试验甚效，绍郡陈念义方经仁山传。

肺热衄血，蒲黄、青黛各一钱，新汲水服之。或去青黛，入油发灰等份，生地汁调下。《简便单方》

口鼻大衄不止，取折弓弦烧灰，同枯矾等份研吹，即止。《圣惠方》：大衄久衄，人中白一团约鸡子大，绵五两，烧研，每服二钱，温水服。

肺壅鼻衄，箬叶烧灰，白面三钱，研匀，井华水服二钱。《圣济总录》

鼻疮脓臭，有虫也。苦参、枯矾各一两，生地汁三合，水二盏，煎三合，少少滴之。《普济方》

鼻窒不通，蓖麻仁三百粒，大枣去皮一枚，捣匀，绵裹塞之。一日一易，三十日闻香臭。《圣济录》

鼻渊流涕，苍耳子炒研为末，每白汤点服一二钱。《证治要诀》

鼻流清涕，荜茇末吹之效。《易简方》

风寒流涕，白芷一两，荆芥穗一钱，腊茶点服二钱。《百一选方》

鼻上酒齄，王璆《百一选方》：凌霄花、山栀子等份为末，每茶服二钱，日二服，数日除根，极效。《杨氏家藏方》：凌霄花五钱，硫黄一两，胡桃肉四两，腻粉一钱，研膏，生绢包揩。《圣惠方》：白丁香十二粒，蜜五钱，早夜研搽，久久自去。

鼻疳并牙疳，毡褐不拘红黑，烧存性，白矾烧枯，各一钱，尿桶白碱一钱半，烧过同研搽，神效。《简便方》

鼻中息肉，丁香绵裹纳之。《圣惠方》

食物入鼻，介介作痛不止，用牛脂一枣大，纳鼻中吸入，脂消则物随出。《外台》

脑漏秘方，鼻中时时流臭黄水，甚者脑亦痛，用丝瓜藤近根三五尺许，烧存性，为细末，酒调服，即愈。景岳

擦落耳鼻，头发瓶盛，泥固，煅过，研末，

以擦落耳鼻乘热蘸发灰缀定，软帛缚住，勿令动，自生合也。《经验良方》

耳病 耳鸣耳聋有肾虚，

有气虚，有郁火，有风热，耳痛是风热，聤耳是湿热

耳卒聋闭，香附瓦上炒，研末，萝卜子煎汤，早夜各服二钱，忌铁器。《卫生易简方》《千金方》：蓖麻子一百个，去壳，同大枣十五枚，捣烂，入乳小儿乳汁和作铤，以绵裹塞之。觉耳中热为度，一日一易，二十日瘥。《胜金方》：蚯蚓入盐安葱内，化水，点之立效。《肘后方》：菖蒲根一寸，蓖麻仁一粒，同捣，作七丸，绵裹一丸塞耳，日一换。《千金方》：以醇醋微火炙附子削尖塞之。《普济方》：黄蜡不拘多少，和茯苓末细嚼，茶汤下。

《养疴漫笔》载：耳暴聋者，用全蝎去毒为末，酒调，耳中闻水声即聋愈。

多年耳聋，重者三两度。初起者，一上便效，用驴前脚胫骨打破，向日中沥出髓，以瓷盒盛收，每用绵点少许入耳内，侧卧，候药行，其髓不可多用，白色者为上，黄色者不堪。《普济方》：驴髓以针砂一合，水二合，浸十日，取清水少许，和髓搅匀，滴少许入耳中，外以方新砖半块，烧赤泼醋，铺磁石末一两在砖上，枕之至晚，如此三度，即通。《梅师方》：松脂三两，巴豆一两，和捣成丸，薄绵裹塞，一日二度。

三十年耳聋，酒三升，渍牡荆子三升，七日，去滓，任饮。《千金》

病后耳聋，生菖蒲汁滴之。《圣惠》

耳中常鸣，熟地截塞耳中，日数易之，效。《肘后》

耳卒烘烘，栝楼根削尖，以腊猪脂煎三沸，取塞耳，三日即愈。同上

聤耳出脓，炉甘石、矾石各二钱，胭脂五分，麝香少许，为末，缴净吹之。《普济方》

《圣惠方》：青蒿末绵裹纳耳中。《集简方》：石首鱼头石研末，或烧存性，研掺耳。

耳内湿疮，蛇床子、黄连各一钱，轻粉一字，为末吹之。《全幼心鉴》

耳忽作痛，或红肿内胀，经霜青箬旧箬帽上亦可露在外将朽者。烧存性为末，传入耳中，其疼即止。杨起《简便方试验》

水银入耳，能蚀人脑，以金枕耳边，自出。仲景方

蚰蜒入耳，刘禹锡《传信方》，用胡麻油作煎饼枕卧，须臾自出。李元淳尚书在河阳日，蚰蜒入耳，脑闷有声，至以头击柱，奏状危困，因发御医疗之。不验，或献此方，乃愈。《图经》

壁虱入耳，头痛不可忍，百药不效，用稻秆灰煎汁灌入，即飞出。《江湖纪闻》

蜈蚣入耳，炙猪肪掩耳，自出。

飞虫入耳，以清油滴耳内，即死而出。

水入耳中，薄荷汁滴入立效。《外台秘要》

犯贯耳者血出，以干马通马屎曰通窜之，即止。

擦落耳鼻，见鼻病门。

口舌 口苦是胆热 甘是脾热 酸是

湿热 涩是风热 辛是燥热 咸是脾热淡是胃热 麻是血虚 木强是风痰湿热

口中疳疮，款冬花、黄连等份为细末，用唾津调成饼子，先以蛇床子煎汤漱口，以饼子敷之。少顷确住，其疮立消。《杨诚经验方》

口疮连年不愈，天冬、麦冬并去心，元参等份为末，蜜丸弹子大，每噙一丸。僧居寮所传方也。齐德一《外科精要》

太阴口疮，甘草二寸，白矾一粟大，同嚼咽汁。《保命集》

口疳臭烂，绿云散：黄柏五钱，铜绿二钱为末，掺之，漱去涎。《三因方》

梦漏口疮，经络中火邪，梦漏恍惚，口疮

咽燥，冰片三钱，黄柏三两为末，蜜丸梧子大，每麦冬汤下十丸。《摘元方》

口舌生疮，升麻一两，黄连三分为末，绵裹含咽。《本事方》《肘后方》：黄连煎酒，时含呷。

轻粉破口，凡水肿及疮病，服轻粉后，口疮龈烂，金器煮汁，频频含漱，能杀粉毒，以愈为度。

口目㖞斜，蓖麻仁捣膏，左贴右，右贴左，即正。《妇人良方》：蓖麻仁七七粒，研作饼，左㖞安右手心，右㖞安左手心，却以铜盂盛热水坐药于上，冷即换，四五次即正。《仁存方》：天南星生研末，姜汁调，左贴上，上贴左。

解颐脱臼，不能收上，南星末姜汁调涂两颊，一夜即上。《医说》

唇疮痛痒，黄柏末以蔷薇根汁，调涂产效。《圣济录》

冬月唇裂，炼过猪脂日涂。《十便良方》

《幼幼集》载：治唇紧燥裂生疮，橄榄不以多少，烧灰，猪脂和涂患处，立效

舌肿塞口，不治杀人。甘草煎浓，热漱频吐。《圣济总录》

舌胀满口，蒲黄频掺即愈。昔宋度忽舌胀，御医用蒲黄、干姜末等份，干搽而愈。据此，则蒲黄之凉血活血可证矣。按：舌乃心之外候，而手厥阴相火，乃心之臣使，得干姜，是阴阳相济也。

舌苔语塞，薄荷自然汁，和白蜜姜汁擦之。《医学集成》

木舌肿满，塞口杀人，芍药甘草煎水热漱。《圣济总录》

舌肿不消，以醋米醋二三年者良和釜底墨存敷舌之上下，脱则再敷，须臾即消。《千金方》

重舌生疮，蒲黄末傅之。不过三上，瘥。同上

舌上生苔，诸病舌苔，以布染井水抹后，用姜片时时擦之，自去。陶华方

重舌木舌，僵蚕为末吹之，吐痰甚妙。

舌上生疮，羊胫骨中髓，和胡粉涂之妙。圣惠

牙齿 牙痛有

风热　湿热　胃火　肾虚　虫蚛

走马牙疳，人中白入瓷瓶内，盐泥固济，煅红研末，入麝香少许，贴之。汴梁李提领又方：用妇人尿桶中白垢火煅一钱，铜绿三分，麝香一分，和匀，贴之，尤神效。邵真人经验方：铜绿、滑石、杏仁等份为末，擦之立愈。《杨起简便方》：北枣一枚，去核，入鸭嘴胆矾纸包煅赤，出火毒，研末傅之，追涎。《便览方》：五倍子、青黛、枯矾、黄柏等份，先以盐汤漱净，掺之立效。《活幼口议》：治小儿多食肥甘，肾受虚热，口作臭息，次第齿黑，名崩砂，渐至龈烂，名溃槽，又或血出，名宣露，重则齿落，名腐根，兰香子末、轻粉各一钱，密陀僧醋淬，研末五钱，和匀，每以少许敷齿及龈上，立效。内服甘露饮。天冬、麦冬、生地、熟地、茵陈、枳壳、黄芩、石斛、甘草、枇杷叶，名甘露饮。

《直指方》：治出血作臭，蜘蛛一枚，铜绿五分，麝香少许，杵匀擦之。无蛛用壳。又《简便方》治牙疳，见鼻病门。

《抱朴子》载：牢齿之法，早朝叩牙三百下为良，行之数日，疼痛可愈。《颜之推家训》云：此辈小术，无损于事，亦可修也。

走马疳蚀，透骨穿腮。生南星一个，当心剜空，入雄黄一块，面裹烧，候雄黄作汁，以盏子合定，出火毒，去面为末，入麝香少许，拂痤数日，甚效。《经验方》

金鞭散：治疳疮，腮穿牙落，以抱退鸡子软白皮包活土狗一枚，放入大虾蟆口内，草缚泥固，煅过取出，研末贴之，以愈为度。《普济方》

牙龈疳臭，五倍子炒焦一两，枯矾、铜青各一钱为末，先以米泔漱净，掺之，神效。《集

简方》

虫牙疼痛，花碱即洗涤垢腻者填孔内，立止。《儒门事亲》《普济方》：皂荚浓浆，同朴硝煎化，淋于石上，待成霜，擦之。《唐氏经验方》：青荷叶剪取钱大蒂七个，以浓米醋一盏，煎半盏，去滓，熬成膏，时擦，甚妙。又方：随左右，含白马溺不过三五度，即瘥。白马溺杀虫之功。

风虫牙痛，火烧金钗针之，立止。《集简方》又方：荜茇末揩之。煎苍耳汤，漱去涎。《本草权度》：荜茇末、木鳖子肉研膏，化开，嗜鼻。《集简方》：蛇床子煎汤，乘热漱数次，立止。《圣济总录》：荜茇、胡椒等份为末，化蜡丸麻子大，每以一丸塞孔中。《普济方》：化蜡少许，摊纸上，铺艾，以著卷成筒，烧烟，随左右熏鼻，及烟令满口，呵气，即疼止肿消。靳季谦病此月余，一试即愈。

烟熏虫牙，用瓦煅红，安韭子数粒，清油数点，待烟起，以筒吸引至痛处，良久，以温水漱吐，有小虫出为效，未尽再熏。《救急易方》

风疰牙痛，茄蒂烧灰，掺之。或加细辛末等份，日用。《仁存方》

风牙疼痛，《普济方》：荔枝同壳，烧存性，研末，擦牙即止，乃诸药不效之仙方也。《孙氏集效方》：大荔枝一枚，剔开，填盐满壳，煅研搽之，即愈。

风牙肿痛，独活煮酒热漱。《肘后》文潞公《药准》：独活、地黄各三两为末，每服三钱，水一盏煎，和滓温服，卧时再服。

风热牙痛，槐枝煎浓汤二碗，入盐一斤，煮干，炒研，日用揩牙，以水洗目。《唐瑶经验方》又方：治风热积壅，一切牙痛，去口气，有奇效，大黄瓶内烧存性为末，早晚揩牙，漱去，名紫金散。《医林集要方》：白芷一钱，朱砂五分为末，蜜丸芡子大，频用擦牙，此濠州一村妇以医人者。庐州郭医云：绝胜他药，或以白芷、吴茱萸等份，浸水漱涎。

牙齿疼痛，时萝、油菜子、白芥子等份，研末，口中含水，随左右嗜鼻，神效。《圣惠方》《圣济方》：鹅不食草绵裹怀干为末，含水一口，随左右嗜之。亦可按塞。《千金方》：牛膝研末煎漱。《本事方》：大川芎一枚，入旧糟内藏一月，取焙，入细辛同研末，揩牙。又方：地菘即鹤虱草汤泡少时，以手蘸汤挹痛处，即定。又以鹤虱煎米醋漱口，或以防风鹤虱煎水噙漱，仍研草塞痛处，皆效。

牙齿虚痛，淫羊藿为粗末，煎汤频漱，大效。《奇效方》

牙齿肿痛，青蒿一握，煎漱。《济急方》海上名方：隔年糟茄烧灰，频频干擦，立效。《普济方》：肥皂子一两，大黄、香附各一两，青盐五钱，泥固煅研，日用擦牙，妙。

热毒牙痛，热毒风攻头面，齿龈肿痛难忍，牛蒡根一斤，捣汁，入盐花一钱，铜器中熬成膏，每用涂齿龈上，重者不过三度，瘥。《圣惠方》

龋齿风痛，灸左手阳明脉，以苦参汤日漱三升，出入其风，五六日愈，亦取去风气湿热杀虫之义。《史记》

虚气攻牙，齿痛血出，或痒痛。骨碎补二两，铜刀细锉，瓦锅慢火炒黑为末，如常擦牙良久吐之，咽下亦可。刘松石云：此方出《灵苑》，不独治牙痛，极能坚骨固齿，去骨中毒气疼痛，牙动将落者，数擦立住，经验甚神。

齿疼出血，每夜盐末厚封龈上，有汁沥尽，乃卧，其汁出时，叩齿勿住，不过十夜，疼血皆止，忌猪鱼油菜等，极验。《肘后》

齿缝出血，百草霜末掺之，立止。《集简方》《兰室宝鉴方》：麦冬煎汤时漱。《道藏经》：治出血动摇，沙苑子末，旦旦擦之。《圣惠方》：童便温热，含之立止。华佗《中藏经》：乱发切，入铫内，炒存性，研，掺之。

齿䘌齿动，盐半两，皂荚二挺，同烧赤研，夜夜揩齿，一月后瘥。《食疗本草》

牙齿动摇，黑铅消化，以不蛀皂荚寸切，投入炒成炭，入盐少许，研匀，日用揩牙，并能乌髭。《普济方》：黑锡一斤，炒灰埋地中五日，入升麻、细辛、诃子同炒黑，日用揩牙，百日效。

齿龈宣露，每旦嚼盐热水含漱百遍，五日后，齿即牢。《千金方》

牙齿挺长出一分者，常咋生地甚妙。《备急方》

固齿乌须，《摄生妙用方》：七月取旱莲草连根一斤，用无灰酒洗汁，青盐四两，淹三宿，同汁入锅中，炒存性，研末，日擦，连津咽之。又方：旱莲草一两半，麻姑饼三两，升麻、青盐各三两半，诃子连核二十个，皂角三挺，晚蚕沙二两为末，薄醋面糊丸弹子大，晒干，入泥瓶中，火煨令烟出，存性，取出研末，揩牙。又方：用羊胫骨烧过，香附烧黑，各一两，青盐煅过，生地烧黑，各五钱，研用。《普济方》：大皂角二十挺，以姜汁、地黄汁蘸炙十遍为末，揩牙甚妙。

利骨散牙，白马尿浸茄科三日，炒为末，点牙即落，或煎巴豆点牙，亦落，勿近好牙。鲍氏

灸牙疼法：随左右所患肩尖，微近后骨缝中，小举臂取之。当骨解陷中，用艾灸五壮。予目睹灸数人皆愈，灸毕项大痛，良久乃定，百药不效者，用此立瘥。《苏沈良方》

牙疼一笑散：椒目为末，以巴豆一粒，研成膏，饭丸，如蛀孔大，绵裹，安蛀孔内。昔乐清子患此，号呼不绝，诸药不效，用此即愈。

咽喉 咽痛是君火

有寒包热　喉痹是相火　有噎疽
俗名走马喉痹　杀人最急　喉腥是
肺火痰滞

喉痹乳蛾，用乌龙尾、枯矾、猪牙荚以盐炒黄，等份为末，或吹或点，皆妙。《孙氏集验方》按乌龙尾即屋梁上倒挂尘，须去烟火大远，高堂佛殿者，拂下筛净用。又方：已死者复活，

用墙上壁钱即蟢子窠七个，内要活蛛即蟢子二枚，捻作一处，以白矾七分一块，化开，以壁钱惹矾烧存性，出火毒为末，竹管吹入，立时愈，忌热肉硬物。又方：青鱼胆汁灌鼻中，取吐。又方：胆矾盛青鱼胆中阴干，每用少许，点喉取吐。或用朴硝代胆矾。《普济方》：白丁香二十枚，以砂糖和作三丸，每以一丸，绵裹含咽，即时遂愈，甚者不过二丸，奇效。

《菽园杂记》载：凡咽喉初觉壅塞，一时无药，以纸绞探鼻中或嗅皂角末，喷嚏数次，可散热毒，仍以李树近根皮磨水涂喉外即愈。

《分甘余话》载：治喉闭急症，用鸭嘴胆矾研极细，以釅醋调灌，吐出胶痰立愈。

喉痹欲绝，不可针药，干漆烧烟，以筒吸之。《圣济总录》

喉痹塞口，蚯蚓一条，研烂，以鸡子白搅和灌入，即通。《圣惠》

《养疴漫笔》载：喉痹并乳鹅，虾蟆衣、凤毛草擂细，入盐霜梅肉煮酒各少许和，再研细布绞汁，鹅毛刷患处，随手吐痰即消。

喉痹肿痛，荔枝花或皮根用水煮汁，细细含咽取瘥。《普济方》：地丁草叶入酱少许，研膏，点入取吐。杨拱《医方摘要》：番木鳖、青木香、山豆根等份为末，吹之。又方：稻草烧取墨烟，醋调吹鼻中，或灌入喉中，滚出痰，立愈。《易简方》：喉风喉痹，大青叶捣汁，灌之。又方：露蜂房、僵蚕等份为末，每乳香汤服五分。

喉痹肿塞欲死，犛牛角即水牛烧灰，酒服一钱。

喉痹将死，黑鱼胆点入少许，即瘥，病深者水调灌。

喉痹疼肿，以石蟹磨水饮，并涂喉外。《圣济录》《广济方》：牛蒡子六分，马蔺子六分，为散，每空心温水服方寸匕，日再服，乃以牛蒡子三两，盐二两，研匀炒热，包熨喉外。

走马喉痹，马勃、焰消各一两，为末，每吹一字，吐涎血即愈。《经验良方》

缠喉风痹，不通欲死者。返魂草根一茎即紫菀，洗净，纳入喉中，待取恶涎出，即瘥，神效，更以马牙硝津咽之。《斗门方》

缠喉风肿，天名精，俗名臭夫娘子草，实名鹤虱，根名杜牛膝，细研，以生蜜和丸弹子大，每噙一二丸，即愈，干者为末，蜜丸亦可，名救生丸。《经效济世方》

喉痹喉风，用鸭嘴胆矾二钱半，白蚕沙五钱，研，每以少许吹之，吐涎。《济生方》

喉闭乳蛾，鸡内金勿洗，阴干烧末，用竹管吹之，即破。《青囊》

《古夫于亭杂录》载：明世宗末年，患喉闭，江西一粮长运米至京，以山豆根煎进立愈。后徐文贞阶病亦以此方奏效。

《癸辛杂识》载：喉闭方，用鸭嘴真胆矾研细，以酽醋调灌吐，去胶痰，立愈。又方：用桐油少许，白汤灌下取吐愈。

急喉痹风，不拘大人小儿，元参、鼠黏子半生半炒各一两，为末，水煎服一盏，立瘥。《圣惠方》

急喉痹塞，牙关紧急不通，蓖麻仁研烂，纸卷作筒，烧烟熏吸，即通，或只取油作捻，尤妙，名圣烟筒。《圣惠方》：木贼以牛粪火烧存性，每冷水服一钱，血出即安。

喉风痹塞，《瑞竹堂方》：灯心一握，阴阳瓦烧存性，又炒盐一匙，每吹一捻，数次立愈。又方：灯心灰二钱，蓬砂末一钱，吹之。又方：灯心、箬叶烧灰吹之。《惠济方》：灯心、红花烧灰，酒服一钱，即消。

缠喉风病，苍耳根一把，老姜一块，研汁入酒服。《圣济总录》

咽喉肿塞，《伤寒蕴要》：治痰涎壅滞，喉肿水不得下，天名精连根叶捣汁，鹅翎扫入，去痰最妙。《圣济总录》：杜牛膝、鼓槌草同捣汁灌之。不得下者灌鼻，得吐为妙。又方：土牛膝春夏用茎，秋冬用根，一把，青矾半两，同研，点患处，令吐脓血痰沫即愈。

喉风肿痛。端午日午时，取蜒蚰十余条同盐二四钱，小瓶内封固，俟化成水，收水点之。唐氏方

咽喉闭痛。箬叶、灯心烧灰等份，吹之甚妙。《集简方》

喉风失音。生梨捣汁饮之，日再服。《食疗本草》

帝钟喉风，垂长半寸。煅食盐频点即消。《圣惠方》

喉风闭塞。腊月初一日，取猪胆不拘大小五六枚，用黄连、青黛、薄荷、僵蚕、白矾、朴硝各五钱，装入胆内，青纸包好，将地掘一孔，方深各一尺，以竹悬此胆在内，以物盖定，候至立春日，取出，待风吹去胆皮青纸，研末，密收，每吹少许，神验，万金不传之方。邵真人经方

此方屡试屡验，神妙之极，但猪胆即非初一亦可总在腊月初旬，胆亦可不必掘地，悬于有风无日处较为省便，俟药干取下，再研极细末听用。一切喉风皆可用，洵良方也。

朱璞山广文注名家麒治喉风颇有效。

喉中热肿。牛蒡根一升，水五升，煎一升，分三服。《延年方》

肺热喉痛，有痰热者。甘草炒二两，桔梗米泔浸一夜一两，每服五钱，水一盏半，入阿胶一片，煎服。钱乙《直诀》

悬痈喉痛，风热上搏也。牛蒡子炒，生甘草等份，水煎含咽，名启关散。《普济方》

喉中生肉，以绵裹箸头，拄盐揾之，日五六度。孙真人方

咽喉妨碍，如有物，吞吐不利，杵头糠、人参各一钱，石莲肉炒一钱，水煎服，日三次。《圣济总录》

咽喉生疮，脾肺虚热上攻也。麦冬一两，黄连五钱为末，蜜丸梧子大，每服二十丸，麦冬汤下。《普济方》

咽中疮肿，杜任方：蓖麻仁一枚，朴硝一钱，同研，新汲水服，连进二三服，效。《三因方》：蓖麻仁、荆芥穗等份为末，蜜丸，绵包噙

咽之。《医学正传》方：喉疮作痛，灯笼草炒焦，研末，酒调呷之。

咽喉口舌生疮，吴茱萸末醋调贴两足心，隔夜便愈，其性虽热，而能引热下行。

少阴咽痛，少阴证二三日，咽痛者。桔梗一两，甘草二两，水三升，煮一升，分服。仲景《伤寒论》

发斑咽痛，元参升麻汤：元参、升麻、甘草各五钱，水三盏，煎一盏半，温服。《南阳活人书》

吞发在咽，取自己乱发烧灰，水服一钱。《延龄至宝方》

须发

乌须，青胡桃三枚新摘者，和皮捣细，人乳三盏，于银器内调匀，搽三二次，每日用胡桃油润之。

拔白换黑，刮老生姜一大升，于久用油腻锅内，不须刮刷，固济勿令通气，令精细人守之。文武火煎之，不得火急，自旦至夕即成矣。研为末，拔白后，先以小物点麻子大入孔中，或先点须下，然后拔之。以指捻入，三日后当生黑者，神效。苏颂《图经本草》

染黑须发，桦皮一片，包侧柏叶一枝，烧烟熏香油碗内成烟，以手抹在须发上，即黑。《多能鄙事》。《普济方》：百药煎一两，针砂醋炒，荞麦面各五钱，先洗须发，以荷叶熬醋调刷，荷叶包一夜，洗去即黑。陈藏器《本草》：黑桑椹一斤，蝌蚪一斤，瓶盛封闭，悬屋东头，一百日尽化为黑泥，染白须发如漆。

须发黄赤，生地一斤，生姜半斤，各洗，研自然汁，留滓，用不蛀皂角十条，去皮弦，蘸汁炙，至汁尽为度，同滓入罐内，泥固煅，存性为末，用铁器盛末三钱，汤调，停二日，临卧刷染须发上，即黑。《本事方》

发黄不黑，蓖麻仁香油煎焦，去滓，三日后，频刷。《摘元方》

白发变黑，胡麻九蒸九晒，研末，枣膏丸服。《千金方》又方：熟桑椹水浸日晒，搽涂，令黑而复生。

头发不生，侧柏叶阴干作末，和麻油涂之，《梅师方》又方：羊屎烧灰，淋汁沐头，不过十度，即生发长黑。《千金翼方》：以酢泔洗净布揩令热，以猲猪脂入生铁煮三沸，涂之，遍生。又方：用胡麻花、羊屎、姜汁、皂角仁等份，煎洗效。

令发不落，榧子三枚，胡桃二枚，侧柏叶一两，捣浸，雪水梳头，发不落且润。《圣惠方》

发槁不泽，桑白皮、柏叶各一斤，煎汁沐之，即润。同上

发鬓堕落，桑白皮锉，二升，以水浸煮五六沸，去滓，频频洗沐，自不落也。同上

《幼幼集》载：治鬓边生软疖，猪颈上毛、猫颈上毛各一撮，烧灰，鼠屎一粒为末，以清油调敷立愈一本敷作服。

赤秃发落，殺羊角、牛角烧灰等份，猪脂调敷。《普济方》

发长黑，老唐方：用自己乱发洗净，每一两，入川椒五十粒，泥固入瓶煅黑，研末，每空心酒服一钱，令发长黑，此补阴之验也。用椒者，取其下达尔。

眉

眉毛不生，胡麻花阴干为末，以胡麻油渍之，日涂。《外台秘要》

心腹胸胁

诸心腹痛，焰硝、雄黄各一钱，研细末，每点少许入眦内，名火龙丹。《集元方》 《海上仙方》：黄鼠心肝肺一具，阴干，瓦焙为末，入乳香、没药、孩儿茶、血竭末各三分，每烧酒调下一钱，立止。

急心疼痛，猪心一枚，每岁入胡椒一粒，

同盐酒煮食。

血气心痛，没药二钱，水一盏，酒一盏，煎服。《医林集要》

心经实热，黄连七钱，水一盏半，煎一盏，食远温服，小儿减半，名泻心汤。《和剂局方》

心腹恶气，艾叶捣汁饮。《药性论》

卒暴心痛，五灵脂炒一钱半，炮姜三分为末，热酒服，立愈。《事林广记》心疼不可忍，延胡索末三钱，温酒调下。荆穆王妃，食荞麦面着怒，遂病胃脘当心痛，大便三日不通，诸行气化滞药，入口即吐，因思《雷公炮炙论》云：心痛欲死，速觅延胡。乃以元胡索为末三钱，温酒下，少顷，大便行而痛止。

蛔虫心痛如刺，口吐清水，熟艾一升，水三升，煮一升服，吐虫出，或取生艾捣汁，五更食香脯一片，即饮艾汁一升，当下虫出。

心痛有虫，芫花一两醋炒，雄黄一钱为末，每服一字，温醋汤下。《乾坤生意》

寒厥心痛，及小腹膀胱痛不可止者。神砂一粒丹，用熟附子、郁金、橘红各一两为末，醋面糊丸，如酸枣大，朱砂为衣，每服一丸。男子酒下，女人醋汤下。《宣明方》

心腹冷痛，冷气不和，山栀子、川乌头等份，生研为末，酒糊丸梧子大，每服十五丸，生姜汤下。小肠气痛，加炒茴香葱酒下二十九。《王氏博济方》

腹皮麻痹不仁，多煮葱白食之，愈。《危氏方》

急心气痛，胡桃一枚，大枣一枚，去核夹桃，纸裹煨熟，以生姜汤一盏，细嚼送下，永久不发，名盏落汤。赵氏经验

脐下绞痛，木爪三片，桑叶七片，大枣三枚，水三升，煮半升，顿服即愈。《食疗》

腹大如箕，蜈蚣十五条，酒炙，研末，每服一钱，以鸡子二枚，打开，入末，搅匀，纸糊，沸汤煮熟食之。旦服，连进三服瘳。虚者非宜。《活人心统》　按：蜈蚣真者，当腰一节无足。

腹中虚痛，白芍三钱，炙草一钱，夏月，加黄芩五分，恶寒，加肉桂一钱，冬月大寒，再加桂一钱。水二盏，煎一盏，温服。洁古《用药法象》

腹中虚冷，食辄不消，羸瘦弱乏，大麦芽五升，小麦面一斤，豆豉五合，杏仁二升。共熬黄且香，捣筛糊丸弹子大，每白汤下一丸。《肘后》

胸中痹痛，引背喘息，咳唾短气，寸脉沉迟，关上紧数，用大瓜蒌实一枚，切薤白半斤，制半夏四两，以白酒七斤，煮二升，分两服。《金匮方》

卒然腹痛，以中路土回脐，令人骑其腹溺脐中。《肘后》

胸痹急痛，如锥刺，不得俯仰，白汗出，或彻背上，不治致死。取生韭或根五斤，洗捣汁服。《食疗本草》心下痛者为结胸胸痹，不痛者为痞满。

腹痛养正丹，见炼服门。

腋气

腋臭阴湿，凡腋下阴下湿臭，或作疮，青木香以好醋浸，夹腋下阴下，并为末傅之。《外台》

《分甘余话》载：治腋气热蒸饼一枚掰作两片，糁密陀僧一钱许，急挟之腋下，少睡片时，俟冷弃之。

腋下胡臭，牛脂和胡粉涂之，三度，永瘥。姚氏《肘后方》：鸡子二枚，煮熟，去壳，热夹腋下，待冷，弃之三叉路上，勿回顾，如此三次，效。

腰痛 有肾虚　湿热

痰气　瘀血　闪肭　风寒

冷气腰痛，延胡索、当归、桂心等份，为末，温酒服三四钱，随量频进，以止为度。延

胡索活血化气，第一品药也。是方并治肢体拘挛。

湿气腰痛，车前草连根十科，葱白连须七枚，煮酒一瓶，常服，终身不发。《简便方》

虚寒腰痛，鹿茸去毛，酥炙微黄，附子炮去皮脐，各二两，盐花三分，为末，枣肉和丸梧子大，每服三十丸，空心温酒下。

打坠腰痛，瘀血凝滞，补骨脂炒，茴香炒，辣桂等份为末，每热酒服二钱，补骨脂主腰痛行血。

肾虚腰痛，补骨脂炒一两为末，温酒服三钱，神效，或加木香一钱。《经验方》《和剂局方》青蛾丸：治肾气虚弱，风冷乘之，或血气相搏，腰痛如折，或劳役伤肾，或脾湿伤腰，或腰间如物重坠。补骨脂酒浸炒一斤，杜仲去皮，姜汁浸炒，一斤，胡桃肉去皮二十个，为末，以蒜一两捣膏为丸，梧子大，每空心温酒服二十丸，妇人淡醋汤下，常服壮筋骨，活血脉。戴原礼《要诀》：茴香炒研，以猪腰子批开，掺末入内，湿纸裹煨熟，空心盐酒送下。《海上方》：杜仲去皮炙黄一斤，分作十剂，每夜取一剂，以水一升，浸至五更，煎三分，减一取汁，以羊肾三四枚，切下，再煮三五沸，如作羹法，和椒盐空腹顿服。《圣惠方》：前方入薤白七茎。《箧中方》：前方加五味子半斤。

腰痛如刺，《简便方》：茴香炒研，每服二钱，食前盐汤下，外以糯米一二升，炒热，袋盛，拴于痛处。《活人心法》思仙散：茴香、杜仲各炒研三钱，木香一钱，水一盏，煎服。

腰背虚痛，风冷伤肾：杜仲一斤，切炒，酒一斤，渍十日，每服三合。陶隐居《得效方》《三因方》：杜仲为末，每旦温酒服二钱。

腰膝疼痛，或顽麻无力，菟丝子酒洗一两，牛膝一两，同入银器内酒浸一寸五分，曝为末，将原煮酒煮糊丸梧子大，每空心酒服二三十丸。《经验方》

肾脏风壅，腰膝沉重，威灵仙末，蜜丸梧子大，温酒服八十丸，平明微利恶物，如青脓

胶，即是风毒积滞。如未利，再服一百丸。取下后，食粥补之。一月后，仍常服温补药，孙兆方名放杖丸。《集验方》

腰脚痹软，行履不稳者。萆薢二钱半，杜仲一钱，捣筛，每旦温酒服三钱匕。禁牛肉唐德宗《贞元广利方》

骨软风疾，腰膝疼，行步不得，遍身瘙痒。何首乌大而有花纹者，同牛膝各一斤，以好酒一升，浸七宿，曝干，木臼杵末，枣肉和丸，梧子大，每空心温酒下三五十丸。《经验方》

腰脚无力，韭子一升，拣净，蒸两炊久，曝干，簸去黑皮，炒黄捣粉，安息香二两，水煮一二百沸，慢火炒赤色，和捣为丸，梧子大，如干入少蜜，每日空腹酒下三十丸，以饭三五匙压之，大佳。崔元亮《海上方》

腰痛脚气，木瓜汤，治腰膝痛并脚气。羊肉一脚，草果五枚，粳米二升，回回豆即胡豆半升，木瓜二斤，煮汁，入砂糖四两，盐少许，煮肉食之。《正要》

白飞霞《医通》云：取鹿脑及猪骨髓炼成膏，每一两，加炼蜜二两，炼匀，瓷器密收，用和滋补丸药剂甚妙。凡腰痛属肾虚寒者，以和古方摩腰膏。附子、川乌头、南星各二钱半，蜀椒、雄黄、樟脑、丁香、干姜各一钱，麝香一分，共为末，蜜丸弹子大，每用一丸，生姜自然汁化开。如糜蘸手掌中烘热摩腰中痛处。则暖气透入丹田如火，大补元阳，此法甚佳，人鲜知之。按：老人虚人腰痛，妇人带下清水不臭者，如无鹿脑猪骨髓膏，但用摩腰膏，亦妙。

腰痛养正丹，见炼服门。

手足

手足心毒，风气毒肿，盐末、椒末等份，酢和傅之，立瘥。《肘后》

手足疣目，盐傅上，以舌舐之，不过三度瘥。同上

毒攻手足，肿痛欲断，苍耳捣汁渍之，并以滓傅之，立效，春用心，冬用子。《千金翼》

热毒攻手，肿痛欲脱，猪膏和羊屎涂之。《外台》

入水肢肿作痛，生胡麻捣敷。《千金》

鹅掌风，蕲艾四五两，水四五盏，煮五六滚，入大口瓶内盛之。用麻布二层盖住，将手放瓶上熏之。如冷，再热，甚神。陆氏《积德堂方》

鹅掌风，用新瓦烧红，取青毛松丝安放，将手笼烟熏一二回即愈，试验。

冻指欲堕，马粪煮水，渍半日即愈。《千金》

诸虫

诸虫在脏，久不瘥，槟榔半两，炮为末，每服二钱，以葱蜜煎汤，调服一钱。《圣惠》

《圣惠方》载：治蛔虫攻心如刺，吐清水，龙胆二两，去头锉，水二盏，煮取一盏，去滓，隔宿不食，平旦时一顿服之，即愈。《肘后方》载治卒心痛同。

寸白虫病，槟榔二七枚，为末，先以水二升半，煮槟榔皮取一升，空心调末，服方寸匕，经日虫尽出，未尽再服，以尽为度。《千金》

辟除蚤虱，天茄叶铺于席下，次日尽死。

蛔虫攻心，口吐清水，鸡子一枚，去黄，纳好漆入鸡子壳中和合，仰头吞之，虫即出也。《古今录验》

《梅师方》载：蛔虫攻心腹痛，薏苡根二斤，切，水七升，煮取三升，先食尽服之，虫死尽出。

烧烟辟蚊，五月取浮萍阴干烧之。孙真人方

啮虱成癥，见癥瘕门。

应声虫病，见奇疾门。

关格燥结

有热　有风　有气　有血　有湿　有虚

有脾约　　三焦约　　前后关格

二便关格，铁脚丸：皂荚炙去皮子为末，酒面糊丸，梧子大，每酒下五十丸。《宣明方》经曰：关则吐逆，格则不得小便，亦有不得大便者。

汗多便闷，老人虚人皆可用。肉苁蓉酒浸焙二两，沉香末一两，为末，麻子仁汁糊，丸梧子大，白汤下七八丸。《济生方》

大便闷塞，服药不通者。盐三钱，屋檐烂草节七个，为末，每用一钱，竹筒吹入肛内一寸，即通，名提金散。《圣济方》

大便不通，乌桕木根方长一寸，劈破，水煎半盏服，立通，不用多服，甚神。《斗门方》又方：以苇筒纳入下部三寸，用猪胆汁灌之，立下。导法最神。

大便虚秘，松子仁、柏子仁、麻子仁等份，研泥，熔白蜡和，丸梧子大，黄芪汤下五十丸。

肠风下血脱肛

与痔漏门参看　凡下血　血清者为肠风虚热生风或兼湿气　血浊者　为脏毒积热　血大下者为结阴属虚寒

肠风下血，苍术不拘多少，以皂荚挼浓汁，浸一宿，煮干，焙研为末，面糊丸梧子大，空心米饮下五十丸，日三服。《妇人良方》《百一选方》：茶篓内箬叶烧存性，空心糯米汤调服三匙，入麝香少许。又方：青果煅，研末，米饮服二钱，效。又方：生熟地并酒浸，五味等份为末，蜜丸梧子大，每酒下七十丸。《普济方》瓜蒌一枚，烧灰，赤小豆五钱。为末，空心酒服一钱。许叔微《本事方》：霜后干丝瓜烧存性，为末，空心酒服二钱。

灵脂散，见崩漏门。

《镜花缘》载：便血以柏叶炒成炭，研末，每日米汤调服二钱，或以柿饼烧存性，用陈米饮调服二钱，连进十服，无不神效。

久病肠风，痛痒不止。地榆五钱，苍术一

两，水二盅，煎一盅，空心服。《活法机要》

肠风脏毒，下血不止，何首乌二两为末，食前米饮服二钱。《圣惠方》又方：猪大肠一条，入芜荑在内，煮食。《奇效方》：猪脏黄连丸，猪脏入黄连末在内煮烂，捣丸梧子大，米饮服三十丸。又：猪脏入槐花末令满，缚定，以醋煮烂，捣丸梧子大，温酒下二十丸。

槐角丸 治五种肠风泻血。粪前有血，名外痔。粪后有血，名内痔。大肠不收，名脱肛。谷道四面胬肉如奶，名举痔。头上有孔，名瘘痔。疮内有虫，名虫痔。并治之。槐角去槐炒一两，地榆、当归酒焙、防风、黄芩、枳壳麸炒各五钱为末，酒糊丸梧子大，米饮下五十丸。《局方》

卒泻鲜血，小蓟叶捣汁，温服一升。《梅师方》

下血危笃，不可救者。丝瓜一枚烧存性，槐花减半，共为末，空心米饮服二钱。《普济》

大肠下血，不拘大人小儿，脏毒肠风，及内痔下血日久，多食易饥，先用海螵蛸炙黄，去皮研末，木贼汤下，三日后，服猪脏黄连丸。《直指》

酒毒下血，槐花半生半炒，一两，山栀子焙，五钱为末，新汲水服，日二。《经验方》

大便下血，黄牛角䚡尖中坚骨一具，煅末，煮鼓汁服二钱，日三，神效。《近效方》经验方：荆芥炒为末，每米饮服二钱，妇人用酒下，亦可拌面作馄饨食。《简便方》：荆芥二两，槐花一两，同炒紫为末，每服三钱，清茶送下。

戴原礼《证治要诀》载：肠风下血，以香附末加百草霜，米饮调服，加入麝香少许，其应尤捷。

又血清而色鲜者为肠风，浊而暗者为脏毒，或在粪前，或在粪后，并宜米饮汤调枳壳散，下酒煮黄连圆或枳壳散或乌梅圆。此乃因登圊粪中有血，却与泻血不同，或用小乌沉汤和黑神散米饮调，粪前后有血皆可用，色瘀尤甚捷。

又交肠之病，大小便易位而出。盖因气不循故道，清浊混淆，宜五苓散、调气散各一钱，加阿胶末半钱，汤调服，或研黄连阿胶丸为末，加木香末少许，再以煎药送下。

粪后下血，白鸡冠花并子炒，煎服。《圣惠方》

结阴便血，鸡冠花、椿根白皮等份为末，蜜丸梧子大，每服三十丸，黄芪汤下，日二服。《圣济总录》

结阴下血，腹痛不已，地榆四两、炙草三两，每服五钱，水一盏，入缩砂四枚，煎一盏半，分二服。《宣明方》

肠胃积热下血，或酒毒下血，腹痛作渴，脉弦数者。黄连四两，分作四分，一分生用，一分切炒，一分炮切，一分水浸晒，共研末，黄芩、防风各一两为末，面糊丸梧子大，每服五十丸，米泔浸枳壳水，食前送下，冬月加酒蒸大黄一两。《杨氏家藏方》

脏毒下血，黄连为末，独头蒜煨研，和丸梧子大，每空心陈米饮下四十丸。《济生方》乌犀散：用淡豉十文，大蒜二枚，蒸九次，煨，同捣丸梧子大，煎香菜汤服二十丸，日二服，安乃止，永绝根，无所忌。

酒痔下血，黄连酒浸，煮熟为末，酒糊丸梧子大。每服四十丸，白汤下，或用自然姜汁浸，焙炒。《医学集成》

下血经年，樗根即臭椿二钱，水一盏，煎七分，入酒半盏服，或作丸服，虚者加人参二钱。《仁存方》

下血至二十年者。地榆、鼠尾草各二两，水二升，煎一升，顿服，若不断，以水渍屋尘饮一小杯。《肘后》

中蛊下血如鸡肝，昼夜出血石余，四脏惟心未毁，或鼻破将死者。桔梗为末，酒服方寸匕，日三服，不能下药，灌之。心中当烦，须臾自定，七日止，当食猪肝肺以补之，神方也。或加犀角等份。初虞《古今录验》

下血脱肛，白鸡冠花、防风等份为末，糊

丸梧子大，空心米饮服七十丸。一方，白鸡冠花炒，棕榈灰、羌活各一两为末，米饮下二钱。《永类钤方》

大肠脱肛，槐角、槐花各等份，炒为末，用羊血蘸药炙熟食之，以酒送下，猪腰子去皮，蘸炙亦可。《百一选方》

虫蚀肛烂，见五脏即死，以猪脂和马蹄灰绵裹导入下部，日数度瘥。《肘后》

脱肛不收，蒲黄和猪脂敷，日三五度。《子母秘录》

脱肛不收，方用甲鱼即鳖首烧灰，和麻油敷肛上，纳入三四度即愈，试验。

痔漏

初起为痔，久则成漏。痔属酒色气郁血热或有虫，漏属虚与湿热

五痔肛肿，久不愈，变成瘘疮，鸡冠花、凤眼草各一两，水二碗，煎汤，频洗。《卫生宝鉴》又方：耳环草即淡竹叶挼软，纳患处，效。

五痔诸瘘，金银花根茎叶皆可，不拘多少，入瓶内，以无灰酒浸，糠火煨一宿，取出，晒干，入甘草少许，碾为细末，以浸药酒打面糊丸，梧子大，每服五十丸至百丸，汤酒任下，此药并可治痈疽，且能止渴。《外科精要》

《古夫于亭杂录》载：经霜冬瓜皮同朴硝煎汤，治翻花痔立愈，或以萝卜代瓜皮亦可又，端午日收桑叶，阴干为末，空心滚白汤下，治痔。

《肘后方》载：治痔发痛如虫啮，菟丝子熬令黄黑，研末和鸡子黄涂之，亦治谷道中赤痛。

五痔下血，猬皮、穿山甲等份，烧存性，入肉豆蔻一半，空腹热米饮服一钱。《衍义》

痔漏出血，白芷为末，每米饮下二钱，神效，并煎汤熏洗。《直指方》

酒痔便血，青蒿用叶不用茎，用茎不用叶，为末，粪前冷水，粪后酒，调服。《永类》《医学集成》：黄连酒浸，煮熟为末，酒糊丸梧子

大，每白汤下三四十丸。一方，用自然姜汁浸焙炒。

大肠火热，下血及痔，天名精取汁，每早空心和酒服一二杯。喻嘉言

肠痔出血，蒲黄末方寸匕，水服，日三。《肘后》

痔疮肿痛，虎耳草阴干，烧烟桶中熏之。《袖珍方》：用盆盛沸汤，以器盖之，留一孔，用韭菜一把，泡汤中，乘热坐孔上，先熏后洗，数次，自然脱体，一人患痔，诸药不效，用木耳煮羹食，遂愈。

外痔长寸，槐花煎汤频洗，并服之，数日自缩。《集简》

槐汤灸痔，以槐枝煎汤，先洗痔，便以艾灸其上七壮，以知为度。王及素有痔疾，乘骡入骆谷，痔大作，状如胡瓜，热气如火，至驿僵仆，邮吏用此法，灸至三五壮，觉热气一道入肠中，因大转泻，先血后秽，其痛甚楚，泻后，遂失胡瓜所在，登骡而驰矣。《传信方》

痔漏神方，赤白茯苓去皮、没药各二两，补骨脂四两，石臼捣成一块，春秋酒浸三日，夏二日，冬五日，取出，木笼蒸熟，晒干为末，酒糊丸梧子大，每酒服二十丸，渐加至五十丸。《集验》

《分甘余话》载：新安罗医治痔方，用稀熬烧酒七斤，南荆芥穗四两，槐豆五钱，捣烂煎沸五次，空心任意服，甚效。

风痔肿痛，发歇不定者。白僵蚕二两，洗锉，炒黄为末，乌梅肉和丸梧子大。每姜蜜汤空心下五丸，佳。《胜金方》

鼠乳痔疾，牛骨腮烧灰，酒服方寸匕。《塞上方》

肠痔有虫，猬皮烧为末，生油和涂。《肘后》

诸痔肿痛，蚕茧内入男子指甲令满，外用童子顶发缠裹，烧存性，研末，蜜调傅之。仍日日吞牛胆制槐子，甚效。《积善堂方》

九漏有虫，干人尿、干牛屎隔绵贴之，虫

闻其气即出，若痒易之，虫尽乃止。《千金》

小便诸病

小便频数，川草薢一斤为末，酒糊丸梧子大，盐酒下七十丸。《集元方》　《梁氏总要》：鹿角霜、茯苓等份为末，酒糊丸梧子大，每盐汤下三十丸。

小便不通，蓖麻仁三粒，研细，入纸捻内，插入茎中，即通。《摘元方》　《永类钤方》：葱白连叶捣烂，入蜜，合外肾上，即通。《摄生方》：棕皮毛烧存性，以水酒调服二钱，即通，累效。

《古夫于亭杂录》载：生白矾末半分入脐，以一指甲水滴之，治妇人小便不通。

《分甘余话》载：治小便不通，用犀角、珉珸二味，磨水服之，甚验。

小便不通，及转脬危急者。昔一妓病转脬，腹胀如鼓垂死，一医用猪脬吹胀，以翎管安上，插入阴户，捻脬气吹入，即大尿而愈。载罗天益《卫生宝鉴》，机巧妙术也。又方：以葱管吹盐入玉茎内，极有捷效。

胞转不通，小便不通，非小肠膀胱厥阴受病，乃强忍房事，或过忍小便所致，当治其气则愈，非利药可通也。沉香、木香各二钱为末，白汤空腹服，以通为度。《医垒元戎》按：转胞之脉，浮而实，与淋秘之脉，沉而涩者不同。

梦中遗溺，用猪脬洗，炙食。《千金》

小便不利，蒲席灰七分，滑石二分，为末，饮服方寸匕，日三。《金匮要略》

《肘后方》载：治小便不利，茎中痛欲死。兼治妇人血结腹坚痛，牛膝一大把并叶不以多少，酒煮饮之立愈。

戴原礼《证治要诀》载：小便多者乃下元虚冷，肾不摄水以致渗泄，宜菟丝子丸、八味丸、元菟丹、生料鹿茸丸。又睡着遗尿者，此亦下元冷，小便无禁而然，宜大菟丝子丸，猪胞炙碎煎汤下。凡遗尿，皆属虚。古书云：实

则矢气，虚则遗尿。若小便常急，遍数虽多而所出常少，放了复急不涩痛却非淋证。亦有小便毕，少顷将谓已尽，忽再出些少者，多因自忍尿或忍尿行房事而然，宜生料五苓散减泽泻之半加阿胶一钱，吞八味丸。此丸须用五味子者。有盛喜致小便多，日夜无度，乃喜极伤心，心与小肠为表里，宜分清饮、四七汤各半帖和煎，仍以辰砂妙香散吞小菟丝子丸或元菟丹。按：此书流传甚少，故详载之。

小便闭胀，不治杀人，葱白三斤，锉炒，帕盛，分二个，互熨小腹，气透即通。许学士《本事方》　下焦结热，小便淋闷，或有血出，或大小便出血，瞿麦穗一两，炙草七钱半，山栀仁炒，五钱，为末，每服七钱，连须葱头七枚，灯心五十茎，生姜五片，水二碗，煎至七分，时时温服，名立效散。《千金方》

癃闭不通，小腹急痛，无论新久，荆芥大黄等份，为末，每温水服三钱，小便不通，大黄减半，大便不通，荆芥减半，名倒换散。《普济》

大小便闭，捣葱白和醋封小腹上，加灸七壮。《外台》

小便出血，茅根煎汤频饮，效。《谈野翁方》《圣济总录》：蒲黄末、发灰各五分，生地汁调下，量人加减。《肘后》：当归四两锉，酒三升，煮取一升，顿服。

劳伤溺血，茅根、干姜等份，入蜜一匙，水二盏，煎一盏，日一服。

小便尿血，吐血及耳鼻出血，生地汁半升，生姜汁半合，蜜一合，和服。《圣惠方》《圣济总录》：尿血，人指甲半钱，头发一钱半，烧研末，每空心温酒服一钱，不痛者为尿血，主虚，痛者为血淋，主热。

大小便血，好墨细末二钱，阿胶化汤调服，热多者尤宜。寇氏《本草衍义》

虚损尿血，见虚损门。

小便后，出鲜血数点而不疼，饮酒则甚，用镜面草研汁一器，入少蜜，水进两服，即愈。

1103

喻选古方试验

心热，尿赤，面赤，唇干咬牙，口渴，导赤散，木通、生地、炙草等份入水竹叶七片，煎服。钱氏方

心虚尿滑，见赤白浊门。

诸淋 五淋：热淋　气淋
虚淋　膏淋　沙石淋

小便五淋，苦杖为末。即《尔雅》虎杖。每服二钱，米饮下。《集验方》　又治男妇诸般淋疾，用苦杖根洗净，锉一合，水五合，煎一盏，去滓，入乳香、麝香少许服。有妇人患沙石淋十余年，每溺，痛不可忍，溺器中小便下沙石，剥剥有声，百方不效，得是方服之，一夕而愈。

《百一选方》固元丹：见炼服门。

小便卒淋，紫草一两，为末，食前井华水下二钱。《千金翼》

男妇血淋，多年煮酒瓶头箬叶，三五年至十年者尤佳，每用七个，烧存性，入麝香少许，陈米饮下，日三服，有人患此二服愈，福建煮过夏月酒多有之，亦治五淋。《百一选方》

《百一方》载：治石淋，车前子二升，以绢囊盛水八升，煮取三升，不食尽服之，须臾石下。

又治尿血，车前草捣绞取汁五合，空心服之。

热淋涩痛，扁竹煎汤频饮。《生生编》

血淋痛胀，发灰二钱，藕汁调服，三服，血止痛除。按：赵潜《养疴漫笔》云：宋孝宗患痢，众医不效，高宗见一药肆，召而问之，其人问得病之由，乃食湖蟹所致。遂诊脉曰：此冷痢也。用新采藕节捣烂，热酒调下，数服愈。高宗以捣药金杵臼赐之。盖藕能消瘀血，解热开胃，又解蟹毒也。李濒湖

血淋涩痛，生山栀末、滑石等份，葱汤下。《经验方》

石淋诸林，石首鱼头石十四枚，当归等份

为末，水二升，煮一升，顿服立愈。《外台》

石淋破血，牛角烧灰，酒服方寸匕，日五服。《总录》

膏淋如油，海金砂、滑石各一两，甘草梢二钱半，为末，麦冬汤下二钱，日二服。《仁存方》

小便淋沥，菟丝煮汁饮。范汪方

粟米治淋，一人患淋，素不服药，专啖粟米粥，旬余减，月余痊，试验。韩悉《医通》

小便淋涩，或有白者。以赤根楼葱江南呼为龙爪葱皮赤每茎歧出如八角，近根截一寸许，安脐中，以艾灸七壮。《经验方》

赤白浊 赤属血　白属气　有湿热　有虚损

气虚白浊，黄芪盐水炒五钱，茯苓一两，为末，每白汤下一钱。《经验方》

阳虚白浊，淡苁蓉、鹿茸、山药、茯苓等份为末，米汤糊丸梧子大，每枣汤下三十丸。《圣济总录》

白浊腹痛，不拘男妇，益智仁盐水浸炒，厚朴姜汁炒，等份，姜一片，枣一枚，煎服。《永类钤方》

白浊遗精，茯菟丸：治思虑太过，心肾虚损，真阳不固，渐有遗沥，白浊，梦泄。菟丝子五两，茯苓三两，石莲肉二两为末，酒糊丸梧子大，每空心盐汤下三五十丸。《和剂局方》《外台方》：并盗汗虚劳，桑螵蛸炙，白龙骨等份为末，每空心盐汤下二钱。洁古方：白浊遗精，阳盛阴虚，故精泄。真珠粉丸：蛤粉煅一斤，黄柏新瓦炒过一斤为末，水丸梧子大，每服一百丸，空心温酒下，日二次，蛤粉味咸能补肾阴，黄柏苦而降心火。白浊遗精，金锁玉关丸：藕节、莲须、莲子肉、芡实、山药、茯苓、茯神各二两，为末，金樱子二斤，捶碎，水一斗，熬八分，去滓，再熬成膏，入少面和丸梧子大，每米饮下七十丸。

肾虚白浊，及两胁背脊穿痛。五味一两，

炒赤为末，醋糊丸梧子大，每醋汤下三十丸。《经验方》

小便白浊，心肾不济，或由酒色，遂至已甚，谓之上淫。盖有虚热而肾不足，故土邪于水。史载之言：夏则土湿水浊，冬则土坚水清，即此理也。医者往往峻补，其疾反甚，惟服博金散，则水火既济，源洁而流清矣。用络石、人参、茯苓各二两，龙骨煅一两为末，空心米饮下二钱，日二服。《经验方》白糯丸：治人夜小便脚停白浊，老人虚人多此证，令人卒死，大能耗人精液，主头昏重。用糯米五升，炒赤黑，白芷一两，为末，糯粉糊丸梧子大，每服五十丸，补肾汤下。若后生禀赋怯弱，房室太过，小便太多，水管塞涩，小便如膏脂，前方加石菖蒲、牡蛎粉甚效。《集简方》：清明柳叶煎汤代茶，以愈为度。

脾虚白浊，过虑伤脾，脾不能摄精，以羊胫骨灰一两，姜制厚朴末二两，面糊丸梧子大，米饮下百丸，日二服，一方加茯苓两半。《济生方》

白浊频数，溅面如油，澄下如膏，乃真元不足，下焦虚寒，萆薢分清饮：萆薢、石菖蒲、益智仁、乌药等份，每服四钱，水一盏，入盐一捻，煎七分，食前温服，日一服，效乃止。

小便赤浊，心肾不足，精少血燥，口干烦热，头运怔忡。菟丝子麦冬等份，为末，蜜丸梧子大，盐汤下七十丸。《普济方》：远志、甘草水煮半斤，茯神、益智仁各二两为末，酒糊丸梧子大，空心枣汤下五十丸。

心虚尿滑，及赤白二浊，益智仁、茯苓、白术等份为末，每白汤下三钱。

赤白浊淫，及梦泄精滑，真珠粉丸：黄柏炒，真蛤粉各一斤为末，水滴丸梧子大，每服一百丸，空心温酒下，黄柏苦而降火，蛤粉咸而补肾。又方加知母炒、牡蛎粉煅、山药炒等份为末，糊丸梧子大，每盐汤下八十丸。《洁古家珍》

固元丹，平补固真丹：治白浊五淋，并见炼服门。

遗精梦泄 有心虚 肾虚 湿热 脱精

梦遗频数，《梅师方》用韭子五合，龙骨一两，为末，空心酒服方寸匕。《千金方》：治梦遗小便数，韭子二两，桑螵蛸一两，微炒，研末，每早酒服二钱。《三因方》：治下元虚冷，小便不禁，或白浊。家韭子丸：韭子炒六两，鹿茸酥炙四两，苁蓉、牛膝各酒浸，熟地、当归各二两，菟丝饼、巴戟各两半，杜仲炒、石斛、桂心、炮姜各一两，酒糊丸梧子大，每服五七十丸，加至百余丸，温酒盐汤任下。张景岳云：去石斛，倍用菟丝尤效。盖韭乃肝之菜，入足厥阴经。《素问》曰：足厥阴病则遗尿，思想无穷，入房太甚，发为筋痿及白淫，男随溲而下，女子绵绵而下。韭子之治遗精漏泄，小便频数，女人带下者，能入厥阴，补下焦肝及命门之不足。命门者，藏精之府，故同治云。按：此治虚滑成病者相宜。若证兼湿热，宜真珠粉丸：安肾丸之类。湿热者，脉沉而数；虚滑者，脉必浮大软弱。真珠粉丸：真蛤粉、黄柏各一斤，真珠三两。一方以青黛代亦效。为末，糊丸梧子大，温酒下安肾丸：肉桂去粗皮，不见火，川乌炮去皮脐，各一斤，白术、山药、茯苓、苁蓉酒浸炙，巴戟、补骨脂炒、萆薢、桃仁麸炒、石斛炙、蒺藜炒去刺，各三斤为末，蜜丸梧子大，空心温酒盐汤任下三五十丸。《三因》安肾丸无肉桂、茯苓二味。

小便白淫，心肾气不足，思想无穷所致。黄连、茯苓等份为末，酒糊丸梧子大，补骨脂汤下三十丸，日三服。《普济》

肾虚遗精，五味一斤，洗净，水浸，捼去核，再以水洗核，取尽余味，通置砂锅内，布滤过，入冬蜜二斤，炭火慢熬成膏，瓶收，五日，出火性，每空心百沸汤调服三茶匙。《保寿堂方》

《百一选方》固元丹，见炼服门。

炼服门。

小便遗精，莲子一撮，为末，入辰砂一分，白汤下一钱，日二。《医林集要》

梦遗食减，白色苦参三两，白术五两，牡蛎粉四两，为末，用雄猪肚一具，洗净，砂罐煮烂，石臼捣和药，干则入汁，丸小豆大，米汤下四十丸，日三服。久服食进，梦遗立止。《保寿堂方》

精气不固，补骨脂、青盐等份同炒，为末，米饮下二钱。《三因》

暖精益阳，龙骨、远志等份为末，蜜丸梧子大，空心白汤下三十丸。《经验方》

大肠寒滑，小便精出，赤石脂、干姜各一两，胡椒半两，为末，醋糊丸梧子大，空心米饮下五七十丸。有人病此，屡服热药不效，服此四剂而愈。寇氏《衍义》

遗精白浊，固元丹、平补固真丹，俱见炼服门。

疝㿗

腹病曰疝　丸病曰㿗　有寒气　湿热痰积血滞　虚冷　男子奔豚　女子盲肠　小儿木肾

丈夫疝气，本脏气伤膀胱，连小肠等气，金铃子一百枚，温汤浸过，去皮，巴豆二百枚，微打破，以面二升，同于铜铛内，炒至金铃子赤为度，放冷取出，去核，为末，巴豆面均不用，每服三钱，热酒或醋汤调服。一方：入盐炒茴香半两。《经验方》

《居易录》载：空中木通、连白葱须各三寸半，酒半水煎服，治疝颇效。

《归田琐记》载：治疝用薏苡仁、东方壁土炒黄色，入水煮烂，放沙盆内，研成膏，每日用无灰酒调服二钱，愈。《本草纲目》载：妇人疝痛名小肠气，马鞭草一两，酒煎滚服，以汤浴身，取汗甚妙。

㿗疝肿痛，《澹寮方》楝实丸：治钩肾偏坠，痛不可忍。川楝肉五两，分作五分，一两用补骨脂二钱炒黄，一两用小茴香三钱、食盐五分同炒，一两用莱菔子一钱同炒，一两用牵牛子三钱同炒，一两用斑蝥七枚去头足同炒，拣去食盐、莱菔、牵牛、斑蝥，只留补骨脂、茴香，同研为末，以酒打面糊丸梧子大，每空心酒下五十丸。《得效方》：治一切疝气肿痛，大有殊效。川楝子酒润，取肉一斤，分作四份：四两用小麦一合、斑蝥四十九枚去头足，同炒熟，去蝥。四两用小麦一合、巴豆四十九粒，同炒熟，去豆。四两用小麦一合、巴戟一两，同炒熟，去戟。四两用小茴香一合、食盐一两，同炒熟，去盐、加补骨脂酒炒一两，广木香不见火一两，为末，酒煮面糊，丸梧子大，每盐汤下五十丸，日三服。《直指方》：治外肾胀大，麻木痛破，及奔豚疝气，川楝子四十九枚，分七处，切，取肉：七枚用小茴香五钱，同炒；七枚用补骨脂二钱半，同炒；七枚用黑牵牛二钱半，同炒；七枚用食盐二钱，同炒；七枚用莱菔子二钱半，同炒；七枚用巴豆十四粒，同炒；七枚用斑蝥十四枚，去头足，同炒。拣去莱菔、巴豆、斑蝥三味，入青木香五钱，南木香、官桂各二钱半，为末，酒煮面糊，丸梧子大，每服三十丸，食前盐汤下，日三。

癞疝偏坠，气胀不能动者，丹皮、防风等份为末，酒服二钱，甚效。《千金方》

疝气癞肿，荔枝核炒黑色，大茴香炒，等份为末，每服一钱，温酒下。玉环来笑丹：荔枝核四十九枚，陈皮连白，九钱，硫黄制，四钱，为末，盐水打面糊，丸绿豆大，遇痛时，空心酒服九丸，良久再服，不过三服，神效。亦治诸气痛。按：荔枝核得牛膝、补骨脂、延胡索、合欢子、杜仲、橘核、木瓜、草薢治疝气。虚热者加川柏。虚寒者，加桂心。专用，配大茴香炒研为末，酒下，治癞疝。

小肠疝气，青木香四两，酒三斤，煮过，每日饮三次。孙天仁《集效方》　《直指方》：茎缩囊肿，浮石为末，每服二钱，木通、赤苓、麦冬煎汤调下。丹溪方：浮石、香附等份为末，每姜汁调下二钱。又方：荞麦仁炒去尖，胡芦巴酒浸，晒干，各四两，小茴香炒，一两为末，酒糊丸梧子大，每空心盐酒下五十丸。两月，大便出白脓，除根。阴核肿痛者，橘核五钱，研炒，老酒煎服，或酒糊丸服，效。《局方》：治远年近日疝气偏坠，脐下撮痛，以致闷乱及外肾肿硬，阴间湿痒成疮。吴茱萸去梗一斤，分作四份：四两酒浸，四两醋浸，四两汤浸，四两童便浸，一宿，同焙干，泽泻二两为末，酒糊丸梧子大。每空心盐汤，或酒吞下五十丸。《瑞竹堂方》：用带玉雀儿一枚，去肠，入金丝矾末五钱，缝合，以桑柴火煨成炭为末，空心无灰酒服，年深者二服愈。

小肠奔豚偏坠，及小腹有形如卵，上下走痛不可忍，无论大人小儿。胡芦巴八钱，茴香六钱，巴戟去心、川乌头炮去皮各二钱，楝实去核四钱，吴萸五钱，并炒为末，酒糊丸梧子大，每服十五丸，小儿五丸，盐酒下。一人病寒疝，阴囊肿痛，服五苓诸药不效，与此而平。

小肠气坠，《直指方》：大小茴香各三钱，乳香少许，煎服取汗。《孙氏集效方》：茴香、荔枝核炒黑，等份，研末，每温酒调下一钱。《濒湖集简方》：茴香一两，花椒五钱，炒研，每酒服一钱。

《大观本草》载：斗门方治小肠气，用代赭石一两，米醋一升，以火烧代赭赤淬入醋中，以淬渴为度，捣罗为面，用汤调下一二钱即愈。按：代赭一名血师。

寒疝绞痛，乌骨鸡一只，治如常法，生地七斤，锉细，甑中同蒸，下以铜器承取汁，清旦服至日晡，令尽。当下诸寒澼沁，煮白粥食之。久疝者，作三剂。《肘后》

寒疝身痛腹痛，手足逆冷不仁，或身痛不能眠，乌头桂枝汤。乌头一味，以蜜二斤，煎减半入桂枝汤五合解之。得一升，初服二合，不知，再服，又不知，加至五合。其知者，如醉状，得吐为中病。《金匮玉函》桂枝汤：桂枝三钱，白芍二钱，炙草二钱，生姜五片，大枣四枚。

血疝便毒，不拘已成未成。斑蝥三枚，去头足翅，炒，滑石三钱，同研，分作三服，空心白汤下，日一服，毒从小便出。如痛，以泽泻、车前、木通、猪苓煎饮，名破毒散，甚效。东垣方

寒疝引胁肋心腹皆痛，诸药不效。大乌头五枚，去角，四破，以白蜜一斤，煎令透，焙为末，别以熟蜜和丸梧子大，每服二十丸，冷盐汤下，永除。崔氏方

狐疝阴癞，超越举重，卒得阴癞，及小儿狐疝，伤损生癞，并用地肤子五钱，白术二钱半，桂心五分，为末，酒服三钱，忌生葱桃李。《必效方》

心痛疝气，湿热因寒郁而发。用栀子降湿热，乌头破寒郁，乌头为栀子所引，其性急速，不留胃中也。川乌头、山栀子各一钱为末，顺流水，入姜汁一匙调下。《丹溪纂要》

疝疾重坠，大如杯，薏苡仁用东壁黄土炒，水煮为膏服，数服即消，苡仁乃上品养心药，故有功。《张师正倦游录》

疝气危急，延胡索盐炒，全蝎去毒，生用，等份为末，每空心盐酒下五分。《直指方》

五倍子治疝，极效。喻嘉言

肾冷偏坠疝气，生雀三枚，燎毛，去肠，勿洗，以茴香三钱，胡椒一钱，缩砂仁、桂心各一钱，入肚内，湿纸裹煨熟，空心酒下良。《直指方》

小肠膀胱疝气，固元丹，见炼服门。

男阴

玉茎强中，强硬不痿，精流不住，时时如针刺，捏之则痛，病名强中，乃肾滞漏疾也。韭子、补骨脂各一两为末，每服三钱，水三盏，煎服，日三服，即住。《经验》

止茎中痛，生甘草梢二钱，元胡索一钱，苦楝子一钱，水煮，加酒小半盏服。元素

玉茎作胀，乳香、葱白等份，捣敷。《山居

《四要》

下部疳疮，橄榄烧存性，研末，油调傅，或加孩儿茶等份。《乾坤生意》

《本草从新》载：阴毛生虱，槟榔煎水洗之即除。

下部漏疮，苦参煎汤，日日洗。《直指》

疳疮成漏，脓水不止，乃下部疳蚀也。用羊羔儿骨盐泥固济，煅过，研末五钱，入麝香、雄黄末各一钱，填疮口，三日外必合。《总微论》

阴头疳蚀，鸡内金不落水拭净，新瓦焙脆，出火毒，为细末，先以米泔水洗疮，乃搽之。亦治口疮。《经验》

阴蚀欲尽，虾蟆灰、兔屎等份为末傅之。《肘后》

男子阴疮，因不忌月事行房，阳物溃烂，用室女血衲瓦上烧存性，研末，麻油调敷。

阴肿胀痛，蛇床子末，鸡子黄调敷。《永类》

《本草纲目》载：男子阴肿，大如升，核痛，人所不能治者，马鞭草捣涂之。

阴疳阴蚀方，见痈疽门横痃鱼口下。

阳痿不举，及妇人子宫虚冷，白淋，带下，久服并补下元不足，腰膝软弱，膝风虚风，棉花子炒熟，同枣肉捣丸，日服。《广笔记》

男子交婚夕茎痿，用败笔头灰酒服二钱。

谷道生疮，久不愈，鸡内金烧存性为末，干贴之，神效。《总录》

阴汗湿痒，绵黄芪酒炒为末，以熟猪心蘸食妙。赵真人《济急方》　《简便方》：松毛煎汤频洗。又方：大蒜、淡豉捣丸，梧子大，朱砂为衣，空腹灯心汤下三十丸。阴汗、阴臊、阴疼皆属湿热，亦有肝肾风虚。

囊湿精少，小便余沥，以石斛二钱，生姜一片，水煎代茶，甚清肺补脾也。阴囊肿痛，葱白、乳香捣涂，即时痛止肿消。又方：用煨葱入盐杵如泥，涂之。

囊疮痛痒，红椒七粒，葱头七枚，煮水洗。一人途中患此，寺僧授此方，数日愈，名驱风散。《经验》　虚则暴痒。

《古夫于亭杂录》载：密陀僧、滑石等份，生姜汁调敷，治肾囊疮。

脚气并足 脚气有风湿　寒湿　湿热　食积

治脚气流疰，头目昏重，肢节痛，手足冷，拘挛，浮肿，麻痹，目生黑花，何首乌散：首乌水浸一日，切，厚半寸，黑豆水拌匀令湿，豆与首乌相间蒸，豆烂，去豆，阴干，淫羊藿、牛膝并酒浸一宿，乌头水浸七日，入盐二两半，炒黄色，各半斤，共为末，每酒下二钱，或米饮调下，日三服，空心食前服，久患者半月效。《苏沈良方》

新久脚气，血竭、乳香等份同研，以木瓜一枚，剜，入药在内，以面厚裹，砂锅煮烂，连面捣丸，梧子大，每温酒下三十丸，忌生冷。《奇效方》

《千金翼》载：治脚气冲心，白矾三两，以水一斗五升，煎三五沸，浸洗脚良。

冬月足寒，黄精、漆叶、桑椹、首乌、茅术等份，作丸饵，发可变白为黑，冬月足温不寒。喻嘉言云

嵌甲疼痛，血竭末敷之。《医林集要》

足趾肉刺，没石子忌铁三枚，肥皂荚一挺，烧存性为末，醋和敷之，立效。《奇效方》

鸡眼作痛，剥去皮，以焆鸡汤洗之。《简便方》

《肘后方》载：足大指角忽为甲所入肉便刺作疮，不可著履靴。用矾石一物，烧汁尽取末，著疮中，食恶肉生好肉，细细割去甲角，旬日即差，此方神效。

脚气作痛，蓖麻子七粒去壳，研烂，同苏合香丸贴足心，痛即止。《外台》

脚气入腹，胀闷喘急，用威灵仙末，每服二钱，酒下，痛减一分，药亦减一分。《简便方》

足痿脚气，石斛、木瓜、苡仁同用，治足痿脚气要药。喻嘉言云

脚气攻注，用活大田螺捣烂，敷两股上，

便觉冷趋至足而安。又可敷丹田，利小便，效。《稗史》

远行脚跰成泡，水调生面涂之，一夜即平。《海上方》

嗜酒脚气，宗奭曰：有人嗜酒，日数杯，后患脚气甚危，或教以巴戟五钱，糯米同炒，米微转色，去米不用，大黄一两，锉炒，同为末，蜜丸梧子大，温水服五七十丸，仍禁酒，遂愈。

脚软疼甚，一人新娶后患此，作脚气治，不效，孙琳诊之。用杜仲一两，寸断片折，半酒半水一大盏，煎服，三日能行，又三日痊愈。琳曰：此肾虚，非脚气也。杜仲能治腰膝痛，以酒行之，尤效。庞元英谈薮。按：肝肾同治，滋肾即能润肝，杜仲益肾，非若他物，能生痰腻滞为所独耳。

脚气肿痛，皂荚、赤小豆为末，酒醋调贴肿处。《永类方》

脚气肿满，以杉木节煮汁，浸捋脚气，效。又唐柳州纂救三死方云：得脚气夜半痞绝，胁有块，大如石，且死，困不知人，搐搦上视，郑洵美传杉木汤，服半食顷，大下三行，气通块散，用杉木一大升，橘叶切一大升，无叶，以皮代，大腹槟榔七枚，连子捶碎，童便三大升，共煮一大升半，分两服。若一服得快，即停后服。此乃死病，会有教者，得不死，恐人不幸病此，故传之云。

腰痛脚气，见腰门。

疟 有风寒暑热湿食瘴邪八种

寒热疟疾，端午日用黄丹炒二两，独蒜一百枚，捣丸梧子大，每空心长流水面东服九丸，疟疾二三次后乃用，神效，亦治痢疾。《普济》《易简方》：脾胃聚痰，发为寒热，生姜四两，捣自然汁一酒杯，露一夜，于发日五更，面北立饮，即止，未止再服。

《居易录》载：用生何首乌五钱，青皮三钱，陈皮二钱，酒一碗，河水一碗，煎至一碗，温服，治疟不论久近即愈。

脾寒疟疾，《济生方》云：五脏气虚，阴阳相胜，发为痎疟，寒多热少，或但寒不热，宜七枣汤，用附子一枚，炮七次，盐汤浸七次去皮脐，分作二服，水一碗，生姜七片，枣七枚，煎服。王璆《百一选方》云：寒痰宜附子，风痰宜乌头。若用乌头，寒多者，火炮七次，热多者，汤泡七次，去皮焙干。川乌头性热，炮多则热散。果附汤：熟附子、草果仁各二钱半，水一盏，姜七片，枣七枚，煎七分，发日早温服。《肘后方》：临卧时，以醋和附子涂背上。《医方大成》：治寒多热少，或单寒不热，或大便泄而小便多，不能饮食，亦服果附汤。

《本草纲目》载：疟痰寒热，马鞭草捣汁五合，酒二合，分二服。

脾寒虚疟，寒多热少，饮食不思，高良姜麻油炒，炮姜各一两为末，每服五钱，用猪胆汁调成膏子，临发时，热酒调服，以胆汁和丸，每酒下四十丸。昔全椒系岁疟大作，吴内翰用此救人以百计，大抵寒发于胆，用猪胆引二姜入胆，去寒而燥脾胃，一寒一热，阴阳相制，所以效也。一方，只用二姜，半生半炮各半两，穿山甲炮，三钱为末，每服二钱，猪肾煮酒下。《朱氏集验方》

疟疾，《存仁方》：五月五日，天未明时，采青蒿阴干，四两，桂心一两为末，未发时，酒服二钱。《经验方》：端午日，采青蒿叶阴干，桂心等份为末，每服一钱，先寒用热酒，先热用冷酒，发日五更服，切忌发物。

温疟痰甚，但热不寒，青蒿二两，童便浸焙，黄丹半两为末，每服二钱，白汤调下。《存仁方》

劳疟日久不止，长牛膝一握，生切，水六升，煮二升，分三服，清早一服，未发前一服，临发时一服。《外台》

虚疟发热，人参二钱二分，雄黄、神曲各五钱为末，端午日，用棕尖捣丸梧子大，发日

1109

清晨，井华水吞七丸，发时再服，忌诸热物，立效。《丹溪纂要》

瘴疟寒热，草果、知母等份为末，白汤调服，草果治太阴独胜之寒，知母治阳明独胜之火。喻嘉言曰：二物互用，所以消疟邪之水火交争也。或配恒山，又取劫痰之助。按：是方，瘴疟体实者宜之。

病痞食蔗，卢绛中病痞疲瘵，梦白衣妇人云：食蔗可愈。买食数挺，翌日愈。此助脾和中之验。《野史》

老疟不止，龙骨末方寸匕，先发一时，酒一升半，煮三沸，热服尽，温覆，取汗效。《肘后》

《庸间斋笔记》载：治老年疟疾，方用燕窝三钱，冰糖三钱，先一日炖起至次日，疟作前一个时辰，加生姜三片，滚三次，将姜取出，服之。倘胃不能纳即止啜其汤三剂而愈，奇方也

虎威骨，如乙字，长一寸，在胁两旁，破肉取佩，最能辟邪祟，驱疟鬼。

断截热疟，五月五日午时，取蚯蚓粪加菖蒲末、独头蒜同捣为丸，梧子大，朱砂为衣，每无根水下三丸，忌生冷，即止。《邵氏青囊方》

泻痢

泻有湿热　寒湿　风暑　积滞　惊痰　虚陷　痢有积滞　湿热　暑毒　虚滑　冷积

一切泻痢，白扁豆花正开者，择净，勿洗，滚汤沦过，和小猪脊胴肉一条，葱一根，胡椒七粒，酱汁拌匀，就以沦豆花汁，和面，包作小馄饨，炙熟食。《必用食治方》

老人泻泄，硫黄柳木槌研细，半夏汤泡七次，焙研等份，生姜汁调蒸饼，和杵百下，丸梧子大，每服十五丸至二十丸，空心温酒或姜汤下，妇人醋汤下。治一切心腹冷气，暖脾胃，进饮食。《局方》

老人常泻，白术二两，黄土拌蒸，焙干，去土，苍术五钱，泔浸炒，茯苓一两，为末，米糊丸梧子大。每米汤下七八十丸。《简便方》

按：白术性燥，治脾虚土泞，为泄泻主药，虚寒自利之正剂。若滞下药中误用，则收涩闭气，辛燥肾肠，能使积滞，顿而不下，必致胀闷，此泄与痢之判别，而药性病情相反也。

老人虚痢，不能饮食，人参一两，鹿角霜五钱，为末，每服方寸匕，米汤调下，日三服。《十便方》

老人虚泻，肉豆蔻三钱，面裹煨熟，去面研，乳香一两，为末，陈米面糊丸梧子大，每米饮下五七十丸。《瑞竹堂方》

久泄不止，龙骨白石脂等份为末，水丸梧子大，紫苏木瓜汤下，量大人小儿用。《心鉴》《百一选方》：煨肉豆蔻一两，木香二钱半，为末，枣肉和丸，米汤服四五十丸。又方：煨肉豆蔻一两，熟附子七钱，为末，糊丸梧子大，米饮服四五十丸。又方：煨肉豆蔻、炙粟壳等份为末，醋糊丸，米饮服四五十丸。按：肉豆蔻开胃，止久泄，消乳食，乃其所长。

暑月吐泻，滑石炒二两，藿香二钱半，丁香五分，为末，每服一二钱，米泔调服。《经验》

暴泄不止，陈艾一把，生姜一块，水煎，热服。《生生编》

暑月暴泻，曲术丸：神曲炒、制苍术等份为末，糊丸梧子大，每米饮下三五十丸。《局方》

中满洞泄，厚朴、干姜等份为末，蜜丸梧子大，每米饮下五十丸。《鲍氏方》

伏暑吐泻，或疟，小便赤，烦渴，滑石烧四两，藿香一钱，丁香一钱，为末，米汤服二钱。《普济》

水泻，腹鸣如雷，有火者。石膏火煅，仓米饭和丸梧子大，黄丹为衣，米饮下二十丸，不二服效。《李楼奇方》

脾湿水泻，困弱无力，水谷不化，腹痛甚者。苍术二两，白芍一两，黄芩五钱，官桂二钱，每服一两，水一盏半，煎一盏，温服。脉弦，头微痛，去白芍，加防风二两。《保命集》

腹胀忽泻，日夜不止，诸药不效，以气脱也。益智仁二两，浓煎饮，立愈。《危氏方》

暴泻，身冷，自汗，甚则欲呕，小便清，脉微弱，宜已寒丸。荜茇、肉桂各二钱半，高良姜、干姜各三钱半，为末，糊丸梧子大，每姜汤下三十丸。《局方》

《大观本草》载：治泻用车前子一味为末，米饮下二钱匕，即愈。

久泻食减，糯米一升，水浸一宿，沥干，慢炒熟，磨筛，入怀山药一两，每早用半盏，入砂糖二匙，胡椒末少许，以极滚汤调食，大有滋补，久服精暖有子，秘方也。《松篁经验方》

少阴病，下利清谷，里寒外热，手足厥逆，脉微欲绝，身反不恶寒，面赤色，或腹痛，或干呕，或咽痛，或利止脉不出者，通脉四逆汤。附子一枚去皮，生破八片，炙草二两，干姜三两，水三升，煮一升，分温再服，其脉即出者愈。面赤加葱九茎，腹痛加芍药二两，呕加生姜二两，咽痛加桔梗一两，利止脉不出，加人参二两。仲景《伤寒论》

脾肾虚泻，补骨脂半斤，生肉豆蔻四两，为末，肥枣研膏，丸梧子大，空心米饮服五七十丸。《本事方》加木香二两，名三神丸。按：补骨脂补肾，肉豆蔻补脾，以木香顺其气，使斡旋空虚仓廪，制方甚妙。

脾胃虚冷，停水滞气，凝成白涕下出，倭硫黄一两，研末，炒面一分，同研，冷热水滴丸梧子大，每米汤下五十丸。杨子建护命方

湿热泄痢，青六丸，用六一散，加炒红曲五钱，为末，蒸饼和丸，梧子大，每白汤下五七十丸，日三服。《丹溪心法》

泄泻暴痢，大蒜捣贴两足心，并贴脐中。《千金方》

《续十全方》载：治暴泻痢，百草霜末，米饮调下二钱，愈。

气痢水泻，诃黎十枚，面裹，煻火煨熟，去核，研末，粥饮顿服，亦可饭丸服，一加木香。《图经本草》：诃黎、陈皮、厚朴各三两，捣筛，蜜丸梧子大，每白汤下二三十丸。按：诃黎勒同橘皮厚朴用，能下气。

凡人五更溏泄一二次，经年不止，为肾泄。盖阴盛而然，脾恶湿，湿则濡而困，困则不能治水，水性下流，则肾水不足，用五味强肾水，养五脏，吴茱萸除脾湿，则泄自止，五味二两，茱萸泡七次，五钱，同炒香为末，每旦陈米饮服二钱。许叔微《本事方》

白术膏：治久泄痢，真白术十斤，切片，入瓦锅内，水淹过二寸，文武火煎至一半，倾汁入器内以渣再煎，如此三次，乃取前后汁，同熬成膏，入器中一夜，倾出上面清水收之。每服二三匙，蜜汤调下。《千金方》

五痔下痢，兔屎炒半两，干虾蟆一枚，烧灰，为末，绵裹如莲子大，纳下部，日三易之。《圣惠方》

诸痢初起，煨大黄、当归各二三钱，壮人各一两，水煎服，取利，或加槟榔。《简集方》

伤寒下痢不止，心下痞硬，利在下焦者。赤石脂、禹余粮各一斤，并碎，水六升，煮一升，去渣，分服。仲景《伤寒论》 又方：不能食者。黄连一升，乌梅二十枚，去核，炙燥为末，蜡一棋子大，蜜一升，合煎，和丸梧子大，每二一丸，日三。《肘后方》：黄连二两，熟艾如鸭蛋大一团，水三升，煮一升，顿服，立止。

一切下痢，不拘男妇小儿，木香一块，方圆一寸，黄连五钱，二味用水半升，同煎干，去黄连，薄切木香，焙干为末，分作三服：第一服，橘皮汤下，二服，陈米饮下，三服，甘草汤下。有妇人久痢将死，梦观音授此方，服之愈。孙兆《秘宝方》

下痢腹痛，羊脂、阿胶、蜡各二两，黍米二升，煮粥食。《千金方》《肘后方》：赤白痢下，下部疼重，名重下，日夜数十行，脐腹绞痛，黄连一升，酒五升，煮一升半，分再服，止绞痛。

香连丸：治赤白痢，里急后重，腹痛，黄连、青木香等份为末，蜜丸梧子大，每空腹吞

二三十丸，日再服，神效。久冷者以煨蒜捣和丸，不拘大人小儿，皆效。《李绛手集》

《耳新》载：久利气陷，香连丸加升麻少许，立愈。朱氏郁仪试验。

久痢噤口，石莲肉炒，为末，每陈仓米汤调下二钱，便思食，加入香连丸，老妙。《丹溪心法》 按：噤口首在撤热而通心气，丹溪任川连、石莲已合乎奥，加入菖蒲少许，其效更捷。《经验方》：人参、莲肉各三钱，井华水二盏，煎一盏，细细呷，或加生姜汁浸炒黄连三钱。下痢噤口，虽是脾虚，亦热气闭隔心胸所致，俗用木香失之温，用山药失之闭，惟参苓白术散，加石菖蒲，粳米饮调下，或用参苓石莲肉少加菖蒲服，胸次一开，自然思食。《经验方》：糯谷一斗，炒出白花，去壳，用姜汁拌湿，再炒为末，每沸汤调服一匙，三服即止。又方：大田螺二枚，捣烂，入麝香三分作饼，供热，贴脐间，半日热气下行，即思食，甚效。

脾泄久痢，五倍子炒，半斤，仓米炒一升，白丁香、细辛、木香各三钱，花椒五钱，为末，每蜜汤下一钱，忌生冷鱼肉。《集灵方》

血痢不止，豆豉、大蒜等份，杵丸梧子大，每盐汤下三十丸。《王氏博济》 《圣济方》：地榆晒研，每服二钱，掺在羊血上，炙熟食，或以地榆煮汁作饮，每服二合。《圣惠方》：地肤子五两，地榆、黄芩各一两为末，每服方匕，温水调下。

热毒血痢，黄连一两，水二升，煮半升，露一宿，空腹热服，安卧将息一二日，即止。《千金方》

血痢，热在心经者。地榆、金银花等份，佐以芍药、甘草、枳壳、川连、乌梅，甚效。下痢绳血者，加生犀汁五匙。喻嘉言

《圣惠方》载：治热痢不止者，捣车前叶绞取汁一盏，入蜜一合，煎温分二服

血痢及时行痢疾，平胃散一两，入川续断末二钱半，每服二钱，水煎服，即愈，小儿痢，亦效。平胃散：苍术泔浸二钱，厚朴姜汁炒、

陈皮、炙草各一钱，姜枣煎。

血痢产痢，冬葵子为末，每服二钱，入腊茶一钱，沸汤调服，日三。《圣惠方》

下痢便脓血不止，赤石脂一斤，一半全用，一半末用，干姜一两，粳米半升，水七升，煮米熟，去滓，每服七合，纳末方寸匕，日三服，愈乃止。仲景桃花汤。按：赤石脂重涩，入下焦血分而固脱，干姜辛温，暖下焦气分而补虚，粳米之甘温，佐石脂、干姜而润肠胃也。

酒痢便血，腹痛，或如鱼脑五色者。干丝瓜一条，连皮烧研，空心酒服二钱。一方煨食。《经验方》

毒痢脓血，六脉微小，并无寒热，桑寄生二两，防风、川芎二钱半，炙草五厘为末，每服二钱，水一盏，煎八分，和滓服。杨子建护命方

下痢转白，诃子三枚，二炮、一生，为末，沸汤调服，水痢，加甘草末一钱。《普济方》

赤白痢下，腹痛，食不消化者。用醋榴皮炙黄为末，枣肉或粟米饭和丸梧子大，空腹米汤服三十丸，日三服，以知为度。如寒滑，加附子、赤石脂各一倍。《食疗本草》 《肘后方》：榴皮烧存性为末，米饮服方寸匕，日三服，效乃止。赵原阳《济急方》：诃子十二枚，六生、六煨，去核，焙为末，赤痢生甘草汤下，白痢炙草汤下，不过两服。《普济方》：黄丹炒紫、黄连炒，等份为末，糊丸麻子大，每服五十丸，生姜甘草汤下。按：铅丹能消积杀虫，故治痔疾，下痢，疟疾，有实绩。

《大观本草》载：孙尚药治丈夫妇人小儿痢，木香一块方圆一寸，黄连半两。上件二味用水半升同煎干，去黄连，只薄切木香焙干为末三服，第一橘皮汤，第二陈米饮，第三甘草汤调下。此方本景纯传有一妇人久患痢将死，观音授此方，服之遂愈。

赤白痢疾，黄连阿胶丸：治肠胃气虚，冷热不调，里急后重，腹痛，小便不利。阿胶炒过，水化成膏，一两，黄连三两，茯苓二两为

末，捣丸梧子大，每服五十丸，粟米汤下，日三。《局方》　痢疾，因伤暑伏热而成者，阿胶乃大肠要药，有热毒留滞者，能疏导，无热毒留滞者，能平安。喻嘉言

《本草纲目》载：赤白下痢，龙牙草即马鞭草五钱，茶一撮，水煎服，神效。

赤白暴痢，如鹅鸭肝者，痛不可忍。黄连、黄芩各一两，水二升，煎一升，分三次，热服。《经验方》

热毒下痢，紫血鲜血者宜之。白头翁二两，黄连、黄柏、秦皮各三两，水七升，煮二升，每服一升，不愈，更服。妇人产后痢，虚极者，加甘草、阿胶各二两。仲景《金匮玉函方》

热痢里急，大黄一两，浸酒，半日煎服，取利。《集简方》

热毒赤痢，黄连二两，切，瓦焙令焦，当归一两，焙为末，入麝香少许，每陈米饮下二钱。佛智和尚以此济人。《本事方》

赤痢久下，累治不瘥，黄连一两，鸡子白和为饼，炙紫为末，浆水三升，慢火煎成膏，每服半合，温米饮下。一方以鸡子白和丸服。《胜金方》

治赤白痢，小腹痛不可忍，下重，或面青，手足俱变者。黄蜡三钱，阿胶三钱，同熔化，入黄连末五钱，搅匀，分三次，热服，神效。仲景调气饮

冷痢厥逆，六脉沉细，人参、附子各一两五钱，每服半两，生姜十片，丁香十五粒，粳米一撮，水二盏，煎七分，空心温服。《经验方》

冷痢腹痛，不能食者。肉豆蔻一两，去皮，醋和面裹煨，捣末，每服一钱，粥饮调下。《圣惠方》

诸痢脾泄，脏毒下血，川连半斤，去毛，切，装肥猪大肠内，扎定，入砂锅内，以水酒煮烂，取川连焙研末，捣肠，和丸梧子大，每服百丸，米饮下，极效。《直指方》

冷热诸痢，不问赤白，谷滞、休息、久下，皆主之。黄连长三寸，三十枚，重一两半，龙骨如棋子大，四枚，重一两，大附子一枚，干姜一两半，阿胶一两半，细切，以水五合，着铜器中，去火三寸，煎沸，便取下，坐土上。沸止，又加水五合。如此九上九下，纳诸药入水内，再煎沸，辄取下。沸止，又上。九上九下，度可得一升，顿服，即止。《图经本草》

华佗治老少下痢，食入即吐，用白蜡方寸匕，鸡子黄一枚，蜂蜜、苦酒、发灰、黄连末各半鸡子壳，先煎蜜、蜡、苦酒、鸡子四味，令匀，乃纳连发熬至可丸乃止，二日服尽，神效无匹。按：此方的有精意，后人用诸木石涩药，徒贻后患，不如用蜡与肠胃相宜。

三十年痢，赤松上苍皮一斗，为末，面粥和服一升，日三，不过一斗愈。《圣惠方》

下痢不止，杨梅烧研，每米饮服二钱，日二。《普济方》　《医方摘要》：诸药不效，服此三服，宿垢去尽，即变黄色，屡黄色，屡验。皂角子瓦焙为末，米糊丸梧子大，每服四五十丸，陈茶下。

久痢不止，尤主里急，当归二两，茱萸一两，同炒香，去茱不用，为末，蜜丸梧子大，每米饮下三十丸，胜金丸。《普济》

肠滑久痢，黑神散：醋石榴煅烟尽，出火毒一夜，研末，仍以酸榴一块，煎汤服，神效，并治久泻不止。《经验方》：石榴一枚，劈破，炭火簇烧存性，出火毒为末，每服一钱，别以石榴一瓣，水一盏，煎汤调服，神妙无比。

痢疾脱肛，冷水调黄连末涂良。《经验方》姚和众方：龙骨粉扑之。休息痢，獖猪肝一具，切片，杏仁炒一两，于净锅内，一重肝，一重杏仁，入童便二升，文火煎干，取食，日一次。《千金方》

《冷庐杂识》载：治休息痢方，用苦参子三十粒，去壳取仁，外包龙眼肉捻丸，每晨米汤送下一二服或三四服即愈。兼治肠风便血。凡热痢色赤久不愈者亦可治，惟虚寒下痢忌之。

气痢，牛乳半斤，荜茇三钱，同煎，减半，空腹顿服，一寒一热，能和阴阳。《独异志》云：唐太宗患气痢，众医不效，张宝藏进牛乳煎荜茇方，服之立愈。

疳痢欲死，新羊屎一升，水一升，渍一宿，绞汁顿服，日午乃食，极重者，不过三服。《总录》《必效方》：新羊屎一升，水一升，搅澄汁服，不过三服。

五色痢疾，猬皮烧灰，酒服二钱。《寿域方》治八痢，四治黄连丸，见诸疳门。

喻选古方试验卷三

喻嘉言选辑 　裘吉生增订
王兆杏试验

中风 有中脏　中腑　中经　中气

中风，口噤不语，心烦恍惚，手足不随，或腹中痛满，或时绝复苏，伏龙肝末五升，水八升，搅澄清灌之。《千金方》　又方：服荆沥一升。按：荆沥与竹沥同功，并以姜汁助送，则不凝滞。但气虚不能食者，宜竹沥。气实能食者，宜荆沥，取其开经络，导痰涎。取荆沥用荆茎截尺五长架两砖上，中间烧火炙之，两头以器承取，热服或入药中服。《千金方》：熟艾灸承浆一穴，颊车二穴，各五壮。又方：竹沥、姜汁等份，日日饮。又方：脉沉口噤，不能下药，黄芪一斤，防风一斤，煮汤数斛，置床下，蒸之，即语。唐敬宗以此法治柳太后也。凡人之鼻不受有形而受无形，人之口受有形兼受无形，病口噤不语，有形之汤缓不及事，以此二物蒸之，汤气满室，口鼻俱受，法甚神妙。

《焦氏说楛》载：治中风方用荆芥穗，以酒调下三钱，立愈。

中风不语，及偏风口眼㖞斜，时时吐涎，以五月五日，六月六日，九月九日，采豨莶草温水洗去泥土，摘叶及枝头，入甑中，层层洒酒与蜜蒸之。九蒸九晒，熬捣为末，蜜丸梧子大，空心温酒，或米饮下二三十丸，服至四千丸，必愈，五千丸，当复少壮。按：豨莶治肝肾风气，四肢麻痹，骨痛膝弱，生则性寒，熟则性温，他州产者性寒，高邮产者性温，地气使然。喻嘉言曰：此草最能祛风，除湿，活血，故以治紫云烂风，无不效者。取赤梗者入药。

中风不语，口中涎沫，喉中如曳锯，藜芦一分，天南星一枚，去浮皮，于脐上剜一坑，纳陈醋二橡斗，四面火逼黄色，研为末，生面丸小豆大，每温酒服三丸。经验。

偏风不遂，皮肤不仁，淫羊藿一斤，细锉，生绢袋盛于不津器内，用无灰酒二升浸之重封，春夏三日，秋冬五日后，每日暖饮，常令醺然，不得大醉，酒尽再服，无不效验。合时忌鸡犬妇人见。《圣惠》　《外台》方：桃仁二千七百枚，去皮尖及双仁，以好酒一斗三升，浸二十一日，取出，晒干，杵细，作丸梧子大，每服二十丸，原酒吞下。

中风口㖞，以苇筒长五寸，一头刺入耳内，四面以面密封，不透风，一头以艾灸七壮。患右灸左，患左灸右。

中风掣痛，不仁不随，并以艾斛计，揉团，纳瓦甑中，并下塞诸孔，独留一目，以痛处著甑目，而燕艾熏之，一时即知矣。《肘后》

中风挛缩，夜合枝酒：合欢树枝、柏枝、槐枝、石榴枝各五两，并生锉，以糯米五升，黑豆五升，羌活二两，防风五钱，细曲七斤半，先以水五升，煮五枝，取二斗五升，浸米豆蒸熟，入曲与羌防如常酿酒法，封三日，压汁，每饮五合，勿过醉致吐，常令有酒气。《奇效方》

中风瘫痪，手足不举。穿山甲左瘫用右甲，右瘫用左甲，炮熟，川乌头炮熟，红海蛤如棋子大者，各二两，为末，每用半两，捣葱白汁和成厚饼，径寸半，随左右贴脚心，缚定，密室安坐，以脚浸热汤盆中，待身麻汗出，急去

药，宜谨避风，自然手足可举，半月再行一次，除根，忌口，远色，亦治诸风疾。《卫生宝鉴》

中风偏瘫，半身不遂，用麻黄以汤熬成糊，摊纸上，贴不病一边，上下令遍，但七孔并病处不糊，以竹茹焙为末，三钱，老人加麝香一钱，研匀，热酒调服，就卧，须臾药行如风声，口吐恶水，身出臭汗如胶，乃急去糊纸，别温麻黄汤浴之。暖卧将息，淡食十日，手足如故。《峋嵝神书》 按：竹茹似竹沥而力猛，治半身不遂，能透经络，追痰涎。此方奇妙，不可思议。

卒然中风，昏昏如醉，形体不收，或倒或不倒，或口角流涎，斯须不治，便成大病，此证风涎潮于上，胸痹气不通，用急救稀涎散吐之。大皂荚肥实不蛀者四挺，去黑皮，白矾光明者一两，共为末，每用半钱，温水调灌，不大呕吐，只微微稀冷涎，或出一升二升，当待惺惺，用药调治，不可便大吐之。恐过剂伤人，累效，不能殚述。

疗暴中风，用紧细牛蒡根取时避风，以竹刀刮去土，生布拭了，捣绞取汁一大升，和好蜜四大合，分两次，温服，得汗便瘥。郑中丞食热肉一顿，便中暴风，外甥卢氏有此方，服之愈。刘禹锡《传信方》

《斗门方》载：治中风口面㖞斜，用石灰涂之，向右涂左，向左涂右，候正如旧，即须以水洗下，大妙。

治中风方，七月半，取紫背浮萍晒干，为细末，炼蜜和丸弹子大，每服一粒，以豆淋酒化下，治左瘫右痪，三十六种风，偏正头风，口眼㖞斜，大风癞风，一切无名风，及脚气，并打扑伤折，及胎孕有伤，服过百粒，即为全人，名去风丹，又名紫萍一粒丹。世传宋时开河，掘得石碑，梵书大篆一诗，林灵素辨译云：天生灵草无根干，不在山间不在岸，始因飞絮逐东风，泛梗青青飘水面，神仙一味去沉疴，采时须在七月半，选甚瘫风与大风，些小微风都不算，豆淋酒化服三丸，铁镤头上也出汗。

蕲蛇酒：治中风伤酒，半身不遂，口目㖞斜，肤皮癗痹，骨节疼痛，及年久疥癣，恶疮风癞诸证。蕲蛇一条，酒洗，润透，去骨刺，及近头三寸，只取肉四两，羌活、归身、天麻、秦艽、五加皮各二两，防风一两，以生绢袋盛之。入金华酒坛内，悬胎安置，入糯米生酒醅五壶，浸袋，箬叶密封，安坛于大锅中，水煮一日，取起，埋阴地七日，取出，每饮一二杯，仍以滓晒干碾末，酒糊丸梧子大，每服五十丸，日煮酒吞下。切忌见风，近色，及鱼、羊、鹅、面、发风之物。

接命丹：治中风瘫痪，见虚损门。

灵脂散：治中风麻痹，见崩漏门。

养正丹：治中风痰涎，不省人事，见炼服门

瘫痪挛痹诸风疾 与中风门参看

大豆蘖散：治周痹邪在血脉之中，水痹不痛，上下周身。此药主五脏留滞，胃中结聚，益气出毒，润皮毛，补肾气。用大豆蘖即大豆黄卷一斤，炒香为末，每温酒调下五分，日三服。《宣明方》

治风寒冷湿，搏于筋骨，足筋挛痛，行步艰难，及诸筋挛缩疼痛，松节散：茯神心中木一两，乳香一钱，石器炒研为末，每木瓜酒下二钱。《圣济录》喻嘉言曰：甚效。

风湿走痛，牛皮胶一两，姜汁半杯，乳香、没药各一钱，同化成膏，摊纸上，热贴，冷即易，甚效。邓笔峰方

风寒湿痹，麻木不仁，或手足不遂，生川乌末每以白米煮粥一碗，入末四钱，慢熬，再入苡米末二钱，姜汁一匙，蜜三大匙，空腹啜之。《左传》云：风淫末疾，谓四末也。脾主四肢，风淫客肝，则侵脾而四肢病，此汤极验。《本事方》

风痹肢痛，营卫不行，川乌头泡去皮，以黑大豆同炒，至汗出为度，去豆焙干，全蝎五

分，焙，共为末，酽醋熬稠，丸绿豆大，温酒下七丸，日一服。《圣惠方》

周痹缓急偏者。苡仁十五两，大附子炮十枚，共为末，每服方寸匕，日三。仲景方 按：痹者，骨节酸痛；痹者，痛楚游移，不离本处，互相走注之谓。

筋骨风痛，人参四两，酒浸三日，晒干，土茯苓一斤，山慈菇一两，为末，蜜丸梧子大，食前米汤下百丸。《经验方》

麻痹疼痛，仙桃丸：治手足麻痹，或瘫痪疼痛，腰膝痹痛，或打扑伤损闪肭，痛不可忍。生川乌不去皮、五灵脂各四两，威灵仙五两，洗焙为末，酒糊丸梧子大，每服七丸至十丸，盐汤下，忌茶。此药常服，其效如神。《普济》

十指疼痛，麻木不仁，生附子去皮脐、木香各等份，生姜五片，水煎温服。《王氏简易方》

历节风痛，羌活、独活、松节等份，用酒煮过，每日空心饮一杯。《外台》《圣济总录》：虎胫骨酒炙三两，没药七两，为末，每温酒下二钱，日三服。

三十六风，有不治者，服之悉效。菖蒲薄切，晒干，三斤，装入绢袋，清酒一斛，悬浸，密封一百日，视之如菜绿色，以一斗熟黍米纳入，封十四日，取出，日饮。《夏禹神仙经》

一切风疾，久服轻身，明目黑发，南烛树即牛筋树春夏取枝叶，秋冬取根皮，细锉，五斤，水五斗，慢火煎取二斗，去滓，净锅慢火煎如锡，瓷瓶收，每温酒服一匙，日三服。一方，入童便同煎。《圣惠方》

白虎风痛，走注两肢热肿，虎胫骨涂酥炙黄、黑附子炮裂去皮，各一两为末，每酒服二钱，日再。《经验方》按：虎骨有筋络，周回牵绊，诸兽骨俱无，以此辨之。

长松酒：治一切风虚。长松即仙茅一两半，熟地八钱，生地、黄芪蜜炙、陈皮各七钱，当归、厚朴、黄柏各五钱，白芍炒、人参、枳壳各四钱，苍术制、半夏、天冬、麦冬、砂仁、黄连各三钱，木香、蜀椒、胡桃肉各二钱，小

红枣肉八枚，老米一撮，灯心五寸长，一百根，一料分十剂，装入绢袋，凡米五升，造酒一樽，煮一袋，窖久乃饮。《医通》

天麻丸：天麻五钱，川芎二两为末，蜜丸芡子大，每食后嚼一丸，茶酒任下。消风化痰，清利头目，治心忪烦闷，头晕欲倒，项急肩背拘倦，肢节烦痛，皮肤瘙痒，偏正头痛，鼻齆，面目虚浮，并宜服。《普济》 按：天麻气辛，定风胜湿，是方治风痰挟湿，头痛等实证为宜。若病人津虚咽燥，大便闭涩，及火炎头痛，血虚头晕，及类中诸证，法咸忌之。

项强筋急，不可转侧，肝肾二脏受虚也。宣木瓜二枚，取盖去瓤，没药二两，乳香二钱半，二味入木瓜内缚定，饭上蒸三四次，研烂成膏，每用三钱，入生地汁半盏，无灰酒二盏，暖化温服。许叔微云：有人患此，每午后发，黄昏时定，谓此必先从足起，少阴之筋，自足至项，筋者，肝之合，日中至黄昏，阳中之阴，肺也。自离至兑，阴旺阳弱之时，故《灵宝毕法》云：离至乾，肾气绝而肝气弱，肝肾二脏受邪，故发于此时，授此方及都梁丸，服之愈。
都梁丸见头风条

雷火针方：治心腹冷痛，风寒湿痹，及筋骨隐痛。熟蕲艾末一两，乳香、没药、穿山甲、硫黄、雄黄、草乌头、川乌头、桃树皮末各一钱，麝香五分，为末，拌艾以厚纸裁成条，铺药艾于内，紧卷如指大，长三四寸，收贮瓶内，埋地中七七日，取出，用时于灯上点着，吹灭隔纸十层，乘热针患处，热气直入病处，其效甚速，忌冷水。试验

一切风毒，并杀三虫，肠痔，能进食，若病胃胀满，心闷发热，即宜服，五月五日午时，附地刈取苍耳叶洗暴捣筛，每服方寸匕，酒下，日二夜三。若觉吐逆，以蜜丸服，准计方寸匕数也。风轻者，日二服，若遍体作粟，或麻豆出，此为风毒出也。可以针刺，溃去黄汁乃止，七月七，九月九，亦可采用。

虎潜酒：治风气，舒筋健步，止痛荣血，

三十六种风证，服之皆妙。虎胫骨一对，羊酥炙，龟甲醋炙三两，补骨脂、牛膝、生地、骨碎补、杞子各两半，当归三两，羌活、独活、续断、桑寄生无真者以桑枝代、海风藤、红花、茯苓人乳拌、杜仲各一两，川芎、丹参各七钱，没药、乳香、赤首乌、小茴香、狗脊炙去毛，各六钱，入绢袋内，浸好陈酒二十斤，封固坛口，隔水煮三炷香，埋土内二日二夜，开饮随量。人弱者加人参二三两。

骨软风疾，腰膝疼，行步不得，遍身瘙痒，方见腰痛门。

疠风

大风癞疾，苦参五两，切，以好酒三斗，渍三十日，每饮一合，日三服，常服不绝，若觉痹，即瘥。《儒门事亲》方：苦参末二两，装入猪肚缝合煮熟，取去药，先饿一日，次早先饮新水一盏，将猪肚食之。如吐，再食，待一二时，以肉汤调无忧散人参五钱、制南星二钱五七钱服，取出大小虫一二万为效。后以不蛀皂角一斤，去皮子煮汁，入苦参末调糊，下何首乌末两半，当归末一两，白芍末五钱，人参末三钱，丸梧子大，每服三五十丸，温酒或茶下，日三服，仍用麻黄、苦参、荆芥煎水洗浴。《圣济录》苦参丸：治大风癞疾，及热毒风疮疥癣。苦参九月末掘取，去皮暴干，取粉一斤，蜜丸，每温酒下三十丸，日二，夜一服。《直指方》：长皂角二十条，炙去皮子，以酒煎稠，滤过候冷，入雪糕，丸梧子大，每酒下五十丸。又方：乌梢蛇三条，蒸熟，取肉焙，研末，蒸饼丸米粒大，以喂乌骨鸡待尽，杀鸡烹熟，取肉焙研末，酒服一钱，或蒸饼丸服，不过三五鸡，即愈。又方：眉发堕落，百骸腐溃，长松一两，甘草三分，水煎服，旬日愈。一渔妇忽患疠风，问之，云：产后食羊血，遂成此疾，故产后忌食羊血。

大风癞疮，黄精根去皮净，溪水洗，二斤，曝干，纳粟米饭中，蒸至米熟，时时食。《圣济》《仁存方》：黄柏末、皂角刺灰各三钱，研匀，空心酒服，取下虫物，并不损人，食白粥两三日，服补气药数剂，名神效散，如血肢肿，用针刺出水，再服，忌一切鱼肉发风之物，取下虫大小长短，其色不一，约一二升，愈。

伤寒

春为温　夏为热　秋为瘅　冬为寒

伤寒厥逆，身微热，烦躁，六脉沉细微弱，此阴极发躁也。人参五钱，水一盏，煎七分，调制南星末二钱，热服立苏，治寒厥有痰者，名无忧散。《三因》

《居易录》卷九载：治伤寒证，用糯米粽无枣者和滑石末砸成锭，曝干烧炭，浸酒，去炭，热饮之，不论七日内外皆效，七日内者即汗，七日外者次日汗。奇验。

伤寒发热，葛洪《肘后方》云：伤寒有数种，庸愚不能分别者，今取一药兼疗之。凡初觉头痛，身热，脉洪，一二日，便治以葱豉汤。葱白一虎口，豉一升，绵裹，水三升，煮一升，顿服，取汗，更作，加葛根一钱，再不汗，加麻黄三分。又法：葱汤煮粥，入盐豉食之，取汗。又法：用豉一升，童便三升，煎一升，分服，取汗。《千金方》：伤寒初得，不问阴阳，肥皂角一挺，烧赤为末，水五合和，顿服，阴病极效。

伤寒阴盛格阳，其人必躁热而不饮水，脉沉，手足厥逆者是也。霹雳散：大附子一枚，烧存性为末，蜜水调服，逼散寒气，然后热气上行，汗出而愈。《孙兆口诀》

伤寒发黄，大黄五两，锉，微炒赤，切，用腊雪水煎如膏，每服半匙，冷水下。气壮者，大黄一两，水二升，渍一宿，平旦煎汁一升，入芒硝一两，缓服，须臾当利下。《伤寒类要》按：大黄其性峻，其气猛，长驱直捣，一往不返，惟一切有形积滞，瘟疫邪热，脉洪而实者，用之。审证不确，轻发误投，多致不救，戒之戒之。

伤寒坏证，凡伤寒时疫，不问阴阳老幼，及妊妇误服药饵，困重垂死，脉沉伏，不省人事，七日后皆可治，百不失一，名夺命散，又名复脉汤。人参一两，水二盅，紧火煎一盅，以井水浸冷服，少顷，鼻梁有汗出，脉复，立瘥。《百一选方》

伤寒结胸，天行病，四五日，结胸满痛，壮热。苦参一两，醋三升，煮取一升二合，饮之，取吐即愈。天行毒病，非苦参醋药不解，并温覆取汗。《外台》

伤寒头痛如破，连须葱白半斤，生姜二两，水煮温服。《活人书》

伤寒宜吐，病如桂枝证，头不痛，项不强，寸脉微浮，胸中痞，硬气上冲咽喉不得息者，此胸中有寒，宜吐。太阳中暍，身热头痛，而脉微弱，此夏月伤冷水，水行皮中也，宜吐。少阳病，头痛，发寒热，脉紧不大，此膈上有痰也，宜吐。病胸上诸实，郁郁而痛，不能食，欲人按之，而反有浊唾下利，日十余行，寸口脉微弦者，当吐。懊憹烦躁不得眠，未经汗下者谓之实烦，当吐。宿食在上脘者当吐，并以瓜蒂散主之。惟病后，产后，诸亡血虚家，宜戒。方用瓜蒂二钱五分，熬黄，赤小豆二钱五分，共为末，每用一钱，香豉一合，热汤七合，煮糜，去滓和服，少少加之，快吐乃止。仲景《伤寒论》

伤寒文蛤散：张仲景云：病在阳，当以汗解，反以冷水噀之或灌之，更益烦热，欲水不渴者，此散主之。文蛤五两为末，每沸汤服方寸匕，甚效。

伤寒阴躁，伤寒下后，又发其汗，昼中烦躁不得眠，夜不安静，不呕不渴，无表证，脉沉微，身无大热者，干姜附子汤温之。干姜一两，生附子一枚，破作八片，水三升，煮一升，顿服。《伤寒论》

伤寒吐下后，心中懊憹，大下后，身热不退，心中痛者，并用栀豉汤吐之。肥栀子十四枚，水二盏，煮一盏，入豆豉半两，同煮，至七分，去滓服，得吐，止后服。《伤寒论》

伤寒烦渴思饮，栝楼根三两，水五升，煮一升，分二服，先以淡竹沥一斗，水二升，煮好银二两半，冷饮汁，然后服此。《外台》　又伤寒口渴，邪在脏也，猪苓汤。猪苓、茯苓、泽泻、滑石、阿胶各一两，水四升，煮二升，每服七合，日三服。呕而思水者，亦主之。仲景方

伤寒搐搦，汗后覆盖不密，致腰背手足搐搦者。牛蒡根十条，麻黄、牛膝、天南星各六钱，锉于盆内，研细好酒一升同研，以新布绞取汁，以炭火半斤，烧一地坑，令赤，扫净，倾药汁入坑内，再烧令黑色取出，乳钵内细研，每温酒下一钱，日三。朱肱《活人书》

伤寒暴痢，豆豉一升，薤白一握，水三升，煮薤熟，纳豉更煮色黑，去豉，分为二服。《药性论》

夹惊伤寒，紫背浮萍一钱，犀角屑五分，钩勾三七个，为末，每蜜水调下五分，连进三服，出汗为度。《圣济录》

伤寒呃逆，及哕逆不定。丁香一两，干柿蒂焙，一两为末，每服一钱，人参三钱，煎汤下。《简要济众方》

伤寒斑出，猪胆鸡子汤：猪胆汁、苦酒各三合，鸡子一枚，同煎三沸，分服，汗出愈。张文仲方

伤寒遗毒，手足肿痛欲断，黄柏五斤，水三斗，煮渍。《肘后》　《外台》方：手足疼欲脱，取羊屎煮汁渍之，瘥乃止。或和猪膏涂。又方：热毒攻肢，肿痛欲脱，以水煮马屎汁渍之。按：此即断肢肘足，伤寒遗毒也，治之立效。

伤寒病后足肿，狗脊煎汤渍洗，并节饮食，以养胃气。《吴绶蕴要》

伤寒余热，邪入经络，体瘦肌热，是方推

陈致新，解利伤寒，时气伏暑，仓猝并治，不论长幼。柴胡四两，甘草一两，每三钱，水一盏，煎服。许学士《本事方》

大便不通，仲景《伤寒论》云：阳明病自汗，小便反利，大便不通，津液内竭也。蜜煎导之。用蜜一合，铜器中微火煎之，候凝如饴状，至可丸，乘热捻作梃，令头锐，大如指，长寸半许，候冷即硬，纳谷道中，少顷即通。一法：皂角、细辛为末，加少许，尤速。

三建汤：治元阳素虚，寒邪外攻，手足厥冷，大小便滑数，小便白浑，六脉沉微，除痼冷，扶元阳，及伤寒阴毒。乌头、附子、天雄并炮裂，去皮脐，等份㕮咀，每服四钱，水二盏，姜十五片，煎八分，温服。《肘后》

《居易录》卷十八载：李司寇奉倩言得一秘方，治疫气伤寒等证最效。其方用麦冬三钱，乌梅三枚，枣三枚，芫荽梗三十寸，灯心三十寸，竹叶三十片，热煎服。

伤寒阴盛自汗，唇青脉沉，养正丹，见炼服门。

中寒

中寒昏困，姜附汤：治体虚中寒，昏不知人，及脐腹冷痛，霍乱转筋，一切虚寒之病。生附子一两，去皮脐，炮姜一两，每服三钱，水二盅，煎服。《局方》　按：干姜能发阳气直至巅顶之上，附子能生阳气于至阴之下，故仲景治伤寒四逆等汤方并用。盖既伤于寒，则周身都为寒邪所中，若只用干姜，有僭上之害，只用附子，独防少阴之贼；并用则一守一走，实为回阳健将，用之而当，功成反掌。世俗视为禁药，岂知药能中病，毒药皆圣药也。

痼冷

元脏伤冷，《经验方》：熟附子为末，以水二盏，入末二钱，盐葱姜枣同煎，取一盏，空

心服，去积冷，暖下元，肥肠益气。《梅师方》二虎丹：补元脏，进饮食，壮筋骨。乌头、附子各二两，酽醋浸三宿，切片，掘一小坑，炭火烧赤，以醋三升，同药倾入坑内，用盆合之一宿，取出，去砂土，入青盐四两，同炒赤黄色为末，醋打面糊丸梧子大，空心冷酒下十五丸，妇人亦宜。

阴证

阴阳易病，凡男妇伤寒后，病虽瘥，未满百日，不可交接，为病拘急，手足拳，腹痛欲死，丈夫名阴易，妇人名阳易，速宜汗之，即愈，满四日不治。干姜四两为末，每用半两，白汤调服，覆衣被取汗，手足伸，即愈。《伤寒类要》此伤寒极危之证。《南阳活人书》：男子阴肿，小腹绞痛，头重眼花，宜獭鼠汤。獭鼠屎十四枚，韭根一大把，水二盏，煮七分去滓，再煎二沸，温服，得汗愈，未汗再服。

交接阴毒，腹痛欲死，獭猪血乘热和酒饮之《肘后》《南阳活人书》：厥逆唇青，卵缩，六脉欲绝者。用葱一束，去根及青，留白二寸，烘热，安脐上，以熨斗火熨之。葱坏则易，良久，热气透入，手足温，有汗即瘥，乃服四逆汤，生附子、干姜、炙草，若熨而手足不温，不可治。

脱阳危证，凡人大吐大泄后，四肢厥冷，不省人事，或与女子交后，小腹肾痛，外肾搐缩，冷汗出，厥逆，须臾不救。先以葱白炒热，熨脐，后以葱白二十一茎，擂烂，酒煮灌之，阳气即回。此华佗救卒病方也。

夹阴伤寒，先因欲事，后感寒邪，六脉沉伏，小腹绞痛，四肢逆冷，呕吐清水，不假此药，无以回阳。人参、炮姜各一两，附子一枚，破作八片，水四升半，煎一升顿服，脉出身温，愈。吴绶《伤寒蕴要》《孙兆口诀》：房后受寒，证如前状，宜退阴散。川乌头、干姜等份，切炒，放冷为散，每服一钱，水一盏，盐一撮，

煎取半盏，温服得汗解。《斗门方》：乌药子一合，炒起烟，投水中，煎三五沸，服一大盏，汗出阳回瘥。《千金方》：伤寒后，因交接腹痛卵肿，葱白捣烂，苦酒一盏，和服。

阳气欲脱，四肢厥冷，养正丹，见炼服门。

热病劳复，扁鹊方，见瘟疫门。

瘟疫

辟禳瘟疫，好朱砂一两研细，蜜丸麻子大，常以太岁日平旦一家大小勿食诸物，向东吞三七丸，勿近齿，永无疫。《外台》又方：正月上寅日，捣女末三角绛囊盛系帐中，大吉。《梅师方》：豆豉和白术浸酒，常服。《千金方》：五月五日，多采苍耳嫩叶阴干收之。临时为末，冷水服二钱，或水煎举家皆服，能辟邪恶。

热病发狂，不避水火，欲杀人。苦参末蜜丸梧子大，每薄荷汤下十丸。《千金》《肘后方》：伤寒时气温病，六七日热极，发狂，见鬼欲走，取白狗从背破取血，乘热摊胸上，冷乃去之。此治垂死者亦活，无白犬，但纯色者亦可。《日华子本草》：芭蕉根捣汁饮。《斗门方》：发狂奔走似癫，不得汗，以人中黄入大罐内，以泥固济，煅半日，去火毒，研末，新汲水服三钱，未退再服。

阳毒瘟疫，热极发狂，发斑，大渴倍常，黑奴丸，水化服一丸，汗出，或微利即愈。小麦奴、梁上尘、釜底煤、灶突墨、黄芩、麻黄、芒硝等份为末，蜜丸弹子大，取火化者从治之义也。麦乃心之谷，而奴则麦实将成，为湿热所蒸，上黑霉者，与釜煤灶墨同一理。陈延之《小品》名麦奴丸，又名水解丸、高堂丸，诚救急良药也。又：瘟病发斑困笃者，取癞虾蟆去肠生捣，食一二枚，无不瘥者。

热病发斑，赤色，烦痛，大青四物汤。大青一两，阿胶、甘草各二钱半，豉二合，分三服，每用水盏半，煎一盏，入胶烊化服。或服犀角大青汤：大青七钱半，犀角二钱半，栀子

十枚，豉二撮，分二服，每服水盏半，煎八分，温服。《南阳活人书》　按：大青解心胃热毒，时疾宜之。

热病无汗，浮萍一两，四月十五日采之。麻黄去根节，桂心、附子炮去脐皮，各五钱，四物捣，细筛，每一钱，水一盏，生姜半分，煎至六分，和滓热服，汗出乃瘥。又治恶疾疠疮，遍身者，浓煮汁浴，半日效，此方甚奇古。

热疾谵语，大黄五两，微炒赤为散，用腊雪水五升，煎如膏，每服半匙，冷水下。《圣惠方》　按：大黄除实热诸邪热，平定祸乱之要药，故曰将军。无祸乱而动用将军，是谓诛伐无过。

瘟病热哕，伏热在胃，令人胸满气逆，逆则哕，或大下，胃中虚冷，亦致哕也。茅根切，葛根切，各半斛，水三升，煎一升半，每注饮一盏，哕止即停。庞安常《伤寒卒病论》

瘟热病，蚯蚓数条，同荆芥捣汁饮，得汗即解。越道人方

虾蟆瘟，面赤，项肿，以金线龟捣汁，水调，空腹顿饮极效，曾活数人。心病邪热，蕊珠丸。用猪心血一枚，淀花末一匙，朱砂末一两，同研，丸梧子大，每酒服二十丸。《奇效方》

天行时疾，生牛蒡根捣汁五合，空腹分为二服，服讫，取桑叶一把，炙黄，以水一升，煮取五合，顿服，无叶用枝。孙真人食忌《伤寒类要》：松毛细切，酒服方寸匕，三服能解五年疫。

时行热毒，心神烦躁，蓝淀一匙，新汲水一盏服。《圣惠》

时疫流毒，攻手足，肿痛欲断，苦杖根锉，煮汁渍之。《肘后》　又：伤寒瘟疫，头痛壮热，脉盛，艾叶三升，水一斗，煮一升，顿服，取汗。

时气欲死，用古文钱百文，水一斗，煮八升，入麝香末三分，少饮至尽，或吐或下愈。同上

天行劳复。丈夫热病后交接，忽卵缩腹痛。

烧女人月经赤衣为末，熟水服方寸匕，即定。扁鹊方 《类要》方：含头垢枣大一枚良。

大热狂渴，干陈人屎为末，于阴地净黄土中，作五六寸小坑，将末三两匙，入坑中，以新汲水调匀，良久澄清，细细与饮，即解，俗谓地清。寇宗奭《衍义》

时气头痛烦热，皂角烧研，新汲水一盏，姜汁蜜各少许，和二钱服，先以暖水淋浴后，服药取汗，愈。《圣惠》皂角通窍，亦发汗。

发热

血虚发热，治肌热，燥热，困渴，引饮，目赤，面红，昼夜不息，其脉洪大而虚，重按全无力，此血虚之候也。得于饥困劳役，证似白虎，但脉不长实为异耳，误服白虎汤，即死，宜当归补血汤。归身酒洗二钱，绵芪蜜炙一两，水二盏，煎一盏，空心温服，日再服。东垣《兰室秘藏》

虚劳发热，骨蒸烦热，见痨瘵门。

伤暑

伏暑发热，作渴，呕恶，及赤白痢，消渴，肠风，酒毒，泄泻诸病。川连一斤，切，以好酒二升半，煮干，焙研，糊丸梧子大，每白汤下五十丸，日三服。《局方》

夏月暍死热极而死，以道中热土积心口，少冷，即易，气通则苏，并以热土围脐旁，令人尿脐中，仍用热土大蒜等份，捣水去滓灌之，即活。

中暍昏闷，夏月人在途中热死，急移阴处，掬道上热土拥脐上作窝，令人尿满，暖气透脐即苏，再服地浆见霍乱门蒜水等药。林亿云：此法出自仲景，实救急神方。脐乃命蒂，暑暍伤气，温脐所以接其元气之意。

霍乱 有湿热

寒湿　七情内伤　六气外感

干霍乱，不吐不利，胀痛欲死，地浆三五盏，服即愈，大忌米汤。《千金方》　取地浆法：掘黄土地作坎，深三尺，以新汲水沃入，搅浊，少顷澄清服。按：中暑霍乱，暑热内伤，七情迷乱所致，阴气静则神藏，躁则消亡。坤为地，地属阴，土曰静顺，地浆作墙阴坎中，为阴中之阴，能泻阳中之阳。喻嘉言曰：须背阴不见日为之，乃妙。《圣济方》：槟榔五钱，童便半盏，水一盏，煎服。河南唐房伟方：上不得吐，下不得利，盐一大匙，熬令黄，童便一升，合和温服，少顷吐利愈。《十便良方》：干霍乱，胀满烦闷，乱发一团，烧灰，盐汤二升，和服，取吐。

霍乱转筋入腹，臂脚直，其脉上下微弦，鸡矢为末，水六合，和方寸匕，温服。仲景方《救急方》：转筋气绝，腹有暖气者，以盐填脐中，用艾灸盐上七壮，即苏。《圣惠方》：木瓜一两，酒一升煎服。不饮酒者，煮汤服，仍煎汤浸青布裹其足。养正丹，见炼服门。

搅肠沙痛，阴阳腹痛，手足冷，身上有红点，以灯草蘸麻油点火，焠于点上。《济急方》《简便方》：荞麦面一撮，炒黄，水烹服。《圣惠方》：童便服之。即止。

凡霍乱及呕吐，不能纳食与药，危甚者，先饮阴阳水新汲水百沸汤和匀数口，即定。《孙东宿医案》，用之立效。按：霍乱，清浊相干，乱于肠胃，饮此辄定者，分其阴阳，使得其平也。

凡脾胃湿多，吐泻霍乱者，东壁土新汲水搅化，澄清，服即止。按：东壁土屋东壁上土，常先见日。盖脾主土，喜燥恶湿，取太阳真火所照之土，引真火生发之气，补土胜湿，则吐泻自止。

霍乱腹痛，炒盐一包，熨其心腹，令气透，又以一包熨其背良。《救急方》

霍乱吐泻，枯白矾末一钱，沸汤调下。《华

佗危急方》《千金方》：扁豆、香薷各一升，水六升，煮一升，分服。凡夏月乘凉饮冷，阳气为阴邪所遏，病头痛发热，恶寒，烦躁，口渴，或吐泻，或霍乱，宜用香薷以发越阳气，散水和脾。若饮食不节，劳役作丧之人，伤暑，大热大渴，汗泄如雨，烦躁喘促，乃劳倦内伤之证，必用东垣清暑神气汤。人参、黄芪、炙草、当归酒洗、麦冬、五味、青皮麸炒、陈皮、神曲、炒黄柏酒炒、葛根、苍术、白术土炒、升麻、泽泻、姜枣。人参白虎汤石膏煅、知母、甘草、粳米、人参之类，泻火益元。若用香薷，是重虚其表也，气虚人尤不可多服。《圣济方》：吐泻，烦躁不止，人参二两，橘皮三两，生姜一两，水六升，煮三升，分三服，气虚伤暑宜之。《百一选方》：垂死者，服之回生，藿香叶、陈皮各半两，水二盏，煎一盏，温服。

霍乱呕甚，高良姜生锉二钱，大枣一枚，水煎冷服，立定，名冰壶汤。《普济方》　按：高良姜辛温大热，治客寒犯胃，胃冷呕逆，及伤生冷之物而成霍乱吐泻者，的为要药。若胃火作呕，伤暑霍乱，暴注下迫，犯之莫救。

冒暑霍乱，小便不利，头运引饮，三白散。泽泻、白术、茯苓各三钱，水一盏，姜五片，灯心十茎，煎八分，温服。

霍乱心烦，芦根炙两半，浮萍焙、人参、枇杷叶炙各一两，每服五钱，入薤白四寸，酒煎温服。《圣惠方》

干湿霍乱轻筋，大蒜捣涂足心，立愈。《永类钤方》

风痰霍乱，食不消，大便涩，诃黎三枚，取皮为末，和酒顿服三五次。妙。《外台》

平痧丸：治一切痧证，绞肠切痛，霍乱吐泻，转筋入腹，但令下咽，立愈。每服五分，阴阳水服，重者连进数服，不能吞者，研末灌之。孕妇忌服。若霍乱转筋俗名吊脚痧，服平痧丸后，用大蒜捣贴两足心涌泉穴，周时即愈。川贝母一两八钱，青皮、麝香各三钱，广藿香二两一钱，新会皮二两，厚朴、紫苏各三两，荞麦粉二两一钱，晚蚕沙七两二钱，滑石粉六两六钱，枳壳炒四两二钱，苍术米泔浸透、二两三钱，半夏姜汁制、二两，甘草六两三钱，车前七两，各取净末，加生姜及葱各斤半，捣汁滴丸梧子大，以飞辰砂三两六钱、飞雄精三两为衣。

咳嗽 有风寒　痰湿　火热　燥郁

肺热咳嗽，胸膈塞满，瓜蒌仁制半夏焙研，各一两，姜汁打面糊丸梧子大。每食后，姜汤下五十丸。严用和《济生方》　又：身如火炙，肌瘦，将成劳，枇杷叶、木通、款冬花、紫菀、杏仁、桑白皮各等份，制大黄减半，为末，蜜丸樱桃大，食后，夜卧，含化一丸妙。《卫生易简方》：沙参五钱，水煎服。按：人参专补脾胃元气，因而益肺与肾，故内伤元气者宜之。沙参专补肺气，因而益脾与肾，故金脏受火克者宜之。一补阳而生阴，一补阴而制阳，故肺虚火实，及嗽血者，万无用人参之理。脏腑无实热，肺虚，寒邪作嗽者，忌服沙参。

热咳不止，浓茶一盅，蜜一盅，大熟瓜蒌一枚，去皮将瓤入茶蜜汤洗去子，盛碗内，饭上蒸，至饭熟取出，时挑三咽之。《摘元方》

热痰咳嗽，烦热面赤，口燥心痛，脉洪数者，小黄丸。半夏、南星各一两，黄芩一两半，为末，姜汁浸蒸饼丸梧子大，每食后，姜汤下五七十丸。

湿痰咳嗽，面黄体重，嗜卧惊悸，兼食不消，脉缓者，白术丸。半夏、南星各一两，白术一两半，为末，糊丸梧子大，每姜汤下五七十丸。《活法机要》　按：此等证，若误认劳怯，不用星半，以肺肾药投之，大误矣。其有肺嗽，痰中带血，口渴咽干者，属真阴亏损，相火煎熬津液而成。痰为标，火为本，世医不知，误投星半，则津液愈损，肺燥益增，俄见浓痰凝结，多致声哑而死。若合参术，其祸尤速，如此者医杀之耳。

气痰咳嗽，面白气促，洒淅恶寒，愁忧不乐，脉涩者，玉粉丸。半夏、南星各一两，官桂五钱，为末，糊丸梧子大，每姜汤下五十丸。同上

气咳日久，生诃黎一枚，含之咽汁，瘥后口爽，不知食味，煎槟榔汤一盏服，即知味。《经验方》

咳嗽日久，鸡子白皮炒，十四枚，麻黄三两，焙为末，每服方寸匕，饮下，日二。《必效方》《肘后方》：浮石末汤服，或蜜丸服，按：浮石清金降火，消积块，化老痰。《图经本草》：紫菀、款冬各一两，百部半两，捣为末，每服三钱，姜三片，乌梅一枚，煎汤调下，日二效。《圣济总录》：阿胶炒、人参各二两，为末，每服二钱，豉汤一盏，葱白少许，煎服，日三。《食疗方》：黄明胶炙研一钱，人参末二钱，薄豉汤二盏，葱白少许，煎沸，嗽时温呷。丹溪方：五味五钱，甘草钱半，五倍子、风化硝各二钱为末，干噙。《摄生方》：五味一两，真茶四钱，晒研为末，甘草五钱，煎膏，丸绿豆大，每沸汤下三十丸，数日愈。久咳熏法：每旦取款冬花如鸡子大，少蜜拌润，纳铁铛中，又用一碗，钻一孔，孔内安一小笔管，以面泥缝，勿漏气，铛下着炭火，少时烟从管出，以口含吸，咽之，如胸中少闷，须举头，即将指头按住管口，勿使漏，至烟尽乃止，如是五日一为之。待至六日，饱食羊肉馎饦一顿，永瘥。有人病嗽多日，或教燃款冬三两于无风处，以笔管吸烟，满口，咽之，数日果效。按：款冬花为温肺治嗽之品，肺经虚寒，又为风寒所侵，而咳嗽者，吸烟并效，若肺热有火而嗽者，不可尝试。三奇散：治一切咳嗽，不问久近，昼夜无时，用佛耳草五十文，款冬二百文，熟地焙研末，每用二钱，于炉中烧之，以筒吸烟，咽下，有涎吐去。有人病此，医治不效，用此遂愈。按：佛耳草治寒痰嗽，凡寒嗽，多是火郁于内，寒覆于外，故吸烟治寒嗽，须佛耳草为款冬使，若热嗽禁熏。

二十年嗽，猪胆三具，大枣百枚，酒五升渍之。秋冬七日，春夏五日，绞去滓，七日服尽，忌盐。《肘后方》：白羊胆三具，大枣百枚，酒五升，渍七日饮之。

久咳上气，体肿，短气，胀满，昼夜倚壁不得卧，常作水鸡声，白前汤主之。白前二两，紫菀、半夏各三两，大戟七合，水一斗，渍一宿，煮取三升，分数服，禁食羊肉、饧糖，效。《深师方》按：白前肺家要药，能除痰定喘，保肺气。《简便方》：缩砂洗研，生姜连皮等份，捣烂，热酒食远泡服。按：缩砂仁香气入脾，辛能润肾，故为开脾胃，和中气之正品。若兼虚气不归元，非此为开导不济，殆胜桂附峻猛之品多矣。崔知悌方：气逆不得卧，或遍身气肿，或单面肿鼓，足肿，并主之。葶苈三升，微火熬研，绢袋盛浸清酒五升中，冬七日，夏三日，初服如桃许大，日三夜一，冬月日二夜二，量其气力，取微利为度，如患急者，不待日满，亦可绞服。刘禹锡《传信方》：炮姜、皂角炮去皮子及蛀者，桂心去皮，等份，并捣筛，蜜和捣三千杵，丸梧子大，每噙三丸。嗽发即服，日三五服，禁食葱面油腻，神效。禹锡与李亚同幕府，李每治人，而不出方，或诮其吝，李曰：凡人患嗽，多进凉药，此方热燥，必不肯服，故但出药，即多效也。试之，信然。仲景方：上气唾浊不得卧，皂荚丸。皂荚炙去皮子，研末蜜丸梧子大，每服一丸，枣膏汤下，日三服，夜一。

卒得咳嗽，桃仁三升，去皮，杵着器中，密封蒸熟，日干，绢袋盛浸二斗酒中，七日可饮，日饮四五合。《海上方》：好梨去核，捣汁一碗，入椒四十粒，煎一沸去滓，纳黑锡一两，消讫，细细含咽，立定。《肘后方》：屋上白螺或白蚬壳捣为末，酒服方寸匕。

一切肺病，咳嗽脓血，用好酥五十斤，炼三遍，当出醍醐，每服一合，日三服，以瘥为度，神效。《外台》造酥法：以牛羊乳入锅煎二三沸，倾入盆内，冷定，待面结皮，取皮再煎

油出，去渣，入锅内，即成酥油。

咳嗽寒热，旦夕加重，少喜多嗔，积渐少食，脉弦紧者。杏仁半两，去皮尖，童便浸七日，漉出，温水淘洗，砂盆内研如泥，以童便三升，煎如膏，每白汤下一钱，妇人室女，服之尤妙。《千金方》

咳嗽虚热，天花粉一两，人参三钱为末，每米汤下一钱。《集简方》

《古夫于亭杂录》载：天花粉、青黛治嗽，见卷四

酒痰咳嗽，用此救肺，瓜蒌、青黛等份，研末，姜汁蜜丸芡子大，每噙一丸。《丹溪心法》

肺痿咳血，瓜蒌五十枚，连瓤九焙，乌梅肉五十枚，焙，杏仁去皮尖二十一枚，共为末，每用一捻，以猪肺一片，切薄，掺末入内，炙熟冷嚼，咽之，日二服。《圣济录》

肺痿咳嗽，时时寒热，颊赤气急，童便去头尾，五合，取粉甘草一寸，四破，浸之。露一夜，去甘草平旦顿服，一日一剂，童子忌五辛热物。姚僧垣集验

久嗽肺痿作燥，羊肺汤：羊肺一具，洗净，以杏仁、柿霜、真豆粉、真酥各一两，白蜜二两和匀，灌肺中，白水煮食。葛可久方《李绛手集》：大人小儿，咳逆短气，胸中吸吸，咳出涕吐，及臭脓，竹沥一合，日日服，日三五次，以愈为度。

久嗽肺痛，久嗽不愈，肺积虚热成痈，咳出脓血，晓夕不止，喉中气寒，胸膈噎痛，蛤粉、阿胶、鹿角胶、生犀角、羚羊角各二钱，河水三升，铜器内，文火熬至半升，滤汁，时时仰卧细呷，日一服。张刑部病此，田枢密授此方，服之愈。仲景《金匮玉函》方：肺痈咳嗽，烦满微热，芦苇茎切，二升，水二斗，煮汁五升，入桃仁五十枚，苡仁、瓜瓣各半升，煮取二升服，当吐出脓血而愈。又方：治肺痈咳嗽，胸满振寒，脉数，咽干不渴，时出浊唾腥臭，久久吐脓如粳米粥者。桔梗汤：桔梗一两，甘草二两，水三升，煮一升，分温再服，朝暮吐脓血则瘥。

嗽痰喘急，桔梗两半为末，童便半升，煎四合，去滓温服。《简要济众方》

久嗽气急，知母五钱，隔纸炒，杏仁姜水泡去皮尖，五钱，水一盏半，煎一盏，食远温服，次以莱菔子、杏仁等份为末，糊丸姜汤下五十丸，以绝病根。《邓笔峰杂兴方》

咳嗽唾血，劳瘦骨蒸，日晚寒热。生地汁三合，煮白粥，临熟，入地黄汁，搅匀，空心食之。《食医心镜》《指南方》：唾血后咳者，紫菀、五味炒为末，蜜丸芡子大，每含化一丸。

肺损咳嗽，紫菀五钱，水一盏，煎七分，温服，日三。《卫生易简方》

热咳咽痛，灯笼草即酸浆为末，白汤服，名清心丸，仍以醋调敷喉外。《丹溪纂要》

齁喘咳嗽，蓖麻仁去壳，炒熟，拣甜者食之，须多服见效，终身不可食炒豆。《卫生方》

干咳无痰，熟瓜蒌捣烂绞汁，入蜜等份，加白矾一钱，熬膏，频含咽汁。《简便方》

咳嗽有痰，熟瓜蒌十枚，明矾二两，捣和饼，阴干，研末，糊丸梧子大，每姜汤下五七十丸。《医方摘要》

久嗽肺胀，五味二两，粟壳白饧炒五钱为末，白饧丸弹子大，每水煎一丸服。《卫生家宝方》

止嗽化痰，降气解郁，消食除胀，奇效。贝母去心一两，姜制厚朴五钱，为末，蜜丸梧子大，白汤下五十丸。笔峰方 《发明》：俗以半夏性燥有毒，以贝母代之。贝母乃太阴肺经之药，半夏乃太阴脾经，阳明胃经之药，何可代也。凡咳嗽痰中见血，虚劳吐血，诸郁咽痛，喉痹、肺痈、肺痿、痈疽，妇人乳难，此宜贝母为向导，半夏乃禁用之药。

卒寒咳嗽，皂荚烧研，豉汤服二钱。《千金方》

痰喘咳嗽，长皂角三条，去皮子。一荚入巴豆十粒，一荚入半夏十粒，一荚入杏仁十粒，用姜汁制杏仁，麻油制巴豆，蜜制半夏，一处火炙黄色为末，每用一字，安手心，临卧以姜

1125

汁调服，神效。余居士选奇方

《养疴漫笔》载：治嗽方甚多，余得一方甚简，但用香橼去核，薄切作细片，以时酒同入砂瓶内，煮令熟烂，自昏至五更为度，用蜜拌匀，当睡中唤起，用匙挑服甚效。又越州某学录云：少时苦嗽，百药不疗，或教用向南柔桑条一束，每条寸折内锅中，大约用水五碗，煎至一碗，于盛暑中遇渴饮之，服一月而愈。

肺燥咳嗽，苏游凤髓汤。松子仁二两，胡桃肉二两，研膏，和蜜半两收之，食后沸汤点服二钱。《外台》

痰嗽带血，青州大柿饼饭上蒸熟，批开，每用一枚，掺真青黛一钱，卧时薄荷嚼下。《丹溪纂要》

咳嗽吐血，甚者殷鲜。桑白皮一斤，米泔浸三宿，刮去黄皮，锉细，入糯米四两，焙干为末，每米饮下一钱。《经验方》

补肺丸：治咳嗽。杏仁二大升，去双仁者，童便二升，浸之。春夏七日，秋冬十四日，连皮尖，于砂盆内研，滤取汁，煮令鱼眼沸，候软如面糊，以粗布摊晒，可丸即丸，服之。食前后，总须服三五十丸，茶酒任下。忌白水粥。《传信方》

百祥膏：治嗽而吐青绿水，又治痘疮归肾，紫黑干陷，不发寒者，宜下之。不黑者，慎勿下，红芽大戟不拘多少，阴干，浆水煮极软，去骨，日干，复纳原汁尽焙，为末，水丸粟米大，每服一二十丸，研赤脂麻汤下。

白凤膏：治咳嗽吐痰血，火乘金位者。见虚损门。

养正丹：治咳逆。

人参膏：治肾气衰惫，咳嗽不止。俱见炼服门。

哮喘

有风寒　火郁　痰气　气虚　阴虚

哮喘有声，卧睡不得。代赭石末米醋调，时进一二服。《普济》

阳虚气喘，自汗，盗汗，气短头运，人参五钱，熟附子一两，分作四帖，生姜十片，流水二盏，煎一盏，食远温服。《济生》

宋·刘昌诗《芦浦笔记》载：治喘方，麻黄三两不去根节，汤浴过，诃子二两去核用肉，二味为粗末，每服三大匕，水二盏煎减一半，入腊茶一钱，再煎作八分，热服无不验者。又云：彭子寿侍郎，一方用高丽人参一两为末，鸡子清和丸如桐子大，阴干，每服百粒，温腊茶清下，一服立止。

喘急欲绝，上气鸣息者，人参末汤服方寸匕，日五六服效。《肘后》

肺热气喘，如神汤：生茅根一握，咬咀，水二盏，煎一盏，食后温服，甚者三服止。《圣惠》

肺壅喘急不得卧，葶苈大枣泻肺汤：葶苈炒黄，捣末，蜜丸弹子大，每用大枣二十枚，水三升煎二升，入葶苈一丸，更煎，取一升顿服，亦主支饮不得息。《金匮玉函》

治哮喘方：用旱翠鸟一只，去肠肝等物，取桂圆肉纳入，用线缝好，清水煮熟淡食，嘴烧灰，开水送下，服一二只，立愈，永远不发。上虞明府夏颂庭向患此症，试验领庭名声律湖南人同治壬戌进士。

水气喘促，小便涩，黑水牛尿一斗，诃黎皮末半斤，先以铜器熬尿至三升，入末，熬至可丸，丸梧子大，每茶下三十丸，日三服，当下水及恶物为效。《普济》

肺风喘促，涎潮眼窜，阿胶炒、紫苏、乌梅肉焙，研，等份，水煎服。《直指》

反胃噎膈

反胃主虚，有兼气、兼血、兼火、兼寒、兼痰、兼积者，病在中下二焦，食不能入是有火，食入反出是无火。噎病在咽嗌，主于气有痰有积，膈病在膈膜，主于气有挟积挟饮瘀挟瘀血及虫者反胃，饮食入口即吐，困弱无力，垂死者。人参三两，拍破，水一升，煮取四合，热服，日二，更以人参煎汁，入粟米、鸡子白、薤白煮粥与啜。李绛患此两月余，诸方不瘥，服此当时便定，十余日愈。入京师与名医论此方，无与侔也。李绛《兵部手集》　《袖珍方》：母丁香一两为末，以盐梅入捣，和丸芡子大，每噙一丸。《圣惠方》：母丁香、神曲炒等份为末，米饮服一钱。仲景《金匮》方：人参一两，制半夏两半，生姜十片，水一斗，以杓扬二百四十遍，取三升，入蜜三合，煮升半，分服。反胃吐食，大便不通，白水牛喉一条，去两头节，并筋膜脂肉，米醋浸炙燥，烧存性，每米汤下一钱，神效。《袖珍方》：千叶白槿花阴干为末，陈糯米汤调送三五口，不转再服。喻嘉言曰：验过。

反胃上气，食入即吐，茅根、芦根各二两，水四升，煮二升，顿服良。《圣济总录》

久冷反胃，经验方：大附子一枚，生姜一两，锉细，同煮，研如面糊，每米饮化服一钱。《卫生家宝方》：姜汁打糊，和附子末为丸，大黄为衣，每温水服十丸。《斗门方》：大附子一枚，坐于砖上，四面着火渐煏，以生姜自然汁淬之。再煏，再淬，约姜汁半碗，乃止。研末，每粟米饮下一钱，不过三服，瘥。或以独腰子切片，炙熟蘸食。《方便集》：大附子一枚，切下头子，剜一窍，安丁香四十九枚在内，仍合定，线扎，入砂铫内，以姜汁浸过，文火熬干为末，每挑少许，置掌心，舐吃，日十数次，忌毒物生冷。

脾虚反胃，白豆蔻、缩砂仁各二两，丁香一两，陈廪米一升，黄土炒焦，去土，共为末，姜汁和丸梧子大，每姜汤下百丸，名太仓丸。《济生》

反胃噎膈，大便燥结，牛羊乳时时咽之。并服四物汤为上策。地、芍、归、芎。震亨《危氏得效方》青牛饮：牛涎一盏，入麝香少许，银盏顿热，先以帛紧束胃脘，令气喘解开，

乘热饮，仍以丁香汁入粥与食。《医学正传》大力夺命丸：牛嗞草牛食而复出者杵头糠各半斤，糯米一升为末，砂糖二两，黄母牛涎和丸龙眼大，煮熟食。

《印雪轩随笔》载：蝉蜕可治噎。

噎膈不食，黄犬干饿数日，用生粟米，或米，干饲之。俟其下粪，淘洗米粟令净，煮粥，入薤白一握泡熟，去薤入沉香末二钱，食之。《永类钤方》

《古夫于亭杂录》载：黄连一两酒浸晒，吴茱萸一两滚汤泡七八次，闻桂花香止，晒干，用神曲为糊作丸，如桐子大，食后以荷叶汤送下三十丸，治梅核膈。

五噎吐逆，心膈气滞，烦闷不食。芦根五两，水三大盏，煮二盏，去滓温服。《金匮玉函》方

《铁槎山房见闻录》载：潘小平言有一治噎膈方甚效，用千年陈石灰二两四钱，生姜四两，共捣烂，分作七丸，每日服一丸即愈

病噎不食，取蓝淀汁饮，或以染布水温服一盅良。

噎食，荞麦秸烧灰，淋汁入锅内，煎取白霜一钱，蓬砂一钱；研末，每酒服五分。《海上方》　华佗见一人噎食不下，令取饼店家蒜韭二升，饮之。吐一蛇，病者悬蛇于车，造佗家谢，见壁上悬蛇数十，乃知其奇。一僧噎病死，将死，命徒剖视其喉，见一骨，滑如簪，取置经案，一戒师寓寺，取骨挑杀鹅喉管，血溅而骨消。后遇病噎者，白鹅血灌之效。觚乘卷八粤觚集。一妇病噎，用四物汤，加驴尿与服，防其生虫，数十帖而愈。又张文仲《备急方》云：幼年患反胃，食糜粥诸物，须臾吐出，渐疲困垂危，忽一士云：服驴尿极验。遂服二合，服后止吐一半，再服二合，食粥便定，一时患反胃者，同服俱瘥。此物稍有毒，服时不可过多，须热饮，病深者七日当效，后用屡验。

喻嘉言曰：枇杷叶性凉下气，得童便、人乳、竹沥、苏子、白芍、蔗浆，治噎膈反胃效。

反胃吐食养正丹，见炼服门。

消渴

上消少食　中消多食　下消小便如膏油

消渴引饮，人参为末，鸡子清调服一钱，日三四服。玉台丸：人参、栝楼根等份，生研为末，蜜丸梧子大，每食前麦冬汤下百丸，日二服，愈为度，忌酒面炙煿。《陈日华经验方》：白芍、甘草等份为末，每一钱，水煎服，日三。有人患此九年，服药止而复作，或授此方，服七日愈，古人制方，殆不可晓，勿以平易忽之。消渴饮水，日至一石者，浮萍捣汁服。《千金方》：干浮萍、栝楼根等份为末，人乳汁和丸梧子大，空腹饮服二十丸，三年者数日愈。又方：香水梨或雪梨皆可取汁，蜜汤熬成，瓶收，时以热水调服，愈乃止。

消渴，桑叶煮汁代茗。李濒湖方　《普济方》：牛鼻木穿鼻绳木二个，洗锉，男用牝牛，女用牡牛，人乳、甘草各半两，大白梅一枚，水四碗，煎三碗，热服效。《食医心镜》：治日夜饮水数斗，雄猪肚一枚，煮取汁，入少豉，渴即饮，肚亦可食，煮粥亦可。仲景猪肚黄连丸：治消渴，雄猪肚一枚，入黄连末五两，栝楼根、白粱米各四两，知母三两，麦冬二两，缝定，蒸熟，捣丸梧子大，每米饮下三十丸。

消渴饮水，鲜肥麦冬二两，宣黄连九节者二两，去两头尖三五节，小刀子调理，去皮毛了，吹去尘，更以生布摩拭，秤之。捣末，以肥大苦瓠汁，浸麦冬经宿，去心，于臼中捣烂，纳黄连末和丸，并手丸梧子大，食后饮下五十丸，日再，但服两日，其渴必定，重者初服百五十丸，次日服百二十丸，三日百丸，四日八十丸，五日五十丸，合药要天气晴明，须净处，忌见妇女鸡犬，如觉可时，只服二十五丸，服讫觉虚，取白羊头一枚，治净，以水三斗，煮烂取汁一斗，细饮，勿食肉与盐，不过三剂，平复。《海上方》　《千金方》：天花粉每服方寸

匕，水化下，日三服，亦可入粥及乳酪中食。《肘后方》：栝楼根薄切，炙，取五两，水五升，煮四升，随意饮。《外台秘要》：生栝楼根三十斤，水一石，煮取一斗半，去滓，以牛脂五合，煎至水尽，用暖酒先食服，如鸡子大，日三服，妙。《圣惠方》：栝楼根、黄连各一两为末，蜜丸梧子大，每服三十丸，日二。

强中消渴，猪肾一具，荠苨、石膏各三两，人参、茯苓、磁石、知母、葛根、黄芩、栝楼根、甘草各二两，黑大豆一升，水一升半，先煮猪肾大豆取汁一斗，去滓下药，再煮三升，分三服，名猪肾荠苨汤。治强中病，茎长兴盛，不交精自出。消渴之后，即发痈疽，皆由恣意色欲，或饵金石所致，宜此以制肾中之热。《千金方》

下虚消渴，心脾中热，下焦虚冷，小便多者，牛羊乳每饮三四合。《广利方》

消渴有虫，苦楝根白皮一握，切焙，入麝香少许，水二碗，煎一碗，空心服，虽困顿不妨。下虫如蛔而红色，其渴自止，消渴有虫，人所不知。《夷坚志》

消渴重者，众人溺坑中水取一盏，服之。勿令病人知，三度瘥。《圣惠》

燥渴肠秘，九十月熟瓜蒌实取瓤，拌干葛粉铜器中慢火炒熟，为末，食后，夜卧，各以沸汤服二钱。寇宗奭《衍义》

内渴良方，大麦芒升许，水二碗，煎八分，空心热服，立愈。喻嘉言

止消渴，缫丝汤服之验。濒湖

痰饮

与哮喘门、咳嗽门参看　痰有六：湿热风寒食气也　饮有五：支流伏溢悬也，皆生于湿

风痰迷闷，碧霞丹：石绿十两，乌头尖、附子尖、蝎梢各七十个，为末，糊丸芡子大，每服一丸，薄荷汁入酒半合，化下，须臾吐出痰涎。《局方》　按：石绿吐风痰甚效。

冷痰痞满，黑芥子、白芥子、大戟、甘遂、胡椒、桂心等份为末，糊丸梧子大，每姜汤下十九。《普济》

茅苍术一斤（米泔水浸一日用，炒），黑芝麻半斤，大魁枣半斤，合丸一服，每日早夜服四钱，开水送下，治痰饮神效。此方名神术丸，凡有痰饮者可常服也。

热痰烦运，白芥子、黑芥子、熟大黄、芒硝、朱砂等份为末，糊丸梧子大，每姜汤下二十九。同上

胸胁痰饮，白芥子五钱，白术一两为末，枣肉和捣，丸梧子大，每沸汤下五十丸。《摘元方》

寒痰蜗喘，鹅不食草研汁，和酒服即住。

风痰喘逆，兀兀欲吐，眩运欲倒。制半夏一两，雄黄三钱，姜汁浸蒸饼，和丸梧子大，每姜汤下三十丸，已吐者，加槟榔。《活法机要》

痰气喘嗽，老人患此，胸满懒食，不可妄投燥利之药，反耗真气，三子养亲汤，随试随效。白芥子白色主痰，下气宽中；苏子紫色主气，定喘止嗽；莱菔子白种者主食，开痞降气，各微妙，研破。看所主为君，每剂不过三四钱，用生绢袋盛，煮汤饮之，勿煎太过，则味苦辣。大便素实者，加蜜一匙，冬月加姜一片尤良。《摘元方》：痰喘气急，梨剜空，纳小黑豆令满，留盖合住，系定，糠火煨熟，捣作饼，每日食效。

痰哮咳嗽，苎根煅存性，为末，生豆腐蘸三五钱食，即效。未效，以肥猪肉二三片，蘸食，甚妙。《医学正传》

蜗喘痰嗽，九仙散：九尖蓖麻叶三钱，入飞过白矾二钱，猪肉四两，薄批掺药在内，荷叶裹之，文武火煨熟，细嚼，白汤送下。《儒门事亲》

生犀丸：去痰清目进饮食。川芎十两，紧小者，粟米泔浸二日，切片，日干为末，分作两料，每料入麝香、冰片各一分，生犀五钱，重汤煮，蜜和丸弹子大，茶酒任下一丸。痰，加朱砂五钱。膈痰，加牛黄一分，水飞铁粉一分。头目昏，加细辛一分。口眼㖞斜，加炮南星一分。《御药院方》

痰饮吐水，此冷饮过度，脾胃气弱，不能消化饮食，饮食入胃，变化冷水，反吐不停，赤石脂一斤，捣筛，酒服方寸匕，自住。加至三七，服尽一斤，终身不吐痰水。有人痰饮，服诸药不效，用此遂愈。《千金翼方》

风痰壅滞，郁金一分，藜芦一钱，为末，每服一字，温浆水调下，仍以浆水一盏漱口，以食压之。《经验方》

停痰宿饮，风气上攻，胸膈不利，香附皂角水浸，半夏各一两，白矾末五钱，姜汁面糊丸梧子大，每服三四十丸，姜汤随时下。《仁存方》

清上化痰，利咽，治风热，薄荷末蜜丸芡子大，每噙一丸。《简便单方》

诸风痰饮，藜芦一钱，郁金一分，为末，每以一字，温浆水一盏和服，探吐。《经验方》

痰厥头痛，白附子、南星、半夏等份，生研为末，生姜自然汁浸蒸饼，丸绿豆大，每食后，姜汤下四十九。《济生方》按：膏粱炙煿，能生脾胃湿热，久则痰火上攻，令人昏愦口噤，偏废僵仆，謇涩不语，生死旦夕，非半夏南星不可。若以贝母代之，则翘足待毙矣。

一切痰气，皂荚烧存性，萝卜子炒，等份，姜汁入蜜丸梧子大，每白汤下五七十丸。《简便方》

湿痰心痛，白螺蛳壳洗净，烧存性，研末酒服方寸匕，立止。《正传》　《丹溪心法》：喘急者，半夏油炒，为末，粥糊丸绿豆大，每姜汤下二十丸。

治风热积壅，化痰涎，治痞闷，消食，化气，导血。大黄四两，牵牛子拌炒，生大黄四两，共为末，蜜丸梧子大，每白汤下十丸。并不损人，如要微利，加一二十丸。《卫生宝鉴》：用皂荚熬膏和丸，名坠痰丸。

滚痰丸：惟水泻前产后，不可服。大黄酒

1129

浸，蒸熟切晒八两，生黄芩八两，沉香五钱，青礞石二两，以焰硝二两，同入砂罐，固济煅红，研末二两，各取末，以水和丸，梧子大，常服一二十丸，小病五六十丸，缓病七八十丸，急病百二十丸，温汤下，即卧勿动，候药逐上焦痰滞，次日先下糟粕，次下痰涎，未下再服。王隐岁合四十余斤，愈疾数万。《养生主论》隐君制方，可谓以一毒攻百病者。

控涎丹：治痰涎留在胸膈上下，变为诸病，或颈项，胸背，腰胁手足，胯髀，隐痛不可忍，筋骨牵引，钓痛走易，及皮肤麻痹，似乎瘫痪，不可误作风气风毒及疮疽治。又治头痛不可举，或睡中流涎，或咳唾喘息，或痰迷心窍，并宜此药数服，痰涎自失，诸疾寻愈。大戟、甘遂、白芥子微炒，各一两为末，姜汁打面糊丸梧子大，每服七丸，或二十丸，以津液咽下，要取利，服四五十丸。《三因方》

痰迷心窍，寿星丸：治心胆被惊，神不守舍，或恍惚健忘，妄言妄语，天南星一斤，先掘土坑一尺，以炭火三十斤烧赤，入酒五升，渗干，乃安南星在内，盆覆定，以灰塞之，勿令走气，次日取出为末。琥珀一两，朱砂二两为末，姜汁打糊，丸梧子大，每人参石菖蒲汤下三十丸，至五十丸，一日三服。《局方》

风痰上壅，咽喉不利。白药三两，黑牵牛五钱，同炒香，去牵牛一半，共为末，防风末三两，和匀，每茶服一钱。《圣惠方》

治痰火方，猫儿刺叶即枸骨煮饮，甚效，兼能散风毒，疗恶疮。喻嘉言

支饮作呕，呕家本渴，不渴者，心下有支饮也。或似喘不喘，似呕不呕，似哕不哕，心下愦愦，并宜小半夏汤：半夏泡七次一升，生姜半升，水七升，煮一升五合，分服。仲景《金匮要略》

支饮苦冒，仲景泽泻汤：泽泻五两，白术二两，水二升，煮一升，分数服。《深师方》：先以水二升，煮二物取一升。又以水一升，煮泽泻，取五合，二汁分再服。病甚欲眩者，服

之必瘥。

水肿鼓胀

十种水病，腹满喘促不得卧，蝼蛄即土狗五枚，焙干为末，食前白汤服一钱，加甘遂末一钱，商陆汁一匙，取下水为效，忌盐一百日。小便秘者，用蝼蛄下截焙研，水服五分，立通。《保命集》：蝼蛄一枚，葡萄心七枚，同研，露一夜，日干，研末，酒服。《乾坤秘韫》：端午日取蝼蛄阴干，分头尾焙收。治上身，用头末七枚。治中，用腹末七枚。治下，用尾末七枚。食前酒服。

脾病黄肿，绿矾四两，煅成赤珠子，当归四两，酒醋浸七日，焙百草霜三两，为末，以浸药酒打糊丸，梧子大，每服五丸至七丸，温水下，一月后，黄去立效，此方祖传七世。洁古《活法机要》喻嘉言曰：服绿矾者，终身不可食荞麦面，犯之虽久亦死。

里水黄肿，仲景云：一身面目黄肿，脉沉，小便不利，甘草麻黄汤主之。麻黄四两，水五升，煮去沫，入甘草二两，煮取三升，每服一升，重覆取汗，不汗再服，慎风寒。《千金》云：有人患气急，久不瘥，变成水病，从腰以上肿者，宜此发汗。

《养疴漫笔》载：象山县村民有患水肿者，以为思祸讯之卜者，卜者授之方，用田螺、大蒜、车前草和研为膏，作大饼覆脐上，水从小便出，数日遂愈。

水病洪肿，干香薷五十斤，锉入釜中，以水淹过三寸，煮使气力俱尽，去渣澄之。微火煎至可丸，丸梧子大，一服五丸，日三服。日渐增，小便利，即愈。《图经本草》

通身水肿，治暴水，风水，气水，通身皆肿，服至小便利为效。香薷叶一斤，水一斗，熬极烂，去滓，再熬成膏，加白术末七两，和丸梧子大，每米饮下十丸，日五夜一。《外台》

阳水暴肿，面赤烦渴，喘急，小便涩，甜

葶苈两半炒，研末，防己末二两，以绿头鸭血及头和捣万杵，丸梧子大，甚者空腹白汤下十丸，轻者五丸，日三四服，五日止，小便利为验。一加猪苓末二两。同上

水肿尿涩，乌犍牛尿半升，空腹饮，小便利良。《小品》《肘后方》：黄犍牛尿，每饮三升，老幼减半。《梅师方》：甜葶苈二两炒，为末，以大枣二十枚，水一升，煎八分，去枣入葶苈末煎至可丸，丸梧子大，每饮服六十丸，渐加，以微利为度。崔氏方：葶苈三两，绢包，饭上蒸熟，捣万杵，丸梧子大，不须蜜和，每服五丸，渐加至七丸，微利为佳，不可多服。若气发，服之得利，气下即止。

大腹水肿，马鞭草、鼠尾草各十斤，水一石，煮取五斗，去滓，再煎，令稠，以米粉和丸，大豆大，每服二三丸，加至四五丸，神效。《肘后》

身面卒肿洪满，皂荚去皮，炙黄，锉，三升，酒一升，渍透，煮沸，每服一升，日三服。同上　又方：鸡子白黄相和，涂肿处，干再上。

水肿喘急，小便涩，及水蛊，大戟炒二两，炮姜半两，为末，每姜汤下三钱，大小便利为度。《圣济总录》

水气胀满，蓖麻仁研，水三合，清旦顿服尽，日中当下青黄水，或云壮人止可五粒。《外台》

水湿肿胀，白术、泽泻各一两，为末，每服三钱，茯苓汤下。《保命集》

膜外水气，大麦面、甘遂末各五钱，水和作饼，炙熟食，取利。《总录》

水肿胀满，水不下则满溢，水下则虚竭还胀，十无一活，宜桑椹酒治之。桑心皮切，以水二斗，煮汁一斗，入桑椹再煮，取五升，以糯米五升，酿酒饮。《普济》

中满腹胀，旦食不能暮食，用不著盐水猪血漉去水，晒干，为末，酒服取泄，甚效。李楼方

水鼓石水，腹胀身肿者。肥鼠一枚，取肉，

煮粥，空心食两三顿，即愈。《心镜》

脾湿中满，腹胀如鼓，喘不得卧。海金沙三钱，白术四两，甘草五钱，黑牵牛头末两半，为末，每一钱，煎倒流水调下，得利为妙。东垣《兰室秘藏》

鸡矢醴：治鼓胀，旦食不能暮食，由脾虚不能制水，水反胜土，水谷不运，气不宣流，故中满，脉沉实而滑，鸡矢醴主之。腊月干鸡矢白半斤，袋盛，以酒醅一斗，渍七日，温服三杯，日三，或为末服二钱，亦可。何大英云：诸腹胀大，皆属于热，精气不得渗入膀胱，别走于脐，溢于皮里膜外，故成胀满小便短涩。鸡矢性寒，利小便，诚万金不传之宝也。又方：用鸡矢、川芎等份，酒糊丸服。

牵牛酒：治一切肚腹，四肢腹胀，不拘鼓胀、气胀、湿胀、水胀。有峨嵋僧，用此治人，极效，其人牵牛来谢故名。干鸡矢一升，炒黄，酒三碗，煮一碗，滤汁饮，少顷，腹中气大转动利下，即自脚下皮皱消也。未尽，隔日再服，仍以田螺二枚，滚酒沦食，后用白粥调理。《经验方》

黄疸

五种黄疸，《海上方》云：黄有数种，伤酒发黄，误食鼠粪作黄，因劳发黄，多痰涕，目有赤脉，益憔悴，或面赤恶心是也。秦艽一两，挫作两帖，每帖用酒半斤，浸后取汁，空腹服，或利，便止，就中饮酒人易治，屡用得力。《贞元广利方》：治黄病内外皆黄，小便赤，心烦口干者。秦艽三两，牛乳一大升，煮取七合，分服。孙真人方：加芒硝六钱。《肘后方》：治黄疸、谷疸、酒疸、女疸、劳疸、黄汗者，乃大汗后入水所致，身体微肿，汗出如黄柏汁。茅根一把，细切，以猪肉一斤，合作羹食。

黄疸如金，睛明时，清晨，勿令鸡犬妇人见，取东行桃枝细如筋，若钗股者一握，切细，水一升，煎一小升，空腹顿服，后三五日，其

黄如薄云散开，百日方平复。黄散后，时时饮清酒一杯，则眼中易散，否则散迟，忌食热面猪鱼等物。此徐之才秘方。初虞世《必效方》《经验方》：瓜蒂四十九枚，丁香四十九枚，锅内烧存性为末，每用一字吹鼻，取出黄水，亦可揩牙追涎。三十六黄方：好眠吐涎，茵陈、白鲜皮等份，水二盅，煎服，日二。又方：茵陈一把，同生姜一块，捣烂，于胸前四肢，日日擦之。《肘后方》：猪脂一斤，温热服，日三，当利，乃愈。《救急方》：用鸡子一枚，连壳烧灰研，酢一合，和之，温服，鼻中虫出为效。身体极黄者，不过三枚，神效。

酒疸，心下懊痛，足肿满，小便黄，饮酒发赤黑黄斑，由大醉当风，入水所致。黄芪二两，木兰一两为末，酒服方寸匕，日三。《肘后》又方：茵陈四根，栀子七枚，大田螺一枚，连壳捣烂，以百沸白酒一大盏，冲汁饮，秘方也。

湿热发黄，生姜、茵陈时时周身擦之，其黄自退。《伤寒槌法》

热病发黄，瓜蒂为末，大豆许，吹鼻中，轻则半日，重则一日，流取黄水愈。《千金翼》

急黄喘息，心上坚硬，欲得水吃者。瓜蒂二小合，赤小豆一合，研末，暖浆水五合，服方寸匕，一炊久，当吐，不吐再服，吹鼻取水亦可。《伤寒类要》

谷疸食黄，牛胆汁一枚，苦参三两，龙胆草一两为末，和少蜜，丸梧子大，每姜汤下五十丸。

走精黄病，面目俱黄，多睡，舌紫甚，面裂，若爪甲黑者死，用豉半两，牛脂一两，煎过，绵裹烙舌，去黑皮一重，浓煎豉汤饮之。《三十六黄方》

女劳黄疸，因大热大劳，交接后入水所致，身目俱黄，发热恶寒，小腹满急，小便难，猪膏半斤，乱发鸡子大三团和煎，发消药成矣，分两服。《肘后》《孟诜必效方》：气短声沉，用女人月经和血布烧灰，酒服方寸匕，日再服，三日瘥。

黑疸危疾，栝楼根一斤，捣汁六合，顿服，随有黄水从小便出，如不出，再服。《简便方》

白黄色枯，舌缩恍惚，若语乱者死，当归、白术各二两，煎，入生姜汁蜜和服。《三十六黄方》

食劳黄病，身目俱黄，绿矾锅内安炭煅赤，米醋拌为末，枣肉和丸梧子大，每食后姜汤下三十丸。《救急方》

脾病黄肿，《活法机要》方，见水肿鼓胀门。

劳瘵

肺痿骨蒸，炼羊脂、炼羊髓各五两，煎沸，下炼蜜及生地汁各五合，生姜汁一合，不住手搅，微火熬成膏，每日空心温酒调服一匙。《饮膳正要》

骨蒸劳病，外寒内热，附骨而蒸，其根在五脏六腑之中，必因患后得之。骨肉日消，饮食无味，或皮燥无光，蒸盛之时，四肢渐细，足趺肿起，石膏十两，研如乳粉，水和服方寸匕，日再，以身凉为度。《外台》《孟诜必效方》：骨蒸发热，三岁童便五升，煎取一升，以蜜三匙和之，每服二碗半，日更服，此后常取自己小便服之。轻者二十日，重者五十日瘥。二十日后，当有虫如蚰蜒在身，常在十步内闻病人小便臭者，瘥也。台州丹仙观道士张病此，服之神验。

骨蒸鬼气，童便五斗，澄清，青蒿五斗，八九月拣带子者，最佳，细锉，相和，纳大釜中，以猛火煎取三大斗，去滓，溉釜，令净，再以微火煎，可二大斗，入猪胆一枚，同煎一大斗半，去火，待冷，以磁器盛之。每欲服时，取炙草二三两为末，以煎和捣千杵为丸，空腹粥饮下二十丸，渐加至三十丸。《海上方》　按：诸苦寒药，多妨胃气，惟青蒿之芬芳，香先入脾，故独宜于血虚有热之人，以其不犯胃气耳，是以蓐劳虚热，非此不除，为肾虚骨蒸要药。

骨蒸烦热，青蒿一握，猪胆汁一枚，杏仁四十粒，去皮尖炒，以童便一大盏，煎五分，空心温服。《十便良方》

阿魏散：治骨蒸传尸劳，寒热羸弱喘嗽，方亦载《续夷坚志》。阿魏三钱，研，青蒿一握，细切，向东桃枝一握，细锉，甘草如病人中指许大，男左女右，童便二升半，先以童便隔夜浸药，明早煎一大升，空心温服。服时分为三次，次服调槟榔末三钱，如人行十里许时再一服。丈夫病用妇人煎，妇人病丈夫煎。合药时忌孝子、孕妇、病人及腥秽之物，勿令鸡犬见。服药后忌油腻、湿面、诸冷硬食物。服一二剂即吐出虫或泄泻，更不须服余药。若未吐利即当尽服之。或吐或利出虫皆如人发马尾之状，病即瘥。又云：此方得自神授，随手取效。陵以进士刘俞字彬叔传吐利后虚羸魂魄不安以茯苓汤补之。白茯苓、茯神各一钱，人参三钱，远志去心三钱，龙骨二钱，防风三钱，甘草三钱，麦冬去心四钱，犀角五钱，锉为末，生干地黄四钱，大枣七枚水二大升煎作八分，分三服温下，如人行五里许时，更一服。谨避风寒，若未安，隔日再作一剂。以上二方须连服之。

骨蒸肺痿，不能食者，苏游芦根饮主之。芦根、麦冬、地骨皮、生姜各十两，橘皮、茯苓各五两，水二斗，煮八升，去滓，分五服，取汗乃瘥。《外台》

内蒸传尸，羊肉一拳大，煮熟，皂荚一尺炙，以无灰酒一升，铜铛内煮三五沸，去滓，入黑锡一两，令病人先啜肉汁，乃服一合，当吐虫如马尾为效。同上

骨蒸劳热，生地一升，捣三度，绞尽，分再服，若利，即减之，以凉为度。同上

虚劳发热，人参、银柴胡各三钱，大枣一枚，生姜三两，水一盏半煎七分，食远温服，日再服，以愈为度，名愚鲁汤。《奇效方》

五劳，吐血甚者，先以十灰散止之。大蓟、小蓟、柏叶、荷叶、茅根、茜根、大黄、山栀、丹皮、棕榈灰各等份，烧灰研细，用纸包，碗盖地上，一夕出火毒，用时先以藕汁或莱菔汁磨真京墨汁半碗调灰五钱，食后服。治劳证呕血、咯血、嗽血，先以此遏之，病轻者立止，病重血出升斗者，神效，此丹溪方也。又十灰散：藕节、莲蓬壳、艾叶、棕榈、大蓟、小蓟、侧柏叶、干姜、血余、干漆等份共烧灰服。其人必困倦，当补阳生阴，独参汤。人参一两，大枣五枚，水煎服，熟睡一觉，即减五六，继服调理药。《十药神书》

男妇五劳七伤，下元久冷，一切风病，四肢疼痛，补骨脂一斤，酒浸一宿，晒干，用乌油麻一升，和炒，令麻子声绝，簸去，只取补骨脂为末，醋煮面糊丸梧子大，每服三十丸，空心温酒盐汤任下。经验　补骨脂丸：治下元虚败，手脚沉重，夜多盗汗，纵欲所致，补骨脂四两炒香，菟丝子四两酒蒸，胡桃肉一两去皮，乳香、没药、沉香各研一钱半，蜜丸梧子大，空心温酒盐汤任下二三十丸，自夏至起，冬至止。又方：五劳七伤，阳虚无力，羊肾一对去脂切，肉苁蓉一两，酒浸一夕，去皮，作羹，下葱盐五味食。又方：治阳气衰败腰脚疼痛，羊肾三对，羊肉半斤，葱白一斤，枸杞叶一斤，同五味煮成汁，下米作粥食之。《圣惠》：治男妇怯证，男用童女便，女用童男便，斩头去尾，日进二次，干烧饼压之，月余痊愈。

男妇虚劳寒热，肢体倦疼，八九月青蒿成实时，采之，去枝梗、以童便浸三日，晒干为末，每服二钱，乌梅一枚，煎汤服。《灵苑方》按：青蒿得熟地、鳖甲、牛膝、山栀、麦冬五味，除产后虚热，寒热淹延不解，并一切虚劳寒热，五心烦热。

虚劳不足，糯米入猪肚内，蒸干，捣作丸，日服。

虚劳口干，《千金方》：羊脂一鸡子大，淳酒半升，枣七枚，渍七日食，立愈。

男妇劳瘦，青蒿细锉，水三升，童便五升，煎取一升半，去滓，入锅煎成膏，丸如梧子，

空心卧时，温酒每吞二十丸。《斗门方》

劳气欲绝，麦冬一两，炙草二两，粳米半合，枣二枚，竹叶十五片，水二升，煎一升，分三服。《南阳活人书》

卒热劳疾，皂荚续成一尺，以土酥一大两，微涂，缓炙酥尽，捣筛，蜜丸梧子大，每日空腹白汤下十五丸，渐增至二十丸，重者不过两剂愈。《海上方》

谷劳病，饱食嗜卧，四肢烦重，嘿嘿欲卧，食毕辄甚。大麦芽一升，椒一两，并炒，干姜三两，捣末，每白汤下方寸匕，日三。《肘后》

烧香治劳，元参一斤，甘松六两为末，炼蜜一斤，和匀，入瓶中，封闭地中，埋置十日，取出，更用香灰末六两，炼蜜六两，同和入瓶，更置五日，取出，烧之。常令闻香，疾自愈，亦可熏衣。《经验方》　按：是方有试者颇验，治传尸劳尤神。

劳瘵熏法，甘松六两，元参一斤为末，每日焚之。《奇效方》

追劳取虫。啄木禽一双，朱砂四两，精猪肉四两。饿令一昼夜，将二味和匀与食，至尽，以盐泥固济，煅一夜，五更取出，勿打破，连泥埋入土中三日，次日取出，破开，入银器内研末，以无灰酒入麝香少许，作一服，须谨候安排，待虫出，速钳入油锅煎之。后服局方嘉禾散一剂。胡云翔经验方　嘉禾散：茯苓、砂仁、苡仁、枇杷叶、桑白皮、沉香、五味子、白蔻仁、炙草、丁香、人参、白术、木香、青皮、陈皮、杜仲、谷芽、藿香、半夏曲、神曲、槟榔、姜一片、枣二枚，水煎服。

琼玉膏　治劳瘵咳嗽唾血，及痈疽等证，无病者可常服。生地十六斤，取汁，人参末一斤半，茯苓末三斤，白沙蜜十斤，滤净，拌匀，入瓶内，箬封，安砂锅中，桑柴火煮三日夜，再换蜡纸重封，浸井底一夜，取起，再煮一伏时，每以白汤，或酒点服一匙。丹溪云：好色虚人，咳嗽唾血者，服之甚捷。或加天冬、麦冬、杞子末各一斤，名益寿方。

虚损　有气虚　血虚　精虚　虚热　虚寒

骨虚劳极，面肿垢黑，脊痛不能久立，血气衰惫，发落齿枯，甚则喜唾。鹿角二两，牛膝酒浸焙两半，为末蜜丸梧子大，每空心盐汤下五十丸。《济生》

虚损劳伤，羊肾一枚，米一升，水一斗，煮九升服，日三。《肘后》

虚损风疾，接命丹，治男妇气血衰弱，痰火上升，虚损之证。又治中风不语，左瘫右缓，手足疼痛，动履不便，饮食少进诸证。人乳二杯，香甜白者为佳，以好梨汁一杯，和匀银器内顿滚，每日五更一服，能消痰，补虚，生血，延寿，以人补人，其妙无加。《摄生众妙方》

虚损尿血，鹿角胶三两炙，水二升，煮一升四合，分服。《外台》

虚劳尿精，鹿角胶二两炙，为末，酒二升，和温服。

补益虚损，极益房劳，萝摩即婆婆针线包四两，枸杞根皮、五味子、柏子仁、枣仁、干地黄各三两，为末，每酒下方寸匕，日三服。《千金》　《圣惠方》：益颜色，补下焦虚冷，小便频数，用山药于沙盆内研细，入铫中，以酒一大匙，熬令香，旋添酒一盏，搅令匀，空心饮，每旦一服。

补益劳损，白石英末三斤，和黑豆与十岁以内生犊牸牛食，每日与一两。

七日，取牛乳，或热服一升，或作粥食。其粪以种菜食，百无所忌，能润脏腑，泽肌肉。

补益虚寒，用精羊肉一斤，碎白石英三两，以肉包之。外用荷叶裹定，于饭上蒸熟，取出，去石英和葱姜作小馄饨，每日空腹，以冷浆水吞一百枚，甚补益。《千金翼》

羊肉汤　治寒劳虚羸，及产后心腹疝痛。肥羊肉一斤，水一斗，煮汁八升，入当归五两，黄芪八两，生姜六两，煮取二升，分四服。仲景方

阴虚火动有痰，不堪用燥剂者。天冬一斤，

水浸洗去心，取肉十二两，石臼捣烂，五味子水洗去核，取肉四两，晒干，不见火，共捣丸梧子大，每茶下二十丸，日三服。《简便》

滋阴养血，温补下元，三才丸。天冬去心，生地各二两，二味用柳甑以酒洒之，九蒸九晒，待干秤之，人参一两共为末，蒸枣肉捣和丸梧子大，食前温酒下三十丸，日三服。洁古《活法机要》

注夏虚病，杞子、五味子研细，滚水泡封三日，代茶饮效。《摄生》

补益老人，治脏腑虚损羸瘦，阳气虚弱，麻雀五只，如常治，粟米一合，葱白三茎，先炒雀熟，入酒一合，煮少时，入水二盏，下葱米作粥食。《食治方》

补阴丸　龟甲酒炙，熟地各六两，黄柏盐水浸炒，知母酒炒，各四两，石器内为末，以猪脊髓和丸梧子大，每空心温酒下百丸。一方，去熟地加五味子炒一两。丹溪方

返本丸　补诸虚百损，黄牛肉去筋膜，切片，河水洗数遍，仍浸一夜，次日再洗三遍，水清为度。用无灰好酒，同入坛内，重泥封固，桑柴文武火煮一昼夜，取出，如黄沙为佳，焦黄无用。焙干为末，听用。山药盐炒，莲肉去心，盐炒，并去盐，茯苓、小茴香炒各四两，为末。每牛肉半斤，大药末一斤，以红枣煮熟去皮，和捣，丸梧子大，空心酒下五十丸，日三服。《乾坤生意》

房后困倦，人参七钱，陈皮一钱，水盏半，煎八分，食前温服，日再服，千金不传。《圣惠》

白凤膏　治久虚发热，咳嗽吐痰咳血，火乘金位者。黑嘴白鸭一只，取血入温酒量饮，使直入肺经，以血补之。将鸭干掉去毛，胁下开窍，去肠，拭净，入大枣肉四两，参苓平胃散苍术泔浸去皮，麻油拌炒黄，一两六钱，厚朴去皮姜汁炒、陈皮泡去浮白、炙甘草各八钱，人参、茯苓各五钱。末四两，缚定，用沙瓮一个，置鸭在内以炭火慢煨，将陈酒一瓶，作三次入之，酒干为度。取起，食鸭及枣频食，取

愈。《十药神书》

二至丸　补虚损，生精血，去风湿，壮筋骨。鹿角镑细，以真酥一两，无灰酒一升，慢火炒干，取四两。麋角镑细，以真酥一两，米醋一升，煮干，慢火炒干，取四两。苍耳子酒浸一宿，焙半斤。山药、茯苓、黄芪蜜炙，各四两。当归酒浸焙，五两。肉苁蓉酒浸焙，远志去心，人参、沉香各二两，熟附子一两。通为末，酒煮糯米糊丸梧子大，每服五十丸，温酒盐汤任下，日二服。《杨氏家藏方》

交感丹　凡人中年精弱神衰，盖心血少，火不下降，肾气惫，水不上升，心肾隔绝，营卫不和，上则多惊，中则痞塞，饮食不下，下则虚冷遗精。愚医徒滋补下田，不能生水滋阴，反见衰悴，但服此方，屏去一切暖药，绝嗜欲，神效。香附一斤，新水浸一宿，石上擦去毛，炒黄，茯神去皮木四两。为末，蜜丸弹子大，侵晨细嚼一丸，以降气汤下。降气汤，用香附如上法半两，茯神二两，炙草一两为末，点沸汤服前药。《经验方》

诸血

阳乘阴者血热妄行　阴乘阳者血不归经
呕血出于肝　吐血出于胃

吐血，凡吐血及伤酒食醉饱，低头掬损肺脏，吐血，汗血，口鼻妄行，但声未失者。用乡外人家百草霜末，糯米汤服二钱。刘长春《经验方》又方：百草霜五钱，槐花末二两，每服二钱，茅根汤下。按：百草霜即灶突墨，乃灶额及烟炉中墨烟也。其质轻细，故曰霜，能止上下诸血。《圣惠方》：黄药子一两，水煎服。《集简方》：金墨磨汁，同莱菔汁饮，或生地黄汁亦可。按：墨性能止血。又方：芦荻外皮烧灰，勿令白为末，入蚌粉少许研匀，麦冬汤下一二钱，三服，可救一人。又方：茜根一两，捣末，每服二钱，水煎冷服。《经验方》：治大人小儿，用阿胶炒，蛤粉各一两，辰砂少许为

末，藕节捣汁，入蜜调服。《食疗方》：黄明胶一两，切片，炙黄，新绵一两，烧研，食米饮服一钱，日再。《千金翼》：白茅根一握，水煎服。《妇人良方》：茅根洗，捣汁，日饮一合。吴球《诸证辨疑方》：就用吐出血块炒黑为末，每服三分，以麦冬汤调服。盖血不归元，积而上逆，以血导血归元，则止矣。

《焦氏说楛》载：治暴吐血方，以蛛网为丸米汤，饮下立愈。

《居易录》载：失血方，用青布，不用五倍子者，于荷稻上接秋露最洁者，取其水以磁瓶盛之，分为十八碗，作三次服，每次六碗，入人参汤五分，冬蜜、人乳各一盏，煎温服，良愈。

劳心吐血，糯米五钱，莲心七枚为末，酒服。孙仲盈云：曾用多效，或以墨汁作丸服。《澹寮》

失血眩运，凡伤胎去血，产后去血，崩中去血，金疮去血，拔牙去血过多，心烦眩运，闷绝不省人事。当归二两，川芎一两，每用五钱，水七分，酒三分，煎七分，热服，日再。《妇人良方》

《居易录》载：用未熟青黄色大柿一枚，好酒煎至九沸，去酒，取柿食之，治失血证神效。

肺热呕血并开胃，阿胶炒三钱，木香一钱，糯米一合半，为末，每日百沸汤点服一钱。《普济》 又方：以熟猪肺切，蘸苡仁末，空心食之。苡仁补肺，猪肺引经也。屡效。又方：损吐血，或舌上有孔出血，生地八两取汁，童便五合同煎热，入鹿角胶炒，研一两，分三服。华佗《中藏经》：青黛一两，杏仁以牡蛎粉炒一两，研匀，黄蜡和作三十饼子，每服一饼，以干柿半个夹定，湿纸裹，煨香，嚼食，粥饮送下，日三服。

肺痿吐血，炙黄明胶、阴干桑叶各二两，研末，每服三钱，生地汁调下。《普济》

五内崩损，喷血不止，花蕊石煅存性，研如粉。以童便一盏，酒一半，女入醋一半，煎温，食后调服三钱，甚者五钱。再以独参汤补之。葛可久《十药神书》按：花蕊石功专止血，能使血化为水，酸以收之也。

将吐先治，喻嘉言曰：上部伤瘀血，停积胸膈，则胸膈骨痛，按之或连胁肋。此吐血之渐也，急用瓷瓦刮降香末调服。

心热吐血，脉洪数者，生地汁半升，熬至一合，入大黄末一两，待化，入姜汁半盏，分三服。便止，或微转一行，不妨。《圣惠方》

上下诸血或吐血，或心衄，或内崩，或舌上出血如簪孔，或鼻衄，或小便出血，并用乱发灰水服方寸匕，一日三服。《圣济》

九窍出血，大蓟捣汁，和酒服，干者为末，冷水服。《普济》 《圣惠方》：头发、败棕、陈莲蓬并烧灰等份，每服三钱，木香汤下。《海上方》：墙头苔揉塞之。

九窍四肢指歧间血出，乃暴怒所致，黄犊子脐屎，初生未食草者。烧末，水服方寸匕，日四五服良。

血箭，人身上忽然血出如箭，急向其血出处，以人尿冲之，血止为度。

口耳大衄，蒲黄、阿胶炙各五钱，每用二钱，水二盏，生地汁一合，煎至六分，急以帛系两乳，血乃已。

吐血下血七情所感，酒色内伤，气血妄行，口鼻俱出，心肺脉破，血如涌泉，须臾不救，用人参焙侧柏叶蒸焙荆芥穗烧存性，各五钱为末，用二钱，入飞面二钱，以新汲水调如稀糊服，少顷再啜一服，立止。华佗《中藏经》

咳血吐衄咯血，《褚澄遗书》云：人喉有窍，则咳血杀人，喉不停物，毫发必咳，血既渗入，愈渗愈咳，愈咳愈渗。惟饮自便或童便，百不一死。若服寒凉，百不一生。凡诸虚吐衄咯血，能服童便，其效甚速。取十二岁以下童子，绝其烹炮咸酸，多与米饮以助水道，每一盏，入姜汁，或韭汁，二三点，徐徐服之。日进二三服，寒天则重汤温服，盖小便滋阴降火，消瘀血，止诸血。且小便与血同类，味咸而走血，故治诸血病也。按：火在气分服童便用姜汁引，火在血分，用韭汁引。且少入以制有余之寒，即古人用竹沥必入姜汁以行经之义。

试血法，吐在水碗内，浮者肺血，沉者肝血，半浮半沉者心血，各随所见，以羊肺羊肝羊心煮熟，蘸白及末食之。《摘元方》

诸气

走气作痛，酽醋拌麸皮炒热，袋盛，熨之。《生生编》

一切走注，气痛不和，广木香温水磨浓汁，入热酒调服。《简便方》

男女气胀心闷，饮食不下，冷热相攻，久患不愈，厚朴姜汁炙焦黑为末，米饮调，服二钱，七日三服。《斗门方》 《圣惠方》：青木香、诃子皮各二十两，捣筛，糖和丸，梧子大，名青木香丸。每空心下三十丸。热者，牛乳下，冷者，酒下。

心下结气，凡心下硬，按之则无，常觉膨满，多食则吐，嗳呃不除。由思虑过多，气不以时而行，则结滞，谓之结气。人参一两，橘皮去白，四两为末，蜜丸梧子大，每米饮下五六十丸。《圣惠方》

膜外气疼，及气块，延胡索不拘多少，为末，猪胰一具，切作块子，炙熟，蘸末食之。《胜金方》

气筑奔冲，不可忍，牛郎丸。黑牵牛五钱，炒槟榔二钱半为末，每紫苏汤下一钱。《普济方》

升降诸气，藿香一两，香附炒，五两为末，每白汤点服一钱。《济世方》

调中快气，香附去毛焙，二十两，乌药十两，甘草炒，一两为末，每服二钱，盐汤随时点服。《局方》

一切气疾，宿食不消，诃黎一枚，入夜含之。至明嚼咽。《千金方》：诃黎三枚，湿纸包，煨熟，去核，细嚼，以牛乳下。

下气消食，诃黎一枚，为末。于瓦器中，

水一升，煎三两沸。下药，更煎三五沸。如曲尘色，入少盐饮之。《食医心镜》

血气撮痛，不可忍者。黑狗胆一枚，半干半湿，剜开，以筓子排丸绿豆大，蛤粉为衣，每服四十丸，以铁淬酒送下，立止。经验方

气痛欲绝者，饮鹿血立愈。汪颖

灵脂散 治脾积气痛。见崩漏门。

汗 有气虚 血虚 风热 湿热

脾虚盗汗，白术四两，以一两同牡蛎炒，一两同石斛炒，一两同麦麸炒，拣术为末，每服三钱，食远粟米汤下，日三服。丹溪方

盗汗，当归六黄汤。黄柏、生地、熟地、黄芪、黄连酒煮、黄芩酒炒。汪石山去黄柏加蒲黄。加麻黄根效尤捷。盖其性能行周身肌表，故能引诸药外至卫分而固腠理也。又方：采带露桑叶焙干研末，米饮服，愈。又：治大人小儿盗汗方，牡蛎研粉掺扑。《普济方》：治盗汗遗精，麋角霜二两，炒龙骨、煅牡蛎各一两为末，酒糊丸梧子大，每盐汤下四十丸。养正丹：见炼服门。

虚汗盗汗，《卫生宝鉴》：浮小麦文武火炒为末，每服二钱半，米饮下，日三服，或煎汤代茶饮。又方：以猪嘴唇煮熟，切片，蘸浮小麦食良。又方：椒目微妙，碾细，五分，以猪上唇煎汤一合，睡时调服，神效。按椒热而目寒，同物异性如此。

心虚自汗不睡，用猯猪心一个，带血破开，入人参、当归各二两，煮熟，去药，食之。不过数服。即愈，《证治要诀》

老小虚汗，白术五钱，小麦一撮，水煮干，去麦为末，用黄芪汤下一钱。《全幼心鉴》

病后虚汗，及目中流汗，杜仲、牡蛎等份为末，卧时水服五匕，不止，更服。《肘后》

《圣惠方》：虚汗，心躁口干，熟地五两，水二盏，煎一盏半，分三服，一日尽。

脾胃 附：恶心　呕吐

哕　吞酸　呃逆　痞满

心脾冷痛，高良姜四两，切片，分作四份。一两用陈廪米半合炒黄去米，一两用陈壁土半两炒黄去土，一两用豆三十四粒炒黄去豆，一两用斑蝥三十四个炒黄去蝥。吴茱萸一两，酒浸一夜，同姜再炒为末。以浸茱酒糊丸梧子大，每空心姜汤下五十丸。《千金方》：高良姜细锉微炒为末，米饮服一钱，立止。《局方》：消痰暖胃，二姜丸。高良姜、炮姜等份，研末，糊丸梧子大，每食后，猪皮汤下三十丸。

脾胃气虚，不思饮食，气虚者以此为主。人参一钱，白术二钱，茯苓一钱，炙草五分，姜三片，枣一枚，水二盏，煎一盏，食前温服，随证加减。《局方》

脾胃虚弱，不思饮食，生姜半斤取汁，白蜜十两，人参末四两，铜锅煎成膏，每米饮调服一匙。《普济》

脾虚胀满，脾胃不和，冷气客于中，壅遏不通，故胀满。白术二两，橘皮四两为末，酒糊丸梧子大，每食前木香汤下三十丸，效。《指迷方》

脾胃虚损，参术膏。白术一斤，人参四两，切片，以流水十五碗，浸一夜，桑柴文武火煎浓汁熬膏，入蜜收之，每以白汤点服。《集简方》

脾胃冷痛，陈艾末沸汤服二钱。《卫生易简方》　《容斋随笔》云：研艾难着力，入茯苓三五片同碾，即成细末，亦一异也。

开胃化痰，不拘大人小儿，不思饮食，人参焙二两，姜半夏五钱为末，飞面作糊，丸绿豆大，食后姜汤下三五十丸，日三服。《圣惠方》《经验方》：加陈皮五钱。

胃脘疼痛，凡男妇心口一点痛者，胃脘有滞或有虫，多因怒及受寒而起，非心气痛也。高良姜以酒洗七次，焙研，香附醋洗七次，焙研，各记收之。病因寒得，用姜末二钱，附末一钱。因怒得，用附末二钱，姜末一钱。寒怒兼有，各钱半。米饮加姜汁一匙，盐一捻，服之立止。韩飞霞医通书亦称其功。

胃脘大痛，方用焦栀子七个或九个，水煎一二滚，加姜汁，水半杯饮之，立愈。《试验》

脾胃虚冷不食，久则羸弱成瘵。白干姜浆水煮过，取出，焙干捣末，陈廪米煮粥汤为丸，每白汤下三五十丸，神效。《图经》

壮脾进食，疗痞满暑泄，曲术丸。神曲炒，苍术泔制炒，等份为末，糊丸梧子大，每米饮进五十丸。冷者，加干姜或吴茱萸。《肘后》《百一选方》《澹寮方》　谷神丸．谷芽四两为末，入姜汁盐少许，和作饼，焙干，入炙草、砂仁白术麸炒各一两为末，白汤点服。

胃冷恶心，凡食即欲吐，白豆蔻三枚，捣细，好酒一盏，温服，并饮数服佳。张文仲《备急方》

《十便良方》：呕逆气厥不通，母丁香三枚，陈皮一块去白，焙，水煎热服。呕吐有痰热，有虚寒，有积。

胃虚恶心，或呕吐有痰，人参一两，水二盏，煎一盏，入竹沥一杯，姜汁三匙，食远温服，以知为度，老人尤宜。《简便方》

胃寒呕恶，不能腐化水谷，食即呕吐。人参、丁香、藿香各二钱半，橘皮五钱，生姜三片，水二盏，煎一盏温服。《拔萃方》

胃寒气满，不能传化，易饥不能食。人参末二钱，附片末五分，生姜二钱，水七合，煎二合，鸡子清一枚，打转空心服。《圣济总录》

胃冷口酸，流清水，心下连脐痛。荜茇五钱，姜汁制厚朴一两为末，入热鲫鱼肉研和，丸绿豆大，每米饮下二十丸，立效。《李居士选奇方》

开胃益脾，日煎龙眼汤饮之。喻嘉言　按：龙眼入足太阴脾经、少阴心经。心为君主，补心则君主健，神明则五脏安，甘能补脾，脾得补则中气充，而化源不绝，故能补虚长智，开胃益脾。

快膈进食，麦芽四两，神曲二两，白术、

橘皮各一两，为末，蒸饼丸梧子大，每人参汤下三五十丸。

快膈汤，治冷膈气，及酒食后饱满。青皮一斤，作四份：四两用盐汤浸，四两用沸汤浸，四两用醋浸，四两用酒浸，各三日。取出，去白，切丝，以盐一两炒微焦，研末。每用二钱，以茶末五分水煎温服，亦可点服。

胃冷久呃，沉香、紫苏、白豆蔻各一钱，为末，用柿蒂汤服五七分。吴球《活人心镜》按：沉香温而不燥，行而不泄，扶脾而运行不倦，达肾而导火归元，有降气之功，无破气之患，真良品也。

恶心，多嚼白豆蔻最佳。《肘后》

冷痰恶心，荜茇一两为末，食前米汤服五分。《圣惠》

呕哕不止，厥逆者。芦根三斤，切，童便煮浓汁，频饮二升，必效。《肘后》又方：蓝汁入口，即定，取其杀虫降火也。凡用蓝汁，未经灰点者，乃效。《传信适用方》：呕吐头运，胃冷生痰也。炮姜二钱半，甘草炒钱二分，水盅半，煎减半，服屡效。《千金方》：呕吐痰水，白槟榔一颗，烘热，橘皮二钱半，炙为末，水一盏，煎半盏，温服。《兵部手集方》：呕逆酸水，羊屎十枚，酒二合，煎一合，顿服，未定，再服。

胃热呕吐，枇杷叶、竹茹、木瓜、芦根、麦冬、石斛、人参、茯苓等份，水煎服。喻嘉言

癫痫

失心癫狂，真郁金七两，明矾三两，为末，薄糊丸，梧子大，每白汤下五十丸。有妇人癫狂十年，或授此方，初服心胸间有物脱去，神气洒然，再服而苏。此惊忧瘀血络聚心窍所致，郁金入心，去恶血，明矾化顽痰也。按：郁金性辛烈，能开郁滞，故为调逆气，行瘀血之要药。

五种疯痫，不问年月远近，蓖麻仁二两，黄连一两，石膏水一碗，文武火煮之。干即添水，三日夜取出黄连，只用蓖麻。风干，勿见日，以竹刀每个切作四段，每服二十段，食后荆芥汤下，日二服。终身忌食豆，犯之必腹胀死。《卫生宝鉴》

风痫痰迷，坠痰丸。天南星九蒸九晒，为末，姜汁面糊丸梧子大，每人参汤下二十丸。石菖蒲、麦冬汤亦可。同上

卒得痫疾，钩藤、炙草各二钱，水五合，煎二合，日五夜三服。《圣惠方》

风狂歌笑，行走不休。豭猪肉一斤，煮熟，切脍，和酱食，或羹粥炒，任服。《食医心镜》

虎睛丸　治痫疾发作，涎潮搐搦，时作谵语。虎睛一对，微炒，犀角屑、大黄、远志去心各一两，栀子仁半两，为末，炼蜜丸绿豆大，每温酒服二十丸。按：虎睛中毒及自死者，勿用，能伤人，自护者乃真，以生羊血浸一宿，漉出，微火焙干，捣粉用。

惊痫嚼舌，迷闷仰目。牛黄一豆许，研和，蜜水灌之。《广利方》

惊痫瘛疭，《金匮方》。见痉风门。

痉风

即痉病，其证发热，口噤如痫，身体强直，角弓反张，甚则搐搦。伤风有汗者为柔痉，伤寒湿无汗者为刚痉。金疮、折伤、痈疽、产后俱有破伤风湿发痉之证

惊痫瘛疭，及风热瘛疭。紫石英、白石英、寒水石、石膏、干姜、大黄、龙齿、牡蛎、甘草、滑石等份，水三升，煎去三分，食后温呷，无不效。名风引汤。仲景《金匮》方　按：瘛者，筋脉拘急；疭者，筋脉弛纵，俗谓之搐。小儿大人因风热惊痫。患此者，服之神效。盖白石英入气分，紫石英入血分，上能镇心，重以去怯，下能益肝，湿以去枯也。

《蓼花淑间录》载：治破伤风用黄连五钱，

酒二盏，煎至七分，入黄蜡二钱，同煎和滓服。

角弓反张，《肘后方》。见小儿诸病门。

怔忡健忘

怔忡血虚，有火，有痰，健忘心虚，兼痰兼火

怔忡自汗，心气不足也。人参、当归各五钱。用獖猪腰二个，水二盏，煮至盏半。取腰子细切，入参、归同煎至八分，空心吃腰子，以汁送下。其滓焙干为末，以山药末糊丸，绿豆大，每食远，枣汤下五十丸，不过两服即愈。昆山神济大师方。《百一选方》

健忘，七月七日，取菖蒲为末，忌铁器。酒服方寸匕，久服益智，并能饮酒不醉，好事者服而验之。《千金方》 又方：白龙骨、远志等份为末，食后酒服方寸匕，日三。

《肘后方》载：治人心孔惛塞多忘，丁酉日密自至市买远志，著巾角中还，为为末服之，勿令人知，愈。

惊悸

惊气入心络，喑不能言语者。密陀僧一匙，茶调服即愈。洪迈《夷坚志》 按：惊则气乱，密陀僧之重，能去怯平肝。

虚劳惊悸，紫石英五两，打如豆大，水淘一遍，以水一斗，煮取三升，细细服。或煮粥食，水尽可再煎。张文仲方 按：紫石英补心气不足，定惊悸效。

振悸不眠，炒枣仁二升，茯苓、白术、人参、甘草各二两，生姜六两，水八升，煮三升，分服。《图经》

火惊失心，雷烧木煮汁服。

心怯胆悸，虚烦狂言，养正丹。见炼服门。

卧寐 多眠脾虚

兼湿热风热，不眠心虚胆虚兼火

胆风沉睡，胆风毒气，虚实不调，昏沉多睡。生枣仁一两，全挺腊茶二两，以生姜自然汁涂炙，微焦为散，每服二钱，水七分煎六分，温服。《简要济众方》

振悸不眠，见惊悸门。

郁证

忧郁不伸，胸膈不宽，贝母去心姜汁炒研，姜汁打面糊丸，梧子大，每服七十丸，以征士锁甲煎汤下。《集效方》 按：贝母能散心胸郁结之气。

癥瘕积聚

左为血 右为食 中为痰气 积系于脏 聚系于腑 癥系于气与食 瘕系于血与虫 痃系于气郁 癖系于痰饮 心为伏梁 肺为息贲 脾为痞气 肝为肥气 肾为奔豚

食鸭癥瘕。宋元嘉中，有人食鸭成癥病，医以秫米研粉调水服，须臾吐出鸭雏而瘥。《灵苑》 《千金方》：治食鸭成癥，胸满，面赤，不能食，饮秫米汤一盏。

鸡子成瘕。李廷寿《南史》云：李道念病五年。褚澄诊之曰：非冷非热，当是食白瀹鸡子过多也。取蒜一升，煮食，吐出一物，涎裹。视之，乃鸡雏。更食，更吐，凡十二枚而愈。

腹中鳖瘕，平时嗜酒，血入于酒，为酒鳖。多气，血凝于气，为气鳖。虚劳痼冷败血杂痰，为血鳖。如虫之行，上侵人咽，下蚀人肛，或附胁背，或隐胸腹，大如鳖，小如钱。治法：用芜荑炒，煎服，兼用暖胃益血理中之类，乃可杀之。若徒事雷丸锡灰，无益也。《直指方》喻嘉言曰：亲见久痢后，泻出虫，水浴尤活。误于一味用黄连，寒凝血积而成，虫出，乃殂。

啮虱成癥。山野人啮虱在腹生长虱癥，用

败梳、败篦各一枚，各破作两段，为一分，烧研，以一分用水五升，煮取一升，调服即下。《千金方》

食发成瘕。心腹作痛，咽间如有虫上下，嗜食油者是也。猪脂二升，酒三升，煮三沸服，日三。《千金方》：饮白马尿效。

肉瘕思肉。白马尿三升，饮之。当吐肉出，不出者死。

食生米，男妇因食生物，留滞肠胃，遂生虫，好食生米，否则憔悴萎黄，不思饮食。苍术米泔水浸，一夜，锉焙为末，蒸饼丸梧子大，每服五十丸，食前米饮下，日三服。苍术能去湿，暖胃，消谷。《杨氏家藏经验方》

好食茶叶，面黄者。每日食榧子七枚，以愈为度。《简便方》

瘕气成块，在腹不散。荜茇一两，大黄一两，并生为末，麝香少许，蜜丸梧子大，每冷酒服三十丸。《永类钤方》 按：是方，不独治瘕，即痰血诸气癖，皆效。

追虫取积。黑牵牛半两炒，槟榔二钱半为末，每服一钱，用酒下，亦消水肿。

治心腹积聚，五月五日午时，急砍一竹，竹节中必有神水，沥取，和獭肝为丸，服之神效。《朝野金载》

妇人狐瘕，因月水来，或悲或惊，或逢疾风暴雨，致成狐瘕，精神恍惚，令人月水不通，胸胁腰背少腹块痛，气攻上下，刺痛不常，或恶寒发热，痛引阴中，小便难，不嗜食，欲呕，如有孕状，其瘕手足成形者杀人，未成者可治。用新鼠一枚，以新絮裹之，黄泥固住，入地坎中，桑薪烧其上，一日夜，取出去絮，入桂心末六铢为末，每酒服方寸匕。不过二服，当自下。《外台》《素心经》

小儿瘕瘕，老鼠肉煮汁作粥食。姚和众方

龙蛇瘕病。仲景曰：春秋二时，龙带精入芹菜中，人误食之。面青手青，腹满如妊，痛不可忍。食硬饧二三升，或服寒食饧五合，日三服。吐出蜥蜴，便瘥。

丹毒 火盛生风，

亦有兼脾胃气郁者

老小火丹，黄芩末水调涂。《梅师方》

五色丹毒，苎根煮浓汁，日三浴之。《外台》

火丹赤肿遍身，大黄磨水频刷之。《急救方》

火丹足肿，镜面草捣汁内服，渣敷其上，治火丹之要药也。喻嘉言

风热丹青，浮萍捣汁，遍涂之。《子母秘录》

赤丹如疥，不治杀人，煎青羊脂摩之。数次愈。《集验》

发丹如瘤，生绵羊脑同朴硝研涂。《瑞竹堂方》

赤火丹毒。孙思邈曰：予昔因饮多，夜觉四体骨肉疼痛。至晚，头痛，额角有丹，如弹丸肿痛。至午通肿，目不能开，经日几毙。予思芸苔即油菜治风游丹毒，取叶捣敷，随手即消。亦可捣汁服，神效。

伤食

食肉不消，山楂肉四两，水煮食，并饮汁。《简便》

食鸭肉不消，糯米泔水，顿饮一盏，即消。

《证治要诀类方》载：食蟹太过致伤，一味丁香足以治之。

吃饭伤饱，觉气上冲，心胸痞闷，水吞川椒一二十粒，即散。取其通三焦，引正气下恶气，消宿食也。

附方

多食易饥，绿豆、黄麦、糯米各一升，炒熟磨粉，每以白汤服一杯，三五日效。

荒年代粮，糯米一斗，淘汰，百蒸百曝，捣末，日食一餐，以水调服，至三十日，可一年不食。《肘后》

伤酒

治伤酒如神，黄连、五味、麦冬、干葛等份，作剂服。喻嘉言

中酒成病，豆豉、葱白各半升，水二升，煮一升，顿服。《千金》

饮酒过度，至穿肠者。用驴蹄硬处削下，水煮浓汁，冷饮。经验

声音

肺热暴喑，猪脂油一斤，炼过，入白蜜一斤，再炼，少顷滤净，冷定，不时挑服一匙，即愈。无疾常服，亦润肺。万氏方

邪祟急证

治百恶气，艾子、干姜等份为末，蜜丸梧子大，空心服三丸，以饭三五匙压之，日再服。田野之人，与此甚宜。

五种遁尸，其状腹胀气急冲心，或磈礧涌起，或牵腰脊，以鸡卵白七枚，顿吞之良。《千金》

五种尸疰，飞尸者，游走皮肤，洞穿脏腑，每发刺痛，变动不常。遁尸者，附骨入肉，攻凿血脉，每发不可见死尸，闻哀哭便作。风尸者，淫跃四末，不知痛之所在，每发恍惚，得风雪便作。沉尸者，缠结脏腑，冲引心胁，每发绞切，遇寒冷便作。尸注者，举身沉重，精神错乱，常觉昏废，遇节气至，则大作，并是身中尸鬼，引接外邪。宜用忍冬茎叶锉数斛，煮浓汁，煎稠。每服鸡子大许，温酒化下，日二三服。《肘后》

尸疰鬼疰，乃五尸之一，又挟鬼邪为祟，其为变动，有三十六种至九十九种，大略使人寒热淋沥，沉沉默默，不知所苦，而无处不恶，累年积月，以至于死，死后复传人，至于灭门。急以桃仁五十枚，研泥，水煮，取四升服之。

取吐，吐不尽，三四日再服。《肘后》 又方：桑白皮晒干，烧灰二斗，着瓶中，蒸透，以釜中汤三四斗，淋之又淋，凡三度，极浓，澄清，止取二斗，渍赤小豆三斗，一宿晒干，复以灰汁渍尽，乃止。以豆蒸熟，或羊肉，或鹿肉，作羹，进此豆饭。初食一升至二升，取饱。轻者三四斗愈，重者七八斗愈。病去，体中自疼痒淫淫。若根本不尽，再为之。神效。《葛洪方》：獭肝一具，阴干为末，水服方寸匕，日三，以瘥为度。

传尸鬼气，咳嗽，痃癖，注气，血气不通，日消瘦。桃仁一两，去皮尖，杵碎，水一升五合，煮汁，入米作粥，空心食。

鬼疰，腹痛不可忍。独头蒜一枚，香墨如枣大捣和，酱汁一合，顿服。《永类》

鬼毒风气，独头蒜一枚，和雄黄、杏仁研为丸，空腹饮下三丸，静坐少时，当下毛出，即安。孟诜《食疗本草》 此即羊毛鬼箭风之证。

中忤中恶鬼气，其证或暮夜登厕，或出郊外，蓦然倒地，厥冷，握拳，口鼻出清血，须臾不救，似乎尸厥，但腹不鸣，心腹暖耳，勿移动，令人围绕，烧火打鼓，或烧苏合香、安息香、麝香之类。候醒，乃移动，用犀角五钱，麝香、朱砂各二钱五分，为末，水调二钱，服即效。华佗方

鬼击身青作痛，金银花一两，水煎饮。李楼《怪病奇方》

雷烧木雷所击之木最能辟邪鬼不正之气，凡疟疾人，沿门沾染鬼气者，用此系臂上，男左女右即效。勿令病人知，并大能压火灾。

卒然中恶，捣韭汁灌鼻中，即苏。《食医心镜》

卒中恶死，或先病，或平居寝卧，奄忽而死，皆是中恶。急取葱心黄刺入鼻孔中，男左女右入七八寸，鼻目血出，即苏。又法：用葱刺入耳中五寸，以鼻中血出，即活。如无血出，即不可治。相传扁鹊秘方也。《崔氏纂要》 喻嘉言曰：切记。

卒死不省，四肢不收，取牛屎一升，和温酒灌之。或以湿者绞汁灌之。此扁鹊法也。《肘后》

一切卒暴之病，如中风，中暑，中气，中毒，中恶，童便一盏，入姜汁二三匙，灌服，可解散，姜能开痰下气，童便降火也。

魇寐暴绝，伏龙肝即灶心锅底土，研水灌服二钱，更吹入鼻中。《千金》

尸厥魇死，尸厥之病，卒死，脉犹动，听其耳目中，如微语声，股间暖者是也。魇死之病，卧忽不寤，勿以火照，但痛啮其踵，及足拇指甲际，唾其面，即苏，仍以菖蒲末吹鼻中，桂末纳舌下，并以菖蒲根汁灌之。《肘后》

人卒暴死，捣女青屑一钱，安咽中，以酒送下，立活。《南岳魏夫人内传》

惊怖卒死，温酒灌之，即醒。

自缢垂死，葱心刺耳鼻中，血出即苏。

溺水死，用灶中灰一石，埋之，从头至足，惟露七孔，良久即苏。凡蝇溺水死，以灰埋之，即活。灰性暖而能拔水也。《千金方》：裹石灰纳下部中，水出尽，即活。

《杨升庵外集》载：凡人溺死者，以鸭血灌之可活。

缢溺并救，自缢溺水人，虽死而心口尚温者。用艾灸脐中数十壮，即活。如未醒，灸至百余壮，无不活。切不可中止，极效。

解砒霜毒，锡器于粗石上磨水服《济急方》又方：南天烛子不拘多少，捣烂，冷水调灌，如无子，即天烛捣碎，绞汁灌之，立解。屡验，奇方也。华佗危病方：桐油二升，灌之，砒毒即解。《易简方》：中砒毒，心腹绞痛，欲吐不吐，面青肢冷，杨梅树皮煎汤二三碗服之，即愈。

解盐卤毒，多食豆腐浆，十解一二，他药不效也。喻嘉言

解生鸦片毒，无名异磨汁灌之，并灌粪清，得吐即解。

食金中毒，已死，取鸡矢半升，水淋，取

汁一升饮，日三。《肘后》

奇疾

离魂异病，凡人自觉本形作两人，并行并卧，不辨真假者是。龙齿、人参、赤苓各一钱，水一盏，煎半盏，调飞过朱砂末一钱，睡时服，一夜一服。三夜后，真者气爽，假者化矣。夏子益《奇疾方》

《古夫于亭杂录》载：浙有士人，一手指忽痛，指甲间生珊瑚，高二寸许，气成海市，有人物城郭楼台，医皆不识何症，或以为火也，投以大黄而愈。

发瘕饮油，有饮油五升以来方快者，不尔则病。此发入于胃气，血裹之，化为虫也。雄黄五钱为末，水调服，虫自出。同上

热毒怪病，目赤，鼻胀，大喘，浑身出斑，毛发如铁，乃中热毒气结于下焦，滑石、白矾各一两为末，水三碗，煎减半，不住饮之。同上

虱出怪病，临卧浑身虱出，随至血肉俱坏，每宿渐多，痛痒不可名状，惟吃水卧床，昼夜号哭，舌尖出血不止，身齿俱黑，唇动鼻开，但饮盐醋汤十数日，即安。同上

灸疮飞蝶，因艾灸火疮，痂退落，疮内鲜肉片子，飞如蝶状，痛不可言，是血肉俱热也。用朴硝、大黄各半两，为末，水调下，微利即愈。同上

脐虫怪病，腹中如铁石，脐中水出，旋变作虫，绕身匝痒，难忍，拨扫不尽，用苍术浓煎汤浴之。仍以苍术末入麝香少许，水调服。同上

睛垂至鼻，如黑角，塞痛不可忍，或时时大便血出，名曰肝胀，用羌活二两，煎汁服数盏，自愈。同上

应声虫病，腹中有物作声，随人语言，用板蓝汁一盏，分五服效。同上

疝后怪证，口鼻中气出，盘旋不散，凝如黑盖，过十日，渐至肩与肉相连，坚胜金石，

无由饮食，煎泽泻汤，日饮三盏，连服五日，愈。同上

截肠怪病，大肠头出寸余，痛苦，干则自落。又出，名为截肠病。若肠尽，即不治。初觉截时，用器盛脂麻油坐浸之，饮大麻子汁即木麻数升，即愈。同上

头面有光，他人手近之如火炽者，此中蛊也。蒜汁半两，和酒服之。当吐出如蛇状，愈。同上

咽喉生疮，层层如叠，不痛，日久有窍，出臭气，废饮食，用臭橘叶煎汤连服愈。同上

血余怪病，手十指节断坏，惟有筋连，无节肉，虫出如灯心，长数寸，遍身绿毛卷，名曰血余，以茯苓、胡黄连煎服愈。同上

猪羊血久食，鼻中毛出，昼夜长五寸，渐如绳，痛不可忍，摘去复生，用乳石、硇砂等份为丸，临卧服十丸，自落。同上

肉人怪病，人顶生疮，五色如樱桃状，破则自顶分裂，连皮剥脱至足，名曰肉人，常饮牛乳自消。同上

蜘蛛奇疾，补蜘蛛咬，腹如妊，遍身生丝，惟啖羊乳，疾自愈。《传信方》

灸疮血出，一人灸火至五壮，血出如尿，手冷欲绝，以酒炒黄芩二钱为末，酒服，即止。李楼《怪证奇方》

大肠虫出不断，断之复生，行坐不得，鹤虱末半两，水调服自愈。《怪疾奇方》

病笑不休，用盐煅赤，研，入河水煎沸，啜之。探吐，热服数升，即愈。《素问》曰：神有余，笑不休，神心火也。火得风则焰，笑之象也。一妇病此半年，张子和用此方，遂愈。《儒门事亲》

附方

适他方不服水土，刮鞋底下土，和水服，即止。藏器

喻选古方试验卷四

喻嘉言选辑 　　裘吉生增补
王兆杏试验

调经

经闭有血滞血枯　　血虚者过期　　血热者先期　血气滞者作痛

妇女天癸，一月一行，其常也。有先后，有通塞，其病也，亦有变常者。有行期只吐血，衄血，或眼耳出血，是谓逆行。有三月一行者，是谓居经，俗名按季。有一年一行，是谓避年。有一生不行而受胎者，是谓暗经。有受胎之后，月月行经而产子者，是谓盛胎，俗名垢胎。有受胎数月，血忽大下，而胎不陨者，是谓漏胎。此虽以气血有余不足言，而亦异于常矣，医士不可不知。

经水不断，妇人四十九岁后，天癸当住，每月却行，或过多不止，条芩心二两，米醋浸七日，炙干，又浸，如此七次，为末，醋糊丸梧子大，空心温酒下七十丸，日二次。《瑞竹堂方》　又方：羊前左脚胫骨一条，纸裹泥封，令干，煅赤，入棕灰等份，每一钱，温酒调服。

经水不止，白芍、香附、熟艾各一钱半，水煎服。《熊氏补遗》　《千金方》：生地汁一盏，酒一盏，煎服，日二次。

月水不调，蛤粉炒阿胶一钱，研末，热酒服，即安。一方入辰砂末五分，按不调，非谓经水不匀，只言经期不止，阿胶乃治血燥之圣药。

月经不调，久而无子，乃冲任伏热也。熟地八两，当归二两，黄连一两，并酒浸一夜，焙研为末，蜜丸梧子大，每服七十丸，米饮温酒任下。禹讲师方

室女经闭，当归尾、没药各一钱为末，红花浸酒，面北饮之，一日一服。《普济》

月经逆行，从口鼻出，先以京墨磨汁服，止之。次用当归尾、红花各三钱，水盅半，煎八分，温服，其经即通。《简便》

妇人经闭，数年不通，面色萎黄，唇口青白，腹内成块，肚上筋起，腿胫或肿，桃根煎主之。用桃树根、牛蒡根、马鞭草根、牛膝、蓬蘽各一斤，锉，水三斗，煎一斗，去滓，更以慢火煎如饧状，收之。每以热酒调服一匙。《圣惠》

丹参散治妇人经脉不调，或前或后，或多或少，产前胎不安，产后恶血不下，兼治冷热劳，腰背痛，骨节烦疼。用丹参洗净，切，晒为末，温酒调下二钱。《妇人明理方》

治妇女经候不调，兼诸病。香附擦去毛，一斤，分作四份，四两醇酒浸，四两醋浸，四两盐水浸，四两童便浸，春三，秋五，夏一，冬七日。取出洗净，晒干，捣烂，微焙为末，醋煮面糊丸，梧子大，每酒下七十丸。瘦人，加泽兰、赤苓末各二两。气虚，加四君子料参苓术草。血虚，加四物料地芍归芎。《瑞竹堂方》《法生堂方》：治月水不调，久成癥积，一切风气。香附一斤，分作四份，以童便、盐水、酒、醋分浸三日。艾叶一斤，浆水浸过，醋糊和作饼，晒干。晚蚕沙八两炒，莪术、当归各四两。各酒浸，焙，为末，醋糊丸梧子大，每米饮下七十丸，日二。又方：经候不调，血气刺痛，

1145

腹胁膨胀，心怔乏力，面色萎黄，头运恶心，崩漏带小，便血，癥瘕积聚，及妇人数堕胎，气不升降，服此尤妙。香附醋浸半日，砂锅煮干，焙，石臼捣为末，醋糊丸弹子大，醋汤下。《澹寮方》：治同上。香附一斤，熟艾四两，醋煮，当归二两，酒浸，共为末，如前丸服。香附通十二经气分，生则上行胸膈，外达皮肤；熟则下行肝肾，外彻腰足。炒黑止血，得童便浸炒，入血分而补虚；盐水浸炒，入血分而润燥；青盐炒，补肾气；酒浸炒，行经络；醋浸炒，消积聚；姜汁炒，化痰饮。得参术补气，得归芍补血，得木香流滞和中，得檀香理气醒脾，得沉香升降诸气，得川芎、苍术总解诸郁，得栀子、黄连能降火热，得茯神交济心肾，得茴香、补骨脂，引气归元，得厚朴、半夏决壅消胀，得紫苏、葱白解散邪气，得三棱、莪术消磨积块，得艾治血气，暖子宫，乃气病之总司，女科之主帅也。按：香附于气分为君药，人所罕知，臣以参芪，佐以甘草，治虚怯甚速。

经闭验胎，经水三月不行。验胎法，川芎末，煎艾汤空心调服一匙，腹中微动者是胎，不动者非也。《灵苑方》

月经淋闭，月信不来，绕脐寒疝痛，及产后血气不调，腹中癥瘕不散。牛膝酒浸一宿焙，干漆炒令烟尽，各一两为末，生地汁一升，入石器中，慢火熬至可丸，丸梧子大，每服二丸，空心米饮下。《拔萃》

血气刺痛，香附炒一两，荔枝核烧存性五钱，为末，米饮调服二钱。《妇人良方》 陈氏方：血气作痛，及下血无时，月水不调，荜茇盐炒，蒲黄炒，等份为末，蜜丸梧子大，空心温酒服三十丸，两服即止，名二神丸。

妇人恶血，攻聚上面，多怒。丹皮、干漆烧烟尽，各五钱，水二盅，煎一盅服。《诸证辨疑》

妇人发热，肌瘦食减，经候不调，干地黄一斤，竹刀切薄片，焙为末，蜜丸梧子大，酒服五十丸。《保庆集》

妇人血厥，平居无疾苦，忽如死人，身不动摇，口噤目闭，或微知人，眩冒移时方寤，此名血厥。出汗过多，血少，阳气独上，气塞不行，故身如死。气过血还，阴阳复通，故移时方寤。宜服白薇汤。白薇、当归各一两，人参五钱，甘草钱半，每服五钱，水二盏，煎一盏，温服。《本事方》

崩漏

妇人漏下，赤白不止，令人黄瘦，地榆三两，米醋一升，煮十余沸，去渣，食前温服一合。《圣惠》

妇人血崩，三七研末，用淡白酒调一二钱服，三服可愈。加五分入四物汤服，亦可。《濒湖集简方》 又方：崩血昼夜不止，川芎一两，酒一大盏，煎取五分，徐徐进之。《圣惠方》：加生地汁二合，同煎。如神散：赤芍、香附等份，每服二钱，盐一捻，水一盏，煎七分，温服，日二服，十服，见效。初虞世《古今录验》：崩中不止，熟艾鸡子大阿胶炒，为末半两，干姜一钱，水五盏，先煮艾姜至二盏半，倾出，入胶烊化，分三服，一日服尽。又方：胡桃肉五十枚，灯上烧存性研，作一服，空心温酒调下。神效。《奇效方》：老丝瓜烧灰，棕榈灰等份，盐酒，或盐汤服。

《嬭嬣记旧》载：棕烧灰置瓦上，收火气，清晨温茶调服三四钱治，妇人血山崩。

下血血崩，槐花一两，棕灰五钱，盐一钱，水三盅，煎减半服。《摘元方》

崩中垂死，肥羊肉三斤，水二斗，煮一斗三升，入生地一斤，干姜、当归各三两，煎三升，分四服。《千金》

白崩不止，白扁豆花焙干，为末，每服二钱，炒米煮汤，入盐少许，空心调服，即效。《奇效方》

灵脂散，治妇人血崩诸痛，丈夫脾积气痛。

飞过五灵脂炒烟尽，研末，每一钱，温酒调下。此药气恶难吃，烧存性仍妙，或以酒水童便煎服，名抽刀散，治产后心腹胁肋腰胯痛，能散恶血。如心烦口渴者，加蒲黄减半，霹雳酒下。肠风下血者，煎乌梅柏叶汤下。中风麻痹痛者，加草乌五分，同童便水酒煎服。《永类钤方》

固元丹，治血崩便血，见炼服门。

平补固真丹，治崩漏，见炼服门。

带下

是湿热夹痰　有虚有实

赤白带下，禹余粮火煅，醋淬，干姜等份为末，空心调服二钱。《胜金方》

《百一选方》固元丹，治赤白带下，见炼服门。

赤白带下，月水不来，蛇床子、枯矾等份为末，醋面糊丸，弹子大，门脂为衣绵裹，纳入阴户，如热极，再换，一日一次。《儒门事亲》

室女白带，因冲任虚寒者。鹿茸酒蒸焙，二两，金毛狗脊、白敛各一两，为末，用艾煎醋打糯米糊丸梧子大，温酒下五十丸，日二。《济生》

妇人白带，多因七情内伤，或下元虚冷所致，沙参为末，米饮调服二钱。《证治要诀》集效方：白鸡冠花晒干为末，每早空心酒服三钱赤带用红者。又方：白芷四两，川石灰半斤淹三宿，去灰，切片，炒研末，酒服二钱，日二服，女人白淫。带病气臭，白淫则无秽气为别。糙糯米、花椒等份，炒为末，醋糊丸梧子大，食前醋汤下三四十丸。《简便方》

赤白带下，固元丹、平补固真丹。并见炼服门。

妊娠 与胎产门参看

妊娠吐水酸，心腹痛，不能饮食，人参、炮姜等份为末，以生地汁和丸梧子大，每米汤下五十丸。《局方》

妊娠中恶，心腹大痛，桔梗一两，水一盅，生姜三片，煎六分，温服。《圣惠》

妊娠子烦，胎气不安，烦不得卧，知母一两，为末，枣肉和丸，弹子大，每服一丸，人参汤下。医者不识此病，作虚烦治，反损胎气。产科郑宗文得此方于《本草拾遗》中，用之良验。杨归厚《产乳集验方》

妊娠恶心，胎气不安，气不升降，呕吐酸水，起坐不便，饮食不进，香附二两，藿香、甘草各二钱，为末，每服二钱，沸汤入盐少许，调下。《圣惠》

妊娠伤寒壮热，赤斑变为黑斑，溺血，用艾叶如鸡子大，酒三升，煮二升半，分为二服。《伤寒类要》又方：葱白一把，水三升，煮熟，服汁，食葱令尽，取汗。郑氏方：伤寒大热，恐伤胎气，用嫩卷荷叶焙，半两，蚌粉二钱半，为末，每服三钱，新汲水，入蜜调服，并涂腹上，名罩胎散。

妊娠损胎，孕八九月，或坠伤，牛马惊伤，心痛，竹茹五两，酒一升，煎五合服。《子母秘录》

妊娠漏胎，下血不止，生地汁一升，渍酒四合，煮三五沸服，不止，再服。又方：生熟地等份，每服半两，白术、枳壳煎汤，空心调下，日二。

妊娠胎痛，冲任脉虚，宜抑阳助阴，熟地二两，当归一两，微炒为末，丸梧子大，温酒下三十丸。《本事方》

妊娠水肿，身重，小便不利，洒淅恶寒，起即头眩，冬葵子、茯苓各三两为末，白汤调服方寸匕，日三服，小便利即愈。若转胞者，加发灰，神效。《金匮要略》

妊娠咳嗽，贝母去心，麸炒黄为末，砂糖拌，丸芡子大，每含咽一丸，神效。《救急易方》

妊娠遗尿不禁，桑螵蛸十二枚，为末，分二服，米饮下。《产乳书》

妊娠热病，取井底泥，傅心下，及丹田，

以护胎气。《外台》方：青羊屎研烂涂脐，以安胎气。

妊娠尿血，取大指甲烧灰，酒服，良。《千金方》 《圣惠方》：阿胶炒黄为末，食前米饮下二钱。

妊娠下血不止，阿胶三两，炙为末，酒一升半，煎化服，即愈。《梅师方》：阿胶末二两，生地半斤，捣汁，入清酒二升，分三服。《普济方》：鹿角屑、当归各半两，水三盏，煎减半，顿服，不过二服。

妊娠胎动，已见黄水者。干荷蒂一枚，炙研为末，糯米淘汁一盏，调服即安《经验方》《删繁方》：阿胶炙研二两，香豉一升，葱一升，水三升，煮取一升，入胶化服。《产宝》：胶艾汤，阿胶炒、熟艾各二两，葱白一升，水四升，煮一升，分服。

妊娠腰痛，鹿角截五十寸长，烧赤，投一升酒中，又烧又浸，如此数次，细研，空心酒服方寸匕。《产宝》 《子母秘录》：腰痛如折者，银一两，水三升，煎二升服。

妊娠胎动，或子死腹中，血下疼痛，口噤欲死，服此探之，不损则痛止，已损则立下。当归二两，川芎一两，为粗末，每服三钱，水一盏，煎令泣泣欲干，投酒一盏，再煎一沸，温服，或灌之。如人行五里，再服，不过三五服，便效。《备急方》

妊娠偶因所触，或跌坠伤损，致胎不安，痛不可忍者。缩砂仁熨斗内炒熟，去皮，用仁，捣碎，热酒调服二钱，须臾，觉腹中胎动，极热，即胎已安矣，神效。孙尚药方 《产宝》：妊娠胎动，因夫所动困绝，以竹沥饮一升，立愈。

妊娠胎动，或腰痛，或抢心，或下血不止，或倒产，子死腹中，艾叶，一鸡子大，酒四升，煮二升，分二服，神效。《肘后》《圣惠方》：生地捣汁，入鸡子白一枚，搅服。

妊娠血痢，阿胶二两，酒升半，煮一升，顿服。

转女为男，妇人觉有妊，以雄黄一两，绵囊盛佩养胎，转女成男，取阳精之全于地产也。《千金》

妊娠不可食干姜，令胎内消，性热且辛散也。

子痫昏冒，缩砂和皮炒黑，热酒调下二钱，不饮者，米饮下。此方安胎止痛，神效不可殚述。温隐居方

胎产

胎动欲堕，忽下黄汁如胶，或如小豆汁，痛不可忍，银五两，白苎二两，清酒一盏，水一大盏，煎一盏，温服。《妇人良方》喻嘉言曰：用过验。

胎动迫心作痛，艾叶鸡子大，以头醋四升，煎二升，分温服效。《子母秘录》

胎不安，下黄水，糯米一合，黄芪五钱，川芎二钱，水一升，煎八合，分服。《产宝》

胎动腰痛，桑寄生一两半，阿胶炒、艾叶各半两，水一盏半，煎一盏，去渣，温服，或去艾叶。《圣惠》

按：桑寄生治孕妇漏血不止，但真者难得，必须寄生桑上者，断茎视之，色深黄者为验，假者不可服。

安胎清热，条芩、白术等份，炒为末，米饮和丸梧子大，白汤下五十丸，或加神曲，凡妊娠调理，以四物汤，去地黄加白术、黄芩常服，甚良。《丹溪纂要》 按：孕妇血热者宜之。血虚而胎不安者，黄芩忌用。

伤胎血结，心腹痛，童便日服二升，良。《杨氏产乳》

胎热横闷，银五两，葱白三寸，阿胶炒，五钱，水一盏煎服，亦可入糯米，作粥食。《圣惠》 凡使金银铜铁入药，宜久煎，使气不使质，勿入药服，能消人脂。

胎热不安，铁罩散。白药子一两，白芷半两为末，每服二钱，紫苏汤下。心烦热，入砂糖少许。《圣惠》

束胎，白术麸炒枳壳等份为末，烧饭丸梧子大，一月一日食前温水下三十丸。胎瘦，则易产。《保命集》

胎上冲心，葡萄煎汤饮，即下。《圣惠》又方：以甘蔗汁一盏，加生姜汁三匙，顿服，即愈。

胎前疟疾，夜明砂末三钱，空心温酒服。《经验秘方》

堕胎，下血不止。当归焙，一两，葱白一握，每服五钱，酒盏半，煎八分，温服。《圣济》

半产漏下，虚实相抟，其脉弦芤。旋覆花三两，葱十四茎，新绛少许，水三升，煮一升，顿服。《金匮要略》

下胎蟹爪散，治孕妇有病，欲下胎。蟹爪二合，桂心、瞿麦各一两，牛膝二两，为末，空心温酒服一钱。《千金方》

妇人三四月胎即堕者，于两月前，以杜仲八两，糯米煎汤浸透炒去丝，续断二两，酒浸，焙干为末，以山药五六两，水糊丸梧子大，空心米饮下五十丸。《肘后》《简便方》：用杜仲焙研，枣肉为丸，糯米饮下。按：孕妇腹中常痛，月事仍以时下，或呕不进食，此非四物汤证也，须杜仲于方中增减治之。屡用屡效。

千金神造汤　治子死腹中，并双胎一生一死，服之令死者出，生者安，神方也。蟹爪一升，甘草二尺，东流水一斗，以苇薪煮至二升，滤去滓，入真阿胶三两，令烊，顿服，或分二服。若人困不能服者，灌入即活。

妇人难产：

信效方　芒硝末二钱，童便调，温服，无不效。

妇人良方　土蜂窠水泡汤饮。

又方　取油菜子十五粒。细研，酒下，神效。

歌云：黄金花结粟米实，细研酒下十五粒。灵丹功效妙如神，难产之时能救急。

《千金方》　皂角子二枚，吞之。

难产催生，治产三五日不下，垂死，及矮小女子骨不开者，龟壳一枚，酥炙，妇人头发一握，烧灰，川芎、当归各一两，每服，秤七钱，水煎服。如人行五里许，再一服，生胞死胎俱下。

漏胎难产，因血干涩也。用清油半两，好蜜一两，同煎数十沸，温服，胎滑即下。他药无益，以此助血为效。《胎产须知》

《本草从新》载：胞胎不下，蓖麻二粒，巴豆一粒，麝香一分贴脐中并足心，胎下即去之。若子肠挺出者，捣膏涂顶心即收。

产妇催生：

催生方　万年青果自落者，留存阴干，临产，吉祥草煎汤，吞服三枚，屡试神效。催生丹：治产难腊月兔血以蒸饼染之。纸裹阴干为末，每二钱，乳香汤下。《指迷方》《胜金方》：圣妙寸金散，用败笔头一枚，烧灰，研生藕汁一盏，调下立产。若母虚弱，及素有冷疾者，温汁服之。陆氏治难产第一方：用兔毫笔头三枚，金箔三片，以蜡和丸酒服。

生产不出，取雀麦一两煮汁饮。苏恭

妇人难产，胎在腹中，并包衣不下及胎死者。白蒺藜、贝母各四两，为末，米汤服三钱，少顷，不下，再服。《梅师方》　崔元亮方：取蓖麻子七粒，去壳，研膏，涂脚心。若胎及衣下，便急洗去。不尔，则子肠出。即以此膏涂顶，则肠自入。《肘后方》：难产，取蓖麻子十四枚，每手各把七枚，即下。

《大观本草》载：杜壬方治逆生横生瘦胎、妊娠、产前、产后、虚损、月经不调、崩中、百草霜、白芷等份末，每服二钱，童子小便、醋各少许调匀，更以热汤化开服之，过二服即差。按：百草霜即锅煤也。

胎衣不下，牛膝八两，冬葵子一合，水九升，煎三升，分三服。延年方　真人方：乱发或本人头发撩结口中，使产妇作恶心，即下。《圣惠方》：胎死不出，胎衣不下，刺羊血热饮一小盏，极效。

又胎衣不下，用百草霜三指撮，暖水及酒

服之，天未明时取，至验也。

产书载：治横生，菟丝子为末，酒调下一钱，米饮调下亦得。

胎死腹中，雌鸡粪二十一枚，水二升五合，煮之，下米作粥食。《产宝》《千金方》：冬葵子为末，酒服方寸匕，口噤不开者灌之，药下即苏。按：冬葵，即秋葵之复养，经冬至春生子者是，卉类入药须此。

毒药堕胎，服草药堕胎，腹痛者。生白扁豆去皮，为末，米饮服方寸匕，或煎浓汁饮，亦可丸服。若胎气已伤未堕者，或口噤手强，自汗头低，似乎中风，九死一生，医多不识，作风治，必死无疑。戒之戒之。胎成万不可堕，横生逆生，胞衣不下，蛇蜕炒焦为末，向东酒服一匙即顺。《千金》　全博救方：蛇蜕以盐泥固煅研二钱，榆白汤服。《济生秘览》：治逆生，须臾不救，蛇蜕一具，蝉蜕十四枚，头发一握，并烧存性，分二服酒下，仍以小针刺儿足心三下，擦盐少许，即生。

倒生口噤，冬葵子炒黄为末，酒服二钱匕，效。《产宝》

产难胎死，横生倒生。当归三两，川芎一两，为末，先以大黑豆炒焦，入流水一盏，童便一盏，煎至一盏，分二服，未效，再服。《妇人良方》　又方：横生倒产，人参末、乳香末各一钱，丹砂末五分，研匀，鸡子白一枚，入生姜自然汁三匙，搅匀，冷服，母子俱安，神效。此施汉卿方也。

柞木饮　治横生倒产，胎死腹中，用此屡效。用大柞木枝一尺，洗净，大甘草五寸，并寸折，以新汲水三升半，同入新砂瓶内，以纸三重，紧封，文武火煎至一升半。待腰腹重痛，欲坐草时，温饮一小盏，便觉下开豁。如渴，又饮一盏，至三四盏，下重便生，更无诸苦。切不可坐草太早，及稳婆乱为也。《产宝》　喻嘉言曰：柞木同木鳖子服，能开妇人交骨。若元气虚而生门不启者，宜用人参，非此能效。产妇胕损，黄丝绢煮汁饮。

妇人因生产，前阴出粪，名交肠病，二阴易位，二肠倒置，得之久病者属虚，宜补中益气汤。黄芪蜜炙钱半，人参、炙草各一钱，白术土炒、陈皮留白各五分，升麻、柴胡各三分，加姜一片，枣三枚。表虚者升麻蜜水炒用。猝病者，宜五苓散。猪苓、茯苓、白术炒各十八铢，泽泻一两六铢，官桂半两，每服三钱。并取旧袄头旧帽烧灰，酒服，或旧漆纱帽可代，取漆能行败血帽以在首之物，正其乱也。

益母膏　治产妇诸疾，及折伤内损，有瘀血，每天阴则痛，神方也。三月取益母草连根叶茎花洗择令净，于箔上摊曝，水干，以竹刀切长五寸，勿用铁刀，置大锅上，以水浸过二三寸，煎煮，候草烂，水减去三之二，漉去草，取汁，约五六斗，入盆中，澄半日，以绵滤去浊滓，以清汁入釜中，慢火煎取一斗，如稀饧状，瓷瓶封收。每取七八匙，暖酒和服，日再服。如远行，更炼至可丸，收之。服至七日，则疼渐平复。产妇恶露不尽，及血运，一二服便瘥，其药无忌，能治风，益心力。《外台》

堕胎诸药须避附子　天南星　补骨脂　蒺藜　红花　丹皮　天雄　元胡索　薏苡根　茜根　干姜　桂心　大麦芽　皂荚　朴硝　代赭

产后

失笑散　妊娠心痛，产后心痛，少腹痛，血气痛，并治男妇老少心痛，腹痛，小肠疝气痛，诸药不效者。五灵脂炒，蒲黄等份为末，先以醋二杯调末，熬膏，入水一盏，煎至七分，连药热服，未止，再服。一方以酒代醋，一方以醋糊丸，童便酒服。

紫金丸　治产后恶露不快，腰痛，小腹如刺，时作寒热，头痛，不思饮食，又治久有瘀血，月水不调，黄瘦不食，亦疗心痛，五灵脂水淘净，炒末一两，以好米醋调稀，慢火熬膏，入蒲黄末和丸龙眼大，每服一丸，以水与童便各半盏，煎至七分，温服，少顷再服，恶露即

下，经闭者，酒磨服。《产乳》

产后温服童便一杯，止血晕，最效。喻嘉言

产后腹痛，血不尽者。鹿角烧研，豉汁服方寸匕，日二。《子母秘录》　《妇人良方》：腰痛如绞，当归末五钱，白蜜一合，水盏半，煎一盏，分二服，未效再服。《经验方》：产后腹痛，因感寒起者，陈蕲艾二斤，焙干捣铺脐上，以绢覆住，熨斗熨之，待口中艾气出，则痛自止。

恶血不下，没药、血竭末各一钱，童便、温酒各半盏，煎沸服，良久，再服，恶血自下，便不痛。《妇人良方》　没药消血，破血，苦平无毒。

产后儿枕痛俗名空肚疼，蒲黄三钱，米饮服。《产宝》

产后百病，用生地汁渍曲二升，净秫米二斗，令发，如常酿之至熟，封七日，取清，常温服，令相接。忌生冷酢鸡猪肉一切毒物。未产先一月酿成，夏月不可造。《千金翼》

产后心痛，血气上冲欲死，郁金烧存性，为末二钱，米醋一呷，调灌，即苏。《袖珍》按：郁金为行瘀之要药。

产后烦闷，乃血气上冲，生地汁渍酒各一升，相和煎沸，分二服。《集验》　《产宝》方：蒲黄方寸匕，东流水服，极良。

产后血闷，清酒一升，和生地汁煎服。《梅师》

产后血运，苏木三两，水五升，煎二升，分服。宗奭方：血运身痉直，口目向上，牵急不知人，取鸡子一枚，去壳，取白，以荆芥末二钱，调服，即安。甚捷，乌鸡子尤善。《图经》方：血运不知人事，五灵脂二两，半生半炒为末，每服一钱，白汤调下。口噤者，斡开灌之，入喉即愈。杨琪《医方摘要》：鹿角一段，烧存性，出火毒为末，酒调灌下，即醒。

产后血运闷绝，儿枕痛，皆效。琥珀、鳖甲、京三棱各一两，延胡索、没药各五钱，煮捣为散，空心酒服三钱，七日再服，神验。《海药本草》　是方能止血生肌，镇心明目，破癥瘕气块。破癥瘕照方加大黄一分名琥珀散。禹讲师经验方：血运恶物冲心，四肢冰冷，唇青腹胀，昏迷，红药子一两，头红花一钱，妇人油钗二只，水二盏，煎一盏服，大小便俱利，血自下也。《子母录》：血运心闷气绝，红花一两为末，分作二服，酒二盏，煎一盏入童便十数匙，连服。如口噤，斡开灌之。按：《养疴漫笔》云：一妇病产运已死，但胸膈微热，有名医陆氏曰：此血闷也。得红花数十斤，可活，亟购，以大锅煮汤盛三桶于窗槅下，舁妇寝其上，熏之。汤冷，再加。有顷指动，半日乃苏。《图经本草》：血运筑心眼倒，风缩欲死者，取荆芥重捣筛末，每用二钱匕，童便一盏，调匀，热服，立效。口噤者，开灌之。口闭者，灌鼻中，奇效如神。《丹溪心法》：韭菜切，安瓶中，沃以热醋，令气入鼻中即省。又方：醋磨墨服之。墨要年久烟细者佳。又方：没药一钱，酒服效。

产后血攻，或下血不止，心闷，面青，身冷欲绝新羊血一盏，饮之，三两服妙。产后诸疾狼狈者，刺羊血热饮一小盏，极效。《圣惠》

产后大虚，心腹绞痛厥逆，羊肉一斤，当归、芍药、甘草各七钱半，用水一斗，煮肉取汤七升，入诸药，煮二升服。胡治方

产后血胀，腹痛引胁，当归二钱，炮姜五分，为末，每服三钱，水一盏，煎八分，入盐酢少许热服。《妇人良方》

产后青肿，及血气水疾，干漆、大麦芽等份，新瓦罐相间铺满，盐泥固济，煅赤，放冷，研末，热酒下一二钱。凡产后诸疾皆可服。干漆能消瘀血。《妇人经验方》

产后烦热，竹根煮汁服。《妇人良方》：竹茹一升，人参、茯苓、甘草各二两，黄芩二两，水六升，煎二升，分服，日三。

产后发喘，乃血入肺窍，危证也。人参末一两，苏木二两，水二碗，煮汁一碗，调参末服，神效异常。《圣惠》

产后腹胀不通转，气急，坐卧不安，麦芽一合为末，和酒服，良久通转，神验。此供奉辅太初传崔郎中方也。《兵部手集》方

产后血冲，心胸满喘，命在须臾。血竭、没药各一钱，研细，童便和酒调服。《医林集要》

产后心痛，恶血不尽也。荷叶炒香为末，每服方寸匕，童便或沸汤调下，或烧灰，或煎汁，皆可。《救急方》

产后血眩风虚，精神昏冒。荆芥穗一两三钱，桃仁五钱，去皮尖，炒为末，水服三钱。若喘，加杏仁去皮尖炒，甘草炒，各三钱。《保命集》

产后阴道不闭，或阴脱出，石灰一斗，熬黄，以水二斗投之，澄清熏。《肘后》《千金方》：产后阴脱，绢盛蛇床子蒸热，熨之。又法，蛇床子五两，乌梅十四枚，煎水日洗五六次，并治妇人阴痛，极效。熊氏方：阴脱，以温水洗软，用雄鼠屎烧烟熏之，即入。

产门生合不开，用铜钱磨利割开，以陈石灰敷之，即愈。《通变方》

产后阴翻，阴户燥热，遂成翻花，泽兰四两，煎汤熏洗，再入枯矾煎洗之，即安。《集简》

产后下血，炙桑白皮煮水饮。《肘后》《产宝方》：下血羸瘦，迫死，蒲黄二两，水二升，煮八合，顿服。《食疗本草》：泻血不止，干艾叶五钱，炙熟，老生姜半两，浓煎汤，一服立效。

产后血闭不下者。益母汁一小盏，入酒一合，温服。《圣惠》

产后尿血，川牛膝水煎频服。《熊氏补遗》

产后血乱，奔入四肢，以狗头骨灰酒服二钱，甚效。

产后大便五七日不通，不宜妄服药丸，用大麦芽炒黄为末，每服三钱，沸汤调下，与粥间服。《妇人良方》《本事方》：许学士云：产后汗多，则大便闭，难于用药，惟麻子粥最稳，不惟产后可服，凡老人诸虚风秘皆得力。用大麻子仁、苏子各二合，洗净研细，再以水研，

滤取汁一盏，分二次，煮粥啜之。《局方》：阿胶炒、枳壳炒各一两，滑石二钱半，为末，蜜丸梧子大，温水下五十丸，未通再服。

产后血崩，莲蓬壳五枚，香附二两，各烧存性为末，米饮下二钱，日二。《妇人方》

产后自汗壮热，气短，腰脚痛不可转，当归三钱，黄芪白芍酒炒各二钱，生姜五片，水一盏半，煎七分，温服。《局方》

产后虚汗，黄芪当归各一两，麻黄根二两，每服一两，煎汤服。胡氏妇人方，小麦麸牡蛎等份，为末，以猪肉汁调服二钱。

《避暑录》载产后眼弓背反张，用大豆紫汤独活汤而愈。

产后因怒气发热迷闷者。独行散，荆芥穗以新瓦半炒半生为末，童便调服一二钱。若角弓反张，以豆淋酒下，或锉散，童便煎服。盖荆芥为产后要药，而角弓反张，乃妇人急候，得此证者，十存一二而已。戴原礼《要诀》

豆淋酒，治产后百病，或血热，觉有余血水气，或中风困笃，或背强口噤，或烦热瘛疭，口渴，或身头皆肿，或身痒呕逆，直视，或手足顽痹，头旋眼眩，此皆虚热中风也。用黑大豆三升，熬熟，至微烟出，入瓶中，以酒五升沃之。经一日以上，服酒一升，温覆，令少汗出，身润，即愈。口噤者，加独活半斤，微微捶破，同沃之。产后宜常服，以防风气，又消结血。宗奭

产后中风，胁不得转，交加散。生地五两，研汁，生姜五两，取汁，交互相浸一夕，次日各炒黄，浸汁，焙干为末，每酒服方寸匕。《济生方》《小品方》：中风角弓反张，口噤不语，川乌头五两，锉块，黑大豆半升，同炒黑，以酒三升，倾锅内，急搅，以绢滤取酒，微温，服一小盏，取汗。若口不开，挑开灌之。未效，加乌鸡粪一合炒，纳酒中服，以瘥为度。华佗愈风散：治产后中风口噤，手足瘛疭如角弓，或血运，不省人事，四肢强直，或口眼倒筑，吐泻欲死，用荆芥穗微焙为末，三钱，童便调

服，口噤，挑齿灌之。断噤，灌入鼻中，其效如神。李濒湖曰：用酒服，名如圣散，药下可立效。又用古老钱煎汤服，名一捻金。王贶《指迷方》云：加当归三钱，水煎服。许叔微《本事方》云：此药委有奇效。一妇产后睡久，及醒，昏昏如醉，不省人事，医用此药，及交加散，云服后当睡，必以左手搔头，用之果然。此病多因怒气伤肝，或忧气内郁，坐草受风而成，急宜服此药。戴原礼名独行散，贾似道悦生随钞，名再生丹。《圣惠方》：中风不省人事，口吐涎沫，手足瘛疭，当归、荆芥穗等份为末，每二钱，水一盏，酒少许，童便少许，煎七分，灌下咽，即有生意。《梅师方》：中风口噤，身直，面青，手足反张，竹沥饮一二升，即苏。

《曾公谈录》载荆芥穗为末，以酒调下三二钱，凡中风者服之立愈，前后甚验。

产后肠脱，不可收拾，皂角树皮半斤，皂角核一合，川楝树皮半斤，石莲子炒，去心，一合，为粗末，以水煎汤，乘热以物围定，坐熏，洗之。挹干，便吃补气药一服，仰睡。《妇人良方》　又方：樗枝即臭椿取皮，焙干一握，水五升，连根葱五茎，花椒一撮，同煎，至三升，去滓，倾盆内，乘热熏洗，冷则再热，一服可作五次用。洗后睡少时，忌盐鲊酱面发风毒物，及用心劳心等事，年深者亦治。

产后口渴，用炼过蜜，不拘多少，熟水调服。即止，《产书》

产后身热如火，皮如粟粒者，桃仁研泥，同腊猪脂敷，日日易之。《千金方》

产后鼻衄，荆芥焙研末，童便调服二钱。效。《妇人良方》

产后舌出不收，朱砂研末敷之，暗掷盆盎，作堕地声惊之，即收。《集简方》

产后诸虚，发热自汗。人参、当归等份为末，用猪腰子一枚，去膜，切片，以水三升，糯米半合，葱白二茎，煮米熟，取汁一盏，入药，煎至八分，食前温服。《永类方》

产后虚羸，黄母鸡煮汁，煎四物汤服，佳。

产后秽污不尽，腹满，及产后血运，心头硬，或寒热不禁，或心闷，手足烦热，气力欲绝诸病，延胡索炒研，酒服二钱，甚效。《圣惠》

济阴返魂丹治妇人胎前产后诸疾危证，神效，活人甚多。茺蔚子于端午、小暑、或六月六日、花正开时，连根收采，阴干，用叶及花子忌铁器，以石器碾为细末，蜜丸弹子大，随证嚼服，用汤使，其根烧存性为末，酒服，功与黑神散不相上下，不限丸数，以病愈为度。又可捣汁，滤净，熬膏服。胎前脐腹痛，或作声者，米饮下。胎动不安，下血不止，胎前产后，脐腹刺痛，当归汤下。产后，童便化下一丸，能安魂定魄，血气自然调理，诸病不生。又能破血痛，养脉息，调经络，并温酒下。胎衣不下，及横生不顺，死胎不下，经日胀满心闷心痛，并用炒盐汤下。产后血运眼黑，血热口渴烦闷，如见鬼神，狂言，不省人事，童便和酒下。产后结成血块，脐腹奔痛，时发寒热，有冷汗，或面垢颜赤，五心烦热，并童便酒下。产后恶露不尽，结滞刺痛上冲，心胸满闷，童便酒下。产后泻血水，枣汤下。产后痢疾，米汤下。产后血崩漏下，阿胶、糯米各三钱，煎汤下。产后赤白带下，阿胶蕲艾汤下。月水不调，温酒下。产后中风，牙关紧急，半身不遂，失音不语，童便酒下。产后气喘，咳逆，胸膈不利，恶心吐酸，面目浮肿，两胁疼痛，举动失力，温酒下。产后月内咳嗽，自汗发热，久则变为骨蒸，童便酒下。产后鼻衄，舌黑口干，童便酒下。产后两太阳空痛，呵欠，心忪气短，羸瘦，不思饮食，血风，身热，手足顽麻，百节疼痛，并米饮下。产后大小便不通，烦躁，口苦，薄荷汤下。妇人久无子息，温酒下。

妇人胎前产后虚风头痛，血风头痛，见头病门。

产后心腹疝痛，羊肉汤。见虚损门。

产后败血不尽，血运恶血奔心，胎死腹中，胎衣不下至死者，花蕊石散。见折伤跌仆门。

产后月候不匀，带下腹痛，养正丹。见炼服门。

产后发热血运，世医动用生地，不知生地甘寒而滑，凡产后恶食作泻，及恶露作痛，虽发热血运，不可妄投。盖胃气为后天之元，妨于胃，则饮食不运，精血不生，虚热无由而退，恶血得寒而凝，则痛无由止。就发热血运而论，作泻者，宜运脾而退热，作痛者，宜温导以止运，如姜桂参术，乃其治也。

乳病

妇人吹乳，用头垢以无根水丸梧子大，每三丸，食后，用屋上倒流水下，随左右暖卧，取汗，甚效。或以胡椒七粒，同头垢和丸，热酒下，得汗，立愈。《卫生》 喻嘉言曰：吹乳，用头垢配白芷、贝母、半夏为丸，或嗜鼻取涕，或酒吞三钱良。

吹乳作痛，贝母末吹鼻中大效。危氏方《袖珍方》：用猪牙皂角去皮，蜜炙为末，酒服一钱。诗曰：妇人吹奶法如何，皂角烧灰蛤粉和，热酒一杯调八字，管叫顷刻笑呵呵。《集要方》：鼠屎七粒，红枣七枚，去核，包屎烧存性，入麝香少许，温酒调服。

妇人乳少，因气郁者。涌泉散，王不留行、穿山甲炮、龙骨、瞿麦穗、麦冬等份，为末，每服一钱，热酒调下后，食猪蹄羹，仍以木梳梳乳，一日三次。《卫生宝鉴》 又方：生黄芪五钱，当归六钱，人参三钱，通草五分，以七星猪蹄煮汤煎药，常服效，此治气血弱者。

乳汁不行，赤小豆不是半红半黑之相思子一升，煮粥食，即行。

乳汁不通，丝瓜连子烧存性研，酒服一二钱，覆被取汗，即通。《简便方》 张不愚方：乳气脉壅塞乳汁不行，及经络凝滞，奶房胀痛，留蓄作痈毒者。用葵菜子炒香，缩砂仁等份，为末，热酒服二钱。此药滋气脉，通营卫，行津液，极验。

奶房胀痛留蓄作痈毒者，用壶芦子炒存性，白汤下，数服立愈。如人年三十其子数与人年相合，余可类推。

妇人妒乳，内外吹乳，乳岩，乳疮，乳痛，用橘叶入药，皆效，以叶能散阳明厥阴经滞气也。

乳汁结毒，产后乳汁不泄，结毒者。皂角刺、蔓荆子各烧存性，等份为末，每温酒服二钱。《袖珍》

妇人乳疖，酒下头垢五丸，即退消。《简便》

产后回乳，产妇无子食乳，乳胀，发热恶心，用神曲炒研，酒服二钱，日二服，即止，甚验。又方：大麦蘖炒研，白汤服二钱。

妇人无乳，用羊肉六两，獐肉八两，鼠肉五两，作臛啖之。崔氏方。孟诜方：牛鼻作羹食，不过两日，乳下无限，气壮人尤效。

乳痈，见痈疽门。

女阴

女人阴肿，甘菊苗捣烂煎汤，先熏后洗。《危氏得效方》

妇人阴脱，白及、川乌头等份为末，绢裹一钱纳阴中，入三寸，腹内热，即止，日用一次。《广济方》

妇人阴痛，牛膝五两，酒三升，煮一升半，去滓，分三服。《千金》 又方：蛇床子五两，乌梅十四枚，煎水，日洗五六次。

女阴挺出，茄根烧存性为末，油调在纸上，卷筒，安入内，一日一上。《乾坤生意》

阴蚀疮，以鸡肝切片，纳入，引虫出尽，良。时珍

阴冷，母丁香末纱囊盛，如指大，纳入阴中，病即已。《本草衍义》

阴痒，吴茱萸、蛇床子、苦参等份，煎汤洗，即愈。

妇女杂证

青囊丸　治妇人诸病，邵应节真人祷母病，感方士所授，香附略炒一斤，乌药略炮五两三钱，为末，醋煮面糊丸梧子大。随证用引。头痛，茶下。痰病，姜汤下。血病，酒下。气病，藿香汤下。火病，白汤下。外感风寒，姜葱汤下。内伤，米饮下。每服二三十丸。

妇人气盛血衰，变生诸证，头运腹满。香附炒四两，茯苓、炙草各一两，橘红二两，为末，沸汤下二钱。《济生》

妇人血风攻脑，头旋闷倒，不省人事。用喝起草嫩心即苍耳阴干为末，酒服二钱，甚效，此物善通顶门连脑也。

妇人骨蒸烦热，寝汗口干，引饮气喘，天冬十两，麦冬八两，并去心，焙为末，以生地三斤，取汁熬膏，和丸梧子大，每服五十丸，逍遥散，去甘草。柴胡、当归酒拌、白芍酒炒、白术土炒、茯苓各一钱，炙草五分，如煨姜薄荷煎。煎汤下。《活法机要》

妇人脏燥，悲伤欲哭，象如鬼凭，数欠者。大枣汤主之。大枣十枚，小麦一升，甘草二两，每服一两，水煎服，亦补脾气。

妇人劳复，病初愈，或劳动，致热气冲胸，手足搐搦拘急，如中风状，竹茹半斤，瓜蒌二两，水二升，煎一升，分服。《活人书》

妇人血枯，胸胁支满，妨于食，病至则先闻腹臊臭，出清液，先唾血，目眩，时时前后血病，名曰血枯。年少时大脱血，或醉入房，气竭肝伤，故月事衰少不来，乌贼骨、芦茹等份为末，雀卵为丸，如小豆大，每服五丸，鲍鱼汁下，所以利肠中，及伤肝也。无鲍鱼以白鲞代，亦可。

妇人裙风疮，经年不愈，用男子头垢桐油调作隔纸膏，贴之。《简便》

妇人劳热心松，用干地黄、熟地黄等份切片，焙为末，生姜自然汁入水相和，糊丸梧子大，每服三十丸，酒醋茶汤下，日二服，觉脏

腑虚冷，晨服八味丸。熟地、山萸、山药、丹皮、茯苓、泽泻、附片、肉桂。

小儿诸病

初生解毒，小儿初生，以甘草一指节长，炙碎，以水二合，煮取一合，以绵染点儿口中，约与一蚬壳，当吐出胸中恶汁，此后待儿饥渴，更与服，令儿智慧无病，出痘亦稀少。王璆方

小儿初生，以黄连煎汤浴之。不生疮及丹毒。又方：落地时，用橄榄一枚，烧研，朱砂末五分，和匀，嚼生脂麻一口，吐唾和药绢包，如枣核大，安儿口中，待咽一个时顷，方可与乳，此药取下肠胃秽毒，令儿少疾，及出痘稀少。《集效方》　姚和众至宝方：初生六日，以辰砂豆大，细研，蜜丸枣大，调与吮之。一日令尽，解胎毒，温肠胃，壮气血。

小儿痫痢头方见卷一头病。

初生便闭，甘草、枳壳煨，各一钱，水半盏煎服。《全幼心鉴》

小儿丹毒，热如火，绕脐即损人，马齿苋捣涂，或用芸薹菜即油菜煎汤洗，并捣涂，甚效，或用慈菇捣烂涂，即消退，亦佳。《全幼心鉴》：绿豆五钱，大黄二钱为末，用生薄荷汁入蜜调涂。余方见丹毒门。

小儿断脐，用清油调发灰敷之。不可伤水，脐湿不干，亦可敷。

小儿重舌，桑白皮煮汁，涂乳上，饮之。《子母秘录》《千金翼》：蠡鱼烧灰，敷舌上。

木舌肿强，硼砂末，生姜片，蘸揩，少时即消。《普济》余方见舌门。

小儿不尿，乃胎热也。用大葱白切四片，乳汁半盏同煎片时，分作四服，即通，若脐四旁有青黑色，及撮口者。不可救也。《全幼心鉴》喻嘉言曰：救急可用。《刘涓子鬼遗方》；人乳四合，葱白一寸，煎滚，分作四服，即尿。《药性论》：安盐于儿脐中，以艾灸之，即通。

小儿吐乳，胃寒者。白蔻仁十四枚，缩砂

仁十四枚，生甘草、炙甘草各二钱，共为末，常掺入儿口中。《危氏得效方》 《鬼遗方》：人乳二合，篷篛蓂少许，盐二粟大，同煎沸，入牛黄米许，与服。

饮乳不快，似喉痹者。取牸牛角烧灰，涂乳上，咽下，即瘥。崔元亮方

小儿诸病，及痄疾后，天柱骨倒，乃体虚所致，宜生筋散贴之。木鳖子六枚，去壳，蓖麻仁六十粒，去壳，研匀，包头，擦顶上令热，以津调药贴之。小儿方

小儿夜啼，此邪热在心。灯花二三颗，灯心汤调抹乳上，吮之。又方：灯心烧灰，涂乳上，饲儿，止夜啼。《日华本草》：鸡窠草安席下，勿令母知。

小儿目涩，月内目闭不开，或肿羞明，或出血者，名慢肝风。甘草一截，以猪胆汁炙为末，米泔调少许灌之。《幼幼新书》

小儿雀目，淫羊藿根、晚蚕蛾各半两，炙草、射干各二钱半，为末，羊肝一枚，切开，掺药末二钱，扎定，以黑豆一合，米泔一盏，煮熟，分二次食，以汁送下。《普济》 《卫生方》：雀盲，晚不易物，羖羊肺一具，不用水洗，竹刀剖开，入谷精草一撮，瓦罐煮熟，日食，屡效。忌铁器。如不肯食，炙熟，捣作丸，绿豆大，每服三十丸，茶下。

小儿痰热，疗百病，用其父梳头乱发杂鸡子黄熬，良久得汁，与儿服。陶宏景 《摘元方》：痰热，咳嗽，惊悸，半夏、南星等份为末，牛胆汁和入胆内，悬风处待干，蒸饼丸绿豆大，每姜汤下三五丸。

小儿咳嗽，声不出者。紫菀、杏仁等份，入蜜同研，丸芡子大，每五味子汤化下一丸。《全幼心鉴》

小儿寒嗽，欲作雍喘。松子仁五枚，百部炒，麻黄各三分，杏仁四十粒，去皮尖，以少水略煮三五沸，化白砂糖丸芡子大，食后含化十丸，大妙。小儿方

小儿痰喘，人参寸许，胡桃肉连皮一枚，煎汤一蚬壳许，灌之，即喘定。名观音散、人参定喘。胡桃敛肺也。

小儿热哕，牛乳二合，姜汁一合，银器中文武火煎五六沸，量儿与服。

盐齁痰喘，柏树皮去粗，捣汁，和飞面作饼，烙熟，早晨与吃三四枚，待吐下盐涎，乃佳，如不行，热茶催之。《摘元》

小儿盐哮，脂麻秸瓦内烧存性，出火毒，研末，以淡豆豉蘸食。同上

小儿齁喘，活鲫鱼七尾，以器盛，令儿自便尿养之。待红，煨熟食，甚效。《集简》

小儿头疮，糯米饭烧灰，入轻粉清油调傅。《普济》 邓笔峰《卫生杂兴》：头疮黏肥，及白秃，皂角烧黑为末，去痂，敷之，不过三次愈。《集简方》：治秃疮，大鲫鱼去肠，入乱发填满，烧研，入雄黄末二钱，先以盫水洗拭，生油调搽。治白秃：猪蹄甲七个，每个入白矾一块，枣一个，烧存性，研末，入轻粉麻油调搽，不过五次愈。又方：治头疮，猪骶骨中髓和腻粉成剂，火中煨香，研末，先温盐水洗净敷之。亦治肥疮出汗。

小儿胎毒发在头上者，用甘蔗去汁，烧为末，麻油调敷数次立愈，屡试神效。

《子母秘录》载治小儿头疮，菟丝汤洗。

小儿肥疮满头，用水边乌桕树根晒研，入雄黄末少许，生油调搽。《经验方》

《蓼花洲间录》载小儿耳后肾疮，疳也。地骨皮一味为末，粗者熟汤洗细者香油调搽良

小儿咽肿，牛蒡根捣汁细咽。《普济》

小儿眉疮，小麦麸炒黑，研末，酒调敷。

小儿囟肿，生下即肿者，黄柏末水调，贴足心。《普济》

小儿口疮，五月五日，虾蟆炙，研末敷之。即瘥。《秘录》《活幼新书》：羊脂煎薏苡根涂。

《大观本草》载《千金方》治小儿舌上疮，饮乳不得，以白矾如鸡子置醋中，涂小儿足底即愈。

小儿颊下疮俗名羊须疮，甘蔗烧灰，同羊须

煅研，掺之。效。

又《圣惠方》载治小儿脐中汁出，不止并赤肿用矾烧灰细研敷之。

小儿热疮，用鸡子五枚，煮熟，去白，取黄，乱发如鸡子大一团，相和于铁铫中，炭火熬之。初甚干，少顷发焦，乃有液出，旋取置碗中，以液尽为度，取涂疮上，即以苦参末粉之。顷生子，蓐内有热疮，涂诸药无益，面目益剧，蔓延半身，昼夜号啼，不乳不睡。因阅本草发髲条云：合鸡子黄煎之，消为水，疗小儿惊热下痢。注云：俗中妪母，作鸡子煎，用发杂熬，良久得汁，与儿服，去痰热。又鸡子条云：疗火疮，因是用之。神效非常。刘禹锡《传信方》 喻嘉言曰：此方治髲疮，亦神验。

小儿烂疮烂痘，牛屎烧灰封之。及敷痈肿不合，能灭瘢痕，牛屎外科要药。

小儿恶疮，并月内疥疮，皂角水洗拭干，以少麻油捣烂涂之。《肘后》

小儿甜疮，头面耳边，连引流水极痒，久不愈者，蛇床子一两，轻粉三钱，为细末，油调搽。《普济》

小儿癣疮，蛇床子杵末，和猪脂涂。《千金》

小儿疥癣，藁本煎汤浴之，并以浣衣。《保幼大全》

小儿脐疮不合，黄柏末涂。《千金方》：马齿苋烧研敷之。

小儿角弓反张，南星、半夏等份为末，姜汁竹沥灌下一钱，仍灸印堂。《肘后方》：角弓，四肢不随，烦乱欲死，鸡矢白一升，清酒五升，捣筛，合扬千遍，乃饮，大人服一升，小儿五合，日二服。

小儿风热，昏懵躁闷，不能食。消梨三枚，切破，以水二升，煮汁一升，入粳米一合，煮粥食。《食疗本草》

小儿潮热往来盗汗，胡黄连、柴胡等份为末，蜜丸芡子大，每服一丸，至五丸，安器中，以酒少许化开，便入水五分，重汤煮二三十沸，和滓服。《孙兆秘宝方》

小儿久泻，脾虚，米谷不化，不进饮食，炒白术、半夏曲各二钱半，丁香五分，为末，姜汁面糊丸黍米大，随儿大小米饮服。《全幼》

小儿赤白下痢，体弱不堪，宣黄连水浓煎，和蜜日服五六次。《子母秘录》

小儿暑风，暑毒入心痰塞心孔，昏迷搐搦，此危急之证，非此瞑眩之剂不能治。三生丸：白附子、天南星、半夏并去皮，等份生研，猪胆汁和丸黍米大，量儿大小，以薄荷汤下。令儿侧卧，呕出痰水，即苏。《全幼心鉴》

小儿身热狂躁，昏迷不食，栀子仁七枚，豆豉五钱，水一盏，煎七分服，或吐，或不吐，立效。阎孝忠《集效方》 按：仲景治烦躁，用栀子豆豉汤。烦者，气也。躁者，血也。故用栀子以治肺烦，烦属肺，香豉以治肾躁，躁属肾。

小儿狂语，夜后便发，竹沥夜服二合。《至宝方》

小儿伤寒，淡竹沥、葛根汁各六合，细细与服。《千金》

小儿风痰壅闭，语音不出，气促喘闷，手足动摇，诃子半生半炮，去核，大腹皮等份，水煎服，名二圣散。《全幼》

小儿流涎，脾热有痰。皂荚子仁五钱，半夏姜汤泡七次，钱二分，为末，姜汁丸麻子大，每温水下五丸。《圣济》

小儿口噤身热，吐沫不能乳，取东行牛口中涎沫涂口中，及颐上，自愈。《圣惠》

初生胎热，或身体黄者。以真牛黄一豆大，入蜜调膏，乳汁化开，时时滴儿口中，形色不实者，勿多服。

小儿黄疸，眼黄脾热，用青瓜蒌焙研，每服一钱，水半盏，煎七分，卧时服，五更泄下黄物，立愈，名逐黄散。《普济》 《总微论》：胡黄连、川连各一两，为末，用黄瓜一枚，去瓤，留盖，入药在内，合定，面裹煨熟，去面，捣丸绿豆大，量儿大小，温水下。

小儿吐逆不止，用铅丹即黄丹研末，小枣肉

1157

和丸芡子大，每以一丸针签于灯上烧过。宜用麻油点灯烧。研细，乳汁调下，一加朱砂、枯矾等份，名烧针丸。谢氏小儿方。按：铅丹体重性沉，走血分，能坠痰去怯，故治惊痫，癫狂，吐逆，反胃，有奇功。

小儿初生七八日，大小便血出，乃热传心肺，不可服凉药。只以生地汁五七匙，酒半匙，蜜半匙，和服。《全幼》

《大观本草》载治小儿腹痛夜啼，用牛黄如小豆大，乳汁化服，又脐下书田字瘥

小儿吃土，用干黄土一块，研末，浓黄连汤调下。《救急方》

小儿肚皮卒然青黑，乃血气失养，风寒乘之。危恶之候，大青为末，纳口中以酒送下。《保幼大全方》

小儿羸瘦，甘草三两，炙焦为末，蜜丸绿豆大，每温水下五丸，日二服。《金匮玉函》

小儿盘肠，内钩腹痛，用葱汤洗儿腹，仍以炒葱捣贴脐上，良久，尿出痛止。《汤氏婴孩宝鉴》

小儿无故卒死，取葱白纳入下部，及两鼻孔中，气通，或嚏，即活。《经验方》

小儿阴被蚯蚓呵肿，令妇人以吹火筒吹其肿处，即消。

小儿阴肿赤痛，日夜啼叫，数日退皮，愈而复作，用老杉木烧灰，入腻粉清油调敷，效。《得效方》

小儿阴囊忽虚热肿痛，蚯蚓泥加生甘草汁，入轻粉末少许，调涂。

小儿五岁以内不可食鸡，生蛔虫。

小儿惊痫

小儿诸惊，仰向后者，以灯草蘸麻油点火，焠其囟门，两眉齐之上下。眼翻不下者，焠其脐之上下。不省人事者，焠其手足心，心之上下，手拳不开，口往上者，焠其顶心，两手心，撮口出白沫者，焠其口上下，手足心。《惊风秘

诀》 按：麻油去风解毒，火能通经。

《镜花缘》载活蝎一个，足尾俱全的用苏薄荷叶四片，裹定火上炙焦，同研为末，白汤调下，最治小儿惊风抽掣等症如。无活蝎或以腌蝎泡去咸味也可。

小儿惊热，天竹黄二钱，雄黄牵牛末各一钱，研匀，面糊丸粟米大，每薄荷汤下三五丸。钱乙方 《圣济录》：钩藤一两，消石半两，炙草一分为散，每服五分，温水服，日三服，名延龄散。《总微论》：牛黄一杏仁大，竹沥、姜汁各一合，和匀，与服。

预解惊风，小儿在胎，受母饮食热毒之气，蓄在胸膈，故生下往往发惊，三日之内，以辰砂末，用生萝卜汁，入京墨汁各一匙，投之。解清心肺，可免此患。喻嘉言

惊风痫疾，喉闭牙紧，铅白霜一字，蟾酥少许，为末，乌梅肉蘸药于龈上揩之。仍吹通关药，良久便开。《普济方》 制铅霜法：以铅打成钱，穿成串，瓦盆盛生醋，以串横醋上，熟醋三寸，仍以瓦盆覆之。置阴处，候生霜，刮下，仍合住，再生霜，再刮用。

《大观本草》载广利方治孩子惊痫，不知迷闷，嚼舌仰目，牛黄一大豆研和蜜，水服之试验

又载《斗门方》治小儿未满月惊着似中风欲死者，用朱砂，以新汲水，浓磨汁涂五心上，立瘥。最有神验。

小儿天吊，惊痫，客忤，取家桑树东行根研汁服。《圣惠》

急慢惊风，五月五日，取蚯蚓竹刀截作两段，急跳者作一处，慢跳者作一处，各研烂，入朱砂末和作丸，记明急惊用急跳者，慢惊用慢跳者。每服五七丸，蒲荷汤下。《应验方》

初生小儿，月内惊风欲死，朱砂磨新汲水，涂五心手心足心顶心。最验。《斗门方》

小儿惊候，积热，毛焦，睡语，欲发惊者。牛黄六分，朱砂五钱，同研，以犀角磨汁，调服一钱。《总微论》

慢惊瘛疭，能定魂安魄，益气，血竭五钱，乳香二钱半，同捣成剂，火炙溶丸梧子大，每服一丸，薄荷汤化下，夏月用人参汤。《御药院方》

小儿脾胃虚弱，成慢惊者。当于心经中，以甘温补土之源，更于脾土中，以甘寒泻火，以酸凉补金，使金旺火衰，风木自平矣。炙黄芪二钱，人参一钱，炙草五分，白芍五分，水一大盏，煎半盏，温服。泻火，补金，益土，名黄芪汤。

小儿惊风后，瞳仁不正者，人参一钱，阿胶糯米炒成珠，二钱，水一盏，煎七分，温服，日二服，效。《直指》 阿胶育神，人参益气也。

小儿误跌，或打着头脑，受惊，肝系受风，致瞳仁不正，观东则见西，观西则见东，宜石南散。石南叶一两，藜芦三分，瓜丁五七枚，为末，吹少许入鼻，一日三度，内服牛黄平肝药。《普济方》

小儿闻雷昏倒，不知人事，此气怯也。人参、当归、麦冬各二两，五味子五钱，水一斗，熬汁五升，再以水五升煎滓，取汁二升，合煎成膏，每服三匙，白汤化下，服尽一斤，愈。杨起方

小儿脾风，人参、冬瓜仁各五钱，南星浆水煮过一两，共为末，每开水调一钱，温服。《本事方》

小儿泻后，眼上，三日不乳，目黄如金，气将绝，此慢惊风也。用水飞代赭石末，每服五分，冬瓜仁煎汤调下，愈。有试者验。濒湖方

小儿惊吐，养正丹。见炼服门。

小儿惊痫嚼舌，见疯痫门。

小儿惊痫瘛疭，见疯痫门。

小儿诸疳

一切疳疾，五谷虫研末，入麝香少许，米饮调服。《圣济录》 又方：用粪坑蛆蜕米泔逐日换浸五日，再以清水换浸三日，晒焙为末，入黄连末等份，每半两，入麝香五分，以豮猪胆汁和丸黍米大，每米饮下三四十丸，神效。

小儿疳热流注，遍身疮蚀，或潮热肚胀作渴，用猪肚一枚，洗净，宣黄连五两，切碎，水和，纳入肚中，缝定，放在五升粳米上蒸烂，石臼捣千杵，或入少饭同杵，丸绿豆大，每米饮下二十丸，仍服调血清心之药佐之。盖小儿之病，不出于疳，即出于热，常须识此。《直指方》 《全幼心鉴》：疳热肚胀，潮热发焦，不可用大黄黄芩伤胃之品。恐生别证，以胡黄连五钱，五灵脂炒一两，为末，雄猪胆汁和丸绿豆大，每米饮服一二十丸。

肥热疳疾，胡黄连、川黄连各五钱，朱砂二钱半，为末，入猪胆内，扎定，以杖钩悬于砂锅内，浆水煮一炊久，取出研烂，入芦荟、麝香各一分，饭和丸麻子大，每服五七丸，至一二十丸，米饮下。《小儿方诀》

五疳八痢，四制黄连丸。黄连一斤，分作四份，一分用酒浸炒，一分用自然姜汁炒，一分用吴茱萸汤浸炒，一分用益智仁同炒，去益智研末，白芍酒煮切焙四两，使君子仁焙四两，广木香一两。共为末，蒸饼和丸，绿豆大，每食前米饮下三十丸，日三服。忌猪肉冷水。《韩氏医通》

《蓼花洲间录》载治走马疳方，用瓦楞子比蚶子差小未经酱腌者，连肉火煅存性，置冷地，用盏子盖覆，候冷取出，碾为末，干渗患处。又马蹄烧灰，入盐少许，渗走马疳患处

小儿冷疳，面黄腹大，食即吐者，母丁香七枚为末，乳汁合蒸三次，姜汤服。《卫生易简》

小儿脾疳，芦荟使君子等份为末，每米饮服一二钱。同上

小儿疳泻，冷热不调，胡黄连五钱，炮姜一两为末，每服五分，甘草节汤下。《总微论》

小儿疳疮，艾叶一两水一升，煮取四合，服。《备急方》张文仲方：熬胡粉、猪脂和涂。

小儿月蚀耳疳，耳后沿烂，黄连末敷之。《子母秘录》

小儿腹胀，黄瘦似疳，鸡矢一两，丁香一

钱为末，蒸饼丸小豆大，米汤下十丸，日三服。《活幼书》

董炳集验方云：魏秀才妻病，腹大如鼓，四肢骨立，不能贴席，衣被悬卧，谷食不下数月，勿思鹑食。即畜以门博者。如法进之，遂运剧，少顷雨汗，莫能言，但有更衣状，扶而圊，小便突出白液，凝如鹅脂，如此数次，下尽遂愈。此中有湿热，积久所致，是大人病疳者。按鹑解热结，疗小儿疳。

痘疹

预解痘毒，用头生鸡子三五枚，浸厕坑内或童便浸七日，五七日取出，煮熟食，数日再食一枚，永不出痘。徐都司神方。濒江方：白鸽卵一对，入竹筒封置厕中，半月取出，以卵白和辰砂三钱，丸绿豆大，每服三十丸，三豆饮下。绿豆、赤小豆、黑大豆、甘草节。毒从大小便出。《保幼大全》：初生小儿十三日，以本身剪下脐带烧灰，乳汁调服，可免痘患，或入朱砂少许。《经验方》：七八月，或三伏日，或中秋日，剪壶卢须如环子脚者，阴干，除夜煎汤浴小儿，可免出痘。《体仁汇编》：五六月，取丝瓜蔓上卷须阴干，至正月初一日子时用二两半，煎汤，父母只令一人知，温浴小儿身面上下，以去胎毒，永不出痘，纵出亦少。

兔血丸 小儿服之，终身不出痘，或出亦稀。腊月八日，取生兔一只，刺血，和荞麦面少加雄黄四五分，候干，丸绿豆大，初生小儿以乳汁送下二三丸，遍身发出红豆，是其验也。儿长成，常以兔肉啖之，尤妙。《保寿堂方》

预解胎毒，小儿初生，未出声时，以黄连汁灌一匙，终身不出斑，已出声者，灌之，斑虽发亦轻，此祖方也。王海藏《汤液本草》

浴儿免痘，除夕黄昏时，用大乌鱼一尾，小者二三尾，煮汤，浴儿遍身七窍俱到，不可嫌腥，以清水洗去。此异人传授，不可轻易。杨拱《医方摘要》

解痘毒，紫草一钱，陈皮五分，葱白三寸，新汲水煎服。《直指》

扁鹊三豆饮 治天行豆疮，预服此饮，疏解热毒，纵出亦少。绿豆、赤小豆、黑大豆各一升，甘草节二两，以水八升，煮极熟，任意食豆饮汁，七日乃止，一方，加黄大豆、白大豆名五豆饮。

痘斑入目，生翳障，白菊花、谷精草、绿豆皮等份为末，每用一钱，以干柿饼一枚，粟米泔一盏，同煮候泔尽食柿，日食三枚，浅者五七日，远者半月，效。《直指》 又方：取蛤蜊汁以上上赤金于碗底泥和点之，其痛立止，星瘴毕除，早点护目，万无一失，神方也。按：目久合不开，亦用此点润，如无蛤汁，以蚌水代之，稍次耳。《普济方》：猪蹄爪甲烧灰，浸汤，滤净，洗之甚效。

防痘入目，胭脂嚼汁点之。《集简方》 又方：绿豆七粒，令儿自投井中，频视七遍乃还。

痘疹入目，淫羊藿、威灵仙等份为末，米汤下五分。《痘疹便览》

痘斑生翳，以木贼擦取爪甲末，同朱砂末等份，研匀，以露水丸芥子大，每以一粒点入目内。《圣惠》 钱氏小儿方：生翳半年已上者，一月取效，一年者不治。用猪蹄爪甲三两，瓦瓶固济煅，蝉蜕一两，羚羊角一分，为末，每岁一字，三岁以上一钱，温水调服，一日三服。

《癸辛杂识》载：痘后余毒上攻眼成内障，用蛇蜕一具，净洗焙干，又天花粉等份为细末，以羊子肝破开入药，在内麻皮缚定，用泔水熟煮，切食之良愈。

痘后目翳隐涩，久而不退，谷精草为末，以柿饼或猪肝片蘸食之。《济急方》：谷精草、蛤粉等份，同入猪肝煮熟，日食之。

痘毒入心，斑痘始有白泡，忽搐入腹，渐成紫黑色，无脓，日夜叫乱者：郁金一枚，甘草二钱半，水半盏，煮干，去甘草，切片，焙研为末，入真冰片炒五分，每用一钱，以生猪血五七滴，新汲水调下，不过二服。甚者，毒气从手足心出，如痛乃瘥，此五死一生之候也。

痘疮时出不快，壮热狂躁，咽膈壅塞，大便秘涩，小儿咽喉肿不利，若大便利者勿服。牛蒡子炒，一钱二分，荆芥穗二分，甘草节四分，水一盏，煎七分，温服，已出亦可服，名必胜散。《局方》

痘疮不快，初出，三寸或未出，多者令少，少者令稀，老丝瓜近蒂眩，连皮烧存性，研末，砂糖水服。《直指》

痘疹不快，钩藤、紫草茸等份为末，每服一字，或半钱，温酒服。《经验方》，蘦葌二两，切，以酒二大盏煎沸，沃之。以物盖定，勿令泄气。候冷，去滓，微微含喷，从顶背至足令遍，勿噀头面。按：《直指方》云：痘疹不快，胡荽酒喷之，以辟恶气，床帐上下左右宜挂，以御汗气，胡臭，天癸淫佚之气。若儿虚弱，天时阴寒，用此甚妙。如儿壮实，及春夏晴暖，阳气发越之时，以火益火，胃中热炽，毒血聚蓄，变成黑陷，不可不慎。喻嘉言曰：切记，详记，知其益，防其害。

痘疮倒靥，紫背荷叶散，治痘疮已出，风寒外袭，或变黑，或青紫，倒靥势危者，万无一失，活人甚多。用霜后荷叶贴水紫背者，炙干，白僵蚕直者，炒去丝，等份为末，每服半钱，用胡荽汤，或温酒调下。闻人规《痘疹论》按：荷叶升发阳气，散瘀血，留好血，僵蚕能解结滞之气，温肌散邪，热气复行而斑自出。《痘疹论》：人牙散，人齿脱落者。不拘多少，瓦罐固济，煅过，出火毒，研末，出不快而黑陷者，猥猪血调下一钱。因服凉药，血涩倒陷者，入麝香少许，温酒服之，神效。痘疮毒自肾出，方长之际，外为风寒秽气所冒，腠理闭塞，血涩不行，毒不能出，或变黑倒靥，宜用人牙以酒麝达之。此劫剂也。若伏毒在心，昏冒不省人事心经痘，及气虚色白，痒塌不能作脓虚寒，热痱紫泡血热火盛之证，止宜解毒补虚。误用此方，则郁闷声哑，反成不救。钱氏小儿方：人牙烧存性，入麝香少许，温酒服半钱。

《癸辛杂识》载痘倒靥，色黑，唇白冰冷，用狗蝇七枚擂碎和醋酒服移时即红润如旧。

痘疮黑陷，牛黄二粒，朱砂一分，研末，蜜浸胭脂取汁调搽，一日一上。《王氏痘疹方》沈存中方：腊月收獖猪心血瓶干之，每用一钱，入龙脑少许，研匀，酒服，须臾红活，神效。无干血，用生血。

斑痘倒陷，毒气遏于内，则为便血，昏睡不醒，用抱出鸡子壳去膜，新瓦焙研，每服一钱，熬汤调下。婴儿以酒调抹唇舌上，并涂风池胸背，神效。

痘疮变黑归肾，海金沙煎酒傅其身即发起。《直指》 枣变百祥丸：治斑疮变黑，大便闭结，大戟一两，枣三枚，水一碗，同煮曝干，去大戟以枣肉焙丸服，从少至多，以利为度。《活法机要》

百祥膏 痘疮归肾，紫黑干陷，不发寒，见咳嗽门。

痘疮烦渴，炙甘草、栝楼根等份，水煎服，甘草能通血脉发痘疮。《直指》

痘疮灌浆时，内虚泄泻，非热毒甚者。鸦片五厘，炒莲肉末五分，米饮调下，立止如神。喻嘉言

四圣丹 治小儿痘中有疔，或紫黑而大，或黑坏而臭，或中有黑线，此症十死八九，用豌豆江南呼为水寒豆，苗根用以葑田四十九粒，烧存性。发灰三分，真珠十四粒，炒研为末，以油胭脂同杵成膏。先以簪挑疔破，咂去恶血，以少许点之，即时变红活色，此不传秘方。

痘毒黑疔，紫草三钱，雄黄一钱，为末，以胭脂汁调，银簪挑破点之，极妙。《集简》

痘疮周密，甚则变黑，生猪血三茶匙，冰片半分，温酒和服。有一女病发热，腰痛，手足厥逆，日加昏闷，形证极恶，疑是痘证。时暑月，急取屠家败血，倍用冰片和服，得睡须臾，一身痘出而安。《沈存中良方》

《蓼花洲间录》载疮疹黑陷者，用沉香、乳香、檀香不拘多寡，于火盆内焚之，抱孩儿于

烟上熏即起。

痘疮溃烂，白龙散。以腊月黄牛屎烧取白灰，傅之。

痘疮作痒，蝉蜕炙草各一钱，水煎服。《心鉴》

痘不落痂，砂糖调白汤一杯，服之，日二服。刘提点方。　陈文仲方：羊䯒骨髓，炼一两，轻粉一钱，和成膏涂之。

痘疮瘢痕，羊胆二具，羊乳一升，甘草末二两，和匀涂之，明且以猪蹄汤洗去。《千金》

痘后痈毒初起，以绿豆、赤小豆、黄大豆等份，为末，醋调，时时扫涂，即消。《医学正传》

咽喉痘疹，牛蒡子二钱，桔梗钱半，甘草节七分，水煎服。《痘疹要诀》

痘疹干黑危困者，棠梂子为末，紫草煎汤，调服一钱。《全幼心鉴》

痘疹不收，象牙屑铜铫炒黄红色为末，每服七八分，或一钱，白水下。《痘疹方》

风热瘾疹，牛蒡子炒，浮萍等份为末，以薄荷汤服二钱，日二服。初虞氏《古今录验》

不痘神方　生大黄酒拌，归尾酒浸，桃仁去皮尖，红花各五分，生甘草、朱砂研极细，各三分。先将前五味，用水一茶杯，煎酒杯内八分，去渣，入朱砂调匀，以小茶匙服五分，留三分，用绢包作乳头与吮，须于小儿初生六个时辰内服之。如子时生，巳时前服，余仿此。盖小儿初生，瘀血尚在上焦，半日之间，即行于中下二焦矣。必乘其在上焦时，用药力往下一攻，使瘀血不停滞，不但不痘，且少别证，长大聪明，屡试屡验。间有出痘者，不过数粒，不药自愈，幸勿泄视。

月内出痘神方　金银花、红花、桃仁、荆芥穗各一钱，生地、当归各二钱，甘草五分，水二茶杯，煎一酒杯，用本生小儿脐带，约二三寸，焙干忌用煤火。调入药内，分数次服尽，服药后，次日出痘，三日收功，不灌浆，不结痂，此方须于十八日内用之。若过十八日，便不效矣。

折伤跌仆

金疮出血，急以煤炭末厚敷之。疮深，不宜速合者，加滑石。《医学集成》　《肘后方》：用石灰裹之。定痛止血，又速愈。疮深不宜速合者，少加滑石。按：石灰止血，神品也。但不可着水，着水即烂肉。濒湖方：韭汁和风化灰日干，为末敷之效。又方：以釜脐墨即锅脐煤涂之。止血生肌。《梅师方》：金疮出血甚多，血冷则杀人，宜炒盐三撮，酒调服。《医林集要》：降香、五倍子、铜花等份为末，敷之。《名医录》云：周宗山被海寇刀伤，血出不止，筋如断，骨如折，军士李高用紫金散掩之，血止痛定，明日结痂如铁，叩其方，用降香之最佳者，瓷瓦刮下，研末掩之。曾救万人，神效。《广利方》：白芍一两，熬黄为末，或酒，或米饮服二钱，渐加，仍以末傅疮上，即止，良验。又方：新桑白皮和马粪涂疮上，数易之。亦可煮汁服。

《居易录》卷二十一载方用十一月采野花连枝叶阴干，用时，每野菊花一两加童便、无灰好酒各一碗同煎，热服，治扑打跌损伤极效。

金疮肠出，以干人屎末抹入桑皮线缝合，热鸡血涂之。《生生编》　《千金方》：干人屎末粉之，即入。

金疮磕损，折伤出血，疼痛不止，用葱白、砂糖等份，研封，痛立止，葱叶亦可用。王璆《百一方》　喻嘉言曰：葱白走气，砂糖和血止痛，如神，试验不诬。

《叶蒲州南岩传》载治刀疮药方，端午日取韭菜捣汁，和石灰杵熟为饼，用敷疮处，血即止，即骨破亦可合，奇效。

金疮折损，五月五日，收苎麻叶和石灰捣作团，晒干收贮，遇害此者，研末敷之，即时血止，且易结痂。《永类方》云：凡诸伤瘀血不散者，五六月，收野苎叶苏叶擂烂，敷金疮上，如瘀血在腹内，顺流水绞汁服，即通。血皆化水，以生猪血试之，可验也。秋冬用干叶，亦可。

《悦目益心》载凡金刃伤及跌仆出血不止者，用修脚下钻脚皮，不论多少，于新瓦上焰炭炙焦，存性铁船内研极细末贮于瓶中遇患者将末敷上，须以扇扇之，能立刻血结痂，金枪药之妙无过于铁扇散矣。

金疮中风，煎盐令热，以匙抄沥却水，热泻疮上，冷更着，一日忽住，取瘥，大效。《肘后》

金疮作痛，生牛膝捣敷，立止。《梅师方》

刀斧伤损，白及、石膏煅等份，为末，掺之，可收口。《济急》

折扑伤损，骨碎及筋烂，用生地熬膏裹之。以竹简编夹，急缚，勿令转动，一日一夜，可十易之瘥。《千金方》：折扑瘀血在腹者。生地汁三升，酒一升半，煮二升半，分三服，《传信方》：煨葱法，有李相伤拇指，并爪甲劈裂，索金疮药裹之，面色愈青，忍痛不止。或云：取葱新折者，塘火煨熟，剥皮，中有涕，即罨伤处，仍多煨，陆续易热者，遂用。三易，面色转赤，须臾痛定，凡十数度，用热葱并涕缠裹其指，遂笑语如常。张氏经验方云：金枪折伤血出，用葱白连叶煨热，或锅内烙炒熟，捣烂敷之，冷即再易。石城尉试马，损大指，血出淋漓，用此方再易而痛止。凡杀伤气未绝者，亟宜用此，活人奇验。《青囊方》：用半两钱五个，火煅，醋淬，四十九次，甜瓜子五钱，真珠二钱，研末，每服一字，好酒调服。伤在上，食后服，伤在下，食前服。

打伤肿痛，无名异为末，酒服，赶下四肢之末，血皆散矣。《集验方》

损伤血出，痛不可忍，用篱上婆婆针线包擂水服，渣罨疮口，立效。《袖珍》

损伤接骨，油菜子一两，小黄米炒，二合，龙骨少许为末，醋调成膏，摊纸上贴之。《乾坤秘韫》　多能鄙事，无名异、甜瓜子各一两，

乳香、没药各一钱，共为末，每热酒调服五钱，小儿三钱，服毕以黄米粥摊纸上，掺左顾牡蛎末裹之。竹蓖夹住。

《居易录》载方，用未退胎毛小鸡一只，和骨生捣如泥作饼，入五加敷伤处，接骨如神。

筋骨伤损，米粉四两，炒黄，入没药、乳香末各半两，酒调成膏，摊贴之。《御药院方》

腕折伤筋骨，痛不可忍，生地一斤，藏瓜姜糟一斤，生姜一斤，都捣碎炒热，布裹罨伤处，冷即易之。曾有人伤折，医令捕一生龟，将杀用，夜梦龟献此方，用之而愈。许叔微《本事方》　又类编所载，只用藏瓜姜糟一物，入小赤豆末和匀，罨于断伤处，以杉片或白桐片夹之。不过三日瘥。

腕折瘀血，莔蒿煮汁服，亦可末服，以此治打扑，或饮或散，其效最速。孙思邈《千金翼》

仆损折骨，合欢皮去粗皮，炒黑色，四两，芥菜子炒一两，为末，每温酒卧时服二钱，以滓敷之，接骨甚妙。《百一选方》

打跌骨折，酒调白及末二钱服，其功不减，自然铜、古铢钱也。《永类方》

骨节脱离，生蟹捣烂，以热酒倾入，连饮数碗，其渣涂之，半日骨内谷谷有声，即好。干蟹烧灰酒服，亦好。屡用神验。唐瑶方

折伤筋骨，用接骨木俗名迁迁活，言插地即活也五钱，乳香五分，芍药、当归、川芎、自然铜各一两，为末，化黄蜡四两，投药，搅匀，众手丸，如茨子大。若止伤损，酒化一丸。若折碎筋骨，先用此敷贴，乃服。《易简方》

《青囊方》：急取雄鸡一只，刺血量病人酒量，或一碗，或半碗，和饮，痛立止，神验，随以余血肉乘，热捣接骨，涂患处。杨拱《摘要方》：用土鳖焙，存性，为末，每服二三钱，接骨神效。一方，生者擂汁酒服。《袖珍方》：土鳖六钱，隔纸砂锅内焙干，自然铜二两，用火煅，醋淬七次，为末，每服二钱，温酒调下。病在上，食后服，病在下，食前服。神效。《集验方》：土鳖阴干，一枚，临时旋研入药，乳

香、没药、龙骨、自然铜火煅，醋淬，各等份，麝香少许为末，每服三分，入土鳖末，以酒调下，须先整定骨，乃服药，否则接挫也。此乃秘方，慎之。又可代杖。

打仆伤痛，羊角灰以砂糖水拌，瓦焙焦为末，每热酒下二钱，仍探痛处。《简便》

跌磕伤损，黄牛屎炒热，封之，裹定，即效。同上 蔺氏方：真牛皮胶一两，干冬瓜皮一两，锉同炒，存性，研末，每服五钱，热酒一盏调服，仍服酒二三盏，暖卧。微汗，痛止，一宿接元如故。

打仆损伤，瘀血作或垂死者，山羊血酒服立效。喻嘉言

伤损不食，凡打仆伤损，三五日水饮不入口，用生猪肉三钱，打烂，温水洗去血水，再擂烂，以阴阳水打和，以半钱，用鸡毛送入喉内，却以阴阳水灌下，其虫闻香，窜开瘀血而上，胸中自然开解。此乃损血凝聚心间，虫食血饱，他物虫不来探故也。谓之骗通法。部氏喻嘉言曰：此法奇妙。

打伤瘀血攻心，人尿煎服一升，日一服。《苏恭本草》

折伤跌仆，童便加酒少许饮之。推陈致新，其功甚大。薛己云：予见覆车被伤七人，仆地呻吟，俱令灌人尿皆无事。凡一切伤仆，不问壮弱，及有无瘀血，俱宜服此。若胁胀，或作痛，或发热，烦躁，口渴，服此一瓯，胜似他药。他药虽效，恐无瘀血，反致误人。童便不动脏腑，不伤气血，万无一失。军中多用此，屡验。《外科发挥》

坠落车马，筋骨痛不止，延胡索末黑豆淋酒服二钱，日二服。《圣惠》

坠伤扑损，瘀血在内烦闷者，蒲黄末空心温酒服三钱。《塞上方》

坠损肠出，以新汲水冷喷其身面，则肠自入。

伤损瘀血，丹皮二两，虻虫二十一枚，熬过，同捣末，每早温酒服方寸匕，血化为水。

《广利方》 又方：从高坠下，木石压伤，及一切伤损，瘀血凝积，痛不可忍，并以此药，推陈致新。大黄酒蒸，一两，杏仁泥三七粒，细研，酒一碗，煎六分，鸡鸣时服，至晓，取下瘀血即愈，名鸡鸣散。又方：治跌压瘀血在内，胀满，大黄、当归等份，炒研，每服四钱，温酒下，取下恶物愈。

临杖预报，无名异末临时温水服三五钱，则杖不甚痛，亦不甚伤。《谈野翁试效方》

杖疮肿痛，大黄末醋调涂，童便调亦可。《摘元》

杖疮血出，猪血一升，石灰七升，和剂烧灰，再以水和丸。又烧，凡三次。为末，敷之效。《外台》

夹棍伤，黄水不止，用蚌连肉烧灰，入水片敷之。并治烫火伤，止痛如神。

破伤风，凡闪脱折骨诸伤，慎不可当风，用扇中风，则发痉，痉痉，痉痉，言动也。口噤，项急，杀人，急饮竹沥二三升，忌冷饮食，及酒，竹沥猝难得，伐竹合十许束并烧取之。《外台》 《普济方》：破伤风疮，作白痂，无血者。杀人最急，以黄雀粪直者。研末，热酒服半钱。又方：防风、荆芥、白芷、生地榆、黄芪各等份，水煎，加童便服，奇效。喻嘉言经验后方，破伤风，牙关紧急，天南星、防风等份，为末，每服二三匙，以童便五升，煎至四升，分二服，即止。《易简方》：威灵仙五钱，独头蒜一枚，香油一钱，同捣烂，热酒冲服，汗出即愈。《保命集》：破伤风，病传入里，用左蟠龙即野鸽粪、江鳔、白僵蚕各炒，各半钱，雄黄一钱为末，蒸饼丸梧子大，每温酒下十五丸，取效。

《槐西杂志》载破伤风方，以荆芥、黄蜡、鱼鳔三味，鱼鳔炒黄色，各五钱，艾叶三片，入无灰酒一碗，重汤煮一炷香，热饮之，汗出立愈。惟百日以内不得食鸡肉。

止血补伤方，用白附子十二两，白芷、天麻、生南星、防风、羌活各一两研细末，敷患

处。伤重者用黄酒浸服数钱，青肿者水调敷上，一切破烂皆可敷之。此名玉真散，载在《医宗金鉴》破伤风条下，屡试屡效。

痉气疼痛，生香附三钱研末，酒调服。

花蕊石散，硫黄四两，花蕊石一两，并为粗末，拌匀，以胶泥固济，日干。瓦罐一个盛，泥封口，焙干，安在西方砖上，上书八卦五行。用炭一秤，簇匝，从巳午时，自下生火，煅至炭消冷定，取出，为细末，瓶收。治一切金刃箭镞伤，及打扑伤损，狗咬至死者。急以药掺伤处，其血化为黄水，再掺便不疼痛，如内损瘀血，入脏腑，煎童便入酒少许，热调一钱服，立效。妇人产后败血不尽，血运，恶血奔心，胎死腹中，胎衣不下至死，但心头温暖者，急以童便调服一钱，取下恶物如猪肝，终身不患血气、血风。若膈上有血，化为黄水，即时吐出，或随小便出，甚效。《局方》

益母膏 治折伤内损有瘀血，每天阴则痛。见胎产门。

虫兽伤

人咬手指欲脱，瓶状热尿，浸一夜，即愈。《通变要法》

蜘蛛咬伤，土蜘窠为末，醒调涂。藏器 又方：久臭人尿于大瓮中坐浸，仍取乌鸡矢炒，浸酒服之。不尔，恐毒杀人。

《古夫于亭杂录》载盐和油敷，治蜂蛛咬遍身生丝。

花蜘蛛伤，头面肿痛，取蓝汁一碗，加麝香、雄黄少许，点于咬处，至重者，两日悉平，作小疮而愈，并服蓝汁。

蜂虿螫人，土蜂窠醋调涂。宗奭

又方：头垢封之。

蚯蚓咬毒，形如大风，眉鬓皆落，浓煎盐汤，浸身数遍，即愈。浙西军将张韶病此，每夕蚯蚓鸣于体，一僧用此方而安。蚓畏盐也。经验

蜈蚣咬，用铁锈醋磨涂之。《梅师方》：嚼盐涂之。或盐汤浸，俱妙。

蜈蚣入腹，猪血灌之。或饱食，少顷，饮桐油，当吐出。又方：急碎生鸡蛋数枚，取其白啜之。良久，问其痛稍定，复啜生油须臾大吐，鸡白与蜈蚣缠束而下。盖二物气类相制，入腹则合为一也。

蛇入七孔，割母猪尾血滴入，即出。《千金方》

诸蛇毒人，梳垢一团，尿和敷上，仍炙梳，出汗，熨之。同上

诸虫蛇伤，艾灸数壮，甚良。

蛇蟠人足，淋以热尿，或沃以热汤，则解。蛇入人窍，以艾炷灸蛇尾，或割破蛇尾，塞以椒末即出。

驱蛇，焚雄黄、白芷自去。

蛇犬咬伤，以热尿淋患处。《日华子》

《古夫于亭杂录》载细辛、白芷、雄黄以好酒研末入麝香少许服，治蛇犬伤。又金丝荷叶捣汁患处治蛇伤。

蝮蛇伤人，令妇人尿于疮上，良。《千金方》

毒蛇伤螫，有人被蝮伤，昏死臂如股。少顷遍身皮胀，黄黑色，一道人以新汲水，调白芷末一斤，灌之。脐上槽槽然黄水自口出，腥秽逆人，良久，消缩如故。以麦冬汤调尤妙，仍以末搽之。又寺僧为蛇伤，一脚溃烂，百药不愈。一游僧以新汲水数洗净腐败，见白筋，拭干，以白芷末入胆矾、麝香少许，掺之，恶水涌出。日日如此，一月平复。《夷坚志》 《千金方》：人屎厚封之。

蛛蝎蛇伤，鸡子一枚，轻敲小孔，合之。立瘥。《兵部手集》

虎咬蛇伤，三七研末，米饮服三钱，仍嚼涂之。《濒湖集简方》

虎爪伤人，先吃清油一碗，仍以油淋洗疮口。《赵原阳济急方》

虎狼伤疮，月经衣烧末，酒服方寸匕，日三。藏器

猘犬毒人，头垢、猬皮等份，烧灰，水服一杯。口噤者，灌之。《袖珍方》：恶犬咬伤，蓖麻子五十粒，去壳，以井华水研膏，先以盐水洗痛处，乃贴此膏。《梅师方》：鼠屎二升，烧末，敷之。《千金方》：洗净毒，以热牛屎封之。即时痛止。

犬咬人疮重发者，以头垢少许纳疮中，用热牛屎封之。

疯狗咬伤，此九死一生也。急用斑蝥七枚，以糯米炒黄，去米为末，酒一盏，煎半盏，空心温服。取下小狗肉三四十枚为尽，如数少，数日再服，七次无狗形，永不再发，累试累验。《卫生易简方》《医方大成》：斑蝥二十一枚，以七枚去头翅足，用糯米一勺，略炒过，去斑蝥，再以七枚去头翅足，如前炒色变，复去之。再以七枚去头翅足，如前炒，至青烟为度，去斑蝥只以米为粉，用冷水入清油少许，空心调服。须臾，再如前法制过，再进一服，以小便利下毒物为度。如不利，再进。利后肚疼，急用冷水调青靛服之，以解其毒，否则有伤。黄连水亦可解，但不宜服一切热物。《肘后方》：疯狗伤，每七日一发，生食虾蟆良，亦可烧炙食，勿令本人知，自后再不发。《袖珍方》：用虾蟆后足，捣烂，水调服，先于顶心拔去血发三两根，则小便内见沫也。

《局方》花蕊石散，治狗咬至死，见折伤跌仆门。

《南史》载张畅弟为猘犬伤，食虾蟆脍而愈。

疯犬咬方载朱砂、雄黄、穿山甲各二钱，桃仁、滑石各三钱，木鳖子三枚，斑蝥七枚，麝香五分，研细末，每服二分，醇酒调服，毒从二便出，以尽为度。遇疯犬者非其凤冤，服之得活

解黄蝇毒，乌蒙山峡，多小黄蝇，生毒蛇鳞中，啮人，初不觉，渐痒为疮，勿搔，但以冷水沃之。擦盐少许，即不为疮。《方舆揽胜》

鼠咬伤，猫毛烧灰，麝香少许，津唾调敷。

烫火伤

烫火伤，取井底泥涂之，效。《证类》赵真人方：白及末油调搽。《本事方》：刘寄奴捣末，先以糯米浆鸡瓴扫上，后乃掺末，并不痛，亦无痕，大验。凡烫火伤，先以盐水掺之。护肉不坏，后乃掺药，为妙。《经验方》：用瓶盛麻油以筋就树，夹取黄葵花收入瓶内，勿犯人手，蜜封收之。遇有伤者，油涂甚效。《本草图经》：以酸醋淋洗，并以醋和泥涂之，效。孙光宪《北梦琐言》云：一婢抱儿落炭火上烧灼，以醋泥傅之，旋愈，无痕。《夷坚志》：大黄生研，蜜调涂，不惟止痛，且灭瘢。此金山寺神人所传方。又方：柏叶生捣，涂之，系定，二三日，止痕灭瘢。《外台》方：猪胆调黄柏末涂之，效。《梅师方》：油伤火灼，痛不可忍，石膏末敷之，良。

《古夫于亭杂录》载乌药细磨冷浓茶，治烫火疮。

毒物入肉伤

箭镞入肉，有人飞矢入目，拔矢而镞留于中，钳之不动，痛困俟死。梦胡僧，令以米汁注之，必愈。广询于人，无悟者。忽有僧，丐食，肖所梦。叩之，僧云：以寒食饧点之，如法用。清凉，顿减痛楚，至夜疮痒，用力一钳而出，旬日瘥。按：饴糖解附子、草乌头毒，军中药箭，多浸草乌等药，饧解其毒，故点之而镞出。

箭镞入腹，或肉中有聚血，以妇人月经衣烧灰，酒服方寸匕。《千金》

解药箭毒，毒箭有三，交广夷人，用焦铜汁作箭镞，岭北诸处，以蛇毒螫物汁，著筒中，渍箭镞。此二种才伤皮肉，便洪脓沸烂而死，若中之，便饮粪汁，并以粪涂之，最妙。又一种，用射罔煎涂箭镞，亦宜此方。《集验方》《博物志》：服妇人月水并屎汁解之。

水银入肉，令人筋挛，以金器熨之。水银即出，蚀金，候金白色是也。频用取效。此北齐徐玉方。

针刺入肉，蓖麻子去壳一枚，先以帛衬伤处，敷之。频看，若见刺出，即拔去，恐药紧韷出好肉，或加白梅肉同研，尤好。《易简方》《圣惠方》：凡针折入肉，及竹木刺者，刮人指甲末用酸枣捣烂，涂之，次日定出。

《大观本草》载《梅师方》治竹木针在肉中不出，取生牛膝茎，捣末，涂之，即出。

诸铁及杂物入肉，刮象牙屑和水敷之，立出。

中毒及食物毒

筋骨毒痛，因患杨梅疮，服轻粉毒药，年久不愈者。威灵仙三斤，水酒十瓶，封煮一炷香，出火毒，逐日饮之，以愈为度。《集简方》

中水毒病，手足指冷至膝肘者是，浮萍日干为末，饮服方寸匕，良。姚僧坦《集验方》

《续夷坚志》载河中人赵才卿言，煤炭熏人往往致死，临卧削芦菔一片，著火中，即烟不能毒人，如无萝菔之时，预干为末，用之亦佳。

解桐油毒，干柿饼食之。《普济》

解钟乳毒，下利不止，食猪肉即愈。《千金翼》

丹石发毒，头眩耳鸣，恐惧不安，淡竹沥频服二三升。又方：刺羊血一升，饮之即解。

硫黄毒发气闷，用羊血热服一合，效。《圣惠》《外台》：硫黄发毒，身热，麻油煎熟，时时啜之，即解。

食闭口椒毒，饮新汲水即解。喻嘉言曰：验过。《肘后方》：人尿饮之。《梅师方》：急煎肉桂汁服，多饮新汲水三升。

乳石发动烦热，石南叶为末，新汲水服一钱。《圣惠》

乳石发渴，寒水石一块，含之，以瘥为度。《圣济录》　按：寒水石即软石膏乳石服之，令

人阳气暴充，饮食倍进，昧者恃以淫佚，久即发为淋渴，变为痈疽，非乳石之过，人自取耳。

中乌头巴豆毒，甘草入腹即定，验如反掌。孙思邈《千金方》

中附子天雄毒，防风煎汁饮。同上

中巴豆毒，下利不止，黄连、干姜等份为末，水服方寸匕。《肘后》

解百药毒，黑大豆甘草同煎服，奇验。

中饮食毒，炙甘草一寸，嚼之咽汁。若中毒，随即吐出，仍以炙草三两，生姜四两，水六升，煮二升，日三服。葛洪《备急方》　《金匮玉函》：饮馔中毒，不知何物，急卒无药，只煎甘草荠苨汤，入口便活。

一切食毒，缩砂仁末，水服一二钱。《事林广记》

蛊毒药毒，甘草节以真麻油浸之。年久愈妙，或嚼咽汁，或水煎服，神效。《直指》

《香祖笔记》载两广云贵多有蛊毒，饮食后咀嚼当归即解。

水莨菪毒，菜中有水莨菪，叶圆而光，有毒，误食，令人狂乱，狂若中风，或作吐，甘草煮汁服，即解。又方：升麻煮汁多服。

中芫花毒，野菌毒，并以防风一两，煎汁饮。《千金》

中酒毒，恐烂五脏，茅根汁饮一升。同上

中钩吻毒，并解芫青毒，煮肉桂汁饮。

中诸菜毒，发狂，吐下欲死，鸡矢烧末，水服方寸匕。葛氏方　《海上方》：童便和人乳服二升。

断肠草毒，一叶入口，百窍流血，急取凤皇胎，即鸡卵抱未成雏者。已成者勿用，研烂，和麻油灌之，吐出毒物即生，少迟即死。崔南《卫生方》

菜毒脯毒，凡野菜、诸脯肉、马肝、马肉毒，以头垢枣核大，含之。咽汁，能起死人，白汤下亦可。《小品》

豆腐中毒，煎萝卜汤饮。张杲《医说》

解蛇蛊毒，饮食中得之。咽中如有物，咽

不下，吐不出，心下热闷。马兜铃一两，煎服，即吐出。崔行功《纂要方》

解蛊毒，香油多饮取吐。《岭南方》

解河豚毒，仓卒无药，急以清麻油多灌，吐出毒物，即愈。《易简方》　又方：槐花微炒干胭脂等份，同捣粉，水调服，大妙。

《陶九成录》载解河豚毒方，或龙脑浸水，或至宝丹或橄榄皆可解。

《经验良方》载食笑菌中毒，墙头薜荔可治。笑菌《清异录》名笑矣乎。

中鳝鱼毒，食蟹即解。董炳方

中蟹毒，紫苏煮汁饮。《金匮要略》　《千金方》：芦根煮汁服。

牛啖蛇者，毛发向后，误食其肉，杀人，但饮人乳一升，立愈。《金匮要略》

牛马肉毒，甘草煎浓汁，饮一二升，或煮酒服，取吐，或下，如渴，不可饮水，饮之即死。《千金》　《易简方》：豆豉汁，和人乳顿服。

食狗中毒，心中坚，或腹胀，口干发热，妄语，芦根煮汁服。《梅师方》

诸鸟肉毒，白扁豆末，冷水调服。《事林广记》

真阿魏解自死牛羊马肉诸毒，并一切蕈菜毒。

自死禽兽肉毒，旧帽中头垢一钱，热水服，取吐。

食菹吞蛭，蛭啖脏血，胀痛黄瘦，饮热羊血一二升，次早化猪脂一升饮之，蛭即下。《肘后》

误食水蛭成积，胀痛黄瘦，以浸蓝水即染坊蓝水，饮之，取下即愈。蓝水取蓝及石灰能杀虫解毒。昔有人醉饮田中水，误吞水蛭，胀痛黄瘦，遍医不效。因宿店中，渴甚，误饮蓝水，大泻数行，平明视之，水蛭无数，病若失。
濒湖发明

诸骨鲠

竹木骨鲠，蓖麻仁一两，凝水石二两，研匀，每以一捻置舌根噙咽，自然不见。又方：蓖麻油、红曲等份，研细，砂糖丸皂子大，绵裹含咽，痰出，大良。

《本草从新》载治针刺入肉方，用蓖麻子，捣敷伤处，频看刺出即去药，否则恐努出好肉。

骨鲠在咽，栗子内薄皮烧存性，研末，吹入咽中，即下。《圣济录》：栗子肉上衣半两为末，鲇鱼肝一枚，乳香二钱半，同捣丸梧子大，看鲠远近，绵裹一丸，以线系定，水润吞之。提线钓出也。《外台方》：用生艾蒿数升，水酒共一斗，煮四升，细细饮之，当下。又方：威灵仙一两半，砂仁一两，砂糖一盏，水煎服，少顷，其骨即软如绵而下，屡效。

鸡骨鲠咽，五倍子根煎醋，啜至三碗，便吐出。《本草集录》《摄生方》：活鸡一只，打死，取出鸡内金洗净，灯草裹于火上烧，存性，竹筒吹入咽内，即消。

鸡鱼骨鲠，贯众、缩砂、甘草等份为粗末，绵包少许，含之咽汁，久则痰自出。《医方大成》：野苎麻根捣碎，丸如龙眼大。鱼骨，鱼汤下，鸡骨，鸡汤下。

水中螺蛳等壳，误吞鲠噎痛苦，以鸭涎滴咽，即消。喻嘉言

诸物鲠咽，莫如以物制物，鸡骨用狗涎，鱼骨用猫涎，及橄榄汁，稻芒用鹅涎，滴入喉中，无不效。

误吞诸物

与中毒、食物毒门及邪祟急证门参看

误吞铁钱，荸荠生嚼，多食，效。不应用羊胫骨煅存性，荸荠汁调服，自化。《圣济录》：用古文铜钱十个，白梅肉十个，水浸透，同捣丸绿豆大，每服一丸，流水吞下，即吐出。

吞金中毒已死，取鸡矢半升，水淋，取汁

一升，饮之，日三。《肘后》

误吞金银及钱，在腹中不下者，光明煤炭一杏核大，硫黄一皂子大，为末，酒下。《普济方》

谷贼尸咽，喉中痛痒，此误吞谷芒桧刺也。谷贼属咽，尸咽属喉，不可不分，脂麻炒研，白汤调下。《三因》

误吞铁钉，猪脂多食令饱，自然裹出。同上

误吞钉铁金银及钱，用烊银罐中炭为末，银匠油槽内油调服，即出，多食肥肉，助其润下。《医通》

误吞钉针多食猪羊脂，久则血出。《肘后》

误吞金铁器，胸膈痛不可忍，羊胫骨煅成灰，米饮调服，次日即从大便出。

误吞蜈蚣，刺猪羊血灌之，即吐出。《三元延寿书》

误吞钓鱼钩，线在外者。用蚕茧剪去两头，穿上，再以念佛珠穿上，徐徐弯环顶入，将鱼钩顶脱，套在茧内，即拽出，如无蚕茧，以绵纸剪数十层，代茧亦可。

误吞针，用透活磁石生研，将黄蜡和捻如针，凉水送下，裹针从大便出。

痈疽疮疡

卒肿毒起，升麻磨醋频涂。《肘后》　余居士方：大虾蟆一枚，剁碎，同石火炒研如泥，傅之，频易。《小品方》：败龟甲一枚，烧研，酒服四钱。《濒湖集简方》：白芥子末，醋调涂。

《居易录》载彭羡门少宰传治肿毒初起方，取鸡子用银簪插一孔，用明透雄黄三钱，研极细为末入之，仍以簪搅极匀封孔，入饭内蒸熟，食之，日三枚，神效。

又云：治发背脑疽一切恶疮初起时，采独科苍耳一根连叶带子，细锉不见铁器，用砂锅熬水二大碗熬及一碗。如疮在上饭后徐徐服吐出，吐定再服，以尽为度。如疮在下，空心服，疮自破，出脓以膏药傅之。

诸般痈疽，甘草微炙，三两，切，以酒一斗，浸瓶中，用黑铅一斤，熔成汁，投酒中，取出，如此九度，令病者饮酒至醉，寝后即愈。《经验方》《易简方》：痈疽已溃未溃，皆可用。黄连、槟榔等份为末，以鸡子清调搽。杨诚方：地丁连根同苍耳叶等份，捣烂，酒一盏，搅汁服。唐慎微《本草》：痈疽恶疮，脓血不止，地骨皮不拘多少，洗净，去粗皮，取细白穣以粗皮同骨煎汤洗，令脓血尽，以细穣贴之，立效。有朝士腹胁间病疽经岁，或以地骨皮煎汤淋洗，出血一二升，家人惧，欲止。病者曰：疽似少快，更淋之。用五升许，血渐淡，乃止。以细穣贴之，次日结痂愈。《本事方》：诸般痈肿，黄明胶一两，水半升，化开，入黄丹一两，煮匀，以翎扫上疮口，如未成者。涂其四围，自消。

《续夷坚志》载治一切恶疮服瓜蒌方，悬蒌一枚去皮用穣及子，生姜四两，甘草二两，横纹者佳，细切，用白灰酒一碗，煎及半浓服之。煎时不见铜铁。患在上食后服，在下空心服。

又云：张户部林卿说，有如大黄或木香或乳香、没药者，病疮，行先疏利，次用瓜蒌方，日以乳香绿豆粉温下三五钱，防毒气入腹，外以膏涂敷之，自无不愈。

肿毒不问软硬，取楸叶十重，敷肿上，旧帛裹之。日三易，当重重有毒气为水，流在叶上，冬月取干叶盐水浸软，或取根皮捣烂敷，皆效。止痛消肿，食脓血，胜于众药。范汪东阳方

一切肿毒，不问已溃未溃，或初起发热，用金银花采花连茎叶自然汁半碗，煎八分服之。以渣敷上，败毒托里，散气和血，其功独胜。万表《积善堂方》

《居易录》载麦粉不拘多少，用陈醋熬膏贴无名肿毒，神效。

治一切无名肿毒膏药方，当归三两，红花二两，桂枝三两，小茴香二两，草乌、川乌、

乳香、穿山甲各三两，山柰、南星各五两，补骨脂三两，秦艽、香附各二两，川芎、甘松、五加皮各三两，木瓜二两，猴姜、干姜、没药各三两，用麻油五斤，泡药熬，再加黄丹三斤，收膏摊贴，效。

《镜花缘》载敷肿毒之药，五黄散最妙。方用黄连、黄柏、黄芩、雄黄、大黄每样五钱，共研细末，磁瓶收贮。凡肿毒初起，用好烧酒，调搽数次即消。

《分甘余话》载立秋日，日未出，采楸叶熬膏，敷疮疡立愈。

《孙真人食忌》载治卒得恶疮人不识者，以牛膝捣根敷之。

痈疽发背，不问老少，皆宜服，明亮白矾一两，生研，以好黄蜡七钱，熔化，和丸梧子大，每服十丸，渐加至二十丸，滚水送下。如未破，则内消，已破，即便合。但一日中服近百粒，则有力，此药不惟止痛生肌，能防毒气内攻，护膜止泻，托里化脓之功甚大，服至半斤，尤佳。按：白矾大能解毒，为外科要药，最止疼痛，不动脏腑，活人不可胜数，名矾蜡丸。

痈疽赤肿，白芷、大黄等份为末，米饮服二钱。经验

万应膏，治一切痈疽发背，无头恶疮，肿毒疔疖，一切风痒，臁疮，杖疮，牙疼，喉痹。五月五日，采苍耳根叶数担，洗净，晒萎，细锉，以大锅五口，入水煮烂，以筛滤去粗滓，布绢再滤，复入净锅，武火煎滚，文火熬稠搅成膏，以新罐贮封，每以敷贴，即愈。牙疼敷牙上，喉痹敷舌上，或噙化二三次效，每日用酒服一匙，极效。《集简》

痈疽发背，一切肿毒，荞麦面、硫黄各二两，为末，井华水和作饼，晒收，每用一饼，磨水敷之。痛则令不痛，不痛则令痛，即愈。《直指》 《朱氏集验方》：治一切痈疽疮疥及赤肿，不拘善恶，用赤小豆四十九粒，为末，水调涂，无不愈者。但其性黏，干则难揭，入苎

根末即不黏，此法尤佳。昔宋仁宗患痄腮，道士赞宁取赤小豆七七粒，为末，敷之而愈。任承亮患恶疮近死，敷永授此方立愈。有人苦胁疽，既至五脏，医以药治之，甚验。承亮曰：得非赤小豆耶。医谢曰：某以此活人多矣。顾勿言，有僧发背如烂瓜，用此治之如神。

《悦目益心》载凡患背疮，当求不耕之地，寻野人粪为虫鸟所残者，以竹爿去粪取粪下土筛而敷之，即愈。此神验之方也。

发背肿毒，取独头蒜横截一分，安肿头上，灼艾如梧子大，灸蒜百壮，渐消。多灸为善，勿令大热，觉痛即起蒜，蒜焦，更换新者，勿损皮肉。葛洪小腹下患一大肿灸之瘥，凡发背，痈疽，恶疮，肿核初起有异，皆可灸，不计壮数。要痛者灸至不痛，不痛者灸至痛极而止。疣赘之类，灸之即成痂自脱，其效如神。葛洪《肘后方》 喻嘉言曰：是治背疽要法，切记切记。李迅论蒜钱灸法云：治痈疽着灸，胜于用药，缘热毒中膈，上下不通，必得毒气发泄，然后解散。凡初发一日内，用大独头蒜切，如小钱厚，贴肿毒顶上，灸三壮，一易，以百壮为率。一使疮不开大，二使内肉不坏，三使疮口易合，一举而三得。但头及顶心上，切不可用，恐引气上，更生大祸也。又史源记蒜灸之功云：母氏背脾作痒，有赤晕半寸，白粒如黍，灸二七壮，其赤随消。信宿，有赤流下长二寸，举家归咎于灸。外医用膏护之，日增一晕。二十二日，横斜约六七寸，痛楚不胜。或言一尼病此，得灸而愈，奔询之。尼云：剧时，昏不知人，灸至八百余壮，乃苏，约艾一筛。亟归，以灼如银杏大，灸十数。不觉，乃灸四旁赤处，皆痛。每一壮烬，则赤随缩入，三十余壮，赤晕收退。盖灸迟，则初发处肉已坏，故不痛，直待灸到好肉方痛也。至夜，火焮满背，疮高阜而热，夜得安寝，至晓如覆一瓯，高三四寸，上有百数小窍，色正黑，调理而安。高阜者，毒外出也。毒在坏肉之里，则内逼五脏而危矣。庸医敷贴寒凉消散之说，何可信哉。

剥皮蛀，用远年砖敲灰，麻油调敷，神效。

背疮灸法：凡觉背上肿硬疼痛，用湿纸贴寻疮头，以大蒜十个，淡豆豉半合，乳香一钱，细研，随疮头大小，用竹片作围，围定，填药于内，二分厚，着艾灸之。痛灸至痒，痒灸至痛，以百壮为率。与蒜钱灸法同功。《外科精要》喻嘉言曰：此稍参药力，亦妙。

痈疽发背，凡人中热毒，眼花头运，口干舌苦，心惊背热，四肢麻木，觉有红晕在背后者。即取槐花子一大抄，铁勺内炒褐色，以好酒一杯浇之。乘热饮酒，一汗即愈。如未退，再炒一服，极效，纵成脓亦无不愈。彭幸庵云：此方屡效。《保寿堂方》

发背初起未成，及诸热肿，以湿纸揭上，先干处是头，着艾灸之。不论壮数，痛者灸至不痛，不痛者灸至痛乃止，其毒即散。不散，亦免内攻。神方也。《兵部手集》凡灸，要痛灸至不痛，不痛灸至极痛，痛者灸至痒，痒者灸至痛方止，若不依此法，反为大害，切记。《海上方》：初起疑似者，以秦艽牛乳煎服，得快利三五行，即愈。喻嘉言曰：看发背，其纹左旋者，此方极验。《外台》：发背补起，羊脂、猪脂切片，冷水浸贴，热则易之，数日瘥。又方：黄明胶四两，酒一碗，重汤顿化，随意饮尽，不能饮者，滚汤饮之。服此毒不内攻，不传恶证。

发背溃烂，陈芦叶为末，川椒、葱汤洗净，傅之，神效。《乾坤秘韫》

喻嘉言背疮奇验方，血见愁一两，酸浆草五钱，当归二钱五分，乳香、没药各一钱二分半，并焙干为末，每服七钱，热酒调服，或以酒水煎热服。留渣敷疮上，神效。

痈疽发背，无名诸肿，贴之如神，地丁草三伏时收，以白面和成饼，盐醋浸一夜，贴之。昔一尼患发背，梦大士授此方，数日而痊。孙天仁方

忍冬酒，治痈疽发背，不问发在何处，发眉，发颐，或头顶，或腰背，或胁，或乳，或手足，皆奇效，僻陋之乡，贫乏之辈，药材难得，虔心服此，俟疮破，以神异膏贴之，甚效。忍冬藤生者四五两，干者止用一两，捣，大生甘草节一两，同入沙锅内，水二盅，煎一盅，再入无灰酒一盅，又煎数沸，去渣，分三服，一日一夜服尽。病重者一日二剂，以大小便通利为度。另以忍冬藤研烂，入酒少许，罨患处。

神异膏：麻油二斤，黄丹十二两，黄芪、杏仁、元参各一两，蛇蜕半两，男子发如鸡子一团，蜂房子多者佳，一两。先以黄芪、杏仁、元参入麻油内煎至将黑，乃入蛇蜕、蜂房、乱发再煎至黑，去渣，徐徐下黄丹慢火煎收，黄丹不拘多少，但以得中为度。凡膏药用久必老硬，煎时，预留嫩膏少许，如老硬量和之。此膏治痈疽疮毒，及收口甚效，疮疡中第一方也。

乌龙膏　治一切痈肿发背，无名肿毒，初发焮热，未破者神效，隔年小粉，愈久愈佳。以锅炒之如饧，久炒则干，成黄黑色，冷定研末，陈米醋调成糊，熬如黑漆，瓷罐收之。用时摊纸上，贴之。即如冰冷，疼痛即止，少顷觉痒，干亦不能动，久则肿毒自消，药力亦尽而脱落，甚妙。此方苏州杜水庵所传屡验，药易而功大，济生者宜收藏之。

冲和膏。治痈疽发背，流注诸肿毒，冷热不明者。紫荆皮炒，独活去节炒，各三两，赤芍炒二两，木蜡即白蜡炒，生白芷各一两，为末，用葱汤调热敷，血得热则行，葱能散气。疮不甚热者，酒调敷。痛甚者，筋不伸者，加乳香。大抵痈疽流注，皆气血凝结所成，遇温则散，遇凉则凝。此方温平，紫荆皮木之精，生血止痛；木蜡水之精，消肿散血。同独活能破石肿坚硬，白芷金之精，去风，生肌，止痛。盖血生则不死，血动则流通，肌生则不烂，痛止则不焮，风去则血散，气破则硬消毒化，五者交治，病安得不愈。

治一切痈疽发背，乳痈恶疮，不拘已成未成，已穿未穿，并用芙蓉叶或根皮、或花、或生研、或干研末，同蜜调涂肿处四围，中间留

头，干则频换。初起者，即觉清凉，痛止肿消。已成者，即脓聚毒出。已穿者，即脓出易敛。妙不可言，加生小豆末尤妙，芙蓉花并叶，治痛肿有神效。疡科秘其名为清凉散、铁箍散，皆此物也。

发背欲死，烧人屎灰醋和敷之，干即易。《肘后》

《本草纲目》载发背痈毒痛不可忍，马鞭草捣汁饮之，以滓傅患处。

一切痈肿未溃，用干人屎末、麝香各半钱，研匀，如豆大，津调贴头，外以醋面作钱护之。脓溃，去药。宗奭《衍义》

痈疽已溃，用仙人杖笋欲成竹时立死者色黑如漆，五六月收之。蘸麻油于空室中烧之。取滴下油涂搽，长肉如神。喻嘉言 按：仙人杖并治小儿吐乳，大人反胃吐食。

乳痈红肿，蒲公英一两，忍冬藤二两，捣烂，水二盅，煎一盅，食前服，服后欲睡，是其功也。睡觉微汗，病即安。《积德堂方》 《梅师方》：生地捣敷，热即易效。《灵苑方》：初发肿痛，结硬欲破，一服即瘥。以北来真桦皮烧存性研，无灰酒温服方寸匕，即卧，醒即瘥。《寿域方》：雄鼠屎七枚，研末，温酒服，取汗，即散。《永类方》：水杨柳根生擂，贴疮，其热如火，再贴遂平。《子母秘录》：大熟瓜蒌熟捣，以白酒煮取四升，去滓温服一升，日三服。《直指方》：炙草二钱，水煎服，仍令人咂之。《秘传外科方》：白芷、贝母各二钱为末，温酒服。

《本草纲目》载乳痈肿痛，马鞭草一握，酒一碗，生姜一块，擂汁服，渣敷之。

痈肿毒气，紫石英火烧，醋淬为末，生姜米醋煎敷。《日华本草》

无名痈肿，疼痛不止，三七磨米醋调涂，即散。已破者，研末干涂。

痈疽便闭，紫草、瓜楼实等份，水煎服。《直指》

痈疽发渴，男子妇人诸虚不足，烦悸焦渴，面色萎黄，不能饮食，或先渴而后发疮疖，或先痈疽而后发渴，并宜常服。此药平补气血，安和脏腑，终身免痈疽之患。箭竿黄芪六两，一半生焙，一半以盐水润湿，饭上蒸三次，焙，锉，甘草一两，一半生用，一半炙黄。共为末，每服二钱，白汤点服，早晨、日午各一服，亦可煎服，名黄芪六一汤。《外科精要》

阴下悬痈，生于谷道前，阴器后，初发如松子大，渐如莲子，数十日后，赤肿如桃李，成脓即破，破则难愈。用横纹甘草一两，四寸截断，以溪涧长流水一碗，河水井水不用，以文武火，慢慢蘸水炙之。自早至午，令水尽为度，劈开视之，中心水润乃止，细锉，用无灰酒二小碗，煎至一碗，温服，次日再服，便可保无虞。此药不能急消，过二十日方得消尽。兴化守康朝病此已破，众医拱手，服此两剂，即合口。韶州刘从周方也。李迅《痈疽方》 喻嘉言曰：当用一斤作一剂，服毕得效。又方：明矾四两，煎汤围坐熏洗，洗至一百日，用矾四百两，即愈。试验。

肠胃生痈 怀忠丹，治内痈有败血，腥秽殊甚，脐腹冷痛，用此排脓下血。单瓣红蜀葵根、白芷各一两，枯矾、白芍各五钱，为末，黄蜡熔化，和丸梧子大，空心米饮下二十丸，待脓血出尽服十宣散黄芪蜜酒炙、人参、炙草、川芎、当归、肉桂、白芷、防风、桔梗、厚朴。补之。坦仙皆效方按：蜀葵即吴下人家庭卉，端午折充瓶供者。花有五色，惟单瓣红白二花入药。

肠痈未成，马牙齿烧灰，鸡子白和涂。《千金》

肠痈腹痛，其状两耳轮甲错，腹痛，或绕脐有疮如粟，下脓血，用马蹄灰和鸡子白涂，即拔毒气出。同上

腹痈有脓。苡仁附子败酱汤，苡仁一钱，附子二分，败酱五分，共为末，每以方寸匕，水二升，煎一升，顿服，小便当下，即愈。《金匮玉函》按：败酱外科要药。

骨疽出骨，一名多骨疮，不时出细骨，此脓血凝成，以密陀僧末桐油调匀，摊贴，即愈。

治大人口中痔疮，并发背，万不失一，山
李子根即牛李子，又名鼠李子，蔷薇根野外者。
各细切，五升，水五大升，煎半日，汁浓，即
于铜器中盛之。重汤煎至一二升，待稠，瓷瓶
收贮，每少少含咽，必瘥。忌酱醋油腻热面肉。
如发骨，以帛涂贴，神效。昔柳崖妻患口疮十
五年，齿尽落，不可近，用此愈。《传信方》神
方，切记。

便毒痈疽，皂角一条，醋熬膏敷，屡效。
《直指》

便毒初起，葱白炒热，布包熨，数次，再
用敷药，即消。

骨挛痈漏。薛己《外科发挥》云：服轻粉
致伤脾胃气血，筋骨疼痛，久而溃烂成痈，至
终身成废疾者。土革薢二两。有热，加芩连。
气虚，加四君子参苓术草。血虚，加四物地芍归
芎。水煎，代茶，月余即安。

治横痃鱼口未成者，立消。地榆四两，银
花一两，穿山甲三片，土炒，水酒煎服。已成
者，加生黄芪五钱，白芷二钱，速溃易合。下
部阴疳阴蚀，前方去山甲加牛膝、木瓜、姜虫
神效。

甲疽疮脓，生足趾甲边，赤肉突出，时常
举发者。黄芪二两，蔄茹一两，醋浸一宿，以
猪脂五合，微火上煎取二合，绞去滓，以封疮
口上，日三度，自消。《外台》

甲疽胬肉，脓血疼痛，乳香为末，胆矾烧
研，等份，敷之。内消，即愈。《灵苑方》

瘭疽恶毒，肉中忽生一黡子，大如豆粟，
或如梅李，或赤，或黑，或白，或青，其黡有
核，核有深根，应心，能烂筋骨，毒入脏腑，
即杀人，俗名珠子火丹。兼发寒热，又名赤豆。
但饮秋葵根汁可折其热毒。《集验方》《千金
方》：瘭疽应心疼痛，肿泡紫黑色，宜灸黡上百
壮，以酸模叶俗名山茅紫根围其四面，防其长
也。内服葵根汁自愈。

瘭疽出汗，生手足肩背，累累如赤豆，剥

净，以酒和面敷之。《千金》

赤斑瘭子，身面卒得赤斑，或瘭子肿起，
不治杀人。殺羊角烧灰，鸡子清和涂，甚妙。
《肘后》

瘭疽发热，疽着手足肩背，累累如米起，
色赤，刮之，汁出复发热，用蔓菁子熟捣，帛
裹，展转其上，日夜勿止。同上《千金方》：
枸杞根、葵根叶煮汁，煎如饴，随意服。

护心散，又名内托散、乳香万全散。凡有
疽疾，一日至三日之内，宜连进十余服，方免
变证，使毒气外出。服之稍迟，毒气内攻，渐
生呕吐，或鼻生疮菌，不食即危矣。四五日后，
亦宜间服。真绿豆粉一两，乳香半两，灯心同
研，和匀，以生甘草浓煎汤，调下一钱，时时
呷之。若毒气冲心，有呕逆之证，尤宜服此，
绿豆压热，下气，消肿，解毒，乳香消诸痈肿
毒，服至一两，则香彻疮孔中，真圣药也。李嗣
立《外科方》

疮气呕吐，绿豆粉三钱，干胭脂半钱，研
匀，新汲水调下，一服立止。《普济》

毒疮肿毒，号叫痛苦，取独头蒜两个，捣
烂，麻油和厚敷疮上，干即易，屡用救人，神
效。卢坦肩上疮作，连心痛闷，用此便瘥。李
仆射患脑痈，久不瘥，卢与此方，亦瘥。《兵部
手集》喻嘉言曰：此法最灵。

上下诸瘘，或在项，或在下部，苦参五斤，
苦酒一斗，浸三四日服，以知为度。《肘后》

鼠瘘恶疮，苦参二斤，露蜂房二两，曲二
斤，水二斗，渍二宿，去渣，入黍米二升，酿
熟，稍饮，日三次。同上

鼠瘘已破，出脓血者。白鲜皮煮汁服一升，
当吐若鼠子也。同上又：见瘰瘤门。

痈疽溃后气血俱虚，呕逆不食，人参膏。
见炼服门。

疔毒

疔肿初起，以新人屎封之，一日根烂。喻

嘉言曰：救人命于顷刻。《千金方》：初起时，刮破，以热人屎尖敷之，干即易。不过十五遍，即根出，立瘥。《普济方》：多年土内锈钉火煅，醋淬，刮下锈末，不论遍数，煅取收之。每用少许，人乳和挑破敷之。仍炒研二钱，以盏水煎滚，待冷调服。喻嘉言曰：以陈久铁钉锈点疔疮，能蚀毒根，佐以蟾酥、麝香，仙药也。

疔疮肿痛，煅土蜂窠并烧蛇皮等份，酒服一钱。《直指方》　《袖珍方》：白及末半钱，以水澄清，去水，摊厚纸上贴之。《圣济录》：五月五日，收旱莲草阴干，仍露一夜收。遇疾时，嚼一叶贴上，外以消毒膏护之。二三日，疔脱。《普济方》：鼠屎、乱发等份，烧灰，针疮头，纳入良。《圣惠方》：黑牛耳垢敷之。《千金方》：紫花地丁草捣汁服，虽危者亦效。《杨氏方》：地丁草、葱头、生蜜共捣贴之。若瘤疮，加新黑牛屎。又：马齿苋二分，石灰三分为末，鸡子白和敷。又方：刺破，以老葱、生蜜杵贴两时，疔出，以醋汤洗之，神效。《普济方》：荔枝五枚，或三枚，不用双数，以狗粪中米淘净，为末，与糯米粥同研成膏，摊纸上贴之，留一孔出毒气。生疔以狗粪为宝。刘松石经验方：苍耳梗中虫一条，白梅肉三四分，同捣如泥，贴之立愈。又方：苍耳蠹虫，麻油浸，收贮，每用一二枚，少加冰片捣敷，即时毒散，神效。《乾坤秘韫》：地丁根去粗皮，同沙苑子为末，油和涂，神效。《梅师方》：生地捣敷，热即易，性凉消肿，效。

急慢疔疮，益母草捣封，仍绞汁五合服，即消。《圣惠》　《医方大成》：益母草四月连花采之。烧存性，先以小尖刀，十字划开疔根令血出，次绕根开破，捻出血，拭干，以稻草心蘸药，捻入疮口，令制底，良久，当有紫血出，捻令血净，再捻药入，见红血乃止。一日夜，捻药三五度，重者二日根烂出，轻者一日出。有疮根肿起，即是根出，以针挑之。出后，仍敷药生肌，易愈。切忌风寒房室酒肉，一切毒物。

疔肿垂死，菊花一握，捣汁一升，入口即活，此神方也。冬月采根。《肘后》　喻嘉言曰：菊花生捣，最治疔毒，红丝血线疔，尤为要药，盖风火之毒也。如无菊花，菊叶亦可。

疔肿及无名肿毒，野菊花连茎捣烂，酒煮热服，取汁，以渣敷之，即愈。《集效方》　《易简方》：野菊花茎叶、苍耳草各一握，共捣，入酒一碗，绞汁服，以渣敷之，取汗即愈。或六月六日，采苍耳叶，九月九日采野菊花为末，每酒服三钱亦可。

拔取疔毒，蟾酥以白面、黄丹搜作剂，每丸麦粒大，以指爬动疮上插入，重者挑破纳之。仍以水澄膏贴之。危氏方　喻嘉言曰：拔疔以蟾酥加铁研细，入牛黄、冰片、麝香各等份，和丸作针条，风干。先用金针刺疔根内，将药条捻使深入，一夕，其毒连根而出。

拔取疔黄，蟾酥以面丸，梧子大，每用一丸，安舌下，即黄出也。《青囊杂纂》

疔疮未成时，以蜚、蠊即螳螂捣敷，有效。喻嘉言

凡疮肿以针刺之，不痛无血者，疔也。或嚼生黄豆，不觉腥臭者，即疔毒。急用针刺破，挤出恶血。更令一人吃饱，再饮烧酒数杯，口含凉水，吮尽恶血。水温再换，吮至痛痒皆住，即愈。

疔肿未破，以白马牙齿烧灰，先以针刺破，乃封之。用湿面围肿处，醋洗去之。根出，大验。《肘后》

赤根疔疮，马牙齿捣末，烧灰亦可，腊猪脂和敷，根即出。《千金》

疮疥

杨梅毒疮，醋调胆矾擦之。痛甚者，加乳香、没药。出恶水，一二上，即干。《集简方》：槐花四两，略炒，入酒二杯，煎十余沸，热服，胃虚寒者勿用。《邓杂兴方》：土茯苓四两，皂角子七枚，水煎代茶饮，浅者二七，深者四十，

效。又方：土茯苓一两，五加皮、皂角子、苦参各三钱，金银花一钱，好酒煎，日一服。槐花蕊方：治杨梅疮，及下疳初感，或毒盛，经久难愈者。速用新槐蕊拣净，不必炒，每食前，用清酒吞下三钱许，早午晚三服。服至二三升，热毒尽去，可除终身之患，亦无寒凉败脾之虑。此经验神方也。如不能饮，沸汤盐汤俱可送下，但不及酒送之效捷。景岳新因

治疮毒，用全蝎、蜈蚣、僵蚕合等份，研末瓶储，如遇疮毒小疖挑药放药膏上，贴之立愈。如遇大毒加麝香少许更妙，试验神效。江山朱璞山传方

《本草纲目》载杨梅恶疮，马鞭草煎汤先熏后洗，气到便爽，痛肿随减。

妒精阴疮，铅粉二钱，白果七枚，铜铫内炒至白果黄，去果取粉出火毒，研搽效。《集简方》

热毒湿疮。宗奭曰：有人遍身生疮，痛而不痒，手足尤甚，黏着衣被，晓夕不得睡，或教以菖蒲三斗，日干为末，布席上卧之，仍以衣被覆之，既不黏衣，又复得睡，不过五七日，其疮如失。后以治人，应手神验。《本草衍义》

治疮疥，雄猪油四两，熬油，去滓，再用麻黄三钱，斑蝥二枚，入油内煎焦，去麻黄、斑蝥，再以大枫子一百枚，蓖麻子一百枚，取肉，生研，将所熬猪油倾入，搅匀，搽之效。

多年恶疮，百方不效，或痛燠不已，捣烂马齿苋敷上，不过三两遍。李手集方 又方：

凡诸恶疮，脓水久不瘥者，用黄蜀葵即向日葵作末，敷之愈，为疮家要药。《选奇方》：忍冬藤一把，捣烂，入雄黄五分，水二升，瓦罐煎，以纸封七重，穿一孔，待气出，以疮对孔熏之。三时久，大出黄水，后用生肌药取效。

《蓼花洲间录》载治恶疮，取冬瓜一枚，中截先以一头合疮，候瓜热，削去，再合，热减则已。又治恶疮，用蒜泥作饼疾上灸，不痛者灸痛即止，痛者，灸不痛止。

积年疮疥，猪肚内放皂角煮熟，去皂角食。《袖珍》

头面诸疮，脂麻生嚼傅之。《普济》

《大观本草》载治头疮及诸疮，先用醋少许和水净洗去痂，再用温水洗裛干百草霜细研入腻粉少许，生油调涂，立愈。

足疮臭溃难近，漏蓝子一枚，生研为末，入腻粉少许，井水调唾搽敷，即愈。此神授方也。

坐板疮，蒜苗枯梗烧灰，掺疮立效。喻嘉言

恶疮肿毒，天名精捣汁，日有三四次。《外台》

翻花恶疮，胡粉一两，胭脂一两，为末，盐汤洗净敷之，日五次。《圣惠》

一切恶疮，地丁根日干，以罐盛烧烟，对疮熏之，出黄水取尽愈。《易简方》

天泡疮，以鲜蚕豆壳阴干，煅灰，用菜油调敷，效。

人疥马疥，马鞭草不犯铁器，捣自然汁半盏饮尽，十日内愈，神效。《董炳集验方》

疮久成漏，忍冬藤浸酒日饮。戴原礼《要诀》

湿痛疥疮，是疮遍身，至心者死。以胡燕窠大者。用托子处土为末，先以淡盐汤洗拭干，傅之。日一上。《小品》

疮口不合，一切皆治，秦艽为末，掺之。《直指》 又方：鸡内金皮日贴之。

漆疮作痒，挼慎火草涂之。《外台》 慎火草俗呼龙虎草，种土墙上，以辟火患。

肺风毒疮，遍身如疠，及瘾疹瘙痒，面上风刺，妇人粉刺，并桦皮散主之。桦皮烧灰四两，枳壳炒四两，荆芥穗二两，炙草五钱，各为末，杏仁去皮尖，二两，研泥烂，研匀，每食后，温酒调下二钱。疮疥甚者，日三服。《局方》 《经验方》绿云散：好桑叶净洗，蒸熟一宿，日干为末，水调服二钱。

香瓣疮，生面上，耳疮浸淫，水出，久不愈，及口吻疮，用羖羊须、荆芥、干枣肉各二钱，烧存性，入轻粉五分每洗拭，清油调搽二

三次，必愈。《圣惠》

豌豆斑疮，马齿苋烧研敷之。须臾根逐药出，不出更敷。《肘后》

抓疮伤水，肿痛难忍，以耳垢封之。一夕水尽出而愈。郑师甫曾病此，一丐传此方。

远近臁疮，黄丹飞炒，黄柏酒浸七日焙，各一两，轻粉半两，研细，以苦茶洗净，轻粉填满，次用黄丹护之。外以柏末摊膏贴之。勿揭动，一七见效。《孙氏集效方》 按：黄丹解热拔毒，长肉去瘀，故治恶疮肿毒，及入膏药，为外科必用之物。《医林集要》：桃、柳、槐、楝五枝，同荆芥煎汤，洗拭净，以生黄蜡摊油纸上，随疮大小，贴十层，以帛拴定，三日一洗，除去一层，不过一月愈。《寿域方》：头垢、枯矾研匀，猪胆调敷。

臁疮湿毒，黄芪、茅术、生地等份，牛膝、黄柏减半，作丸服，治积年湿毒臁疮，百药不效者立效。喻嘉言

臁疮口冷，熟艾烧烟熏之。《经验方》

臁疮热毒，黄柏蜜炙，为末，一两，猪胆汁调搽。

里外臁疮，羊屎烧存性，研末，入轻粉涂之。《集要》

臁疮膏药方 白蜡、飞甘石各二两，黄丹、密陀僧各二两半，麻油十二两，先将甘石、密陀僧、黄丹共为细末，入铜器或瓷器内，别用铜锅先入麻油煎数沸。次入白蜡熔化，多煎数沸，即倾入末药器内，不住手搅匀，候冷住手，否则恐重者下沉，轻者上浮也。扣七日，出火气，听用，上药时，先将防风、金银花、生甘草、陈茶叶、铁马鞭此味草药摊有等份，共煎水温洗净，再将此膏薄敷，临上药时，少加冰片，却须一日一洗，洗后上药，不过七日，即收口，屡验。

灵鼠膏 治诸疮肿毒，去痛退热，用大黄鼠一枚，清油一斤，慢火煎焦，滤滓，澄清，再煎。次入炒紫黄丹五两，柳枝不住搅匀，滴水成珠，下黄蜡一两，熬黑乃成，去火毒三日，

如常摊贴。经验方

预免疮疖，凡小儿每年六月六日，照年岁，吞皂荚子可免疮疖之患。大人亦可吞七枚，或二十一枚。林静斋所传方。吴旻《扶寿方》

冻疮发裂，甘草煎汤洗之。将以黄连、黄柏、黄芩末，入轻粉少许，麻油调敷。谈野翁方

治大人口中疳疮神方，见痈疽疮疡门。

风疹瘙痒

风疹遍身，百药不愈，煅云母粉清水调服二钱。《千金方》席某言，此方甚效。

《大观本草》载御药院治风疹疼痒不可忍，用代赭石不计多少，研碎，空心温酒调下一钱。

风瘙瘾疹，身痒不止，苍耳茎叶子等份为末，每豆淋酒调下二钱。《圣惠方》

又方，牛膝末，酒服方寸匕，日三。

风热瘾疹，浮萍蒸过，焙干，牛蒡子酒煮，晒干炒各一两，为末，每薄荷汤服一二钱，日二。《古今录验》

风疹入腹，身体强，舌干硬，蔓菁子三两为末，每温酒服一钱。《圣惠方》

瘾疹痒，楮实煮汤，洗浴。《别录》

白疹瘙痒，臭橘叶细切，麦麸炒黄为末，每服二钱，酒浸，少时，饮酒。初以臭橘叶煎汤，洗患处。《救急方》

遍身风疹，痹痛不可忍，胸颈脐腹，及近阴皆然者，亦多痰涎，夜不得睡。苦参末一两，皂角二两，水一升，揉滤取汁，石器熬成膏，和末丸梧子大，食后温水服三十丸，次日即愈。宗奭《衍义》

斑癣

赤白汗斑，苍耳嫩叶尖和青盐擂烂，五六月间擦之，五七次效。《摘元方》 《简便方》：白附子、硫黄等份，为末，姜汁调稀，茄蒂蘸擦，日数次。

白癜风，韭叶上露，旦旦涂之。《孙真人食忌》：沙苑子六两，生捣为末，每汤服二钱，日二服，一月绝根，服至半月，白处见红点，神效。

癜风白驳，皂皮灰醋调涂。《圣惠》《外台》方：蛇皮摩百遍，弃草中勿回顾。

湿癣，初在颈项，后延及耳，遂成湿疮。芦荟一两，炙草五钱，研末，先以温浆水洗癣，拭净敷之，立干而瘥，真神方也。《传信方》

《本草从新》载灯心缚成把擦摩极痒时，虫从草出浮水可见，十余次可以断根。

治癣如神，谷树皮内白汁搽之。杀虫力也。喻嘉言：羊蹄根二两，蜡梅叶二两，生白果肉一两，同捣烂，加盐水五匙，擦癣，殊效。

蕲蛇酒方，治诸风疥癣。蕲蛇一条，酒润，去皮骨，取肉，绢袋装之。蒸糯米一斗，安曲于缸底，置蛇于曲上，以饭安蛇上，用物密盖，三七日取酒，以蛇晒干为末，每服三五分，温酒下，仍以浊酒并糟作饼食，尤佳。

热痱瘙痒，升麻煎汤饮，并洗之。《千金》

瘰疬瘿瘤

瘰疬结核，或破未破，以新薄荷二斤取汁，皂荚一挺，水浸去皮，捣取汁，同于银器内，熬膏，入连翘半两，连白青皮、陈皮、黑牵牛半生半炒，各一两，皂荚仁一两五钱，同捣和丸梧子大，每服三十丸，煎连翘汤下。《经验方》：蓖麻子炒，去皮，每睡时，服二三枚，取效，一生不可食炒豆。《简便方》：连翘、脂麻等份为末，时时食之。按：连翘治疮疡瘤瘰结核有神，且泻心经客热，去上焦心热。凡诸痛痒疮疡，皆属心火，故又为十二经疮疡圣药。又方：地丁根去粗皮，同沙苑子为末，油和涂，神效。

瘰疬马刀，不问已溃未溃，或日久成漏，夏枯草六两，水二盅，煎七分，食远温服。虚甚者，煎汁熬膏服，并涂患处，兼以十全大补汤人参、白术、茯苓、炙草、熟地、当归、川芎、芍药、黄芪、肉桂加香附、贝母、远志尤善。此草易得，其功甚多，能生血，为治瘰疬之要药。薛己《外科经验方》

瘰疬未穿，靛花、马齿苋同捣，日日涂傅效。《简便方》

瘰疬溃烂，土茯苓切片，忌铁器，煎服，或为末，入粥内食之。须多食为妙，忌发物。《积德堂方》

蛇盘瘰疬，围接项上，荞麦炒去壳，海藻、白僵蚕炒，去丝，等份为末，白梅浸汤，取肉，减半，和丸绿豆大，食后临卧，米饮下六七十丸，日五服，其毒当从大便泄去。若与淡菜连服尤好，忌豆腐、鸡、羊、酒、面。阮氏方

鼠瘘瘰疬，五白散。白牛屎、白马屎、白羊屎、白鸡屎、白猪屎各一升，于石上烧灰，漏芦末二两，以猪膏一升煎，乱发一两同熬五六沸，涂之神验。《千金》

内消瘰疬，经久不瘥，斑蝥一枚，去头足翅，微炙，以浆水一盏，空腹吞之。用蜜水亦可，重者不过七枚，瘥。

瘿气结核，瘰疬肿硬，昆布一两，每以一钱，绵裹，好醋中浸过，含之咽汁，味尽，再易之。《圣惠》

项下瘿气，黄药子一斤，洗锉酒一斗浸之，每日早晚常服一盏。忌一切毒物，及戒怒。仍以线逐日度之，乃知其效。《斗门方》《千金》月令方：疗瘿疾生一二年者，以万州黄药子半斤，紧重者为上，如轻虚，即是他州者。力慢，须加倍用，取无灰酒一斗，投药入中，固济瓶口，以糠火烧一复时，待酒冷乃开，时饮一杯，不令绝酒气，经三五日后，把镜自照，觉消，即停饮。不尔，令人项细。刘禹锡《传信方》亦著其效，其方并同，惟小异者是烧酒。候香出外，瓶头有津即止，不待一宿，火不可猛耳。

瘿气，猪靥俗名咽舌七枚，酒熬，酒熬三钱，入水瓶中，露一宿，取出，炙食，二服，效。《杏林摘要》

海藻酒，治瘿气，海藻一斤，绢袋装之以清酒二升，浸之。春夏二日，秋冬三日，每服二合，日三，酒尽再作，其滓曝干为末，每服方寸匕，日三服，不过两剂，即瘥。范汪方

瘰疬痰核初起，未甚者，宜用忍冬藤、蒲公英、夏枯草各五钱，水二碗，煎汤，朝夕代茶饮，十余日渐消。然此药但可治标，若欲除根，必须灸肩髃、曲池二穴。景岳

系瘤法，取稻花上蜘蛛十余枚，置桃李枝上，候垂丝下，取东边者。捻为线，系定瘤七日，候换，三换自落，瘤落后，以白花蛇头烧灰，和轻粉敷之。《苏沈良方》

梅核膈气，取半青半黄梅子，每枚用盐一两，腌一日夜，晒干，又浸，又晒，至水尽乃止，用青钱三个，夹二梅，麻线扎定，装磁瓶内，封埋地下，百日取出，每用一枚，含之。咽汁入喉，即消。收藏年久，更好。《经验方》

炼服

养正丹　又名交泰丹，用黑盏一只，入黑铅熔汁，次下水银，次下朱砂末，炒不见星。少顷，乃下硫黄末，急搅，有焰，洒醋解之。四味皆等份，取出，研末，糯粉煮糊丸绿豆大，每盐汤下二十丸。此药升降阴阳，既济心肾，神效不可殚述。治元气亏虚，阴邪交荡，上盛下虚，气不升降，呼吸不足，头旋气短，心怯胆悸，虚烦狂言，盗汗腹痛，腰痛，反胃吐食，小儿惊吐，霍乱转筋，咳逆，中风，痰涎，不省人事，阳气欲脱，四肢厥冷，伤寒阴盛自汗，唇青脉沉，妇人产后月经不匀，带下，腹痛诸证，乃灵宝真人谷伯阳方也。《局方》　喻嘉言曰：此药宜阴阳水送之。

人参膏　人参十两，细切，以活水二十盏，浸透，入银器内，桑柴火缓缓煎取十盏，滤汁，再以水十盏，煎取五盏，与前汁合煎成膏，瓶收，随病作汤使。丹溪云：多欲之人，肾气衰惫，咳嗽不止，用生姜橘皮汤化膏服。若痈疽

溃后，气血俱虚，呕逆不食，变证不一者。以此膏调服，或以参、芪、归、术等份，煎膏服。俱妙。近来好东洋参，饭锅蒸九次，可代参也。

地髓煎　生地十斤，洗净捣压取汁，鹿角胶斤半，生姜半斤，绞取汁，蜜二升，酒四升，文武火煮地黄汁数沸，即以酒研苏子四两，取汁，入煎一二十沸，下胶。胶化，下姜汁蜜再煎。候稠，瓦器盛之，每空心酒化服一匕，大补益。《千金》

胡桃丸　益血补髓，强筋壮骨，明目悦心。胡桃肉四两，捣膏，补骨脂、杜仲、萆薢各四两，杵匀，丸梧子大，空心温酒盐汤任下，五十丸。《御药院方》

还少丹　昔越王遇异人得此方，固齿牙，壮筋骨，生肾水，年未八十者，服之须发返黑，年少服之，至老不衰。蒲公英连根带叶一斤，洗净，勿见天日，晾干，入斗子盐一两，香附五钱，二味为细末，入蒲公英内淹一宿，分为二十团，用皮纸三四层扎定，用六一泥即蚯蚓粪如法固济，入灶内焙干，以武火煅通红为度，冷定，取出，去泥为末，早晚擦牙漱之，吐咽任便，久久方妙。《瑞竹堂方》

固元丹　治元脏久虚，遗精白浊，五淋，及小肠膀胱疝气，妇人赤白带下，血崩便血等证，以小便频数为度。苍术刮净一斤，分作四份：一份小茴香、食盐各一两，同炒；一份川椒、补骨脂各一两，同炒；一份川乌头、川楝肉各一两同炒，用醇醋、老酒各半斤，同煮，干焙，同炒药，通为末，用酒煮糊丸梧子大，每服五十丸。男以温酒，女以醋汤，空心下，此高司徒方也。《百一选方》

固真丹　养脾助胃。苍术刮净一斤，分作四份：一份青盐一两炒，一份川椒一两炒，一份川楝子一两炒，一份小茴香、补骨脂各一两炒，取净术研末，酒煮面糊丸梧子大，每空心米汤下五十丸。《瑞竹堂方》　《乾坤生意》：平补固真丹，治元脏久虚，遗精白浊，妇人赤白带下，崩漏。苍术刮净一斤，分作四分，一分

川椒一两炒，一分补骨脂一两炒，一分茴香、食盐各一两炒，一分川楝肉一两炒，取净术为末，入茯苓末二两，酒洗当归末二两，酒煮面糊丸梧子大，每空心盐汤酒任下五十丸。

少阳丹　苍术米泔浸半日，剖皮，晒干为末，一斤，地骨皮去心，晒研一斤，桑椹二十斤，入磁盆揉烂，绢袋压汁，和末如糊，倾入盘内，日晒夜露，采日精月华。待干，研末，蜜丸赤小豆大，每无灰酒下二十丸，日三服。一年发白变黑，三年面如童子。《保寿堂方》

交感丹　补虚损，固精气，乌髭发，此铁瓮申先生方也。苍术刮净一斤，分作四分，用酒醋米泔盐汤各浸七日，晒研，椒红、小茴香各四两，炒研，陈米糊和丸梧子大，每空心温酒下四十丸。《圣济》

不老丹　补脾益肾。苍术刮净，米泔浸软，切片，四斤，一斤酒浸焙，一斤醋浸焙，一斤盐四两炒，一斤川椒四两炒，赤白首乌各二斤，米泔浸，竹刀刮切，以黑豆、红枣各五升，同蒸至豆烂，曝干，地骨皮一斤，各取净末，以桑椹汁和成剂，铺盆内，汁高三寸，日曝夜露，取日月精华，待干，以石臼捣末，蜜丸梧子大，每空心酒服一百丸。此皇甫敬方也。王海藏《医垒元戎》

苍术膏　除风湿，健脾胃，补虚损，有殊功。苍术新者刮去皮，薄切，米泔浸二日，一日一换，取出，以井华水浸过二寸，春秋五日，夏三日，冬七日，漉出，以生绢袋盛之。放在一半原水中，揉洗津液出，纽干，将渣又捣烂，袋盛，于一半原水中，揉至汁尽为度，将汁入大砂锅中，慢火熬成膏，每一斤，入白蜜四两，熬二炷香，每膏一斤，入茯苓半斤，搅匀瓶收，每服三匙，侵晨临卧各一服，以温酒送下。忌醋及酸物桃李雀蛤菘菜青鱼等物。邓笔峰《杂兴方》

服食甘菊，王子乔变白增年方。甘菊三月上寅日采苗，名曰玉英，六月上寅日采叶，名曰容成，九月上寅日采花。名曰金精，十二月上寅日采根茎，名曰长生，四味并阴干百日，取等份，以成日合捣千杵，蜜丸梧子大，酒服七丸，日三服，百日轻润，一年发白变黑，二年齿落再生，五年八十岁老翁如童子。孟诜云：正月采叶，五月五日采茎，九月九日采花。喻嘉言曰：得甘州枸杞与甘菊相对，蜜丸久服，终身无中风目疾，疔疮亦不犯。按：甘菊甘者入药，苦者损胃气。

天门冬膏　去积聚风痰，补肺，疗咳嗽，失血，润五脏，杀三虫，伏尸，除瘟疫，轻身益气，以天冬流水泡过去皮心，烂捣，取汁，砂锅文武炭火煮，勿令太沸，以十斤为率，熬至三斤，入蜜四两，熬至滴水不散，瓶盛，埋土中七日，去火毒，每早晚白汤调服一匙。若动大便，以酒服。《摘要》

淫羊藿酒　兴阳，理腰膝冷。淫羊藿一斤，酒一斗，浸三日，逐时饮。《心镜》

服食胡麻，胡麻三斗，淘净，甑蒸，令气遍，日干，以水淘去沫，再蒸，如此九度，以汤脱去皮，洗净，炒香为末，白蜜或枣膏丸弹子大，温酒化下一丸，日三服。忌毒鱼、狗肉、生菜，服至百日，能除一切痼疾。《抱朴子》孙真人方：胡麻三升，去黄褐者，蒸三十遍，微炒香为末，入白蜜三升，杵三百下，丸梧子大，每旦服五十丸。过四十以上，久服，明目洞视，肠柔如筋也。

四蒸木瓜圆　治肝脾肾三经气虚，为风寒湿相搏，流注经络，凡遇气化更变，七情不和，必至发动，或肿满，或顽痹，憎寒壮热，呕吐自汗，霍乱吐利。用宣木瓜四枚，切盖剜空听用，一枚入黄芪、续断末各半两，一枚入苍术、橘皮末各半两，一枚入乌药、茯神中心木末各半两，一枚入威灵仙、葶苈末各半两，以原盖簪定，用酒蒸透，入甑内蒸热晒，三浸、三蒸、三晒，捣末，以榆皮末水和糊丸梧子大，每服五十丸，温酒盐汤任下。《御药院方》

金樱子煎　霜后用竹夹子，摘取金樱子入木臼中，杵去刺，擘去核，以水淘洗捣烂，入

1179

大锅水煎，不得绝火，煎减半，滤过，仍煎似稀饧，每一匙，暖酒一盏，调服，活血驻颜，其功不可殚述。《孙真人食忌》

南烛煎即牛筋树　益髭发，兼补暖。三月三日，采叶并蕊子入大净缸中，以童便浸满缸，固济其口，置闲处，经一年取开，每用一匙，温酒调服，一日二次，效。

神仙酒　五加皮、地榆去粗皮，各一斤，袋盛，入无灰酒二斗中，大坛封固，安大锅内，文武火煮，坛上安米一合，米熟为度，出火毒，以渣晒干为丸，每旦服五十丸，药酒送下，临卧再服。去风湿，壮筋骨，顺气化痰，添精补髓。凡风痹手足不随者，尤宜。

枸杞酒　补虚，去劳热，长肌肉。杞子五升，捣碎，绢袋盛，浸好酒二斗中，密封，勿泄气，二七日服之，勿饮醉。《外台》　近来有以杞子为温者误也，误于士材《通元本草》，遂有杞子壮阳之妄。

附方

萤火丸　辟疾病恶气、百鬼、虎虺、蛇虺、蜂虿、诸毒、五兵、白刃、盗贼凶害。用萤火、鬼羽箭、刺蒺藜各一两，雄黄、雌黄各二两，羖羊角煅存性为末，矾石烧二两，铁锤柄入铁处，烧焦两半，俱为末。以鸡子、黄丹、雄鸡冠一具，和捣千下，丸如杏仁。作三角绛囊，盛五丸，带于左臂上，从军系腰中，刀矢不能近，居家挂户上，甚辟盗贼。

仙茅丸　壮筋骨，益精神，明目乌须。仙茅二斤，糯米泔浸五日，去赤水，夏月浸三日，铜刀刮锉，阴干，取一斤，苍术二斤，米泔浸五日，刮皮，焙干，取一斤，杞子一斤，车前十二两，茯苓、茴香炒、柏子仁各八两，生地、熟地并焙，各四两，为末，酒煮糊丸梧子大，食前温酒服五十丸，日二。《圣济》

王子续命丹　苡仁炒、当归、川牛膝、宣木瓜各一两，胡桃肉、首乌米泔浸三日，竹刀刮净，切片，川断各二两，防己、小木通、乳

香、没药各五钱，狗脊炙去毛八钱，绢袋装药，浸好酒十斤，过七日饮久饮，百病不生。凡风湿虚损，麻木不仁，皆愈。须择壬子日浸酒。

附断瘾方

阿音亚芙蓉，俗名鸦片，酸涩温微毒，其来自外洋者。或曰和以死人脑汁，或曰和以陈死人土，而其有大毒，确然无疑。故嗜之者，形销骨立，奄奄无生气，干法律，耗赀财，丧躯命，揆诸情理，顽愚孰甚。兹择断瘾方之平正有效者列下。夫口瘾易戒，心瘾难戒。果能痛自悛改，佐以药力，亦何瘾之有焉。

罂粟壳一两，白术、杜仲、陈皮各八分，炮姜、焦楂肉、香附各四分，水二碗，煎一碗。瘾来时，先服一剂，仍照常过瘾。临睡时，再服一剂，如此五日，服药十剂，瘾自减，十余日全除。既断瘾后，再服五剂，永不思食矣。又方：紫油肉桂去粗皮，丁香、橘红各三分，西党参三钱，白蔻仁研，一分，半夏曲、好烟灰各一钱，用干数酒四两，同药熬数沸，以小口磁瓶，另装干烧酒二斤，将前酒药熬好，一并装入瓶内，勿令泄气。凡到瘾前半时，顿热饮一小杯，不拘次数，饮一杯药酒，即添一杯干烧酒，药酒色淡，而瘾自绝，后服加味六君子汤四五剂，则体气自充，精神复原矣。

加味六君子汤　熟地、砂仁三分拌，西党参各三钱，焦于术、归身各钱半，制半夏、茯苓各二钱，陈皮一钱，炙草八分，生姜一片。以上二方，平淡无奇，屡试神效。服药酒时，照常吸食，无所苦，自然渐服渐减，至不思食而止，且不患他病，真济世良方也。惟戒后又吸食，再服此药，亦不效矣。

救解鸦片烟及诸毒良方解服鸦片烟方，用木棉芦花四钱烧灰，加盐二钱，擂末，用开水半大碗冲下，将箸调匀连灰带汤尽行服之。《试验》。又治一切诸毒，只用芦花四钱，不可加盐。按：木棉芦花惟广有此物，余皆无益而有

损。如一时缺少，可向广东香牛皮坐垫内取用，即俗所谓闭口封也。

《右台仙馆笔记》载服生鸦片殒命者，方用雄黄二钱，鸡蛋清一枚，生桐油一两，河水调匀灌服。

又纪十三卷误服鸦片烟膏：方用蓖麻子，轻者三钱，重者一两，煎汤饮，拔毒即吐尽，愈。